U0267137

中华人民共和国药典

2020 年版

第一增补本

国家药典委员会 编

中国医药科技出版社

内 容 提 要

《中华人民共和国药典》2020 年版第一增补本共收载新增品种及通用技术要求 53 个,修订或订正品种及通用技术要求 661 个。其中一部新增品种 8 个,修订或订正品种 94 个;二部新增品种 28 个,修订或订正品种 461 个;三部新增通则与指导原则 5 个,修订或订正品种 45 个、生物制品通则 2 个、总论 1 个、通则和指导原则 4 个;四部新增品种 11 个,新增指导原则 1 个,修订或订正通用技术要求 8 个,修订或订正品种 46 个。

图书在版编目(CIP)数据

中华人民共和国药典(2020 年版)第一增补本/国家药典委员会编 . —北京:中国医药科技出版社,2023.10
ISBN 978 - 7 - 5214 - 3963 - 2

Ⅰ.①中… Ⅱ.①国… Ⅲ.①国家药典—中国 Ⅳ.①R921.2

中国国家版本馆 CIP 数据核字(2023)第 102821 号

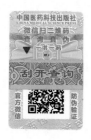

责任编辑 赵 敏 呼延天如
美术编辑 陈君杞

出版 **中国健康传媒集团** │ 中国医药科技出版社
地址 北京市海淀区文慧园北路甲 22 号
邮编 100082
电话 发行:010 - 62227427 邮购:010 - 62236938
网址 www.cmstp.com
规格 880×1230mm ¹⁄₁₆
印张 48¼
字数 1952 千字
版次 2023 年 10 月第 1 版
印次 2023 年 10 月第 1 次印刷
印刷 三河市万龙印装有限公司
经销 全国各地新华书店
书号 ISBN 978 - 7 - 5214 - 3963 - 2
定价 **598.00 元**

本社图书如存在印装质量问题请与本社联系调换

ISBN 978-7-5214-3963-2

前　言

　　根据《药典委员会章程》和国家药品标准发展的要求，为适应药品研发、生产、检验、应用以及监督管理等方面的需要，国家药典委员会及时对国家药品标准进行增修订和订正，出版药典增补本，药典增补本与现行版药典具有同等的法定地位。

　　第一增补本共收载新增品种及通用技术要求 53 个，修订或订正品种及通用技术要求 661 个。其中一部新增品种 8 个，修订或订正品种 94 个；二部新增品种 28 个，修订或订正品种 461 个；三部新增通则和指导原则 5 个，修订或订正品种 45 个、生物制品通则 2 个、总论 1 个、通则和指导原则 4 个；四部新增指导原则 1 个、品种 11 个，修订或订正通用技术要求 8 个，修订或订正品种 46 个。

　　本增补本的修订内容采用全文刊载方式，变动部分辅以"■　■"标记，并分别以［修订］、［订正］、［增订］和［删除］予以标识，以利于广大药学工作者及时掌握标准修订内容和方便使用。

　　本增补本经国家药品监督管理局　国家卫生健康委员会 2023 年第 126 号公告批准颁布，自 2024 年 3 月 12 日起开始施行。

第一增补本采用药品名称与原药品名称对照

第一增补本名称   **《中国药典》2020 年版名称/原药品名称**

    二部

凝血酶散   凝血酶冻干粉

    四部

邻苯二甲酸羟丙甲纤维素酯   羟丙甲纤维素邻苯二甲酸酯

醋酸琥珀酸羟丙甲纤维素酯   醋酸羟丙甲纤维素琥珀酸酯

目　录

一　部

二　部

三　　部

四　部

索　引

一　部

新 增 品 种

儿童清咽解热口服液

Ertong Qingyan Jiere Koufuye

【处方】 柴胡 200g　　　　黄芩苷 7.5g
紫花地丁 333g　　　人工牛黄 14.5g
苣荬菜 333g　　　　鱼腥草 333g
芦根 500g　　　　　赤小豆 500g

【制法】 以上八味,除黄芩苷、人工牛黄外,柴胡加水浸泡 2 小时,蒸馏,收集蒸馏液 800ml 并进行重蒸馏,收集重蒸馏液 400ml;蒸馏后的水溶液滤过,另器收集。其余紫花地丁等五味加水煮二次,每次 1 小时,合并煎液,滤过,滤液与上述水溶液合并,浓缩至相对密度为 1.10～1.15(50℃),放冷,加乙醇使含醇量达 70%,静置,滤过,滤液备用;另取人工牛黄,加 70%乙醇适量使溶解,滤过,滤液与上述滤液合并,调节 pH 值为 7,静置,滤过,滤液减压回收乙醇,加水至总体积为 600ml,静置,滤过,滤液备用;将黄芩苷加入 114ml 柴胡重蒸馏液中搅拌,并加入 40%氢氧化钠溶液调节 pH 值至 7.5～8.0,搅拌使其全部溶解,得黄芩苷溶液,备用;将羟丙基倍他环糊精 50g 加入剩余柴胡重蒸馏液中搅拌使全部溶解,与上述滤液及黄芩苷溶液合并,加入甜菊糖苷 5g,加水调整总量至 1000ml,调节 pH 值至 7.5,加热,静置,滤过,加入菠萝香精 0.1g,搅匀,灌装,灭菌,即得。

【性状】 本品为棕红色液体;味甜。

【鉴别】 (1)取本品 20ml,加水饱和的正丁醇振摇提取 2 次,每次 20ml,合并正丁醇液,加氨试液洗涤 2 次,每次 15ml,弃去氨试液,分取正丁醇液,回收溶剂至干,残渣加乙醇 2ml 使溶解,作为供试品溶液。另取柴胡对照药材 1g,加水适量煎煮 1 小时,放冷,滤过,滤液浓缩至约 20ml,放冷,加水饱和的正丁醇,同法制成对照药材溶液。照薄层色谱法(通则 0502)试验,吸取上述两种溶液各 5μl,分别点于同一高效硅胶 G 薄层板上,以乙酸乙酯-乙醇-水(8：2：1)为展开剂,展开,取出,晾干,喷以 5%对二甲氨基苯甲醛的 10%硫酸乙醇溶液,在 70℃加热 3～5 分钟,置紫外光灯(365nm)下检视。供试品色谱中,在与对照药材色谱相应的位置上,显相同颜色的荧光主斑点。

(2)取本品 1ml,加 6mol/L 盐酸溶液 2 滴,搅匀,离心,弃去上清液,沉淀加甲醇 1ml 搅拌使溶解,作为供试品溶液。另取黄芩苷对照品,加乙醇制成每 1ml 含 0.5mg 的溶液,作为对照品溶液。照薄层色谱法(通则 0502)试验,吸取上述两种溶液各 5μl,分别点于同一以 4%醋酸钠溶液制备的硅胶 G 薄层板上,以乙酸乙酯-丁酮-甲酸-水(5：3：1：1)为展开剂,展开,取出,晾干,喷以 1%三氯化铁乙醇溶液。供试品色谱中,在与对照品色谱相应的位置上,显相同颜色的斑点。

(3)取人工牛黄对照药材 20mg,加乙醇 10ml,超声处理 15 分钟,滤过,滤液蒸干,残渣加乙醇 1ml 使溶解,作为对照药材溶液;另取胆酸对照品、猪去氧胆酸对照品,加乙醇制成每 1ml 各含 1mg 的混合溶液,作为对照品溶液。照薄层色谱法(通则 0502)试验,吸取〔鉴别〕(1)项下供试品溶液 2μl、对照药材溶液和对照品溶液各 5μl,分别点于同一硅胶 G 薄层板上,以异辛烷-正丁醚-冰醋酸(8：5：5)为展开剂,展开,取出,晾干,喷以 10%硫酸乙醇溶液,在 105℃加热至斑点显色清晰,分别置日光和紫外光灯(365nm)下检视,供试品色谱中,在与对照药材和对照品色谱相应的位置上,显相同颜色的斑点和荧光斑点。

(4)取苣荬菜对照药材 3g,加乙醇 50ml,加热回流 1 小时,滤过,滤液蒸干,残渣加水 10ml 使溶解,加水饱和的正丁醇振摇提取 2 次,每次 10ml,合并正丁醇液,回收溶剂至干,残渣加乙醇 4ml 使溶解,滤过,滤液作为对照药材溶液。照薄层色谱法(通则 0502)试验,吸取〔鉴别〕(1)项下供试品溶液和对照药材溶液各 5μl,分别点于同一硅胶 G 薄层板上,以乙酸乙酯-丁酮-甲酸-水(5：3：1：1)为展开剂,展开,取出,晾干,喷以 10%硫酸乙醇溶液,在 105℃加热约 10 分钟。供试品色谱中,在与对照药材色谱相应的位置上,显相同颜色的斑点。

(5)取紫花地丁对照药材 1g,加甲醇 20ml,超声处理 20 分钟,滤过,滤液蒸干,残渣加热水 10ml 搅拌使溶解,滤过,滤液蒸干,残渣加甲醇 2ml 使溶解,作为对照药材溶液。照薄层色谱法(通则 0502)试验,吸取〔鉴别〕(1)项下的供试品溶液和对照药材溶液各 5μl,分别点于同一硅胶 G 薄层板上,以甲苯-乙酸乙酯-甲酸(5：3：0.5)为展开剂,展开,取出,晾干,置紫外光灯(365nm)下检视。供试品色谱中,在与对照药材色谱相应的位置上,显相同颜色的荧光斑点。

【检查】 相对密度 应不低于 1.04(通则 0601)。

pH 值 应为 6.5～7.5(通则 0631)。

其他 应符合合剂项下有关的各项规定(通则 0181)。

【含量测定】 黄芩苷 照高效液相色谱法(通则 0512)测定。

色谱条件与系统适用性试验 以十八烷基硅烷键合硅胶为填充剂;以甲醇-水-四氢呋喃-磷酸(40：80：10：0.033)为流动相;检测波长为 278nm。理论板数按黄芩苷峰计算应不低于 4500。

对照品溶液的制备 取黄芩苷对照品适量,精密称定,加 70%乙醇制成每 1ml 含 30μg 的溶液,即得。

供试品溶液的制备 精密量取装量差异项下的本品 1ml,置 50ml 量瓶中,用 70%乙醇稀释至刻度,摇匀,精密量取 1ml 置 5ml 量瓶中,加 70%乙醇稀释至刻度,摇匀,滤过,弃去初滤液,取续滤液,即得。

测定法 分别精密吸取对照品溶液及供试品溶液各

10μl,注入液相色谱仪,测定,即得。

本品每10ml含黄芩苷($C_{21}H_{18}O_{11}$),不得少于60mg。

紫花地丁 照高效液相色谱法(通则0512)测定。

色谱条件与系统适用性试验 以十八烷基硅烷键合硅胶为填充剂;以甲醇-水-冰醋酸(20:80:0.4)为流动相;检测波长为346nm,理论板数按秦皮乙素峰计算应不低于3000。

对照品溶液的制备 取秦皮乙素对照品适量,精密称定,加甲醇制成每1ml含20μg的溶液,即得。

供试品溶液的制备 精密量取装量差异项下的本品1ml,置25ml量瓶中,用50%甲醇稀释至刻度,摇匀,滤过,取续滤液,即得。

测定法 分别精密吸取对照品溶液与供试品溶液各10μl,注入液相色谱仪,测定,即得。

本品每10ml含紫花地丁以秦皮乙素($C_9H_6O_4$)计,不得少于3.0mg。

【功能与主治】 清热解毒,消肿利咽。用于小儿急性咽炎(急喉痹)属肺胃实热证,症见发热,咽痛,咽部充血,或咳嗽,口渴。

【用法与用量】 口服。1~3岁每次5ml;4~7岁每次10ml;7岁以上每次15ml;一日3次。

【规格】 每1ml相当于饮片2.21g,含黄芩苷7.5mg

【贮藏】 密封,遮光。

双金连合剂

Shuangjinlian Heji

【处方】 连翘400g　　　山银花300g
柴胡250g　　　黄芩100g
金莲花150g

【制法】 以上五味,将黄芩碎断,加水煎煮三次,第一次1.5小时,第二、三次各1小时,滤过,合并滤液,加盐酸调节pH值至1.0~2.0,在80℃保温24小时,使黄芩苷析出,滤过,沉淀物用热水洗至pH值5.0时,弃去水洗液,沉淀物备用。柴胡温浸1小时,蒸馏,取初馏液500ml,盐析初馏液再重蒸馏,取重蒸馏液100ml,备用,药渣加山银花、金莲花、连翘三味,加水煎煮二次,第一次1.5小时,第二次1小时,滤过,合并滤液,减压浓缩成相对密度为1.16~1.18(70℃)的清膏,加入乙醇至含醇量达75%,静置72小时,取上清液,滤过,滤液回收乙醇,加入黄芩沉淀物水溶液,搅匀,冷藏48小时,调节pH值至5.5~7.0,离心(转速为每分钟16 000转),取上清液加入柴胡重蒸馏液和蔗糖200g的水溶液,加水至1000ml,搅匀,灌封,灭菌,即得。

【性状】 本品为深棕色的液体;味微甜,微苦。

【鉴别】 (1)取本品5ml,用水饱和的正丁醇振摇提取

3次,每次10ml,合并正丁醇液,回收溶剂至干,残渣加甲醇2ml使溶解,作为供试品溶液。另取绿原酸对照品,加甲醇制成每1ml含1mg的溶液,作为对照品溶液。照薄层色谱法(通则0502)试验,吸取上述两种溶液各1μl,分别点于同一聚酰胺薄膜上,以乙酸乙酯-丙酮-甲酸(8:1:1)为展开剂,展开,取出,晾干,置紫外光灯(365nm)下检视。供试品色谱中,在与对照品色谱相应的位置上,显相同的蓝色荧光斑点。

(2)取连翘对照药材0.5g,加甲醇10ml,加热回流20分钟,滤过,取滤液作为对照药材溶液。照薄层色谱法(通则0502)试验,吸取〔鉴别〕(1)项下的供试品溶液及上述对照药材溶液各5μl,分别点于同一硅胶G薄层板上,以三氯甲烷-乙酸乙酯-甲醇-水(15:40:22:10)10℃以下放置的下层溶液为展开剂,展开,取出,晾干,喷以2%对二甲氨基苯甲醛的40%硫酸乙醇溶液,加热至斑点显色清晰,分别置日光及紫外光灯(365nm)下检视。供试品色谱中,在与对照药材色谱相应的位置上,显相同颜色的斑点或荧光斑点。

(3)取本品10ml,用水饱和的正丁醇溶液振摇提取3次,每次10ml,合并正丁醇液,用氨试液洗涤3次,每次10ml,弃去氨液,正丁醇液回收溶剂至干,残渣加甲醇2ml使溶解,作为供试品溶液。另取柴胡对照药材3g,加甲醇30ml,加热回流30分钟,滤过,滤液回收溶剂至干,残渣加水10ml使溶解,加水饱和的正丁醇同法制成对照药材溶液。再取柴胡皂苷a对照品,加甲醇制成每1ml含0.5mg的溶液,作为对照品溶液。照薄层色谱法(通则0502)试验,吸取上述三种溶液各5μl,分别点于同一硅胶G薄层板上,以三氯甲烷-甲醇-水(30:10:1)为展开剂,10℃以下预饱和30分钟后,展开,取出,晾干,喷以2%对二甲氨基苯甲醛的40%硫酸乙醇溶液,加热至斑点显色清晰,置日光及紫外光灯(365nm)下检视。供试品色谱中,在与对照药材色谱和对照品色谱相应的位置上,显相同颜色的斑点或荧光斑点。

(4)取本品10ml,加盐酸调节pH值至2,水浴加热近沸,80℃保温30分钟,滤过,沉淀用甲醇1ml使溶解,作为供试品溶液。另取黄芩苷对照品,加甲醇制成每1ml含1mg的溶液,作为对照品溶液。照薄层色谱法(通则0502)试验,吸取上述两种溶液各1μl,分别点于同一聚酰胺薄膜上,以乙酸乙酯-丙酮-甲酸(8:1:1)为展开剂,展开,取出,晾干,喷以1%三氯化铁乙醇溶液。供试品色谱中,在与对照品色谱相应的位置上,显相同颜色的斑点。

(5)取本品10ml,加乙酸乙酯振摇提取3次,每次10ml,合并乙酸乙酯液,蒸干,残渣加甲醇1ml使溶解,作为供试品溶液。另取金莲花对照药材0.5g,加甲醇20ml,超声处理25分钟,滤过,滤液蒸干,残渣加水20ml,加热使溶解,加乙酸乙酯20ml,振摇提取,分取乙酸乙酯液,蒸干,残渣加甲醇2ml使溶解,作为对照药材溶液。照薄层色谱法(通则0502)试验,吸取上述两种溶液各2μl,分别点于同一聚酰胺薄膜上,以醋酸为展开剂,展开,取出,晾干,置紫外光灯(365nm)下检

视。供试品色谱中,在与对照药材色谱相应的位置上,显相同的棕黄色荧光斑点;喷以1%三氯化铁乙醇溶液,置日光下检视,供试品色谱中,在与对照药材色谱相应的位置上,显相同颜色的斑点。

【检查】 pH值 应为5.5~7.0(通则0631)。

相对密度 应不低于1.10(通则0601)。

其他 应符合合剂项下有关的各项规定(通则0181)。

【含量测定】 连翘 照高效液相色谱法(通则0512)测定。

色谱条件与系统适用性试验 以十八烷基硅烷键合硅胶为填充剂;以乙腈-水(25:75)为流动相;检测波长为277nm。理论板数按连翘苷峰计算应不低于3000。

对照品溶液的制备 取连翘苷对照品适量,精密称定,加甲醇制成每1ml含60μg的溶液,即得。

供试品溶液的制备 精密量取本品0.5ml,加于中性氧化铝柱(60~100目,4.5g,内径1~1.5cm,干法装柱)上,用70%乙醇90ml洗脱,收集洗脱液,浓缩至干,残渣用50%甲醇溶解后转移至5ml量瓶中,并稀释至刻度,摇匀,滤过,取续滤液,即得。

测定法 分别精密吸取对照品溶液与供试品溶液各10μl,注入液相色谱仪,测定,即得。

本品每1ml含连翘以连翘苷($C_{27}H_{34}O_{11}$)计,不得少于0.40mg。

山银花 照高效液相色谱法(通则0512)测定。

色谱条件与系统适用性试验 以十八烷基硅烷键合硅胶为填充剂;以乙腈为流动相A,以0.4%磷酸溶液为流动相B,按下表中的规定进行梯度洗脱;检测波长为327nm。理论板数按绿原酸峰计算应不低于6000。

时间(分钟)	流动相A(%)	流动相B(%)
0~5	5→10	95→90
5~35	10→20	90→80
35~45	20→40	80→60
45~50	40→5	60→95

对照品溶液的制备 取绿原酸对照品适量,精密称定,加70%甲醇制成每1ml含50μg的溶液,即得。

供试品溶液的制备 精密量取本品3ml,置50ml量瓶中,加70%甲醇适量,超声处理(功率300W,频率45kHz)20分钟,放冷,加70%甲醇稀释至刻度,摇匀,滤过,取续滤液,即得。

测定法 分别精密吸取对照品溶液与供试品溶液各10μl,注入液相色谱仪,测定,即得。

本品每1ml含山银花以绿原酸($C_{16}H_{18}O_9$)计,不得少于0.65mg。

金莲花 照高效液相色谱法(通则0512)测定。

色谱条件与系统适用性试验 以十八烷基硅烷键合硅胶为填充剂;以乙腈为流动相A,以0.1%磷酸溶液为流动相

B,按下表中的规定进行梯度洗脱;检测波长为349nm。理论板数按荭草苷峰计算应不低于3000。

时间(分钟)	流动相A(%)	流动相B(%)
0~30	15	85
30~40	15→45	85→55
40~41	45→15	55→85
41~45	15	85

对照品溶液的制备 取荭草苷对照品适量,精密称定,加50%甲醇制成每1ml含50μg的溶液,即得。

供试品溶液的制备 精密量取本品2ml,置25ml量瓶中,加50%甲醇适量,超声处理(功率300W,频率45kHz)20分钟,放冷,加50%甲醇稀释至刻度,摇匀,滤过,取续滤液,即得。

测定法 分别精密吸取对照品溶液与供试品溶液各10μl,注入液相色谱仪,测定,即得。

本品每1ml含金莲花以荭草苷($C_{21}H_{20}O_{11}$)计,不得少于0.30mg。

黄芩 照高效液相色谱法(通则0512)测定

色谱条件与系统适用性试验 以十八烷基硅烷键合硅胶为填充剂;以甲醇-2%冰醋酸(47:53)为流动相;检测波长为278nm。理论板数按黄芩苷峰计算应不低于1500。

对照品溶液的制备 取黄芩苷对照品适量,精密称定,加50%甲醇制成每1ml含0.1mg的溶液,即得。

供试品溶液的制备 精密量取本品2ml,置50ml量瓶中,加50%甲醇适量,超声处理(功率300W,频率45kHz)30分钟,放冷,加50%甲醇稀释至刻度,摇匀,滤过,取续滤液,即得。

测定法 分别精密吸取对照品溶液与供试品溶液各10μl,注入液相色谱仪,测定,即得。

本品每1ml含黄芩以黄芩苷($C_{21}H_{18}O_{11}$)计,不得少于1.50mg。

【功能与主治】 辛凉解表,清热解毒。用于外感风邪感冒引起的发热、疼痛、咳嗽。

【用法与用量】 口服。一次20ml,一日3次。

【规格】 (1)每支装10ml(每1ml相当于饮片1.2g)(2)每瓶装100ml(每1ml相当于饮片1.2g)

【贮藏】 密封,置阴凉处。

妇炎消泡腾片

Fuyanxiao Paotengpian

【处方】

苦参120g	黄柏120g
蛇床子60g	金银花60g
野菊花120g	地肤子30g

白芷 30g　　　　石菖蒲 18g

冰片 5g　　　　　猪胆粉 7.5g

【制法】 以上十味，除冰片、猪胆粉外，其余苦参等八味用 80%乙醇加热回流提取三次，第一次 2 小时，第二、第三次各 1 小时，滤过，合并滤液，滤液减压浓缩至相对密度为 1.22～1.28(50℃)的清膏，加入聚山梨酯 80 及乙醇适量混匀，与碳酸氢钠、玉米淀粉、羧甲纤维素钠、十八醇、乳糖混合，制粒，干燥，粉碎，再与猪胆粉、无水枸橼酸、十二烷基硫酸钠混合，用聚维酮 K30 无水乙醇液制成颗粒，干燥。另取冰片和润滑剂混合粉碎后，加入颗粒中，混合，压制成 1000 片，即得。

【性状】 本品为浅棕黄色片；气清香。

【鉴别】 (1)取本品 2 片，研细，取粉末 1g，加 80%乙醇 5ml，温浸(70℃)2 小时，时时振摇，滤过，取滤液作为供试品溶液。另取苦参对照药材 0.2g，同法制成对照药材溶液。再取氧化苦参碱对照品，加乙醇制成每 1ml 中含 0.5mg 的溶液，作为对照品溶液。照薄层色谱法(通则 0502)试验，吸取上述三种溶液各 2μl，分别点于同一硅胶 G 薄层板上，以三氯甲烷-甲醇-浓氨试液(5∶0.6∶0.3)10℃以下放置的下层溶液为展开剂，先置氨蒸气饱和的展开缸内饱和 10 分钟，再用展开剂饱和 10 分钟后，展开，取出，晾干，喷以改良碘化铋钾试液。供试品色谱中，在与对照药材和对照品色谱相应的位置上，显相同颜色的斑点。

(2)取黄柏对照药材 0.2g，照〔鉴别〕(1)项下的供试品溶液同法制成对照药材溶液。再取盐酸小檗碱对照品，加乙醇制成每 1ml 含 0.2mg 的溶液，作为对照品溶液。照薄层色谱法(通则 0502)试验，吸取〔鉴别〕(1)项下的供试品溶液、上述对照药材溶液和对照品溶液各 1μl，分别点于同一硅胶 G 薄层板上，以乙酸丁酯-甲酸-水(7∶2.5∶2.5)的上层溶液为展开剂，展开，取出，晾干，在紫外光(365nm)下检视。供试品色谱中，在与对照药材和对照品色谱相应的位置上，显相同颜色的荧光斑点。

(3)取蛇床子对照药材 0.1g，照〔鉴别〕(1)项下的供试品溶液同法制成对照药材溶液。照薄层色谱法(通则 0502)试验，吸取〔鉴别〕(1)项下的供试品溶液及上述对照药材溶液各 1μl，分别点于同一硅胶 G 薄层板上，以石油醚(60～90℃)-乙酸乙酯(4∶1)为展开剂，展开，取出，晾干，在紫外光(365nm)下检视。供试品色谱中，在与对照药材色谱相应的位置上，显相同颜色的荧光斑点。

(4)取金银花对照药材 0.1g，照〔鉴别〕(1)项下的供试品溶液同法制成对照药材溶液。再取绿原酸对照品，加乙醇制成每 1ml 含 1mg 的溶液，作为对照品溶液。照薄层色谱法(通则 0502)试验，吸取〔鉴别〕(1)项下的供试品溶液、上述对照药材溶液和对照品溶液各 1μl，分别点于同一聚酰胺薄膜上，以乙酸乙酯-甲酸-冰醋酸-水(10∶1∶1∶2)为展开剂，展开，取出，晾干，在紫外光(365nm)下检视。供试品色谱中，在与对照药材和对照品色谱相应的位置上，显相同颜色的荧光斑点。

(5)取本品 2 片，研细，取粉末 1g，加石油醚(60～90℃)5ml，冷浸过夜，滤过，取滤液作为供试品溶液。另取野菊花对照药材 0.2g，同法制成对照药材溶液。照薄层色谱法(通则 0502)试验，吸取上述两种溶液各 5μl，分别点于同一硅胶 G 薄层板上，以甲苯-乙酸乙酯(93∶7)为展开剂，展开，取出，晾干，喷以茴香醛试液，在 105℃加热至斑点显色清晰，在紫外光(365nm)下检视。供试品色谱中，在与对照药材色谱相应的位置上，显相同颜色的荧光斑点。

(6)取本品 8 片，研细，取粉末 4.5g，加乙醇 50ml，超声处理 30 分钟，放冷，滤过，滤液蒸干，残渣加 10%氢氧化钠溶液 20ml，置沸水浴中加热 30 分钟，放冷，滴加盐酸调节 pH 值至 2～3，充分搅拌，离心，弃去上清液及漂浮物，沉淀加甲醇 2ml 使溶解，作为供试品溶液。另取地肤子皂苷 IC 对照品，加甲醇制成每 1ml 含 0.5mg 的溶液，作为对照品溶液。照薄层色谱法(通则 0502)试验，吸取上述两种溶液各 2μl，分别点于同一预制硅胶 G 薄层板上，以乙酸丁酯-丁酮-异丙醇-冰醋酸-水(4∶6∶1∶1∶1)为展开剂，展开，取出，晾干，喷以茴香醛试液，在 105℃加热至斑点显色清晰。供试品色谱中，在与对照品色谱相应的位置上，显相同颜色的斑点。

(7)取猪胆粉对照药材 0.1g，加 10%氢氧化钠溶液 20ml，置沸水浴中加热 30 分钟，放冷，滴加盐酸调节 pH 值至 2～3，充分搅拌，离心，弃去上清液，沉淀加甲醇 2ml 使溶解，作为对照药材溶液。再取猪去氧胆酸对照品，加甲醇制成每 1ml 含 0.5mg 的溶液，作为对照品溶液。照薄层色谱法(通则 0502)试验，吸取〔鉴别〕(6)项下的供试品溶液、上述对照药材溶液和对照品溶液各 2μl，分别点于同一硅胶 G 薄层板上，以甲苯-乙酸乙酯-异丙醇-甲酸(12∶3∶3∶0.4)为展开剂，展开，取出，晾干，喷以茴香醛试液，在 105℃加热至斑点显色清晰。供试品色谱中，在与对照药材和对照品色谱相应的位置上，显相同颜色的斑点。

(8)取冰片对照品，加乙醇制成每 1ml 含 1.5mg 的溶液，作为对照品溶液。照薄层色谱法(通则 0502)试验，吸取〔鉴别〕(1)项下的供试品溶液及上述对照品溶液各 2μl，分别点于同一硅胶 G 薄层板上，以甲苯-乙酸乙酯(93∶7)为展开剂，展开，取出，晾干，喷以茴香醛试液，在 105℃加热至斑点显色清晰。供试品色谱中，在与对照品色谱相应的位置上，显相同颜色的斑点。

【检查】 二氧化碳 量取本品 10 片，精密称定，研细，取约 0.5g，精密称定，加至已精密称重的含有 50ml 水的锥形瓶中，轻轻振摇使二氧化碳尽快释放，同时做空白。20 分钟后称定减失的重量，计算每片二氧化碳的释放量，应不低于 30mg。

pH 值 取〔检查〕二氧化碳量项下的溶液，照 pH 值测定法(通则 0631)测定，应为 5.5～6.8。

水分 照水分测定法(通则 0832 第四法)测定(取样时控制相对湿度低于 50%)，不得过 6.5%。

其他 除崩解时限外,应符合片剂项下有关的各项规定(通则 0101)。

【含量测定】 **苦参** 照高效液相色谱法(通则 0512)测定。

色谱条件与系统适用性试验 以氨基键合硅胶为填充剂;以乙腈-无水乙醇-3‰磷酸溶液(含 KH_2PO_4 0.02mol/L)(81:6:13)为流动相;检测波长为 220nm。理论板数按氧化苦参碱峰计算应不低于 3500。苦参碱峰与氧化苦参碱峰的分离度应符合规定。

对照品溶液的制备 取苦参碱对照品、氧化苦参碱对照品适量,精密称定,加甲醇制成每 1ml 含苦参碱 20μg、氧化苦参碱 18μg 的混合溶液,即得。

供试品溶液的制备 取重量差异项下的本品,研细,取约 1.5g,精密称定,置具塞锥形瓶中,精密加入甲醇 50ml,密塞,称定重量,超声处理(功率 250W,频率 33kHz)20 分钟,放冷,再称定重量,用甲醇补足减失的重量,摇匀,滤过,精密量取续滤液 10ml,加置中性氧化铝柱(100～200 目,10g,内径为 2.0cm)上,收集流脱液,置 25ml 量瓶中,再用适量甲醇分次洗脱,收集洗脱液至同一量瓶中并稀释至刻度,摇匀,即得。

测定法 分别精密吸取对照品溶液与供试品溶液各 20μl,注入液相色谱仪,测定,即得。

本品每片含苦参以苦参碱($C_{15}H_{24}N_2O$)和氧化苦参碱($C_{15}H_{24}N_2O_2$)的总量计,不得少于 0.56mg。

黄柏 照高效液相色谱法(通则 0512)测定。

色谱条件与系统适用性试验 以十八烷基硅烷键合硅胶为填充剂;以乙腈-0.05mol/L 磷酸二氢铵溶液(每 1000ml 加磷酸 1ml)(26:74)为流动相;检测波长为 345nm。理论板数按盐酸小檗碱峰计算应不低于 4000。

对照品溶液的制备 取盐酸小檗碱对照品适量,精密称定,加甲醇制成每 1ml 含 33μg 的溶液,即得。

测定法 分别精密吸取对照品溶液与〔含量测定〕苦参项下的供试品溶液各 5μl,注入液相色谱仪,测定,即得。

本品每片含黄柏以盐酸小檗碱($C_{20}H_{17}NO_4 \cdot HCl$)计,不得少于 0.96mg。

【功能与主治】 清热燥湿,止带除痒。用于湿热下注所致的带下、阴痒病。症见带下量多,呈豆腐渣样,或色黄如脓,或呈黄色泡沫样,其气腥臭,阴部瘙痒、潮红、肿胀;念珠菌阴道炎、滴虫阴道炎、细菌性阴道病见上述证候者。

【用法与用量】 阴道用药。每晚卧床前洗净患部,擦干,用消毒液或 75%酒精棉球消毒手指(或戴上消毒指套),将药片推入阴道深部。老年或阴道分泌物少的患者可将药片蘸少许洁净水后立即推入。一次 1 片,一日 1 次。7 日为一疗程;或遵医嘱。

【注意】 (1)月经期至经净后 3 天内停用。(2)孕妇慎用。(3)本品为泡腾片,用药时,药片会产生弱酸性的二氧化碳气体,对阴道可能产生轻度刺痛,可自行消失。

【规格】 每片重 0.6g(相当于饮片 0.5705g)

【贮藏】 密封,置阴凉干燥处。

杏贝止咳颗粒

Xingbei Zhike Keli

【处方】

蜜麻黄 250g	苦杏仁 833g
桔梗 500g	前胡 500g
浙贝母 500g	百部 500g
北沙参 833g	木蝴蝶 250g
甘草 250g	

【制法】 以上九味,蜜麻黄、前胡、浙贝母和百部加 70%乙醇,回流提取二次,每次 2 小时,滤过,合并滤液,减压浓缩至相对密度为 1.07～1.10(60℃)的清膏,备用。桔梗、北沙参、木蝴蝶和甘草加水煮沸后加入苦杏仁,加水煎煮二次,每次 1.5 小时,煎液滤过,滤液合并,减压浓缩至相对密度为 1.09～1.12(60℃)的清膏,合并两种清膏,混匀,加入适量糊精,喷雾干燥,加入适量糊精及阿斯巴甜,混匀,干法制粒,制成 1000g,即得。

【性状】 本品为淡棕黄色至棕黄色的颗粒;味甜、微苦。

【鉴别】 (1)取本品 4g,研细,加浓氨试液 10 滴,再加二氯甲烷 20ml,加热回流 1 小时,滤过,滤液蒸干,残渣加甲醇 2ml 使溶解,作为供试品溶液。另取盐酸麻黄碱对照品,加甲醇制成每 1ml 含 0.5mg 的溶液,作为对照品溶液。照薄层色谱法(通则 0502)试验,吸取上述两种溶液各 5μl,分别点于同一硅胶 G 薄层板上,以二氯甲烷-甲醇-浓氨试液(20:5:0.5)为展开剂,展开,取出,晾干,喷以 0.5%茚三酮乙醇溶液,在 105℃加热至斑点显色清晰。供试品色谱中,在与对照品色谱相应的位置上,显相同颜色的斑点。

(2)取本品 4g,研细,加乙醚 20ml,加热回流 1 小时,滤过,滤液蒸干,残渣加二氯甲烷 5ml 使溶解,作为供试品溶液。另取前胡对照药材 1g,同法制成对照药材溶液。照薄层色谱法(通则 0502)试验,吸取上述两种溶液各 3～5μl,分别点于同一硅胶 G 薄层板上,以石油醚(60～90℃)-二氯甲烷-乙酸乙酯(4:3:1)为展开剂,展开,取出,晾干,置紫外光灯(365nm)下检视。供试品色谱中,在与对照药材色谱相应的位置上,显相同颜色的荧光斑点。

(3)取本品 10g,研细,加乙醇 50ml,超声处理 30 分钟,滤过,滤液蒸干,残渣加 0.1mol/L 盐酸溶液 25ml 使溶解,滤过,滤液用二氯甲烷洗涤 2 次,每次 20ml,弃去二氯甲烷液,用浓氨试液调节 pH 值至 11,用二氯甲烷振摇提取 2 次,每次 20ml,合并二氯甲烷液,低温蒸干,残渣加乙醇 1ml 使溶解,作为供试品溶液。另取浙贝母对照药材 2g,加浓氨试液 2ml 与二氯甲烷 20ml,加热回流 1 小时,滤过,滤液蒸干,残渣加乙醇 1ml 使溶解,作为对照药材溶液。再取贝母素甲对照品、贝母素乙对照品,加乙醇制成每1ml各含1mg的混合溶液,作为对照品溶液。照薄层色谱法(通则0502)试验,吸取上述三种溶液各10μl,分别点于同一硅胶G薄层板上,以二氯甲烷-乙酸乙酯-甲醇-浓氨试液(8:17:2:1)为展开剂,展开,取出,晾干,喷以稀碘化铋钾试液。供试品色谱中,在与对照药材色谱和对照品色谱相应的位置上,显相同颜色的斑点。

(4)取本品5g,研细,加甲醇30ml,超声处理30分钟,滤过,滤液蒸干,残渣加水20ml使溶解,用浓氨试液调节pH值至11,用乙醚振摇提取3次,每次20ml,合并乙醚液,蒸干,残渣加甲醇1ml使溶解,作为供试品溶液。另取对叶百部对照药材1g,同法制成对照药材溶液。照薄层色谱法(通则0502)试验,吸取上述两种溶液各5~10μl,分别点于同一硅胶G薄层板上,以二氯甲烷-甲醇(30:1)为展开剂,预饱和30分钟,展开,取出,晾干,喷以改良碘化铋钾试液。供试品色谱中,在与对照药材色谱相应的位置上,显相同颜色的斑点。

(5)取本品4g,研细,加甲醇30ml,超声处理30分钟,滤过,滤液作为供试品溶液。另取黄芩苷对照品,加甲醇制成每1ml含0.5mg的溶液,作为对照品溶液。照薄层色谱法(通则0502)试验,吸取上述两种溶液各3~5μl,分别点于同一硅胶G薄层板上,以正丁醇-冰醋酸-水(6:1:2.5)为展开剂,预饱和30分钟,展开,取出,晾干。供试品色谱中,在与对照品色谱相应的位置上,显相同颜色的斑点。

(6)取本品4g,研细,加乙醚40ml,加热回流1小时,滤过,弃去滤液,药渣加甲醇30ml,加热回流1小时,滤过,滤液蒸干,残渣加水40ml分次溶解,合并水液,用正丁醇振摇提取3次,每次20ml,合并正丁醇液,用水洗涤3次,每次20ml,弃去水液,正丁醇液蒸干,残渣加甲醇4ml使溶解,作为供试品溶液。另取甘草对照药材1g,同法制成对照药材溶液。再取甘草苷对照品,加甲醇制成每1ml含1mg的溶液,作为对照品溶液。照薄层色谱法(通则0502)试验,吸取供试品溶液2~5μl、对照药材溶液和对照品溶液各2μl,分别点于同一硅胶G薄层板上,以乙酸乙酯-甲酸-冰醋酸-水(15:1:1:2)为展开剂,展开,取出,晾干,喷以10%硫酸乙醇溶液,在105℃加热至斑点显色清晰。供试品色谱中,在与对照药材色谱和对照品色谱相应的位置上,显相同颜色的斑点。

【检查】 应符合颗粒剂项下有关的各项规定(通则0104)。

【含量测定】 苦杏仁 照高效液相色谱法(通则0512)测定。

色谱条件与系统适用性试验 以十八烷基硅烷键合硅胶为填充剂;以甲醇-水(23.5:76.5)为流动相A,以甲醇为流动相B,按下表中的规定进行梯度洗脱;检测波长为218nm。理论板数按苦杏仁苷峰计算应不低于5000。

时间(分钟)	流动相A(%)	流动相B(%)
0~11	100	0
11~12	100→0	0→100
12~25	0	100

对照品溶液的制备 取苦杏仁苷对照品适量,精密称定,加甲醇-水(23.5:76.5)制成每1ml含0.15mg的溶液,即得。

供试品溶液的制备 取装量差异项下的本品,混匀,研细,取约0.5g,精密称定,置具塞锥形瓶中,精密加入甲醇-水(23.5:76.5)50ml,密塞,称定重量,超声处理(功率250W,频率40kHz)20分钟,放冷,再称定重量,用甲醇-水(23.5:76.5)补足减失的重量,摇匀,滤过,取续滤液,即得。

测定法 分别精密吸取对照品溶液与供试品溶液各20μl,注入液相色谱仪,测定,即得。

本品每袋含苦杏仁以苦杏仁苷($C_{20}H_{27}NO_{11}$)计,不得少于32.0mg。

蜜麻黄 照高效液相色谱法(通则0512)测定。

色谱条件与系统适用性试验 以十八烷基硅烷键合硅胶为填充剂;以乙腈-0.1%磷酸溶液(4:96)为流动相;检测波长为210nm。理论板数按盐酸麻黄碱峰计算应不低于3000。

对照品溶液的制备 取盐酸麻黄碱对照品、盐酸伪麻黄碱对照品适量,精密称定,加50%甲醇分别制成每1ml含盐酸麻黄碱40μg、盐酸伪麻黄碱15μg的混合溶液,即得。

供试品溶液的制备 取装量差异项下的本品,混匀,研细,取约1g,精密称定,置具塞锥形瓶中,精密加入甲醇25ml,密塞,称定重量,超声处理(功率500W,频率40kHz)30分钟,放冷,再称定重量,用甲醇补足减失的重量,摇匀,滤过,精密量取续滤液5ml,加在中性氧化铝柱(100~200目,3g,内径为1cm)上,用30ml乙醇洗脱,收集洗脱液,加盐酸0.2ml,混匀,蒸干,残渣加50%甲醇溶解并转移至5ml量瓶中,加50%甲醇至刻度,摇匀,滤过,取续滤液,即得。

测定法 分别精密吸取对照品溶液与供试品溶液各10μl,注入液相色谱仪,测定,即得。

本品每袋含蜜麻黄以盐酸麻黄碱($C_{10}H_{15}NO \cdot HCl$)和盐酸伪麻黄碱($C_{10}H_{15}NO \cdot HCl$)的总量计,不得少于3.8mg。

【功能与主治】 清宣肺气,止咳化痰。用于外感咳嗽属表寒里热证,症见微恶寒、发热、咳嗽、咯痰、痰稠质粘、口干苦、燥烦。

【用法与用量】 开水冲服。一次1袋,一日3次。疗程7天。

【规格】 每袋装4g(每1g相当于饮片4.416g)

【贮藏】 密封,置阴凉处。

补血生乳颗粒

Buxue Shengru Keli

【处方】 黄芪 937g　　　　当归 625g
白芍 375g　　　　茯苓 375g
炒王不留行 375g　　川芎 250g
枳壳 250g　　　　桔梗 250g
甘草 188g

【制法】 以上九味，酌予碎断，加水煎煮二次，第一次1.5小时，第二次1小时，合并煎液，滤过，滤液减压浓缩至相对密度 1.20～1.25(50℃)的清膏，加入倍他环糊精约80g，预胶化淀粉约380g，制粒，制成1000g，即得。

【性状】 本品为黄棕色至棕色的颗粒；气香，味微甜。

【鉴别】 (1)取本品4g，研细，加甲醇30ml，加热回流1小时，滤过，滤液蒸干，残渣加水20ml使溶解，用水饱和的正丁醇振摇提取3次，每次30ml，合并正丁醇液，用氨试液充分洗涤2次，每次20ml，弃去氨液，正丁醇液回收溶剂至干，残渣加甲醇1ml使溶解，作为供试品溶液。另取黄芪对照药材1g，同法制成对照药材溶液。再取黄芪甲苷对照品，加甲醇制成每1ml含1mg的溶液，作为对照品溶液。照薄层色谱法(通则0502)试验，吸取上述三种溶液各10μl，分别点于同一硅胶G薄层板上，以三氯甲烷-甲醇-水(13∶7∶2)10℃以下放置的下层溶液为展开剂，展开，取出，晾干，喷以10%硫酸乙醇溶液，在105℃加热至斑点显色清晰，在日光下检视。供试品色谱中，在与对照药材色谱和对照品色谱相应的位置上，显相同颜色的斑点。

(2)取芍药苷对照品，加甲醇制成每1ml含1mg的溶液，作为对照品溶液。照薄层色谱法(通则0502)试验，吸取〔鉴别〕(1)项下的供试品溶液及上述对照品溶液各10μl，分别点于同一硅胶G薄层板上，以二氯甲烷-乙酸乙酯-甲醇-甲酸(40∶5∶10∶0.2)为展开剂，展开，取出，晾干，喷以5%香草醛硫酸溶液，在105℃加热至斑点显色清晰，在日光下检视。供试品色谱中，在与对照品色谱相应的位置上，显相同颜色的斑点。

(3)取本品5g，研细，加甲醇50ml，加热回流30分钟，滤过，滤液蒸干，残渣加水40ml使溶解，用水饱和的正丁醇振摇提取2次，每次20ml，合并正丁醇液，回收溶剂至干，残渣加甲醇2ml使溶解，作为供试品溶液。另取甘草对照药材0.5g，同法制成对照药材溶液。照薄层色谱法(通则0502)试验，吸取上述两种溶液各5μl，分别点于同一硅胶G薄层板上，以乙酸乙酯-甲酸-冰醋酸-水(15∶1∶1∶2)为展开剂，展开，取出，晾干，喷以10%硫酸乙醇溶液，在105℃加热至斑点显色清晰，在紫外光(365nm)下检视。供试品色谱中，在与对照药材色谱相应的位置上，显相同颜色的荧光斑点。

(4)取枳壳对照药材1g，按〔鉴别〕(3)项下供试品溶液制备方法同法制成对照药材溶液。另取橙皮苷对照品，加甲醇制成饱和溶液，作为对照品溶液。照薄层色谱法(通则0502)试验，吸取〔鉴别〕(3)项下的供试品溶液及上述两种对照溶液各10μl，分别点于同一硅胶G薄层板上，以乙酸乙酯-甲醇-水(100∶17∶13)为展开剂，展开，取出，晾干，喷以三氯化铝试液，加热至斑点显色清晰，在紫外光灯(365nm)下检视。供试品色谱中，在与对照药材色谱和对照品色谱相应的位置上，显相同颜色的荧光斑点。

【检查】 应符合颗粒剂项下有关的各项规定(通则0104)。

【含量测定】 黄芪　照高效液相色谱法(通则0512)测定。

色谱条件与系统适用性试验　以十八烷基硅烷键合硅胶为填充剂；以甲醇-水(75∶25)为流动相；用蒸发光散射检测器检测。理论板数按黄芪甲苷峰计算应不低于4000。

对照品溶液的制备　取黄芪甲苷对照品适量，精密称定，加甲醇制成每1ml含0.2mg的溶液，即得。

供试品溶液的制备　取装量差异项下的本品，混匀，取适量，研细，取约2g，精密称定，置具塞锥形瓶中，精密加入甲醇50ml，密塞，称定重量，加热回流60分钟，放冷，再称定重量，加甲醇补足减失的重量，摇匀，滤过，精密量取续滤液25ml，蒸干，残渣加水30ml分次溶解，用水饱和的正丁醇振摇提取4次，每次30ml，合并正丁醇液，用氨试液充分洗涤2次，每次50ml，取正丁醇液回收溶剂至干，残渣加甲醇使溶解并转移至5ml量瓶中，用甲醇稀释至刻度，摇匀，滤过，取续滤液，即得。

测定法　分别精密吸取对照品溶液5μl、10μl与供试品溶液10μl，注入液相色谱仪，测定，以外标两点法对数方程计算，即得。

本品每袋含黄芪以黄芪甲苷($C_{41}H_{68}O_{14}$)计，不得少于0.88mg。

白芍　照高效液相色谱法(通则0512)测定。

色谱条件与系统适用性试验　以十八烷基硅烷键合硅胶为填充剂；以乙腈-0.1%磷酸溶液(12∶88)为流动相；检测波长为230nm。理论板数按芍药苷峰计算应不低于3000。

对照品溶液的制备　取芍药苷对照品适量，精密称定，加甲醇制成每1ml含50μg的溶液，即得。

供试品溶液的制备　取本品装量差异项下的内容物，研细，取约1g，精密称定，置50ml量瓶中，加入甲醇40ml，超声处理(功率300W，频率50kHz)30分钟，放冷，加甲醇稀释至刻度，摇匀，滤过，取续滤液，即得。

测定法　分别精密吸取对照品溶液与供试品溶液各10μl，注入液相色谱仪，测定，即得。

本品每袋含白芍以芍药苷($C_{23}H_{28}O_{11}$)计，不得少于4.0mg。

【功能与主治】 益气补血，通络生乳。用于气血亏虚所致的产后缺乳症。症见产后气血不足,乳汁少、甚或全无、乳汁清稀、乳房柔软。

【用法与用量】 开水冲服。一次 4g,一日 2 次,5 日为一疗程,或遵医嘱。

【注意】 孕妇忌服。

【规格】 每袋装 4g(每 1g 相当于 3.625g)

【贮藏】 密封。

复方鱼腥草糖浆
Fufang Yuxingcao Tangjiang

【处方】 鱼腥草 100g　　　　　黄芩 25g
　　　　　板蓝根 25g　　　　　连翘 10g
　　　　　金银花 10g

【制法】 以上五味,加水煎煮二次,每次 2 小时,合并煎液,滤过,滤液浓缩至相对密度为 1.18～1.20(60～80℃)的清膏,加乙醇至含醇量为 70%,搅匀,静置 24 小时,滤过,滤液减压回收乙醇并浓缩至适量。另取蔗糖 450g,制成单糖浆,加入上述药液,加入苯甲酸钠 3g,混匀,加水调整总量至 1000ml,搅匀,滤过,灌装,灭菌,即得。

【性状】 本品为红棕色的液体;味甜、微苦涩。久置有少许摇之易散的沉淀。

【鉴别】 (1)取本品 30ml,加氢氧化钠试液 2ml,摇匀,加乙酸乙酯振摇提取 2 次,每次 20ml,合并乙酸乙酯液,回收溶剂至干,残渣加甲醇 1ml 使溶解,作为供试品溶液。另取鱼腥草对照药材 2g,加水 100ml,加热回流 30 分钟,放冷,滤过,滤液浓缩至约 30ml,加氢氧化钠试液 2ml,摇匀,加乙酸乙酯振摇提取 2 次,每次 20ml,合并乙酸乙酯液,回收溶剂至干,残渣加甲醇 0.5ml 使溶解,作为对照药材溶液。照薄层色谱法(通则 0502)试验,吸取上述两种溶液各 5～10μl,分别点于同一硅胶 G 薄层板上,以二氯甲烷-丙酮(8：1)为展开剂,展开,取出,晒干,置紫外光灯(365nm)下检视。供试品色谱中,在与对照药材色谱相应的位置上,显相同颜色的荧光主斑点。

(2)取本品 10ml,加热浓缩至 5ml,加甲醇 25ml,超声处理 20 分钟,滤过,滤液作为供试品溶液。另取黄芩苷对照品,加甲醇制成每 1ml 含 0.5mg 的溶液,作为对照品溶液。照薄层色谱法(通则 0502)试验,吸取上述两种溶液各 2～3μl,分别点于同一聚酰胺薄膜上,以醋酸为展开剂,展开,取出,晒干,置紫外光灯(365nm)下检视。供试品色谱中,在与对照品色谱相应的位置上,显相同颜色的斑点。

(3)取本品 50ml,用三氯甲烷振摇提取 2 次,每次 40ml,合并三氯甲烷液,用 0.25%氢氧化钠溶液洗涤 2 次,每次 80ml,弃去碱液,三氯甲烷液回收溶剂至干,残渣加 0.5ml 甲醇使溶解,作为供试品溶液。另取靛玉红对照,加三氯甲烷

制成每 1ml 含 1mg 的溶液,作为对照品溶液。照薄层色谱法(通则 0502)试验,吸取上述两种溶液各 2～5μl,分别点于同一硅胶 G 薄层板上,以石油醚(60～90℃)-乙酸乙酯-丙酮(5：2：1)为展开剂,展开,取出,晾干。供试品色谱中,在与对照品色谱相应的位置上,日光下显相同颜色的斑点。

(4)取本品 25ml,用水饱和的正丁醇振摇提取 2 次,每次 25ml,合并正丁醇液,回收溶剂至干,残渣用适量水溶解,通过 D101 型大孔吸附树脂柱(内径为 1.5cm,柱高为 12cm),用水 100ml 洗脱,弃去水洗液,再用 30%乙醇 50ml 洗脱,弃去洗脱液,继续用 70%乙醇 50ml 洗脱,收集洗脱液,蒸干,残渣加甲醇 1ml 使溶解,作为供试品溶液。取连翘苷对照品,加甲醇制成每 1ml 含 1mg 的溶液,作为对照品溶液。照薄层色谱法(通则 0502)试验,吸取上述两种溶液各 2～5μl,分别点于同一硅胶 G 薄层板上,以三氯甲烷-甲醇-甲酸(7：1：0.1)为展开剂,展开,取出,晾干,喷以 10%硫酸乙醇溶液,在 105℃加热至斑点显色清晰。供试品色谱中,在与对照品色谱相应的位置上,显相同颜色的斑点。

【检查】 相对密度 应为 1.14～1.20(通则 0601)。

pH 值 应为 4.5～6.5(通则 0631)。

其他 应符合糖浆剂项下有关的各项规定(通则 0116)。

【含量测定】 照高效液相色谱法(通则 0512)测定。

色谱条件与系统适用性试验 以十八烷基硅烷键合硅胶为填充剂;以甲醇-水-冰醋酸(50：50：1)为流动相;检测波长为 278nm。理论板数按黄芩苷峰计算应不低于 1500。

对照品溶液制备 取黄芩苷对照品适量,精密称定,加 50%甲醇制成每 1ml 含 50μg 的溶液,即得。

供试品溶液的制备 精密量取本品 1ml,置 25ml 量瓶中,加 50%甲醇适量,超声处理(功率 120W,频率 59kHz)20 分钟,放至室温,加 50%甲醇至刻度,摇匀,过滤,即得。

测定法 分别精密吸取对照品溶液与供试品溶液各 20μl,注入液相色谱仪,测定,即得。

本品每 1ml 含黄芩以黄芩苷($C_{21}H_{18}O_{11}$)计,不得少于 0.50mg。

【功能与主治】 清热解毒。用于外感风热所致的急喉痹、急乳蛾,症见咽部红肿、咽痛;急性咽炎、急性扁桃体炎见上述证候者。

【用法与用量】 口服。一次 20～30ml,一日 3 次。

【规格】 每 1ml 相当于饮片 0.17g

【贮藏】 密封,置阴凉处。

急 支 颗 粒
Jizhi Keli

【处方】 鱼腥草 900g　　　　　金荞麦 900g
　　　　　四季青 900g　　　　　蜜麻黄 180g

紫菀 450g	前胡 270g
枳壳 270g	甘草 90g

【制法】 以上八味,鱼腥草、枳壳提取挥发油,蒸馏后的水溶液滤过,滤液与挥发油分别另器收集。其余金荞麦等六味加水煎煮三次,每次1小时,合并煎液,滤过,滤液与上述水溶液合并,浓缩至相对密度为1.30(60℃)的稠膏,80℃减压干燥,粉碎成细粉,混匀,取细粉1份,加可溶性淀粉等混合辅料1.5份及黄原胶适量,制成颗粒,干燥,加入上述挥发油,混匀,制成颗粒1000g,分装,即得。

【性状】 本品为棕褐色至棕黑色的颗粒;气香、味甜、微苦。

【鉴别】 (1)取本品4g,加水60ml,微热使溶解,用稀盐酸调节pH值至2~3,离心,取上清液,滤过,滤液用乙醚振摇提取2次,每次30ml,合并乙醚液,挥去乙醚,残渣加甲醇1ml使溶解,作为供试品溶液。另取阿魏酸对照品及原儿茶酸对照品,分别加甲醇制成1ml各含1mg的溶液,作为对照品溶液。照薄层色谱法(通则0502)试验,吸取上述三种溶液各2~5μl,分别点于同一硅胶GF$_{254}$薄层板上,以甲苯-乙酸乙酯-甲酸(20∶10∶1)为展开剂,展开,取出,晾干,紫外光灯(254nm)下检视。供试品色谱中,在与对照品色谱相应的位置上,显相同颜色的斑点。

(2)取本品2g,加水30ml,微热使溶解,用浓氨试液调节pH值至10~12,离心,取上清液,滤过,滤液用乙醚振摇提取2次,每次20ml,合并乙醚液,蒸干,残渣加甲醇1ml使溶解,作为供试品溶液。另取盐酸麻黄碱对照品,加甲醇制成每1ml含1mg的溶液,作为对照品溶液。照薄层色谱法(通则0502)试验,吸取供试品溶液5~10μl、对照品溶液2μl,分别点于同一硅胶G薄层板上,以三氯甲烷-甲醇-浓氨试液(40∶10∶1)为展开剂,展开,取出,晾干,喷以茚三酮试液,在105℃加热至斑点显色清晰。供试品色谱中,在与对照品色谱相应的位置上,显相同颜色的斑点。

(3)取本品4g,加水60ml,微热使溶解,离心5分钟,取上清液,滤过,滤液用乙醚振摇提取2次,每次30ml,弃去乙醚液,水液用乙酸乙酯振摇提取2次,每次40ml,合并乙酸乙酯液,蒸干,残渣加甲醇1ml使溶解,作为供试品溶液。另取柚皮苷对照品,加甲醇制成每1ml含1mg的溶液,作为对照品溶液。照薄层色谱法(通则0502)试验,吸取供试品溶液5~10μl、对照品溶液5μl,分别点于同一硅胶G薄层板上,以三氯甲烷-甲醇-水(32∶17∶5)的下层溶液为展开剂,展开,取出,晾干,喷以2%三氯化铝甲醇溶液,置紫外光灯(365nm)下检视。供试品色谱中,在与对照品色谱相应的位置上,显相同颜色的荧光斑点。

【检查】 应符合颗粒剂项下有关的各项规定(通则0104)。

【含量测定】 照高效液相色谱法(通则0512)测定。

色谱条件与系统适用性试验 以十八烷基硅烷键合硅胶为填充剂;以甲醇-1%醋酸溶液(40∶60)为流动相;检测波长为283nm。理论板数按柚皮苷峰计算应不低于3000。

对照品溶液的制备 取柚皮苷对照品适量,精密称定,加甲醇制成每1ml含80μg的溶液,即得。

供试品溶液的制备 取装量差异项下的本品,研细,取约1.5g,精密称定,置50ml量瓶中,加稀乙醇30ml,超声处理(功率250W,频率40kHz)30分钟,放冷,加稀乙醇至刻度,摇匀,离心(转速为4000转/分钟)10分钟,取上清液,滤过,取续滤液,即得。

测定法 分别精密吸取对照品溶液与供试品溶液各10μl,注入液相色谱仪,测定,即得。

本品每袋含枳壳以柚皮苷(C$_{27}$H$_{32}$O$_{14}$)计,不得少于8mg。

【功能与主治】 清热化痰,宣肺止咳。用于外感风热所致的咳嗽,症见发热、恶寒、胸膈满闷、咳嗽咽痛;急性支气管炎、慢性支气管炎急性发作见上述证候者。

【用法与用量】 口服。一次4g,一日3~4次,小儿酌减。

【规格】 每袋装4g(每1g相当于饮片3.96g)

【贮藏】 密封,置阴凉干燥处。

强力定眩片
Qiangli Dingxuan Pian

【处方】

天麻 273g	盐杜仲 273g
野菊花 670g	杜仲叶 839g
川芎 335g	

【制法】 以上五味,取天麻137g粉碎成细粉,过100目筛备用;剩余天麻粉碎成粗粉,用60%乙醇回流提取二次,第一次2小时,第二次1.5小时,合并提取液,回收乙醇并浓缩成稠膏,备用;天麻药渣与盐杜仲、杜仲叶加水煎煮三次,第一次2小时,第二次1.5小时,第三次1小时,川芎、野菊花加水煎煮二次,第一次1.5小时,第二次1小时,合并煎液,滤过,滤液浓缩至相对密度为1.25~1.35(80℃)的稠膏,与上述稠膏合并,干燥,粉碎,加入天麻细粉及淀粉适量,混匀,制成颗粒,压制成1000片,包糖衣,即得。

【性状】 本品为糖衣片,除去糖衣后显棕褐色;气芳香,味微苦。

【鉴别】 (1)取本品,置显微镜下观察:草酸钙针晶成束或散在,长24~75μm(天麻)。

(2)取本品5片,除去糖衣,研细,加稀乙醇25ml,超声处理30分钟,滤过,滤液蒸至近干,残渣加乙醇2ml使溶解,作为供试品溶液。另取天麻对照药材0.5g,同法制成对照药材溶液。再取天麻素对照品,加甲醇制成每1ml含1mg的溶液,作为对照品溶液。照薄层色谱法(通则0502)试验,吸取上述供试品溶液10μl、对照药材溶液及对照品溶液各5μl,分别点于同一硅胶G薄层板上,以乙酸乙酯-甲醇-水(9∶1∶0.2)为展开剂,展开,取出,晾干,喷以10%磷钼酸乙醇溶液,在

105℃加热至斑点显色清晰,在日光下检视。供试品色谱中,在与对照药材色谱和对照品色谱相应的位置上,显相同颜色的斑点。

(3)取本品10片,除去糖衣,研细,加甲醇20ml,加热回流30分钟,滤过,滤液回收溶剂至干,残渣加水20ml、盐酸1ml使溶解,用乙酸乙酯30ml振摇提取,分取乙酸乙酯液,回收溶剂至干,残渣加甲醇1ml使溶解,作为供试品溶液。另取野菊花对照药材2g,加水20ml,煎煮30分钟,滤过,滤液同供试品溶液制备方法,自加"盐酸1ml"起,同法制备对照药材溶液。再取蒙花苷对照品,加甲醇制成每1ml含0.3mg的溶液,作为对照品溶液。照薄层色谱法(通则0502)试验,吸取上述三种溶液各1μl,分别点于同一聚酰胺薄膜上,以乙酸乙酯-丁酮-三氯甲烷-甲酸-水(15:15:6:4:1)为展开剂,展开,取出,晾干,喷以5%三氯化铝乙醇溶液,热风吹干,置紫外光灯(365nm)下检视。供试品色谱中,在与对照药材色谱和对照品色谱相应位置上,显相同颜色的荧光主斑点。

【检查】 应符合片剂项下有关的各项规定(通则0101)。

【含量测定】 照高效液相色谱法(通则0512)测定。

色谱条件与系统适用性试验 以十八烷基硅烷键合硅胶为填充剂,以乙腈-0.05%磷酸溶液(3:97)为流动相,检测波长为220nm。理论板数按天麻素峰计算应不低于5000。

对照品溶液的制备 取天麻素对照品适量,精密称定,加流动相制成每1ml含50μg的溶液,即得。

供试品溶液的制备 取本品10片,除去糖衣,精密称定,研细,取约相当于2片的重量,精密称定,置具塞锥形瓶中,精密加入稀乙醇50ml,称定重量,超声处理(功率250W,频率40kHz)30分钟,放至室温,再称定重量,用稀乙醇补足减失的重量,摇匀,滤过,精密量取续滤液10ml,浓缩至近干,加乙腈-水(3:97)混合溶液适量溶解,转移至10ml量瓶中,并稀释至刻度,摇匀,滤过,取续滤液,即得。

测定法 分别精密吸取对照品溶液与供试品溶液各10μl,注入液相色谱仪,测定,即得。

本品每片含天麻以天麻素($C_{13}H_{18}O_7$)计,不得少于0.60mg。

【功能与主治】 降压、降脂、定眩。用于高血压、动脉硬化、高血脂症以及上述诸病引起的头痛、头晕、目眩、耳鸣、失眠。

【用法与用量】 口服。一次4~6片,一日3次。

【规格】 每片重0.35g(相当于饮片2.39g)

【贮藏】 密闭,置干燥处。

修订品种

人　参

Renshen

GINSENG RADIX ET RHIZOMA

本品为五加科植物人参 *Panax ginseng* C. A. Mey. 的干燥根和根茎。多于秋季采挖,洗净经晒干或烘干。栽培的俗称"园参";播种在山林野生状态下自然生长的称"林下山参",习称"籽海"。

【性状】 主根呈纺锤形或圆柱形,长 3～15cm,直径 1～2cm。表面灰黄色,上部或全体有疏浅断续的粗横纹及明显的纵皱,下部有支根 2～3 条,并着生多数细长的须根,须根上常有不明显的细小疣状突出。根茎(芦头)长 1～4cm,直径 0.3～1.5cm,多拘挛而弯曲,具不定根(芋)和稀疏的凹窝状茎痕(芦碗)。质较硬,断面淡黄白色,显粉性,形成层环纹棕黄色,皮部有黄棕色的点状树脂道及放射状裂隙。香气特异,味微苦、甘。

或主根多与根茎近等长或较短,呈圆柱形、菱角形或人字形,长 1～6cm。表面灰黄色,具纵皱纹,上部或中下部有环纹。支根多为 2～3 条,须根少而细长,清晰不乱,有较明显的疣状突起。根茎细长,少数粗短,中上部具稀疏或密集而深陷的茎痕。不定根较细,多下垂。

【鉴别】 (1)本品横切面:木栓层为数列细胞。栓内层窄。韧皮部外侧有裂隙,内侧薄壁细胞排列较紧密,有树脂道散在,内含黄色分泌物。形成层成环。木质部射线宽广,导管单个散在或数个相聚,断续排列成放射状,导管旁偶有非木化的纤维。薄壁细胞含草酸钙簇晶。

粉末淡黄白色。树脂道碎片易见,含黄色块状分泌物。草酸钙簇晶直径 20～68μm,棱角锐尖。木栓细胞表面观类方形或多角形,壁细波状弯曲。网纹导管和梯纹导管直径 10～56μm。淀粉粒甚多,单粒类球形、半圆形或不规则多角形,直径 4～20μm,脐点点状或裂缝状;复粒由 2～6 分粒组成。

(2)取本品粉末 1g,加三氯甲烷 40ml,加热回流 1 小时,弃去三氯甲烷液,药渣挥干溶剂,加水 0.5ml 搅拌湿润,加水饱和正丁醇 10ml,超声处理 30 分钟,吸取上清液加 3 倍量氨试液,摇匀,放置分层,取上层液蒸干,残渣加甲醇 1ml 使溶解,作为供试品溶液。另取人参对照药材 1g,同法制成对照药材溶液。再取人参皂苷 Rb$_1$ 对照品、人参皂苷 Re 对照品、人参皂苷 Rf 对照品及人参皂苷 Rg$_1$ 对照品,加甲醇制成每 1ml 各含 2mg 的混合溶液,作为对照品溶液。照薄层色谱法(通则 0502)试验,吸取上述三种溶液各 1～2μl,分别点于同一硅胶 G 薄层板上,以三氯甲烷-乙酸乙酯-甲醇-水(15∶40∶22∶10)10℃以下

放置的下层溶液为展开剂,展开,取出,晾干,喷以 10％硫酸乙醇溶液,在 105℃加热至斑点显色清晰,分别置日光和紫外光灯(365nm)下检视。供试品色谱中,在与对照药材色谱和对照品色谱相应位置上,分别显相同颜色的斑点或荧光斑点。

【检查】 **水分** 不得过 12.0％(通则 0832 第二法)。

总灰分 不得过 5.0％(通则 2302)。

重金属及有害元素 照铅、镉、砷、汞、铜测定法(通则 2321 原子吸收分光光度法或电感耦合等离子体质谱法)测定,铅不得过 5mg/kg;镉不得过 1mg/kg;砷不得过 2mg/kg;汞不得过 0.2mg/kg;铜不得过 20mg/kg。

其他有机氯类农药残留量 照气相色谱法(通则 0521)测定。

色谱条件与系统适用性试验 分析柱:以键合交联 14％ 氰丙基苯基二甲基硅氧烷为固定液(DM1701 或同类型)的毛细管柱(30m×0.32mm×0.25μm),验证柱:以键合交联 5％ 苯基甲基硅氧烷为固定液(DB5 或同类型)的毛细管柱(30m×0.32mm×0.25μm);^{63} Ni-ECD 电子捕获检测器;进样口温度 230℃,检测器温度 300℃,不分流进样。程序升温:初始温度 60℃,保持 0.3 分钟,以每分钟 60℃升至 170℃,再以每分钟 10℃升至 220℃,保持 10 分钟,再以每分钟 1℃升至 240℃,再以每分钟 15℃升至 280℃,保持 5 分钟。理论板数按■五氯硝基苯■[订正]峰计算应不低于 1×10⁵,两个相邻色谱峰的分离度应大于 1.5。

混合对照品储备液的制备 分别精密称取五氯硝基苯、六氯苯、七氯(七氯、环氧七氯)、氯丹(顺式氯丹、反式氯丹、氧化氯丹)农药对照品适量,用正己烷溶解分别制成每 1ml 约含 100μg 的溶液。精密量取上述对照品溶液各 1ml,置同一 100ml 量瓶中,加正己烷至刻度,摇匀;或精密量取有机氯农药混合对照品溶液 1ml,置 10ml 量瓶中,加正己烷至刻度,摇匀,即得(每 1ml 中各含农药对照品 1μg)。

混合对照品溶液的制备 精密量取上述混合对照品储备液,用正己烷制成每 1ml 分别含 1ng、2ng、5ng、10ng、20ng、50ng、100ng 的溶液,即得。

供试品溶液的制备 取本品,粉碎成细粉(过二号筛),取约 5g,精密称定,置具塞锥形瓶中,加水 30ml,振摇 10 分钟,精密加丙酮 50ml,称定重量,超声处理(功率 300W,频率 40kHz)30 分钟,放冷,再称定重量,用丙酮补足减失的重量,再加氯化钠约 8g,精密加二氯甲烷 25ml,称定重量,超声处理(功率 300W,频率 40kHz)15 分钟,再称定重量,用二氯甲烷补足减失的重量,振摇使氯化钠充分溶解,静置,转移至离心管中,离心(每分钟 3000 转)3 分钟,使完全分层,将有机相转移至装有适量无水硫酸钠的具塞锥形瓶中,放置 30 分钟。精密量取 15ml,置 40℃水浴中减压浓缩至约 1ml,加正己烷约 5ml,减压浓缩至近干,用正己烷溶解并转移至 5ml 量瓶中,并稀释至刻度,摇匀,转移至离心管中,缓缓加入硫酸溶液(9→10)1ml,振摇 1 分钟,离心(每分钟 3000 转)10 分钟,分取上清液,加水 1ml,振摇,取上清液,即得。

测定法　分别精密吸取供试品溶液和与之相应浓度的混合对照品溶液各 1μl，注入气相色谱仪，分别连续进样 3 次，取 3 次平均值，按外标法计算，即得。

本品中含五氯硝基苯不得过 0.1mg/kg；六氯苯不得过 0.1mg/kg；七氯（七氯、环氧七氯之和）不得过 0.05mg/kg；氯丹（顺式氯丹、反式氯丹、氧化氯丹之和）不得过 0.1mg/kg。

【含量测定】　照高效液相色谱法（通则 0512）测定。

色谱条件与系统适用性试验　以十八烷基硅烷键合硅胶为填充剂；以乙腈为流动相 A，以水为流动相 B，按下表中的规定进行梯度洗脱；检测波长为 203nm。理论板数按人参皂苷 Rg_1 峰计算应不低于 6000。

时间（分钟）	流动相 A（%）	流动相 B（%）
0～35	19	81
35～55	19→29	81→71
55～70	29	71
70～100	29→40	71→60

对照品溶液的制备　精密称取人参皂苷 Rg_1 对照品、人参皂苷 Re 对照品及人参皂苷 Rb_1 对照品，加甲醇制成每 1ml 各含 0.2mg 的混合溶液，摇匀，即得。

供试品溶液的制备　取本品粉末（过四号筛）约 1g，精密称定，置索氏提取器中，加三氯甲烷加热回流 3 小时，弃去三氯甲烷液，药渣挥干溶剂，连同滤纸筒移入 100ml 锥形瓶中，精密加水饱和正丁醇 50ml，密塞，放置过夜，超声处理（功率 250W，频率 50kHz）30 分钟，滤过，弃去初滤液，精密量取续滤液 25ml，置蒸发皿中蒸干，残渣加甲醇溶解并转移至 5ml 量瓶中，加甲醇稀释至刻度，摇匀，滤过，取续滤液，即得。

测定法　分别精密吸取对照品溶液 10μl 与供试品溶液 10～20μl，注入液相色谱仪，测定，即得。

本品按干燥品计算，含人参皂苷 Rg_1（$C_{42}H_{72}O_{14}$）和人参皂苷 Re（$C_{48}H_{82}O_{18}$）的总量不得少于 0.30%，人参皂苷 Rb_1（$C_{54}H_{92}O_{23}$）不得少于 0.20%。

饮片

【炮制】　润透，切薄片，干燥，或用时粉碎、捣碎。

人参片　本品呈圆形或类圆形薄片。外表灰黄色。切面淡黄白色或类白色，显粉性，形成层环纹棕黄色，皮部有黄棕色的点状树脂道及放射性裂隙。体轻，质脆。香气特异，味微苦、甘。

【含量测定】　同药材，含人参皂苷 Rg_1（$C_{42}H_{72}O_{14}$）和人参皂苷 Re（$C_{48}H_{82}O_{18}$）的总量不得少于 0.27%，人参皂苷 Rb_1（$C_{54}H_{92}O_{23}$）不得少于 0.18%。

【鉴别】（除横切面外）　【检查】　同药材。

【性味与归经】　甘、微苦，微温。归脾、肺、心、肾经。

【功能与主治】　大补元气，复脉固脱，补脾益肺，生津养血，安神益智。用于体虚欲脱，肢冷脉微，脾虚食少，肺虚喘咳，津伤口渴，内热消渴，气血亏虚，久病虚羸，惊悸失眠，阳痿宫冷。

【用法与用量】　3～9g，另煎兑服；也可研粉吞服，一次 2g，一日 2 次。

【注意】　不宜与藜芦、五灵脂同用。

【贮藏】　置阴凉干燥处，密闭保存，防蛀。

九 香 虫

Jiuxiangchong

ASPONGOPUS

本品为蝽科昆虫九香虫 *Aspongopus chinensis* Dallas 的干燥体。11 月至次年 3 月前捕捉，置适宜容器内，用酒少许将其闷死，取出阴干；或置沸水中烫死，取出，干燥。

【性状】　本品略呈六角状扁椭圆形，长 1.6～2cm，宽约 1cm。表面棕褐色或棕黑色，略有光泽。头部小，与胸部略呈三角形，复眼突出，卵圆状，单眼 1 对，触角 1 对各 5 节，多已脱落。背部有翅 2 对，外面的 1 对基部较硬，内部 1 对为膜质，透明。胸部有足 3 对，多已脱落。腹部棕红色至棕黑色，每节近边缘处有突起的小点。质脆，折断后腹内有浅棕色的内含物。气特异，味微咸。

【鉴别】　取本品粉末 0.2g，加石油醚（60～90℃）20ml 超声处理 20 分钟，滤过，药渣用石油醚洗涤 3 次，每次 5ml，合并洗液及滤液，浓缩至 10ml，作为供试品溶液。另取九香虫对照药材 0.2g，同法制成对照药材溶液。再取油酸对照品，加石油醚（60～90℃）制成每 1ml 含 5mg 的溶液，作为对照品溶液。照薄层色谱法（通则 0502）试验，吸取上述三种溶液各 2μl，分别点于同一硅胶 G 薄层板上，以石油醚（60～90℃）-乙醚-冰醋酸（36：9：0.9）为展开剂，置用展开剂预饱和 20 分钟的展开缸内，展开，取出，晾干，置碘蒸气中熏至斑点显色清晰。供试品色谱中，在与对照药材色谱和对照品色谱相应的位置上，显相同颜色的斑点。

【检查】　**水分**　不得过 9.0%（通则 0832 第二法）。

总灰分　不得过 6.0%（通则 2302）。

黄曲霉毒素　照真菌毒素测定法（通则 2351）测定。

■取本品粉末（过二号筛）约 5g，精密称定，加入氯化钠 3g，照黄曲霉毒素测定法项下供试品溶液的制备方法，其中，精密量取上清液 10ml，置 50ml 量瓶中，其余同供试品溶液的制备方法，测定，计算，即得。■[修订]

本品每 1000g 含黄曲霉毒素 B_1 不得过 5μg，含黄曲霉毒素 G_2、黄曲霉毒素 G_1、黄曲霉毒素 B_2 和黄曲霉毒素 B_1 的总量不得过 10μg。

【浸出物】　照醇溶性浸出物测定法（通则 2201）项下的热浸法测定，用稀乙醇作溶剂，不得少于 10.0%。

饮片

【炮制】　九香虫　除去杂质。

【性状】【鉴别】【检查】【浸出物】　同药材。

炒九香虫　取净九香虫,照清炒法(通则0213)炒至有香气。

【性状】　本品形如九香虫。表面棕黑色至黑色,显油润光泽。气微腥,略带焦香气,味微咸。

【检查】　水分　同药材,不得过7.0%。

【性味与归经】　咸,温。归肝、脾、肾经。

【功能与主治】　理气止痛,温中助阳。用于胃寒胀痛,肝胃气痛,肾虚阳痿,腰膝酸痛。

【用法与用量】　3～9g。

【贮藏】　置木箱内衬以油纸,防潮、防蛀。

土鳖虫(䗪虫)

Tubiechong

EUPOLYPHAGA STELEOPHAGA

本品为鳖蠊科昆虫地鳖 *Eupolyphaga sinensis* Walker 或冀地鳖 *Steleophaga plancyi* (Boleny)的雌虫干燥体。捕捉后,置沸水中烫死,晒干或烘干。

【性状】　地鳖　呈扁平卵形,长1.3～3cm,宽1.2～2.4cm。前端较窄,后端较宽,背部紫褐色,具光泽,无翅。前胸背板较发达,盖住头部;腹背板9节,呈覆瓦状排列。腹面红棕色,头部较小,有丝状触角1对,常脱落,胸部有足3对,具细毛和刺。腹部有横环节。质松脆,易碎。气腥臭,味微咸。

冀地鳖　长2.2～3.7cm,宽1.4～2.5cm。背部黑棕色,通常在边缘带有淡黄褐色斑块及黑色小点。

【鉴别】　(1)本品粉末灰棕色。体壁碎片深棕色或黄色,表面有不规则纹理,其上着生短粗或细长刚毛,常可见刚毛脱落后的圆形毛窝,直径5～32μm;刚毛棕黄色或黄色,先端锐尖或钝圆,长12～270μm,直径10～32μm,有的具纵直纹理。横纹肌纤维无色或淡黄色,常碎断,有细密横纹,平直或呈微波状,明带较暗带为宽。

(2)取本品粉末1g,加甲醇25ml,超声处理30分钟,滤过,滤液蒸干,残渣加甲醇5ml使溶解,作为供试品溶液。另取土鳖虫对照药材1g,同法制成对照药材溶液。照薄层色谱法(通则0502)试验,吸取上述两种溶液各10μl,分别点于同一硅胶G薄层板上,以甲苯-二氯甲烷-丙酮(5:5:0.5)为展开剂,展开,取出,晾干,置紫外光灯(365nm)下检视。供试品色谱中,在与对照药材色谱相应的位置上,显相同颜色的荧光斑点;喷以香草醛硫酸试液,在105℃加热至斑点显色清晰,显相同颜色的斑点。

【检查】　杂质　不得过5%(通则2301)。

水分　不得过10.0%(通则0832第二法)。

总灰分　不得过13.0%(通则2302)。

酸不溶性灰分　不得过5.0%(通则2302)。

黄曲霉毒素　照真菌毒素测定法(通则2351)测定。

■取本品粉末(过二号筛)约5g,精密称定,加入氯化钠3g,照黄曲霉毒素测定法项下供试品溶液的制备方法,其中,精密量取上清液10ml,置50ml量瓶中,其余同供试品溶液的制备方法,测定,计算,即得。■[修订]

本品每1000g含黄曲霉毒素 B_1 不得过5μg,含黄曲霉毒素 G_2、黄曲霉毒素 G_1、黄曲霉毒素 B_2 和黄曲霉毒素 B_1 的总量不得过10μg。

【浸出物】　照水溶性浸出物测定法(通则2201)项下的热浸法测定,不得少于22.0%。

【性味与归经】　咸,寒;有小毒。归肝经。

【功能与主治】　破血逐瘀,续筋接骨。用于跌打损伤,筋伤骨折,血瘀经闭,产后瘀阻腹痛,癥瘕痞块。

【用法与用量】　3～10g。

【注意】　孕妇禁用。

【贮藏】　置通风干燥处,防蛀。

马　钱　子

Maqianzi

STRYCHNI SEMEN

本品为马钱科植物马钱 *Strychnos nux-vomica* L. 的干燥成熟种子。冬季采收成熟果实,取出种子,晒干。

【性状】　本品呈纽扣状圆板形,常一面隆起,一面稍凹下,直径1.5～3cm,厚0.3～0.6cm。表面密被灰棕色或灰绿色绢状茸毛,自中间向四周呈辐射状排列,有丝样光泽。边缘稍隆起,较厚,有突起的珠孔,底面中心有突起的圆点状种脐。质坚硬,平行剖面可见淡黄白色胚乳,角质状,子叶心形,叶脉5～7条。气微,味极苦。

【鉴别】　(1)本品粉末灰黄色。非腺毛单细胞,基部膨大似石细胞,壁极厚,多碎断,木化。胚乳细胞多角形,壁厚,内含脂肪油及糊粉粒。

(2)取本品粉末0.5g,加三氯甲烷-乙醇(10:1)混合溶液5ml与浓氨试液0.5ml,密塞,振摇5分钟,放置2小时,滤过,取滤液作为供试品溶液。另取士的宁对照品、马钱子碱对照品,加三氯甲烷制成每1ml各含2mg的混合溶液,作为对照品溶液。照薄层色谱法(通则0502)试验,吸取上述两种溶液各10μl,分别点于同一硅胶G薄层板上,以甲苯-丙酮-乙醇-浓氨试液(4:5:0.6:0.4)为展开剂,展开,取出,晾干,喷以稀碘化铋钾试液。供试品色谱中,在与对照品色谱相应的位置上,显相同颜色的斑点。

【检查】　水分　不得过13.0%(通则0832第二法)。

总灰分　不得过2.0%(通则2302)。

黄曲霉毒素　照真菌毒素测定法(通则2351)测定。

■取本品粉末(过二号筛)约5g,精密称定,加入氯化钠

3g,照黄曲霉毒素测定法项下供试品溶液的制备方法,其中,精密量取上清液 10ml,置 50ml 量瓶中,其余同供试品溶液的制备方法,测定,计算,即得。■[修订]

本品每 1000g 含黄曲霉毒素 B_1 不得过 $5\mu g$,含黄曲霉毒素 G_2、黄曲霉毒素 G_1、黄曲霉毒素 B_2 和黄曲霉毒素 B_1 的总量不得过 $10\mu g$。

【含量测定】 照高效液相色谱法(通则 0512)测定。

色谱条件与系统适用性试验 以十八烷基硅烷键合硅胶为填充剂;以乙腈-0.01mol/L 庚烷磺酸钠与 0.02mol/L 磷酸二氢钾等量混合溶液(用 10% 磷酸调节 pH 值至 2.8)(21:79)为流动相;检测波长为 260nm。理论板数按士的宁峰计算应不低于 5000。

对照品溶液的制备 取士的宁对照品 6mg、马钱子碱对照品 5mg,精密称定,分别置 10ml 量瓶中,加三氯甲烷适量使溶解并稀释至刻度,摇匀。分别精密量取 2ml,置同一10ml 量瓶中,用甲醇稀释至刻度,摇匀,即得(每 1ml 含士的宁 0.12mg、马钱子碱 0.1mg)。

供试品溶液的制备 取本品粉末(过三号筛)约 0.6g,精密称定,置具塞锥形瓶中,加氢氧化钠试液 3ml,混匀,放置 30 分钟,精密加入三氯甲烷 20ml,密塞,称定重量,置水浴中回流提取 2 小时,放冷,再称定重量,用三氯甲烷补足减失的重量,摇匀,分取三氯甲烷液,用铺有少量无水硫酸钠的滤纸滤过,弃去初滤液,精密量取续滤液 3ml,置 10ml 量瓶中,加甲醇至刻度,摇匀,即得。

测定法 分别精密吸取对照品溶液与供试品溶液各 $10\mu l$,注入液相色谱仪,测定,即得。

本品按干燥品计算,含士的宁($C_{21}H_{22}N_2O_2$)应为 $1.20\%\sim2.20\%$,马钱子碱($C_{23}H_{26}N_2O_4$)不得少于 0.80%。

饮片

【炮制】 生马钱子 除去杂质。

【性状】【鉴别】【检查】【含量测定】 同药材。

制马钱子 取净马钱子,照炒法(通则 0213)用砂烫至鼓起并显棕褐色或深棕色。

【性状】 本品形如马钱子,两面均膨胀鼓起,边缘较厚。表面棕褐色或深棕色,质坚脆,平行剖面可见棕褐色或深棕色的胚乳。微有香气,味极苦。

【鉴别】 (1)本品粉末棕褐色或深棕色。非腺毛单细胞,棕黄色,基部膨大似石细胞,壁极厚,多碎断,木化。胚乳细胞多角形,壁厚,内含棕褐色物。

【检查】 水分 同药材,不得过 12.0%。

【鉴别】 (2) **【检查】** (总灰分) **【含量测定】** 同药材。

【性味与归经】 苦,温;有大毒。归肝、脾经。

【功能与主治】 通络止痛,散结消肿。用于跌打损伤,骨折肿痛,风湿顽痹,麻木瘫痪,痈疽疮毒,咽喉肿痛。

【用法与用量】 0.3~0.6g,炮制后入丸散用。

【注意】 孕妇禁用;不宜多服久服及生用;运动员慎用;

有毒成分能经皮肤吸收,外用不宜大面积涂敷。

【贮藏】 置干燥处。

火 麻 仁
Huomaren
CANNABIS FRUCTUS

本品为桑科植物大麻 *Cannabis sativa* L. 的干燥成熟果实。秋季果实成熟时采收,除去杂质,晒干。

【性状】 本品呈卵圆形,长 4~5.5mm,直径 2.5~4mm。表面灰绿色或灰黄色,有微细的白色或棕色网纹,两边有棱,顶端略尖,基部有 1 圆形果梗痕。果皮薄而脆,易破碎。种皮绿色,子叶 2,乳白色,富油性。气微,味淡。

【鉴别】 取本品粉末 2g,加乙醚 50ml,加热回流 1 小时,滤过,药渣再加乙醚 20ml 洗涤,弃去乙醚液,药渣加甲醇 30ml,加热回流 1 小时,滤过,滤液蒸干,残渣加甲醇 2ml 使溶解,作为供试品溶液。另取火麻仁对照药材 2g,同法制成对照药材溶液。照薄层色谱法(通则 0502)试验,吸取上述两种溶液各 $2\mu l$,分别点于同一硅胶 G 薄层板上,以甲苯-乙酸乙酯-甲酸(15:1:0.3)为展开剂,展开,取出,晾干,喷以 1% 香草醛乙醇溶液-硫酸(1:1)混合溶液,在 105℃加热至斑点显清晰。供试品色谱中,在与对照药材色谱相应的位置上,显相同颜色的斑点。

饮片

【炮制】 火麻仁 除去杂质及果皮。

■**【性状】** 本品呈卵圆形,种皮绿色。多有破碎,2 枚子叶分离,表面乳白色,富油性。气微香,味淡。

【检查】 水分 不得过 7.1%(通则 0832 第二法)■[增订]

【鉴别】 同药材。

炒火麻仁 取净火麻仁,照清炒法(通则 0213)炒至微黄色,有香气。

■**【性状】** 本品形如火麻仁,色加深,具焦香气。

【检查】 水分 不得过 5.5%(通则 0832 第二法)■[增订]

【性味与归经】 甘,平。归脾、胃、大肠经。

【功能与主治】 润肠通便。用于血虚津亏,肠燥便秘。

【用法与用量】 10~15g。

【贮藏】 置阴凉干燥处,防热,防蛀。

艾 叶
Aiye
ARTEMISIAE ARGYI FOLIUM

本品为菊科植物艾 *Artemisia argyi* Lévl. et Vant. 的干燥叶。夏季花未开时采摘,除去杂质,晒干。

【性状】 本品多皱缩、破碎,有短柄。完整叶片展平后呈卵状椭圆形,羽状深裂,裂片椭圆状披针形,边缘有不规则的粗锯齿;上表面灰绿色或深黄绿色,有稀疏的柔毛和腺点;下表面密生灰白色绒毛。质柔软。气清香,味苦。

【鉴别】 (1)本品粉末绿褐色。非腺毛有两种:一种为T形毛,顶端细胞长而弯曲,两臂不等长,柄2～4细胞;另一种为单列性非腺毛,3～5细胞,顶端细胞特长而扭曲,常断落。腺毛表面观鞋底形,由4、6细胞相对叠合而成,无柄。草酸钙簇晶,直径3～7μm,存在于叶肉细胞中。

(2)取本品粉末2g,加石油醚(60～90℃)25ml,置水浴上加热回流30分钟,滤过,滤液挥干,残渣加正己烷1ml使溶解,作为供试品溶液。另取艾叶对照药材1g,同法制成对照药材溶液。照薄层色谱法(通则0502)试验,吸取上述两种溶液各2～5μl,分别点于同一硅胶G薄层板上,以石油醚(60～90℃)-甲苯-丙酮(10:8:0.5)为展开剂,展开,取出,晾干,喷以1%香草醛硫酸溶液,在105℃加热至斑点显色清晰。供试品色谱中,在与对照药材色谱相应的位置上,显相同颜色的主斑点。

【检查】 水分 不得过15.0%(通则0832第四法)。

总灰分 不得过12.0%(通则2302)。

酸不溶性灰分 不得过3.0%(通则2302)。

【含量测定】 照气相色谱法(通则0521)测定。

色谱条件与系统适用性试验 以50%苯基-甲基聚硅氧烷为固定相(柱长为30m,内径[订正]为0.25mm,膜厚度为0.25μm);柱温为程序升温,初始温度45℃,先以每分钟2℃的速率升温至75℃,保持5分钟;然后以每分钟1℃的速率升温至90℃,保持6分钟;再以每分钟5℃的速率升温至150℃;最后以每分钟10℃的速率升温至250℃,保持5分钟;进样口温度为240℃;检测器温度为250℃。流量为每分钟0.6ml;分流进样,分流比为5:1。理论板数按龙脑峰计算应不低于50 000。

对照品溶液的制备 取桉油精对照品、龙脑对照品适量,精密称定,加乙酸乙酯制成每1ml含桉油精0.2mg、龙脑0.1mg的混合溶液,即得。

供试品溶液的制备 取艾叶适量,剪碎成约0.5cm的碎片,取约2.5g,精密称定,置圆底烧瓶中,加水300ml,连接挥发油测定器。自测定器上端加水使充满刻度部分,并溢流入烧瓶时为止,再加乙酸乙酯2.5ml,连接回流冷凝管。加热至沸腾,再加热5小时,放冷,分取乙酸乙酯液,置10ml量瓶中,用乙酸乙酯分次洗涤测定器及冷凝管,转入同一量瓶中,用乙酸乙酯稀释至刻度,摇匀,即得。

测定法 分别精密吸取对照品溶液与供试品溶液各1μl,注入气相色谱仪,测定,即得。

本品按干燥品计算,含桉油精■($C_{10}H_{18}O$)■[订正]不得少于0.050%,含龙脑($C_{10}H_{18}O$)不得少于0.020%。

饮片

【炮制】 艾叶 除去杂质及梗,筛去灰屑。

【性状】【鉴别】【检查】【含量测定】 同药材。

醋艾炭 取净艾叶,照炒炭法(通则0213)炒至表面焦黑色,喷醋,炒干。

每100kg艾叶,用醋15kg。

【性状】 本品呈不规则的碎片,表面黑褐色,有细条状叶柄。具醋香气。

【鉴别】(除显微粉末外) 同药材。

【性味与归经】 辛、苦,温;有小毒。归肝、脾、肾经。

【功能与主治】 温经止血,散寒止痛;外用祛湿止痒。用于吐血,衄血,崩漏,月经过多,胎漏下血,少腹冷痛,经寒不调,宫冷不孕;外治皮肤瘙痒。醋艾炭温经止血,用于虚寒性出血。

【用法与用量】 3～9g。外用适量,供灸治或熏洗用。

【贮藏】 置阴凉干燥处。

丝 瓜 络

Sigualuo

LUFFAE FRUCTUS RETINERVUS

本品为葫芦科植物丝瓜 *Luffa cylindrica*(L.)Roem. 的干燥成熟果实的维管束。夏、秋二季果实成熟、果皮变黄、内部干枯时采摘,除去外皮和果肉,洗净,晒干,除去种子。

【性状】 ■本品为丝瓜维管束交织而成,多呈长棱形或长圆筒形,略弯曲,长30～70cm,直径7～10cm。表面黄白色。体轻,质韧,有弹性,不能折断。横切面可见子房多为3室,呈空洞状。气微,味淡。■[修订]

【鉴别】 本品粉末灰白色。木纤维单个散在或成束,细长,稍弯曲,末端斜尖,有分叉或呈短分枝,直径7～39μm,壁薄。螺纹导管和网纹导管直径8～28μm。

【检查】 水分 不得过9.5%(通则0832第二法)。

总灰分 不得过2.5%(通则2302)。

饮片

【炮制】 ■除去残留种子和外皮,压扁,切段或块。■[修订]

■【性状】 本品呈扁筒状,或呈条状、不规则块状,为丝状维管束交织而成。扁筒状者展开后横切面可见子房多为3室,呈空洞状。切面、内表面类白色、淡黄白色,外表面淡黄白色、黄白色,常略带浅棕黄色。体轻,质韧,有弹性,不能折断。气微,味淡。■[增订]

【鉴别】 ■【检查】■[增订] 同药材。

【性味与归经】 甘,平。归肺、胃、肝经。

【功能与主治】 祛风,通络,活血,下乳。用于痹痛拘挛,胸胁胀痛,乳汁不通,乳痈肿痛。

【用法与用量】 5～12g。

【贮藏】 置干燥处。

西 洋 参

Xiyangshen

PANACIS QUINQUEFOLII RADIX

本品为五加科植物西洋参 *Panax quinquefolium* L. 的干燥根。均系栽培品,秋季采挖,洗净,晒干或低温干燥。

【性状】 本品呈纺锤形、圆柱形或圆锥形,长 3~12cm,直径 0.8~2cm。表面浅黄褐色或黄白色,可见横向环纹和线形皮孔状突起,并有细密浅纵皱纹和须根痕。主根中下部有一至数条侧根,多已折断。有的上端有根茎(芦头),环节明显,茎痕(芦碗)圆形或半圆形,具不定根(芋)或已折断。体重,质坚实,不易折断,断面平坦,浅黄白色,略显粉性,皮部可见黄棕色点状树脂道,形成层环纹棕黄色,木部略呈放射状纹理。气微而特异,味微苦、甘。

【鉴别】 取本品粉末 1g,加甲醇 25ml,加热回流 30 分钟,滤过,滤液蒸干,残渣加水 20ml 使溶解,加水饱和的正丁醇振摇提取 2 次,每次 25ml,合并正丁醇提取液,用水洗涤 2 次,每次 10ml,分取正丁醇液,蒸干,残渣加甲醇 4ml 使溶解,作为供试品溶液。另取西洋参对照药材 1g,同法制成对照药材溶液。再取拟人参皂苷 F$_{11}$ 对照品、人参皂苷 Rb$_1$ 对照品、人参皂苷 Re 对照品、人参皂苷 Rg$_1$ 对照品,加甲醇制成每 1ml 各含 2mg 的溶液,作为对照品溶液。照薄层色谱法(通则 0502)试验,吸取上述六种溶液各 2μl,分别点于同一硅胶 G 薄层板上,以三氯甲烷-乙酸乙酯-甲醇-水(15:40:22:10)5~10℃放置 12 小时的下层溶液为展开剂,展开,取出,晾干,喷以 10%硫酸乙醇溶液,在 105℃加热至斑点显色清晰,分别置日光和紫外光灯(365nm)下检视。供试品色谱中,在与对照药材色谱和对照品色谱相应的位置上,分别显相同颜色的斑点或荧光斑点。

【检查】 水分 不得过 13.0%(通则 0832 第二法)。

总灰分 不得过 5.0%(通则 2302)。

人参 取人参对照药材 1g,照〔鉴别〕项下对照药材溶液制备的方法制成对照药材溶液。照薄层色谱法(通则 0502)试验,吸取〔鉴别〕项下的供试品溶液和上述对照药材溶液各 2μl,分别点于同一硅胶 G 薄层板上,以三氯甲烷-甲醇-水(13:7:2)5~10℃放置 12 小时的下层溶液为展开剂,展开,取出,晾干,喷以 10%硫酸乙醇溶液,在 105℃加热至斑点显色清晰,分别置日光和紫外光灯(365nm)下检视。供试品色谱中,不得显与对照药材完全一致的斑点。

重金属及有害元素 照铅、镉、砷、汞、铜测定法(通则 2321 原子吸收分光光度法或电感耦合等离子体质谱法)测定,铅不得过 5mg/kg;镉不得过 1mg/kg;砷不得过 2mg/kg;汞不得过 0.2mg/kg;铜不得过 20mg/kg。

其他有机氯类农药残留量 照气相色谱法(通则 0521)测定。

色谱条件与系统适用性试验 分析柱:以键合交联 14%氰丙基苯基二甲基硅氧烷为固定液(DM1701 或同类型)的毛细管柱(30m×0.32mm×0.25μm),验证柱:以键合交联 5%苯基甲基硅氧烷为固定液(DB5 或同类型)的毛细管柱(30m×0.32mm×0.25μm);^{63}Ni-ECD 电子捕获检测器;进样口温度 230℃,检测器温度 300℃,不分流进样。柱温为程序升温:初始温度 60℃,保持 0.3 分钟,以每分钟 60℃升至 170℃,再以每分钟 10℃升至 220℃,保持 10 分钟,再以每分钟 1℃升至 240℃,每分钟 15℃升至 280℃,保持 5 分钟。理论板数按■五氯硝基苯■〔订正〕峰计算应不低于 1×10^5,两个相邻色谱峰的分离度应大于 1.5。

混合对照品储备液的制备 分别精密称取五氯硝基苯、六氯苯、七氯(七氯、环氧七氯)、氯丹(顺式氯丹、反式氯丹、氧化氯丹)农药对照品适量,用正己烷溶解分别制成每 1ml 约含 100μg 的溶液。精密量取上述对照溶液各 1ml,置同一 100ml 量瓶中,加正己烷至刻度,摇匀;或精密量取有机氯农药混合对照品溶液 1ml,置 10ml 量瓶中,加正己烷至刻度,摇匀,即得(每 1ml 含各农药对照品 1μg)。

混合对照品溶液的制备 精密量取上述混合对照品储备液,用正己烷制成每 1ml 分别含 1ng、2ng、5ng、10ng、20ng、50ng、100ng 的溶液,即得。

供试品溶液的制备 取本品,粉碎成细粉(过二号筛),取约 5g,精密称定,置具塞锥形瓶中,加水 30ml,振摇 10 分钟,精密加丙酮 50ml,称定重量,超声处理(功率 300W,频率 40kHz)30 分钟,放冷,再称定重量,用丙酮补足减失的重量,再加氯化钠约 8g,精密加二氯甲烷 25ml,称定重量,超声处理(功率 300W,频率 40kHz)15 分钟,再称定重量,用二氯甲烷补足减失的重量,振摇使氯化钠充分溶解,静置,转移至离心管中,离心(每分钟 3000 转)3 分钟,使完全分层,将有机相转移至装有适量无水硫酸钠的具塞锥形瓶中,放置 30 分钟。精密量取 15ml,置 40℃水浴中减压浓缩至约 1ml,加正己烷约 5ml,减压浓缩至近干,用正己烷溶解并转移至 5ml 量瓶中,并稀释至刻度,摇匀,转移至离心管中,缓缓加入硫酸溶液(9→10)1ml,振摇 1 分钟,离心(每分钟 3000 转)10 分钟,分取上清液,加水 1ml,振摇,取上清液,即得。

测定法 分别精密吸取供试品溶液和与之相应浓度的混合对照品溶液各 1μl,注入气相色谱仪,分别连续进样 3 次,取 3 次平均值,按外标法计算,即得。

本品中含五氯硝基苯不得过 0.1mg/kg;六氯苯不得过 0.1mg/kg;七氯(七氯、环氧七氯之和)不得过 0.05mg/kg;氯丹(顺式氯丹、反式氯丹、氧化氯丹之和)不得过 0.1mg/kg。

【浸出物】 照醇溶性浸出物测定法项下的热浸法(通则 2201)测定,用 70%乙醇作溶剂,不得少于 30.0%。

【含量测定】 照高效液相色谱法(通则 0512)测定。

色谱条件与系统适用性试验 以十八烷基硅烷键合硅胶为填充剂;以乙腈为流动相 A,以 0.1%磷酸溶液为流动相 B,

按下表中的规定进行梯度洗脱;检测波长为 203nm;柱温 40℃。理论板数按人参皂苷 Rb₁ 峰计算应不低于 5000。

时间(分钟)	流动相 A(%)	流动相 B(%)
0～25	19→20	81→80
25～60	20→40	80→60
60～90	40→55	60→45
90～100	55→60	45→40

对照品溶液的制备 取人参皂苷 Rg₁ 对照品、人参皂苷 Re 对照品、人参皂苷 Rb₁ 对照品适量,精密称定,加甲醇制成每 1ml 各含人参皂苷 Rg₁ 0.1mg、人参皂苷 Re 0.4mg、人参皂苷 Rb₁ 1mg 的溶液,即得。

供试品溶液的制备 取本品粉末(过三号筛)约 1g,精密称定,置具塞锥形瓶中,精密加入水饱和的正丁醇 50ml,称定重量,置水浴中加热回流提取 1.5 小时,放冷,再称定重量,用水饱和正丁醇补足减失的重量,摇匀,滤过。精密量取续滤液 25ml,置蒸发皿中,蒸干,残渣加 50% 甲醇适量使溶解,转移至 10ml 量瓶中,加 50% 甲醇至刻度,摇匀,滤过,取续滤液,即得。

测定法 分别精密吸取对照品溶液与供试品溶液各 10μl,注入液相色谱仪,测定,即得。

本品含人参皂苷 Rg₁（$C_{42}H_{72}O_{14}$）、人参皂苷 Re（$C_{48}H_{82}O_{18}$）和人参皂苷 Rb₁（$C_{54}H_{92}O_{23}$）的总量不得少于 2.0%。

饮片

【炮制】 去芦,润透,切薄片,干燥或用时捣碎。

【性状】 本品呈长圆形或类圆形薄片。外表皮浅黄褐色。切面淡黄白至黄白色,形成层环棕黄色,皮部有黄棕色点状树脂道,近形成层环处较多而明显,木部略呈放射状纹理。气微而特异,味微苦、甘。

【浸出物】 同药材,不得少于 25.0%。

【鉴别】【检查】【含量测定】 同药材。

【性味与归经】 甘、微苦,凉。归心、肺、肾经。

【功能与主治】 补气养阴,清热生津。用于气虚阴亏,虚热烦倦,咳喘痰血,内热消渴,口燥咽干。

【用法与用量】 3～6g,另煎兑服。

【注意】 不宜与藜芦同用。

【贮藏】 置阴凉干燥处,密闭,防蛀。

朱 砂
Zhusha
CINNABARIS

本品为硫化物类矿物辰砂族辰砂,主含硫化汞(HgS)。采挖后,选取纯净者,用磁铁吸净含铁的杂质,再用水淘去杂石和泥沙。

【性状】 本品为粒状或块状集合体,呈颗粒状或块片状。鲜红色或暗红色,条痕红色至褐红色,具光泽。体重,质脆,片状者易破碎,粉末状者有闪烁的光泽。气微,味淡。

【鉴别】 (1)取本品粉末,用盐酸湿润后,在光洁的铜片上摩擦,铜片表面显银白色光泽,加热烘烤后,银白色即消失。

(2)取本品粉末 2g,加盐酸-硝酸(3:1)的混合溶液 2ml 使溶解,蒸干,加水 2ml 使溶解,滤过,滤液显汞盐(通则 0301)与硫酸盐(通则 0301)的鉴别反应。

【检查】 铁 取本品 1g,加稀盐酸 20ml,加热煮沸 10 分钟,放冷,滤过,滤液置 250ml 量瓶中,加氢氧化钠试液中和后,加水至刻度。取 10ml,照铁盐检查法(通则 0807)检查,如显颜色,与标准铁溶液 4ml 制成的对照液比较,不得更深(0.1%)。

二价汞 照汞、砷元素形态及价态测定法(通则 2322)中汞元素形态及其价态测定法测定。

对照品贮备溶液的制备 精密吸取汞元素标准溶液(1mg/ml,介质类型为硝酸)适量,加水制成每 1ml 含汞 100ng 的溶液,即得。

标准曲线溶液的制备 精密吸取对照品贮备溶液适量,加 8% 甲醇分别制成每 1ml 含汞 0.5ng、1ng、5ng、10ng、20ng、50ng 的系列溶液,即得。

供试品溶液的制备 取本品粉末(过五号筛)约 30mg,精密称定,置 250ml 塑料量瓶中,一式 2 份,一份加人工胃液约 200ml,另一份加人工肠液约 200ml,摇匀,置 37℃ 水浴中超声处理(功率 300W,频率 45kHz)2 小时(每隔 15 分钟充分摇匀一次),放冷,分别用相应溶液稀释至刻度,摇匀,取适量至 50ml 塑料离心管中,静置 20～24 小时,用洗耳球轻轻吹去上层表面溶液,吸取中层溶液约 15ml(吸取时应避免带入颗粒),用微孔滤膜(10μm)滤过,精密量取续滤液 2ml,置 10ml 塑料量瓶中,加水稀释至刻度,摇匀,即得。同法制备试剂空白溶液。

测定法 分别精密吸取标准曲线溶液与供试品溶液各 20μl,注入液相色谱-电感耦合等离子体质谱联用仪,测定。以标准曲线溶液测得的二价汞峰面积为纵坐标,相应浓度为横坐标,绘制标准曲线,■分别计算人工胃液和人工肠液提取的供试品溶液中二价汞含量,以二者的总和计算结果■[订正],即得。

本品含二价汞以汞(Hg)计,不得过 0.10%。

【含量测定】 取本品粉末约 0.3g,精密称定,置锥形瓶中,加硫酸 10ml 与硝酸钾 1.5g,加热使溶解,放冷,加水 50ml,并加 1% 高锰酸钾溶液至显粉红色,再滴加 2% 硫酸亚铁溶液至红色消失后,加硫酸铁铵指示液 2ml,用硫氰酸铵滴定液(0.1mol/L)滴定。每 1ml 硫氰酸铵滴定液(0.1mol/L)相当于 11.63mg 的硫化汞(HgS)。

本品含硫化汞(HgS)不得少于 96.0%。

饮片

【炮制】 朱砂粉 取朱砂,用磁铁吸去铁屑,照水飞法

（通则 0213）水飞，晾干或 40℃ 以下干燥。

【性状】 本品为朱红色极细粉末，体轻，以手指撮之无粒状物，以磁铁吸之，无铁末。气微，味淡。■照上述〔鉴别〕(1)、(2)和〔检查〕项下试验，应显相同的结果。■_[删除]

【检查】 可溶性汞盐 取本品 1g，加水 10ml，搅匀，滤过，静置，滤液不得显汞盐（通则 0301）的鉴别反应。

【含量测定】 同药材，取本品约 0.20g，精密称定，照上述〔含量测定〕项下的方法测定，含硫化汞（HgS）不得少于 98.0%。

【鉴别】【检查】 同药材。

【性味与归经】 甘，微寒；有毒。归心经。

【功能与主治】 清心镇惊，安神，明目，解毒。用于心悸易惊，失眠多梦，癫痫发狂，小儿惊风，视物昏花，口疮，喉痹，疮疡肿毒。

【用法与用量】 0.1～0.5g，多入丸散服，不宜入煎剂。外用适量。

【注意】 本品有毒，不宜大量服用，也不宜少量久服；孕妇及肝肾功能不全者禁用。

【贮藏】 置干燥处。

红 参

Hongshen

GINSENG RADIX ET RHIZOMA RUBRA

本品为五加科植物人参 *Panax ginseng* C. A. Mey. 的栽培品经蒸制后的干燥根和根茎。秋季采挖，洗净，蒸制后，干燥。

【性状】 主根呈纺锤形、圆柱形或扁方柱形，长 3～10cm，直径 1～2cm。表面半透明，红棕色，偶有不透明的暗黄褐色斑块，具纵沟、皱纹及细根痕；上部有时具断续的不明显环纹；下部有 2～3 条扭曲交叉的支根，并带弯曲的须根或仅具须根残迹。根茎（芦头）长 1～2cm，上有数个凹窝状茎痕（芦碗），有的带有 1～2 条完整或折断的不定根（艼）。质硬而脆，断面平坦，角质样。气微香而特异，味甘、微苦。

【鉴别】 (1) 照人参项下的〔鉴别〕(1) 项试验，除淀粉粒糊化轮廓模糊外，其他特征应相同。

(2) 照人参项下的〔鉴别〕(2) 项试验，应显相同的结果。

【检查】 水分 不得过 12.0%（通则 0832 第二法）。

其他有机氯类农药残留量 照气相色谱法（通则 0521）测定。

色谱条件与系统适用性试验 分析柱：以键合交联 14% 氰丙基苯基二甲基硅氧烷为固定液（DM1701 或同类型）的毛细管柱（30m×0.32mm×0.25μm），验证柱：以键合交联 5% 苯基甲基硅氧烷为固定液（DB5 或同类型）的毛细管柱（30m×0.32mm×0.25μm）；⁶³Ni-ECD 电子捕获检测器；进样口温度 230℃，检测器温度 300℃，不分流进样。恒压控制模式，初始流速为每分钟 1.5ml。程序升温：初始温度 60℃，保持 0.5 分钟，以每分钟 60℃ 升至 170℃，再以每分钟 15℃ 升至 220℃，保持 5 分钟，再以每分钟 1℃ 升至 240℃，以每分钟 15℃ 升至 280℃，保持 5 分钟。理论板数按五氯硝基苯峰计算应不低于 $1×10^5$，两个相邻色谱峰的分离度应大于 1.5。

混合对照品储备液的制备 分别精密称取五氯硝基苯、六氯苯、七氯（七氯、环氧七氯）、氯丹（顺式氯丹、反式氯丹、氧化氯丹）农药对照品适量，精密称定，用正己烷溶解分别制成每 1ml 约含 100μg 的溶液。精密量取上述对照品溶液各 1ml，置同一 100ml 量瓶中，加正己烷至刻度，摇匀；或精密量取有机氯农药混合对照品溶液 1ml，置 10ml 量瓶中，加正己烷至刻度，摇匀，即得（每 1ml 含各农药对照品 1μg）。

混合对照品溶液的制备 精密量取上述混合对照品储备液，用正己烷制成每 1ml 分别含 1ng、2ng、5ng、10ng、20ng、50ng、100ng 的溶液，即得。

供试品溶液的制备 取本品，粉碎成细粉（过二号筛），取约 5g，精密称定，置具塞锥形瓶中，加水 30ml，振摇 10 分钟，精密加丙酮 50ml，称定重量，超声处理（功率 300W，频率 40kHz）30 分钟，放冷，再称定重量，用丙酮补足减失的重量，再加氯化钠约 8g，精密加二氯甲烷 25ml，称定重量，超声处理（功率 300W，频率 40kHz）15 分钟，放冷，再称定重量，用二氯甲烷补足减失的重量，振摇使氯化钠充分溶解，静置，转移至离心管中，离心（每分钟 3000 转）3 分钟，使完全分层，将上层有机相转移至装有适量无水硫酸钠的具塞锥形瓶中，放置 30 分钟。精密量取 15ml，置 40℃ 水浴中减压浓缩至约 1ml，加正己烷约 5ml，减压浓缩至近干，用正己烷溶解并转移至 5ml 量瓶中，并稀释至刻度，摇匀，转移至离心管中，缓缓加入硫酸溶液（9→10）1ml，振摇 1 分钟，离心（每分钟 3000 转）10 分钟，分取上清液，加水 1ml，振摇，取上清液，即得。

测定法 分别精密吸取供试品溶液和与之相应浓度的混合对照品溶液各 1μl，注入气相色谱仪，分别连续进样 3 次，取平均值，按外标法计算，即得。

本品含五氯硝基苯不得过 0.1mg/kg；■六氯苯不得过 0.1mg/kg；■_[订正]七氯（七氯、环氧七氯之和）不得过 0.05mg/kg；氯丹（顺式氯丹、反式氯丹和氧化氯丹之和）不得过 0.1mg/kg。

【含量测定】 照高效液相色谱法（通则 0512）测定。

色谱条件与系统适用性试验 以十八烷基硅烷键合硅胶为填充剂；以乙腈为流动相 A，以水为流动相 B，按下表中的规定进行梯度洗脱；检测波长为 203nm。理论板数按人参皂苷 Rg_1 峰计算应不低于 6000。

时间(分钟)	流动相A(%)	流动相B(%)
0～35	19	81
35～55	19→29	81→71
55～70	29	71
70～100	29→40	71→60

对照品溶液的制备 分别取人参皂苷 Rg_1 对照品、人参皂苷 Re 对照品、人参皂苷 Rb_1 对照品，加甲醇制成每1ml中含人参皂苷 Rg_1 0.5mg、人参皂苷 Re 0.3mg、人参皂苷 Rb_1 0.5mg的混合溶液，即得。

供试品溶液的制备 取本品粉末(过四号筛)约1g，精密称定，置索氏提取器中，加三氯甲烷适量，加热回流3小时，弃去三氯甲烷液，药渣挥干溶剂，连同滤纸筒移入具塞锥形瓶中，精密加入水饱和正丁醇50ml，密塞，放置过夜，超声处理(功率250W，频率50kHz)30分钟，滤过。精密量取续滤液25ml，置蒸发皿中蒸干，残渣加甲醇溶解，转移至5ml量瓶中，加甲醇至刻度，摇匀，滤过，取续滤液，即得。

测定法 分别精密吸取对照品溶液 $10\mu l$ 与供试品溶液 $10\sim20\mu l$，注入液相色谱仪，测定，即得。

本品按干燥品计算，含人参皂苷 Rg_1 ($C_{42}H_{72}O_{14}$)和人参皂苷 Re($C_{48}H_{82}O_{18}$)的总量不得少于0.25%，人参皂苷 Rb_1 ($C_{54}H_{92}O_{23}$)不得少于0.20%。

饮片

【炮制】 润透，切薄片，干燥，用时粉碎或捣碎。

红参片 本品呈类圆形或椭圆形薄片。外表皮红棕色，半透明。切面平坦，角质样。质硬而脆。气微香而特异，味甘、微苦。

【含量测定】 同药材，含人参皂苷 Rg_1 ($C_{42}H_{72}O_{14}$)和人参皂苷 Re($C_{48}H_{82}O_{18}$)的总量不得少于0.22%，人参皂苷 Rb_1 ($C_{54}H_{92}O_{23}$)不得少于0.18%。

【鉴别】【检查】 同药材。

【性味与归经】 甘、微苦，温。归脾、肺、心、肾经。

【功能与主治】 大补元气，复脉固脱，益气摄血。用于体虚欲脱，肢冷脉微，气不摄血，崩漏下血。

【用法与用量】 3～9g，另煎兑服。

【注意】 不宜与藜芦、五灵脂同用。

【贮藏】 置阴凉干燥处，密闭，防蛀。

麦 冬

Maidong

OPHIOPOGONIS RADIX

本品为百合科植物麦冬 ■ *Ophiopogon japonicus* (L. f.) Ker-Gawl. ■[订正] 的干燥块根。夏季采挖，洗净，反复暴晒、堆置，至七八成干，除去须根，干燥。

【性状】 本品呈纺锤形，两端略尖，长1.5～3cm，直径0.3～0.6cm。表面淡黄色或灰黄色，有细纵纹。质柔韧，断面黄白色，半透明，中柱细小。气微香，味甘、微苦。

【鉴别】 (1)本品横切面：表皮细胞1列或脱落，根被为3～5列木化细胞。皮层宽广，散有含草酸钙针晶束的黏液细胞，有的针晶直径至 $10\mu m$；内皮层细胞壁均匀增厚，木化，有通道细胞，外侧为1列石细胞，其内壁及侧壁增厚，纹孔细密。中柱较小，韧皮部束16～22个，木质部由导管、管胞、木纤维以及内侧的木化细胞连结成环层。髓小，薄壁细胞类圆形。

(2)取本品2g，剪碎，加三氯甲烷-甲醇(7：3)混合溶液20ml，浸泡3小时，超声处理30分钟，放冷，滤过，滤液蒸干，残渣加三氯甲烷0.5ml使溶解，作为供试品溶液。另取麦冬对照药材2g，同法制成对照药材溶液。照薄层色谱法(通则0502)试验，吸取上述两种溶液各 $6\mu l$，分别点于同一硅胶 GF_{254} 薄层板上，以甲苯-甲醇-冰醋酸(80：5：0.1)为展开剂，展开，取出，晾干，置紫外光灯(254nm)下检视。供试品色谱中，在与对照药材色谱相应的位置上，显相同颜色的斑点。

【检查】 水分 不得过18.0%(通则0832第二法)。

总灰分 不得过5.0%(通则2302)。

【浸出物】 照水溶性浸出物测定法(通则2201)项下的冷浸法测定，不得少于60.0%。

【含量测定】 对照品溶液的制备 取鲁斯可皂苷元对照品适量，精密称定，加甲醇制成每1ml含 $50\mu g$ 的溶液，即得。

标准曲线的制备 精密量取对照品溶液0.5ml、1ml、2ml、3ml、4ml、5ml、6ml，分别置具塞试管中，于水浴中挥干溶剂，精密加入高氯酸10ml，摇匀，置热水中保温15分钟，取出，冰水冷却，以相应的试剂为空白，照紫外-可见分光光度法(通则0401)，在397nm波长处测定吸光度，以吸光度为纵坐标，浓度为横坐标，绘制标准曲线。

测定法 取本品细粉约3g，精密称定，置具塞锥形瓶中，精密加入甲醇50ml，称定重量，加热回流2小时，放冷，再称定重量，用甲醇补足减失的重量，摇匀，滤过，精密量取续滤液25ml，回收溶剂至干，残渣加水10ml使溶解，用水饱和正丁醇振摇提取5次，每次10ml，合并正丁醇液，用氨试液洗涤2次，每次5ml，弃去氨液，正丁醇液蒸干。残渣用80%甲醇溶解，转移至50ml量瓶中，加80%甲醇至刻度，摇匀。精密量取供试品溶液2～5ml，置10ml具塞试管中，照标准曲线的制备项下的方法，自"于水浴中挥干溶剂"起，依法测定吸光度，从标准曲线上读出供试品溶液中鲁斯可皂苷元的重量，计算，即得。

本品按干燥品计算，含麦冬总皂苷以鲁斯可皂苷元($C_{27}H_{42}O_4$)计，不得少于0.12%。

饮片

【炮制】 除去杂质，洗净，润透，轧扁，干燥。

【性状】 本品形如麦冬，或为轧扁的纺锤形块片。表面淡黄色或灰黄色，有细纵纹。质柔韧，断面黄白色，半透明，中柱细小。气微香,味甘、微苦。

【鉴别】【检查】【含量测定】 同药材。

【性味与归经】 甘、微苦,微寒。归心、肺、胃经。

【功能与主治】 养阴生津,润肺清心。用于肺燥干咳,阴虚痨嗽,喉痹咽痛,津伤口渴,内热消渴,心烦失眠,肠燥便秘。

【用法与用量】 6～12g。

【贮藏】 置阴凉干燥处,防潮。

远 志

Yuanzhi

POLYGALAE RADIX

本品为远志科植物远志 *Polygala tenuifolia* Willd. 或卵叶远志 *Polygala sibirica* L. 的干燥根。春、秋二季采挖,除去须根和泥沙,晒干或抽■去■[订正]木心晒干。

【性状】 本品呈圆柱形,略弯曲,长 2～30cm,直径0.2～1cm。表面灰黄色至灰棕色,有较密并深陷的横皱纹、纵皱纹及裂纹,老根的横皱纹较密更深陷,略呈结节状。质硬而脆,易折断,断面皮部棕黄色,木部黄白色,皮部易与木部剥离,抽取木心者中空。气微,味苦、微辛,嚼之有刺喉感。

【鉴别】(1)本品横切面:木栓细胞10余列。栓内层为20余列薄壁细胞,有切向裂隙。韧皮部较宽广,常现径向裂隙。形成层成环。有木心者木质部发达,均木化,射线宽1～3列细胞。薄壁细胞大多含脂肪油滴;有的含草酸钙簇晶和方晶。

(2)取本品粉末 0.5g,加 70％乙醇 5ml,超声处理 15 分钟,滤过,滤液作为供试品溶液。另取远志对照药材0.5g,同法制成对照药材溶液。照薄层色谱法(通则0502)试验,吸取上述两种溶液各2µl,分别点于同一硅胶 G 薄层板上,以乙酸乙酯-冰醋酸-水(55:13:13)为展开剂,展开,取出,晾干,置紫外光灯(365nm)下检视。供试品色谱中,在与对照药材色谱相应的位置上,显相同颜色的荧光斑点。

(3)取细叶远志皂苷〔含量测定〕项下的供试品溶液 20µl和对照品溶液 4µl,分别点于同一硅胶 G 薄层板上,以三氯甲烷-甲醇-水(6:3:0.5)为展开剂,展开,取出,晾干,喷以 10％硫酸乙醇溶液,在 105℃加热至斑点显色清晰。供试品色谱中,在与对照品色谱相应的位置上,显相同颜色的斑点。

【检查】 水分 不得过 12.0％(通则0832 第二法)。

总灰分 不得过 6.0％(通则 2302)。

黄曲霉毒素 照真菌毒素测定法(通则2351)测定。

本品每1000g 含黄曲霉毒素 B_1 不得过 5µg,黄曲霉毒素 G_2、黄曲霉毒素 G_1、黄曲霉毒素 B_2 和黄曲霉毒素 B_1 总量不得过 10µg。

【浸出物】 照醇溶性浸出物测定法(通则2201)项下的热浸法测定,用 70％乙醇作溶剂,不得少于 30.0％。

【含量测定】 细叶远志皂苷 照高效液相色谱法(通则0512)测定。

色谱条件与系统适用性试验 以十八烷基硅烷键合硅胶为填充剂;以甲醇-0.05％磷酸溶液(70:30)为流动相;检测波长为210nm。理论板数按细叶远志皂苷峰计算应不低于3000。

对照品溶液的制备 取细叶远志皂苷对照品适量,精密称定,加甲醇制成每 1ml 含 1mg 的溶液,即得。

供试品溶液的制备 取本品粉末(过三号筛)约 1g,精密称定,置具塞锥形瓶中,精密加入 70％甲醇 50ml,称定重量,超声处理(功率 400W,频率 40kHz)1 小时,放冷,再称定重量,用70％甲醇补足减失的重量,摇匀,滤过,精密量取续滤液 25ml,置圆底烧瓶中,蒸干,残渣加 10％氢氧化钠溶液 50ml,加热回流 2 小时,放冷,用盐酸调节 pH 值为4～5,用水饱和的正丁醇振摇提取 3 次,每次 50ml,合并正丁醇液,回收溶剂至干,残渣加甲醇适量使溶解,转移至 25ml 量瓶中,加甲醇至刻度,摇匀,即得。

测定法 分别精密吸取对照品溶液与供试品溶液各10µl,注入液相色谱仪,测定,即得。

本品按干燥品计算,含细叶远志皂苷($C_{36}H_{56}O_{12}$),不得少于 2.0％。

远志叫酮Ⅲ和 3,6′-二芥子酰基蔗糖 照高效液相色谱法(通则0512)测定。

色谱条件与系统适用性试验 以十八烷基硅烷键合硅胶为填充剂;以乙腈-0.05％磷酸溶液(18:82)为流动相;检测波长为320nm。理论板数按 3,6′-二芥子酰基蔗糖峰计算应不低于3000。

对照品溶液的制备 取远志叫酮Ⅲ对照品、3,6′-二芥子酰基蔗糖对照品适量,精密称定,加甲醇制成每 1ml 含远志叫酮Ⅲ 0.15mg、含 3,6′-二芥子酰基蔗糖 0.2mg 的混合溶液,即得。

供试品溶液的制备 取本品粉末(过三号筛)约 1g,精密称定,置具塞锥形瓶中,精密加入 70％甲醇 25ml,称定重量,加热回流 1.5 小时,放冷,再称定重量,用70％甲醇补足减失的重量,摇匀,滤过,取续滤液,即得。

测定法 分别精密吸取对照品溶液与供试品溶液各10µl,注入液相色谱仪,测定,即得。

本品按干燥品计算,含远志叫酮Ⅲ($C_{25}H_{28}O_{15}$)不得少于0.15％,含 3,6′-二芥子酰基蔗糖(■$C_{34}H_{42}O_{19}$■[订正])不得少于 0.50％。

饮片

【炮制】 远志 取抽去木心者,除去杂质,略洗,润透,切段,干燥。

【性状】 本品呈圆筒形的段。外表皮灰黄色至灰棕色,有横皱纹。切面棕黄色。气微,味苦、微辛,嚼之有刺喉感。

【鉴别】(除横切面外)**【检查】【浸出物】【含量测定】** 同药材。

制远志 取甘草，加适量水煎汤，去渣，加入净远志，用文火煮至汤吸尽，取出，干燥。

每100kg远志，用甘草6kg。

【性状】 本品形如远志段，表面黄棕色。味微甜。

【检查】 酸不溶性灰分 不得过3.0%(通则2302)。

【含量测定】 同药材，含远志𠮩酮Ⅲ($C_{25}H_{28}O_{15}$)不得少于0.10%，含3,6′-二芥子酰基蔗糖(■$C_{34}H_{42}O_{19}$[订正])不得少于0.30%。含细叶远志皂苷($C_{36}H_{56}O_{12}$)不得少于2.0%。

【鉴别】(除横切面外) 【检查】 【浸出物】 同药材。

【性味与归经】 苦、辛，温。归心、肾、肺经。

【功能与主治】 安神益智，交通心肾，祛痰，消肿。用于心肾不交引起的失眠多梦、健忘惊悸、神志恍惚、咳痰不爽、疮疡肿毒，乳房肿痛。

【用法与用量】 3～10g。

【贮藏】 置通风干燥处。

补 骨 脂

Buguzhi

PSORALEAE FRUCTUS

本品为豆科植物补骨脂 *Psoralea corylifolia* L. 的干燥成熟果实。秋季果实成熟时采收果序，晒干，搓出果实，除去杂质。

【性状】 本品呈肾形，略扁，长3～5mm，宽2～4mm，厚约1.5mm。表面黑色、黑褐色或灰褐色，具细微网状皱纹。顶端圆钝，有一小突起，凹侧有果梗痕。质硬。果皮薄，与种子不易分离；种子1枚，子叶2，黄白色，有油性。气香，味辛、微苦。

【鉴别】 (1)本品粉末灰黄色。种皮栅状细胞侧面观有纵沟纹，光辉带1条，位于上侧近边缘处，顶面观多角形，胞腔极小，孔沟细，底面观呈圆多角形，胞腔含红棕色物。支持细胞侧面观哑铃形，表面观类圆形。壁内腺(内生腺体)多破碎，完整者类圆形，由十数个至数十个纵向延长呈放射状排列的细胞构成。草酸钙柱晶细小，成片存在于中果皮细胞中。

(2)取本品粉末0.5g，加乙酸乙酯20ml，超声处理15分钟，滤过，滤液蒸干，残渣加乙酸乙酯1ml使溶解，作为供试品溶液。另取补骨脂素对照品、异补骨脂素对照品，加乙酸乙酯制成每1ml各含2mg的混合溶液，作为对照品溶液。照薄层色谱法(通则0502)试验，吸取上述两种溶液各2～4μl，分别点于同一硅胶G薄层板上，以正己烷-乙酸乙酯(4∶1)为展开剂，展开，取出，晾干，喷以10%氢氧化钾甲醇溶液，置紫外光灯(365nm)下检视。供试品色谱中，在与对照品色谱相应的位置上，显相同的两个荧光斑点。

【检查】 杂质 不得过5%(通则2301)。

水分 不得过9.0%(通则0832第二法)。

总灰分 不得过8.0%(通则2302)。

酸不溶性灰分 不得过2.0%(通则2302)。

【含量测定】 照高效液相色谱法(通则0512)测定。

■色谱条件与系统适用性试验 以十八烷基硅烷键合硅胶为填充剂；以甲醇-0.4%磷酸溶液(55∶45)为流动相；检测波长为246nm。理论板数按补骨脂素峰计算应不低于3000。

对照品溶液的制备 取补骨脂素对照品、异补骨脂素对照品适量，精密称定，分别加甲醇制成每1ml各含60μg的溶液，即得。

供试品溶液的制备 取本品粉末(过三号筛)约0.25g，精密称定，置具塞锥形瓶中，加入盐酸-甲醇(1∶4)混合溶液50ml，加热回流1小时，放冷，滤过，滤液置100ml量瓶中，加甲醇适量，分次洗涤容器和滤纸，洗液并入同一量瓶中，加甲醇稀释至刻度，摇匀，滤过，取续滤液，即得。

测定法 分别精密吸取对照品溶液与供试品溶液各5～10μl，注入液相色谱仪，测定，即得。

本品按干燥品计算，含补骨脂素($C_{11}H_6O_3$)和异补骨脂素($C_{11}H_6O_3$)的总量不得少于1.60%。■[修订]

饮片

【炮制】 补骨脂 除去杂质。

【性状】 【鉴别】 【检查】(水分 总灰分 酸不溶性灰分) 【含量测定】 同药材。

盐补骨脂 取净补骨脂，照盐炙法(通则0213)炒至微鼓起。

【性状】 本品形如补骨脂。表面黑色或黑褐色，微鼓起。气微香，味微咸。

【检查】 水分 同药材，不得过7.5%。

总灰分 同药材，不得过8.5%。

【鉴别】 【含量测定】 同药材。

【性味与归经】 辛、苦，温。归肾、脾经。

【功能与主治】 温肾助阳，纳气平喘，温脾止泻；外用消风祛斑。用于肾阳不足，阳痿遗精，遗尿尿频，腰膝冷痛，肾虚作喘，五更泄泻；外用治白癜风，斑秃。

【用法与用量】 6～10g。外用20%～30%酊剂涂患处。

【贮藏】 置干燥处。

苦 参

Kushen

SOPHORAE FLAVESCENTIS RADIX

本品为豆科植物苦参 *Sophora flavescens* Ait. 的干燥根。春、秋二季采挖，除去根头和小支根，洗净，干燥，或趁鲜切片，干燥。

【性状】 本品呈长圆柱形，下部常有分枝，长10～30cm，直径1～6.5cm。表面灰棕色或棕黄色,具纵皱纹和横长皮孔样突起,外皮薄,多破裂反卷,易剥落,剥落处显黄色,光滑。质硬,不易折断,断面纤维性;切片厚3～6mm;切面黄白色,具放射状纹理和裂隙,有的具异型维管束呈同心性环列或不规则散在。气微,味极苦。

【鉴别】 (1)本品粉末淡黄色。木栓细胞淡棕色,横断面观呈扁长方形,壁微弯曲;表面观呈类多角形,平周壁表面有不规则细裂纹,垂周壁有纹孔呈断续状。纤维和晶纤维,多成束;纤维细长,直径11～27μm,壁厚,非木化;纤维束周围的细胞含草酸钙方晶,形成晶纤维,含晶细胞的壁不均匀增厚。草酸钙方晶,呈类双锥形、菱形或多面形,直径约至■23μm■[订正]。淀粉粒,单粒类圆形或长圆形,直径2～20μm,脐点裂缝状,大粒层纹隐约可见;复粒较多,由2～12分粒组成。

(2)取本品横切片,加氢氧化钠试液数滴,栓皮即呈橙红色,渐变为血红色,久置不消失。木质部不呈现颜色反应。

(3)取本品粉末0.5g,加浓氨试液0.3ml、三氯甲烷25ml,放置过夜,滤过,滤液蒸干,残渣加三氯甲烷0.5ml使溶解,作为供试品溶液。另取苦参碱对照品、槐定碱对照品,加乙醇制成每1ml各含0.2mg的混合溶液,作为对照品溶液。照薄层色谱法(通则0502)试验,吸取上述两种溶液各4μl,分别点于同一用2%氢氧化钠溶液制备的硅胶G薄层板上,以甲苯-丙酮-甲醇(8:3:0.5)为展开剂,展开,展距8cm,取出,晾干,再以甲苯-乙酸乙酯-甲醇-水(2:4:2:1)10℃以下放置的上层溶液为展开剂,展开,取出,晾干,依次喷以碘化铋钾试液和亚硝酸钠乙醇试液。供试品色谱中,在与对照品色谱相应的位置上,显相同的橙色斑点。

(4)取氧化苦参碱对照品,加乙醇制成每1ml含0.2mg的溶液,作为对照品溶液。照薄层色谱法(通则0502)试验,吸取〔鉴别〕(3)项下的供试品溶液和上述对照品溶液各4μl,分别点于同一用2%氢氧化钠溶液制备的硅胶G薄层板上,以三氯甲烷-甲醇-浓氨试液(5:0.6:0.3)10℃以下放置的下层溶液为展开剂,展开,取出,晾干,依次喷以碘化铋钾试液和亚硝酸钠乙醇试液。供试品色谱中,在与对照品色谱相应的位置上,显相同的橙色斑点。

【检查】 水分 不得过11.0%(通则0832第二法)。

总灰分 不得过8.0%(通则2302)。

【浸出物】 照水溶性浸出物测定法(通则2201)项下的冷浸法测定,不得少于20.0%。

【含量测定】 照高效液相色谱法(通则0512)测定。

色谱条件与系统适用性试验 以十八烷基硅烷键合硅胶为填充剂;以乙腈-[0.01mol/L乙酸铵溶液(浓氨试液调pH8.1)](3:2)为流动相A,0.01mol/L乙酸铵溶液(浓氨试液调pH8.1)为流动相B,按下表中的规定进行梯度洗脱;检测波长为225nm,理论板数按氧化苦参碱峰计算应不低于4000。

时间(分钟)	流动相A(%)	流动相B(%)
0～20	10→30	90→70
20～40	30→40	70→60
40～50	40→60	60→40

对照品溶液的制备 取苦参碱对照品、氧化苦参碱对照品适量,精密称定,加乙醇分别制成每1ml含苦参碱50μg、氧化苦参碱0.15mg的溶液,即得。

供试品溶液的制备 取本品粉末(过三号筛)约0.3g,精密称定,置具塞锥形瓶中,加浓氨试液0.4ml,精密加入三氯甲烷25ml,密塞,称定重量,超声处理(功率250W,频率33kHz)40分钟,放冷,再称定重量,用三氯甲烷补足减失的重量,摇匀,滤过,精密量取续滤液10ml,回收溶剂至干,残渣加无水乙醇适量使溶解,转移至10ml量瓶中,加无水乙醇至刻度,摇匀,即得。

测定法 分别精密吸取上述两种对照品溶液各5μl与供试品溶液5～10μl,注入液相色谱仪,测定,即得。

本品按干燥品计算,含苦参碱($C_{15}H_{24}N_2O$)和氧化苦参碱($C_{15}H_{24}N_2O_2$)的总量不得少于1.2%。

饮片

【炮制】 除去残留根头,大小分开,洗净,浸泡至约六成透时,润透,切厚片,干燥。

【性状】 本品呈类圆形或不规则形的厚片。外表皮灰棕色或棕黄色,有时可见横长皮孔样突起,外皮薄,常破裂反卷或脱落,脱落处显黄色或棕黄色,光滑。切面黄白色,纤维性,具放射状纹理和裂隙,有的可见同心性环纹。气微,味极苦。

【含量测定】 同药材,含苦参碱($C_{15}H_{24}N_2O$)和氧化苦参碱($C_{15}H_{24}N_2O_2$)的总量不得少于1.0%。

【鉴别】【检查】【浸出物】 同药材。

【性味与归经】 苦,寒。归心、肝、胃、大肠、膀胱经。

【功能与主治】 清热燥湿,杀虫,利尿。用于热痢,便血,黄疸尿闭,赤白带下,阴肿阴痒,湿疹,湿疮,皮肤瘙痒,疥癣麻风;外治滴虫性阴道炎。

【用法与用量】 4.5～9g。外用适量,煎汤洗患处。

【注意】 不宜与藜芦同用。

【贮藏】 置干燥处。

松 花 粉

Songhuafen

PINI POLLEN

本品为松科植物马尾松 *Pinus massoniana* Lamb.、油松■*Pinus tabuliformis* Carr.■[订正]或同属数种植物的干燥花粉。春季花刚开时,采摘花穗,晒干,收集花粉,除去杂质。

【性状】 本品为淡黄色的细粉。体轻,易飞扬,手捻有滑润感。气微,味淡。

【鉴别】 本品粉末淡黄色。花粉粒椭圆形,长 45～55μm,直径 29～40μm,表面光滑,两侧各有一膨大的气囊,气囊有明显的网状纹理,网眼多角形。

【检查】 水分 不得过 13.0%(通则 0832 第二法)。

总灰分 不得过 8.0%(通则 2302)。

【性味与归经】 甘,温。归肝、脾经。

【功能与主治】 收敛止血,燥湿敛疮。用于外伤出血,湿疹,黄水疮,皮肤糜烂,脓水淋漓。

【用法与用量】 外用适量,撒敷患处。

【贮藏】 置干燥处,防潮。

金 钱 草

Jinqiancao

LYSIMACHIAE HERBA

本品为报春花科植物过路黄 Lysimachia christinae Hance 的干燥全草。夏、秋二季采收,除去杂质,晒干。

【性状】 本品常缠结成团,无毛或被疏柔毛。茎扭曲,表面棕色或暗棕红色,有纵纹,下部茎节上有时具须根,断面实心。叶对生,多皱缩,展平后呈宽卵形或心形,长 1～4cm,宽 1～5cm,基部微凹,全缘;上表面灰绿色或棕褐色,下表面色较浅,主脉明显突起,用水浸后,对光透视可见黑色或褐色条纹;叶柄长 1～4cm。有的带花,花黄色,单生叶腋,具长梗。蒴果球形。气微,味淡。

【鉴别】 (1)本品茎横切面:表皮细胞外被角质层,有时可见腺毛,头部单细胞,柄部 1～2 细胞。■皮层■[订正]宽广,细胞中有的含红棕色分泌物;分泌道散在,周围分泌细胞5～10个,内含红棕色块状分泌物;内皮层明显。中柱鞘纤维断续排列成环,壁微木化。韧皮部狭窄。木质部连接成环。髓常成空腔。薄壁细胞含淀粉粒。

叶表面观:腺毛红棕色,头部单细胞,类圆形,直径 25μm,柄单细胞。分泌道散在于叶肉组织内,直径 45μm,含红棕色分泌物。被疏毛者茎、叶表面可见非腺毛,1～17 细胞,平直或弯曲,有的细胞呈缢缩状,长 59～1070μm,基部直径 13～53μm,表面可见细条纹,胞腔内含黄棕色物。

(2)取本品粉末 1g,加 80%甲醇 50ml,加热回流 1 小时,放冷,滤过,滤液蒸干,残渣加水 10ml 使溶解,用乙醚振摇提取 2 次,每次 10ml,弃去乙醚液,水液加稀盐酸 10ml,置水浴中加热 1 小时,取出,迅速冷却,用乙酸乙酯振摇提取 2 次,每次 20ml,合并乙酸乙酯液,用水 30ml 洗涤,弃去水液,乙酸乙酯液蒸干,残渣加甲醇 1ml 使溶解,作为供试品溶液。另取槲皮素对照品、山柰酚对照品,加甲醇制成每 1ml 各含 0.5mg 的溶液,作为对照品溶液。照薄层色谱法(通则 0502)试验,吸取供试品溶液 5μl、对照品溶液各 2μl,分别点于同一硅胶 G 薄层板上,以甲苯-甲酸乙酯-甲酸(10:8:1)为展开

剂,展开,取出,晾干,喷以 3%三氯化铝乙醇溶液,在 105℃加热数分钟,置紫外光灯(365nm)下检视。供试品色谱中,在与对照品色谱相应的位置上,显相同颜色的荧光斑点。

【检查】 杂质 不得过 8%(通则 2301)。

水分 不得过 13.0%(通则 0832 第二法)。

总灰分 不得过 13.0%(通则 2302)。

酸不溶性灰分 不得过 5.0%(通则 2302)。

【浸出物】 照醇溶性浸出物测定法(通则 2201)项下的热浸法测定,用 75%乙醇作溶剂,不得少于 8.0%。

【含量测定】 照高效液相色谱法(通则 0512)测定。

色谱条件与系统适用性试验 以十八烷基硅烷键合硅胶为填充剂;以甲醇-0.4%磷酸溶液(50:50)为流动相;检测波长为 360nm。理论板数按槲皮素峰计算应不低于 2500。

对照品溶液的制备 取槲皮素对照品、山柰酚对照品适量,精密称定,加 80%甲醇制成每 1ml 各含槲皮素 4μg、山柰酚 20μg 的溶液,即得。

供试品溶液的制备 取本品粉末(过三号筛)约 1.5g,精密称定,置具塞锥形瓶中,精密加入 80%甲醇 50ml,密塞,称定重量,加热回流 1 小时,放冷,再称定重量,用 80%甲醇补足减失的重量,摇匀,滤过。精密量取续滤液 25ml,精密加入盐酸 5ml,置 90℃水浴中加热水解 1 小时,取出,迅速冷却,转移至 50ml 量瓶中,用 80%甲醇稀释至刻度,摇匀,滤过,取续滤液,即得。

测定法 分别精密吸取对照品溶液与供试品溶液各 10μl,注入液相色谱仪,测定,即得。

本品按干燥品计算,含槲皮素($C_{15}H_{10}O_7$)和山柰酚($C_{15}H_{10}O_6$)的总量不得少于 0.10%。

饮片

【炮制】 除去杂质,抢水洗,切段,干燥。

【性状】 本品为不规则的段。茎棕色或暗棕红色,有纵纹,实心。叶对生,展平后呈宽卵形或心形,上表面灰绿色或棕褐色,下表面色较浅,主脉明显突出,用水浸后,对光透视可见黑色或褐色的条纹。偶见黄色花,单生叶腋。气微,味淡。

【鉴别】【检查】(水分 总灰分 酸不溶性灰分) 【浸出物】【含量测定】 同药材。

【性味与归经】 甘、咸,微寒。归肝、胆、肾、膀胱经。

【功能与主治】 利湿退黄,利尿通淋,解毒消肿。用于湿热黄疸,胆胀胁痛,石淋,热淋,小便涩痛,痈肿疔疮,蛇虫咬伤。

【用法与用量】 15～60g。

【贮藏】 置干燥处。

油 松 节

Yousongjie

PINI LIGNUM NODI

本品为松科植物油松■Pinus tabuliformis Carr. ■[订正]或马尾松 Pinus massoniana Lamb. 的干燥瘤状节或分枝节。

全年均可采收,锯取后阴干。

【性状】 本品呈扁圆节段状或不规则的块状,长短粗细不一。外表面黄棕色、灰棕色或红棕色,有时带有棕色至黑棕色油斑,或有残存的栓皮。质坚硬。横截面木部淡棕色,心材色稍深,可见明显的年轮环纹,显油性;髓部小,淡黄棕色。纵断面具纵直或扭曲纹理。有松节油香气,味微苦辛。

【鉴别】 (1)本品粉末棕黄色。管胞常成束,多断裂,直径 10～81μm,圆形具缘纹孔明显;具缘纹孔单列于管胞壁,直径近等于管胞直径。射线管胞壁锯齿状增厚,交叉场纹孔窗格状。树脂团块不规则,棕黄色或棕红色。

(2)取〔含量测定〕项下的挥发油 0.1ml,加乙酸乙酯 1ml 使溶解,作为供试品溶液。另取 α-松油醇对照品,加乙酸乙酯制成每 1ml 含 10μl 的溶液,作为对照品溶液。照薄层色谱法(通则 0502)试验,吸取上述两种溶液各 1μl,分别点于同一硅胶 G 薄层板上,以石油醚(30～60℃)-乙酸乙酯(17:3)为展开剂,展开,取出,晾干,喷以香草醛硫酸试液,在 105℃ 加热至斑点显色清晰。供试品色谱中,在与对照品色谱相应的位置上,显相同颜色的斑点。

【含量测定】 挥发油 照挥发油测定法(通则 2204 甲法)测定。

本品含挥发油不得少于 0.40%(ml/g)。

α-蒎烯 照气相色谱法(通则 0521)测定。

色谱条件与系统适用性试验 弹性石英毛细管柱(柱长为 30m,内径为 0.32mm,膜厚度为 0.25μm)DB-5(交联 5% 苯基甲基聚硅氧烷为固定相);程序升温:初始温度 60℃,保持 5 分钟,以每分钟 5℃ 的速率升温至 160℃,然后以每分钟 70℃ 的速率升温至 300℃,保持 10 分钟;进样口温度为 200℃;检测器温度为 320℃;分流比为 5:1。理论板数按 α-蒎烯峰计算应不低于 25 000。

对照品溶液的制备 取 α-蒎烯对照品适量,精密称定,加乙醇制成每 1ml 含 0.2mg 的溶液,即得。

供试品溶液的制备 取本品粉末(过三号筛)约 2g,精密称定,置具塞锥形瓶中,精密加入乙醇 20ml,密塞,称定重量,超声处理(功率 150W,频率 50kHz,水温 30℃ 以下)15 分钟,放冷,再称定重量,用乙醇补足减失的重量,摇匀,滤过,取续滤液,即得。

测定法 分别精密吸取对照品溶液与供试品溶液各 1μl,注入气相色谱仪,测定,即得。

本品按干燥品计算,含 α-蒎烯($C_{10}H_{16}$)不得少于 0.10%。

饮片

【炮制】 除去杂质,劈成薄片或小块。

【性状】 本品呈不规则的薄片或块,大小不一。外表面黄棕色、灰棕色或红棕色。体较重,质坚硬。有松节油香气,味微苦辛。

【检查】 水分 不得过 9.0%(通则 0832 第四法)。

【浸出物】 照醇溶性浸出物测定法(通则 2201)项下的热浸法测定,用乙醇作溶剂,不得少于 22.0%。

【性味与归经】 苦、辛,温。入肝、肾经。

【功能与主治】 祛风除湿,通络止痛。用于风寒湿痹,历节风痛,转筋挛急,跌打伤痛。

【用法与用量】 9～15g。

【注意】 阴虚血燥者慎用。

【贮藏】 置阴凉干燥处。

泽 兰

Zelan

LYCOPI HERBA

本品为唇形科植物毛叶地瓜儿苗 *Lycopus lucidus* Turcz. var. *hirtus* Regel 的干燥地上部分。夏、秋二季茎叶茂盛时采割,晒干。

【性状】 本品茎呈方柱形,少分枝,四面均有浅纵沟,长 50～100cm,直径 0.2～0.6cm;表面黄绿色或带紫色,节处紫色明显,有白色茸毛;质脆,断面黄白色,髓部中空。叶对生,有短柄或近无柄;叶片多皱缩,展平后呈披针形或长圆形,长 5～10cm;上表面黑绿色或暗绿色,下表面灰绿色,密具腺点,两面均有短毛;先端尖,基部渐狭,边缘有锯齿。轮伞花序腋生,花冠多脱落,苞片和花萼宿存,小■苞[订正]片披针形,有缘毛,花萼钟形,5 齿。气微,味淡。

【鉴别】 (1)叶表面观:上表皮细胞垂周壁近平直,非腺毛较多,由 1～5 细胞组成,表面有疣状突起。下表皮细胞垂周壁波状弯曲,角质线纹明显,气孔直轴式,主脉和侧脉上非腺毛较多,由 3～6 细胞组成,表面有疣状突起。腺鳞头部类圆形,8 细胞,直径 66～83μm。

(2)取本品粉末 1g,加丙酮 30ml,加热回流 30 分钟,滤过,滤液蒸干,残渣加石油醚(30～60℃)10ml,浸泡约 2 分钟,倾去石油醚液,蒸干,残渣加无水乙醇 2ml 使溶解,作为供试品溶液。另取熊果酸对照品,加无水乙醇制成每 1ml 含 0.5mg 的溶液,作为对照品溶液。照薄层色谱法(通则 0502)试验,吸取供试品溶液 2～4μl、对照品溶液 2μl,分别点于同一硅胶 G 薄层板上,以环己烷-三氯甲烷-乙酸乙酯-甲酸(20:5:8:0.1)为展开剂,展开,取出,晾干,喷以 10% 硫酸乙醇溶液,在 105℃ 加热至斑点显色清晰。供试品色谱中,在与对照品色谱相应的位置上,显相同颜色的斑点。

【检查】 水分 不得过 13.0%(通则 0832 第二法)。

总灰分 不得过 10.0%(通则 2302)。

【浸出物】 照醇溶性浸出物测定法(通则 2201)项下的热浸法测定,用乙醇作溶剂,不得少于 7.0%。

饮片

【炮制】 除去杂质,略洗,润透,切段,干燥。

【性状】 本品呈不规则的段。茎方柱形,四面均有浅纵沟,表面黄绿色或带紫色,节处紫色明显,有白色茸毛。切面黄白色,中空。叶多破碎,展平后呈披针形或长圆形,边缘有锯齿。有时可见轮伞花序。气微,味淡。

【鉴别】【检查】【浸出物】 同药材。

【性味与归经】 苦、辛,微温。归肝、脾经。

【功能与主治】 活血调经,祛瘀消痈,利水消肿。用于月经不调,经闭,痛经,产后瘀血腹痛,疮痈肿毒,水肿腹水。

【用法与用量】 6～12g。

【贮藏】 置通风干燥处。

珍珠母

Zhenzhumu

MARGARITIFERA CONCHA

本品为蚌科动物三角帆蚌 *Hyriopsis cumingii*(Lea)、褶纹冠蚌 *Cristaria plicata*(Leach)或珍珠贝科动物马氏珍珠贝 *Pteria martensii*(Dunker)的贝壳。去肉,洗净,干燥。

【性状】 **三角帆蚌** 略呈不等边四角形。壳面生长轮呈同心环状排列。后背缘向上突起,形成大的三角形帆状后翼。壳内面外套痕明显;前闭壳肌痕呈卵圆形,后闭壳肌痕略呈三角形。左右壳均具两枚拟主齿,左壳具两枚长条形侧齿,右壳具一枚长条形侧齿;具光泽。质坚硬。气微腥,味淡。

褶纹冠蚌 呈不等边三角形。后背缘向上伸展成大形的冠。壳内面外套痕略明显;前闭壳肌痕大呈楔形,后闭壳肌痕呈不规则卵圆形,在后侧齿下方有与壳面相应的纵肋和凹沟。左、右壳均具一枚短而略粗后侧齿和一枚细弱的前侧齿,均无拟主齿。

马氏珍珠贝 呈斜四方形,后耳大,前耳小,背缘平直,腹缘圆,生长线极细密,成片状。闭壳肌痕大,长圆形。具一凸起的长形主齿。

【鉴别】 (1)本品粉末类白色。不规则碎块,表面多不平整,呈明显的颗粒性,有的呈层状结构,边缘多数为不规则锯齿状。棱柱形碎块少见,断面观呈棱柱状,断面大多平截,有明显的横向条纹,少数条纹不明显。

(2)取本品粉末,加稀盐酸,即产生大量气泡,滤过,滤液显钙盐(通则0301)的鉴别反应。

【检查】 **酸不溶性灰分** 取本品粉末2g,置炽灼至恒重的坩埚中,炽灼至完全灰化,加入稀盐酸约20ml,照酸不溶性灰分测定法(通则2302)测定,不得过4.0%。

饮片

【炮制】 **珍珠母** 除去杂质,打碎。

■【性状】 本品为不规则的碎块,浅粉红色、乳白色、淡黄褐色或银灰色,表面可见彩色光泽及云片状纹理。断面可见层纹。质硬而重。气微腥,味淡。■[增订]

煅珍珠母 ■取净珍珠母,照明煅法(通则0213)煅至酥脆,打成碎块或粉碎成粗粉。■[修订]

■【性状】 本品为不规则鳞片状或粉末,乳白色、黄白色、灰白色或青灰色,无光泽或微显光泽。质脆,易碎。气微,味淡。■[增订]

【性味与归经】 咸,寒。归肝、心经。

【功能与主治】 平肝潜阳,安神定惊,明目退翳。用于头痛眩晕,惊悸失眠,目赤翳障,视物昏花。

【用法与用量】 10～25g,先煎。

【贮藏】 置干燥处,防尘。

茜草

Qiancao

RUBIAE RADIX ET RHIZOMA

本品为茜草科植物茜草 *Rubia cordifolia* L. 的干燥根和根茎。春、秋二季采挖,除去泥沙,干燥。

【性状】 本品根茎呈结节状,丛生粗细不等的根。根呈圆柱形,略弯曲,长10～25cm,直径0.2～1cm;表面红棕色或暗棕色,具细纵皱纹和少数细根痕;皮部脱落处呈黄红色。质脆,易折断,断面平坦皮部狭,紫红色,木部宽广,浅黄红色,导管孔多数。气微,味微苦,久嚼刺舌。

【鉴别】 (1)本品根横切面:木栓细胞6～12列,含棕色物。栓内层薄壁细胞有的含红棕色颗粒。韧皮部细胞较小。形成层不甚明显。木质部占根的主要部分,全部木化,射线不明显。薄壁细胞含草酸钙针晶束。

(2)取本品粉末0.2g,加乙醚5ml,振摇数分钟,滤过,滤液加氢氧化钠试液1ml,振摇,静置使分层,水层显红色;醚层无色,置紫外光灯(365nm)下观察,显天蓝色荧光。

(3)取本品粉末0.5g,加甲醇10ml,超声处理30分钟,滤过,滤液浓缩至1ml,作为供试品溶液。另取茜草对照药材0.5g,同法制成对照药材溶液。再取大叶茜草素对照品,加甲醇制成每1ml含2.5mg的溶液,作为对照品溶液。照薄层色谱法(通则0502)试验,吸取上述三种溶液各5μl,分别点于同一硅胶G薄层板上,以石油醚(60～90℃)-丙酮(4:1)为展开剂,展开,取出,晾干,置紫外光灯(365nm)下检视。供试品色谱中,在与对照药材色谱和对照品色谱相应的位置上,显相同颜色的荧光斑点。

【检查】 **水分** 不得过12.0%(通则0832第二法)。

总灰分 不得过15.0%(通则2302)。

酸不溶性灰分 不得过5.0%(通则2302)。

【浸出物】 照醇溶性浸出物测定法(通则2201)项下的热浸法测定,用乙醇作溶剂,不得少于9.0%。

【含量测定】 照高效液相色谱法(通则0512)测定。

色谱条件与系统适用性试验 以十八烷基硅烷键合硅胶为填充剂;以甲醇-乙腈-0.2%磷酸溶液(25:50:25)为流动相;检测波长为250nm。理论板数按大叶茜草素、羟基茜草素峰计算均应不低于 4000。

对照品溶液的制备　取大叶茜草素对照品、羟基茜草素对照品适量,精密称定,加甲醇分别制成每 1ml 含大叶茜草素 0.1mg、含羟基茜草素 40μg 的溶液,即得。

供试品溶液的制备　取本品粉末(过二号筛)约 0.5g,精密称定,置具塞锥形瓶中,密精加入甲醇 100ml,密塞,称定重量,放置过夜,超声处理(功率 250W,频率 40kHz)30 分钟,放冷,再称定重量,用甲醇补足减失的重量,摇匀,滤过,精密量取续滤液 50ml,蒸干,残渣加甲醇-25%盐酸(4:1)混合溶液 20ml 溶解,置水浴中加热水解 30 分钟,立即冷却,加入三乙胺 3ml,混匀,转移至 25ml 量瓶中,加甲醇至刻度,摇匀,滤过,取续滤液,即得。

测定法　分别精密吸取对照品溶液 10μl 与供试品溶液 20μl,注入液相色谱仪,测定,即得。

本品按干燥品计算,含大叶茜草素(■$C_{17}H_{16}O_4$ ■[订正])不得少于 0.40%,羟基茜草素($C_{14}H_8O_5$)不得少于 0.10%。

饮片

【炮制】　茜草　除去杂质,洗净,润透,切厚片或段,干燥。

【性状】　本品呈不规则的厚片或段。根呈圆柱形,外表皮红棕色或暗棕色,具细纵纹;皮部脱落处呈黄红色。切面皮部狭,紫红色,木部宽广,浅黄红色,导管孔多数。气微,味微苦,久嚼刺舌。

【含量测定】　同药材,含大叶茜草素(■$C_{17}H_{16}O_4$ ■[订正])不得少于 0.20%,羟基茜草素($C_{14}H_8O_5$)不得少于 0.080%。

【鉴别】【检查】【浸出物】　同药材。

茜草炭　取茜草片或段,照炒炭法(通则 0213)炒至表面焦黑色。

【性状】　本品形如茜草片或段,表面黑褐色,内部棕褐色。气微,味苦、涩。

【鉴别】　取本品粉末 0.4g,加乙醚 5ml,振摇数分钟,滤过,滤液加氢氧化钠试液 1ml,振摇,静置使分层,水层显红色,醚层无色,置紫外光灯(365nm)下观察,显天蓝色荧光。

【检查】　水分　同药材,不得过 8.0%。

【浸出物】　同药材,不得少于 10.0%。

【性味与归经】　苦,寒。归肝经。

【功能与主治】　凉血,祛瘀,止血,通经。用于吐血,衄血,崩漏,外伤出血,瘀阻经闭,关节痹痛,跌扑肿痛。

【用法与用量】　6～10g。

【贮藏】　置干燥处。

摊开晾至表面干燥,再"发汗",反复数次至现皱纹、内部水分大部散失后,阴干,称为"茯苓个";或将鲜茯苓按不同部位切制,阴干,分别称为"茯苓块"和"茯苓片"。

【性状】　茯苓个　呈类球形、椭圆形、扁圆形或不规则团块,大小不一。外皮薄而粗糙,棕褐色至黑褐色,有明显的皱缩纹理。体重,质坚实,断面颗粒性,有的具裂隙,外层淡棕色,内部白色,少数淡红色,有的中间抱有松根。气微,味淡,嚼之粘牙。

茯苓块　为去皮后切制的茯苓,呈立方块状或方块状厚片,大小不一。白色、淡红色或淡棕色。

茯苓片　为去皮后切制的茯苓,呈不规则厚片,厚薄不一。白色、淡红色或淡棕色。

【鉴别】　(1)本品粉末灰白色。不规则颗粒状团块和分枝状团块无色,遇水合氯醛液渐溶化。菌丝无色或淡棕色,细长,稍弯曲,有分枝,直径 3～8μm,少数至 16μm。

(2)取本品粉末少量,加碘化钾碘试液 1 滴,显深红色。

■(3)取本品粉末 1g,加无水乙醇 50ml,超声处理 10 分钟,滤过,滤液蒸干,残渣加甲醇 1ml 使溶解,作为供试品溶液。另取茯苓对照药材 1g,同法制成对照药材溶液。照薄层色谱法(通则 0502)试验,吸取上述两种溶液各 2μl,分别点于同一硅胶 GF_{254} 薄层板上,以正己烷-乙酸乙酯-甲酸(7:3:0.2)为展开剂,展开,取出,晾干,喷以 5%香草醛硫酸溶液-乙醇(1:4)混合溶液,在 105℃加热至斑点显色清晰。供试品色谱中,在与对照药材色谱相应的位置上,显相同颜色的斑点。■[修订]

【检查】　■水分　不得过 15.0%■[修订](通则 0832 第二法)。

总灰分　不得过 2.0%(通则 2302)。

【浸出物】　照醇溶性浸出物测定法(通则 2201)项下的热浸法测定,用稀乙醇作溶剂,不得少于 2.5%。

饮片

【炮制】　取茯苓个,浸泡,洗净,润后稍蒸,及时削去外皮,切制成块或切厚片,晒干。

【性状】【鉴别】【检查】【浸出物】　同药材。

【性味与归经】　甘、淡,平。归心、肺、脾、肾经。

【功能与主治】　利水渗湿,健脾,宁心。用于水肿尿少,痰饮眩悸,脾虚食少,便溏泄泻,心神不安,惊悸失眠。

【用法与用量】　10～15g。

【贮藏】　置干燥处,防潮。

茯　苓
Fuling
PORIA

　　本品为多孔菌科真菌茯苓 *Poria cocos*(Schw.)Wolf 的干燥菌核。多于 7～9 月采挖,挖出后除去泥沙,堆置"发汗"后,

枸　杞　子
Gouqizi
LYCII FRUCTUS

　　本品为茄科植物宁夏枸杞 *Lycium barbarum* L. 的干燥成熟果实。夏、秋二季果实呈红色时采收,热风烘干,除去果

梗,或晾至皮皱后,晒干,除去果梗。

【性状】 本品呈类纺锤形或椭圆形,长 6～20mm,直径3～10mm。表面红色或暗红色,顶端有小突起状的花柱痕,基部有白色的果梗痕。果皮柔韧,皱缩;果肉肉质,柔润。种子 20～50 粒,类肾形,扁而翘,长 1.5～1.9mm,宽 1～1.7mm,表面浅黄色或棕黄色。气微,味甜。

【鉴别】 (1)本品粉末黄橙色或红棕色。外果皮表皮细胞表面观呈类多角形或长多角形,垂周壁平直或细波状弯曲,外平周壁表面有平行的角质条纹。中果皮薄壁细胞呈类多角形,壁薄,胞腔内含橙红色或红棕色球形颗粒。种皮石细胞表面观不规则多角形,壁厚,波状弯曲,层纹清晰。

(2)取本品 0.5g,加水 35ml,加热煮沸 15 分钟,放冷,滤过,滤液用乙酸乙酯 15ml 振摇提取,分取乙酸乙酯液,浓缩至 1ml,作为供试品溶液。另取枸杞子对照药材 0.5g,同法制成对照药材溶液。照薄层色谱法(通则 0502)试验,吸取上述两种溶液各 5μl,分别点于同一硅胶 G 薄层板上,以乙酸乙酯-三氯甲烷-甲酸(3：2：1)为展开剂,展开,取出,晾干,置紫外光灯(365nm)下检视。供试品色谱中,在与对照药材色谱相应的位置上,显相同颜色的荧光斑点。

【检查】 水分 不得过 13.0%(通则 0832 第二法,温度为 80℃)。

总灰分 不得过 5.0%(通则 2302)。

重金属及有害元素 照铅、镉、砷、汞、铜测定法(通则 2321 原子吸收分光光度法或电感耦合等离子体质谱法)测定,铅不得过 5mg/kg;镉不得过 1mg/kg;砷不得过 2mg/kg;汞不得过 0.2mg/kg;铜不得过 20mg/kg。

【浸出物】 照水溶性浸出物测定法(通则 2201)项下的热浸法测定,不得少于 55.0%。

【含量测定】 枸杞多糖 对照品溶液的制备 取无水葡萄糖对照品 25mg,精密称定,置 250ml 量瓶中,加水适量溶解,稀释至刻度,摇匀,即得(每 1ml 中含无水葡萄糖 0.1mg)。

标准曲线的制备 精密量取对照品溶液 0.2ml、0.4ml、0.6ml、0.8ml、1.0ml,分别置具塞试管中,分别加水补至 2.0ml,各精密加入 5%苯酚溶液 1ml,摇匀,迅速精密加入硫酸 5ml,摇匀,放置 10 分钟,置 40℃水浴中保温 15 分钟,取出,迅速冷却至室温,以相应的试剂为空白,照紫外-可见分光光度法(通则 0401),在 490nm 的波长处测定吸光度,以吸光度为纵坐标,浓度为横坐标,绘制标准曲线。

测定法 取本品粗粉约 0.5g,精密称定,加乙醚 100ml,加热回流 1 小时,静置,放冷,小心弃去乙醚液,残渣置水浴上挥尽乙醚。加入 80%乙醇 100ml,加热回流 1 小时,趁热滤过,滤渣与滤器用热 80%乙醇 30ml 分次洗涤,滤渣连同滤纸置烧瓶中,加水 150ml,加热回流 2 小时。趁热滤过,用少量热水洗涤滤器,合并滤液与洗液,放冷,移至 250ml 量瓶中,用水稀释至刻度,摇匀,精密量取 1ml,置具塞试管中,加水 1.0ml,照标准曲线的制备项下的方法,自"各精密加入 5%苯

酚溶液 1ml"起,依法测定吸光度,从标准曲线上读出供试品溶液中含葡萄糖的重量(mg),计算,即得。

本品按干燥品计算,含枸杞多糖以葡萄糖($C_6H_{12}O_6$)计,不得少于 1.8%。

甜菜碱 照高效液相色谱法(通则 0512)测定。

色谱条件与系统适用性试验 以氨基键合硅胶为填充剂;以乙腈-水(85：15)为流动相;检测波长为 195nm。理论板数按甜菜碱峰计算应不低于 3000。

对照品溶液的制备 取甜菜碱对照品适量,精密称定,加水制成每 1ml 含 0.17mg 的溶液,即得。

供试品溶液的制备 取本品粉碎,取约 1g,精密称定,置具塞锥形瓶中,精密加入甲醇 50ml,密塞,称定重量,加热回流 1 小时,放冷,再称定重量,用甲醇补足减失的重量,摇匀,滤过。精密量取续滤液 2ml,置碱性氧化铝固相萃取柱(2g)上,用乙醇 30ml 洗脱,收集洗脱液,蒸干,残渣加水溶解,转移至 2ml 量瓶中,加水至刻度,摇匀,滤过,取续滤液,即得。

测定法 分别精密吸取对照品溶液与供试品溶液各 10μl,注入液相色谱仪,测定,即得。

本品按干燥品计算,含甜菜碱($C_5H_{11}NO_2$)不得少于 0.50%。

【性味与归经】 甘,平。归肝、肾经。

【功能与主治】 滋补肝肾,益精明目。用于虚劳精亏,腰膝酸痛,眩晕耳鸣,阳■痿■[修订]遗精,内热消渴,血虚萎黄,目昏不明。

【用法与用量】 6～12g。

【贮藏】 置阴凉干燥处,防闷热,防潮,防蛀。

黄　芪

Huangqi

ASTRAGALI RADIX

本品为豆科植物蒙古黄芪 Astragalus membranaceus (Fisch.) Bge. var. mongholicus (Bge.) Hsiao 或膜荚黄芪 Astragalus membranaceus (Fisch.) Bge. 的干燥根。春、秋二季采挖,除去须根和根头,晒干。

【性状】 本品呈圆柱形,有的有分枝,上端较粗,长 30～90cm,直径 1～3.5cm。表面淡棕黄色或淡棕褐色,有不整齐的纵皱纹或纵沟。质硬而韧,不易折断,断面纤维性强,并显粉性,皮部黄白色,木部淡黄色,有放射状纹理和裂隙,老根中心偶呈枯朽状,黑褐色或呈空洞。气微,味微甜,嚼之微有豆腥味。

【鉴别】 (1)本品横切面:木栓细胞多列;栓内层为 3～5 列厚角细胞。韧皮部射线外侧常弯曲,有裂隙;纤维成束,壁厚,木化或微木化,与筛管群交互排列;近栓内层处有时可见

石细胞。形成层成环。木质部导管单个散在或2～3个相聚；导管间有木纤维；射线中有时可见单个或2～4个成群的石细胞。薄壁细胞含淀粉粒。

粉末黄白色。纤维成束或散离，直径8～30μm，壁厚，表面有纵裂纹，初生壁常与次生壁分离，两端常断裂成须状，或较平截。具缘纹孔导管无色或橙黄色，具缘纹孔排列紧密。石细胞少见，圆形、长圆形或形状不规则，壁较厚。

(2)照薄层色谱法(通则0502)试验，吸取〔含量测定〕■黄芪甲苷■[订正]项下的供试品溶液及对照品溶液各5～10μl，分别点于同一硅胶G薄层板上，以三氯甲烷-甲醇-水(13：7：2)的下层溶液为展开剂，展开，取出，晾干，喷以10%硫酸乙醇溶液，在105℃加热至斑点显色清晰，分别置日光和紫外光灯(365nm)下检视。供试品色谱中，在与对照品色谱相应的位置上，日光下显相同的棕褐色斑点；紫外光(365nm)下显相同的橙黄色荧光斑点。

(3)取本品粉末2g，加乙醇30ml，加热回流20分钟，滤过，滤液蒸干，残渣加0.3%氢氧化钠溶液15ml使溶解，滤过，滤液用稀盐酸调节pH值至5～6，用乙酸乙酯15ml振摇提取，分取乙酸乙酯液，用铺有适量无水硫酸钠的滤纸滤过，滤液蒸干。残渣加乙酸乙酯1ml使溶解，作为供试品溶液。另取黄芪对照药材2g，同法制成对照药材溶液。照薄层色谱法(通则0502)试验，吸取上述两种溶液各10μl，分别点于同一硅胶G薄层板上，以三氯甲烷-甲醇(10：1)为展开剂，展开，取出，晾干，置氨蒸气中熏后，置紫外光灯(365nm)下检视。供试品色谱中，在与对照药材色谱相应的位置上，显相同颜色的荧光主斑点。

【检查】 **水分** 不得过10.0%(通则0832第二法)。

总灰分 不得过5.0%(通则2302)。

重金属及有害元素 照铅、镉、砷、汞、铜测定法(通则2321原子吸收分光光度法或电感耦合等离子体质谱法)测定，铅不得过5mg/kg；镉不得过1mg/kg；砷不得过2mg/kg；汞不得过0.2mg/kg；铜不得过20mg/kg。

其他有机氯类农药残留量 照农药残留量测定法(通则2341有机氯类农药残留量测定法—第一法)测定。

五氯硝基苯不得过0.1mg/kg。

【浸出物】 照水溶性浸出物测定法(通则2201)项下的冷浸法测定，不得少于17.0%。

【含量测定】 **黄芪甲苷** 照高效液相色谱法(通则0512)测定。

色谱条件与系统适用性试验 以十八烷基硅烷键合硅胶为填充剂；以乙腈-水(32：68)为流动相；用蒸发光散射检测器检测。理论板数按黄芪甲苷峰计算应不低于4000。

对照品溶液的制备 取黄芪甲苷对照品适量，精密称定，加80%甲醇制成每1ml含0.5mg的溶液，即得。

供试品溶液的制备 取本品粉末(过四号筛)约1g，精密称定，置具塞锥形瓶中，精密加入含4%浓氨试液的80%甲醇溶液(取浓氨试液4ml，加80%甲醇至100ml，摇匀)50ml，密塞，称定重量，加热回流1小时，放冷，再称定重量，用含4%浓氨试液的80%甲醇溶液补足减失的重量，摇匀，滤过，精密量取续滤液25ml，蒸干，残渣用80%甲醇溶解，转移至5ml量瓶中，加80%甲醇至刻度，摇匀，滤过，取续滤液，即得。

测定法 分别精密吸取对照品溶液2μl(或5μl)、10μl，供试品溶液10～20μl，注入液相色谱仪，测定，以外标两点法对数方程计算，即得。

本品按干燥品计算，含黄芪甲苷($C_{41}H_{68}O_{14}$)不得少于0.080%。

毛蕊异黄酮葡萄糖苷 照高效液相色谱法(通则0512)测定。

色谱条件与系统适用性试验 以十八烷基硅烷键合硅胶为填充剂；以乙腈为流动相A，以0.2%甲酸溶液为流动相B，按下表中的规定进行梯度洗脱；检测波长为260nm。理论板数按毛蕊异黄酮葡萄糖苷峰计算应不低于3000。

时间(分钟)	流动相A(%)	流动相B(%)
0～20	20→40	80→60
20～30	40	60

对照品溶液的制备 取毛蕊异黄酮葡萄糖苷对照品适量，精密称定，加甲醇制成每1ml含50μg的溶液，即得。

供试品溶液的制备 取本品粉末(过四号筛)约1g，精密称定，置圆底烧瓶中，精密加入甲醇50ml，称定重量，加热回流4小时，放冷，再称定重量，用甲醇补足减失的重量，摇匀，滤过，精密量取续滤液25ml，回收溶剂至干，残渣加甲醇溶解，转移至5ml量瓶中，加甲醇至刻度，摇匀，即得。

测定法 分别精密吸取对照品溶液与供试品溶液各10μl，注入液相色谱仪，测定，即得。

本品按干燥品计算，含毛蕊异黄酮葡萄糖苷($C_{22}H_{22}O_{10}$)不得少于0.020%。

饮片

【炮制】 除去杂质，大小分开，洗净，润透，切厚片，干燥。

【性状】 本品呈类圆形或椭圆形的厚片，外表皮黄白色至淡棕褐色，可见纵皱纹或纵沟。切面皮部黄白色，木部淡黄色，有放射状纹理及裂隙，有的中心偶有枯朽状，黑褐色或呈空洞。气微，味微甜，嚼之有豆腥味。

【鉴别】(除横切面外) 【检查】【浸出物】【含量测定】同药材。

【性味与归经】 甘，微温。归肺、脾经。

【功能与主治】 补气升阳，固表止汗，利水消肿，生津养血，行滞通痹，托毒排脓，敛疮生肌。用于气虚乏力，食少便溏，中气下陷，久泻脱肛，便血崩漏，表虚自汗，气虚水肿，内热消渴，血虚萎黄，半身不遂，痹痛麻木，痈疽难溃，久溃不敛。

【用法与用量】 9～30g。

【贮藏】 置通风干燥处，防潮，防蛀。

硫　黄

Liuhuang

SULFUR

本品为自然元素类矿物硫族自然硫，采挖后，加热熔化，除去杂质；或用含硫矿物经加工制得。

【性状】 本品呈不规则块状。黄色或略呈绿黄色。表面不平坦，呈脂肪光泽，常有多数小孔。用手握紧置于耳旁，可闻轻微的爆裂声。体轻，质松，易碎，断面常呈针状结晶形。有特异的臭气，味淡。

【鉴别】 本品燃烧时易熔融，火焰为蓝色，并有二氧化硫的刺激性臭气。

【含量测定】 取本品细粉约 0.2g，精密称定，置锥形瓶中，精密加入乙醇制氢氧化钾滴定液（0.5mol/L）50ml，加水10ml，置水浴中加热使溶解，并挥去乙醇（直至无气泡、无醇臭）。加水40ml，于瓶颈插入一小漏斗，微沸10分钟，冷却，小心滴加过氧化氢试液■50ml■[订正]，摇匀，置沸水浴中加热10分钟，冷却至室温，用水冲洗漏斗及瓶内壁，加入甲基橙指示液2滴，用盐酸滴定液（0.5mol/L）滴定，并将滴定结果用空白试验校正。每1ml乙醇制氢氧化钾滴定液（0.5mol/L）相当于8.015mg的硫（S）。

本品含硫（S）不得少于98.5%。

饮片

【炮制】 硫黄　除去杂质，敲成碎块。

【鉴别】【含量测定】 同药材。

制硫黄　取净硫黄块，与豆腐同煮，至豆腐显黑绿色时，取出，漂净，阴干。

每100kg硫黄，用豆腐200kg。

【性味与归经】 酸，温；有毒。归肾、大肠经。

【功能与主治】 外用解毒杀虫疗疮；内服补火助阳通便。外治用于疥癣，秃疮，阴疽恶疮；内服用于阳痿足冷，虚喘冷哮，虚寒便秘。

【用法与用量】 外用适量，研末油调涂敷患处。内服1.5~3g，炮制后入丸散服。

【注意】 孕妇慎用。不宜与芒硝、玄明粉同用。

【贮藏】 置干燥处，防火。

蓖　麻　子

Bimazi

RICINI SEMEN

本品为大戟科植物蓖麻 *Ricinus communis* L. 的干燥成熟种子。秋季采摘成熟果实，晒干，除去果壳，收集种子。

【性状】 本品呈椭圆形或卵形，稍扁，长0.9~1.8cm，宽0.5~1cm。表面光滑，有灰白色与黑褐色或黄棕色与红棕色相间的花斑纹。一面较平，一面较隆起，较平的一面有1条隆起的种脊；一端有灰白色或浅棕色突起的种阜。种皮薄而脆。胚乳肥厚，白色，富油性，子叶2，菲薄。气微，味微苦辛。

【鉴别】 (1)本品粉末灰黄色或黄棕色。种皮栅状细胞红棕色，细长柱形，排列紧密，孔沟细密，胞腔内含红棕色物质。外胚乳组织细胞壁不明显，密布细小圆簇状结晶体，菊花形或圆球形，直径■8~20μm■[订正]。内胚乳细胞类多角形，胞腔内含糊粉粒和脂肪油滴。

(2)取本品粗粉1g，加无水乙醇10ml，冷浸30分钟，滤过，取滤液作为供试品溶液。另取蓖麻子对照药材1g，同法制成对照药材溶液。再取蓖麻酸对照品，加无水乙醇制成每1ml含1μl的溶液，作为对照品溶液。照薄层色谱法（通则0502）试验，吸取供试品溶液和对照药材溶液各1μl、对照品溶液2μl，分别点于同一硅胶G薄层板上，以石油醚（60~90℃）-乙酸乙酯-甲酸（14：4：0.4）为展开剂，展开，取出，晾干，喷以1%香草醛硫酸溶液，在110℃加热至斑点显清晰。供试品色谱中，在与对照药材色谱和对照品色谱相应的位置上，显相同颜色的斑点。

【检查】 水分　不得过7.0%（通则0832第二法）。

酸败度　照酸败度测定法（通则2303）测定。

酸值　不得过35.0。

羰基值　不得过7.0。

过氧化值　不得过0.20。

蓖麻碱　照高效液相色谱法（通则0512）测定。

色谱条件与系统适用性试验　以十八烷基硅烷键合硅胶为填充剂；以乙腈-水-二乙胺（11：89：0.03）为流动相；检测波长为307nm。理论板数按蓖麻碱峰计算应不低于3000。

对照品溶液的制备　取蓖麻碱对照品适量，精密称定，加甲醇制成每1ml含0.125mg的溶液，即得。

供试品溶液的制备　取本品粉末（过二号筛）约2.5g，精密称定，置索氏提取器中，加石油醚（60~90℃）适量，加热回流提取4小时，弃去石油醚液，药渣挥去溶剂，转移至具塞锥形瓶中，精密加入50%甲醇50ml，称定重量，加热回流2小时，放冷，再称定重量，用50%甲醇补足减失的重量，摇匀，滤过，取续滤液，即得。

测定法　分别精密吸取对照品溶液与供试品溶液各10μl，注入液相色谱仪，测定，即得。

本品按干燥品计算，含蓖麻碱（$C_8H_8N_2O_2$）不得过0.32%。

饮片

【炮制】 用时去壳，捣碎。

【性状】【鉴别】【检查】 同药材。

【性味与归经】 甘、辛，平；有毒。归大肠、肺经。

【功能与主治】 泻下通滞，消肿拔毒。用于大便燥结，痈疽肿毒，喉痹，瘰疬。

【用法与用量】 2～5g。外用适量。

【贮藏】 置阴凉干燥处。

蜂 房

Fengfang

VESPAE NIDUS

本品为胡蜂科昆虫果马蜂 *Polistes olivaceous*(DeGeer)、日本长脚胡蜂 *Polistes japonicus* Saussure 或异腹胡蜂 *Parapolybia varia* Fabricius 的巢。秋、冬二季采收,晒干,或略蒸,除去死蜂死蛹,晒干。

【性状】 本品呈圆盘状或不规则的扁块状,有的似莲房状,大小不一。表面灰白色或灰褐色。腹面有多数整齐的六角形房孔,孔径 3～4mm 或 6～8mm;背面有 1 个或数个黑色短柄。体轻,质韧,略有弹性。气微,味辛淡。

质酥脆或坚硬者不可供药用。

【检查】 水分 不得过 12.0%(通则 0832 第二法)。

总灰分 不得过 10.0%(通则 2302)。

酸不溶性灰分 不得过 5.0%(通则 2302)。

黄曲霉毒素 照真菌毒素测定法(通则 2351)测定。

■取本品粉末(过二号筛)约 5g,精密称定,加入氯化钠 3g,照黄曲霉毒素测定法项下供试品溶液的制备方法,其中,精密量取上清液 10ml,置 50ml 量瓶中,其余同供试品溶液的制备方法,测定,计算,即得。■[修订]

本品每 1000g 含黄曲霉毒素 B_1 不得过 5μg,含黄曲霉毒素 G_2、黄曲霉毒素 G_1、黄曲霉毒素 B_2 和黄曲霉毒素 B_1 的总量不得过 10μg。

饮片

【炮制】 除去杂质,剪块。

【检查】 同药材。

【性味与归经】 甘,平。归胃经。

【功能与主治】 攻毒杀虫,祛风止痛。用于疮疡肿毒,乳痈,瘰疬,皮肤顽癣,鹅掌风,牙痛,风湿痹痛。

【用法与用量】 3～5g。外用适量,研末油调敷患处,或煎水漱,或洗患处。

【贮藏】 置通风干燥处,防压,防蛀。

蜂 胶

Fengjiao

PROPOLIS

本品为蜜蜂科昆虫意大利蜂 *Apis mellifera* L. 工蜂采集的植物树脂与其上颚腺、蜡腺等分泌物混合形成的具有黏性的固体胶状物。多为夏、秋季自蜂箱中收集,除去杂质。

【性状】 本品为团块状或不规则碎块,呈青绿色、棕黄色、棕红色、棕褐色或深褐色,表面或断面有光泽。20℃以下逐渐变硬、脆,20～40℃逐渐变软,有黏性和可塑性。气芳香,味微苦、略涩、有微麻感和辛辣感。

【鉴别】 (1)取本品适量,置载玻片上,用火焰加热至熔化并有轻烟产生,嗅之有树脂乳香气。放冷,深色树脂状物质周围有淡黄色或黄色蜡状物产生。

(2)取本品粉末 0.5g,加甲醇 20ml,超声处理 20 分钟,滤过,取滤液作为供试品溶液。另取蜂胶对照药材 0.5g,同法制成对照药材溶液。再取白杨素对照品、高良姜素对照品和乔松素对照品,加甲醇制成每 1ml 含 1mg 的混合溶液,作为对照品溶液。照薄层色谱法(通则 0502)试验,吸取上述三种溶液各 1μl,分别点于同一高效硅胶 G 薄层板上,以甲苯-乙酸乙酯-冰醋酸(10:3:0.5)为展开剂,展开,取出,晾干,喷以三氯化铝乙醇试液,热风吹干,置紫外光灯(365nm)下检视。供试品色谱中,在与对照药材色谱和对照品色谱相应的位置上,显相同颜色的荧光斑点。

【检查】 水分 不得过 3.5%(通则 0832 第三法)。

总灰分 不得过 8.0%(通则 2302)。

酸不溶性灰分 不得过 6.0%(通则 2302)。

重金属及有害元素 照铅、镉、砷、汞、铜测定法(通则 2321 原子吸收分光光度法或电感耦合等离子体质谱法)测定,铅不得过 8mg/kg。

氧化时间 取本品粉末约 1g,精密称定,置具塞锥形瓶中,精密加入乙醇 25ml,密塞,振摇 1 小时,再精密加入水 100ml,摇匀,滤过,精密量取续滤液 0.5ml,置 50ml 量瓶中,用水稀释至刻度,摇匀,精密量取 10ml,置具塞锥形瓶中,精密加入 20%硫酸溶液 2ml,振摇 1 分钟,精密加入 0.02mol/L 高锰酸钾溶液 0.05ml,同时,开动秒表计时,当溶液的紫红色完全消退时,停止秒表,记录的时间即为供试品的氧化时间。不得过 22 秒。

【浸出物】 照醇溶性浸出物测定法(通则 2201)项下的冷浸法测定,用乙醇作溶剂,不得少于 50.0%。

【含量测定】 白杨素、高良姜素、咖啡酸苯乙酯 照高效液相色谱法(通则 0512)测定。

色谱条件与系统适用性试验 以十八烷基硅烷键合硅胶为填充剂;以甲醇为流动相 A,以 0.1%磷酸溶液为流动相 B,按下表中的规定进行梯度洗脱;白杨素、高良姜素检测波长为 270nm,咖啡酸苯乙酯检测波长为 329nm;柱温为 30℃。理论板数按咖啡酸苯乙酯峰计算应不低于 3000。

时间(分钟)	流动相 A(%)	流动相 B(%)
0～65	53	47
65～70	100	0
70～82	53	47

对照品溶液的制备　取白杨素对照品、高良姜素对照品、咖啡酸苯乙酯对照品适量,精密称定,加甲醇分别制成每1ml含白杨素、高良姜素各100μg,咖啡酸苯乙酯40μg的溶液;分别精密量取上述对照品溶液各5ml,置同一50ml量瓶中,加甲醇稀释至刻度,摇匀,即得(每1ml中含白杨素、高良姜素各10μg,含咖啡酸苯乙酯4μg)。

供试品溶液的制备　取本品粉末(过二号筛)约4g,精密称定,置具塞锥形瓶中,精密加入乙醇100ml,密塞,冷浸6小时,并时时振摇,再静置18小时,滤过,精密量取续滤液2ml,置100ml量瓶中,加乙醇至刻度,摇匀,滤过,取续滤液,即得。

测定法　分别精密吸取对照品溶液与供试品溶液各10μl,注入液相色谱仪,测定,即得。

本品按干燥品计算,含白杨素($C_{15}H_{10}O_4$)不得少于2.0%;高良姜素($C_{15}H_{10}O_5$)不得少于1.0%;咖啡酸苯乙酯($C_{17}H_{16}O_4$)不得少于0.50%。

乔松素　照高效液相色谱法(通则0512)测定。

色谱条件与系统适用性试验　以十八烷基硅烷键合硅胶为填充剂;以乙腈为流动相A,以0.1%磷酸溶液为流动相B,按下表中的规定进行梯度洗脱;检测波长为289nm;柱温为30℃。理论板数按乔松素峰计算应不低于3000。

时间(分钟)	流动相A(%)	流动相B(%)
0~55	34	66
55~60	100	0
60~72	34	66

对照品溶液的制备　取乔松素对照品适量,精密称定,加乙醇制成每1ml含10μg的溶液,即得。

供试品溶液的制备　取〔含量测定〕白杨素、高良姜素、咖啡酸苯乙酯项下的供试品溶液,即得。

测定法　分别精密吸取对照品溶液与供试品溶液各10μl,注入液相色谱仪,测定,即得。

本品按干燥品计算,含乔松素($C_{15}H_{12}O_4$)不得少于1.0%。

饮片

【炮制】　**酒制蜂胶**　取蜂胶粉碎,用乙醇浸泡溶解,滤过,滤液回收乙醇,晾干。

【性味与归经】　苦、辛,寒。归脾、胃经。

【功能与主治】　补虚弱,化浊脂,止消渴;外用解毒消肿,收敛生肌。用于体虚早衰,高脂血症,消渴;外治皮肤皲裂,烧烫伤。

【用法与用量】　0.2~0.6g。外用适量。多入丸散用,或加蜂蜜适量冲服。

【注意】　过敏体质者慎用。

【贮藏】　■置阴凉干燥处。■[修订]

三七总皂苷

Sanqi Zongzaogan

NOTOGINSENG TOTAL SAPONINS

本品为五加科植物三七 *Panax notoginseng*(Burk.)F. H. Chen 的主根或根茎经加工制成的总皂苷。

【制法】　取三七粉碎成粗粉,用70%的乙醇提取,滤过,滤液减压浓缩,滤过,过苯乙烯型非极性或弱极性共聚体大孔吸附树脂柱,用水洗涤,水洗液弃去,以80%的乙醇洗脱,洗脱液减压浓缩,脱色,精制,减压浓缩至浸膏,干燥,即得。

【性状】　本品为类白色至淡黄色的无定形粉末;味苦、微甘。

【鉴别】　取本品,照〔含量测定〕项下的方法试验,供试品色谱图中应呈现与三七总皂苷对照提取物中三七皂苷 R_1、人参皂苷 Rg_1、人参皂苷 Re、人参皂苷 Rb_1、人参皂苷 Rd 色谱峰保留时间相同的色谱峰。

【检查】　**干燥失重**　取本品,在80℃干燥至恒重,减失重量不得过5.0%(通则0831)。

炽灼残渣　不得过0.5%(通则0841)。

溶液的颜色　取本品适量,加水制成每1ml含三七总皂苷25mg的溶液,与黄色4号标准比色液(通则0901)比较,不得更深。

有关物质(注射剂用)

蛋白质　取本品50mg,加水1ml溶解,依法检查(通则2400),应符合规定。

鞣质　取本品50mg,加水1ml溶解,依法检查(通则2400),应符合规定。

树脂　取本品250mg,加水5ml溶解,依法检查(通则2400),应符合规定。

草酸盐　取本品200mg,加水4ml溶解,依法检查(通则2400),应符合规定。

钾离子　取本品0.1g,缓缓炽灼至完全炭化,再在500~600℃炽灼使完全灰化,依法检查(通则2400),应符合规定。

重金属及有害元素　照铅、镉、砷、汞、铜测定法(通则2321)测定,铅不得过5mg/kg;镉不得过0.3mg/kg;砷不得过2mg/kg;汞不得过0.2mg/kg;铜不得过20mg/kg。

树脂残留　照残留溶剂测定法(通则0861第二法)测定。

色谱条件与系统适用性试验　以键合/交联聚乙二醇为固定相的石英毛细管柱(柱长为30m,内径为0.25mm,膜厚度为0.25μm);柱温为程序升温,起始温度为60℃,保持16分钟,再以每分钟20℃升温至200℃,保持2分钟;用氢火焰离子化检测器检测,检测器温度300℃;进样口温度240℃;

载气为氮气,流速为每分钟 1.0ml。顶空进样,顶空瓶平衡温度为 90℃,平衡时间为 30 分钟。理论板数以邻二甲苯峰计算应不低于 40 000,各待测峰之间的分离度应符合规定。

对照品溶液的制备 精密称取正己烷、苯、甲苯、对二甲苯、邻二甲苯、苯乙烯、1,2-二乙基苯和二乙烯苯对照品适量,加 N,N-二甲基乙酰胺制成每 1ml 中分别含 $20\mu g$、$4\mu g$、$20\mu g$、$20\mu g$、$20\mu g$、$20\mu g$、$20\mu g$、$20\mu g$ 的溶液,作为对照品贮备液。精密吸取上述贮备液 2ml,置 50ml 量瓶中,加 25% N,N-二甲基乙酰胺溶液稀释至刻度,摇匀,精密量取 5ml,置 20ml 顶空瓶中,密封,即得。

供试品溶液的制备 取本品约 0.1g,精密称定,置 20ml 顶空瓶中,精密加入 25% N,N-二甲基乙酰胺溶液 5ml,密封,摇匀,即得。

测定法 分别精密量取顶空气体 1ml,注入气相色谱仪,测定,即得。

本品含苯不得过 0.0002%,含正己烷、甲苯、对二甲苯、邻二甲苯、苯乙烯、1,2-二乙基苯和二乙烯苯均不得过 0.002%(供注射用)。

异常毒性 取本品,加氯化钠注射液制成每 1ml 含三七总皂苷 5.0mg 的溶液,作为供试品溶液。取体重为 17～20g 小鼠 5 只,在 4～5 秒内每只小鼠注射供试品溶液 0.5ml 于尾静脉中,全部小鼠在给药后 48 小时内不得有死亡;如有死亡,另取体重为 18～19g 的小鼠 10 只复试,全部小鼠在 48 小时内不得有死亡(供注射用)。

热原 取本品,加氯化钠注射液制成每 1ml 含 50mg 的溶液,依法检查(通则 1142),剂量按家兔体重每 1kg 注射 0.5ml,应符合规定(供注射用)。

【指纹图谱】 取本品,照〔含量测定〕项下的方法试验,记录色谱图。

按中药色谱指纹图谱相似度评价系统,供试品指纹图谱与对照提取物指纹图谱经相似度计算,5 分钟后的色谱峰,其相似度不得低于 0.95。

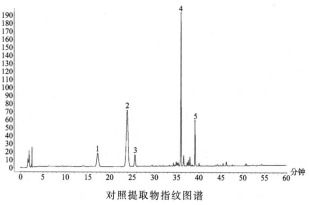

对照提取物指纹图谱

峰1:三七皂苷 R₁ 峰2:人参皂苷 Rg₁ 峰3:人参皂苷 Re

峰4:人参皂苷 Rb₁ 峰5:人参皂苷 Rd

【含量测定】 照高效液相色谱法(通则 0512)测定。

色谱条件与系统适用性试验 以十八烷基硅烷键合硅胶为填充剂(柱长为 25cm,内径为 4.6mm,粒径为 5μm);以乙腈为流动相 A,以水为流动相 B,按下表中的规定进行梯度洗脱;流速每分钟为 1.3ml;检测波长为 203nm;柱温为 25℃。人参皂苷 Rg₁ 与人参皂苷 Re 的分离度应大于 1.8;理论板数按人参皂苷 Rg₁ 峰计算应不低于 6000。

时间(分钟)	流动相 A(%)	流动相 B(%)
0～20	20	80
20～45	20→46	80→54
45～55	46→55	54→45
55～60	55	45

参照物溶液的制备 取三七总皂苷对照提取物适量,加 70% 甲醇溶解并稀释制成每 1ml 含 2.5mg 的溶液,即得。

对照品溶液的制备 取人参皂苷 Re 对照品适量,精密称定,加 70% 甲醇制成每 1ml 含 0.2mg 的溶液,即得。

供试品溶液的制备 取本品 25mg,精密称定,置 10ml 量瓶中,加 70% 甲醇溶解并稀释至刻度,摇匀,滤过,取续滤液,即得。

测定法 分别精密吸取参照物溶液、对照品溶液与供试品溶液各 10μl,注入液相色谱仪,测定。以参照物色谱峰中的标示成分定位供试品的各测定成分峰。校正因子见下表:

待测成分(峰)	校正因子
三七皂苷 R₁	0.996
人参皂苷 Rg₁	0.856
人参皂苷 Re	1.000
人参皂苷 Rb₁	1.165
人参皂苷 Rd	0.996

以人参皂苷 Re 对照品为对照,分别乘以校正因子,计算三七皂苷 R₁、人参皂苷 Rg₁、人参皂苷 Re、人参皂苷 Rb₁、人参皂苷 Rd 的含量。

本品按干燥品计算,含三七皂苷 R₁($C_{47}H_{80}O_{18}$)不得少于 5.0%、人参皂苷 Rg₁($C_{42}H_{72}O_{14}$)不得少于 25.0%、人参皂苷 Re($C_{48}H_{82}O_{18}$)不得少于 2.5%、人参皂苷 Rb₁($C_{54}H_{92}O_{23}$)不得少于 25.0%、人参皂苷 Rd($C_{48}H_{82}O_{18}$)不得少于 5.0%,且三七皂苷 R₁、人参皂苷 Rg₁、人参皂苷 Re、人参皂苷 Rb₁、人参皂苷 Rd 总量不得低于 70%(供口服用)或 77%(供注射用)。■ ▣[修订]

【贮藏】 密封,置干燥处。

【制剂】 口服制剂 注射剂

北豆根提取物

Beidougen Tiquwu

ASIATIC MOONSEED ROOT EXTRACT

本品为防己科植物蝙蝠葛 *Menispermum dauricum* DC. 的干燥根茎经加工制成的提取物。

【制法】 取北豆根,粉碎成粗粉,加 8 倍量硫酸水溶液(pH1～2),温浸(55～60℃)二次,每次 24 小时,滤过,合并滤液,静置,待沉淀完全,取上清液用 10％碳酸钠水溶液调节 pH 值至 8.0～9.0,静置,待沉淀完全,弃去上清液,取沉淀抽滤,用少量水洗至中性,50～60℃干燥,粉碎成细粉,■加适量淀粉,照〔含量测定〕总生物碱项下的方法,测定总生物碱的含量,调节使符合规定,■[修订] 即得。

【性状】 本品为灰棕色至黑棕色的粉末;气微,味苦。

【鉴别】 取本品 0.1g,加乙酸乙酯 15ml 及浓氨试液 0.5ml,振摇 10 分钟,滤过,滤液蒸干,残渣加乙酸乙酯 1ml 使溶解,作为供试品溶液。另取北豆根对照药材 0.5g,加乙酸乙酯 15ml 及浓氨试液 0.5ml,加热回流 30 分钟,滤过,同法制成对照药材溶液。再取蝙蝠葛碱对照品适量,加甲醇制成每 1ml 含 8mg 的溶液,作为对照品溶液。照薄层色谱法(通则 0502)试验,吸取上述三种溶液各 2μl,分别点于同一硅胶 G 薄层板上,以三氯甲烷-甲醇-浓氨试液(9：1：0.05)为展开剂,展开,取出,晾干,置紫外光灯(365nm)下检视。供试品色谱中,在与对照药材色谱和对照品色谱相应的位置上,显相同颜色的荧光斑点。

【检查】 水分 不得过 8.0％(通则 0832 第二法)。

【含量测定】 总生物碱 取本品研细,取适量(约相当于总生物碱 80mg),精密称定,置锥形瓶中,加乙酸乙酯 25ml,振摇 30 分钟,滤过,用乙酸乙酯 10ml 分 3 次洗涤容器及滤渣,洗液与滤液合并,置水浴上蒸干,残渣加无水乙醇 10ml 使溶解并转移至锥形瓶中,精密加入硫酸滴定液(0.01mol/L) 25ml 与甲基红指示液 2 滴,用氢氧化钠滴定液(0.02mol/L)滴定,即得。每 1ml 硫酸滴定液(0.01mol/L)相当于 6.248mg 蝙蝠葛碱($C_{38}H_{44}N_2O_6$)。

本品按干燥品计算,含总生物碱以蝙蝠葛碱($C_{38}H_{44}N_2O_6$)计,应为 22.5％～27.5％。

蝙蝠葛碱 照高效液相色谱法(通则 0512)测定。

色谱条件与系统适用性试验 以十八烷基硅烷键合硅胶为填充剂;以乙腈-0.05％三乙胺溶液(45：55)为流动相;检测波长为 284nm。理论板数按蝙蝠葛碱峰计算应不低于 6000。

对照品溶液的制备 取蝙蝠葛碱对照品适量,精密称定,置棕色量瓶中,加甲醇制成每 1ml 含蝙蝠葛碱 0.2mg 的溶液,即得(本品临用配制,避光保存)。

供试品溶液的制备 取本品,研细,取约 30mg,精密称定,置具塞锥形瓶中,精密加入甲醇 25ml,密塞,称定重量,超声处理(功率 140W,频率 42kHz)30 分钟,取出,放冷,再称定重量,用甲醇补足减失的重量,摇匀,滤过,取续滤液,即得。

测定法 分别精密吸取对照品溶液与供试品溶液各 10μl,注入液相色谱仪,测定,即得。

本品按干燥品计算,含蝙蝠葛碱($C_{38}H_{44}N_2O_6$)不得少于 10.0％。

【贮藏】 密封,置干燥处。

【制剂】 北豆根片 北豆根胶囊

牡 荆 油

Mujing You

VITEX OIL

本品为马鞭草科植物牡荆 *Vitex negundo* L. var. *cannabifolia* (Sieb. et Zucc.) Hand. -Mazz. 的新鲜叶经水蒸气蒸馏提取的挥发油。

【性状】 本品为淡黄色至橙黄色的澄清液体;具特殊的香气,味微辛辣。

本品能与无水乙醇、三氯甲烷或乙醚任意混溶,在水中几乎不溶。

相对密度 在 25℃时应为 0.890～0.910(通则 0601)。

折光率 应为 1.485～1.500(通则 0622)。

【鉴别】 (1)取亚硝酸钠约 0.1g,加水 1～2 滴使溶解,加本品 0.3ml 与稀硫酸 0.5ml,振摇,油层显翠绿色。

(2)取本品 1 滴,加三氯甲烷 1ml,摇匀,滴加 5％溴的三氯甲烷溶液,溴的颜色褪去,继续滴加 5％溴的三氯甲烷溶液至显微黄色时,放置,渐显绿色。

■(3)取本品 0.1ml,加乙酸乙酯 4ml,振摇使溶解,作为供试品溶液。另取牡荆油对照提取物,同法制成对照提取物溶液。照薄层色谱法(通则 0502)试验,吸取上述两种溶液各 2μl,分别点于同一硅胶 G 薄层板上,以石油醚(60～90℃)-乙酸乙酯(10：0.5)为展开剂,展开,取出,晾干,喷以 5％香草醛的 10％硫酸乙醇溶液,在 105℃加热至斑点显色清晰。供试品色谱中,在与对照提取物色谱相应的位置上,显相同颜色的斑点。■[修订]

【检查】 脂肪油 取本品 1ml,加乙醇 10ml,放置后,不得有油滴析出。

重金属 取本品 1g,依法检查(通则 0821 第二法),不得过 10mg/kg。

【含量测定】 照气相色谱法(通则 0521)测定。

色谱条件与系统适用性试验 以交联 5％苯基甲基聚硅氧烷(SE-54)为固定相的毛细管柱(柱长为 25m,柱内径为 0.32mm,膜厚度为 0.6μm);柱温为程序升温:初始温度为 80℃,以每分钟 10℃的速率升温至 220℃,保持 6 分钟;进样口温度为 250℃,检测器温度为 280℃;分流进样,分流比为 10:1。理论板数按 β-丁香烯峰计算应不低于50 000。

校正因子测定 取正十八烷适量,精密称定,加乙酸乙酯制成每 1ml 含 2mg 的溶液,作为内标溶液。另取 β-丁香烯对照品约 20mg,精密称定,置 10ml 量瓶中,加乙酸乙酯溶解并稀释至刻度,摇匀,精密吸取 1ml,置 10ml 量瓶中,精密加入内标溶液 1ml,加乙酸乙酯至刻度,摇匀,吸取 1μl 注入气相色谱仪,计算校正因子。

测定法 取本品约 40mg,精密称定,置 10ml 量瓶中,加乙酸乙酯溶解并稀释至刻度,摇匀,精密吸取 1ml,置 10ml 量瓶中,精密加入内标溶液 1ml,加乙酸乙酯至刻度,摇匀,吸取 1μl 注入气相色谱仪,测定,即得。

本品含 β-丁香烯($C_{15}H_{24}$)不得少于 20.0%。

【贮藏】 遮光,密封,置阴凉处。

【制剂】 牡荆油胶丸

人参再造丸
Renshen Zaizao Wan

【处方】
人参 100g	酒蕲蛇 100g
广藿香 100g	檀香 50g
母丁香 50g	玄参 100g
细辛 50g	醋香附 50g
地龙 25g	熟地黄 100g
三七 25g	■醋乳香 50g■[订正]
青皮 50g	豆蔻 50g
防风 100g	制何首乌 100g
川芎 100g	片姜黄 12.5g
黄芪 100g	甘草 100g
黄连 100g	茯苓 50g
赤芍 100g	大黄 100g
桑寄生 100g	葛根 75g
麻黄 100g	骨碎补(炒)50g
全蝎 75g	豹骨(制)50g
炒僵蚕 50g	附子(制)50g
琥珀 25g	醋龟甲 50g
粉草薢 100g	■麸炒白术 50g■[订正]
沉香 50g	天麻 100g
肉桂 100g	白芷 100g
■醋没药 50g■[订正]	当归 50g
草豆蔻 100g	威灵仙 75g
乌药 50g	羌活 100g
橘红 200g	六神曲(麸炒)200g
朱砂 20g	血竭 15g
人工麝香 5g	冰片 5g
牛黄 5g	天竺黄 50g
胆南星 50g	水牛角浓缩粉 30g

【制法】 以上五十六味,除冰片、血竭、牛黄、水牛角浓缩粉、人工麝香、天竺黄外,朱砂、琥珀分别水飞成细粉;其余人参等四十八味粉碎成细粉;将冰片、血竭、牛黄、水牛角浓缩粉、人工麝香、天竺黄研细,与上述细粉配研,过筛,混匀。每 100g 粉末加炼蜜 100~110g 制成大蜜丸,即得。

【性状】 本品为黑色的大蜜丸;味甜、微苦。

【鉴别】 (1)取本品,置显微镜下观察:体壁碎片淡黄色至黄色,有网状纹理和圆形毛窝,有时可见棕褐色刚毛(全蝎)。体壁碎片无色,表面有极细的菌丝体(炒僵蚕)。树脂道碎片含黄色分泌物(三七)。

(2)取本品 20g,剪碎,加硅藻土适量,研匀,置索氏提取器中,加乙醚适量,加热回流提取 1 小时(药渣备用),乙醚提取液低温蒸干,残渣加无水乙醇 1ml 使溶解,作为供试品溶液。另取当归对照药材和川芎对照药材各 0.2g,同法制成对照药材溶液。照薄层色谱法(通则 0502)试验,吸取上述三种溶液各 10μl,分别点于同一硅胶 G 薄层板上,以甲苯-乙酸乙酯(30:1)为展开剂,展开,取出,晾干,置紫外光灯(365nm)下检视。供试品色谱中,在与当归对照药材、川芎对照药材色谱相应的位置上,显相同颜色的荧光斑点。

(3)取〔鉴别〕(2)项下的备用药渣,挥去溶剂,加甲醇 50ml,超声处理 30 分钟,滤过,滤液蒸干,残渣加水 20ml 使溶解,用水饱和的正丁醇提取 2 次,每次 25ml,■合并正丁醇液,用氨试液洗涤 2 次,每次 20ml,正丁醇液回收溶剂至干■[修订],残渣加水 10ml 使溶解,通过 D101 型大孔吸附树脂柱(内径为 1.5cm,长为 15cm),先后用水和 20%乙醇各 50ml 洗脱,弃去洗脱液,继用 80%乙醇 80ml 洗脱,收集洗脱液,蒸干,残渣加甲醇 1ml 使溶解,作为供试品溶液。另取人参皂苷 Re 对照品、人参皂苷 Rg$_1$ 对照品■适量■[删除],加甲醇制成每 1ml 各含 0.5mg 的混合溶液,作为对照品溶液。照薄层色谱法(通则 0502)试验,吸取上述两种溶液各 10μl,分别点于同一硅胶 G 薄层板上使成条状,以三氯甲烷-乙酸乙酯-甲醇-水(15:40:22:10)10℃以下放置的下层溶液为展开剂,展开,取出,晾干,喷以 10%硫酸乙醇溶液,在 105℃加热至斑点显色清晰。供试品色谱中,在与对照品色谱相应的位置上,显相同颜色的斑点。

(4)取〔含量测定〕■黄连■[修订]项下的盐酸-甲醇(1:100)提取液 10ml,浓缩至 2ml,作为供试品溶液。另取黄连对照药材 0.1g,加盐酸-甲醇(1:100)的混合溶液 5ml,超声处理 10 分钟,取上清液作为对照药材溶液。再取盐酸小檗碱对照品■适量■[删除],加甲醇制成每 1ml 含 0.2mg 的溶液,作为对照品溶液。照薄层色谱法(通则 0502)试验,吸取上述三种溶液各 2μl,分别点于同一硅胶 G 薄层板上,以甲苯-乙酸乙酯-

异丙醇-甲醇-浓氨试液(12∶6∶3∶3∶1)为展开剂,置氨蒸气预饱和的展开缸内,展开,取出,晾干,置紫外光灯(365nm)下检视。供试品色谱中,在与对照药材色谱和对照品色谱相应的位置上,显相同颜色的荧光斑点。

【检查】 ■游离胆红素 照高效液相色谱法(通则0512)测定(避光操作)。

色谱条件与系统适用性试验 同〔含量测定〕牛黄项下。

对照品溶液的制备 取胆红素对照品适量,精密称定,加二氯甲烷制成每1ml含6.5μg的溶液,即得。

供试品溶液的制备 取本品10丸,精密称定,剪碎,精密加入适量无水碳酸钙(样品含水量1~2倍量),充分混匀,研细,取粉末适量(约相当于取本品5.3g),精密称定,置具塞锥形瓶中,精密加入二氯甲烷20ml,密塞,称定重量,涡旋至充分混匀,冰浴中超声处理(功率500W,频率53kHz)10分钟,放冷,再称定重量,用二氯甲烷补足减失的重量,摇匀,离心(转速为每分钟4000转)置澄清,分取二氯甲烷液,滤过,取续滤液,即得。

测定法 分别精密吸取对照品溶液与供试品溶液各5μl,注入液相色谱仪,测定,即得。

供试品色谱中,在与对照品色谱峰保留时间相同的位置上,出现的色谱峰面积应小于对照品色谱峰面积或不出现色谱峰。■[增订]

其他 应符合丸剂项下有关的各项规定(通则0108)。

【含量测定】 黄连 照高效液相色谱法(通则0512)测定。

色谱条件与系统适用性试验 以十八烷基硅烷键合硅胶为填充剂;以乙腈-0.05mol/L磷酸二氢钾溶液(28∶72)为流动相;检测波长为345nm。理论板数按盐酸小檗碱峰计算应不低于3000。

对照品溶液的制备 取盐酸小檗碱对照品适量,精密称定,加甲醇制成每1ml含50μg的溶液,即得。

供试品溶液的制备 取重量差异项下的本品,剪碎,混匀,取约5g,精密称定,置具塞锥形瓶中,精密加入盐酸-甲醇(1∶100)的混合溶液50ml,密塞,称定重量,超声处理(功率250W,频率50kHz)30分钟,放冷,再称定重量,用盐酸-甲醇(1∶100)的混合溶液补足减失的重量,摇匀,滤过,精密量取续滤液25ml,浓缩至约10ml,加在中性氧化铝柱(100~120目,5g,内径为0.9cm,湿法装柱,用甲醇30ml预洗)上,用乙醇25ml洗脱,收集洗脱液于50ml量瓶中,加乙醇至刻度,摇匀,滤过,取续滤液,即得。

测定法 分别精密吸取对照品溶液与供试品溶液各10μl,注入液相色谱仪,测定,即得。

本品每丸含黄连以盐酸小檗碱($C_{20}H_{17}NO_4 \cdot HCl$)计,不得少于1.0mg。

■牛黄 照高效液相色谱法(通则0512)测定(避光操作)。

色谱条件与系统适用性试验 以十八烷基硅烷键合硅胶为填充剂;以乙腈-1%冰醋酸溶液(95∶5)为流动相;检测波长为450nm。理论板数按胆红素峰计算应不低于3000。

对照品溶液的制备 取胆红素对照品适量,精密称定,加二氯甲烷制成每1ml含10μg的溶液,即得。

供试品溶液的制备 取本品10丸,精密称定,剪碎,精密加入适量硅藻土(样品含水量加入1~2倍量),充分混匀,研细,取粉末适量(约相当于取本品1.0g),精密称定,置具塞锥形瓶中,加入10%草酸溶液(含0.15%十六烷基三甲基氯化铵)12ml,密塞,涡旋至充分混匀,精密加入水饱和二氯甲烷25ml,密塞,称定重量,涡旋至充分混匀,超声处理(功率500W,频率53kHz)40分钟,放冷,再称定重量,用水饱和二氯甲烷补足减失的重量,摇匀,离心(转速为每分钟4000转)置澄清,分取二氯甲烷液,滤过,取续滤液,即得。

测定法 分别精密吸取对照品溶液与供试品溶液各5μl,注入液相色谱仪,测定,即得。

本品每丸含牛黄以胆红素($C_{33}H_{36}N_4O_6$)计,不得少于0.32mg。■[增订]

【功能与主治】 益气养血,祛风化痰,活血通络。用于气虚血瘀、风痰阻络所致的中风,症见口眼歪斜、半身不遂、手足麻木、疼痛、拘挛、言语不清。

【用法与用量】 口服。一次1丸,一日2次。

【注意】 孕妇忌服。

【规格】 每丸重3g

【贮藏】 密封。

人参养荣丸
Renshen Yangrong Wan

【处方】 人参100g 土白术100g
茯苓75g 炙甘草100g
当归100g 熟地黄75g
白芍(麸炒)100g 炙黄芪100g
陈皮100g 制远志50g
肉桂100g 五味子(酒蒸)75g

【制法】 以上十二味,粉碎成细粉,过筛,混匀。另取生姜50g,大枣100g,分次加水煎煮至味尽,滤过,滤液浓缩至相对密度为1.25(80℃)的清膏。每100g粉末加炼蜜35~50g与生姜、大枣液,泛丸,干燥,制成水蜜丸;或加炼蜜90~100g与生姜、大枣液拌匀,制成■小蜜丸或■[增订]大蜜丸,即得。

【性状】 本品为棕褐色的水蜜丸■、小蜜丸■[增订]或大蜜丸;味甘、微辛。

【鉴别】 (1)取本品,置显微镜下观察:不规则分枝状团块无色,遇水合氯醛试液溶化;菌丝无色或淡棕色(茯苓)。草酸钙簇晶直径 20～68μm，棱角锐尖(人参)。石细胞类圆形或长方形，直径 32～88μm，壁一面菲薄(肉桂)。纤维成束或散离，壁厚，表面有纵裂纹，两端断裂成帚状或较平截(炙黄芪)。纤维束周围薄壁细胞含草酸钙方晶，形成晶纤维(炙甘草)。种皮石细胞呈淡黄色或淡黄棕色，表面观呈多角形，壁较厚，孔沟细密，胞腔含深棕色物(五味子)。草酸钙簇晶直径 18～32μm，存在于薄壁细胞中，常排列成行，或一个细胞中含有数个簇晶(白芍)。薄壁细胞棕黄色至黑棕色，细胞多皱缩，内含棕色核状物(熟地黄)。草酸钙针晶细小，长 10～32μm，不规则地充塞于薄壁细胞中(土白术)。薄壁细胞纺锤形，壁略厚，有极微细的斜向交错纹理(当归)。草酸钙方晶成片存在于薄壁组织中(陈皮)。木栓细胞表面观呈多角形、类方形或类长方形，垂周壁较薄，有纹孔，呈断续状(制远志)。

(2)取本品■水蜜丸 18g，研细；或取小蜜丸或大蜜丸 18g，■[修订]，剪碎，加硅藻土 10g，研匀，用 7%硫酸溶液充分研磨提取 3 次(100ml，50ml，50ml)，离心，取酸水液，加热回流 1 小时，放冷，用石油醚(30～60℃)振摇提取 3 次，每次 50ml，合并石油醚液，挥干，残渣加无水乙醇 0.5ml 使溶解，作为供试品溶液。另取人参二醇对照品、人参三醇对照品，分别加无水乙醇制成每 1ml 含 1mg 的溶液，作为对照品溶液。照薄层色谱法(通则 0502)试验，吸取供试品溶液 10μl、对照品溶液各 5μl，分别点于同一硅胶 G 薄层板上，以乙醚-三氯甲烷(1：1)为展开剂，展开，取出，晾干，喷以 10%硫酸乙醇溶液，在 105℃加热至斑点显色清晰，置紫外光灯(365nm)下检视。供试品色谱中，在与对照品色谱相应位置上，显相同颜色的荧光斑点。

(3)取本品■水蜜丸 9g，研细；或取小蜜丸或大蜜丸 9g■[修订]，剪碎，加硅藻土 9g，研匀，置索氏提取器中，加甲醇适量，加热回流提取至提取液无色，提取液蒸干，残渣加水 30ml 使溶解，用水饱和的正丁醇振摇提取 3 次，每次 20ml，合并正丁醇提取液，用水 20ml 洗涤，弃去水洗液，正丁醇液蒸约 1ml，加中性氧化铝 2g，在水浴上拌匀、干燥，加在中性氧化铝柱(200 目，2g，内径为 1～1.5cm)上，用乙酸乙酯-甲醇(1：1)混合溶液 50ml 洗脱，收集洗脱液，蒸干，残渣加乙醇 1ml 使溶解，上清液作为供试品溶液。另取芍药苷对照品，加乙醇制成每 1ml 含 1mg 的溶液，作为对照品溶液。照薄层色谱法(通则 0502)试验，吸取供试品溶液 10μl、对照品 5μl，分别点于同一硅胶 G 薄层板上，以三氯甲烷-乙酸乙酯-甲醇-甲酸(40：5：10：0.2)为展开剂，展开，取出，晾干，喷以 10%硫酸乙醇溶液，在 105℃加热至斑点显色清晰。供试品色谱中，在与对照品色谱相应的位置上，显相同颜色的斑点。

(4)取本品■水蜜丸 9g，研细；或取小蜜丸或大蜜丸 9g■[修订]，剪碎，置圆底烧瓶中，加水 200ml，照挥发油测定法(通则 2204)试验，自测定器上端加水使充满刻度部分并溢流入烧瓶时为止，加乙酸乙酯 2ml，加热回流 1 小时，分取乙酸

乙酯层，浓缩至约 0.25ml，作为供试品溶液。另取当归对照药材 0.5g，同法制成对照药材溶液。再取桂皮醛对照品，加乙酸乙酯制成每 1ml 含 1μl 的溶液，作为对照品溶液。照薄层色谱法(通则 0502)试验，吸取供试品溶液 2～6μl、对照药材溶液与对照品溶液各 2μl，分别点于同一硅胶 G 薄层板上，以正己烷-乙酸乙酯(9：1)为展开剂，展开，取出，晾干，置紫外光灯(365nm)下检视。供试品色谱中，在与当归对照药材色谱相应的位置上，显相同颜色的荧光斑点；喷以二硝基苯肼乙醇试液，加热至斑点显色清晰，置日光下检视，在与桂皮醛对照品色谱相应的位置上，显相同颜色的斑点。

(5)取本品■水蜜丸 9g，研细；或取小蜜丸或大蜜丸 9g■[修订]，剪碎，加硅藻土 4.5g，加水 50ml，研匀，离心，弃去上清液，药渣加水 50ml，同上重复处理 2 次后，在 50℃干燥 3 小时，置索氏提取器中，加石油醚(60～90℃)80ml，置水浴上加热回流 1 小时，弃去石油醚，药渣挥干，加甲醇 80ml，置水浴上加热回流提取至提取液无色，放冷，滤过，滤液浓缩至约 1ml，作为供试品溶液。另取陈皮对照药材 0.5g，加甲醇 5ml，超声处理 5 分钟，滤过，滤液作为对照药材溶液。再取橙皮苷对照品，加甲醇制成饱和溶液，作为对照品溶液。照薄层色谱法(通则 0502)试验，吸取上述三种溶液各 0.5μl，分别点于同一用 0.5%氢氧化钠溶液制备的硅胶 G 薄层板上，以乙酸乙酯-甲醇-水(100：17：13)为展开剂，展至约 3cm，取出，晾干；再以甲苯-乙酸乙酯-甲酸-水(20：10：1：1)的上层溶液为展开剂，展开，展距约 8cm，取出，晾干，喷以三氯化铝试液，置紫外光灯(365nm)下检视。供试品色谱中，在与对照药材色谱和对照品色谱相应的位置上，分别显相同颜色的荧光斑点。

【检查】 应符合丸剂项下有关的各项规定(通则 0108)。

【含量测定】 ■陈皮■[增订] 照高效液相色谱法(通则 0512)测定。

色谱条件与系统适用性试验 以十八烷基硅烷键合硅胶为填充剂；以甲醇-0.11%醋酸溶液(40：60)为流动相；检测波长为 283nm。理论板数按橙皮苷峰计算应不低于 2000。

对照品溶液的制备 取橙皮苷对照品适量，精密称定，加甲醇制成每 1ml 含 30μg 的溶液，即得。

供试品溶液的制备 取本品水蜜丸适量，研碎，取约 0.8g，精密称定；或取■小蜜丸或■[增订]重量差异项下的大蜜丸，剪碎，混匀，取约 1g，精密称定，置具塞锥形瓶中，精密加入甲醇 50ml，密塞，称定重量，超声处理(功率 250W，频率 33kHz)1 小时，放冷，再称定重量，用甲醇补足减失的重量，摇匀，滤过，取续滤液，即得。

测定法 分别精密吸取对照品溶液 10μl 与供试品溶液 5～10μl，注入液相色谱仪，测定，即得。

本品含陈皮以橙皮苷($C_{28}H_{34}O_{15}$)计，水蜜丸每 1g 不得少于 2.0mg；■小蜜丸每 1g 不得少于 1.4mg；■[增订]大蜜丸每丸不得少于 13mg。

■炙甘草、五味子(酒蒸)、肉桂 照高效液相色谱法(通则 0512)测定。

色谱条件与系统适用性试验 以十八烷基硅烷键合硅胶为填充剂;以乙腈-0.1%甲酸溶液(32:68)为流动相;甘草酸和五味子醇甲检测波长为 250nm,桂皮醛检测波长为 290nm。理论板数按甘草酸峰、桂皮醛峰计算均应不低于 5000。

对照品溶液的制备 取甘草酸铵对照品、五味子醇甲对照品和桂皮醛对照品适量,精密称定,加甲醇制成每 1ml 含甘草酸铵 0.1mg(甘草酸重量＝甘草酸铵重量/1.0207)、含五味子醇甲和桂皮醛各 20μg 的混合溶液;精密量取混合溶液 10ml,再精密加入水 10ml,混匀,即得。

供试品溶液的制备 取本品水蜜丸适量,研碎,取约 1.6g,精密称定;或取小蜜丸或重量差异项下的大蜜丸,剪碎,混匀,取约 2g,精密称定,置具塞锥形瓶中,精密加入水 10ml,密塞,超声处理(功率 500W,频率 53kHz)15 分钟,并时时振摇使其溶散,再精密加入甲醇 10ml,密塞,称定重量,超声处理(功率 500W,频率 53kHz)1 小时,放冷,再称定重量,用甲醇补足减失的重量,摇匀,滤过,取续滤液,即得。

测定法 分别精密吸取对照品溶液与供试品溶液各 10μl,注入液相色谱仪,测定,即得。

本品含炙甘草以甘草酸($C_{42}H_{62}O_{16}$)计,水蜜丸每 1g 不得少于 0.50mg,小蜜丸每 1g 不得少于 0.38mg,大蜜丸每丸不得少于 3.4mg;含五味子(酒蒸)以五味子醇甲($C_{24}H_{32}O_7$)计,水蜜丸每 1g 不得少于 0.125mg,小蜜丸每 1g 不得少于 90μg,大蜜丸每丸不得少于 0.84mg;含肉桂以桂皮醛(C_9H_8O)计,水蜜丸每 1g 不得少于 29μg,小蜜丸每 1g 不得少于 0.10mg,大蜜丸每丸不得少于 0.90mg。■[增订]

【功能与主治】 温补气血。用于心脾不足,气血两亏,形瘦神疲,食少便溏,病后虚弱。

【用法与用量】 口服。水蜜丸一次 6g,■小蜜丸一次 9g (45 丸),■[增订]大蜜丸一次 1 丸,一日 1～2 次。

【规格】 ■(1)小蜜丸 每 100 丸重 20g (2)大蜜丸 每丸重 9g■[修订]

【贮藏】 密封。

三九胃泰胶囊

Sanjiu Weitai Jiaonang

【处方】

三叉苦 1923g	九里香 1923g
两面针 1923g	木香 1154g
黄芩 769g	茯苓 769g
地黄 769g	白芍 769g

【制法】 以上八味,加水煎煮二次,滤过,合并滤液,滤液静置,取上清液浓缩成稠膏,制粒,装入胶囊,制成 1000 粒,即得。

【性状】 本品为硬胶囊,内容物为棕黄色至深棕色的颗粒和粉末;味苦。

【鉴别】 (1)取本品内容物 2g,加水 10ml 使溶解,用浓氨试液调节 pH 值至 12,加二氯甲烷振摇提取 3 次,每次 30ml,合并二氯甲烷液,蒸干,残渣加二氯甲烷 0.5ml 使溶解,作为供试品溶液。另取两面针对照药材 1g,加水 50ml,煎煮 20 分钟,滤过,滤液同法制成对照药材溶液。照薄层色谱法(通则 0502)试验,吸取供试品溶液 10～20μl、对照药材溶液 4μl,分别点于同一硅胶 G 薄层板上,使成条状,以正丁醇-醋酸-水(7:1:2)的上层溶液为展开剂,展开,取出,晾干,置紫外光灯(365nm)下检视。供试品色谱中,在与对照药材色谱相应的位置上,显相同颜色的荧光条斑。

(2)取本品内容物 0.4g,加乙醇 30ml,加热回流 1 小时,放冷,滤过,滤液蒸干,残渣加水 20ml,加热使溶解,放冷,用盐酸调节 pH 值至 1～2,用乙酸乙酯 30ml 振摇提取,分取乙酸乙酯液,蒸干,残渣加乙醇 1ml 使溶解,作为供试品溶液。另取黄芩对照药材 0.2g,加乙醇 20ml,同法制成对照药材溶液。再取黄芩苷对照品,加甲醇制成每 1ml 含 1mg 的溶液,作为对照品溶液。照薄层色谱法(通则 0502)试验,吸取上述三种溶液各 2μl,分别点于同一聚酰胺薄膜上,以乙酸乙酯-甲醇-醋酸(4:1:10)为展开剂,展开,取出,晾干,喷以 2%三氯化铁乙醇溶液。供试品色谱中,在与对照药材色谱和对照品色谱相应的位置上,显相同颜色的斑点。

(3)取本品内容物 0.4g,加乙醇 30ml,加热回流 1 小时,放冷,滤过,滤液蒸干,残渣加乙醇 15ml 分次洗涤,滤过,合并滤液,蒸干,残渣加乙醇 1ml 使溶解,作为供试品溶液。另取白芍对照药材 0.6g,加乙醇 20ml,超声处理 20 分钟,滤过,滤液蒸干,残渣加乙醇 1ml 使溶解,作为对照药材溶液。再取芍药苷对照品,加乙醇制成每 1ml 含 1mg 的溶液,作为对照品溶液。照薄层色谱法(通则 0502)试验,吸取上述三种溶液各 10μl,分别点于同一硅胶 G 薄层板上,使成条状,以二氯甲烷-乙酸乙酯-甲醇-甲酸(40:5:9:0.2)为展开剂,展开,取出,晾干,喷以 5%香草醛硫酸溶液,105℃加热至斑点显色清晰。供试品色谱中,在与对照药材色谱和对照品色谱相应的位置上,显相同颜色的条斑。

■(4)取本品内容物 0.4g,加甲醇 50ml,超声处理 30 分钟,滤过,滤液蒸干,残渣加二氯甲烷-甲醇(1:1)1ml 使溶解,作为供试品溶液。另取九里香(千里香)对照药材 1.5g,同法制成对照药材溶液。再取九里香酮对照品,加二氯甲烷-甲醇(1:1)制成每 1ml 含 0.5mg 的溶液,作为对照品溶液。照薄层色谱法(通则 0502)试验,吸取供试品溶液 4μl、对照药材溶液及对照品溶液各 1μl,分别点于同一用 4%草酸溶液制备的硅胶 G 薄层板上,以二氯甲烷-甲醇(23:1)为展开剂,在用展开剂预饱和 1 小时的展开缸内展开,取出,晾干,置紫外光灯(365nm)下检视。供试品色谱中,在与对照药材色谱和对照品色谱相应的位置上,显相同颜色的荧光主

斑点。■[修订]

【检查】 应符合胶囊剂项下有关的各项规定(通则0103)。

【含量测定】 照高效液相色谱法(通则0512)测定。

色谱条件与系统适用性试验 以十八烷基硅烷键合硅胶为填充剂;以甲醇-磷酸盐缓冲溶液[0.05mol/L 磷酸二氢钾溶液-0.05mol/L 磷酸溶液(2:3)](45:55)为流动相;检测波长为280nm。理论板数按黄芩苷峰计算应不低于2500。

对照品溶液的制备 取黄芩苷对照品适量,精密称定,加甲醇制成每1ml含0.1mg的溶液,即得。

■供试品溶液的制备 取装量差异项下的本品内容物,混匀,研细,取约0.5g,精密称定,置具塞锥形瓶中,精密加入70%乙醇100ml,称定重量,超声处理(功率110W,频率40kHz)20分钟,放冷,再称定重量,用70%乙醇补足减失的重量,摇匀,滤过,取续滤液,即得。■[修订]

测定法 分别精密吸取对照品溶液与供试品溶液各10μl,注入液相色谱仪,测定,即得。

本品每粒含黄芩以黄芩苷($C_{21}H_{18}O_{11}$)计,不得少于7.5mg。

【功能与主治】 清热燥湿,行气活血,柔肝止痛。用于湿热内蕴、气滞血瘀所致的胃痛,症见脘腹隐痛、饱胀反酸、恶心呕吐、嘈杂纳减;浅表性胃炎、糜烂性胃炎、萎缩性胃炎见上述证候者。

【用法与用量】 口服。一次2～4粒,一日2次。

【注意】 胃寒患者慎用;忌油腻、生冷、难消化食物。

■【规格】 每粒装0.5g(相当于饮片9.999g)■[修订]

【贮藏】 密封。

注:九里香 为芸香科植物千里香 *Murraya paniculata* (L.)Jack 的干燥叶和带叶嫩枝。

三九胃泰颗粒

Sanjiu Weitai Keli

【处方】 三叉苦384.6g　　　九里香384.6g
　　　　　两面针384.6g　　　木香230.8g
　　　　　黄芩153.85g　　　　茯苓153.85g
　　　　　地黄153.85g　　　　白芍153.85g

【制法】 以上八味,加水煎煮二次,煎液滤过,滤液合并,静置,取上清液,浓缩至适量,加蔗糖约900g,制成颗粒,干燥,制成1000g〔规格(1)〕;或加蔗糖约400g,制成颗粒,干燥,制成500g〔规格(2)〕;或加乳糖适量,制成颗粒,干燥,制成125g〔规格(3)〕,即得。

【性状】 本品为棕色至深棕色的颗粒,味甜、微苦;或为灰棕色至棕褐色的颗粒,味苦〔规格(3)〕。

【鉴别】 (1)取本品20g〔规格(1)〕或10g〔规格(2)〕,加水50ml使溶解;或取2.5g〔规格(3)〕,加水10ml使溶解,用浓氨试液调节 pH 值至12,用二氯甲烷振摇提取3次,每次30ml,合并二氯甲烷液,蒸干,残渣加二氯甲烷0.5ml使溶解,作为供试品溶液。另取两面针对照药材1g,加水50ml,煎煮20分钟,滤过,取滤液,同法制成对照药材溶液。照薄层色谱法(通则0502)试验,吸取供试品溶液10～20μl、对照药材溶液4μl,分别点于同一硅胶 G 薄层板上使成条状,以正丁醇-醋酸-水(7:1:2)的上层溶液为展开剂,展开,取出,晾干,置紫外光灯(365nm)下检视。供试品色谱中,在与对照药材色谱相应的位置上,显相同颜色的荧光条斑。

(2)取本品4g〔规格(1)〕、2g〔规格(2)〕或0.5g〔规格(3)〕,加乙醇30ml,加热回流1小时,放冷,滤过,滤液蒸干,残渣加水20ml,加热使溶解,放冷,用盐酸调节 pH 值至1～2,用乙酸乙酯30ml振摇提取,分取乙酸乙酯液,蒸干,残渣加乙醇1ml使溶解,作为供试品溶液。另取黄芩对照药材0.2g,加乙醇20ml,同法制成对照药材溶液。再取黄芩苷对照品,加甲醇制成每1ml含1mg的溶液,作为对照品溶液。照薄层色谱法(通则0502)试验,吸取上述三种溶液各2μl,分别点于同一聚酰胺薄膜上,以乙酸乙酯-甲醇-醋酸(4:1:10)为展开剂,展开,取出,晾干,喷以2%三氯化铁乙醇溶液。供试品色谱中,在与对照药材色谱和对照品色谱相应的位置上,显相同颜色的斑点。

(3)取本品4g〔规格(1)〕、2g〔规格(2)〕或0.5g〔规格(3)〕,加乙醇30ml,加热回流1小时,放冷,滤过,滤液蒸干,残渣用乙醇15ml分次溶解,滤过,合并滤液,蒸干,残渣加乙醇1ml使溶解,作为供试品溶液。另取白芍对照药材0.6g,加乙醇20ml,超声处理20分钟,滤过,滤液蒸干,残渣加乙醇1ml使溶解,作为对照药材溶液。再取芍药苷对照品,加乙醇制成每1ml含1mg的溶液,作为对照品溶液。照薄层色谱法(通则0502)试验,吸取上述三种溶液各10μl,分别点于同一硅胶 G 薄层板上使成条状,以二氯甲烷-乙酸乙酯-甲醇-甲酸(40:5:9:0.2)为展开剂,展开,取出,晾干,喷以5%香草醛硫酸溶液,在105℃加热至斑点显色清晰。供试品色谱中,在与对照药材色谱和对照品色谱相应的位置上,显相同颜色的条斑。

■(4)取本品4g〔规格(1)〕、2g〔规格(2)〕或0.5g〔规格(3)〕,加甲醇50ml,超声处理30分钟,滤过,滤液蒸干,残渣用二氯甲烷-甲醇(1:1)的混合溶液1ml溶解,作为供试品溶液。另取九里香(千里香)对照药材1.5g,同法制成对照药材溶液。再取九里香酮对照品,加二氯甲烷-甲醇(1:1)的混合溶液制成每1ml含0.5mg的溶液,作为对照品溶液。照薄层色谱法(通则0502)试验,吸取供试品溶液4μl、对照药材溶液及对照品溶液各1μl,分别点于同一用4%草酸溶液制备的硅胶 G 薄层板上,以二氯甲烷-甲醇(23:1)为展开剂,薄层板置展开缸内预平衡1小时后展开,取出,晾干,置紫外光灯(365nm)下检视。供试品色谱

中,在与对照药材色谱和对照品色谱相应的位置上,显相同颜色的荧光主斑点。■[修订]

【检查】 应符合颗粒剂项下有关的各项规定(通则0104)。

【含量测定】 照高效液相色谱法(通则0512)测定。

色谱条件与系统适用性试验 以十八烷基硅烷键合硅胶为填充剂;以甲醇-磷酸盐缓冲溶液[0.05mol/L磷酸二氢钾溶液-0.05mol/L磷酸溶液(2:3)](45:55)为流动相;检测波长为280nm。理论板数按黄芩苷峰计算应不低于2500。

对照品溶液的制备 取黄芩苷对照品适量,精密称定,加甲醇制成每1ml含0.1mg的溶液,即得。

■供试品溶液的制备 取装量差异项下的本品内容物,混匀,研细,取约5g[规格(1)]、2.5g[规格(2)]或0.6g[规格(3)],精密称定,置具塞锥形瓶中,精密加入70%乙醇100ml,称定重量,超声处理(功率110W,频率40kHz)20分钟,放冷,再称定重量,用70%乙醇补足减失的重量,摇匀,滤过,取续滤液,即得。■[修订]

测定法 分别精密吸取对照品溶液与供试品溶液各10μl,注入液相色谱仪,测定,即得。

本品每袋含黄芩以黄芩苷($C_{21}H_{18}O_{11}$)计,不得少于30.0mg。

【功能与主治】 清热燥湿,行气活血,柔肝止痛。用于湿热内蕴、气滞血瘀所致的胃痛,症见脘腹隐痛、饱胀反酸、恶心呕吐、嘈杂纳减;浅表性胃炎、糜烂性胃炎、萎缩性胃炎见上述证候者。

【用法与用量】 开水冲服。一次1袋,一日2次。

【注意】 胃寒患者慎用;忌油腻、生冷、难消化食物。

■【规格】 (1)每袋装20g(每1g相当于饮片2g) (2)每袋装10g(每1g相当于饮片4g) (3)每袋装2.5g(无蔗糖)(每1g相当于饮片16g)■[修订]

【贮藏】 密封。

注:九里香 为芸香科植物千里香 *Murraya paniculata* (L.)Jack 的干燥叶和带叶嫩枝。

口炎清颗粒

Kouyanqing Keli

【处方】

天冬 250g	麦冬 250g
玄参 250g	山银花 300g
甘草 125g	

【制法】 以上五味,加水煎煮二次,第一次2小时,第二次1.5小时,合并煎液,滤过,滤液浓缩至相对密度为1.26~1.29(80℃),加入乙醇使含醇量达50%,充分搅拌,静置12小时以上,取上清液,滤过,滤液回收乙醇并浓缩成稠膏,加入适量的蔗糖、糊精,制成颗粒,干燥,制成1000g;或加入适量的可溶性淀粉、糊精及蛋白糖,制成颗粒,干燥,制成

300g(无蔗糖),即得。

【性状】 本品为棕黄色至棕褐色的颗粒;味甜、微苦;或味甘、微苦(无蔗糖)。

【鉴别】 (1)取本品20g或6g(无蔗糖),加甲醇100ml,超声处理30分钟,滤过,滤液回收溶剂至干,残渣加水30ml使溶解,加盐酸5ml,加热回流1小时,放冷,用石油醚(60~90℃)振摇提取2次,每次30ml,合并石油醚液,回收溶剂至干,残渣加甲醇0.5ml使溶解,作为供试品溶液。另取天冬对照药材1g,加水50ml,煎煮30分钟,放冷,滤过,滤液加一倍量的无水乙醇,摇匀,离心,取上清液,蒸干,残渣加水30ml使溶解,同法制成对照药材溶液。照薄层色谱法(通则0502)试验,吸取上述两种溶液各5μl,分别点于同一以含1%■氢■[订正]氧化钠的0.5%羧甲基纤维素钠溶液为黏合剂的硅胶G薄层板上,以石油醚(60~90℃)-乙酸乙酯-甲酸(5:1.5:0.2)为展开剂,展开,取出,晾干,置紫外光灯(365nm)下检视。供试品色谱中,在与对照药材色谱相应的位置上,显相同颜色的荧光斑点。

(2)取本品20g或6g(无蔗糖),加甲醇100ml,超声处理30分钟,滤过,滤液回收溶剂至干,残渣加水3ml使溶解,通过C_{18}固相萃取小柱(500mg,依次用甲醇、水各20ml预洗活化),依次用水15ml、30%甲醇10ml、甲醇15ml洗脱,收集甲醇洗脱液,回收溶剂至干,残渣加甲醇1ml使溶解,作为供试品溶液。另取玄参对照药材1g,加水50ml,煎煮30分钟,放冷,滤过,滤液加一倍量的无水乙醇,摇匀,离心,取上清液,蒸干,自"残渣加水3ml使溶解"起,同法制成对照药材溶液。再取哈巴俄苷对照品,加甲醇制成每1ml含1mg的溶液,作为对照品溶液。照薄层色谱法(通则0502)试验,吸取供试品溶液6μl、对照药材溶液和对照品溶液各2μl,分别点于同一硅胶G薄层板上,以三氯甲烷-甲醇-水(12:4:1)的下层溶液为展开剂,展开,取出,晾干,喷以5%香草醛硫酸溶液,在105℃加热至斑点显色清晰,置日光下检视。供试品色谱中,在与对照药材色谱和对照品色谱相应的位置上,显相同颜色的斑点。

(3)取本品10g或3g(无蔗糖),加甲醇30ml,超声处理15分钟,滤过,滤液回收溶剂至干,残渣加水20ml使溶解,加盐酸2ml,用乙酸乙酯振摇提取2次,每次20ml,合并乙酸乙酯液,回收溶剂至干,残渣加甲醇1ml使溶解,作为供试品溶液。另取山银花对照药材1g,加水50ml,煎煮30分钟,放冷,滤过,滤液加一倍量的无水乙醇,摇匀,离心,取上清液,蒸干,残渣加水20ml使溶解,同法制成对照药材溶液。照薄层色谱法(通则0502)试验,吸取上述两种溶液各2μl,分别点于同一硅胶G薄层板上,以乙酸丁酯-甲酸-水(7:2.5:2.5)10℃以下放置的上层溶液为展开剂,展开,取出,晾干,喷以2%三氯化铁乙醇溶液,置日光下检视。供试品色谱中,在与对照药材色谱相应的位置上,显相同颜色的斑点。

(4)取本品20g或6g(无蔗糖),加甲醇100ml,超声处理30分钟,滤过,滤液回收溶剂至干,残渣加水15ml使溶解,用

水饱和的正丁醇振摇提取 2 次,每次 20ml,合并正丁醇液,用正丁醇饱和的水洗涤 2 次,每次 20ml,正丁醇液回收溶剂至干,残渣加甲醇 2ml 使溶解,加在中性氧化铝柱(100~200 目,5g,内径为 1.5cm)上,用甲醇 20ml 洗脱,再用 40% 甲醇 30ml 洗脱,收集 40% 甲醇洗脱液,蒸干,残渣加甲醇 1ml 使溶解,作为供试品溶液。另取甘草对照药材 1g,加水 50ml,煎煮 30 分钟,放冷,滤过,滤液加一倍量的无水乙醇,摇匀,离心,取上清液,蒸干,自"残渣加水 15ml 使溶解"起,同法制成对照药材溶液。照薄层色谱法(通则 0502)试验,吸取供试品溶液 5μl、对照药材溶液 2μl,分别点于同一硅胶 G 薄层板上,以乙酸丁酯-甲酸-水(7:2.5:2.5)10℃以下放置的上层溶液为展开剂,展开,取出,晾干,喷以 10% 硫酸乙醇溶液,在 105℃加热至斑点显色清晰,置紫外光灯(365nm)下检视。供试品色谱中,在与对照药材色谱相应的位置上,显相同颜色的荧光斑点。

【检查】 应符合颗粒剂项下有关的各项规定(通则 0104)。

【含量测定】 照高效液相色谱法(通则 0512)测定。

色谱条件与系统适用性试验 以十八烷基硅烷键合硅胶为填充剂;以乙腈为流动相 A,以 0.4% 醋酸溶液为流动相 B,按下表中的规定进行梯度洗脱;绿原酸检测波长为 330nm;皂苷用蒸发光散射检测器检测。理论板数按绿原酸峰计算应不低于 5000。

时间(分钟)	流动相 A(%)	流动相 B(%)
0~10	8→15	92→85
10~12	15→29	85→71
12~18	29→33	71→67
18~25	33→40	67→60

对照品溶液的制备 取绿原酸对照品、灰毡毛忍冬皂苷乙对照品、川续断皂苷乙对照品适量,精密称定,加 50% 甲醇制成每 1ml 含绿原酸 150μg、灰毡毛忍冬皂苷乙 250μg、川续断皂苷乙 40μg 的混合溶液,即得。

供试品溶液的制备 取装量差异项下的本品,混匀,取适量,研细,取约 5.0g,或约 1.5g(无蔗糖),精密称定,置具塞锥形瓶中,精密加入 50% 甲醇 50ml,密塞,称定重量,超声处理(功率 250W,频率 37kHz)30 分钟,放冷,再称定重量,用 50% 甲醇补足减失的重量,摇匀,滤过,取续滤液,即得。

测定法 分别精密吸取对照品溶液 2μl、10μl,供试品溶液 5~10μl,注入液相色谱仪,测定,以外标两点法计算绿原酸的含量,以外标两点法对数方程计算灰毡毛忍冬皂苷乙和川续断皂苷乙的含量,即得。

本品每袋含山银花以绿原酸($C_{16}H_{18}O_9$)计,不得少于 8.0mg,以灰毡毛忍冬皂苷乙($C_{65}H_{106}O_{32}$)和川续断皂苷乙($C_{53}H_{86}O_{22}$)的总量计,不得少于 16.0mg。

【功能与主治】 滋阴清热,解毒消肿。用于阴虚火旺所致的口腔炎症。

【用法与用量】 口服。一次 2 袋,一日 1~2 次。

【规格】 (1)每袋装 10g (2)每袋装 3g(无蔗糖)

【贮藏】 密封。

口 咽 清 丸
Kouyanqing Wan

【处方】

儿茶 606g	马槟榔 61g
薄荷 121g	乌梅肉 30g
硼砂 61g	诃子 30g
山豆根 30g	冰片 30.3g
甘草 30g	

【制法】 以上九味,冰片、硼砂分别研细,其余儿茶等七味粉碎成细粉,加入硼砂、冰片细粉,混匀,用适量乙醇泛丸,干燥,制成水丸 1000g,上衣,打光,即得。

【性状】 本品为黑色的水丸,除去包衣后显棕色至棕褐色;味苦凉、涩、微甜。

【鉴别】 (1)取本品,置显微镜下观察:可见黄棕色块状物(儿茶)。石细胞形状不一,纹孔明显,有的内含红棕色物质,分枝状石细胞壁厚(马槟榔)。

(2)取火柴杆浸于本品水浸液中,使轻微着色,待干燥后,再浸入盐酸中立即取出,置火焰附近烘烤,杆上即显紫红色。

(3)取本品 8g,研细,置具塞锥形瓶中,加无水乙醇-浓氨试液(3:2)5ml,密塞,放置 15 分钟,加入三氯甲烷 50ml,加热回流 1 小时,放冷后滤过,滤液蒸干,残渣加入无水乙醇 1ml 使溶解,作为供试品溶液。另取苦参碱对照品,加无水乙醇制成每 1ml 含 2mg 的溶液,作为对照品溶液。照薄层色谱法(通则 0502)试验,吸取供试品溶液 10~15μl,对照品溶液 15μl,分别点于同一硅胶 G 薄层板上,以三氯甲烷-甲醇-浓氨试液(12:1:0.1)为展开剂,展开,取出,晾干,喷以稀碘化铋钾试液,置日光下检视。供试品色谱中,在与对照品色谱相应的位置上,显相同颜色的斑点。

(4)取本品 8g,研细,置 250ml 圆底瓶中,加水 50ml,照挥发油测定法(通则 2204)操作,加乙酸乙酯 3ml,加热至沸腾并保持微沸 1 小时,分取乙酸乙酯液作为供试品溶液。另取冰片对照品,加乙酸乙酯制成每 1ml 含 1mg 的溶液,作为对照品溶液。照薄层色谱法(通则 0502)试验,吸取供试品溶液 3~8μl,对照品溶液 10~15μl,分别点于同一硅胶 G 薄层板上,以石油醚(60~90℃)-乙酸乙酯(17:3)为展开剂,展开,取出,晾干,喷以 10% 磷钼酸乙醇溶液,在 105℃加热至斑点显色清晰,置日光下检视。供试品色谱中,在与对照品色谱相应的位置上,显相同颜色的斑点。

(5)取本品 0.5g,研细,加乙醇 30ml,超声处理 15 分钟,滤过,滤液蒸干,残渣加甲醇 5ml 使溶解,作为供试品溶液。另取儿茶对照药材 0.1g,加乙醇 20ml,超声处理 15 分钟,滤过,滤液蒸干,残渣加甲醇 2ml 使溶解,作为对照药材溶液。

照薄层色谱法(通则0502)试验,吸取上述两种溶液各1～2μl,分别点于同一硅胶G薄层板上,以三氯甲烷-甲醇-甲酸(20:5:1)为展开剂,展开,取出,晾干,喷以10%硫酸乙醇溶液,在105℃加热至斑点显色清晰,置日光下检视。供试品色谱中,在与对照药材色谱相应的位置上,显相同颜色的斑点。

【检查】 应符合丸剂项下有关的各项规定(通则0108)。

【含量测定】 照高效液相色谱法(通则0512)测定。

色谱条件与系统适用性试验 以十八烷基硅烷键合硅胶为填充剂;以乙腈-水(10:90)为流动相;检测波长为280nm。理论板数按儿茶素峰计算应不低于2000。

对照品溶液的制备 取儿茶素对照品、表儿茶素对照品适量,精密称定,加50%乙醇制成每1ml含儿茶素0.2mg、表儿茶素0.1mg的混合溶液,即得。

供试品溶液的制备 取本品适量,研细,取约0.1g,精密称定,置50ml量瓶中,加50%乙醇40ml,超声处理(功率160W,频率50kHz)30分钟,取出,放冷,加50%乙醇至刻度,摇匀,滤过,取续滤液,即得。

测定法 分别精密吸取对照品溶液与供试品溶液各10μl,注入液相色谱仪,测定,即得。

本品每1g含儿茶以儿茶素($C_{15}H_{14}O_6$)及表儿茶素($C_{15}H_{14}O_6$)的总量计,不得少于80mg。

【功能与主治】 清热降火,生津止渴。用于火热伤津所致的咽部肿痛、口舌生疮、牙龈红肿、口干舌燥。

【用法与用量】 吞服或含服。一次0.5g,一日2～4次。

■【规格】 每24丸重0.5g(相当于饮片0.5g)■[修订]

【贮藏】 密闭,防潮。

小儿泻速停颗粒

Xiao'er Xiesuting Keli

【处方】
地锦草360g	儿茶54g
乌梅60g	焦山楂90g
茯苓180g	白芍90g
甘草360g	

【制法】 以上七味,乌梅、焦山楂、白芍加水煎煮1小时,滤过,药渣加入地锦草,再加水煎煮二次,滤过,滤液合并,滤液浓缩至适量,加乙醇使含醇量达60%,静置,取上清液,回收乙醇至无醇味。儿茶加水煎煮二次,煎液滤过,滤液合并,或浓缩至适量,冷藏,滤过;茯苓、甘草加水煎煮二次,煎液滤过,滤液合并,浓缩至适量,冷藏,滤过,滤液与上述药液合并,浓缩至适量,加蔗糖500g与适量糊精、甜菊素,制颗粒;或合并药液经喷雾干燥制得浸膏粉,加蔗糖500g与适量糊精及阿司帕坦,混匀,制成颗粒,干燥,制成1000g,即得。

【性状】 本品为棕黄色的颗粒;味甜、微涩。

【鉴别】 (1)取本品8g,研细,加乙酸乙酯-甲醇(1:1)的混合溶液20ml,加热回流30分钟,滤过,滤液挥干,残渣加乙醇2ml使溶解,作为供试品溶液。另取芍药苷对照品,加乙醇制成每1ml含■1mg■[订正]的溶液,作为对照品溶液。照薄层色谱法(通则0502)试验,吸取上述两种溶液各10μl,分别点于同一硅胶G薄层板上,以三氯甲烷-乙酸乙酯-甲醇(8:1:4)为展开剂,置氨蒸气预饱和的展开缸内,展开,取出,晾干,喷以10%硫酸乙醇溶液,在100℃加热至斑点显色清晰。供试品色谱中,在与对照品色谱相应的位置上,显相同颜色的斑点。

(2)取本品1g,研细,加乙醚20ml,加热回流1小时,滤过,弃去乙醚液,药渣加甲醇20ml,加热回流1小时,滤过,滤液蒸干,残渣加水20ml使溶解,用水饱和的正丁醇振摇提取3次,每次20ml,合并正丁醇液,用正丁醇饱和的水洗涤3次,正丁醇液蒸干,残渣加甲醇5ml使溶解,作为供试品溶液。另取甘草对照药材1g,同法制成对照药材溶液。照薄层色谱法(通则0502)试验,吸取上述两种溶液各2μl,分别点于同一用1%氢氧化钠溶液制备的硅胶G薄层板上,以乙酸乙酯-甲酸-冰醋酸-水(15:1:1:2)为展开剂,展开,取出,晾干,喷以10%硫酸乙醇溶液,在105℃加热至斑点显色清晰,置紫外光灯(365nm)下检视。供试品色谱中,在与对照药材色谱相应的位置上,显相同颜色的荧光斑点。

【检查】 应符合颗粒剂项下有关的各项规定(通则0104)。

【含量测定】 照高效液相色谱法(通则0512)测定。

色谱条件与系统适用性试验 以十八烷基硅烷键合硅胶为填充剂;以四氢呋喃-N,N-二甲基甲酰胺-0.04mol/L枸橼酸溶液(2.6:10.4:87)为流动相;检测波长为280nm。理论板数按儿茶素峰计算应不低于3000。

对照品溶液的制备 取儿茶素对照品、表儿茶素对照品适量,精密称定,加50%甲醇溶解,制成每1ml含儿茶素100μg、表儿茶素50μg的混合溶液,即得。

供试品溶液的制备 取装量差异项下的本品,混匀,取适量,研细,取1g,精密称定,置具塞锥形瓶中,精密加入50%甲醇50ml,密塞,称定重量,超声处理(功率300W,频率55kHz)30分钟,放冷,再称定重量,用50%甲醇补足减失的重量,摇匀,滤过,取续滤液,即得。

测定法 分别精密吸取对照品溶液及供试品溶液各10μl,注入液相色谱仪,测定,即得。

本品每1g含儿茶以儿茶素($C_{15}H_{14}O_6$)和表儿茶素($C_{15}H_{14}O_6$)的总量计,不得少于7.0mg。

【功能与主治】 清热利湿,健脾止泻,缓急止痛,用于小儿湿热壅遏大肠所致的泄泻,症见大便稀薄如水样、腹痛、纳差;小儿秋季腹泻及迁延性、慢性腹泻见上述证候者。

【用法与用量】 口服。六个月以下,一次1.5～3g,六个月至一岁以内,一次3～6g,一至三岁,一次6～9g,三至七岁,一次10～15g,七至十二岁,一次15～20g,一日3～4次;或遵医嘱。

【注意】 忌食生冷油腻；腹泻严重，有较明显脱水表现者应及时就医。

【规格】 每袋装 (1)3g (2)5g (3)10g

【贮藏】 密封。

止痢宁片

Zhilining Pian

【处方】 穿心莲 1111.1g　　　　苦参 277.8g
木香 277.8g

【制法】 以上三味，木香粉碎成细粉；其余穿心莲等二味加水煎煮二次，每次 2 小时，合并煎液，静置，滤过，滤液浓缩成■相对密度为 1.15～1.25(60℃±5℃)的稠膏■[修订]，待冷至室温，加乙醇两倍量使沉淀，取上清液，沉淀加乙醇适量，搅拌，静置 24 小时，取上清液，合并上清液，减压浓缩成稠膏，与木香粉混合，干燥，粉碎，加辅料适量，制成颗粒，压制成 1000 片，即得。

【性状】 本品为棕黄色至棕褐色的片；气微香，味苦、涩。

【鉴别】 (1)取〔含量测定〕项下未过柱剩余溶液 30ml，浓缩至约 5ml，加置中性氧化铝柱(100～200 目，3g，柱内径为 1.5cm)上，用甲醇 20ml 洗脱，收集洗脱液，回收溶剂至干，残渣加甲醇 2ml 使溶解，作为供试品溶液。另取脱水穿心莲内酯对照品，加甲醇制成每 1ml 含 1mg 的溶液，作为对照品溶液。照薄层色谱法(通则 0502)试验，分别吸取对照品溶液 5μl、供试品溶液 10μl，分别点于同一硅胶 GF$_{254}$ 薄层板上，以三氯甲烷-乙酸乙酯-甲醇(4：3：0.4)为展开剂，展开，取出，晾干，置紫外光灯(254nm)下检视。供试品色谱中，在与对照品色谱相应的位置上，显相同颜色的斑点。

(2)取木香对照药材 0.5g，加甲醇 30ml，超声处理 20 分钟，滤过，滤液回收溶剂至干，残渣加甲醇 2ml 使溶解，作为对照药材溶液。再取木香烃内酯对照品、去氢木香内酯对照品，分别加甲醇制成每 1ml 各含 1mg 的溶液，作为对照品溶液。照薄层色谱法(通则 0502)试验，分别吸取〔鉴别〕(1)项下的供试品溶液 10μl 及上述对照药材溶液和对照品溶液各 5μl，分别点于同一硅胶 G 薄层板上，以环己烷-甲酸乙酯-甲酸(15：5：1)的上层溶液为展开剂，展开，取出，晾干，喷以 5%香草醛硫酸溶液，在 105℃加热至斑点显色清晰，置日光下检视。供试品色谱中，在与对照药材色谱和对照品色谱相应的位置上，显相同颜色的斑点。

(3)取本品 1 片，研细，加浓氨试液 0.5ml、三氯甲烷 30ml，加热回流 30 分钟，放冷，滤过，滤液回收溶剂至干，残渣加甲醇 2ml 使溶解，作为供试品溶液。取苦参对照药材 0.5g，同法制成对照药材溶液。再取苦参碱对照品，加甲醇制成每 1ml 含 1mg 的溶液，作为对照品溶液。照薄层色谱法(通则 0502)试验，分别吸取对照品溶液 5μl、对照药材溶液和

供试品溶液各 10μl，分别点于同一用 2%氢氧化钠溶液制备的硅胶 G 薄层板上，以甲苯-丙酮-甲醇(8：3：0.5)为展开剂，展开，取出，晾干，喷以碘化铋钾试液，置日光下检视。供试品色谱中，在与对照药材色谱相应的位置上，至少显两个相同颜色的主斑点；在与对照品色谱相应的位置上，显相同颜色的斑点。

【检查】 应符合片剂项下有关的各项规定(通则 0101)。

【含量测定】 照高效液相色谱法(通则 0512)测定。

色谱条件与系统适用性试验 以十八烷基硅烷键合硅胶为填充剂；以甲醇-水(48：52)为流动相；穿心莲内酯检测波长为 225nm，脱水穿心莲内酯检测波长为 254nm。理论板数按穿心莲内酯和脱水穿心莲内酯峰计算均应不低于 2000。

对照品溶液的制备 取穿心莲内酯对照品、脱水穿心莲内酯对照品适量，精密称定，加甲醇制成每 1ml 含穿心莲内酯 5μg、脱水穿心莲内酯 30μg 的混合溶液，即得。

供试品溶液的制备 取重量差异项下的本品，研细，取约 0.5g，精密称定，置具塞锥形瓶中，精密加入甲醇 50ml，称定重量，超声处理(功率 250W，频率 70kHz)40 分钟，再称定重量，用甲醇补足减失的重量，摇匀，滤过。精密量取续滤液 10ml(剩余溶液备用)，加置中性氧化铝柱(200～300 目，4g，柱内径为 1.5cm)上，用甲醇 30ml 洗脱，收集洗脱液，浓缩至约 2ml，用适量甲醇转移至 5ml 量瓶中，加甲醇稀释至刻度，摇匀，滤过，取续滤液，即得。

测定法 分别精密吸取对照品溶液与供试品溶液各 10μl，注入液相色谱仪，测定，即得。

本品每片含穿心莲以穿心莲内酯($C_{20}H_{30}O_5$)和脱水穿心莲内酯($C_{20}H_{28}O_4$)的总量计，不得少于 0.35mg。

【功能与主治】 清热祛湿，行气止痛。用于肠炎；痢疾，表现为腹痛泻泄，下痢脓血，肛门灼热，里急后重者。

【用法与用量】 口服。一次 4～5 片，一日 3 次。

【规格】 每片重 0.35g(相当于饮片 1.6g)

【贮藏】 密封。

牛黄上清片

Niuhuang Shangqing Pian

【处方】

人工牛黄 2g	薄荷 30g
菊花 40g	荆芥穗 16g
白芷 16g	川芎 16g
栀子 50g	黄连 16g
黄柏 10g	黄芩 50g
大黄 80g	连翘 50g
赤芍 16g	当归 50g
地黄 64g	桔梗 16g

甘草 10g　　　　　　石膏 80g

冰片 10g

【制法】 以上十九味，人工牛黄、冰片研细；黄连、大黄粉碎成细粉，过筛；连翘、荆芥穗、薄荷提取挥发油，提取后的水溶液备用，药渣加水煎煮一次，滤过；黄芩、栀子、桔梗、赤芍、当归、地黄、石膏、甘草加水煎煮二次，每次 2 小时，滤过，滤液合并；黄柏、川芎、白芷用 70%乙醇作溶剂进行渗漉，收集渗漉液，回收乙醇。菊花热浸二次，每次 2 小时，滤过，滤液合并，并与上述提取液合并，减压浓缩至稠膏，加入黄连、大黄细粉及辅料适量，混匀，制粒，低温干燥，再加入人工牛黄、冰片细粉，喷入上述挥发油，混匀，制成 1000 片，包糖衣或薄膜衣，即得。

【性状】 本品为糖衣片或薄膜衣片，除去包衣后显棕褐色至黑褐色；气微香，味凉、苦。

【鉴别】 (1)取本品，置显微镜下观察：纤维束鲜黄色，壁稍厚，纹孔明显(黄连)。草酸钙簇晶大，直径 60～140μm(大黄)。

(2)取本品 5 片，糖衣片除去包衣，研细，加三氯甲烷 20ml，超声处理 20 分钟，滤过，滤液回收溶剂至干，残渣加甲醇 1ml 使溶解，作为供试品溶液。另取人工牛黄对照药材 20mg，加甲醇 5ml，超声处理 20 分钟，滤过，取滤液作为对照药材溶液。再取胆酸对照品、猪去氧胆酸对照品，加甲醇制成每 1ml 各含 0.5mg 的混合溶液，作为对照品溶液。照薄层色谱法(通则 0502)试验，吸取供试品溶液 10μl、对照药材溶液及对照品溶液各 5μl，分别点于同一硅胶 G 薄层板上，以正己烷-乙酸乙酯-醋酸-甲醇(20：25：2：3)的上层溶液为展开剂，展开，取出，晾干，喷以 10%硫酸乙醇溶液，在 105℃加热至斑点显色清晰，置紫外光灯(365nm)下检视。供试品色谱中，在与对照药材色谱和对照品色谱相应的位置上，显相同颜色的荧光斑点。

(3)取本品 5 片，糖衣片除去包衣，研细，加甲醇 50ml，超声处理 20 分钟，滤过，取滤液 5ml(剩余滤液备用)，回收溶剂至干，残渣加水 10ml 使溶解，加盐酸 1ml，置水浴上加热回流 30 分钟，立即冷却，用乙醚提取 2 次，每次 20ml，合并乙醚液，回收溶剂至干，残渣加乙酸乙酯 1ml 使溶解，作为供试品溶液。另取大黄对照药材 0.1g，加甲醇 20ml，同法制成对照药材溶液。照薄层色谱法(通则 0502)试验，吸取上述两种溶液各 2～10μl，分别点于同一硅胶 H 薄层板上，以石油醚(30～60℃)-甲酸乙酯-甲酸(15：5：1)的上层溶液为展开剂，展开，取出，晾干，置紫外光灯(365nm)下检视。供试品色谱中，在与对照药材色谱相应的位置上，显 5 个相同的橙色荧光斑点；置氨蒸气中熏后，斑点变为红色。

(4)取〔鉴别〕(3)项下的剩余滤液，浓缩至 20ml，通过中性氧化铝柱(100～200 目，3g，内径为 1.0cm)，收集流出液，浓缩至 5ml，作为供试品溶液。另取黄连对照药材 0.1g，加甲醇 10ml，超声处理 30 分钟，滤过，取滤液作为对照药材溶液。再取盐酸小檗碱对照品，加甲醇制成每 1ml 含 0.5mg 的溶液，作为对照品溶液。照薄层色谱法(通则 0502)试验，吸取上述三种溶液各 1～2μl，分别点于同一硅胶 G 薄层板上，以环己烷-乙酸乙酯-异丙醇-甲醇-水-三乙胺(3：3.5：1：

1.5：0.5：1)为展开剂，置氨蒸气预饱和的展开缸内，预饱和 20 分钟，展开，取出，晾干，置紫外光灯(365nm)下检视。供试品色谱中，在与对照药材色谱和对照品色谱相应的位置上，显相同的黄色荧光斑点。

(5)取本品 1 片，糖衣片除去包衣，研碎，加石油醚(30～60℃)2ml，振摇 1 分钟，静置，上清液作为供试品溶液。另取冰片对照品，加石油醚(30～60℃)制成每 1ml 含 1mg 的溶液，作为对照品溶液。照薄层色谱法(通则 0502)试验，吸取上述两种溶液各 4μl，分别点于同一硅胶 G 薄层板上，以甲苯-乙酸乙酯(9：1)为展开剂，展开，取出，晾干，喷以 2%香草醛硫酸溶液，在 100℃加热至斑点显色清晰。供试品色谱中，在与对照品色谱相应的位置上，显相同颜色的斑点。

(6)取黄芩苷对照品、栀子苷对照品、连翘酯苷 A 对照品、芍药苷对照品，加甲醇分别制成每 1ml 含黄芩苷 40μg、栀子苷 20μg、连翘酯苷 A 10μg、芍药苷 10μg 的溶液，作为对照品溶液。照〔含量测定〕项下的色谱条件试验，分别吸取〔含量测定〕项下的供试品溶液和上述对照品溶液各 10μl，注入液相色谱仪。供试品色谱图中，应呈现与对照品色谱峰保留时间相对应的色谱峰。

■(7)取本品 10 片，糖衣片除去包衣，研细，加异戊醇 10ml，研匀，静置 1 分钟，取上清液留用，残渣再加异戊醇 10ml，同法重复研磨 2 次，合并 3 次研磨后的上清液，滤过，滤液蒸干，残渣加乙醇 2ml 使溶解，作为供试品溶液。另取人工牛黄对照药材 0.1g，加乙醇 10ml，超声处理 15 分钟，滤过，滤液作为对照药材溶液。再取牛磺胆酸钠对照品、甘氨胆酸对照品，加乙醇制成每 1ml 各含 0.5mg 的混合溶液，作为对照品溶液。照薄层色谱法(通则 0502)试验，吸取上述三种溶液各 5μl，分别点于同一硅胶 G 薄层板上，以三氯甲烷-甲醇-冰醋酸-水(13：4：2：1)为展开剂，展开，取出，晾干，喷以茴香醛乙醇试液(取茴香醛 0.5ml，加无水乙醇 80ml，摇匀，缓慢加入硫酸 2ml，摇匀)，在 80℃加热 20 分钟，置紫外光灯(365nm)下检视。供试品色谱中，在与对照药材色谱和对照品色谱相应的位置上，显相同颜色的荧光斑点。■[增订]

【检查】 应符合片剂项下有关的各项规定(通则 0101)。

【含量测定】 照高效液相色谱法(通则 0512)测定。

色谱条件及系统适用性试验 以十八烷基硅烷键合硅胶为填充剂；以乙腈为流动相 A，以 0.05%磷酸为流动相 B，按下表中的规定进行梯度洗脱；检测波长为 240nm。理论板数按黄芩苷峰计算应不低于 3000。

时间(分钟)	流动相 A(%)	流动相 B(%)
0～18	10→23	90→77
18～30	23→27	77→73
30～35	27→35	73→65
35～40	35	65
40～45	35→50	65→50
45～50	50→10	50→90

对照品溶液的制备 取黄芩苷对照品和栀子苷对照品适量,精密称定,加甲醇制成每 1ml 含黄芩苷 40μg、栀子苷 20μg 的混合溶液,即得。

供试品溶液的制备 取本品 10 片(糖衣片除去包衣),精密称定,研细,取约 0.5g,精密称定,置具塞锥形瓶中,精密加入 70% 甲醇 50ml,称定重量,超声处理(功率 500W,频率 40kHz)30 分钟,放冷,再称定重量,用 70% 甲醇补足减失的重量,摇匀,滤过,取续滤液,即得。

测定法 分别精密吸取对照品溶液 10～20μl 与供试品溶液 10μl,注入液相色谱仪,测定,即得。

本品每片含黄芩以黄芩苷■$C_{21}H_{18}O_{11}$■[订正]计,不得少于 1.1mg;含栀子以栀子苷($C_{17}H_{24}O_{10}$)计,不得少于 0.45mg。

【功能与主治】 清热泻火,散风止痛。用于热毒内盛、风火上攻所致的头痛眩晕、目赤耳鸣、咽喉肿痛、口舌生疮、牙龈肿痛、大便燥结。

【用法与用量】 口服。一次 4 片,一日 2 次。

【注意】 孕妇、哺乳期妇女慎用;脾胃虚寒者慎用。

【规格】 薄膜衣片 每片重 0.265g

【贮藏】 密封。

牛黄上清胶囊

Niuhuang Shangqing Jiaonang

【处方】

人工牛黄 2.9g		薄荷 44.1g	
菊花 58.8g		荆芥穗 23.5g	
白芷 23.5g		川芎 23.5g	
栀子 73.5g		黄连 23.5g	
黄柏 14.7g		黄芩 73.5g	
大黄 117.7g		连翘 73.5g	
赤芍 23.5g		当归 73.5g	
地黄 94.1g		桔梗 23.5g	
甘草 14.7g		石膏 117.7g	
冰片 14.7g			

【制法】 以上十九味,大黄、冰片、人工牛黄分别粉碎成细粉,过筛,备用;薄荷、荆芥穗、白芷、川芎、当归、菊花、连翘蒸馏提取挥发油,蒸馏后的水溶液另器收集备用;药渣与栀子等九味加水煎煮二次,每次 1.5 小时,合并煎液,滤过,滤液与上述蒸馏后的水溶液合并,浓缩至相对密度为 1.32～1.36(55℃)的稠膏,加入大黄粉,在 80℃ 以下干燥,粉碎成细粉,过筛,用配研法加入人工牛黄、冰片,挥发油用乙醇溶解喷入,混匀,过筛,装入胶囊,制成 1000 粒,即得。

【性状】 本品为硬胶囊,内容物为棕黄色至深棕色的粉末;气香,味苦。

【鉴别】 (1)取本品,置显微镜下观察:草酸钙簇晶大,直径 60～140μm(大黄)。

(2)取本品内容物 1.2g,加三氯甲烷 20ml,超声处理 20 分钟,滤过,滤液回收溶剂至干,残渣加甲醇 1ml 使溶解,作为供试品溶液。另取人工牛黄对照药材 20mg,加甲醇 5ml,超声处理 20 分钟,滤过,取滤液作为对照药材溶液。再取胆酸对照品、猪去氧胆酸对照品,加甲醇制成每 1ml 各含 0.5mg 的混合溶液,作为对照品溶液。照薄层色谱法(通则 0502)试验,吸取供试品溶液 10μl、对照药材溶液及对照品溶液各 5μl,分别点于同一硅胶 G 薄层板上,以正己烷-乙酸乙酯-醋酸-甲醇(20∶25∶2∶3)的上层溶液为展开剂,展开,取出,晾干,喷以 10% 硫酸乙醇溶液,在 105℃ 加热至斑点显色清晰,置紫外光灯(365nm)下检视。供试品色谱中,在与对照药材色谱和对照品色谱相应的位置上,显相同颜色的荧光斑点。

(3)取本品内容物 1.2g,加甲醇 50ml,超声处理 20 分钟,滤过,取滤液 5ml(剩余滤液备用),溶剂回收至干,残渣加水 10ml 使溶解,加盐酸 1ml,置水浴上加热回流 30 分钟,立即冷却,用乙醚提取 2 次,每次 20ml,合并乙醚液,溶剂回收至干,残渣加乙酸乙酯 1ml 使溶解,作为供试品溶液。另取大黄对照药材 0.1g,加甲醇 20ml,同法制成对照药材溶液。照薄层色谱法(通则 0502)试验,吸取上述两种溶液各 2～10μl,分别点于同一硅胶 H 薄层板上,以石油醚(30～60℃)-甲酸乙酯-甲酸(15∶5∶1)的上层溶液为展开剂,展开,取出,晾干,置紫外光灯(365nm)下检视。供试品色谱中,在与对照药材色谱相应的位置上,显 5 个相同的橙色荧光斑点;置氨蒸气中熏后,斑点变为红色。

(4)取〔鉴别〕(3)项下的剩余滤液,浓缩至 20ml,通过中性氧化铝柱(100～200 目,3g,内径为 1.0cm),收集流出液,浓缩至 5ml,作为供试品溶液。另取黄连对照药材 0.1g,加甲醇 10ml,超声处理 30 分钟,滤过,取滤液作为对照药材溶液。再取盐酸小檗碱对照品,加甲醇制成每 1ml 含 0.5mg 的溶液,作为对照品溶液。照薄层色谱法(通则 0502)试验,吸取上述三种溶液各 1～2μl,分别点于同一硅胶 G 薄层板上,以环己烷-乙酸乙酯-异丙醇-甲醇-水-三乙胺(3∶3.5∶1∶1.5∶0.5∶1)为展开剂,置氨蒸气预饱和的展开缸内,预饱和 20 分钟,展开,取出,晾干,置紫外光灯(365nm)下检视。供试品色谱中,在与对照药材色谱和对照品色谱相应的位置上,显相同的黄色荧光斑点。

(5)取本品内容物 1.2g,加三氯甲烷 20ml,超声处理 15 分钟,滤过,取滤液 1ml,作为供试品溶液。另取冰片对照品,加三氯甲烷制成每 1ml 含 0.4mg 的溶液,作为对照品溶液。照薄层色谱法(通则 0502)试验,吸取上述两种溶液各 10μl,分别点于同一硅胶 G 薄层板上,以甲苯-乙酸乙酯(17∶1)为展开剂,展开,取出,晾干,喷以 10% 磷钼酸乙醇溶液,在 105℃ 加热至斑点显色清晰。供试品色谱中,在与对照品色谱相应的位置上,显相同的蓝色斑点。

(6)取黄芩苷对照品、栀子苷对照品、连翘酯苷 A 对照品、芍药苷对照品,加甲醇分别制成每 1ml 含黄芩苷 40μg、栀子苷 20μg、连翘酯苷 A 10μg、芍药苷 10μg 的溶液,作为对照品溶液。照〔含量测定〕项下的色谱条件试验,分别吸取〔含量测定〕项下的供试品溶液和上述对照品溶液各 10μl,注入液相色谱仪。供试品色谱图中,应呈现与对照色谱峰保留时间相对应的色谱峰。

■(7)取本品内容物 2g,加正丁醇 50ml,超声处理 15 分钟,滤过,滤液回收溶剂至干,残渣加乙醇 2ml 使溶解,作为供试品溶液。另取人工牛黄对照药材 0.1g,加乙醇 10ml,超声处理 15 分钟,滤过,滤液作为对照药材溶液。再取牛磺胆酸钠对照品、甘氨胆酸对照品,加乙醇制成每 1ml 各含 0.5mg 的混合溶液,作为对照品溶液。照薄层色谱法(通则 0502)试验,吸取上述三种溶液各 5μl,分别点于同一硅胶 G 薄层板上,以正丁醇-冰醋酸-水(10:1:1)为展开剂,展开,取出,晾干,喷以茴香醛乙醇试液(取茴香醛 0.5ml,加无水乙醇 80ml,摇匀,缓慢加入硫酸 2ml,摇匀),在 80℃加热 20 分钟,置紫外光灯(365nm)下检视。供试品色谱中,在与对照药材色谱和对照品色谱相应的位置上,显相同颜色的荧光斑点。■[增订]

【检查】 应符合胶囊剂项下有关的各项规定(通则 0103)测定。

【含量测定】 黄芩、栀子 照高效液相色谱法(通则 0512)测定。

色谱条件及系统适用性试验 以十八烷基硅烷键合硅胶为填充剂;以乙腈为流动相 A,以 0.05%磷酸为流动相 B,按下表中的规定进行梯度洗脱;检测波长为 240nm。理论板数按黄芩苷峰计算应不低于 3000。

时间(分钟)	流动相 A(%)	流动相 B(%)
0~18	10→23	90→77
18~30	23→27	77→73
30~35	27→35	73→65
35~40	35	65
40~45	35→50	65→50
45~50	50→10	50→90

对照品溶液的制备 取黄芩苷对照品和栀子苷对照品适量,精密称定,加甲醇制成每 1ml 含黄芩苷 40μg、栀子苷 20μg 的混合溶液,即得。

供试品溶液的制备 取装量差异项下的内容物,混匀,取约 0.5g,精密称定,置具塞锥形瓶中,精密加入 70%甲醇 50ml,称定重量,超声处理(功率 500W,频率 40kHz)30 分钟,放冷,再称定重量,用 70%甲醇补足减失的重量,摇匀,滤过,取续滤液,即得。

测定法 分别精密吸取对照品溶液 10~20μl 与供试品溶液 10μl,注入高效液相色谱仪,测定,即得。

本品每粒含黄芩以黄芩苷($C_{21}H_{18}O_{11}$)计,不得少于 1.5mg;含栀子以栀子苷($C_{17}H_{24}O_{10}$)计,不得少于 0.60mg。

大黄 照高效液相色谱法(通则 0512)测定。

色谱条件与系统适用性试验 以十八烷基硅烷键合硅胶为填充剂;以甲醇-0.1%磷酸溶液(90:10)为流动相;检测波长为 254nm。理论板数按大黄素峰计算应不低于 3000。

对照品溶液的制备 取大黄素对照品适量,精密称定,加甲醇制成每 1ml 含 20μg 的溶液,即得。

供试品溶液的制备 取装量差异项下的本品内容物,混匀,取约 0.3g,精密称定,加 2.5mol/L 硫酸溶液 20ml,加热回流 2 小时,放冷,加三氯甲烷 30ml,加热回流 1 小时,分取三氯甲烷液,酸液继续用三氯甲烷加热回流 3 次,每次 20ml,每次 1 小时,合并三氯甲烷液,用水洗涤 2 次,每次 40ml,取三氯甲烷液蒸干,残渣用甲醇溶解并转移至 25ml 量瓶中,加甲醇至刻度,摇匀,滤过,取续滤液,即得。

测定法 分别精密吸取对照品溶液与供试品溶液各 20μl,注入液相色谱仪,测定,即得。

本品每粒含大黄以大黄素($C_{15}H_{10}O_5$)计,不得少于 0.22mg。

冰片 照气相色谱法(通则 0521)测定。

色谱条件与系统适用性试验 以聚乙二醇 20 000(PEG-20M)为固定相,涂布浓度为 10%;柱温为 140℃。理论板数按龙脑峰计算应不低于 4000。

校正因子测定 取水杨酸甲酯适量,精密称定,加乙酸乙酯制成每 1ml 含 2mg 的溶液,作为内标溶液。另取龙脑对照品 20mg,置 10ml 量瓶中,加内标溶液溶解并稀释至刻度,摇匀,吸取 1μl,注入气相色谱仪,计算校正因子。

测定法 取装量差异项下的本品内容物,混匀,取约 0.5g,精密称定,置具塞锥形瓶中,精密加入内标溶液 10ml,密塞,称定重量,超声处理(功率 300W,频率 25kHz)15 分钟,放冷,再称定重量,用乙酸乙酯补足减失的重量,摇匀,滤过,取续滤液,即得。吸取 1μl,注入气相色谱仪,测定,即得。

本品每粒含冰片以龙脑($C_{10}H_{18}O$)计,不得少于 6.2mg。

【功能与主治】 清热泻火,散风止痛。用于热毒内盛、风火上攻所致的头痛眩晕、目赤耳鸣、咽喉肿痛、口舌生疮、牙龈肿痛、大便燥结。

【用法与用量】 口服。一次 3 粒,一日 2 次。

【注意】 孕妇、哺乳期妇女慎用,脾胃虚寒者慎用。

【规格】 每粒装 0.3g

【贮藏】 密封。

牛黄降压丸
Niuhuang Jiangya Wan

【处方】	羚羊角	珍珠
	水牛角浓缩粉	人工牛黄
	冰片	白芍
	党参	黄芪
	决明子	川芎
	黄芩提取物	甘松
	薄荷	郁金

【制法】 以上十四味,除人工牛黄、冰片、水牛角浓缩粉外,珍珠水飞或粉碎成极细粉;羚羊角锉研成细粉;其余白芍等九味粉碎成细粉;人工牛黄、冰片、水牛角浓缩粉研细,与上述粉末配研,过筛,混匀。每100g粉末用炼蜜65～75g与适量的水制丸,干燥,制成水蜜丸,或每100g粉末加炼蜜100～120g,制成大蜜丸,即得。

【性状】 本品为深棕色的水蜜丸,或为浅棕绿色至深棕色的大蜜丸;气微香,味微甜、苦,有清凉感。

【鉴别】 (1)取本品2g,剪碎,加硅藻土2g,研匀,加三氯甲烷30ml,超声处理30分钟,滤过,取滤液浓缩至2ml,作为供试品溶液。另取冰片对照品,加三氯甲烷制成每1ml含0.2mg的溶液,作为对照品溶液。照薄层色谱法(通则0502)试验,吸取上述两种溶液各1～2μl,分别点于同一硅胶G薄层板上,以环己烷-乙酸乙酯(9:1)为展开剂,展开,取出,晾干,喷以5%磷钼酸乙醇溶液,在105℃加热至斑点显色清晰。供试品色谱中,在与对照品色谱相应的位置上,显相同的蓝色斑点。

■(2)取本品0.8g,剪碎,用水10ml分次研磨均匀后,转移至离心管中,离心10分钟(转速为每分钟9000转),取上清液,加乙酸铵5g,摇匀使充分溶解后加异戊醇20ml,充分振摇,离心10分钟(转速为每分钟9000转),取上层溶液,蒸干,残渣加乙醇2ml使溶解,作为供试品溶液。另取人工牛黄对照药材0.1g,加乙醇10ml,超声处理15分钟,滤过,滤液作为对照药材溶液。再取牛磺胆酸钠对照品、甘氨胆酸对照品,加乙醇制成每1ml各含0.5mg的混合溶液,作为对照品溶液。照薄层色谱法(通则0502)试验,吸取上述三种溶液各5μl,分别点于同一硅胶G薄层板上,以正丁醇-冰醋酸-水(10:1:1)为展开剂,展开,取出,晾干,喷以茴香醛乙醇试液(取茴香醛0.5ml,加无水乙醇80ml,摇匀,缓慢加入硫酸2ml,摇匀),在80℃加热20分钟,置紫外光灯(365nm)下检视。供试品色谱中,在与对照药材色谱和对照品色谱相应的位置上,显相同颜色的荧光斑点。■[增订]

■(3)取胆酸对照品、猪去氧胆酸对照品,加乙醇制成每1ml各含0.5mg的溶液,作为对照品溶液。照薄层色谱法(通则0502)试验,吸取[鉴别](2)项下的供试品溶液和对照药材溶液及上述两种对照品溶液各5μl,分别点于同一硅胶G薄层板上,以三氯甲烷-乙醚-冰醋酸(3:2:1)为展开剂,展开,取出,晾干,喷以茴香醛乙醇试液,在80℃加热20分钟,置紫外光灯(365nm)下检视。供试品色谱中,在与对照药材色谱和对照品色谱相应的位置上,显相同颜色的荧光斑点。■[修订]

■(4)■[修订]取本品5g,剪碎,加硅藻土2g,研匀,加乙醚30ml,超声处理15分钟,滤过,滤液挥干,残渣加乙酸乙酯1ml使溶解,作为供试品溶液。另取川芎对照药材1g,加乙醚20ml,同法制成对照药材溶液。照薄层色谱法(通则0502)试验,吸取供试品溶液6～10μl、对照药材溶液2μl,分别点于同一硅胶G薄层板上,以环己烷-乙酸乙酯(9:1)为展开剂,展开,取出,晾干,置紫外光灯(365nm)下检视。供试品色谱中,在与对照药材色谱相应的位置上,显相同颜色的荧光斑点。

■(5)■[修订]取本品5g,剪碎,加水50ml,加热回流20分钟,放冷,离心,取上清液,用水饱和的正丁醇振摇提取3次,每次20ml,合并正丁醇液,用氨试液洗涤2次,每次20ml,弃去氨液,取正丁醇液蒸干,残渣加甲醇1ml使溶解,取上清液作为供试品溶液。另取黄芪甲苷对照品,加甲醇制成每1ml含0.5mg的溶液,作为对照品溶液。照薄层色谱法(通则0502)试验,吸取供试品溶液6～10μl、对照品溶液2μl,分别点于同一硅胶G薄层板上,以三氯甲烷-甲醇-水(13:6:2)10℃以下放置过夜的下层溶液为展开剂,展开,取出,晾干,喷以10%硫酸乙醇溶液,在105℃加热至斑点显色清晰。供试品色谱中,在与对照品色谱相应的位置上,显相同颜色的斑点;置紫外光灯(365nm)下检视,显相同颜色的荧光斑点。

■(6)取本品5g,剪碎,加石油醚(60～90℃)30ml、盐酸1ml,加热回流30分钟,滤过,滤液蒸干,残渣加甲醇1ml使溶解,作为供试品溶液。另取决明子对照药材0.5g,同法制成对照药材溶液。再取大黄酚对照品、橙黄决明素对照品,加甲醇制成每1ml各含0.5mg的混合溶液,作为对照品溶液。照薄层色谱法(通则0502)试验,吸取上述三种溶液各2μl,分别点于同一硅胶G薄层板上,以环己烷-乙酸乙酯-甲酸(12:3:0.15)为展开剂,展开,取出,晾干,置氨蒸气中熏至斑点显色清晰。供试品色谱中,在与对照药材色谱和对照品色谱相应的位置上,显相同颜色的斑点。■[增订]

【检查】 应符合丸剂项下有关的各项规定(通则0108)。

【含量测定】 白芍 照高效液相色谱法(通则0512)测定。

色谱条件与系统适用性试验 以十八烷基硅烷键合硅胶为填充剂;以乙腈-水(15:85)为流动相;检测波长为230nm。理论板数按芍药苷峰计算应不低于3000。

对照品溶液的制备 精密称取芍药苷对照品适量,用稀乙醇制成每1ml含0.1mg的溶液,即得。

供试品溶液的制备 取本品水蜜丸,切碎,取约2g,精密称定;或取重量差异项下的大蜜丸,剪碎,取约2g,精密称定,置具塞锥形瓶中,精密加水50ml,超声处理45分钟(功率220W,频率50kHz),离心(转速为每分钟3000转),精密吸取上清液10ml,加至聚酰胺柱(3g,内径为15mm),用水洗脱,收集洗脱液60ml,水浴蒸干,加稀乙醇溶解,转移至10ml量瓶中,并稀释至刻度,摇匀,即得。

测定法 分别精密吸取对照品溶液5μl与供试品溶液5～10μl,注入液相色谱仪,测定,即得。

本品含白芍以芍药苷($C_{23}H_{28}O_{11}$)计,水蜜丸每1g不得少于0.70mg;大蜜丸每1g不得少于1.12mg。

黄芩提取物 照高效液相色谱法(通则0512)测定。

色谱条件与系统适用性试验 以十八烷基硅烷键合硅胶为填充剂;以甲醇-冰醋酸-水(40:1:60)为流动相;检测波长为280nm。理论板数按黄芩苷峰计算应不低于4000。

对照品溶液的制备 取黄芩苷对照品适量,精密称定,用稀乙醇溶液制成每1ml含60μg的溶液,即得。

供试品溶液的制备　取本品水蜜丸,切碎,取约 1g,精密称定;或取重量差异项下的大蜜丸,剪碎,取约 1g,精密称定,精密加入稀乙醇 50ml,称定重量,加热回流 30 分钟,放冷,再称定重量,用稀乙醇补充减失的重量,摇匀,滤过,精密吸取续滤液 5ml,置 100ml 量瓶中,加稀乙醇至刻度,摇匀,即得。

测定法　分别精密吸取对照品溶液与供试品溶液各 10μl,注入液相色谱仪,测定,即得。

本品含黄芩提取物以黄芩苷($C_{21}H_{18}O_{11}$)计,水蜜丸每 1g 不得少于 55mg;大蜜丸每丸不得少于 70mg。

■人工牛黄　照高效液相色谱法(通则 0512)测定(避光操作)。

色谱条件与系统适用性试验　以十八烷基硅烷键合硅胶为填充剂;以乙腈-1%冰醋酸溶液(95:5)为流动相;检测波长为 450nm。理论板数按胆红素峰计算应不低于 5000。

对照品溶液的制备　取胆红素对照品适量,精密称定,加二氯甲烷制成每 1ml 含 12μg 的溶液,即得。

供试品溶液的制备　取本品水蜜丸,粉碎,取约 1.8g,精密称定;或取重量差异项下的大蜜丸,剪碎,取约 2g,精密称定,置研钵中,用 0.2mol/L 乙二胺四醋酸二钠溶液 15ml 分次研磨均匀,转移至具塞锥形瓶中,精密加入二氯甲烷 25ml,密塞,称定重量,超声处理(功率 500W,频率 53kHz,水温 25～35℃)30 分钟,放冷,再称定重量,用二氯甲烷补足减失的重量,摇匀,离心(转速为每分钟 4000 转),分取二氯甲烷液,滤过,取续滤液,即得。

测定法　分别精密吸取对照品溶液与供试品溶液各 5μl,注入液相色谱仪,测定,即得。

本品含人工牛黄以胆红素($C_{33}H_{36}N_4O_6$)计,水蜜丸每 1g 不得少于 0.17mg;大蜜丸每丸不得少于 0.23mg。■[增订]

【功能与主治】　清心化痰,平肝安神。用于心肝火旺、痰热壅盛所致的头晕目眩、头痛失眠、烦躁不安;高血压病见上述证候者。

【用法与用量】　口服。水蜜丸一次 20～40 丸,大蜜丸一次 1～2 丸,一日 1 次。

【注意】　腹泻者忌服。

【规格】　(1)水蜜丸　每 20 丸重 1.3g

(2)大蜜丸　每丸重 1.6g

【贮藏】　密封。

牛黄降压胶囊

Niuhuang Jiangya Jiaonang

【处方】
羚羊角	珍珠
水牛角浓缩粉	人工牛黄
冰片	白芍
党参	黄芪
决明子	川芎
黄芩提取物	甘松
薄荷	郁金

【制法】　以上十四味,除人工牛黄、冰片、水牛角浓缩粉外,珍珠水飞或粉碎成极细粉;羚羊角锉研成细粉;其余白芍等九味粉碎成细粉;将人工牛黄、冰片、水牛角浓缩粉研细,与上述粉末配研,过筛,混匀,装入胶囊,即得。

【性状】　本品为硬胶囊,内容物为暗黄色的粉末;气微香,味微甜、苦,凉。

【鉴别】　(1)取本品内容物 1g,加三氯甲烷 30ml,超声处理 30 分钟,滤过,取滤液浓缩至 2ml,作为供试品溶液。另取冰片对照品,加三氯甲烷制成每 1ml 含 0.2mg 的溶液,作为对照品溶液。照薄层色谱法(通则 0502)试验,吸取上述两种溶液各 1～2μl,分别点于同一硅胶 G 薄层板上,以环己烷-乙酸乙酯(9:1)为展开剂,展开,取出,晾干,喷以 5%磷钼酸乙醇溶液,在 105℃加热至斑点显色清晰。供试品色谱中,在与对照品色谱相应的位置上,显相同颜色的斑点。

■(2)取本品内容物 0.4g,加正丁醇 20ml,超声处理 15 分钟,滤过,滤液蒸干,残渣加乙醇 2ml 使溶解,作为供试品溶液。另取人工牛黄对照药材 0.1g,加乙醇 10ml,超声处理 15 分钟,滤过,滤液作为对照药材溶液。再取牛磺胆酸钠对照品、甘氨胆酸对照品,加乙醇制成每 1ml 各含 0.5mg 的混合溶液,作为对照品溶液。照薄层色谱法(通则 0502)试验,吸取上述三种溶液各 5μl,分别点于同一硅胶 G 薄层板上,以正丁醇-冰乙酸-水(10:1:1)为展开剂,展开,取出,晾干,喷以茴香醛乙醇试液(取茴香醛 0.5ml,加无水乙醇 80ml,摇匀,缓慢加入硫酸 2ml,摇匀),在 80℃加热 20 分钟,置紫外光灯(365nm)下检视。供试品色谱中,在与对照药材色谱和对照品色谱相应的位置上,显相同颜色的荧光斑点。■[增订]

■(3)取胆酸对照品、猪去氧胆酸对照品,加乙醇制成每 1ml 各含 0.5mg 的溶液,作为对照品溶液。照薄层色谱法(通则 0502)试验,吸取〔鉴别〕(2)项下的供试品溶液和对照药材溶液及上述两种对照品溶液各 5μl,分别点于同一硅胶 G 薄层板上,以三氯甲烷-乙醚-冰乙酸(3:2:1)为展开剂,展开,取出,晾干,喷以茴香醛乙醇试液,在 80℃加热 20 分钟,置紫外光灯(365nm)下检视。供试品色谱中,在与对照药材色谱和对照品色谱相应的位置上,显相同颜色的荧光斑点。■[修订]

■(4)■[修订]取本品内容物 5g,加乙醚 30ml,超声处理 15 分钟,加活性炭适量摇匀(使溶液至近无色),滤过,滤液挥干,残渣加乙酸乙酯 0.5ml 使溶解,作为供试品溶液。另取川芎对照药材 1g,加乙醚 20ml,超声处理 15 分钟,滤过,滤液挥干,残渣加乙酸乙酯 1ml 使溶解,作为对照药材溶液。照薄层色谱法(通则 0502)试验,吸取供试品溶液 6～10μl、对照药材溶液 2μl,分别点于同一硅胶 G 薄层板上,以环己烷-乙酸乙酯(9:1)为展开剂,展开,取出,晾干,置紫外光灯(365nm)下检视。供试品色谱中,在与对照药材色谱相应的位置上,显相同颜色的荧光斑点。

■(5)■[修订] 取本品内容物 5g，加水 50ml，加热回流 20 分钟，放冷，离心，取上清液，用乙酸乙酯提取 2 次，每次 20ml，弃去乙酸乙酯，水溶液用以水饱和的正丁醇振摇提取 3 次，每次 20ml，合并正丁醇提取液，用氨试液洗涤 2 次，每次 20ml，取正丁醇液蒸干，残渣加甲醇 1ml 使溶解，作为供试品溶液。另取黄芪甲苷对照品，加甲醇制成每 1ml 含 0.5mg 的溶液，作为对照品溶液。照薄层色谱法（通则 0502）试验，吸取供试品溶液 6～10μl、对照品溶液 2μl，分别点于同一硅胶 G 薄层板上，以三氯甲烷-甲醇-水（13：6：2）10℃ 以下放置过夜的下层溶液为展开剂，展开，取出，晾干，喷以 10% 硫酸乙醇溶液，在 105℃ 加热至斑点显色清晰。供试品色谱中，在与对照品色谱相应的位置上，显相同颜色的斑点；置紫外光灯（365nm）下检视，显相同颜色的荧光斑点。■

■(6) 取本品内容物 2g，加石油醚（60～90℃）30ml、盐酸 1ml，加热回流 30 分钟，滤过，滤液蒸干，残渣加甲醇 1ml 使溶解，作为供试品溶液。另取决明子对照药材 0.5g，同法制成对照药材溶液。再取大黄酚对照品、橙黄决明素对照品，加甲醇制成每 1ml 各含 0.5mg 的混合溶液，作为对照品溶液。照薄层色谱法（通则 0502）试验，吸取上述三种溶液各 2μl，分别点于同一硅胶 G 薄层板上，以环己烷-乙酸乙酯-甲酸（12：3：0.15）为展开剂，展开，取出，晾干，置氨蒸气中熏至斑点显色清晰。供试品色谱中，在与对照药材色谱和对照品色谱相应的位置上，显相同颜色的斑点。■[增订]

【检查】 应符合胶囊剂项下有关的各项规定（通则 0103）。

【含量测定】 白芍 照高效液相色谱法（通则 0512）测定。

色谱条件与系统适用性试验 以十八烷基硅烷键合硅胶为填充剂；以乙腈-水（15：85）为流动相；检测波长为 230nm。理论板数按芍药苷峰计算应不低于 3000。

对照品溶液的制备 取芍药苷对照品适量，精密称定，用稀乙醇制成每 1ml 含 0.1mg 的溶液，即得。

供试品溶液的制备 取装量差异项下的本品内容物，研细，取 1g，精密称定，置具塞锥形瓶中，精密加入水 50ml，密塞，称定重量，超声处理（功率 250W，频率 33kHz）45 分钟，放冷，再称定重量，用水补足减失的重量，摇匀，离心（转速为每分钟 3000 转），精密量取上清液 10ml，加在聚酰胺柱（3g，内径为 1.5cm）上，用水洗脱，收集洗脱液 60ml，蒸干，残渣用稀乙醇溶解，转移至 10ml 量瓶中，并稀释至刻度，摇匀，滤过，取续滤液，即得。

测定法 分别精密吸取对照品溶液与供试品溶液各 5μl，注入液相色谱仪，测定，即得。

本品每粒含白芍以芍药苷（$C_{23}H_{28}O_{11}$）计，不得少于 0.60mg。

黄芩提取物 照高效液相色谱法（通则 0512）测定。

色谱条件与系统适用性试验 以十八烷基硅烷键合硅胶为填充剂；以甲醇-冰醋酸-水（50：1：50）为流动相；检测

波长为 280nm。理论板数按黄芩苷峰计算应不低于 4000。

对照品溶液的制备 取黄芩苷对照品适量，精密称定，用稀乙醇制成每 1ml 含 60μg 的溶液，即得。

供试品溶液的制备 取装量差异项下的本品内容物，研细，取 0.5g，精密称定，置具塞锥形瓶中，密塞加入稀乙醇 50ml，密塞，称定重量，加热回流 30 分钟，放冷，再称定重量，用稀乙醇补足减失的重量，摇匀，滤过，精密量取续滤液 5ml，置 100ml 量瓶中，加稀乙醇至刻度，摇匀，滤过，取续滤液，即得。

测定法 分别精密吸取对照品溶液与供试品溶液各 10μl，注入液相色谱仪，测定，即得。

本品每粒含黄芩提取物以黄芩苷（$C_{21}H_{18}O_{11}$）计，不得少于 38mg。

■人工牛黄 照高效液相色谱法（通则 0512）测定（避光操作）。

色谱条件与系统适用性试验 以十八烷基硅烷键合硅胶为填充剂；以乙腈-1% 冰醋酸溶液（95：5）为流动相；检测波长为 450nm。理论板数按胆红素峰计算应不低于 5000。

对照品溶液的制备 取胆红素对照品适量，精密称定，加二氯甲烷制成每 1ml 含 12μg 的溶液，即得。

供试品溶液的制备 取装量差异项下的本品内容物，研细，取约 1g，精密称定，置具塞锥形瓶中，加 0.2mol/L 乙二胺四醋酸二钠溶液 10ml，超声处理 5 分钟使充分溶散，精密加入二氯甲烷 25ml，密塞，称定重量，超声处理（功率 500W，频率 53kHz，水温 25～35℃）30 分钟，放冷，再称定重量，用二氯甲烷补足减失的重量，摇匀，离心（转速为每分钟 4000 转），分取二氯甲烷液，滤过，取续滤液，即得。

测定法 分别精密吸取对照品溶液与供试品溶液各 5μl，注入液相色谱仪，测定，即得。

本品每粒含人工牛黄以胆红素（$C_{33}H_{36}N_4O_6$）计，不得少于 0.12mg。■[增订]

【功能与主治】 清心化痰，平肝安神。用于心肝火旺、痰热壅盛所致的头晕目眩、头痛失眠、烦躁不安；高血压病见上述证候者。

【用法与用量】 口服。一次 2～4 粒，一日 1 次。

【注意】 腹泻者忌服。

【规格】 每粒装 0.4g

【贮藏】 密封。

牛黄解毒片
Niuhuang Jiedu Pian

【处方】	人工牛黄 5g	雄黄 50g
	石膏 200g	大黄 200g
	黄芩 150g	桔梗 100g
	冰片 25g	甘草 50g

【制法】 以上八味,雄黄水飞成极细粉;大黄粉碎成细粉;人工牛黄、冰片研细;其余黄芩等四味加水煎煮二次,每次2小时,滤过,合并滤液,滤液浓缩成稠膏或干燥成干浸膏,加入大黄、雄黄粉末,制粒,干燥,再加入人工牛黄、冰片粉末,混匀,压制成1000片(大片)或1500片(小片),或包糖衣或薄膜衣,即得。

【性状】 本品为素片、糖衣片或薄膜衣片,素片或包衣片除去包衣后显棕黄色;有冰片香气,味微苦、辛。

【鉴别】 (1)取本品,置显微镜下观察:草酸钙簇晶大,直径60～140μm(大黄)。不规则碎块金黄色或橙黄色,有光泽(雄黄)。

(2)取本品2片(包衣片除去包衣),研细,加入石油醚(60～90℃)20ml,超声处理30分钟,滤过,滤液自然挥干(滤渣备用),残渣加乙酸乙酯1ml使溶解,作为供试品溶液。另取冰片对照品,加甲醇制成每1ml含1mg的溶液,作为对照品溶液。照薄层色谱法(通则0502)试验,吸取供试品溶液2μl,对照品溶液5μl,分别点于同一硅胶G薄层板上,以环己烷-乙酸乙酯(17:3)为展开剂,展开,取出,晾干,喷以5%香草醛硫酸溶液,在105℃加热至斑点显色清晰,供试品色谱中,在与对照品色谱相应的位置上,显相同颜色的斑点。

(3)取〔鉴别〕(2)项下的备用滤渣,挥干溶剂,加二氯甲烷20ml,超声处理30分钟,滤过,滤液蒸干(滤渣备用),残渣加乙酸乙酯1ml使溶解,作为供试品溶液,另取大黄对照药材0.1g,加二氯甲烷20ml,同法制成对照药材溶液。照薄层色谱法(通则0502)试验,吸取上述两种溶液各4μl,分别点于同一硅胶G薄层板上,以石油醚(60～90℃)-甲酸乙酯-甲酸(15:5:1)的上层溶液为展开剂,展开,取出,晾干,置紫外光灯(365nm)下检视。供试品色谱中,在与对照药材色谱相应的位置上,显相同的4个橙黄色荧光斑点。

■(4)取本品大片4片或小片6片,包衣片除去包衣,研细,加正丁醇10ml,研匀,静置1分钟,取上清液留用,残渣再加正丁醇10ml,同上法重复研磨2次,合并3次研磨后的上清液,滤过,滤液蒸干,残渣加乙醇2ml使溶解,作为供试品溶液。另取人工牛黄对照药材0.1g,加乙醇10ml,超声处理15分钟,滤过,滤液作为对照药材溶液。再取牛磺胆酸钠对照品、甘氨胆酸对照品,加乙醇制成每1ml各含0.5mg的混合溶液,作为对照品溶液。照薄层色谱法(通则0502)试验,吸取上述三种溶液各5μl,分别点于同一硅胶G薄层板上,以正丁醇-冰醋酸-水(10:1:1)为展开剂,展开,取出,晾干,喷以茴香醛乙醇试液(取茴香醛0.5ml,加无水乙醇80ml,摇匀,缓慢加入硫酸2ml,摇匀),在80℃加热20分钟,置紫外光灯(365nm)下检视。供试品色谱中,在与对照品色谱相应的位置上,显相同颜色的荧光斑点,在与对照药材色谱相应的位置上,显相同颜色的荧光主斑点。■[增订]

■(5)取胆酸对照品、猪去氧胆酸对照品,加乙醇制成每1ml各含0.5mg的混合溶液,作为对照品溶液。照薄层色谱法(通则0502)试验,吸取〔鉴别〕(4)项下的供试品溶液和对照药材溶液及上述对照品溶液各5μl,分别点于同一硅胶G薄层板上,以三氯甲烷-乙醚-冰醋酸(3:2:1)为展开剂,展开,取出,晾干,喷以茴香醛乙醇试液,在80℃加热20分钟,置紫外光灯(365nm)下检视。供试品色谱中,在与对照药材色谱和对照品色谱相应的位置上,显相同颜色的荧光斑点。■[修订]

【检查】 三氧化二砷 取本品适量(包衣片除去包衣),研细,精密称取1.52g,加稀盐酸20ml,时时搅拌1小时,滤过,残渣用稀盐酸洗涤2次,每次10ml,搅拌10分钟,洗液与滤液合并,置500ml量瓶中,加水稀释至刻度,摇匀。精密量取5ml,置10ml量瓶中,加水至刻度,摇匀。精密量取2ml,加盐酸5ml与水21ml,照砷盐检查法(通则0822第一法)检查,所显砷斑颜色不得深于标准砷斑。

其他 应符合片剂项下有关的各项规定(通则0101)。

【含量测定】 照高效液相色谱法(通则0512)测定。

色谱条件与系统适用性试验 以十八烷基硅烷键合硅胶为填充剂;以甲醇-水-磷酸(45:55:0.2)为流动相;检测波长为315nm。理论板数按黄芩苷峰计算应不低于3000。

对照品溶液的制备 取黄芩苷对照品适量,精密称定,加甲醇制成每1ml含30μg的溶液,即得。

供试品溶液的制备 取本品20片(包衣片除去包衣),精密称定,研细,取约0.6g,精密称定,置具塞锥形瓶中,加70%乙醇30ml,超声处理(功率250W,频率33kHz)20分钟,放冷,滤过,滤液置100ml量瓶中,用少量70%乙醇分次洗涤容器和残渣,洗液滤入同一量瓶中,加70%乙醇至刻度,摇匀,精密量取2ml,置10ml量瓶中,加70%乙醇至刻度,摇匀,滤过,即得。

测定法 分别精密吸取对照品溶液5μl与供试品溶液10μl,注入液相色谱仪,测定,即得。

本品每片含黄芩以黄芩苷($C_{21}H_{18}O_{11}$)计,小片不得少于3.0mg;大片不得少于4.5mg。

【功能与主治】 清热解毒。用于火热内盛,咽喉肿痛,牙龈肿痛,口舌生疮,目赤肿痛。

【用法与用量】 口服。小片一次3片,大片一次2片,一日2～3次。

【注意】 孕妇禁用。

【贮藏】 密封。

片仔癀胶囊

Pianzaihuang Jiaonang

【处方】 片仔癀300g

【制法】 取片仔癀300g,粉碎■成细粉,■[删除]■加羧甲基纤维素钠适量混匀,制粒,干燥,■■[删除],■装入胶囊,制成1000

粒,即得。

【性状】 本品为硬胶囊,内容物为棕黄色的颗粒及■粉末■[修订];气香,味苦、微甘。

【鉴别】 (1)取本品内容物0.3g,置具塞锥形瓶中,加甲醇3ml,超声处理15分钟,放置30分钟,取上清液作为供试品溶液。另取三七对照药材0.5g,同法制成对照药材溶液。再取人参皂苷Rb$_1$对照品、人参皂苷Rg$_1$对照品、三七皂苷R$_1$对照品,加甲醇制成每1ml各含1mg的溶液,作为对照品溶液。照薄层色谱法(通则0502)试验,吸取上述三种溶液各3μl,分别点于同一硅胶G薄层板上,以三氯甲烷-甲醇-水(65∶35∶10)10℃以下放置过夜的下层溶液为展开剂,展开,取出,晾干,喷以10%硫酸乙醇溶液,在105℃加热至斑点显色清晰。供试品色谱中,在与对照药材色谱和对照品色谱相应的位置上,分别显相同颜色的斑点。

(2)取本品内容物0.3g,置具塞锥形瓶中,加二氯甲烷-乙醇(7∶3)混合溶液10ml,依次加入10%亚硫酸氢钠2滴,盐酸1滴,摇匀,密塞,于暗处放置2小时,时时振摇,滤过,滤液作为供试品溶液。另取胆红素对照品,加二氯甲烷制成每1ml含0.1mg的溶液,作为对照品溶液。再取胆酸对照品、去氧胆酸对照品,分别加甲醇制成每1ml各含1mg的溶液,作为对照品溶液。照薄层色谱法(通则0502)试验,吸取胆红素对照品溶液10μl、其余三种溶液各6μl,分别点于同一硅胶G薄层板上,以甲苯-冰醋酸-水(10∶10∶1)10℃以下放置分层的上层溶液为展开剂,展开,取出,晾干。供试品色谱中,在与胆红素对照品色谱相应的位置上,显相同的黄色斑点。喷以10%硫酸乙醇溶液,在105℃加热至斑点显色清晰。供试品色谱中,在与胆红素对照品色谱相应的位置上,显相同的绿色斑点。置紫外光灯(365nm)下检视,在与胆酸对照品色谱及去氧胆酸对照品色谱相应的位置上,显相同颜色的荧光斑点。

【检查】 **干燥失重** 取本品约1g,精密称定,在105℃干燥至恒重,减失重量不得过13.0%(通则0831)。

其他 应符合胶囊剂项下有关的各项规定(通则0103)。

【含量测定】 照气相色谱法(通则0521)测定。

色谱条件与系统适用性试验 以交联5%苯基甲基聚硅氧烷为固定相的毛细管柱(柱长为30m,内径为0.32mm,膜厚度为0.25μm);柱温为程序升温:初始温度为150℃,保持30分钟,以每分钟20℃的速率升温至250℃,保持15分钟;进样口温度为250℃,检测器温度为300℃;理论板数按麝香酮峰计应不低于5000。

校正因子测定 取百秋李醇适量,精密称定,加无水乙醇制成每1ml含0.2mg的溶液,作为内标溶液。另取麝香酮对照品约10mg,精密称定,置50ml量瓶中,加无水乙醇适量溶解并稀释至刻度,摇匀,精密吸取2ml,置5ml量瓶中,精密加入内标溶液2ml,加无水乙醇稀释至刻度,摇匀,吸取1μl,注入气相色谱仪,计算校正因子。

测定法 取装量差异的本品内容物,研细,混匀,取约

1g,精密称定,置具塞锥形瓶中,精密加入内标溶液2ml,再精密加入无水乙醇3ml,混匀,密塞,称定重量,超声处理(功率300W,频率40kHz)10分钟,放置2小时,再称定重量,用无水乙醇补足减失的重量,摇匀,滤过,取续滤液1μl,注入气相色谱仪,测定,计算,即得。

本品每粒含麝香以麝香酮(C$_{16}$H$_{30}$O)计,不得少于0.07mg。

【功能与主治】 清热解毒,凉血化瘀,消肿止痛。用于热毒血瘀所致急慢性病毒性肝炎,痈疽疔疮,无名肿毒,跌打损伤及各种炎症。

【用法与用量】 口服。一次2粒,一至五岁儿童一次1粒,一日3次;或遵医嘱。

【注意】 孕妇忌服。

【规格】 每粒装0.3g

【贮藏】 密封。

化癥回生片

Huazheng Huisheng Pian

【处方】

益母草112g	红花14g
花椒(炭)14g	烫水蛭14g
当归28g	苏木14g
醋三棱14g	两头尖14g
川芎14g	降香14g
醋香附14g	人参42g
高良姜14g	姜黄8.4g
没药(醋炙)14g	炒苦杏仁21g
大黄56g	人工麝香14g
盐小茴香21g	桃仁21g
五灵脂(醋炙)14g	虻虫14g
鳖甲胶112g	丁香21g
醋延胡索14g	白芍28g
蒲黄炭14g	乳香(醋炙)14g
干漆(煅)14g	制吴茱萸14g
阿魏14g	肉桂14g
醋艾炭14g	熟地黄28g
紫苏子14g	

【制法】 以上三十五味,除人工麝香、阿魏、熟地黄、益母草、鳖甲胶外,其余三十味混匀,取出430g,粉碎成细粉,剩余部分和益母草用水煎煮二次,滤过,合并滤液,加入鳖甲胶,溶化后,浓缩成稠膏。阿魏用水加热溶化,熟地黄水煎取汁,分别滤过,合并滤液,浓缩成稠膏。两膏合并,加入细粉拌匀,干燥,研细,用乙醇制粒,干燥,再加入研细的人工麝香,混匀,压制成1000片,即得。

【性状】 本品为棕黄色片;气香,味微苦。

【鉴别】 (1)取本品,置显微镜下观察:体壁碎片金黄

色或黄棕色,毛窝呈双圈状,有时表面可见疣状或针头状突起(虻虫)。花粉粒黄色,类圆形或椭圆形,直径约30μm,表面有网状雕纹(蒲黄炭)。花粉粒三角形,直径约16μm(丁香)。纤维成束,红棕色或黄棕色,壁甚厚(醋香附)。糊化淀粉粒团块淡黄色(醋延胡索)。表皮细胞红棕色、黄色或亮黄色,外壁木栓化增厚,常呈脊状或瘤状突入细胞内(两头尖)。非腺毛2～6细胞,胞腔有的充满红棕色物(制吴茱萸)。淀粉粒棒槌形,长24～44μm或更长,脐点点状、短缝状或三叉状(高良姜)。石细胞类圆形或类长方形,直径32～88μm,壁一面菲薄(肉桂)。草酸钙簇晶甚大,直径60～140μm(大黄)。花粉粒圆球形或椭圆形,直径约60μm,外壁有刺,具3个萌发孔(红花)。

(2)取本品20片,研细,加80%乙醇50ml,加热回流1小时,滤过,滤液蒸干,残渣加1%盐酸溶液5ml使溶解,滤过,滤液加碳酸钠试液调节pH值至8,滤过,滤液蒸干,残渣加80%乙醇3ml使溶解,作为供试品溶液。另取盐酸水苏碱对照品,加乙醇制成每1ml含0.5mg的溶液,作为对照品溶液。照■纸色谱法(通则0501)■[订正]试验,吸取上述两种溶液各10～20μl,分别点于同一层析滤纸上上行展开,使成条状,以正丁醇-醋酸-水(4:1:1)的上层溶液为展开剂,展开,取出,晾干,喷以稀碘化铋钾试液,放置6小时。供试品色谱中,在与对照品色谱相应的位置上,显相同颜色的斑点。

(3)取本品40片,研细,加水150ml,煮沸30分钟,放冷,离心(转速为每分钟8000转)30分钟,取上清液用乙酸乙酯振摇提取两次,每次50ml,合并提取液,蒸干,残渣加甲醇1ml使溶解,作为供试品溶液。另取苏木对照药材1g,同法制成对照药材溶液。照薄层色谱法(通则0502)试验,吸取上述两种溶液各5μl,分别点于同一硅胶G薄层板上,以二氯甲烷-丙酮-甲酸(8:4:1)为展开剂,展开,取出,晾干,放置6小时。供试品色谱中,在与对照药材色谱相应的位置上,显相同颜色的斑点。

(4)取本品40片,研细,加水饱和的正丁醇50ml,置水浴上加热回流30分钟,滤过,滤液加氨试液100ml洗涤,弃去洗涤液,取正丁醇液蒸干,残渣加甲醇1ml使溶解,作为供试品溶液。另取人参对照药材1g,同法制成对照药材溶液。再取人参皂苷Rb$_1$对照品、人参皂苷Re对照品、人参皂苷Rg$_1$对照品,加甲醇制成每1ml中各含1mg的混合溶液,作为对照品溶液。照薄层色谱法(通则0502)试验,吸取供试品溶液15μl,对照药材溶液及对照品溶液各5μl,分别点于同一硅胶H薄层板上使成条状,以二氯甲烷-甲醇-水(13:7:2)10℃以下放置的下层溶液为展开剂,展开,取出,晾干,喷以10%硫酸乙醇溶液,在105℃加热至斑点显色清晰,供试品色谱中,在与对照药材色谱和对照品色谱相应的位置上,显相同颜色的斑点;置紫外光灯(365nm)下检视,显相同颜色的荧光斑点。

(5)取本品2片,研细,加甲醇20ml,超声处理30分钟,滤过,取滤液5ml,蒸干,残渣加水10ml使溶解,加盐酸1ml,加热回流30分钟,放冷,用乙醚振摇提取2次,每次20ml,合并乙醚液,蒸干,残渣加乙酸乙酯2ml使溶解,作为供试品溶液。另取大黄对照药材0.1g,同法制成对照药材溶液。照薄层色谱法(通则0502)试验,吸取上述两种溶液各4μl,分别点于同一硅胶G薄层板上,以石油醚(30～60℃)-甲酸乙酯-甲酸(15:5:1)的上层溶液为展开剂,展开,取出,晾干。置紫外光灯(365nm)下检视。供试品色谱中,在与对照药材色谱相应的位置上,显相同的5个橙黄色荧光斑点;置氨蒸气中熏后,斑点变为红色。

【检查】 应符合片剂项下有关的各项规定(通则0101)。

【含量测定】 照高效液相色谱法(通则0512)测定。

色谱条件与系统适用性试验 以十八烷基硅烷键合硅胶为填充剂;以乙腈为流动相A,以水为流动相B,按下表中的规定进行梯度洗脱;检测波长为280nm。理论板数按丁香酚峰计算应不低于3000。

时间(分钟)	流动相A(%)	流动相B(%)
0～5	35→25	65→75
5～40	25	75

对照品溶液的制备 取丁香酚对照品适量,精密称定,加80%甲醇制成每1ml含20μg的溶液,即得。

供试品溶液的制备 取重量差异项下的本品10片,研细,取约0.3g,精密称定,置100ml锥形瓶中,精密加入80%甲醇10ml,密塞,称定重量,超声处理(功率300W,频率25kHz)15分钟,放冷,再称定重量,加80%甲醇补足减失的重量,摇匀,滤过,取续滤液,即得。

测定法 分别精密吸取对照品溶液与供试品溶液各10μl,注入液相色谱仪,测定,即得。

本品每片含丁香以丁香酚(C$_{10}$H$_{12}$O$_2$)计,不得少于0.34mg。

【功能与主治】 消癥化瘀。用于瘀血内阻所致的癥积、妇女干血痨、产后血瘀、少腹疼痛拒按。

【用法与用量】 饭前温酒送服。一次5～6片,一日2次。

【注意】 孕妇禁用。

【贮藏】 密封。

六味地黄丸(浓缩丸)
Liuwei Dihuang Wan

【处方】 熟地黄120g　　　酒萸肉60g
　　　　牡丹皮45g　　　　山药60g
　　　　茯苓45g　　　　　泽泻45g

【制法】 以上六味,牡丹皮用水蒸气蒸馏法提取挥发性成分;药渣与酒萸肉20g、熟地黄、茯苓、泽泻加水煎煮二次,每次2小时,煎液滤过,滤液合并,浓缩成稠膏;山药与剩余酒萸肉粉碎成细粉,过筛,混匀,与上述稠膏和牡丹皮挥发性成分混匀,制丸,干燥,打光,即得。

【性状】 本品为棕褐色或亮黑色的浓缩丸;味微甜、酸、略苦。

【鉴别】 (1)取本品,置显微镜下观察:果皮表皮细胞橙黄色,表面观类多角形,垂周壁略连珠状增厚(酒萸肉)。淀粉粒三角状卵形或矩圆形,直径 24～40μm,脐点短缝状或人字状(山药)。

(2)取本品 10g,研细,加水 100ml,温热使充分溶散,加热至沸,放冷,用脱脂棉滤过,取滤液,用乙酸乙酯振摇提取 2 次(必要时离心),每次 30ml,合并乙酸乙酯液,蒸干,残渣加甲醇 1ml 使溶解,作为供试品溶液。另取熟地黄对照药材 4g,加水 60ml,煎煮 30 分钟,放冷,用脱脂棉滤过,取滤液,用乙酸乙酯振摇提取 2 次,每次 20ml,合并乙酸乙酯液,蒸干,残渣加甲醇 1ml 使溶解,作为对照药材溶液。照薄层色谱法(通则 0502)试验,吸取上述两种溶液各 3～5μl,分别点于同一硅胶 G 薄层板上,以二甲苯-乙酸乙酯(1:1)为展开剂,展开,取出,晾干,喷以 2,4-二硝基苯肼乙醇试液。供试品色谱中,在与对照药材色谱相应的位置上,显相同颜色的主斑点。

(3)取本品 3g,研细,加甲醇 25ml,超声处理 30 分钟,滤过,滤液回收溶剂至干,残渣加水 20ml 使溶解,用正丁醇-乙酸乙酯(1:1)混合溶液振摇提取 2 次,每次 20ml,合并提取液,用氨溶液(1→10)20ml 洗涤,弃去氨液,正丁醇-乙酸乙酯(1:1)混合溶液回收溶剂至干,残渣加甲醇 1ml 使溶解,作为供试品溶液。另取莫诺苷对照品、马钱苷对照品,加甲醇制成每 1ml 各含 2mg 的混合溶液,作为对照品溶液。照薄层色谱法(通则 0502)试验,吸取供试品溶液 5μl、对照品溶液 2μl,分别点于同一硅胶 G 薄层板上,以三氯甲烷-甲醇(3:1)为展开剂,展开,取出,晾干,喷以 10%硫酸乙醇溶液,在 105℃加热至斑点显色清晰,置紫外光灯(365nm)下检视。供试品色谱中,在与对照品色谱相应的位置上,显相同颜色的荧光斑点。

(4)取本品 5g,研细,加乙醚 20ml,加热回流 1 小时,滤过,滤液挥干,残渣加丙酮 1ml 使溶解,作为供试品溶液。另取丹皮酚对照品,加丙酮制成每 1ml 含 1mg 的溶液,作为对照品溶液。照薄层色谱法(通则 0502)试验,吸取上述两种溶液各 5～10μl,分别点于同一硅胶 G 薄层板上,以环己烷-乙酸乙酯(3:1)为展开剂,展开,取出,晾干,喷以盐酸酸性 5%三氯化铁乙醇溶液,在 105℃加热至斑点显色清晰。供试品色谱中,在与对照品色谱相应的位置上,显相同颜色的斑点。

(5)取本品 5g,研细,加水 30ml,温热使充分溶散,放冷,滤过,药渣用水 30ml 洗涤,用 30%盐酸溶液 50ml 加热回流 1 小时,放冷,用三氯甲烷振摇提取 2 次,每次 25ml,合并三氯甲烷液,蒸干,残渣加三氯甲烷 1ml 使溶解,作为供试品溶液。另取山药对照药材 1g,加 30%盐酸溶液 50ml,同法制成对照药材溶液。照薄层色谱法(通则 0502)试验,吸取上述两种溶液各 5μl,分别点于同一硅胶 G 薄层板上,以三氯甲烷-丙酮(9:1.5)为展开剂,展开,取出,晾干,置紫外光灯(365nm)下检视。供试品色谱中,在与对照药材色谱相应的位置上,显相同颜色的荧光斑点。

(6)取本品 10g,研细,加乙醚 50ml,加热回流 1 小时,滤过,滤液蒸干,残渣加正己烷 0.5ml 使溶解,作为供试品溶液。另取茯苓对照药材 2g,加乙醚 30ml,加热回流 1 小时,滤过,滤液蒸干,残渣加正己烷 1ml 使溶解,作为对照药材溶液。照薄层色谱法(通则 0502)试验,吸取供试品溶液 20μl、对照药材溶液 10μl,分别点于同一硅胶 G 薄层板上,以石油醚(60～90℃)-乙醚(3:2)为展开剂,展开,取出,晾干,置紫外光灯(365nm)下检视。供试品色谱中,在与对照药材色谱相应的位置上,显相同颜色的荧光斑点。

(7)取本品 10g,研细,加水 100ml,温热使充分溶散,加热至沸,放冷,用脱脂棉滤过,滤液用石油醚(60～90℃)振摇提取 3 次,每次 50ml(必要时离心),合并石油醚提取液,蒸干,残渣加石油醚(60～90℃)1ml 使溶解,作为供试品溶液。另取泽泻对照药材 2g,加水 50ml,煎煮 30 分钟,放冷,用脱脂棉滤过,同法制成对照药材溶液。照薄层色谱法(通则 0502)试验,吸取供试品溶液 10～20μl、对照药材溶液 10μl,分别点于同一硅胶 G 薄层板上,以石油醚(60～90℃)-三氯甲烷-乙酸乙酯(2:1:2)为展开剂,展开,取出,晾干,喷以 5%磷钼酸乙醇溶液,在 110℃加热至斑点显色清晰。供试品色谱中,在与对照药材色谱相应的位置上,显相同颜色的主斑点。

【检查】 应符合丸剂项下有关的各项规定(通则 0108)。

【含量测定】 照高效液相色谱法(通则 0512)测定。

色谱条件与系统适用性试验 以十八烷基硅烷键合硅胶为填充剂;以乙腈为流动相 A,以 0.3%磷酸溶液为流动相 B,按下表中的规定进行梯度洗脱;莫诺苷和马钱苷检测波长为 240nm,丹皮酚检测波长为 274nm;柱温为 40℃。理论板数按莫诺苷、马钱苷峰计算均应不低于 4000。

时间(分钟)	流动相 A(%)	流动相 B(%)
0～5	5→8	95→92
5～20	8	92
20～35	8→20	92→80
35～45	20→60	80→40
45～55	60	40

对照品溶液的制备 取莫诺苷对照品、马钱苷对照品和丹皮酚对照品适量,精密称定,加 50%甲醇制成每 1ml 中含莫诺苷与马钱苷各 40μg、含丹皮酚 90μg 的混合溶液,即得。

供试品溶液的制备 取本品适量,研细,取约 0.5g,精密称定,置具塞锥形瓶中,精密加入 50%甲醇 25ml,密塞,称定重量,加热回流 1 小时,放冷,再称定重量,用 50%甲醇补足减失的重量,摇匀,滤过,取续滤液,即得。

测定法 分别精密吸取对照品溶液与供试品溶液各10μl,注入液相色谱仪,测定,即得。

本品每丸含酒萸肉以莫诺苷($C_{17}H_{26}O_{11}$)和马钱苷($C_{17}H_{26}O_{10}$)的总量计,〔规格(1)〕不得少于0.37mg,〔规格(2)〕不得少于0.99mg;含牡丹皮以丹皮酚($C_9H_{10}O_3$)计,〔规格(1)〕不得少于0.32mg,〔规格(2)〕不得少于0.85mg。

【功能与主治】 滋阴补肾。用于肾阴亏损,头晕耳鸣,腰膝酸软,骨蒸潮热,盗汗遗精,消渴。

【用法与用量】 口服。一次8丸■〔规格(1)〕或一次3丸〔规格(2)〕■[修订],一日3次。

【规格】 (1)每8丸重1.44g(每8丸相当于饮片3g)

(2)每3丸相当于饮片3g

【贮藏】 密封。

心 悦 胶 囊

Xinyue Jiaonang

【处方】 西洋参茎叶总皂苷50g

【制法】 取西洋参茎叶总皂苷,加淀粉适量,混匀,制粒,干燥,粉碎,装入胶囊,制成1000粒,即得。

【性状】 本品为硬胶囊,内容物为淡黄色粉末;气微,味苦。

【鉴别】 取本品内容物0.6g,加甲醇10ml使溶解,作为供试品溶液。另取人参皂苷Rg_1对照品、拟人参皂苷F_{11}对照品、人参皂苷Re对照品及人参皂苷Rb_3对照品,加甲醇制成每1ml各含1mg的混合溶液,作为对照品溶液。照薄层色谱法(通则0502)试验,吸取上述两种溶液各2μl,分别点于同一硅胶G薄层板上,以正丁醇-乙酸乙酯-水(4:1:2)的上层溶液为展开剂,展开,展距9~12cm,取出,晾干,喷以10%硫酸乙醇溶液,在105℃加热至斑点显色清晰,分别置日光及紫外光灯(365nm)下检视。供试品色谱中,在与对照品色谱相应的位置上,日光下显相同颜色的斑点;紫外光下显相同颜色的荧光斑点。

【检查】 **人参茎叶** 取人参茎叶皂苷对照品,加甲醇制成每1ml含10mg的溶液,作为对照品溶液。照薄层色谱法(通则0502)试验,吸取〔鉴别〕项下的供试品溶液及对照品溶液各5μl,分别点于同一硅胶G薄层板上,以正丁醇-乙酸乙酯-水(4:1:2)的上层溶液为展开剂,展开,展距9~12cm,取出,晾干,喷以10%硫酸乙醇溶液,在105℃加热至斑点显色清晰,分别置日光及紫外光灯(365nm)下检视。供试品色谱中,在与对照品色谱相应的位置上,不得呈现与对照品色谱完全一致的斑点或荧光斑点。

其他 应符合胶囊剂项下有关的各项规定(通则0103)。

【含量测定】 **西洋参茎叶总皂苷** **对照品溶液的制备**

取人参皂苷Re对照品适量,精密称定,加甲醇制成每1ml含5mg的溶液,摇匀,即得。

标准曲线的制备 精密吸取对照品溶液15μl、20μl、25μl、30μl、35μl,分别置具塞试管中,挥干溶剂,精密加入8%香草醛乙醇溶液0.5ml,77%硫酸溶液5ml,摇匀,置60℃恒温水浴中加热15分钟,取出,置冰水浴中冷却15分钟,摇匀,以相应试剂作空白,照紫外-可见分光光度法(通则0401),在540nm波长处测定吸光度,以吸光度为纵坐标,浓度为横坐标,绘制标准曲线。

测定法 精密吸取〔含量测定〕人参皂苷Rg_1、Re、Rb_3项下供试品溶液40μl,照标准曲线制备项下的方法,自"置具塞试管中"起依法操作,测定吸光度,从标准曲线上读出供试品溶液中相当于人参皂苷Re的含量。计算,即得。

本品每粒含西洋参茎叶总皂苷以人参皂苷Re($C_{48}H_{82}O_{18}$)计,应为37.5~50.0mg。

人参皂苷Rg_1、Re、Rb_3 照高效液相色谱法(通则0512)测定。

色谱条件与系统适用性试验 以十八烷基硅烷键合硅胶为填充剂;以乙腈为流动相A,以水为流动相B,按下表中的规定进行梯度洗脱;检测波长为203nm。理论板数按人参皂苷Re峰计算应不低于6000。

时间(分钟)	流动相A(%)	流动相B(%)
0~35	19	81
35~55	19→29	81→71
55~70	29	71
70~100	29→40	71→60

对照品溶液的制备 取人参皂苷Rg_1对照品、人参皂苷Re对照品及人参皂苷Rb_3对照品适量,精密称定,加甲醇制成每1ml含人参皂苷Rg_1 0.1mg、人参皂苷Re及人参皂苷Rb_3各0.4mg的混合溶液,摇匀,即得。

供试品溶液的制备 取本品20粒的内容物,精密称定,研细,取约0.75g,精密称定,置50ml量瓶中,加甲醇适量使溶解并稀释至刻度,摇匀,滤过,取续滤液,即得。

测定法 分别精密吸取对照品溶液与供试品溶液各10μl,注入液相色谱仪,测定,即得。

本品每粒含西洋参茎叶总皂苷以人参皂苷Rg_1($C_{42}H_{72}O_{14}$)、人参皂苷Re($C_{48}H_{82}O_{18}$)及人参皂苷Rb_3($C_{53}H_{90}O_{22}$)总量计,不得少于6.0mg。

【功能与主治】 益气养心,和血。用于冠心病心绞痛属于气阴两虚证者。

【用法与用量】 口服。一次2粒,一日3次。

■【规格】 每粒装0.3g(相当于含西洋参茎叶总皂苷50mg)■[订正]

【贮藏】 密封。

石斛夜光丸

Shihu Yeguang Wan

【处方】

石斛 30g	人参 120g
山药 45g	茯苓 120g
甘草 30g	肉苁蓉 30g
枸杞子 45g	菟丝子 45g
地黄 60g	熟地黄 60g
五味子 30g	天冬 120g
麦冬 60g	苦杏仁 45g
防风 30g	川芎 30g
麸炒枳壳 30g	黄连 30g
牛膝 45g	菊花 45g
盐蒺藜 30g	青葙子 30g
决明子 45g	水牛角浓缩粉 60g
山羊角 300g	

【制法】 以上二十五味，除水牛角浓缩粉外，山羊角锉研成细粉；其余石斛等二十三味粉碎成细粉，将水牛角浓缩粉与上述粉末配研，过筛，混匀。每100g粉末用炼蜜35～50g加适量的水制丸，干燥，制成水蜜丸；或加炼蜜95～120g制成小蜜丸或大蜜丸〔规格(1)〕或〔规格(2)〕，即得。

【性状】 本品为棕色的水蜜丸、棕黑色的小蜜丸或大蜜丸；味甜而苦。

【鉴别】 (1)取本品，置显微镜下观察：不规则分枝状团块无色，遇水合氯醛试液溶化；菌丝无色或淡棕色，直径4～6μm(茯苓)。纤维表面类圆形细胞中含细小圆形硅质块，排列成行(石斛)。纤维束周围薄壁细胞含草酸钙方晶，形成晶纤维(甘草)。纤维束鲜黄色，壁稍厚，纹孔明显(黄连)。种皮石细胞淡黄色，壁波状弯曲，有时内含棕色物(枸杞子)。种皮表皮石细胞淡黄棕色，表面观类多角形，壁较厚，孔沟细密，胞腔含暗棕色物(五味子)。石细胞长方形或长条形，直径50～110μm，纹孔较细密(天冬)。石细胞橙黄色，贝壳形，壁较厚，较宽一边纹孔明显(苦杏仁)。种皮细胞暗红棕色，表面观多角形至长多角形，有网状增厚纹理(青葙子)。种皮栅状细胞一列，其下细胞中含草酸钙簇晶及方晶(决明子)。花粉粒类圆形，直径24～34μm，外壁有刺，长3～5μm，具3个萌发孔(菊花)。油管含金黄色分泌物，直径约30μm(防风)。不规则碎块撕裂状，无色或稍有光泽，表面具多数纵向裂隙(山羊角)。

(2)取本品水蜜丸6g，研碎；或取小蜜丸或大蜜丸9g，剪碎。加甲醇50ml，置水浴上加热回流1小时，放冷，滤过，滤液作为供试品溶液。另取黄连对照药材0.4g，加甲醇20ml，置水浴上加热回流1小时，滤过，滤液作为对照药材溶液。再取盐酸小檗碱对照品，加甲醇制成每1ml含0.5mg的溶液，作为对照品溶液。照薄层色谱法(通则0502)试验，吸取供试

品溶液5μl、对照药材溶液及对照品溶液各1μl，分别点于同一硅胶G薄层板上，以甲苯-乙酸乙酯-甲醇-异丙醇-浓氨试液(12∶6∶3∶3∶1)为展开剂，置氨蒸气饱和的展开缸内，展开，取出，晾干，置紫外光灯(365nm)下检视。供试品色谱中，在与对照药材色谱和对照品色谱相应的位置上，显相同的黄色荧光斑点。

(3)取川芎对照药材1g，加石油醚(60～90℃)10ml，浸泡30分钟，滤过，滤液作为对照药材溶液。照薄层色谱法(通则0502)试验，吸取〔鉴别〕(2)项下的供试品溶液10μl及上述对照药材溶液5μl，分别点于同一硅胶H薄层板上，以石油醚(60～90℃)-乙酸乙酯(17∶3)为展开剂，展开，取出，晾干，置紫外光灯(365nm)下检视。供试品色谱中，在与对照药材色谱相应的位置上，显相同颜色的荧光斑点。

(4)取〔鉴别〕(2)项下的剩余供试品溶液，蒸干，残渣加水10ml使溶解，加在已处理好的聚酰胺柱(30～60目，内径为1.5cm，柱高为15cm，水湿法装柱)上，先用水洗脱至洗脱液近无色，弃去洗脱液，再用甲醇100ml洗脱，收集洗脱液，蒸干，残渣加乙醇1ml使溶解，作为供试品溶液。另取新橙皮苷对照品、柚皮苷对照品，加乙醇制成每1ml各含0.5mg的混合溶液，作为对照品溶液。照薄层色谱法(通则0502)试验，吸取上述两种溶液各1μl，分别点于同一聚酰胺薄膜上，以丙酮-醋酸-水(4∶1∶7)为展开剂，展开，取出，晾干，喷以三氯化铝试液，热风吹干，置紫外光灯(365nm)下检视。供试品色谱中，在与对照品色谱相应的位置上，显相同颜色的荧光斑点。

(5)取本品水蜜丸6g，研碎；或取小蜜丸或大蜜丸9g，剪碎。加乙醚30ml，超声处理10分钟，滤过，弃去乙醚液，残渣挥干，加水饱和的正丁醇50ml，超声处理30分钟，滤过。滤液用氨试液洗涤2次，每次15ml，再用正丁醇饱和的水15ml洗涤，弃去洗涤液，取正丁醇液，蒸干，残渣加甲醇1ml使溶解，作为供试品溶液。另取人参皂苷 Rg_1 对照品、人参皂苷Re对照品，加甲醇制成每1ml含1mg的混合溶液，作为对照品溶液。照薄层色谱法(通则0502)试验，吸取供试品溶液10μl、对照品溶液6μl，分别点于同一硅胶G薄层板上，以三氯甲烷-甲醇-水(13∶7∶2)10℃以下放置的下层溶液为展开剂，展开，取出，晾干，喷以10%硫酸乙醇溶液，在105℃加热至斑点显色清晰。供试品色谱中，在与对照品色谱相应的位置上，显相同颜色的斑点。

(6)取本品水蜜丸6g，研碎；或取小蜜丸或大蜜丸9g，剪碎。加甲醇20ml，超声处理20分钟，滤过，滤液蒸干，残渣用水20ml溶解，加盐酸2ml，置水浴中加热回流30分钟，立即冷却，用乙醚振摇提取2次，每次20ml，合并乙醚液，挥干，残渣加三氯甲烷1ml使溶解，作为供试品溶液。另取决明子对照药材0.25g，同法制成对照药材溶液。再取大黄素甲醚对照品、大黄酚对照品，加甲醇制成每1ml各含0.2mg的混合溶液，作为对照品溶液。照薄层色谱法(通则0502)试验，吸取上述三种溶液各5μl，分别点于同一硅胶H薄层板上，以石油醚(30～60℃)-甲酸乙酯-甲酸(15∶5∶1)的上层溶液为展

开剂,展开,取出,晾干,置氨蒸气中熏至斑点显色清晰。供试品色谱中,在与对照药材色谱和对照品色谱相应的位置上,显相同颜色的斑点。

【检查】 应符合丸剂项下有关的各项规定(通则0108)。

【含量测定】 照高效液相色谱法(通则0512)测定。

色谱条件与系统适用性试验 以十八烷基硅烷键合硅胶为填充剂;以乙腈-磷酸二氢钾溶液[乙腈-0.05mol/L磷酸二氢钾溶液(每100ml中加十二烷基硫酸钠0.4g)(25:75),再以磷酸调节pH值为4.0](30:70)为流动相;检测波长为265nm。理论板数按盐酸小檗碱峰计算应不低于3000。

对照品溶液的制备 取盐酸小檗碱对照品适量,精密称定,加盐酸-甲醇(1:100)制成每1ml含50μg的溶液,即得。

供试品溶液的制备 取本品水蜜丸,研碎,取1.5g,精密称定;或取小蜜丸,剪碎,取2.5g,精密称定;或取重量差异项下的大蜜丸,剪碎,取2.5g,精密称定,置具塞锥形瓶中,精密加入盐酸-甲醇(1:100)的混合溶液25ml,密塞,称定重量,超声处理(功率300W,频率40kHz)45分钟,放冷,再称定重量,用上述混合溶液补足减失的重量,摇匀,滤过,取续滤液,即得。

测定法 分别精密吸取对照品溶液与供试品溶液各5μl,注入液相色谱仪,测定,即得。

■本品含黄连以盐酸小檗碱($C_{20}H_{17}NO_4 \cdot HCl$)计,水蜜丸每1g不得少于0.41mg;小蜜丸每1g不得少于0.27mg;大蜜丸[规格(1)]每丸不得少于1.5mg,[规格(2)]每丸不得少于0.20mg。■[修订]

【功能与主治】 滋阴补肾,清肝明目。用于肝肾两亏,阴虚火旺,内障目暗,视物昏花。

■【用法与用量】 口服。水蜜丸一次7.3g,小蜜丸一次11g,大蜜丸一次2丸[规格(1)],或一次15丸(11g)[规格(2)],一日2次。

【规格】 大蜜丸 (1)每丸重5.5g (2)每丸重0.73g■[修订]

【贮藏】 密封。

石 淋 通 片
Shilintong Pian

【处方】 广金钱草3125g

【制法】 取广金钱草,加水煎煮二次,每次1.5小时,合并煎液,滤过,滤液减压浓缩,加5倍量85%乙醇,充分搅拌,静置24小时,滤过,滤液浓缩成稠膏状,干燥,加辅料适量,制成颗粒,干燥,压制成1000片,或包糖衣或薄膜衣,即得。

【性状】 本品为棕褐色的片或糖衣片或薄膜衣片;包衣片除去包衣后显棕褐色;味苦、涩。

■【鉴别】 取本品3片,包衣片除去包衣,研成细粉,加稀乙醇20ml,超声处理30分钟,滤过,滤液蒸去乙醇,残渣加水5ml使溶解,用乙酸乙酯振摇提取2次,每次15ml,合并乙酸乙酯液,蒸干,残渣加无水乙醇1ml使溶解,作为供试品溶液。另取广金钱草对照药材2g,加稀乙醇30ml,同法制成对照药材溶液。照薄层色谱法(通则0502)试验,吸取上述两种溶液各2μl,分别点于同一硅胶G薄层板上,以三氯甲烷-甲醇-丁酮(6:1:1)为展开剂,展开,取出,晾干,置紫外光灯(365nm)下检视。供试品色谱中,在与对照药材色谱相应的位置上,显相同颜色的荧光斑点,置氨蒸气中熏后,斑点颜色加深。■[修订]

【检查】 应符合片剂项下有关的各项规定(通则0101)。

■【指纹图谱】 照高效液相色谱法(通则0512)测定。

色谱条件与系统适用性试验 以十八烷基硅烷键合硅胶为填充剂(柱长为250mm,内径为4.6mm,粒径为5μm);以乙腈为流动相A,以0.1%磷酸溶液为流动相B,按下表中的规定进行梯度洗脱;流速为每分钟0.8ml;检测波长为350nm;柱温为35℃。理论板数按夏佛塔苷峰计算应不低于3000。

时间(分钟)	流动相A(%)	流动相B(%)
0~3	6	94
3~5	6→14	94→86
5~21	14	86
21~36	14→19	86→81
36~45	19→20	81→20

参照物溶液的制备 取夏佛塔苷对照品适量,精密称定,加甲醇制成每1ml含20μg的溶液,即得。

供试品溶液的制备 取本品2片,包衣片除去包衣,研细,精密称定,置具塞锥形瓶中,精密加入甲醇25ml,称定重量,超声处理(功率300W,频率30kHz)15分钟,放冷,再称定重量,用甲醇补足减失的重量,摇匀,滤过,取续滤液,即得。

测定法 分别精密吸取参照物溶液与供试品溶液各10μl,注入液相色谱仪,测定,记录45分钟内的色谱峰,即得。

供试品指纹图谱中应呈现13个色谱峰,其中1个峰应与对照品参照物色谱峰保留时间相一致。以峰1、峰2、峰3、峰4、峰5、峰6(S)、峰7、峰8、峰9、峰11共有峰为标记,按中药色谱指纹图谱相似度评价系统,供试品指纹图谱与对照指纹图谱经相似度计算,相似度不得低于0.90。

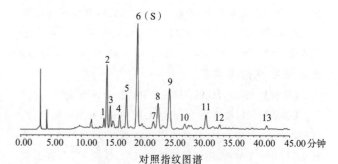

对照指纹图谱

13个共有峰中 峰6(S):夏佛塔苷

参考色谱柱 Agilent zorbax SB-C18

【含量测定】 照高效液相色谱法(通则0512)测定。

色谱条件与系统适用性试验 以十八烷基硅烷键合硅胶为填充剂;以甲醇-0.5%冰醋酸溶液(32:68)为流动相;检测波长为272nm。理论板数按夏佛塔苷峰计算应不低于2000。

对照品溶液的制备 取夏佛塔苷对照品适量,精密称定,加甲醇制成每1ml含20μg的溶液,即得。

供试品溶液的制备 取本品20片,包衣片除去包衣,精密称定,研细,取约1片的重量,精密称定,置具塞锥形瓶中,精密加入50%甲醇25ml,称定重量,超声处理(功率300W,频率30kHz)30分钟,放冷,再称定重量,用50%甲醇补足减失的重量,摇匀,滤过,取续滤液,即得。

测定法 分别精密吸取对照品溶液与供试品溶液各10μl,注入液相色谱仪,测定,即得。

本品每片含广金钱草以夏佛塔苷($C_{26}H_{28}O_{14}$)计,不得少于0.30mg。■[增订]

【功能与主治】 清热利尿,通淋排石。用于湿热下注所致的热淋、石淋,症见尿频、尿急、尿痛或尿有砂石;尿路结石、肾盂肾炎见上述证候者。

【用法与用量】 口服。一次5片,一日3次。

【规格】 每片含干浸膏0.12g

【贮藏】 密封。

血府逐瘀口服液

Xuefu Zhuyu Koufuye

【处方】

柴胡 17g	当归 50g
地黄 50g	赤芍 33g
红花 50g	桃仁 67g
麸炒枳壳 33g	甘草 17g
川芎 25g	牛膝 50g
桔梗 25g	

【制法】 以上十一味,柴胡、当归、麸炒枳壳、川芎蒸馏提取芳香水,备用;药渣与地黄等其余七味加水煎煮三次,每次2小时,合并煎液,滤过,滤液浓缩至相对密度约1.10(60℃),加乙醇使含醇量达60%,冷藏24小时,滤过,滤液回收乙醇至无醇味,加入蔗糖100g、蜂蜜200g、山梨酸钾0.5g及上述芳香水,搅匀,加水至1000ml,混匀,调节pH值为5.0,冷藏,滤过,灌装,灭菌,即得。

【性状】 本品为棕红色的液体;味甜、苦、微辛辣。

【鉴别】 (1)取本品30ml,加乙醚20ml,振摇提取,取乙醚液,备用;水液加水饱和的正丁醇振摇提取2次,每次15ml,合并正丁醇液,用氨试液洗涤2次,每次30ml,弃去氨洗液,正丁醇液蒸干,残渣加甲醇1ml使溶解,作为供试品溶液。另取柴胡对照药材0.5g,加水30ml,加热回流1小时,滤

过,滤液加乙醚20ml提取,同法制成对照药材溶液。照薄层色谱法(通则0502)试验,吸取上述两种溶液各5μl,分别点于同一硅胶G薄层板上,以三氯甲烷-甲醇-水(13:7:2)10℃以下放置分层的下层溶液为展开剂,展开,取出,晾干,喷以1%对二甲氨基苯甲醛的10%硫酸乙醇溶液,在105℃加热至斑点显色清晰,分别置日光和紫外光灯(365nm)下检视。供试品色谱中,在与对照药材色谱相应的位置上,日光下显相同颜色的斑点;紫外光下显相同颜色的荧光斑点。

(2)取本品10ml,用水饱和的正丁醇轻微振摇提取3次,每次15ml,合并正丁醇液,用水洗涤2次,每次20ml,正丁醇液蒸干,残渣加甲醇1ml使溶解,作为供试品溶液。另取枳壳对照药材1g,加甲醇10ml,超声处理10分钟,滤过,滤液作为对照药材溶液。照薄层色谱法(通则0502)试验,吸取供试品溶液1~4μl,对照药材溶液2μl,分别点于同一高效硅胶G薄层板上,以三氯甲烷-甲醇-水(13:6:2)的下层溶液为展开剂,展开,取出,晾干,喷以5%三氯化铝乙醇溶液,在105℃加热10分钟,置紫外光灯(365nm)下检视。供试品色谱中,在与对照药材色谱相应的位置上,显相同颜色的荧光斑点。

(3)取甘草对照药材0.5g,加甲醇20ml,超声处理15分钟,滤过,滤液蒸干,残渣加甲醇1ml使溶解,作为对照药材溶液。照薄层色谱法(通则0502)试验,吸取〔鉴别〕(2)项下的供试品溶液及上述对照药材溶液各5μl,分别点于同一硅胶G薄层板上,以三氯甲烷-乙醇-水(6:4:1)的下层溶液为展开剂,展开,取出,晾干,喷以2%对二甲氨基苯甲醛的40%硫酸乙醇溶液,在105℃加热至斑点显色清晰,置日光下检视。供试品色谱中,在与对照药材色谱相应的位置上,显相同颜色的斑点。

(4)取〔鉴别〕(1)项下的备用乙醚液,加水洗涤2次,每次20ml,弃去水液,乙醚液低温蒸干,残渣加乙酸乙酯1ml使溶解,作为供试品溶液。另取当归对照药材、川芎对照药材各0.5g,分别加乙醚20ml,超声处理10分钟,滤过,滤液挥干,残渣分别加乙酸乙酯1ml使溶解,作为对照药材溶液。照薄层色谱法(通则0502)试验,吸取供试品溶液10μl、对照药材溶液1~2μl,分别点于同一硅胶G薄层板上,以正己烷-乙酸乙酯(9:1)为展开剂,展开,取出,晾干,置紫外光灯(365nm)下检视。供试品色谱中,在与对照药材色谱相应的位置上,显相同颜色的荧光斑点。

(5)取牛膝对照药材1g,加50%甲醇25ml,加热回流1小时,放冷,滤过,滤液加水20ml,加水饱和的正丁醇振摇提取2次,每次25ml,合并正丁醇液,加正丁醇饱和的水洗涤2次,每次25ml,弃去水液,正丁醇液蒸干,残渣加甲醇1ml使溶解,作为对照药材溶液。照薄层色谱法(通则0502)试验,吸取〔鉴别〕(1)项下的供试品溶液4~10μl及上述对照药材溶液6μl,分别点于同一硅胶GF_{254}薄层板上,以三氯甲烷-甲醇-乙酸乙酯-浓氨试液(50:20:10:2.5)为展开剂,展开,取出,晾干,置紫外光灯(254nm)下检视。供试品色谱中,在与对照药材色谱相应的位置上,显相同颜色的斑点。

（6）取本品 20ml，加 7％硫酸乙醇-水（1∶3）混合液 20ml，加热回流 3 小时，放冷，加三氯甲烷振摇提取 2 次，每次 20ml，合并三氯甲烷液，加水洗涤 2 次，每次 20ml，弃去水液，三氯甲烷液用适量无水硫酸钠脱水，滤过，滤液蒸干，残渣加甲醇 1ml 使溶解，作为供试品溶液。另取桔梗对照药材 2g，加 7％硫酸乙醇-水（1∶3）混合液 20ml，同法制成对照药材溶液。照薄层色谱法（通则 0502）试验，吸取供试品溶液 2～6μl 与对照药材溶液 6～10μl，分别点于同一硅胶 G 薄层板上，以三氯甲烷-乙醚（2∶1）为展开剂，展开，取出，晾干，喷以 10％硫酸乙醇溶液，在 105℃加热至斑点显色清晰，置日光下检视。供试品色谱中，在与对照药材色谱相应的位置上，显相同颜色的斑点。

【检查】 相对密度 应不低于 1.08（通则 0601）。

pH 值 应为 4.0～5.5（通则 0631）。

乙醇量 不得过 5.0％（通则 0711）。

其他 应符合合剂项下有关的各项规定（通则 0181）。

【含量测定】 赤芍及枳壳 照高效液相色谱法（通则 0512）测定。

色谱条件与系统适用性试验 以十八烷基硅烷键合硅胶为填充剂；以 70％乙腈为流动相 A，0.1％磷酸为流动相 B，按下表中的规定进行梯度洗脱；芍药苷检测波长为 230nm，柚皮苷检测波长为 283nm。理论板数按芍药苷峰计算应不低于 5000。

时间（分钟）	流动相 A（％）	流动相 B（％）
0～25	24→40	76→60
25～26	40→100	60→0
26～30	100	0
30～31	100→24	0→76
31～45	24	76

对照品溶液的制备 取芍药苷对照品、柚皮苷对照品适量，精密称定，加 70％乙醇制成每 1ml 中含芍药苷 100μg、柚皮苷 200μg 的混合溶液，即得。

供试品溶液的制备 精密量取本品 2ml，置 10ml 量瓶中，加 70％乙醇稀释至刻度，摇匀，滤过，取续滤液，即得。

测定法 精密吸取对照品溶液与供试品溶液各 5μl，注入液相色谱仪，测定，即得。

本品每 1ml 含赤芍以芍药苷（$C_{23}H_{28}O_{11}$）计，不得少于 0.25mg；含枳壳以柚皮苷（$C_{27}H_{32}O_{14}$）计，不得少于 0.66mg。

桃仁 照高效液相色谱法（通则 0512）测定。

色谱条件与系统适用性试验 以十八烷基硅烷键合硅胶为填充剂；以甲醇-水（25∶75）为流动相；蒸发光散射检测器检测。理论板数按苦杏仁苷峰计算应不低于 3000。

对照品溶液的制备 取苦杏仁苷对照品适量，精密称定，加甲醇制成每 1ml 含苦杏仁苷 100μg 及 480μg 的溶液，即得。

供试品溶液的制备 精密量取本品 2ml，置 10ml 量瓶中，加甲醇稀释至刻度，摇匀，滤过，取续滤液，即得。

测定法 精密吸取对照品溶液与供试品溶液各 10μl，注入液相色谱仪，测定，用外标两点法对数方程计算，即得。

本品每 1ml 含桃仁以苦杏仁苷（$C_{20}H_{27}NO_{11}$）计，不得少于 0.67mg。

【功能与主治】 活血祛瘀，行气止痛。用于气滞血瘀所致的胸痹、头痛日久、痛如针刺而有定处、内热烦闷、心悸失眠、急躁易怒。

【用法与用量】 ■口服■[修订]。一次 20ml，一日 3 次。

【注意】 忌食辛冷食物；孕妇禁用。

【规格】 每支装 10ml

【贮藏】 密封，置阴凉处。

血府逐瘀丸

Xuefu Zhuyu Wan

【处方】

柴胡 50g	当归 150g
地黄 150g	赤芍 100g
红花 150g	桃仁 200g
麸炒枳壳 100g	甘草 50g
川芎 75g	牛膝 150g
桔梗 75g	

【制法】 以上十一味，粉碎成细粉，过筛，混匀。每 100g 粉末加炼蜜 110～130g 制成大蜜丸，即得。

【性状】 本品为褐色的大蜜丸；味甜、辛。

【鉴别】 （1）取本品，置显微镜下观察：油管含淡黄色或黄棕色条状分泌物，直径 8～25μm（柴胡）。螺纹导管直径 14～50μm，增厚壁互相连接，似网状螺纹导管（川芎）。草酸钙方晶成片存在于薄壁组织中（枳壳）。花粉粒圆球形或椭圆形，直径约 60μm，外壁有刺，具 3 个萌发孔（红花）。

（2）取本品 9g，加硅藻土 6g，研匀，加甲醇 50ml，加热回流 60 分钟，放冷，离心 5 分钟，取上清液，蒸干，残渣加水 20ml 使溶解，加 50％乙醇 10ml 及稀盐酸 1ml，摇匀，用乙醚振摇提取 2 次，每次 25ml，合并乙醚提取液（酸水溶液备用），用水洗涤 2 次，每次 25ml，弃去水洗液，乙醚液低温蒸干，残渣加甲醇 1ml 使溶解，作为供试品溶液。另取阿魏酸对照品，加甲醇制成每 1ml 含 1mg 的溶液，作为对照品溶液。照薄层色谱法（通则 0502）试验，吸取供试品溶液 2～6μl、对照品溶液 2μl，分别点于同一硅胶 G 薄层板上，以甲苯-乙酸乙酯-甲酸（20∶10∶1）为展开剂，展开，取出，晾干，喷以新配制的 1％三氯化铁溶液与 1％铁氰化钾溶液等量的混合溶液，置日光下检视。供试品色谱中，在与对照品色谱相应的位置上，显相同颜色的斑点。

（3）取〔鉴别〕（2）项下的备用酸水溶液，用乙酸乙酯振摇提取 2 次，每次 25ml，合并乙酸乙酯提取液(酸水溶液备用)，用水洗涤 2 次，每次 25ml，弃去水洗液，乙酸乙酯液蒸干，残渣加甲醇 1ml 使溶解，作为供试品溶液。另取枳壳对照药材 1g，加甲醇 10ml，超声处理 10 分钟，滤过，滤液作为对照药材溶液。再取柚皮苷对照品，加甲醇制成每 1ml 含 1mg 的溶液，作为对照品溶液。照薄层色谱法(通则 0502)试验，吸取供试品溶液 2~4μl、对照药材溶液和对照品溶液各 2μl，分别点于同一高效硅胶 G 薄层板上，以三氯甲烷-甲醇-水(13：6：2)的下层溶液为展开剂，展开，取出，晾干，喷以 5% 三氯化铝乙醇溶液，在 105℃加热 10 分钟，置紫外光灯(365nm)下检视。供试品色谱中，在与对照药材色谱和对照品色谱相应的位置上，显相同颜色的荧光斑点。

(4)取〔鉴别〕(3)项下的备用酸水溶液，用水饱和的正丁醇振摇提取 2 次，每次 20ml，合并正丁醇提取液，取半量的正丁醇液(剩余量备用)，用氨试液洗涤 2 次，每次 20ml，弃去氨洗液，正丁醇液蒸干，残渣加甲醇 1ml 使溶解，作为供试品溶液。另取牛膝对照药材 1g，加 50% 甲醇 25ml，加热回流 1 小时，放冷，滤过，滤液加水 20ml，用水饱和的正丁醇振摇提取 2 次，每次 25ml，合并正丁醇提取液，用正丁醇饱和的水洗涤 2 次，每次 25ml，弃去水洗液，正丁醇液蒸干，残渣加甲醇 1ml 使溶解，作为对照药材溶液。再取 β-蜕皮甾酮对照品和芍药苷对照品，分别加甲醇制成每 1ml 含 1mg 的溶液，作为对照品溶液。照薄层色谱法(通则 0502)试验，吸取供试品溶液 4~10μl、对照药材溶液 6μl 和对照品溶液各 2μl，分别点于同一硅胶 GF$_{254}$薄层板上，以三氯甲烷-乙酸乙酯-甲醇-浓氨试液(2：4：8：1)为展开剂，展开，取出，晾干，置紫外光灯(254nm)下检视。供试品色谱中，在与对照药材色谱和 β-蜕皮甾酮对照品色谱相应的位置上，显相同颜色的斑点。喷以 5% 香草醛硫酸溶液，加热至斑点显色清晰，置日光下检视。供试品色谱中，在与芍药苷对照品色谱相应的位置上，显相同颜色的斑点。

(5)取〔鉴别〕(4)项下剩余的正丁醇提取液，用水洗涤 2 次，每次 20ml，弃去水洗液，正丁醇液蒸干，残渣加甲醇 1ml 使溶解，作为供试品溶液。另取甘草对照药材 1g，加乙醚 40ml，加热回流 1 小时，滤过，药渣加甲醇 30ml，加热回流 1 小时，滤过，滤液蒸干，残渣加水 40ml 使溶解，用正丁醇振摇提取 3 次，每次 20ml，合并正丁醇提取液，用水洗涤 3 次，每次 20ml，弃去水洗液，正丁醇液蒸干，残渣加甲醇 1ml 使溶解，作为对照药材溶液。照薄层色谱法(通则 0502)试验，吸取供试品溶液 2~6μl、对照药材溶液 1μl，分别点于同一高效硅胶 G 薄层板上，以乙酸乙酯-冰醋酸-甲酸-水(15：1：1：2)为展开剂，展开，取出，晾干，喷以 10% 硫酸乙醇溶液，在 105℃加热至斑点显色清晰，置紫外光灯(365nm)下检视。供试品色谱中，在与对照药材色谱相应的位置上，显相同颜色的荧光斑点。

(6)取本品 9g，加硅藻土 6g，研匀，加甲醇 50ml，加热回流 60 分钟，放冷，离心 5 分钟，取上清液，减压回收溶剂并蒸

干，残渣加 7% 硫酸乙醇溶液-水(1：3)的混合溶液 20ml，置水浴上加热回流 3 小时，放冷，用三氯甲烷振摇提取 2 次，每次 20ml，合并三氯甲烷提取液，用水洗涤 2 次，每次 20ml，弃去水洗液，三氯甲烷液用适量无水硫酸钠脱水，滤过，滤液蒸干，残渣加甲醇 1ml 使溶解，作为供试品溶液。另取桔梗对照药材 1g，加 7% 硫酸乙醇溶液-水(1：3)的混合溶液 20ml，同法制成对照药材溶液。照薄层色谱法(通则 0502)试验，吸取供试品溶液 2~6μl、对照药材溶液 4μl，分别点于同一硅胶 GF$_{254}$薄层板上，以三氯甲烷-乙醚(2：1)为展开剂，展开，取出，晾干，置紫外光灯(254nm)下检视。供试品色谱中，在与对照药材色谱相应的位置上，显相同颜色的斑点。再喷以 10% 硫酸乙醇溶液，在 105℃加热至斑点显色清晰，置日光下检视。供试品色谱中，在与对照药材色谱相应的位置上，显相同颜色的斑点。

【检查】 应符合丸剂项下有关的各项规定(通则 0108)。

【含量测定】 照高效液相色谱法(通则 0512)测定。

色谱条件与系统适用性试验 以十八烷基硅烷键合硅胶为填充剂；以 70% 乙腈为流动相 A，0.1% 磷酸溶液为流动相 B；芍药苷检测波长为 230nm，柚皮苷检测波长为 283nm；理论板数按芍药苷峰计算应不低于 5000。

时间(分钟)	流动相 A(%)	流动相 B(%)
0~25	24→40	76→60
25~26	40→100	60→0
26~30	100	0

对照品溶液的制备 取芍药苷对照品和柚皮苷对照品适量，精密称定，加 70% 乙醇制成每 1ml 含芍药苷 30μg、柚皮苷 45μg 的混合溶液，即得。

供试品溶液的制备 取重量差异项下的本品，剪碎，混匀，取约 1.0g，精密称定，精密加入 70% 乙醇 50ml，称定重量，置水浴上加热回流 45 分钟，放冷，再称定重量，用 70% 乙醇补足减失的重量，摇匀，离心(转速为每分钟 3000 转)5 分钟，取上清液，即得。

测定法 精密吸取对照品溶液与供试品溶液各 10μl，注入液相色谱仪，测定，即得。

本品每丸含赤芍以芍药苷($C_{23}H_{28}O_{11}$)计，不得少于 4.0mg；含麸炒枳壳以柚皮苷($C_{27}H_{32}O_{14}$)计，不得少于 8.7mg。

【功能与主治】 活血祛瘀，行气止痛。用于气滞血瘀所致的胸痛、头痛日久、痛如针刺而有定处、内热烦闷、心悸失眠、急躁易怒。

【用法与用量】 ■口服，■[修订]用红糖水送服。一次 1~2 丸，一日 2 次。

【注意】 忌食辛冷食物；孕妇禁用。

【规格】 每丸重 9g

【贮藏】 密封。

血栓通胶囊

Xueshuantong Jiaonang

【处方】 三七总皂苷 100g

【制法】 取三七总皂苷,加入淀粉适量,混匀,制成颗粒,干燥,加入滑石粉4g,混匀,装入胶囊,制成1000粒,即得。

【性状】 本品为硬胶囊,内容物为类白色至淡黄色的粉末和颗粒;味苦、微甘。

【鉴别】 取本品,照〔含量测定〕项下的方法试验,供试品色谱中应呈现与三七总皂苷对照提取物色谱中三七皂苷 R_1、人参皂苷 Rg_1、人参皂苷 Re、人参皂苷 Rb_1 和人参皂苷 Rd 色谱峰保留时间相对应的色谱峰。

【检查】 应符合胶囊剂项下有关的各项规定(通则0103)。

【指纹图谱】 取本品,照〔含量测定〕项下的方法试验,记录色谱图。

按中药色谱指纹图谱相似度评价系统,供试品指纹图谱与对照提取物指纹图谱经相似度计算,5分钟后的色谱峰,其相似度不得低于0.95。

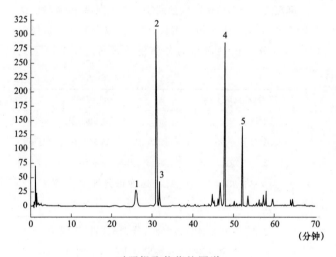

对照提取物指纹图谱

峰1:三七皂苷 R_1 　　峰2:人参皂苷 Rg_1

峰3:人参皂苷 Re 　　峰4:人参皂苷 Rb_1

峰5:人参皂苷 Rd

■**【含量测定】** 照高效液相色谱法(通则0512)测定。

色谱条件与系统适用性试验 以十八烷基硅烷键合硅胶为填充剂(柱长为25cm,内径为4.6mm,粒径为5μm);以乙腈为流动相A,以水为流动相B,按下表中的规定进行梯度洗脱;流速每分钟为1.3ml;检测波长为203nm;柱温为25℃。人参皂苷 Rg_1 与人参皂苷 Re 的分离度应大于1.8。理论板数按人参皂苷 Rg_1 峰计算应不低于6000。

时间(分钟)	流动相A(%)	流动相B(%)
0～20	20	80
20～45	20→46	80→54
45～55	46→55	54→45
55～60	55	45

参照物溶液的制备 取三七总皂苷对照提取物适量,加70%甲醇制成每1ml含2.5mg的溶液,即得。

对照品溶液的制备 取人参皂苷 Re 对照品适量,精密称定,加70%甲醇制成每1ml含0.2mg的溶液,即得。

供试品溶液的制备 取装量差异项下的本品内容物,研细,取适量(约相当于含三七总皂苷25mg),精密称定,置具塞锥形瓶中,精密加入70%甲醇10ml,密塞,称定重量,超声处理(功率250W,频率33kHz)10分钟,取出,放冷,再称定重量,用70%甲醇补足减失的重量,摇匀,滤过,取续滤液,即得。

测定法 分别精密吸取参照物溶液、对照品溶液与供试品溶液各10μl,注入液相色谱仪,测定。以参照物色谱峰中的标示成分定位供试品的各测定成分峰。校正因子见下表:

待测成分(峰)	校正因子
三七皂苷 R_1	0.996
人参皂苷 Rg_1	0.856
人参皂苷 Re	1.000
人参皂苷 Rb_1	1.165
人参皂苷 Rd	0.996

以人参皂苷 Re 对照品为对照,分别乘以校正因子,计算三七皂苷 R_1、人参皂苷 Rg_1、人参皂苷 Re、人参皂苷 Rb_1 和人参皂苷 Rd 的含量。

本品每粒含三七皂苷 R_1($C_{47}H_{80}O_{18}$)不得少于5.0mg、人参皂苷 Rg_1($C_{42}H_{72}O_{14}$)不得少于26.0mg、人参皂苷 Re($C_{48}H_{82}O_{18}$)不得少于2.5mg、人参皂苷 Rb_1($C_{54}H_{92}O_{23}$)不得少于24.0mg、人参皂苷 Rd($C_{48}H_{82}O_{18}$)不得少于5.0mg;且含三七皂苷 R_1、人参皂苷 Rg_1、人参皂苷 Re、人参皂苷 Rb_1 和人参皂苷 Rd 的总量不得少于70mg。■[修订]

【功能与主治】 活血祛瘀,通脉活络。用于脑络瘀阻引起的中风偏瘫,心脉瘀阻引起的胸痹心痛;脑梗塞,冠心病心绞痛见上述证候者。

【用法与用量】 口服。一次1～2粒,一日3次。

【规格】 每粒装0.18g(含三七总皂苷100mg)

【贮藏】 密封。

附:三七总皂苷质量标准

三七总皂苷

本品为五加科植物三七 *Panax notoginseng*(Burk.)F. H. Chen 的主根经加工制成的总皂苷。

〔制法〕 取三七主根,适当粉碎,用90%乙醇提取,滤过,滤液回收乙醇至无醇味,加适量水,搅匀,静置,滤过,滤液过大孔吸附树脂柱,用水冲洗,继用80%乙醇液洗脱,收集洗脱液,脱色、减压回收乙醇,浓缩至稠膏状,干燥、粉碎,即得。

〔性状〕 本品为类白色至棕黄色的无定形粉末;味苦、微甘。

〔鉴别〕〔检查〕〔指纹图谱〕 同植物油脂和提取物项下三七总皂苷。

〔含量测定〕 同植物油脂和提取物项下三七总皂苷,按干燥品计,含三七皂苷 R_1($C_{47}H_{80}O_{18}$)不得少于5.0%,人参皂苷 Rg_1($C_{42}H_{72}O_{14}$)不得少于■26.0%■[订正],人参皂苷 Re($C_{48}H_{82}O_{18}$)不得少于2.5%,人参皂苷 Rb_1($C_{54}H_{92}O_{23}$)不得少于24.0%,人参皂苷 Rd($C_{48}H_{82}O_{18}$)不得少于5.0%,且含三七皂苷 R_1、人参皂苷 Rg_1、人参皂苷 Re、人参皂苷 Rb_1 和人参皂苷 Rd 的总量不得少于■70%■[订正]。

〔贮藏〕 密封,置干燥处。

血 塞 通 片
Xuesaitong Pian

【处方】 三七总皂苷25g

【制法】 取三七总皂苷,与适量辅料混匀或制成颗粒,压制成1000片〔规格(1)〕;或500片〔规格(2)〕;或250片〔规格(3)〕,包糖衣或薄膜衣,即得。

【性状】 本品为糖衣片或薄膜衣片,除去包衣后显白色或微黄色;味苦、微甘。

【鉴别】 取本品,照〔含量测定〕项下的方法试验,供试品色谱中应呈现与三七总皂苷对照提取物色谱中三七皂苷 R_1、人参皂苷 Rg_1、人参皂苷 Re、人参皂苷 Rb_1 和人参皂苷 Rd 色谱峰保留时间相对应的色谱峰。

【检查】 应符合片剂项下有关的各项规定(通则0101)。

【指纹图谱】 取本品,照〔含量测定〕项下的方法试验,记录色谱图。

按中药色谱指纹图谱相似度评价系统,供试品指纹图谱与对照提取物的指纹图谱经相似度计算,5分钟之后的色谱峰,其相似度不得低于0.95。

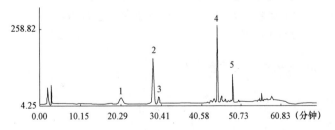

对照提取物指纹图谱

峰1:三七皂苷 R_1　峰2:人参皂苷 Rg_1

峰3:人参皂苷 Re　峰4:人参皂苷 Rb_1

峰5:人参皂苷 Rd

■【含量测定】 照高效液相色谱法(通则0512)测定。

色谱条件与系统适用性试验 以十八烷基硅烷键合硅胶为填充剂(柱长为25cm,内径为4.6mm,粒径为5μm);以乙腈为流动相 A,以水为流动相 B,按下表中的规定进行梯度洗脱;流速每分钟为1.3ml;检测波长为203nm;柱温为25℃。人参皂苷 Rg_1 与人参皂苷 Re 的分离度应大于1.8。理论板数按人参皂苷 Rg_1 峰计算应不低于6000。

时间(分钟)	流动相 A(%)	流动相 B(%)
0～20	20	80
20～45	20→46	80→54
45～55	46→55	54→45
55～60	55	45

参照物溶液的制备 取三七总皂苷对照提取物适量,加70%甲醇制成每1ml含2.5mg的溶液,即得。

对照品溶液的制备 取人参皂苷 Re 对照品适量,精密称定,加70%甲醇制成每1ml含0.2mg的溶液,即得。

供试品溶液的制备 取本品20片,除去包衣,精密称定,研细,混匀,精密称取适量(约相当于含三七总皂苷25mg),置具塞锥形瓶中,精密加入70%甲醇10ml,密塞,称定重量,超声处理(功率250W,频率33kHz)10分钟,取出,放冷,再称定重量,用70%甲醇补足减失的重量,摇匀,滤过,取续滤液,即得。

测定法 分别精密吸取参照物溶液、对照品溶液与供试品溶液各10μl,注入液相色谱仪,测定。以参照物色谱峰中的标示成分定位供试品的各测定成分峰。校正因子见下表:

待测成分(峰)	校正因子
三七皂苷 R_1	0.996
人参皂苷 Rg_1	0.856
人参皂苷 Re	1.000
人参皂苷 Rb_1	1.165
人参皂苷 Rd	0.996

以人参皂苷 Re 对照品为对照,分别乘以校正因子,计算三七皂苷 R_1、人参皂苷 Rg_1、人参皂苷 Re、人参皂苷 Rb_1 和人参皂苷 Rd 的含量。

本品按标示量计算,每片含三七皂苷 R_1($C_{47}H_{80}O_{18}$)不得少于5.0%、人参皂苷 Rg_1($C_{42}H_{72}O_{14}$)不得少于25.0%、人参皂苷 Re($C_{48}H_{82}O_{18}$)不得少于2.5%、人参皂苷 Rb_1($C_{54}H_{92}O_{23}$)不得少于25.0%、人参皂苷 Rd($C_{48}H_{82}O_{18}$)不得少于5.0%;且含三七皂苷 R_1、人参皂苷 Rg_1、人参皂苷 Re、人参皂苷 Rb_1 和人参皂苷 Rd 的总量不得少于70%。■[修订]

【功能与主治】 活血祛瘀,通脉活络,抑制血小板聚集和增加脑血流量。用于脑络瘀阻,中风偏瘫,心脉瘀阻,胸痹心痛;脑血管病后遗症,冠心病心绞痛属上述证候者。

【用法与用量】 口服。每次50～100mg,一日3次。

【规格】 (1)每片含三七总皂苷 25mg　(2)每片含三七总皂苷 50mg　(3)每片含三七总皂苷 100mg

【贮藏】 密封。

血塞通胶囊
Xuesaitong Jiaonang

【处方】 三七总皂苷 50g

【制法】 取三七总皂苷,加适量辅料混匀或制成颗粒,装入胶囊,制成 1000 粒〔规格(1)〕;或 500 粒〔规格(2)〕,即得。

【性状】 本品为硬胶囊,内容物为类白色至淡黄色的粉末或颗粒;味苦,微甘。

【鉴别】 取本品,照〔含量测定〕项下的方法试验,供试品色谱中应呈现与三七总皂苷对照提取物色谱中三七皂苷 R_1、人参皂苷 Rg_1、人参皂苷 Re、人参皂苷 Rb_1 和人参皂苷 Rd 色谱峰保留时间相对应的色谱峰。

【检查】 应符合胶囊剂项下有关的各项规定(通则 0103)。

【指纹图谱】 取本品,照〔含量测定〕项下的方法试验,记录色谱图。

按中药色谱指纹图谱相似度评价系统,供试品指纹图谱与对照提取物的指纹图谱经相似度计算,5 分钟之后的色谱峰,其相似度不得低于 0.95。

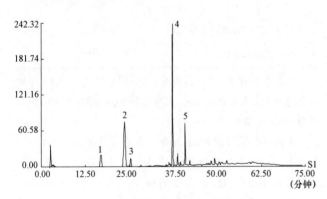

对照提取物指纹图谱

峰 1:三七皂苷 R_1　峰 2:人参皂苷 Rg_1

峰 3:人参皂苷 Re　峰 4:人参皂苷 Rb_1

峰 5:人参皂苷 Rd

■【含量测定】 照高效液相色谱法(通则 0512)测定。

色谱条件与系统适用性试验 以十八烷基硅烷键合硅胶为填充剂(柱长为 25cm,内径为 4.6mm,粒径为 5μm);以乙腈为流动相 A,以水为流动相 B,按下表中的规定进行梯度洗脱;流速每分钟为 1.3ml;检测波长为 203nm;柱温为 25℃。人参皂苷 Rg_1 与人参皂苷 Re 的分离度应大于 1.8。理论板数按人参皂苷 Rg_1 峰计算应不低于 6000。

时间(分钟)	流动相 A(%)	流动相 B(%)
0～20	20	80
20～45	20→46	80→54
45～55	46→55	54→45
55～60	55	45

参照物溶液的制备 取三七总皂苷对照提取物适量,加 70% 甲醇制成每 1ml 含 2.5mg 的溶液,即得。

对照品溶液的制备 取人参皂苷 Re 对照品适量,精密称定,加 70% 甲醇制成每 1ml 含 0.2mg 的溶液,即得。

供试品溶液的制备 取装量差异项下的本品内容物,研细,取适量(约相当于含三七总皂苷 25mg),精密称定,置具塞锥形瓶中,精密加入 70% 甲醇 10ml,密塞,称定重量,超声处理(功率 250W,频率 33kHz)10 分钟,取出,放冷,再称定重量,用 70% 甲醇补足减失的重量,摇匀,滤过,取续滤液,即得。

测定法 分别精密吸取参照物溶液、对照品溶液与供试品溶液各 10μl,注入液相色谱仪,测定。以参照物色谱峰中的标示成分定位供试品的各测定成分峰。校正因子见下表:

待测成分(峰)	校正因子
三七皂苷 R_1	0.996
人参皂苷 Rg_1	0.856
人参皂苷 Re	1.000
人参皂苷 Rb_1	1.165
人参皂苷 Rd	0.996

以人参皂苷 Re 对照品为对照,分别乘以校正因子,计算三七皂苷 R_1、人参皂苷 Rg_1、人参皂苷 Re、人参皂苷 Rb_1 和人参皂苷 Rd 的含量。

本品按标示量计算,每粒含三七皂苷 R_1($C_{47}H_{80}O_{18}$)不得少于 5.0%、人参皂苷 Rg_1($C_{42}H_{72}O_{14}$)不得少于 25.0%、人参皂苷 Re($C_{48}H_{82}O_{18}$)不得少于 2.5%、人参皂苷 Rb_1($C_{54}H_{92}O_{23}$)不得少于 25.0%、人参皂苷 Rd($C_{48}H_{82}O_{18}$)不得少于 5.0%;且含三七皂苷 R_1、人参皂苷 Rg_1、人参皂苷 Re、人参皂苷 Rb_1 和人参皂苷 Rd 的总量不得少于 70%。■[修订]

【功能与主治】 活血祛瘀,通脉活络,抑制血小板聚集和增加脑血流量。用于脑络瘀阻,中风偏瘫,心脉瘀阻,胸痹心痛;脑血管病后遗症,冠心病心绞痛属上述证候者。

【用法与用量】 口服。每次 100mg,一日 3 次。

【规格】 (1)每粒含三七总皂苷 50mg　(2)每粒含三七总皂苷 100mg

【贮藏】 密封。

血塞通颗粒

Xuesaitong Keli

【处方】 三七总皂苷 50g

【制法】 取三七总皂苷,加入葡萄糖、蔗糖和糊精适量,混匀,制成颗粒,干燥,制成 3000g〔规格(1)、规格(3)〕;或加入可溶性淀粉,混匀,制成颗粒,干燥,制成 3000g〔规格(2)〕;或加入甘露醇、阿司帕坦和糊精适量,制成颗粒,干燥,制成 1500g〔规格(4)〕。

【性状】 本品为白色或类白色颗粒;味甘、微苦。

【鉴别】 取本品,照〔含量测定〕项下的方法试验,供试品色谱中应呈现与三七总皂苷对照提取物色谱中三七皂苷 R_1、人参皂苷 Rg_1、人参皂苷 Re、人参皂苷 Rb_1 和人参皂苷 Rd 色谱峰保留时间相对应的色谱峰。

【检查】 应符合颗粒剂项下有关的各项规定(通则 0104)。

【指纹图谱】 取本品,照〔含量测定〕项下的方法试验,记录色谱图。

按中药色谱指纹图谱相似度评价系统,供试品指纹图谱与对照提取物的指纹图谱经相似度计算,5 分钟之后的色谱峰,其相似度不得低于 0.95。

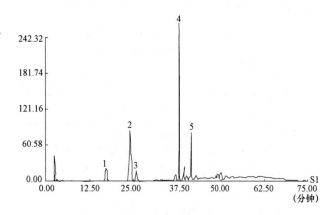

对照提取物指纹图谱

峰 1:三七皂苷 R_1　峰 2:人参皂苷 Rg_1

峰 3:人参皂苷 Re　峰 4:人参皂苷 Rb_1

峰 5:人参皂苷 Rd

【含量测定】 照高效液相色谱法(通则 0512)测定。

色谱条件与系统适用性试验 以十八烷基硅烷键合硅胶为填充剂(柱长为 25cm,内径为 4.6mm,粒径为 5μm);以乙腈为流动相 A,以水为流动相 B,按下表中的规定进行梯度洗脱;流速每分钟为 1.3ml;检测波长为 203nm;柱温为 25℃。人参皂苷 Rg_1 与人参皂苷 Re 的分离度应大于 1.8。理论板数按人参皂苷 Rg_1 峰计算应不低于 6000。

时间(分钟)	流动相 A(%)	流动相 B(%)
0～20	20	80
20～45	20→46	80→54
45～55	46→55	54→45
55～60	55	45

参照物溶液的制备 取三七总皂苷对照提取物适量,加 70% 甲醇制成每 1ml 含 2.5mg 的溶液,即得。

对照品溶液的制备 取人参皂苷 Re 对照品适量,精密称定,加 70% 甲醇制成每 1ml 含 0.2mg 的溶液,即得。

供试品溶液的制备 取装量差异项下的本品,研细,取适量(约相当于含三七总皂苷 25mg),精密称定,置具塞锥形瓶中,精密加入 70% 甲醇 10ml〔规格(1)、规格(3)、规格(4)〕或甲醇 10ml〔规格(2)〕,密塞,称定重量,超声处理(功率 250W,频率 33kHz)10 分钟,取出,放冷,再称定重量,用相应提取溶剂补足减失的重量,摇匀,滤过,取续滤液,即得。

测定法 分别精密吸取参照物溶液、对照品溶液与供试品溶液各 10μl,注入液相色谱仪,测定。以参照物色谱峰中的标示成分定位供试品的各测定成分峰。校正因子见下表:

待测成分(峰)	校正因子
三七皂苷 R_1	0.996
人参皂苷 Rg_1	0.856
人参皂苷 Re	1.000
人参皂苷 Rb_1	1.165
人参皂苷 Rd	0.996

以人参皂苷 Re 对照品为对照,分别乘以校正因子,计算三七皂苷 R_1、人参皂苷 Rg_1、人参皂苷 Re、人参皂苷 Rb_1 和人参皂苷 Rd 的含量。

本品按标示量计算,每袋含三七皂苷 R_1($C_{47}H_{80}O_{18}$)不得少于 5.0%、人参皂苷 Rg_1($C_{42}H_{72}O_{14}$)不得少于 25.0%、人参皂苷 Re($C_{48}H_{82}O_{18}$)不得少于 2.5%、人参皂苷 Rb_1($C_{54}H_{92}O_{23}$)不得少于 25.0%、人参皂苷 Rd($C_{48}H_{82}O_{18}$)不得少于 5.0%;且含三七皂苷 R_1、人参皂苷 Rg_1、人参皂苷 Re、人参皂苷 Rb_1 和人参皂苷 Rd 的总量不得少于 70%。■[修订]

【功能与主治】 活血祛瘀,通脉活络,抑制血小板聚集和增加脑血流量。用于脑络瘀阻,中风偏瘫,心脉瘀阻,胸痹心痛;脑血管病后遗症,冠心病心绞痛属上述证候者。

【用法与用量】 开水冲服。一次 50～100mg,一日 3 次。

【规格】 (1)每袋装 3g,含三七总皂苷 50mg　(2)每袋装 3g,含三七总皂苷 50mg(无蔗糖)　(3)每袋装 6g,含三七总皂苷 100mg　(4)每袋装 1.5g,含三七总皂苷 50mg(无蔗糖)

【贮藏】 密封,置阴凉处。

壮腰健身丸

Zhuangyao Jianshen Wan

【处方】 酒女贞子 24g　　　　黄精 24g
熟地黄 36g　　　　金樱子 24g
狗脊 24g　　　　　制何首乌 15g
千斤拔 30g

【制法】 以上七味,粉碎成细粉,过筛,混匀。每 100g 粉末加炼蜜 120～130g,制成小蜜丸或大蜜丸,即得。

【性状】 本品为棕黑色的小蜜丸或大蜜丸;气微香,味微甜。

【鉴别】 (1)取本品,置显微镜下观察:果皮表皮表面观类多角形,垂周壁薄厚不匀,胞腔含棕色物(酒女贞子)。薄壁组织灰棕色至黑棕色,细胞多皱缩,内含棕色核状物(熟地黄)。非腺毛多破碎,直径 16～31μm,壁厚,胞腔内含黄棕色物(金樱子)。非腺毛金黄色或黄棕色,多已碎断,直径 24～99μm,壁较薄(狗脊)。纤维束周围薄壁细胞含草酸钙方晶,形成晶纤维(千斤拔)。

(2)取本品 5g,剪碎,加等量硅藻土,研匀,加水 100ml,温热使充分溶散,加热至沸,放冷,离心,取上清液用乙酸乙酯振摇提取 3 次,每次 30ml,合并乙酸乙酯,回收溶剂至干,残渣加甲醇 1ml 使溶解,作为供试品溶液。另取熟地黄对照药材 7g,加水 60ml,煎煮 30 分钟,用脱脂棉滤过,滤液用乙酸乙酯同法制成对照药材溶液。照薄层色谱法(通则 0502)试验,吸取上述两种溶液各 10～15μl,分别点于同一硅胶 G 薄层板上,以二甲苯-乙酸乙酯(1∶1)为展开剂,展开,取出,晾干,喷以 2,4-二硝基苯肼乙醇试液,置日光下检视。供试品色谱中,在与对照药材色谱相应的位置上,显相同颜色的斑点。

(3)取本品 6g,剪碎,加等量硅藻土,研匀,加乙醇 50ml,加热回流 1 小时,滤过,滤液蒸干,残渣加乙醇 3ml 使溶解,作为供试品溶液。另取制何首乌对照药材 0.25g,同法制成对照药材溶液。照薄层色谱法(通则 0502)试验,吸取供试品溶液 5～10μl,对照药材溶液 2μl,分别点于同一硅胶 G 薄层板上,以石油醚(30～60℃)-甲酸乙酯(5∶1)为展开剂,展开,取出,晾干,置紫外光灯(365nm)下检视。供试品色谱中,在与对照药材色谱相应的位置上,显相同颜色的荧光斑点。

【检查】 应符合丸剂项下有关的各项规定(通则 0108)。

【含量测定】 照高效液相色谱法(通则 0512)测定。

色谱条件与系统适用性试验 以十八烷基硅烷键合硅胶为填充剂;以甲醇-0.1%磷酸溶液(28∶72)为流动相;检测波长为 224nm。理论板数按特女贞苷峰计算应不低于 4000。

对照品溶液的制备 取特女贞苷对照品适量,精密称定,加甲醇制成每 1ml 含 50μg 的溶液,即得。

供试品溶液的制备 取本品,剪碎,取约 3g,精密称定,精密加入甲醇 50ml,密塞,称定重量,超声处理(功率 500W,频率 40kHz)1 小时,放冷,再称定重量,用甲醇补足减失的重量,摇匀,离心,取上清液滤过,取续滤液,即得。

测定法 分别精密吸取对照品溶液与供试品溶液各 10μl,注入液相色谱仪,测定,即得。

本品每 1g 含女贞子以特女贞苷($C_{31}H_{42}O_{17}$)计,不得少于 0.40mg。

【功能与主治】 壮腰健肾。用于腰酸腿软,头晕耳鸣,眼花心悸,阳▇痿▇[修订]遗精。

【用法与用量】 口服。小蜜丸一次 9g,大蜜丸一次 1 丸,一日 2 次。

【规格】 (1)小蜜丸 每 17 粒重 3g　(2)大蜜丸 每丸重 9g

【贮藏】 密封。

安神补脑液

Anshen Bunao Ye

【处方】 鹿茸 3g　　　　　制何首乌 62.5g
淫羊藿 50g　　　　干姜 12.5g
甘草 6.25g　　　　大枣 12.5g
维生素 B_1 0.5g

【制法】 以上七味,干姜提取挥发油,药渣与制何首乌、淫羊藿、大枣、甘草加水煎煮三次,合并煎液,滤过,滤液浓缩至适量,加 3 倍量乙醇,静置,滤过,▇回收乙醇并浓缩至适量,药液备用▇[修订]。将鹿茸加水煎煮五次,滤过,滤液合并,浓缩,加蜂蜡,静置至蜡层完全凝固后除去蜡层,抽滤,加乙醇使醇含量达 80%,静置,滤过,滤液回收乙醇,浓缩至适量,加乙醇使含醇量达 75%,静置,滤过,滤液回收乙醇,加水和乙醇调节浓度(含醇量为 20%～30%)。将上述药液、鹿茸提取液及单糖浆或蔗糖水溶液(含蔗糖 180g)或果葡糖浆 300g 混匀,加入干姜挥发油、维生素 B_1、苯甲酸、苯甲酸钠、羟苯乙酯,搅拌均匀,静置,滤过,加水至 1000ml,混匀,即得。

【性状】 本品为黄色至棕黄色的液体,久置有少量沉淀;气芳香,味甜、辛。

【鉴别】 取本品 30ml,加乙醚振摇提取两次,每次 20ml,取水液再用水饱和的正丁醇振摇提取两次,每次 30ml,合并正丁醇提取液,回收溶剂至干,残渣加甲醇 1ml 使溶解,作为供试品溶液。另取何首乌对照药材 0.25g,加乙醇 20ml,加热回流 1 小时,滤过,滤液浓缩至 3ml,作为对照药材溶液。再取 2,3,5,4'-四羟基二苯乙烯-2-O-β-D-葡萄糖苷对照品,加甲醇制成每 1ml 含 0.5mg 的溶液,作为对照品溶液。照薄层色谱法(通则0502)试验,吸取上述三种溶液各3μl,分别点于同一硅胶 G 薄层板上,以甲苯-丙酮-甲醇(5:4:1)为展开剂,展开,取出,晾干,喷以磷钼酸硫酸溶液(取磷钼酸2g,加水20ml使溶解,再缓缓加入硫酸30ml,摇匀),稍加热。供试品色谱中,在与对照药材色谱和对照品色谱相应的位置上,显相同颜色的斑点。

【检查】 pH 值 应为3.0～5.0(通则0631)。

其他 应符合合剂项下有关的各项规定(通则0181)。

【含量测定】 淫羊藿 照高效液相色谱法(通则0512)测定。

色谱条件与系统适用性试验 以十八烷基硅烷键合硅胶为填充剂;以乙腈-水(25:75)为流动相;检测波长为270nm。理论板数按淫羊藿苷峰计算应不低于2500。

对照品溶液的制备 取淫羊藿苷对照品适量,精密称定,加甲醇制成每1ml含50μg的溶液,即得。

供试品溶液的制备 精密量取本品20ml,用乙醚振摇提取2次,每次15ml,弃去乙醚液,水液用乙酸乙酯提取五次,每次15ml,合并乙酸乙酯液,回收溶剂至干,残渣用甲醇溶解并转移至10ml量瓶中,加甲醇至刻度,摇匀,滤过,取续滤液,即得。

测定法 分别精密吸取对照品溶液与供试品溶液各5μl,注入液相色谱仪,测定,即得。

本品每1ml含淫羊藿以淫羊藿苷($C_{33}H_{40}O_{15}$)计,不得少于60μg。

维生素 B_1 照高效液相色谱法(通则0512)测定。

色谱条件与系统适用性试验 以十八烷基硅烷键合硅胶为填充剂;以乙腈-0.05mol/L磷酸二氢钾溶液(5:95)为流动相;检测波长为246nm。理论板数按维生素 B_1 峰计算应不低于3000。

对照品溶液的制备 取维生素 B_1 对照品适量,精密称定,加水溶解并制成每1ml含0.1mg的溶液,即得。

供试品溶液的制备 精密量取本品10ml,置50ml量瓶中,加水稀释至刻度,摇匀,滤过,取续滤液,即得。

测定法 分别精密吸取对照品溶液与供试品溶液各10μl,注入液相色谱仪,测定,即得。

本品含维生素 B_1($C_{12}H_{17}ClN_4OS \cdot HCl$)应为标示量的80.0%～120.0%。

【功能与主治】 生精补髓,益气养血,强脑安神。用于肾精不足、气血两亏所致的头晕、乏力、健忘、失眠;神经衰弱症见上述证候者。

【用法与用量】 口服。一次10ml,一日2次。

【规格】 (1)每支装10ml(含维生素 B_1 5mg) (2)每瓶装100ml(含维生素 B_1 50mg)

【贮藏】 密封。

更 年 安 片
Gengnian'an Pian

【处方】 ■地黄　　　　　　泽泻
麦冬　　　　　　熟地黄
玄参　　　　　　茯苓
仙茅　　　　　　磁石
牡丹皮　　　　　珍珠母
五味子　　　　　首乌藤
制何首乌　　　　浮小麦
钩藤■[订正]

【制法】 以上十五味,浮小麦、磁石、珍珠母粉碎成细粉;地黄、熟地黄、玄参、茯苓、仙茅、麦冬加水煎煮二次,第一次3小时,第二次2小时,滤过,滤液浓缩至适量;其余五味子等六味用60%乙醇作溶剂进行渗漉,收集渗漉液,回收乙醇,浓缩至适量,与上述地黄等六味的浓缩液及浮小麦等三味的细粉混匀,制成粗颗粒,干燥,粉碎,过筛,制颗粒,低温干燥,过筛,加入硬脂酸镁,混匀,压制成1000片,包糖衣或薄膜衣,即得。

【性状】 本品为糖衣片或薄膜衣片,除去包衣后显黑灰色;味甘。

【鉴别】 (1)取本品20片,除去包衣,研细,加三氯甲烷30ml,加热回流90分钟,滤过,滤液蒸干,残渣加三氯甲烷1ml使溶解,作为供试品溶液。另取五味子对照药材0.5g,加三氯甲烷15ml,同法制成对照药材溶液。再取五味子甲素对照品,加三氯甲烷制成每1ml含1mg的溶液,作为对照品溶液。照薄层色谱法(通则0502)试验,吸取上述三种溶液各4μl,分别点于同一硅胶 GF_{254} 薄层板上,以石油醚(30～60℃)-甲酸乙酯-甲酸(15:5:1)的上层溶液为展开剂,展开,取出,晾干,置紫外光灯(254nm)下检视。供试品色谱中,在与对照药材色谱和对照品色谱相应的位置上,显相同颜色的斑点。

(2)取本品16片,除去包衣,研细,加甲醇100ml,加热回流1小时,滤过,滤液蒸干,残渣用水10ml溶解,加盐酸2ml,置水浴中加热30分钟,立即冷却,用乙醚20ml分2次振摇提取,合并乙醚提取液,蒸干,残渣加三氯甲烷1ml使溶解,作为供试品溶液。另取何首乌对照药材1.5g,加甲醇20ml,同法制成对照药材溶液。再取大黄素对照品、大黄素甲醚对照品,加甲醇制成每1ml各含1mg的混合溶液,作为对照品溶液。照薄层色谱法(通则0502)试验,吸取上述三种溶液各2μl,分别点于同一用0.5%氢氧化钠溶液制备的硅胶 G 薄层板上,以甲苯-乙酸乙酯-甲酸(15:2:1)为展开剂,展开,取出,晾干,置紫外光灯(365nm)下检视。供试品色谱中,在与对照药材色谱和对照品色谱相应的位置上,显相同的橙色荧光斑点;置氨蒸气中熏后,置日光下检视,显相同的红色斑点。

(3)取本品 20 片,除去包衣,研细,加水 30ml 和盐酸 2ml,加热回流 1 小时,滤过,滤液用三氯甲烷振摇提取 2 次,每次 30ml,合并三氯甲烷液,蒸干,残渣加三氯甲烷 1ml 使溶解,作为供试品溶液。另取麦冬对照药材 2g,加水 30ml 和盐酸 1ml,同法(三氯甲烷每次用量为 15ml)制成对照药材溶液。照薄层色谱法(通则 0502)试验,吸取上述两种溶液各 10μl,分别点于同一硅胶 GF$_{254}$ 薄层板上,以三氯甲烷-丙酮 (4:1)为展开剂,展开,取出,晾干,分别置紫外光灯(254nm) 和日光下检视。供试品色谱中,在与对照药材色谱相应的位置上,紫外光下显相同颜色的斑点;喷以 10%硫酸乙醇溶液,加热至斑点显色清晰,日光下显相同颜色的斑点。

【检查】 应符合片剂项下有关的各项规定(通则 0101)。

【含量测定】 照高效液相色谱法(通则 0512)测定。

色谱条件与系统适用性试验 以十八烷基硅烷键合硅胶为填充剂;以乙腈-水-冰醋酸(60:40:1)为流动相;检测波长为 437nm。理论板数按大黄素峰计算应不低于 3000。

对照品溶液的制备 取大黄素对照品适量,精密称定,加甲醇制成每 1ml 含 12.5μg 的溶液,即得。

供试品溶液的制备 取本品 20 片,除去包衣,精密称定,研细,取 5g,精密称定,置具塞锥形瓶中,精密加入甲醇 50ml,密塞,称定重量,加热回流 30 分钟,放冷,再称定重量,用甲醇补足减失的重量,摇匀,滤过,精密量取续滤液 25ml,减压回收溶剂至干,残渣加水 20ml、盐酸 2ml 和三氯甲烷 20ml,加热回流 30 分钟,放冷,分取三氯甲烷液,水溶液再用三氯甲烷振摇提取 3 次,每次 10ml,合并三氯甲烷液,减压回收溶剂至干,残渣用甲醇溶解,转移至 25ml 量瓶中,用甲醇稀释至刻度,摇匀,滤过,取续滤液,即得。

测定法 分别精密吸取对照品溶液与供试品溶液各 20μl,注入液相色谱仪,测定,即得。

本品每片含大黄素(C$_{15}$H$_{10}$O$_5$)不得少于 25μg。

【功能与主治】 滋阴清热,除烦安神。用于肾阴虚所致的绝经前后诸证,症见烦热出汗、眩晕耳鸣、手足心热、烦躁不安;更年期综合征见上述证候者。

【用法与用量】 口服。一次 6 片,一日 2~3 次。

【规格】 (1)薄膜衣片 每片重 0.31g

(2)糖衣片 片心重 0.3g

【贮藏】 密封。

护 肝 片

Hugan Pian

【处方】 柴胡 313g   茵陈 313g

板蓝根 313g   五味子 168g

猪胆粉 20g   绿豆 128g

【制法】 以上六味,绿豆粉碎成细粉;柴胡、茵陈、板蓝根加水煎煮二次,每次 2 小时,滤过,滤液合并,减压浓缩至适量,喷雾干燥成细粉,与适量的绿豆细粉混合,或取滤液,减压浓缩至适量,与适量的绿豆细粉混合,减压干燥,粉碎成细粉;五味子粉碎成粗粉,用 75%乙醇回流提取三次,第一次 3 小时,第二次 2 小时,第三次 1 小时,滤过,合并滤液,回收乙醇并浓缩至适量,与剩余的绿豆细粉混匀,减压干燥,粉碎成细粉,加入猪胆粉、上述细粉和适量的辅料,混匀,制成颗粒,干燥,压制成 1000 片,包糖衣或薄膜衣,即得。

【性状】 本品为糖衣片或薄膜衣片,除去包衣后显棕色至褐色;味苦。

【鉴别】 (1)取本品,除去包衣,研细,置显微镜下观察:种皮栅状细胞成片,外被角质层;栅栏状细胞表面多角形,壁厚(绿豆)。

(2)取本品,糖衣片除去包衣,研细,取 2.5g,加正己烷 50ml,冷浸过夜,于 80~85℃加热回流 2 小时,滤过,药渣备用,滤液低温回收溶剂至干,残渣加乙酸乙酯 2ml 使溶解,作为供试品溶液。另取五味子乙素对照品,加甲醇制成每 1ml 含 1mg 的溶液,作为对照品溶液。照薄层色谱法(通则 0502)试验,吸取上述两种溶液各 2μl,分别点于同一硅胶 GF$_{254}$ 薄层板上,以甲苯-乙酸乙酯(9:1)为展开剂,展开,取出,晾干,置紫外光灯(254nm)下检视。供试品色谱中,在与对照品色谱相应的位置上,显相同颜色的斑点。

(3)取〔鉴别〕(■■[订正])项下正己烷提取后的备用药渣 0.5g,挥尽溶剂,加 10%氢氧化钠溶液 5ml,在 120℃水解 4 小时,冷却后用盐酸调节 pH 值至 2~3,转移至离心管中,用水洗涤容器,洗液并入离心管中,离心,取上清液,用乙酸乙酯 20ml 振摇提取,提取液回收溶剂至干,残渣加乙醇 5ml 使溶解,作为供试品溶液。另取猪去氧胆酸对照品,加乙醇制成每 1ml 含 1mg 的溶液,作为供试品溶液。照薄层色谱法(通则 0502)试验,吸取上述两种溶液各 5μl,分别点于同一硅胶 G 薄层板上,以异辛烷-乙醚-正丁醇-冰醋酸-水(10:5:3:5:1) 的上层溶液为展开剂,展开,取出,晾干,喷以 10%硫酸乙醇溶液,在 105℃加热至斑点显色清晰,置紫外光灯(365nm)下检视。供试品色谱中,在与对照品色谱相应的位置上,显相同颜色的荧光斑点。

【检查】 应符合片剂项下有关的各项规定(通则 0101)。

【含量测定】 照高效液相色谱法(通则 0512)测定。

色谱条件与系统适用性试验 以十八烷基硅烷键合硅胶为填充剂;以甲醇-水(63:37)为流动相;检测波长为 250nm。理论板数按五味子醇甲峰计算应不低于 2000。

对照品溶液的制备 取五味子醇甲对照品适量,精密称定,加甲醇制成每 1ml 含 0.1mg 的溶液,即得。

供试品溶液的制备 取本品 10 片,除去包衣,精密称定,研细,取 0.7g,精密称定,加乙酸乙酯 25ml,加热回流 30 分钟,放冷,滤过,用乙酸乙酯 30ml 分次洗涤滤渣及容器,洗液与滤液合并,回收溶剂至干,残渣用甲醇溶解,并转移至 10ml 量瓶中,加甲醇至刻度,摇匀,滤过,取续滤液,即得。

测定法 分别精密吸取对照品溶液与供试品溶液各 10μl,注入液相色谱仪,测定,即得。

本品每片含五味子以五味子醇甲($C_{24}H_{32}O_7$)计,不得少于 0.28mg。

【功能与主治】 疏肝理气,健脾消食。具有降低转氨酶作用。用于慢性肝炎及早期肝硬化。

【用法与用量】 口服。一次 4 片,一日 3 次。

【规格】 (1)薄膜衣片 每片重 0.36g

(2)薄膜衣片 每片重 0.38g

(3)糖衣片(片心重 0.35g)

【贮藏】 密封。

牡荆油胶丸
Mujingyou Jiaowan

【处方】 牡荆油 20g　　　■大豆油 230g■[删除]

【制法】 取牡荆油与大豆油■适量■[增订]混匀,制成胶丸 1000 丸,即得。

【性状】 本品为黄棕色的透明胶丸,内容物为淡黄色至橙黄色的油质液体;有特殊的香气。

折光率 取〔含量测定〕项下的挥发油,依法(通则 0622)测定。折光率应为 1.485～1.500。

【鉴别】 (1)取亚硝酸钠约 0.1g,加水 1～2 滴使溶解,加〔含量测定〕项下的挥发油 0.3ml 与稀硫酸 0.5ml,振摇,油层显翠绿色。

(2)取〔含量测定〕项下的挥发油 1 滴,加三氯甲烷 1ml,摇匀,滴加 5%溴的三氯甲烷溶液,溴的颜色褪去,继续滴加 5%溴的三氯甲烷溶液至显微黄色时,放置,渐显绿色。

(3)取〔含量测定〕项下的挥发油 20μl,加乙酸乙酯 1ml 使溶解,作为供试品溶液。另取牡荆油对照提取物 20μl,同法制成对照提取物溶液。照薄层色谱法(通则 0502)试验,吸取供试品溶液 5μl、对照提取物溶液 2μl,分别点于同一硅胶 G 薄层板上,以石油醚(30～60℃)-乙酸乙酯(10：0.4)为展开剂,展开,取出,晾干,喷以磷钼酸试液,在 105℃加热至斑点显色清晰。供试品色谱中,在与对照提取物色谱相应的位置上,显相同颜色的斑点。

【检查】 应符合胶囊剂项下有关的各项规定(通则 0103)。

【含量测定】 **牡荆油** 取本品 100 丸,加醋酸溶液(1→10)500ml,照挥发油测定法(通则 2204)测定,所得油量按相对密度为 0.897 计算,即得。

本品每丸含牡荆油应为标示量的 85.0%～110.0%。

β-丁香烯 照气相色谱法(通则 0521)测定。

色谱条件与系统适用性试验 以交联 5%苯基甲基聚硅氧烷为固定相的毛细管柱(柱长为 30m,柱内径为 0.32mm,膜厚度为 0.25μm);柱温为程序升温:初始温度 80℃,以每分钟 8℃的速率升温至 200℃,保持 5 分钟;分流进样,分流比 10：1。理论板数按 β-丁香烯峰计算应不低于 50 000。

校正因子测定 取正十八烷适量,精密称定,加乙酸乙酯制成每 1ml 含 0.15mg 的溶液,作为内标溶液。另取 β-丁香烯对照品约 20mg,精密称定,置 100ml 量瓶中,加乙酸乙酯至刻度,摇匀,精密量取 1ml,置 10ml 量瓶中,精密加入内标溶液 1ml,加乙酸乙酯至刻度,摇匀,吸取 1μl 注入气相色谱仪,计算校正因子。

测定法 取装量差异项下的本品内容物,混匀,取约 0.1g,精密称定,置 50ml 量瓶中,加乙酸乙酯至刻度,摇匀,精密量取 1ml,置 10ml 量瓶中,精密加入内标溶液 1ml,加乙酸乙酯至刻度,摇匀,吸取 1μl 注入气相色谱仪,测定,即得。

本品每丸含 β-丁香烯($C_{15}H_{24}$)不得少于 4.0mg。

【功能与主治】 祛痰,止咳,平喘。用于慢性支气管炎。

【用法与用量】 口服。一次 1～2 丸,一日 3 次。

【规格】 每丸含牡荆油 20mg

【贮藏】 密封,遮光,置阴凉处。

辛 芩 颗 粒
Xinqin Keli

【处方】
细辛 200g	黄芩 200g
荆芥 200g	防风 200g
白芷 200g	苍耳子 200g
黄芪 200g	白术 200g
桂枝 200g	石菖蒲 200g

【制法】 以上十味,加水煎煮二次,第一次 1.5 小时,第二次 1 小时,煎液滤过,滤液合并,浓缩至适量,加入适量的蔗糖粉和糊精,制成颗粒,在 80℃以下干燥,制成 4000g〔规格(1)〕或 2000g〔规格(2)〕;或滤液浓缩至适量,喷雾干燥,加入适量的糊精和矫味剂,制成颗粒,干燥,制成 1000g〔规格(3)〕,即得。

【性状】 本品为灰黄色至棕黄色的颗粒,味甜、微苦〔规格(1)〕;或为棕黄色至棕褐色的颗粒,味微甜、微苦〔规格(2)、规格(3)〕。

【鉴别】 (1)取本品 1 袋,研细,加甲醇 60ml,超声处理 30 分钟,滤过,滤液回收溶剂至干,残渣加水 15ml 使溶解,用乙醚振摇提取 3 次,每次 15ml,合并乙醚提取液(水液备用),挥干,残渣加乙酸乙酯 0.5ml 使溶解,作为供试品溶液。另取细辛对照药材 1g,加甲醇 30ml,同法制成对照药材溶液。再取白芷对照药材 1g,加水 30ml,煎煮 30 分钟,放冷,滤过,滤液照供试品溶液的制备方法,自"用乙醚振摇提取 3 次"起,同法制成对照药材溶液。照薄层色谱法(通则 0502)试验,吸取供试品溶液 10μl、对照药材溶液各 5μl,分别点于同一硅胶 G 薄层板上,以环己烷-三氯甲烷-乙酸乙酯(16∶3∶4)为展开剂,展开,取出,晾干,置紫外光灯(365nm)下检视。供试品色谱中,在与白芷对照药材色谱相应的位置上,显相同颜色的荧光斑点。再喷以 5%香草醛硫酸溶液,105℃加热至斑点显色清晰,置日光下检视。供试品色谱中,在与细辛对照药材色谱相应的位置上,显相同颜色的主斑点。

(2)取〔鉴别〕(1)项下的备用水液,用乙酸乙酯振摇提取 2 次,每次 10ml,合并乙酸乙酯液(水液备用),回收溶剂至干,残渣加甲醇 1ml 使溶解,作为供试品溶液。另取黄芩对照药材 1g,加水 30ml,煎煮 30 分钟,放冷,滤过,滤液用乙酸乙酯振摇提取 2 次,每次 15ml,合并乙酸乙酯液,回收溶剂至干,残渣加甲醇 1ml 使溶解,作为对照药材溶液。再取黄芩苷对照品,加甲醇制成每 1ml 含 1mg 的溶液,作为对照品溶液。照薄层色谱法(通则 0502)试验,吸取上述三种溶液各 10μl,分别点于同一硅胶 G 薄层板上,以乙酸乙酯-丁酮-甲酸-水(5∶3∶1∶1)为展开剂,展开,取出,晾干,喷以 1%三氯化铁乙醇溶液,置日光下检视。供试品色谱中,在与对照药材色谱和对照品色谱相应的位置上,显相同颜色的斑点。

(3)取〔鉴别〕(2)项下的备用水液,用水饱和正丁醇振摇提取 2 次,每次 20ml,合并正丁醇液,用 1%氢氧化钠溶液 20ml 洗涤,弃去碱液,正丁醇液用正丁醇饱和的水洗至中性,分取正丁醇液,回收溶剂至干,残渣加甲醇 1ml 使溶解,作为供试品溶液。另取防风对照药材 1g,加甲醇 30ml,超声处理 30 分钟,滤过,滤液回收溶剂至干,滤渣加水 15ml 使溶解,同法制成对照药材溶液。再取黄芪甲苷对照品、■升麻素苷对照品■〔订正〕、5-O-甲基维斯阿米醇苷对照品,分别加甲醇制成每 1ml 含 1mg 的溶液,作为对照品溶液。照薄层色谱法(通则 0502)试验,吸取上述供试品溶液 10μl,对照药材溶液和对照品溶液各 5μl,分别点于同一硅胶 GF₂₅₄ 薄层板上,以三氯甲烷-甲醇-水(13∶7∶2)10℃以下放置的下层溶液为展开剂,展开,取出,晾干,置紫外光灯(254nm)下检视。供试品色谱中,在与防风对照药材色谱、■升麻素苷对照品■〔订正〕和 5-O-甲基维斯阿米醇苷对照品色谱相应的位置上,显相同颜色的斑点。再喷以 10%硫酸乙醇溶液,在 105℃加热至斑点显色清晰,分别置日光及紫外光灯(365nm)下检视,供试品色谱中,在与黄芪甲苷对照品色谱相应的位置上,显相同颜色的斑点或荧光斑点。

【检查】 马兜铃酸Ⅰ 照高效液相色谱法(通则 0512)测定。

色谱条件与系统适应性试验 以十八烷基硅烷键合硅胶为填充剂;以甲醇-4%冰醋酸溶液(50∶50)为流动相;检测波长为 317nm。理论板数按马兜铃酸Ⅰ峰计算应不低于 5000。

对照品溶液的制备 取马兜铃酸Ⅰ对照品,加甲醇制成每 1ml 含 10μg 的溶液,即得。

供试品溶液的制备 取装量差异项下的本品,混匀,研细,取约 20g〔规格(1)〕或 10g〔规格(2)〕或 5g〔规格(3)〕,精密称定,置具塞锥形瓶中,精密加入 70%甲醇 25ml,密塞,称定重量,超声处理(功率 500W,频率 40kHz)30 分钟,放冷,再称定重量,用 70%甲醇补足减失的重量,摇匀,滤过,取续滤液,即得。

测定法 分别精密吸取对照品溶液与供试品溶液各 10μl,注入液相色谱仪,测定,即得。

供试品色谱中,应不得出现与对照品色谱保留时间相同的色谱峰。

水分 含水分〔规格(3)〕不得过 7.0%(通则 0832)。

其他 应符合颗粒剂项下有关的各项规定(通则 0104)。

【含量测定】 细辛 照高效液相色谱法(通则 0512)测定。

色谱条件与系统适用性试验 以十八烷基硅烷键合硅胶为填充剂;以乙腈-水(50∶50)为流动相;检测波长为 287nm。理论板数按细辛脂素峰计算应不低于 3000。

对照品溶液的制备 取细辛脂素对照品适量,精密称定,加甲醇制成每 1ml 含 10μg 的溶液,即得。

供试品溶液的制备 取装量差异项下的本品,混匀,研细,取约 5g〔规格(1)〕或 2.5g〔规格(2)〕或 1.25g〔规格(3)〕精密称定,置具塞锥形瓶中,精密加入甲醇 100ml,称定重量,超声提取(功率 500W,频率 40kHz)45 分钟,放冷,再称定重量,用甲醇补足减失的重量,摇匀,滤过,精密量取续滤液 50ml,60℃回收溶剂至干,残渣用 50%甲醇溶解,转移至 5ml 量瓶中,加 50%甲醇稀释至刻度,摇匀,滤过,取续滤液,即得。

测定法 分别精密吸取对照品溶液 10μl 与供试品溶液 10~20μl,注入液相色谱仪,测定,即得。

本品每袋含细辛以细辛脂素(C₂₀H₁₈O₆)计,不得少于 0.13mg。

黄芩 照高效液相色谱法(通则 0512)测定。

色谱条件与系统适用性试验 以十八烷基硅烷键合硅胶为填充剂;以甲醇-水-磷酸(47∶53∶0.2)为流动相;检测波长为 280nm。理论板数按黄芩苷峰计算应不低于 1500。

对照品溶液的制备 取黄芩苷对照品适量,精密称定,加甲醇制成每 1ml 含 40μg 的溶液,即得。

供试品溶液的制备 取装量项下的本品,混匀,研细,取约 1.2g〔规格(1)〕或 0.6g〔规格(2)〕或 0.3g〔规格(3)〕,精密称定,置具塞锥形瓶中,精密加入 70%乙醇 50ml,密塞,称定重量,超声处理(功率 500W,频率 40kHz)30 分钟,放冷,再称定重量,用 70%乙醇补足减失的重量,摇匀,滤过,取续滤液,即得。

测定法 分别精密吸取对照品溶液与供试品溶液各 10μl,注入液相色谱仪,测定,即得。

本品每袋含黄芩以黄芩苷（$C_{21}H_{18}O_{11}$）计，不得少于 30.0mg。

【功能与主治】 益气固表，祛风通窍。用于肺气不足、风邪外袭所致的鼻痒、喷嚏、流清涕、易感冒；过敏性鼻炎见上述证候者。

【用法与用量】 开水冲服。一次 1 袋，一日 3 次。20 日为一疗程。

【注意】 儿童及老年人慎用，孕妇、婴幼儿及肾功能不全禁用。

【规格】 （1）每袋装 20g （2）每袋装 10g （3）每袋装 5g(无蔗糖)

【贮藏】 密封。

表虚感冒颗粒
Biaoxu Ganmao Keli

【处方】 桂枝 225g　　　　葛根 225g
　　　　　白芍 225g　　　　炒苦杏仁 225g
　　　　　生姜 75g　　　　　大枣 150g

【制法】 以上六味，加水煎煮二次，滤过，合并滤液，静置 24 小时，取上清液浓缩至适量，加入蔗糖、糊精适量，制成颗粒，干燥，制成 1000g，即得。

【性状】 本品为浅棕色至棕色的颗粒；味甜、微苦。

【鉴别】 ■(1)取本品 10g，研细，加水 5ml，加乙醚 50ml，振摇提取 30 分钟，滤过，滤液用无水硫酸钠 5g 脱水，滤过，滤液挥去乙醚，残渣加无水乙醇 1ml 使溶解，作为供试品溶液。另取肉桂酸对照品，加无水乙醇制成每 1ml 含 1mg 的溶液，作为对照品溶液。照薄层色谱法(通则 0502)试验，吸取供试品溶液 15μl、对照品溶液 10μl，分别点于同一硅胶 GF$_{254}$ 薄层板上，以正己烷-乙醚-冰醋酸(5：5：0.1)为展开剂，展开，展距 12cm 以上，取出，晾干，置紫外光灯(254nm)下检视。供试品色谱中，在与对照品色谱相应的位置上，显相同颜色的斑点。■[修订]

(2)取本品 5g，研细，加甲醇 50ml，超声处理 30 分钟，滤过，滤液蒸干，残渣加甲醇 2ml 使溶解，作为供试品溶液。另取葛根素对照品，加甲醇制成每 1ml 含 1mg 的溶液，作为对照品溶液。照薄层色谱法(通则 0502)试验，吸取供试品溶液 5～10μl、对照品溶液 5μl，分别点于同一以羧甲基纤维素钠为黏合剂的硅胶 H 薄层板上，以三氯甲烷-甲醇-水(14：5：0.5)为展开剂，展开，取出，晾干，置紫外光灯(365nm)下检视。供试品色谱中，在与对照品色谱相应的位置上，显相同颜色的荧光斑点。

(3)取本品 30g，研细，加乙醇 50ml，超声处理 30 分钟，滤过，滤液蒸干，残渣加乙醇 1ml 使溶解，作为供试品溶液。另取芍药苷对照品，加乙醇制成每 1ml 含 1mg 的溶液，作为对

照品溶液。照薄层色谱法(通则 0502)试验，吸取上述两种溶液各 10μl，分别点于同一硅胶 G 薄层板上，以三氯甲烷-乙酸乙酯-甲醇-甲酸(40：5：10：0.2)为展开剂，展开，取出，晾干，喷以 5%香草醛硫酸溶液，在 105℃加热至斑点显色清晰。供试品色谱中，在与对照品色谱相应的位置上，显相同颜色的斑点。

【检查】 应符合颗粒剂项下有关的各项规定(通则 0104)。

【含量测定】 照高效液相色谱法(通则 0512)测定。

色谱条件与系统适用性试验 以十八烷基硅烷键合硅胶为填充剂；以乙腈-0.1%磷酸溶液(14：86)为流动相；检测波长为 230nm。理论板数按芍药苷峰计算应不低于 5000。

对照品溶液的制备 取芍药苷对照品适量，精密称定，加甲醇制成每 1ml 含 30μg 的溶液，即得。

供试品溶液的制备 取装量差异项下的本品，研细，取约 1g，精密称定，置具塞锥形瓶中，精密加入稀乙醇 50ml，密塞，称定重量，超声处理(功率 250W，频率 33kHz)20 分钟，取出，放冷，再称定重量，用稀乙醇补足减失的重量，摇匀，滤过，取续滤液，即得。

测定法 分别精密吸取对照品溶液与供试品溶液各 10μl，注入液相色谱仪，测定，即得。

本品每袋含白芍以芍药苷（$C_{23}H_{28}O_{11}$）计，不得少于 14.0mg。

【功能与主治】 散风解肌，和营退热。用于感冒风寒表虚证，症见发热恶风、有汗、头痛项强、咳嗽痰白、鼻鸣干呕、苔薄白、脉浮缓。

【用法与用量】 开水冲服。一次 1～2 袋，一日 2～3 次。

【注意】 (1)服药后多饮热开水或热粥，覆被保暖，取微汗，不可发大汗，慎防重感。(2)忌食生冷、油腻。

【规格】 每袋装 10g

【贮藏】 密封，置干燥处。

苦 甘 颗 粒
Kugan Keli

【处方】 麻黄 250g　　　　薄荷 208g
　　　　　蝉蜕 208g　　　　金银花 625g
　　　　　黄芩 500g　　　　苦杏仁 375g
　　　　　桔梗 250g　　　　浙贝母 250g
　　　　　甘草 208g

【制法】 以上九味，薄荷用水蒸气蒸馏提取挥发油，蒸馏 1 小时，收集挥发油，蒸馏后的水溶液另器收集；药渣与其余麻黄等八味，加水煎煮二次，每次 1 小时，合并煎液，与上述水溶液合并，滤过，滤液浓缩至相对密度为 1.18～1.20(90℃)的清膏。加入蔗糖和糊精(1:1)适量，混匀，制粒，干燥，喷入

上述挥发油,混匀,制成 1000g;或加入蔗糖和糊精(1:1)适量及阿司帕坦 6g,混匀,制粒,干燥,喷入上述挥发油,混匀,制成 1000g(甜味型),即得。

【性状】 本品为■深褐色的颗粒;味甜、微苦〔规格(1)〕或气香、味甜〔规格(2)〕■〔订正〕。

【鉴别】 (1)取本品 4g,研细,加水 50ml,摇匀,连接挥发油测定器,自测定器上端加水 200ml,再加乙酸乙酯 1ml,加热回流 2 小时,取乙酸乙酯液,作为供试品溶液。另取薄荷脑对照品,加乙酸乙酯制成每 1ml 含 1mg 的溶液,作为对照溶液。照薄层色谱法(通则 0502)试验,吸取上述两种溶液各 5μl,分别点于同一硅胶 G 薄层板上,以环己烷-乙酸乙酯(17:3)为展开剂,展开,取出,晾干,喷以 0.5%香草醛硫酸-乙醇(2:8)混合溶液,在 105℃加热至斑点显色清晰,置日光下检视。供试品色谱中,在与对照品色谱相应的位置上,显相同颜色的斑点。

(2)取本品 2g,研细,加甲醇 30ml,超声处理 20 分钟,滤过,滤液回收溶剂至干,残渣加甲醇 5ml 使溶解,作为供试品溶液。另取绿原酸对照品和黄芩苷对照品,分别加甲醇制成每 1ml 各含 1mg 的溶液,作为对照品溶液。照薄层色谱法(通则 0502)试验,吸取上述三种溶液各 1μl,分别点于同一聚酰胺薄膜上,以 36%醋酸为展开剂,展开,取出,晾干,置紫外光灯(365nm)下检视,供试品色谱中,在与绿原酸对照品色谱相应的位置上,显相同颜色的荧光斑点。喷以 10%三氯化铁乙醇溶液,置日光下检视,供试品色谱中,在与黄芩苷对照品色谱相应的位置上,显相同颜色的斑点。

(3)取本品 4g,研细,加浓氨试液 3ml,再加三氯甲烷 40ml,加热回流 1 小时,趁热滤过,滤液回收溶剂至干,残渣加甲醇 1ml 使溶解,作为供试品溶液。另取盐酸麻黄碱对照品,加甲醇制成每 1ml 含 1mg 的溶液,作为对照品溶液。照薄层色谱法(通则 0502)试验,吸取上述两种溶液 5μl,分别点于同一硅胶 G 薄层板上,以三氯甲烷-甲醇-浓氨试液(20:5:0.5)为展开剂,展开,取出,晾干,喷以茚三酮试液,在 105℃加热至斑点显色清晰,置日光下检视。供试品色谱中,在与对照品色谱相应的位置上,显相同颜色的斑点。

(4)取本品 10g,研细,加 3%盐酸溶液 40ml,加热回流 1 小时,放冷,离心,取上清液,加浓氨试液调节 pH 值至 10 以上,用三氯甲烷振摇提取 2 次,每次 30ml,合并三氯甲烷液,回收溶剂至约 1ml,作为供试品溶液。另取浙贝母对照药材 1g,加浓氨试液 1ml 与三氯甲烷 20ml,加热回流 1 小时,滤过,滤液回收溶剂至干,残渣加三氯甲烷 1ml 使溶解,作为对照药材溶液。照薄层色谱法(通则 0502)试验,吸取上述两种溶液各 10μl,分别点于同一硅胶 G 薄层板上,以环己烷-乙酸乙酯-二乙胺(12:10:1)为展开剂,展开,取出,晾干,依次喷以稀碘化铋钾试液和亚硝酸钠乙醇试液,置日光下检视。供试品色谱中,在与对照药材色谱相应的位置上,显相同颜色的斑点。

(5)取本品 4g,研细,加甲醇 30ml,超声处理 30 分钟,滤过,滤液回收溶剂至干,残渣加水 40ml 使溶解,用正丁醇振摇提取 2 次,每次 20ml,合并正丁醇液,回收溶剂至干,残渣加甲醇 5ml 使溶解,作为供试品溶液。另取甘草对照药材 1g,同法制成对照药材溶液。照薄层色谱法(通则 0502)试验,吸取上述两种溶液各 2～5μl,分别点于同一硅胶 G 薄层板上,以三氯甲烷-甲醇-水(13:7:2)10℃以下放置的下层溶液为展开剂,展开,取出,晾干,喷以 10%硫酸乙醇溶液,在 105℃加热至斑点显色清晰,置日光下检视。供试品色谱中,在与对照药材色谱相应的位置上,显相同颜色的斑点。

【检查】 应符合颗粒剂项下有关的各项规定(通则 0104)。

【含量测定】 黄芩 照高效液相色谱法(通则 0512)测定。

色谱条件与系统适用性试验 以十八烷基硅烷键合硅胶为填充剂;甲醇-水-磷酸(47:53:0.2)为流动相;检测波长为 280nm。理论板数按黄芩苷峰计算应不低于 2500。

对照品溶液的制备 取黄芩苷对照品适量,精密称定,加 50%甲醇制成每 1ml 含 60μg 的溶液,即得。

供试品溶液的制备 取装量差异项下的本品,混匀,取适量,研细,取约 0.25g,精密称定,置具塞锥形瓶中,精密加入 50%甲醇 50ml,密塞,称定重量,加热回流 20 分钟,放冷,再称定重量,用 50%甲醇补足减失的重量,摇匀,滤过,取续滤液,即得。

测定法 分别精密吸取对照品溶液与供试品溶液各 10μl,注入液相色谱仪,测定,即得。

本品每袋含黄芩以黄芩苷($C_{21}H_{18}O_{11}$)计,不得少于 50.0mg。

金银花 照高效液相色谱法(通则 0512)测定。

色谱条件与系统适用性试验 以十八烷基硅烷键合硅胶为填充剂;以乙腈-0.4%磷酸溶液(13:87)为流动相;检测波长为 327nm。理论板数按绿原酸峰计算应不低于 2000。

对照品溶液的制备 取绿原酸对照品适量,精密称定,置棕色量瓶中,加 50%甲醇制成每 1ml 含 40μg 的溶液,即得(10℃以下保存)。

供试品溶液的制备 取装量差异项下的本品,混匀,取适量,研细,取约 0.5g,精密称定,置具塞锥形瓶中,精密加入 50%甲醇 50ml,密塞,称定重量,超声处理(功率 250W,频率 35kHz)30 分钟,放冷,再称定重量,用 50%甲醇补足减失的重量,摇匀,滤过,取续滤液,即得。

测定法 分别精密吸取对照品溶液与供试品溶液各 10μl,注入液相色谱仪,测定,即得。

本品每袋含金银花以绿原酸($C_{16}H_{18}O_9$)计,不得少于 10.0mg。

麻黄 照高效液相色谱法(通则 0512)测定。

色谱条件与系统适用性试验 以极性乙醚连接苯基键合硅胶为填充剂;以甲醇-0.092%磷酸溶液(含 0.04%三乙胺和

0.02％二正丁胺)(1.5∶98.5)为流动相;检测波长为210nm。理论板数按盐酸麻黄碱峰计算应不低于3000。

对照品溶液的制备 取盐酸麻黄碱对照品、盐酸伪麻黄碱对照品适量,精密称定,加盐酸甲醇溶液(1→1000)制成每1ml含盐酸麻黄碱15μg、盐酸伪麻黄碱30μg的溶液,即得。

供试品溶液的制备 取装量差异项下的本品,混匀,取适量,研细,取约1g,精密称定,置具塞锥形瓶中,精密加水50ml,密塞,称定重量,超声处理(功率250W,频率35kHz)30分钟,放冷,再称定重量,用水补足减失的重量,摇匀,离心,精密量取上清液25ml,加浓氨试液2ml,摇匀,用乙醚振摇提取4次,每次25ml,合并乙醚液,加入盐酸甲醇溶液(5→100)2ml,摇匀,放置30分钟,回收乙醚,残液加盐酸溶液(1→1000)使溶解,并转移至10ml量瓶中,加盐酸溶液(1→1000)至刻度,摇匀,滤过,取续滤液,即得。

测定法 分别精密吸取对照品溶液与供试品溶液各10μl,注入液相色谱仪,测定,即得。

本品每袋含麻黄以盐酸麻黄碱($C_{10}H_{15}NO \cdot HCl$)和盐酸伪麻黄碱($C_{10}H_{15}NO \cdot HCl$)的总量计,不得少于3.5mg。

【功能与主治】 疏风清热,宣肺化痰,止咳平喘。用于风热感冒及风温肺热引起的恶风、发热、头痛、咽痛、咳嗽、咳痰、气喘;上呼吸道感染、流行性感冒、急性气管-支气管炎见上述证候者。

【用法与用量】 开水冲服。一次8g,一日3次,小儿酌减或遵医嘱。

【规格】 (1)每袋装4g (2)每袋装4g(甜味型)

【贮藏】 密封。

肾衰宁胶囊

Shenshuaining Jiaonang

【处方】 ■太子参250g 大黄400g
茯苓200g 法半夏250g
陈皮100g 黄连100g
丹参700g 红花100g
牛膝200g 甘草100g■[修订]

【制法】 以上十味,取大黄200g粉碎成细粉,剩余200g用70％乙醇作溶剂,浸渍24小时后,缓缓渗漉,收集渗漉液,浓缩成相对密度为1.25～1.30(90～95℃)的稠膏;其余太子参等九味,加水煎煮三次,第一次3小时,第二次2小时,第三次1小时,煎液滤过,滤液合并,减压浓缩至相对密度为1.10～1.20(65～70℃)的清膏,加乙醇使含醇量达60％,充分搅拌,静置72小时,滤过,滤液减压浓缩至相对密度为1.25～1.30(95～98℃)的稠膏,与上述大黄稠膏及粉末混匀,制颗粒,干燥,装入胶囊,制成1000粒,即得。

【性状】 本品为硬胶囊,内容物为黄棕色至棕褐色的粉末或细小颗粒;气微香,味苦。

【鉴别】 (1)取本品,置显微镜下观察:草酸钙簇晶大,直径60～140μm(大黄)。

(2)取本品内容物5g,加甲醇30ml,浸渍1小时,滤过,滤液蒸干,残渣加水10ml,再加盐酸1ml,加热回流30分钟,立即冷却,用乙醚振摇提取2次,每次20ml,合并乙醚液,挥干,残渣加三氯甲烷1ml使溶解,作为供试品溶液。另取大黄对照药材1g,同法制成对照药材溶液。再取大黄素对照品,加甲醇制成每1ml含0.2mg的溶液,作为对照品溶液。照薄层色谱法(通则0502)试验,吸取上述三种溶液各5μl,分别点于同一硅胶H薄层板上,以石油醚(30～60℃)-甲酸乙酯-甲酸(15∶5∶1)的上层溶液为展开剂,展开,取出,晾干,置紫外光灯(365nm)下检视。供试品色谱中,在与对照药材色谱相应的位置上,显相同的五个橙黄色荧光主斑点;在与对照品色谱相应的位置上,显相同的橙黄色荧光斑点;置氨蒸气中熏后,置日光下检视,斑点变为红色。

(3)取本品内容物5g,加水20ml,浸渍30分钟,再加乙醇80ml,加热回流2小时,放冷,滤过,滤液浓缩至约5ml,加水30ml,加热10分钟,放冷,滤过,滤液加盐酸调节pH值至2,用乙醚振摇提取2次,每次25ml,合并乙醚液,用水25ml洗涤,弃去洗液,乙醚液挥干,残渣加无水乙醇0.5ml使溶解,作为供试品溶液。另取原儿茶醛对照品,加无水乙醇制成每1ml含0.5mg的溶液,作为对照品溶液。照薄层色谱法(通则0502)试验,吸取上述两种溶液各10μl,分别点于同一硅胶G薄层板上,以三氯甲烷-丙酮-甲酸(8∶1∶1)为展开剂,展开,取出,晾干,喷以三氯化铁试液。供试品色谱中,在与对照品色谱相应的位置上,显相同颜色的斑点。

(4)取本品内容物5g,加甲醇20ml,加热回流1小时,放冷,滤过,滤液加10％硫酸溶液10ml,加热回流1小时,滤过,滤液加水20ml,蒸去甲醇,放冷,用三氯甲烷振摇提取2次,每次20ml,合并三氯甲烷液,挥干,残渣加甲醇1ml使溶解,作为供试品溶液。另取太子参对照药材2g,同法制成对照药材溶液。照薄层色谱法(通则0502)试验,吸取上述两种溶液各10μl,分别点于同一硅胶G薄层板上,以环己烷-丙酮(4∶1)为展开剂,展开,取出,晾干,喷以10％硫酸乙醇溶液,在105℃加热至斑点显色清晰。供试品色谱中,在与对照药材色谱相应的位置上,显相同颜色的斑点。

■(5)取本品内容物15g,加甲醇100ml,加热回流1小时,放冷,滤过,滤液蒸干,残渣加水100ml使溶解,用乙醚振摇提取3次,每次25ml,弃去乙醚液,水层用乙酸乙酯振摇提取3次,每次50ml,合并乙酸乙酯液,备用;水层继续用水饱和正丁醇振摇提取3次,每次50ml,合并正丁醇液,用1％氢氧化钠溶液洗涤3次,每次50ml,再用100ml水洗涤1次,弃去洗涤液,正丁醇液回收溶剂至干,残渣加甲醇4ml使溶解,作为供试品溶液。另取黄连对照药材1g,加甲醇10ml,超声处理(功率250W,频率50kHz)40分钟,滤过,滤液作为对照药材溶液。再取盐酸小檗碱对照品,加甲醇制成每 1ml 含 1mg 的溶液,作为对照品溶液。照薄层色谱法(通则 0502)试验,吸取供试品溶液 5～10μl、对照药材溶液和对照品溶液各 1μl,分别点于同一硅胶 G 薄层板上,以甲苯-乙酸乙酯-异丙醇-甲醇-水(6:3:1.5:1.5:0.3)为展开剂,置用氨蒸气预饱和 30 分钟的展开缸内,展开,取出,晾干,置紫外光灯(365nm)下检视。供试品色谱中,在与对照药材色谱相应的位置上,至少显三个相同颜色的荧光主斑点;在与对照品色谱相应的位置上,显相同颜色的荧光斑点。

(6)取牛膝对照药材 1g,加 50% 甲醇 50ml,加热回流 1 小时,放冷,滤过,滤液加水 30ml,用乙醚振摇提取 2 次,每次 25ml,弃去乙醚液,水层用水饱和正丁醇振摇提取 3 次,每次 20ml,合并正丁醇液,回收溶剂至干,残渣加甲醇 2ml 使溶解,作为对照药材溶液。另取 β-蜕皮甾酮对照品,加甲醇制成每 1ml 含 1mg 的溶液,作为对照品溶液。照薄层色谱法(通则 0502)试验,吸取〔鉴别〕(5)项下的供试品溶液和对照药材溶液各 10μl、对照品溶液 2μl,分别点于同一高效硅胶 G 薄层板上,以二氯甲烷-甲醇-甲酸(10:2:0.05)为展开剂,展开,取出,晾干,喷以 10% 硫酸乙醇溶液,在 105℃ 加热至斑点显色清晰。供试品色谱中,在与对照药材色谱和对照品色谱相应的位置上,显相同颜色的斑点。

(7)取〔鉴别〕(5)项下备用乙酸乙酯液,挥干,残渣加甲醇 4ml 使溶解,作为供试品溶液。另取陈皮对照药材 2g,加水 20ml,加热回流 30 分钟,放冷,滤过,滤液用乙醚振摇提取 3 次,每次 25ml,弃去乙醚液,水层用乙酸乙酯振摇提取 3 次,每次 25ml,合并乙酸乙酯液,挥干,残渣加甲醇 5ml 使溶解,作为对照药材溶液。再取橙皮苷对照品,加甲醇制成饱和溶液,作为对照品溶液。照薄层色谱法(通则 0502)试验,吸取供试品溶液 3μl、对照药材溶液和对照品溶液各 1μl,分别点于同一聚酰胺薄层板上,以二氯甲烷-丙酮-甲醇(100:20:17)为展开剂,展开,取出,晾干,喷以 2% 三氯化铝乙醇溶液,放置 30 分钟,置紫外光灯(365nm)下检视。供试品色谱中,在与对照药材色谱相应的位置上,至少显一个相同颜色的荧光主斑点,在与对照品色谱相应的位置上,显相同颜色的荧光斑点。■〔增订〕

【检查】 应符合胶囊剂项下有关的各项规定(通则 0103)。

■【含量测定】 大黄 照高效液相色谱法(通则 0512)测定。

色谱条件与系统适用性试验 以十八烷基硅烷键合硅胶为填充剂;以乙腈为流动相 A,以 0.1% 磷酸溶液为流动相 B,按下表中的规定进行梯度洗脱;检测波长为 254nm;柱温为 40℃。理论板数按大黄素峰计算应不低于 4000。

时间(分钟)	流动相 A(%)	流动相 B(%)
0～40	35→80	65→20

对照品溶液的制备 取芦荟大黄素对照品、大黄酸对照品、大黄素对照品、大黄酚对照品、大黄素甲醚对照品适量,精

密称定,加甲醇制成每 1ml 含芦荟大黄素、大黄酸、大黄素、大黄酚各 10μg,大黄素甲醚 5μg 的混合溶液,即得。

供试品溶液的制备 总蒽醌 取装量差异项下的本品内容物,混匀,研细,取约 0.5g,精密称定,精密加入甲醇 50ml,称定重量,超声处理(功率 250W,频率 50kHz)60 分钟,放冷,再称定重量,用甲醇补足减失的重量,摇匀,滤过,精密量取续滤液 25ml,减压回收溶剂至干,残渣加 4% 盐酸溶液 50ml,水浴加热回流 1 小时,立即冷却,加乙醚振摇提取 3 次,每次 50ml,合并乙醚液,减压回收溶剂至干,残渣加甲醇 20ml 使溶解,转移置 25ml 量瓶中,用甲醇稀释至刻度,摇匀,滤过,取续滤液,即得。

游离蒽醌 取装量差异项下的本品内容物,混匀,研细,取约 0.5g,精密称定,精密加入甲醇 25ml,称定重量,超声处理(功率 250W,频率 50kHz)60 分钟,放冷,再称定重量,用甲醇补足减失的重量,摇匀,滤过,取续滤液,即得。

测定法 分别精密吸取对照品溶液与供试品溶液各 10μl,注入液相色谱仪,测定,即得。

本品每粒含大黄总蒽醌以芦荟大黄素($C_{15}H_{10}O_5$)、大黄酸($C_{15}H_8O_6$)、大黄素($C_{15}H_{10}O_5$)、大黄酚($C_{15}H_{10}O_4$)、大黄素甲醚($C_{16}H_{12}O_5$)的总量计,不得少于 2.0mg;含游离蒽醌以芦荟大黄素($C_{15}H_{10}O_5$)、大黄酸($C_{15}H_8O_6$)、大黄素($C_{15}H_{10}O_5$)、大黄酚($C_{15}H_{10}O_4$)、大黄素甲醚($C_{16}H_{12}O_5$)的总量计,不得少于 0.65mg。

丹参 照高效液相色谱法(通则 0512)测定。

色谱条件与系统适用性试验 以十八烷基硅烷键合硅胶为填充剂;以乙腈-0.1% 磷酸溶液(22:78)为流动相,检测波长为 286nm。理论板数按丹酚酸 B 峰计算应不低于 7000。

对照品溶液的制备 取丹酚酸 B 对照品适量,精密称定,加甲醇制成每 1ml 含 60μg 的溶液,即得。

供试品溶液的制备 取装量差异项下的本品内容物,混匀,研细,取约 0.2g,精密称定,精密加入 75% 甲醇 25ml,称定重量,超声处理(功率 250W,频率 50kHz)30 分钟,放冷,用甲醇补足减失的重量,摇匀,滤过,取续滤液,即得。

测定法 分别精密吸取对照品溶液与供试品溶液各 10μl,注入液相色谱仪,测定,即得。

本品每粒含丹参以丹酚酸 B($C_{36}H_{30}O_{16}$)计,不得少于 1.65mg。■〔修订〕

【功能与主治】 益气健脾,活血化瘀,通腑泄浊。用于脾胃气虚、浊瘀内阻、升降失调所致的面色萎黄、腰痛倦怠、恶心呕吐、食欲不振、小便不利、大便黏滞;慢性肾功能不全见上述证候者。

【用法与用量】 口服。一次 4～6 粒,一日 3～4 次;小儿酌减。

【注意】 孕妇禁用。

【规格】 每粒装 0.35g

【贮藏】 密封,防潮。

金振口服液

Jinzhen Koufuye

【处方】 山羊角 94.5g　　平贝母 47.25g

大黄 31.50g　　黄芩 15.75g

青礞石 15.75g　　石膏 23.62g

人工牛黄 9.45g　　甘草 31.50g

【制法】 以上八味,山羊角粉碎成细粉,加水及氢氧化钠,水解,滤过;药渣加水及氢氧化钠,水解至几乎全溶,滤过,合并两次滤液,浓缩;青礞石、石膏粉碎成粗粉,加水煎煮二次,滤过,滤液合并,浓缩;人工牛黄用 70% 乙醇回流提取二次,滤过,滤液合并,减压回收乙醇,浓缩;其余平贝母等四味,加水煎煮二次,滤过,滤液合并,浓缩至适量,离心,上清液加乙醇使沉淀,静置,取上清液,滤过,减压回收乙醇,浓缩,与上述浓缩液及■0.1%■[修订]甜菊素■、18% 蔗糖、4.5% 甘油(供注射用)■[增订]混匀,加水搅匀,煮沸,冷藏,滤过,滤液加水至 1000ml,调节 pH 值,灌封,灭菌,即得。

【性状】 本品为棕黄色至棕红色的液体;气芳香,味甜、微苦。

【鉴别】 (1)取本品 50ml,加盐酸 5ml 与二氯甲烷 25ml,加热回流 1 小时,分取二氯甲烷液,水溶液用二氯甲烷振摇提取 3 次,每次 30ml,合并二氯甲烷液,蒸干,残渣加二氯甲烷 1ml 使溶解,作为供试品溶液。另取大黄对照药材 0.2g,加甲醇 25ml,超声处理 30 分钟,滤过,滤液蒸干,残渣加水 10ml 使溶解,转移至圆底烧瓶中,加盐酸 1ml 及二氯甲烷 15ml,加热回流 1 小时,分取二氯甲烷液,水溶液用二氯甲烷振摇提取 3 次,每次 10ml,合并二氯甲烷液,蒸干,残渣加二氯甲烷 1ml 使溶解,作为对照药材溶液。照薄层色谱法(通则 0502)试验,吸取上述两种溶液各 10μl,分别点于同一硅胶 G 薄层板上,以石油醚(60～90℃)-甲酸乙酯-甲酸(15:8:1)的上层溶液为展开剂,展开,取出,晾干,置紫外光灯(365nm)下检视。供试品色谱中,在与对照药材色谱相应的位置上,显相同颜色的荧光主斑点;置氨蒸气中熏后,置日光下检视,显相同的红色斑点。

(2)取本品 20ml,通过 D101 型大孔吸附树脂柱(内径为 0.9cm,柱高为 12cm),用水 100ml 洗脱,弃去洗脱液,再用甲醇 60ml 洗脱,收集洗脱液,蒸干,残渣加甲醇 2ml 使溶解,作为供试品溶液。另取黄芩苷对照品,加甲醇制成每 1ml 含 0.5mg 的溶液,作为对照品溶液。照薄层色谱法(通则 0502)试验,吸取上述两种溶液各 5μl,分别点于同一硅胶 G 薄层板上,以甲苯-甲酸乙酯-甲酸(3:3:1)为展开剂,展开,取出,晾干,喷以 2% 三氯化铁乙醇溶液。供试品色谱中,在与对照品色谱相应的位置上,显相同颜色的斑点。

(3)取胆酸对照品、猪去氧胆酸对照品适量,加乙醇制成

每 1ml 各含 1mg 的混合溶液,作为对照品溶液。照薄层色谱法(通则 0502)试验,吸取〔鉴别〕(2)项下的供试品溶液与上述对照品溶液各 5μl,分别点于同一硅胶 G 薄层板上,以乙醚-三氯甲烷-冰醋酸(2:2:1)为展开剂,展开,取出,晾干,喷以 10% 磷钼酸乙醇溶液,在 105℃加热至斑点显色清晰。供试品色谱中,在与对照品色谱相应的位置上,显相同颜色的斑点。

(4)取本品 50ml,加盐酸 5ml,用三氯甲烷加热回流提取 2 次(80ml,70ml),每次 1 小时,放冷,合并三氯甲烷液,蒸干,残渣加甲醇 5ml 使溶解,作为供试品溶液。另取甘草次酸对照品,加甲醇制成每 1ml 含 0.2mg 的溶液,作为对照品溶液。照薄层色谱法(通则 0502)试验,吸取上述两种溶液各 10μl,分别点于同一硅胶 G 薄层板上,以甲苯-乙酸乙酯-冰醋酸(20:7:0.5)为展开剂,展开,取出,晾干,喷以 10% 磷钼酸乙醇溶液,在 105℃加热至斑点显色清晰。供试品色谱中,在与对照品色谱相应的位置上,显相同颜色的斑点。

【检查】 pH 值　应为 6.0～8.0(通则 0631)。

相对密度　应不低于 1.04(通则 0601)。

重金属　精密量取本品 2ml,置坩埚中蒸干,再缓缓炽灼至完全灰化,放冷,依重金属检查法(通则 0821 第二法)检查。重金属含量不得过 10mg/kg。

其他　应符合合剂项下有关的各项规定(通则 0181)。

【含量测定】 照高效液相色谱法(通则 0512)测定。

色谱条件与系统适用性试验　以十八烷基硅烷键合硅胶为填充剂;以甲醇-0.1% 磷酸溶液(45:55)为流动相;检测波长为 278nm。理论板数按黄芩苷峰计算应不低于 5000。

对照品溶液的制备　取黄芩苷对照品适量,精密称定,加甲醇制成每 1ml 含 40μg 的溶液,即得。

供试品溶液的制备　精密量取本品 5ml,置 50ml 量瓶中,加甲醇至刻度,摇匀,即得。

测定法　分别精密吸取对照品溶液与供试品溶液各 10μl,注入液相色谱仪,测定,即得。

本品每 1ml 含黄芩以黄芩苷($C_{21}H_{18}O_{11}$)计,不得少于 0.25mg。

【功能与主治】 清热解毒,祛痰止咳。用于小儿痰热蕴肺所致的发热、咳嗽、咳吐黄痰、咳吐不爽、舌质红、苔黄腻;小儿急性支气管炎见上述证候者。

【用法与用量】 口服。六个月至一岁,一次 5ml,一日 3 次;二至三岁,一次 10ml,一日 2 次;四至七岁,一次 10ml,一日 3 次;八至十四岁,一次 15ml,一日 3 次。疗程 5～7 天,或遵医嘱。

【注意】 (1)偶见用药后便溏,停药后即可复常。

(2)风寒咳嗽或体虚久咳者忌服。

【规格】 每支装 10ml

【贮藏】 密封,置阴凉处。

乳核散结片

Ruhe Sanjie Pian

【处方】　柴胡 164g　　　　　当归 219g

　　　　　黄芪 219g　　　　　　郁金 328g

　　　　　■光慈姑 219g■[订正]　漏芦 219g

　　　　　昆布 437g　　　　　　海藻 437g

　　　　　淫羊藿 546g　　　　　鹿衔草 546g

【制法】　以上十味，当归提取挥发油，挥发油备用，药渣和蒸馏后的水溶液与其余柴胡等九味加水煎煮二次，滤过，滤液合并，浓缩成稠膏，加适量的淀粉混匀，干燥，粉碎，过筛，加入适量淀粉、羧甲纤维素钠或糊精，制粒，干燥，混匀，加入乙醇稀释的当归挥发油和滑石粉、硬脂酸镁压制成 1000 片，包糖衣或薄膜衣，即得。

【性状】　本品为糖衣片或薄膜衣片，除去包衣后，显棕褐色；味酸、微辛涩。

【鉴别】　(1)取本品 20 片，除去包衣，研细，加石油醚(60～90℃)30ml，超声处理 20 分钟，滤过，滤液浓缩至约0.5ml，作为供试品溶液。另取当归对照药材 0.5g，加石油醚(60～90℃)15ml，超声处理 20 分钟，滤过，滤液浓缩至约1ml，作为对照药材溶液。照薄层色谱法(通则 0502)试验，吸取供试品溶液 10μl、对照药材溶液 1μl，分别点于同一硅胶 G薄层板上，以正己烷-乙酸乙酯(9：1)为展开剂，展开，取出，晾干，置紫外光灯(365nm)下检视。供试品色谱中，在与对照药材色谱相应的位置上，显相同颜色的荧光斑点。

　　(2)取本品 30 片，除去包衣，研细，加甲醇 50ml，超声处理 30 分钟，滤过，滤液蒸干，残渣加水 30ml 使溶解，取上清液置分液漏斗中，加水饱和的正丁醇振摇提取 2 次，每次 40ml，合并正丁醇液，蒸干，残渣加甲醇 2ml 使溶解，加聚酰胺 1g，拌匀，置水浴上挥尽甲醇，加在聚酰胺柱(100～200 目，5g，内径为 2cm)上，以水 150ml 洗脱，弃去水液，再用 30%乙醇150ml 洗脱，收集洗脱液，蒸干，用水饱和的正丁醇 20ml 使溶解，用 1%氢氧化钾溶液洗涤 2 次，每次 10ml，弃去碱液，正丁醇液蒸干，残渣加甲醇 1ml 使溶解，作为供试品溶液。另取淫羊藿对照药材 2g，加水 100ml，煎煮 0.5 小时，滤过，滤液浓缩至约 20ml，用水饱和的正丁醇振摇提取 2 次，每次 20ml，合并正丁醇液，用 1%氢氧化钾溶液洗涤 2 次，每次 10ml，弃去碱液，正丁醇液蒸干，残渣加甲醇 1ml 使溶解，作为对照药材溶液。再取黄芪甲苷对照品，加甲醇制成每 1ml 含 1mg 的溶液，作为对照品溶液。照薄层色谱法(通则 0502)试验，吸取供试品溶液 5μl、对照药材溶液和对照品溶液各 2μl，分别点于同一硅胶 G 薄层板上，以三氯甲烷-乙酸乙酯-甲醇-水(10：20：11：5)10℃ 以下放置的下层溶液为展开剂，展开12cm，取出，晾干，喷以 10%硫酸乙醇溶液，在 105℃ 加热至

斑点显色清晰。供试品色谱中，在与对照药材色谱和对照品色谱相应的位置上，显相同颜色的斑点。

【检查】　应符合片剂项下有关的各项规定(通则 0101)。

【含量测定】　照高效液相色谱法(通则 0512)测定。

色谱条件与系统适用性试验　以十八烷基硅烷键合硅胶为填充剂；以乙腈-水(30：70)为流动相；检测波长为 270nm。理论板数按淫羊藿苷峰计算应不低于 3000。

对照品溶液的制备　取淫羊藿苷对照品适量，精密称定，加甲醇制成每 1ml 含 40μg 的溶液，即得。

供试品溶液的制备　取本品 10 片，除去包衣，精密称定，研细，取约相当于 2 片的量，精密称定，精密加入 30%乙醇50ml，称定重量，加热回流 30 分钟，放冷，再称定重量，用30%乙醇补足减失的重量，摇匀，滤过，取续滤液，即得。

测定法　分别精密吸取对照品溶液与供试品溶液各10μl，注入液相色谱仪，测定，即得。

本品每片含淫羊藿以淫羊藿苷($C_{33}H_{40}O_{15}$)计，不得少于 0.45mg。

【功能与主治】　舒肝活血，祛痰软坚。用于肝郁气滞、痰瘀互结所致的乳癖，症见乳房肿块或结节、数目不等、大小不一、质软或中等硬，或乳房胀痛、经前疼痛加剧；乳腺增生病见上述证候者。

【用法与用量】　口服。一次 4 片，一日 3 次。

【注意】　孕妇慎用。

【规格】　(1)糖衣片(片心重 0.34g)

　　　　　(2)薄膜衣片　每片重 0.36g

【贮藏】　密封。

肿 节 风 片

Zhongjiefeng Pian

【处方】　肿节风浸膏 250g

【制法】　取肿节风浸膏，加辅料适量，制成颗粒，干燥，压制成 1000 片，包糖衣；或压制成 333 片，包薄膜衣，即得。

【性状】　本品为糖衣片或薄膜衣片，除去包衣后显棕色至棕褐色；气香，味苦、微涩。

【鉴别】　取本品 10 片，研细，加三氯甲烷 20ml，超声处理 30 分钟，滤过，滤液蒸干，残渣加甲醇 1ml 使溶解，作为供试品溶液。另取肿节风对照药材 2g，加水 50ml，超声处理30 分钟，滤过，滤液用乙酸乙酯振摇提取 2 次，每次 25ml，合并乙酸乙酯提取液，蒸干，残渣加甲醇 1ml 使溶解，作为对照药材溶液。再取异嗪皮啶对照品，加甲醇制成每 1ml 含0.5mg 的溶液，作为对照品溶液。照薄层色谱法(通则 0502)试验，吸取上述三种溶液各 4μl，分别点于同一硅胶 G 薄层板上，以甲苯-乙酸乙酯-甲酸(9：4：1)为展开剂，展开，取出，晾干，置紫外光灯(365nm)下检视。供试品色谱中，在与对照

药材色谱和对照品色谱相应的位置上,显相同颜色的荧光斑点;置氨蒸气中熏10分钟,与对照品色谱对应的斑点变成黄绿色。

【检查】 应符合片剂项下有关的各项规定(通则0101)。

【含量测定】 照高效液相色谱法(通则0512)测定。

色谱条件与系统适用性试验 以十八烷基硅烷键合硅胶为填充剂;以乙腈-0.1％磷酸溶液(20:80)为流动相;检测波长为342nm。理论板数按异嗪皮啶峰计算应不低于4000。

对照品溶液的制备 取异嗪皮啶对照品、迷迭香酸对照品适量,置棕色量瓶中,精密称定,加甲醇制成每1ml含异嗪皮啶10μg、迷迭香酸20μg的混合溶液,即得。

供试品溶液的制备 取本品10片,除去包衣,精密称定,研细,取50mg(糖衣片)或40mg(薄膜衣片),精密称定,置具塞锥形瓶中,精密加入甲醇25ml,密塞,称定重量,超声处理(功率250W,频率25kHz)40分钟,放冷,再称定重量,用甲醇补足减失的重量,摇匀,滤过,取续滤液,置棕色量瓶中,即得。

测定法 分别精密吸取对照品溶液与供试品溶液各10μl,注入液相色谱仪,测定,即得。

本品每片含肿节风浸膏以异嗪皮啶($C_{11}H_{10}O_5$)计,〔规格(1)〕不得少于1.50mg,〔规格(2)〕不得少于0.50mg;含肿节风浸膏以迷迭香酸($C_{18}H_{16}O_8$)计,〔规格(1)〕不得少于 ■3.0mg■[订正],〔规格(2)〕不得少于1.0mg。

【功能与主治】 清热解毒,消肿散结。用于肺炎、阑尾炎、蜂窝组织炎属热毒壅盛证候者,并可用于癌症辅助治疗。

【用法与用量】 口服。一次1片〔规格(1)〕或一次3片〔规格(2)〕,一日3次。

【规格】 (1)薄膜衣片 每片重0.75g

(2)糖衣片(片心重0.25g)

【贮藏】 密封。

京万红软膏

Jingwanhong Ruangao

【处方】

地榆	地黄
当归	桃仁
黄连	木鳖子
罂粟壳	血余
棕榈	半边莲
土鳖虫	白蔹
黄柏	紫草
金银花	红花
大黄	苦参
五倍子	槐米
木瓜	苍术
白芷	赤芍
黄芩	胡黄连
川芎	栀子
乌梅	冰片
血竭	乳香
没药	

【性状】 本品为深棕红色的软膏;具特殊的油腻气。

【鉴别】 (1)取本品20g,加盐酸-甲醇-水(10:45:45)50ml,加热回流2小时,放冷,滤过,滤液用盐酸饱和的乙醚振摇提取2次,每次40ml,合并乙醚液,蒸干,残渣加甲醇1ml使溶解,作为供试品溶液。另取没食子酸对照品,加甲醇制成每1ml含0.5mg的溶液,作为对照品溶液。照薄层色谱法(通则0502)试验,吸取供试品溶液5～10μl、对照品溶液5μl,分别点于同一硅胶G薄层板上,以水饱和的甲苯-乙酸乙酯-甲酸(6:3:1)为展开剂,展开,取出,晾干,喷以1％三氯化铁乙醇溶液。供试品色谱中,在与对照品色谱相应的位置上,显相同颜色的斑点。

(2)取本品20g,加甲醇50ml,超声处理15分钟,放冷,滤过,滤液蒸干,残渣加甲醇1ml使溶解,作为供试品溶液。另取乳香对照药材1g,加甲醇20ml,超声处理15分钟,滤过,滤液蒸干,残渣加甲醇1ml使溶解,作为对照药材溶液。照薄层色谱法(通则0502)试验,吸取上述两种溶液各5～10μl,分别点于同一硅胶G薄层板上,以石油醚(60～90℃)-乙酸乙酯(19:1)为展开剂,展开,取出,晾干,喷以5％香草醛硫酸溶液,放置30分钟后观察。供试品色谱中,在与对照药材色谱相应的位置上,显相同颜色的斑点。

(3)取本品20g,加甲醇50ml,加热回流10分钟,冷冻30分钟,滤过,滤液蒸干,残渣加20％氢氧化钾溶液10ml使溶解,滤过,滤液用三氯甲烷5ml振摇提取,分取三氯甲烷液,蒸干,残渣加甲醇1ml使溶解,作为供试品溶液。另取血竭对照药材0.1g,加甲醇10ml,加热回流10分钟,滤过,滤液蒸干,残渣自"加20％氢氧化钾溶液10ml"起,同法制成对照药材溶液。照薄层色谱法(通则0502)试验,吸取供试品溶液10μl、对照药材溶液1～3μl,分别点于同一硅胶G薄层板上,以三氯甲烷-乙酸乙酯(19:1)为展开剂,展开,取出,晾干,喷以5％香草醛硫酸溶液,加热至斑点显色清晰。供试品色谱中,在与对照药材色谱相应的位置上,显相同颜色的斑点。

【检查】 粒度 取本品,依法(通则0109)测定,平均每张载玻片上检出超过180μm的粒子不得多于8粒,并不得有1粒超过600μm。

其他 应符合软膏剂项下有关的各项规定(通则0109)。

【含量测定】 冰片 照气相色谱法(通则0521)测定。

色谱条件与系统适用性试验 以聚乙二醇20 000(PEG-20M)为固定相的毛细管柱(柱长为30m,柱内径为0.53mm,膜厚度为1μm),柱温为155℃。理论板数按正十八烷峰计算应不低于10 000。

校正因子测定 取正十八烷适量,精密称定,加乙酸乙酯制成每1ml含0.25mg的溶液,作为内标溶液。另取龙脑对照品适量,精密称定,加内标溶液制成每 1ml 含 0.3mg 的溶液,摇匀,吸取 1µl,注入气相色谱仪,测定,计算校正因子。

测定法 取装量项下的内容物,混匀,取适量(相当于含龙脑约 6mg),精密称定,置具塞锥形瓶中,精密加入内标溶液 20ml,密塞,振摇,滤过,吸取续滤液 1µl,注入气相色谱仪,测定,即得。

本品每 1g 含冰片以龙脑($C_{10}H_{18}O$)计,应为 4.1～8.2mg。

血竭 照高效液相色谱法(通则 0512)测定。避光操作。

色谱条件与系统适用性试验 以十八烷基硅烷键合硅胶为填充剂;以乙腈-0.05mol/L 磷酸二氢钠溶液(40:60)为流动相;检测波长为 440nm。理论板数按血竭素峰计算应不低于 4000。

对照品溶液的制备 取血竭素高氯酸盐对照品适量,精密称定,加 3%■盐酸■[订正]甲醇溶液(V/V)制成每 1ml 中含血竭素高氯酸盐 10µg(相当于血竭素 7.25µg)的溶液,即得。

供试品溶液的制备 取装量项下的内容物,混匀,先精密称取硅藻土 12g,再精密称取本品约 6g,置于硅藻土上,小心转移至研钵中,研匀,精密称取 15g(相当于 5g 样品),置具塞锥形瓶中,精密加入 3%盐酸甲醇溶液(V/V)100ml,称定重量,加热回流 30 分钟,放冷,再称定重量,用 3%盐酸甲醇溶液(V/V)补足减失的重量,摇匀,滤过,取续滤液,即得。

测定法 分别精密吸取对照品溶液与供试品溶液各 10～20µl,注入液相色谱仪,测定,即得。

本品每 1g 含血竭以血竭素($C_{17}H_{14}O_3$)计,不得少于 40µg。

【功能与主治】 活血解毒,消肿止痛,去腐生肌。用于轻度水、火烫伤、疮疡肿痛、创面溃烂。

【用法与用量】 用生理盐水清理创面,涂敷本品或将本品涂于消毒纱布上,敷盖创面,用消毒纱布包扎,一日 1 次。

【注意】 孕妇慎用。

【规格】 (1)每支装 10g (2)每支装 20g

(3)每瓶装 30g (4)每瓶装 50g

【贮藏】 密封,遮光,置阴凉干燥处。

夜 宁 糖 浆

Yening Tangjiang

【处方】 合欢皮 105g 灵芝 50g

首乌藤 105g 大枣 75g

女贞子 105g 甘草 30g

浮小麦 300g

【制法】 以上七味,浮小麦加水煮沸后,于 80～90℃温浸二次,每次 2 小时,滤过,合并滤液;灵芝粉碎成粗粉,用适量的乙醇浸泡 7 天,压榨滤过,滤液回收乙醇,备用;药渣与其余合欢皮等五味加水煎煮二次,每次 3 小时,滤过,滤液合并,与上述两种溶液合并,静置,滤过,滤液浓缩至适量,加入蔗糖 830g 与苯甲酸钠

3g,煮沸使溶解,滤过,加水至 1000ml,搅匀,即得。

【性状】 本品为棕褐色的黏稠液体;气微,味甜、微苦。

【鉴别】 (1)取本品 30ml,加水 60ml,摇匀,加乙醚 50ml,振摇提取,水液备用,分取乙醚液,挥干乙醚,残渣加三氯甲烷 1ml 使溶解,作为供试品溶液。另取首乌藤对照药材 0.5g,加乙醚 10ml,超声处理 30 分钟,滤过,滤液蒸干,残渣加三氯甲烷 1ml 使溶解,作为对照药材溶液。再取大黄素对照品,加三氯甲烷制成每 1ml 含 0.1mg 的溶液,作为对照品溶液。照薄层色谱法(通则 0502)试验,吸取上述三种溶液各 10µl,分别点于同一硅胶 G 薄层板上,以石油醚(30～60℃)-甲酸乙酯-甲酸(15:5:1)的上层溶液为展开剂,展开,取出,晾干,置氨蒸气中熏至斑点显色清晰。供试品色谱中,在与对照药材色谱和对照品色谱相应的位置上,显相同颜色的斑点。

(2)取〔鉴别〕(1)项下的备用水液,用水饱和的正丁醇振摇提取 3 次,每次 20ml,合并正丁醇液,用水洗涤 2 次,每次 20ml,正丁醇液蒸干,残渣加甲醇 2ml 使溶解,作为供试品溶液。另取甘草对照药材 1g,加水 100ml,煎煮 30 分钟,滤过,滤液加乙醚 50ml 提取,分取水液,同法制成对照药材溶液。照薄层色谱法(通则 0502)试验,吸取上述两种溶液各 10µl,分别点于同一用 1%氢氧化钠溶液制备的硅胶 G 薄层板上,以乙酸乙酯-甲酸-冰醋酸-水(15:1:1:2)为展开剂,展开,取出,晾干,喷以 10%硫酸乙醇溶液,在 105℃加热至斑点显色清晰。供试品色谱中,在与对照药材色谱相应的位置上,显相同颜色的斑点。

■(3)取本品 15ml,加水 15ml,摇匀,通过 D101 型大孔吸附树脂柱(内径为 1.5cm,柱高为 10cm),用水 80ml 洗脱,弃去水液,再用 60%乙醇 80ml 洗脱,收集洗脱液,蒸干,残渣加水 20ml 使溶解,加正丁醇振摇提取 3 次,每次 20ml,合并正丁醇液,回收溶剂至干,残渣加甲醇 1ml 使溶解,作为供试品溶液。另取合欢皮对照药材 1g,加水 100ml,煎煮 20 分钟,滤过,取滤液,自"通过 D101 型大孔吸附树脂柱"起,同法制成对照药材溶液。再取(-)-丁香树脂酚-4-O-β-D-呋喃芹糖基-(1→2)-β-D-吡喃葡萄糖苷对照品,加甲醇制成每 1ml 含 0.5mg 的溶液,作为对照品溶液。照薄层色谱法(通则 0502)试验,吸取上述三种溶液各 10µl,分别点于同一 Merck 硅胶 G 高效薄层板上,以三氯甲烷-甲醇-水(13:5:2)的下层溶液(每 10ml 加甲酸 0.1ml)为展开剂,展开,取出,晾干,喷以 5%磷钼酸乙醇试液,在 90℃加热至斑点显色清晰。供试品色谱中,在与对照药材色谱和对照品色谱相应的位置上,显相同颜色的斑点。

(4)取〔鉴别〕(3)项下的供试品溶液作为供试品溶液。另取女贞子对照药材 0.5g,加水 100ml,煎煮 20 分钟,滤过,取滤液,自〔鉴别〕(3)项下通过 D101 型大孔吸附树脂柱,同法制成对照药材溶液。再取特女贞苷对照品,加甲醇制成每 1ml 含 0.5mg 的溶液,作为对照品溶液。照薄层色谱法(通则 0502)试验,吸取上述三种溶液各 5µl,分别点于同一硅胶 GF$_{254}$ 薄层板上,以乙酸乙酯-丙酮-水(4:5:1)为展开剂,展

开,取出,晾干,置紫外光灯(254nm)下检视。供试品色谱中,在与对照药材色谱和对照品色谱相应的位置上,显相同颜色的斑点。■[增订]

【检查】 相对密度 应不低于1.27(通则0601)。

pH值 应为4.0~6.0(通则0631)。

其他 应符合糖浆剂项下有关的各项规定(通则0116)。

■**【含量测定】** 照高效液相色谱法(通则0512)测定。

色谱条件与系统适用性试验 以十八烷基硅烷键合硅胶为填充剂;以甲醇-水(40:60)为流动相;检测波长为224nm。理论板数按特女贞苷峰计算应不低于4000。

对照品溶液的制备 取特女贞苷对照品和2,3,5,4′-四羟基二苯乙烯-2-O-β-D-葡萄糖苷对照品适量,精密称定,加稀乙醇制成每1ml含特女贞苷30μg、2,3,5,4′-四羟基二苯乙烯-2-O-β-D-葡萄糖苷15μg的混合溶液,即得。

供试品溶液的制备 取本品约1.5g,精密称定,置25ml量瓶中,加稀乙醇适量,摇匀,超声处理(功率250W,频率40kHz)20分钟,加稀乙醇稀释至刻度,摇匀,滤过,取续滤液,即得。

测定法 分别精密吸取对照品溶液与供试品溶液各10μl,注入液相色谱仪,测定,即得。

本品每1g含女贞子以含特女贞苷($C_{31}H_{42}O_7$)计,不得少于0.23mg;含首乌藤以2,3,5,4′-四羟基二苯乙烯-2-O-β-D-葡萄糖苷($C_{20}H_{22}NO_9$)计,不得少于36μg。■[增订]

【功能与主治】 养血安神。用于心血不足所致的失眠、多梦、头晕、乏力;神经衰弱见上述证候者。

【用法与用量】 口服。一次40ml,一日2次。

■**【规格】** (1)每瓶装20ml(每1ml相当于饮片0.77g)

(2)每瓶装200ml(每1ml相当于饮片0.77g) (3)每瓶装250ml(每1ml相当于饮片0.77g)■[修订]

【贮藏】 密封。

宝咳宁颗粒
Baokening Keli

【处方】

紫苏叶	30g	桑叶	30g
前胡	60g	浙贝母	30g
麻黄	30g	桔梗	30g
制天南星	60g	陈皮	30g
炒苦杏仁	60g	黄芩	60g
青黛	21g	天花粉	60g
麸炒枳壳	60g	炒山楂	45g
甘草	15g	人工牛黄	3g

【制法】 以上十六味,人工牛黄研细;紫苏叶、陈皮提取挥发油,蒸馏后的水溶液另器收集;其余桑叶等十三味加水煎煮二次,第一次2.5小时,第二次1.5小时,合并煎液,滤过,

滤液与上述水溶液合并,浓缩成相对密度为1.32~1.35(50℃)的清膏。取清膏,加入适量的蔗糖和糊精,与人工牛黄细粉配研,制成颗粒,干燥,加入上述紫苏叶和陈皮的挥发油,混匀,制成900g,即得。

【性状】 本品为■浅棕色至深棕色的颗粒■[修订];味甜、微苦。

【鉴别】 (1)取本品10g,研细,置50ml锥形瓶中,加浓氨试液1ml、乙醚30ml,密塞,放置2小时,时时振摇,滤过,加酸性乙醇(取乙醇20ml,加盐酸1ml,混匀)1ml,蒸干,残渣加甲醇0.5ml使溶解,作为供试品溶液。另取盐酸麻黄碱对照品,加甲醇制成每1ml含5mg的溶液,作为对照品溶液。照薄层色谱法(通则0502)试验,吸取供试品溶液10μl、对照品溶液2μl,分别点于同一硅胶G薄层板上,以三氯甲烷-甲醇-浓氨试液(40:7:1)为展开剂,展开,取出,晾干,喷以茚三酮试液,在105℃加热至斑点显色清晰。供试品色谱中,在与对照品色谱相应的位置上,显相同颜色的斑点。

(2)取本品4g,研细,加甲醇30ml,超声处理20分钟,滤过,滤液蒸干,残渣加甲醇1ml使溶解,作为供试品溶液。另取黄芩苷对照品,加甲醇制成每1ml含1mg的溶液,作为对照品溶液。照薄层色谱法(通则0502)试验,吸取供试品溶液3μl、对照品溶液2μl,分别点于同一高效硅胶G薄层板上,以乙酸乙酯-丁酮-甲酸-水(5:3:1:1)为展开剂,展开,取出,晾干,喷以1%三氯化铁乙醇溶液。供试品色谱中,在与对照品色谱相应的位置上,显相同颜色的斑点。

(3)取橙皮苷对照品,加甲醇制成每1ml含0.5mg的溶液,作为对照品溶液。照薄层色谱法(通则0502)试验,吸取对照品溶液及〔鉴别〕(2)项下的供试品溶液各4μl,分别点于同一用0.5%氢氧化钠溶液制备的硅胶G薄层板上,以乙酸乙酯-甲醇-水(100:17:13)为展开剂,展开,展距约3cm,取出,晾干,再以甲苯-乙酸乙酯-甲酸-水(20:10:1:1)的上层溶液为展开剂,展开,展距6cm,取出,晾干,喷以三氯化铝试液,置紫外光灯(365nm)下检视。供试品色谱中,在与对照品色谱相应的位置上,显相同颜色的荧光斑点。

(4)取本品30g,研细,加三氯甲烷40ml,超声处理15分钟,滤过,滤液挥散至约1ml,作为供试品溶液。另取靛蓝对照品,加三氯甲烷制成每1ml含1mg的溶液,作为对照品溶液。照薄层色谱法(通则0502)试验,吸取上述两种溶液各10μl,分别点于同一硅胶G薄层板上,以甲苯-三氯甲烷-丙酮(5:4:1)为展开剂,展开,取出,晾干。供试品色谱中,在与对照品色谱相应的位置上,显相同颜色的斑点。

(5)取本品15g,研细,加三氯甲烷30ml,超声处理20分钟,滤过,滤液蒸干,残渣加乙醇1ml使溶解,作为供试品溶液。另取胆酸对照品,加乙醇制成每1ml含1mg的溶液,作为对照品溶液。照薄层色谱法(通则0502)试验,吸取上述两种溶液各5μl,分别点于同一硅胶G薄层板上,以正己烷-乙酸乙酯-甲醇-醋酸(20:25:3:2)的上层溶液为展开剂,展开,取出,晾干,喷以10%硫酸乙醇溶液,加热至斑点显色清晰,

置紫外光灯(365nm)下检视。供试品色谱中,在与对照品色谱相应的位置上,显相同颜色的荧光斑点。

【检查】 应符合颗粒剂项下有关的各项规定(通则0104)。

【含量测定】 照高效液相色谱法(通则0512)测定。

色谱条件与系统适用性试验 以十八烷基硅烷键合硅胶为填充剂;以甲醇-水-磷酸(43:57:0.2)为流动相;检测波长为278nm。理论板数按黄芩苷峰计算应不低于2000。

对照品溶液的制备 取黄芩苷对照品适量,精密称定,加稀乙醇制成每1ml含8μg的溶液,即得。

供试品溶液的制备 取装量差异项下的本品,研细,取0.5g,精密称定,置具塞锥形瓶中,精密加入稀乙醇50ml,称定重量,加热回流1小时,放冷,再称定重量,用稀乙醇补足减失的重量,摇匀,静置,取上清液,滤过,取续滤液,即得。

测定法 分别精密吸取对照品溶液与供试品溶液各10μl,注入液相色谱仪,测定,即得。

■本品每1g含黄芩以黄芩苷($C_{21}H_{18}O_{11}$)计,不得少于0.9mg。■[修订]

【功能与主治】 清热解表,止嗽化痰。用于小儿外感风寒、内热停食引起的头痛身烧、咳嗽痰盛、气促作喘、咽喉肿痛、烦躁不安。

■【用法与用量】 开水冲服。一次2.5g,一日2次;周岁以内小儿酌减。■[修订]

■【规格】 (1)每袋装5g(每1g相当于饮片0.6933g)
(2)每袋装2.5g(每1g相当于饮片0.6933g)■[修订]

【贮藏】 密封。

参苓白术散

Shenling Baizhu San

【处方】 人参100g 茯苓100g
白术(炒)100g 山药100g
白扁豆(炒)75g 莲子50g
薏苡仁(炒)50g 砂仁50g
桔梗50g 甘草100g

【制法】 以上十味,粉碎成细粉,过筛,混匀,即得。

【性状】 本品为黄色至灰黄色的粉末;气香,味甜。

【鉴别】 (1)取本品,置显微镜下观察:不规则分枝状团块无色,遇水合氯醛试液溶化;菌丝无色或淡棕色,直径4~6μm(茯苓)。草酸钙簇晶直径20~68μm,棱角锐尖(人参)。草酸钙针晶细小,长10~32μm,不规则地充塞于薄壁细胞中(白术)。草酸钙针晶束存在于黏液细胞中,长80~240μm,针晶直径2~8μm(山药)。纤维束周围薄壁细胞含草酸钙方晶,形成晶纤维(甘草)。色素层细胞黄棕色或红棕色,表面观呈类长方形、类多角形或类圆形(莲子)。种皮栅状细胞长

80~150μm(白扁豆)。内种皮厚壁细胞黄棕色或棕红色,表面观类多角形,壁厚,胞腔含硅质块(砂仁)。联结乳管直径14~25μm,含淡黄色颗粒状物(桔梗)。

■(2)取本品4.5g,加三氯甲烷40ml,加热回流1小时,滤过,药渣挥尽三氯甲烷,加甲醇50ml,加热回流1小时,滤过,滤液蒸干,残渣用甲醇5ml溶解,加在中性氧化铝柱(100~120目,15g,内径为1~1.5cm)上,用40%甲醇150ml洗脱,收集洗脱液,蒸干,残渣用水30ml溶解,用水饱和的正丁醇振摇提取2次,每次25ml,合并提取液,用水洗涤3次,每次20ml,取正丁醇液回收溶剂至干,残渣加甲醇2ml使溶解,作为供试品溶液。另取人参对照提取物,加甲醇制成每1ml含5mg的溶液,作为对照提取物溶液。再取甘草对照药材1g,同法制成对照药材溶液。照薄层色谱法(通则0502)试验,吸取供试品溶液7μl、对照提取物溶液5μl和对照药材溶液1μl,分别点于同一硅胶G薄层板上,使成条带状,以三氯甲烷-乙酸乙酯-甲醇-水(15:40:22:10)10℃以下放置的下层溶液为展开剂,展开,取出,晾干,喷以硫酸乙醇溶液(1→10),在105℃加热5~10分钟,置紫外光灯(365nm)下检视。供试品色谱中,分别在与对照药材色谱和对照提取物色谱相应的位置上,显相同颜色的荧光斑点。■[修订]

【检查】 应符合散剂项下有关的各项规定(通则0115)。

【功能与主治】 补脾胃,益肺气。用于脾胃虚弱,食少便溏,气短咳嗽,肢倦乏力。

【用法与用量】 口服。一次6~9g,一日2~3次。

【贮藏】 密封。

胃乃安胶囊

Weinai'an Jiaonang

【处方】 黄芪650g 三七■65g■[修订]
红参■21g■[修订] 珍珠层粉87g
人工牛黄11g

【制法】 以上五味,黄芪加水煎煮二次,滤过,滤液合并,浓缩成稠膏;三七、红参粉碎成细粉后与珍珠层粉混匀,与稠膏混合后干燥,粉碎,配研加入人工牛黄,过筛,混匀,装入胶囊,制成1000粒,即得。

【性状】 本品为硬胶囊,内容物为棕色的粉末;气香,味微苦。

【鉴别】 (1)取本品内容物,置显微镜下观察:不规则碎块,表面多不平整,呈明显的颗粒性(珍珠层粉)。

(2)取三七对照药材0.2g,加甲醇20ml,超声处理30分钟,滤过,滤液蒸干,残渣加水20ml,微热使溶解,用水饱和的正丁醇振摇提取2次,每次30ml,合并正丁醇液,用氨试液洗涤2次,每次30ml,弃去氨液,正丁醇液置水浴上蒸干,残渣加甲醇5ml使溶解,作为对照药材溶液。另取三七皂苷R_1

对照品,加甲醇制成每 1ml 含 0.1mg 的溶液,作为对照品溶液。照薄层色谱法(通则 0502)试验,吸取〔含量测定〕项下的供试品溶液及上述对照药材溶液和对照品溶液各 5μl,分别点于同一硅胶 G 薄层板上,以三氯甲烷-甲醇-水(13:6:2)10℃以下放置的下层溶液为展开剂,展开,取出,晾干,喷以 10%硫酸乙醇溶液,在 105℃加热至斑点显色清晰。供试品色谱中,在与对照药材色谱和对照品色谱相应的位置上,显相同颜色的斑点;置紫外光灯(365nm)下检视,显相同的荧光斑点。

(3)取本品内容物 0.3g,加甲醇 20ml,超声处理 30 分钟,滤过,滤液蒸干,残渣加甲醇 2ml 使溶解,作为供试品溶液。另取人工牛黄对照药材 10mg,置 5ml 具塞试管中,加甲醇至 2ml,超声处理 10 分钟,离心,取上清液作为对照药材溶液。再取胆酸对照品、猪去氧胆酸对照品,分别加甲醇制成每 1ml 各含 1mg 的溶液,作为对照品溶液。照薄层色谱法(通则 0502)试验,吸取上述四种溶液各 2μl,分别点于同一硅胶 G 薄层板上,以环己烷-乙酸乙酯-甲醇-醋酸(20:25:3:2)的上层溶液为展开剂,展开,取出,晾干,喷以 10%硫酸乙醇溶液,在 105℃加热至斑点显色清晰,置紫外光灯(365nm)下检视。供试品色谱中,在与对照药材色谱和对照品色谱相应的位置上,显相同颜色的荧光斑点。

【检查】 应符合胶囊剂项下有关的各项规定(通则 0103)。

【含量测定】 照高效液相色谱法(通则 0512)测定。

色谱条件与系统适用性试验 以十八烷基硅烷键合硅胶为填充剂;以乙腈-水(32:68)为流动相;用蒸发光散射检测器检测。理论板数按黄芪甲苷峰计算应不低于 4000。

对照品溶液的制备 取黄芪甲苷对照品适量,精密称定,加甲醇制成每 1ml 含 0.2mg 的溶液,即得。

供试品溶液的制备 取装量差异项下的本品内容物,混匀,取约 1.2g,精密称定,置具塞锥形瓶中,精密加入甲醇 50ml,称定重量,超声处理(功率 250W,频率 45kHz)30 分钟,放冷,再称定重量,用甲醇补足减失的重量,摇匀,滤过,精密量取续滤液 25ml,蒸干,残渣加水 20ml,微热使溶解,用水饱和的正丁醇振摇提取 4 次,每次 40ml,合并正丁醇液,用氨试液洗涤 2 次,每次 40ml,弃去氨液,正丁醇液置水浴上蒸干,残渣用甲醇溶解并转移至 5ml 量瓶中,加甲醇稀释至刻度,摇匀,即得。

测定法 精密吸取对照品溶液 10μl、20μl,供试品溶液 20μl,注入液相色谱仪,测定,以外标两点法对数方程计算,即得。

本品每粒含黄芪以黄芪甲苷($C_{41}H_{68}O_{14}$)计,不得少于 0.20mg。

【功能与主治】 补气健脾,活血止痛。用于脾胃气虚,瘀血阻滞所致的胃痛,症见胃脘隐痛或刺痛、纳呆食少;慢性胃炎、胃及十二指肠溃疡见上述证候者。

【用法与用量】 口服。一次 4 粒,一日 3 次。

【注意】 孕妇慎用;忌生冷、油腻、不易消化食物,戒烟酒。

【规格】 每粒装 0.3g

【贮藏】 密封。

胃 疡 宁 丸
Weiyangning Wan

【处方】

白术(制)360g	乌药 360g
山药(炒)360g	白及 360g
青皮 180g	高良姜 90g
赤芍 600g	仙鹤草 600g
甘草 360g	珍珠层粉 90g
香附 180g	五指毛桃 600g

【制法】 以上十二味,除珍珠层粉外,香附、青皮、高良姜用水蒸气蒸馏法提取挥发油,挥发油备用;药液滤过,滤液备用;白术(制)、白及、乌药和山药(炒)粉碎成粗粉;其余仙鹤草等四味加水煎煮二次,每次 2 小时,滤过,滤液与上述滤液合并,浓缩成稠膏,与白术等粗粉混匀,干燥,加入珍珠层粉,混匀,粉碎成细粉;挥发油加入炼蜜中,混匀。每 100g 粉末加炼蜜 80~100g,制成大蜜丸,即得。

【性状】 本品为黄褐色至黑褐色的大蜜丸;味微甘、苦。

【鉴别】 (1)取本品,置显微镜下观察:石细胞浅黄色或黄色,单个散在或数个成群,有的与木栓细胞相连结,类圆形、多角形、长方形或少数纺锤形,直径 37~64μm,壁厚薄不匀,有的层纹可见,孔沟及胞腔明显(白术)。草酸钙针晶束存在于大的类圆形黏液细胞中,或随处散在,针晶长 18~88μm(白及)。草酸钙针晶束存在于黏液细胞中,长约至 240μm,针晶直径 2~5μm(山药)。

(2)取本品 2 丸,剪碎,加甲醇 3ml,混匀,放置 15 分钟,加石油醚(30~60℃)50ml,加热回流 1 小时,滤过,滤液回收溶剂至干,残渣加甲醇 1ml 使溶解,作为供试品溶液。另取乌药对照药材 1g,加石油醚(30~60℃)20ml,同法制成对照药材溶液。照薄层色谱法(通则 0502)试验,吸取上述两种溶液各 10μl,分别点于同一硅胶 G 薄层板上,以环己烷-甲苯-二氯甲烷-乙醚(3:10:1:1)为展开剂,展开,取出,晾干,喷以 5%香草醛硫酸溶液,在 105℃加热至斑点显色清晰。供试品色谱中,在与对照药材色谱相应的位置上,显相同颜色的斑点。

(3)取本品 2 丸,剪碎,加水 50ml,加热使溶解,离心 2 分钟(每分钟为 3000 转),取上清液,用乙酸乙酯振摇提取 2 次,每次 30ml,合并乙酸乙酯液,用水 30ml 洗涤,弃去水洗液,乙酸乙酯液回收溶剂至干,残渣加甲醇 1ml 使溶解,作为供试品溶液。另取青皮对照药材 0.1g,加水 30ml,煎煮 30 分钟,滤过,滤液浓缩至约 5ml,用乙酸乙酯振摇提取 2 次,每次 5ml,合并乙酸乙酯液,回收溶剂至干,残渣加甲醇 5ml 使溶解,作为对照药材溶液。照薄层色谱法(通则 0502)试验,吸取上述两种溶液各 1~2μl,分别点于同一用 3％醋酸钠溶液制备的硅胶 G 薄层板上,以环己烷-三氯甲烷-二氯甲烷-乙酸乙酯(1∶6∶3∶2)为展开剂,展开,取出,晾干,置紫外光灯(365nm)下检视。供试品色谱中,在与对照药材色谱相应的位置上,显相同颜色的荧光斑点。

(4)取甘草对照药材 0.25g,加水 25ml,煎煮 30 分钟,放冷,滤过,滤液加乙酸乙酯振摇提取 2 次,每次 25ml,合并乙酸乙酯液,回收溶剂至干,残渣加甲醇 1ml 使溶解,作为对照药材溶液。照薄层色谱法(通则 0502)试验,吸取〔鉴别〕(3)项下的供试品溶液 2μl 及上述对照药材溶液 1~2μl,分别点于同一硅胶 G 薄层板上,以乙酸乙酯-甲酸-冰醋酸-水(15∶1∶1∶2)为展开剂,展开,取出,晾干,喷以 10％硫酸乙醇溶液,在 105℃加热至斑点显色清晰,置紫外光灯(365nm)下检视。供试品色谱中,在与对照药材色谱相应的位置上,显相同颜色的荧光斑点。

(5)取本品 2 丸,剪碎,加水 50ml,加热使溶解,离心 3 分钟,取上清液,通过 D101 型大孔吸附树脂柱(内径为 2cm,柱高为 10cm),用 50％甲醇溶液 150ml 洗脱,弃去洗脱液,再用 80％甲醇溶液 80ml 洗脱,收集洗脱液,回收溶剂至干,残渣加甲醇 1ml 使溶解,作为供试品溶液。另取仙鹤草对照药材 0.5g,加水 50ml,煎煮 30 分钟,放冷,滤过,滤液自"通过 D101 型大孔吸附树脂柱"起,同法制成对照药材溶液。照薄层色谱法(通则 0502)试验,吸取上述两种溶液各 1~5μl,分别点于同一聚酰胺薄膜上,以甲苯-丙酮-甲醇-冰醋酸(2∶1∶10∶2)为展开剂,展开,取出,晾干,喷以 5％三氯化铝乙醇溶液,在 105℃加热 2 分钟,置紫外光灯(365nm)下检视。供试品色谱中,在与对照药材色谱相应的位置上,显相同颜色的荧光斑点。

【检查】 应符合丸剂项下有关的各项规定(通则 0108)。

【含量测定】 照高效液相色谱法(通则 0512)测定。

色谱条件与系统适用性试验 以十八烷基硅烷键合硅胶为填充剂;以乙腈-水(13∶87)为流动相;检测波长为 230nm。理论板数按芍药苷峰计算应不低于 10 000。

对照品溶液的制备 取芍药苷对照品适量,精密称定,加甲醇制成每 1ml 含 40μg 的溶液,即得。

供试品溶液的制备 取重量差异项下的本品适量,剪碎,取约 0.5g,精密称定,加入硅藻土 2g,研匀,置具塞锥形瓶中,精密加入 70％甲醇 25ml,密塞,称定重量,超声处理(功率 380W,频率 37kHz)30 分钟,放冷,再称定重量,用 70％甲醇补足减失的重量,摇匀,滤过,取续滤液,即得。

测定法 分别精密吸取对照品溶液与供试品溶液各 10μl,注入液相色谱仪,测定,即得。

本品每丸含赤芍以芍药苷($C_{23}H_{28}O_{11}$)计,不得少于 ■3.3mg■〔修订〕。

【功能与主治】 温中散寒,理气止痛,制酸止血。用于胃脘胀痛或刺痛,呕吐泛酸,胃及十二指肠溃疡属于寒凝气滞血瘀者。

【用法与用量】 口服。一次 1~2 丸,一日 2~3 次,饭前或痛前用盐水送服,连续服用 40~50 天。

【规格】 每丸重 3g

【贮藏】 密封。

注:白术(制):除去杂质,洗净,润透,蒸 3~4 小时,切片,干燥。

山药(炒):取净山药,炒至淡黄色,略有焦斑,并有香气溢出时,取出,摊凉。

复方草珊瑚含片
Fufang Caoshanhu Hanpian

【处方】 肿节风浸膏 30g   薄荷脑 0.5g
薄荷素油 0.3ml

【制法】 以上三味,肿节风浸膏系取肿节风,加水煎煮二次,第一次 2 小时,第二次 1.5 小时,合并煎液,滤过,滤液浓缩至相对密度为 1.15(80℃),加乙醇至含醇量达 65％,静置 24 小时,滤过,滤液减压回收乙醇,并浓缩成相对密度为 1.24~1.26 的清膏。取肿节风浸膏,加入辅料适量,制成颗粒,干燥;将薄荷脑与薄荷素油混合使溶解,与上述颗粒混匀,压制成 1000 片〔规格(1)〕或 ■440■〔订正〕片〔规格(2)〕,或包薄膜衣,即得。

【性状】 本品为粉红色至棕色的片,或为薄膜衣片,除去包衣后显浅棕色至棕色;气香,味甜、清凉。

【鉴别】 (1)取本品 5g,置 250ml 圆底烧瓶中,加水 50ml,连接挥发油测定器,自测定器上端加水使充满刻度部分并溢流入烧瓶时为止,再加乙酸乙酯 1ml,连接回流冷凝管,加热至沸,并保持微沸 30 分钟,放冷,水溶液备用;乙酸乙酯液作为供试品溶液。另取薄荷脑对照品,加乙酸乙酯制成每 1ml 含 4mg 的溶液,作为对照品溶液。照薄层色谱法(通则 0502)试验,吸取上述两种溶液各 5μl,分别点于同一硅胶 G 薄层板上,以甲苯-乙酸乙酯(19∶1)为展开剂,展开,取出,晾干,喷以香草醛硫酸试液-乙醇(1∶4)的混合溶液,在 105℃加热至斑点显色清晰。供试品色谱中,在与对照品色谱相应的位置上,显相同颜色的斑点。

(2)取〔鉴别〕(1)项下的备用水溶液,滤过,滤液用乙酸乙酯振摇提取 2 次,每次 25ml,合并乙酸乙酯液,回收溶剂至干,残渣加甲醇 1ml 使溶解,作为供试品溶液。另取肿节风对照药材 2g,加水 50ml,超声处理 30 分钟,滤过,滤液用乙酸乙酯振摇提取 2 次,每次 25ml,合并乙酸乙酯液,回收溶剂至干,残渣加甲醇 1ml 使溶解,作为对照药材溶液。再取异嗪皮啶对照品,加甲醇制成每 1ml 含 0.5mg 的溶液,作为对照溶液。照薄层色谱法(通则0502)试验,吸取上述三种溶液各4μl,分别点于同一硅胶 G 薄层板上,以甲苯-乙酸乙酯-甲酸(9:4:1)为展开剂,展开,取出,晾干,置紫外光灯(365nm)下检视。供试品色谱中,在与对照药材色谱和对照品色谱相应的位置上,显相同颜色的荧光斑点;置氨蒸气中熏10分钟后,置日光下检视,在与对照品色谱相应的位置上,显相同的黄绿色斑点。

【检查】 除崩解时限外,应符合片剂项下有关的各项规定(通则0101)。

【含量测定】 照高效液相色谱法(通则0512)测定。

色谱条件与系统适用性试验 以十八烷基硅烷键合硅胶为填充剂;以乙腈-0.1%磷酸溶液(20:80)为流动相;检测波长为344nm。理论板数按异嗪皮啶峰计算应不低于1200。

对照品溶液的制备 取异嗪皮啶对照品适量,精密称定,加甲醇制成每1ml 含 4μg 的溶液,即得。

供试品溶液的制备 取本品 10 片,精密称定,研细,取约1g,精密称定,加水约 10ml,超声处理(功率 300W,频率25kHz)10分钟,转移至分液漏斗中,用三氯甲烷振摇提取5次(必要时离心),每次 10ml,合并三氯甲烷提取液,回收三氯甲烷至干,残渣用甲醇溶解,转移至 25ml 量瓶中,加甲醇至刻度,摇匀,滤过,取续滤液,即得。

测定法 分别精密吸取对照品溶液与供试品溶液各20μl,注入液相色谱仪,测定,即得。

本品每片含肿节风以异嗪皮啶($C_{11}H_{10}O_5$)计,〔规格(1)〕不得少于 40μg,〔规格(2)〕不得少于 0.10mg。

【功能与主治】 疏风清热,消肿止痛,清利咽喉。用于外感风热所致的喉痹,症见咽喉肿痛、声哑失音;急性咽喉炎见上述证候者。

【用法与用量】 含服。一次 2 片〔规格(1)〕或一次 1 片〔规格(2)〕,每隔 2 小时 1 次,一日 6 次。

【规格】 (1)每片重 0.44g (2)每片重 1.0g

【贮藏】 密封。

复方夏天无片
Fufang Xiatianwu Pian

【处方】
夏天无 60g	夏天无总碱 2.25g
制草乌 15g	人工麝香 4.5mg
乳香(制)3.75g	蕲蛇 0.75g
独活 7.5g	豨莶草 45g
安痛藤 45g	威灵仙 22.5g
丹参 22.5g	鸡矢藤 30g
鸡血藤 37.5g	山楂叶 7.5g
牛膝 7.5g	当归 15g
防己 7.5g	苍术 7.5g
五加皮 7.5g	川芎 7.5g
没药(制)3.75g	秦艽 3.75g
羌活 3.75g	木香 3.75g
赤芍 3.75g	防风 3.75g
骨碎补 3.75g	制马钱子 4.5g
僵蚕 1.5g	全蝎 1.5g
麻黄 1.5g	三七 1.5g
冰片 0.75g	

【制法】 以上三十三味,除夏天无总碱、鸡血藤、山楂叶、人工麝香和冰片外,豨莶草 22.5g、安痛藤 7.5g、威灵仙 7.5g、丹参 7.5g、鸡矢藤 15g 与其余夏天无等 23 味粉碎成细粉,过筛;剩余豨莶草、安痛藤、威灵仙、丹参、鸡矢藤与鸡血藤、山楂叶加水煎煮二次,每次 4 小时,合并煎液,滤过,滤液浓缩成稠膏,加入夏天无总碱、■上述细粉及适量蔗糖等辅料制成颗粒,干燥,加入人工麝香、冰片细粉及适量的硬脂酸镁、二氧化硅,混匀,压制成 1000 片,包衣,即得。■[修订]

【性状】 本品为糖衣片或薄膜衣片,除去包衣后显棕褐色;气芳香,味苦、涩、凉。

【鉴别】 (1)取本品 10 片,除去包衣,研细,用浓氨试液5ml 湿润,再加三氯甲烷 50ml,摇匀,浸渍 24 小时,滤过,滤液浓缩至 1ml,作为供试品溶液。另取原阿片碱对照品,加三氯甲烷制成每1ml 含 2mg 的溶液,作为对照品溶液。照薄层色谱法(通则0502)试验,吸取上述两种溶液各 5μl,分别点于同一硅胶 G 薄层板上,以环己烷-乙酸乙酯-二乙胺(16:2:1)为展开剂,展开,取出,晾干,喷以稀碘化铋钾试液。供试品色谱中,在与对照品色谱相应的位置上,显相同颜色斑点。

(2)取本品 20 片,除去包衣,研细,加乙醚 30ml,超声处理 15 分钟,滤过,滤液挥干,残渣加乙酸乙酯 1ml 使溶解,作为供试品溶液。另取苍术对照药材 0.5g,同法制成对照药材溶液。照薄层色谱法(通则0502)试验,吸取供试品溶液20μl、对照药材溶液2μl,分别点于同一硅胶 G 薄层板上,以正己烷为展开剂,展开,取出,晾干,喷以含 5% 对二甲氨基苯甲醛的 10% 硫酸乙醇溶液,在 105℃ 加热至斑点显色清晰。供试品色谱中,在与对照药材色谱相应的位置上,显相同颜色的斑点。

(3)取本品 20 片,除去包衣,研细,加正己烷 20ml,超声处理 15 分钟,滤过,滤液蒸干,残渣加乙酸乙酯 1ml 使溶解,作为供试品溶液。另取独活对照药材 0.5g,加正己烷 10ml,同法制成对照药材溶液。照薄层色谱法(通则0502)试验,吸取供试品溶液10μl、对照药材溶液1μl,分别点于同一硅胶 G 薄层板上,以石油醚(60~90℃)-乙酸乙酯(17:3)为展开剂,展开,取出,晾干,置紫外光灯(365nm)下检视。供试品色谱中,在与对照药材色谱相应的位置上,显相同颜色的荧光斑点。

(4)取本品 20 片,除去包衣,研细,置圆底烧瓶中,加水 200ml,照挥发油测定法(通则2204)试验,自测定器上端加水使充满刻度部分,并溢流入烧瓶为止,再加乙酸乙酯 1ml,连接回流冷凝管,加热至沸,并保持微沸 3 小时,放冷,分取乙酸乙酯液,作为供试品溶液。另取冰片对照品,加乙酸乙酯制成每 1ml 含 1mg 的溶液,作为对照品溶液。照薄层色谱法(通则 0502)试验,吸取供试品溶液 10μl、对照品溶液 5μl,分别点于同一硅胶 G 薄层板上,以石油醚(30~60℃)-甲苯-乙酸乙酯(12:1:1)为展开剂,展开,取出,晾干,喷以 5%香草醛硫酸溶液,在 105℃加热至斑点显色清晰。供试品色谱中,在与对照品色谱相应的位置上,显相同颜色的斑点。

(5)取〔鉴别〕(2)项下的供试品溶液作为供试品溶液。分别取当归对照药材、川芎对照药材各 0.5g,加乙醚 15ml,同法制成对照药材溶液。照薄层色谱法(通则 0502)试验,吸取上述两种溶液各 10μl,分别点于同一硅胶 G 薄层板上,以正己烷-乙酸乙酯(4:1)为展开剂,展开,取出,晾干,置紫外光灯(365nm)下检视。供试品色谱中,在与对照药材色谱相应的位置上,显相同颜色的荧光斑点。

【检查】 乌头碱限量 取本品 40 片,除去包衣,研细,置具塞锥形瓶中,加乙醚 50ml 与氨试液 4ml,密塞,摇匀,放置 12 小时,滤过,药渣加乙醚 50ml,振摇 1 小时,滤过,药渣再用乙醚洗涤 3~4 次,每次 15ml,滤过,洗液与滤液合并,低温蒸干,残渣加三氯甲烷 2ml 使溶解,转移至分液漏斗中,用三氯甲烷 3ml 分次洗涤容器,洗液并入分液漏斗中,用 0.05mol/L 硫酸溶液振摇提取 3 次,每次 5ml,提取液分别用三氯甲烷 10ml 洗涤,合并提取液,用氨试液调节至 pH 9,再用三氯甲烷振摇提取 3 次,每次 10ml,三氯甲烷液分别用水 20ml 洗涤,合并三氯甲烷液,低温蒸干,残渣用适量无水乙醇溶解,转移至 5ml 量瓶中,用无水乙醇分次洗涤容器,洗液并入量瓶中,加无水乙醇至刻度,摇匀,作为供试品溶液。另取乌头碱对照品,加无水乙醇制成每 1ml 含 1.0mg 的溶液,作为对照品溶液。照薄层色谱法(通则 0502)试验,吸取供试品溶液 10μl、对照品溶液 2μl,分别点于同一硅胶 G 薄层板上,以环己烷-乙酸乙酯-二乙胺(4:3:1)为展开剂,展开,取出,晾干,喷以稀碘化铋钾试液。供试品色谱中,在与对照品色谱相应的位置上,出现的斑点应小于对照品斑点,或不出现斑点。

士的宁限量 取士的宁对照品,加无水乙醇制成每 1ml 含 1.0mg 的溶液,作为对照品溶液。照薄层色谱法(通则 0502)试验,吸取〔检查〕乌头碱限量项下的供试品溶液 5μl 及上述对照品溶液 2μl,分别点于同一硅胶 G 薄层板上,以环己烷-乙酸乙酯-二乙胺(6:1:1)为展开剂,展开,取出,晾干,喷以稀碘化铋钾试液。供试品色谱中,在与对照品色谱相应的位置上,出现的斑点应小于对照品斑点,或不出现斑点。

其他 应符合片剂项下有关的各项规定(通则 0101)。

【含量测定】 照高效液相色谱法(通则 0512)测定。

色谱条件与系统适用性试验 以十八烷基硅烷键合硅胶为填充剂;以乙腈-三乙胺醋酸溶液(每 1000ml 水溶液中含冰醋酸 30ml、三乙胺 8ml)(13:87)为流动相;检测波长为 289nm。理论板数按原阿片碱峰计算应不低于 3000。

对照品溶液的制备 取原阿片碱对照品 10mg,精密称定,置 50ml 量瓶中,加 1%盐酸溶液 5ml 及少量甲醇使溶解,加 70%甲醇至刻度,摇匀。精密量取 3ml,置 25ml 量瓶中,加 70%甲醇至刻度,摇匀,即得(每 1ml 含原阿片碱 24μg)。

供试品溶液的制备 取本品 10 片,除去包衣,精密称定,研细,取约 1g,精密称定,精密加入 70%甲醇 50ml,称定重量,加热回流 40 分钟,放冷,再称定重量,用 70%甲醇补足减失的重量,摇匀,滤过,取续滤液,即得。

测定法 分别精密吸取对照品溶液与供试品溶液各 10μl,注入液相色谱仪,测定,即得。

本品每片含夏天无和夏天无总碱以原阿片碱($C_{20}H_{19}NO_5$)计,不得少于 0.30mg。

【功能与主治】 祛风逐湿,舒筋活络,行血止痛。用于风湿瘀血阻滞,经络不通引起的关节肿痛、肢体麻木、屈伸不利、步履艰难;风湿性关节炎、坐骨神经痛、脑血栓形成后遗症及小儿麻痹后遗症见上述证候者。

【用法与用量】 口服。一次 2 片,一日 3 次,小儿酌减或遵医嘱。

【注意】 孕妇禁服。

【规格】 (1)薄膜衣片 每片重 0.32g

(2)糖衣片(片心重 0.3g)

【贮藏】 密封。

附:夏天无总碱质量标准

夏天无总碱

〔制法〕 夏天无粉碎成粗粉,用 1%盐酸浸泡 48 小时后进行渗漉,至生物碱提取完全,所得渗漉液通过阳离子交换树脂进行离子交换,当交换柱流出液呈现生物碱阳性反应时,分别用少量的水和乙醇依次洗涤,将树脂晾干,再用碱性乙醇(用氨试液调至 pH 9~10)分次回流洗脱,至洗脱液呈现生物碱阴性反应时为止,合并洗脱液,回收乙醇,在 80℃以下干燥,即得。

〔性状〕 本品为棕褐色的固体;味苦。

〔鉴别〕 取本品 20μg,加水 10ml 与盐酸 1ml,加热振摇使溶解,冷却,取溶液各 2ml,分置 3 支试管中,一管中加碘化铋钾试液 2 滴,即生成棕红色沉淀;一管中加硅钨酸试液 2 滴,即生成淡黄色沉淀;另一管中加碘化汞钾试液 2 滴,即生成淡黄色沉淀。

〔含量测定〕 照高效液相色谱法(通则 0512)测定。

色谱条件与系统适用试验 以十八烷基硅烷键合硅胶为填充剂;以乙腈-三乙胺醋酸溶液(每 1000ml 中加入冰醋酸 30ml、三乙胺 8ml)(18:82)为流动相;检测波长为 289nm。理论板数按原阿片碱峰计算应不低于 3000。

对照品溶液的制备 取原阿片碱对照品 10mg,精密称定,置 50ml 量瓶中,用 1%盐酸溶液 5ml 溶解,加水至刻度,摇匀,精密量取 5ml,置 25ml 量瓶中,加水至刻度,摇匀,即得(每 1ml 含原阿片碱 40μg)。

供试品溶液的制备 取本品,研细,取约 50μg,精密称定,置 100ml 量瓶中,加 0.2% 盐酸溶液 30ml,超声处理(功率 250W,频率 25kHz)30 分钟,放冷,加 0.2% 盐酸溶液至刻度,摇匀,滤过,取续滤液,即得。

测定法 分别精密吸取对照品溶液与供试品溶液各 10~20μl,注入液相色谱仪,测定,即得。

本品按干燥品计算,含原阿片碱($C_{20}H_{19}NO_5$)不得少于 13.0%。

〔**贮藏**〕 密封,置干燥处。

复方黄柏液涂剂

Fufang Huangbaiye Tuji

【**处方**】 连翘 80g 　　黄柏 40g

金银花 40g 　　蒲公英 40g

蜈蚣 2.4g

【**制法**】 以上五味,加水煎煮三次,第一次 1 小时,第二次 45 分钟,第三次 30 分钟,合并煎液,滤过,滤液浓缩至相对密度为 1.10~1.15(50℃)的清膏,加乙醇使含醇量达 70%,静置 24 小时,滤过,滤液减压浓缩至无醇味,加水至 1000ml,搅匀,静置,冷藏 24 小时,滤过,灌装,灭菌,即得。

【**性状**】 本品为红棕色液体。

【**鉴别**】 (1)取本品 40ml,用水饱和的正丁醇振摇提取 2 次,每次 40ml,合并正丁醇提取液,用氨试液 40ml 洗涤,分取正丁醇液,回收溶剂至干,残渣加甲醇 1ml 使溶解,作为供试品溶液。另取连翘对照药材 1g,加水 40ml,煎煮 30 分钟,滤过,同法制成对照药材溶液。再取连翘苷对照品,加甲醇制成每 1ml 含 1mg 的溶液,作为对照品溶液。照薄层色谱法(通则 0502)试验,吸取上述三种溶液各 5μl,分别点于同一硅胶 G 薄层板上,以三氯甲烷-丙酮-甲醇-甲酸(12:2.5:2:0.2)为展开剂,展开,取出,晾干,喷以 10% 硫酸乙醇溶液,在 105℃ 加热至斑点显色清晰,置日光下检视。供试品色谱中,在与对照药材色谱和对照品色谱相应的位置上,显相同颜色的斑点。

(2)取本品 20ml,加盐酸调节 pH 值至 2,用三氯甲烷振摇提取 2 次,每次 20ml,合并三氯甲烷提取液,回收溶剂至干,残渣加甲醇 1ml 使溶解,作为供试品溶液。另取黄柏对照药材 0.1g,加乙醇 5ml,加热回流 15 分钟,滤过,滤液作为对照药材溶液。再取盐酸小檗碱对照品,加乙醇制成每 1ml 含 0.1mg 的溶液,作为对照品溶液。照薄层色谱法(通则 0502)试验,吸取上述三种溶液各 2μl,分别点于同一硅胶 G 薄层板上,以正丁醇-冰醋酸-水(7:1:2)为展开剂,展开,取出,晾干,置紫外光灯(365nm)下检视。供试品色谱中,在与对照药材色谱和对照品色谱相应的位置上,显相同颜色的斑点。

的荧光斑点。

(3)取本品 40ml,用乙酸乙酯振摇提取 2 次,每次 40ml,合并乙酸乙酯提取液,回收溶剂至干,残渣加甲醇 1ml 使溶解,作为供试品溶液。另取金银花对照药材、蒲公英对照药材各 1g,分别加水 40ml,煎煮 30 分钟,滤过,同法制成对照药材溶液。照薄层色谱法(通则 0502)试验,吸取上述三种溶液各 5μl,分别点于同一硅胶 G 薄层板上,以乙酸丁酯-甲酸-水(14:5:5)的上层溶液为展开剂,展开,取出,晾干,置紫外光灯(365nm)下检视。供试品色谱中,在与对照药材色谱相应的位置上,显相同颜色的荧光斑点。

【**检查**】 **pH 值** 应为 4.0~6.0(通则 0631)。

总固体 取本品,依法(通则 0185 第二法)检查,遗留残渣不得少于 1.0%。

其他 应符合涂剂项下有关的各项规定(通则 0118)。

【**含量测定**】 **连翘** 照高效液相色谱法(通则 0512)测定。

色谱条件与系统适用性试验 以十八烷基硅烷键合硅胶为填充剂;以乙腈-水(25:75)为流动相;检测波长为 278nm。理论板数按连翘苷峰计算应不低于 3000。

对照品溶液的制备 取连翘苷对照品适量,精密称定,加甲醇制成每 1ml 含 0.1mg 的溶液,即得。

供试品溶液的制备 精密量取本品 5ml,置 10ml 量瓶中,加甲醇至刻度,摇匀,滤过,取续滤液,即得。

测定法 分别精密吸取对照品溶液与供试品溶液各 10μl,注入液相色谱仪,测定,即得。

本品每 1ml 含连翘以连翘苷($C_{27}H_{34}O_{11}$)计,不得少于 60μg。

黄柏 照高效液相色谱法(通则 0512)测定。

色谱条件与系统适用性试验 以十八烷基硅烷键合硅胶为填充剂;以乙腈-0.033mol/L 磷酸二氢钾溶液(35:65)为流动相;检测波长为 347nm。理论板数按盐酸小檗碱峰计算应不低于 3000。

对照品溶液的制备 取盐酸小檗碱对照品适量,精密称定,加甲醇制成每 1ml 含 8μg 的溶液,即得。

供试品溶液的制备 精密量取本品 3ml,置 10ml 量瓶中,加甲醇 5ml,置 60℃ 水浴中保温 15 分钟,取出,超声处理(功率 500W,频率 40kHz)30 分钟,加甲醇至刻度,摇匀,滤过,取续滤液,即得。

测定法 分别精密吸取对照品溶液与供试品溶液各 10μl,注入液相色谱仪,测定,即得。

本品每 1ml 含黄柏以盐酸小檗碱($C_{20}H_{17}NO_4 \cdot HCl$)计,不得少于 10.0μg。

【**功能与主治**】 清热解毒,消肿祛腐。用于疮疡溃后,伤口感染,属阳证者。

【**用法与用量**】 外用。浸泡纱布条外敷于感染伤口内,或破溃的脓肿内。若溃疡较深,可用直径 0.5~1.0cm 的无菌胶管,插入溃疡深部,以注射器抽取本品进行冲洗。用量一般10～20ml,每日一次。或遵医嘱。

【注意】 (1)使用本品前应注意按常规换药法清洁或清创病灶。

(2)开瓶后,不易久存。

(3)孕妇慎用。

■【规格】 每1ml相当于饮片0.2g■[修订]

【贮藏】 密封。

急 支 糖 浆
Jizhi Tangjiang

【处方】 鱼腥草150g　　　金荞麦150g
四季青150g　　　■蜜麻黄■[修订]30g
紫菀75g　　　　前胡45g
枳壳45g　　　　甘草15g

【制法】 以上八味,鱼腥草、枳壳加水蒸馏,收集蒸馏液;药渣与其余金荞麦等六味加水煎煮二次,滤过,合并滤液,浓缩至适量;取适量蔗糖,加水煮沸,滤过,滤液与上述蒸馏液和浓缩液合并,加入苯甲酸和山梨酸钾适量,或加入苯甲酸、山梨酸钾和矫味剂适量,加水至1000ml,混匀,分装,即得。

【性状】 本品为棕黑色的黏稠液体;味甜、微苦。

【鉴别】 ■(1)取本品20ml,用稀盐酸调节pH值至2～3,用乙醚振摇提取2次,每次20ml,合并乙醚提取液,挥去乙醚,残渣加甲醇1ml使溶解,作为供试品溶液。另取阿魏酸对照品及原儿茶酸对照品,分别加甲醇制成每1ml各含1mg的溶液,作为对照品溶液。照薄层色谱法(通则0502)试验,吸取上述三种溶液各5μl,分别点于同一硅胶GF$_{254}$薄层板上,以甲苯-乙酸乙酯-甲酸(20:10:1)为展开剂,展开,取出,晾干,置紫外光灯(254nm)下检视。供试品色谱中,在与对照品色谱相应的位置上,显相同颜色的斑点。■[删除]

(■1■[修订])取本品10ml,加水20ml稀释,■转移至分液漏斗中,■[删除]用浓氨试液调节pH值至10～12,用乙醚振摇提取2次,每次15ml,合并乙醚液,蒸干,残渣加甲醇1ml使溶解,作为供试品溶液。另取盐酸麻黄碱对照品,加甲醇制成每1ml含1mg的溶液,作为对照品溶液。照薄层色谱法(通则0502)试验,吸取供试品溶液10μl、对照品溶液2μl,分别点于同一硅胶G薄层板上,以三氯甲烷-甲醇-浓氨试液(40:10:1)为展开剂,展开,取出,晾干,喷以茚三酮试液,在105℃加热至斑点显色清晰。供试品色谱中,在与对照品色谱相应的位置上,显相同颜色的斑点。

(■2■[修订])取本品20ml,■置分液漏斗中,■[删除]用乙醚振摇提取2次,每次20ml,弃去乙醚液,水液用乙酸乙酯振摇提取2次,每次30ml,合并乙酸乙酯■提取■[删除]液,蒸干,残渣加甲醇1ml使溶解,作为供试品溶液。另取

柚皮苷对照品,加甲醇制成每1ml含1mg的溶液,作为对照品溶液。照薄层色谱法(通则0502)试验,吸取供试品溶液■5～10μl■[修订]、对照品溶液5μl,分别点于同一硅胶G薄层板上,以三氯甲烷-甲醇-水(32:17:5)的下层溶液为展开剂,展开,取出,晾干,喷以2%三氯化铝甲醇溶液,置紫外光灯(365nm)下检视。供试品色谱中,在与对照品色谱相应的位置上,显相同颜色的荧光斑点。

■(3)取本品20ml,用水饱和的正丁醇振摇提取3次,每次30ml,合并正丁醇液,用正丁醇饱和的水洗涤2次,每次20ml,弃去水液,正丁醇液回收溶剂至干,残渣加甲醇2ml使溶解,离心,取上清液,蒸干,残渣加水10ml使溶解,用乙醚振摇提取2次,每次20ml,弃去乙醚液,水液通过D101型大孔吸附树脂柱(内径为1cm,柱高为7cm,湿法装柱,用乙醇50ml、水100ml预洗),以60%乙醇100ml洗脱,收集洗脱液,蒸干,残渣加甲醇1ml,通过中性氧化铝柱(100～200目,内径为1cm,柱高为5cm,干法装柱),用40%甲醇50ml洗脱,收集洗脱液,蒸干,残渣加甲醇1ml使溶解,离心,取上清液,作为供试品溶液。另取甘草苷对照品,加甲醇制成每1ml含1mg的溶液,作为对照品溶液。照薄层色谱法(通则0502)试验,吸取供试品溶液10μl、对照品溶液5μl,分别点于同一硅胶G薄层板上,以三氯甲烷-甲醇-水(13:6:2)的10℃以下放置的下层溶液为展开剂,展开,取出,晾干,喷以10%硫酸乙醇溶液,在105℃下加热至斑点显色清晰,在日光及紫外光灯(365nm)下检视。供试品色谱中,在与对照品色谱相应的位置上,显相同的黄色斑点及荧光斑点。■[增订]

【检查】 相对密度 应不低于1.17(通则0601)。

pH值 应为4.0～5.5(通则0631)。

其他 应符合糖浆剂项下有关的各项规定(通则0116)。

【含量测定】 ■蜜麻黄 照高效液相色谱法(通则0512)测定。

色谱条件与系统适用性试验 以十八烷基硅烷键合硅胶为填充剂;以乙腈-0.2%磷酸溶液(含0.2%三乙胺)(2:98)为流动相;检测波长为206nm。理论板数按盐酸麻黄碱峰计算应不低于8000。

对照品溶液的制备 取盐酸麻黄碱对照品、盐酸伪麻黄碱对照品适量,精密称定,加10%甲醇制成每1ml各含50μg的混合溶液,即得。

供试品溶液的制备 取本品,混匀,取5g,精密称定,置具塞离心管中,加水6ml和20%氢氧化钠溶液5ml,振荡10分钟,加入三氯甲烷5ml,涡旋提取30秒,离心,分取三氯甲烷液,重复提取4次,合并三氯甲烷液,置已加入盐酸甲醇溶液(1→20)20ml的具塞离心管中,混匀,转移至蒸发皿中,用盐酸甲醇溶液(1→20)5ml洗涤容器,洗液并入蒸发皿中,蒸干,残渣加10%甲醇适量分次溶解并转移至10ml量瓶中,加10%甲醇至刻度,摇匀,离心,取上清液,即得。

测定法 分别精密吸取对照品溶液与供试品溶液各10μl,注入液相色谱仪,测定,计算,所得结果乘以本品相对密

度,即得。

本品每 1ml 含蜜麻黄以盐酸麻黄碱($C_{10}H_{15}NO \cdot HCl$)和盐酸伪麻黄碱($C_{10}H_{15}NO \cdot HCl$)的总量计,不得少于 0.10mg。■[增订]

■枳壳■[增订] 照高效液相色谱法(通则 0512)测定。

色谱条件与系统适用性试验 以十八烷基硅烷键合硅胶为填充剂;以甲醇-1%醋酸溶液(40:60)为流动相;检测波长为 283nm。理论板数按柚皮苷峰计算应不低于 3000。

对照品溶液的制备 取柚皮苷对照品适量,精密称定,加■稀乙醇■[修订]制成每 1ml 含 80μg 的溶液,即得。

供试品溶液的制备 ■取本品,混匀,取 10g,精密称定,■[修订]置 50ml 量瓶中,加稀乙醇至刻度,摇匀,离心(转速为每分钟 4000 转)10 分钟,取上清液,即得。

测定法 分别精密吸取对照品溶液与供试品溶液各 10μl,注入液相色谱仪,测定,■计算所得结果乘以本品相对密度,■[修订]即得。

本品每 1ml 含枳壳以柚皮苷($C_{27}H_{32}O_{14}$)计,不得少于 0.35mg。

【功能与主治】 清热化痰,宣肺止咳。用于外感风热所致的咳嗽,症见发热、恶寒、胸膈满闷、咳嗽咽痛;急性支气管炎、慢性支气管炎急性发作见上述证候者。

【用法与用量】 口服。一次 20～30ml,一日 3～4 次;儿童周岁以内一次 5ml,一至三岁一次 7ml,三至七岁一次 10ml,七岁以上一次 15ml,一日 3～4 次。

■【规格】 每 1ml 相当于饮片 0.66g■[修订]

【贮藏】 密封。

养血生发胶囊
Yangxue Shengfa Jiaonang

【处方】 熟地黄 203.75g　　　当归 101.87g
　　　　　羌活 40.75g　　　　　木瓜 61.12g
　　　　　川芎 40.75g　　　　　白芍 101.87g
　　　　　菟丝子 101.87g　　　　天麻 20.37g
　　　　　制何首乌 203.75g

【制法】 以上九味,当归、羌活、川芎、制何首乌、天麻粉碎成细粉;其余熟地黄等四味加水煎煮三次,第一、二次每次 2 小时,第三次 1 小时,合并煎液,滤过,滤液浓缩至适量,与上述细粉混匀;■干燥,粉碎,制成颗粒;或制成颗粒,干燥,过筛;■[修订]装入胶囊,制成 1000 粒,即得。

【性状】 本品为硬胶囊,内容物为■棕黄色至深棕色■[修订]的颗粒和粉末;味辛、微苦。

【鉴别】 (1)取本品内容物 4g,加甲醇 20ml,冷浸过夜,滤过,滤液蒸干,残渣加 5%氢氧化钠溶液 5ml 使溶解,加盐酸酸化,用乙酸乙酯 10ml 振摇提取,分取乙酸乙酯液,作为

供试品溶液。另取何首乌对照药材 2g,同法制成对照药材溶液。照薄层色谱法(通则 0502)试验,吸取上述两种溶液各 5μl,分别点于同一用 0.5%氢氧化钠溶液制备的硅胶 G 薄层板上,以甲苯-乙酸乙酯-甲酸(15:2:1)为展开剂,展开,取出,晾干,置紫外光灯(365nm)下检视。供试品色谱中,在与对照药材色谱相应的位置上,显相同的橙色荧光斑点;置氨蒸气中熏后,斑点变成红色。

(2)取本品内容物 10g,加乙醇 50ml,超声处理 30 分钟,滤过,滤液蒸干,残渣用乙醇 3ml 溶解,通过 D101 型大孔吸附树脂柱(内径为 1cm,柱高为 15cm),用水 40ml 洗脱,再用 40%乙醇 40ml 洗脱,收集 40%乙醇洗脱液,蒸干,残渣加乙醇 1ml 使溶解,作为供试品溶液。另取芍药苷对照品,加乙醇制成每 1ml 含 1mg 的溶液,作为对照品溶液。照薄层色谱法(通则 0502)试验,吸取上述两种溶液各 6μl,分别点于同一硅胶 G 薄层板上,以三氯甲烷-乙酸乙酯-甲醇-甲酸(40:5:10:0.2)为展开剂,展开,取出,晾干,喷以 5%香草醛硫酸溶液,在 105℃加热至斑点显色清晰。供试品色谱中,在与对照品色谱相应的位置上,显相同颜色的斑点。

(3)取本品内容物 5g,加乙醚 30ml,浸泡 1 小时,滤过,滤液挥干,残渣加甲醇 1ml 使溶解,作为供试品溶液。另取川芎对照药材 1g,加乙醚 10ml,同法制成对照药材溶液。照薄层色谱法(通则 0502)试验,吸取供试品溶液 4μl、对照药材溶液 2μl,分别点于同一硅胶 G 薄层板上,以正己烷-乙酸乙酯(9:1)为展开剂,展开,取出,晾干,置紫外光灯(365nm)下检视。供试品色谱中,在与对照药材色谱相应的位置上,显相同颜色的荧光斑点。

【检查】 应符合胶囊剂项下有关的各项规定(通则 0103)。

【含量测定】 照高效液相色谱法(通则 0512)测定(避光操作)。

色谱条件与系统适用性试验 以十八烷基硅烷键合硅胶为填充剂;以乙腈-水(19:81)为流动相;检测波长为 320nm。理论板数按 2,3,5,4'-四羟基二苯乙烯-2-O-β-D-葡萄糖苷峰计算应不低于 2000。

对照品溶液的制备 取 2,3,5,4'-四羟基二苯乙烯-2-O-β-D-葡萄糖苷对照品适量,精密称定,加稀乙醇制成每 1ml 含 50μg 的溶液,即得。

供试品溶液的制备 取装量差异项下的本品内容物,研细,取约 1g,精密称定,置具塞锥形瓶中,精密加入稀乙醇 50ml,称定重量,加热回流 30 分钟,放冷,再称定重量,用稀乙醇补足减失的重量,摇匀,滤过,取续滤液,即得。

测定法 分别精密吸取对照品溶液 10μl 与供试品溶液 5～10μl,注入液相色谱仪,测定,即得。

本品每粒含制何首乌以 2,3,5,4'-四羟基二苯乙烯-2-O-β-D-葡萄糖苷($C_{20}H_{22}O_9$)计,不得少于 1.1mg。

【功能与主治】 养血祛风,益肾填精。用于血虚风盛、肾精不足所致的脱发,症见毛发松动或呈稀疏状脱落、毛发干燥

或油腻、头皮瘙痒；斑秃、全秃、脂溢性脱发与病后、产后脱发见上述证候者。

【用法与用量】 口服。一次 4 粒，一日 2 次。

【规格】 每粒装 0.5g

【贮藏】 密封。

祛风舒筋丸

Qufeng Shujin Wan

【处方】

防风 50g		桂枝 50g
麻黄 50g		威灵仙 50g
制川乌 50g		制草乌 50g
麸炒苍术 50g		茯苓 50g
木瓜 50g		秦艽 50g
烫骨碎补 50g		牛膝 50g
甘草 50g		海风藤 50g
青风藤 50g		穿山龙 50g
老鹳草 50g		茄根 50g

【制法】 以上十八味，粉碎成细粉，过筛，混匀。每 100g 粉末加炼蜜 160～180g 制成大蜜丸■〔规格（1）〕或〔规格（2）〕■[修订]，即得。

【性状】 本品为黑褐色的大蜜丸■或小蜜丸■[删除]；气微，味甜、苦。

【鉴别】 (1)取本品，置显微镜下观察：不规则分枝状团块无色，遇水合氯醛试液溶化；菌丝无色或淡棕色，直径 4～6μm（茯苓）。气孔特异，保卫细胞侧面观似哑铃状（麻黄）。纤维束周围薄壁细胞含草酸钙方晶，形成晶纤维（甘草）。草酸钙针晶细小，长 10～32μm，不规则地充塞于薄壁细胞中（麸炒苍术）。油管含金黄色分泌物，直径约 30μm（防风）。非腺毛单细胞，多破碎，直径 15～20μm，壁有疣状突起（老鹳草）。石细胞圆形、长方形或类多角形，壁厚，胞腔含橙红色或棕色物（木瓜）。

(2)取本品 28g，剪碎，加硅藻土 5g，研匀，加乙酸乙酯 30ml，加热回流 30 分钟，滤过，滤液置低温水浴上浓缩至约 1ml，作为供试品溶液。另取桂皮醛对照品，加乙醇制成每 1ml 含 1μl 的溶液，作为对照品溶液。照薄层色谱法（通则 0502）试验，吸取供试品溶液 5μl、对照品溶液 2μl，分别点于同一硅胶 G 薄层板上，以石油醚（60～90℃）-乙酸乙酯（17：3）为展开剂，展开，取出，晾干，喷以二硝基苯肼试液。供试品色谱中，在与对照品色谱相应的位置上，显相同颜色的斑点。

(3)取本品 28g，剪碎，加硅藻土 5g，研匀，加浓氨试液 2ml、二氯甲烷 50ml，加热回流 1 小时，滤过，滤液浓缩至干，残渣加甲醇 1ml 使溶解，作为供试品溶液。另取盐酸麻黄碱对照品，加甲醇制成每 1ml 含 1mg 的溶液，作为对照品溶液。

照薄层色谱法（通则 0502）试验，吸取上述两种溶液各 10μl，分别点于同一硅胶 G 薄层板上，以二氯甲烷-甲醇-浓氨试液（40：7：1）为展开剂，展开，取出，晾干，喷以茚三酮试液，在 105℃加热至斑点显色清晰。供试品色谱中，在与对照品色谱相应的位置上，显相同的紫红色斑点。

(4)取防风对照药材 0.5g，加浓氨试液 1ml、二氯甲烷 20ml，加热回流 1 小时，滤过，滤液浓缩至干，残渣加甲醇 1ml 使溶解，作为对照药材溶液。照薄层色谱法（通则 0502）试验，吸取〔鉴别〕(2)项下的供试品溶液 10μl 及上述对照药材溶液 5μl，分别点于同一硅胶 G 薄层板上，以石油醚（60～90℃）-乙酸乙酯（7：3）为展开剂，展开，取出，晾干，置紫外光灯（365nm）下检视。供试品色谱中，在与对照药材色谱相应的位置上，显相同颜色的斑点。

(5)取本品 28g，剪碎，加盐酸 5ml 与二氯甲烷 50ml，加热回流 1 小时，放冷，滤过，滤液蒸干，残渣加乙醇 1ml 使溶解，作为供试品溶液。另取甘草次酸对照品，加无水乙醇制成每 1ml 含 1mg 的溶液，作为对照品溶液。照薄层色谱法（通则 0502）试验，吸取上述两种溶液各 5μl，分别点于同一硅胶 G 薄层板上，以石油醚（30～60℃）-甲苯-乙酸乙酯-冰醋酸（10：20：7：0.5）为展开剂，展开，取出，晾干，喷以 10%磷钼酸乙醇溶液，在 105℃加热至斑点显色清晰。供试品色谱中，在与对照品色谱相应的位置上，显相同颜色的斑点。

【检查】 应符合丸剂项下有关的各项规定（通则 0108）。

【含量测定】 照高效液相色谱法（通则 0512）测定。

色谱条件与系统适用性试验 以十八烷基硅烷键合硅胶为填充剂；以乙腈-水（10：90）为流动相；检测波长为 270nm。理论板数按龙胆苦苷峰计算应不低于 3000。

对照品溶液的制备 取龙胆苦苷对照品适量，精密称定，加甲醇制成每 1ml 含 80μg 的溶液，即得。

供试品溶液的制备 取本品，剪碎，混匀，取约 5g，精密称定，置具塞锥形瓶中，精密加入 50%甲醇 25ml，密塞，称定重量，加热回流 1 小时，放冷，再称定重量，用 50%甲醇补足减失的重量，摇匀，滤过，取续滤液，即得。

测定法 分别精密吸取对照品溶液与供试品溶液各 10μl，注入液相色谱仪，测定，即得。

本品每 1g 含秦艽以龙胆苦苷（$C_{16}H_{20}O_9$）计，不得少于 0.36mg。

【功能与主治】 祛风散寒，除湿活络。用于风寒湿闭阻所致的痹病，症见关节疼痛、局部畏恶风寒、屈伸不利、四肢麻木、腰腿疼痛。

【用法与用量】 口服。■一次 12 丸〔规格（1）〕或一次 1 丸〔规格（2）〕■[修订]，一日 2 次。

【注意】 孕妇慎用。

【规格】 ■(1)每 100 丸重 60g (2)每丸重 7g■[修订]

【贮藏】 密封。

桂附地黄丸

Guifu Dihuang Wan

【处方】 肉桂 20g　　　　　附子(制)20g

熟地黄 160g　　　　酒萸肉 80g

牡丹皮 60g　　　　　山药 80g

茯苓 60g　　　　　　泽泻 60g

【制法】 以上八味,粉碎成细粉,过筛,混匀。每 100g 粉末用炼蜜 35～50g 加适量的水泛丸,干燥,制成水蜜丸;或加炼蜜 80～110g 制成小蜜丸或大蜜丸,即得。

【性状】 本品为黑棕色的水蜜丸、黑褐色的小蜜丸或大蜜丸;味甜而带酸、辛。

【鉴别】 (1)取本品,置显微镜下观察:淀粉粒三角状卵形或矩圆形,直径 24～40μm,脐点短缝状或人字状(山药)。糊化淀粉粒团块类白色(附子)。不规则分枝状团块无色,遇水合氯醛试液溶化;菌丝无色或淡棕色,直径 4～6μm(茯苓)。薄壁组织灰棕色至黑棕色,细胞多皱缩,内含棕色核状物(熟地黄)。草酸钙簇晶存在于无色薄壁细胞中,有时数个排列成行(牡丹皮)。果皮表皮细胞橙黄色,表面观类多角形,垂周壁连珠状增厚(酒萸肉)。薄壁细胞类圆形,有椭圆形纹孔,集成纹孔群;内皮层细胞垂周壁波状弯曲,较厚、木化,有稀疏细孔沟(泽泻)。石细胞类方形或类圆形,直径 32～88μm,壁一面菲薄(肉桂)。

(2)取本品水蜜丸 6g,研碎;或取小蜜丸或大蜜丸 9g,剪碎。加乙醚 15ml,振摇 15 分钟,放置 1 小时,滤过,滤液挥去乙醚,残渣加丙酮 1ml 使溶解,作为供试品溶液。另取丹皮酚对照品,加丙酮制成每 1ml 含 1mg 的溶液,作为对照品溶液。照薄层色谱法(通则 0502)试验,吸取上述两种溶液各 10μl,分别点于同一硅胶 G 薄层板上,使成条带状,以环己烷-乙酸乙酯(3:1)为展开剂,展开,取出,晾干,喷以盐酸酸性 5%三氯化铁乙醇溶液,加热至斑点显色清晰。供试品色谱中,在与对照品色谱相应的位置上,显相同的蓝褐色条斑。

(3)取本品水蜜丸 6g,研碎;或取小蜜丸或大蜜丸 9g,剪碎。加乙醇 10ml,振摇 15 分钟,放置 1 小时,滤过,滤液作为供试品溶液。另取桂皮醛对照品,加乙醇制成每 1ml 含 1μl 的溶液,作为对照品溶液。照薄层色谱法(通则 0502)试验,吸取供试品溶液 15μl、对照品溶液 2μl,分别点于同一硅胶 G 薄层板上,以石油醚(30～60℃)-乙酸乙酯(17:3)为展开剂,展开,取出,晾干,喷以二硝基苯肼乙醇试液。供试品色谱中,在与对照品色谱相应的位置上,显相同的橙红色斑点。

【检查】 应符合丸剂项下有关的各项规定(通则 0108)。

【含量测定】 酒萸肉　照高效液相色谱法(通则 0512)测定。

色谱条件与系统适用性试验　以十八烷基硅烷键合硅胶为填充剂;以乙腈为流动相 A,以 0.05%磷酸溶液为流动相 B,按下表中的规定进行梯度洗脱;检测波长为 236nm。理论板数按马钱苷峰计算应不低于 4000。

时间(分钟)	流动相 A(%)	流动相 B(%)
0～20	11	89
20～30	90	10
30～40	11	89

对照品溶液的制备　取马钱苷对照品适量,精密称定,加甲醇制成每 1ml 含 20μg 的溶液,即得。

供试品溶液的制备　取本品水蜜丸,研碎,取约 1g,精密称定;或取小蜜丸或重量差异项下的大蜜丸,剪碎,混匀,取约 1g,精密称定。置具塞锥形瓶中,精密加入甲醇 50ml,密塞,称定重量,超声处理(功率 250W,频率 33kHz)45 分钟,放冷,再称定重量,用甲醇补足减失的重量,摇匀,滤过,精密量取续滤液 25ml(剩余的续滤液备用),蒸干,残渣用甲醇溶解,转移至 5ml 量瓶中,加甲醇至刻度,摇匀,滤过,取续滤液,即得。

测定法　分别精密吸取对照品溶液与供试品溶液各 10μl,注入液相色谱仪,测定,即得。

本品含酒萸肉以马钱苷($C_{17}H_{26}O_{10}$)计,水蜜丸每 1g 不得少于 0.53mg;小蜜丸每 1g 不得少于 0.38mg;大蜜丸每丸不得少于 3.40mg。

牡丹皮　照高效液相色谱法(通则 0512)测定。

色谱条件与系统适用性试验　以十八烷基硅烷键合硅胶为填充剂;以甲醇-水(70:30)为流动相;检测波长为 274nm。理论板数按丹皮酚峰计算应不低于 3500。

对照品溶液的制备　取丹皮酚对照品适量,精密称定,加甲醇制成每 1ml 含 15μg 的溶液,即得。

供试品溶液的制备　取〔含量测定〕酒萸肉项下的■备用续滤液■[订正]作为供试品溶液,即得。

测定法　分别精密吸取对照品溶液与供试品溶液各 10μl,注入液相色谱仪,测定,即得。

本品含牡丹皮以丹皮酚($C_9H_{10}O_3$)计,水蜜丸每 1g 不得少于 0.80mg;小蜜丸每 1g 不得少于 0.60mg;大蜜丸每丸不得少于 5.40mg。

【功能与主治】 温补肾阳。用于肾阳不足,腰膝痠冷,肢体浮肿,小便不利或反多,痰饮喘咳,消渴。

【用法与用量】 口服。水蜜丸一次 6g,小蜜丸一次 9g,大蜜丸一次 1 丸,一日 2 次。

【规格】 大蜜丸每丸重 9g

【贮藏】 密封。

桂枝茯苓胶囊

Guizhi Fuling Jiaonang

【处方】 桂枝240g　　　茯苓240g
　　　　牡丹皮240g　　桃仁240g
　　　　白芍240g

【制法】 以上五味,取茯苓192g,粉碎成细粉;牡丹皮用水蒸气蒸馏,收集蒸馏液,分取挥发性成分,备用;药渣与桂枝、白芍、桃仁及剩余的茯苓用90%乙醇提取二次,合并提取液,回收乙醇至无醇味,减压浓缩至适量;药渣再加水煎煮二次,滤过,合并滤液,减压浓缩至适量,上述二种浓缩液,与茯苓细粉混匀,干燥,粉碎,加入适量的糊精,制颗粒,干燥,加入牡丹皮挥发性成分,混匀,装入胶囊,制成1000粒,即得。

【性状】 本品为硬胶囊,内容物为棕黄色至棕褐色的颗粒和粉末;气微香,味微苦。

【鉴别】 (1)取本品内容物,置显微镜下观察:不规则分枝状团块无色,遇水合氯醛试液溶化;菌丝无色或淡棕色,直径4~6μm(茯苓)。

(2)取本品内容物2g,置索氏提取器中,加乙醚适量,加热回流提取2小时,放冷,取提取液低温挥干,残渣加甲醇1ml使溶解,作为供试品溶液。另取牡丹皮对照药材1g,同法制成对照药材溶液。照薄层色谱法(通则0502)试验,吸取上述两种溶液各5μl,分别点于同一硅胶G薄层板上,以环己烷-乙酸乙酯(3:1)为展开剂,展开,取出,晾干,喷以盐酸酸性5%三氯化铁乙醇溶液,在105℃加热至斑点显色清晰。供试品色谱中,在与对照药材色谱相应的位置上,显相同颜色的斑点。

(3)取本品内容物2g,置索氏提取器中,加甲醇适量,加热回流提取2小时,放冷,提取液浓缩至约2ml,作为供试品溶液。另取白芍对照药材1g,同法制成对照药材溶液。照薄层色谱法(通则0502)试验,吸取上述两种溶液各5μl,分别点于同一硅胶GF$_{254}$薄层板上,以三氯甲烷-甲醇-水(26:14:5)的下层溶液为展开剂,展开,取出,晾干,喷以茴香醛试液,在105℃加热至斑点显色清晰。供试品色谱中,在与对照药材色谱相应的位置上,显相同颜色的主斑点。

■(4)取本品内容物2g,置具塞锥形瓶中,加甲醇20ml,超声处理30分钟,滤过,滤液蒸干,残渣加甲醇2ml使溶解,作为供试品溶液。另取桂枝对照药材2g,同法制成对照药材溶液。再取桂皮醛对照品,加甲醇制成每1ml含0.4mg的溶液,作为对照品溶液。照薄层色谱法(通则0502)试验,吸取供试品溶液2~5μl、对照药材溶液和对照品溶液各2μl,分别点于同一硅胶G薄层板上,以环己烷-乙酸乙酯(5:1)为展开

剂,展开,取出,晾干,喷以二硝基苯肼乙醇试液。供试品色谱中,在与对照药材色谱和对照品色谱相应的位置上,显相同颜色的斑点。■[修订]

【检查】 应符合胶囊剂项下有关的各项规定(通则0103)。

【指纹图谱】 照高效液相色谱法(通则0512)测定。

色谱条件与系统适用性试验 以十八烷基硅烷键合硅胶为填充剂;以含0.1%磷酸及50%乙腈的水溶液为流动相A,以含0.1%磷酸及5%乙腈的水溶液为流动相B,梯度洗脱;流速为1ml/min;检测波长为230nm。理论板数按参照物(芍药苷)峰计算,应不低于6000。

时间(分钟)	流动相A(%)	流动相B(%)
0~70	0→100	100→0

参照物溶液的制备 取芍药苷对照品适量,精密称定,加甲醇制成每1ml含50μg的溶液,即得。

供试品溶液的制备 取本品内容物适量,混匀,研细,取约0.25g,置具塞锥形瓶中,精密加入甲醇25ml,超声处理(功率720W,频率50kHz)30分钟,滤过,取续滤液,即得。

测定法 分别精密吸取参照物溶液和供试品溶液各10μl,注入液相色谱仪,测定,记录色谱图,即得。

按中药色谱指纹图谱相似度评价系统计算,供试品指纹图谱与对照指纹图谱的相似度不得低于0.85。

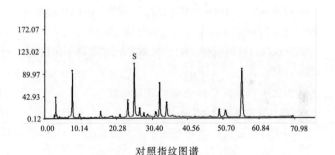

对照指纹图谱

色谱条件:仪器 Agilent 1100 型液相色谱仪

色谱柱 Alltima C18,4.6mm×250mm,5μm

【含量测定】 **丹皮酚** 照高效液相色谱法(通则0512)测定。

色谱条件与系统适用性试验 以十八烷基硅烷键合硅胶为填充剂;以甲醇-水(55:45)为流动相;检测波长为274nm。理论板数按丹皮酚峰计算应不低于4000。

对照品溶液的制备 取丹皮酚对照品适量,精密称定,加50%乙醇制成每1ml含70μg的溶液,即得。

供试品溶液的制备 取装量差异项下的本品内容物,混匀,研细,取约0.2g,精密称定,置具塞锥形瓶中,精密加入50%乙醇25ml,密塞,称定重量,超声处理(功率250W,频率40kHz)30分钟,放冷,再称定重量,用50%乙醇补足减失的重量,摇匀,滤过,取续滤液,即得。

测定法　分别精密吸取对照品溶液与供试品溶液各 10μl,注入液相色谱仪,测定,即得。

本品每粒含牡丹皮以丹皮酚($C_9H_{10}O_3$)计,不得少于 1.8mg。

芍药苷　照高效液相色谱法(通则 0512)测定。

色谱条件与系统适用性试验　以十八烷基硅烷键合硅胶为填充剂;以乙腈-水-磷酸-三乙胺(15∶85∶0.08∶0.08)为流动相;检测波长为 230nm。理论板数按芍药苷峰计算应不低于 4000。

对照品溶液的制备　取芍药苷对照品适量,精密称定,加甲醇制成每 1ml 含 40μg 的溶液,即得。

供试品溶液的制备　取装量差异项下的本品内容物,混匀,研细,取约 0.1g,精密称定,置具塞锥形瓶中,精密加入甲醇 50ml,密塞,称定重量,超声处理(功率 250W,频率 40kHz)30 分钟,放冷,再称定重量,用甲醇补足减失的重量,摇匀,滤过,取续滤液,即得。

测定法　分别精密吸取对照品溶液与供试品溶液各 10μl,注入液相色谱仪,测定,即得。

本品每粒含白芍和牡丹皮以芍药苷($C_{23}H_{28}O_{11}$)计,不得少于 3.0mg。

桃仁　照高效液相色谱法(通则 0512)测定。

色谱条件与系统适用性试验　以十八烷基硅烷键合硅胶为填充剂;以甲醇-水(20∶80)为流动相;检测波长为 218nm。理论板数按苦杏仁苷峰计算应不低于 4000。

对照品溶液的制备　取苦杏仁苷对照品适量,精密称定,加 50%乙醇制成每 1ml 含 40μg 的溶液,即得。

供试品溶液的制备　取〔含量测定〕丹皮酚项下的供试品溶液,即得。

测定法　分别精密吸取对照品溶液与供试品溶液各 10μl,注入液相色谱仪,测定,即得。

本品每粒含桃仁以苦杏仁苷($C_{20}H_{27}NO_{11}$)计,不得少于 0.90mg。

【功能与主治】　活血,化瘀,消癥。用于妇人瘀血阻络所致癥块、经闭、痛经、产后恶露不尽;子宫肌瘤、慢性盆腔炎包块,痛经,子宫内膜异位症,卵巢囊肿见上述证候者;也可用于女性乳腺囊性增生病属瘀血阻络证,症见乳房疼痛、乳房肿块、胸胁胀闷;或用于前列腺增生属瘀阻膀胱证,症见小便不爽、尿细如线、或点滴而下、小腹胀痛者。

【用法与用量】　口服。一次 3 粒,一日 3 次。饭后服。前列腺增生疗程 8 周,其余适应症疗程 12 周,或遵医嘱。

【注意】　孕妇忌服,或遵医嘱;经期停服;偶见药后胃脘不适、隐痛,停药后可自行消失。

【规格】　每粒装 0.31g

【贮藏】　密封。

射麻口服液

Shema Koufuye

【处方】

麻黄 150g	胆南星 150g
石膏 500g	蜜桑白皮 250g
射干 250g	炒莱菔子 200g
苦杏仁 250g	白前 250g
黄芩 250g	醋五味子 150g

【制法】　以上十味,取麻黄、苦杏仁、醋五味子粉碎成粗粉,水蒸气蒸馏,收集馏液约 450ml 备用;药渣与其余射干等七味加水煎煮二次,第一次 2 小时,第二次 1.5 小时,合并煎液,滤过,滤液减压浓缩至相对密度为 1.10～1.20(50℃)的清膏,放冷,加乙醇使含醇量为 70%,搅匀,以浓氨溶液调 pH 值至 7.5～7.8,静置 48 小时,滤过,减压浓缩至约 900ml,加等量水,搅匀,冷藏 48 小时,滤过,滤液浓缩至 250ml,与上述馏液合并,加炼蜜 450g、β-环糊精 30g、山梨酸 1.5g,混匀,加水至 1000ml,搅匀,灌封,灭菌,即得。

【性状】　本品为棕褐色的液体;味甜、微苦。

【鉴别】　(1)取本品 10ml,置锥形瓶中,瓶中悬挂一条三硝基苯酚试纸,用软木塞塞紧,置水浴中加热 10 分钟,试纸显砖红色。

(2)本品〔含量测定〕项下所得色谱图,供试品色谱中,应呈现与对照品色谱峰保留时间相对应的色谱峰。

(3)取本品 20ml,用水饱和的正丁醇提取 2 次,每次 20ml,合并正丁醇液,用正丁醇饱和的水洗涤 2 次,每次 20ml,分取正丁醇液,回收溶剂至干,残渣加甲醇 2ml 使溶解,作为供试品溶液。另取射干对照药材 0.3g,加乙醇 15ml,加热回流 30 分钟,滤过,滤液蒸干,残渣加甲醇 2ml 使溶解,作为对照药材溶液。照薄层色谱法(通则 0502)试验,吸取上述供试品溶液 2～5μl、对照药材溶液 5μl,分别点于同一硅胶 GF$_{254}$薄层板上,以三氯甲烷-甲醇-水(9.3∶0.7∶0.1)下层液为展开剂,展开,取出,晾干,置紫外光灯(254nm)下检视。供试品色谱中,在与对照药材色谱相应的位置上,显相同颜色的斑点。

(4)取黄芩对照药材 0.5g,加乙醇 20ml,超声处理 30 分钟,滤过,滤液蒸干,加甲醇 1ml 使溶解,作为对照药材溶液。另取黄芩苷对照品,加甲醇制成每 1ml 含 1mg 的溶液,作为对照品溶液。照薄层色谱法(通则 0502)试验,吸取〔鉴别〕(3)项下的供试品溶液和上述两种溶液各 2～5μl,分别点于同一用 4%醋酸钠溶液制成的硅胶 G 薄层板上,以乙酸乙酯-丁酮-甲酸-水(5∶3∶1∶1)为展开剂,展开,取出,晾干,喷以 2%三氯化铁乙醇溶液。供试品色谱中,在与对照药材和对照品色谱相应的位置上,显相同颜色的斑点。

(5)取本品 20ml,加浓氨溶液约 10ml,调 pH 至 11 以上,加乙醚 40ml,振摇提取,分取乙醚液,挥干,残渣加甲醇 1ml 使溶解,作为供试品溶液。另取五味子醇甲对照品,加甲醇制成每 1ml 含 1mg 的溶液,作为对照品溶液。照薄层色谱法(通则 0502)试验,吸取上述两种溶液各 5μl,分别点于同一硅胶 GF$_{254}$ 薄层板上,以石油醚(30～60℃)-甲酸乙酯-甲酸(15：5：1)上层溶液为展开剂,展开,取出,晾干,置紫外光灯(254nm)下检视。供试品色谱中,在与对照品色谱相应的位置上,显相同颜色的斑点。

【检查】 相对密度 应不低于 1.10(通则 0601)。

pH 值 应为 4.0～6.0(通则 0631)。

其他 应符合合剂项下有关的各项规定(通则 0181)。

【含量测定】 照高效液相色谱法(通则 0512)测定。

色谱条件与系统适用性试验 以十八烷基硅烷键合硅胶为填充剂;以乙腈-0.02mol/L 磷酸二氢钾溶液(含 0.2％三乙胺,0.2％磷酸)(3：97)为流动相;检测波长为 210nm。理论板数按盐酸麻黄碱峰计算应不低于 4000。

对照品溶液的制备 精密称取盐酸麻黄碱对照品 12.5mg、盐酸伪麻黄碱对照品 10mg,分别置 50ml 量瓶中,加甲醇溶解并稀释至刻度,摇匀,精密量取盐酸麻黄碱溶液 5ml、盐酸伪麻黄碱溶液 3ml,置同一 25ml 量瓶中,加甲醇-浓氨试液(95：5)混合溶液稀释至刻度,摇匀,即得。

供试品溶液的制备 取装量项下本品,混匀,精密量取 5ml,置 50ml 量瓶中,加 0.1mol/L 盐酸溶液稀释至刻度,摇匀,滤过,精密量取续滤液 5ml,加在已处理好的固相萃取柱(以混合型阳离子交换反相吸附剂为填充剂的固相萃取柱,规格：6ml/150mg,30μm。依次用甲醇、水各 6ml 预洗)上,依次用 0.1mol/L 盐酸溶液、甲醇各 6ml 洗脱,弃去洗脱液,继用新鲜配制的甲醇-浓氨试液(95：5)混合溶液 6ml 洗脱,收集洗脱液置 5ml 量瓶中,并至刻度,摇匀,滤过,取续滤液,即得。

测定法 分别精密吸取对照品溶液与供试品溶液各 10μl,注入液相色谱仪,测定,即得。

本品每 1ml 含麻黄以盐酸麻黄碱($C_{10}H_{15}NO \cdot HCl$)和盐酸伪麻黄碱($C_{10}H_{15}NO \cdot HCl$)的总量计,不得少于 0.35mg。

【功能与主治】 清肺化痰,止咳平喘。用于外邪犯肺、入里化热所致咳嗽、痰多稠粘,胸闷气喘,喉中痰鸣,发热或不发热,舌苔黄或黄白,或舌质红,脉弦滑或滑数。

【用法与用量】 口服。一次 10ml,一日 3 次,或遵医嘱。

【注意】 心脏病患者及运动员慎用。

■【规格】 每 1ml 相当于饮片 2.4g■[修订]

【贮藏】 密封,置阴凉干燥处。

凉解感冒合剂

Liangjie Ganmao Heji

【处方】 大青叶 206g　　牛蒡子 176g
紫荆皮 147g　　荆芥 147g
马勃 ■118g■[订正]　　薄荷 118g
桔梗 88g

【制法】 以上七味,紫荆皮、荆芥、薄荷加水蒸馏,收集挥发油、芳香水 100ml,备用;药渣与其余大青叶等四味,加水煎煮二次,第一次 2 小时,第二次 1.5 小时,合并煎液,滤过,滤液浓缩至相对密度为 1.10～1.15(55℃)的清膏,加入挥发油、芳香水、聚山梨酯 80 适量、单糖浆 200ml、甜菊糖 1g、山梨酸钾 2g,加水至 1000ml,搅匀,滤过,灌装,灭菌,即得。

【性状】 本品为深褐色的液体,久置有少量摇之易散的沉淀;气微香,味微苦、凉。

【鉴别】 (1)取本品 50ml,加水 200ml,照挥发油测定法(通则 2204)测定,自测定器上端加水使充满刻度,并溢流入烧瓶中,再加石油醚(60～90℃)2ml,加热并保持微沸 3 小时,静置,放冷,分取石油醚层,作为供试品溶液。另取荆芥对照药材 2g,加水 100ml,同法制成对照药材溶液。再取薄荷脑对照品,加石油醚(60～90℃)制成每 1ml 含 2mg 的溶液,作为对照品溶液。照薄层色谱法(通则 0502)试验,吸取供试品溶液 5μl、对照药材溶液 5μl、对照品溶液 2μl,分别点于同一硅胶 G 薄层板上,以正己烷-乙酸乙酯(17：3)为展开剂,展开,取出,晾干,喷以香草醛-浓硫酸-乙醇(1：1：18)混合液,在 105℃加热至斑点显色清晰。供试品色谱中,在与对照药材色谱相应的位置上,显相同颜色的主斑点;在与对照品色谱相应的位置上,显相同颜色的斑点。

(2)取本品 20ml,加硅藻土 5g,混匀,置水浴上蒸干,加三氯甲烷 30ml,加热回流 1 小时,弃去三氯甲烷液,残渣挥干溶剂,加水饱和的正丁醇 40ml,加热回流 2 小时,滤过,滤液回收溶剂至干,残渣加乙醇 1ml 使溶解,作为供试品溶液。另取牛蒡子对照药材 1.2g,加三氯甲烷 10ml,同法制成对照药材溶液。照薄层色谱法(通则 0502)试验,吸取供试品溶液 1μl、对照药材溶液 2μl,分别点于同一硅胶 G 薄层板上,以三氯甲烷-甲醇-水(40：10：1)为展开剂,展开,取出,晾干,喷以稀硫酸溶液,在 110℃加热约 15 分钟。供试品色谱中,在与对照药材色谱相应的位置上,显相同颜色的斑点。

(3)取本品 10ml,加 7％硫酸乙醇-水(1：1)混合溶液 10ml,加热回流 3 小时,放冷,用三氯甲烷振摇提取二次,每次 20ml,合并三氯甲烷液,加水洗涤二次,每次 30ml,弃去洗液,三氯甲烷液用无水硫酸钠脱水,滤过,滤液回收溶剂至干,残渣加甲醇 1ml 使溶解,作为供试品溶液。另取桔梗对照药材 1g,加水 30ml,水浴加热 30 分钟,滤过,滤液浓缩至 10ml,同法制成对照药材溶液。照薄层色谱法(通则 0502)试验,吸取供试品溶液 10μl、对照药材溶液 5μl,分别点于同一硅胶 G 薄层板上,以三氯甲烷-乙醚(2：1)为展开剂,展开,取出,晾干,喷以 10％硫酸乙醇溶液,105℃加热至斑点显色清晰。供试品色谱中,在与对照药材色谱相应的位置上,显相同颜色的主斑点。

(4)取本品 10ml,低温蒸至近干,加二氯甲烷 30ml,加热回流 30 分钟,滤过,滤液低温浓缩至 1ml,作为供试品溶液。另取马勃对照药材 1g,加水 20ml,加热回流 30 分钟,滤过,滤液蒸干,同法制成对照药材溶液。照薄层色谱法(通则 0502)试验,吸取供试品溶液 20μl、对照药材溶液 5μl,分别点于同一硅胶 G 薄层板上,以环己烷-丙酮-乙醚(10∶1∶2)为展开剂,展开,取出,晾干,置紫外光灯(365nm)下检视。供试品色谱中,在与对照药材色谱相应的位置上,显相同颜色的荧光主斑点。

【检查】 相对密度 应不低于 1.08(通则 0601)。

pH 值 应为 4.5~6.5(通则 0631)。

其他 应符合合剂项下有关的各项规定(通则 0181)。

【含量测定】 牛蒡子 照高效液相色谱法(通则 0512)测定。

色谱条件与系统适用性试验 以十八烷基硅烷键合硅胶为填充剂;以乙腈-水(30∶70)为流动相;检测波长为 280nm。理论板数按牛蒡苷峰计算应不低于 2000。

对照品溶液的制备 取牛蒡苷对照品适量,精密称定,加甲醇制成每 1ml 含 50μg 的溶液,即得。

供试品溶液的制备 精密量取本品 1ml,加在已处理好的大孔树脂柱(大孔吸附树脂 D101 型和 D201 型以 1∶1 的比例混合,湿法装柱,柱内径 1.5cm,高 15cm,用水 200ml 预洗)上,用水 100ml 洗脱,弃去洗脱液,再用乙醇 100ml 洗脱,收集洗脱液,蒸干,残渣用甲醇溶解并转移至 50ml 量瓶中,加甲醇至刻度,摇匀,滤过,取续滤液,即得。

测定法 分别精密吸取对照品溶液与供试品溶液各 5μl,注入液相色谱仪,测定,即得。

本品每 1ml 含牛蒡子以牛蒡苷($C_{27}H_{34}O_{11}$)计,不得少于 2.50mg。

大青叶 照高效液相色谱法(通则 0512)测定。

色谱条件与系统适用性试验 以十八烷基硅烷键合硅胶为填充剂;以甲醇-乙腈-水(5∶4∶91)为流动相,检测波长为 260nm。理论板数按腺苷峰计算应不低于 2000。

对照品溶液的制备 取腺苷对照品适量,精密称定,加水制成每 1ml 含 10μg 的溶液,即得。

供试品溶液的制备 精密量取本品 10ml,置具塞锥形瓶中,水浴蒸干,放至室温,精密加入 30%甲醇 50ml,称定重量,密塞,超声处理(功率 500W,频率 40kHz)30 分钟,放至室温,再称定重量,用 30%甲醇补足减失的重量,摇匀,滤过,取续滤液,即得。

测定法 分别精密吸取对照品溶液与供试品溶液各 10μl,注入液相色谱仪,测定,即得。

本品每 1ml 含大青叶以腺苷($C_{10}H_{13}N_5O_4$)计,不得少于 40μg。

【功能与主治】 辛凉解表、疏风清热。用于风热感冒引起的发热、恶风、头痛、鼻塞流涕、咳嗽、咽喉肿痛。

【用法与用量】 口服。一次 10ml,一日 2 次。

【注意】 (1)风寒表证忌用。(2)忌食辛辣油腻。

【规格】 每支装 10ml

【贮藏】 密封,置阴凉处。

通窍耳聋丸

Tongqiao Erlong Wan

【处方】

北柴胡 60g		龙胆 48g	
芦荟 48g		熟大黄 48g	
黄芩 120g		青黛 48g	
天南星(矾炙)48g		木香 60g	
醋青皮 90g		陈皮 48g	
当归 90g		栀子(姜炙)60g	

【制法】 以上十二味,粉碎成细粉,过筛,混匀,用水泛丸,干燥,将滑石粉碎成极细粉,包衣,打光,即得。

■【性状】 本品为包衣水丸,除去包衣后呈绿褐色;味苦。■[修订]

【鉴别】 (1)取本品粉末,置显微镜下观察:韧皮纤维淡黄色,梭形,壁厚,孔沟细(黄芩)。油管含淡黄色或黄棕色条状分泌物(北柴胡)。木纤维成束,长梭形,直径 16~24μm,壁稍厚,纹孔口横裂缝状、十字状或人字状(木香)。不规则块片或颗粒蓝色(青黛)。草酸钙簇晶大,直径 60~140μm(熟大黄)。种皮石细胞黄色或淡棕色,多破碎,完整者长多角形、长方形或不规则形,壁厚,有大的圆形纹孔,胞腔棕红色(栀子)。草酸钙方晶成片存在于无色薄壁组织中(陈皮)。

(2)取本品 5g,研细,加甲醇 50ml,超声处理 30 分钟,滤过,滤液蒸干,残渣加 2%氢氧化钠溶液 20ml,加热使溶解,移至分液漏斗中,■用水饱和的正丁醇振摇提取 2 次,每次 20ml,合并正丁醇液,回收溶剂至干,■[修订]残渣加水 5ml 使溶解,通过 D101 型大孔吸附树脂柱(柱内径为 1.5cm,柱高为 12cm),以水 80ml 洗脱,弃去水液,再以 20%乙醇 80ml 洗脱,弃去洗脱液,继以 70%乙醇 100ml 洗脱,收集洗脱液,蒸干,残渣加甲醇 2ml 使溶解,作为供试品溶液。另取北柴胡对照药材■粉末■[删除]0.5g,加甲醇 20ml,超声处理 10 分钟,同法制成对照药材溶液。照薄层色谱法(通则 0502)试验,吸取上述两种溶液各 3μl,分别点于同一硅胶 G 薄层板上,使成条状,以三氯甲烷-甲醇-水(30∶10∶1)为展开剂,展开,取出,晾干,喷以 2%对二甲氨基苯甲醛的 40%硫酸溶液,在 105℃加热至斑点显色清晰,分别置日光和紫外光灯(365nm)下检视。供试品色谱中,在与对照药材色谱相应的位置上,日光下显相同颜色的斑点,紫外光下显相同颜色的荧光斑点。

(3)取本品 5g,研细,加 17%氨溶液 10ml,润湿,加二氯甲烷 30ml,超声处理 15 分钟,滤过,滤液蒸干,残渣加二氯甲烷 2ml 使溶解,作为供试品溶液。另取龙胆对照药材 0.5g,加 17%氨溶液 1ml 润湿,加二氯甲烷 10ml,超声处理 15 分钟,滤过,滤液蒸干,残渣加二氯甲烷 1ml 使溶解,作为对照药材溶液。照薄层色谱法(通则 0502)试验,吸取上述两种溶液各 5μl,分别点于同一硅胶 G 薄层板上,以二氯甲烷-乙醇

(15:1.5)为展开剂,展开,取出,晾干,置紫外光灯(365nm)下检视。供试品色谱中,在与对照药材色谱相应的位置上,显相同颜色的荧光斑点。

(4)取本品 6g,研细,加三氯甲烷 40ml,超声处理 15 分钟,滤过,滤液备用,滤渣挥干,残渣加甲醇 50ml,超声处理 30 分钟,滤过,滤液蒸干,残渣加甲醇 2ml 使溶解,作为供试品溶液。另取芦荟对照药材 0.5g,加甲醇 20ml,超声处理 15 分钟,滤过,滤液蒸干,残渣加甲醇 2ml 使溶解,作为对照药材溶液。再取芦荟苷对照品,加甲醇制成每 1ml 含 5mg 的溶液,作为对照品溶液。照薄层色谱法(通则 0502)试验,吸取上述三种溶液各 5μl,分别点于同一硅胶 G 薄层板上,以乙酸乙酯-甲醇-水(100:17:13)为展开剂,展开,取出,晾干,喷以 10%氢氧化钾甲醇溶液,置紫外光灯(365nm)下检视。供试品色谱中,在与对照药材色谱和对照品色谱相应的位置上,显相同颜色的荧光斑点。

(5)取本品 2g,加三氯甲烷 30ml,超声处理 15 分钟,滤过,滤液蒸干,残渣加甲醇 1ml 使溶解,作为供试品溶液。另取大黄对照药材■[删除]粉末 0.1g,同法制成对照药材溶液。再取大黄酚对照品,加甲醇制成每 1ml 含 1mg 的溶液,作为对照品溶液。照薄层色谱法(通则 0502)试验,吸取上述三种溶液各 3μl,分别点于同一硅胶 G 薄层板上,以石油醚(60~90℃)-乙酸乙酯-甲酸(15:5:1)的上层溶液为展开剂,展开,取出,晾干,置紫外光灯(365nm)下检视。供试品色谱中,在对照药材色谱和对照品色谱相应的位置上,显相同颜色的荧光斑点,置氨蒸气中熏后,置日光下检视,斑点显红色。

(6)取〔鉴别〕(4)项下三氯甲烷溶液,作为供试品溶液。另取青黛对照药材 0.1g,加三氯甲烷 5ml,同法制成对照药材溶液。照薄层色谱法(通则 0502)试验,吸取上述两种溶液各 5μl,分别点于同一硅胶 G 薄层板上,以甲苯-三氯甲烷-丙酮(5:4:1)为展开剂,展开,取出,晾干,置日光下检视。供试品色谱中,在与对照药材色谱相应的位置上,显相同颜色的斑点。

(7)取〔鉴别〕(4)项下三氯甲烷溶液,挥至约 15ml,作为供试品溶液。另取木香对照药材■[删除]粉末 0.1g,加三氯甲烷 10ml,超声处理 5 分钟,滤过,滤液作为对照药材溶液。再取去氢木香烃内酯对照品,加甲醇制成每 1ml 含 0.5mg 的溶液,作为对照品溶液。照薄层色谱法(通则 0502)试验,吸取上述三种溶液各 5μl,分别点于同一硅胶 G 薄层板上,以甲苯-甲醇(27:1)为展开剂,展开,取出,晾干,喷以 5%香草醛硫酸■[修订]溶液,在 105℃加热至斑点显色清晰,置日光下检视。供试品色谱中,在与对照药材色谱和对照品色谱相应的位置上,显相同颜色的斑点。

【检查】 土大黄苷 取本品 6g,研细,加甲醇 30ml,超声处理 15 分钟,滤过,滤液蒸干,残渣加甲醇 2ml 溶解,作为供试品溶液。另取土大黄苷对照品,加甲醇制成每 1ml 含 0.5mg 的溶液,作为对照品溶液。照薄层色谱法(通则 0502)试验,吸取上述两种溶液各 5μl,分别点于同一硅胶 G 薄层板上,以三氯甲烷-甲醇-水-甲酸(10:3:0.3:0.2)为展开剂,

展开,取出,晾干,置紫外光灯(365nm)下检视。供试品色谱中,在与对照品色谱相应的位置上,不得显相同颜色的荧光斑点。

其他 应符合丸剂项下有关的各项规定(通则 0108)。

【含量测定】 龙胆 照高效液相色谱法(通则 0512)测定。

色谱条件与系统适用性试验 以十八烷基硅烷键合硅胶为填充剂;以甲醇-水(25:75)为流动相;检测波长为 270nm。理论板数按龙胆苦苷峰计算应不低于 3000。

对照品溶液的制备 取龙胆苦苷对照品适量,精密称定,加甲醇制成每 1ml 含 0.1mg 的溶液,即得。

供试品溶液的制备 取本品,研细,取约 1g,精密称定,精密加入甲醇 20ml,称定重量,加热回流 15 分钟,放冷,再称定重量,用甲醇补足减失的重量,摇匀,滤过,取续滤液,即得。

测定法 分别精密吸取对照品溶液与供试品溶液各 10μl,注入液相色谱仪,测定,即得。

本品每 1g 含龙胆以龙胆苦苷($C_{16}H_{20}O_9$)计,不得少于 0.38mg。

黄芩 照高效液相色谱法(通则 0512)测定。

色谱条件与系统适用性试验 以十八烷基硅烷键合硅胶为填充剂;以甲醇-水-磷酸(47:53:0.2)为流动相;检测波长为 278nm。理论板数按黄芩苷峰计算应不低于 2500。

对照品溶液的制备 取黄芩苷对照品适量,精密称定,加 70%乙醇制成每 1ml 含 60μg 的溶液,即得。

供试品溶液的制备 取本品,研细,取约 0.2g,精密称定,精密加入 70%乙醇 50ml,称定重量,超声处理(功率 250W,频率 40kHz)30 分钟,放冷,■再称定重量,用 70%乙醇补足减失的重量,摇匀,滤过,取续滤液,即得。■[修订]

测定法 分别精密吸取对照品溶液与供试品溶液各 10μl,注入液相色谱仪,测定,即得。

本品每 1g 含黄芩以黄芩苷($C_{21}H_{18}O_{11}$)计,不得少于 8.0mg。

【功能与主治】 清肝泻火,通窍润便。用于肝经热盛,头目眩晕,耳聋蝉鸣,耳底肿痛,目赤口苦,胸膈满闷,大便燥结。

【用法与用量】 口服。一次 6g,一日 2 次。

【注意】 忌食辛辣,孕妇忌服。

【规格】 每 100 粒重 6g

【贮藏】 密封,防潮。

银杏叶软胶囊

Yinxingye Ruanjiaonang

【处方】 银杏叶提取物 40g

【制法】 取银杏叶提取物,加辅料适量,混合,压制成软胶囊 1000 粒〔规格(1)〕或 500 粒〔规格(2)〕,即得。

【性状】 本品为软胶囊,内容物为浅棕黄色至棕褐色的黏稠状液体或膏状物;味微苦。

【鉴别】 (1)取本品内容物适量(约相当于含总黄酮醇苷48mg),加正丁醇15ml,置水浴中温浸15分钟并时时振摇,放冷,滤过,滤液蒸干,残渣加乙醇2ml使溶解,作为供试品溶液。另取银杏叶对照提取物0.2g,同法制成对照提取物溶液。照薄层色谱法(通则0502)试验,吸取上述两种溶液各3μl,分别点于同一以含4%醋酸钠的羧甲基纤维素钠溶液为黏合剂的硅胶G薄层板上,以乙酸乙酯-丁酮-甲酸-水(5∶3∶1∶1)为展开剂,展开,取出,晾干,喷以3%三氯化铝乙醇溶液,置紫外光灯(365nm)下检视。供试品色谱中,在与对照提取物色谱相应的位置上,显相同颜色的荧光斑点。

(2)取本品,照〔含量测定〕萜类内酯项下的方法试验。供试品色谱中应呈现与银杏叶总内酯对照提取物色谱保留时间相对应的色谱峰。

【检查】 黄酮苷元峰面积比 〔含量测定〕总黄酮醇苷项下的供试品色谱中,槲皮素峰与山柰酚峰的峰面积比应为0.8～1.4。

其他 应符合胶囊剂项下有关的各项规定(通则0103)。

【含量测定】 总黄酮醇苷 照高效液相色谱法(通则0512)测定。

色谱条件与系统适用性试验 以十八烷基硅烷键合硅胶为填充剂;以甲醇-0.4%磷酸溶液(50∶50)为流动相;检测波长为360nm。理论板数按槲皮素峰计算应不低于2500。

对照品溶液的制备 取槲皮素对照品适量,精密称定,加甲醇制成每1ml含■30μg■[订正]的溶液,即得。

供试品溶液的制备 取装量差异项下的本品内容物,混匀,取约相当于总黄酮醇苷19.2mg的内容物,精密称定,置具塞锥形瓶中,精密加入甲醇20ml,密塞,称定重量,置水浴中加热回流30分钟(每隔10分钟,振摇使内容物溶散),取出,放冷,再称定重量,用甲醇补足减失的重量,摇匀,滤过,精密量取续滤液10ml,置锥形瓶中,加甲醇10ml、25%盐酸溶液5ml,摇匀,置水浴中加热回流30分钟,迅速冷却至室温,转移至50ml量瓶中,用甲醇稀释至刻度,摇匀,滤过,取续滤液,即得。

测定法 分别精密吸取对照品溶液与供试品溶液各10μl,注入液相色谱仪,测定,以槲皮素对照品的峰面积为对照,分别按下表相对应的校正因子(F)计算槲皮素、山柰酚和异鼠李素的含量,用待测成分色谱峰与槲皮素色谱峰的相对保留时间确定槲皮素、山柰酚、异鼠李素的峰位,其相对保留时间应在规定值的±5%范围之内(若相对保留时间偏离超过5%,则以相应成分的对照品确证),即得。

待测成分(峰)	相对保留时间	校正因子(F)
槲皮素	1.00	1.0000
山柰酚	1.77	1.0020
异鼠李素	2.00	1.0890

总黄酮醇苷含量＝(槲皮素含量＋山柰酚含量＋异鼠李素含量)×2.51

本品每粒含总黄酮醇苷〔规格(1)〕不得少于9.6mg,〔规格(2)〕不得少于19.2mg。

萜类内酯 照高效液相色谱法(通则0512)测定。

色谱条件与系统适用性试验 以十八烷基硅烷键合硅胶为填充剂;以正丙醇-四氢呋喃-水(1∶33∶66)为流动相;用蒸发光散射检测器检测。理论板数按白果内酯峰计算应不低于2500。

对照提取物溶液的制备 取银杏叶总内酯对照提取物适量,精密称定,加甲醇制成每1ml含2.5mg的溶液,即得。

供试品溶液的制备 取本品30粒内容物,精密称定,混匀,取约相当于萜类内酯19.2mg的内容物,精密称定,置具塞锥形瓶中,精密加入甲醇50ml,密塞,称定重量,置水浴中加热回流30分钟(每隔10分钟,振摇使内容物溶散),取出,放冷,再称定重量,用甲醇补足减失的重量,摇匀,滤过,精密量取续滤液20ml,回收甲醇至干,残渣加水10ml,置水浴中温热使溶散,加2%盐酸溶液2滴,用乙酸乙酯振摇提取4次(15ml,10ml,10ml,10ml),合并乙酸乙酯提取液,用5%醋酸钠溶液20ml洗涤,分取醋酸钠液,用乙酸乙酯10ml振摇提取,合并乙酸乙酯提取液,用水洗涤2次,每次20ml,合并水洗液,用乙酸乙酯10ml洗涤,合并乙酸乙酯液,回收乙酸乙酯至干,残渣用丙酮适量溶解并转移至5ml量瓶中,加丙酮至刻度,摇匀,即得。

测定法 分别精密吸取对照提取物溶液5μl、20μl及供试品溶液20μl,注入液相色谱仪,测定,用外标两点法对数方程分别计算白果内酯、银杏内酯A、银杏内酯B和银杏内酯C的含量,即得。

本品每粒含萜类内酯以白果内酯($C_{15}H_{18}O_8$)、银杏内酯A($C_{20}H_{24}O_9$)、银杏内酯B($C_{20}H_{24}O_{10}$)和银杏内酯C($C_{20}H_{24}O_{11}$)的总量计,〔规格(1)〕不得少于2.4mg,〔规格(2)〕不得少于4.8mg。

【功能与主治】 活血化瘀通络。用于瘀血阻络引起的胸痹心痛、中风、半身不遂、舌强语謇;冠心病稳定型心绞痛、脑梗死见上述证候者。

【用法与用量】 口服。〔规格(1)〕一次2粒,〔规格(2)〕一次1粒,一日3次;或遵医嘱。

【规格】 (1)每粒含总黄酮醇苷9.6mg、萜类内酯2.4mg (2)每粒含总黄酮醇苷19.2mg、萜类内酯4.8mg

【贮藏】 密封,置阴凉干燥处。

清热解毒口服液

Qingre Jiedu Koufuye

【处方】	石膏670g	金银花134g
	玄参107g	地黄80g

连翘 67g	栀子 67g
甜地丁 67g	黄芩 67g
龙胆 67g	板蓝根 67g
知母 54g	麦冬 54g

【制法】 以上十二味,除金银花、黄芩外,其余石膏等十味先加水温浸 1 小时,煎煮(待煮沸后,再加入金银花和黄芩)二次,第一次 1 小时,第二次 40 分钟,滤过,合并滤液,滤液浓缩至相对密度约为 1.17(80℃),加入乙醇使含醇量达65%～70%,冷藏 48 小时,滤过,滤液回收乙醇,加矫味剂适量,加入活性炭 5g,加热 30 分钟,滤过,加水至1000ml,滤过,灌封,灭菌,即得。

【性状】 本品为棕红色的液体;味甜、微苦。

【鉴别】 (1)取本品 10ml,蒸干,残渣加乙醇 5ml 使溶解,滤过,滤液浓缩至 2ml,作为供试品溶液。另取绿原酸对照品,加乙醇制成每1ml含1mg的溶液,作为对照品溶液。照薄层色谱法(通则0502)试验,吸取上述两种溶液各10μl,分别点于同一硅胶 G 薄层板上,以乙酸丁酯-甲酸-水(14:5:5)上层溶液为展开剂,展开,取出,晾干,置紫外光灯(365nm)下检视。供试品色谱中,在与对照品色谱相应的位置上,显相同颜色的荧光斑点。

(2)取本品 10ml,蒸干,残渣加丙酮 2ml 使溶解,取上清液作为供试品溶液。另取栀子苷对照品,加丙酮制成每 1ml含 0.5mg 的溶液,作为对照品溶液。照薄层色谱法(通则0502)试验,吸取上述两种溶液各10μl,分别点于同一硅胶 G 薄层板上,以三氯甲烷-甲醇(3:1)为展开剂,展开,取出,晾干,喷以 10%硫酸乙醇溶液,在 100℃加热至斑点显色清晰。供试品色谱中,在与对照品色谱相应的位置上,显相同颜色的斑点。

(3)取本品 20ml,加乙酸乙酯振摇提取 3 次,每次 20ml,合并乙酸乙酯液,蒸干,残渣加 30%乙醇 5ml 使溶解,通过D101 型大孔吸附树脂柱(内径为1cm,柱高为24cm),用 30%乙醇 50ml 洗脱,弃去洗液,再用稀乙醇 50ml 洗脱,收集洗脱液,浓缩至干,残渣加甲醇 1ml 使溶解,作为供试品溶液。另取连翘苷对照品,加甲醇制成每 1ml 含 0.25mg 的溶液,作为对照品溶液。照薄层色谱法(通则0502)试验,吸取上述两种溶液各 4μl,分别点于同一硅胶 G 薄层板上,以三氯甲烷-甲醇-冰醋酸(17:2:1)为展开剂,展开,取出,晾干,喷以 5%香草醛硫酸溶液,在 105℃加热至斑点显色清晰。供试品色谱中,在与对照品色谱相应的位置上,显相同颜色的斑点。

■(4)取本品 30ml,加乙醇 20ml,再加盐酸 2ml,摇匀,加热回流 40 分钟,放冷,加石油醚(30～60℃)振摇提取 2 次,每次 40ml,合并石油醚液,蒸干,残渣加甲醇 1ml 使溶解,作为供试品溶液。另取知母对照药材1g,加 40%乙醇 30ml,盐酸2ml,摇匀,加热回流 40 分钟,放冷,滤过,滤液加石油醚,同法制成对照药材溶液。再取菝葜皂苷元对照品,加甲醇制成每1ml含 1mg 的溶液,作为对照品溶液。照薄层色谱法(通则0502)试验,吸取上述三种溶液各 5μl,分别点于同一硅胶 G

薄层板上,置氨蒸气预饱和的展开缸中,以甲苯-丙酮(9:1)为展开剂,展开,取出,晾干,喷以 2%香草醛硫酸溶液,在 105℃加热至斑点显色清晰。供试品色谱中,在与对照药材色谱相应的位置上,显相同颜色的主斑点;在与对照品色谱相应的位置上,显相同颜色的斑点。■[修订]

(5)取本品 40ml,加盐酸 2ml,加热煮沸 5 分钟,放冷,用三氯甲烷 30ml 振摇提取,分取三氯甲烷液,蒸干,残渣加三氯甲烷 1ml 使溶解,作为供试品溶液。另取麦冬对照药材1g,加水 20ml,煎煮 10 分钟,滤过,滤液加盐酸 0.5ml,同法制成对照药材溶液。照薄层色谱法(通则0502)试验,吸取上述两种溶液各 5μl,分别点于同一硅胶 G 薄层板上,以三氯甲烷-丙酮(4:1)为展开剂,展开,取出,晾干,喷以 10%硫酸乙醇溶液,在 105℃加热至斑点显色清晰。供试品色谱中,在与对照药材色谱相应的位置上,显相同颜色的斑点。

【检查】 pH 值 应为 4.5～6.5(通则 0631)。

其他 应符合合剂项下有关的各项规定(通则 0181)。

【含量测定】 照高效液相色谱法(通则 0512)测定。

色谱条件与系统适用性试验 以十八烷基硅烷键合硅胶为填充剂;以甲醇-水-磷酸(50:50:0.3)为流动相;检测波长为 276nm。理论板数按黄芩苷峰计算应不低于1000。

对照品溶液的制备 取黄芩苷对照品适量,精密称定,加 70%乙醇制成每 1ml 含 20μg 的溶液,即得。

供试品溶液的制备 精密量取本品 2ml,置 100ml 量瓶中,加 70%乙醇适量,振摇,用 70%乙醇稀释至刻度,摇匀,放置,滤过,取续滤液,即得。

测定法 分别精密吸取对照品溶液与供试品溶液各 10μl,注入液相色谱仪,测定,即得。

本品每 1ml 含黄芩以黄芩苷($C_{21}H_{18}O_{11}$)计,不得少于 1.0mg。

【功能与主治】 清热解毒。用于热毒壅盛所致的发热面赤、烦躁口渴、咽喉肿痛;流感、上呼吸道感染见上述证候者。

【用法与用量】 口服。一次 10～20ml,一日 3 次;儿童酌减,或遵医嘱。

【规格】 每支装 10ml

【贮藏】 密封。

跌 打 丸
Dieda Wan

【处方】

三七 64g	当归 32g
白芍 48g	赤芍 64g
桃仁 32g	红花 48g
血竭 48g	北刘寄奴 32g
烫骨碎补 32g	续断 320g
苏木 48g	牡丹皮 32g

乳香(制)48g	没药(制)48g
姜黄 24g	醋三棱 48g
防风 32g	甜瓜子 32g
枳实(炒)32g	桔梗 32g
甘草 48g	木通 32g
煅自然铜 32g	土鳖虫 32g

【制法】 以上二十四味,粉碎成细粉,过筛,混匀。每 100g 粉末加炼蜜 100~120g 制成小蜜丸或大蜜丸,即得。

【性状】 本品为黑褐色至黑色的小蜜丸或大蜜丸;气微腥,味苦。

【鉴别】 (1)取本品,置显微镜下观察:花粉粒球形或椭圆形,直径约至 60μm,外壁有刺,具 3 个萌发孔(红花)。纤维束橙黄色,周围薄壁细胞含草酸钙方晶,形成晶纤维(苏木)。纤维束浅黄色,周围薄壁细胞含草酸钙方晶,形成晶纤维(甘草)。石细胞橙黄色,贝壳形,壁较厚,较宽的一边纹孔明显(桃仁)。种皮石细胞金黄色,类长方形,壁厚,深波状弯曲,层纹明显,彼此紧密嵌合(甜瓜子)。草酸钙方晶成片存在于薄壁组织中(枳实)。油管含金黄色分泌物,直径为 30μm(防风)。联结乳管直径 14~25μm,含淡黄色颗粒状物(桔梗)。非腺毛浅黄色至浅棕色,1~2 细胞(北刘寄奴)。体壁碎片黄色或棕红色,有圆形毛窝,直径 8~24μm,可见长短不一的刚毛(土鳖虫)。

(2)取本品 5g,剪碎,加甲醇 50ml,加热回流 1 小时,放冷,滤过,滤液蒸干,残渣加水 20ml 使溶解,用水饱和的正丁醇振摇提取 3 次,每次 30ml,合并正丁醇提取液,用氨试液洗涤 2 次,每次 20ml,再用正丁醇饱和的水 20ml 洗涤,取正丁醇液,蒸干,残渣加甲醇 1ml 使溶解,作为供试品溶液。另取三七皂苷 R_1 对照品、人参皂苷 Rb_1 对照品、人参皂苷 Rg_1 对照品,加甲醇制成每 1ml 各含 1mg 的混合溶液,作为对照品溶液。照薄层色谱法(通则 0502)试验,吸取供试品溶液 2μl、对照品溶液 1μl,分别点于同一硅胶 G 薄层板上,以三氯甲烷-乙酸乙酯-甲醇-水(15:40:22:10)10℃以下放置的下层溶液为展开剂,展开,取出,晾干,喷以 10%硫酸乙醇溶液,在 105℃加热至斑点显色清晰。供试品色谱中,在与对照品色谱相应的位置上,日光下显相同颜色的斑点;置紫外光灯(365nm)下检视,显相同颜色的荧光斑点。

(3)取本品 5g,剪碎,加乙酸乙酯 20ml,加热回流 1 小时,放冷,滤过,滤液挥干,残渣加乙酸乙酯 1ml 使溶解,作为供试品溶液。另取当归对照药材 1g,同法制成对照药材溶液。照薄层色谱法(通则 0502)试验,吸取供试品溶液 2μl、对照药材溶液 1μl,分别点于同一硅胶 G 薄层板上,以环己烷-乙酸乙酯(9:1)为展开剂,展开,取出,晾干,置紫外光灯(365nm)下检视。供试品色谱中,在与对照药材色谱相应的位置上,显相同颜色的荧光主斑点。

【检查】 应符合丸剂项下有关的各项规定(通则 0108)。

【含量测定】 照高效液相色谱法(通则 0512)测定。

色谱条件与系统适用性试验 以十八烷基硅烷键合硅胶为填充剂;以乙腈-0.05mol/L 磷酸二氢钠溶液(49:51)为流动相;检测波长为 440nm。理论板数按血竭素峰计算应不低于 4000。

■**对照品溶液的制备** 取血竭素高氯酸盐对照品适量,精密称定,加 3%盐酸甲醇溶液制成每 1ml 含血竭素高氯酸盐 20μg 的溶液(相当于 14.52μg 的血竭素),即得。■[修订]

■**供试品溶液的制备** 取重量差异项下的本品,剪碎,取约 2g,精密称定,精密加入 3%盐酸甲醇溶液 50ml,密塞,称定重量,加热回流 15 分钟,放冷,再称定重量,用 3%盐酸甲醇溶液补足减失的重量,摇匀,离心,取上清液,即得。■[修订]

测定法 分别精密吸取对照品溶液与供试品溶液各 10μl,注入液相色谱仪,测定,即得。

本品含血竭以血竭素($C_{17}H_{14}O_3$)计,小蜜丸每 1g 不得少于 0.10mg,大蜜丸每丸不得少于 0.30mg。

【功能与主治】 活血散瘀,消肿止痛。用于跌打损伤,筋断骨折,瘀血肿痛,闪腰岔气。

【用法与用量】 口服。小蜜丸一次 3g,大蜜丸一次 1 丸,一日 2 次。

【注意】 孕妇禁用。

【规格】 (1)小蜜丸每 10 丸重 2g (2)大蜜丸每丸重 3g

【贮藏】 密封。

蛤蚧定喘胶囊

Gejie Dingchuan Jiaonang

【处方】

蛤蚧 28.2g	炒紫苏子 64.1g
瓜蒌子 128.2g	炒苦杏仁 128.2g
麻黄 115.4g	石膏 64.1g
甘草 128.2g	紫菀 192.3g
醋鳖甲 128.2g	黄芩 128.2g
麦冬 128.2g	黄连 76.9g
百合 192.3g	煅石膏 64.1g

【制法】 以上十四味,取麻黄粉碎成细粉;蛤蚧 19.7g、黄芩 89.7g、黄连 53.8g、■石膏■[修订]44.8g 粉碎成细粉,剩余的蛤蚧、黄芩、黄连、■石膏■[修订]与其余甘草等九味加水煎煮二次,每次 3 小时,合并煎液,滤过,滤液合并,浓缩至相对密度为■1.25~1.28(70℃)■[修订]的清膏,干燥,粉碎,与上述细粉混匀,加入滑石粉、明胶及淀粉适量,制粒,干燥,装入胶囊,制成 1000 粒,即得。

【性状】 本品为硬胶囊,内容物为黄棕色至棕色的颗粒与粉末;味苦。

【鉴别】 (1)取本品,置显微镜下观察:气孔特异,保卫细胞侧面观呈哑铃状(麻黄)。肌肉纤维淡黄色,密布细密横纹,明暗相间,横纹呈平行的波峰状(蛤蚧)。纤维束鲜黄色,壁稍厚,纹孔明显(黄连)。韧皮纤维淡黄色,梭形,壁厚,孔沟细(黄芩)。

(2)取本品内容物 0.5g,加甲醇 10ml,加热回流 15 分钟,放冷,滤过,滤液蒸干,残渣加甲醇 5ml 使溶解,滤过,滤液作为供试品溶液。另取黄连对照药材 50mg,加甲醇 5ml,同法制成对照药材溶液。再取盐酸小檗碱对照品,加甲醇制成每 1ml 含 0.5mg 的溶液,作为对照品溶液。照薄层色谱法(通则 0502)试验,吸取供试品溶液 3～5μl、对照药材溶液与对照品溶液各 1～2μl,分别点于同一硅胶 G 薄层板上,以甲苯-乙酸乙酯-甲醇-异丙醇-浓氨试液(12：6：3：3：1)为展开剂,置氨蒸气预饱和的展开缸内,展开,取出,晾干,置紫外光灯(365nm)下检视。供试品色谱中,在与对照药材色谱和对照品色谱相应的位置上,显相同颜色的荧光斑点。

(3)取黄芩苷对照品,加甲醇制成每 1ml 含 1mg 的溶液,作为对照品溶液。照薄层色谱法(通则 0502)试验,吸取〔鉴别〕(2)项下的供试品溶液及上述对照品溶液各 5μl,分别点于同一硅胶 G 薄层板上,以乙酸乙酯-丁酮-醋酸-水(10：7：5：3)的上层溶液为展开剂,展开,取出,晾干,喷以 1%三氯化铁乙醇溶液,置日光下检视。供试品色谱中,在与对照品色谱相应的位置上,显相同颜色的斑点。

(4)取本品内容物 0.5g,加浓氨试液 1ml 与乙醚 30ml,放置 2 小时,时时轻摇,滤过,药渣用乙醚 20ml 分 3 次洗涤,滤过,合并滤液,加盐酸乙醇(1→20)混合溶液 1ml,摇匀,蒸干,残渣加甲醇 1ml 使溶解,作为供试品溶液。另取盐酸麻黄碱对照品,加甲醇制成每 1ml 含 1mg 的溶液,作为对照品溶液。照薄层色谱法(通则 0502)试验,吸取上述两种溶液各 4μl,分别点于同一硅胶 G 薄层板上,以三氯甲烷-甲醇-浓氨试液(40：7：1)为展开剂,展开,取出,晾干,喷以茚三酮试液,在 80℃加热至斑点显色清晰,置日光下检视。供试品色谱中,在与对照品色谱相应的位置上,显相同颜色的斑点。

【检查】 应符合胶囊剂项下有关的各项规定(通则 0103)。

【含量测定】 黄芩 照高效液相色谱法(通则 0512)测定。

色谱条件与系统适用性试验 以十八烷基硅烷键合硅胶为填充剂;以甲醇-水-磷酸(45：55：0.2)为流动相;检测波长为 276nm。理论板数按黄芩苷峰计算应不低于 4000。

对照品溶液的制备 取黄芩苷对照品适量,精密称定,加 70%乙醇制成每 1ml 含 50μg 的溶液,即得。

供试品溶液的制备 取装量差异项下的本品内容物,研细,取约 0.12g,精密称定,置具塞锥形瓶中,精密加入 70%乙醇 50ml,称定重量,温浸 1 小时后加热回流 30 分钟,放冷,再称定重量,用 70%乙醇补足减失的重量,摇匀,滤过,取续滤液,即得。

测定法 分别精密吸取对照品溶液与供试品溶液各 10μl,注入液相色谱仪,测定,即得。

本品每粒含黄芩以黄芩苷($C_{21}H_{18}O_{11}$)计,不得少于 9.5mg。

麻黄 照高效液相色谱法(通则 0512)测定。

色谱条件与系统适用性试验 以十八烷基硅烷键合硅胶为填充剂;以乙腈-0.1%磷酸溶液(5：95)为流动相;检测波长为 207nm。理论板数按盐酸麻黄碱峰计算应不低于 8000。

对照品溶液的制备 取盐酸麻黄碱对照品、盐酸伪麻黄碱对照品适量,精密称定,加流动相制成每 1ml 含盐酸麻黄碱 20μg、盐酸伪麻黄碱 10μg 的混合溶液,即得。

供试品溶液的制备 取装量差异项下的本品内容物,研细,取约 0.25g,精密称定,置具塞锥形瓶中,精密加入 1.44%磷酸溶液 50ml,称定重量,超声处理(功率 600W,频率 40kHz)30 分钟,放冷,再称定重量,用 1.44%磷酸溶液补足减失的重量,摇匀,滤过,取续滤液,即得。

测定法 分别精密吸取对照品溶液 5μl 与供试品溶液 10μl,注入液相色谱仪,测定,即得。

本品每粒含麻黄以盐酸麻黄碱($C_{10}H_{15}NO \cdot HCl$)和盐酸伪麻黄碱($C_{10}H_{15}NO \cdot HCl$)的总量计,不得少于 1.2mg。

【功能与主治】 滋阴清肺,止咳平喘。用于肺肾两虚、阴虚肺热所致的虚劳咳喘、气短胸满、自汗盗汗。

【用法与用量】 口服。一次 3 粒,一日 2 次,或遵医嘱。

■【规格】 每粒装 0.5g(相当于饮片 1.57g)■[修订]

【贮藏】 密封。

舒肝和胃丸
Shugan Hewei Wan

【处方】

醋香附 45g		白芍 45g	
佛手 150g		木香 45g	
郁金 45g		炒白术 60g	
陈皮 75g		柴胡 15g	
广藿香 30g		炙甘草 15g	
莱菔子 45g		焦槟榔 45g	
乌药 45g			

【制法】 以上十三味,粉碎成细粉,过筛,混匀。用水泛丸,干燥,制成水丸;或每 100g 粉末用炼蜜 70～85g 加适量的水泛丸,干燥,制成水蜜丸;或加炼蜜 120～130g 制成小蜜丸或大蜜丸,即得。

【性状】 本品为棕褐色的水丸或为棕褐色至棕黑色的水蜜丸、小蜜丸或大蜜丸;气特异,味甜。

■【鉴别】 (1)取本品,置显微镜下观察:纤维束周围薄壁细胞含草酸钙方晶,形成晶纤维(炙甘草)。草酸钙针晶细小,长 10～32μm,不规则地充塞于薄壁细胞中(炒白术)。草酸钙簇晶直径 18～32μm,存在于薄壁细胞中,常排列成行,或一个细胞中含有数个簇晶(白芍)。内胚乳细胞碎片无色,壁较厚,有较多大的类圆形纹孔(焦槟榔)。分泌细胞类圆形,含淡黄棕色至红棕色分泌物,其周围细胞作放射状排列(香附)。油管含淡黄色或黄棕色条状分泌物,直径 8～25μm(柴胡)。种皮栅状细胞黄色或棕红色,表面观多角形,壁厚(莱菔子)。

(2)取本品水丸 4.5g 或水蜜丸 7g,研碎;或取小蜜丸或大蜜丸 9g,剪碎,加硅藻土 9g,研匀。加甲醇 50ml,加热回流 1 小时,滤过,取滤液 1ml,作为供试品溶液(其余备用)。另取橙皮苷对照品,加甲醇制成饱和溶液,作为对照品溶液。照薄层色谱法(通则 0502)试验,吸取上述两种溶液各 5μl,分别点于同一硅胶 G 薄层板上,以三氯甲烷-甲醇-水(28:10:1)为展开剂,展开,取出,晾干,喷以 1% 三氯化铝溶液,置紫外光灯(365nm)下检视。供试品色谱中,在与对照品色谱相应的位置上,显相同颜色的荧光斑点。

(3)取〔鉴别〕(2)中备用滤液蒸干,残渣加水 30ml 使溶解,滤过,滤液用三氯甲烷振摇提取 2 次,每次 15ml,弃去三氯甲烷液,用水饱和的正丁醇振摇提取 4 次(15ml,15ml,10ml,10ml),合并正丁醇液,回收溶剂至约 1ml,加适量中性氧化铝,在水浴上拌匀,干燥,加在中性氧化铝柱(100目,4g,内径为 1cm)上,以乙酸乙酯-乙醇(1:1)30ml 预洗,继用甲醇 40ml 洗脱,收集洗脱液,蒸干,残渣加乙醇 0.5ml 使溶解,作为供试品溶液。另取芍药苷对照品,加乙醇制成每 1ml 含 2mg 的溶液,作为对照品溶液。照薄层色谱法(通则 0502)试验,吸取供试品溶液 10μl、对照品溶液 5μl,分别点于同一硅胶 G 薄层板上,以三氯甲烷-乙酸乙酯-甲醇-甲酸(40:5:10:0.2)为展开剂,展开,取出,晾干,喷以 5% 香草醛硫酸溶液,加热至斑点显色清晰。供试品色谱中,在与对照品色谱相应的位置上,显相同颜色的斑点。

(4)取本品水丸 1g 或水蜜丸 5g,研碎;或取小蜜丸或大蜜丸 12g,剪碎,加硅藻土 8g,研匀。加石油醚(30~60℃)60ml,放置 30 分钟,超声处理 30 分钟,滤过,滤液挥干,残渣加乙酸乙酯 1ml 使溶解,作为供试品溶液。另取木香、佛手对照药材各 1g,加石油醚(30~60℃)10ml,分别同法制成对照药材溶液。照薄层色谱法(通则 0502)试验,吸取上述三种溶液各 5μl,分别点于同一硅胶 G 薄层板上,以甲苯-乙酸乙酯(15:1)为展开剂,展开,取出,晾干,喷以 5% 香草醛硫酸溶液。在日光下检视,供试品色谱中,在与木香对照药材色谱相应的位置上,显相同颜色的斑点;在紫外光灯(365nm)下检视,供试品色谱中,在与佛手对照药材色谱相应的位置上,显相同颜色的荧光斑点。■〔修订〕

【检查】 应符合丸剂项下有关的各项规定(通则 0104)。

【含量测定】 照高效液相色谱法(通则 0512)测定。

色谱条件与系统适用性试验 以十八烷基硅烷键合硅胶为填充剂;以乙腈-0.05mol/L 磷酸二氢钾溶液(14:86)为流动相;检测波长为 230nm。理论板数按芍药苷峰计算应不低于 2000。

对照品溶液的制备 取芍药苷对照品适量,精密称定,加稀乙醇制成每 1ml 含 16μg 的溶液,即得。

供试品溶液的制备 取本品水丸,研碎,取 0.4g,精密称定;或取本品水蜜丸研碎,取 0.55g,精密称定;或取小蜜丸或大蜜丸,照重量差异项下的大蜜丸,剪碎,取 0.75g,精密称定,置具塞锥形瓶中,精密加入稀乙醇 25ml,密塞,称定重量,超声处理(功率 250W,频率 33kHz)30 分钟,放冷,再称定重量,用稀乙醇补足减失的重量,摇匀,离心,取上清液,滤过,取续滤液,即得。

测定法 分别精密吸取对照品溶液与供试品溶液各 10μl,注入液相色谱仪,测定,即得。

■本品含白芍以芍药苷($C_{23}H_{28}O_{11}$)计,水丸每 1g 不得少于 0.78mg;水蜜丸每 1g 不得少于 0.52mg;小蜜丸每 1g 不得少于 0.39mg;大蜜丸每丸不得少于 2.3mg。■〔修订〕

【功能与主治】 舒肝解郁,和胃止痛。用于肝胃不和,两胁胀满,胃脘疼痛,食欲不振,呃逆呕吐,大便失调。

【用法与用量】 口服。水丸一次 6g,水蜜丸一次 9g,小蜜丸一次 12g(60 丸),大蜜丸一次 2 丸,一日 2 次。

【规格】 (1)水蜜丸每 100 丸重 20g (2)小蜜丸每 100 丸重 20g (3)大蜜丸每丸重 6g (4)水丸每袋装 6g

【贮藏】 密封。

强力枇杷胶囊
Qiangli Pipa Jiaonang

【处方】 枇杷叶 517.5g　　　罂粟壳 375g
　　　　百部 112.5g　　　　白前 67.5g
　　　　桑白皮 45g　　　　　桔梗 45g
　　　　薄荷脑 1.125g

【制法】 以上七味,除薄荷脑外,其余枇杷叶等六味加水煎煮二次,每次 2 小时,合并煎液,滤过,滤液浓缩至相对密度约为 1.30(80℃)的稠膏,加淀粉约为稠膏的 1/2 量,混匀,60~70℃ 干燥,粉碎成粗粉;薄荷脑用适量乙醇溶解,喷洒在粗粉上,混匀,装入胶囊,制成 1000 粒,即得。

【性状】 本品为硬胶囊,内容物为黄棕色的颗粒和粉末;气芳香,味苦。

【鉴别】 (1)取本品内容物 1.5g,研细,加甲醇 30ml,超声处理 30 分钟,滤过,滤液蒸干,残渣加水 30ml 使溶解,用水饱和正丁醇振摇提取 2 次,每次 50ml,合并正丁醇液,用氨试液 50ml 洗涤,分取正丁醇液,蒸干,残渣加甲醇 0.5ml 使溶解,作为供试品溶液。另取枇杷叶对照药材 1g,加水 100ml,煎煮 30 分钟,放冷,滤过,滤液浓缩至 30ml,自"用水饱和正丁醇振摇提取 2 次"起同法制成对照药材溶液。照薄层色谱法(通则 0502)试验,吸取上述两种溶液各 10μl,分别点于同一硅胶 G 薄层板上,以环己烷-乙酸乙酯-冰醋酸(12:2:0.2)为展开剂,展开,取出,晾干,喷以 10% 硫酸乙醇溶液,在 105℃ 加热约 5 分钟,置紫外光灯(365nm)下检视。供试品色谱中,在与对照药材色谱相应的位置上,显相同颜色的荧光斑点。

（2）取本品内容物 3g，研细，置圆底烧瓶中，加水 100ml，照挥发油测定法（通则 2204）测定，自测定器上端加水使充满刻度部分，并溢流入烧瓶中为止，再加乙酸乙酯 2ml，加热至沸并保持微沸 30 分钟，放冷，分取乙酸乙酯液，作为供试品溶液。另取薄荷脑对照品，加乙酸乙酯制成每 1ml 含 1mg 的溶液，作为对照品溶液。照薄层色谱法（通则 0502）试验，吸取上述两种溶液各 4μl，分别点于同一硅胶 G 薄层板上，以环己烷-乙酸乙酯（17：3）为展开剂，展开，取出，晾干，喷以 5% 香草醛硫酸溶液，置 110℃ 加热至斑点显色清晰。供试品色谱中，在与对照品色谱相应的位置上，显相同颜色的斑点。

（3）取本品内容物 1.5g，研细，加氨试液 2ml 与三氯甲烷 20ml，超声处理 1 小时，三氯甲烷液蒸干，残渣加甲醇 1ml 使溶解，作为供试品溶液。另取吗啡对照品、磷酸可待因对照品和盐酸罂粟碱对照品，加甲醇制成每 1ml 各含 1mg 的混合溶液，作为对照品溶液。照薄层色谱法（通则 0502）试验，吸取供试品溶液 10μl、对照品溶液 5μl，分别点于同一硅胶 G 薄层板上，以环己烷-丙酮-乙醇-浓氨试液（20：20：3：1）为展开剂，展开，取出，晾干，喷以稀碘化铋钾试液。供试品色谱中，在与对照品色谱相应的位置上，显相同颜色的斑点。

（4）取本品内容物 6g，研细，加 7% 硫酸乙醇-水（1：3）溶液 40ml，加热回流 3 小时，放冷，滤过，滤液用三氯甲烷振摇提取 2 次，每次 20ml，合并三氯甲烷液，加水 30ml 洗涤，弃去洗液，三氯甲烷液用无水硫酸钠脱水，滤过，滤液蒸干，残渣加甲醇 1ml 使溶解，作为供试品溶液。另取桔梗对照药材 1g，加 7% 硫酸乙醇-水（1：3）溶液 40ml，加热回流 3 小时，放冷，自"用三氯甲烷振摇提取 2 次"起同法制成对照药材溶液。照薄层色谱法（通则 0502）试验，吸取上述两种溶液各 10μl，分别点于同一硅胶 G 薄层板上，以三氯甲烷-乙醚（2：1）为展开剂，展开，取出，晾干，喷以 10% 硫酸乙醇溶液，在 105℃ 加热至斑点显色清晰。供试品色谱中，在与对照药材色谱相应的位置上，显相同颜色的主斑点。

【检查】 应符合胶囊剂项下有关的各项规定（通则 0103）。

【含量测定】 照高效液相色谱法（通则 0512）测定。

色谱条件与系统适用性试验 以十八烷基硅烷键合硅胶为填充剂；以乙腈-0.01mol/L 庚烷磺酸钠溶液与 0.02mol/L 磷酸二氢钾溶液的等量混合液（用 10% 磷酸调 pH 值至 2.8）（13：87）为流动相；检测波长为 220nm。理论板数按吗啡峰计算应不低于 2000。

对照品溶液的制备 取吗啡对照品适量，精密称定，置棕色量瓶中，加 5% 醋酸的 20% 甲醇溶液制成每 1ml 含 10μg 的溶液，即得。

供试品溶液的制备 取装量差异项下的本品内容物，研细，取约 0.2g，精密称定，置具塞锥形瓶中，精密加入 5% 醋酸的 20% 甲醇溶液 25ml，密塞，称定重量，超声处理（功率 250W，频率 25kHz）30 分钟，取出，放冷，再称定重量，用 5% 醋酸的 20% 甲醇溶液补足减失的重量，摇匀，滤过，取续滤液，即得。

测定法 分别精密吸取对照品溶液与供试品溶液各 10μl，注入液相色谱仪，测定，即得。

本品每粒含罂粟壳以吗啡（$C_{17}H_{19}O_3N$）计，应为 0.11～0.75mg。

【功能与主治】 养阴敛肺，镇咳祛痰。用于久咳痨嗽，支气管炎。

【用法与用量】 口服。一次 2 粒，一日 3 次。

■【注意】 （1）儿童、孕妇、哺乳期妇女禁用。（2）本品含罂粟壳，不宜久服。■[修订]

【规格】 每粒装 0.3g

【贮藏】 密封。

强力枇杷膏(蜜炼)

Qiangli Pipa Gao

【处方】 枇杷叶 69g　　　　罂粟壳 50g
　　　　百部 15g　　　　　白前 9g
　　　　桑白皮 6g　　　　　桔梗 6g
　　　　薄荷脑 0.15g

【制法】 以上七味，除薄荷脑外，其余枇杷叶等六味加水煎煮二次，每次 2 小时，合并煎液，滤过，滤液浓缩至约 100ml，加苯甲酸钠 2.5g，搅拌使溶解，加炼蜜约 100ml、饴糖 750ml，继续加热至沸，保持 60 分钟，稍冷，加入枸橼酸 0.5g、用乙醇溶解的枇杷香精适量及薄荷脑，搅拌，混匀，加炼蜜至 1000ml，混匀，即得。

【性状】 本品为黄棕色稠厚的半流体；气香，味甜。

【鉴别】 （1）取本品 30ml，加水 30ml，混匀，用水饱和的正丁醇振摇提取 2 次，每次 50ml，合并正丁醇液，用氨试液 50ml 洗涤，分取正丁醇液，回收溶剂至干，残渣加甲醇 0.5ml 使溶解，作为供试品溶液。另取枇杷叶对照药材 1g，加水 100ml，煎煮 30 分钟，放冷，滤过，取滤液浓缩至 30ml，自"用水饱和的正丁醇振摇提取 2 次"起同法制成对照药材溶液。照薄层色谱法（通则 0502）试验，吸取供试品溶液 10μl、对照药材溶液 5μl，分别点于同一硅胶 G 薄层板上，以环己烷-乙酸乙酯-冰醋酸（12：2：0.2）为展开剂，展开，取出，晾干，喷以 10% 硫酸乙醇溶液，在 105℃ 加热约 5 分钟，置紫外光灯（365nm）下检视。供试品色谱中，在与对照药材色谱相应的位置上，显相同颜色的荧光斑点。

（2）取本品 50ml，置圆底烧瓶中，加水 100ml，照挥发油测定法（通则 2204）测定，自测定器上端加水使充满刻度部分，并溢流入烧瓶中为止，再加乙酸乙酯 2ml，加热至沸并保持微沸 30 分钟，放冷，分取乙酸乙酯液，作为供试品溶液。另取薄荷脑对照品，加乙酸乙酯制成每 1ml 含 1mg 的溶液，作为对照品溶液。照薄层色谱法（通则 0502）试验，吸取供试品溶液 5μl、对照品溶液 10μl，分别点于同一硅胶 G 薄层板上，以环己烷-乙酸乙酯(17:3)为展开剂,展开,取出,晾干,喷以5%香草醛硫酸溶液,在105℃加热至斑点显色清晰,置日光下检视。供试品色谱中,在与对照品色谱相应的位置上,显相同颜色的斑点。

(3)取本品30ml,加水50ml,混匀,用浓氨试液调节pH值至9～10,用乙醚振摇提取3次,每次40ml,合并乙醚液,回收溶剂至干,残渣加甲醇1ml使溶解,作为供试品溶液。另取吗啡对照品、磷酸可待因对照品和盐酸罂粟碱对照品,加甲醇制成每1ml各含1mg的混合溶液,作为对照品溶液。照薄层色谱法(通则0502)试验,吸取供试品溶液10μl,对照品溶液5μl,分别点于同一硅胶G薄层板上,以环己烷-丙酮-乙醇-浓氨试液(20:20:3:1)为展开剂,展开,取出,晾干,依次喷以稀碘化铋钾试液、亚硝酸钠乙醇试液和10%硫酸乙醇溶液,置日光下检视。供试品色谱中,在与对照品色谱相应的位置上,显相同颜色的斑点。

(4)取本品20ml,加7%硫酸乙醇-水(1:3)混合溶液40ml,混匀,加热回流3小时,放冷,用二氯甲烷振摇提取2次,每次50ml,合并二氯甲烷液,加水50ml洗涤,取二氯甲烷液用无水硫酸钠脱水,滤过,滤液回收溶剂至干,残渣加甲醇1ml使溶解,作为供试品溶液。另取桔梗对照药材1g,自"加7%硫酸乙醇-水(1:3)混合溶液40ml"起,同法制成对照药材溶液。照薄层色谱法(通则0502)试验,吸取供试品溶液2～5μl、对照药材溶液10μl,分别点于同一硅胶G薄层板上,以三氯甲烷-乙醚(2:1)为展开剂,展开,取出,晾干,喷以10%硫酸乙醇溶液,在105℃加热至斑点显色清晰,置日光下检视。供试品色谱中,在与对照药材色谱相应的位置上,显相同颜色的主斑点。

【检查】 相对密度 应不低于1.30(通则0183)。

其他 应符合煎膏剂项下有关的各项规定(通则0183)。

【含量测定】 吗啡 照高效液相色谱法(通则0512)测定。

色谱条件与系统适用性试验 以十八烷基硅烷键合硅胶为填充剂;以乙腈-0.01mol/L庚烷磺酸钠溶液与0.02mol/L磷酸二氢钾溶液的等量混合液(用10%磷酸溶液调节pH值至2.8)(13:87)为流动相;检测波长为220nm。理论板数按吗啡峰计算应不低于2000。

对照品溶液的制备 取吗啡对照品适量,精密称定,置棕色量瓶中,加含5%醋酸的20%甲醇制成每1ml含15μg的溶液,即得。

供试品溶液的制备 取本品约5g,精密称定,置25ml量瓶中,加含5%醋酸的20%甲醇溶解并稀释至刻度,摇匀,滤过,取续滤液,即得。

测定法 分别精密吸取对照品溶液与供试品溶液各10μl,注入液相色谱仪,测定,即得。

本品每1g含罂粟壳以吗啡($C_{17}H_{19}NO_3$)计,应为15.0～100.0μg。

磷酸可待因 照高效液相色谱法(通则0512)测定。

色谱条件与系统适用性试验 以十八烷基硅烷键合硅胶为填充剂;以乙腈-0.1mol/L磷酸二氢钠溶液(8:92)为流动相;检测波长为212nm。理论板数按磷酸可待因峰计算应不低于3000。

对照品溶液的制备 取磷酸可待因对照品适量,精密称定,加甲醇制成每1ml含16μg的溶液,即得。

供试品溶液的制备 取本品约10g,精密称定,加0.5mol/L氢氧化钠溶液30ml,摇匀,用三氯甲烷振摇提取4次,每次40ml,合并三氯甲烷液,60℃以下减压回收溶剂至干,残渣加甲醇溶解并转移至10ml量瓶中,加甲醇至刻度,摇匀,滤过,取续滤液,即得。

测定法 分别精密吸取对照品溶液与供试品溶液各10μl,注入液相色谱仪,测定,即得。

本品每1g含罂粟壳以磷酸可待因($C_{18}H_{21}NO_3 \cdot H_3PO_4$)计,应为5.0～25.0μg。

【功能与主治】 养阴敛肺,镇咳祛痰。用于久咳劳嗽、支气管炎。

【用法与用量】 口服。一次20g,一日3次■,小儿酌减■[删除]。

■【注意】 (1)儿童、孕妇、哺乳期妇女禁用。(2)糖尿病患者禁用。(3)本品含罂粟壳,不宜久服。■[增订]

【规格】 (1)每瓶装180g (2)每瓶装240g (3)每瓶装300g

【贮藏】 密封,置阴凉处。

强力枇杷露

Qiangli Pipa Lu

【处方】

枇杷叶69g	罂粟壳50g
百部15g	白前9g
桑白皮6g	桔梗6g
薄荷脑0.15g	

【制法】 以上七味,除薄荷脑外,其余枇杷叶等六味加水煎煮二次,每次2小时,合并煎液,滤过,滤液浓缩至适量,加苯甲酸钠2.5g,搅拌使溶解,加蔗糖600g,继续加热至沸,保持20分钟,静置,滤过,加入枸橼酸适量、用乙醇溶解的香精适量及薄荷脑,搅拌,混匀,静置,滤过,加水至1000ml,混匀,即得。

【性状】 本品为棕色至深棕色的液体;气香,味甜。

【鉴别】 (1)取本品30ml,用水饱和的正丁醇30ml振摇提取,分取正丁醇液,用氨试液30ml洗涤,弃去氨洗液,正丁醇液回收溶剂至干,残渣加甲醇1ml使溶解,作为供试品溶液。另取枇杷叶对照药材4g,加水150ml,煎煮1小时,滤过,取滤液,同法制成对照药材溶液。照薄层色谱法(通则0502)试验,吸取供试品溶液10μl、对照药材溶液5μl,分别点于同一硅胶G薄层板上,以环己烷-乙酸乙酯-冰醋酸(8:4:0.1)

为展开剂,展开,取出,晾干,喷以 10％硫酸乙醇溶液,在 105℃加热至斑点显色清晰,分别置日光和紫外光灯(365nm)下检视。供试品色谱中,在与对照药材色谱相应的位置上,日光下显相同颜色的主斑点;紫外光下显相同颜色的荧光主斑点。

(2)取本品 20ml,用浓氨试液调节 pH 值至 11～13,用水饱和的正丁醇振摇提取 2 次,每次 20ml,合并正丁醇液,回收溶剂至干,残渣加甲醇 1ml 使溶解,作为供试品溶液。另取罂粟壳对照药材 1g,加甲醇 20ml,加热回流 30 分钟,趁热滤过,滤液回收溶剂至干,残渣加甲醇 1ml 使溶解,作为对照药材溶液。再取吗啡对照品、磷酸可待因对照品和盐酸罂粟碱对照品,加甲醇制成每 1ml 各含 1mg 的混合溶液,作为对照品溶液。照薄层色谱法(通则 0502)试验,吸取上述三种溶液各 4～8μl,分别点于同一硅胶 G 薄层板上,以甲苯-丙酮-乙醇-浓氨试液(20:20:3:1)为展开剂,展开,取出,晾干,依次喷以稀碘化铋钾试液和亚硝酸钠乙醇试液,置日光下检视。供试品色谱中,在与对照药材色谱和对照品色谱相应的位置上,显相同颜色的斑点。

(3)取本品 40ml,用石油醚(30～60℃)40ml 振摇提取,分取石油醚液,挥干,残渣加乙醇 1ml 使溶解,作为供试品溶液。另取薄荷脑对照品,加乙醇制成每 1ml 含 1mg 的溶液,作为对照品溶液。照薄层色谱法(通则 0502)试验,吸取供试品溶液 10μl、对照品溶液 5μl,分别点于同一硅胶 G 薄层板上,以石油醚(30～60℃)-乙酸乙酯(5:1)为展开剂,展开,取出,晾干,喷以香草醛硫酸试液-乙醇(1:4)的混合溶液,在 100℃加热至斑点显色清晰,置日光下检视。供试品色谱中,在与对照品色谱相应的位置上,显相同颜色的斑点。

【检查】 相对密度 应不低于 1.19(通则 0601)。

pH 值 应为 4.0～6.0(通则 0631)。

其他 应符合糖浆剂项下有关的各项规定(通则 0116)。

【含量测定】 照高效液相色谱法(通则 0512)测定。

色谱条件与系统适用性试验 以十八烷基硅烷键合硅胶为填充剂;以乙腈-0.1％磷酸溶液(3:97)为流动相;检测波长为 210nm。理论板数按吗啡峰计算应不低于 1000。

对照品溶液的制备 取吗啡对照品适量,精密称定,加流动相制成每 1ml 含 50μg 的溶液,即得。

供试品溶液的制备 精密量取本品 25ml,用氨试液调节 pH 值至 10～11,用水饱和的正丁醇振摇提取 3 次,每次 25ml,合并正丁醇液,回收溶剂至干,残渣加流动相适量使溶解,转移至 25ml 棕色量瓶中,加流动相至刻度,摇匀,即得。

测定法 分别精密吸取对照品溶液与供试品溶液各 10μl,注入液相色谱仪,测定,即得。

本品每 1ml 含罂粟壳以吗啡($C_{17}H_{19}NO_3$)计,应为 0.02～0.15mg。

【功能与主治】 养阴敛肺,镇咳祛痰。用于久咳劳嗽、支气管炎。

【用法与用量】 口服。一次 15ml,一日 3 次■,小儿

酌减■[删除]。

【注意】 ■(1)儿童、孕妇、哺乳期妇女禁用。(2)糖尿病患者禁用。(3)本品含罂粟壳,不宜久服。■[修订]

【规格】 每瓶装(1)100ml (2)120ml (3)150ml
(4)180g

【贮藏】 密封,置阴凉处。

腰痛宁胶囊
Yaotongning Jiaonang

【处方】 马钱子粉(调制)120g 土鳖虫 21g
川牛膝 21g 甘草 21g
麻黄 21g 乳香(醋制)21g
没药(醋制)21g 全蝎 21g
僵蚕(麸炒)21g 麸炒苍术 21g

【制法】 以上十味,除马钱子粉(调制)外,其余土鳖虫等九味粉碎成■细粉■[修订],与马钱子粉(调制)■混匀,制粒■[修订]装胶囊,即得。

【性状】 本品为硬胶囊,内容物为黄棕色至黄褐色的■颗粒及粉末■[修订];气微香,味微苦。

【鉴别】 (1)取本品,置显微镜下观察:不规则团块无色或淡黄色,表面及周围扩散出众多小颗粒,久置溶化(乳香)。不规则碎块淡黄色,半透明,渗出油滴(没药)。单细胞非腺毛,多碎断,形似纤维,基部膨大似石细胞(马钱子粉)。气孔特异,保卫细胞侧面似电话听筒状(麻黄)。体壁碎片淡黄色至黄色,有网状纹理及圆形毛窝,有时可见棕褐色刚毛(全蝎)。纤维束周围薄壁细胞含草酸钙方晶,形成晶纤维(甘草)。体壁碎片无色,表面有极细的菌丝体(僵蚕)。体壁碎片黄色或棕红色,有圆形毛窝,直径 8～24μm,有的具长短不一的刚毛(土鳖虫)。

(2)取本品内容物 1g,加三氯甲烷 10ml,浓氨试液 0.5ml,超声处理 15 分钟,滤过,滤液作为供试品溶液。另取马钱子碱对照品及士的宁对照品,分别加三氯甲烷制成每 1ml 含 0.1mg 及 0.4mg 的溶液,作为对照品溶液。照薄层色谱法(通则 0502)试验,吸取上述三种溶液各 4～10μl,分别点于同一硅胶 G 薄层板上,以甲苯-丙酮-乙醇-浓氨试液(8:6:0.5:2)的上层溶液为展开剂,展开,取出,晾干,喷以稀碘化铋钾试液。供试品色谱中,在与对照品色谱相应的位置上,显相同颜色的斑点。

(3)取本品内容物 15g,置 500ml 圆底烧瓶中,加水 300ml,连接挥发油提取器,自测定器顶端加水至刻度,并溢流入瓶中为止,再加入正己烷 1ml,微沸提取 2 小时,放冷,分取正己烷液,作为供试品溶液,水溶液备用。另取苍术对照药材 0.5g,加正己烷 2ml,超声处理 15 分钟,滤过,滤液作为对照药材溶液。照薄层色谱法(通则 0502)试验,吸取上述供试

品溶液 10μl,对照药材溶液 5μl,分别点于同一硅胶 G 薄层板上,以石油醚(60～90℃)-乙酸乙酯(10：0.1)为展开剂,展开,取出,晾干,喷以 5%对二甲氨基苯甲醛的 10%硫酸乙醇溶液,在 105℃加热至斑点清晰。供试品色谱中,在与对照药材色谱相应的位置上,显相同颜色的主斑点。

(4)取〔鉴别〕(3)项下的备用水溶液,滤过,滤液浓缩至约80ml,滤过,残渣用水洗涤 2 次,每次 10ml,与滤液合并,加乙醚提取 3 次,每次 30ml,弃去乙醚液,水溶液再用三氯甲烷振摇提取 4 次,每次 30ml,合并三氯甲烷,蒸干,残渣加三氯甲烷 1ml 使溶解,作为供试品溶液。另取川牛膝对照药材1g,加水 100ml,加热回流 1 小时,滤过,滤液自"加乙醚提取 3次"起,同供试品溶液制备方法制成对照药材溶液。照薄层色谱法(通则 0502)试验,吸取上述两种溶液各 5μl,分别点于同一硅胶 G 薄层板上,以正己烷-三氯甲烷-丙酮(8：4：1)为展开剂,展开,取出,晾干,置紫外光灯(365nm)下检视。供试品色谱中,在与对照药材色谱相应的位置上,显相同颜色的荧光斑点。

(5)取本品内容物 4.5g,加 10%乙醇 50ml,加 1mol/L 盐酸溶液 10ml,加热回流 1 小时,滤过,滤液中加盐酸 2.3ml,加热回流 2 小时,放冷,滤过,滤液加三氯甲烷振摇提取 3 次,每次 10ml,合并三氯甲烷提取液,用 5%碳酸钠溶液振摇提取 3次,每次 10ml,合并碳酸钠溶液,用乙醚提取 3 次,每次 5ml,弃去乙醚液,水液加盐酸调节 pH 值至 1～2,用三氯甲烷振摇提取 3 次,每次 10ml,合并三氯甲烷,蒸干,残渣加无水乙醇 1ml 使溶解,作为供试品溶液。另取甘草对照药材 0.2g,同法制成对照药材溶液。照薄层色谱法(通则 0502)试验,吸取上述两种溶液各 10μl,分别点样于同一高效硅胶 G 薄层板上,以石油醚(30～60℃)-正己烷-乙酸乙酯-冰醋酸(5：15：7：0.5)为展开剂,展开,取出,晾干,喷以 5%香草醛的 10%硫酸乙醇溶液,在 105℃加热至斑点显色清晰。供试品色谱中,在与对照药材色谱相应的位置上,显相同颜色的主斑点。

【检查】 应符合胶囊剂项下有关的各项规定(通则 0103)。

【指纹图谱】 照高效液相色谱法(通则 0512)测定。

色谱条件与系统适用性试验 以十八烷基硅烷键合硅胶为填充剂;以乙腈为流动相 A,以含 0.2%甲酸和 0.2%三乙胺的水溶液为流动相 B,按下表中的规定进行梯度洗脱;柱温为 25℃;检测波长为 254nm。理论板数按士的宁峰计算应不低于 6000。

时间(分钟)	流动相 A(%)	流动相 B(%)
0～20	8→18	92→82
20～50	18→98	82→2
50～60	98	2

参照物溶液的制备 取士的宁对照品适量,加三氯甲烷制成每 1ml 含 0.5mg 的溶液。精密量取上述对照品溶液2ml,置 10ml 量瓶中,用甲醇稀释至刻度,摇匀,滤过,取续滤液,即得(每 1ml 中含士的宁 0.1mg)。

供试品溶液的制备 取装量差异项下的本品内容物,混匀,取 2.0g,精密称定,置 50ml 具塞锥形瓶中,精密加入甲醇 25ml,再加入浓盐酸 0.63ml,密塞,摇匀,称定重量,超声处理(功率 450W,频率 40kHz)45 分钟,取出,放冷,再称定重量,用甲醇补足减失的重量,摇匀,滤过,取续滤液,即得。

测定法 分别精密吸取参照物溶液与供试品溶液各10μl,注入液相色谱仪,记录 60 分钟的色谱图,测定,即得。

按中药色谱指纹图谱相似度评价系统计算,供试品指纹图谱与对照指纹图谱的相似度不得低于 0.87。

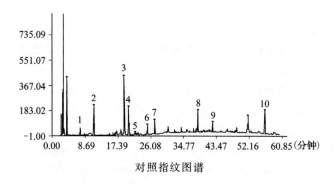

对照指纹图谱

【含量测定】 **马钱子粉** 照高效液相色谱法(通则0512)测定。

色谱条件与系统适用性试验 以十八烷基硅烷键合硅胶为填充剂;以乙腈-0.01mol/L 庚烷磺酸钠与 0.02mol/L 磷酸二氢钾等量混合溶液(用 10%磷酸调节 pH 值至 2.8)(21：79)为流动相;检测波长为 260nm。理论板数按士的宁峰计算应不低于 4000。

对照品溶液的制备 分别取士的宁对照品、马钱子碱对照品适量,精密称定,加三氯甲烷制成每 1ml 分别含 0.5mg、0.25mg 的溶液。分别精密量取上述两种对照品溶液各 2ml,置同一 10ml 量瓶中,用甲醇稀释至刻度,摇匀,即得混合对照品溶液(每 1ml 中含士的宁 100μg 和马钱子碱 50μg)。

供试品溶液的制备 取装量差异项下的本品内容物,研细,取 1g,精密称定,置具塞锥形瓶中,精密加入三氯甲烷20ml、氢氧化钠试液 1ml,密塞,摇匀,称定重量,放置 30 分钟,加热回流 1 小时,放冷,再称定重量,用三氯甲烷补足减失的重量,摇匀,滤过,精密量取续滤液 2ml,置 5ml 的量瓶中,用甲醇稀释至刻度,摇匀,滤过,取续滤液,即得。

测定法 分别精密吸取对照品溶液与供试品溶液各10μl,注入液相色谱仪,测定,即得。

本品每粒含马钱子粉以士的宁($C_{21}H_{22}N_2O_2$)计,应为1.15～1.40mg;以马钱子碱($C_{23}H_{26}N_2O_4$)计,应为 0.55～0.90mg。

麻黄 照高效液相色谱法(通则 0512)测定。

色谱条件与系统适用性试验 以十八烷基硅烷键合硅胶为填充剂;以乙腈-0.02mol/L 磷酸二氢钾溶液(含

0.2%三乙胺,用磷酸调节 pH 值至 2.7)(3:97)为流动相;检测波长为210nm。理论板数按盐酸麻黄碱峰计算应不低于5000。

对照品溶液的制备 分别取盐酸麻黄碱和盐酸伪麻黄碱对照品适量,精密称定,加0.025mol/L盐酸溶液制成每1ml含盐酸麻黄碱25μg和盐酸伪麻黄碱15μg的溶液,即得。

供试品溶液的制备 取装量差异项下的本品内容物适量,研细,取5g,精密称定,置1000ml蒸馏瓶中,加入氯化钠7g,加蒸馏水30ml,再加20%氢氧化钠溶液100ml,混匀,蒸馏,用预先盛0.5mol/L盐酸溶液4ml的100ml量瓶收集蒸馏液近95ml,加水至刻度,摇匀,放置过夜,滤过,取续滤液,即得。

测定法 分别精密吸取对照品溶液与供试品溶液各10μl,注入液相色谱仪,测定,即得。

本品每粒含麻黄以盐酸麻黄碱($C_{10}H_{15}NO \cdot HCl$)及盐酸伪麻黄碱($C_{10}H_{15}NO \cdot HCl$)总量计,不得少于0.10mg。

甘草 照高效液相色谱法(通则0512)测定。

色谱条件与系统适用性试验 以十八烷基硅烷键合硅胶为填充剂;以甲醇-0.2mol/L醋酸铵溶液(每100ml含醋酸1ml)(60:40)为流动相;检测波长为250nm。理论板数按甘草酸铵峰计算应不低于3000。

对照品溶液的制备 取甘草酸铵对照品适量,精密称定,加甲醇制成每1ml含85μg的溶液,即得(相当于每1ml含甘草酸83.26μg)。

供试品溶液的制备 取装量差异项下的本品内容物,研细,取约2g,精密称定,置具塞锥形瓶中,加入三氯甲烷25ml,密塞,超声处理(功率250W,频率40kHz)30分钟,放至室温,滤过,弃去滤液挥干,将滤纸与药渣放回具塞锥形瓶中,精密加入流动相25ml,密塞,称定重量,超声处理(功率250W,频率40kHz)30分钟,放冷,再称定重量,用流动相补足减失的重量,摇匀,滤过,取续滤液,即得。

测定法 分别精密吸取对照品溶液与供试品溶液各10μl,注入液相色谱仪,测定,即得。

本品每粒含甘草以甘草酸($C_{42}H_{62}O_{16}$)计,不得少于0.30mg。

【功能与主治】 消肿止痛,疏散寒邪,温经通络。用于寒湿瘀阻经络所致的腰椎间盘突出症、坐骨神经痛、腰肌劳损、腰肌纤维炎、风湿性关节痛,症见腰腿痛、关节痛及肢体活动受限者。

【用法与用量】 黄酒兑少量温开水送服。一次4~6粒,一日1次。睡前半小时服或遵医嘱。

【注意】 孕妇及儿童禁用;心脏病、高血压及脾胃虚寒者慎用;不可过量久服。

【规格】 每粒装0.3g

【贮藏】 密封。

附:马钱子粉(调制)质量标准

马钱子粉(调制)

〔制法〕 取制马钱子,粉碎成细粉,照〔含量测定〕项下的方法测定士的宁含量后,加适量淀粉,使含量符合规定,混匀,即得。

〔性状〕 本品为黄褐色粉末;气微香,味极苦。

〔鉴别〕 取本品粉末0.5g,加三氯甲烷-乙醇(10:1)混合溶液5ml与浓氨试液0.5ml,密塞,振摇5分钟,放置2小时,滤过,滤液作为供试品溶液。另取士的宁对照品、马钱子碱对照品,加三氯甲烷制成每1ml各含2mg的混合溶液,作为对照品溶液。照薄层色谱法(通则0502)试验,吸取上述两种溶液各10μl,分别点于同一硅胶G薄层板上,以甲苯-丙酮-乙醇-浓氨试液(4:5:0.6:0.4)为展开剂,展开,取出,晾干,喷以稀碘化铋钾试液。供试品色谱中,在与对照品色谱相应的位置上,显相同颜色的斑点。

〔检查〕 水分 照水分测定法(通则0832第二法)测定,不得过14.0%。

〔含量测定〕 照高效液相色谱法(通则0512)测定。

色谱条件与系统适用性试验 以十八烷基硅烷键合硅胶为填充剂;以乙腈-0.01mol/L庚烷磺酸钠与0.02mol/L磷酸二氢钾等量混合溶液(用10%磷酸调节pH值至2.8)(21:79)为流动相;检测波长为260nm。理论板数按士的宁峰计算应不低于5000。

对照品溶液的制备 分别取士的宁对照品、马钱子碱对照品适量,精密称定,分别加三氯甲烷制成每1ml含0.6mg及0.5mg的溶液,摇匀。分别精密量取2ml,置同一10ml量瓶中,用甲醇稀释至刻度,摇匀,即得(每1ml中含士的宁0.12mg、马钱子碱0.1mg)。

供试品溶液的制备 取本品粉末约0.5g,精密称定,置具塞锥形瓶中,加氢氧化钠试液3ml,混匀,放置30分钟,精密加入三氯甲烷20ml,密塞,称定重量,置水浴中回流提取2小时,放冷,再称定重量,用三氯甲烷补足减失的重量,摇匀,分取三氯甲烷提取液,用铺有少量无水硫酸钠的滤纸滤过,弃去初滤液,精密量取续滤液3ml,置10ml量瓶中,加甲醇至刻度,摇匀,即得。

测定法 分别精密吸取对照品溶液与供试品溶液各10μl,注入液相色谱仪,测定,即得。

本品按干燥品计算,含士的宁($C_{21}H_{22}N_2O_2$)应为1.09%~1.15%。

〔性味与归经〕 苦,温;有大毒。归肝、脾经。

〔功能与主治〕 通络止痛,散结消肿。

〔用法〕 入腰痛宁胶囊用。

〔贮藏〕 密闭保存,置干燥处。

麝香保心丸

Shexiang Baoxin Wan

【处方】 人工麝香 人参提取物
人工牛黄 肉桂
苏合香 蟾酥
冰片

【制法】 以上七味,除苏合香外,其余人工麝香等六味共研成细粉,以苏合香加适量白酒泛丸,干燥,即得。

【性状】 本品为黑褐色有光泽的水丸,破碎后断面为棕黄色;味苦、辛凉,有麻舌感。

【鉴别】 ■(1)取本品 0.9g,研碎,加石油醚(30～60℃)40ml,浸渍 30 分钟,时时振摇,弃去石油醚液,药渣挥干,加三氯甲烷 40ml,超声处理 20 分钟,滤过,药渣备用,滤液蒸干,残渣加三氯甲烷 0.5ml 使溶解,作为供试品溶液。另取脂蟾毒配基对照品,加三氯甲烷制成每 1ml 含 1mg 的溶液,作为对照品溶液。照薄层色谱法(通则 0502)试验,吸取供试品溶液 6μl、对照品溶液 2μl,分别点于同一硅胶 G 薄层板上,以环己烷-三氯甲烷-丙酮(4∶3∶3)为展开剂,展开,取出,晾干,喷以 10％硫酸乙醇溶液,在 105℃加热至斑点显色清晰,分别置日光及紫外光灯(365nm)下检视。供试品色谱中,在与对照品色谱相应的位置上,日光下显相同颜色的斑点;紫外光下显相同颜色的荧光斑点。

(2)取〔鉴别〕(1)项下的备用药渣,挥干,加水饱和的正丁醇 20ml,超声处理 30 分钟,滤过,滤液用 0.5％氢氧化钠溶液振摇洗涤 2 次,每次 20ml,再用水洗涤至呈中性,正丁醇液蒸干,残渣加甲醇 0.5ml 使溶解,作为供试品溶液。另取人参对照药材 1g,同法制成对照药材溶液。再取人参皂苷 Rb₁ 对照品、人参皂苷 Re 对照品、人参皂苷 Rg₁ 对照品,加甲醇制成每 1ml 各含 2mg 的混合溶液,作为对照品溶液。照薄层色谱法(通则 0502)试验,吸取上述三种溶液各 1～2μl,分别点于同一硅胶 G 薄层板上,以三氯甲烷-乙酸乙酯-甲醇-水(15∶40∶22∶10)10℃以下放置的下层溶液为展开剂,展开,取出,立即吹干,喷以 10％硫酸乙醇溶液,在 110℃加热至斑点显色清晰,分别置日光及紫外光灯(365nm)下检视。供试品色谱中,在与对照药材色谱和对照品色谱相应的位置上,日光下显相同颜色的斑点,紫外光下显相同颜色的荧光斑点。■〔修订〕

(3)取本品 2g,研碎,加乙醚 5ml,振摇,超声处理 5 分钟,离心,取上清液,作为供试品溶液;药渣备用。另取麝香酮对照品,加乙醚制成每 1ml 含 0.1mg 的溶液,作为对照品溶液。照气相色谱法(通则 0521)试验,以聚乙二醇 20 000(PEG-20M)和 5％二苯基-95％二甲基聚硅氧烷为混合固定相,涂布浓度分别为 1.64％和 1.32％,柱长为 2m,柱温为 180℃。分别吸取对照品溶液与供试品溶液适量,注入气相色谱仪。供试品色谱中应呈现与对照品色谱峰保留时间相同的色谱峰。

(4)取肉桂酸对照品,加乙醚制成每 1ml 含 0.2mg 的溶液,作为对照品溶液。照薄层色谱法(通则 0502)试验,吸取〔鉴别〕(3)项下的供试品溶液及上述对照品溶液各 5μl,分别点于同一硅胶 GF₂₅₄ 薄层板上,以石油醚(30～60℃)-正己烷-甲酸乙酯-甲酸(10∶30∶15∶1)为展开剂,展开,取出,晾干,置紫外光灯(254nm)下检视。供试品色谱中,在与对照品色谱相应的位置上,显相同颜色的斑点。

(5)取〔鉴别〕(3)项下的备用药渣,挥干,加甲醇 5ml,超声处理 20 分钟,放置使澄清,取上清液,作为供试品溶液。另取胆酸对照品、去氧胆酸对照品,分别加乙醇制成每 1ml 含 0.5mg 和 0.1mg 的溶液,作为对照品溶液。照薄层色谱法(通则 0502)试验,吸取上述三种溶液各 3μl,分别点于同一高效硅胶 G 薄层板上,以三氯甲烷-乙醚-冰醋酸(2∶2∶1)为展开剂,展开,取出,晾干,喷以 10％硫酸乙醇溶液,在 105℃加热至斑点显色清晰,置紫外光灯(365nm)下检视。供试品色谱中,在与对照品色谱相应的位置上,显相同颜色的荧光斑点。

(6)取本品 0.5g,研碎,加乙酸乙酯 10ml,超声处理 5 分钟,离心,取上清液,作为供试品溶液。另取冰片对照品,加乙酸乙酯制成每 1ml 含 3mg 的溶液,作为对照品溶液。照薄层色谱法(通则 0502)试验,吸取上述两种溶液各 2μl,分别点于同一硅胶 G 薄层板上,以甲苯-丙酮(9∶1)为展开剂,展开,取出,晾干,喷以 5％香草醛硫酸溶液,在 105℃加热至斑点显色清晰。供试品色谱中,在与对照品色谱相应的位置上,显相同颜色的斑点。

【检查】 **重量差异** 取本品 10 丸,以 1 丸为 1 份,依法(通则 0108)检查,重量差异限度不得过±15％。

溶散时限 不得过 15 分钟(通则 0108)。

其他 应符合丸剂项下有关的各项规定(通则 0108)。

【含量测定】 蟾酥 照高效液相色谱法(通则 0512)测定。

色谱条件与系统适用性试验 以十八烷基硅烷键合硅胶为填充剂;以乙腈-0.5％磷酸二氢钾溶液(50∶50)(用磷酸调节 pH 值为 3.2)为流动相;检测波长为 296nm。理论板数按华蟾酥毒基峰计算应不低于 9000。

对照品溶液的制备 取脂蟾毒配基对照品和华蟾酥毒基对照品适量,精密称定,加甲醇制成每 1ml 各含 50μg 的溶液,即得。

供试品溶液的制备 取本品 80 丸,精密称定,研细,取约 0.5g,精密称定,置具塞锥形瓶中,精密加入甲醇 10ml,密塞,称定重量,超声处理(功率 350W,频率 50kHz)30 分钟,放冷,再称定重量,用甲醇补足减失的重量,摇匀,滤过,取续滤液,即得。

测定法 分别精密吸取对照品溶液与供试品溶液各 10μl,注入液相色谱仪,测定,即得。

本品每丸含蟾酥以脂蟾毒配基($C_{24}H_{32}O_4$)和华蟾酥毒基($C_{26}H_{34}O_6$)的总量计,应为 18～56μg。

人参提取物 照高效液相色谱法（通则0512）测定。

色谱条件与系统适用性试验 以十八烷基硅烷键合硅胶为填充剂；以乙腈为流动相A，以水为流动相B，按下表中的规定进行梯度洗脱；检测波长为203nm。理论板数按人参皂苷 Rg_1 峰计算应不低于8000，人参皂苷 Rg_1 与人参皂苷 Re 的分离度应大于1.8。

时间（分钟）	流动相A(%)	流动相B(%)
0～28	20	80
28～38	20→29	80→71
38～50	29→100	71→0
50～60	100→20	0→80

对照品溶液的制备 取人参皂苷 Rg_1 对照品与人参皂苷 Re 对照品适量，精密称定，加甲醇制成每1ml中含人参皂苷 Rg_1 0.15mg和人参皂苷 Re 0.14mg的混合溶液，即得。

供试品溶液的制备 取本品120丸，精密称定，研细，取约1g，精密称定，置索氏提取器中，加二氯甲烷适量，加热回流提取至回流液无色，弃去二氯甲烷液，药渣挥去二氯甲烷，加甲醇回流提取至回流液无色（约5小时），提取液蒸干，残渣用水饱和的正丁醇25ml溶解，用正丁醇饱和的氨试液洗涤3次，每次25ml，弃去洗涤液，再用正丁醇饱和的水洗涤3次，每次25ml，取正丁醇液，蒸干，残渣用甲醇溶解并转移至10ml量瓶中，加甲醇至刻度，摇匀，滤过，取续滤液，即得。

测定法 分别精密吸取对照品溶液与供试品溶液各10μl，注入液相色谱仪，测定，即得。

本品每丸含人参提取物以人参皂苷 Rg_1（$C_{42}H_{72}O_{14}$）和人参皂苷 Re（$C_{48}H_{82}O_{18}$）的总量计，不得少于40μg。

【功能与主治】 芳香温通，益气强心。用于气滞血瘀所致的胸痹，症见心前区疼痛、固定不移；心肌缺血所致的心绞痛、心肌梗死见上述证候者。

【用法与用量】 口服。一次1～2丸，一日3次；或症状发作时服用。

【注意】 孕妇禁用。

【规格】 每丸重22.5mg

【贮藏】 密封。

附：人参提取物质量标准

人参提取物

〔性状〕 本品为棕黄色至棕褐色的块状物或粉末，有吸湿性。

〔鉴别〕 取本品粉末0.4g，加三氯甲烷40ml，加热回流1小时，弃去三氯甲烷液，药渣挥尽溶剂，用水0.5ml拌匀使湿润，加水饱和的正丁醇10ml，超声处理30分钟，吸取上清液，加三倍量氨试液，摇匀，取正丁醇液，蒸干，残渣加甲醇1ml使溶解，作为供试品溶液。另取人参对照药材1g，同法制成对照药材溶液。再取人参皂苷 Rb_1 对照品、人参皂苷 Re 对照品、人参皂苷 Rf 对照品及人参皂苷 Rg_1 对照品，加甲醇制成每1ml各含2mg的混合溶液，作为对照品溶液。照薄层色谱法（通则0502）试验，吸取上述三种溶液各1～2μl，分别点于同一高效硅胶G薄层板上，以三氯甲烷-乙酸乙酯-甲醇-水（15：40：22：10）10℃以下放置的下层溶液为展开剂，展开，取出，晾干，喷以10%硫酸乙醇溶液，在105℃加热至斑点显色清晰，分别置日光和紫外光灯（365nm）下检视。供试品色谱中，在与对照药材色谱和对照品色谱相应的位置上，日光下显相同颜色的斑点；紫外光下显相同颜色的荧光斑点。

〔含量测定〕 照高效液相色谱法（通则0512）测定。

色谱条件与系统适用性试验 以十八烷基硅烷键合硅胶为填充剂；以乙腈为流动相A，以水为流动相B，按下表中的规定进行梯度洗脱；检测波长为203nm。理论板数按人参皂苷 Rg_1 峰计算应不低于6000，人参皂苷 Rg_1 与人参皂苷 Re 的分离度应大于1.8。

时间（分钟）	流动相A(%)	流动相B(%)
0～35	19	81
35～55	19→29	81→71
55～70	29	71
70～75	29→100	71→0
75～85	100→19	0→81

对照品溶液的制备 取人参皂苷 Rg_1 对照品与人参皂苷 Re 对照品适量，精密称定，加甲醇制成每1ml中含人参皂苷 Rg_1 0.15mg和人参皂苷 Re 0.14mg的混合溶液，即得。

供试品溶液的制备 取本品粉末0.4g，精密称定，置索氏提取器中，加三氯甲烷适量，加热回流3小时，弃去三氯甲烷液，药渣挥尽溶剂，连同滤纸筒移入100ml锥形瓶中，精密加入水饱和正丁醇50ml，密塞，放置过夜，超声处理（功率250W，频率50kHz）30分钟，滤过，弃去初滤液，精密量取续滤液25ml，蒸干，残渣用甲醇溶解并转移至5ml量瓶中，加甲醇至刻度，摇匀，滤过，取续滤液，即得。

测定法 分别精密吸取对照品溶液与供试品溶液各10μl，注入液相色谱仪，测定，即得。

本品含人参皂苷 Rg_1（$C_{42}H_{72}O_{14}$）和人参皂苷 Re（$C_{48}H_{82}O_{18}$）的总量不得少于0.7%。

二　部

新 增 品 种

注射用三氧化二砷

Zhusheyong Sanyanghua'ershen

Arsenic Trioxide for Injection

本品为三氧化二砷的无菌冻干品,含三氧化二砷(As_2O_3)应为标示量的 95.0%～105.0%。

【性状】 本品为白色疏松块状物或粉末。

【鉴别】 取本品适量,加水溶解并稀释制成每 1ml 中约含三氧化二砷 1mg 的溶液,加盐酸成酸性后,通硫化氢气,即发生黄色沉淀,能在碳酸铵试液中溶解,但在盐酸中不溶。

【检查】 **酸碱度** 取本品适量,加水溶解并稀释制成每 1ml 中约含三氧化二砷 1mg 的溶液,依法测定(通则 0631),pH 值应为 6.5～8.5。

水分 取本品适量,依法测定(通则 0832 第一法 1),含水分不得过 5.0%。

砷酸盐 取本品适量,加水溶解并稀释制成每 1ml 中约含三氧化二砷 1mg 的溶液,取 10ml 加盐酸数滴及固体碘化钾少许,溶解摇匀。溶液不得显黄色,同时用水做对照检查。

细菌内毒素 取本品适量,加细菌内毒素检查用水溶解并稀释制成每 1ml 中约含三氧化二砷 1mg 的溶液,再用细菌内毒素检查用水稀释 40 倍后,依法检查(通则 1143),每 1mg 中含内毒素应小于 2.4EU。

其他 应符合注射剂项下有关的各项规定(通则 0102)。

【含量测定】 取本品 10 支,分别加水 5ml 溶解后,全部转移至 250ml 锥形瓶中,摇匀,加碳酸氢钠 1g,溶解后,加淀粉指示液 1ml,用碘滴定液(0.05mol/L)滴定至溶液显浅蓝色。每 1ml 的碘滴定液(0.05mol/L)相当于 4.946mg 的 As_2O_3。

【类别】 抗肿瘤药。

【规格】 (1)5mg (2)10mg

【贮藏】 密封保存。

附:

三氧化二砷

Sanyanghua'ershen

Arsenic Trioxide

As_2O_3 197.82

本品按干燥品计算,含 As_2O_3 不得少于 99.5%。

【性状】 本品为白色结晶性粉末或不规则的块状物;无臭,无味,剧毒。

本品在水中略溶,在沸水中溶解。在乙醇或乙醚中微溶,在甘油中易溶,在盐酸、氢氧化钠溶液或碳酸碱溶液中均溶解。

【鉴别】 (1)取本品,置试管内加热,即升华,呈光亮透明细微的八面形结晶。

(2)本品的热水溶液(1∶100),加硫化氢试液,即显黄色,再加盐酸数滴,即发生黄色沉淀。

【检查】 **溶液的澄清度与颜色** 取本品 1.0g,加氨试液 10ml 使溶解,溶液应澄清无色。

干燥失重 取本品,在 105℃ 干燥至恒重,减失重量不得过 0.5%(通则 0831)。

炽灼残渣 不得过 0.1%(通则 0841)。

铅、锑、锡或镉元素 取本品 0.20g,加水 50ml 与盐酸 2ml 溶解后,通硫化氢气使沉淀完全析出,静置倾去上层的澄明液体,于沉淀中加过量的碳酸铵试液,应全部溶解。

硫化亚砷 取本品 0.50g,加氨试液 10ml 使溶解,呈无色的澄明液体,加等量的水稀释后,再加盐酸使成酸性,不得显黄色。

【含量测定】 取本品约 0.15g,精密称定,加 1mol/L 氢氧化钠溶液 10ml,微热使溶解,加水 20ml 与甲基橙指示液 1 滴,加硫酸滴定液(0.5mol/L)适量使溶液由黄色转变为粉红色,再加碳酸氢钠 2g,水 50ml 与淀粉指示液 2ml,用碘滴定液(0.05mol/L)滴定至溶液显浅蓝色。每 1ml 的碘滴定液(0.05mol/L)相当于 4.946mg 的 As_2O_3。

比 卡 鲁 胺

Bikalu'an

Bicalutamide

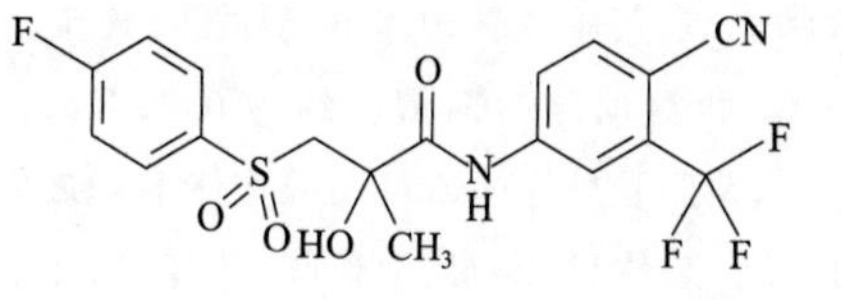

$C_{18}H_{14}F_4N_2O_4S$ 430.4

本品为($\pm$)N-[4-氰基-3-(三氟甲基)苯基]-3-[(4-氟苯基)磺酰基]-2-羟基-2-甲基丙酰胺。按干燥品计算,含 $C_{18}H_{14}F_4N_2O_4S$ 应为 98.0%～102.0%。

【性状】 本品为白色或类白色结晶性粉末。

本品在四氢呋喃、丙酮或二甲基甲酰胺中易溶,在甲醇中略溶,在乙醇中微溶,在水中几乎不溶。

熔点 本品的熔点(通则 0612)为 193～196℃,熔距为 2℃。

【鉴别】 (1)在含量测定项下记录的色谱图中,供试品溶液主峰的保留时间应与对照品溶液主峰的保留时间一致。

(2)取本品适量,加无水乙醇溶解并稀释制成每 1ml 中约含 10μg 的溶液,照紫外-可见分光光度法(通则 0401)测定,在 271nm 的波长处有最大吸收。

(3)本品的红外光吸收图谱应与比卡鲁胺对照品的图谱一致(通则 0402)。

【检查】　**有关物质**　照高效液相色谱法(通则 0512)测定。

稀释剂　流动相 A-流动相 B(1∶2)。

供试品溶液　取本品适量,加稀释剂溶解并稀释制成每 1ml 中约含 1mg 的溶液。

对照溶液　精密量取供试品溶液适量,加稀释液定量稀释制成每 1ml 中约含 1μg 的溶液。

系统适用性溶液　取比卡鲁胺系统适用性对照品(含杂质Ⅰ、杂质Ⅱ、杂质Ⅲ、杂质Ⅳ及比卡鲁胺,比例约为 1∶1∶1∶1∶1000)适量,加稀释剂溶解并稀释制成每 1ml 中约含比卡鲁胺 1mg 的溶液。

灵敏度溶液　精密量取对照溶液适量,加稀释剂定量稀释制成每 1ml 中约含 0.5μg 的溶液。

色谱条件　用十八烷基硅烷键合硅胶为填充剂(Agilent Hypersil ODS,100mm×4.0mm,3μm 或效能相当的色谱柱);以 0.01%三氟乙酸的水溶液为流动相 A,以 0.01%三氟乙酸的乙腈溶液为流动相 B,按下表进行线性梯度洗脱;流速为每分钟 1.0ml;检测波长为 270nm;进样体积 10μl。

时间(分钟)	流动相 A(%)	流动相 B(%)
0	67	33
16.5	67	33
26.5	40	60
32.5	5	95
32.6	67	33
35	67	33

系统适用性要求　系统适用性溶液色谱图中,按杂质Ⅰ、杂质Ⅱ异构体 A、杂质Ⅱ异构体 B、杂质Ⅲ、比卡鲁胺与杂质Ⅳ顺序出峰(相对保留时间依次约为 0.3、0.64、0.67、0.9、1.0 与 1.1),杂质Ⅱ异构体 A 峰与异构体 B 峰之间的分离度应不小于 0.8,杂质Ⅲ峰与比卡鲁胺峰之间和比卡鲁胺峰与杂质Ⅳ峰之间的分离度均应不小于 1.0。灵敏度溶液色谱图中,主成分色谱峰的信噪比不小于 10。

测定法　精密量取供试品溶液与对照溶液,分别注入液相色谱仪,记录色谱图。

限度　供试品溶液色谱图中如有杂质峰,杂质Ⅰ按校正后的峰面积计算(乘以校正因子 0.7),不得大于对照溶液主峰面积(0.1%),其他单个杂质(杂质Ⅱ异构体 A 和异构体 B 分别计为两个杂质)峰面积不得大于对照溶液主峰面积(0.1%),各杂质校正后峰面积的和不得大于对照溶液主峰面积的 5 倍(0.5%),小于灵敏度溶液主峰面积的峰忽略不计。

残留溶剂　照残留溶剂测定法(通则 0861)测定,应符合规定。

干燥失重　取本品,在 105℃干燥至恒重,减失重量不得过 0.5%(通则 0831)。

炽灼残渣　取本品 1.0g,依法检查(通则 0841),遗留残渣不得过 0.1%。

重金属　取炽灼残渣项下遗留的残渣,依法检查(通则 0821 第二法),含重金属不得过百万分之十。

【含量测定】　照高效液相色谱法(通则 0512)测定。

供试品溶液　取本品适量,精密称定,加四氢呋喃溶解并定量稀释制成每 1ml 中约含 0.5mg 的溶液。精密量取 2ml,置 25ml 量瓶中,用流动相稀释至刻度,摇匀。

对照品溶液　取比卡鲁胺对照品适量,精密称定,加四氢呋喃溶解并用流动相定量稀释制成每 1ml 中约含 40μg 的溶液。

系统适用性溶液　见有关物质项下。

色谱条件　用十八烷基硅烷键合硅胶为填充剂(125mm×5.0mm,3μm 或效能相当的色谱柱);以水-四氢呋喃-乙腈(65∶20∶15)为流动相;检测波长为 270nm;流速为每分钟 1.5ml;柱温为 50℃;进样体积 10μl。

系统适用性要求　系统适用性色谱图中,按杂质Ⅰ、杂质Ⅱ异构体 A、杂质Ⅱ异构体 B、杂质Ⅲ、比卡鲁胺与杂质Ⅳ顺序出峰,杂质Ⅲ峰与比卡鲁胺峰之间和比卡鲁胺峰与杂质Ⅳ峰之间的分离度均应不小于 1.9,比卡鲁胺峰的拖尾因子应小于 1.3。

测定法　精密量取供试品溶液与对照品溶液,分别注入液相色谱仪。按外标法以峰面积计算。

【类别】　抗肿瘤药。

【贮藏】　密封保存。

【制剂】　比卡鲁胺片

附1:

杂质Ⅰ

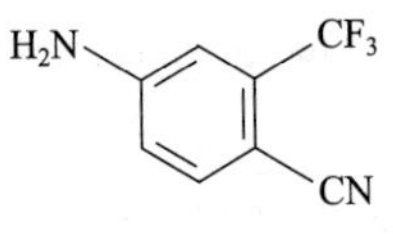

$C_8H_5F_3N_2$　179.1

4-氰基-3-三氟甲基苯胺

杂质Ⅱ

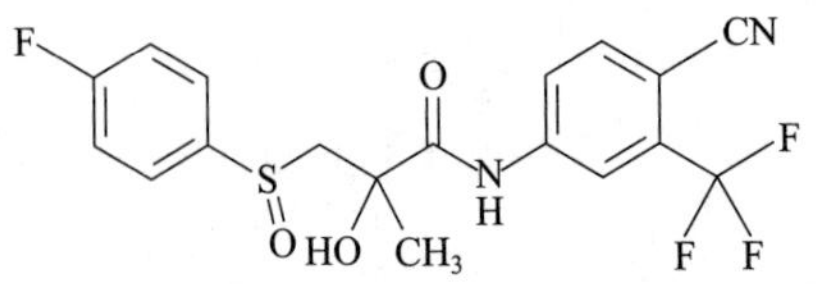

$C_{18}H_{14}F_4N_2O_3S$　414.4

N-[4-氰基-3-(三氟甲基)苯基]-3-[(4-氟苯基)亚磺酰基]-2-羟基-2-甲基丙酰胺

(包含异构体 A 和异构体 B)

杂质Ⅲ

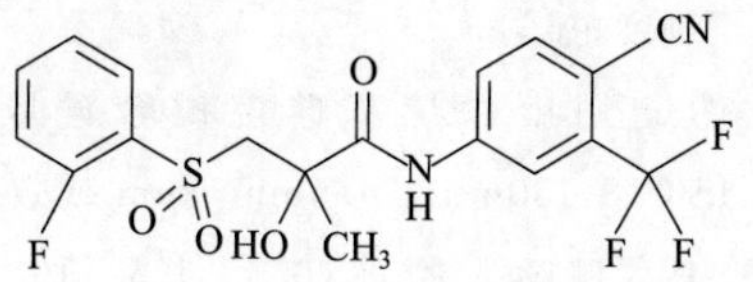

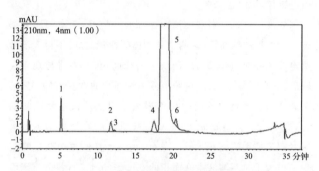

$C_{18}H_{14}F_4N_2O_4S$　430.4

N-[4-氰基-3-(三氟甲基)苯基]-3-[(2-氟苯基)磺酰基]-2-羟基-2-甲基丙酰胺

杂质Ⅳ

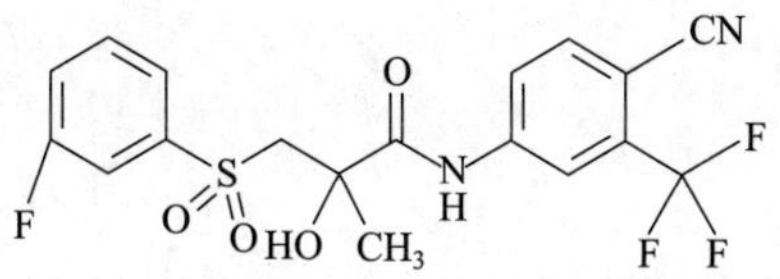

$C_{18}H_{14}F_4N_2O_4S$　430.4

N-[4-氰基-3-(三氟甲基)苯基]-3-[(3-氟苯基)磺酰基]-2-羟基-2-甲基丙酰胺

附2：

有关物质系统适用性色谱图

峰1：杂质Ⅰ　峰2：杂质Ⅱ异构体A　峰3：杂质Ⅱ异构体B
峰4：杂质Ⅲ　峰5：比卡鲁胺　峰6：杂质Ⅳ

比卡鲁胺片

Bikalu'an Pian

Bicalutamide Tablets

本品含比卡鲁胺（$C_{18}H_{14}F_4N_2O_4S$）应为标示量的 90.0%～110.0%。

【性状】　本品为薄膜衣片，除去包衣后显白色或类白色。

【鉴别】　(1)在含量测定项下记录的色谱图中，供试品溶液主峰的保留时间应与对照品溶液主峰的保留时间一致。

(2)取本品细粉适量（约相当于比卡鲁胺 10mg），置 50ml 量瓶中，加无水乙醇适量，超声使比卡鲁胺溶解，加无水乙醇稀释至刻度，摇匀，滤过，取续滤液，加无水乙醇稀释制成每 1ml 中约含比卡鲁胺 10μg 的溶液，照紫外-可见分光光度法（通则 0401）测定，在271nm 的波长处有最大吸收。

【检查】　**有关物质**　照高效液相色谱法（通则 0512）测定。

供试品溶液　取本品细粉适量（约相当于比卡鲁胺 50mg），置 50ml 量瓶中，加稀释剂适量，超声使比卡鲁胺溶解，加稀释剂稀释至刻度，摇匀，滤过，取续滤液。

对照溶液　精密量取供试品溶液适量，加稀释剂定量稀释制成每 1ml 中约含比卡鲁胺 1μg 的溶液。

灵敏度溶液　精密量取对照溶液适量，加稀释剂定量稀释制成每 1ml 中约含 0.5μg 的溶液。

稀释剂、系统适用性溶液、色谱条件、系统适用性要求与测定法　见比卡鲁胺有关物质项下。

限度　供试品溶液色谱图中如有杂质峰，杂质Ⅰ按校正后的峰面积计算（乘以校正因子 0.7），不得大于对照溶液主峰面积（0.1%），其他单个杂质（杂质Ⅱ异构体 A 和异构体 B 分别计为两个杂质）峰面积不得大于对照溶液主峰面积（0.1%），各杂质校正后峰面积的和不得大于对照溶液主峰面积的 5 倍（0.5%），小于灵敏度溶液主峰面积的峰忽略不计。

溶出度　照溶出度与释放度测定法（通则 0931 第二法）测定。

溶出条件　以 1.0% 十二烷基硫酸钠溶液 1000ml 为溶出介质，转速为每分钟 50 转，依法操作，经 45 分钟时取样。

供试品溶液　取溶出液滤过，精密量取续滤液适量，用溶出介质定量稀释制成每 1ml 中约含比卡鲁胺 10μg 的溶液。

对照品溶液　取比卡鲁胺对照品约 10mg，精密称定，置 200ml 量瓶中，加四氢呋喃 2ml 使溶解，用溶出介质稀释至刻度，摇匀，精密量取适量，用溶出介质定量稀释制成每 1ml 中约含 10μg 的溶液。

测定法　取供试品溶液与对照品溶液，照紫外-可见分光光度法（通则 0401），在 272nm 的波长处分别测定吸光度。计算每片的溶出量。

限度　标示量的 80%，应符合规定。

其他　应符合片剂项下有关的各项规定（通则 0101）。

【含量测定】　照高效液相色谱法（通则 0512）测定。

供试品溶液　取本品 10 片，精密称定，研细，精密称取适量（约相当于比卡鲁胺 50mg），置 100ml 量瓶中，加四氢呋喃 50ml，超声使比卡鲁胺溶解，放冷，用四氢呋喃稀释至刻度，摇匀，滤过，精密量取续滤液 2ml，置 25ml 量瓶中，用流动相稀释至刻度，摇匀。

对照品溶液　取比卡鲁胺对照品适量，精密称定，加四氢呋喃溶解，并用流动相定量稀释制成每 1ml 中约含 0.04mg 的溶液。

系统适用性溶液、色谱条件、系统适用性要求与测定法　见比卡鲁胺含量测定项下。

【类别】　同比卡鲁胺。

【规格】　50mg

【贮藏】　密封保存。

甲 泼 尼 龙

Jiaponilong

Methylprednisolone

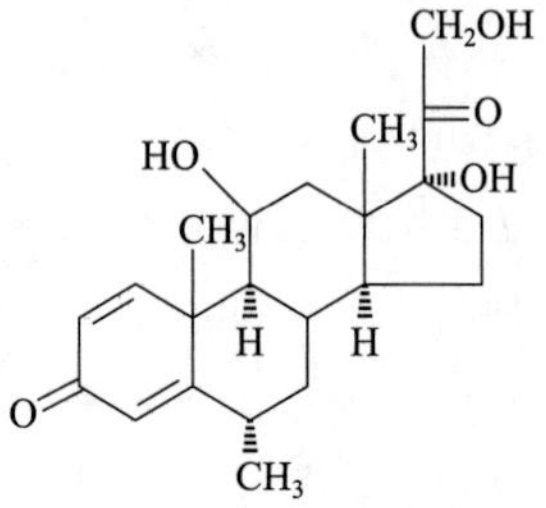

$C_{22}H_{30}O_5$ 374.48

本品为 $11\beta,17\alpha,21$-三羟基-6α-甲基孕甾-1,4-二烯-3,20-二酮。按干燥品计算，含 $C_{22}H_{30}O_5$ 应为 97.0%～102.0%。

【性状】 本品为白色或类白色结晶性粉末。

本品在乙醇中略溶，在丙酮中微溶，在二氯甲烷中极微溶解，在水中几乎不溶。

比旋度 取本品适量，精密称定，加乙醇溶解并定量稀释制成每 1ml 中约含 10mg 的溶液，依法测定（通则 0621），比旋度为 +97°～+103°。

吸收系数 取本品适量，精密称定，加乙醇溶解并定量稀释制成每 1ml 中约含 $10\mu g$ 的溶液，照紫外-可见分光光度法（通则 0401），在 243nm 的波长处测定吸光度，吸收系数（$E_{1cm}^{1\%}$）为 380～404。

【鉴别】 （1）取本品约 2mg，加硫酸 2ml 使溶解，放置 5 分钟，显深红色，置紫外光下（365nm）检视，显红棕色荧光；将此溶液与水 10ml 混合后，颜色消失，再置紫外光下（365nm）检视，显黄绿色荧光。

（2）在含量测定项下记录的色谱图中，供试品溶液主峰的保留时间应与对照品溶液主峰的保留时间一致。

（3）取本品适量，加乙醇溶解并稀释制成每 1ml 中约含 $10\mu g$ 的溶液，照紫外-可见分光光度法（通则 0401）测定，在 243nm 的波长处有最大吸收。

（4）本品的红外光吸收图谱应与甲泼尼龙对照品的图谱一致（通则 0402）。

【检查】 有关物质 照高效液相色谱法（通则 0512）测定。

溶剂 磷酸-乙腈-水（0.1：50：50）。

供试品溶液 取本品约 30mg，精密称定，置 50ml 量瓶中，加溶剂溶解并稀释至刻度，摇匀。

对照溶液 精密量取供试品溶液 1ml，置 200ml 量瓶中，用溶剂稀释至刻度，摇匀。

系统适用性溶液 取甲泼尼龙与杂质Ⅰ对照品各适量，加溶剂溶解并稀释制成每 1ml 中分别约含甲泼尼龙 0.6mg 与杂质Ⅰ $2\mu g$ 的溶液。

灵敏度溶液 精密量取对照溶液 1ml，置 10ml 量瓶中，用溶剂稀释至刻度，摇匀。

色谱条件 用十八烷基硅烷键合硅胶为填充剂（Discovery HS-C18,150mm×4.6mm,$3\mu m$ 或效能相当的色谱柱），以磷酸-四氢呋喃-乙腈-水（0.1：1.5：10：90）为流动相 A，以磷酸-四氢呋喃-乙腈（0.1：1.5：100）为流动相 B，按下表进行线性梯度洗脱；流速为每分钟 1.5ml，主峰保留时间约为 12 分钟；检测波长为 247nm；进样体积 $10\mu l$。

时间（分钟）	流动相 A（%）	流动相 B（%）
0	83	17
14	83	17
30	52	48
35	83	17

系统适用性要求 系统适用性溶液色谱图中，杂质Ⅰ峰与甲泼尼龙峰之间的分离度应不小于 1.7。灵敏度溶液色谱图中，甲泼尼龙峰峰高的信噪比应不小于 10。

测定法 精密量取供试品溶液与对照溶液，分别注入液相色谱仪，记录色谱图。

限度 供试品溶液色谱图中如有杂质峰，杂质归属见下表。杂质Ⅳ的峰面积（为两个异构体峰面积的和）不得大于对照溶液主峰面积（0.5%），杂质Ⅰ的峰面积、杂质Ⅶ与杂质Ⅸ峰面积的和均不得大于对照溶液主峰面积的 0.6 倍（0.3%），杂质Ⅱ与杂质Ⅷ的峰面积均不得大于对照溶液主峰面积的 0.4 倍（0.2%），杂质Ⅲ、杂质Ⅴ与杂质Ⅵ的峰面积均不得大于对照溶液主峰面积的 0.3 倍（0.15%），其他单个杂质峰面积不得大于对照溶液主峰面积的 0.2 倍（0.1%），各杂质峰面积的和不得大于对照溶液主峰面积的 4 倍（2%），小于灵敏度溶液主峰面积的色谱峰忽略不计。

杂质名称	相对保留时间
杂质Ⅰ	0.92
杂质Ⅱ	0.85
杂质Ⅲ	1.7
杂质Ⅳ	2.10（异构体Ⅰ） 2.2（异构体Ⅱ）
杂质Ⅴ	1.9
杂质Ⅵ	1.1
杂质Ⅶ+杂质Ⅸ	1.54
杂质Ⅷ	0.88

残留溶剂 照残留溶剂测定法（通则 0861）测定，应符合规定。

干燥失重 取本品，在 105℃干燥至恒重，减失重量不得过 1.0%（通则 0831）。

炽灼残渣 不得过 0.2%（通则 0841）。

【含量测定】 照高效液相色谱法（通则 0512）测定。

对照品溶液 取甲泼尼龙对照品适量，精密称定，加溶剂溶解并定量稀释制成每 1ml 中约含 0.6mg 的溶液。

溶剂、供试品溶液、系统适用性溶液与色谱条件　见有关物质项下。

系统适用性要求　除灵敏度要求外,见有关物质项下。

测定法　精密量取供试品溶液与对照品溶液,分别注入液相色谱仪,记录色谱图。按外标法以峰面积计算。

【类别】　糖皮质激素药。

【贮藏】　遮光,密闭保存。

【制剂】　甲泼尼龙片

附:

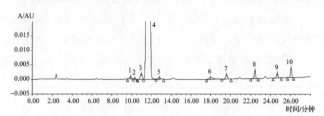

甲泼尼龙有关物质典型色谱图

1.杂质Ⅱ　2.杂质Ⅷ　3.杂质Ⅰ　4.甲泼尼龙　5.杂质Ⅵ

6.杂质Ⅶ+杂质Ⅸ　7.杂质Ⅲ　8.杂质Ⅴ

9.杂质Ⅳ(异构体Ⅰ)　10.杂质Ⅳ(异构体Ⅱ)

杂质Ⅰ

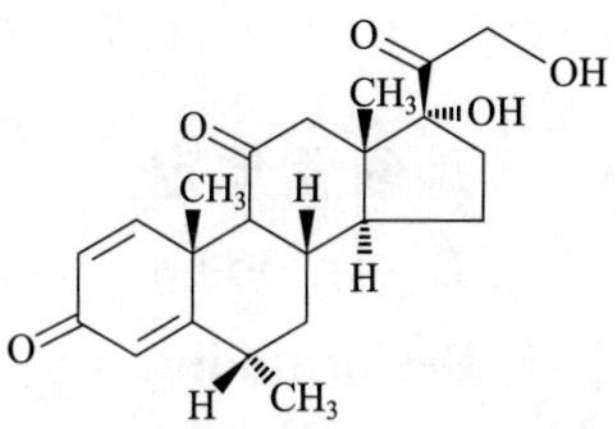

$C_{22}H_{28}O_5$　372.45

17,21-二羟基-6α-甲基孕甾-1,4-二烯-3,11,20-三酮

杂质Ⅱ

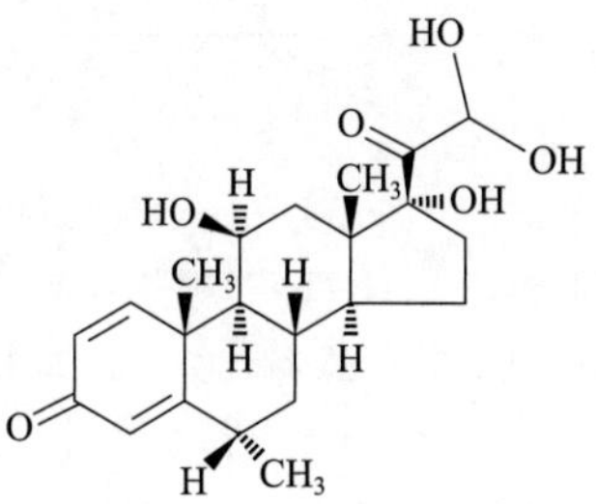

$C_{22}H_{30}O_6$　390.47

11β,17,21,21-四羟基-6α-甲基孕甾-1,4-二烯-3,20-二酮

杂质Ⅲ

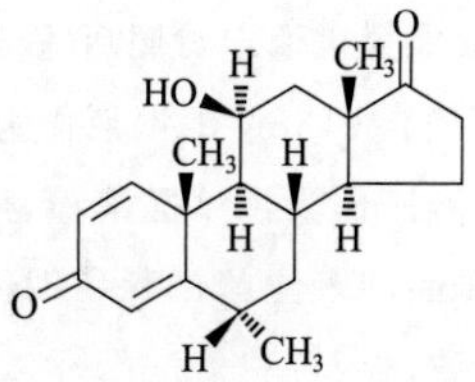

$C_{20}H_{26}O_3$　314.42

11β-羟基-6α-甲基雄甾-1,4-二烯-3,17-二酮

杂质Ⅳ

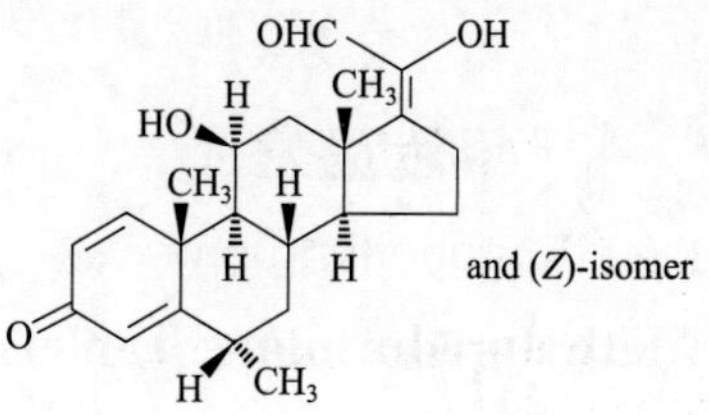

and (Z)-isomer

$C_{23}H_{34}O_4$　370.48

(EZ)11β,20-二羟基-6α-甲基孕甾-1,4,17(20)-三烯-3,21-二酮

杂质Ⅴ

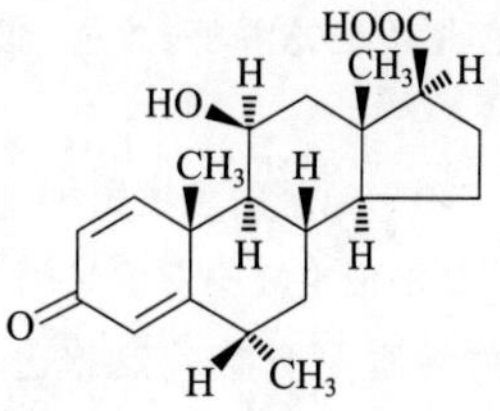

$C_{21}H_{28}O_4$　344.44

11β-羟基-6α-甲基-3-氧代雄甾-1,4-二烯-17β-羧酸

杂质Ⅵ

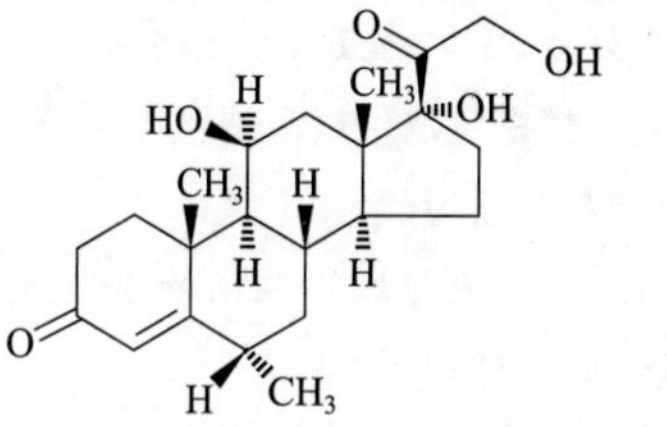

$C_{22}H_{32}O_5$　376.49

11β,17,21-三羟基-6α-甲基孕甾-4-烯-3,20-二酮

杂质Ⅶ

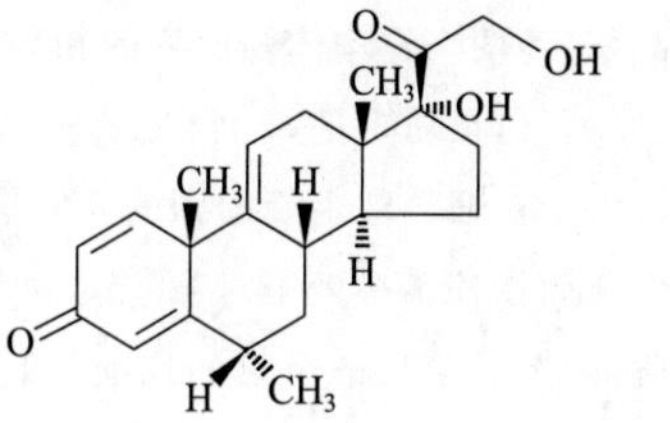

$C_{22}H_{28}O_4$　356.46

17,21-二羟基-6α-甲基孕甾-1,4,9(11)-三烯-3,20-二酮

杂质Ⅷ

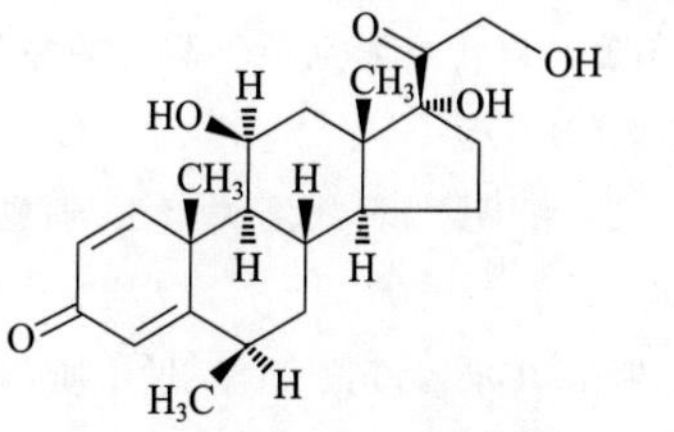

$C_{22}H_{30}O_5$　374.47

11β,17,21-三羟基-6β-甲基孕甾-1,4-二烯-3,20-二酮

杂质Ⅸ　未知结构

甲泼尼龙片

Jiaponilong pian

Methylprednisolone Tablets

本品含甲泼尼龙（$C_{22}H_{30}O_5$）应为标示量的 92.5%～107.5%。

【性状】 本品为白色片。

【鉴别】 (1)取本品细粉适量（约相当于甲泼尼龙 2mg），加甲醇 2ml，振摇使甲泼尼龙溶解，滤过，滤液加硫酸 2ml，振摇，即显紫红色。

(2)在含量测定项下记录的色谱图中，供试品溶液主峰的保留时间应与对照品溶液主峰的保留时间一致。

【检查】 有关物质 照高效液相色谱法（通则 0512）测定。

溶剂 磷酸-乙腈-水（0.1∶50∶50）。

供试品溶液 取本品 20 片，研细，称取细粉适量（约相当于甲泼尼龙 30mg），置 50ml 量瓶中，加溶剂振摇使甲泼尼龙溶解并稀释至刻度，摇匀，滤过，取续滤液。

对照溶液 精密量取供试品溶液 1ml，置 200ml 量瓶中，用溶剂稀释至刻度，摇匀。

灵敏度溶液 精密量取对照溶液 1ml，置 10ml 量瓶中，用溶剂稀释至刻度，摇匀。

系统适用性溶液、色谱条件、系统适用性要求与测定法见甲泼尼龙有关物质项下。

限度 供试品溶液色谱图中如有杂质峰，扣除相对保留时间 0.2 之前的色谱峰，杂质归属见甲泼尼龙有关物质项下。杂质Ⅳ的峰面积（为两个异构体峰面积的和）不得大于对照溶液主峰面积（0.5%），杂质Ⅰ的峰面积、杂质Ⅶ与杂质Ⅸ峰面积的和均不得大于对照溶液主峰面积的 0.6 倍（0.3%），杂质Ⅱ与杂质Ⅷ的峰面积均不得大于对照溶液主峰面积的 0.4 倍（0.2%），杂质Ⅲ、杂质Ⅴ与杂质Ⅵ的峰面积均不得大于对照溶液主峰面积的 0.3 倍（0.15%），其他单个杂质峰面积不得大于对照溶液峰面积的 0.4 倍（0.2%），各杂质峰面积的和不得大于对照溶液主峰面积的 4 倍（2%），小于灵敏度溶液主峰面积的色谱峰忽略不计。

含量均匀度 以含量测定项下测得的每片含量计算，应符合规定（通则 0941）。

溶出度 照溶出度与释放度测定法（通则 0931 第二法）测定。

溶出条件 以水 900ml 为溶出介质，转速为每分钟 50 转，依法操作，经 30 分钟时取样。

供试品溶液 取溶出液 10ml，滤过，弃去初滤液 5ml，取续滤液。

对照品溶液 精密称取甲泼尼龙对照品约 11mg，置 50ml 量瓶中，加甲醇使溶解并稀释至刻度，摇匀，精密量取 2ml，置 100ml 量瓶中，用水稀释至刻度，摇匀。

系统适用性溶液、色谱条件与系统适用性要求 见含量测定项下。进样体积 50μl。

测定法 见含量测定项下。计算每片的溶出量。

限度 标示量的 70%，应符合规定。

其他 应符合片剂项下有关的各项规定（通则 0101）。

【含量测定】 照高效液相色谱法（通则 0512）测定。

供试品溶液 取本品 1 片，置 50ml 量瓶中，加溶剂适量使甲泼尼龙溶解并定量稀释至刻度，摇匀，滤过，取续滤液。

对照品溶液 取甲泼尼龙对照品适量，精密称定，加溶剂溶解并定量稀释制成每 1ml 中约含 0.08mg 的溶液。

溶剂、系统适用性溶液与色谱条件 见有关物质项下。

系统适用性要求 除灵敏度要求外，见有关物质项下。

测定法 精密量取供试品溶液与对照品溶液，分别注入液相色谱仪，记录色谱图。按外标法以峰面积计算每片的含量，并求得 10 片的平均含量。

【类别】 同甲泼尼龙。

【规格】 4mg

【贮藏】 避光，密闭保存。

地氯雷他定

Dilüleitading

Desloratadine

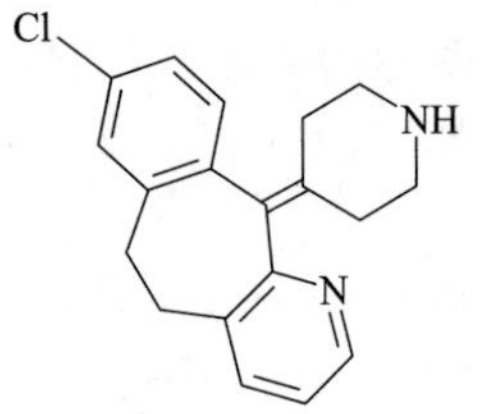

$C_{19}H_{19}ClN_2$　310.83

本品为 8-氯-6,11-二氢-11-(哌啶-4-亚基)-5H-苯并[5,6]环庚并[1,2-b]吡啶。按干燥品计算，含 $C_{19}H_{19}ClN_2$ 不得少于 99.0%。

【性状】 本品为白色或类白色结晶性粉末。

本品在甲醇或乙醇中易溶，在水中不溶；在 0.1mol/L 盐酸溶液中略溶，在 0.1mol/L 氢氧化钠溶液中不溶。

熔点 本品的熔点（通则 0612 第一法）为 155～159℃。

【鉴别】 (1)取地氯雷他定对照品适量，加流动相溶解并稀释制成每 1ml 中约含 0.5mg 的溶液作为对照品溶液，取有关物质项下供试品溶液作为供试品溶液，照有关物质项下的色谱条件试验，供试品溶液主峰的保留时间应与对照品溶液主峰的保留时间一致。

(2)取本品，加 0.1mol/L 盐酸溶液溶解并稀释制成每 1ml 中约含 20μg 的溶液，照紫外-可见分光光度法（通则

0401)测定,在282nm的波长处有最大吸收,在256nm的波长处有最小吸收。

(3)本品的红外光吸收图谱应与地氯雷他定对照品的图谱一致(通则0402)。

【检查】 有关物质 照高效液相色谱法(通则0512)测定。

供试品溶液 取本品,加流动相溶解并稀释制成每1ml中约含0.5mg的溶液。

对照溶液 精密量取供试品溶液1ml,置100ml量瓶中,用流动相稀释至刻度,摇匀,精密量取2ml,置10ml量瓶中,用流动相稀释至刻度,摇匀。

系统适用性溶液 取氨甲酰化氯雷他定对照品、异地氯雷他定对照品与地氯雷他定各适量,加流动相溶解并稀释制成每1ml中含氨甲酰化氯雷他定、异地氯雷他定各约10μg与地氯雷他定0.5mg的溶液。

灵敏度溶液 精密量取对照溶液5ml,置20ml量瓶中,用流动相稀释至刻度,摇匀。

色谱条件 用十八烷基硅烷键合硅胶为填充剂(J'sphere ODS-M80 C18,4.6mm×250mm,4μm 或效能相当的色谱柱);以乙腈-0.003mol/L 十二烷基硫酸钠水溶液(取十二烷基硫酸钠0.865g,加三氟乙酸0.5ml,加水溶解并稀释至1000ml)(43:57)为流动相;检测波长为280nm;柱温为35℃;进样体积20μl。

系统适用性要求 调节流速使主成分的保留时间约为21分钟。系统适用性溶液色谱图中,氨甲酰化氯雷他定、异地氯雷他定与地氯雷他定依次出峰,理论板数按地氯雷他定峰计算应不低于2000,氨甲酰化氯雷他定、异地氯雷他定与地氯雷他定各峰之间的分离度应符合要求。灵敏度溶液色谱图中,地氯雷他定峰峰高的信噪比应不小于10。

测定法 精密量取供试品溶液与对照溶液,分别注入液相色谱仪,记录色谱图至主成分峰保留时间的3倍。

限度 供试品溶液色谱图中如有杂质峰,氨甲酰化氯雷他定峰面积不得大于对照溶液主峰面积的0.5倍(0.1%),异地氯雷他定按校正后的峰面积计算(乘以校正因子1.6)不得大于对照溶液主峰面积的1.5倍(0.3%),其他单个杂质的峰面积不得大于对照溶液主峰面积的0.5倍(0.1%),按校正后的峰面积计算各杂质峰面积的和不得大于对照溶液主峰面积的2倍(0.4%)。小于灵敏度溶液主峰面积的峰忽略不计。

残留溶剂 照残留溶剂测定法(通则0861)测定,应符合规定。

干燥失重 取本品,在105℃干燥至恒重,减失重量不得过0.5%(通则0831)。

炽灼残渣 取本品1.0g,依法检查(通则0841),遗留残渣不得过0.1%。

重金属 取炽灼残渣项下遗留的残渣,依法检查(通则0821第二法),含重金属不得过百万分之十。

【含量测定】 取本品约0.12g,精密称定,加冰醋酸25ml溶解后,加结晶紫指示液1滴,用高氯酸滴定液(0.1mol/L)滴定至溶液显蓝色,并将滴定的结果用空白试验校正。每1ml的高氯酸滴定液(0.1mol/L)相当于15.54mg的$C_{19}H_{19}ClN_2$。

【类别】 抗组胺药。

【贮藏】 遮光,密封保存。

【制剂】 (1)地氯雷他定片 (2)地氯雷他定糖浆

附:

氨甲酰化氯雷他定

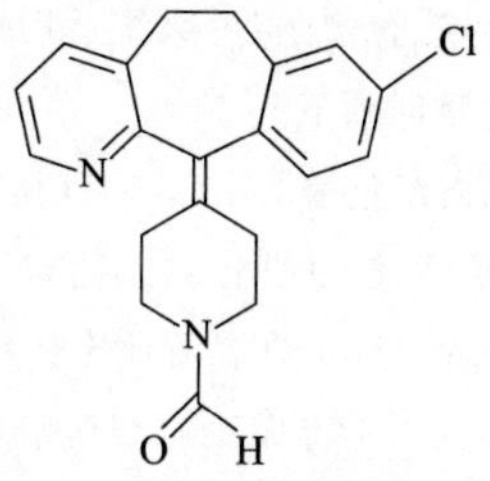

$C_{20}H_{19}ClN_2O$ 338.83

8-氯-6,11-二氢-11(4-N-甲酰基哌啶亚基)-5H-苯并[5,6]环庚并[1,2-b]吡啶

异地氯雷他定

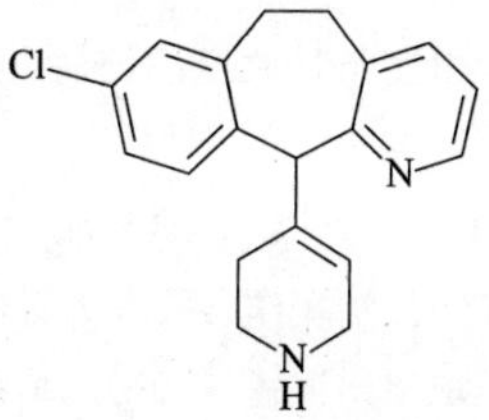

$C_{19}H_{19}ClN_2$ 310.83

8-氯-11-(1,2,3,6-四氢哌啶-4-亚基)-6,11-二氢-5H-苯并[5,6]环庚并[1,2-b]吡啶

地氯雷他定片

Dilüleitading Pian

Desloratadine Tablets

本品含地氯雷他定($C_{19}H_{19}ClN_2$)应为标示量的93.0%~105.0%。

【性状】 本品为白色或类白色片或薄膜衣片,除去包衣后显白色或类白色。

【鉴别】 (1)在含量测定项下记录的色谱图中,供试品溶液主峰的保留时间应与对照品溶液主峰的保留时间一致。

(2)取本品的细粉适量,加0.1mol/L盐酸溶液溶解并定量稀释制成每1ml中约含地氯雷他定20μg的溶液,滤过,取续滤液,照紫外-可见分光光度法(通则0401)测定,在282nm

的波长处有最大吸收,在256nm的波长处有最小吸收。

【检查】 **有关物质** 照高效液相色谱法(通则0512)测定。

供试品溶液 取本品细粉适量(约相当于地氯雷他定12.5mg),置25ml量瓶中,加流动相适量,振摇使地氯雷他定溶解,用流动相稀释至刻度,摇匀,滤过,取续滤液。

对照溶液 精密量取供试品溶液1ml,置100ml量瓶中,用流动相稀释至刻度,摇匀,精密量取2ml,置10ml量瓶中,用流动相稀释至刻度,摇匀。

灵敏度溶液 精密量取对照溶液5ml,置20ml量瓶中,用流动相稀释至刻度,摇匀。

系统适用性溶液、色谱条件、系统适用性要求与测定法见地氯雷他定有关物质项下。

限度 供试品溶液色谱图中(相对保留时间0.3之前的辅料峰除外)如有杂质峰,氨甲酰化氯雷他定峰面积不得大于对照溶液主峰面积(0.2%),异地氯雷他定按校正后的峰面积计算(乘以校正因子1.6),不得大于对照溶液主峰面积的1.5倍(0.3%),其他单个杂质峰面积不得大于对照溶液主峰面积(0.2%),按校正后的峰面积计算各杂质峰面积的和不得大于对照溶液主峰面积的2.5倍(0.5%)。小于灵敏度溶液主峰面积的峰忽略不计。

含量均匀度 以含量测定项下测得的每片含量计算,应符合规定(通则0941)。

溶出度 照溶出度与释放度测定法(通则0931第二法)测定。

溶出条件 以0.1mol/L盐酸溶液500ml为溶出介质,转速为每分钟50转,依法操作,经45分钟时取样。

供试品溶液 取溶出液适量,滤过,取续滤液。

对照品溶液 取地氯雷他定对照品适量,精密称定,加0.1mol/L盐酸溶液溶解并定量稀释制成每1ml中约含地氯雷他定10μg(5mg规格)、5μg(2.5mg规格)的溶液。

测定法 取供试品溶液与对照品溶液,照紫外-可见分光光度法(通则0401),在282nm的波长处分别测定吸光度,计算每片的溶出量。

限度 标示量的85%,应符合规定。

其他 应符合片剂项下有关的各项规定(通则0101)。

【含量测定】 照高效液相色谱法(通则0512)测定。

供试品溶液 取本品10片,分别置50ml(2.5mg规格)或100ml(5mg规格)量瓶中,加流动相适量,超声使地氯雷他定溶解,用流动相稀释至刻度,摇匀,滤过,取续滤液。

对照品溶液 取地氯雷他定对照品适量,精密称定,加流动相溶解并定量稀释制成每1ml中约含50μg的溶液。

系统适用性溶液、色谱条件与系统适用性要求 除灵敏度要求外,见有关物质项下。

测定法 精密量取供试品溶液与对照品溶液,分别注入液相色谱仪,记录色谱图。按外标法以峰面积计算每片的含量,并求得10片的平均含量。

【类别】 同地氯雷他定。

【规格】 (1)2.5mg (2)5mg

【贮藏】 密封,干燥处保存。

地氯雷他定糖浆
Dilüleitading Tangjiang
Desloratadine Syrup

本品含地氯雷他定($C_{19}H_{19}ClN_2$)应为标示量的95.0%~105.0%。

【性状】 本品为淡黄色至橙黄色或粉红色的澄清黏稠液体。

【鉴别】 在含量测定项下记录的色谱图中,供试品溶液主峰的保留时间应与对照品溶液主峰的保留时间一致。

【检查】 **pH值** 应为5.0~6.0(通则0631)。

澄清度 取本品,依法检查(通则0901第一法),溶液应澄清。

相对密度 本品的相对密度(通则0601)为1.200~1.300。

有关物质 照高效液相色谱法(通则0512)测定。

供试品溶液 精密量取本品15ml(约相当于地氯雷他定7.5mg),置100ml量瓶中,加流动相稀释至刻度,摇匀,滤过,取续滤液。

对照溶液 精密量取供试品溶液1ml,置100ml量瓶中,用流动相稀释至刻度,精密量取2ml,置10ml量瓶中,用流动相稀释至刻度。

系统适用性溶液 取氨甲酰化氯雷他定对照品、异地氯雷他定对照品与地氯雷他定各适量,加流动相溶解并稀释制成每1ml中含氨甲酰化氯雷他定、异地氯雷他定各约10μg与地氯雷他定75μg的溶液。

灵敏度溶液 精密量取对照溶液5ml,置20ml量瓶中,用流动相稀释至刻度,摇匀。

色谱条件、系统适用性要求与测定法 见地氯雷他定有关物质项下;进样体积100μl。

限度 供试品溶液色谱图中(相对保留时间0.3之前的辅料峰除外)如有杂质峰,氨甲酰化氯雷他定峰面积不得大于对照溶液主峰面积(0.2%),异地氯雷他定按校正后的峰面积计算(乘以校正因子1.6),不得大于对照溶液主峰面积的1.5倍(0.3%),其他单个杂质峰面积不得大于对照溶液主峰面积(0.2%),按校正后的峰面积计算各杂质峰面积的和不得大于对照溶液主峰面积的2.5倍(0.5%)。小于灵敏度溶液主峰面积的峰忽略不计。

其他 应符合糖浆剂项下有关的各项规定(通则0116)。

【含量测定】 照高效液相色谱法(通则0512)测定。

对照品溶液 取地氯雷他定对照品适量,精密称定,加流动相溶解并定量稀释制成每1ml中约含75μg的溶液。

供试品溶液、系统适用性溶液、色谱条件与系统适用性要求 除灵敏度要求外,见有关物质项下。

测定法 精密量取供试品溶液与对照品溶液,分别注入液相色谱仪,记录色谱图。按外标法以峰面积计算。

【类别】 同地氯雷他定。

【规格】 0.05%(60ml∶30mg;100ml∶50mg)

【贮藏】 避光,密封,20℃以下保存。

利 可 君

Likejun

Leucogen

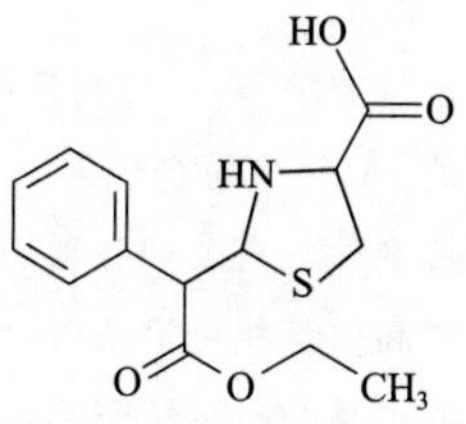

$C_{14}H_{17}O_4NS$ 295.36

本品为2-(α-苯基-α-乙氧羰基-甲基)噻唑烷-4-羧酸。按干燥品计算,含 $C_{14}H_{17}O_4NS$ 应为98.0%~102.0%。

【性状】 本品为白色结晶性粉末。

本品在二甲基甲酰胺中易溶,在乙腈中微溶,在水中几乎不溶。

熔点 本品的熔点(通则0612)为158~162℃,熔融时同时分解。

【鉴别】 (1)在含量测定项下记录的色谱图中,供试品溶液四个非对映异构体峰的保留时间均应与对照品溶液相应峰的保留时间一致。

(2)本品的红外光吸收图谱应与对照的图谱(光谱集955图)一致。

【检查】 **有关物质** 照高效液相色谱法(通则0512)测定。临用新制。

供试品溶液 取本品适量,加乙腈溶解并稀释制成每1ml中约含0.4mg的溶液。

对照溶液 精密量取供试品溶液适量,用乙腈定量稀释制成每1ml中约含2μg的溶液。

灵敏度溶液 精密量取对照溶液适量,用乙腈定量稀释制成每1ml中约含0.2μg的溶液。

系统适用性溶液 取利可君适量,精密称定,加乙腈-水(1∶1)溶解并稀释制成每1ml中约含0.4mg的溶液,置80℃水浴10分钟。

色谱条件 用十八烷基硅烷键合硅胶为填充剂(BDS Hypersil C18,4.6mm×100mm,3μm 或效能相当的色谱柱);以0.01%磷酸溶液-乙腈(78∶22)为流动相;检测波长为210nm;进样体积5μl。

系统适用性要求 以系统适用性溶液色谱图中最大非对映异构体峰(即附图中的峰4)作为参比峰,四个非对映异构体峰的相对保留时间依次约为0.7、0.8、0.9、1.0,理论板数按相对保留时间为1.0的非对映异构体峰计算不低于4000,各非对映异构体峰之间的分离度均应符合要求。灵敏度溶液色谱图中,相对保留时间为1.0的非对映异构体峰高的信噪比应不小于3。

测定法 精密量取供试品溶液与对照溶液,分别注入液相色谱仪,记录色谱图至相对保留时间为1.0的非对映异构体峰保留时间的4倍。

限度 供试品溶液色谱图中如有杂质峰,除溶剂峰外,单个杂质峰面积不得大于对照溶液中非对映异构体峰面积之和的0.4倍(0.2%),各杂质峰面积的和不得大于对照溶液中非对映异构体峰面积之和(0.5%)。小于灵敏度溶液主峰面积的峰忽略不计(0.05%)。

残留溶剂 甲酸乙酯与乙醇 照残留溶剂测定法(通则0861第三法)测定。

供试品溶液 取本品适量,精密称定,加 N,N-二甲基甲酰胺溶解并稀释制成每1ml中约含0.1g的溶液。

对照品溶液 取甲酸乙酯、乙醇各适量,精密称定,加 N,N-二甲基甲酰胺定量稀释制成每1ml中各约含0.2mg的混合溶液。

色谱条件 用聚乙二醇(PEG-20M)为固定液(或极性相近的固定液)的毛细管柱为色谱柱;柱温为65℃;进样口温度为150℃;检测器温度为220℃;载气为氮气;进样体积1μl。

系统适用性要求 对照品溶液色谱图中,各成分峰之间的分离度应符合规定。

测定法 精密量取供试品溶液与对照品溶液,分别注入气相色谱仪,记录色谱图。

限度 按外标法以峰面积计算,甲酸乙酯与乙醇的残留量均不得过0.2%。

干燥失重 取本品,在105℃干燥至恒重,减失重量不得过3.0%(通则0831)。

炽灼残渣 取本品1.0g,依法检查(通则0841),遗留残渣不得过0.1%。

【含量测定】 照高效液相色谱法(通则0512)测定。临用新制。

供试品溶液 取本品适量,精密称定,加乙腈溶解并定量稀释制成每1ml中约含0.4mg的溶液。

对照品溶液 取利可君对照品适量,精密称定,加乙腈溶解并定量稀释制成每1ml中约含0.4mg的溶液。

系统适用性溶液、色谱条件与系统适用性要求 除灵敏度要求外,见有关物质项下。

测定法 精密量取供试品溶液与对照品溶液,分别注入液相色谱仪,记录色谱图。按外标法以非对映异构体峰面积之和计算。

【类别】 促进白细胞增生药。

【贮藏】 遮光,密封,在干燥处保存。

【制剂】 利可君片

附:

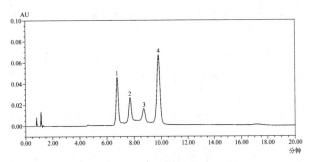

利可君系统适用性溶液典型色谱图

峰 1:利可君非对映异构体 1　峰 2:利可君非对映异构体 2

峰 3:利可君非对映异构体 3　峰 4:利可君非对映异构体 4

利 可 君 片

Likejun Pian

Leucogen Tablets

本品含利可君(C$_{14}$H$_{17}$O$_4$NS)应为标示量的 90.0%～110.0%。

【性状】 本品为白色或类白色薄膜衣片,除去包衣后显白色或类白色。

【鉴别】 在含量测定项下记录的色谱图中,供试品溶液四个非对映异构体峰的保留时间均应与对照品溶液相应峰的保留时间一致。

【检查】 有关物质 照高效液相色谱法(通则 0512)测定。临用新制。

供试品溶液 取本品研细,取细粉适量(约相当于利可君10mg),置 25ml 量瓶中,加乙腈适量,超声使利可君溶解,用乙腈稀释至刻度,摇匀,滤过,取续滤液即得。

对照溶液 精密量取供试品溶液适量,用乙腈定量稀释制成每 1ml 中约含 2μg 的溶液。

灵敏度溶液 精密量取对照溶液适量,用乙腈定量稀释制成每 1ml 中约含 0.2μg 的溶液。

系统适用性溶液、色谱条件、系统适用性要求与测定法见利可君有关物质项下。

限度 供试品溶液色谱图中如有杂质峰,除溶剂峰外,单个杂质峰面积不得大于对照溶液中非对映异构体峰面积之和的 0.4 倍(0.2%),各杂质峰面积的和不得大于对照溶液中非对映异构体峰面积的和(0.5%)。小于灵敏度溶液主峰面积的峰忽略不计(0.05%)。

含量均匀度 取本品 1 片,置乳钵中,研细,分次用乙腈转移至 25ml(10mg 规格)或 50ml(20mg 规格)量瓶中,加乙

腈适量,超声使利可君溶解,用乙腈稀释至刻度,摇匀,滤过,取续滤液作为供试品溶液,照含量测定项下的方法测定含量,应符合规定(通则 0941)。

溶出度 照溶出度与释放度测定法(通则 0931 第一法)测定。

溶出条件 以磷酸盐缓冲液(pH 6.8)900ml 为溶出介质,转速为每分钟 100 转,依法操作,经 15 分钟时取样。

供试品溶液 取溶出液适量,滤过,取续滤液。

对照品溶液 取利可君对照品适量,精密称定,加乙腈溶解并定量稀释制成每 1ml 中约含 0.2mg 的溶液,精密量取适量,用溶出介质定量稀释制成每 1ml 中约含 10μg(10mg 规格)或 20μg(20mg 规格)的溶液。

系统适用性溶液、色谱条件与系统适用性要求 见含量测定项下;进样体积 20μl。

测定法 见含量测定项下;计算每片的溶出量。

限度 标示量的 75%,应符合规定。

其他 应符合片剂项下有关的各项规定(通则 0101)。

【含量测定】 照高效液相色谱法(通则 0512)测定。

供试品溶液 取本品 20 片,精密称定,研细,精密称取细粉适量(约相当于利可君 40mg),置 100ml 量瓶中,加乙腈适量,超声使利可君溶解,用乙腈稀释至刻度,摇匀,滤过,取续滤液。

对照品溶液、系统适用性溶液、色谱条件、系统适用性要求与测定法 见利可君含量测定项下。

【类别】 同利可君。

【规格】 (1)10mg　(2)20mg

【贮藏】 遮光,密封,在干燥处保存。

阿 达 帕 林

Adapalin

Adapalene

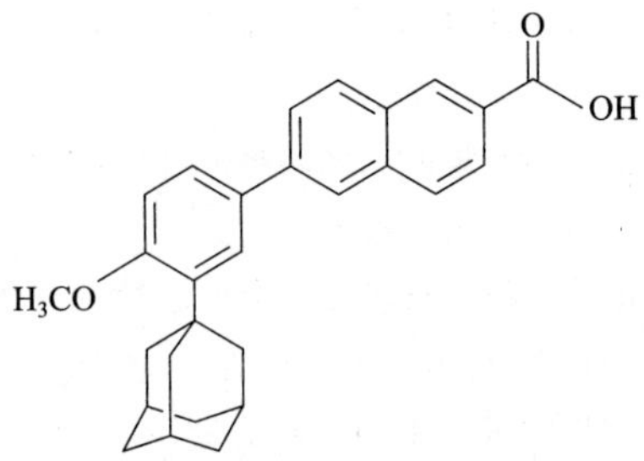

$C_{28}H_{28}O_3$　412.52

本品为 6-[3-(1-金刚烷基)-4-甲氧基苯基]-2-萘甲酸,按干燥品计算,含 $C_{28}H_{28}O_3$ 应为 98.0%～102.0%。

【性状】 本品为白色或类白色结晶性粉末。

本品在四氢呋喃中略溶,在水和乙醇中几乎不溶。

【鉴别】 (1)在含量测定项下记录的色谱图中,供试品溶

液主峰的保留时间应与对照品溶液主峰的保留时间一致。

(2)本品的红外光吸收图谱应与阿达帕林对照品的图谱一致(通则0402)。

【检查】 有关物质Ⅰ 照高效液相色谱法(通则0512)测定。

供试品溶液 取本品约10mg,精密称定,置50ml量瓶中,加四氢呋喃1ml使溶解,用流动相稀释至刻度,摇匀。

对照溶液 精密称取杂质Ⅰ对照品与杂质Ⅱ对照品各适量,加四氢呋喃适量使溶解,用流动相定量稀释制成每1ml中各约含0.2mg的溶液,再分别精密取上述溶液与供试品溶液适量,用流动相定量稀释制成每1ml中约含阿达帕林、杂质Ⅰ和杂质Ⅱ各0.2μg的溶液。

系统适用性溶液 取阿达帕林、杂质Ⅰ对照品与杂质Ⅱ对照品各适量,加四氢呋喃适量使溶解,用流动相稀释制成每1ml中各约含20μg的溶液。

灵敏度溶液 精密量取供试品溶液适量,用流动相定量稀释制成每1ml中约含0.04μg的溶液。

色谱条件 用十八烷基硅烷键合硅胶为填充剂;以乙腈-四氢呋喃-三氟乙酸-水(42:32:0.02:26)为流动相;检测波长为235nm;进样体积20μl。

系统适用性要求 系统适用性溶液色谱图中,出峰顺序为杂质Ⅰ峰、阿达帕林峰与杂质Ⅱ峰。各峰之间的分离度均应符合要求。理论板数按阿达帕林峰计算不低于3000。灵敏度溶液色谱图中,阿达帕林峰的信噪比应不小于10。

测定法 精密量取供试品溶液与对照溶液,分别注入液相色谱仪,记录色谱图至阿达帕林峰保留时间的2.5倍。

限度 供试品溶液色谱图中如有与杂质Ⅰ峰和杂质Ⅱ峰保留时间一致的色谱峰,按外标法以峰面积计算,含杂质Ⅰ与杂质Ⅱ均不得过0.1%,其他单个杂质峰面积不得大于对照溶液中阿达帕林峰面积的3倍(0.3%),超过对照溶液中阿达帕林峰面积的杂质峰不得多于1个,其他杂质峰面积的和不得大于对照溶液中阿达帕林峰面积的3倍(0.3%)。小于灵敏度溶液主峰面积的峰忽略不计。

有关物质Ⅱ 照高效液相色谱法(通则0512)测定。

溶剂 乙腈-四氢呋喃-水(37:20:43)。

供试品溶液 取本品约20mg,置10ml量瓶中,加四氢呋喃5ml使溶解,用溶剂稀释至刻度,摇匀。

对照溶液 精密量取供试品溶液1ml,置10ml量瓶中,用四氢呋喃稀释至刻度,摇匀,精密量取1ml,置100ml量瓶中,用溶剂稀释至刻度,摇匀。

系统适用性溶液 精密称取杂质Ⅲ对照品、杂质Ⅳ对照品与杂质Ⅴ对照品各约2.4mg,置20ml量瓶中,加四氢呋喃使溶解并稀释至刻度,摇匀,取2ml,置20ml量瓶中,加四氢呋喃4ml,用溶剂稀释至刻度,摇匀,取上述溶液与供试品溶液各2ml,置同一20ml量瓶中,用溶剂稀释至刻度,摇匀。

色谱条件 用苯基硅烷键合硅胶为填充剂(依利特,

4.6mm×250mm,5μm或效能相当的色谱柱);以冰醋酸-水(0.1:100)为流动相A,乙腈-四氢呋喃(65:35)为流动相B,按下表进行梯度洗脱,检测波长为270nm;进样体积25μl。

时间(分钟)	流动相A(%)	流动相B(%)
0	50	50
2.5	50	50
40	28	72
42	28	72
42.1	50	50
50	50	50

系统适用性要求 系统适用性溶液色谱图中,阿达帕林峰的保留时间约为18分钟,杂质Ⅲ峰、杂质Ⅳ峰和杂质Ⅴ峰的相对保留时间分别约为0.3、0.8和2.1,杂质Ⅳ峰与阿达帕林峰之间的分离度应不小于4.5,杂质Ⅳ峰高的信噪比应不小于10。

测定法 精密量取供试品溶液与对照溶液,分别注入液相色谱仪,记录色谱图。

限度 供试品溶液色谱图中如有与杂质Ⅲ峰、杂质Ⅳ峰和杂质Ⅴ峰保留时间一致的色谱峰,杂质Ⅲ峰面积乘以校正因子0.7后不得大于对照溶液主峰面积的3倍(0.3%),杂质Ⅳ峰面积乘以校正因子7后不得大于对照溶液的主峰面积(0.1%),杂质Ⅴ峰面积乘以校正因子1.4后不得大于对照溶液主峰面积的2倍(0.2%);其他单个杂质峰面积不得大于对照溶液的主峰面积(0.1%);各杂质峰面积(杂质Ⅲ峰、杂质Ⅳ峰和杂质Ⅴ峰经校正后)的和不得大于对照溶液主峰面积的5倍(0.5%),小于对照溶液主峰面积0.5倍的峰忽略不计。

残留溶剂 照残留溶剂测定法(通则0861)测定,应符合规定。

干燥失重 取本品,在105℃干燥至恒重,减失重量不得过0.5%(通则0831)。

炽灼残渣 取本品1.0g,依法检查(通则0841),遗留残渣不得过0.1%。

重金属 取炽灼残渣项下遗留的残渣,依法检查(通则0821第二法),含重金属不得过百万分之二十。

【含量测定】 照高效液相色谱法(通则0512)测定。

供试品溶液 取本品约20mg,精密称定,置100ml量瓶中,加四氢呋喃5ml使溶解,用流动相稀释至刻度,摇匀,精密量取5ml,置50ml量瓶中,用流动相稀释至刻度,摇匀。

对照品溶液 取阿达帕林对照品约20mg,精密称定,置100ml量瓶中,加四氢呋喃5ml溶解,用流动相稀释至刻度,摇匀,精密量取5ml,置50ml量瓶中,用流动相稀释至刻度,摇匀。

色谱条件 用十八烷基硅烷键合硅胶为填充剂;以乙腈-四氢呋喃-三氟乙酸-水(42:32:0.02:26)为流动相;检测波长为270nm;进样体积20μl。

系统适用性要求 理论板数按阿达帕林峰计算不低于3000。

测定法 精密量取供试品溶液与对照品溶液,分别注入液相色谱仪,记录色谱图。按外标法以峰面积计算。

【类别】 皮肤科用药。

【贮藏】 密封保存。

附:

杂质 I

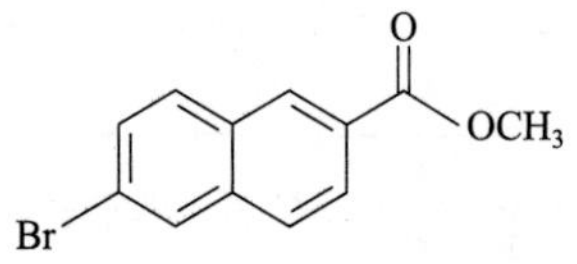

C₁₂H₉BrO₂ 265.10

6-溴-2-萘甲酸甲酯

杂质 II

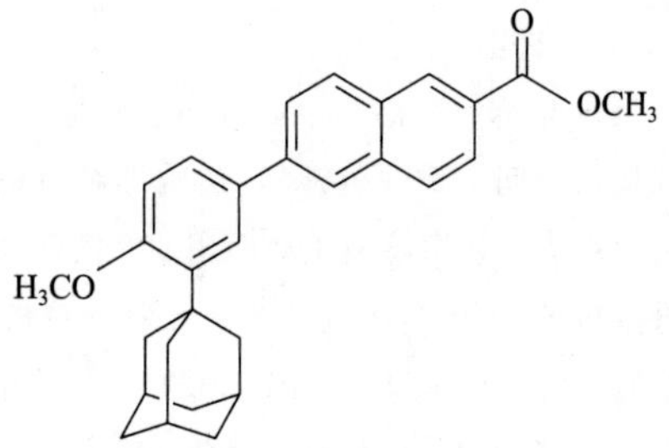

C₂₉H₃₀O₃ 426.55

6-[3-(1-金刚烷基)-4-甲氧基苯基]-2-萘甲酸甲酯

杂质 III

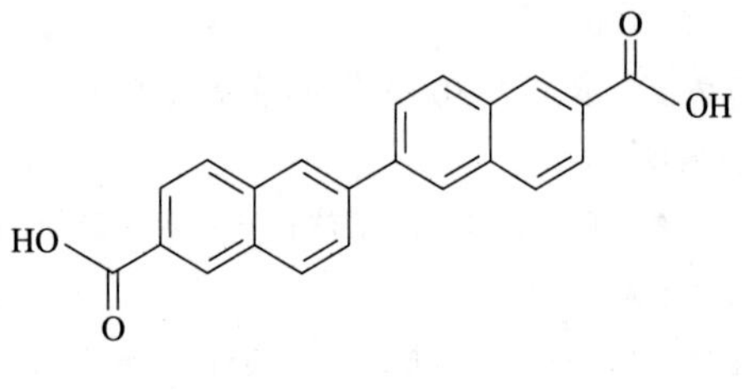

C₂₂H₁₄O₄ 342.34

2,2′-联萘-6,6′-二甲酸

杂质 IV

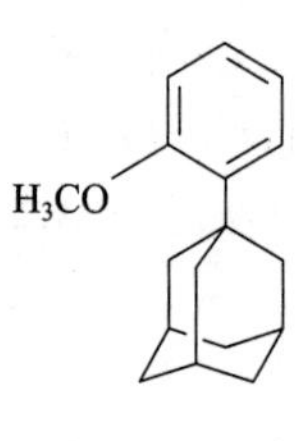

C₁₇H₂₀O 242.36

2-(1-金刚烷基)甲氧基苯

杂质 V

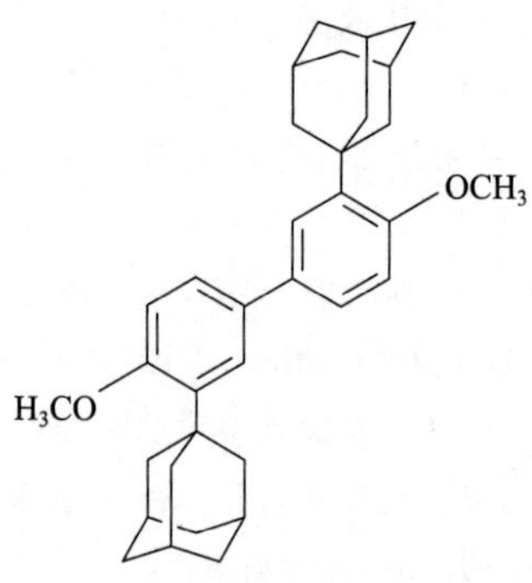

C₃₄H₄₂O₂ 482.70

4,4′-二甲氧基-3,3′-二(1-金刚烷基)联苯

枸橼酸西地那非

Juyuansuan Xidinafei

Sildenafil Citrate

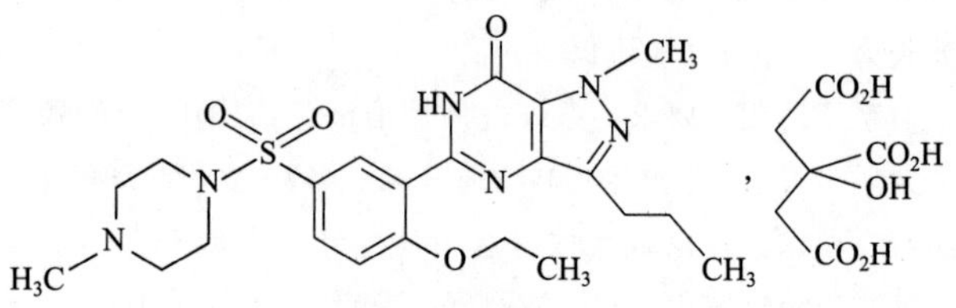

$C_{22}H_{30}N_6O_4S \cdot C_6H_8O_7$ 666.70

本品为1-[[3-(6,7-二氢-1-甲基-7-氧代-3-丙基-1H-吡唑并[4,3-d]嘧啶-5-基)-4-乙氧苯基]磺酰基]-4-甲基哌嗪枸橼酸盐。按无水物计算,含$C_{22}H_{30}N_6O_4S \cdot C_6H_8O_7$不得少于98.5%。

【生产要求】 应对生产工艺进行评估以确定形成遗传毒性杂质磺酸烷基酯的可能性。必要时,应采用适宜的分析方法对产品进行分析,以确认磺酸烷基酯含量符合我国药品监管部门相关指导原则或ICH M7指导原则的要求。

【性状】 本品为白色或类白色结晶性粉末,略有引湿性。

本品在甲醇或水中微溶,在乙醇中极微溶解,在正己烷中几乎不溶。

吸收系数 取本品,加0.1mol/L盐酸溶液溶解并稀释制成每1ml中约含枸橼酸西地那非20μg的溶液,照紫外-可见分光光度法(通则0401),在292nm的波长处测定吸光度,吸收系数($E_{1cm}^{1\%}$)为195~210。

【鉴别】 (1)本品的红外光吸收图谱应与对照的图谱(光谱集990图)一致。

(2)本品显枸橼酸盐鉴别(2)的反应(通则0301)。

【检查】 **酸度** 取本品20mg,加水20ml溶解,依法测定(通则0631),pH值应为3.0~4.5。

有关物质 照高效液相色谱法(通则0512)测定。

溶剂 乙腈-流动相A(10:90)。

供试品溶液 取本品适量,加溶剂适量,振摇使溶解并稀释制成每 1ml 中约含 0.5mg 的溶液。

对照溶液 精密量取供试品溶液适量,用溶剂定量稀释制成每 1ml 中约含 0.5μg 的溶液。

系统适用性溶液 取枸橼酸西地那非与杂质Ⅰ对照品各适量,加溶剂适量,振摇使溶解并稀释制成每 1ml 中约含枸橼酸西地那非 25μg 与杂质Ⅰ 10μg 的混合溶液。

灵敏度溶液 精密量取对照溶液适量,用溶剂定量稀释制成每 1ml 中约含 0.25μg 的溶液。

色谱条件 用十八烷基硅烷键合硅胶为填充剂,以磷酸盐缓冲液(pH 6.5)(取磷酸二氢钾 2.72g,加水 900ml 溶解,用 2mol/L 氢氧化钾溶液调节 pH 值至 6.5,加水稀释至1000ml)-乙腈(80:20)为流动相 A,以上述磷酸盐缓冲液(pH 6.5)-甲醇-乙腈(20:20:60)为流动相 B,按下表进行线性梯度洗脱;流速为每分钟 1.5ml;柱温为 40℃;检测波长为 230nm;进样体积 10μl。

时间(分钟)	流动相 A(%)	流动相 B(%)
0	75	25
3	75	25
26	30	70
38	30	70
38.1	75	25
45	75	25

系统适用性要求 系统适用性溶液色谱图中,西地那非峰的保留时间约为 17 分钟,西地那非峰与杂质Ⅰ峰之间的分离度应不小于 5.0。灵敏度溶液色谱图中,主成分峰高的信噪比应不小于 10。

测定法 精密量取供试品溶液与对照溶液,分别注入液相色谱仪,记录色谱图。

限度 供试品溶液色谱图中,除枸橼酸峰(相对保留时间约为 0.08)外,如有杂质峰,杂质Ⅰ峰面积不得大于对照溶液主峰面积的 1.5 倍(0.15%),其他单个杂质峰面积不得大于对照溶液的主峰面积(0.1%),各杂质峰面积的和不得大于对照溶液主峰面积的 5 倍(0.5%)。小于灵敏度溶液主峰面积的色谱峰忽略不计。

残留溶剂 照残留溶剂测定法(通则 0861)测定,应符合规定。

水分 取本品,照水分测定法(通则 0832 第一法 1)测定,含水分不得过 2.5%。

炽灼残渣 取本品 1.0g,依法检查(通则 0841),遗留残渣不得过 0.1%。

重金属 取炽灼残渣项下遗留的残渣,依法检查(通则 0821 第二法),含重金属不得过百万分之十。

【含量测定】 取本品 0.25g,精密称定,加冰醋酸-醋酐(1:2)30ml 溶解后,照电位滴定法(通则 0701),用高氯酸滴定液(0.1mol/L)滴定,并将滴定结果用空白试验校正。每 1ml 高氯酸滴定液(0.1mol/L)相当于 33.335mg 的 $C_{22}H_{30}N_6O_4S \cdot C_6H_8O_7$。

【类别】 血管扩张药,勃起功能障碍用药。

【贮藏】 遮光,密封保存。

【制剂】 枸橼酸西地那非片

附:

杂质Ⅰ

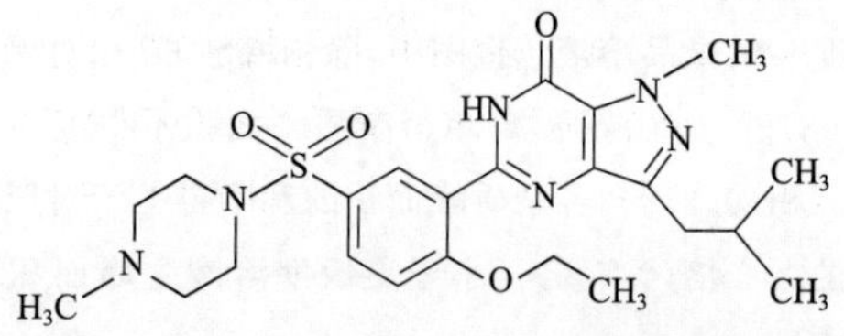

$C_{23}H_{32}N_6O_4S$ 488.60

5-[2-乙氧基-5-[(4-甲基哌嗪-1-基)磺酰基]苯基]-1-甲基-3-(2-甲基丙基)-1,6-二氢-7H-吡唑并[4,3-d]嘧啶-7-酮

枸橼酸西地那非片

Juyuansuan Xidinafei Pian

Sildenafil Citrate Tablets

本品含枸橼酸西地那非按西地那非($C_{22}H_{30}N_6O_4S$)计算,应为标示量的 90.0%～110.0%。

【性状】 本品为薄膜衣片,除去包衣后显白色或类白色。

【鉴别】 (1)照薄层色谱法(通则 0502)试验。

溶剂 甲醇-水-氨水(75:25:1)。

供试品溶液 取含量测定项下的细粉适量(约相当于西地那非 50mg),加溶剂 100ml,振摇,超声 10 分钟使枸橼酸西地那非溶解,离心,取上清液。

对照品溶液 取枸橼酸西地那非对照品适量,加溶剂溶解并稀释制成每 1ml 中约含西地那非 0.5mg 的溶液。

色谱条件 采用硅胶 GF$_{254}$ 薄层板,以正己烷-乙醇-氨水(30:70:1)为展开剂,展开缸预先用展开剂饱和至少 20 分钟。

测定法 吸取上述两种溶液各 5μl,分别点于同一薄层板上,展开,取出,晾干,在碘蒸气中显色 5 分钟,置紫外灯(254nm)下检视。

结果判定 供试品溶液所显主斑点的位置和颜色应与对照品溶液的主斑点相同。

(2)在含量测定项下记录的色谱图中,供试品溶液主峰的保留时间应与对照品溶液主峰的保留时间一致。

(3)本品显枸橼酸盐鉴别(2)的反应(通则 0301)。

以上(1)、(2)项可选做一项。

【检查】 有关物质 照高效液相色谱法(通则 0512)测定。

供试品溶液 取本品细粉适量(约相当于西地那非 25mg),置 50ml 量瓶中,加溶剂适量,超声使枸橼酸西地那非溶解,放冷,用溶剂稀释至刻度,摇匀,离心,取上清液。

对照溶液 精密量取供试品溶液适量,用溶剂定量稀释制成每 1ml 中约含西地那非 1μg 的溶液。

灵敏度溶液　精密量取对照溶液适量,用溶剂定量稀释制成每 1ml 中约含西地那非 0.25μg 的溶液。

溶剂、系统适用性溶液、色谱条件、系统适用性要求与测定法　见枸橼酸西地那非有关物质项下。

限度　供试品溶液色谱图中,除枸橼酸峰(相对保留时间约为 0.08)外,如有杂质峰,单个杂质峰面积不得大于对照溶液主峰面积(0.2%),各杂质峰面积的和不得大于对照溶液主峰面积的 2.5 倍(0.5%)。小于灵敏度溶液主峰面积的色谱峰忽略不计。

含量均匀度　以含量测定项下测得的每片含量计算,应符合规定(通则 0941)。

溶出度　照溶出度与释放度测定法(通则 0931 第一法)测定。

溶出条件　以 0.01mol/L 盐酸溶液 900ml 为溶出介质,转速为每分钟 100 转,依法操作,经 15 分钟时取样。

供试品溶液　取溶出液,滤过,精密量取续滤液适量,用溶出介质定量稀释制成每 1ml 中约含西地那非 28μg 的溶液。

对照品溶液　取枸橼酸西地那非对照品适量,精密称定,加溶出介质溶解并定量稀释制成每 1ml 中约含西地那非 28μg 的溶液。

测定法　取供试品溶液与对照品溶液,照紫外-可见分光光度法(通则 0401),在 290nm 的波长处测定吸光度,计算每片的溶出量。

限度　标示量的 80%,应符合规定。

水分　取本品细粉,照水分测定法(通则 0832 第一法 1)测定,含水分不得过 6.0%。

其他　应符合片剂项下有关的各项规定(通则 0101)。

【含量测定】　照高效液相色谱法(通则 0512)测定。

溶剂　乙腈-磷酸盐缓冲液(pH 6.5)(取磷酸二氢钾 2.72g,加水 900ml,用 2mol/L 氢氧化钾溶液调节 pH 值至 6.5,加水稀释至 1000ml)(30∶70)。

供试品溶液　取本品 10 片,分别置 200ml(规格 100mg)量瓶中,或置 100ml(规格 50mg)量瓶中,或置 50ml(规格 25mg)量瓶中,加溶剂适量,振摇使崩解,超声使枸橼酸西地那非溶解,放冷,用溶剂稀释至刻度,摇匀,离心,精密量取上清液 2ml,置 50ml 量瓶中,用溶剂稀释至刻度,摇匀。

对照品溶液　取枸橼酸西地那非对照品适量,精密称定,加溶剂溶解并定量稀释制成每 1ml 中约含西地那非 20μg 的溶液。

系统适用性溶液　分别取枸橼酸西地那非与杂质Ⅰ对照品各适量,加溶剂溶解并稀释制成每 1ml 中含枸橼酸西地那非 25μg 和杂质Ⅰ 10μg 的混合溶液。

色谱条件　用十八烷基硅烷键合硅胶为填充剂;以上述磷酸盐缓冲液(pH 6.5)-甲醇-乙腈(40∶20∶40)为流动相;流速为每分钟 1.0ml;检测波长为 290nm;进样体积 10μl。

系统适用性要求　西地那非峰与杂质Ⅰ峰的分离度应不小于 3.0,理论板数按西地那非峰计算不低于 8000。

测定法　精密量取供试品溶液与对照品溶液,分别注入液相色谱仪,记录色谱图。按外标法以峰面积计算。

【类别】　同枸橼酸西地那非。

【规格】　按 $C_{22}H_{30}N_6O_4S$ 计　(1)25mg　(2)50mg　(3)100mg

【贮藏】　遮光,密封保存。

洛　铂

Luobo

Lobaplatin

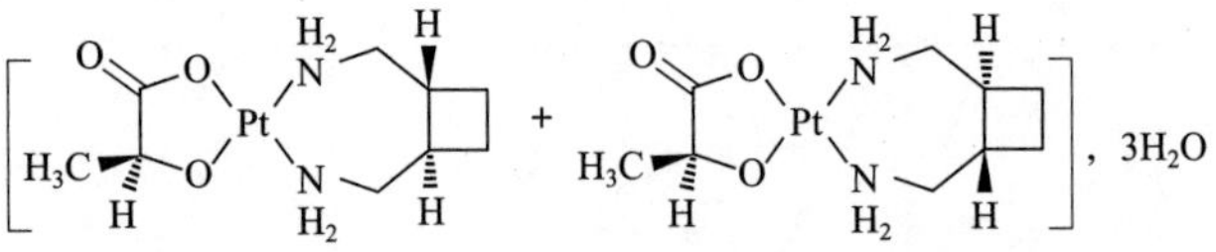

$C_9H_{18}N_2O_3Pt \cdot 3H_2O$　451.38

本品为顺-[(反-1,2-环丁烷双(甲胺)][(S)-乳酸-O',O']铂三水合物。按无水物计算,含 $C_9H_{18}N_2O_3Pt$ 应为 97.0%～102.0%。

【性状】　本品为白色至微黄色的结晶或结晶性粉末。

本品在水中略溶,在二甲基亚砜中微溶,在无水乙醇中不溶。

【鉴别】　(1)取本品约 5mg,加硫脲少许,加水适量,加热,应显黄色。

(2)取本品,加水溶解并稀释制成每 1ml 中约含 1mg 的溶液,加 2mol/L 硫酸溶液 3 滴,加热至沸,加碘化汞钾试液 2 滴,溶液显黄色,迅即变为黄棕色,放置后变成棕色并有棕色沉淀产生。

(3)在含量测定项下记录的色谱图中,供试品溶液两主峰的保留时间应与对照品溶液两主峰的保留时间一致。

(4)本品的红外光吸收图谱应与洛铂对照品的图谱一致(通则 0402)。

【检查】　酸碱度　取本品,加水溶解并稀释制成每 1ml 中约含 20mg 的溶液,依法测定(通则 0631),pH 值应为 5.5～7.5。

溶液的澄清度与颜色　取本品 5 份,各约 0.11g,分别加水 5ml,超声使溶解,溶液应澄清无色;如显浑浊,与 1 号浊度标准液(通则 0902)比较,均不得更浓;如显色,与黄色 1 号标准比色液(通则 0901 第一法)比较,均不得更深。

异构体比例　照高效液相色谱法(通则 0512)测定。

供试品溶液　取本品适量,加甲醇超声使溶解并稀释制成每 1ml 中约含 5mg 的溶液。

色谱条件　以硅胶表面涂敷有纤维素-三(3-氯-4-甲基苯

基氨基甲酸酯)为填充剂(Daicel Chiralcel OZ-3,4.6mm×150mm,3μm,或效能相当的色谱柱),以正己烷-乙醇(65：35)为流动相;流速为每分钟1.0ml;柱温为35℃;检测波长为210nm;进样体积20μl。

系统适用性要求　供试品溶液色谱图中,洛铂非对映体Ⅰ(RRS)峰与洛铂非对映体Ⅱ(SSS)峰之间的分离度应符合要求。

测定法　精密量取供试品溶液,注入液相色谱仪,记录色谱图。

限度　供试品溶液色谱图中,洛铂非对映体Ⅰ(RRS)峰面积与洛铂非对映体Ⅱ(SSS)峰面积之比应为0.8~1.3。

1,2-二氨甲基-环丁烷(杂质Ⅰ)　照薄层色谱法(通则0502)试验。

供试品溶液　取本品适量,精密称定,加丙酮-甲醇-水(1：2：2)溶解并定量稀释制成每1ml中约含$C_9H_{18}N_2O_3Pt$ 50mg的溶液。

对照品溶液　精密称取1,2-二氨甲基-环丁烷二草酸盐一水物对照品约17.1mg(相当于杂质Ⅰ6.25mg),置25ml量瓶中,加丙酮-甲醇-水(1：2：2)溶解并稀释至刻度,摇匀。

灵敏度溶液　精密量取对照品溶液1ml,置5ml量瓶中,用丙酮-甲醇-水(1：2：2)稀释至刻度,摇匀。

色谱条件　采用硅胶60 F_{254}薄层板,以乙醇-二氯甲烷-25%氨水-水(53：39：15：1.5)为展开剂。

系统适用性要求　灵敏度溶液应清晰检出1个斑点。

测定法　精密吸取上述三种溶液各2μl,分别点于同一薄层板上,展开,晾干,喷以0.3%茚三酮溶液(取茚三酮0.3g,加正丁醇100ml使溶解,加醋酸3ml,混匀),于120℃加热使显色。

限度　供试品溶液如显与对照品溶液斑点位置相同的斑点,与对照品溶液的斑点比较,不得更深(0.5%)。

1,2-二氨甲基-环丁烷-二碘铂(杂质Ⅱ)　照高效液相色谱法(通则0512)测定。

供试品溶液　取本品适量,精密称定,加乙腈-水(1：1)溶解并定量稀释制成每1ml中约含$C_9H_{18}N_2O_3Pt$ 2mg的溶液。

对照品溶液　取杂质Ⅱ对照品适量,精密称定,加乙腈-水(1：1)溶解并定量稀释制成每1ml中约含2μg的溶液。

灵敏度溶液　精密量取对照品溶液适量,用乙腈-水(1：1)定量稀释制成每1ml中约含1μg的溶液。

色谱条件　用十八烷基硅烷键合硅胶为填充剂(Waters Xselect HSS T3,4.6mm×150mm,3.5μm或效能相当的色谱柱),以10mmol/L醋酸铵溶液为流动相A,甲醇-乙腈(1：1)为流动相B,按下表进行梯度洗脱;流速为每分钟1.0ml;柱温为40℃;检测波长为220nm;进样体积20μl。

时间(分钟)	流动相A(%)	流动相B(%)
0	90	10
20	10	90
21	90	10
26	90	10

系统适用性要求　对照品溶液连续进样5次,色谱图中主峰面积的相对标准偏差不大于3.0%。灵敏度溶液色谱图中,杂质Ⅱ峰高的信噪比应不小于10。

测定法　精密量取供试品溶液与对照品溶液,分别注入液相色谱仪,记录色谱图。

限度　供试品溶液色谱图中,如有与杂质Ⅱ峰保留时间一致的色谱峰,按外标法以峰面积计算,杂质Ⅱ不得过0.1%。

顺-[顺-1,2-环丁烷双(甲胺)][(S)-乳酸-O',O']铂(杂质Ⅲ)及其他杂质　照高效液相色谱法(通则0512)测定。临用新制或2~8℃保存。

供试品溶液　取本品适量,加水溶解并稀释制成每1ml中约含2mg的溶液。

对照溶液　精密量取供试品溶液适量,用水定量稀释制成每1ml中约含20μg的溶液。

灵敏度溶液　精密量取对照溶液适量,用水定量稀释制成每1ml中约含2μg的溶液。

乳酸钠溶液　取乳酸钠对照品约10mg,置10ml量瓶中,加水溶解并稀释至刻度,摇匀。

色谱条件　除梯度洗脱程序外,见1,2-二氨甲基-环丁烷-二碘铂项下。

时间(分钟)	流动相A(%)	流动相B(%)
0	97	3
3	97	3
10	92	8
18	87	13
25	10	90
26	97	3
34	97	3

系统适用性要求　对照溶液连续进样5次,色谱图中洛铂非对映体Ⅰ(RRS)、洛铂非对映体Ⅱ(SSS)依次出峰,两主峰面积和的相对标准偏差应不大于3.0%。灵敏度溶液色谱图中,洛铂非对映体Ⅰ(RRS)峰高的信噪比应不小于10。

测定法　精密量取供试品溶液与对照溶液,分别注入液相色谱仪,记录色谱图。

限度　供试品溶液色谱图中如有杂质峰,除乳酸峰外,杂质Ⅲ[相对于洛铂非对映体Ⅱ(SSS)峰的相对保留时间约为0.89]峰面积不得大于对照溶液两主峰面积和的0.5倍(0.5%);其他杂质峰面积的和不得大于对照溶液两主峰面积和的 0.5 倍(0.5%)。小于灵敏度溶液中洛铂非对映体 Ⅰ (RRS)峰面积的峰忽略不计(0.05%)。

乳酸 照离子色谱法(通则 0513)测定。

供试品溶液 取本品适量,精密称定,加水溶解并定量稀释制成每 1ml 中约含 $C_9H_{18}N_2O_3Pt$ 5mg 的溶液。

对照品溶液 取乳酸钠对照品适量,精密称定,加水溶解并定量稀释制成每 1ml 中约含乳酸钠 31μg 的溶液。

灵敏度溶液 精密量取对照品溶液适量,用水定量稀释制成每 1ml 中约含乳酸钠 3.1μg 的溶液。

色谱条件 用乙基乙烯基苯-二乙烯基苯共聚物键合烷基季铵基为填充剂(Ionpac AS9-HC,保护柱:Ionpac AG9 或效能相当的色谱柱),以碳酸盐溶液(取无水碳酸钠 0.19g 和碳酸氢钠 0.14g,加水至 1000ml,混匀)为洗脱液;检测器为抑制型电导检测器;进样体积 25μl。

系统适用性要求 灵敏度溶液色谱图中,乳酸峰高的信噪比应不小于 10。

测定法 精密量取供试品溶液与对照品溶液,分别注入离子色谱仪,记录色谱图。

限度 供试品溶液色谱图中如有乳酸峰,按外标法以峰面积计算,结果乘以 0.804,含乳酸不得过 0.5%。

丙酮 照残留溶剂测定法(通则 0861 第二法)测定。

供试品溶液 取本品 0.1g,精密称定,置顶空瓶中,精密加水 5ml,振摇使溶解,密封。

对照品溶液 精密称取丙酮适量,用水定量稀释制成每 1ml 中约含 40μg 的溶液,精密量取 5ml,置顶空瓶中,密封。

色谱条件 以键合聚乙二醇(或极性相近)为固定液的毛细管柱为色谱柱,起始温度为 60℃;进样口温度为 220℃;检测器温度为 250℃;顶空瓶平衡温度为 60℃,平衡时间为 30 分钟。

测定法 取供试品溶液与对照品溶液分别顶空进样,记录色谱图。

限度 按外标法以峰面积计算,含丙酮不得过 0.2%。

水分 取本品,照水分测定法(通则 0832 第一法 1)测定,含水分应为 11.0%~13.0%。

银盐 取本品约 0.4g,加水 25ml 使溶解,加醋酸盐缓冲液(pH 3.5)4ml,加水稀释至 30ml,摇匀,将溶液分成二等份,分别置甲、乙 2 支 25ml 纳氏比色管中,甲管中加入标准硝酸银溶液(精密称取硝酸银 0.1575g,置 1000ml 量瓶中,加水溶解并稀释至刻度,摇匀,作为贮备液。精密量取贮备液 10ml,置 100ml 量瓶中,用水稀释至刻度,摇匀,即得每 1ml 中含银离子 10μg 的标准硝酸银溶液。本液仅供当天使用)2.0ml,加水稀释至 25ml;乙管中加水稀释至 25ml;另取 1 支 25ml 纳氏比色管为丙管,加标准硝酸银溶液 2.0ml 与醋酸盐缓冲液(pH 3.5)2ml,加水稀释至 25ml;分别在甲、乙、丙三管中加硫代乙酰胺试液 2ml,摇匀,于暗处放置 2 分钟,同置白纸上,

自上向下检视。甲管中显出的颜色不浅于丙管,乙管中显示的颜色与丙管比较,不得更深(0.01%)。

细菌内毒素 取本品约 10mg,依法检查(通则 1143),每 1mg 洛铂($C_9H_{18}N_2O_3Pt$)中含内毒素的量应小于 2.5EU。

【**含量测定**】 照高效液相色谱法(通则 0512)测定。

供试品溶液 取本品适量,精密称定,加水溶解并定量稀释制成每 1ml 中约含 $C_9H_{18}N_2O_3Pt$ 0.1mg 的溶液。

对照品溶液 取洛铂对照品适量,精密称定,加水溶解并定量稀释成每 1ml 中约含 $C_9H_{18}N_2O_3Pt$ 0.1mg 的溶液。

色谱条件 用十八烷基硅烷键合硅胶为填充剂(Waters Xselect HSS T3,150mm×4.6mm,3.5μm 或效能相当的色谱柱);以磷酸盐缓冲液(0.02mol/L 磷酸二氢钾,用 1mol/L 氢氧化钾调节 pH 值至 4.8)-乙腈(96:4)为流动相;流速为每分钟 1ml;检测波长为 210nm;柱温为 40℃;进样体积 20μl。

系统适用性要求 对照品溶液色谱图中,洛铂非对映体 Ⅰ(RRS)与洛铂非对映体 Ⅱ(SSS)依次出峰,两主峰之间的分离度应不小于 1.2,两主峰与相邻杂质峰之间的分离度应符合要求。

测定法 精密量取供试品溶液与对照品溶液,分别注入液相色谱仪,记录色谱图。按外标法以两峰面积之和计算。

【**类别**】 抗肿瘤药。

【**贮藏**】 遮光,密闭,在冷处保存。

【**制剂**】 注射用洛铂

附:

杂质 Ⅰ

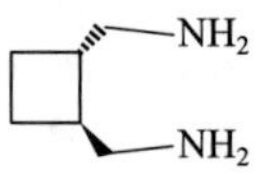

$C_6H_{14}N_2$ 114.19

1,2-二氨甲基-环丁烷

杂质 Ⅱ

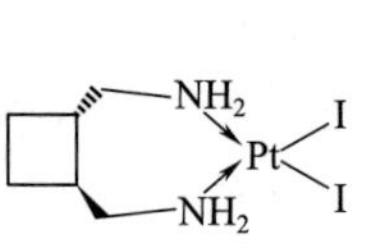

$C_6H_{12}N_2I_2Pt$ 561.06

1,2-二氨甲基-环丁烷-二碘铂

杂质 Ⅲ

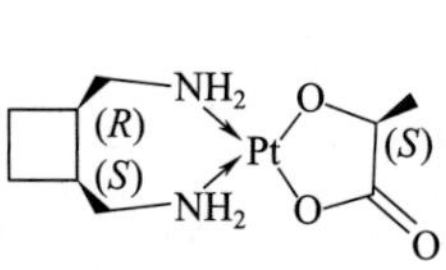

$C_9H_{18}N_2O_3Pt$ 397.33

顺-[顺-1,2-环丁烷双(甲胺)][(S)-乳酸-O',O']铂

注射用洛铂

Zhusheyong Luobo

Lobaplatin for Injection

本品为洛铂的无菌冻干品,含洛铂($C_9H_{18}N_2O_3Pt$)应为标示量的 95.0%～105.0%。

【性状】 本品为白色至微黄色粉末或疏松块状物。

【鉴别】 (1)取本品适量,约相当于洛铂($C_9H_{18}N_2O_3Pt$)5mg,加硫脲少许,加水适量,加热,应显黄色。

(2)取本品,加水溶解并稀释制成每 1ml 中约含洛铂($C_9H_{18}N_2O_3Pt$)1mg 的溶液,加 2mol/L 硫酸溶液 3 滴,加热至沸,加碘化汞钾试液 2 滴,溶液显黄色,迅即变为黄棕色,放置后变成棕色并有棕色沉淀产生。

(3)在含量测定项下记录的色谱图中,供试品溶液两主峰的保留时间应与对照品溶液两主峰的保留时间一致。

【检查】 酸碱度 取本品,加水溶解并稀释制成每 1ml 中约含洛铂($C_9H_{18}N_2O_3Pt$)20mg 的溶液,依法测定(通则 0631),pH 值应为 6.0～8.0。

溶液的澄清度与颜色 取本品适量,加水溶解并稀释制成每 1ml 中约含洛铂($C_9H_{18}N_2O_3Pt$)20mg 的溶液,溶液应澄清无色;如显浑浊,与 1 号浊度标准液(通则 0902 第一法)比较,不得更浓;如显色,与黄色 1 号标准比色液(通则 0901 第一法)比较,不得更深。

1,2-二氨甲基-环丁烷(杂质Ⅰ) 照薄层色谱法(通则 0502)试验。

供试品溶液 取本品适量,精密称定,加丙酮-甲醇-水(1:2:2)溶解并定量稀释制成每 1ml 中约含洛铂($C_9H_{18}N_2O_3Pt$)50mg 的溶液。

对照品溶液、灵敏度溶液、色谱条件、系统适用性要求与测定法 见洛铂 1,2-二氨甲基-环丁烷(杂质Ⅰ)项下。

限度 供试品溶液如显与对照品溶液斑点位置相同的斑点,与对照品溶液的斑点比较,不得更深(0.5%)。

顺-[顺-1,2-环丁烷双(甲胺)][(S)-乳酸-O′,O′]铂(杂质Ⅲ)及其他杂质 照高效液相色谱法(通则 0512)测定。临用新制或 2～8℃保存。

供试品溶液 取本品适量,加水溶解并稀释制成每 1ml 中约含洛铂($C_9H_{18}N_2O_3Pt$)2mg 的溶液。

对照溶液 精密量取供试品溶液适量,用水定量稀释制成每 1ml 中约含洛铂($C_9H_{18}N_2O_3Pt$)20μg 的溶液。

灵敏度溶液 精密量取对照溶液适量,用水定量稀释制成每 1ml 中约含洛铂($C_9H_{18}N_2O_3Pt$)2μg 的溶液。

乳酸钠溶液、色谱条件、系统适用性要求与测定法 见洛铂顺-[顺-1,2-环丁烷双(甲胺)][(S)-乳酸-O′,O′]铂(杂质Ⅲ)及其他杂质项下。

限度 供试品溶液色谱图中如有杂质峰,除乳酸峰外,杂质Ⅲ[相对于洛铂非对映体Ⅱ(SSS)峰的相对保留时间约为 0.89]峰面积不得大于对照溶液两主峰面积的和(1.0%);各杂质峰面积的和不得大于对照溶液两主峰面积和的 2 倍(2.0%)。小于灵敏度溶液中洛铂非对映体Ⅰ(RRS)峰面积的峰忽略不计(0.05%)。

乳酸 照离子色谱法(通则 0513)测定。

供试品溶液 取本品适量,精密称定,加水溶解并定量稀释制成每 1ml 中约含洛铂($C_9H_{18}N_2O_3Pt$)5mg 的溶液。

对照品溶液 取乳酸钠对照品适量,精密称定,加水溶解并定量稀释制成每 1ml 中约含乳酸钠 62μg 的溶液。

灵敏度溶液 精密量取对照品溶液适量,用水定量稀释制成每 1ml 中约含乳酸钠 3.1μg 的溶液。

色谱条件、系统适用性要求与测定法 见洛铂乳酸项下。

限度 供试品溶液色谱图中如有乳酸峰,按外标法以峰面积计算,结果乘以 0.804,含乳酸不得洛铂标示量的 1.0%。

水分 取本品,以无水甲醇为溶剂,照水分测定法(通则 0832 第一法 1)测定,含水分不得过 6.0%(规格 10mg)或不得过 3.0%(规格 50mg)。

细菌内毒素 取本品,依法检查(通则 1143),每 1mg 洛铂($C_9H_{18}N_2O_3Pt$)中含内毒素的量应小于 2.5EU。

无菌 取本品,按标示量加 0.1%无菌蛋白胨水溶液使溶解并稀释制成每 1ml 中约含洛铂($C_9H_{18}N_2O_3Pt$)10mg 的溶液,经薄膜过滤法处理后,依法检查(通则 1101),应符合规定。

其他 应符合注射剂项下有关的各项规定(通则 0102)。

【含量测定】 照高效液相色谱法(通则 0512)测定。

供试品溶液 取本品 5 瓶,分别加水使溶解,转移至同一量瓶,按标示量用水定量稀释制成每 1ml 中约含洛铂($C_9H_{18}N_2O_3Pt$)1mg 的溶液,精密量取 5ml,置 50ml 量瓶中,用水稀释至刻度,摇匀。

对照品溶液、色谱条件、系统适用性要求与测定法 见洛铂含量测定项下。

【类别】 同洛铂。

【规格】 按 $C_9H_{18}N_2O_3Pt$ 计 (1)10mg (2)50mg

【贮藏】 遮光,密闭,在 25℃下保存。

盐酸雷洛昔芬

Yansuan Leiluoxifen

Raloxifene Hydrochloride

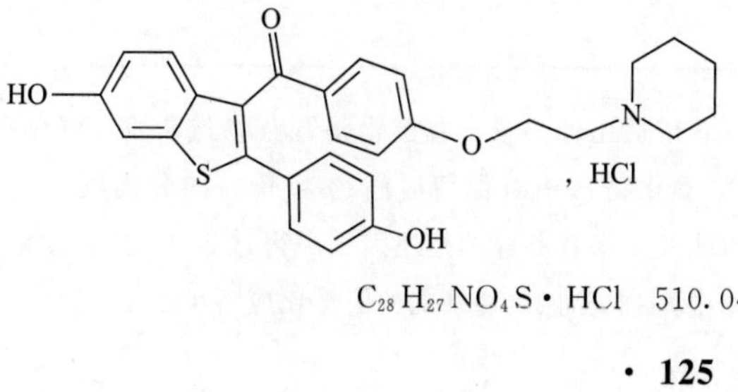

$C_{28}H_{27}NO_4S \cdot HCl$　510.04

本品为[6-羟基-2-(4-羟基苯基)-1-苯并噻吩-3-基][4-[2-(哌啶-1-基)乙氧基]苯基]甲酮盐酸盐。按干燥品计算,含 $C_{28}H_{27}NO_4S \cdot HCl$ 应为 98.5%～101.5%。

【性状】 本品为淡黄色或黄色结晶性粉末;无臭。

在甲醇中微溶,在水或乙醇中几乎不溶。

吸收系数 取本品适量,精密称定,加乙醇适量,振摇使溶解并定量稀释制成每1ml中约含 $5\mu g$ 的溶液,照紫外-可见分光光度法(通则0401),在288nm的波长处测定吸光度,吸收系数($E_{1cm}^{1\%}$)为612～650。

【鉴别】 (1)在含量测定项下记录的色谱图中,供试品溶液主峰的保留时间应与对照品溶液主峰的保留时间一致。

(2)取本品适量,加乙醇适量,振摇使溶解并稀释制成每1ml中约含 $5\mu g$ 的溶液,照紫外-可见分光光度法(通则0401)测定,在288nm的波长处有最大吸收。

(3)本品的红外光吸收图谱应与盐酸雷洛昔芬对照品的图谱一致(通则0402)。

(4)本品的甲醇溶液显氯化物鉴别(1)的反应(通则0301)。

【检查】 **有关物质** 照高效液相色谱法(通则0512)测定。

溶剂 流动相A-乙腈(70:30)。

供试品溶液 取本品约30mg,精密称定,置10ml量瓶中,加溶剂溶解并稀释至刻度,摇匀。

对照溶液 精密量取供试品溶液适量,用溶剂定量稀释制成每1ml中约含 $3\mu g$ 的溶液。

对照品溶液 取杂质Ⅰ对照品适量,精密称定,加溶剂溶解并稀释制成每1ml中约含 $6\mu g$ 的溶液。

系统适用性溶液 取盐酸雷洛昔芬约6mg,置50ml量瓶中,加乙腈15ml、水3ml和3%过氧化氢溶液5ml,60℃放置6小时,使产生杂质Ⅱ(降解产物 N-氧化物),用溶剂稀释至刻度,摇匀。

灵敏度溶液 精密量取对照溶液适量,用溶剂定量稀释制成每1ml中约含 $1.5\mu g$ 的溶液。

色谱条件 用辛基硅烷键合硅胶为填充剂,以磷酸二氢钾9.0g加水溶解使成1000ml,用磷酸调节pH值至3.0为流动相A,以乙腈为流动相B,按下表进行梯度洗脱;流速为每分钟1ml;检测波长为280nm;进样体积 $10\mu l$。

时间(分钟)	流动相A(%)	流动相B(%)
0	70	30
12	70	30
37	50	50
39	70	30
48	70	30

系统适用性要求 盐酸雷洛昔芬峰与杂质Ⅱ峰(降解产物 N-氧化物)(相对保留时间约为1.2)的分离度应不小于3.0,盐酸雷洛昔芬峰的拖尾因子不得过2.0。灵敏度溶液色谱图中,主成分色谱峰峰高的信噪比应不小于10。

测定法 精密量取供试品溶液、对照溶液与对照品溶液,分别注入液相色谱仪,记录色谱图。

限度 供试品溶液色谱图中,如有与杂质Ⅰ峰保留时间一致的色谱峰,按外标法以峰面积计算,不得过0.2%;其他单个杂质峰面积不得大于对照溶液主峰面积(0.1%),杂质总量不得大于0.5%。小于灵敏度溶液主峰面积的色谱峰忽略不计(0.05%)。

残留溶剂 照残留溶剂测定法(通则0861)测定,应符合规定。

干燥失重 取本品,在105℃干燥至恒重,减失重量不得过0.5%(通则0831)。

炽灼残渣 取本品1.0g,依法检查(通则0841,用铂金坩埚),遗留残渣不得过0.1%。

重金属 取炽灼残渣项下遗留的残渣,依法检查(通则0821第二法),含重金属不得过百万分之二十。

【含量测定】 照高效液相色谱法(通则0512)测定。

供试品溶液 取本品约25mg,精密称定,置50ml量瓶中,加甲醇适量,振摇使溶解,并用流动相稀释至刻度,摇匀。精密量取5ml,置50ml量瓶中,用流动相稀释至刻度,摇匀。

对照品溶液 取盐酸雷洛昔芬对照品适量,精密称定,加甲醇溶解并定量稀释制成每1ml中约含0.05mg的溶液。

色谱条件 用十八烷基硅烷键合硅胶为填充剂;以乙腈-0.05mol/L醋酸铵缓冲液(取醋酸铵3.85g,加水800ml溶解后,用冰醋酸调节pH值至4.0,再加水至1000ml,摇匀)(40:60)为流动相;检测波长为286nm;进样体积 $10\mu l$。

系统适用性要求 理论板数按盐酸雷洛昔芬峰计算不低于2000。

测定法 精密量取供试品溶液与对照品溶液,分别注入液相色谱仪,记录色谱图。按外标法以峰面积计算。

【类别】 雌激素拮抗剂。

【贮藏】 避光,密闭保存。

【制剂】 盐酸雷洛昔芬片

附:

杂质Ⅰ

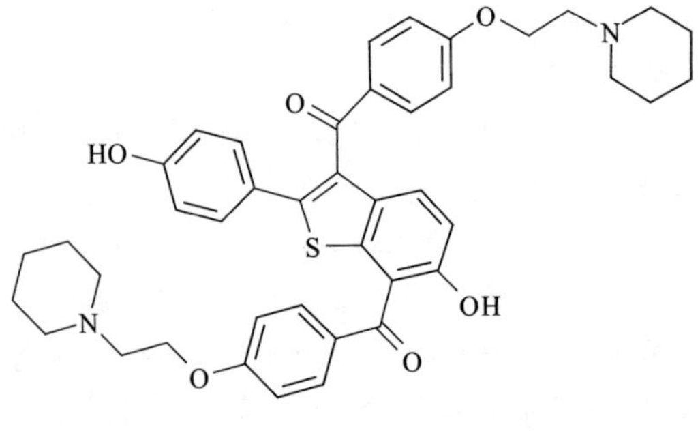

$C_{42}H_{44}N_2O_6S$ 704.87

[6-羟基-2-(4-羟基苯基)-7-[4-[2-(哌啶-1-基)乙氧基]苯甲酰基]-1-苯并噻吩-3-基][4-[2-(哌啶-1-基)乙氧基]苯基]甲酮

杂质Ⅱ

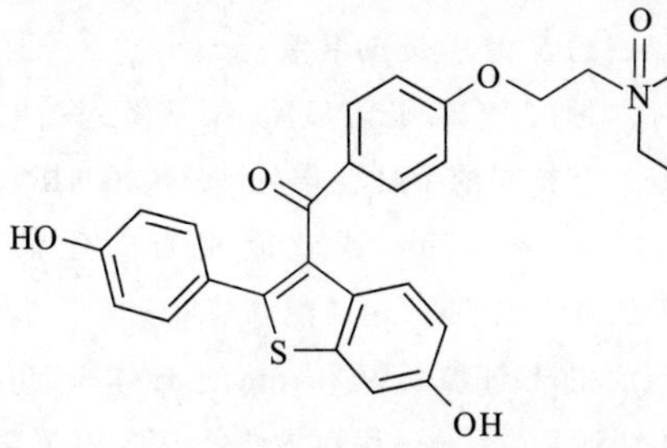

$C_{28}H_{26}NO_5S$　488.54

[6-羟基-2-(4-羟基苯基)-1-苯并噻吩-3-基][4-[2-(哌啶-1-基)乙氧基]苯基]甲酮 N-氧化物

盐酸雷洛昔芬片

Yansuan Leiluoxifen Pian

Raloxifene Hydrochloride Tablets

本品含盐酸雷洛昔芬($C_{28}H_{27}NO_4S·HCl$)应为标示量的 93.0%～107.0%。

【性状】 本品为薄膜衣片,除去包衣后显淡黄色或黄色。

【鉴别】 (1)取本品的细粉适量(约相当于盐酸雷洛昔芬60mg),加乙醇25ml,振摇使盐酸雷洛昔芬溶解,滤过;取滤液,滴加硝酸银试液,即生成白色凝乳状沉淀。

(2)取本品的细粉适量,加有关物质项下溶剂适量,振摇使盐酸雷洛昔芬溶解并稀释制成每1ml中约含盐酸雷洛昔芬3μg的溶液,滤过,作为供试品溶液;取盐酸雷洛昔芬对照品适量,加上述溶剂溶解并稀释制成每1ml中约含3μg的溶液,作为对照品溶液,照有关物质检查项下的色谱条件试验,供试品溶液主峰的保留时间应与对照品溶液主峰的保留时间一致。

(3)取含量测定项下的供试品溶液,照紫外-可见分光光度法(通则0401)测定,在288nm的波长处有最大吸收。

【检查】 **有关物质** 照高效液相色谱法(通则0512)测定。

溶剂 流动相A-乙腈(70:30)。

供试品溶液 取本品细粉适量(约相当于盐酸雷洛昔芬30mg),精密称定,置10ml量瓶中,加溶剂适量,振摇使盐酸雷洛昔芬溶解并稀释至刻度,摇匀,滤过,取续滤液。

对照溶液 精密量取供试品溶液适量,用溶剂定量稀释制成每1ml中约含盐酸雷洛昔芬3μg的溶液。

灵敏度溶液 精密量取对照溶液适量,用溶剂定量稀释制成每1ml中约含盐酸雷洛昔芬1.5μg的溶液。

系统适用性溶液、色谱条件、系统适用性要求与测定法见盐酸雷洛昔芬项下。

限度 供试品溶液色谱图中如有与杂质Ⅱ峰保留时间

一致的色谱峰,其峰面积不得大于对照溶液主峰面积的3倍(0.3%),其他单个杂质峰面积不得大于对照溶液主峰面积的2倍(0.2%),各杂质峰面积的和不得大于对照溶液主峰面积的8倍(0.8%)。小于灵敏度溶液主峰面积的色谱峰忽略不计(0.05%)。

溶出度 照溶出度与释放度测定法(通则0931第二法)测定。

溶出条件 以0.1%吐温80溶液1000ml为溶出介质,转速为每分钟50转,依法操作,经30分钟时取样。

供试品溶液 取溶出液10ml,滤过,精密量取续滤液适量,用溶出介质定量稀释制成每1ml中约含盐酸雷洛昔芬6μg的溶液。

对照品溶液 取盐酸雷洛昔芬对照品适量,精密称定,加乙醇适量,振摇使溶解,再用溶出介质定量稀释制成每1ml中约含6μg的溶液。

测定法 见含量测定项下,计算每片的溶出量。

限度 标示量的85%,应符合规定。

其他 应符合片剂项下有关的各项规定(通则0101)。

【含量测定】 照紫外-可见分光光度法(通则0401)测定。

供试品溶液 取本品10片,除去薄膜衣后,精密称定,研细,精密称取适量(约相当于盐酸雷洛昔芬30mg),置100ml量瓶中,加乙醇适量,超声使盐酸雷洛昔芬溶解,用乙醇稀释至刻度,摇匀,滤过,精密量取续滤液2ml,置100ml量瓶中,用乙醇稀释至刻度,摇匀。

对照品溶液 取盐酸雷洛昔芬对照品适量,精密称定,加乙醇溶解并定量稀释制成每1ml中约含6μg的溶液。

测定法 取供试品溶液与对照品溶液,照紫外-可见分光光度法(通则0401),在288nm的波长处分别测定吸光度,计算。

【类别】 同盐酸雷洛昔芬。

【规格】 60mg

【贮藏】 遮光,密闭,在30℃以下干燥处保存。

盐酸雷莫司琼

Yansuan Leimosiqiong

Ramosetron Hydrochloride

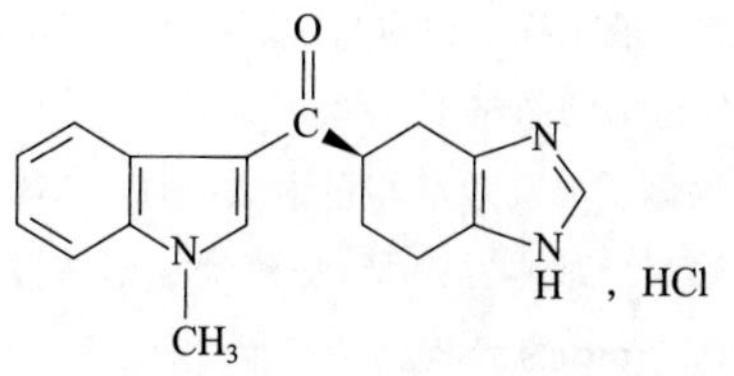

$C_{17}H_{17}N_3O·HCl$　315.80

本品为(−)-(R)-5-[(1-甲基吲哚-3-基)羰基]-4,5,6,7-四氢化苯并咪唑盐酸盐。按干燥品计算,含$C_{17}H_{17}N_3O·HCl$应为98.0%～102.0%。

【性状】 本品为白色至淡黄色结晶性粉末;有引湿性。

本品在水或甲醇中易溶,在乙醇中溶解,在乙腈中极微溶解,在 0.1mol/L 盐酸溶液中易溶,在 0.1mol/L 氢氧化钠溶液中几乎不溶。

比旋度 取本品,精密称定,加甲醇溶解并定量稀释制成每 1ml 中约含 10mg 的溶液,依法测定(通则 0621),比旋度为 —41.0°至—44.0°。

吸收系数 取本品,精密称定,加水溶解并定量稀释制成每 1ml 中约含 10μg 的溶液,照紫外-可见分光光度法(通则 0401),在 248nm 的波长处测定吸光度,吸收系数($E_{1cm}^{1\%}$)为 452～480。

【鉴别】 (1)在含量测定项下记录的色谱图中,供试品溶液主峰的保留时间应与对照品溶液主峰的保留时间一致。

(2)本品的红外光吸收图谱应与盐酸雷莫司琼对照品的图谱一致(通则 0402)。

(3)本品的水溶液显氯化物的鉴别反应(通则 0301)。

【检查】 **酸度** 取本品 0.10g,加水 10ml 溶解后,依法测定(通则 0631),pH 值应为 4.0～5.0。

溶液的澄清度与颜色 取本品 0.20g,加水 10ml 溶解,溶液应澄清无色;如显浑浊,与 1 号浊度标准液(通则 0902 第一法)比较,不得更浓;如显色,与黄色 2 号标准比色液(通则 0901 第一法)比较,不得更深。

有关物质 照高效液相色谱法(通则 0512)测定。

供试品溶液 取本品适量,加流动相溶解并稀释制成每 1ml 中约含 0.5mg 的溶液。

对照溶液 精密量取供试品溶液适量,用流动相定量稀释制成每 1ml 中约含 1μg 的溶液。

灵敏度溶液 精密量取对照溶液适量,用流动相定量稀释制成每 1ml 中约含 0.25μg 的溶液。

色谱条件 用辛基硅烷键合硅胶为填充剂;以 0.05mol/L 磷酸二氢钾溶液(用磷酸调节 pH 值至 4.0)-乙腈-四氢呋喃(75：20：5)为流动相;检测波长为 245nm;进样体积 20μl。

系统适用性要求 理论板数按雷莫司琼峰计算不低于 5000,雷莫司琼峰与相邻杂质峰之间的分离度应符合要求。灵敏度溶液色谱图中,主成分峰高的信噪比应不小于 10。

测定法 精密量取供试品溶液与对照溶液,分别注入液相色谱仪,记录色谱图至主成分峰保留时间的 3 倍。

限度 供试品溶液色谱图中如有杂质峰,单个杂质峰面积不得大于对照溶液的主峰面积(0.2%),各杂质峰面积的和不得大于对照溶液主峰面积的 2.5 倍(0.5%)。小于灵敏度溶液主峰面积的色谱峰忽略不计(0.05%)。

光学异构体 照高效液相色谱法(通则 0512)测定。

供试品溶液 取本品适量,加流动相溶解并稀释制成每 1ml 中约含 0.15mg 的溶液。

对照溶液 精密量取供试品溶液适量,用流动相定量稀释制成每 1ml 中约含 0.6μg 的溶液。

系统适用性溶液 取盐酸雷莫司琼适量,在 250℃加热 15 分钟,使产生盐酸雷莫司琼光学异构体;放至室温,加流动相溶解并稀释制成每 1ml 中约含 15μg 的溶液。

灵敏度溶液 精密量取对照溶液适量,用流动相定量稀释制成每 1ml 中约含 0.12μg 的溶液。

色谱条件 用[N-(R)-(＋)-1-(1-萘基)乙基]甲基丙烯酰胺键合硅胶为填充剂的手性色谱柱[YMC CHIRAL NEA(R),4.6mm × 250mm,5μm 或效能相当的色谱柱];以 0.05mol/L 磷酸氢二钠溶液(用磷酸调节 pH 值至 5.2)-乙腈(50：50)为流动相;检测波长为 254nm;进样体积 50μl。

系统适用性要求 系统适用性溶液色谱图中,光学异构体峰(相对保留时间约为 0.9)与雷莫司琼峰之间的分离度应符合要求。灵敏度溶液色谱图中,主成分峰高的信噪比应不小于 10。

测定法 精密量取供试品溶液与对照溶液,分别注入液相色谱仪,记录色谱图。

限度 供试品溶液色谱图中如有光学异构体峰,不得大于对照溶液的主峰面积(0.4%)。小于灵敏度溶液主峰面积的色谱峰忽略不计(0.08%)。

残留溶剂 照残留溶剂测定法(通则 0861)测定,应符合规定。

干燥失重 取本品,在 105℃干燥至恒重,减失重量不得过 1.0%(通则 0831)。

炽灼残渣 取本品 1.0g,依法检查(通则 0841),遗留残渣不得过 0.1%。

重金属 取炽灼残渣项下遗留的残渣,依法检查(通则 0821 第二法),含重金属不得过百万分之十。

【含量测定】 照高效液相色谱法(通则 0512)测定。

供试品溶液 取本品适量,精密称定,加流动相溶解并定量稀释制成每 1ml 中约含 0.15mg 的溶液。

对照品溶液 取盐酸雷莫司琼对照品适量,精密称定,加流动相溶解并定量稀释制成每 1ml 中约含 0.15mg 的溶液。

系统适用性溶液、色谱条件 与**系统适用性要求** 除灵敏度要求外,见有关物质项下,进样体积 10μl。

测定法 精密量取供试品溶液与对照品溶液,分别注入液相色谱仪,记录色谱图。按外标法以峰面积计算。

【类别】 5-羟色胺受体拮抗剂。

【贮藏】 遮光,密封保存。

【制剂】 盐酸雷莫司琼注射液

附:

光学异构体

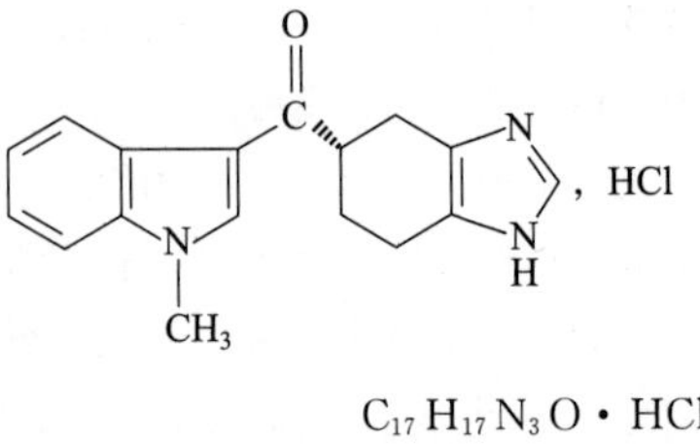

$C_{17}H_{17}N_3O \cdot HCl$ 315.80

(—)-(S)-5-[(1-甲基吲哚-3-基)羰基]-4,5,6,7-四氢化苯并咪唑盐酸盐

盐酸雷莫司琼注射液

Yansuan Leimosiqiong Zhusheye

Ramosetron Hydrochloride Injection

本品为盐酸雷莫司琼的灭菌水溶液。含盐酸雷莫司琼（$C_{17}H_{17}N_3O\cdot HCl$）应为标示量的 95.0%～105.0%。

【性状】 本品为无色的澄明液体。

【鉴别】 (1)取本品 2ml，置 25ml 量瓶中，用水稀释至刻度，摇匀，照紫外-可见分光光度法（通则 0401）测定，在 248nm 与 311nm 的波长处有最大吸收，在 234nm 与 278nm 的波长处有最小吸收。

(2)在含量测定项下记录的色谱图中，供试品溶液主峰的保留时间应与对照品溶液主峰的保留时间一致。

【检查】 **pH 值** 应为 4.0～5.0（通则 0631）。

有关物质 照高效液相色谱法（通则 0512）测定。

供试品溶液 取本品，即得。

对照溶液 精密量取供试品溶液适量，用流动相定量稀释制成每 1ml 中约含 0.3μg 的溶液。

灵敏度溶液 精密量取对照溶液适量，用流动相定量稀释制成每 1ml 中约含 0.075μg 的溶液。

色谱条件、系统适用性要求与测定法 见盐酸雷莫司琼有关物质项下，进样体积 50μl。

限度 供试品溶液色谱图中如有杂质峰，单个杂质峰面积不得大于对照溶液主峰面积（0.2%），各杂质峰面积的和不得大于对照溶液主峰面积的 2.5 倍（0.5%）。小于灵敏度溶液主峰面积的色谱峰忽略不计（0.05%）。

光学异构体 照高效液相色谱法（通则 0512）测定。

供试品溶液 取本品，即得。

对照溶液 精密量取供试品溶液适量，用流动相定量稀释制成每 1ml 中约含 0.6μg 的溶液。

灵敏度溶液 精密量取对照溶液适量，用流动相定量稀释制成每 1ml 中约含 0.12μg 的溶液。

系统适用性溶液、色谱条件、系统适用性要求与测定法 见盐酸雷莫司琼光学异构体项下。

限度 供试品溶液色谱图中如有光学异构体峰，不得大于对照溶液的主峰面积（0.4%）。小于灵敏度溶液主峰面积的色谱峰忽略不计（0.08%）。

细菌内毒素 取本品，依法检查（通则 1143），每 1mg 盐酸雷莫司琼中含内毒素的量应小于 50EU。

其他 应符合注射剂项下有关的各项规定（通则 0102）。

【含量测定】 照高效液相色谱法（通则 0512）测定。

供试品溶液 取本品，即得。

对照品溶液、系统适用性溶液、色谱条件、系统适用性要求与测定法 见盐酸雷莫司琼含量测定项下。

【类别】 同盐酸雷莫司琼。

【规格】 2ml：0.3mg

【贮藏】 遮光，密闭保存。

羟基脲胶囊

Qiangjiniao Jiaonang

Hydroxycarbamide Capsules

本品含羟基脲（$CH_4N_2O_2$）应为标示量的 95.0%～105.0%。

【性状】 本品内容物为白色或类白色结晶性颗粒或粉末。

【鉴别】 (1)取本品内容物适量，照羟基脲项下的鉴别(1)试验，显相同的反应。

(2)在含量测定项下记录的色谱图中，供试品溶液主峰的保留时间应与对照品溶液主峰的保留时间一致。

【检查】 **脲** 照薄层色谱法（通则 0502）试验。

供试品溶液 取本品内容物适量（约相当于羟基脲 0.10g），精密称定，置 5ml 量瓶中，加水适量，振摇使羟基脲溶解，用水稀释至刻度，摇匀，滤过，取续滤液。

对照品溶液、系统适用性溶液、色谱条件、测定法与系统适用性要求 见羟基脲项下。

限度 供试品溶液如显杂质斑点，与对照品溶液所显的主斑点比较，不得更深（0.5%）。

有关物质 照高效液相色谱法（通则 0512）测定。

供试品溶液 取本品内容物适量，加流动相溶解并稀释制成每 1ml 中含羟基脲 10mg 的溶液，滤过，取续滤液。

对照溶液 精密量取供试品溶液适量，用流动相定量稀释制成每 1ml 中含羟基脲 10μg 的溶液。

灵敏度溶液 精密量取对照溶液适量，用流动相定量稀释制成每 1ml 中约含 5μg 的溶液。

系统适用性溶液、色谱条件、系统适用性要求与测定法 见羟基脲有关物质项下。

限度 供试品溶液色谱图中如有杂质峰，杂质Ⅰ峰面积不得大于对照溶液主峰面积的 2 倍（0.2%），其他杂质峰面积的和不得大于对照溶液的主峰面积（0.1%）。小于灵敏度溶液主峰面积的色谱峰忽略不计（0.05%）。

溶出度 照溶出度与释放度测定法（通则 0931 第二法）测定。

溶出条件 以水 500ml 为溶出介质，转速为每分钟 50 转，依法操作，经 30 分钟时取样。

供试品溶液 取溶出液适量，滤过，取续滤液。

对照品溶液 取羟基脲对照品适量，精密称定，加水溶解并定量稀释制成每 1ml 中约含 0.5mg 的溶液。

系统适用性溶液、色谱条件与系统适用性要求 见含量测定项下。

测定法 见含量测定项下。计算每粒的溶出量。

限度 标示量的80%,应符合规定。

其他 应符合胶囊剂项下有关的各项规定(通则0103)。

【含量测定】 照高效液相色谱法(通则0512)测定。

供试品溶液 取装量差异项下的内容物,研细,精密称取适量(约相当于羟基脲100mg),置100ml量瓶中,加流动相使羟基脲溶解并稀释至刻度,摇匀,滤过,取续滤液。

对照品溶液、系统适用性溶液、色谱条件、系统适用性要求与测定法 见羟基脲含量测定项下。

【类别】 同羟基脲。

【规格】 0.25g

【贮藏】 遮光,密封保存。

替 加 氟 栓

Tijiafu Shuan

Tegafur Suppositories

本品含替加氟($C_8H_9FN_2O_3$)应为标示量的93.0%～107.0%。

【性状】 本品为类白色至微黄色栓。

【鉴别】 在含量测定项下记录的色谱图中,供试品溶液主峰的保留时间应与对照品溶液主峰的保留时间一致。

【检查】 应符合栓剂项下有关的各项规定(通则0107)。

【含量测定】 照高效液相色谱法(通则0512)测定。

供试品溶液 取本品10粒,精密称定,切碎混匀,精密称取适量(约相当于替加氟10mg),置50ml量瓶中,加流动相适量,微温,振摇使替加氟溶解,放冷,用流动相稀释至刻度,摇匀,滤过,精密量取续滤液5ml,置50ml量瓶中,用流动相稀释至刻度,摇匀。

对照品溶液 取替加氟对照品适量,精密称定,加流动相溶解并定量稀释制成每1ml中约含20μg的溶液。

色谱条件 用十八烷基硅烷键合硅胶为填充剂;以甲醇-乙腈-水(10:5:85)为流动相;检测波长为271nm;进样体积20μl。

系统适用性要求 理论板数按替加氟峰计算不低于1500,替加氟峰与相邻杂质峰之间的分离度应符合要求。

测定法 精密量取供试品溶液与对照品溶液,分别注入液相色谱仪,记录色谱图。按外标法以峰面积计算。

【类别】 同替加氟。

【规格】 0.5g

【贮藏】 遮光,密封,在阴凉处保存。

奥沙拉秦钠

Aoshalaqinna

Olsalazine Sodium

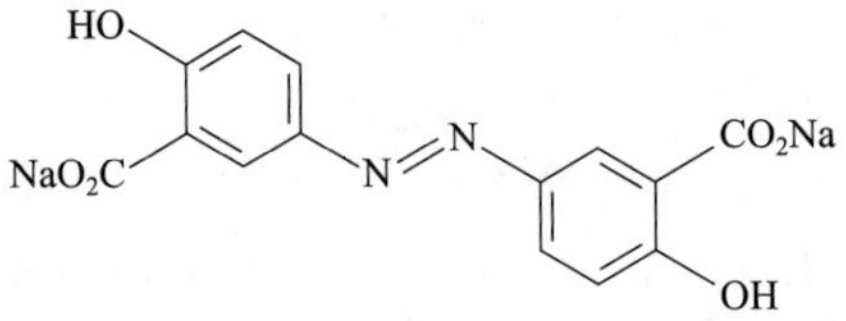

$C_{14}H_8N_2Na_2O_6$ 346.21

本品为3,3'-偶氮双(6-羟基苯甲酸钠)。按干燥品计算,含 $C_{14}H_8N_2Na_2O_6$ 应为98.0%～102.0%。

【性状】 本品为黄色或暗黄色结晶性粉末或粉末。

本品在水中略溶,在甲醇中几乎不溶,在无水乙醇、丙酮或乙酸乙酯中不溶。

【鉴别】 (1)取本品5mg,加水10ml溶解后,加连二亚硫酸钠少许,温热,溶液由黄色变成无色,加稀盐酸使成酸性,再加对二甲氨基苯甲醛的乙醇饱和溶液5ml,摇匀,溶液由无色变成黄色。

(2)在含量测定项下记录的色谱图中,供试品溶液主峰的保留时间应与对照品溶液主峰的保留时间一致。

(3)本品的红外光吸收图谱应与奥沙拉秦钠对照品的图谱一致(通则0402)。

(4)本品的水溶液显钠盐的鉴别反应(通则0301)。

【检查】 酸碱度 取本品,加水溶解并稀释制成每1ml中约含10mg的溶液,依法测定(通则0631),pH值应为5.5～7.5。

有关物质 照高效液相色谱法(通则0512)测定。

供试品溶液 取本品适量,加流动相A溶解并稀释制成每1ml中约含0.8mg的溶液。

对照溶液 精密量取供试品溶液1ml,置250ml量瓶中,用流动相A稀释至刻度,摇匀。

灵敏度溶液 精密量取对照溶液1ml,置10ml量瓶中,用流动相A稀释至刻度,摇匀。

色谱条件 用十八烷基硅烷键合硅胶为填充剂(Phenomenex Luna,4.6mm×150mm,5μm或效能相当的色谱柱);流动相A:取四丁基硫酸氢铵2.38g、二水合磷酸氢二钠3.6g,加水900ml使溶解,用氢氧化钠试液调节pH值至7.6,加水至1000ml,摇匀,取700ml加甲醇300ml混匀;流动相B:取四丁基硫酸氢铵4.75g、二水合磷酸氢二钠3.6g,加水900ml使溶解,用氢氧化钠试液调节pH值至7.6,加水至1000ml,摇匀,取350ml加甲醇650ml混匀;按下表进行梯度洗脱;柱温为30℃;检测波长为360nm;进样体积20μl。

时间(分钟)	流动相 A(%)	流动相 B(%)
0	55	45
15	55	45
45	0	100
50	55	45
65	55	45

系统适用性要求 对照溶液色谱图中,理论板数按奥沙拉秦钠峰计算不低于3000。灵敏度溶液色谱图中,奥沙拉秦钠峰高的信噪比应不小于10。

测定法 精密量取供试品溶液与对照溶液,分别注入液相色谱仪,记录色谱图。

限度 供试品溶液色谱图中,单个杂质峰面积不得大于对照溶液主峰面积(0.4%),各杂质峰面积的和不得大于对照溶液主峰面积的2倍(0.8%)。小于灵敏度溶液主峰面积的色谱峰忽略不计。

醋酸与甲磺酸 照高效液相色谱法(通则0512)测定。

供试品溶液 取本品适量,精密称定,加水溶解并定量稀释制成每1ml中约含1.7mg的溶液。

对照品溶液 取醋酸钠对照品与甲磺酸对照品各适量,精密称定,加水溶解并定量稀释制成每1ml中约含醋酸钠24μg与甲磺酸5μg的混合溶液。

灵敏度溶液 精密量取对照品溶液1ml,置25ml量瓶中,用水稀释至刻度,摇匀。

系统适用性溶液 取醋酸钠、甲酸钠和甲磺酸各适量,加水溶解并稀释制成每1ml中约含醋酸钠24μg、甲酸钠8μg与甲磺酸5μg的混合溶液。

色谱条件 以烷醇季铵的乙基乙烯基苯-二乙烯基苯树脂为填充剂(DIONEX IonPac® AS11-HC,4mm×250mm,预柱:DIONEX IonPac® AG11-SC,4mm×50mm);以1mmol/L氢氧化钾溶液为流动相;电导检测器;柱温为30℃;进样体积10μl。

系统适用性要求 系统适用性溶液色谱图中,出峰顺序依次为醋酸、甲酸与甲磺酸,各色谱峰之间的分离度应符合要求,理论板数按醋酸峰计算不低于5000。灵敏度溶液色谱图中,醋酸峰与甲磺酸峰峰高的信噪比均应不小于10。

测定法 精密量取供试品溶液与对照品溶液,分别注入液相色谱仪,记录色谱图。

限度 供试品溶液色谱图中如有与醋酸峰或甲磺酸峰保留时间一致的色谱峰,按外标法以峰面积计算,醋酸不得过1.0%,甲磺酸不得过0.3%。

残留溶剂 照残留溶剂测定法(通则0861)测定,应符合规定。

干燥失重 取本品,在105℃干燥至恒重,减失重量不得过1.0%(通则0831)。

重金属 取本品1.0g,置烧杯中,加水约13ml,加热使溶解,放冷,缓缓加稀盐酸4ml,充分搅拌,静置数分钟,滤过,用少量水洗涤容器和滤器,滤液和洗液并入25ml量瓶中,用水稀释至刻度,摇匀,将溶液定量转移至蒸发皿中,在水浴上蒸发至约15ml,移至25ml比色管中,用少量水洗涤容器,洗液并入比色管中(乙管),作为供试品贮备液,滴加氨试液至对酚酞指示液显中性,加醋酸盐缓冲液(pH 3.5)2ml,加水至25ml;另取本品1.0g,同法制备供试品贮备液,置比色管中(丙管),滴加氨试液至对酚酞指示液显中性,加标准铅溶液1.0ml与醋酸盐缓冲液(pH 3.5)2ml,加水至25ml;依法检查(通则0821第一法),含重金属不得过百万分之十。

【含量测定】 照高效液相色谱法(通则0512)测定。

供试品溶液 精密称取本品适量,加流动相A溶解并定量稀释制成每1ml中约含0.16mg的溶液。

对照品溶液 精密称取奥沙拉秦钠对照品适量,加流动相A溶解并定量稀释制成每1ml中约含0.16mg的溶液。

色谱条件 除流动相A-流动相B(50:50)等度洗脱外,其他见有关物质项下。

系统适用性要求 理论板数按奥沙拉秦钠峰计算不低于3000。

测定法 精密量取供试品溶液与对照品溶液,分别注入液相色谱仪,记录色谱图。按外标法以峰面积计算。

【类别】 消炎药。

【贮藏】 密封,阴凉干燥处保存。

【制剂】 奥沙拉秦钠胶囊

奥沙拉秦钠胶囊
Aoshalaqinna Jiaonang
Olsalazine Sodium Capsules

本品含奥沙拉秦钠($C_{14}H_8N_2Na_2O_6$)应为标示量的90.0%~110.0%。

【性状】 本品内容物为暗黄色颗粒或粉末。

【鉴别】 (1)取本品的内容物适量(约相当于奥沙拉秦钠10mg),加水20ml使奥沙拉秦钠溶解,滤过,取续滤液4ml,加连二亚硫酸钠少许,温热,溶液由黄色变成无色,加稀盐酸使成酸性,再加对二甲氨基苯甲醛的乙醇饱和溶液2ml,摇匀,溶液由无色变成黄色。

(2)在含量测定项下记录的色谱图中,供试品溶液主峰的保留时间应与对照品溶液主峰的保留时间一致。

(3)取本品的内容物适量,加水使溶解并稀释制成每1ml中约含奥沙拉秦钠10μg的溶液,滤过,取续滤液,照紫外-可见分光光度法(通则0401)测定,在254nm与362nm的波长处有最大吸收,在286nm的波长处有最小吸收。

【检查】 有关物质 照高效液相色谱法(通则0512)测定。

供试品溶液 取本品的内容物适量,加流动相 A 使溶解并稀释制成每 1ml 中约含奥沙拉秦钠 0.8mg 的溶液,滤过。

对照溶液 精密量取供试品溶液 1ml,置 250ml 量瓶中,用流动相 A 稀释至刻度,摇匀。

灵敏度溶液 精密量取对照溶液 1ml,置 10ml 量瓶中,用流动相 A 稀释至刻度,摇匀。

色谱条件、系统适用性要求与测定法 见奥沙拉秦钠有关物质项下。

限度 供试品溶液色谱图中,单个杂质峰面积不得大于对照溶液主峰面积(0.4%),各杂质峰面积的和不得大于对照溶液主峰面积的 2 倍(0.8%);小于灵敏度溶液主峰面积的色谱峰忽略不计。

溶出度 照溶出度与释放度测定法(通则 0931 第一法)测定。

溶出条件 以水 900ml 为溶出介质,转速为每分钟 50 转,依法操作,经 30 分钟时取样。

供试品溶液 取溶出液适量,滤过,精密量取续滤液适量,用水定量稀释制成每 1ml 中约含奥沙拉秦钠 10μg 的溶液。

对照品溶液 取奥沙拉秦钠对照品适量,精密称定,加水溶解并定量稀释制成每 1ml 中约含 10μg 的溶液。

测定法 取供试品溶液与对照品溶液,照紫外-可见分光光度法(通则 0401),在 254nm 的波长处分别测定吸光度,计算每粒的溶出量。

限度 标示量的 85%,应符合规定。

其他 应符合胶囊剂项下有关的各项规定(通则 0103)。

【含量测定】 照高效液相色谱法(通则 0512)测定。

供试品溶液 取装量差异项下的内容物,研细,混匀,精密称取适量,加流动相 A 使溶解并定量稀释制成每 1ml 中约含奥沙拉秦钠 0.16mg 的溶液,离心,取上清液。

对照品溶液、色谱条件、系统适用性要求与测定法 见奥沙拉秦钠含量测定项下。

【类别】 同奥沙拉秦钠。

【规格】 0.25g

【贮藏】 密封,在干燥处保存。

聚苯乙烯磺酸钠

Jubenyixihuangsuan Na

Sodium Polystyrene Sulfonate

本品按干燥品计算,含钠(Na)应为 9.4%~11.0%,每 1g 钾(K)交换量应为 110~135mg。

【性状】 本品为黄棕色粉末;无臭,无味。

本品在水中不溶。

【鉴别】 (1)本品的红外光吸收图谱应与聚苯乙烯磺酸钠对照品的图谱(通则 0402)一致。

(2)取本品约 0.1g,置 10ml 试管中,加水 2ml 与 15% 碳酸钾溶液 2ml,加热至沸,不得有沉淀生成,放冷,滤过,滤液加焦锑酸钾试液 4ml,加热至沸,置冰水中冷却,应有致密的沉淀生成(必要时用玻棒摩擦试管内壁)。

【检查】 氨 取本品约 1.0g,置 50ml 烧杯中,加氢氧化钠试液 5.0ml,上盖表面皿,皿下悬挂湿润的红色石蕊试纸,15 分钟后,试纸不得变蓝。

苯乙烯 照高效液相色谱法(通则 0512)测定。

供试品溶液 取本品约 10.0g,精密称定,置具塞离心管中,精密加入丙酮 10ml,振摇 30 分钟,离心,取上清液。

对照品溶液 取苯乙烯对照品约 10mg,精密称定,置 100ml 量瓶中,加丙酮溶解并稀释至刻度,摇匀,精密量取 1ml,置 100ml 量瓶中,用丙酮稀释至刻度,摇匀。

系统适用性溶液 取苯乙烯与对羟基苯甲酸丁酯各适量,加丙酮溶解并稀释制成每 1ml 中各约含 10μg 的混合溶液。

色谱条件 用十八烷基硅烷键合硅胶为填充剂;以水-乙腈(1:1)为流动相;流速为每分钟 2.0ml;检测波长为 254nm;柱温为 25℃;进样体积 20μl。

系统适用性要求 系统适用性溶液色谱图中,对羟基苯甲酸丁酯峰与苯乙烯峰之间的分离度应不小于 5.0。对照品溶液色谱图中,苯乙烯峰高的信噪比应不小于 10。丙酮应对实验无干扰。

测定法 精密量取供试品溶液与对照品溶液,分别注入液相色谱仪,记录色谱图。

限度 供试品溶液色谱图中,如有与苯乙烯峰保留时间一致的色谱峰,按外标法以峰面积计算,含苯乙烯不得过 0.0001%。

钙 照原子吸收分光光度法(通则 0406 第一法)测定。

供试品溶液 取本品约 1.1g,精密称定,加盐酸 5ml,加热至沸,放冷,加水 10ml,摇匀,滤过,滤液置 25ml 量瓶中,用水洗涤滤器和残留物,洗液并入量瓶中,用水稀释至刻度,摇匀。

对照品溶液 精密量取钙单元素标准溶液适量,分别用 20% 盐酸溶液定量稀释制成每 1ml 中约含钙 10μg、20μg、40μg、50μg 与 60μg 的溶液。

测定法 取供试品溶液与对照品溶液,在 442.7nm 的波长处分别测定吸光度,同时进行空白试验校正,计算。

限度 按干燥品计算,含钙(Ca)不得过 0.1%。

钾 照原子吸收分光光度法(通则 0406 第一法)测定。

供试品溶液 取本品约 1.1g,精密称定,加盐酸 5ml,加热至沸,放冷,加水 10ml,摇匀,滤过,滤液置 25ml 量瓶中,用水洗涤滤器和残留物,洗液并入量瓶中,用水稀释至刻度,摇匀,精密量取 5ml,置 50ml 量瓶中,用 20% 盐酸溶液稀释至刻度,摇匀。

对照品溶液 精密量取钾单元素标准溶液适量,分别用

20%盐酸溶液定量稀释制成每1ml中约含钾1μg、2μg、4μg、5μg与6μg的溶液。

测定法 取供试品溶液与对照品溶液,在766.5nm的波长处分别测定吸光度。同时进行空白试验校正,计算。

限度 按干燥品计算,含钾(K)不得过0.1%。

干燥失重 取本品,在105℃干燥至恒重,减失重量不得过5.0%(通则0831)。

重金属 取本品2.0g,依法检查(通则0821第二法),含重金属不得过百万分之十。

砷盐 取本品2.0g,用小火灼烧使炭化,放冷,加硫酸0.5～1ml使润湿,缓缓继续加热至硫酸蒸汽除尽,在500～600℃炽灼使完全灰化,放冷,残渣加盐酸5ml使溶解,依法检查(通则0822第二法),应符合规定(0.0001%)。

微生物限度 取本品,照非无菌产品微生物限度检查:微生物计数法(通则1105)和控制菌检查法(通则1106)检查,1g供试品中需氧菌总数不得过10^3cfu,霉菌和酵母菌总数不得过10^2cfu,不得检出大肠埃希菌、金黄色葡萄球菌和铜绿假单胞菌。

【含量测定】 钠 照原子吸收分光光度法(通则0406第一法)测定。

供试品溶液 取本品约1g,精密称定,置石英坩埚中,炽灼至完全炭化,放冷,加少量硫酸润湿,缓缓加热至硫酸蒸汽除尽,在800℃炽灼使完全灰化,放冷,残渣加水适量使溶解,溶液定量转移至100ml量瓶中,用水稀释至刻度,摇匀,精密量取5ml,置100ml量瓶中,用水稀释至刻度,摇匀,精密量取2ml,置50ml量瓶中,用水稀释至刻度,摇匀。

对照品溶液 精密量取钠单元素标准溶液适量,分别用水定量稀释制成每1ml中约含钠1μg、1.5μg、2μg、2.5μg与3μg的溶液。

测定法 取供试品溶液与对照品溶液,在589.0nm的波长处分别测定吸光度,计算。

钾交换量 照原子吸收分光光度法(通则0406第一法)测定。

钾标准贮备液 取干燥至恒重的氯化钾对照品适量,精密称定,加水溶解并定量稀释制成每1ml中约含钾(K)5mg的溶液。

钠标准贮备液 精密量取钠单元素标准溶液(1000μg/ml)3ml,置100ml量瓶中,用水稀释至刻度,摇匀。

供试品溶液 取本品约1.5g,精密称定,置250ml具塞碘量瓶中,精密加入钾标准贮备液100ml,振摇15分钟,滤过,弃去初滤液20ml,精密量取续滤液5ml,置100ml量瓶中,用水稀释至刻度,摇匀,精密量取2ml,置100ml量瓶中,用水稀释至刻度,摇匀。

对照品溶液 精密量取钾标准贮备液2ml,置200ml量瓶中,用水稀释至刻度,摇匀,精密量取1ml、2ml、3ml、4ml与5ml,分别置50ml量瓶中,再依原次序精密加入钠标准贮备液5ml、4ml、3ml、2ml与1ml,用水稀释至刻度,摇匀。

测定法 取供试品溶液与对照品溶液,在766.5nm的波长处分别测定吸光度,同时用空白试验校正,按下式计算。

$$\text{每1g钾交换容量(mg)} = \frac{X - Y \times 10^5}{W}$$

式中 X为交换前100ml钾标准贮备液中含钾量(mg);

Y为供试品溶液中钾浓度(mg/ml);

W为取样量(g)。

【类别】 降血钾药。

【贮藏】 密闭保存。

【制剂】 聚苯乙烯磺酸钠散

曾用名:聚磺苯乙烯钠

聚苯乙烯磺酸钠散

Jubenyixihuangsuan Na San

Sodium Polystyrene Sulfonate Powder

本品为聚苯乙烯磺酸钠粉。按干燥品计算,含钠(Na)应为9.4%～11.0%,每1g钾(K)交换量应为110～135mg。

【性状】 本品为黄棕色粉末;无臭,无味。

【鉴别】 照聚苯乙烯磺酸钠项下的鉴别试验,应显相同的结果。

【检查】 氨 取本品约1.0g,置50ml烧杯中,加氢氧化钠试液5.0ml,上盖表面皿,皿下悬挂湿润的红色石蕊试纸,15分钟后,试纸不得变蓝。

苯乙烯 照高效液相色谱法(通则0512)测定。

供试品溶液 取本品约10.0g,精密称定,置具塞离心管中,精密加入丙酮10ml,振摇30分钟,离心,取上清液。

对照品溶液、系统适用性溶液、色谱条件、系统适用性要求与测定法 见聚苯乙烯磺酸钠苯乙烯项下。

限度 供试品溶液色谱图中,如有与苯乙烯峰保留时间一致的色谱峰,按外标法以峰面积计算,含苯乙烯不得过0.0001%。

干燥失重 取本品,在105℃干燥至恒重,减失重量不得过7.0%(通则0831)。

粒度 取本品约10.0g,精密称定,照粒度和粒度分布测定法(通则0982第二法)测定,应全部通过5号筛,通过6号筛的粉末不得少于供试量的95%。

微生物限度 取本品,照非无菌产品微生物限度检查:微生物计数法(通则1105)和控制菌检查法(通则1106)检查,1g供试品中需氧菌总数不得过10^3cfu,霉菌和酵母菌总数不得过10^2cfu,不得检出大肠埃希菌、金黄色葡萄球菌和铜绿假单胞菌。

其他 应符合散剂项下有关的各项规定(通则0115)。

【含量测定】 钠 照原子吸收分光光度法(通则0406第一法)测定。

供试品溶液　取本品约 1g,精密称定,置石英坩埚中,炽灼至完全炭化,放冷,加少量硫酸润湿,缓缓加热至硫酸蒸汽除尽,在 800℃炽灼使完全灰化,放冷,残渣加水适量使溶解,溶液定量转移至 100ml 量瓶中,用水稀释至刻度,摇匀,精密量取 5ml,置 100ml 量瓶中,用水稀释至刻度,摇匀,精密量取 2ml,置 50ml 量瓶中,用水稀释至刻度,摇匀。

对照品溶液与测定法　见聚苯乙烯磺酸钠含量测定钠项下。

钾交换量　照原子吸收分光光度法(通则 0406 第一法)测定。

供试品溶液　取本品约 1.5g,精密称定,置 250ml 具塞碘量瓶中,精密加入钾标准贮备液 100ml,振摇 15 分钟,滤过,弃去初滤液 20ml,精密量取续滤液 5ml,置 100ml 量瓶中,用水稀释至刻度,摇匀,精密量取 2ml,置 100ml 量瓶中,用水稀释至刻度,摇匀。

钾标准贮备液、钠标准贮备液、对照品溶液与测定法　见聚苯乙烯磺酸钠含量测定钾交换量项下。

【类别】　同聚苯乙烯磺酸钠。

【规格】　15g

【贮藏】　密封保存。

曾用名:聚磺苯乙烯钠散

醋酸环丙孕酮

Cusuan Huanbingyuntong

Cyproterone Acetate

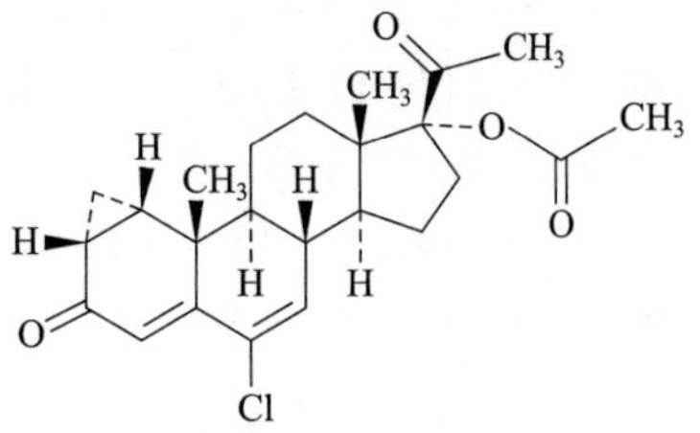

$C_{24}H_{29}ClO_4$　416.9

本品为 6-氯-3,20-二氧-1β,2β-二氢-3′H-环丙[1,2]孕甾-1,4,6-三烯-17-基醋酸酯。按干燥品计算,含 $C_{24}H_{29}ClO_4$ 应为 97.0%～103.0%。

【性状】　本品为白色或类白色结晶性粉末。

本品在二氯甲烷中极易溶解,在丙酮中易溶,在甲醇中溶解,在乙醇中略溶,在水中几乎不溶。

熔点　本品的熔点(通则 0612)为 208～212℃。

比旋度　取本品,精密称定,加丙酮溶解并定量稀释制成每 1ml 中约含 10mg 的溶液,依法测定(通则 0621),比旋度为 +152°至 +157°。

吸收系数　取本品,精密称定,加甲醇溶解并定量稀释制成每 1ml 中约含 10μg 的溶液,照紫外-可见分光光度法(通则

0401),在 282nm 的波长处测定吸光度,吸收系数($E_{1cm}^{1\%}$)为 393～435。

【鉴别】　(1)取本品约 1mg,加硫酸 2ml,置水浴上加热 2 分钟,即显红色;放冷,再加水 4ml,摇匀,即显紫色。

(2)取本品约 50mg,加乙醇制氢氧化钾试液 2ml,置水浴中加热 5 分钟,放冷,加硫酸溶液(1→2)2ml,缓缓煮沸 1 分钟,即发生乙酸乙酯的香气。

(3)在含量测定项下记录的色谱图中,供试品溶液主峰的保留时间应与对照品溶液主峰的保留时间一致。

(4)本品的红外光吸收图谱应与醋酸环丙孕酮对照品的图谱一致(通则 0402)。

【检查】　**有关物质**　照高效液相色谱法(通则 0512)测定。

供试品溶液　取本品适量,加流动相溶解并稀释制成每 1ml 中约含 2mg 的溶液。

对照溶液　精密量取供试品溶液 1ml,置 100ml 量瓶中,用流动相稀释至刻度,摇匀,精密量取 5ml,置 50ml 量瓶中,用流动相稀释至刻度,摇匀。

系统适用性溶液　取杂质Ⅴ对照品约 5mg,置 25ml 量瓶中,加乙腈溶解并稀释至刻度,摇匀,量取 5ml,置 50ml 量瓶中,用流动相稀释至刻度,摇匀,量取 1ml,置 10ml 量瓶中,加供试品溶液稀释至刻度,摇匀。

杂质Ⅰ定位溶液　取杂质Ⅰ对照品约 2mg,置 20ml 量瓶中,加乙腈适量使溶解并稀释至刻度,摇匀,量取 1ml,置 25ml 量瓶中,加供试品溶液稀释至刻度,摇匀。

灵敏度溶液　精密量取对照溶液 5ml,置 25ml 量瓶中,用流动相稀释至刻度,摇匀。

色谱条件　用十八烷基硅烷键合硅胶为填充剂(Luna C18,4.6mm×150mm,3μm 或效能相当的色谱柱),以乙腈-水(45∶55)为流动相;检测波长为 254nm;进样体积 20μl。

系统适用性要求　系统适用性溶液色谱图中,醋酸环丙孕酮峰的保留时间约为 22 分钟,醋酸环丙孕酮峰与杂质Ⅴ峰之间的分离度应不小于 2.0。灵敏度溶液色谱图中,主峰的信噪比应不小于 10。

测定法　精密量取供试品溶液、对照溶液与杂质Ⅰ定位溶液,分别注入液相色谱仪,记录色谱图至主成分峰保留时间的 2 倍。

限度　供试品溶液色谱图中如有杂质峰,按峰面积乘以校正因子计算,杂质Ⅲ不得大于对照溶液主峰面积的 4 倍(0.4%),杂质Ⅰ不得大于对照溶液主峰面积的 2 倍(0.2%),杂质Ⅱ、杂质Ⅳ与杂质Ⅵ均不得大于对照溶液主峰面积的 1.5 倍(0.15%),杂质Ⅴ与其他单个未知杂质均不得大于对照溶液主峰面积(0.1%),各杂质峰面积的和不得大于对照溶液主峰面积的 5 倍(0.5%)。小于灵敏度溶液主峰面积的色谱峰忽略不计。

名称	相对保留时间	校正因子
杂质Ⅰ	—	0.7
杂质Ⅱ	0.4	1.0
杂质Ⅲ	0.5	1.0
杂质Ⅳ	0.7	1.0
杂质Ⅴ	0.9	1.0
杂质Ⅵ	1.6	1.8

残留溶剂 照残留溶剂测定法(通则0861)测定,应符合规定。

干燥失重 取本品,在105℃干燥至恒重,减失重量不得过0.5%(通则0831)。

炽灼残渣 取本品1.0g,依法检查(通则0841),遗留残渣不得过0.1%。

【含量测定】 照高效液相色谱法(通则0512)测定。

供试品溶液 取本品适量,精密称定,加流动相溶解并定量稀释制成每1ml中约含0.2mg的溶液。

对照品溶液 取醋酸环丙孕酮对照品适量,精密称定,加流动相溶解并定量稀释制成每1ml中约含0.2mg的溶液。

系统适用性溶液、色谱条件与系统适用性要求 除灵敏度要求外,见有关物质项下。

测定法 精密量取供试品溶液与对照品溶液,分别注入液相色谱仪,记录色谱图。按外标法以峰面积计算。

【类别】 孕激素类药。

【贮藏】 遮光,密封保存。

附:

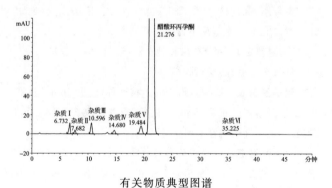

有关物质典型图谱

杂质Ⅰ

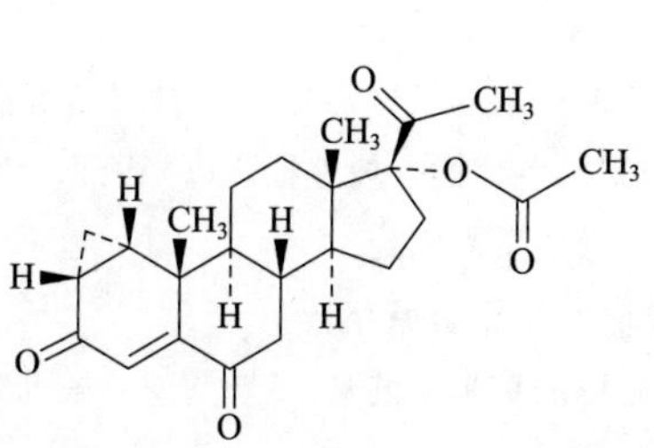

$C_{24}H_{30}O_5$　398.49

3,6,20-三氧-1β,2β-二氢-3′H-环丙[1,2]孕甾-1,4-二烯-17-基醋酸酯

杂质Ⅱ

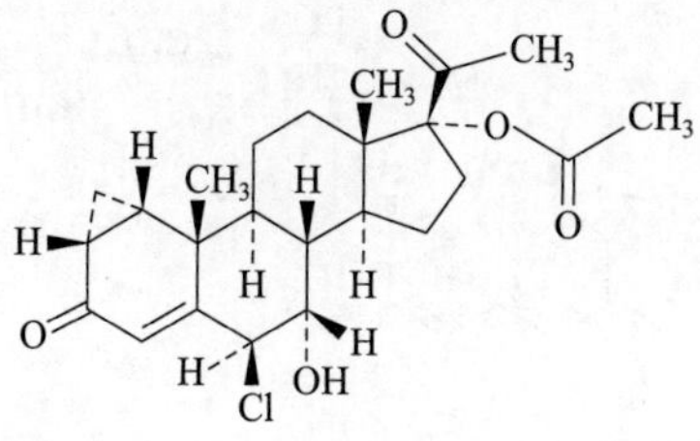

$C_{24}H_{31}ClO_5$　434.95

6β-氯-7α-羟基-3,20-二氧-1β,2β-二氢-3′H-环丙[1,2]孕甾-1,4-二烯-17-基醋酸酯

杂质Ⅲ

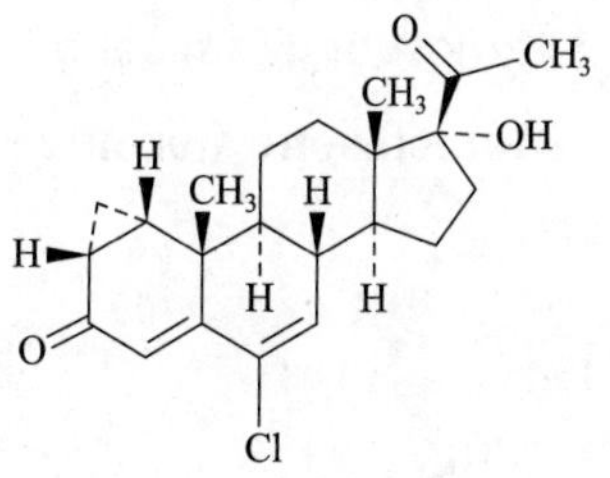

$C_{22}H_{27}ClO_3$　374.16

6-氯-17-羟基-1β,2β-二氢-3′H-环丙[1,2]孕甾-1,4,6-三烯-3,20-二酮

杂质Ⅳ

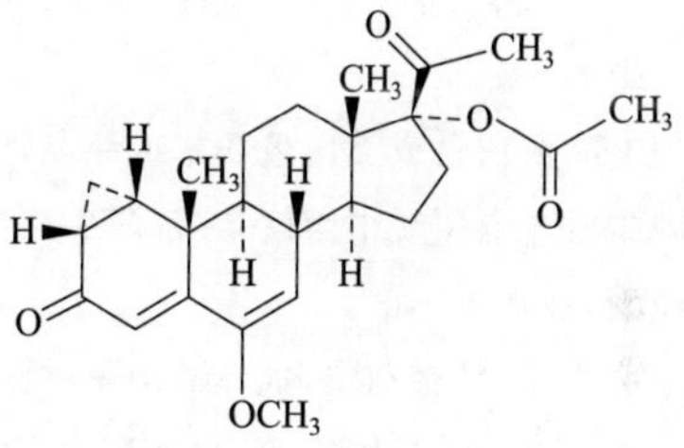

$C_{25}H_{32}O_5$　412.52

6-甲氧基-3,20-二氧-1β,2β-二氢-3′H-环丙[1,2]孕甾-1,4,6-三烯-17-基醋酸酯

杂质Ⅴ(醋酸地马孕酮)

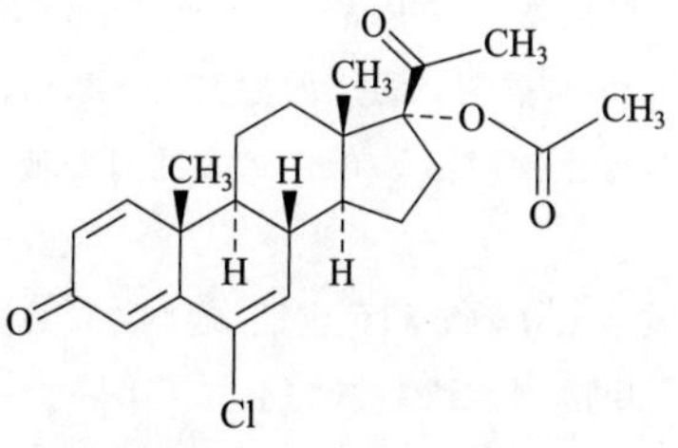

$C_{23}H_{27}ClO_4$　402.91

6-氯-3,20-二氧孕甾-1,4,6-三烯-17-基醋酸酯

杂质 Ⅵ

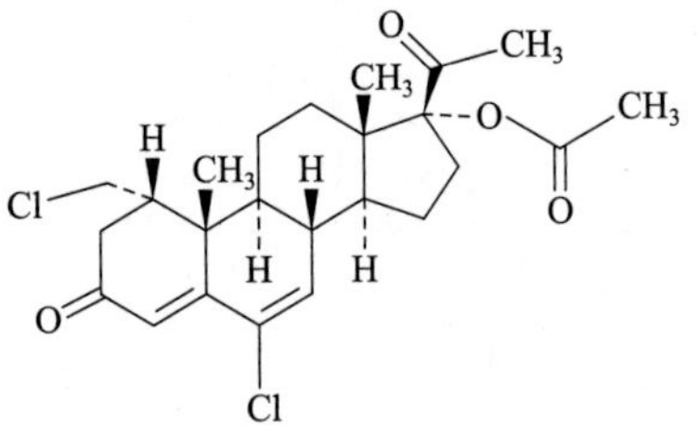

$C_{24}H_{30}Cl_2O_4$ 453.40

6-氯-1α-(氯甲基)-3,20-二氧孕甾-4,6-二烯-17-基醋酸酯

糠酸莫米松

Kangsuan Momisong

Mometasone Furoate

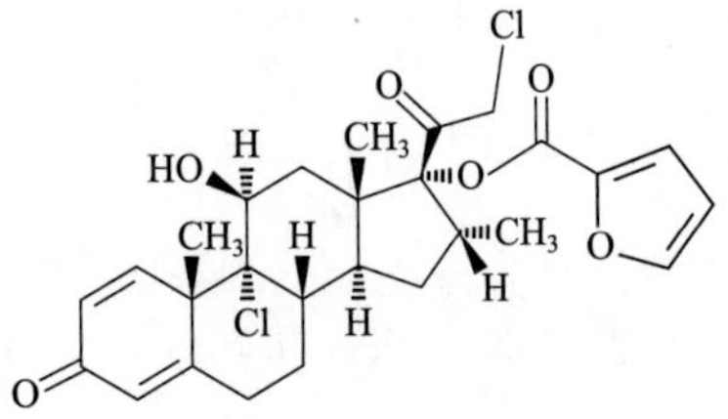

$C_{27}H_{30}Cl_2O_6$ 521.43

本品为9,21-二氯-11β,17-二羟基-16α-甲基孕甾-1,4-二烯-3,20-二酮-17(2-糠酸酯)。按干燥品计算,含 $C_{27}H_{30}Cl_2O_6$ 应为98.0%～102.0%。

【性状】 本品为白色或类白色粉末或结晶性粉末。

本品在丙酮或二氯甲烷中溶解,在乙醇中略溶,在甲醇或二氧六环中微溶,在水中不溶。

比旋度 取本品,精密称定,加乙醇溶解并定量稀释制成每1ml中约含5mg的溶液,依法测定(通则0621),比旋度为+50°至+55°。

【鉴别】 (1)在含量测定项下记录的色谱图中,供试品溶液主峰的保留时间应与对照品溶液主峰的保留时间一致。

(2)本品的红外光吸收图谱应与对照的图谱(光谱集814图)一致。

【检查】 **氯化物** 取本品0.5g,加水50ml,煮沸5分钟,放冷,加水至50ml,摇匀,滤过,取滤液25ml,依法检查(通则0801),与标准氯化钠溶液5.0ml制成的对照液比较,不得更浓(0.02%)。

有关物质 照高效液相色谱法(通则0512)测定。

稀释剂 甲醇-水-冰醋酸(65:35:0.2)。

供试品溶液 取本品约50mg,置50ml量瓶中,加甲醇适量,振摇使溶解并稀释至刻度,摇匀,精密量取适量,用稀释剂定量稀释制成每1ml中约含0.2mg的溶液。

对照溶液 精密量取供试品溶液1ml,置100ml量瓶中,用稀释剂稀释至刻度,摇匀,精密量取1ml,置10ml量瓶中,用稀释剂稀释至刻度,摇匀。

系统适用性溶液 取糠酸莫米松约50mg,置50ml量瓶中,加甲醇适量,振摇使溶解,加3mol/L盐酸溶液5ml,放置4小时,加3mol/L氢氧化钠溶液5ml,并用甲醇稀释至刻度,摇匀,精密量取2ml,置10ml量瓶中,用稀释剂稀释至刻度,摇匀。

色谱条件 用辛基硅烷键合硅胶为填充剂(4.6mm×250mm,5μm 或效能相当的色谱柱);以甲醇-水(65:35)为流动相;检测波长为254nm;进样体积20μl。

系统适用性要求 系统适用性溶液色谱图中,糠酸莫米松峰的保留时间约为11分钟,糠酸莫米松峰与降解产物峰(相对保留时间约为0.9)之间的分离度应符合要求。

测定法 精密量取供试品溶液与对照溶液,分别注入液相色谱仪,记录色谱图至主成分峰保留时间的2倍。

限度 供试品溶液的色谱图中如有杂质峰,单个杂质峰面积不得大于对照溶液主峰面积的3倍(0.3%),各杂质峰面积的和不得大于对照溶液主峰面积的6倍(0.6%)。

残留溶剂 照残留溶剂测定法(通则0861)测定,应符合规定。

干燥失重 取本品,在105℃干燥至恒重,减失重量不得过0.5%(通则0831)。

炽灼残渣 取本品1.0g,依法检查(通则0841),遗留残渣不得过0.1%。

重金属 取炽灼残渣项下遗留的残渣,依法检查(通则0821第二法),含重金属不得过百万分之二十。

【含量测定】 照高效液相色谱法(通则0512)测定。

稀释剂 见有关物质项下。

供试品溶液 取本品约20mg,精密称定,置100ml量瓶中,加甲醇溶解并稀释至刻度,摇匀,精密量取5ml,置50ml量瓶中,用稀释剂稀释至刻度,摇匀。

对照品溶液 取糠酸莫米松对照品约20mg,精密称定,置100ml量瓶中,加甲醇溶解并稀释至刻度,摇匀,精密量取5ml,置50ml量瓶中,用稀释剂稀释至刻度,摇匀。

系统适用性溶液、色谱条件与系统适用性要求 见有关物质项下。

测定法 精密量取供试品溶液与对照品溶液,分别注入液相色谱仪,记录色谱图。按外标法以峰面积计算,即得。

【类别】 糖皮质激素药。

【贮藏】 遮光,密封保存。

【制剂】 糠酸莫米松乳膏

糠酸莫米松乳膏

Kangsuan Momisong Rugao

Mometasone Furoate Cream

本品含糠酸莫米松($C_{27}H_{30}Cl_2O_6$)应为标示量的90.0%～110.0%。

【性状】 本品为白色或类白色乳膏。

【鉴别】 在含量测定项下记录的色谱图中,供试品溶液主峰的保留时间应与对照品溶液主峰的保留时间一致。

【检查】 应符合乳膏剂项下有关的各项规定(通则0109)。

【含量测定】 照高效液相色谱法(通则0512)测定。

内标溶液 取丙酸倍氯米松适量,加乙腈溶解并稀释制成每1ml中约含0.5mg的溶液。

供试品溶液 取本品适量(约相当于糠酸莫米松2mg),精密称定,置50ml具塞锥形瓶中,精密加入内标溶液与乙腈各15ml,置80℃水浴中加热使融化,强力振摇2分钟,置冰浴中冷却10分钟,迅速离心,上清液放至室温,精密量取上清液5ml,置10ml量瓶中,用乙腈稀释至刻度,摇匀。

对照品溶液 取糠酸莫米松对照品适量,精密称定,加乙腈溶解并定量稀释制成每1ml中含0.14mg的溶液,精密量取15ml,精密加入内标溶液15ml,摇匀,精密量取5ml,置10ml量瓶中,用乙腈稀释至刻度,摇匀。

系统适用性溶液与色谱条件 见糠酸莫米松含量测定项下。

系统适用性要求 系统适用性溶液色谱图中,糠酸莫米松峰与降解产物峰(相对保留时间约为0.9)之间的分离度应符合要求。

测定法 精密量取供试品溶液与对照品溶液,分别注入液相色谱仪,记录色谱图。按内标法以峰面积计算,即得。

【类别】 同糠酸莫米松。

【规格】 0.1%

【贮藏】 密封,在25℃以下保存。

修订品种

乙胺吡嗪利福异烟片(Ⅱ)

Yi'an Biqin Lifu Yiyan Pian(Ⅱ)

Ethambutol Hydrochloride,Pyrazinamide,

Rifampicin and Isoniazid Tablets(Ⅱ)

本品含利福平($C_{43}H_{58}N_4O_{12}$)、异烟肼($C_6H_7N_3O$)、吡嗪酰胺($C_5H_5N_3O$)和盐酸乙胺丁醇($C_{10}H_{24}N_2O_2 \cdot 2HCl$)均应为标示量的90.0%~110.0%。

【处方】

	处方1	处方2
利福平	150g	75g
异烟肼	75g	37.5g
吡嗪酰胺	400g	200g
盐酸乙胺丁醇	275g	137.5g
辅料	适量	适量
制成	1000片	1000片

【性状】 本品为薄膜衣片,除去包衣后显橙红色至暗红色。

【鉴别】 (1)取本品细粉适量(约相当于利福平5mg),加0.1mol/L盐酸溶液2ml,振摇使利福平溶解后,加0.1mol/L亚硝酸钠溶液2滴,即由橙色变为暗红色。

(2)取本品细粉适量(约相当于异烟肼0.1g),加水7ml,振摇,滤过,取滤液,加0.1mol/L硝酸银溶液3ml,振摇,滤过,滤液置试管中,加氨制硝酸银试液1ml,即发生气泡与黑色浑浊,并在试管壁上生成银镜。

(3)取本品细粉适量(约相当于吡嗪酰胺0.2g),置试管中,加氢氧化钠试液5ml,缓缓煮沸,即发生氨臭,能使湿润的红色石蕊试纸变蓝色。

■(4)取本品细粉适量(约相当于盐酸乙胺丁醇20mg),加水10ml,振摇,滤过,取滤液,加氯化钠0.2g,用三氯甲烷提取3次,每次20ml,取上层水溶液,加硫酸铜试液2~3滴,再加氢氧化钠试液数滴,溶液显深蓝色。■[删除]

(5)在含量测定利福平项下记录的色谱图中,供试品溶液主峰的保留时间应与对照品溶液主峰的保留时间一致。

(6)在含量测定异烟肼、吡嗪酰胺与盐酸乙胺丁醇项下记录的色谱图中,供试品溶液各主峰的保留时间应分别与混合对照品溶液相应各主峰的保留时间一致。

【检查】 有关物质 照高效液相色谱法(通则0512)测定。临用新制。

溶剂 乙腈-水(1:1)。

供试品溶液 取含量测定利福平项下的细粉适量(约相当于利福平50mg),精密称定,加溶剂使利福平溶解并定量稀释制成每1ml中约含利福平0.5mg的溶液,摇匀,滤过,取续滤液。

对照品溶液 取利福平对照品适量,精密称定,加溶剂溶解并定量稀释制成每1ml中约含5μg的溶液。

杂质对照品溶液(1) 取醌式利福平对照品适量,精密称定,加溶剂溶解并定量稀释制成每1ml中约含5μg的溶液。

杂质对照品溶液(2) 取N-氧化利福平对照品适量,精密称定,加溶剂溶解并定量稀释制成每1ml中约含5μg的溶液。

杂质对照品溶液(3) 取3-甲酰利福霉素SV对照品适量,精密称定,加溶剂溶解并定量稀释制成每1ml中约含5μg的溶液。

系统适用性溶液 取利福平对照品约4mg和异烟肼对照品约2mg,加1mol/L乙酸溶液25ml使溶解,放置4小时。

色谱条件 用辛基硅烷键合硅胶为填充剂;以甲醇-乙腈-0.075mol/L磷酸二氢钾溶液-1.0mol/L枸橼酸溶液(30:30:36:4),并用10mol/L氢氧化钠溶液调节pH值至7.0为流动相;柱温为35℃;检测波长为254nm;除系统适用性溶液进样体积20μl外,其他进样体积10μl。

系统适用性要求 系统适用性溶液色谱图中出峰顺序依次为异烟肼、异烟肼利福霉素腙(最大杂质)与利福平。异烟肼利福霉素腙峰与利福平峰之间的分离度应大于4.0。

测定法 精密量取供试品溶液、对照品溶液和杂质对照品溶液(1)~(3),分别注入液相色谱仪,记录色谱图至利福平峰保留时间的4倍。

限度 供试品溶液色谱图中,如有与醌式利福平峰、N-氧化利福平峰和3-甲酰利福霉素SV峰保留时间一致的色谱峰,均按外标法以峰面积计算,分别不得过利福平标示量的2.0%、2.0%和0.5%;按外标法以对照品溶液中利福平峰面积计算,异烟肼利福霉素腙不得过利福平标示量的3.0%,其他单个杂质不得过利福平标示量的1.5%,其他各杂质的和不得过利福平标示量的3.0%。杂质含量小于0.1%或相对利福平保留时间小于0.23的色谱峰忽略不计。

溶出度 照溶出度与释放度测定法(通则0931第二法)测定。

溶出条件 以0.01mol/L磷酸盐缓冲液(取无水磷酸氢二钠7g,加水5000ml使溶解,用磷酸调节pH值至6.8)900ml为溶出介质,转速为每分钟75转,依法操作,经45分钟时取样。

供试品溶液 取溶出液,滤过,精密量取续滤液适量,用溶出介质定量稀释制成每1ml中约含利福平60μg的溶液。

对照品溶液 取利福平对照品适量,精密称定,加溶出介质溶解并定量稀释制成与供试品溶液中利福平浓度大致相同的溶液。

混合对照品溶液 取异烟肼对照品、吡嗪酰胺对照品与盐酸乙胺丁醇对照品各适量,精密称定,加溶出介质溶解并定量稀释制成与供试品溶液中各组分浓度大致相同的溶液。

系统适用性溶液、色谱条件与系统适用性要求 见含量测定项下。

测定法 见含量测定项下。分别计算每片中利福平、异烟肼、吡嗪酰胺与盐酸乙胺丁醇的溶出量。

限度 利福平与吡嗪酰胺限度均为标示量的75%,异烟肼与盐酸乙胺丁醇限度均为标示量的80%,均应符合规定。

干燥失重 取本品细粉,在60℃真空干燥3小时,减失重量不得过3.0%(通则0831)。

其他 应符合片剂项下有关的各项规定(通则0101)。

【含量测定】 利福平 照高效液相色谱法(通则0512)测定。临用新制。

供试品溶液 取本品20片,精密称定,研细,精密称取细粉适量(约相当于利福平60mg),加乙腈-水(1:1)振摇使利福平溶解并定量稀释制成每1ml中约含利福平60μg的溶液,摇匀,滤过,取续滤液。

对照品溶液 取利福平对照品适量,精密称定,加乙腈-水(1:1)振摇使溶解并定量稀释制成每1ml中约含60μg的溶液。

色谱条件 见有关物质项下。进样体积20μl。

系统适用性溶液与系统适用性要求 见有关物质项下。

测定法 精密量取供试品溶液与对照品溶液,分别注入液相色谱仪,记录色谱图。按外标法以峰面积计算。

异烟肼、吡嗪酰胺与盐酸乙胺丁醇 照高效液相色谱法(通则0512)测定。临用新制。

供试品溶液 取含量测定利福平项下的细粉适量(约相当于异烟肼30mg),精密称定,加水适量,超声使异烟肼、吡嗪酰胺与盐酸乙胺丁醇溶解并定量稀释制成每1ml中约含异烟肼30μg的溶液,滤过,取续滤液。

混合对照品溶液 取异烟肼对照品、吡嗪酰胺对照品与盐酸乙胺丁醇对照品各适量,精密称定,加水溶解并定量稀释制成与供试品溶液中各组分浓度大致相同的溶液。

色谱条件 用十八烷基硅烷键合硅胶为填充剂;以醋酸铜-醋酸铵溶液(取醋酸铵50g与醋酸铜0.2g,加水1000ml溶解,用冰醋酸调节pH值至5.0)-甲醇(94:6)为流动相;检测波长为270nm;进样体积20μl。

系统适用性要求 混合对照品溶液色谱图中出峰顺序依次为异烟肼、吡嗪酰胺与盐酸乙胺丁醇,异烟肼峰与吡嗪酰胺峰之间的分离度应符合要求。

测定法 精密量取供试品溶液与混合对照品溶液,分别注入液相色谱仪,记录色谱图。按外标法以峰面积分别计算异烟肼($C_6H_7N_3O$)、吡嗪酰胺($C_5H_5N_3O$)与盐酸乙胺丁醇($C_{10}H_{24}N_2O_2 \cdot 2HCl$)的含量。

【类别】 抗结核病药。

【贮藏】 遮光,密封,在干燥处保存。

附:异烟肼利福霉素腙(HYD)

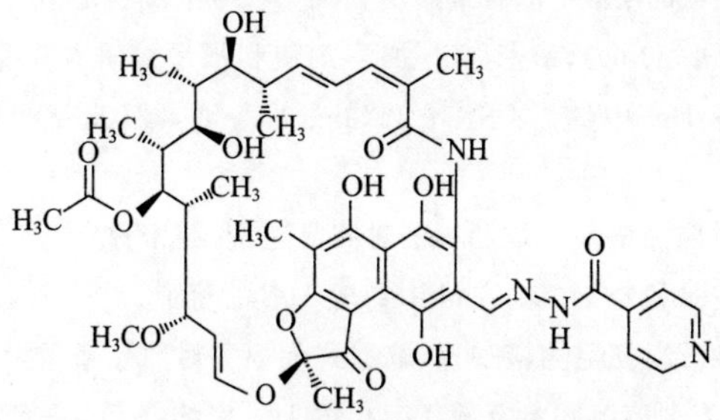

$C_{44}H_{52}N_4O_{13}$ 844.92

乙胺利福异烟片

Yi'an Lifu Yiyan Pian

Ethambutol Hydrochloride, Rifampicin and Isoniazid Tablets

本品为含利福平、异烟肼和盐酸乙胺丁醇的复方制剂。含利福平($C_{43}H_{58}N_4O_{12}$)、异烟肼($C_6H_7N_3O$)与盐酸乙胺丁醇($C_{10}H_{24}N_2O_2 \cdot 2HCl$)均应为标示量的90.0%~110.0%。

【处方】

利福平	120g
异烟肼	120g
盐酸乙胺丁醇	250g
辅料	适量
制成	1000片

【性状】 本品为薄膜衣片,除去包衣后显红色。

【鉴别】（1）取本品的细粉适量（约相当于利福平5mg），加0.1mol/L盐酸溶液2ml,振摇后,加0.1mol/L亚硝酸钠溶液2滴,即由橙色变为暗红色。

（2）取本品的细粉适量（约相当于异烟肼0.1g），加水7ml,振摇,滤过,取滤液,加0.1mol/L硝酸银溶液3ml,振摇,滤过,滤液置试管中,加氨制硝酸银试液1ml,即发生气泡与黑色浑浊,并在试管上生成银镜。

■（3）取本品的细粉适量（约相当于盐酸乙胺丁醇20mg），加水10ml,振摇,滤过,取滤液,加氯化钠0.2g,用三氯甲烷提取3次,每次20ml,取上层水溶液,加硫酸铜试液2~3滴,再加氢氧化钠试液数滴,溶液显深蓝色。■[删除]

（4）在含量测定利福平项下记录的色谱图中,供试品溶液主峰的保留时间应与对照品溶液主峰的保留时间一致。

（5）在含量测定异烟肼与盐酸乙胺丁醇项下记录的色谱图中,供试品溶液两主峰的保留时间应分别与对照品溶液相应两主峰的保留时间一致。

【检查】 有关物质 照高效液相色谱法(通则0512)测

定。临用新制。

溶剂 乙腈-水(1:1)。

供试品溶液 取含量测定利福平项下的细粉适量(约相当于利福平50mg),精密称定,加溶剂使利福平溶解并定量稀释制成每1ml中约含利福平0.5mg的溶液,摇匀,滤过,取续滤液。

对照品溶液 取利福平对照品适量,精密称定,加溶剂溶解并定量稀释制成每1ml中约含5μg的溶液。

杂质对照品溶液(1) 取醌式利福平对照品适量,精密称定,加溶剂溶解并定量稀释制成每1ml中约含5μg的溶液。

杂质对照品溶液(2) 取N-氧化利福平对照品适量,精密称定,加溶剂溶解并定量稀释制成每1ml中约含5μg的溶液。

杂质对照品溶液(3) 取3-甲酰利福霉素SV对照品适量,精密称定,加溶剂溶解并定量稀释制成每1ml中约含5μg的溶液。

系统适用性溶液 取利福平对照品约4mg和异烟肼对照品约2mg,加1mol/L乙酸溶液25ml使溶解,放置4小时。

色谱条件 用辛基硅烷键合硅胶为填充剂;以甲醇-乙腈-0.075mol/L磷酸二氢钾溶液-1.0mol/L枸橼酸溶液(30:30:36:4),并用10mol/L氢氧化钠溶液调节pH值至7.0为流动相;检测波长为254nm;除系统适用性溶液进样体积20μl外,其他进样体积10μl。

系统适用性要求 系统适用性溶液色谱图中出峰顺序依次为异烟肼、异烟肼利福霉素腙(最大杂质)与利福平,异烟肼利福霉素腙峰与利福平峰之间的分离度应大于4.0,利福平峰与相邻杂质峰之间的分离度应符合要求。

测定法 精密量取供试品溶液、对照品溶液与杂质对照品溶液(1)~(3),分别注入液相色谱仪,记录色谱图至利福平峰保留时间的5倍。

限度 供试品溶液色谱图中,如有与醌式利福平峰、N-氧化利福平峰和3-甲酰利福霉素SV峰保留时间一致的色谱峰,均按外标法以峰面积计算,分别不得过利福平标示量的2.0%、2.0%和0.5%;按外标法以对照品溶液中利福平峰面积计算,异烟肼利福霉素腙不得过利福平标示量的3.0%,其他单个杂质不得过利福平标示量的1.5%,其他各杂质的和不得过利福平标示量的3.0%。杂质含量小于0.1%与相对利福平保留时间小于0.23的色谱峰忽略不计。

溶出度 照溶出度与释放度测定法(通则0931第二法)测定。

溶出条件 以0.01mol/L磷酸盐缓冲液(取无水磷酸氢二钠7g,加水5000ml使溶解,用磷酸调节pH值至6.8)900ml为溶出介质,转速为每分钟75转,依法操作,经45分钟时取样。

供试品溶液 取溶出液,滤过,精密量取续滤液适量,用溶出介质定量稀释制成每1ml中约含利福平60μg的溶液。

对照品溶液 取利福平对照品适量,精密称定,加溶出介质溶解并定量稀释制成与供试品溶液中利福平浓度大致相同的溶液。

混合对照品溶液 取异烟肼对照品与盐酸乙胺丁醇对照品各适量,精密称定,加溶出介质溶解并定量稀释制成与供试品溶液中各组分浓度大致相同的溶液。

系统适用性溶液、色谱条件与系统适用性要求 见含量测定项下。

测定法 见含量测定项下。分别计算每片中利福平、异烟肼与盐酸乙胺丁醇的溶出量。

限度 利福平限度为标示量的75%,异烟肼与盐酸乙胺丁醇限度均为标示量的80%,均应符合规定。

干燥失重 取本品细粉,在60℃真空干燥3小时,减失重量不得过3.0%(通则0831)。

其他 应符合片剂项下有关的各项规定(通则0101)。

【含量测定】 利福平 照高效液相色谱法(通则0512)测定。临用新制。

供试品溶液 取本品20片,精密称定,研细,精密称取细粉适量(约相当于利福平60mg),加乙腈-水(1:1)振摇使利福平溶解并定量稀释制成每1ml中约含利福平60μg的溶液,摇匀,滤过,取续滤液。

对照品溶液 取利福平对照品适量,精密称定,加乙腈-水(1:1)振摇使溶解并定量稀释制成每1ml中约含60μg的溶液。

色谱条件 见有关物质项下。进样体积20μl。

系统适用性溶液与系统适用性要求 见有关物质项下。

测定法 精密量取供试品溶液与对照品溶液,分别注入液相色谱仪,记录色谱图。按外标法以峰面积计算。

异烟肼与盐酸乙胺丁醇 照高效液相色谱法(通则0512)测定。临用新制。

供试品溶液 取含量测定利福平项下的细粉适量(约相当于异烟肼30mg),精密称定,加水适量,超声使异烟肼与盐酸乙胺丁醇溶解并定量稀释制成每1ml中约含异烟肼30μg的溶液,滤过,取续滤液。

混合对照品溶液 取异烟肼对照品与盐酸乙胺丁醇对照品各适量,精密称定,加水溶解并定量稀释制成与供试品溶液中各组分浓度大致相同的溶液。

色谱条件 用十八烷基硅烷键合硅胶为填充剂;以醋酸铜-醋酸铵溶液(取醋酸铵50g与醋酸铜0.2g,加水1000ml溶解,用冰醋酸调节pH值至5.0)-甲醇(94:6)为流动相;检测波长为270nm;进样体积20μl。

系统适用性要求 混合对照品溶液色谱图中出峰顺序依次为异烟肼、盐酸乙胺丁醇,异烟肼峰与乙胺丁醇峰之间的分离度应符合要求。

测定法 精密量取供试品溶液与混合对照品溶液,分别注入液相色谱仪,记录色谱图。按外标法以峰面积分别计算异烟肼($C_6H_7N_3O$)与盐酸乙胺丁醇($C_{10}H_{24}N_2O_2 \cdot 2HCl$)的含量。

【类别】 抗结核病药。

【贮藏】 遮光,密封,在干燥处保存。

附:异烟肼利福霉素腙(HYD)

$C_{44}H_{52}N_4O_{13}$　844.92

乙酰半胱氨酸

Yixian Banguang'ansuan

Acetylcysteine

$C_5H_9NO_3S$　163.20

本品为 N-乙酰基-L-半胱氨酸。按干燥品计算,含 $C_5H_9NO_3S$ 应为 98.0%～102.0%。

【性状】　本品为白色或类白色结晶性粉末;有类似蒜的臭气;有引湿性。

本品在水或乙醇中易溶。

熔点　本品的熔点(通则 0612)为 104～110℃。

比旋度　取本品约 2.5g,精密称定,加乙二胺四醋酸二钠溶液(1→100)2ml 与氢氧化钠试液(4→100)15ml 使溶解,用磷酸盐缓冲液(pH 7.0)定量稀释制成每 1ml 中约含 50mg 的溶液,依法测定(通则 0621),比旋度为 +21.0°至 +27.0°。

【鉴别】　■(1)取本品约 0.1g,加 10%氢氧化钠溶液 2ml 溶解后,加醋酸铅试液 1ml,加热煮沸,溶液渐显黄褐色,继而产生黑色沉淀。■[删除]

(2)取本品约 10mg,加氢氧化钠试液 1ml 溶解后,加亚硝基铁氰化钠试液数滴,摇匀,即显深红色;放置后渐显黄色,上层留有红色环,振摇后又变成红色。

(3)本品的红外光吸收图谱应与对照的图谱(光谱集 7 图)一致。

【检查】　**酸度**　取本品 1.0g,加水 20ml 溶解后,依法测定(通则 0631),pH 值应为 1.5～2.5。

溶液的澄清度　取本品 1.0g,加水 10ml 溶解后,依法检查(通则 0902 第一法),溶液应澄清。

干燥失重　取本品,以五氧化二磷为干燥剂,在 70℃减

压干燥 3 小时,减失重量不得过 1.0%(通则 0831)。

炽灼残渣　取本品 1.0g,依法检查(通则 0841),遗留残渣不得过 0.1%。

重金属　取炽灼残渣项下遗留的残渣,依法检查(通则 0821 第二法),含重金属不得过百万分之十。

热原　取本品,加氯化钠注射液适量溶解后,用 1mol/L 氢氧化钠溶液调节 pH 值至 7.0,用氯化钠注射液稀释制成每 1ml 中含乙酰半胱氨酸 20mg 的溶液,依法检查(通则 1142),剂量按家兔体重每 1kg 注射 10ml,应符合规定。(供注射用)

【含量测定】　取本品约 0.3g,精密称定,加水 30ml 溶解后,在 20～25℃用碘滴定液(0.05mol/L)迅速滴定至溶液显微黄色,并在 30 秒钟内不褪。每 1ml 碘滴定液(0.05mol/L)相当于 16.32mg 的 $C_5H_9NO_3S$。

【类别】　祛痰药。

【贮藏】　密封,在凉暗处保存。

【制剂】　(1)乙酰半胱氨酸颗粒　(2)喷雾用乙酰半胱氨酸

乙 酰 唑 胺

Yixian Zuo'an

Acetazolamide

$C_4H_6N_4O_3S_2$　222.25

本品为 N-(5-氨磺酰基-1,3,4-噻二唑-2-基)乙酰胺。按干燥品计算,含 $C_4H_6N_4O_3S_2$ 应为 98.0%～102.0%。

【性状】　本品为白色针状结晶或结晶性粉末;无臭。

本品在沸水中略溶,在水或乙醇中极微溶解,在■三氯甲烷或■[删除]乙醚中几乎不溶;在氨溶液中易溶。

【鉴别】　■(1)取本品约 0.1g,滴加氢氧化钠试液溶解后,加水 10ml 与酚酞指示液 1 滴,滴加稀盐酸至粉红色消失,加硝酸汞试液数滴,即生成白色沉淀。■[删除]

(2)取本品约 0.2g,置试管中,加乙醇与硫酸各 1ml,加热即产生乙酸乙酯的香气。

(3)本品的红外光吸收图谱应与对照的图谱(光谱集 9 图)一致。

【检查】　**酸度**　取本品 1.0g,加热水 50ml,振摇,放冷,依法测定(通则 0631),pH 值应为 4.0～6.0。

碱性溶液的澄清度　取本品 1.0g,加 10%氢氧化钠溶液 5ml 溶解后,溶液应澄清。

氯化物　取本品 2.0g,加水 100ml,加热溶解后,迅速放冷,滤过,取滤液 25ml,依法检查(通则 0801),与标准氯化钠溶液 7.0ml 制成的对照液比较,不得更浓(0.014%)。

硫酸盐 取上述氯化物项下剩余的滤液 25ml,依法检查(通则 0802),与标准硫酸钾溶液 2.0ml 制成的对照液比较,不得更浓(0.04%)。

有关物质 照高效液相色谱法(通则 0512)测定。

供试品溶液 取本品 50mg,置 100ml 量瓶中,加水 80ml,置 80℃ 水浴中加热 5 分钟,振摇使溶解,放冷,用水稀释至刻度,摇匀。

对照溶液 精密量取供试品溶液 1ml,置 100ml 量瓶中,用水稀释至刻度,摇匀。

色谱条件 用十八烷基硅烷键合硅胶为填充剂;以 0.43% 无水醋酸钠溶液-甲醇-乙腈(95∶2∶3,用冰醋酸调节 pH 值至 4.0±0.05)为流动相;检测波长为 265nm;进样体积 20μl。

系统适用性要求 理论板数按乙酰唑胺峰计算不低于 5000。

测定法 精密量取供试品溶液与对照溶液,分别注入液相色谱仪,记录色谱图至主成分峰保留时间的 2 倍。

限度 供试品溶液色谱图中如显杂质峰,单个杂质峰面积不得大于对照溶液主峰面积的 0.5 倍(0.5%),各杂质峰面积的和不得大于对照溶液的主峰面积(1.0%)。

银还原物 取本品 5.0g,用无水乙醇 5ml 湿润后,加水 125ml 与硝酸 10ml,精密加硝酸银滴定液(0.1mol/L)5ml,摇匀,避光放置 30 分钟,经垂熔玻璃漏斗滤过,用水 10ml 洗涤容器及漏斗,合并滤液与洗液,加硫酸铁铵指示液 5ml,用硫氰酸铵滴定液(0.1mol/L)滴定至终点,消耗硫氰酸铵滴定液(0.1mol/L)不得少于 4.8ml。

干燥失重 取本品,在 105℃ 干燥至恒重,减失重量不得过 0.5%(通则 0831)。

炽灼残渣 不得过 0.1%(通则 0841)。

重金属 取本品 0.50g,依法检查(通则 0821 第三法),含重金属不得过百万分之二十。

【含量测定】 照紫外-可见分光光度法(通则 0401)测定。

供试品溶液 取本品约 0.2g,精密称定,加沸水 400ml 搅拌使溶解,放冷,定量转移至 1000ml 量瓶中,用水稀释至刻度,摇匀;精密量取 5ml,置 100ml 量瓶中,加 1mol/L 盐酸溶液 10ml,用水稀释至刻度,摇匀。

测定法 取供试品溶液,在 265nm 的波长处测定吸光度,按 $C_4H_6N_4O_3S_2$ 的吸收系数($E_{1cm}^{1\%}$)为 474 计算,即得。

【类别】 碳酸酐酶抑制药。

【贮藏】 遮光,密封保存。

【制剂】 乙酰唑胺片

乙酰唑胺片

Yixianzuo'an Pian

Acetazolamide Tablets

本品含乙酰唑胺($C_4H_6N_4O_3S_2$)应为标示量的 95.0%~105.0%。

【性状】 本品为白色片。

【鉴别】 ■(1)取本品细粉适量(约相当于乙酰唑胺 0.2g),加水 3ml 与氢氧化钠试液 1ml,搅拌,滤过;取滤液 2ml,加水 8ml 摇匀后,照乙酰唑胺项下的鉴别(1)项试验,显相同的反应。■ [删除]

(2)取本品细粉适量(约相当于乙酰唑胺 50mg),照乙酰唑胺项下的鉴别(2)项试验,显相同的反应。

【检查】 有关物质 照高效液相色谱法(通则 0512)测定。

供试品溶液 取本品细粉适量(约相当于乙酰唑胺 50mg),置 100ml 量瓶中,加水 80ml,置 80℃ 水浴中加热 5 分钟,振摇使乙酰唑胺溶解,放冷,用水稀释至刻度,摇匀,滤过,取续滤液。

对照溶液 精密量取供试品溶液 1ml,置 100ml 量瓶中,用水稀释至刻度,摇匀。

色谱条件、系统适用性要求与测定法 见乙酰唑胺有关物质项下。

限度 供试品溶液色谱图中如显杂质峰,单个杂质峰面积不得大于对照溶液主峰面积的 0.5 倍(0.5%),各杂质峰面积的和不得大于对照溶液的主峰面积(1.0%)。

溶出度 照溶出度与释放度测定法(通则 0931 第二法)测定。

溶出条件 以醋酸-醋酸钠缓冲液(pH 4.5)150ml 加水至 900ml 为溶出介质,转速为每分钟 100 转,依法操作,经 45 分钟时取样。

测定法 取溶出液 5ml,滤过,精密量取续滤液 2ml,置 50ml 量瓶中,用 0.1mol/L 盐酸溶液稀释至刻度,摇匀,照紫外-可见分光光度法(通则 0401),在 265nm 的波长处分别测定吸光度,按 $C_4H_6N_4O_3S_2$ 的吸收系数($E_{1cm}^{1\%}$)为 474 计算每片的溶出量。

限度 标示量的 75%,应符合规定。

其他 应符合片剂项下有关的各项规定(通则 0101)。

【含量测定】 照紫外-可见分光光度法(通则 0401)测定。

供试品溶液 取本品 10 片,精密称定,研细,精密称取适量(约相当于乙酰唑胺 0.2g),加沸水约 400ml,搅拌 15 分钟使乙酰唑胺溶解,放冷,定量转移至 1000ml 量瓶中,加水稀释至刻度,摇匀,滤过,精密量取续滤液 5ml,置 100ml 量瓶中,加 1mol/L 盐酸溶液 10ml,用水稀释至刻度,摇匀。

测定法 取供试品溶液,在 265nm 的波长处测定吸光度,按 $C_4H_6N_4O_3S_2$ 的吸收系数($E_{1cm}^{1\%}$)为 474 计算。

【类别】 同乙酰唑胺。

【规格】 0.25g

【贮藏】 遮光,密封保存。

二甲磺酸阿米三嗪

Erjiahuangsuan Amisanqin

Almitrine Mesylate

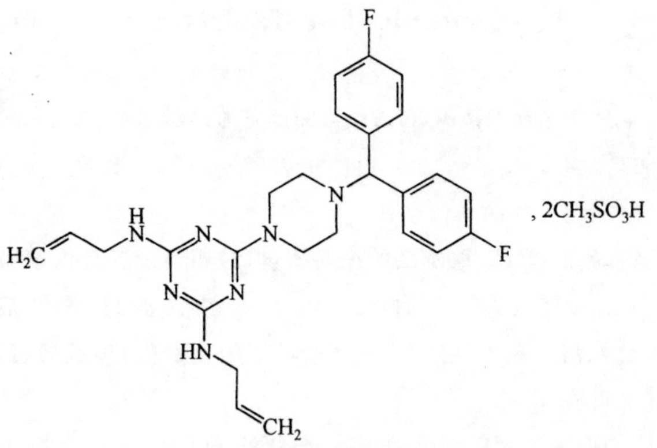

C_{26}H_{29}F_2N_7 · 2CH_3SO_3H   669.77

本品为 2,4-双(烯丙氨基)-6-[4-双-(对氟苯基)甲基]-1-哌嗪基-S-三嗪二甲磺酸盐。按干燥品计算,含 $C_{26}H_{29}F_2N_7$ · $2CH_3SO_3H$ 应为 98.0%~102.0%。

【性状】 本品为白色或类白色结晶性粉末;无臭。

本品在甲醇■ 或三氯甲烷■[删除]中易溶,在乙醇中溶解,在丙酮中微溶,在水中不溶。

【鉴别】 ■(1)取本品约 0.2g,置试管中,小火加热使熔融,产生的气体应使湿润的醋酸铅试纸显黑色。■[删除]

(2)取本品,加乙醇制成每 1ml 中含 8μg 的溶液,照紫外-可见分光光度法(通则 0401)测定,在 223nm 的波长处有最大吸收。

(3)本品的红外光吸收图谱应与对照的图谱(光谱集 900 图)一致。

【检查】 **酸度** 取本品 0.50g,加水 50ml,振摇 10 分钟,滤过,取续滤液,依法测定(通则 0631),pH 值应为 2.0~3.5。

含氟量 取本品约 35mg,精密称定,照氟检查法(通则 0805)测定,含氟量应为 5.1%~6.3%。

有关物质 照高效液相色谱法(通则 0512)测定。

供试品溶液 取本品约 30mg,置 100ml 量瓶中,加流动相溶解并稀释至刻度,摇匀。

对照溶液 精密量取供试品溶液 1ml,置 100ml 量瓶中,用流动相稀释至刻度,摇匀。

色谱条件 用十八烷基硅烷键合硅胶为填充剂;以甲醇-水(85∶15)(每 1000ml 中加二乙胺 5μl)为流动相;检测波长

为 222nm;进样体积 20μl。

系统适用性要求 理论板数按阿米三嗪峰计算不低于 900。

测定法 精密量取供试品溶液与对照溶液,分别注入液相色谱仪,记录色谱图至主成分峰保留时间的 2 倍。

限度 供试品溶液色谱图中如有杂质峰,单个杂质峰面积不得大于对照溶液主峰面积的 0.5 倍(0.5%),各杂质峰面积的和不得大于对照溶液主峰面积的 1.5 倍(1.5%)。

残留溶剂 照残留溶剂测定法(通则 0861)测定。

供试品溶液 取本品,精密称定,加二甲基亚砜使溶解并定量稀释制成每 1ml 中约含 20mg 的溶液。

限度 甲苯的残留量应符合规定。

氯化物 取本品 0.50g,加乙醇 25ml 使溶解,除用乙醇稀释外,依法检查(通则 0801),与标准氯化钠溶液 5.0ml 制成的对照液比较,不得更浓(0.01%)。

硫酸盐 取本品 0.50g,加水 50ml,缓缓煮沸 2 分钟,放冷,补加水至原体积,摇匀,滤过,取续滤液 40ml,依法检查(通则 0802),与标准硫酸钾溶液 2.0ml 制成的对照液比较,不得更浓(0.05%)。

干燥失重 取本品,在 105℃干燥至恒重,减失重量不得过 0.5%(通则 0831)。

炽灼残渣 取本品 1.0g,依法检查(通则 0841),遗留残渣不得过 0.15%。

重金属 取炽灼残渣项下遗留的残渣,依法检查(通则 0821 第二法),含重金属不得过百万分之二十。

【含量测定】 照高效液相色谱法(通则 0512)测定。

供试品溶液 取本品适量,精密称定,加流动相溶解并定量稀释制成每 1ml 中约含 0.12mg 的溶液。

对照品溶液 取二甲磺酸阿米三嗪对照品适量,精密称定,加流动相溶解并定量稀释制成每 1ml 中约含 0.12mg 的溶液。

色谱条件与系统适用性要求 见有关物质项下。

测定法 精密量取供试品溶液与对照品溶液,分别注入液相色谱仪,记录色谱图。按外标法以峰面积计算。

【类别】 中枢兴奋药。

【贮藏】 遮光,密封保存。

二羟丙茶碱

Erqiangbingchajian

Diprophylline

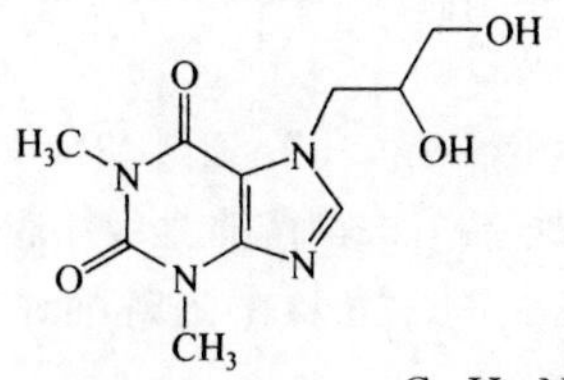

C_{10}H_{14}N_4O_4   254.25

本品为1,3-二甲基-7-(2,3-二羟丙基)-3,7-二氢-1H-嘌呤-2,6-二酮。按干燥品计算,含 $C_{10}H_{14}N_4O_4$ 不得少于 98.0%。

【性状】 本品为白色粉末或颗粒;无臭。

本品在水中易溶,在乙醇中微溶,在■三氯甲烷或■[删除]乙醚中极微溶解。

熔点 本品的熔点(通则 0612)为 160～164℃。

吸收系数 取本品,精密称定,加水溶解并定量稀释制成每 1ml 中约含 10μg 的溶液,照紫外-可见分光光度法(通则 0401),在 273nm 的波长处测定吸光度,吸收系数($E_{1cm}^{1\%}$)为 354～376。

【鉴别】 ■(1)取本品约 0.1g,加盐酸 1ml 与氯酸钾 0.1g,置水浴上蒸干,残渣遇氨气即显紫色,再加氢氧化钠试液数滴,紫色即消失。■[删除]

(2)本品的红外光吸收图谱应与对照的图谱(光谱集 12 图)一致。

【检查】 **酸碱度** 取本品 0.50g,加水 10ml 使溶解,加溴麝香草酚蓝指示液 5 滴,应显黄色或绿色;再加氢氧化钠滴定液(0.02mol/L)0.20ml,应显蓝色。

溶液的澄清度与颜色 取本品 1.0g,加水 10ml,振摇使溶解,溶液应澄清无色;如显色,与黄色或黄绿色 1 号标准比色液(通则 0901 第一法)比较,不得更深。

氯化物 取本品 0.25g,加水 5ml 与氢氧化钠试液 1.0ml,煮沸 30 秒钟,放冷,依法检查(通则 0801),与标准氯化钠溶液 7.0ml 用同一方法制成的对照液比较,不得更浓(0.028%)。

有关物质 照高效液相色谱法(通则 0512)测定。

供试品溶液 取本品适量,精密称定,加水溶解并定量稀释制成每 1ml 中约含 1.0mg 的溶液。

对照溶液 取茶碱对照品 10mg,精密称定,置 100ml 量瓶中,加水溶解并稀释至刻度,摇匀,精密量取 10ml 与供试品溶液 1ml,置 200ml 量瓶中,用水稀释至刻度,摇匀。

色谱条件 用十八烷基硅烷键合硅胶为填充剂;以磷酸二氢钾溶液(取磷酸二氢钾 1.0g,加水溶解并稀释至 1000ml)-甲醇(72:28)为流动相;检测波长为 254nm;进样体积 10μl。

系统适用性要求 对照溶液色谱图中,理论板数按二羟丙茶碱峰计算不低于 2000,二羟丙茶碱峰与茶碱峰之间的分离度应大于 3.5。

测定法 精密量取供试品溶液与对照溶液,分别注入液相色谱仪,记录色谱图至主成分峰保留时间的 3 倍。

限度 供试品溶液色谱图中如有与茶碱保留时间一致的色谱峰,按外标法以峰面积计算,不得过 0.5%;其他杂质峰面积的和不得大于对照溶液中二羟丙茶碱峰面积(0.5%)。

干燥失重 取本品,在 105℃干燥至恒重,减失重量不得过 0.5%(通则 0831)。

炽灼残渣 不得过 0.15%(通则 0841)。

重金属 取本品 1.0g,加醋酸盐缓冲液(pH 3.5)2ml 与水适量使溶解成 25ml,依法检查(通则 0821 第一法),含重金属不得过百万分之二十。

【含量测定】 取本品约 0.2g,精密称定,加无水甲酸 2ml 使溶解,缓缓加醋酐 50ml,振摇 3 分钟,加苏丹Ⅳ指示液 4～5 滴,用高氯酸滴定液(0.1mol/L)滴定至溶液显紫色,并将滴定的结果用空白试验校正。每 1ml 高氯酸滴定液(0.1mol/L)相当于 25.42mg 的 $C_{10}H_{14}N_4O_4$。

【类别】 平滑肌松弛药。

【贮藏】 密封,在干燥处保存。

【制剂】 (1)二羟丙茶碱片 (2)二羟丙茶碱注射液

二羟丙茶碱片

Erqiangbingchajian Pian

Diprophylline Tablets

本品含二羟丙茶碱($C_{10}H_{14}N_4O_4$)应为标示量的 93.0%～107.0%。

【性状】 本品为白色片。

【鉴别】 ■(1)取本品的细粉适量(约相当于二羟丙茶碱 0.5g),加水 5ml,振摇,使二羟丙茶碱溶解,滤过;取滤液 1ml,置水浴上蒸干,照二羟丙茶碱项下的鉴别(1)项试验,显相同的反应。■[删除]

(2)取含量测定项下的溶液,照紫外-可见分光光度法(通则 0401)测定,在 273nm 的波长处有最大吸收,在 246nm 的波长处有最小吸收。

(3)取本品适量,加水溶解并稀释制成每 1ml 中含二羟丙茶碱 0.2mg 的溶液,作为供试品溶液;另取二羟丙茶碱对照品适量,加水溶解并稀释制成每 1ml 中含 0.2mg 的溶液,作为对照品溶液。照有关物质项下的方法试验,供试品溶液主峰的保留时间应与对照品溶液主峰保留时间一致。

【检查】 **有关物质** 照高效液相色谱法(通则 0512)测定。

供试品溶液 取本品的细粉适量(约相当于二羟丙茶碱 50mg),精密称定,置 50ml 量瓶中,加水适量,超声使二羟丙茶碱溶解,放冷,并用水稀释至刻度,摇匀,滤过,取续滤液。

对照溶液 取茶碱对照品约 10mg,精密称定,置 100ml 量瓶中,加水溶解并稀释至刻度,摇匀,精密量取 10ml 与供试品溶液 1ml,置 200ml 量瓶中,用水稀释至刻度,摇匀。

色谱条件、系统适用性要求与测定法 见二羟丙茶碱有关物质项下。

限度 供试品溶液色谱图中如有与茶碱保留时间一致的色谱峰,按外标法以峰面积计算,不得过标示量的 0.5%;其他杂质峰面积的和不得大于对照溶液中二羟丙茶碱峰面积(0.5%)。

溶出度 照溶出度与释放度测定法(通则 0931 第一法)测定。

溶出条件　以水 900ml 为溶出介质,转速为每分钟 100转,依法操作,经 30 分钟时取样。

测定法　取溶出液适量,滤过,精密量取续滤液 3ml,置25ml 量瓶(0.1g 规格)或 50ml 量瓶(0.2g 规格)中,用水稀释至刻度,摇匀,照紫外-可见分光光度法(通则 0401),在273nm 的波长处测定吸光度,按 $C_{10}H_{14}N_4O_4$ 的吸收系数($E_{1cm}^{1\%}$)为 365 计算每片的溶出量。

限度　标示量的 75%,应符合规定。

【其他】　应符合片剂项下有关的各项规定(通则 0101)。

【含量测定】　照紫外-可见分光光度法(通则 0401)测定。

供试品溶液　取本品 10 片,精密称定,研细,精密称取适量(约相当于二羟丙茶碱 0.15g),置 500ml 量瓶中,加水适量,充分振摇使二羟丙茶碱溶解,用水稀释至刻度,摇匀,精密量取续滤液 10ml,置 200ml 量瓶中,用水稀释至刻度,摇匀。

测定法　取供试品溶液,在 273nm 的波长处测定吸光度,按 $C_{10}H_{14}N_4O_4$ 的吸收系数($E_{1cm}^{1\%}$)为 365 计算。

【类别】　同二羟丙茶碱。

【规格】　(1)0.1g　(2)0.2g

【贮藏】　密封,在干燥处保存。

二羟丙茶碱注射液

Erqiangbingchajian Zhusheye

Diprophylline Injection

本品为二羟丙茶碱的灭菌水溶液。含二羟丙茶碱($C_{10}H_{14}N_4O_4$)应为标示量的 90.0%～110.0%。

【性状】　本品为无色的澄明液体。

【鉴别】　(1)取本品 1ml,加水 2ml,摇匀,加鞣酸试液数滴即生成白色沉淀。

■(2)取本品 1ml,置水浴上蒸干,加盐酸 1ml 与氯酸钾0.1g,继续蒸干,残渣遇氨气即显紫色,再加氢氧化钠试液数滴,紫色即消失。■[删除]

(3)取本品适量,用水稀释制成每 1ml 中含二羟丙茶碱0.2mg 的溶液,作为供试品溶液;另取二羟丙茶碱对照品适量,加水溶解并稀释制成每 1ml 中含 0.2mg 的溶液,作为对照品溶液。照有关物质项下的方法试验,供试品溶液主峰的保留时间应与对照品溶液主峰保留时间一致。

【检查】　pH 值　应为 4.0～7.0(通则 0631)。

有关物质　照高效液相色谱法(通则 0512)测定。

供试品溶液　精密量取本品适量,用水稀释制成每 1ml中约含二羟丙茶碱 1mg 的溶液。

对照溶液　取茶碱对照品约 10mg,精密称定,置 100ml量瓶中,加水溶解并稀释至刻度,摇匀,精密量取 10ml 与供试品溶液 1ml,置 200ml 量瓶中,用水稀释至刻度,摇匀。

色谱条件、系统适用性要求与测定法　见二羟丙茶碱有

关物质项下。

限度　供试品溶液色谱图中如有与茶碱保留时间一致的色谱峰,按外标法以峰面积计算,不得过标示量的 0.5%;其他杂质峰面积的和不得大于对照溶液中二羟丙茶碱峰面积(0.5%)。

细菌内毒素　取本品,依法检查(通则 1143),每 1mg 二羟丙茶碱中含内毒素的量应小于 0.30EU。

【其他】　应符合注射剂项下有关的各项规定(通则 0102)。

【含量测定】　照紫外-可见分光光度法(通则 0401)测定。

供试品溶液　精密量取本品适量(约相当于二羟丙茶碱0.25g),置 500ml 量瓶中,用水稀释至刻度,摇匀,精密量取5ml,置 200ml 量瓶中,用水稀释至刻度,摇匀。

测定法　取供试品溶液,在 273nm 的波长处测定吸光度,按 $C_{10}H_{14}N_4O_4$ 的吸收系数($E_{1cm}^{1\%}$)为 365 计算,即得。

【类别】　同二羟丙茶碱。

【规格】　2ml∶0.25g

【贮藏】　遮光,密闭保存。

二巯丁二钠

Erqiuding'erna

Sodium Dimercaptosuccinate

$C_4H_4Na_2O_4S_2 \cdot 3H_2O$　280.23

本品为 2,3-二巯基丁二酸二钠盐三水合物。按干燥品计算,含 $C_4H_4Na_2O_4S_2$ 不得少于 95.0%。

【性状】　本品为白色至微黄色粉末;有类似蒜的特臭。

本品在水中易溶,在乙醇■、三氯甲烷■[删除]或乙醚中不溶。

【鉴别】　(1)取本品约 0.2g,加水 2ml 溶解后,加氢氧化钠试液使成碱性,再滴加亚硝基铁氰化钠试液,即显紫红色。

■(2)取本品约 0.2g,加水 2ml 溶解后,加醋酸铅试液1ml,即生成淡黄色沉淀。■[删除]

(3)本品的红外光吸收图谱应与对照的图谱(光谱集1281 图)一致。

(4)本品显钠盐的鉴别反应(通则 0301)。

【检查】　酸碱度　取本品 1.0g,加水 10ml 使溶解,依法测定(通则 0631),pH 值应为 6.0～7.5。

溶液的颜色　取本品 1.0g,加水 10ml 溶解后,溶液应无色;如显色,与棕红色 4 号标准比色液(通则 0901 第一法)比较,不得更深。

干燥失重　取本品,以五氧化二磷为干燥剂,在 60℃减压干燥至恒重,减失重量应为 18.0%～24.0%(通则 0831)。

无菌 取本品,用适宜溶剂溶解后,经薄膜过滤法处理,依法检查(通则1101),应符合规定。(供无菌分装用)

【含量测定】 取干燥至恒重的本品约0.1g,精密称定,置100ml量瓶中,加水30ml溶解后,加稀醋酸2ml,精密加硝酸银滴定液(0.1mol/L)50ml,强力振摇,置水浴中加热2~3分钟,放冷,用水稀释至刻度,摇匀,滤过,精密量取续滤液50ml,置具塞锥形瓶中,加硝酸2ml与硫酸铁铵指示液2ml,用硫氰酸铵滴定液(0.1mol/L)滴定,并将滴定的结果用空白试验校正。每1ml硝酸银滴定液(0.1mol/L)相当于5.656mg的$C_4H_4Na_2O_4S_2$。

【类别】 解毒药。

【贮藏】 严封,在凉暗处保存。

【制剂】 注射用二巯丁二钠

二 巯 丁 二 酸

Erqiuding'ersuan

Dimercaptosuccinic Acid

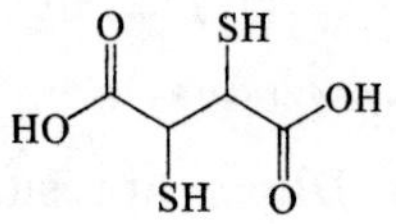

$C_4H_6O_4S_2$　182.22

本品为2,3-二巯基丁二酸。按干燥品计算,含$C_4H_6O_4S_2$不得少于98.5%。

【性状】 本品为白色或类白色结晶或结晶性粉末;有类似蒜的特臭。

本品在甲醇或乙醇中微溶,在水■或三氯甲烷■[删除]中几乎不溶。

熔点 本品的熔点(通则0612)为190~194℃,熔融时同时分解。

【鉴别】 ■(1)取本品约0.2g,加水2ml与碳酸氢钠试液适量使溶解并呈中性,加醋酸铅试液1ml,即生成淡黄色沉淀。■[删除]

(2)取本品约0.2g,加水2ml与氢氧化钠试液适量使溶解并呈碱性,再滴加亚硝基铁氰化钠试液,即显紫红色。

(3)本品的红外光吸收图谱应与对照的图谱(光谱集14图)一致。

【检查】 **酸度** 取本品1.0g,加水20ml制成混悬液,依法测定(通则0631),pH值应为2.5~3.0。

干燥失重 取本品,在105℃干燥至恒重,减失重量不得过1.0%(通则0831)。

炽灼残渣 取本品1.0g,依法检查(通则0841),遗留残渣不得过0.1%。

重金属 取炽灼残渣项下遗留的残渣,依法检查

(通则0821第二法),含重金属不得过百万分之十。

【含量测定】 取本品约0.05g,精密称定,置具塞锥形瓶中,加无水乙醇30ml使溶解,加稀硝酸2ml,精密加硝酸银滴定液(0.1mol/L)25ml,强力振摇,置水浴中加热2~3分钟,放冷,滤过,用水洗涤锥形瓶与沉淀至洗液无银离子反应,合并滤液与洗液,加硝酸2ml与硫酸铁铵指示液2ml,用硫氰酸铵滴定液(0.1mol/L)滴定,并将滴定的结果用空白试验校正。每1ml硝酸银滴定液(0.1mol/L)相当于4.556mg的$C_4H_6O_4S_2$。

【类别】 解毒药。

【贮藏】 遮光,密封,在阴凉处保存。

【制剂】 二巯丁二酸胶囊

二 巯 丙 醇

Erqiu Bingchun

Dimercaprol

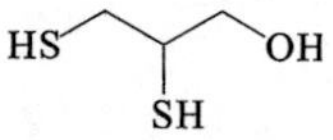

$C_3H_8OS_2$　124.23

本品为2,3-二巯基-1-丙醇。含$C_3H_8OS_2$不得少于98.5%(g/g)。

【性状】 本品为无色或几乎无色、易流动的澄清液体;有类似蒜的特臭。

本品在甲醇、乙醇或苯甲酸苄酯中极易溶解,在水中溶解;在脂肪油中不溶,但在苯甲酸苄酯中溶解后,可加脂肪油稀释、混合。

相对密度 本品的相对密度(通则0601)在25℃时为1.235~1.255。

【鉴别】 ■(1)取本品1滴,加水2ml使溶解,加醋酸铅试液数滴,即生成黄色沉淀。■[删除]

(2)取本品少许,加碳酸钠共热,即发生丙烯醛的特臭。

(3)本品的红外光吸收图谱应与对照的图谱(光谱集15图)一致。

【检查】 **稳定度** 取本品,经140℃加热2小时后,照含量测定项下的方法测定,减失含量不得过4.0%。

酸度 取本品1.0g,加水10ml,振摇使饱和,滤过,依法测定(通则0631),pH值应为5.0~7.0。

溴 取本品40mg,照氧瓶燃烧法(通则0703)进行有机破坏,以2.0%氢氧化钠溶液15ml与浓过氧化氢溶液15滴为吸收液,俟生成的烟雾完全吸入吸收液后,用水20ml淋洗瓶塞与铂丝,洗液与吸收液合并,加热煮沸2分钟后,放冷,移入50ml纳氏比色管中,加硝酸溶液(1→2)中和后,再多加2ml,并加入硝酸银试液1.0ml与水适量使成50ml,摇匀,在

暗处放置 10 分钟,如发生浑浊,与对照液[与供试品同法操作,但燃烧时不含供试品,并加标准溴化钠溶液(精密称取溴化钠 12.88mg,加水 1000ml 制成,每 1ml 相当于 $10\mu g$ 的 Br)4.0ml]比较,不得更浓(0.10%)。

【含量测定】 取本品约 0.1g,精密称定,加乙醇 10ml,摇匀,用碘滴定液(0.05mol/L)滴定至溶液显持续的微黄色,并将滴定的结果用空白试验校正。每 1ml 碘滴定液(0.05mol/L)相当于 6.211mg 的 $C_3H_8OS_2$。

【类别】 解毒药。

【贮藏】 遮光,密封保存。

【制剂】 二巯丙醇注射液

十一烯酸锌

Shiyixisuanxin

Zinc Undecylenate

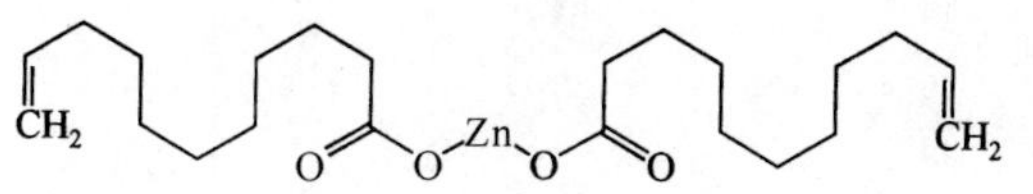

$C_{22}H_{38}O_4Zn$　431.92

本品为 10-十一烯酸锌盐。含 $C_{22}H_{38}O_4Zn$ 应为 98.0%～102.0%。

【性状】 本品为白色无定形粉末。

本品在水或乙醇中几乎不溶。

熔点 本品的熔点(通则 0612)为 116～121℃。

【鉴别】 (1)取本品约 3g,加水 20ml 与稀硫酸 25ml,用乙醚振摇提取 2 次,每次 25ml,合并乙醚提取液,置水浴上蒸去乙醚后,取残留液 1ml,照十一烯酸项下的鉴别(1)项试验,显相同的反应。

■(2)取本品约 0.1g,加水 10ml 与浓氨试液 1ml 溶解后,加硫化钠试液数滴,即生成白色沉淀。■[删除]

(3)本品的红外光吸收图谱应与对照的图谱(光谱集 18图)一致。

【检查】 干燥失重 取本品,在 105℃干燥至恒重,减失重量不得过 1.0%(通则 0831)。

碱金属与碱土金属盐 取本品 1.5g,加水 50ml 与盐酸 10ml,煮沸,趁热用湿润的滤纸滤过,并用热水洗涤至洗液不显酸性反应;合并滤液与洗液,置 200ml 量瓶中,加氨试液使成碱性,再加硫化铵试液适量使锌完全沉淀,用水稀释至刻度,摇匀,滤过;分取滤液 100ml,加硫酸 0.5ml,蒸干,并炽灼至恒重,遗留残渣不得过 7.5mg。

【含量测定】 取本品约 0.5g,精密称定,加 1mol/L 盐酸溶液 10ml 与水 10ml,煮沸 10 分钟后,趁热滤过,滤渣用热水洗涤,合并滤液与洗液,放冷,加 0.025%甲基红的乙醇溶液 1 滴,加氨试液适量至溶液显微黄色,加水使全量约为 35ml,再加氨-氯化铵缓冲液(pH 10.0)10ml 与铬黑 T 指示剂少许,

用乙二胺四醋酸二钠滴定液(0.05mol/L)滴定至溶液自紫红色变为纯蓝色。每 1ml 乙二胺四醋酸二钠滴定液(0.05mol/L)相当于 21.60mg 的 $C_{22}H_{38}O_4Zn$。

【类别】 消毒防腐药。

【贮藏】 密封保存。

【制剂】 复方十一烯酸锌软膏

三 唑 仑 片

Sanzuolun Pian

Triazolam Tablets

本品含三唑仑($C_{17}H_{12}Cl_2N_4$)应为标示量的 90.0%～110.0%。

【性状】 本品为浅蓝色片。

【鉴别】 ■(1)取本品的细粉适量(约相当于三唑仑 2mg),加三氯甲烷 10ml,振摇使溶解,滤过,滤液置水浴上蒸干,加稀盐酸 1ml,使残渣溶解,滴加碘化铋钾试液即生成橙色沉淀,放置后,色渐变深。■[删除]

(2)在含量测定项下记录的色谱图中,供试品溶液主峰的保留时间应与对照品溶液主峰的保留时间一致。

【检查】 含量均匀度 取本品 1 片,置 10ml 量瓶(0.125mg 规格)或 20ml 量瓶(0.25mg 规格)中,加 50%甲醇溶液适量,微温,振摇使三唑仑溶解,放冷,用 50%甲醇溶液稀释至刻度,摇匀,滤过,取续滤液作为供试品溶液;另取三唑仑对照品适量,精密称定,加 50%甲醇溶液溶解并定量稀释制成每 1ml 中约含 12.5μg 的溶液,作为对照品溶液。照含量测定项下的方法测定含量,应符合规定(通则 0941)。

溶出度 照溶出度与释放度测定法(通则 0931 第三法)测定。

溶出条件 以水 200ml 为溶出介质,转速为每分钟 75转,依法操作,经 30 分钟时取样。

供试品溶液 取溶出液 10ml,滤过,取续滤液。

对照品溶液 取三唑仑对照品约 10mg,精密称定,置 100ml 量瓶中,加 50%甲醇溶液溶解并稀释至刻度,摇匀,精密量取适量,用水定量稀释制成每 1ml 中约含 0.625μg(0.125mg 规格)或 1.25μg(0.25mg 规格)的溶液。

系统适用性溶液、色谱条件与系统适用性要求 见含量测定项下。

测定法 见含量测定项下,计算每片的溶出量。

限度 标示量的 75%,应符合规定。

其他 应符合片剂项下有关的各项规定(通则 0101)。

【含量测定】 照高效液相色谱法(通则 0512)测定。

供试品溶液 取本品 50 片,精密称定,研细,精密称取适量(约相当于三唑仑 3mg),置 25ml 量瓶中,加 50%甲醇溶液 15ml,微温,振摇使三唑仑溶解,放冷,用 50%甲醇溶液稀释

至刻度,摇匀,滤过,取续滤液。

对照品溶液 取三唑仑对照品适量,精密称定,加 50% 甲醇溶液溶解并定量稀释制成每 1ml 中约含 0.12mg 的溶液。

系统适用性溶液、色谱条件、系统适用性要求与测定法 见三唑仑含量测定项下。

【类别】 同三唑仑。

【规格】 (1)0.125mg (2)0.25mg

【贮藏】 遮光,密封保存。

己酮可可碱

Jitongkekejian

Pentoxifylline

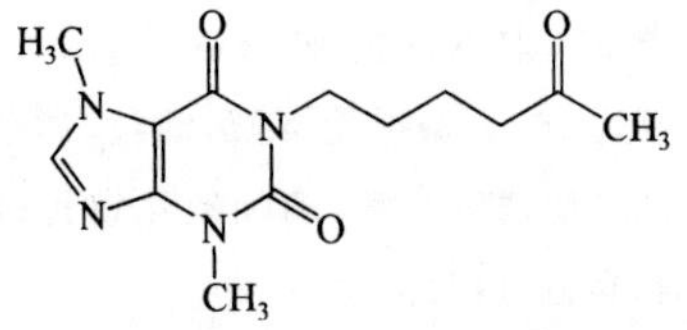

$C_{13}H_{18}N_4O_3$ 278.31

本品为 3,7-二氢-3,7-二甲基-1-(5-氧代己基)-1H-嘌呤-2,6-二酮。按干燥品计算,含 $C_{13}H_{18}N_4O_3$ 不得少于99.0%。

【性状】 本品为白色粉末或颗粒;有微臭。

本品■在三氯甲烷中易溶,■[删除]在水或乙醇中溶解,在乙醚中微溶。

熔点 本品的熔点(通则 0612)为 103～107℃。

【鉴别】 ■(1)取本品约 10mg,加盐酸 1ml 与氯酸钾0.1g,置水浴上蒸干,残渣遇氨气即显紫色,再加氢氧化钠试液数滴,紫色即消失。■[删除]

(2)取本品约 10mg,加水 5ml 溶解后,加稀硫酸 1ml,滴加碘试液数滴,即生成棕色沉淀。

(3)本品的红外光吸收图谱应与对照的图谱(光谱集 29图)一致。

【检查】 **酸度** 取本品 1.0g,加水 50ml 使溶解,立即加溴麝香草酚蓝指示液 1 滴,溶液应显绿色或黄色,用氢氧化钠滴定液(0.01mol/L)滴定至微蓝色,消耗氢氧化钠滴定液(0.01mol/L)不得过 0.2ml。

溶液的澄清度与颜色 取本品 1.0g,加水 50ml 使溶解,溶液应澄清无色;如显浑浊,与 1 号浊度标准液(通则 0902 第一法)比较,不得更浓;如显色,与黄色 1 号标准比色液(通则0901 第一法)比较,不得更深。

溴化物 取本品 0.50g,加水 10ml 溶解,加稀硝酸 0.5ml与硝酸银试液 1ml,加热至沸,放冷,加水稀释成 25ml,摇匀,与标准溴化钾溶液 11.0ml[每 1ml 标准溴化钾溶液相当于0.01mg 的溴(Br)],用同一方法制成的对照液比较,不得

更浓。

有关物质 照高效液相色谱法(通则 0512)测定。

溶剂 甲醇-0.544%磷酸二氢钾溶液(1:1)。

供试品溶液 取本品,精密称定,加溶剂溶解并定量稀释制成每 1ml 中约含 1mg 的溶液。

对照溶液 精密量取供试品溶液适量,用溶剂定量稀释制成每 1ml 中约含 1μg 的溶液。

对照品溶液 取可可碱对照品、茶碱对照品、咖啡因对照品与己酮可可碱对照品,精密称定,加溶剂溶解并定量稀释制成每 1ml 中各约含 1μg 的混合溶液。

色谱条件 用辛基硅烷键合硅胶为填充剂;流动相 A 为甲醇-0.544%磷酸二氢钾溶液(3:7),流动相 B 为甲醇-0.544%磷酸二氢钾溶液(7:3),按下表进行梯度洗脱;检测波长为 272nm;进样体积 20μl。

时间(分钟)	流动相 A(%)	流动相 B(%)
0	86	14
6	86	14
13	10	90
30	10	90
38	86	14
43	86	14

系统适用性要求 对照品溶液色谱图中,出峰顺序为可可碱峰、茶碱峰、咖啡因峰与己酮可可碱峰。己酮可可碱峰的保留时间约为 12 分钟,茶碱峰与咖啡因峰的分离度应大于4.0,咖啡因峰与己酮可可碱峰的分离度应大于 10.0。

测定法 精密量取供试品溶液、对照溶液与对照品溶液,分别注入液相色谱仪,记录色谱图。

限度 供试品溶液的色谱图中如有与可可碱峰、茶碱峰或咖啡因峰保留时间一致的色谱峰,按外标法以峰面积计算,均不得过 0.1%;其他单个杂质峰面积不得大于对照溶液的主峰面积(0.1%);杂质总量不得过 0.5%。

干燥失重 取本品,在 60℃减压干燥至恒重,减失重量不得过 0.5%(通则 0831)。

炽灼残渣 不得过 0.1%(通则 0841)。

重金属 取本品 1.0g,加稀醋酸 2ml 与适量水溶解成25ml,依法检查(通则 0821 第一法),含重金属不得过百万分之二十。

【含量测定】 取本品约 0.2g,精密称定,加冰醋酸 8ml 使溶解,加醋酐 32ml,照电位滴定法(通则 0701),用高氯酸滴定液(0.1mol/L)滴定,并将滴定的结果用空白试验校正。每 1ml高氯酸滴定液(0.1mol/L)相当于 27.83mg 的 $C_{13}H_{18}N_4O_3$。

【类别】 血管扩张药。

【贮藏】 遮光,密封保存。

【制剂】 (1)己酮可可碱肠溶片 (2)己酮可可碱注射液(3)己酮可可碱葡萄糖注射液 (4)己酮可可碱氯化钠注射液(5)己酮可可碱缓释片

己酮可可碱注射液

Jitongkekejian Zhusheye

Pentoxifylline Injection

本品为己酮可可碱的灭菌水溶液。含己酮可可碱 $(C_{13}H_{18}N_4O_3)$ 应为标示量的 95.0%~105.0%。

【性状】 本品为无色的澄明液体。

【鉴别】 ▋(1)取本品适量(约相当于己酮可可碱 10mg),加盐酸 1ml 与氯酸钾 0.1g,置水浴上蒸干,残渣遇氨气即显紫色,再加氢氧化钠试液数滴,紫色即消失。▋[删除]

(2)取本品适量(约相当于己酮可可碱 10mg),加水 5ml 稀释,加稀硫酸 1ml,滴加碘试液数滴,即生成棕色沉淀。

(3)在含量测定项下记录的色谱图中,供试品溶液主峰的保留时间应与对照品溶液主峰的保留时间一致。

【检查】 pH 值 应为 4.0~6.5(通则 0631)。

有关物质 照高效液相色谱法(通则 0512)测定。

供试品溶液 精密量取本品,用溶剂定量稀释制成每 1ml 中约含己酮可可碱 1mg 的溶液。

对照溶液 精密量取供试品溶液适量,用溶剂定量稀释制成每 1ml 中约含己酮可可碱 2μg 的溶液。

对照品溶液 取可可碱对照品、茶碱对照品、咖啡因对照品与己酮可可碱对照品,精密称定,用溶剂溶解并定量稀释制成每 1ml 中各约含 2μg 的混合溶液。

溶剂、色谱条件、系统适用性要求与测定法 见己酮可可碱有关物质项下。

限度 供试品溶液的色谱图中如有与可可碱峰、茶碱峰或咖啡因峰保留时间一致的色谱峰,按外标法以峰面积计算,均不得过己酮可可碱标示量的 0.2%;其他单个杂质峰面积不得大于对照溶液的主峰面积(0.2%);杂质总量不得过 1.0%。

细菌内毒素 取本品,依法检查(通则 1143),每 1mg 己酮可可碱中含内毒素的量应小于 3.0EU。

其他 应符合注射剂项下有关的各项规定(通则 0102)。

【含量测定】 照高效液相色谱法(通则 0512)测定。

供试品溶液 精密量取本品适量,用流动相定量稀释制成每 1ml 中含己酮可可碱 50μg 的溶液。

对照品溶液 取己酮可可碱对照品,精密称定,加流动相溶解并定量稀释制成每 1ml 中含己酮可可碱 50μg 的溶液。

系统适用性溶液 取咖啡因对照品与己酮可可碱对照品,加流动相溶解并稀释制成每 1ml 中各约含 50μg 的溶液。

色谱条件 用辛基硅烷键合硅胶为填充剂;以甲醇-0.544%磷酸二氢钾溶液(48:52)为流动相;检测波长为 272nm;进样体积 20μl。

系统适用性要求 系统适用性溶液色谱图中,咖啡因峰

与己酮可可碱峰的分离度应大于 5.0,理论板数按己酮可可碱峰计算不低于 2000。

测定法 精密量取供试品溶液与对照品溶液,分别注入液相色谱仪,记录色谱图。按外标法以峰面积计算。

【类别】 同己酮可可碱。

【规格】 (1)2ml:0.1g (2)5ml:0.1g

【贮藏】 遮光,密闭保存。

己酮可可碱葡萄糖注射液

Jitongkekejian Putaotang Zhusheye

Pentoxifylline and Glucose Injection

本品为己酮可可碱与葡萄糖的灭菌水溶液。含己酮可可碱 $(C_{13}H_{18}N_4O_3)$ 和葡萄糖 $(C_6H_{12}O_6 \cdot H_2O)$ 均应为标示量的 95.0%~105.0%。

【性状】 本品为无色或几乎无色的澄明液体。

【鉴别】 ▋(1)取本品适量(约相当于己酮可可碱 50mg),加三氯甲烷 20ml,充分振摇,分取三氯甲烷层,置水浴上蒸干,取残渣照己酮可可碱项下的鉴别(1)、(2)项试验,显相同反应。▋[删除]

(2)取本品 5ml,缓缓滴入温热的碱性酒石酸铜试液中,即生成氧化亚铜的红色沉淀。

(3)在含量测定项下记录的色谱图中,供试品溶液主峰的保留时间应与对照品溶液主峰的保留时间一致。

【检查】 pH 值 应为 4.0~6.0(通则 0631)。

有关物质 照高效液相色谱法(通则 0512)测定。

供试品溶液 精密量取本品,用溶剂定量稀释制成每 1ml 中约含己酮可可碱 0.4mg 的溶液。

对照溶液 精密量取供试品溶液适量,用溶剂定量稀释制成每 1ml 中约含己酮可可碱 0.8μg 的溶液。

对照品溶液 取可可碱对照品、茶碱对照品、咖啡因对照品与己酮可可碱对照品,精密称定,加溶剂溶解并定量稀释制成每 1ml 中各约含 0.8μg 的混合溶液。

溶剂、色谱条件、系统适用性要求与测定法 除进样体积 50μl 外,见己酮可可碱有关物质项下。

限度 供试品溶液的色谱图中如有与可可碱峰、茶碱峰或咖啡因峰保留时间一致的色谱峰,按外标法以峰面积计算,均不得过己酮可可碱标示量的 0.2%;其他单个杂质峰(除 5-羟甲基糠醛峰外)面积不得大于对照溶液的主峰面积(0.2%);杂质总量不得过 1.0%。

5-羟甲基糠醛 照高效液相色谱法(通则 0512)测定。

供试品溶液 取本品,即得。

对照品溶液 取 5-羟甲基糠醛对照品与可可碱对照品适量,精密称定,加有关物质项下的溶剂溶解并定量稀释制成每 1ml 中约含 10μg 的混合溶液。

色谱条件 用辛基硅烷键合硅胶为填充剂;流动相 A 为甲醇-0.544％磷酸二氢钾溶液(3∶7),流动相 B 为甲醇-0.544％磷酸二氢钾溶液(7∶3),按下表进行梯度洗脱;检测波长为 284nm;柱温为 30℃;进样体积 20μl。

时间(分钟)	流动相 A(％)	流动相 B(％)
0	86	14
6	86	14
7	10	90
24	10	90
25	86	14
30	86	14

系统适用性要求 对照品溶液色谱图中,5-羟甲基糠醛峰与可可碱峰的分离度应符合要求。

测定法 精密量取供试品溶液与对照品溶液,分别注入液相色谱仪,记录色谱图。

限度 按外标法以峰面积计算,不得过葡萄糖标示量的 0.02％。

重金属 取本品适量(约相当于葡萄糖 3g),置水浴上蒸发至约 20ml,放冷,加醋酸盐缓冲液(pH 3.5)2ml 与水适量使成 25ml,依法检查(通则 0821 第一法),含重金属不得过葡萄糖标示量的百万分之五。

渗透压摩尔浓度 取本品,依法测定(通则 0632),渗透压摩尔浓度应为 260～320mOsmol/kg。

细菌内毒素 取本品,依法检查(通则 1143),每 1ml 中含内毒素的量应小于 0.50EU。

其他 应符合注射剂项下有关的各项规定(通则 0102)。

【含量测定】 己酮可可碱 照高效液相色谱法(通则 0512)测定。

供试品溶液 精密量取本品适量,用流动相定量稀释制成每 1ml 中含己酮可可碱 50μg 的溶液。

对照品溶液 取己酮可可碱对照品,精密称定,加流动相溶解并定量稀释制成每 1ml 中含 50μg 的溶液。

系统适用性溶液 取咖啡因对照品与己酮可可碱对照品,加流动相溶解并稀释制成每 1ml 中各约含 50μg 的溶液。

色谱条件 用辛基硅烷键合硅胶为填充剂;以甲醇-0.544％磷酸二氢钾溶液(48∶52)为流动相;检测波长为 272nm;进样体积 20μl。

系统适用性要求 系统适用性溶液色谱图中,咖啡因峰与己酮可可碱峰的分离度应大于 5.0,理论板数按己酮可可碱峰计算不低于 2000。

测定法 精密量取供试品溶液与对照品溶液,分别注入液相色谱仪,记录色谱图。按外标法以峰面积计算。

葡萄糖 取本品,在 25℃时,依法测定旋光度(通则 0621),与 2.0852 相乘,即得供试品 100ml 中含有 $C_6H_{12}O_6 \cdot H_2O$ 的重量(g)。

【类别】 同己酮可可碱。

【规格】 (1)100ml:己酮可可碱 0.1g 与葡萄糖 5.0g (2)250ml:己酮可可碱 0.1g 与葡萄糖 12.5g (3)250ml:己酮可可碱 0.2g 与葡萄糖 13.75g

【贮藏】 遮光,密闭保存。

己酮可可碱氯化钠注射液

Jitongkekejian Lühuana Zhusheye

Pentoxifylline and Sodium Chloride Injection

本品为己酮可可碱与氯化钠的灭菌水溶液。含己酮可可碱($C_{13}H_{18}N_4O_3$)和氯化钠(NaCl)均应为标示量的 95.0％～105.0％。

【性状】 本品为无色的澄明液体。

【鉴别】 ■(1)取本品适量(约相当于己酮可可碱 10mg),置水浴上蒸干,残渣加盐酸 1ml 与氯酸钾 0.1g,置水浴上蒸干,残渣遇氨气即显紫色,再加氢氧化钠试液数滴,紫色即消失。■[删除]

(2)取本品适量(约相当于己酮可可碱 10mg),加稀硫酸 1ml,滴加碘试液数滴,即生成棕色沉淀。

(3)在含量测定项下记录的色谱图中,供试品溶液主峰的保留时间应与对照品溶液主峰的保留时间一致。

(4)本品显钠盐鉴别(1)的反应和氯化物鉴别(1)的反应(通则 0301)。

【检查】 pH 值 应为 4.5～6.0(通则 0631)。

有关物质 照高效液相色谱法(通则 0512)测定。

供试品溶液 精密量取本品,用溶剂定量稀释制成每 1ml 中约含己酮可可碱 0.4mg 的溶液。

对照溶液 精密量取供试品溶液适量,用溶剂定量稀释制成每 1ml 中约含己酮可可碱 0.8μg 的溶液。

对照品溶液 取可可碱对照品、茶碱对照品、咖啡因对照品与己酮可可碱对照品,精密称定,加溶剂溶解并定量稀释制成每 1ml 中各约含 0.8μg 的混合溶液。

溶剂、色谱条件、系统适用性要求与测定法 除进样体积 50μl 外,见己酮可可碱有关物质项下。

限度 供试品溶液的色谱图中如有与可可碱峰、茶碱峰或咖啡因峰保留时间一致的色谱峰,按外标法以峰面积计算,均不得过己酮可可碱标示量的 0.2％;其他单个未知杂质峰面积不得大于对照溶液的主峰面积(0.2％);杂质总量不得过 1.0％。

重金属 取本品 20ml,加醋酸盐缓冲液(pH 3.5)2ml 与水适量使成 25ml,依法检查(通则 0821 第一法),含重金属不得过千万分之五。

渗透压摩尔浓度 取本品,依法测定(通则 0632),渗透压摩尔浓度应为 260～320mOsmol/kg。

细菌内毒素 取本品,依法检查(通则 1143),每 1ml 中含内毒素的量应小于 0.50EU。

其他 应符合注射剂项下有关的各项规定(通则 0102)。

【含量测定】 己酮可可碱 照高效液相色谱法(通则 0512)测定。

供试品溶液 精密量取本品适量,用流动相定量稀释制成每 1ml 中含己酮可可碱 50μg 的溶液。

对照品溶液 取己酮可可碱对照品,精密称定,加流动相溶解并定量稀释制成每 1ml 中含己酮可可碱 50μg 的溶液。

系统适用性溶液 取咖啡因对照品与己酮可可碱对照品各适量,加流动相溶解并稀释制成每 1ml 中各约含 50μg 的溶液。

色谱条件 用辛基硅烷键合硅胶为填充剂;以甲醇-0.544% 磷酸二氢钾溶液(48:52)为流动相;检测波长为 272nm;进样体积 20μl。

系统适用性要求 系统适用性溶液色谱图中,咖啡因峰与己酮可可碱峰的分离度应大于 5.0,理论板数按己酮可可碱峰计算不低于 2000。

测定法 精密量取供试品溶液与对照品溶液,分别注入液相色谱仪,记录色谱图。按外标法以峰面积计算。

氯化钠 精密量取本品 10ml,加水 40ml,再加 2% 糊精溶液 5ml、2.5% 硼砂溶液 2ml 与荧光黄指示液 5~8 滴,用硝酸银滴定液(0.1mol/L)滴定。每 1ml 硝酸银滴定液(0.1mol/L)相当于 5.844mg 的 NaCl。

【类别】 同己酮可可碱。

【规格】 (1)100ml:己酮可可碱 0.1g 与氯化钠 0.9g (2)250ml:己酮可可碱 0.1g 与氯化钠 2.25g (3)250ml:己酮可可碱 0.2g 与氯化钠 2.25g

【贮藏】 遮光,密闭保存。

己酸羟孕酮注射液

Jisuan Qiangyuntong Zhusheye

Hydroxyprogesterone Caproate Injection

本品为己酸羟孕酮的灭菌油溶液。含己酸羟孕酮($C_{27}H_{40}O_4$)应为标示量的 90.0%~110.0%。

【性状】 本品为淡黄色至黄色的澄明油状液体。

【鉴别】 (1)照薄层色谱法(通则 0502)试验。

供试品溶液 取本品适量,用三氯甲烷稀释制成每 1ml 中约含己酸羟孕酮 1.0mg 的溶液。

对照品溶液 取己酸羟孕酮对照品适量,加三氯甲烷溶解并稀释制成每 1ml 中约含 1.0mg 的溶液。

色谱条件 采用硅胶 HF_{254} 薄层板,以环己烷-乙酸乙酯(1:1)为展开剂。

测定法 吸取供试品溶液与对照品溶液各 10μl,分别点于同一薄层板上,展开,晾干,置紫外光灯(254nm)下检视。

结果判定 供试品溶液所显主斑点的位置和颜色应与对照品溶液的主斑点相同。■[删除]

(2)在含量测定项下记录的色谱图中,供试品溶液主峰的保留时间应与对照品溶液主峰的保留时间一致。

■以上(1)、(2)两项可选做一项。■[删除]

【检查】 应符合注射剂项下有关的各项规定(通则 0102)。

【含量测定】 照高效液相色谱法(通则 0512)测定。

供试品溶液 用内容量移液管精密量取本品适量,用甲醇定量稀释制成每 1ml 中约含 20μg 的溶液。

对照品溶液 取己酸羟孕酮对照品适量,精密称定,加甲醇溶解并定量稀释制成每 1ml 中约含 20μg 的溶液。

系统适用性溶液 取己酸羟孕酮对照品与戊酸雌二醇对照品适量,加甲醇溶解并稀释制成每 1ml 中各约含 20μg 的混合溶液。

色谱条件 用十八烷基硅烷键合硅胶为填充剂;以甲醇-水(85:15)为流动相;检测波长为 254nm;进样体积 10μl。

系统适用性要求 系统适用性溶液色谱图中,己酸羟孕酮峰与戊酸雌二醇峰的分离度应符合要求。

测定法 精密量取供试品溶液与对照品溶液,分别注入液相色谱仪,记录色谱图。按外标法以峰面积计算。

【类别】 同己酸羟孕酮。

【规格】 (1)1ml:0.125g (2)2ml:0.25g (3)1ml:0.25g

【贮藏】 遮光,密闭保存。

马来酸噻吗洛尔

Malaisuan Saimaluo'er

Timolol Maleate

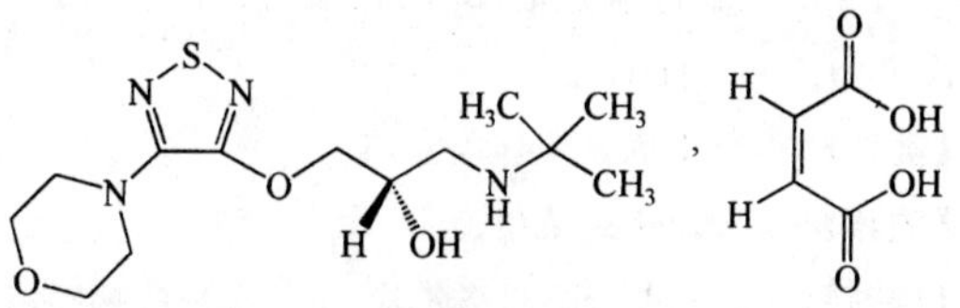

$C_{13}H_{24}N_4O_3S \cdot C_4H_4O_4$ 432.49

本品为(-)-1-(叔丁氨基)-3-[(4-吗啉基-1,2,5-噻二唑-3-基)氧]-2-丙醇马来酸盐。按干燥品计算,含 $C_{13}H_{24}N_4O_3S \cdot C_4H_4O_4$ 不得少于 99.0%。

【性状】 本品为白色结晶性粉末;无臭。

本品在水或甲醇中溶解,在乙醇中略溶,■在三氯甲烷中微溶,■[删除]在环己烷或乙醚中几乎不溶。

熔点 本品的熔点(通则 0612)为 199~203℃,熔融时同时分解。

比旋度 取本品,精密称定,加 1mol/L 盐酸溶液溶解并定量稀释制成每 1ml 中约含 0.1g 的溶液,依法测定(通则 0621),比旋度为 −5.7°至 −6.2°。

吸收系数 取本品,精密称定,加盐酸溶液(9→1000)溶解并定量稀释制成每 1ml 中约含 20μg 的溶液,照紫外-可见分光光度法(通则 0401),在 295nm 的波长处测定吸光度,吸收系数($E_{1cm}^{1\%}$)为 199～211。

【鉴别】 (1)取本品约 5mg,加水 1ml 使溶解,加高锰酸钾试液 3 滴,紫色立即消失,加热,即生成红棕色沉淀。

■(2)取本品约 10mg,加水 1ml 溶解,加硫酸铜试液 1 滴、氨试液 1ml 与二硫化碳-苯(1：3)2 滴,振摇,苯层显棕黄色至棕色。■[删除]

(3)本品的红外光吸收图谱应与对照的图谱(光谱集 33 图)一致。

【检查】 **酸度** 取本品 0.50g,加水 25ml 使溶解后,依法测定(通则 0631),pH 值应为 3.8～4.3。

有关物质 照薄层色谱法(通则 0502)试验。

供试品溶液 取本品,加甲醇制成每 1ml 中含 25mg 的溶液。

色谱条件 采用硅胶 G 薄层板,以二氯甲烷-甲醇-浓氨溶液(80：14：1)为展开剂。

测定法 吸取供试品溶液 5μl,点于薄层板上,展开,晾干,置饱和的碘蒸气中显色。

限度 除主斑点外,不得显其他斑点。

干燥失重 取本品,在 105℃ 干燥至恒重,减失重量不得过 0.5%(通则 0831)。

炽灼残渣 取本品 1.0g,依法检查(通则 0841),遗留残渣不得过 0.1%。

重金属 取炽灼残渣项下遗留的残渣,依法检查(通则 0821 第二法),含重金属不得过百万分之二十。

【含量测定】 取本品 0.3g,精密称定,加冰醋酸 10ml 溶解后,加醋酐 10ml 与结晶紫指示液 1 滴,用高氯酸滴定液(0.1mol/L)滴定至溶液显蓝色,并将滴定的结果用空白试验校正。每 1ml 高氯酸滴定液(0.1mol/L)相当于 43.25mg 的 $C_{13}H_{24}N_4O_3S·C_4H_4O_4$。

【类别】 β 肾上腺素受体阻滞药。

【贮藏】 遮光,密封保存。

【制剂】 (1)马来酸噻吗洛尔片 (2)马来酸噻吗洛尔滴眼液

【性状】 本品为白色片。

【鉴别】 (1)取本品细粉适量(约相当于马来酸噻吗洛尔 5mg),加水 1ml 振摇,离心,取上清液加高锰酸钾试液 3 滴,紫色立即消失,加热,即生成红棕色沉淀。

■(2)取本品的细粉适量(约相当于马来酸噻吗洛尔 10mg),加水 1ml 振摇,离心,取上清液加硫酸铜试液 1 滴,加氨试液 1ml 与二硫化碳-苯(1：3)2 滴,振摇,苯层显棕黄色至棕色。■[删除]

(3)取含量测定项下的溶液,照紫外-可见分光光度法(通则 0401)测定,在 295nm 的波长处有最大吸收。

【检查】 **含量均匀度** 取本品 1 片,置 50ml 量瓶中,加 0.1mol/L 盐酸溶液适量,充分振摇使马来酸噻吗洛尔溶解,用 0.1mol/L 盐酸溶液稀释至刻度,摇匀,滤过,精密量取续滤液适量,用 0.1mol/L 盐酸溶液定量稀释制成每 1ml 中含 20μg 的溶液,作为供试品溶液,照含量测定项下的方法测定含量,应符合规定(通则 0941)。

溶出度 照溶出度与释放度测定法(通则 0931 第三法)测定。

溶出条件 以 0.1mol/L 盐酸溶液 150ml 为溶出介质,转速为每分钟 100 转,依法操作,经 30 分钟时取样。

测定法 取溶出液适量,滤过,取续滤液,照紫外-可见分光光度法(通则 0401),在 295nm 的波长处测定吸光度,按 $C_{13}H_{24}N_4O_3S·C_4H_4O_4$ 的吸收系数($E_{1cm}^{1\%}$)为 205 计算每片的溶出量。

限度 标示量的 80%,应符合规定。

其他 应符合片剂项下有关的各项规定(通则 0101)。

【含量测定】 照紫外-可见分光光度法(通则 0401)测定。

供试品溶液 取本品 20 片,精密称定,研细,精密称取适量(约相当于马来酸噻吗洛尔 5mg),置 50ml 量瓶中,加 0.1mol/L 盐酸溶液适量,振摇使马来酸噻吗洛尔溶解并稀释至刻度,摇匀,滤过,精密量取续滤液 10ml,置 50ml 量瓶中,加 0.1mol/L 盐酸溶液稀释至刻度,摇匀。

测定法 取供试品溶液,在 295nm 的波长处测定吸光度,按 $C_{13}H_{24}N_4O_3S·C_4H_4O_4$ 的吸收系数($E_{1cm}^{1\%}$)为 205 计算。

【类别】 同马来酸噻吗洛尔。

【规格】 (1)2.5mg (2)5mg

【贮藏】 遮光,密封保存。

马来酸噻吗洛尔片

Malaisuan Saimaluo'er Pian

Timolol Maleate Tablets

本品含马来酸噻吗洛尔($C_{13}H_{24}N_4O_3S·C_4H_4O_4$)应为标示量的 90.0%～110.0%。

马来酸噻吗洛尔滴眼液

Malaisuan Saimaluo'er Diyanye

Timolol Maleate Eye Drops

本品含马来酸噻吗洛尔按噻吗洛尔($C_{13}H_{24}N_4O_3S$)计算,应为标示量的 90.0%～110.0%。

本品可加适量的抑菌剂。

【性状】 本品为无色的澄明液体。

【鉴别】 （1）取本品，照马来酸噻吗洛尔项下的鉴别(1)■、(2)■[删除]项试验，显相同的反应。

（2）取含量测定项下的溶液，照紫外-可见分光光度法（通则0401）测定，在295nm的波长处有最大吸收。

【检查】 **pH 值** 应为6.5～7.5（通则0631）。

渗透压摩尔浓度 取本品，照渗透压摩尔浓度测定法（通则0632）测定，渗透压摩尔浓度比应为0.9～1.3。

其他 应符合眼用制剂项下有关的各项规定（通则0105）。

【含量测定】 照紫外-可见分光光度法（通则0401）测定。

供试品溶液 精密量取本品适量，用盐酸溶液(9→1000)定量稀释成每1ml中含噻吗洛尔20μg的溶液。

测定法 取供试品溶液，在295nm的波长处测定吸光度，按 $C_{13}H_{24}N_4O_3S\cdot C_4H_4O_4$ 的吸收系数($E_{1cm}^{1\%}$)为205计算，并将结果与0.7316相乘，即为 $C_{13}H_{24}N_4O_3S$ 的含量。

【类别】 同马来酸噻吗洛尔。

【规格】 按噻吗洛尔计 （1）5ml：12.5mg （2）5ml：25mg

【贮藏】 遮光，密封保存。

木 糖 醇

Mutangchun

Xylitol

$C_5H_{12}O_5$ 152.15

本品为1,2,3,4,5-戊五醇，按干燥品计算，含 $C_5H_{12}O_5$ 不得少于98.0%。

【性状】 本品为白色结晶或结晶性粉末，无臭；有引湿性。

本品在水中极易溶解，在乙醇中略溶。

熔点 本品的熔点（通则0612）为91.0～94.5℃。

【鉴别】 ■(1)取本品0.5g，加盐酸0.5ml与二氧化铅0.1g，置水浴上加热，溶液即显黄绿色。■[删除]

（2）本品的红外光吸收图谱应与对照的图谱（光谱集1088图）一致。

【检查】 **溶液的澄清度** 取本品1.0g，加水10ml溶解，溶液应澄清无色。

酸度 取本品5.0g，加水50ml使溶解，加酚酞指示液3滴与0.01mol/L氢氧化钠溶液0.6ml，摇匀，溶液应显淡红色。

氯化物 取本品0.50g或1.0g（供注射用），依法检查（通则0801），与标准氯化钠溶液5.0ml制成的对照液比较，不得更浓(0.01%)或(0.005%)。

硫酸盐 取本品2.0g或5.0g（供注射用），依法检查（通则0802），与标准硫酸钾溶液3.0ml制成的对照液比较，不得更浓(0.015%)或(0.006%)。

重金属 取本品2.0g或4.0g（供注射用），加水23ml溶解后，加稀醋酸2ml，依法检查（通则0821第一法），含重金属不得过百万分之十或百万分之五。

镍盐 取本品0.50g，加水5ml溶解后，加溴试液1滴，振摇1分钟，加氨试液1滴，加1%丁二酮肟的乙醇溶液0.5ml，摇匀，放置5分钟，如显色，与镍对照溶液1.0ml用同一方法制成的对照液比较，不得更深(0.0002%)。

砷盐（供注射用） 取本品2.0g，加水23ml溶解后，加盐酸5ml，依法检查（通则0822第一法），应符合规定(0.0001%)。

干燥失重 取本品1.0g，以五氧化二磷为干燥剂，减压干燥24小时，减失重量不得过1.0%（通则0831）。

炽灼残渣 不得过0.2%或0.1%（供注射用）（通则0841）。

还原糖 取本品0.50g，置具塞比色管中，加水2.0ml使溶解，加入碱性酒石酸铜试液1.0ml，塞紧，水浴加热5分钟，放冷，溶液的浊度与每1ml含0.5mg葡萄糖溶液2.0ml同法制得的对照溶液比较，不得更浓（含还原糖以葡萄糖计，不得过0.2%）。

总糖 取本品1.0g，加水15ml溶解后，加稀盐酸4ml，置水浴上加热回流3小时，放冷，滴加氢氧化钠试液，调节pH值约为5，用水适量转移至100ml量瓶中，加水至刻度，摇匀，精密量取4ml，加水1.0ml，摇匀，作为供试品溶液；另精密称取在105℃干燥至恒重的葡萄糖适量，加水溶解并定量稀释制成每1ml中约含1mg的溶液；精密量取0.2ml，加水至5.0ml，摇匀，作为对照品溶液；取上述两种溶液，分别加铜试液2.5ml，摇匀，置水浴中煮沸5分钟，放冷，分别加磷钼酸试液2.5ml立即摇匀；供试品溶液如显色，与对照品溶液比较，不得更深（含总糖以葡萄糖计算，不得过0.5%）。

【含量测定】 取本品约0.2g，精密称定，置100ml量瓶中，加水溶解并稀释至刻度，摇匀；精密量取5ml，置碘瓶中，精密加高碘酸钾溶液（称取高碘酸钾2.3g，加1mol/L硫酸溶液16.3ml与水适量使溶解，再用水稀释至500ml）15ml与0.5mol/L硫酸溶液10ml，置水浴上加热30分钟，放冷。加碘化钾1.5g，密塞，轻轻振摇使溶解，在暗处放置5分钟，用硫代硫酸钠滴定液（0.1mol/L）滴定，至近终点时，加淀粉指示液2ml，继续滴定至蓝色消失，并将滴定的结果用空白试验校正。每1ml硫代硫酸钠滴定液（0.1mol/L）相当于1.902mg的 $C_5H_{12}O_5$。

【类别】 营养药。

【贮藏】 密封，在凉暗干燥处保存。

【制剂】 木糖醇颗粒

注：（1）镍对照溶液的制备 精密称取硫酸镍铵0.673g，置1000ml量瓶中，加水溶解并稀释至刻度，摇匀，作为镍贮备液（每1ml相当于0.1mg的Ni）。精密量取镍贮备液1ml，置

100ml量瓶中,用水稀释至刻度,摇匀,即得(每 1ml 相当于 1μg 的 Ni)。

(2)铜溶液 取无水碳酸钠 4g,溶于 40ml 水中,加酒石酸 0.75g,振摇使溶解,另取硫酸铜($CuSO_4 \cdot 5H_2O$)0.45g 溶于 10ml 水中,与上述溶液混合,加水至 100ml,摇匀。

(3)磷钼酸溶液 取钼酸 3.5g,钨酸钠 0.5g,溶于 5% 氢氧化钠溶液 40ml 中,煮沸 20 分钟,放冷,加磷酸 12.5ml,加水稀释至 50ml,摇匀。

厄 贝 沙 坦

Ebeishatan

Irbesartan

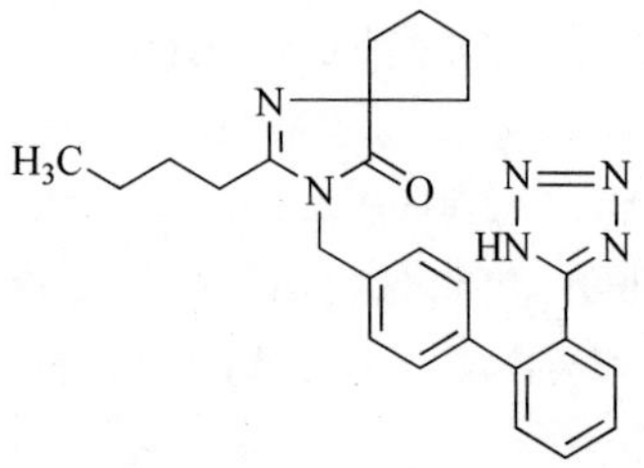

$C_{25}H_{28}N_6O$ 428.54

本品为 2-丁基-3-[4-[2-(1H-四氮唑-5-基)苯基]苯甲基]-1,3-二氮杂螺[4,4]壬-1-烯-4-酮。按干燥品计算,含 $C_{25}H_{28}N_6O$ 不得少于 99.0%。

【生产要求】 应对生产工艺等进行评估以确定形成遗传毒性杂质 N,N-二甲基亚硝胺和 N,N-二乙基亚硝胺等的可能性。必要时,应采用适宜的分析方法对产品进行分析,以确认 N,N-二甲基亚硝胺和 N,N-二乙基亚硝胺等的含量符合我国药品监管部门相关指导原则或 ICH M7 指导原则的要求。

【性状】 本品为白色或类白色粉末或结晶性粉末。

本品在甲醇或乙醇中微溶,在水中不溶。

【鉴别】 (1)取本品与厄贝沙坦对照品适量,加流动相溶解并稀释制成每 1ml 中各约含 50μg 的溶液。照有关物质项下的方法试验,供试品溶液主峰的保留时间应与对照品溶液主峰的保留时间一致。

(2)本品的红外光吸收图谱应与对照的图谱(光谱集 912 图)一致。

【检查】 ■氯化物 取本品 1.0g,加水 50ml,超声,滤过,取续滤液 25ml,依法检查(通则 0801),与标准氯化钠溶液 3.0ml 制成的对照液比较,不得更浓(0.006%)。■[修订]

■硫酸盐 取本品 1.0g,加水 80ml,超声,滤过,取续滤液 40ml,依法检查(通则 0802),与标准硫酸钾溶液 1.0ml 制成的对照液比较,不得更浓(0.020%)。■[修订]

氰化物 取本品 1.0g,依法检查(通则 0806 第一法),应符合规定。

有关物质 照高效液相色谱法(通则 0512)测定。

供试品溶液 取本品,精密称定,加甲醇溶解并定量稀释制成每 1ml 中约含 1mg 的溶液。

对照溶液 精密量取供试品溶液 1ml,置 200ml 量瓶中,用甲醇稀释至刻度,摇匀。

对照品溶液 取杂质 I 对照品,精密称定,加甲醇溶解并定量稀释制成每 1ml 中约含 1.5μg 的溶液。

系统适用性溶液 取厄贝沙坦对照品与杂质 I 对照品各适量,加甲醇溶解并稀释制成每 1ml 中各约含 0.1mg 的混合溶液。

色谱条件 用十八烷基硅烷键合硅胶为填充剂,以磷酸溶液(取 85% 磷酸 5.5ml,加水至 950ml,用三乙胺调节 pH 值至 3.2)-乙腈(62:38)为流动相,检测波长为 220nm;进样体积 10μl。

系统适用性要求 系统适用性溶液色谱图中,出峰顺序依次为杂质 I 峰、厄贝沙坦峰,杂质 I 峰与厄贝沙坦峰的分离度应大于 2.0,理论板数按厄贝沙坦峰计算不低于 2000。

测定法 精密量取供试品溶液、对照溶液与对照品溶液,分别注入液相色谱仪,记录色谱图至主成分峰保留时间的 3 倍。

限度 供试品溶液的色谱图中,如有与杂质 I 峰保留时间一致的色谱峰,按外标法以峰面积计算,不得过 0.15%,其他单个杂质峰面积不得大于对照溶液主峰面积的 0.2 倍(0.1%),杂质总量不得过 0.2%。

叠氮化物 照离子色谱法(通则 0513)测定。

供试品溶液 取本品,精密称定,加 90% 甲醇溶液溶解并定量稀释制成每 1ml 中约含 20mg 的溶液。

对照品溶液 取叠氮化钠对照品,精密称定,加 90% 甲醇溶液溶解并定量稀释制成每 1ml 中含叠氮化钠 0.312μg[相当于每 1ml 中含叠氮根(N_3^-)0.2μg]的溶液。

系统适用性溶液 取溴化钾、叠氮化钠和硝酸钾各适量,加 90% 甲醇溶液溶解并稀释制成每 1ml 中各约含 0.2μg 的混合溶液。

色谱条件 用阴离子交换色谱柱(IonPac AS18 柱,或效能相当的色谱柱);检测器为电导检测器;检测方式为抑制电导检测;柱温 30℃;以氢氧化钾溶液为淋洗液,按下表程序进行分析柱浓度梯度洗脱;流速为每分钟 1.0ml;用阀切换在线基体消除法(见附 2)对供试品溶液进样后在线处理;进样体积 200μl。

时间(分钟)	淋洗液浓度(mol/L)
0~15	9×10^{-3}
15~22	40×10^{-3}
22~30	9×10^{-3}

系统适用性要求 系统适用性溶液色谱图中,叠氮根与溴离子及硝酸根的分离度应大于 1.5。

测定法 精密量取供试品溶液与对照品溶液,分别注入离子色谱仪,记录色谱图。

限度 供试品溶液色谱图中如显叠氮化物峰,按外标法以峰面积计算,不得过 0.001%。

干燥失重 取本品,在105℃干燥至恒重,减失重量不得过 0.5%(通则0831)。

炽灼残渣 取本品 1.0g,依法检查,遗留残渣不得过 0.1%(通则0841)。

重金属 取炽灼残渣项下遗留的残渣,依法检查(通则0821第二法),含重金属不得过百万分之十。

【含量测定】 取本品 0.3g,精密称定,加冰醋酸 20ml 溶解后,加结晶紫指示剂 1 滴,用高氯酸滴定液(0.1mol/L)滴定至溶液显蓝色,并将滴定结果用空白试验校正。每 1ml 的高氯酸滴定液(0.1mol/L)相当于 42.85mg 的 $C_{25}H_{28}N_6O$。

【类别】 抗高血压药。

【制剂】 (1)厄贝沙坦片 (2)厄贝沙坦分散片 (3)厄贝沙坦胶囊

【贮藏】 密封保存。

附1:

杂质Ⅰ

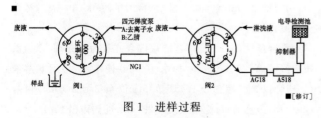

$C_{25}H_{30}N_6O_2$　446.54

1-(戊酰氨基)-N-[[2′-(1H-四氮唑-5-基)联苯-4-基]甲基]环戊烷甲酰胺

附2:阀切换在线基体消除法

阀切换系统的工作流程(见图1~图3),连接时尽量缩短仪器单元与单元之间的连接线,以减少死体积。典型图谱见图4。

进样 供试品溶液装载到定量环(六通阀 1 为进样阀处于 Load 状态,六通阀 2 为切换阀处于 Inject 状态),定量环也可与自动进样器相连,预处理柱(NG1柱,35mm×4mm)通过外接的梯度泵用去离子水进行平衡;富集柱(TAC-ULP1,23mm×5mm)与分析柱相连。

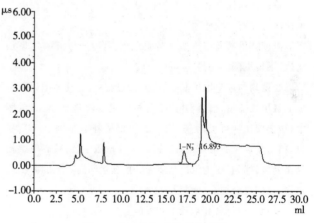

图 1　进样过程

样品预处理过程 进样后(六通阀 1 处于 Inject 状态,六通阀 2 处于 Load 状态),梯度泵用去离子水冲洗 NG1 柱和

TAC-ULP1柱,供试品溶液随去离子水进入 NG1 柱和 TAC-ULP1 柱中,由于疏水性厄贝沙坦被吸附在 NG1 柱中,待测物叠氮化物在 NG1 柱中不保留,叠氮化物经 NG1 柱洗脱后被富集在 TAC-ULP1 柱中(该分析过程约 4 分钟)。

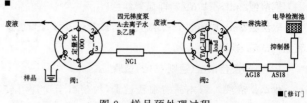

图 2　样品预处理过程

待测物分离测定过程 约 4 分钟后(切换时间经方法摸索后确定,可以避免厄贝沙坦及溶剂甲醇的干扰,并保证 N_3^- 没有损失),六通阀切换至图 3 状态(六通阀 1 处于 Load 状态,六通阀 2 处于 Inject 状态),TAC-ULP1 柱与分离柱连接,被富集的 N_3^- 经淋洗液梯度洗脱后,进行离子色谱分析;同时梯度泵流动相切换为乙腈,用乙腈洗脱 NG1 柱中截留的厄贝沙坦。

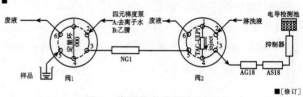

图 3　待测物分离测定过程

典型图谱

图 4　对照品溶液典型色谱图

比沙可啶肠溶片

Bishakeding Changrongpian

Bisacodyl Enteric-coated Tablets

本品含比沙可啶($C_{22}H_{19}NO_4$)应为标示量的 93.0%～107.0%。

【性状】 本品为肠溶衣片,除去包衣后显白色。

【鉴别】 (1)取本品的细粉适量(约相当于比沙可啶

50mg),加三氯甲烷 30ml,振摇使比沙可啶溶解,滤过,滤液蒸干,残渣加 1%硫酸溶液 10ml 使溶解,照下述方法试验。

取溶液 2ml,加碘化汞钾试液 1 滴,即生成白色沉淀。

取溶液 2ml,滴加硫酸,即显紫红色。

取溶液 2ml,加硝酸 1~2 滴,加热,显黄色,冷却,滴加氢氧化钠试液,显黄棕色。■[删除]

(2)照薄层色谱法(通则 0502)试验。

供试品溶液 取本品的细粉适量(约相当于比沙可啶 20mg),加丙酮 2ml,振摇 10 分钟,离心,取上清液。

对照品溶液 取比沙可啶对照品,加丙酮溶解并稀释制成每 1ml 中含 10mg 的溶液。

色谱条件 采用硅胶 GF$_{254}$ 薄层板,以二甲苯-丁酮(1∶1)为展开剂。

测定法 吸取上述两种溶液各 2μl,分别点于同一薄层板上,展开,晾干,置紫外光灯(254nm)下检视。

结果判定 供试品溶液所显示主斑点的位置和颜色应与对照品溶液的主斑点一致。

【检查】 **有关物质** 照薄层色谱法(通则 0502)试验。

供试品溶液 取含量测定项下的细粉适量(约相当于比沙可啶 20mg),加丙酮 2ml,振摇 10 分钟,离心,取上清液。

对照溶液 精密量取供试品溶液 0.3ml,用丙酮稀释至 10ml。

系统适用性溶液、色谱条件、测定法与系统适用性要求 见比沙可啶有关物质项下。

限度 供试品溶液如显杂质斑点,与对照溶液的主斑点比较,不得更深(3.0%)。

含量均匀度 取本品 1 片,除去包衣后,置乳钵中,研细,加三氯甲烷适量,研磨,并用三氯甲烷定量转移至 25ml 量瓶中,振摇使比沙可啶溶解,用三氯甲烷稀释至刻度,摇匀,滤过,精密量取续滤液 5ml,置另一 25ml 量瓶中,用三氯甲烷稀释至刻度,摇匀,作为供试品溶液。照含量测定项下的方法测定含量,应符合规定(通则 0941)。

其他 应符合片剂项下有关的各项规定(通则 0101)。

【含量测定】 照紫外-可见分光光度法(通则 0401)测定。

供试品溶液 取本品 20 片,除去包衣后,精密称定,研细,精密称取适量(约相当于比沙可啶 20mg),置 50ml 量瓶中,加三氯甲烷适量,振摇使比沙可啶溶解,用三氯甲烷稀释至刻度,摇匀,滤过,精密量取续滤液 5ml,置另一 50ml 量瓶中,用三氯甲烷稀释至刻度,摇匀。

测定法 取供试品溶液,在 264nm 的波长处测定吸光度,按 C$_{22}$H$_{19}$NO$_4$ 的吸收系数($E_{1cm}^{1\%}$)为 148 计算。

【类别】 同比沙可啶。

【规格】 5mg

【贮藏】 避光,密封保存。

六甲蜜胺片

Liujiami'an Pian

Altretamine Tablets

本品含六甲蜜胺(C$_9$H$_{18}$N$_6$)应为标示量的 90.0%~110.0%。

【性状】 本品为白色片。

【鉴别】 ■(1)取本品细粉适量(约相当于六甲蜜胺 0.1g),加三氯甲烷适量,振摇使六甲蜜胺溶解,滤过,滤液置水浴上蒸干,残渣照六甲蜜胺项下的鉴别(1)、(2)项试验,显相同的结果。■[删除]

(2)在含量测定项下记录的色谱图中,供试品溶液主峰的保留时间应与对照品溶液主峰的保留时间一致。

【检查】 **溶出度** 照溶出度与释放度测定法(通则 0931 第一法)测定。

溶出条件 以盐酸溶液(0.9→1000)900ml 为溶出介质,转速为每分钟 100 转,依法操作,经 30 分钟时取样。

供试品溶液 取溶出液 10ml,用 0.45μm 的滤膜滤过,精密量取续滤液 2ml,置 25ml(50mg 规格)或 50ml(100mg 规格)量瓶中,用溶出介质稀释至刻度,摇匀。

对照品溶液 取六甲蜜胺对照品,精密称定,加盐酸溶液(0.9→1000)溶解并定量稀释制成每 1ml 中约含 4.4μg 的溶液。

测定法 取供试品溶液与对照品溶液,照紫外-可见分光光度法(通则 0401),在 241nm 的波长处分别测定吸光度,计算出每片的溶出量。

限度 标示量的 75%,应符合规定。

其他 应符合片剂项下有关的各项规定(通则 0101)。

【含量测定】 照高效液相色谱法(通则 0512)测定。

供试品溶液 取本品 20 片,精密称定,研细,精密称取适量(约相当于六甲蜜胺 25mg),置 50ml 量瓶中,加甲醇 35ml,振摇使六甲蜜胺溶解,用水稀释至刻度,摇匀,滤过,精密量取续滤液 5ml,置 50ml 量瓶中,用甲醇-水(65∶35)稀释至刻度,摇匀。

对照品溶液 取六甲蜜胺对照品约 25mg,精密称定,置 50ml 量瓶中,加甲醇 35ml,振摇使溶解,用水稀释至刻度,摇匀,精密量取 5ml,置 50ml 量瓶中,用甲醇-水(65∶35)稀释至刻度,摇匀。

色谱条件 用十八烷基硅烷键合硅胶为填充剂;以碳酸铵溶液[取碳酸铵 0.79g,加水 1000ml 使溶解,用甲酸溶液(1→10)或氨溶液(1→10)调节 pH 值至 8.0±0.05]-甲醇(25∶75)为流动相;检测波长为 227nm;进样体积 10μl。

系统适用性要求 对照品溶液色谱图中,理论板数按六甲蜜胺峰计算不低于 2500。

测定法 精密量取供试品溶液与对照品溶液,分别注入液相色谱仪,记录色谱图。按外标法以峰面积计算。

【类别】 同六甲蜜胺。

【规格】 (1)50mg (2)100mg

【贮藏】 遮光,密封保存。

双 环 醇 片

Shuanghuanchun Pian

Bicyclol Tablets

本品含双环醇($C_{19}H_{18}O_9$)应为标示量的 90.0%～110.0%。

【性状】 本品为白色片或薄膜衣片,除去包衣后显白色或类白色。

【鉴别】 ■(1)取本品细粉适量(约相当于双环醇 40mg),加三氯甲烷振摇使双环醇溶解,滤过,滤液蒸干后,残渣加变色酸试液约 1ml,摇匀,置水浴中加热,即显紫色。■[删除]

(2)在含量测定项下记录的色谱图中,供试品溶液主峰的保留时间应与对照品溶液主峰的保留时间一致。

(3)取有关物质项下的对照溶液,用乙腈稀释制成每 1ml 中约含双环醇 5μg 的溶液,照紫外-可见分光光度法(通则 0401)测定,在 228nm 的波长处有最大吸收。

【检查】 **有关物质** 照高效液相色谱法(通则 0512)测定。

供试品溶液 本品 10 片,精密称定,研细,精密称取适量(约相当于双环醇 25mg),置 25ml 量瓶中,加乙腈溶解并稀释至刻度,摇匀,滤过,取续滤液。

对照溶液 精密量取供试品溶液 1ml,置 100ml 量瓶中,用乙腈稀释至刻度,摇匀。

对照品溶液、系统适用性溶液、色谱条件、系统适用性要求与测定法 见双环醇有关物质项下。

限度 供试品溶液色谱图中如有与对照品溶液中杂质Ⅰ保留时间一致的色谱峰,其峰面积不得大于对照溶液主峰面积的 0.1 倍(0.1%),如有与对照品溶液中杂质Ⅱ保留时间一致的色谱峰,其峰面积不得大于对照溶液主峰面积的 0.3 倍(0.3%),其他单个杂质峰面积不得大于对照溶液主峰面积的 0.2 倍(0.2%),各杂质峰面积的和不得大于对照溶液主峰面积的 0.5 倍(0.5%)。

含量均匀度(25mg 规格) 取本品 1 片,置 100ml 量瓶中,加乙醇约 70ml(白色片)或取本品 1 片,置乳钵中研细,用乙醇约 50ml 分次研磨并转移至 100ml 量瓶中,必要时加乙醇约 20ml,超声使双环醇溶解,放冷,用乙醇稀释至刻度,摇匀,滤过,取续滤液作为供试品溶液;另取双环醇对照品 25mg,精密称定,加乙醇溶解并定量稀释制成每 1ml 中约含 0.25mg 的溶液,作为对照品溶液。照含量测定项下的方法,

依法测定,计算每片的含量,应符合规定(通则 0941)。

溶出度 照溶出度与释放度测定法(通则 0931 第二法)测定。

溶出条件 以 0.3%十二烷基硫酸钠溶液 1000ml 为溶出介质,转速为每分钟 50 转,依法操作,经 30 分钟时(25mg 规格)或 45 分钟时(50mg 规格)取样。

供试品溶液 取溶出液适量,滤过,精密量取续滤液适量,用溶出介质定量稀释制成每 1ml 中约含双环醇 25μg 的溶液。

对照品溶液 取双环醇对照品约 25mg,精密称定,置 50ml 量瓶中,加乙醇溶解并稀释至刻度,摇匀,精密量取 5ml,置 100ml 量瓶中,用溶出介质稀释至刻度,摇匀。

测定法 取供试品溶液与对照品溶液,照紫外-可见分光光度法(通则 0401),在 278nm 的波长处分别测定吸光度,计算每片的溶出量。

限度 标示量的 80%,应符合规定。

其他 应符合片剂项下有关的各项规定(通则 0101)。

【含量测定】 照高效液相色谱法(通则 0512)测定。

供试品溶液 取本品 10 片,精密称定,研细,精密称取适量(约相当于双环醇 25mg),置 25ml 量瓶中,加乙腈溶解并稀释至刻度,摇匀,滤过,精密量取续滤液 5ml,置 50ml 量瓶中,用乙腈稀释至刻度,摇匀。

对照品溶液 取双环醇对照品适量,精密称定,加乙腈溶解并定量稀释成每 1ml 中约含双环醇 0.1mg 的溶液。

色谱条件 用十八烷基硅烷键合硅胶为填充剂(Symmetry C18,4.6mm×250mm,5μm 或效能相当的色谱柱);以乙腈-水-醋酸(55:45:0.01)为流动相;检测波长为 228nm;进样体积 10μl。

系统适用性溶液、系统适用性要求与测定法 见双环醇含量测定项下。

【类别】 同双环醇。

【规格】 (1)25mg (2)50mg

【贮藏】 密封保存。

双嘧达莫片

Shuangmidamo Pian

Dipyridamole Tablets

本品含双嘧达莫($C_{24}H_{40}N_8O_4$)应为标示量的 90.0%～110.0%。

【性状】 本品为糖衣片或薄膜衣片,除去包衣后显黄色。

【鉴别】 ■(1)取本品,除去包衣,研细,称取适量(约相当于双嘧达莫 0.2g),加三氯甲烷 20ml,搅拌,使双嘧达莫溶解,滤过,溶液置水浴上蒸干,残渣照双嘧达莫项下的鉴别(1)、(3)项试验,显相同的结果。■[删除]

（2）在含量测定项下记录的色谱图中，供试品溶液主峰的保留时间应与对照品溶液主峰的保留时间一致。

■（3）取本品细粉适量（约相当于双嘧达莫100mg），加三氯甲烷10ml，研磨溶解，滤过，滤液蒸干，残渣经减压干燥，依法测定。本品的红外光吸收图谱应与对照的图谱（光谱集557图）一致。■[删除]

【检查】 **含量均匀度** 取本品1片，除去包衣后研细，用0.01mol/L盐酸溶液转移至100ml量瓶中，加0.01mol/L盐酸溶液适量，振摇使双嘧达莫溶解，并用0.01mol/L盐酸溶液稀释至刻度，摇匀，滤过，精密量取续滤液，用0.01mol/L盐酸溶液定量稀释制成每1ml中约含双嘧达莫$10\mu g$的溶液，作为供试品溶液。照紫外-可见分光光度法（通则0401），在283nm的波长处测定吸光度，按$C_{24}H_{40}N_8O_4$的吸收系数（$E_{1cm}^{1\%}$）为625计算含量，应符合规定（通则0941）。

溶出度 照溶出度与释放度测定法（通则0931第一法）测定。

溶出条件 以盐酸溶液（9→1000）900ml为溶出介质，转速为每分钟100转，依法操作，经30分钟时取样。

供试品溶液 取溶出液10ml，滤过，精密量取续滤液适量，用溶出介质定量稀释制成每1ml中约含双嘧达莫$10\mu g$的溶液。

对照品溶液 取双嘧达莫对照品适量，精密称定，加溶出介质溶解并定量稀释制成每1ml中约含$10\mu g$溶液。

测定法 取供试品溶液与对照品溶液，照紫外-可见分光光度法（通则0401），在283nm的波长处分别测定吸光度，计算每片的溶出量。

限度 标示量的80%，应符合规定。

其他 应符合片剂项下有关的各项规定（通则0101）。

【含量测定】 照高效液相色谱法（通则0512）测定。

供试品溶液 取本品20片，除去包衣后，精密称定，研细，精密称取适量（约相当于双嘧达莫50mg），置100ml量瓶中，加水10ml，超声约15分钟，加甲醇75ml，振摇约30分钟使双嘧达莫溶解，用甲醇稀释至刻度，摇匀，滤过，精密量取续滤液2ml，置25ml量瓶中，用流动相稀释至刻度，摇匀。

对照品溶液 取双嘧达莫对照品适量，精密称定，加流动相溶解并定量稀释制成每1ml中含$40\mu g$的溶液。

色谱条件 用十八烷基硅烷键合硅胶为填充剂；以磷酸氢二钠溶液[取磷酸氢二钠1.0g，加水1000ml溶解，用磷酸溶液（1→3）调节pH值至4.6]-甲醇（25：75）为流动相；检测波长为288nm；进样体积$20\mu l$。

系统适用性要求 理论板数按双嘧达莫峰计算不低于1000，双嘧达莫峰与相邻杂质峰的分离度应符合要求。

测定法 精密量取供试品溶液与对照品溶液，分别注入液相色谱仪，记录色谱图。按外标法以峰面积计算。

【类别】 同双嘧达莫。

【规格】 25mg

【贮藏】 遮光，密封保存。

水 杨 酸

Shuiyangsuan

Salicylic Acid

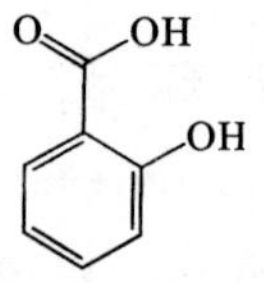

$C_7H_6O_3$　138.12

本品为2-羟基苯甲酸。■按无水物计算，■[增订]含$C_7H_6O_3$不得少于99.5%。

【性状】 本品为白色细微的针状结晶或白色结晶性粉末；无臭或几乎无臭；水溶液显酸性反应。

本品在乙醇或乙醚中易溶，在沸水中溶解，■在三氯甲烷中略溶，■[删除]在水中微溶。

熔点 本品的熔点（通则0612）为158～161℃。

【鉴别】 （1）取本品的水溶液，加三氯化铁试液1滴，即显紫堇色。

（2）本品的红外光吸收图谱应与对照的图谱（光谱集57图）一致。

【检查】 **有关物质** 照高效液相色谱法（通则0512）测定。

供试品溶液 取本品0.5g，精密称定，置100ml量瓶中，加流动相溶解并稀释至刻度。

对照溶液 精密量取供试品溶液1ml，置50ml量瓶中，用流动相稀释至刻度，摇匀，再精密量取1ml，置10ml量瓶中，用流动相稀释至刻度，摇匀。

对照品溶液 取4-羟基苯甲酸对照品、4-羟基间苯二甲酸对照品与苯酚对照品各适量，精密称定，加流动相溶解并定量稀释制成每1ml中分别约含4-羟基苯甲酸$5\mu g$、4-羟基间苯二甲酸$2.5\mu g$与苯酚$1\mu g$的混合溶液。

色谱条件 用十八烷基硅烷键合硅胶为填充剂；以甲醇-水-冰醋酸（60：40：1）为流动相；检测波长为270nm；进样体积$20\mu l$。

测定法 精密量取供试品溶液、对照溶液与对照品溶液，分别注入液相色谱仪，记录色谱图至主成分峰保留时间的2倍。

限度 供试品溶液色谱图中如有与对照品溶液中保留时间一致的色谱峰，按外标法以峰面积计算，4-羟基苯甲酸不得过0.1%，4-羟基间苯二甲酸不得过0.05%，苯酚不得过0.02%；其他单个杂质峰面积不得大于对照溶液主峰面积的0.25倍（0.05%）；杂质总量不得大于0.2%。

■**水分** 取本品，照水分测定法（通则0832第一法1）测定，含水分不得过0.5%。■[增订]

炽灼残渣 不得过0.1%（通则0841）。

重金属 取本品 1.0g,加乙醇 23ml 溶解后,加醋酸盐缓冲液(pH 3.5)2ml,依法检查(通则 0821 第一法),含重金属不得过百万分之十。

【含量测定】 取本品约 0.3g,精密称定,加中性稀乙醇(对酚酞指示液显中性)25ml 溶解后,加酚酞指示液 3 滴,用氢氧化钠滴定液(0.1mol/L)滴定。每 1ml 氢氧化钠滴定液(0.1mol/L)相当于 13.81mg 的 $C_7H_6O_3$。

【类别】 消毒防腐药。

【贮藏】 密封保存。

【制剂】 水杨酸软膏

去乙酰毛花苷

Quyixian Maohuagan

Deslanoside

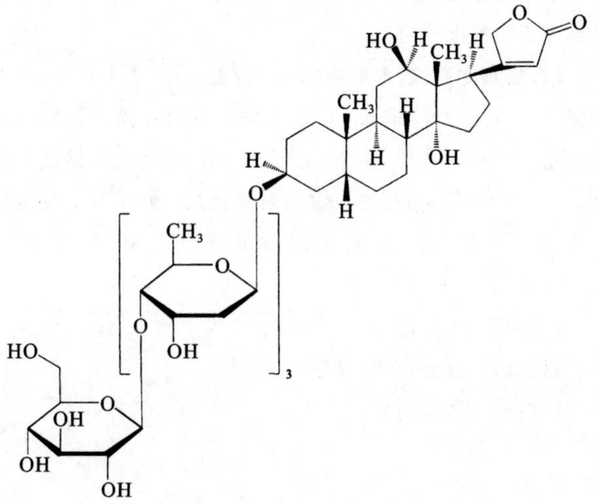

$C_{47}H_{74}O_{19}$　943.09

本品为 3-[[O-β-D-葡吡喃糖基-(1→4)-O-2,6-二脱氧-β-D-核-己吡喃糖基-(1→4)-O-2,6-二脱氧-β-D-核-己吡喃糖基-(1→4)-O-2,6-二脱氧-β-D-核-己吡喃糖基]氧代]-12,14-二羟基-心甾-20(22)-烯内酯。按干燥品计算,含 $C_{47}H_{74}O_{19}$ 应为 96.0%～102.0%。

【性状】 本品为白色结晶性粉末;无臭,味苦;有引湿性。

本品在甲醇中微溶,在乙醇中极微溶解,在水或三氯甲烷中几乎不溶。

比旋度 取本品,精密称定,加无水吡啶溶解并定量稀释制成每 1ml 中约含 20mg 的溶液,依法测定(通则 0621),比旋度应为 +7°至 +9°。

【鉴别】 (1)取本品约 2mg,置试管中,加冰醋酸 2ml 溶解后,加三氯化铁试液 1 滴,摇匀,沿试管壁缓缓加硫酸 2ml,在两液层接界处即显棕色,冰醋酸层显蓝绿色。

(2)取本品约 2mg,置试管中,加乙醇 2ml 溶解后,加二硝基苯甲酸试液与乙醇制氢氧化钾试液各 10 滴,摇匀,溶液即显红紫色。

(3)照薄层色谱法(通则 0502)试验。

供试品溶液 取本品,加甲醇溶解并稀释制成每 1ml 中含 0.2mg 的溶液。

对照品溶液 取去乙酰毛花苷对照品,加甲醇溶解并稀释制成每 1ml 中含 0.2mg 的溶液。

色谱条件 采用硅胶 G 薄层板,以二氯甲烷-甲醇-水(84:15:1)为展开剂。

测定法 吸取供试品溶液与对照品溶液各 10μl,分别点于同一薄层板上,展开,晾干,喷以硫酸-乙醇(1:9),在 140℃加热 15 分钟,置紫外光灯(365nm)下检视。

结果判定 供试品溶液所显主斑点的位置和荧光应与对照品溶液的主斑点相同。

(4)在含量测定项下记录的色谱图中,供试品溶液主峰的保留时间应与对照品溶液主峰的保留时间一致。

以上(3)、(4)两项可选做一项。

【检查】 有关物质 照高效液相色谱法(通则 0512)测定。

供试品溶液 取本品,加少量甲醇超声使溶解,用流动相稀释制成每 1ml 中约含 0.2mg 的溶液。

对照溶液 精密量取供试品溶液 1ml,置 100ml 量瓶中,用流动相稀释至刻度,摇匀。

色谱条件 用十八烷基硅烷键合硅胶为填充剂;以水为流动相 A,以乙腈-甲醇(22:14)为流动相 B,按下表进行梯度洗脱;检测波长为 220nm;进样体积 20μl。

时间(分钟)	流动相 A(%)	流动相 B(%)
0	62	38
20	62	38
21	48	52
45	48	52
46	62	38
51	62	38

系统适用性要求 去乙酰毛花苷峰与相邻杂质峰的分离度应符合要求。

测定法 精密量取供试品溶液与对照溶液,分别注入液相色谱仪,记录色谱图。

限度 供试品溶液色谱图中如有杂质峰,单个杂质峰面积不得大于对照溶液主峰面积的 2.5 倍(2.5%),各杂质峰面积的和不得大于对照溶液主峰面积的 5 倍(5.0%)。

干燥失重 取本品,在 105℃减压干燥至恒重,减失重量不得过 5.0%(通则 0831)。

【含量测定】 照高效液相色谱法(通则 0512)测定。

供试品溶液 取本品约 20mg,精密称定,置 100ml 量瓶中,加少量甲醇超声使溶解,用流动相稀释至刻度,摇匀。

对照品溶液 取去乙酰毛花苷对照品约 20mg,精密称定,置 100ml 量瓶中,加少量甲醇超声使溶解,用流动相稀释至刻度,摇匀。

色谱条件 用十八烷基硅烷键合硅胶为填充剂;以乙腈-甲醇-水(232:148:620)为流动相,检测波长为220nm;进样体积20μl。

系统适用性要求 理论板数按去乙酰毛花苷峰计算不低于2000,去乙酰毛花苷峰与相邻杂质峰的分离度应符合要求。

测定法 精密量取供试品溶液与对照品溶液,分别注入液相色谱仪,记录色谱图。按外标法以峰面积计算。

【类别】 强心药。

【贮藏】 遮光,密封保存。

【制剂】 去乙酰毛花苷注射液

去 氢 胆 酸

Quqing Dansuan

Dehydrocholic Acid

$C_{24}H_{34}O_5$ 402.53

本品为3,7,12-三氧代-5β-胆烷-24-酸。按干燥品计算,含$C_{24}H_{34}O_5$不得少于98.5%。

【性状】 本品为白色疏松状粉末;无臭。

本品■[删除]在三氯甲烷中略溶,■[删除]在乙醇中微溶,在水中几乎不溶;在氢氧化钠试液中溶解。

比旋度 取本品,精密称定,加二氧六环溶解并定量稀释制成每1ml中约含20mg的溶液,依法测定(通则0621),比旋度为+29.0°至+32.5°。

【鉴别】 (1)取本品约5mg,加硫酸1ml与甲醛1滴,使溶解,放置5分钟,再加水5ml,溶液呈黄色,并有青绿色荧光。

■(2)取本品约20mg,加乙醇1ml,振摇,混匀,加间二硝基苯溶液(取间二硝基苯1g,加乙醇100ml使溶解,即得)。本液(临用新制)5滴与氢氧化钠溶液(1→8)0.5ml,放置,溶液呈紫色或紫红色,渐渐变成褐色。■[删除]

(3)本品的红外光吸收图谱应与对照的图谱(光谱集715图)一致。

【检查】 臭味 取本品2.0g,加水100ml,煮沸2分钟,应无臭。

乙醇溶液的澄清度与颜色 取本品0.10g,加乙醇30ml,振摇使溶解,溶液应澄清无色。

氯化物 取本品1.0g,加水100ml,振摇5分钟,滤过,取续滤液25ml,依法检查(通则0801),与标准氯化钠溶液5.0ml制成的对照液比较,不得更浓(0.02%)。

硫酸盐 取上述氯化物检查项下剩余的滤液10ml,依法检查(通则0802),与标准硫酸钾溶液5.0ml制成的对照液比较,不得更浓(0.05%)。

钡盐 取本品2.0g,加水100ml与盐酸2ml,煮沸2分钟,冷却,滤过,并用水洗涤,洗液与滤液合并使成100ml,摇匀;取10ml加稀硫酸1ml,溶液不得浑浊。

干燥失重 取本品,在105℃干燥至恒重,减失重量不得过1.0%(通则0831)。

炽灼残渣 取本品1.0g,依法检查(通则0841),遗留残渣不得过0.3%。

重金属 取炽灼残渣项下遗留的残渣,依法检查(通则0821第二法),含重金属不得过百万分之二十。

微生物限度 照非无菌产品微生物限度检查:微生物计数法(通则1105)和控制菌检查法(通则1106)及非无菌药品微生物限度标准(通则1107)检查,应符合规定,同时10g供试品中不得检出沙门菌。

【含量测定】 取本品约0.5g,精密称定,加中性乙醇(对酚酞指示液显中性)60ml,置沸水浴上加热使溶解,冷却,加酚酞指示液数滴与新沸过的冷水20ml,用氢氧化钠滴定液(0.1mol/L)滴定,至近终点时加新沸过的冷水100ml继续滴定至终点。每1ml氢氧化钠滴定液(0.1mol/L)相当于40.25mg的$C_{24}H_{34}O_5$。

【类别】 利胆药。

【贮藏】 遮光,密封保存。

【制剂】 去氢胆酸片

注射用艾司奥美拉唑钠

Zhusheyong Aisi'aomeilazuona

Esomeprazole Sodium for Injection

本品为艾司奥美拉唑钠的无菌冻干品。含艾司奥美拉唑钠按艾司奥美拉唑($C_{17}H_{19}N_3O_3S$)计算,应为标示量的97.0%～109.0%。

【性状】 本品为白色或类白色的块状物或粉末。

【鉴别】 ■(1)取本品适量(约相当于艾司奥美拉唑40mg),加水5ml,振摇使溶解,作为供试品溶液;以0.03%乙二胺四醋酸二钠溶液作为对照溶液;取供试品溶液与对照溶液各0.5ml,依次加入0.008%硫酸镍溶液1.0ml、1mol/L氨水溶液1.0ml、1%丁二酮肟乙醇溶液1.0ml,混匀,放置1分钟,供试品溶液与对照溶液均应呈无色至微黄色。同时做空白对照试验,溶液应呈明显的红色。■[删除]

(2)照高效液相色谱法(通则0512)试验。

磷酸盐缓冲液(pH 11.0) 每1000ml中含磷酸钠

0.0028mol与磷酸氢二钠0.011mol。

供试品溶液 取本品，加磷酸盐缓冲液(pH 11.0)溶解并稀释制成每1ml中约含艾司奥美拉唑0.01mg的溶液。

对照品溶液 取奥美拉唑对照品10mg，置100ml量瓶中，加磷酸盐缓冲液(pH 11.4)(每1000ml中含磷酸钠0.0179mol与磷酸氢二钠0.0348mol)15ml使溶解，用水稀释至刻度，摇匀，量取5ml，置25ml量瓶中，用磷酸盐缓冲液(pH 11.0)稀释至刻度，摇匀。

色谱条件 用α_1-酸性糖蛋白键合硅胶为填充剂；以磷酸盐缓冲液(pH 6.2)(每1000ml中含磷酸二氢钠0.0174mol与磷酸氢二钠0.002 53mol)-乙腈(85∶15)为流动相；检测波长为280nm；流速为每分钟0.6ml；进样体积20μl。

系统适用性要求 对照品溶液色谱图中，出峰顺序依次为R-对映体与艾司奥美拉唑，艾司奥美拉唑峰保留时间约为4分钟，两峰之间的分离度应符合要求。

测定法 精密量取供试品溶液与对照品溶液，分别注入液相色谱仪，记录色谱图。

结果判定 供试品溶液主峰的保留时间应与对照品溶液中艾司奥美拉唑峰的保留时间一致。

(3)在含量测定项下记录的色谱图中，供试品溶液主峰的保留时间应与对照品溶液主峰的保留时间一致。

【检查】 碱度 取本品1瓶，加0.9%氯化钠溶液5.2ml振摇使溶解后，依法测定(通则0631)，pH值应为10.0～11.0。

溶液的澄清度 取本品1瓶，加0.9%氯化钠溶液5.2ml溶解后，依法检查(通则0902第一法)，溶液应澄清。

有关物质 照高效液相色谱法(通则0512)测定。临用新制。

供试品溶液 取本品5瓶，加鉴别(2)项下的磷酸盐缓冲液(pH 11.0)溶解并稀释制成每1ml中约含艾司奥美拉唑0.1mg的溶液。

系统适用性溶液 取杂质Ⅰ对照品与奥美拉唑各适量，加磷酸盐缓冲液(pH 11.0)溶解并稀释制成每1ml中各约含0.5μg的混合溶液。

色谱条件 用十八烷基硅烷键合硅胶为填充剂(Microspher C18，4.6mm×100mm，3μm或效能相当的色谱柱)；以乙腈-磷酸盐缓冲液(pH 7.4)(每1000ml中含磷酸二氢钠0.001 23mol与磷酸氢二钠0.002 98mol)-四丁基硫酸氢铵溶液[取四丁基硫酸氢铵6.8g，加1mol/L氢氧化钠溶液20ml使溶解，用上述磷酸盐缓冲液(pH 7.4)稀释至1000ml](26∶69∶5)为流动相；检测波长为280nm；进样体积20μl。

系统适用性要求 系统适用性溶液色谱图中，奥美拉唑峰的保留时间为7～8分钟，奥美拉唑峰与杂质Ⅰ峰之间的分离度应大于3.0。

测定法 精密量取供试品溶液，注入液相色谱仪，记录色谱图至主成分峰保留时间的2倍。

限度 供试品溶液色谱图中如有杂质峰，按峰面积归一化法计算，杂质Ⅳ(相对保留时间约为0.26)不得过1.3%，杂质Ⅰ与杂质Ⅲ(相对保留时间约为1.5)均不得过0.9%，杂质Ⅱ(相对保留时间约为0.32)与杂质Ⅴ(相对保留时间约为0.34)均不得过0.3%，其他单个杂质不得过0.2%，杂质总量不得过2.6%，小于总峰面积0.05%的色谱峰忽略不计。

水分 取本品5瓶，照水分测定法(通则0832第一法2)测定，含水分不得过5.0%。

细菌内毒素 取本品，依法测定(通则1143)，每1mg艾司奥美拉唑钠中含内毒素的量应小于2.5EU。

其他 应符合注射剂项下有关的各项规定(通则0102)。

【含量测定】 照高效液相色谱法(通则0512)测定。

供试品溶液 取本品5瓶，加鉴别(2)项下的磷酸盐缓冲液(pH 11.0)溶解并定量稀释制成每1ml中约含艾司奥美拉唑0.1mg的溶液。

对照品溶液 取奥美拉唑对照品10mg，精密称定，置100ml量瓶中，加鉴别(2)项下的磷酸盐缓冲液(pH 11.4)15ml使溶解，用水稀释至刻度。

系统适用性溶液、色谱条件与系统适用性要求 见有关物质项下。

测定法 精密量取供试品溶液与对照品溶液，分别注入液相色谱仪，记录色谱图。按外标法以峰面积计算。

【类别】 同艾司奥美拉唑钠。

【规格】 40mg(按$C_{17}H_{19}N_3O_3S$计)

【贮藏】 遮光，密闭保存。

艾司奥美拉唑镁肠溶片

Aisi'aomeilazuomei Changrongpian

Esomeprazole Magnesium Enteric-coated Tablets

本品含艾司奥美拉唑镁按艾司奥美拉唑($C_{17}H_{19}N_3O_3S$)计算，应为标示量的93.0%～105.0%。

【性状】 本品为薄膜衣片，除去包衣后显白色或类白色，内含多个肠溶微囊。

【鉴别】 (1)照高效液相色谱法(通则0512)试验。

磷酸盐缓冲液(pH 11.0) 每1000ml中含磷酸钠0.0137mol与磷酸氢二钠0.0551mol。

供试品溶液 取本品适量(约相当于艾司奥美拉唑20mg)，置200ml量瓶中，加磷酸盐缓冲液(pH 11.0)约120ml，振摇，加乙醇40ml，超声使艾司奥美拉唑镁溶解，放冷，用磷酸盐缓冲液(pH 11.0)稀释至刻度，摇匀，滤过，精密量取续滤液5ml，置50ml量瓶中，用水稀释至刻度，摇匀。

对照品溶液 取奥美拉唑对照品约20mg，精密称定，置

100ml量瓶中,加乙醇 20ml 使溶解,用磷酸盐缓冲液(pH 11.0)稀释至刻度,摇匀,精密量取 5ml,置 50ml 量瓶中,用水稀释至刻度,摇匀。

色谱条件 用 α_1-酸性糖蛋白键合硅胶为填充剂;以乙腈-磷酸盐缓冲液(pH 6.0)(每 1000ml 中含磷酸氢二钠 0.0747mol 与磷酸二氢钠 0.400mol)-水(150∶85∶765)为流动相;检测波长为 302nm;进样体积 20μl。

系统适用性要求 对照品溶液色谱图中,出峰顺序依次为 R-对映体与艾司奥美拉唑,艾司奥美拉唑峰保留时间约为 4 分钟,两峰之间的分离度应符合要求。

测定法 精密量取供试品溶液与对照品溶液,分别注入液相色谱仪,记录色谱图。

结果判定 供试品溶液主峰的保留时间应与对照品溶液中艾司奥美拉唑峰的保留时间一致。

(2)■取本品细粉适量(约相当于艾司奥美拉唑 30mg),精密称定,置 50ml 锥形瓶中,加 0.1mol/L盐酸溶液 20ml,振摇 10 分钟使溶解,滤过,量取续滤液 2ml,置 100ml 量瓶中,用水稀释至刻度,摇匀,作为供试品溶液;另精密量取标准镁溶液(每 1ml 相当于 1.0mg 的 Mg)适量,用水稀释制成每 1ml 中含镁约为 1μg 的溶液■[修订],作为对照品溶液。取对照品溶液与供试品溶液,照原子吸收分光光度法(通则 0406),在 285.2nm 的波长处分别测定,供试品溶液的吸光度应与对照品溶液的吸光度基本一致。

【检查】 **有关物质** 照高效液相色谱法(通则 0512)测定。

供试品溶液 取本品细粉适量(约相当于艾司奥美拉唑 20mg),精密称定,置 100ml 量瓶中,加甲醇 10ml,振摇,加鉴别(1)项下的磷酸盐缓冲液(pH 11.0)20ml,振摇,超声使艾司奥美拉唑镁溶解,用水稀释至刻度,滤过,取续滤液。

系统适用性溶液 分别取奥美拉唑与杂质Ⅰ对照品各适量,加流动相 A 溶解并稀释制成每 1ml 中各约含 0.02mg 的混合溶液。

色谱条件 用十八烷基硅烷键合硅胶为填充剂(Microspher C18,4.6mm×100mm,3μm 或效能相当的色谱柱);以水-磷酸盐缓冲液(pH 7.6)(每 1000ml 中含磷酸二氢钠 0.0052mol 与磷酸氢二钠 0.0315mol)-乙腈(80∶10∶10)为流动相 A,以乙腈-磷酸盐缓冲液(pH 7.6)-水(80∶1∶19)为流动相 B,按下表进行梯度洗脱;检测波长为 302nm;进样体积 20μl。

时间(分钟)	流动相 A(%)	流动相 B(%)
0	100	0
10	80	20
30	0	100
31	100	0
45	100	0

系统适用性要求 系统适用性溶液色谱图中,艾司奥美拉唑峰的保留时间为 14～19 分钟,艾司奥美拉唑峰与杂质Ⅰ峰之间的分离度应大于 2.5。

测定法 精密量取供试品溶液,注入液相色谱仪,记录色谱图至 30 分钟。

限度 供试品溶液色谱图中如有杂质峰,按峰面积归一化法计算,杂质Ⅰ含量不得过 0.5%,其他单个杂质含量不得过 0.2%,杂质总量不得过 2.0%。

含量均匀度(20mg 规格) 以含量测定项下测得的每片含量计算,应符合规定(通则 0941)。

溶出度 照溶出度与释放度测定法(通则 0931 第二法方法 1)测定。

溶出条件 以 0.1mol/L 盐酸溶液 300ml 为溶出介质,转速为每分钟 100 转,依法操作,经 2 小时后,随即在各溶出杯中加入预热至 37℃±0.5℃ 的 0.086mol/L 磷酸氢二钠溶液 700ml,混匀,转速不变,继续依法操作,经 30 分钟时取样。

供试品溶液 取溶出液滤过,精密量取续滤液 5ml,精密加入 0.25mol/L 氢氧化钠溶液 1ml,摇匀。

对照品溶液 取奥美拉唑对照品约 20mg,精密称定,置 100ml 量瓶中,加乙醇 10ml 使溶解,用磷酸盐缓冲液(pH 6.8)(取 0.086mol/L 磷酸氢二钠溶液 700ml 与 0.1mol/L 盐酸溶液 300ml,混匀)稀释至刻度,摇匀,精密量取 5ml(20mg 规格)或 10ml(40mg 规格),置 50ml 量瓶中,用上述磷酸盐缓冲液(pH 6.8)稀释至刻度,摇匀,精密量取 5ml,精密加 0.25mol/L 氢氧化钠溶液 1ml,摇匀。

色谱条件与系统适用性要求 见含量测定项下。

测定法 精密量取供试品溶液与对照品溶液,分别注入液相色谱仪,记录色谱图。按外标法以峰面积计算每片的溶出量。

限度 标示量的 75%,应符合规定。

耐酸力 照溶出度与释放度测定法(通则 0931 第一法)测定。如平均溶出量不小于标示量的 90%,则不再进行测定。

溶出条件 以氯化钠的盐酸溶液(取氯化钠 1g,加盐酸 3.5ml,加水至 500ml)500ml 为溶出介质,转速为每分钟 100 转,依法操作,经 2 小时时取下转篮。

供试品溶液 用水洗转篮内颗粒至洗液呈中性,用少量鉴别(1)项下的磷酸盐缓冲液(pH 11.0)将颗粒分别移至 100ml(20mg 规格)或 200ml(40mg 规格)量瓶中,加乙醇 20ml(20mg)或 40ml(40mg),超声使艾司奥美拉唑溶解,用上述磷酸盐缓冲液(pH 11.0)稀释至刻度,摇匀,滤过,精密量取续滤液 5ml,置 25ml 量瓶中,用水稀释至刻度,摇匀。

对照品溶液、色谱条件与系统适用性要求 见含量测定项下。

测定法 精密量取供试品溶液与对照品溶液,分别注入液相色谱仪,记录色谱图。按外标法以峰面积计算每片的含量。

限度　6 片中每片含量不得少于标示量的 90%；如有 1～2 片小于标示量的 90%，但平均含量不得少于标示量的 90%。

其他　应符合片剂项下有关的各项规定（通则 0101）。

【含量测定】　照高效液相色谱法（通则 0512）测定。

供试品溶液　取本品 10 片，分别置 100ml（20mg）或 200ml（40mg）量瓶中，加鉴别（1）项下的磷酸盐缓冲液（pH 11.0）60ml（20mg 规格）或 120ml（40mg 规格），振摇 20 分钟，加乙醇 20ml（20mg）或 40ml（40mg），超声使艾司奥美拉唑溶解，用上述磷酸盐缓冲液（pH 11.0）稀释至刻度，摇匀，滤过，精密量取续滤液 5ml，置 25ml 量瓶中，用水稀释至刻度，摇匀。

对照品溶液　取奥美拉唑对照品约 20mg，精密称定，置 100ml 量瓶中，加乙醇 20ml 使溶解，用上述磷酸盐缓冲液（pH 11.0）稀释至刻度，摇匀，精密量取 5ml，置 25ml 量瓶中，用水稀释至刻度，摇匀。

色谱条件　用十八烷基硅烷键合硅胶为填充剂；以乙腈-磷酸盐缓冲液（pH 7.3）（每 1000ml 中含磷酸二氢钠 0.0105mol 与磷酸氢二钠 0.0300mol）-水（35：50：15）为流动相；检测波长为 302nm；进样体积 20μl。

系统适用性要求　艾司奥美拉唑峰的保留时间应不小于 3.5 分钟，理论板数按艾司奥美拉唑峰计算不低于 2000。

测定法　精密量取供试品溶液与对照品溶液，分别注入液相色谱仪，记录色谱图。按外标法以峰面积计算每片含量，并求出 10 片的平均含量。

【类别】　质子泵抑制药。

【规格】　按 $C_{17}H_{19}N_3O_3S$ 计　（1）20mg　（2）40mg

【贮藏】　密封保存。

附：

杂质 I

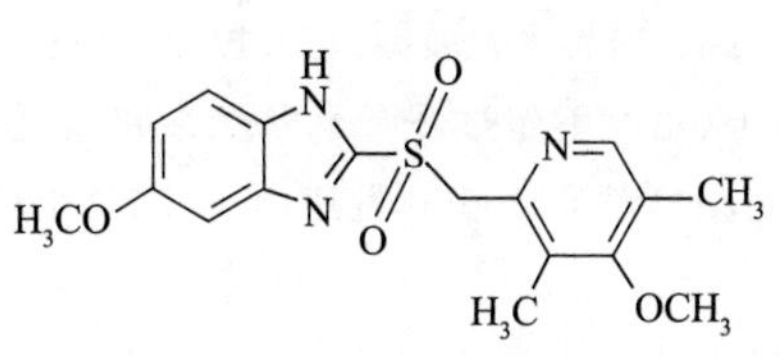

$C_{17}H_{19}N_3O_4S$　361.42

5-甲氧基-2-[[(4-甲氧基-3,5-二甲基-2-吡啶基)甲基]磺酰基]-1H-苯并咪唑

可待因桔梗片

Kedaiyin Jiegeng Pian

Codeine Phosphate and Platycodon Tablets

本品每片含磷酸可待因（$C_{18}H_{21}NO_3 \cdot H_3PO_4 \cdot 1\frac{1}{2}H_2O$）应为 10.8～13.2mg；含桔梗皂苷应不少于 9mg。

【处方】

桔梗流浸膏	50g
磷酸可待因（$C_{18}H_{21}NO_3 \cdot H_3PO_4 \cdot 1\frac{1}{2}H_2O$）	12g
辅料	适量
制成	1000 片

【性状】　本品为浅棕色片或薄膜衣片，除去包衣后显浅棕色。

【鉴别】　取本品的细粉约 1g，加水 10ml 溶解，滤过，滤液做下列（1）、（2）试验。

（1）取滤液 1ml 加水至 10ml，振摇时产生持续性微细泡沫。

（2）取滤液 5 滴于 2ml 冰醋酸中，缓缓加入硫酸 0.5ml，界面处呈红色至红褴色。

■（3）取本品的细粉约 0.5g，加水 5ml，摇匀，加氨水 1ml，用三氯甲烷 10ml 振摇提取 1 次，三氯甲烷层加水 2ml 洗涤 1 次，水浴蒸干三氯甲烷，残渣加含亚硒酸 2.5mg 的硫酸 0.5ml，应立即显绿色，渐变为蓝色。■[删除]

（4）照薄层色谱法（通则 0502）试验。

供试品溶液　取本品的细粉约 1g，加水 10ml 使溶解，滤过，滤液置分液漏斗中，用乙酸乙酯提取 2 次，每次 20ml，合并乙酸乙酯液，蒸干，残渣加无水乙醇 2ml 使溶解。

对照药材溶液　取桔梗对照药材 2g，加乙醇 10ml，浸渍 24 小时，滤过，滤液置分液漏斗中，用乙酸乙酯提取 2 次，每次 20ml，合并乙酸乙酯液，蒸干，残渣加无水乙醇 2ml 使溶解。

色谱条件　采用硅胶 G 薄层板，以乙酸乙酯-甲醇-水（14：3：3）为展开剂。

测定法　吸取供试品溶液与对照药材溶液各 2μl，分别点于同一薄层板上，展开，晾干，置紫外光灯（365nm）下检视。

结果判定　供试品溶液色谱图中在与对照药材溶液色谱图相应的位置上，显相同颜色的荧光斑点。

【检查】　**含量均匀度**　磷酸可待因　取本品 1 片，照含量测定磷酸可待因项下的方法测定含量，应符合规定（通则 0941）。

溶出度　照溶出度与释放度测定法（通则 0931 第二法）测定。

溶出条件　以水 500ml 为溶出介质，转速为每分钟 100 转，依法操作，经 30 分钟时取样。

供试品溶液　取溶出液 5ml，滤过，取续滤液。

对照品溶液　精密量取磷酸可待因含量测定项下的对照品溶液，用水定量稀释制成每 1ml 中约含磷酸可待因 0.03mg 的溶液。

色谱条件与系统适用性要求　见含量测定磷酸可待因项下。

测定法　见含量测定磷酸可待因项下。计算每片的溶出量。

限度　标示量的 80%，应符合规定。

其他 应符合片剂项下有关的各项规定(通则 0101)。

【含量测定】 磷酸可待因 照高效液相色谱法(通则 0512)测定。

供试品溶液 取本品 20 片,精密称定,研细,精密称取适量(约相当于磷酸可待因 12mg),置 50ml 量瓶中,加水 2.5ml,超声使崩解,加甲醇适量,超声 10 分钟使磷酸可待因溶解,放冷,用甲醇稀释至刻度,摇匀,滤过,精密量取续滤液 2ml,置 10ml 量瓶中,用流动相稀释至刻度,摇匀。

对照品溶液 取磷酸可待因对照品,精密称定,加流动相溶解并定量稀释制成每 1ml 中约含 48μg 的溶液。

色谱条件 用十八烷基硅烷键合硅胶为填充剂;以 0.05mol/L 磷酸二氢钾(用磷酸调节 pH 值至 3.0)-乙腈(3.5:1)为流动相;检测波长为 220nm;进样体积 10μl。

系统适用性要求 理论板数按磷酸可待因峰计算不低于 1000。

测定法 精密量取供试品溶液与对照品溶液,分别注入液相色谱仪,记录色谱图。按外标法以峰面积计算,并将结果乘以 1.068。

桔梗皂苷 取本品 20 片,精密称定,研细;精密称取约 10 片量,置磨口锥形瓶中,精密加水 20ml,密塞,超声 15 分钟。滤过,取续滤液 4.0ml,置分液漏斗中,加氨水 1 滴,摇匀,用三氯甲烷提取 2 次,每次 15ml,弃去三氯甲烷液,水层用水饱和的正丁醇提取 5 次,每次 15ml,合并正丁醇液,放置 20 分钟,经垫有脱脂棉的玻璃漏斗滤至已恒重的磨口锥形瓶中,置水浴 90℃减压蒸干后,在 100℃减压干燥 2 小时,称重,计算桔梗皂苷的含量。本品每片含桔梗皂苷应不少于 9mg。

【类别】 镇咳祛痰药。

【贮藏】 密封保存。

丙 戊 酸 钠

Bingwusuanna

Sodium Valproate

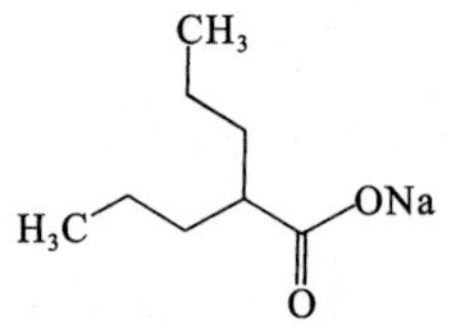

$C_8H_{15}NaO_2$ 166.20

本品为 2-丙基戊酸钠。按干燥品计算,$C_8H_{15}NaO_2$ 不得少于 99.0%。

【性状】 本品为白色结晶性粉末或颗粒;有强吸湿性。

本品在水中极易溶解,在甲醇或乙醇中易溶,在丙酮中几乎不溶。

【鉴别】 (1)取有关物质项下的供试品溶液 1ml,置 10ml 量瓶中,用二氯甲烷稀释至刻度,摇匀,作为供试品溶液。另取丙戊酸钠对照品约 10mg,置分液漏斗中,加水 10ml,加稀硫酸 5ml,振摇,用二氯甲烷提取 3 次,每次 20ml,合并二氯甲烷液,加无水硫酸钠适量,振摇,滤过,滤液置旋转蒸发器上蒸干(温度不超过 30℃),精密加二氯甲烷 20ml,振摇使残渣溶解,摇匀,作为对照品溶液。照有关物质项下的方法,精密量取供试品溶液与对照品溶液各 1μl,分别注入气相色谱仪,记录色谱图。供试品溶液主峰的保留时间应与对照品溶液主峰的保留时间一致。

(2)本品的红外光吸收图谱应与对照的图谱(光谱集 65 图)一致。

(3)本品显钠盐的鉴别反应(通则 0301)。

【检查】 碱度 取本品 1.0g,加水 20ml 溶解后,依法测定(通则 0631),pH 值应为 7.5~9.0。

溶液的澄清度与颜色 取本品 1.0g,加新沸过的冷水 10ml 使溶解后,溶液应澄清无色。如显色,与黄色 1 号标准比色液(通则 0901 第一法)比较,不得更深;如显浑浊,与 1 号浊度标准液(通则 0902 第一法)比较,不得更深。

氯化物 取本品 1.25g,置分液漏斗中,加水 20ml,振摇使溶解,加稀硝酸 5ml,振摇,放置 12 小时,取下层溶液供试验用。取供试验用溶液 5ml,加水 10ml,依法检查(通则 0801),与标准氯化钠溶液 5.0ml 制成的对照溶液比较,不得更浓(0.02%)。

硫酸盐 取氯化物检查项下的供试验用溶液 10ml,依法检查(通则 0802),与标准硫酸钾溶液 1.0ml 制成的对照溶液比较,不得更浓(0.02%)。

醇中不溶物 取本品约 1.0g,加无水乙醇 10ml,应完全溶解。

有关物质 照气相色谱法(通则 0521)测定。临用新制。

供试品溶液 取本品约 0.5g,置分液漏斗中,加水 10ml,加稀硫酸 5ml,振摇使溶解,用二氯甲烷提取 3 次,每次 20ml,合并二氯甲烷液,加无水硫酸钠适量,振摇,滤过,滤液置旋转蒸发器上蒸干(温度不超过 30℃),加二氯甲烷适量,振摇使残渣溶解,定量转移至 100ml 量瓶中,用二氯甲烷稀释至刻度,摇匀。

对照溶液 精密量取供试品溶液 1ml,置 100ml 量瓶中,用二氯甲烷稀释至刻度,摇匀。

系统适用性溶液 取 2-苯乙醇 20mg,置 10ml 量瓶中,加二氯甲烷溶解并稀释至刻度,摇匀,取 1ml,置 25ml 量瓶中,加供试品溶液 1ml,用二氯甲烷稀释至刻度,摇匀。

色谱条件 以聚乙二醇(PEG-20M)为固定液的毛细管色谱柱;起始温度为 130℃,维持 20 分钟,再以每分钟 5℃的速率升温至 200℃,维持 15 分钟;进样口温度为 220℃;检测器温度为 220℃;进样体积 1μl。

系统适用性要求 系统适用性溶液色谱图中,2-苯乙醇峰与丙戊酸峰之间的分离度应大于 3.0。

测定法 精密量取供试品溶液与对照溶液,分别注入气相色谱仪,记录色谱图至主成分峰保留时间的 3 倍。

限度 供试品溶液色谱图中如有杂质峰,各杂质峰面积的和不得大于对照溶液主峰面积(1.0%),小于对照溶液主峰面积 0.05 倍的色谱峰忽略不计。

干燥失重 取本品,在 105℃ 干燥至恒重,减失重量不得过 3.0%(通则 0831)。

重金属 取本品 1.0g,依法检查(通则 0821 第三法),含重金属不得过百万分之二十。

【含量测定】 取本品约 0.5g,精密称定,加水 30ml 溶解后,加乙醚 30ml,照电位滴定法(通则 0701),用玻璃-饱和甘汞电极,用盐酸滴定液(0.1mol/L)滴定至 pH 4.5。每 1ml 盐酸滴定液(0.1mol/L)相当于 16.62mg 的 $C_8H_{15}NaO_2$。

【类别】 抗癫痫药。

【贮藏】 密封,在干燥处保存。

【制剂】 (1)丙戊酸钠片 ■(2)丙戊酸钠缓释片(I)■[增订]
(3)注射用丙戊酸钠

左羟丙哌嗪

Zuoqiangbingpaiqin

Levodropropizine

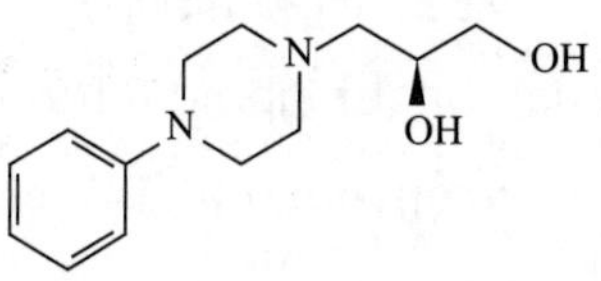

$C_{13}H_{20}N_2O_2$　236.32

本品为 S-(一)-3-(4-苯基-1-哌嗪基)-1,2-丙二醇。按干燥品计算,含 $C_{13}H_{20}N_2O_2$ 不少于 98.5%。

【性状】 本品为白色或类白色结晶性粉末;无臭。

本品在二氯甲烷、甲醇或冰醋酸中易溶,在乙醇中溶解,在水中略溶。

熔点 本品的熔点(通则 0612)为 102~107℃。

比旋度 取本品,精密称定,加 1mol/L 盐酸溶液溶解并定量稀释制成每 1ml 中约含 30mg 的溶液,依法测定(通则 0621),比旋度为 -29.0° 至 -33.5°。

【鉴别】 ■(1)取本品约 30mg,加水 5ml 使溶解,滴加三硝基苯酚试液,即产生黄色沉淀。■[删除]

(2)取本品适量,加水溶解并稀释制成每 1ml 中约含 10μg 的溶液,照紫外-可见分光光度法(通则 0401)测定,在 237nm 的波长处有最大吸收,在 217nm 的波长处有最小吸收。

(3)本品的红外光吸收图谱应与对照品的图谱一致(通则 0402)。

【检查】 碱度 取本品 0.20g,加水 20ml 使溶解,依法测定(通则 0631),pH 值应为 9.0~10.0。

有关物质 照高效液相色谱法(通则 0512)测定。

供试品溶液 取本品,精密称定,加流动相溶解并定量稀释制成每 1ml 中约含 0.5mg 的溶液。

对照品溶液 取苯基哌嗪对照品适量,精密称定,加甲醇溶解并定量稀释制成每 1ml 中约含 50μg 的溶液,精密量取 1ml,置 100ml 量瓶中,用流动相稀释至刻度,摇匀。

系统适用性溶液 取苯基哌嗪与左羟丙哌嗪各适量,加甲醇适量使溶解后,用流动相稀释制成每 1ml 中分别约含 10μg 与 100μg 的溶液。

色谱条件 用十八烷基硅烷键合硅胶为填充剂;以磷酸盐缓冲液(称取磷酸二氢钾 6.81g,加水 1000ml 溶解,用磷酸调节 pH 值至 3.0)-甲醇(88:12)为流动相;检测波长为 254nm;进样体积 20μl。

系统适用性要求 系统适用性溶液色谱图中,理论板数按左羟丙哌嗪峰计算不低于 2000,左羟丙哌嗪峰与苯基哌嗪峰之间的分离度应大于 2.0。

测定法 精密量取供试品溶液与对照品溶液,分别注入液相色谱仪,记录色谱图至主成分峰保留时间的 3 倍。

限度 供试品溶液中如有与苯基哌嗪保留时间一致的色谱峰,按外标法以峰面积计算,不得过 0.1%;其他单个杂质,以对照品溶液主峰面积为对照,按外标法以峰面积计算,不得过 0.1%,其他杂质总量不得过 0.2%,小于对照品溶液主峰面积 0.1 倍的峰忽略不计。

右羟丙哌嗪 照高效液相色谱法(通则 0512)测定。

溶剂 正己烷-无水乙醇(60:40)。

供试品溶液 取本品,加溶剂溶解并稀释制成每 1ml 中约含 60μg 的溶液。

对照溶液 精密量取供试品溶液 1ml,置 200ml 量瓶中,用溶剂稀释至刻度,摇匀。

系统适用性溶液 取右羟丙哌嗪与左羟丙哌嗪各适量,加溶剂溶解并稀释制成每 1ml 中分别约含 0.3μg 与 60μg 的溶液。

色谱条件 用直链淀粉氨基甲酸酯为填充剂;以正己烷-无水乙醇-二乙胺(80:20:0.2)为流动相;检测波长为 250nm;进样体积 20μl。

系统适用性要求 系统适用性溶液色谱图中,理论板数按左羟丙哌嗪峰计算不低于 2000,左羟丙哌嗪峰与右羟丙哌嗪峰之间的分离度应符合要求。

测定法 精密量取供试品溶液与对照溶液,分别注入液相色谱仪,记录色谱图。

限度 供试品溶液色谱图中如有与右羟丙哌嗪保留时间一致的色谱峰,其峰面积不得大于对照溶液的主峰面积(0.5%)。

缩水甘油 照气相色谱法(通则 0521)测定。

供试品溶液 取本品约 1.0g,精密称定,置 5ml 量瓶中,加二氯甲烷溶解并稀释至刻度,摇匀。

对照品溶液 取缩水甘油对照品约 0.2g,精密称定,置 100ml 量瓶中,加二氯甲烷溶解并稀释至刻度,摇匀,精密量取 0.5ml,置 100ml 量瓶中,用二氯甲烷稀释至刻度,摇匀。

对照溶液　取本品约 1.0g,精密称定,置 5ml 量瓶中,精密加入对照品溶液 0.5ml,加二氯甲烷溶解并稀释至刻度,摇匀。

色谱条件　以 6％氰丙基苯基-94％二甲基聚硅氧烷为固定液的毛细管色谱柱;进样口温度为 170℃,柱温为 140℃,检测器温度为 250℃;载气为氮气,检测器为火焰离子化检测器(FID);进样体积 1μl。

系统适用性要求　理论板数按缩水甘油峰计算不低于 5000。

测定法　精密量取供试品溶液与对照溶液,分别注入气相色谱仪,记录色谱图。

限度　供试品溶液色谱图中如有与缩水甘油保留时间一致的色谱峰,其峰面积不得大于对照溶液中缩水甘油峰面积的 0.5 倍(0.0005％)。

残留溶剂　照残留溶剂测定法(通则 0861 第二法)测定。

供试品溶液　取本品约 0.3g,精密称定,置顶空瓶中,加入氯化钠约 1.0g,精密加入二甲基亚砜 5ml,密封。

对照品溶液　取丙酮、二氯甲烷、三氯甲烷与甲苯各适量,精密称定,用二甲基亚砜定量稀释制成每 1ml 中分别约含 300μg、36μg、3.6μg 与 53μg 的混合溶液,精密量取 5ml,置顶空瓶中,加入氯化钠约 1.0g,密封。

色谱条件　以 6％氰丙基苯基-94％二甲基聚硅氧烷为固定液(或极性相近)的毛细管柱为色谱柱;起始温度为 50℃,维持 10 分钟,以每分钟 20℃的速率升温至 150℃,维持 5 分钟;进样口温度为 250℃;检测器温度为 250℃;顶空瓶平衡温度为 80℃,平衡时间为 20 分钟。

系统适用性要求　对照品溶液色谱图中,各成分峰间的分离度均应符合要求。

测定法　取供试品溶液与对照品溶液分别顶空进样,记录色谱图。

限度　按外标法以峰面积计算,丙酮、二氯甲烷、三氯甲烷与甲苯的残留量均应符合规定。

干燥失重　取本品 1.0g,在 80℃减压干燥至恒重,减失重量不得过 0.5％(通则 0831)。

炽灼残渣　取本品 1.0g,依法检查(通则 0841),遗留残渣不得过 0.1％。

重金属　取炽灼残渣项下遗留的残渣,依法检查(通则 0821 第二法),含重金属不得过百万分之十。

【含量测定】　取本品约 0.1g,精密称定,加 50ml 无水乙酸溶解,照电位滴定法(通则 0701),用高氯酸滴定液(0.1mol/L)滴定,以第二个突跃点为滴定终点,并将滴定的结果用空白试验校正。每 1ml 高氯酸滴定液(0.1mol/L)相当于 11.82mg 的 $C_{13}H_{20}N_2O_2$。

【类别】　镇咳药。

【贮藏】　遮光,密封保存。

【制剂】　(1)左羟丙哌嗪片　(2)左羟丙哌嗪胶囊

附:

右羟丙哌嗪(dextrodropizine)

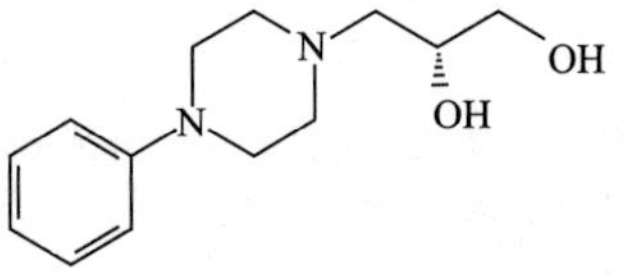

$C_{13}H_{20}N_2O_2$　236.32

苯基哌嗪(1-phenylpiperazine)

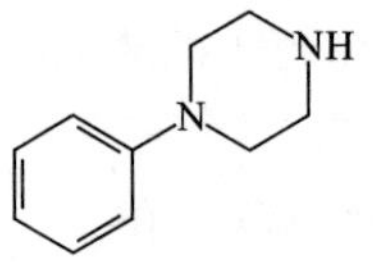

$C_{10}H_{14}N_2$　162.23

缩水甘油(glycidol)

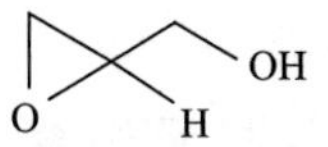

$C_3H_6O_2$　74.08

左羟丙哌嗪片

Zuoqiangbingpaiqin Pian

Levodropropizine Tablets

本品含左羟丙哌嗪($C_{13}H_{20}N_2O_2$)应为标示量的 90.0％～110.0％。

【性状】　本品为白色或类白色片或薄膜衣片,除去包衣后显白色或类白色。

【鉴别】　■(1)取本品的细粉适量(约相当于左羟丙哌嗪 60mg),加水 10ml,振摇,滤过,取滤液,滴加三硝基苯酚试液,即产生黄色沉淀。■[删除]

(2)在含量测定项下记录的色谱图中,供试品溶液主峰的保留时间应与对照品溶液主峰的保留时间一致。

(3)取本品的细粉适量(约相当于左羟丙哌嗪 12mg),加水溶解并稀释制成每 1ml 中约含左羟丙哌嗪 12μg 的溶液,滤过,取滤液,照紫外-可见分光光度法(通则 0401)测定,在 237nm 波长处有最大吸收,在 217nm 波长处有最小吸收。

(4)取本品的细粉适量(约相当于左羟丙哌嗪 120mg),加水 50ml,振摇,再加二氯甲烷 20ml,振摇萃取,取二氯甲烷层在 60℃水浴蒸干,将残渣在 60℃减压干燥 12 小时,其红外光吸收图谱应与对照品的图谱一致(通则 0402)。

【检查】　**有关物质**　照高效液相色谱法(通则 0512)测定。

供试品溶液　取本品细粉适量,精密称定,加流动相超声使左羟丙哌嗪溶解并定量稀释制成每 1ml 中约含左羟丙哌嗪0.5mg的溶液,滤过,取续滤液。

对照品溶液 取苯基哌嗪对照品适量,精密称定,加甲醇溶解并定量稀释制成每1ml中含50μg的溶液,精密量取1ml,置50ml量瓶中,用流动相稀释至刻度,摇匀。

系统适用性溶液、色谱条件、系统适用性要求与测定法见左羟丙哌嗪有关物质项下。

限度 供试品溶液色谱图中如有与苯基哌嗪保留时间一致的色谱峰,按外标法以峰面积计算,不得过标示量的0.2%;其他单个杂质,以对照品溶液主峰面积为对照,按外标法以峰面积计算,不得过标示量的0.2%,杂质总量不得过标示量的0.5%,小于对照品溶液主峰面积0.1倍的峰忽略不计。

溶出度 照溶出度与释放度测定法(通则0931第一法)测定。

溶出条件 以水1000ml为溶出介质,转速为每分钟50转,依法操作,经20分钟时取样。

供试品溶液 取溶出液适量,滤过,精密量取续滤液适量,用水定量稀释制成每1ml中约含左羟丙哌嗪12μg的溶液。

对照品溶液 取左羟丙哌嗪对照品适量,精密称定,加水溶解并定量稀释制成每1ml中约含12μg的溶液。

测定法 取供试品溶液与对照品溶液,照紫外-可见分光光度法(通则0401),在237nm的波长处分别测定吸光度,计算每片的溶出量。

限度 标示量的80%,应符合规定。

其他 应符合片剂项下有关的各项规定(通则0101)。

【含量测定】 照高效液相色谱法(通则0512)测定。

供试品溶液 取本品20片,精密称定,研细,精密称取适量(约相当于左羟丙哌嗪10mg),置100ml量瓶中,加流动相溶解并稀释至刻度,摇匀,滤过,取续滤液。

对照品溶液 取左羟丙哌嗪对照品适量,精密称定,加流动相溶解并定量稀释制成每1ml中约含0.1mg的溶液。

系统适用性溶液、色谱条件与系统适用性要求 见有关物质项下。

测定法 精密量取供试品溶液与对照品溶液,分别注入液相色谱仪,记录色谱图。按外标法以峰面积计算。

【类别】 同左羟丙哌嗪。

【规格】 (1)30mg (2)60mg

【贮藏】 遮光,密封保存。

左羟丙哌嗪胶囊
Zuoqiangbingpaiqin Jiaonang
Levodropropizine Capsules

本品含左羟丙哌嗪(C_{13}H_{20}N_2O_2)应为标示量的90.0%~110.0%。

【性状】 本品内容物为白色或类白色颗粒或粉末。

【鉴别】 (1)取本品内容物适量(约相当于左羟丙哌嗪60mg),加水10ml,振摇使左羟丙哌嗪溶解,滤过,取滤液,滴加三硝基苯酚试液,即产生黄色沉淀。[删除]

(2)在含量测定项下记录的色谱图中,供试品溶液主峰的保留时间应与对照品溶液主峰的保留时间一致。

(3)取本品内容物适量(约相当于左羟丙哌嗪12mg),加水溶解并稀释制成每1ml中约含左羟丙哌嗪12μg的溶液,滤过,取滤液,照紫外-可见分光光度法(通则0401)测定,在237nm波长处有最大吸收,在217nm波长处有最小吸收。

(4)取本品内容物适量(约相当于左羟丙哌嗪120mg),加水50ml,振摇使左羟丙哌嗪溶解,再加二氯甲烷20ml,振摇萃取,取二氯甲烷层在60℃水浴蒸干,将残渣在60℃减压干燥12小时,其红外光吸收图谱应与对照品的图谱一致(通则0402)。

【检查】 有关物质 照高效液相色谱法(通则0512)测定。

供试品溶液 取本品内容物适量,精密称定,加流动相超声使左羟丙哌嗪溶解并定量稀释制成每1ml中约含左羟丙哌嗪0.5mg的溶液,滤过,取续滤液。

对照品溶液 取苯基哌嗪对照品适量,精密称定,加甲醇溶解并定量稀释制成每1ml中含50μg的溶液,精密量取1ml,置50ml量瓶中,用流动相稀释至刻度,摇匀。

系统适用性溶液、色谱条件、系统适用性要求与测定法见左羟丙哌嗪有关物质项下。

限度 供试品溶液色谱图中如有与苯基哌嗪保留时间一致的色谱峰,按外标法以峰面积计算,不得过标示量的0.2%;其他单个杂质,以对照品溶液主峰面积为对照,按外标法以峰面积计算,不得过标示量的0.2%,杂质总量不得过标示量的0.5%,小于对照品溶液主峰面积0.1倍的峰忽略不计。

溶出度 照溶出度与释放度测定法(通则0931第一法)测定。

溶出条件 以水1000ml为溶出介质,转速为每分钟75转,依法操作,经20分钟时取样。

供试品溶液 取溶出液适量,滤过,精密量取续滤液适量,用水定量稀释制成每1ml中约含左羟丙哌嗪12μg的溶液。

对照品溶液 取左羟丙哌嗪对照品适量,精密称定,加水溶解并定量稀释制成每1ml中约含12μg的溶液。

测定法 取供试品溶液与对照品溶液,照紫外-可见分光光度法(通则0401),在237nm的波长处分别测定吸光度,计算每粒的溶出量。

限度 标示量的80%,应符合规定。

其他 应符合胶囊剂项下有关的各项规定(通则0103)。

【含量测定】 照高效液相色谱法(通则0512)测定。

供试品溶液 取装量差异项下内容物适量,研细,精密称取适量(约相当于左羟丙哌嗪 10mg),置 100ml 量瓶中,加流动相溶解并稀释至刻度,摇匀,滤过,取续滤液。

对照品溶液 取左羟丙哌嗪对照品适量,精密称定,加流动相溶解并定量稀释制成每 1ml 中约含 0.1mg 的溶液。

系统适用性溶液、色谱条件与系统适用性要求 见有关物质项下。

测定法 精密量取供试品溶液与对照品溶液,分别注入液相色谱仪,记录色谱图。按外标法以峰面积计算。

【类别】 同左羟丙哌嗪。

【规格】 60mg

【贮藏】 遮光,密封保存。

左 奥 硝 唑

Zuo'aoxiaozuo

Levornidazole

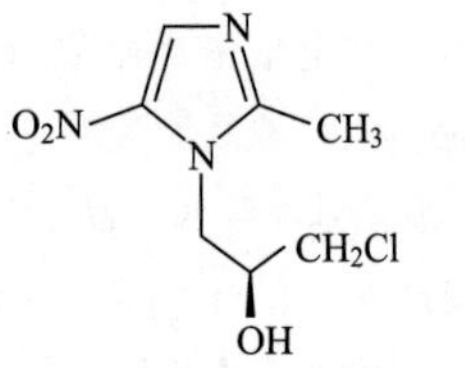

$C_7H_{10}ClN_3O_3$　219.63

本品为 S-(—)-1-(3-氯-2-羟基丙基)-2-甲基-5-硝基咪唑。按干燥品计算,含 $C_7H_{10}ClN_3O_3$ 不得少于 99.0%。

【性状】 本品为白色或类白色结晶性粉末;无臭。

本品在乙醇中易溶,在水中微溶。

熔点 本品的熔点(通则 0612)为 92～97℃。

吸收系数 取本品,精密称定,加无水乙醇溶解并稀释制成每 1ml 中约含 10µg 的溶液,照紫外-可见分光光度法(通则 0401),在 310nm 的波长处测定吸光度,吸收系数($E_{1cm}^{1\%}$)为 388～412。

【鉴别】 (1)取本品 10mg,加氢氧化钠试液 2ml,温热,即得橙红色溶液;滴加稀盐酸使成酸性后即呈黄色,再滴加过量氢氧化钠试液,变成橙红色。

■(2)取本品约 0.1g,加硫酸溶液(3→100)5ml 使溶解,加三硝基苯酚试液 2ml,即产生黄色沉淀。■[删除]

(3)在右奥硝唑项下记录的色谱图中,供试品溶液主峰的保留时间应与对照品溶液主峰中左奥硝唑峰(后)的保留时间一致。

(4)取吸收系数项下的溶液,照紫外-可见分光光度法(通则 0401)测定,在 310nm 的波长处有最大吸收,在 263nm 的波长处有最小吸收。

(5)本品的红外光吸收图谱应与对照品的图谱一致(通则 0402)。

【检查】 **酸碱度** 取本品,加水制成每 1ml 中约含 5mg 的溶液,依法测定(通则 0631),pH 值应为 5.5～7.5。

乙醇溶液的澄清度与颜色 取本品 0.10g,加乙醇 10ml 溶解后,溶液应澄清无色;如显混浊,与 1 号浊度标准液(通则 0902 第一法)比较不得更浓;如显色,与黄色或黄绿色 2 号标准比色液(通则 0901 第一法)比较,不得更深。

氯化物 取本品 0.25g,加乙醇 2ml 使溶解,加水至 25ml,依法检查(通则 0801),与标准氯化钠溶液 5.0ml 制成的对照液比较,不得更浓(0.02%)。

硫酸盐 取本品 1.0g,加乙醇 10ml 使溶解,加水至 40ml,依法检查(通则 0802),与标准硫酸钾溶液 2.0ml 制成的对照液比较,不得更浓(0.02%)。

铵盐 取本品 67mg,依法检查(通则 0808),应符合规定(0.03%)。

有关物质 照高效液相色谱法(通则 0512)测定。

供试品溶液 取本品适量,加流动相溶解并稀释制成每 1ml 中约含 0.5mg 的溶液。

对照溶液 精密量取供试品溶液适量,用流动相定量稀释制成每 1ml 中约含 0.5µg 的溶液。

系统适用性溶液 称取杂质Ⅰ对照品、杂质Ⅱ对照品、杂质Ⅲ对照品与左奥硝唑各适量,加流动相溶解并稀释制成每 1ml 中各约含 50µg 的溶液。

色谱条件 用十八烷基硅烷键合硅胶为填充剂;以甲醇-水(20:80)为流动相;检测波长为 318nm;进样体积 20µl。

系统适用性要求 系统适用性溶液色谱图中,理论板数按左奥硝唑峰计算不低于 3000,杂质Ⅰ峰与杂质Ⅲ峰之间的分离度应符合要求,其他各峰之间的分离度应大于 3.0。

测定法 精密量取供试品溶液与对照溶液,分别注入液相色谱仪,记录色谱图至主成分峰保留时间的 2.5 倍。

限度 供试品溶液色谱图中如有杂质峰,单个杂质峰面积不得大于对照溶液主峰面积(0.1%),各杂质峰面积的和不得大于对照溶液主峰面积的 5 倍(0.5%)。

右奥硝唑 照高效液相色谱法(通则 0512)测定。

供试品溶液 取本品适量,加流动相溶解并稀释制成每 1ml 中约含 0.2mg 的溶液。

对照溶液 精密量取供试品溶液适量,用流动相定量稀释制成每 1ml 中约含 1µg 的溶液。

系统适用性溶液 取奥硝唑对照品适量,加流动相溶解并稀释制成每 1ml 中约含 0.4mg 的溶液。

色谱条件 用纤维素三苯甲酸酯为填充剂;以正己烷-乙醇-冰醋酸(90:10:0.1)为流动相;检测波长为 310nm;进样体积 20µl。

系统适用性要求 理论板数按左奥硝唑峰计算不低于 2000。系统适用性溶液色谱图中,出峰顺序依次为右奥硝唑与左奥硝唑,左奥硝唑峰与右奥硝唑峰之间的分离度应符合要求。

测定法 精密量取供试品溶液与对照溶液,分别注入液相色谱仪,记录色谱图。

限度 供试品溶液色谱图中,右奥硝唑峰面积不得大于对照溶液主峰面积(0.5%)。

残留溶剂 照残留溶剂测定法(通则0861第三法)测定。

供试品溶液 取本品1.0g,精密称定,置10ml量瓶中,加二甲基亚砜溶解并稀释至刻度,摇匀。

对照品溶液 取甲苯适量,精密称定,用二甲基亚砜定量稀释制成每1ml中约含89μg的溶液。

色谱条件 以5%苯基-95%甲基聚硅氧烷(或极性相近)为固定液的毛细管柱为色谱柱;起始温度为40℃,维持6分钟,以每分钟40℃的速率升至150℃,维持2分钟;进样口温度为100℃;检测器为氢火焰离子化(FID)检测器,检测器温度为240℃;载气为氮气;进样体积1μl。

测定法 取供试品溶液与对照品溶液,分别注入气相色谱仪,记录色谱图。

限度 按外标法以峰面积计算,甲苯的残留量应符合规定。

干燥失重 取本品,以五氧化二磷为干燥剂,在60℃减压干燥至恒重,减失重量不得过0.5%(通则0831)。

炽灼残渣 取本品1.0g,依法检查(通则0841),遗留残渣不得过0.1%。

重金属 取炽灼残渣项下遗留的残渣,依法检查(通则0821第二法),含重金属不得过百万分之十。

【含量测定】 取本品0.16g,精密称定,加醋酐20ml使溶解,照电位滴定法(通则0701),用高氯酸滴定液(0.1mol/L)滴定,并将滴定结果用空白试验校正。每1ml高氯酸滴定液(0.1mol/L)相当于21.96mg的$C_7H_{10}ClN_3O_3$。

【类别】 抗厌氧菌药。

【贮藏】 遮光,密封,在阴凉处保存。

【制剂】 左奥硝唑氯化钠注射液

附:

杂质Ⅰ

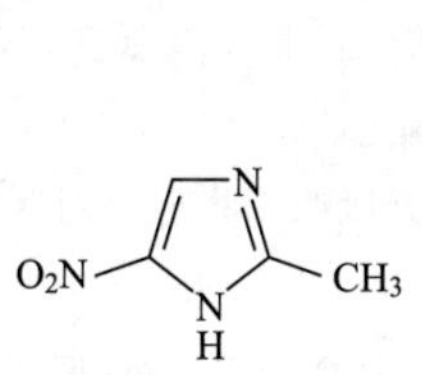

$C_4H_5N_3O_2$　127.10

2-甲基-5-硝基咪唑

杂质Ⅱ

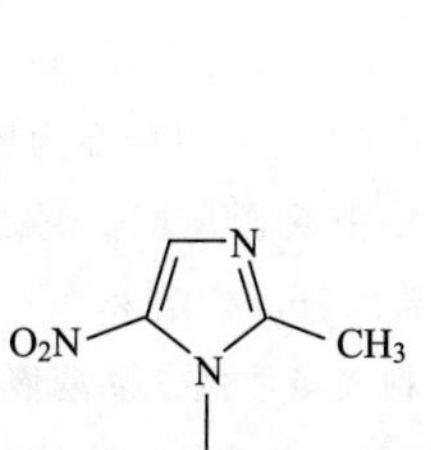

$C_7H_9N_3O_3$　183.16

1-(2,3-环氧丙基)-2-甲基-5-硝基咪唑

杂质Ⅲ

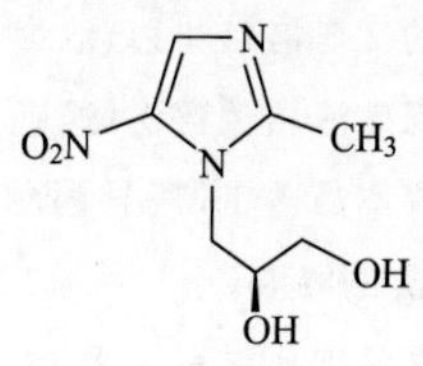

$C_7H_{11}N_3O_4$　201.18

1-(2,3-二羟基丙基)-2-甲基-5-硝基咪唑

左奥硝唑氯化钠注射液

Zuo'aoxiaozuo Lühuana Zhusheye

Levornidazole and Sodium Chloride Injection

本品为左奥硝唑与氯化钠的灭菌水溶液。含左奥硝唑($C_7H_{10}ClN_3O_3$)应为标示量的93.0%～107.0%;含氯化钠(NaCl)应为标示量的95.0%～105.0%。

【性状】 本品为无色至微黄绿色的澄明液体。

【鉴别】 ■(1)取本品50ml,置分液漏斗中,加三氯甲烷20ml,振摇,静置,取三氯甲烷层,置热水浴上蒸干,取残渣适量(约相当于左奥硝唑20mg),加氢氧化钠试液2ml,温热,即得橙红色溶液;滴加稀盐酸使成酸性后即呈黄色,再滴加过量氢氧化钠试液,变成橙红色。■[删除]

■(2)取上述剩余残渣,加硫酸溶液(3→100)2ml使溶解,滴加三硝基苯酚试液2～3滴,即产生黄色沉淀。■[删除]

(3)在右奥硝唑项下记录的色谱图中,供试品溶液主峰的保留时间应与对照品溶液主峰中左奥硝唑峰(后)的保留时间一致。

(4)取本品,用水稀释制成每1ml中约含左奥硝唑10μg的溶液,照紫外-可见分光光度法(通则0401)测定,在318nm的波长处有最大吸收,在263nm的波长处有最小吸收。

(5)本品显钠盐鉴别(1)与氯化物鉴别(1)的反应(通则0301)。

【检查】 **pH值** 应为3.2～4.5(通则0631)。

颜色 取本品,与黄绿色2号标准比色液(通则0901第一法)比较,不得更深。

有关物质 照高效液相色谱法(通则0512)测定。

供试品溶液 取本品适量,用流动相稀释制成每1ml中约含左奥硝唑0.5mg的溶液。

对照溶液 精密量取供试品溶液适量,用流动相定量稀释制成每1ml中约含左奥硝唑1μg的溶液。

系统适用性溶液、色谱条件、系统适用性要求与测定法 见左奥硝唑有关物质项下。

限度 供试品溶液色谱图中如有与系统适用性溶液中杂质Ⅲ峰保留时间一致的色谱峰,其峰面积不得大于对照溶液主峰面积的 5 倍(1.0%),其他单个杂质峰面积不得大于对照溶液主峰面积的 0.5 倍(0.1%),各杂质峰面积的和不得大于对照溶液主峰面积的 7.5 倍(1.5%)。

右奥硝唑 照高效液相色谱法(通则0512)测定。

供试品溶液 取本品适量,用异丙醇稀释制成每 1ml 中约含左奥硝唑 0.2mg 的溶液。

对照溶液 精密量取供试品溶液适量,用异丙醇定量稀释制成每 1ml 中约含左奥硝唑 2μg 的溶液。

系统适用性溶液 取奥硝唑对照品适量,加异丙醇溶解并稀释制成每 1ml 中约含 0.4mg 的溶液。

系统适用性要求 系统适用性溶液色谱图中,出峰顺序依次为右奥硝唑与左奥硝唑,左奥硝唑峰与右奥硝唑峰之间的分离度应符合要求。

色谱条件与测定法 见左奥硝唑右奥硝唑项下。

限度 供试品溶液色谱图中,右奥硝唑峰面积不得大于对照溶液主峰面积(1.0%)。

重金属 取本品 50ml,蒸发至约 20ml,放冷,加醋酸盐缓冲液(pH 3.5)2ml,依法检查(通则0821第一法),含重金属不得过千万分之三。

渗透压摩尔浓度 取本品,依法检查(通则0632),渗透压摩尔浓度应为 260~320mOsmol/kg。

细菌内毒素 取本品,依法检查(通则1143),每 1ml 中含内毒素的量应小于 0.50EU。

无菌 取本品,经薄膜过滤法处理,用 pH 7.0 无菌氯化钠-蛋白胨缓冲液分次冲洗(每膜 1000ml),以生孢梭菌为阳性对照菌,依法检查(通则1101),应符合规定。

其他 应符合注射剂项下有关的各项规定(通则0102)。

【含量测定】 **左奥硝唑** 照高效液相色谱法(通则0512)测定。

供试品溶液 精密量取本品适量,用流动相定量稀释制成每 1ml 中约含左奥硝唑 0.1mg 的溶液。

对照品溶液 取左奥硝唑对照品适量,精密称定,加流动相溶解并定量稀释制成每 1ml 中约含 0.1mg 的溶液。

系统适用性溶液、色谱条件与系统适用性要求 见有关物质项下。

测定法 精密量取供试品溶液与对照品溶液,分别注入液相色谱仪,记录色谱图。按外标法以峰面积计算。

氯化钠 精密量取本品 20ml,加水 30ml,加 2% 糊精溶液 5ml、2.5% 硼砂溶液 2ml 与荧光黄指示液 5~8 滴,用硝酸银滴定液(0.1mol/L)滴定。每 1ml 的硝酸银滴定液(0.1mol/L)相当于 5.844mg 的 NaCl。

【类别】 同左奥硝唑。

【规格】 100ml:左奥硝唑 0.5g 与氯化钠 0.83g

【贮藏】 密闭,在凉暗处保存。

右酮洛芬氨丁三醇

Youtongluofen Andingsanchun

Dexketoprofen Trometamol

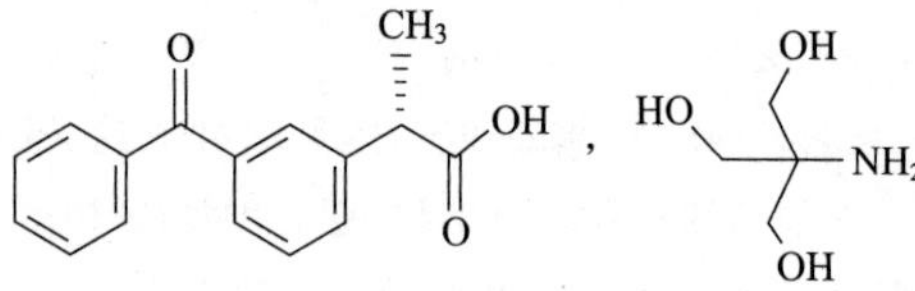

$$C_{16}H_{14}O_3 \cdot C_4H_{11}NO_3 \quad 375.43$$

本品为(+)-(S)-3′-苯甲酰基-2-苯基丙酸 2-氨基-2-羟甲基-1,3-丙二醇盐。按干燥品计算,含 $C_{16}H_{14}O_3 \cdot C_4H_{11}NO_3$ 不得少于 98.5%。

【性状】 本品为白色结晶性粉末;有刺激性特臭。

本品在水或甲醇中易溶,在乙醚中不溶。

比旋度 取本品 2g,加水 50ml,充分搅拌使溶解,用 0.5mol/L 盐酸溶液调节 pH 值至 1.0~1.5,使渐渐析出沉淀,继续搅拌 30 分钟,滤过,滤渣用水 60ml 洗涤 3 次(每次 20ml),在 60℃ 减压干燥至恒重,精密称取适量,加二氯乙烷溶解并定量稀释制成每 1ml 中约含 10mg 的溶液,依法测定(通则0621),比旋度为 +56.0° 至 +60.0°。

吸收系数 取本品,精密称定,加水溶解并定量稀释制成每 1ml 中约含 10μg 的溶液,照紫外-可见分光光度法(通则0401),在 260nm 的波长处测定吸光度,吸收系数($E_{1cm}^{1\%}$)为 425~451。

【鉴别】 (1)取本品约 50mg,加水 5ml 使溶解,加二硝基苯肼试液 1ml,摇匀,微温,即生成橙色沉淀。

■(2)取本品 0.6g,加硫酸 4ml,直火加热约 15 分钟后,放冷,缓缓加水 5ml,加饱和氢氧化钠溶液使成碱性,加热,发生的气体能使湿润的红色石蕊试纸变蓝,并能使硝酸亚汞试液湿润的滤纸变黑。■[删除]

(3)本品的红外光吸收图谱应与对照品的图谱一致(通则0402)。

【检查】 **酸度** 取本品 0.25g,加水 25ml 使溶解,依法测定(通则0631),pH 值应为 5.5~7.0。

有关物质 照薄层色谱法(通则0502)试验。

供试品溶液 取本品,加甲醇溶解并稀释制成每 1ml 中含 0.1g 的溶液。

对照溶液(1) 精密量取供试品溶液适量,用甲醇定量稀释制成每 1ml 中约含 0.5mg 的溶液。

对照溶液(2) 精密量取供试品溶液适量,用甲醇定量稀释制成每 1ml 中约含 0.2mg 的溶液。

色谱条件 采用硅胶 GF_{254} 薄层板,以甲苯-异丙醚-甲酸(70:30:1)为展开剂。

测定法 吸取供试品溶液、对照溶液(1)与对照溶液(2)

各 5μl，分别点于同一薄层板上，展开，晾干，置紫外光灯（254nm）下检视。

限度 供试品溶液如显杂质斑点，与对照溶液（1）的主斑点比较，不得更深；深于对照溶液（2）的杂质斑点，不得多于 3 个。

葡辛胺 照薄层色谱法（通则 0502）试验。

供试品溶液 取本品，加甲醇溶解并定量稀释制成每 1ml 中约含 50mg 的溶液。

对照品溶液 取葡辛胺对照品适量，加甲醇溶解并定量稀释制成每 1ml 中约含 0.25mg 的溶液。

色谱条件 采用硅胶 GF$_{254}$薄层板，以甲醇-三氯甲烷-无水甲酸（30：70：2）为展开剂。

测定法 吸取供试品溶液与对照品溶液各 4μl，分别点于同一薄层板上，展开，晾干，将薄层板置氯气中 1 分钟，取出薄层板，在冷流通空气中挥去氯气，喷以新鲜配制的碘化钾-淀粉溶液（新制的淀粉指示液 100ml 中加碘化钾 0.5g，摇匀）。

限度 供试品溶液如显杂质斑点，与对照品溶液的主斑点比较，不得更深。

左酮洛芬 照高效液相色谱法（通则 0512）测定。

供试品溶液 取比旋度项下干燥至恒重的滤渣适量，加流动相溶解并定量稀释制成每 1ml 中约含 0.5mg 的溶液。

系统适用性溶液 取酮洛芬对照品适量，加流动相溶解并稀释制成每 1ml 中约含 1.0mg 的溶液。

色谱条件 用 O,O'-二-（4-叔丁基苯甲酰基）-N,N'-二烯丙基-L-酒石酸二胺手性键合相为填充剂（KR100-5CHI-TBB，4.6mm×250mm，10μm 色谱柱）；以正己烷-叔丁基甲醚-冰醋酸（65：35：0.1）为流动相；检测波长为 254nm；进样体积 20μl。

系统适用性要求 系统适用性溶液色谱图中，理论板数按右酮洛芬峰计算不低于 2000，左酮洛芬峰与右酮洛芬峰之间的分离度应大于 2.5，两个对映体峰面积之比应为 1：1。

测定法 精密量取供试品溶液，注入液相色谱仪，记录色谱图至 20 分钟。

限度 供试品溶液的色谱图中如有左酮洛芬峰，按下列公式计算，左酮洛芬不得大于 3.0%。

$$左酮洛芬含量（\%）=\frac{S}{R+S}×100$$

式中 S 为左酮洛芬峰面积；

R 为右酮洛芬峰面积。

干燥失重 取本品，置五氧化二磷干燥器中，在 60℃减压干燥至恒重，减失重量不得过 0.5%（通则 0831）。

炽灼残渣 取本品 1.0g，依法检查（通则 0841），遗留残渣不得过 0.1%。

重金属 取炽灼残渣项下遗留的残渣，依法检查（通则 0821 第二法），含重金属不得过百万分之十。

【含量测定】 取本品约 0.5g，精密称定，置分液漏斗中，加 0.1mol/L 盐酸溶液 20ml，振摇 5 分钟，加乙醚振摇提取 3 次，每次 20ml，合并乙醚液，用水 20ml 洗涤 2 次，每次 10ml，分取乙醚层，将乙醚挥干，加中性乙醇（对酚酞指示液显中性）25ml，加酚酞指示液 3 滴，用氢氧化钠滴定液（0.1mol/L）滴定。每 1ml 氢氧化钠滴定液（0.1mol/L）相当于 37.54mg 的 $C_{20}H_{25}NO_6$。

【类别】 解热镇痛、非甾体抗炎药。

【贮藏】 遮光，密封保存。

【制剂】 右酮洛芬氨丁三醇胶囊

附：

葡辛胺

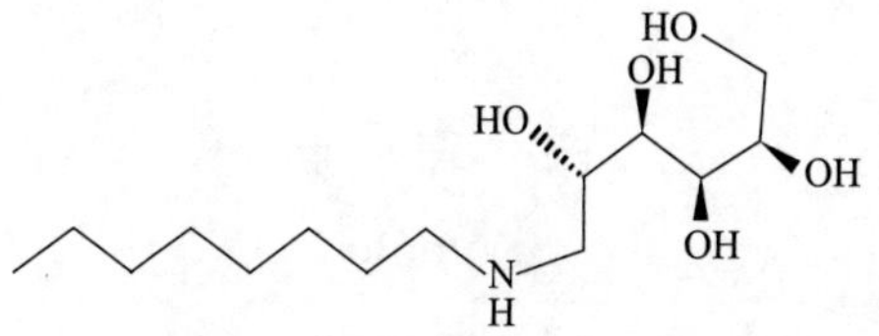

$C_{14}H_{31}NO_5$　293.40

N-正辛基-D-葡萄糖胺

戊酸雌二醇注射液

Wusuan Ci'erchun Zhusheye

Estradiol Valerate Injection

本品为戊酸雌二醇的灭菌油溶液。含戊酸雌二醇（$C_{23}H_{32}O_3$）应为标示量的 90.0%～110.0%。

【性状】 本品为淡黄色的澄明油状液体。

【鉴别】 (1)照薄层色谱法（通则 0502）试验。

供试品溶液 取含量测定项下制备的供试品溶液 12ml，置水浴上蒸干，加甲醇 0.5ml 使溶解。

对照品溶液 取含量测定项下制备的对照品溶液 12ml，置水浴上蒸干，加甲醇 0.5ml 使溶解。

色谱条件 采用硅胶 G 薄层板，以苯-乙醚-冰醋酸（50：30：0.5）为展开剂。

测定法 吸取供试品溶液与对照品溶液各 5μl，分别点于同一薄层板上，展开，晾干，在 105℃干燥 10 分钟，放冷，喷以硫酸-无水乙醇（1：1），在 105℃加热 10 分钟，放冷，立即检视。

结果判定 供试品溶液所显主斑点的位置应与对照品溶液的主斑点相同。■[删除]

(2)在含量测定项下记录的色谱图中，供试品溶液主峰的保留时间应与对照品溶液主峰的保留时间一致。

■以上(1)、(2)两项可选做一项。■[删除]

【检查】 应符合注射剂项下有关的各项规定（通则 0102）。

【含量测定】 照高效液相色谱法（通则 0512）测定。

供试品溶液 用内容量移液管精密量取本品适量(约相当于戊酸雌二醇 10mg),置具塞离心管中,用少量乙醚分数次洗涤移液管内壁,洗液并入离心管中,置温水浴中使乙醚挥散,用甲醇振摇提取 4 次(第 1～3 次每次 5ml,第 4 次 3ml),每次振摇 10 分钟后离心 15 分钟,用滴管将甲醇液移置 25ml 量瓶中,合并提取液,用甲醇稀释至刻度,摇匀。

色谱条件 见戊酸雌二醇含量测定项下。进样体积 20μl。

对照品溶液、系统适用性要求与测定法 见戊酸雌二醇含量测定项下。

【类别】 同戊酸雌二醇。

【规格】 (1)1ml:5mg (2)1ml:10mg

【贮藏】 遮光,密闭保存。

卡 莫 氟

Kamofu

Carmofur

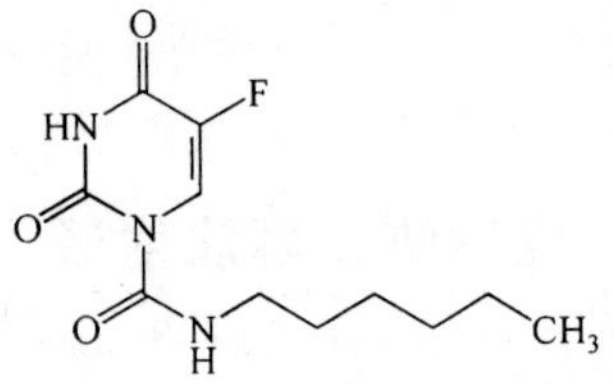

$C_{11}H_{16}FN_3O_3$ 257.26

本品为 N-己基-5-氟-3,4-二氢-2,4-二氧代-1(2H)-嘧啶甲酰胺。按干燥品计算,含 $C_{11}H_{16}FN_3O_3$ 应为 98.5%～101.5%。

【性状】 本品为白色结晶性粉末;无臭。

本品在 N,N-二甲基甲酰胺中极易溶解,■在三氯甲烷中易溶,■[删除]在甲醇或乙醇中微溶,在水中几乎不溶。

熔点 本品的熔点(通则 0612)为 110～114℃,熔融时同时分解。

【鉴别】 ■(1)取三氧化铬的饱和硫酸溶液约 1ml,置小试管中,转动试管,溶液应能均匀涂于管壁,加本品约 2mg,微热,转动试管,溶液应不能再均匀涂于管壁,而类似油垢存在于管壁。■[删除]

■(2)取本品,加三氯甲烷溶解并稀释制成每 1ml 中约含 10μg 的溶液,照紫外-可见分光光度法(通则 0401)测定,在 258nm 的波长处有最大吸收。■[删除]

(3)本品的红外光吸收图谱应与对照的图谱(光谱集 713 图)一致。

【检查】 **氯化物** 取本品 2.0g,加水 100ml,振摇 15 分钟,滤过,取滤液 25ml,依法检查(通则 0801),与标准氯化钠溶液 5.0ml 制成的对照液比较,不得更浓(0.01%)。

硫酸盐 取上述氯化物项下剩余的滤液 50ml,依法检查(通则 0802),与标准硫酸钾溶液 2.0ml 制成的对照液比较,不得更浓(0.02%)。

含氟量 取本品约 30mg,精密称定,照氟检查法(通则 0805)测定,含氟量应为 6.6%～7.4%。

有关物质 照薄层色谱法(通则 0502)试验。

供试品溶液 取本品,加甲醇-冰醋酸(99:1)定量溶解并制成每 1ml 中约含 20mg 的溶液。

对照溶液 精密量取供试品溶液适量,用甲醇-冰醋酸(99:1)定量稀释制成每 1ml 中含 0.1mg 的溶液。

色谱条件 采用硅胶 GF$_{254}$ 薄层板,以甲苯-丙酮(5:3)为展开剂。

测定法 吸取供试品溶液与对照溶液各 15μl,分别点于同一薄层板上,展开,晾干,置紫外光灯(254nm)下检视。

限度 供试品溶液如显杂质斑点,与对照溶液的主斑点比较,不得更深。

干燥失重 取本品,置五氧化二磷干燥器中,60℃减压干燥至恒重,减失重量不得过 0.3%(通则 0831)。

重金属 取本品 0.50g,加水 20ml,振摇 15 分钟,滤过,滤液加醋酸盐缓冲液(pH 3.5)2ml,加水至 25ml,依法检查(通则 0821 第一法),含重金属不得过百万分之二十。

【含量测定】 取本品约 0.2g,精密称定,加 N,N-二甲基甲酰胺 10ml 使溶解,加 0.3% 麝香草酚蓝的无水甲醇溶液 5 滴,用氢氧化四丁基铵滴定液(0.1mol/L)滴定至蓝色,并将滴定的结果用空白试验校正。每 1ml 氢氧化四丁基铵滴定液(0.1mol/L)相当于 25.73mg 的 $C_{11}H_{16}FN_3O_3$。

【类别】 抗肿瘤药。

【贮藏】 遮光,密封保存。

【制剂】 卡莫氟片

卡 莫 氟 片

Kamofu Pian

Carmofur Tablets

本品含卡莫氟($C_{11}H_{16}FN_3O_3$)应为标示量的 90.0%～110.0%。

【性状】 本品为白色片。

【鉴别】 ■(1)取本品细粉适量(约相当于卡莫氟 10mg),照卡莫氟项下的鉴别(1)项试验,显相同的结果。■[删除]

(2)在含量测定项下记录的色谱图中,供试品溶液主峰的保留时间应与对照品溶液主峰的保留时间一致。

【检查】 **溶出度** 照溶出度与释放度测定法(通则 0931 第一法)测定。

溶出条件 以稀盐酸 24ml 与乙醇 210ml 加水至 1000ml 为溶出介质,转速为每分钟 100 转,依法操作,经 60 分钟时取样。

供试品溶液 取溶出液适量,滤过,取续滤液。

对照品溶液 取卡莫氟对照品,精密称定,加少量乙醇使溶解并用溶出介质定量稀释制成每1ml中约含50μg的溶液。

色谱条件 见含量测定项下。进样体积10μl。

系统适用性溶液与系统适用性要求 见含量测定项下。

测定法 见含量测定项下。计算每片的溶出量。

限度 标示量的70%,应符合规定。

其他 应符合片剂项下有关的各项规定(通则0101)。

【含量测定】 照高效液相色谱法(通则0512)测定。

供试品溶液 取本品20片,精密称定,研细,精密称取适量(约相当于卡莫氟30mg),置100ml量瓶中,加流动相适量,超声使卡莫氟溶解,放冷,用流动相稀释至刻度,摇匀,滤过,精密量取续滤液5ml,置50ml量瓶中,用流动相稀释至刻度,摇匀。

对照品溶液 取卡莫氟对照品,精密称定,加流动相溶解并定量稀释制成每1ml中含30μg的溶液。

系统适用性溶液 分别取卡莫氟与氟尿嘧啶,加流动相溶解并稀释制成每1ml中各含30μg的混合溶液。

色谱条件 用十八烷基硅烷键合硅胶为填充剂;以甲醇-0.25%醋酸(80∶20)为流动相;检测波长为258nm;进样体积20μl。

系统适用性要求 系统适用性溶液色谱图中,卡莫氟峰与氟尿嘧啶峰的分离度应大于10.0。

测定法 精密量取供试品溶液与对照品溶液,分别注入液相色谱仪,记录色谱图。按外标法以峰面积计算。

【类别】 同卡莫氟。

【规格】 50mg

【贮藏】 遮光,密封保存。

卡培他滨片

Kapeitabin Pian

Capecitabine Tablets

本品含卡培他滨($C_{15}H_{22}FN_3O_6$)应为标示量的93.0%～105.0%。

【性状】 本品为薄膜衣片,除去包衣后显白色或类白色。

【鉴别】 (1)在含量测定项下记录的色谱图中,供试品溶液主峰的保留时间应与对照品溶液主峰的保留时间一致。

(2)本品在1500～1760cm^{-1}波数范围内的红外光吸收图谱应与对照品的图谱一致(通则0402)。

【检查】 有关物质 照高效液相色谱法(通则0512)测定。

供试品溶液 取本品20片,精密称定,研细,精密称取适量(约相当于卡培他滨60mg),置100ml量瓶中,加溶剂适量,超声使卡培他滨溶解,用溶剂稀释至刻度,摇匀,滤过,取续滤液。

对照溶液 精密量取供试品溶液适量,用溶剂定量稀释

制成每1ml中约含3μg的溶液。

溶剂、系统适用性溶液、灵敏度溶液、色谱条件、系统适用性要求与测定法 见卡培他滨有关物质项下。

■限度 供试品溶液色谱图中如有杂质峰,杂质Ⅰ峰面积不得大于对照溶液主峰面积的2倍(1.0%);杂质Ⅱ校正后的峰面积(乘以校正因子1.2)不得大于对照溶液主峰面积的2倍(1.0%);杂质Ⅲ峰面积不得大于对照溶液的主峰面积(0.5%);相对保留时间约为0.95的杂质峰面积不得大于对照溶液主峰面积的0.4倍(0.2%);其他单个未知杂质峰面积不得大于对照溶液主峰面积的0.2倍(0.1%),各杂质校正后的峰面积之和不得大于对照溶液主峰面积的4倍(2.0%)。供试品溶液色谱图中小于灵敏度溶液主峰面积的峰忽略不计(0.03%)。■[修订]

溶出度 照溶出度与释放度测定法(通则0931第二法)测定。

溶出条件 以水900ml为溶出介质,转速为每分钟50转,依法操作,经30分钟时取样。

供试品溶液 取溶出液适量,滤过,精密量取续滤液3ml(0.5g规格)置100ml量瓶中或1ml(0.15g规格)置10ml量瓶中,用水稀释至刻度,摇匀。

对照品溶液 取卡培他滨对照品适量,精密称定,加水溶解并定量稀释制成每1ml中约含17μg的溶液。

测定法 取供试品溶液与对照品溶液,照紫外-可见分光光度法(通则0401),在304nm的波长处分别测定吸光度,计算每片的溶出量。

限度 标示量的80%,应符合规定。

其他 应符合片剂项下有关的各项规定(通则0101)。

【含量测定】 照高效液相色谱法(通则0512)测定。

供试品溶液 见有关物质项下。

溶剂、对照品溶液、系统适用性溶液、色谱条件、系统适用性要求与测定法 见卡培他滨含量测定项下。

【类别】 同卡培他滨。

【规格】 (1)0.15g (2)0.5g

【贮藏】 密封保存。

卡 维 地 洛

Kaweidiluo

Carvedilol

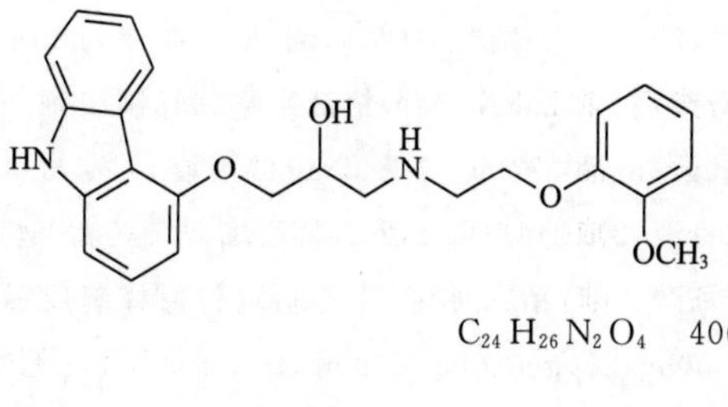

$C_{24}H_{26}N_2O_4$　406.48

本品为(±)-1-(9H-4-咔唑基氧基)-3-[2-(2-甲氧基苯氧基)乙氨基]-2-丙醇。按干燥品计算，含 $C_{24}H_{26}N_2O_4$ 不得少于 98.5%。

【性状】 本品为白色或类白色结晶性粉末；无臭。

本品■在三氯甲烷中溶解，■[删除]在甲醇或乙酸乙酯中略溶，在水中不溶；在冰醋酸中易溶。

熔点 本品的熔点(通则 0612)为 114～118℃。

【鉴别】 (1)取本品适量，加 0.06mol/L 醋酸溶液溶解并稀释制成每 1ml 中约含 20µg 的溶液，照紫外-可见分光光度法(通则 0401)测定，在 285nm、319nm 与 331nm 的波长处有最大吸收，在 331nm 与 285nm 波长处的吸光度比值应为 0.40～0.44。

■(2)本品的红外光吸收图谱应与对照的图谱(光谱集 1269 图)一致。■[修订]

【检查】 醋酸溶液的澄清度与颜色 取本品 0.10g，加 6mol/L 醋酸溶液 10ml 溶解后，溶液应澄清无色。如显色，与黄色 2 号标准比色液(通则 0901 第一法)比较，不得更深。

有关物质 照高效液相色谱法(通则 0512)测定。

供试品溶液 取本品，加流动相溶解并稀释制成每 1ml 中约含 0.5mg 的溶液。

对照溶液 精密量取供试品溶液适量，用流动相定量稀释制成每 1ml 中约含 1µg 的溶液。

系统适用性溶液 取卡维地洛约 12.5mg，置锥形瓶中，加 5mol/L 盐酸溶液 5ml，于 95℃水浴中加热 3 小时，放冷，加 5mol/L 氢氧化钠溶液 5ml、流动相 15ml，超声 10 分钟，摇匀，滤过。

色谱条件 用十八烷基硅烷键合硅胶为填充剂；以 0.02mol/L 磷酸二氢钾溶液(用磷酸调节 pH 值至 3.5)-乙腈(65:35)为流动相；检测波长为 241nm；进样体积 10µl。

系统适用性要求 系统适用性溶液色谱图中，理论板数按卡维地洛峰计算不低于 2000，卡维地洛峰与其后的最大降解物峰的分离度应大于 6.5。

测定法 精密量取供试品溶液与对照溶液，分别注入液相色谱仪，记录色谱图至主成分峰保留时间的 3.5 倍。

限度 供试品溶液色谱图中如有杂质峰，单个杂质峰面积不得大于对照溶液的主峰面积(0.2%)，各杂质峰面积的和不得大于对照溶液主峰面积的 2.5 倍(0.5%)。

残留溶剂 照残留溶剂测定法(通则 0861 第二法)测定。

供试品溶液 取本品约 0.2g，精密称定，置顶空瓶中，精密加入 20%冰醋酸溶液 2ml 使溶解，密封。

贮备液(1) 分别取甲醇、丙酮、四氢呋喃与 1,4-二氧六环，精密称定，用 20%冰醋酸溶液定量稀释制成每 1ml 中各约含 3mg、5mg、0.72mg 与 0.38mg 的溶液。

贮备液(2) 分别取 1,2-二氯乙烷、苯、三氯甲烷、甲苯、乙醚与乙酸乙酯，精密称定，用乙腈定量稀释制成每 1ml 中各约含 50µg、20µg、0.6mg、8.9mg、50mg 与 50mg 的溶液。

对照品溶液 精密量取贮备液(1)10ml 和贮备液(2)1ml，置 100ml 量瓶中，用 20%冰醋酸溶液稀释至刻度，摇匀，精密量取 2ml，置顶空瓶中，密封。

色谱条件 以聚乙二醇(或极性相近)为固定液；起始温度为 40℃，维持 12 分钟，以每分钟 40℃的速率升温至 180℃，维持 5 分钟；进样口温度为 200℃；检测器温度为 230℃；顶空瓶平衡温度为 90℃，平衡时间为 30 分钟。

系统适用性要求 对照品溶液色谱图中，各成分峰间的分离度均应符合要求。

测定法 取供试品溶液与对照品溶液，分别顶空进样，记录色谱图。

限度 按外标法以峰面积计算，甲醇、丙酮、四氢呋喃、1,4-二氧六环、1,2-二氯乙烷、苯、三氯甲烷、甲苯、乙醚与乙酸乙酯的残留量均应符合规定。

干燥失重 取本品，以五氧化二磷为干燥剂，减压干燥至恒重，减失重量不得过 0.5%(通则 0831)。

炽灼残渣 取本品 1.0g，依法检查(通则 0841)，遗留残渣不得过 0.1%。

重金属 取炽灼残渣项下遗留的残渣，依法检查(通则 0821 第二法)，含重金属不得过百万分之十。

【含量测定】 取本品约 0.3g，精密称定，加冰醋酸 30ml 溶解后，照电位滴定法(通则 0701)，用高氯酸滴定液(0.1mol/L)滴定，并将滴定的结果用空白试验校正。每 1ml 高氯酸滴定液(0.1mol/L)相当于 40.65mg 的 $C_{24}H_{26}N_2O_4$。

【类别】 血管舒张药，β肾上腺素受体拮抗药。

【贮藏】 遮光，密封保存。

【制剂】 (1)卡维地洛片 (2)卡维地洛胶囊

甲地高辛片

Jiadigaoxin Pian

Metildigoxin Tablets

本品含甲地高辛($C_{42}H_{66}O_{14}$)应为标示量的 85.0%～115.0%。

【性状】 本品为白色或类白色片。

【鉴别】 ■(1)取本品细粉适量(约相当于甲地高辛 1mg)，加乙醇-三氯甲烷(1:1)5ml，强力振摇数分钟，使甲地高辛溶解，离心，取上清液于水浴上 60～70℃蒸干，残渣照甲地高辛鉴别(1)项试验，显相同的反应。■[删除]

(2)在含量测定项下记录的色谱图中，供试品溶液主峰的保留时间应与对照品溶液主峰的保留时间一致。

【检查】 含量均匀度 取本品 1 片，置 5ml 量瓶中，照含量测定项下的方法，自"精密加内标溶液 1ml"起，依法测定，并计算每片的含量，含量均匀度的限度为±20%，应符合规定

（通则 0941）。

溶出度 照溶出度与释放度测定法（通则 0931 第三法）测定。

溶出条件 以 0.1mol/L 盐酸溶液 100ml 为溶出介质，转速为每分钟 60 转，依法操作，经 60 分钟时取样。

供试品溶液 取溶出液经滤膜（孔径小于 $0.45\mu m$）滤过，取续滤液。

对照品溶液 取甲地高辛对照品适量，精密称定，加 0.1mol/L 盐酸溶液溶解并定量稀释制成每 1ml 中含 $1\mu g$ 的溶液。

测定法 精密量取供试品溶液与对照品溶液各 1ml，分别置 10ml 量瓶中，各加 0.1%抗坏血酸的甲醇溶液 3.0ml 与 0.009mol/L 过氧化氢溶液 0.2ml，摇匀，用 0.1mol/L 盐酸溶液稀释至刻度，在 30℃下放置 90 分钟，取出，放至室温，照荧光分析法（通则 0405），在激发波长 356nm 与发射波长 485nm 处分别测定荧光强度，计算每片的溶出量。

限度 标示量的 65%，应符合规定。

其他 应符合片剂项下有关的各项规定（通则 0101）。

【含量测定】 照高效液相色谱法（通则 0512）测定。

供试品溶液 取本品 20 片，精密称定，研细，精密称取适量（约相当于甲地高辛 0.1mg），置 5ml 量瓶中，精密加内标溶液 1ml，加流动相适量，超声使甲地高辛溶解，用流动相稀释至刻度，摇匀，滤过，取续滤液。

内标溶液、对照品溶液、色谱条件、系统适用性要求与测定法 见甲地高辛含量测定项下。

【类别】 同甲地高辛。

【规格】 0.1mg

【贮藏】 密封保存。

甲 芬 那 酸

Jiafennasuan

Mefenamic Acid

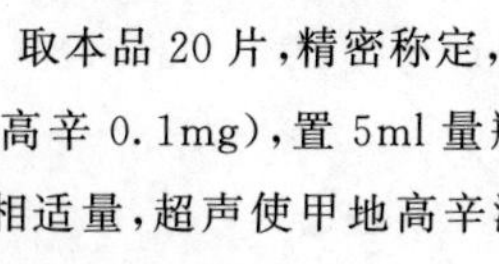

$C_{15}H_{15}NO_2$ 241.29

本品为 N-2,3-二甲苯基邻氨基苯甲酸。按干燥品计算，含 $C_{15}H_{15}NO_2$ 不得少于 99.0%。

【性状】 本品为白色或类白色微细结晶性粉末；无臭。

本品在乙醚中略溶，在乙醇█[删除]或三氯甲烷█[删除]中微溶，在水中不溶。

【鉴别】 █(1)取本品约 25mg，加三氯甲烷 15ml 溶解后，置紫外光灯（254nm）下检视，显绿色荧光。█[删除]

（2）取本品约 5mg，加硫酸 2ml 使溶解，加 0.5%重铬酸钾溶液 0.05ml，即显深蓝色，随即变为棕绿色。

（3）取本品，加 1mol/L 盐酸溶液-甲醇（1：99）混合液溶解并稀释制成每 1ml 中含 $20\mu g$ 的溶液，照紫外-可见分光光度法（通则 0401）测定，在 279nm 与 350nm 的波长处有最大吸收，其吸光度分别为 0.69～0.74 与 0.56～0.60。

（4）本品的红外光吸收图谱应与对照的图谱（光谱集 730 图）一致。

【检查】 铜 取本品 1.0g，置石英坩埚中，加硫酸湿润，炽灼俟灰化完全后，残渣用 0.1mol/L 硝酸溶液溶解并定量转移至 25ml 量瓶中，并稀释至刻度，摇匀，作为供试品溶液；精密量取标准铜溶液（精密称取硫酸铜 0.393g，置 1000ml 量瓶中，加 0.1mol/L 硝酸溶液溶解并稀释至刻度，摇匀，精密量取 10ml，置 100ml 量瓶中，用 0.1mol/L 硝酸溶液稀释至刻度，摇匀）1.0ml，置 25ml 量瓶中，用 0.1mol/L 硝酸溶液稀释至刻度，摇匀，作为对照品溶液。取上述两种溶液，照原子吸收分光光度法（通则 0406），在 324.8nm 的波长处分别测定。供试品溶液的吸光度不得大于对照品溶液的吸光度（0.001%）。

有关物质 照高效液相色谱法（通则 0512）测定。

供试品溶液 取本品适量，加流动相溶解并稀释制成每 1ml 中约含 1mg 的溶液。

对照溶液 精密量取供试品溶液适量，用流动相定量稀释制成每 1ml 中约含 $5\mu g$ 的溶液。

色谱条件 用十八烷基硅烷键合硅胶为填充剂；以 0.05mol/L 磷酸二氢铵溶液（用氨试液调节 pH 值至 5.0）-乙腈-四氢呋喃（40：46：14）为流动相；检测波长为 254nm；进样体积 $10\mu l$。

系统适用性要求 理论板数按甲芬那酸峰计算不低于 5000。

测定法 精密量取供试品溶液与对照溶液，分别注入液相色谱仪，记录色谱图至主成分峰保留时间的 2.5 倍。

限度 供试品溶液色谱图中如有杂质峰，单个杂质峰面积不得大于对照溶液主峰面积的 0.2 倍（0.1%），各杂质峰面积的和不得大于对照溶液主峰面积（0.5%）。

2,3-二甲基苯胺 照气相色谱法（通则 0521）测定。

供试品溶液 取本品适量，精密称定，加二氯甲烷-甲醇（3：1）溶液溶解并定量稀释制成每 1ml 中含 25mg 的溶液。

对照品溶液 取 2,3-二甲基苯胺适量，精密称定，加二氯甲烷-甲醇（3：1）溶解并定量稀释制成每 1ml 中含 $2.5\mu g$ 的溶液。

色谱条件 以聚乙二醇（PEG-20M）为固定液的毛细管柱为色谱柱；对照品溶液采用恒温 150℃，供试品溶液采用程序升温，起始温度为 150℃，维持至 2,3-二甲基苯胺峰出峰后，以每分钟 70℃的速率升温至 220℃，维持 20 分钟；进样口温度为250℃;检测器温度为260℃;进样体积1μl。

测定法 精密量取供试品溶液与对照品溶液,分别注入气相色谱仪,记录色谱图。

限度 供试品溶液中如有与2,3-二甲基苯胺保留时间一致的色谱峰,其峰面积不得大于对照品溶液主峰面积(0.01%)。

干燥失重 取本品,在105℃干燥至恒重,减失重量不得过0.5%(通则0831)。

炽灼残渣 取本品1.0g,依法检查(通则0841),遗留残渣不得过0.1%。

重金属 取炽灼残渣项下遗留的残渣,依法检查(通则0821第二法),含重金属不得过百万分之二十。

【含量测定】 取本品约0.5g,精密称定,加微温的无水中性乙醇(对酚磺酞指示液呈中性)100ml,振摇使溶解,加酚磺酞指示液3滴,用氢氧化钠滴定液(0.1mol/L)滴定。每1ml氢氧化钠滴定液(0.1mol/L)相当于24.13mg的$C_{15}H_{15}NO_2$。

【类别】 解热镇痛、非甾体抗炎药。

【贮藏】 密封,在干燥处保存。

【制剂】 (1)甲芬那酸片 (2)甲芬那酸胶囊

甲芬那酸片

Jiafennasuan Pian

Mefenamic Acid Tablets

本品含甲芬那酸($C_{15}H_{15}NO_2$)应为标示量的93.0%～107.0%。

【性状】 本品为白色或类白色片。

【鉴别】 ■(1)取本品的细粉适量(约相当于甲芬那酸25mg),加三氯甲烷15ml,振摇使甲芬那酸溶解,溶液照甲芬那酸项下的鉴别(1)项试验,显相同的结果。■[删除]

(2)在含量测定项下记录的色谱图中,供试品溶液主峰的保留时间应与对照品溶液主峰的保留时间一致。

(3)取本品的细粉适量(约相当于甲芬那酸20mg),加1mol/L盐酸溶液-甲醇(1:99)混合液100ml,超声使甲芬那酸溶解,滤过,取续滤液适量,用上述混合液稀释制成每1ml中含甲芬那酸20μg的溶液,照紫外-可见分光光度法(通则0401)测定;在279nm与350nm的波长处有最大吸收。

【检查】 溶出度 照溶出度与释放度测定法(通则0931第二法)测定。

溶出条件 以乙醇40ml,加磷酸盐缓冲液(pH 8.0)至800ml为溶出介质,转速为每分钟75转,依法操作,经45分钟时取样。

供试品溶液 取溶出液滤过,精密量取续滤液3ml,置100ml量瓶中,用磷酸盐缓冲液(pH 8.0)稀释至刻度,摇匀。

对照品溶液 取甲芬那酸对照品20mg,精密称定,置100ml量瓶中,加乙醇5ml使溶解,用磷酸盐缓冲液(pH 8.0)稀释至刻度,摇匀,精密量取适量,用磷酸盐缓冲液(pH 8.0)定量稀释制成每1ml中约含10μg的溶液。

测定法 取供试品溶液与对照品溶液,照紫外-可见分光光度法(通则0401),在286nm的波长处分别测定吸光度,计算每片的溶出量。

限度 标示量的60%,应符合规定。

其他 应符合片剂项下有关的各项规定(通则0101)。

【含量测定】 照高效液相色谱法(通则0512)测定。

供试品溶液 取本品20片,精密称定,研细,精密称取适量(约相当于甲芬那酸0.1g),置100ml量瓶中,加流动相溶解并稀释至刻度,摇匀,滤过,精密量取续滤液5ml,置25ml量瓶中,用流动相稀释至刻度,摇匀。

对照品溶液 取甲芬那酸对照品适量,精密称定,加流动相溶解并定量稀释制成每1ml中约含0.2mg的溶液。

色谱条件 用十八烷基硅烷键合硅胶为填充剂;以0.05mol/L磷酸二氢铵溶液(用氨试液调节pH值至5.0)-乙腈-四氢呋喃(40:46:14)为流动相;检测波长为254nm;进样体积10μl。

系统适用性要求 理论板数按甲芬那酸峰计算不低于5000,拖尾因子应不大于2.0。

测定法 精密量取供试品溶液与对照品溶液,分别注入液相色谱仪,记录色谱图。按外标法以峰面积计算。

【类别】 同甲芬那酸。

【规格】 0.25g

【贮藏】 密封,在干燥处保存。

甲芬那酸胶囊

Jiafennasuan Jiaonang

Mefenamic Acid Capsules

本品含甲芬那酸($C_{15}H_{15}NO_2$)应为标示量的90.0%～110.0%。

【鉴别】 ■(1)取本品内容物适量,照甲芬那酸项下的鉴别(1)项试验,显相同的结果。■[删除]

(2)在含量测定项下记录的色谱图中,供试品溶液主峰的保留时间应与对照品溶液主峰的保留时间一致。

(3)取本品的细粉适量(约相当于甲芬那酸20mg),加1mol/L盐酸溶液-甲醇(1:99)混合液100ml,超声使甲芬那酸溶解,滤过,取续滤液适量,用上述混合液稀释制成每1ml中含甲芬那酸20μg的溶液,照紫外-可见分光光度法(通则0401)测定;在279nm与350nm的波长处有最大吸收。

【检查】 溶出度 照溶出度与释放度测定法(通则0931第二法)测定。

溶出条件 以乙醇40ml,加磷酸盐缓冲液(pH 8.0)至800ml为溶出介质,转速为每分钟75转,依法操作,经45分钟时取样。

供试品溶液 取溶出液滤过,精密量取续滤液3ml,置100ml量瓶中,用溶出介质稀释至刻度,摇匀。

对照品溶液 取甲芬那酸对照品20mg,精密称定,置100ml量瓶中,加乙醇5ml使溶解,用溶出介质稀释至刻度,摇匀,精密量取适量,用溶出介质定量稀释制成每1ml中约含10μg的溶液。

测定法 取供试品溶液与对照品溶液,照紫外-可见分光光度法(通则0401),在286nm的波长处分别测定吸光度,计算每粒的溶出量。

限度 标示量的70%,应符合规定。

其他 应符合胶囊剂项下有关的各项规定(通则0103)。

【含量测定】 照高效液相色谱法(通则0512)测定。

供试品溶液 取装量差异项下的内容物,混匀,研细,精密称取适量(约相当于甲芬那酸0.1g),置100ml量瓶中,加流动相溶解并稀释至刻度,摇匀,滤过,精密量取续滤液5ml,置25ml量瓶中,用流动相稀释至刻度,摇匀。

对照品溶液 取甲芬那酸对照品适量,精密称定,加流动相溶解并定量稀释制成每1ml中约含0.2mg的溶液。

色谱条件 用十八烷基硅烷键合硅胶为填充剂;以0.05mol/L磷酸二氢铵溶液(用氨试液调节pH值至5.0)-乙腈-四氢呋喃(40∶46∶14)为流动相;检测波长为254nm;进样体积10μl。

系统适用性要求 理论板数按甲芬那酸峰计算不低于5000,拖尾因子应不大于2.0。

测定法 精密量取供试品溶液与对照品溶液,分别注入液相色谱仪,记录色谱图。按外标法以峰面积计算。

【类别】 同甲芬那酸。

【规格】 0.25g

【贮藏】 密封,在干燥处保存。

甲苯咪唑片

Jiabenmizuo Pian

Mebendazole Tablets

本品含甲苯咪唑($C_{16}H_{13}N_3O_3$)应为标示量的90.0%～110.0%。

【性状】 本品为白色或类白色片或着色片。

【鉴别】 ■(1)照薄层色谱法(通则0502)试验。

供试品溶液 取本品的细粉适量(约相当于甲苯咪唑20mg),加甲酸2ml,振摇使甲苯咪唑溶解,加丙酮18ml,摇匀,滤过,取滤液。

对照品溶液 取甲苯咪唑对照品20mg,加甲酸2ml使溶解,加丙酮18ml,摇匀。

色谱条件 采用硅胶GF_{254}薄层板,以三氯甲烷-甲醇-甲酸(90∶5∶5)为展开剂。

测定法 吸取供试品溶液与对照品溶液各10μl,分别点于同一薄层板上,展开,晾干,置紫外光灯(254nm)下检视。

结果判定 供试品溶液所显主斑点的位置和颜色应与对照品溶液的主斑点一致。■[删除]

(2)取含量测定项下的供试品溶液,照紫外-可见分光光度法(通则0401)测定,在312nm的波长处有最大吸收。

【检查】 溶出度 照溶出度与释放度测定法(通则0931第二法)测定。

溶出条件 以1%十二烷基硫酸钠的0.1mol/L盐酸溶液900ml为溶出介质,转速为每分钟75转,依法操作,经120分钟时取样。

供试品溶液 取溶出液适量,滤过,取续滤液(0.1g规格);或精密量取续滤液5ml,置10ml量瓶中,用溶出介质稀释至刻度,摇匀(0.2g规格)。

对照品溶液 取甲苯咪唑对照品25mg,精密称定,置50ml量瓶中,加甲酸10ml使溶解,用甲醇稀释至刻度,摇匀,精密量取5ml,置25ml量瓶中,用溶出介质稀释至刻度,摇匀。

色谱条件 用氨基硅烷键合硅胶为填充剂;以乙腈-0.15%十二烷基硫酸钠溶液(取十二烷基硫酸钠3.0g和氢氧化钠8g,加水溶解并稀释至2000ml,加磷酸20ml,并调节pH值至2.5)(30∶70)为流动相;检测波长为254nm;进样体积10μl。

测定法 精密量取供试品溶液与对照品溶液,照高效液相色谱法(通则0512),分别注入液相色谱仪,记录色谱图。按外标法以峰面积计算每片的溶出量。

限度 标示量的75%,应符合规定。

其他 应符合片剂项下有关的各项规定(通则0101)。

【含量测定】 照紫外-可见分光光度法(通则0401)测定。

供试品溶液 取本品20片,精密称定,研细,精密称取适量(约相当于甲苯咪唑50mg),置100ml量瓶中,加甲酸5ml,置60℃热水浴中,加热15分钟使甲苯咪唑溶解,放冷,用异丙醇稀释至刻度,摇匀,滤过,精密量取续滤液2ml,置100ml量瓶中,用异丙醇稀释至刻度,摇匀。

测定法 取供试品溶液,在312nm的波长处测定吸光度,按$C_{16}H_{13}N_3O_3$的吸收系数($E_{1cm}^{1\%}$)为495计算。

【类别】 同甲苯咪唑。

【规格】 (1)0.1g (2)0.2g

【贮藏】 密封保存。

甲 钴 胺

Jiagu'an

Mecobalamin

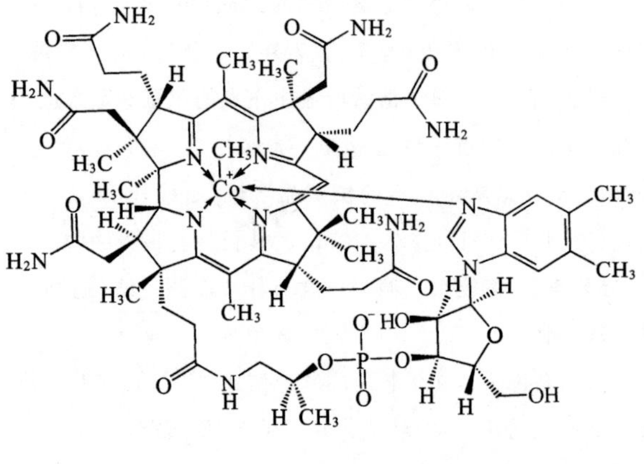

$C_{63}H_{91}CoN_{13}O_{14}P$ 1344.40

本品为 $Coα$-[$α$-(5,6-二甲基苯并咪唑基)]-$Coβ$-甲基钴酰胺。按无水物计算,含 $C_{63}H_{91}CoN_{13}O_{14}P$ 应为 98.0%～102.0%。

【性状】 本品为深红色结晶或结晶性粉末;有引湿性;见光易分解。

本品在水或乙醇中略溶,在乙腈、丙酮或乙醚中几乎不溶。

【鉴别】 ■(1)取本品约 1mg,加硫酸氢钾约 50mg,置坩埚中,灼烧至熔融,放冷,加水 3ml,煮沸至溶解,加酚酞指示液 1 滴,滴加氢氧化钠试液至显淡红色,加醋酸钠 0.5g、稀醋酸 0.5ml 与 0.2%的 1-亚硝基-2-萘酚-3,6-二磺酸钠溶液 0.5ml,即显红色或橙红色;加盐酸 0.5ml,煮沸 1 分钟,颜色不消失。■[删除]

(2)在含量测定项下记录的色谱图中,供试品溶液主峰的保留时间应与对照品溶液主峰的保留时间一致。

(3)避光操作。分别取本品和对照品各适量,加水溶解并稀释制成每 1ml 中约含 50μg 的溶液,照紫外-可见分光光度法(通则 0401)测定,供试品溶液在 220～550nm 的波长范围内的吸收光谱应与对照品溶液的一致。

(4)本品的红外光吸收图谱应与对照的图谱(光谱集 732 图)一致。

【检查】 **溶液的澄清度** 取本品 20mg,加水 10ml 溶解后,溶液应澄清(通则 0902 第一法)。

有关物质 照高效液相色谱法(通则 0512)测定。避光操作。

供试品溶液 取本品适量,加流动相溶解并定量稀释制成每 1ml 中约含 0.5mg 的溶液。

对照溶液 精密量取供试品溶液 1ml,置 100ml 量瓶中,用流动相稀释至刻度,摇匀。

系统适用性溶液 取甲钴胺对照品约 5mg,加 1mol/L

盐酸溶液 5.0ml,避光放置 1 小时,立即加入 1mol/L 氢氧化钠溶液 5.0ml,摇匀。

色谱条件 用十八烷基硅烷键合硅胶为填充剂(Luna C18 色谱柱,4.6mm×250mm,5μm 或效能相当的色谱柱);以 0.03mol/L 磷酸二氢钾溶液(用 0.2mol/L 氢氧化钠溶液或磷酸调节 pH 值至 4.5)-乙腈(84∶16)为流动相;检测波长为 342nm;进样体积 20μl。

系统适用性要求 系统适用性溶液色谱图中,甲钴胺峰的保留时间约为 13 分钟,甲钴胺峰与相对保留时间约为 1.16 的杂质峰之间的分离度应大于 3.0。

测定法 精密量取供试品溶液与对照溶液,分别注入液相色谱仪,记录色谱图至主成分色谱峰保留时间的 3 倍。

限度 供试品溶液的色谱图中如有杂质峰,单个杂质峰面积不得大于对照溶液主峰面积的 0.5 倍(0.5%),各杂质峰面积的和不得大于对照溶液主峰面积的 2 倍(2.0%)。

水分 取本品,照水分测定法(通则 0832 第一法 1)测定,含水分不得过 12.0%。

【含量测定】 照高效液相色谱法(通则 0512)测定。避光操作。

供试品溶液 取本品适量,精密称定,加流动相溶解并定量稀释制成每 1ml 中含 50μg 的溶液。

对照品溶液 取甲钴胺对照品适量,精密称定,加流动相溶解并定量稀释制成每 1ml 中约含 50μg 的溶液。

系统适用性溶液、色谱条件与**系统适用性要求** 见有关物质项下。

测定法 精密量取供试品溶液与对照品溶液,分别注入液相色谱仪,记录色谱图。按外标法以峰面积计算。

【类别】 治疗周围神经病类药。

【贮藏】 遮光,密封保存。

【制剂】 (1)甲钴胺片 (2)甲钴胺注射液 (3)甲钴胺胶囊

备注:避光要求不大于 5lx。

甲 氧 苄 啶

Jiayang Bianding

Trimethoprim

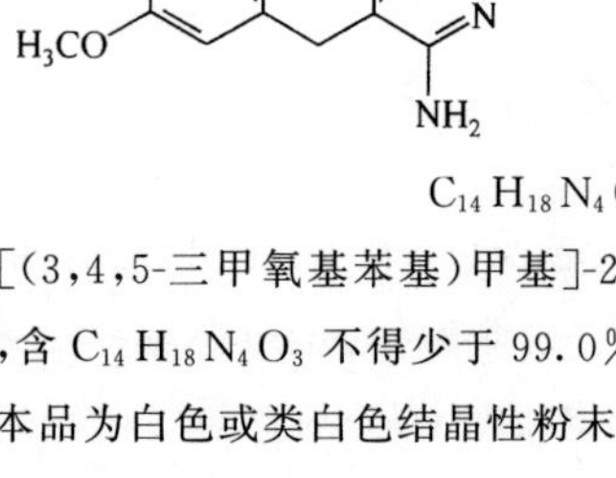

$C_{14}H_{18}N_4O_3$ 290.32

本品为 5-[(3,4,5-三甲氧基苯基)甲基]-2,4-嘧啶二胺。按干燥品计算,含 $C_{14}H_{18}N_4O_3$ 不得少于 99.0%。

【性状】 本品为白色或类白色结晶性粉末;无臭。

本品在乙醇或丙酮中微溶,在水中几乎不溶;在冰醋酸中易溶。

熔点 本品的熔点(通则0612)为199~203℃。

■**吸收系数** 取本品约20mg,精密称定,加乙醇5ml溶解,再加0.1mol/L氢氧化钠溶液制成每1ml中约含20μg的溶液。照紫外-可见分光光度法(通则0401)测定,在287nm的波长处有最大吸收,吸收系数($E_{1cm}^{1\%}$)为240~250。■[修订]

【鉴别】 (1)取本品约20mg,加稀硫酸2ml溶解后,加碘试液2滴,即生成棕褐色沉淀。

■(2)取本品20mg,精密称定,加乙醇5ml溶解,再加0.4%氢氧化钠溶液制成每1ml中含20μg的溶液。照紫外-可见分光光度法(通则0401)测定,在287nm的波长处有最大吸收,其吸光度约为0.49。■[删除]

(3)本品的红外光吸收图谱应与对照的图谱(光谱集103图)一致。

【检查】 **碱度** 取本品0.50g,加水50ml,振摇,滤过。取滤液,依法测定(通则0631),pH值应为7.5~8.5。

酸性溶液的澄清度与颜色 取本品1.0g,加醋酸25ml溶解,溶液应澄清无色;如显色,与黄色0.5号标准比色液比较(通则0901第一法),不得更深。

■**有关物质** 照高效液相色谱法(通则0512)测定。

供试品溶液 取本品适量,加甲醇溶解并稀释制成每1ml中约含2mg的溶液。

对照溶液 精密量取供试品溶液适量,用甲醇定量稀释制成每1ml中约含2μg的溶液。

系统适用性溶液 称取甲氧苄啶与二甲氧苄啶对照品各适量,加甲醇溶解并稀释制成每1ml中约含甲氧苄啶1mg、二甲氧苄啶1μg的溶液。

灵敏度溶液 精密量取对照溶液适量,用甲醇定量稀释制成每1ml中约含1μg的溶液。

色谱条件 用十八烷基硅烷键合硅胶为填充剂(4.6mm×150mm,5μm或效能相当的色谱柱),以乙腈为流动相A,以磷酸二氢钾缓冲液(取无水磷酸二氢钾13.6g,加水溶解后,加三乙胺4ml,用水稀释至2000ml,按95:5的体积比加入甲醇,用磷酸调节pH值至6.0±0.05)为流动相B,按下表进行梯度洗脱;流速为每分钟1.0ml;检测波长为280nm;柱温为30℃;进样体积20μl。

时间(分钟)	流动相A(%)	流动相B(%)
0	8	92
15	15	85
40	50	50
50	50	50
50.1	8	92
55	8	92

系统适用性要求 系统适用性溶液色谱图中,甲氧苄啶峰的保留时间约为15分钟,甲氧苄啶峰与二甲氧苄啶峰之间

的分离度应不小于3.5。灵敏度溶液色谱图中,主峰峰高的信噪比应不小于10。

测定法 精密量取供试品溶液与对照溶液,分别注入液相色谱仪,记录色谱图。

限度 供试品溶液色谱图中如有杂质峰,单个杂质峰面积不得大于对照溶液主峰面积(0.1%),各杂质峰面积的和不得大于对照溶液主峰面积的2倍(0.2%),小于灵敏度溶液主峰面积的峰忽略不计。■[修订]

■**苯胺** 照气相色谱法(通则0521)测定。

pH 5.0枸橼酸盐缓冲液 取枸橼酸20.1g和氢氧化钠8.0g,加水1000ml振摇使溶解,用稀盐酸调节pH值至5.0。

供试品溶液 取本品0.5g,精密称定,置50ml离心管中,加pH 5.0枸橼酸盐缓冲液35.0ml和甲基叔丁基醚10.0ml,充分振摇或涡旋振荡约10分钟,离心约10分钟,取上清液。

对照品溶液 取苯胺对照品约12.5mg,精密称定,置50ml量瓶中,加盐酸溶液(5→50)溶解并稀释至刻度,摇匀,精密量取10μl,置50ml离心管中,加pH 5.0枸橼酸盐缓冲液35.0ml和甲基叔丁基醚10.0ml,充分振摇或涡旋振荡约10分钟,离心约10分钟,取上清液。

色谱条件 以甲基聚硅氧烷为固定液的毛细管色谱柱(30m×0.53mm,3μm或效能相当的色谱柱);柱温为80℃;进样口温度为230℃;载气为氮气,流速为每分钟12ml;氮磷检测器,检测器温度为270℃;进样体积3μl。

系统适用性要求 取对照品溶液连续进样6次,记录色谱图,峰面积的相对标准偏差应不大于5.0%。

测定法 精密量取供试品溶液与对照品溶液直接进样,记录色谱图。

限度 按外标法以峰面积计算,含苯胺不得过0.0005%。■[增订]

干燥失重 取本品,在105℃干燥至恒重,减失重量不得过0.5%(通则0831)。

炽灼残渣 不得过0.1%(通则0841)。

■【含量测定】 取本品约0.25g,精密称定,加冰醋酸50ml振摇使溶解,照电位滴定法(通则0701),用高氯酸滴定液(0.1mol/L)滴定,并将滴定结果用空白试验校正。每1ml高氯酸滴定液(0.1mol/L)相当于29.03mg的$C_{14}H_{18}N_4O_3$。■[修订]

【类别】 抗菌药。

【贮藏】 遮光,密封保存。

【制剂】 (1)甲氧苄啶片 (2)甲氧苄啶注射液

甲氧苄啶片
Jiayang Bianding Pian
Trimethoprim Tablets

本品含甲氧苄啶($C_{14}H_{18}N_4O_3$)应为标示量的95.0%~105.0%。

【性状】 本品为白色片。

【鉴别】 ■(1)取本品的细粉适量(约相当于甲氧苄啶0.1g),加乙醇10ml,振摇使甲氧苄啶溶解,滤过,蒸去乙醇,残渣照甲氧苄啶项下的鉴别(1)项试验,显相同的反应。■[修订]

■(2)取含量测定项下的供试品溶液,照紫外-可见分光光度法(通则0401)测定,在271nm的波长处有最大吸收。■[增订]

■(3)取本品的细粉适量(约相当于甲氧苄啶0.1g),加二氯甲烷10ml,振摇使甲氧苄啶溶解,滤过,挥干,105℃干燥,依法测定(通则0402),红外光吸收图谱应与对照的图谱(光谱集103图)一致。■[增订]

【检查】 ■有关物质 照高效液相色谱法(通则0512)测定。

供试品溶液 取本品细粉适量,加甲醇使甲氧苄啶溶解并稀释制成每1ml中约含甲氧苄啶2mg的溶液,摇匀,滤过,取续滤液。

对照溶液 精密量取供试品溶液适量,用甲醇定量稀释制成每1ml中约含甲氧苄啶2μg的溶液。

灵敏度溶液 精密量取对照溶液适量,用甲醇定量稀释制成每1ml中约含甲氧苄啶1μg的溶液。

系统适用性溶液、色谱条件、系统适用性要求与测定法见甲氧苄啶有关物质项下。

限度 供试品溶液色谱图中如有杂质峰,单个杂质峰面积不得大于对照溶液主峰面积(0.1%),各杂质峰面积的和不得大于对照溶液主峰面积的5倍(0.5%),小于灵敏度溶液主峰面积的峰忽略不计。■[增订]

溶出度 照溶出度与释放度测定法(通则0931第二法)测定。

溶出条件 以0.01mol/L盐酸溶液900ml为溶出介质,转速为每分钟50转,依法操作,经45分钟时取样。

供试品溶液 取溶出液适量,滤过,精密量取续滤液2ml,置10ml量瓶中,用0.01mol/L盐酸溶液稀释至刻度,摇匀。

对照品溶液 取甲氧苄啶对照品约10mg,精密称定,置100ml量瓶中,加0.01mol/L盐酸溶液溶解并稀释至刻度(必要时超声处理),摇匀,精密量取5ml,置25ml量瓶中,用0.01mol/L盐酸溶液稀释至刻度,摇匀。

测定法 取供试品溶液与对照品溶液,照紫外-可见分光光度法(通则0401),在271nm的波长处分别测定吸光度,计算每片的溶出量。

限度 标示量的75%,应符合规定。

其他 应符合片剂项下有关的各项规定(通则0101)。

【含量测定】 照紫外-可见分光光度法(通则0401)测定。

供试品溶液 取本品20片,精密称定,研细,精密称取适量(约相当于甲氧苄啶50mg),置250ml量瓶中,加稀醋酸约150ml,充分振摇使甲氧苄啶溶解,用稀醋酸稀释至刻度,摇匀,滤过,精密量取续滤液10ml,置100ml量瓶中,加稀醋酸

10ml,用水稀释至刻度,摇匀。

对照品溶液 取甲氧苄啶对照品适量,精密称定,加稀醋酸溶解并定量稀释制成每1ml中含20μg的溶液。

测定法 取供试品溶液与对照品溶液,在271nm的波长处分别测定吸光度,计算。

【类别】 同甲氧苄啶。

【规格】 0.1g

【贮藏】 遮光,密封保存。

甲氧苄啶注射液

Jiayang Bianding Zhusheye

Trimethoprim Injection

本品为甲氧苄啶的灭菌水溶液。含甲氧苄啶($C_{14}H_{18}N_4O_3$)应为标示量的95.0%～105.0%。

【性状】 本品为无色至微黄色的澄明液体。

【鉴别】 (1)取本品1～2滴,加硝酸溶液(1→2)1ml,即显红色,渐变为棕黄色。

(2)取含量测定项下的溶液,照紫外-可见分光光度法(通则0401)测定,在271nm的波长处有最大吸收。

【检查】 pH值 应为3.5～5.5(通则0631)。

■有关物质 照高效液相色谱法(通则0512)测定。

供试品溶液 取本品适量,用甲醇稀释制成每1ml中约含甲氧苄啶2mg的溶液。

对照溶液 精密量取供试品溶液适量,用甲醇定量稀释制成每1ml中约含甲氧苄啶2μg的溶液。

灵敏度溶液 精密量取对照溶液适量,用甲醇定量稀释制成每1ml中约含甲氧苄啶1μg的溶液。

系统适用性溶液、色谱条件、系统适用性要求与测定法见甲氧苄啶有关物质项下。

限度 供试品溶液色谱图中如有杂质峰,单个杂质峰面积不得大于对照溶液主峰面积(0.1%),各杂质峰面积的和不得大于对照溶液主峰面积的5倍(0.5%),小于灵敏度溶液主峰面积的峰忽略不计。■[修订]

细菌内毒素 取本品,依法检查(通则1143),每1mg甲氧苄啶中含内毒素的量应小于3.0EU。

其他 应符合注射剂项下有关的各项规定(通则0102)。

【含量测定】 照紫外-可见分光光度法(通则0401)测定。

供试品溶液 精密量取本品1ml,置25ml量瓶中,用稀醋酸稀释至刻度,摇匀,精密量取1ml,置100ml量瓶中,用稀醋酸稀释至刻度,摇匀。

对照品溶液 取甲氧苄啶对照品适量,精密称定,加稀醋酸溶解并定量稀释制成每1ml中约含20μg的溶液。

测定法 取供试品溶液与对照品溶液,在271nm的波长处分别测定吸光度,计算。

【类别】 同甲氧苄啶。

【规格】 2ml：0.1g

【贮藏】 遮光，密闭保存。

甲氧氯普胺片

Jiayang Lüpu'an Pian

Metoclopramide Tablets

本品含甲氧氯普胺（$C_{14}H_{22}ClN_3O_2$）应为标示量的90.0%～110.0%。

【性状】 本品为白色片。

【鉴别】 ■(1)取本品的细粉适量（约相当于甲氧氯普胺15mg），加三氯甲烷5ml提取，滤过，滤液蒸干后，残渣照甲氧氯普胺项下的鉴别(1)项试验，显相同的反应。■[删除]

(2)在含量测定项下记录的色谱图中，供试品溶液主峰的保留时间应与对照品溶液主峰的保留时间一致。

(3)取本品的细粉适量（约相当于甲氧氯普胺15mg），置50ml量瓶中，加0.1mol/L盐酸溶液适量使甲氧氯普胺溶解并稀释至刻度，摇匀，滤过，取续滤液2ml，至50ml量瓶中，用0.1mol/L盐酸溶液稀释至刻度，摇匀，照紫外-可见分光光度法（通则0401）测定，在308nm的波长处有最大吸收，在290nm的波长处有最小吸收。

【检查】 含量均匀度 取本品1片，置25ml量瓶中，加0.1mol/L盐酸溶液5ml，充分振摇使甲氧氯普胺溶解，用流动相稀释至刻度，摇匀，滤过，精密量取续滤液3ml，置10ml（5mg规格）或20ml（10mg规格）量瓶中，用流动相稀释至刻度，摇匀，照含量测定项下的方法测定含量，应符合规定（通则0941）。

溶出度 照溶出度与释放度测定法（通则0931第一法）测定。

溶出条件 以盐酸溶液（9→1000）500ml（5mg规格）或900ml（10mg规格）为溶出介质，转速为每分钟100转，依法操作，经30分钟时取样。

供试品溶液 取溶出液适量，滤过，取续滤液。

对照品溶液 取甲氧氯普胺对照品适量，精密称定，加溶出介质溶解并定量稀释制成每1ml中约含10μg的溶液。

测定法 取供试品溶液与对照品溶液，照紫外-可见分光光度法（通则0401），在308nm的波长处分别测定吸光度，计算每片的溶出量。

限度 标示量的80%，应符合规定。

其他 应符合片剂项下有关的各项规定（通则0101）。

【含量测定】 照高效液相色谱法（通则0512）测定。

供试品溶液 取本品20片，精密称定，研细，精密称取适量（约相当于甲氧氯普胺15mg），置50ml量瓶中，加0.1mol/L盐酸溶液5ml，充分振摇使甲氧氯普胺溶解，用流动相稀释至

刻度，摇匀，滤过，精密量取续滤液5ml，置25ml量瓶中，用流动相稀释至刻度，摇匀。

对照品溶液 取甲氧氯普胺对照品约15mg，精密称定，置50ml量瓶中，加0.1mol/L盐酸溶液5ml，振摇使溶解，用流动相稀释至刻度，摇匀，精密量取5ml，置25ml量瓶中，用流动相稀释至刻度，摇匀。

色谱条件 用十八烷基硅烷键合硅胶为填充剂；以0.02mol/L磷酸溶液（用三乙胺调节pH值至4.0）-乙腈（81：19）为流动相；检测波长为275nm；进样体积20μl。

系统适用性要求 理论板数按甲氧氯普胺峰计算不低于4000。

测定法 精密量取供试品溶液与对照品溶液，分别注入液相色谱仪，记录色谱图。按外标法以峰面积计算。

【类别】 同甲氧氯普胺。

【规格】 (1)5mg (2)10mg

【贮藏】 密封保存。

甲 硝 唑

Jiaxiaozuo

Metronidazole

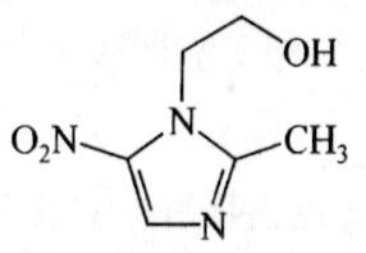

$C_6H_9N_3O_3$ 171.16

本品为2-甲基-5-硝基咪唑-1-乙醇。按干燥品计算，含$C_6H_9N_3O_3$不得少于99.0%。

【性状】 本品为白色至微黄色的结晶或结晶性粉末；有微臭。

本品在乙醇中略溶，在水中微溶，在乙醚中极微溶解。

熔点 本品的熔点（通则0612）为159～163℃。

吸收系数 取本品，精密称定，加盐酸溶液（9→1000）溶解并定量稀释制成每1ml中约含13μg的溶液，照紫外-可见分光光度法（通则0401），在277nm的波长处测定吸光度，吸收系数（$E_{1cm}^{1\%}$）为365～389。

【鉴别】 (1)取本品约10mg，加氢氧化钠试液2ml微温，即得紫红色溶液；滴加稀盐酸使成酸性即变成黄色，再滴加过量氢氧化钠试液则变成橙红色。

■(2)取本品约0.1g，加硫酸溶液（3→100）4ml，应能溶解；加三硝基苯酚试液10ml，放置后即生成黄色沉淀。■[删除]

(3)取吸收系数项下的溶液，照紫外-可见分光光度法（通则0401）测定，在277nm的波长处有最大吸收，在241nm的波长处有最小吸收。

(4)本品的红外光吸收图谱应与对照的图谱（光谱集112

图)一致。

【检查】 乙醇溶液的澄清度与颜色 取本品,加乙醇溶解并稀释制成每1ml中约含5mg的溶液,溶液应澄清无色;如显浑浊,与1号浊度标准液(通则0902第一法)比较,不得更浓;如显色,与黄色或黄绿色2号标准比色液(通则0901第一法)比较,不得更深。

有关物质 照高效液相色谱法(通则0512)测定。避光操作。

供试品溶液 取本品约100mg,置100ml量瓶中,加甲醇溶解并稀释至刻度,摇匀,精密量取适量,用流动相定量稀释制成每1ml中含0.2mg的溶液。

对照品溶液 取杂质Ⅰ对照品约20mg,置100ml量瓶中,加甲醇溶解并稀释至刻度,摇匀。

对照溶液 分别精密量取供试品溶液2ml与对照品溶液1ml,置同一100ml量瓶中,用流动相稀释至刻度,摇匀,精密量取5ml,置50ml量瓶中,用流动相稀释至刻度,摇匀。

灵敏度溶液 精密量取供试品溶液1ml,置100ml量瓶中,用流动相稀释至刻度,摇匀,精密量取5ml,置100ml量瓶中,用流动相稀释至刻度,摇匀。

色谱条件 用十八烷基硅烷键合硅胶为填充剂;以甲醇-水(20:80)为流动相;检测波长为315nm;进样体积20μl。

系统适用性要求 对照溶液色谱图中,理论板数按甲硝唑峰计算不低于2000,甲硝唑峰与杂质Ⅰ峰之间的分离度应大于2.0。灵敏度溶液色谱图中,主成分峰高的信噪比应不低于10。

测定法 精密量取供试品溶液与对照溶液,分别注入液相色谱仪,记录色谱图至主成分峰保留时间的2倍。

限度 供试品溶液色谱图中如有与对照溶液中杂质Ⅰ峰保留时间一致的色谱峰,其峰面积不得大于对照溶液中甲硝唑峰面积的0.5倍(0.1%);各杂质峰面积的和不得大于对照溶液中甲硝唑峰面积(0.2%),小于灵敏度溶液主峰面积的峰忽略不计。

干燥失重 取本品,在105℃干燥至恒重,减失重量不得过0.5%(通则0831)。

炽灼残渣 取本品1.0g,依法检查(通则0841),遗留残渣不得过0.1%。

重金属 取炽灼残渣项下遗留的残渣,依法检查(通则0821第二法),含重金属不得过百万分之十。

【含量测定】 取本品约0.13g,精密称定,加冰醋酸10ml溶解后,加萘酚苯甲醇指示液2滴,用高氯酸滴定液(0.1mol/L)滴定至溶液显绿色,并将滴定的结果用空白试验校正。每1ml高氯酸滴定液(0.1mol/L)相当于17.12mg的$C_6H_9N_3O_3$。

【类别】 抗厌氧菌药、抗滴虫药。

【贮藏】 遮光,密封保存。

【制剂】 (1)甲硝唑片 (2)甲硝唑阴道泡腾片 (3)甲硝唑注射液 (4)甲硝唑栓 (5)甲硝唑胶囊 (6)甲硝唑葡萄糖注射液 (7)甲硝唑氯化钠注射液 (8)甲硝唑凝胶

附:

杂质Ⅰ

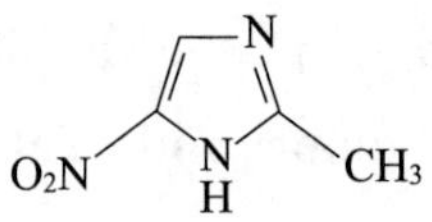

$$C_4H_5N_3O_2 \quad 127.10$$

2-甲基-5-硝基咪唑

甲硝唑片
Jiaxiaozuo Pian
Metronidazole Tablets

本品含甲硝唑($C_6H_9N_3O_3$)应为标示量的93.0%～107.0%。

【性状】 本品为白色或类白色片。

【鉴别】 (1)取本品的细粉适量(约相当于甲硝唑10mg),照甲硝唑项下的鉴别(1)项试验,显相同的反应。

■(2)取本品的细粉适量(约相当于甲硝唑0.2g),加硫酸溶液(3→100)4ml,振摇使甲硝唑溶解,滤过,滤液中加三硝基苯酚试液10ml,放置后即生成黄色沉淀。■[删除]

(3)在含量测定项下记录的色谱图中,供试品溶液主峰的保留时间应与对照品溶液主峰的保留时间一致。

【检查】 溶出度 照溶出度与释放度测定法(通则0931第一法)测定。

溶出条件 以盐酸溶液(9→1000)900ml为溶出介质,转速为每分钟100转,依法操作,经30分钟时取样。

测定法 取溶出液适量,滤过,精密量取续滤液3ml,置50ml量瓶中,用溶出介质稀释至刻度,摇匀,照紫外-可见分光光度法(通则0401),在277nm的波长处测定吸光度,按$C_6H_9N_3O_3$的吸收系数($E_{1cm}^{1\%}$)为377计算每片的溶出量。

限度 标示量的80%,应符合规定。

其他 应符合片剂项下有关的各项规定(通则0101)。

【含量测定】 照高效液相色谱法(通则0512)测定。

供试品溶液 取本品20片,精密称定,研细,精密称取细粉适量(约相当于甲硝唑0.25g),置50ml量瓶中,加50%甲醇溶液适量,振摇使甲硝唑溶解,用50%甲醇溶液稀释至刻度,摇匀,滤过,精密量取续滤液5ml,置100ml量瓶中,用流动相稀释至刻度,摇匀。

对照品溶液 取甲硝唑对照品适量,精密称定,加流动相溶解并定量稀释制成每1ml中约含0.25mg的溶液。

色谱条件 用十八烷基硅烷键合硅胶为填充剂;以甲醇-水（20∶80）为流动相;检测波长为 320nm;进样体积 10μl。

系统适用性要求 理论板数按甲硝唑峰计算不低于 2000。

测定法 精密量取供试品溶液与对照品溶液,分别注入液相色谱仪,记录色谱图。按外标法以峰面积计算。

【类别】 同甲硝唑。

【规格】 （1）0.1g （2）0.2g （3）0.25g

【贮藏】 遮光,密封保存。

甲硝唑胶囊

Jiaxiaozuo Jiaonang

Metronidazole Capsules

本品含甲硝唑（$C_6H_9N_3O_3$）应为标示量的 93.0%～107.0%。

【性状】 本品内容物为白色至微黄色的粉末。

【鉴别】 （1）取本品的内容物适量（约相当于甲硝唑 10mg）,加氢氧化钠试液 2ml,微温,即得紫红色溶液,滴加稀盐酸使成酸性后即变成黄色,加过量氢氧化钠试液后则变成橙红色。

■（2）取本品的内容物适量（约相当于甲硝唑 0.1g）,加 0.5mol/L 硫酸溶液 4ml,振摇使甲硝唑溶解,滤过,滤液加三硝基苯酚试液 10ml,放置后即生成黄色沉淀。■[删除]

（3）在含量测定项下记录的色谱图中,供试品溶液主峰的保留时间应与对照品溶液主峰的保留时间一致。

【检查】 溶出度 照溶出度与释放度测定法（通则 0931 第一法）测定。

溶出条件 以盐酸溶液（9→1000）900ml 为溶出介质,转速为每分钟 100 转,依法操作,经 30 分钟时取样。

测定法 取溶出液适量,滤过,精密量取续滤液 3ml,置 50ml 量瓶中,用溶出介质稀释至刻度,摇匀,照紫外-可见分光光度法（通则 0401）,在 277nm 的波长处测定吸光度,按 $C_6H_9N_3O_3$ 的吸收系数（$E_{1cm}^{1\%}$）为 377 计算每粒的溶出量。

限度 标示量的 80%,应符合规定。

其他 应符合胶囊剂项下有关的各项规定（通则 0103）。

【含量测定】 照高效液相色谱法（通则 0512）测定。

供试品溶液 取装量差异项下的内容物,混合均匀,精密称取适量（约相当于甲硝唑 0.25g）,置 50ml 量瓶中,加 50% 甲醇溶液适量,振摇使甲硝唑溶解,用 50% 甲醇溶液稀释至刻度,摇匀,滤过,精密量取续滤液 5ml,置 100ml 量瓶中,用流动相稀释至刻度,摇匀。

对照品溶液 取甲硝唑对照品适量,精密称定,加流动相溶解并定量稀释制成每 1ml 中约含 0.25mg 的溶液。

色谱条件 用十八烷基硅烷键合硅胶为填充剂;以甲醇-水（20∶80）为流动相;检测波长为 320nm;进样体积 10μl。

系统适用性要求 理论板数按甲硝唑峰计算不低于 2000。

测定法 精密量取供试品溶液与对照品溶液,分别注入液相色谱仪,记录色谱图。按外标法以峰面积计算。

【类别】 同甲硝唑。

【规格】 （1）0.2g （2）0.4g

【贮藏】 遮光,密封保存。

甲磺酸酚妥拉明

Jiahuangsuan Fentuolaming

Phentolamine Mesylate

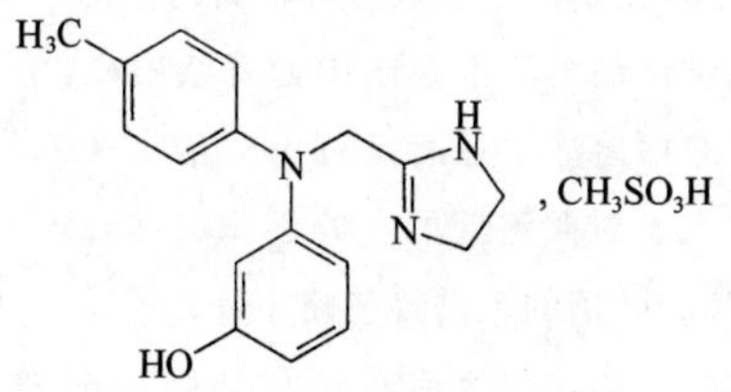

$C_{17}H_{19}N_3O \cdot CH_4O_3S$ 377.46

本品为 3-[[（4,5-二氢-1H-咪唑-2-基）甲基]（4-甲苯基）氨基]苯酚甲磺酸盐。按干燥品计算,含 $C_{17}H_{19}N_3O \cdot CH_4O_3S$ 应为 98.0%～102.0%。

【性状】 本品为白色或类白色的结晶性粉末;无臭。

本品在水或乙醇中易溶■,在三氯甲烷中微溶■[删除]。

熔点 本品的熔点（通则 0612）为 176～181℃,熔融时同时分解。

【鉴别】■（1）取本品约 30mg,加水 15ml 溶解后,分成三份,分别加碘试液、碘化汞钾试液与三硝基苯酚试液,分别产生棕色沉淀、白色沉淀与黄色沉淀。■[删除]

（2）取本品约 30mg,加氢氧化钠 0.2g,加水数滴溶解后,小火蒸干至炭化,加水数滴与 2mol/L 盐酸溶液 3～4ml,缓缓加热,即产生二氧化硫气体,能使湿润的碘酸钾淀粉试纸（取滤纸条浸入含有 5% 碘酸钾溶液与淀粉指示液的等体积混合液中湿透后,取出干燥,即得）显蓝色。

（3）本品的红外光吸收图谱应与甲磺酸酚妥拉明对照品的图谱一致（通则 0402）。

【检查】 酸碱度 取本品 0.10g,加水 10ml 溶解后,加甲基红指示液 1 滴,应显红色;再加氢氧化钠滴定液（0.1mol/L）0.05ml,应变成黄色。

氯化物 取本品 0.10g,加水 5ml 与稀硝酸 1ml,温热至 80℃后,加硝酸银试液 1ml,不得发生白色浑浊。

有关物质 照高效液相色谱法（通则 0512）测定。

供试品溶液 取本品约 10mg,置 10ml 量瓶中,加流动相溶解并稀释至刻度,摇匀。

对照溶液 精密量取供试品溶液 1ml,置 100ml 量瓶中,用流动相稀释至刻度,摇匀。

系统适用性溶液　取甲磺酸酚妥拉明约 25mg,置 25ml 量瓶中,加 0.05mol/L 氢氧化钠溶液 0.5ml,放置 24 小时,使部分甲磺酸酚妥拉明降解为杂质Ⅰ,加 0.05mol/L 盐酸溶液 0.5ml 中和,用流动相稀释至刻度,摇匀。

色谱条件　用十八烷基硅烷键合硅胶为填充剂;以 0.01mol/L 庚烷磺酸钠溶液(含 0.1％三乙胺,用磷酸调节 pH 值至 3.0)-乙腈(64∶36)为流动相;检测波长为 278nm;进样体积 20μl。

系统适用性要求　系统适用性溶液色谱图中,酚妥拉明峰与杂质Ⅰ峰(与酚妥拉明峰相邻的主要降解物为杂质Ⅰ)之间的分离度应符合要求。理论板数按酚妥拉明峰计算不低于 3000。

测定法　精密量取供试品溶液与对照溶液,分别注入液相色谱仪,记录色谱图至主成分峰保留时间的 5 倍。

限度　供试品溶液色谱图中如有杂质峰,单个杂质峰面积不得大于对照溶液主峰面积的 0.5 倍(0.5％),各杂质峰面积的和不得大于对照溶液的主峰面积(1.0％)。小于对照溶液主峰面积 0.02 倍的色谱峰忽略不计。

残留溶剂　照残留溶剂测定法(通则 0861 第三法)测定。

供试品溶液　取本品适量,精密称定,加 N,N-二甲基甲酰胺适量,立即振摇使溶解并定量稀释制成每 1ml 中约含 0.1g 的溶液。

对照品溶液　取甲醇、乙醇、乙酸乙酯与二甲苯适量,精密称定,加 N,N-二甲基甲酰胺溶解并定量稀释制成每 1ml 中约含甲醇 0.3mg、乙醇 0.5mg、乙酸乙酯 0.5mg 与二甲苯 0.217mg 的溶液。

色谱条件　以 100％二甲基聚硅氧烷为固定液;起始温度 40℃,以每分钟 15℃的速率升温至 80℃,维持 5 分钟,然后以每分钟 6℃的速率升温至 130℃,维持 1 分钟,再以每分钟 40℃的速率升温至 220℃,维持 3 分钟;进样口温度为 200℃;检测器温度为 250℃;进样体积 1μl。

系统适用性要求　对照品溶液色谱图中,各成分峰间的分离度均应符合要求。

测定法　精密量取供试品溶液与对照品溶液,分别注入气相色谱仪,记录色谱图。

限度　按外标法以峰面积计算,甲醇、乙醇、乙酸乙酯与二甲苯的残留量均应符合规定。

干燥失重　取本品,在 105℃干燥至恒重,减失重量不得过 0.5％(通则 0831)。

炽灼残渣　不得过 0.1％(通则 0841)。

【含量测定】　照高效液相色谱法(通则 0512)测定。

供试品溶液　取本品约 25mg,精密称定,置 25ml 量瓶中,加水溶解并稀释至刻度,摇匀,精密量取 5ml,置 50ml 量瓶中,用水稀释至刻度,摇匀。

对照品溶液　取甲磺酸酚妥拉明对照品适量,精密称定,加水溶解并定量稀释制成每 1ml 中约含 0.1mg 的溶液。

系统适用性溶液、色谱条件与系统适用性要求　见有关

物质项下。

测定法　精密量取供试品溶液与对照品溶液,分别注入液相色谱仪,记录色谱图。按外标法以酚妥拉明峰面积计算。

【类别】　α 肾上腺素受体阻滞药。

【贮藏】　遮光,密封保存。

【制剂】　(1)甲磺酸酚妥拉明片　(2)甲磺酸酚妥拉明注射液　(3)甲磺酸酚妥拉明胶囊　(4)注射用甲磺酸酚妥拉明

附:

杂质Ⅰ

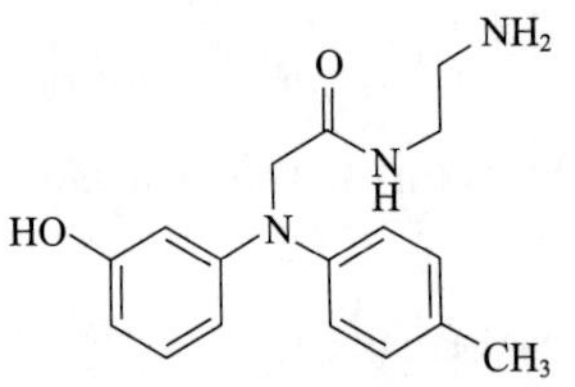

$C_{17}H_{21}N_3O_2$　299.37

N-(2-氨乙基)-2-[(3-羟苯基)(4-甲苯基)氨基]乙酰胺

甲磺酸酚妥拉明片

Jiahuangsuan Fentuolaming Pian

Phentolamine Mesylate Tablets

本品含甲磺酸酚妥拉明($C_{17}H_{19}N_3O \cdot CH_4O_3S$)应为标示量的 93.0％～107.0％。

【性状】　本品为白色或类白色片或加有着色剂的橘红色片或薄膜衣片,除去包衣后显白色或类白色。

【鉴别】　■(1)取本品细粉适量(约相当于甲磺酸酚妥拉明 30mg),加水 15ml,振摇溶解后,滤过,滤液分成三份,分别加碘试液、碘化汞钾试液与三硝基苯酚试液,分别产生棕色沉淀、白色沉淀与黄色沉淀。■[删除]

(2)取本品细粉适量(约相当于甲磺酸酚妥拉明 50mg),加水 10ml 使溶解,滤过,取续滤液适量,在水浴上蒸干,取残渣约 30mg,照甲磺酸酚妥拉明项下的鉴别(2)项试验,显相同的反应。

(3)取含量测定项下的溶液,照紫外-可见分光光度法(通则 0401)测定,在 278nm 的波长处有最大吸收。

(4)在含量测定项下记录的色谱图中,供试品溶液主峰的保留时间应与对照品溶液主峰的保留时间一致。

【检查】　有关物质　照高效液相色谱法(通则 0512)测定。

供试品溶液　取本品细粉适量(约相当于甲磺酸酚妥拉明 10mg),置 10ml 量瓶中,加流动相溶解并稀释至刻度,摇匀,滤过,取续滤液。

对照溶液　精密量取供试品溶液 1ml,置 100ml 量瓶中,用流动相稀释至刻度,摇匀。

系统适用性溶液、色谱条件、系统适用性要求与测定法　见甲磺酸酚妥拉明有关物质项下。

限度　供试品溶液色谱图中如有杂质峰,杂质Ⅰ峰的峰面积不得大于对照溶液的主峰面积(1.0%),其他单个杂质峰的峰面积均不得大于对照溶液主峰面积的 0.5 倍(0.5%),各杂质峰面积的和不得大于对照溶液主峰面积的 2 倍(2.0%)。小于对照溶液主峰面积 0.02 倍的色谱峰忽略不计。

溶出度　照溶出度与释放度测定法(通则 0931 第一法)测定。

溶出条件　以水 1000ml 为溶出介质,转速为每分钟 50 转,依法操作,经 15 分钟时取样。

供试品溶液　取溶出液适量,滤过,精密量取续滤液适量,用溶出介质定量稀释制成每 1ml 中约含甲磺酸酚妥拉明 20μg 的溶液。

对照品溶液　取甲磺酸酚妥拉明对照品适量,精密称定,加溶出介质溶解并定量稀释制成每 1ml 中约含 20μg 的溶液。

测定法　取供试品溶液与对照品溶液,照紫外-可见分光光度法(通则 0401),在 278nm 的波长处分别测定吸光度,计算每片的溶出量。

限度　标示量的 80%,应符合规定。

其他　应符合片剂项下有关的各项规定(通则 0101)。

【含量测定】　照高效液相色谱法(通则 0512)测定。

供试品溶液　取本品 20 片,精密称定,研细,精密称取细粉适量(约相当于甲磺酸酚妥拉明 25mg),置 25ml 量瓶中,加水使甲磺酸酚妥拉明溶解并稀释至刻度,摇匀,滤过,精密量取续滤液 5ml,置 50ml 量瓶中,用水稀释至刻度,摇匀。

对照品溶液、系统适用性溶液、色谱条件、系统适用性要求与测定法　见甲磺酸酚妥拉明含量测定项下。

【类别】　同甲磺酸酚妥拉明。

【规格】　(1)40mg　(2)50mg

【贮藏】　遮光,密封保存。

甲磺酸酚妥拉明胶囊

Jiahuangsuan Fentuolaming Jiaonang

Phentolamine Mesylate Capsules

本品含甲磺酸酚妥拉明($C_{17}H_{19}N_3O \cdot CH_4O_3S$)应为标示量的 93.0%~107.0%。

【性状】　本品的内容物为类白色粉末。

【鉴别】　■(1)取本品内容物适量(约相当于甲磺酸酚妥拉明 30mg),加水 15ml,振摇溶解后,滤过,滤液分成三份,分别加碘试液、碘化汞钾试液与三硝基苯酚试液,分别产生棕色

沉淀、白色沉淀与黄色沉淀。■[删除]

(2)取本品内容物适量(约相当于甲磺酸酚妥拉明 50mg),加水 10ml 使溶解,滤过,取续滤液适量,在水浴上蒸干,取残渣约 30mg,照甲磺酸酚妥拉明项下的鉴别(2)项试验,显相同的反应。

(3)取含量测定项下的溶液,照紫外-可见分光光度法(通则 0401)测定,在 278nm 的波长处有最大吸收。

(4)在含量测定项下记录的色谱图中,供试品溶液主峰的保留时间应与对照品溶液主峰的保留时间一致。

【检查】　有关物质　照高效液相色谱法(通则 0512)测定。

供试品溶液　取含量测定项下的内容物,精密称取适量(约相当于甲磺酸酚妥拉明 10mg),置 10ml 量瓶中,加流动相溶解并稀释至刻度,摇匀,滤过,取续滤液。

对照溶液　精密量取供试品溶液 1ml,置 100ml 量瓶中,用流动相稀释至刻度,摇匀。

系统适用性溶液、色谱条件、系统适用性要求与测定法　见甲磺酸酚妥拉明有关物质项下。

限度　供试品溶液色谱图中如有杂质峰,杂质Ⅰ峰的峰面积不得大于对照溶液的主峰面积(1.0%),其他单个杂质峰的峰面积均不得大于对照溶液主峰面积的 0.5 倍(0.5%),各杂质峰面积的和不得大于对照溶液主峰面积的 2 倍(2.0%)。小于对照溶液主峰面积 0.02 倍的色谱峰忽略不计。

溶出度　照溶出度与释放度测定法(通则 0931 第一法)测定。

溶出条件　以水 1000ml 为溶出介质,转速为每分钟 50 转,依法操作,经 15 分钟时取样。

供试品溶液　取溶出液适量,滤过,精密量取续滤液适量,用溶出介质定量稀释制成每 1ml 中约含甲磺酸酚妥拉明 20μg 的溶液。

对照品溶液　取甲磺酸酚妥拉明对照品适量,精密称定,加溶出介质溶解并定量稀释制成每 1ml 中约含 20μg 的溶液。

测定法　取供试品溶液与对照品溶液,照紫外-可见分光光度法(通则 0401),在 278nm 的波长处分别测定吸光度,计算每粒的溶出量。

限度　标示量的 80%,应符合规定。

其他　应符合胶囊剂项下有关的各项规定(通则 0103)。

【含量测定】　照高效液相色谱法(通则 0512)测定。

供试品溶液　取装量差异项下的内容物,混合均匀,精密称取适量(约相当于甲磺酸酚妥拉明 25mg),置 25ml 量瓶中,加水使甲磺酸酚妥拉明溶解并稀释至刻度,摇匀,滤过,精密量取续滤液 5ml,置 50ml 量瓶中,用水稀释至刻度,摇匀。

对照品溶液、系统适用性溶液、色谱条件、系统适用性要求与测定法　见甲磺酸酚妥拉明含量测定项下。

【类别】　同甲磺酸酚妥拉明。

【规格】 40mg

【贮藏】 遮光,密封保存。

注射用甲磺酸酚妥拉明

Zhusheyong Jiahuangsuan Fentuolaming

Phentolamine Mesylate for Injection

本品为甲磺酸酚妥拉明加适量甘露醇制成的无菌冻干品。含甲磺酸酚妥拉明($C_{17}H_{19}N_3O \cdot CH_4O_3S$)应为标示量的90.0%~110.0%。

【性状】 本品为白色至类白色的疏松块状物或粉末。

【鉴别】 ■(1)取本品约30mg,加水15ml溶解后,分成三份,分别加碘试液、碘化汞钾试液与三硝基苯酚试液,分别产生棕色沉淀、白色沉淀与黄色沉淀。■[删除]

(2)在含量测定项下记录的色谱图中,供试品溶液主峰的保留时间应与对照品溶液主峰的保留时间一致。

【检查】 酸度 取本品5瓶,每瓶加水1ml溶解后,合并,依法测定(通则0631),pH值应为4.5~6.5。

有关物质 照高效液相色谱法(通则0512)测定。

供试品溶液 取本品适量(约相当于甲磺酸酚妥拉明10mg),置10ml量瓶中,加流动相溶解并稀释至刻度,摇匀。

对照溶液 精密量取供试品溶液1ml,置100ml量瓶中,用流动相稀释至刻度,摇匀。

系统适用性溶液、色谱条件、系统适用性要求与测定法见甲磺酸酚妥拉明有关物质项下。

限度 供试品溶液色谱图中如有杂质峰,杂质Ⅰ峰的峰面积不得大于对照溶液的主峰面积(1.0%),其他单个杂质峰的峰面积均不得大于对照溶液主峰面积的0.5倍(0.5%),各杂质峰面积的和不得大于对照溶液主峰面积的2倍(2.0%)。小于对照溶液主峰面积0.02倍的色谱峰忽略不计。

含量均匀度 以含量测定项下测得的每瓶含量计算,应符合规定(通则0941)。

细菌内毒素 取本品,依法检查(通则1143),每1mg甲磺酸酚妥拉明中含内毒素的量应小于5.0EU。

其他 应符合注射剂项下有关的各项规定(通则0102)。

【含量测定】 照高效液相色谱法(通则0512)测定。

供试品溶液 取本品10瓶,分别加水使甲磺酸酚妥拉明溶解并分别定量稀释制成每1ml中约含甲磺酸酚妥拉明0.1mg的溶液。

对照品溶液、系统适用性溶液、色谱条件与系统适用性要求 见甲磺酸酚妥拉明含量测定项下。

测定法 精密量取供试品溶液与对照品溶液,分别注入液相色谱仪,记录色谱图。按外标法以酚妥拉明峰面积计算每瓶的含量,并求得10瓶的平均含量。

【类别】 同甲磺酸酚妥拉明。

【规格】 10mg

【贮藏】 遮光,密闭保存。

头孢克洛胶囊

Toubaokeluo Jiaonang

Cefaclor Capsules

本品含头孢克洛(按$C_{15}H_{14}ClN_3O_4S$计)应为标示量的90.0%~110.0%。

【性状】 本品内容物为类白色至微黄色粉末■或颗粒■[增订]。

【鉴别】 取本品内容物适量,加水溶解并稀释制成每1ml中约含头孢克洛(按$C_{15}H_{14}ClN_3O_4S$计)2mg的溶液,滤过,取续滤液作为供试品溶液,照头孢克洛项下的鉴别(1)或(2)项试验,应显相同的结果。

【检查】 有关物质 照高效液相色谱法(通则0512)测定。

供试品溶液 取装量差异项下的内容物,混合均匀,称取适量(约相当于头孢克洛,按$C_{15}H_{14}ClN_3O_4S$计0.5g),置100ml量瓶中,加0.27%磷酸二氢钠溶液(pH 2.5)溶解并稀释至刻度,摇匀,滤过,取续滤液。

对照溶液 精密量取供试品溶液1ml,置100ml量瓶中,用0.27%磷酸二氢钠溶液(pH 2.5)稀释至刻度,摇匀。

系统适用性溶液、色谱条件、系统适用性要求与测定法见头孢克洛有关物质项下。

限度 供试品溶液色谱图中如有杂质峰,单个杂质峰面积不得大于对照溶液主峰面积(1.0%),各杂质峰面积的和不得大于对照溶液主峰面积的2倍(2.0%),小于对照溶液主峰面积0.1倍的峰忽略不计。

水分 取本品的内容物,照水分测定法(通则0832第一法1)测定,含水分不得过8.0%。

溶出度 照溶出度与释放度测定法(通则0931第一法)测定。

溶出条件 以水900ml为溶出介质,转速为每分钟100转,依法操作,经30分钟时取样。

供试品溶液 取溶出液适量,滤过,精密量取续滤液适量,用水定量稀释制成每1ml中约含头孢克洛(按$C_{15}H_{14}ClN_3O_4S$计)25μg的溶液。

对照品溶液 取头孢克洛对照品适量,加水溶解并定量稀释制成每1ml中约含25μg的溶液。

测定法 取供试品溶液与对照品溶液,照紫外-可见分光光度法(通则0401),在264nm的波长处分别测定吸光度,计算每粒的溶出量。

限度 标示量的80%,应符合规定。

其他 应符合胶囊剂项下有关的各项规定(通则0103)。

【含量测定】 照高效液相色谱法(通则0512)测定。

供试品溶液 取装量差异项下的内容物，混合均匀，精密称取适量(约相当于头孢克洛，按 $C_{15}H_{14}ClN_3O_4S$ 计0.25g)，加流动相溶解并定量稀释制成每1ml中约含头孢克洛(按 $C_{15}H_{14}ClN_3O_4S$ 计)0.2mg的溶液(必要时可超声处理)，摇匀，滤过，取续滤液。

对照品溶液、系统适用性溶液、色谱条件、系统适用性要求与测定法 见头孢克洛含量测定项下。

【类别】 同头孢克洛。

【规格】 按 $C_{15}H_{14}ClN_3O_4S$ 计 (1)0.25g (2)0.5g

【贮藏】 遮光，密封，在凉暗干燥处保存。

司他夫定胶囊
Sitafuding Jiaonang
Stavudine Capsules

本品含司他夫定($C_{10}H_{12}N_2O_4$)应为标示量的 90.0%～105.0%。

【鉴别】 (1)取本品的内容物适量(约相当于司他夫定25mg)，加水适量，振摇使司他夫定溶解，用水稀释至50ml，滤过，取滤液1ml，用水稀释至50ml，摇匀，照紫外-可见分光光度法(通则0401)测定，在266nm波长处有最大吸收，在235nm波长处有最小吸收。

(2)取本品的内容物适量(约相当于司他夫定200mg)，加丙酮50ml，剧烈振摇，再置水浴上边加热边搅拌至沸，滤过，滤液中加入正庚烷150ml，放置1小时使司他夫定充分沉淀，滤过，用正庚烷漂洗结晶，取结晶置空气中干燥至少30分钟。取适量，加水溶解并定量稀释制成每1ml中含10mg的溶液，依法测定(通则0621)，比旋度为－39.5°至－45.9°。

■(3)照薄层色谱法(通则0502)试验。

供试品溶液 取本品的内容物适量(约相当于司他夫定20mg)，加水100ml，超声3分钟，滤过，取续滤液。

对照品溶液 取司他夫定对照品，加水溶解并稀释制成每1ml中含0.2mg的溶液。

色谱条件 采用硅胶 GF_{254} 薄层板，以三氯甲烷-乙醇-水(100：25：0.5)为展开剂。

测定法 吸取供试品溶液与对照品溶液各 $10\mu l$，分别点于同一薄层板上，展开后，晾干，置紫外光灯(254nm)下检视。

结果判定 供试品溶液所显主斑点的颜色与位置应与对照品溶液的主斑点相同。■[删除]

(4)在含量测定项下记录的色谱图中，供试品溶液主峰的保留时间应与对照品溶液主峰的保留时间一致。

■以上(3)、(4)两项可选做一项。■[删除]

【检查】 有关物质 照高效液相色谱法(通则0512)测定。临用新制。

供试品溶液 取本品10粒的内容物，精密称定，混匀，精密称取适量(约相当于司他夫定10mg)，置100ml量瓶中，加水适量，振摇15分钟，用水稀释至刻度，摇匀，滤过，取续滤液。

对照溶液 精密量取供试品溶液适量，用水定量稀释制成每1ml中约含司他夫定 $0.5\mu g$ 的溶液。

对照品溶液 取杂质Ⅰ对照品适量，精密称定，用水溶解并定量稀释制成每1ml中约含 $1\mu g$ 的溶液。

系统适用性溶液 取杂质Ⅰ对照品与杂质Ⅲ适量，加水溶解并稀释制成每1ml中各约含 $1\mu g$ 的溶液。

色谱条件 用十八烷基硅烷键合硅胶为填充剂；以乙腈-0.01mol/L醋酸铵溶液(5：95)为流动相；检测波长为268nm；进样体积 $20\mu l$。

系统适用性要求 系统适用性溶液色谱图中，杂质Ⅰ峰与杂质Ⅲ峰之间的分离度应大于2.0。理论板数按司他夫定峰计算不低于800，拖尾因子不得过1.8。

测定法 精密量取供试品溶液、对照品溶液与对照溶液，分别注入液相色谱仪，记录色谱图至主峰保留时间的2.5倍。

限度 供试品溶液色谱图中如显杂质峰，杂质Ⅰ按外标法以峰面积计算，不得过司他夫定标示量的1.0%，其他单个杂质峰面积不得大于对照溶液主峰面积的0.4倍(0.2%)，杂质总量不得过2.0%。

含量均匀度(15mg与20mg规格) 取本品1粒的内容物，置200ml量瓶中，加水适量，振摇15分钟使司他夫定溶解，用水稀释至刻度，摇匀，滤过，取续滤液作为供试品溶液，照含量测定项下的方法测定含量，应符合规定(通则0941)。

溶出度 照溶出度与释放度测定法(通则0931第二法)测定。

溶出条件 以水900ml为溶出介质，转速为每分钟75转，依法操作，经30分钟时取样。

供试品溶液 取溶出液适量，滤过，取续滤液。

对照品溶液 取司他夫定对照品适量，精密称定，加水溶解并定量稀释制成每1ml中含0.02mg的溶液。

色谱条件 见含量测定项下。检测波长为254nm。

系统适用性溶液与系统适用性要求 见含量测定项下。

测定法 见含量测定项下。计算每粒的溶出量。

限度 标示量的80%，应符合规定。

其他 应符合胶囊剂项下有关的各项规定(通则0103)。

【含量测定】 照高效液相色谱法(通则0512)测定。临用新制。

对照品溶液 取司他夫定对照品适量，精密称定，加水溶解并定量稀释制成每1ml中约含0.1mg的溶液。

供试品溶液、系统适用性溶液、色谱条件与系统适用性要求 见有关物质项下。

测定法 精密量取供试品溶液与对照品溶液，分别注入液相色谱仪,记录色谱图。按外标法以峰面积计算。

【类别】 同司他夫定。

【规格】 (1)15mg (2)20mg (3)30mg (4)40mg

【贮藏】 遮光,密封保存。

尼尔雌醇片

Ni'ercichun Pian

Nilestriol Tablets

本品含尼尔雌醇($C_{25}H_{32}O_3$)应为标示量的90.0%～110.0%。

【性状】 本品为白色片。

【鉴别】 ■(1)取本品细粉适量(约相当于尼尔雌醇20mg),加三氯甲烷30ml提取,滤过,在水浴上加热蒸去三氯甲烷,残渣照尼尔雌醇项下的鉴别(1)项试验,显相同的反应。■[删除]

(2)取含量测定项下的续滤液,照紫外-可见分光光度法(通则0401)测定,在280nm与288nm的波长处有最大吸收。

【检查】 含量均匀度 取本品1片,加无水乙醇适量,超声约10分钟使尼尔雌醇溶解,放冷,用无水乙醇定量稀释制成每1ml中约含尼尔雌醇0.1mg的溶液,摇匀,滤过,取续滤液,作为供试品溶液,照含量测定项下的方法测定含量,应符合规定(通则0941)。

溶出度 照溶出度与释放度测定法(通则0931第三法)测定。

溶出条件 以0.5%十二烷基硫酸钠溶液150ml为溶出介质,转速为每分钟50转,依法操作,经60分钟时取样。

供试品溶液 取溶出液10ml,滤过,取续滤液适量,用溶出介质定量稀释制成每1ml中约含尼尔雌醇6.5μg的溶液。

对照品溶液 取尼尔雌醇对照品,精密称定,加溶出介质溶解并定量稀释制成每1ml中约含6.5μg的溶液。

色谱条件 用十八烷基硅烷键合硅胶为填充剂;以甲醇-水(80：20)为流动相;检测波长为221nm;进样体积50μl。

系统适用性要求 理论板数按尼尔雌醇峰计算不低于2500。

测定法 精密量取供试品溶液与对照品溶液,分别注入液相色谱仪,记录色谱图。按外标法以峰面积计算每片的溶出量。

限度 标示量的70%,应符合规定。

其他 应符合片剂项下有关的各项规定(通则0101)。

【含量测定】 照紫外-可见分光光度法(通则0401)测定。

供试品溶液 取本品20片,精密称定,研细,精密称取适量(约相当于尼尔雌醇10mg),置100ml量瓶中,加无水乙醇适量,置热水浴中加热30分钟,不断振摇使尼尔雌醇溶解,放冷,用无水乙醇稀释至刻度,摇匀,滤过,取续滤液。

对照品溶液 取尼尔雌醇对照品约10mg,精密称定,置100ml量瓶中,加无水乙醇适量,置热水浴中加热30分钟,不断振摇使尼尔雌醇溶解,放冷,用无水乙醇稀释至刻

度,摇匀。

测定法 取供试品溶液与对照品溶液,在280nm的波长处分别测定吸光度,计算。

【类别】 同尼尔雌醇。

【规格】 (1)1mg (2)2mg (3)5mg

【贮藏】 密封,在干燥处保存。

尼 莫 地 平

Nimodiping

Nimodipine

$C_{21}H_{26}N_2O_7$ 418.45■[修订]

本品为2,6-二甲基-4-(3-硝基苯基)-1,4-二氢-3,5-吡啶二甲酸2-甲氧乙酯异丙酯。按干燥品计算,含$C_{21}H_{26}N_2O_7$应为98.5%～101.5%。

【性状】 ■本品为淡黄色至黄色结晶性粉末或粉末;无臭。遇光不稳定。

本品在丙酮或乙酸乙酯中易溶,在乙醇中溶解,在乙醚中微溶,在水中几乎不溶。■[修订]

熔点 本品的熔点(通则0612)为124～128℃。

【鉴别】 (1)取本品约20mg,加乙醇2ml溶解后,加新制的5%硫酸亚铁铵溶液2ml,1.5mol/L硫酸溶液1滴与0.5mol/L氢氧化钾溶液1ml,强烈振摇,1分钟内沉淀由灰绿色变为红棕色。

(2)取本品适量,加乙醇制成每1ml含10μg的溶液,照紫外-可见分光光度法(通则0401)测定,在237nm的波长处有最大吸收。

(3)本品的红外光吸收图谱与对照的图谱(光谱集599图)一致。

【检查】 旋光度 取本品,加丙酮溶解并定量稀释制成每1ml中含50mg的溶液,依法测定(通则0621),旋光度为-0.10°至+0.10°。

■溶液的澄清度 取本品0.50g,加丙酮10ml溶解后,溶液应澄清。■[增订]

■有关物质 照高效液相色谱法(通则0512)测定。避光操作。

供试品溶液 取本品约40mg,精密称定,置25ml量瓶中,加四氢呋喃2ml使溶解,用流动相稀释至刻度,摇匀。

对照品溶液 取杂质Ⅰ对照品适量,精密称定,加甲醇溶

解并定量稀释制成每 1ml 中约含 40μg 的溶液,精密量取 1ml,置 25ml 量瓶中,用流动相稀释至刻度,摇匀。

对照溶液 精密量取供试品溶液 1ml,置 100ml 量瓶中,用流动相稀释至刻度,摇匀,再精密量取 1ml,置 10ml 量瓶中,用流动相稀释至刻度,摇匀。

系统适用性溶液 取杂质 I 对照品、杂质 II 对照品与杂质 III 对照品各适量,加甲醇溶解并稀释制成每 1ml 中各约含 40μg 的溶液,取供试品溶液 1ml,置 10ml 量瓶中,用上述溶液稀释至刻度,摇匀。

灵敏度溶液 精密量取对照溶液 5ml,置 10ml 量瓶中,用流动相稀释至刻度,摇匀。

色谱条件 用十八烷基硅烷键合硅胶为填充剂(Venusil XBP,4.6mm×100mm,5μm 或效能相当的色谱柱);以甲醇-四氢呋喃-水(20:20:60)为流动相;检测波长为 235nm;进样体积 20μl。

系统适用性要求 系统适用性溶液色谱图中,出峰顺序依次为杂质 III 峰、杂质 I 峰、尼莫地平峰和杂质 II 峰。杂质 I 峰与尼莫地平峰之间的分离度应不小于 2.0。灵敏度溶液色谱图中,主成分峰高的信噪比应不小于 10。

测定法 精密量取供试品溶液、对照品溶液与对照溶液,分别注入液相色谱仪,记录色谱图至尼莫地平峰保留时间的 4 倍。

限度 供试品溶液色谱图中如有与杂质 I 峰保留时间一致的色谱峰,按外标法以峰面积计算,不得过 0.1%;如有与杂质 II 峰和杂质 III 峰保留时间一致的色谱峰,杂质 II 峰面积不得大于对照溶液主峰面积的 2 倍(0.2%),杂质 III 峰面积不得大于对照溶液主峰面积的 3 倍(0.3%),其他单个杂质峰面积不得大于对照溶液的主峰面积(0.1%),各杂质(除杂质 I 外)峰面积的和不得大于对照溶液主峰面积的 5 倍(0.5%)。小于灵敏度溶液主峰面积的色谱峰忽略不计。■[修订]

残留溶剂 照残留溶剂测定法(通则 0861)测定,应符合规定。■[增订]

干燥失重 取本品,在 105℃ 干燥至恒重,减失重量不得过 0.5%(通则 0831)。

炽灼残渣 取本品 1.0g,依法检查(通则 0841),遗留残渣不得过 0.1%。

重金属 取炽灼残渣项下遗留的残渣,依法检查(通则 0821 第二法),含重金属不得过百万分之十。

【含量测定】 取本品约 0.18g,精密称定,加无水乙醇 25ml,微温使溶解,加高氯酸溶液(取 70% 高氯酸溶液 8.5ml,加水至 100ml)25ml,加邻二氮菲指示液 4 滴,用硫酸铈滴定液(0.1mol/L)滴定至溶液由橙红色变为浅黄绿色,并将滴定结果用空白试验校正。每 1ml 硫酸铈滴定液(0.1mol/L)相当于 20.92mg 的 $C_{21}H_{26}N_2O_7$。

【类别】 钙通道阻滞药。

【贮藏】 遮光,密封,在干燥处保存。

【制剂】 (1)尼莫地平片 (2)尼莫地平分散片 (3)尼莫地平软胶囊 (4)尼莫地平注射液 (5)尼莫地平胶囊

附:

■杂质 I

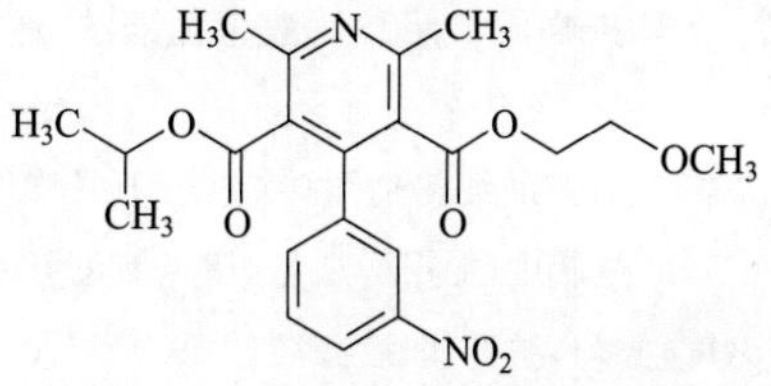

$C_{21}H_{24}N_2O_7$ 416.42

2,6-二甲基-4-(3-硝基苯基)-3,5-吡啶二甲酸 2-甲氧基乙酯异丙酯

杂质 II

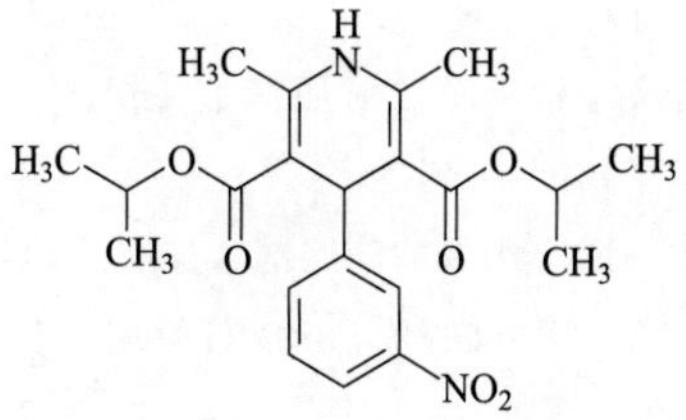

$C_{21}H_{26}N_2O_6$ 402.44

2,6-二甲基-4-(3-硝基苯基)-1,4-二氢吡啶-3,5-二甲酸二异丙酯

杂质 III

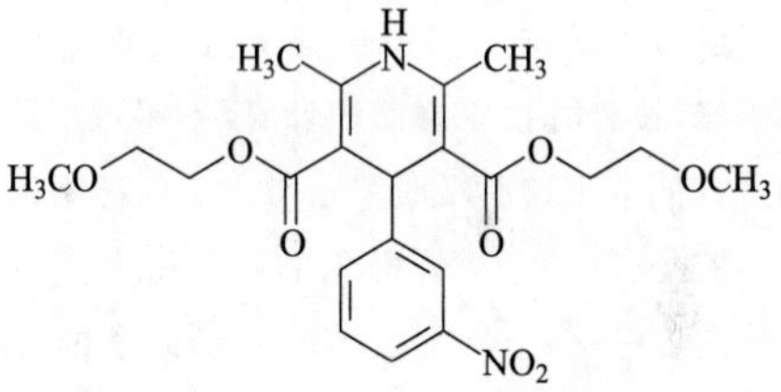

$C_{21}H_{26}N_2O_8$ 434.44

2,6-二甲基-4-(3-硝基苯基)-1,4-二氢吡啶-3,5-二甲酸二(2-甲氧基乙基)酯■[修订]

尼莫地平片
Nimodiping Pian
Nimodipine Tablets

■本品含尼莫地平($C_{21}H_{26}N_2O_7$)应为标示量的 95.0%～105.0%。■[修订]

【性状】 本品为类白色至淡黄色片、薄膜衣片或糖衣片;除去包衣后,显类白色至淡黄色。

【鉴别】 (1)取本品的细粉适量(约相当于尼莫地平 40mg),加乙醇 5ml,振摇使尼莫地平溶解,滤过,取续滤液约 3ml,加新制的 5% 硫酸亚铁铵溶液 2ml,加 1.5mol/L 硫酸溶液 1 滴与 0.5mol/L 氢氧化钾溶液 1ml,强烈振摇,1 分钟内沉淀由灰绿色变为红棕色。

(2)在含量测定项下记录的色谱图中,供试品溶液主峰的保留时间应与对照品溶液主峰的保留时间一致。

【检查】 ■有关物质 照高效液相色谱法(通则 0512)测定。避光操作。

供试品溶液 取本品细粉适量(约相当于尼莫地平 30mg),精密称定,置 50ml 量瓶中,加甲醇适量,超声使尼莫地平溶解,用甲醇稀释至刻度,摇匀,滤过,取续滤液。

对照品溶液 取杂质 I 对照品适量,精密称定,加甲醇溶解并定量稀释制成每 1ml 中约含 3μg 的溶液。

对照溶液 精密量取供试品溶液 1ml,置 200ml 量瓶中,用甲醇稀释至刻度,摇匀。

系统适用性溶液 取尼莫地平与杂质 I 对照品各适量,加甲醇溶解并稀释制成每 1ml 中各约含 3μg 的溶液。

灵敏度溶液 精密量取对照溶液 1ml,置 10ml 量瓶中,用流动相稀释至刻度,摇匀。

色谱条件 用十八烷基硅烷键合硅胶为填充剂;以乙腈-四氢呋喃-水(13∶26∶60)为流动相;检测波长为 235nm;进样体积 20μl。

系统适用性要求 系统适用性溶液色谱图中,尼莫地平峰与杂质 I 峰之间的分离度应符合要求。灵敏度溶液色谱图中,主成分峰高的信噪比应不小于 10。

测定法 精密量取供试品溶液、对照品溶液与对照溶液,分别注入液相色谱仪,记录色谱图至尼莫地平峰保留时间的 2 倍。

限度 供试品溶液色谱图中如有与杂质 I 峰保留时间一致的色谱峰,按外标法以峰面积计算,不得过尼莫地平标示量的 0.5%;其他单个杂质峰面积不得大于对照溶液主峰面积的 0.6 倍(0.3%),其他杂质峰面积的和不得大于对照溶液的主峰面积(0.5%)。小于灵敏度溶液主峰面积的色谱峰忽略不计。■[修订]

■含量均匀度(20mg 规格) 避光操作。取本品 1 片,置 50ml 量瓶中,加甲醇适量,振摇使崩解,再超声使尼莫地平溶解(必要时可先加水 1～2ml),用甲醇稀释至刻度,摇匀,滤过,取续滤液照含量测定项下的方法测定含量,应符合规定(通则 0941)。■[修订]

■溶出度 照溶出度与释放度测定法(通则 0931 第二法)测定。避光操作。

溶出条件 以含 0.3%十二烷基硫酸钠的醋酸盐缓冲液(取醋酸钠 2.99g,加水适量,振摇使溶解,加冰醋酸 1.74g,用水稀释至 1000ml,摇匀,即得,pH 4.5)900ml 为溶出介质,转速为每分钟 75 转,依法操作,经 30 分钟时取样。

供试品溶液 取溶出液适量,滤过,取续滤液。

对照品溶液 取尼莫地平对照品约 10mg,精密称定,置 100ml 量瓶中,加甲醇溶解并稀释至刻度,摇匀,精密量取适量,用溶出介质定量稀释制成每 1ml 中约含 20μg(20mg 规格)或 30μg(30mg 规格)的溶液。

测定法 取供试品溶液与对照品溶液,照紫外-可见分光光度法(通则 0401),在 360nm 的波长处分别测定吸光度,计算每片的溶出量。

限度 标示量的 85%,应符合规定。■[修订]

其他 应符合片剂项下有关的各项规定(通则 0101)。

■【含量测定】 照高效液相色谱法(通则 0512)测定。避光操作。

供试品溶液 取本品 20 片,精密称定,研细,精密称取适量(约相当于尼莫地平 30mg),置 50ml 量瓶中,加甲醇适量,超声使尼莫地平溶解,用甲醇稀释至刻度,摇匀,滤过,取续滤液。

对照品溶液 取尼莫地平对照品适量,精密称定,加甲醇溶解并定量稀释制成每 1ml 中约含 0.6mg 的溶液。

系统适用性溶液、色谱条件与系统适用性要求 除灵敏度要求外,见有关物质项下。

测定法 精密量取供试品溶液与对照品溶液,分别注入液相色谱仪,记录色谱图。按外标法以峰面积计算。■[修订]

【类别】 同尼莫地平。

【规格】 (1)20mg (2)30mg

【贮藏】 遮光,密封保存。

尼莫地平分散片

Nimodiping Fensanpian

Nimodipine Dispersible Tablets

本品含尼莫地平($C_{21}H_{26}N_2O_7$)应为标示量的 90.0%～110.0%。

【性状】 本品为微黄色至淡黄色片。

【鉴别】 (1)取本品的细粉适量(约相当于尼莫地平 40mg),加乙醇 5ml,振摇使尼莫地平溶解,滤过,取续滤液约 3ml,加新制的 5%硫酸亚铁铵溶液 2ml,加 1.5mol/L 硫酸溶液 1 滴与 0.5mol/L 氢氧化钾溶液 1ml,强烈振摇,1 分钟内沉淀由灰绿色变为红棕色。

(2)在含量测定项下记录的色谱图中,供试品溶液主峰的保留时间应与对照品溶液主峰的保留时间一致。

【检查】 有关物质 照高效液相色谱法(通则 0512)测定。避光操作。

供试品溶液 取含量测定项下的细粉适量(约相当于尼莫地平 10mg),精密称定,置 50ml 量瓶中,加流动相适量,超声约 15 分钟使尼莫地平溶解,放冷,用流动相稀释至刻度,摇匀,离心 10 分钟(每分钟 3000 转),取上清液。

对照溶液 取杂质 I 对照品,精密称定,加流动相溶解并定量稀释制成每 1ml 中约含 20μg 的溶液,精密量取 5ml,置 100ml 量瓶中,精密加入供试品溶液 1ml,用流动相稀释至刻度,摇匀。

系统适用性溶液　取尼莫地平与杂质Ⅰ对照品各适量，加流动相溶解并稀释制成每1ml中各约含200μg与1μg的混合溶液。

色谱条件　用十八烷基硅烷键合硅胶为填充剂；以甲醇-乙腈-水（35∶38∶27）为流动相；检测波长为235nm；进样体积20μl。

系统适用性要求　系统适用性溶液色谱图中，尼莫地平峰与杂质Ⅰ峰的分离度应大于3.0。

测定法　精密量取供试品溶液与对照溶液，分别注入液相色谱仪，记录色谱图至主成分峰保留时间的3倍。

限度　供试品溶液色谱图中如有杂质峰，除相对保留时间小于0.35的色谱峰不计外，如有与杂质Ⅰ峰保留时间一致的色谱峰，按外标法以峰面积计算，不得过尼莫地平标示量的0.5%；其他单个杂质峰面积不得大于对照溶液中尼莫地平峰面积（1.0%），各杂质峰面积（杂质Ⅰ峰面积乘以1.78）的和不得大于对照溶液中尼莫地平峰面积的2倍（2.0%），小于对照溶液中尼莫地平峰面积0.02倍的色谱峰忽略不计。

含量均匀度　避光操作。取本品1片，置乳钵中，研细，加流动相适量研磨，用流动相分次转移至100ml量瓶中，超声约15分钟使尼莫地平溶解，放冷，用流动相稀释至刻度，摇匀，离心10分钟（每分钟3000转），精密量取上清液5ml，置50ml量瓶中，用流动相稀释至刻度，摇匀，作为供试品溶液。照含量测定项下的方法测定含量，应符合规定（通则0941）。

溶出度　照溶出度与释放度测定法（通则0931第二法）测定。避光操作。

溶出条件　■以含0.3%十二烷基硫酸钠的醋酸盐缓冲液（取醋酸钠2.99g，加水适量，振摇使溶解，加冰醋酸1.74g，用水稀释至1000ml，摇匀，即得，pH 4.5）■[修订]900ml为溶出介质，转速为每分钟75转，依法操作，经30分钟时取样。

供试品溶液　取溶出液滤过，精密量取续滤液5ml，置10ml量瓶中，用溶出介质稀释至刻度，摇匀。

对照品溶液　取尼莫地平对照品约10mg，精密称定，置100ml量瓶中，加乙醇10ml，振摇使溶解，用溶出介质稀释至刻度，摇匀，精密量取5ml，置50ml量瓶中，用溶出介质稀释至刻度，摇匀。

测定法　取供试品溶液与对照品溶液，照紫外-可见分光光度法（通则0401），在238nm的波长处分别测定吸光度，计算每片的溶出量。

限度　标示量的85%，应符合规定。

其他　应符合片剂项下有关的各项规定（通则0101）。

【含量测定】　照高效液相色谱法（通则0512）测定。避光操作。

供试品溶液　取本品20片，精密称定，研细，精密称取适量（约相当于尼莫地平10mg），置50ml量瓶中，加流动相适量，超声约15分钟使尼莫地平溶解，放冷，用流动相稀释至刻度，摇匀，离心10分钟（每分钟3000转），精密量取上清液5ml，置50ml量瓶中，用流动相稀释至刻度，摇匀。

对照品溶液　取尼莫地平对照品，精密称定，加流动相溶解并定量稀释制成每1ml中约含20μg的溶液。

色谱条件　用十八烷基硅烷键合硅胶为填充剂；以甲醇-乙腈-水（35∶38∶27）为流动相；检测波长为235nm；进样体积10μl。

系统适用性要求　理论板数按尼莫地平峰计算不低于8000，尼莫地平峰与相邻杂质峰的分离度应符合要求。

测定法　精密量取供试品溶液与对照品溶液，分别注入液相色谱仪，记录色谱图。按外标法以峰面积计算。

【类别】　同尼莫地平。

【规格】　20mg

【贮藏】　遮光，密封保存。

尼莫地平注射液

Nimodiping Zhusheye

Nimodipine Injection

本品为尼莫地平的灭菌水溶液。含尼莫地平（$C_{21}H_{26}N_2O_7$）应为标示量的90.0%～110.0%。

【性状】　本品为几乎无色的澄明液体。

【鉴别】　（1）取本品适量（约相当于尼莫地平20mg），置分液漏斗中，加乙醚30ml振摇提取，静置，分取乙醚层，置水浴上蒸干，放冷，残渣加乙醇2ml，搅拌使溶解，移至试管中，加1%氯化汞溶液3ml，即发生白色沉淀。

（2）在含量测定项下记录的色谱图中，供试品溶液主峰的保留时间应与对照品溶液主峰的保留时间一致。

【检查】　pH值　应为5.5～7.5（通则0631）。

颜色　取本品，依法检查（通则0901第一法），与黄绿色2号标准比色液比较，不得更深。

有关物质　照高效液相色谱法（通则0512）测定。避光操作。

供试品溶液　精密量取本品适量，用流动相定量稀释制成每1ml中约含尼莫地平0.2mg的溶液。

对照溶液　取杂质Ⅰ对照品，精密称定，加流动相溶解并定量稀释制成每1ml中约含20μg的溶液，精密量取5ml，置100ml量瓶中，精密加入供试品溶液1ml，用流动相稀释至刻度，摇匀。

系统适用性溶液　取尼莫地平与杂质Ⅰ对照品各适量，加流动相溶解并稀释制成每1ml中各约含200μg与1μg的混合溶液。

色谱条件　用十八烷基硅烷键合硅胶为填充剂；以甲醇-乙腈-水（35∶38∶27）为流动相；检测波长为235nm；进样体积20μl。

系统适用性要求　系统适用性溶液色谱图中，尼莫地平峰与杂质Ⅰ峰的分离度应大于3.0。

测定法　精密量取供试品溶液与对照溶液,分别注入液相色谱仪,记录色谱图至主成分峰保留时间的3倍。

限度　供试品溶液色谱图中如有杂质峰,除相对保留时间小于0.45的色谱峰不计外,如有与杂质Ⅰ峰保留时间一致的色谱峰,按外标法以峰面积计算,不得过尼莫地平标示量的0.5%;其他单个杂质峰面积不得大于对照溶液中尼莫地平峰面积(1.0%),各杂质峰面积(杂质Ⅰ峰面积乘以1.78)的和不得大于对照溶液中尼莫地平峰面积的2倍(2.0%)。小于对照溶液中尼莫地平峰面积0.02倍的色谱峰忽略不计。

热原　取本品,依法检查(通则1142),剂量按家兔体重每1kg缓慢注射2.5ml,应符合规定。

其他　应符合注射剂项下有关的各项规定(通则0102)。

【含量测定】　照高效液相色谱法(通则0512)测定。避光操作。

供试品溶液　精密量取本品5ml,置50ml量瓶中,用流动相稀释至刻度,摇匀。

对照品溶液　取尼莫地平对照品,精密称定,加流动相溶解并定量稀释制成每1ml中约含20μg的溶液。

色谱条件　用十八烷基硅烷键合硅胶为填充剂;以甲醇-乙腈-水(35:38:27)为流动相;检测波长为235nm;进样体积10μl。

系统适用性要求　理论板数按尼莫地平峰计算不低于8000,尼莫地平峰与相邻杂质峰的分离度应符合要求。

测定法　精密量取供试品溶液与对照品溶液,分别注入液相色谱仪,记录色谱图。按外标法以峰面积计算。

【类别】　同尼莫地平。

【规格】　(1)10ml:2mg　(2)20ml:4mg　(3)40ml:8mg　(4)50ml:10mg

【贮藏】　遮光,密闭保存。

尼莫地平胶囊

Nimodiping Jiaonang

Nimodipine Capsules

本品含尼莫地平($C_{21}H_{26}N_2O_7$)应为标示量的90.0%~110.0%。

【性状】　本品内容物为微黄色至淡黄色颗粒或粉末。

【鉴别】　(1)取本品的内容物适量(约相当于尼莫地平40mg),加乙醇5ml,振摇使尼莫地平溶解,滤过,取续滤液约3ml,加新制的5%硫酸亚铁铵溶液2ml,加1.5mol/L硫酸溶液1滴与0.5mol/L氢氧化钾溶液1ml,强烈振摇,1分钟内沉淀由灰绿色变为红棕色。

(2)在含量测定项下记录的色谱图中,供试品溶液主峰的保留时间应与对照品溶液主峰的保留时间一致。

【检查】　有关物质　照高效液相色谱法(通则0512)测定。避光操作。

供试品溶液　取含量测定项下的细粉适量(约相当于尼莫地平10mg),精密称定,置50ml量瓶中,加流动相适量,超声约15分钟使尼莫地平溶解,放冷,用流动相稀释至刻度,摇匀,离心10分钟(每分钟3000转),取上清液。

对照溶液　取杂质Ⅰ对照品,精密称定,加流动相溶解并定量稀释制成每1ml中约含20μg的溶液,精密量取5ml,置100ml量瓶中,精密加入供试品溶液1ml,用流动相稀释至刻度,摇匀。

■系统适用性溶液　取尼莫地平与杂质Ⅰ对照品各适量,加流动相溶解并稀释制成每1ml中各约含200μg与1μg的混合溶液。

色谱条件　用十八烷基硅烷键合硅胶为填充剂;以甲醇-乙腈-水(35:38:27)为流动相;检测波长为235nm;进样体积20μl。

系统适用性要求　系统适用性溶液色谱图中,尼莫地平峰与杂质Ⅰ峰的分离度应大于3.0。

测定法　精密量取供试品溶液与对照溶液,分别注入液相色谱仪,记录色谱图至主成分峰保留时间的3倍。■[修订]

限度　供试品溶液色谱图中如有杂质峰,除相对保留时间小于0.35的色谱峰不计外,如有与杂质Ⅰ峰保留时间一致的色谱峰,按外标法以峰面积计算,不得过尼莫地平标示量的0.5%;其他单个杂质峰面积不得大于对照溶液中尼莫地平峰面积(1.0%),各杂质峰面积(杂质Ⅰ峰面积乘以1.78)的和不得大于对照溶液中尼莫地平峰面积的2倍(2.0%),小于对照溶液中尼莫地平峰面积0.02倍的色谱峰忽略不计。

含量均匀度(20mg规格)　避光操作。取本品1粒,将内容物倾入100ml量瓶中,囊壳用流动相约50ml分次洗净,洗液并入量瓶中,超声约15分钟使尼莫地平溶解,放冷,用流动相稀释至刻度,摇匀,离心10分钟(每分钟3000转),精密量取上清液5ml,置50ml量瓶中,用流动相稀释至刻度,摇匀,作为供试品溶液。照含量测定项下的方法测定含量,应符合规定(通则0941)。

溶出度　照溶出度与释放度测定法(通则0931第二法)测定。避光操作。

溶出条件　■以含0.3%十二烷基硫酸钠的醋酸盐缓冲液(取醋酸钠2.99g,加水适量,振摇使溶解,加冰醋酸1.74g,用水稀释至1000ml,摇匀,即得,pH 4.5)■[修订]900ml为溶出介质,转速为每分钟75转,依法操作,经30分钟时取样。

供试品溶液　取溶出液滤过,精密量取续滤液10ml,置20ml(20mg规格)或25ml(30mg规格)量瓶中,用溶出介质稀释至刻度,摇匀。

对照品溶液　取尼莫地平对照品约10mg,精密称定,置100ml量瓶中,加乙醇10ml,振摇使溶解,用溶出介质稀释至刻度,摇匀,精密量取 5ml,置 50ml 量瓶中,用溶出介质稀释至刻度,摇匀。

测定法 取供试品溶液与对照品溶液,照紫外-可见分光光度法(通则 0401),在 238nm 的波长处分别测定吸光度,计算每粒的溶出量。

限度 标示量的 80%,应符合规定。

其他 应符合胶囊剂项下有关的各项规定(通则 0103)。

【含量测定】 照高效液相色谱法(通则 0512)测定。避光操作。

供试品溶液 取本品 20 粒,精密称定,计算平均装量,取内容物(20mg 规格)或取装量差异项下的内容物,研细,混匀,精密称取适量(约相当于尼莫地平 10mg),置 50ml 量瓶中,加流动相适量,超声约 15 分钟使尼莫地平溶解,放冷,用流动相稀释至刻度,摇匀,离心 10 分钟(每分钟 3000 转),精密量取上清液 5ml,置 50ml 量瓶中,用流动相稀释至刻度,摇匀。

对照品溶液 取尼莫地平对照品,精密称定,加流动相溶解并定量稀释制成每 1ml 中约含 20μg 的溶液。

色谱条件 用十八烷基硅烷键合硅胶为填充剂;以甲醇-乙腈-水(35:38:27)为流动相;检测波长为 235nm;进样体积 10μl。

系统适用性要求 理论板数按尼莫地平峰计算不低于 8000,尼莫地平峰与相邻杂质峰的分离度应符合要求。

测定法 精密量取供试品溶液与对照品溶液,分别注入液相色谱仪,记录色谱图。按外标法以峰面积计算。

【类别】 同尼莫地平。

【规格】 (1)20mg (2)30mg

【贮藏】 遮光,密封保存。

对乙酰氨基酚片

Duiyixian'anjifen Pian

Paracetamol Tablets

本品含对乙酰氨基酚($C_8H_9NO_2$)应为标示量的 95.0%～105.0%。

【性状】 本品为白色片、薄膜衣或明胶包衣片,除去包衣后显白色。

【鉴别】 (1)取本品的细粉适量(约相当于对乙酰氨基酚 0.5g),用乙醇 20ml 分次研磨使对乙酰氨基酚溶解,滤过,合并滤液,蒸干,残渣照对乙酰氨基酚项下的鉴别(1)、(2)项试验,显相同的反应。

(2)取本品细粉适量(约相当于对乙酰氨基酚 100mg),加丙酮 10ml,研磨溶解,滤过,滤液水浴蒸干,残渣经减压干燥,依法测定。本品的红外光吸收图谱应与对照的图谱(光谱集 131 图)一致。

【检查】 **对氨基酚** 照高效液相色谱法(通则 0512)测定。临用新制。

供试品溶液 取本品细粉适量(约相当于对乙酰氨基酚 0.2g),精密称定,置 10ml 量瓶中,加溶剂适量,振摇使对乙酰氨基酚溶解,加溶剂稀释至刻度,摇匀,滤过,取续滤液。

对照品溶液 取对氨基酚对照品与对乙酰氨基酚对照品各适量,精密称定,加溶剂溶解并定量稀释制成每 1ml 中各约含 20μg 的混合溶液。

溶剂、色谱条件与系统适用性要求 见对乙酰氨基酚有关物质项下。

测定法 精密量取供试品溶液与对照品溶液,分别注入液相色谱仪,记录色谱图。

限度 供试品溶液色谱图中如有与对照品溶液中对氨基酚保留时间一致的色谱峰,按外标法以峰面积计算,含对氨基酚不得过对乙酰氨基酚标示量的 0.1%。

溶出度 照溶出度与释放度测定法(通则 0931 第一法)测定。

溶出条件 以稀盐酸 24ml 加水至 1000ml 为溶出介质,转速为每分钟 100 转,依法操作,经 30 分钟时取样。

测定法 取溶出液适量,滤过,精密量取续滤液适量,用 0.04%氢氧化钠溶液定量稀释成每 1ml 中含对乙酰氨基酚 5～10μg 的溶液。照紫外-可见分光光度法(通则 0401),在 257nm 的波长处测定吸光度,按 $C_8H_9NO_2$ 的吸收系数($E_{1cm}^{1\%}$)为 715 计算每片的溶出量。

限度 标示量的 80%,应符合规定。

其他 应符合片剂项下有关的各项规定(通则 0101)。

【含量测定】 照紫外-可见分光光度法(通则 0401)测定。

供试品溶液 取本品 20 片,精密称定,研细,精密称取适量(约相当于对乙酰氨基酚 40mg),置 250ml 量瓶中,加 0.4%氢氧化钠溶液 50ml 与水 50ml,振摇 15 分钟,用水稀释至刻度,摇匀,滤过,精密量取续滤液 5ml,置 100ml 量瓶中,加 0.4%氢氧化钠溶液 10ml,用水稀释至刻度,摇匀。

测定法 见对乙酰氨基酚含量测定项下。

【类别】 同对乙酰氨基酚。

【规格】 (1)0.1g (2)0.3g (3)0.5g

【贮藏】 密封保存。

■**曾用名**:小儿对乙酰氨基酚片■[增订]

对乙酰氨基酚栓

Duiyixian'anjifen Shuan

Paracetamol Suppositories

本品含对乙酰氨基酚($C_8H_9NO_2$)应为标示量的 90.0%～110.0%。

【性状】 本品为乳白色至微黄色栓。

【鉴别】 (1)取本品适量(约相当于对乙酰氨基酚 0.3g),加水 20ml,置 60℃水浴内加热使完全融化,振摇 5 分钟,置冰浴中冷却,滤过,取滤液 5ml,加三氯化铁试液 1 滴,即显蓝紫色。

(2)取鉴别(1)项下的滤液 5ml,加稀盐酸 5ml,置水浴上加热 30 分钟,冷却,滴加亚硝酸钠试液数滴与碱性 β-萘酚试液数滴,产生由橙黄至猩红色沉淀。

■(3)在含量测定项下记录的色谱图中,供试品溶液主峰的保留时间应与对照品溶液主峰的保留时间一致。■[修订]

■(4)取本品适量(约相当于对乙酰氨基酚 0.1g),加热水 10ml,研磨使对乙酰氨基酚溶解,置冰浴中冷却,滤过,滤液置水浴上蒸干,残渣经减压干燥,依法测定。本品的红外光吸收图谱应与对照的图谱(光谱集 131 图)一致。■[修订]

【检查】 ■有关物质 照高效液相色谱法(通则 0512)测定。临用新制。

供试品溶液 取本品,切碎,取适量(约相当于对乙酰氨基酚 0.25g),精密称定,置 250ml 量瓶中,加溶剂适量,40℃超声并时时振摇使完全溶解,放冷,用溶剂稀释至刻度,摇匀,置冷水浴中冷却 1 小时,滤过,待续滤液放至室温。

对照品溶液 取对氨基酚对照品适量,精密称定,加溶剂溶解并定量稀释制成每 1ml 中约含 0.1mg 的溶液。

对照溶液 精密量取供试品溶液 1ml,置 10ml 量瓶中,用溶剂稀释至刻度,摇匀,精密量取 1ml 与对照品溶液 1ml,置同一 100ml 量瓶中,用溶剂稀释至刻度,摇匀。

灵敏度溶液 精密量取对照溶液 5ml,置 10ml 量瓶中,用溶剂稀释至刻度,摇匀。

系统适用性要求 对照溶液色谱图中,对氨基酚峰与对乙酰氨基酚峰之间的分离度应符合要求。灵敏度溶液色谱图中,对乙酰氨基酚峰高的信噪比应不小于 10。

溶剂、色谱条件与测定法 见对乙酰氨基酚有关物质项下。

限度 供试品溶液色谱图中如有与对氨基酚保留时间一致的色谱峰,按外标法以峰面积计算,含对氨基酚不得过 0.1%;其他单个杂质峰面积不得大于对照溶液中对乙酰氨基酚峰面积(0.1%),其他各杂质峰面积的和不得大于对照溶液中对乙酰氨基酚峰面积的 5 倍(0.5%)。小于灵敏度溶液主峰面积的峰忽略不计。■[增订]

■含量均匀度 以含量测定项下测得的每粒含量计算,应符合规定(通则 0941)。■[增订]

其他 应符合栓剂项下有关的各项规定(通则 0107)。

■【含量测定】 照高效液相色谱法(通则 0512)测定。

溶剂 0.01mol/L 氢氧化钠溶液。

供试品溶液 取本品 10 粒,分别置 100ml 量瓶中,加约 60℃的溶剂 80ml,振摇 10 分钟使对乙酰氨基酚溶解,放冷,用溶剂稀释至刻度,摇匀,置冷水浴中冷却 1 小时,滤过,待续滤液放至室温后,精密量取续滤液适量,用溶剂定量稀释制成每 1ml 中约含对乙酰氨基酚 0.15mg 的溶液。

对照品溶液 取对乙酰氨基酚对照品适量,精密称定,加溶剂溶解并定量稀释制成每 1ml 中约含 0.15mg 的溶液。

色谱条件 用十八烷基硅烷键合硅胶为填充剂;以 0.05mol/L 醋酸铵溶液-甲醇(85:15)为流动相;检测波长为 257nm;进样体积 10μl。

系统适用性要求 理论板数按对乙酰氨基酚峰计算不低于 2000,对乙酰氨基酚峰与相邻杂质峰之间的分离度应符合要求。

测定法 精密量取供试品溶液与对照品溶液,分别注入液相色谱仪,记录色谱图。按外标法以峰面积计算每粒的含量,并求得 10 粒的平均含量。■[修订]

【类别】 同对乙酰氨基酚。

【规格】 (1)0.125g (2)0.15g (3)0.3g (4)0.6g

【贮藏】 密封,在阴凉处保存。

对乙酰氨基酚滴剂

Duiyixian'anjifen Diji

Paracetamol Drops

本品含对乙酰氨基酚($C_8H_9NO_2$)应为标示量的 90.0%~110.0%。

【性状】 本品为着色的澄清液体。

【鉴别】 ■(1)取本品 20ml,加三氯甲烷 20ml,振摇提取,分取三氯甲烷层,水浴蒸干,取残渣照对乙酰氨基酚项下的鉴别(2)项试验,显相同的反应。■[删除]

(2)在含量测定项下记录的色谱图中,供试品溶液主峰的保留时间应与对照品溶液主峰的保留时间一致。

【检查】 相对密度 本品的相对密度(通则 0601)为 1.070~1.150。

pH 值 应为 4.5~6.5(通则 0631)。

对氨基酚 照高效液相色谱法(通则 0512)测定。临用新制。

供试品溶液 取本品,用水定量稀释制成每 1ml 中约含对乙酰氨基酚 2mg 的溶液。

对照品溶液 取对氨基酚对照品适量,精密称定,加水溶解并定量稀释制成每 1ml 中约含 2μg 的溶液。

色谱条件 用十八烷基硅烷键合硅胶为填充剂;以 0.05mol/L 醋酸铵溶液-甲醇(85:15)为流动相;检测波长为 257nm;进样体积 10μl。

系统适用性要求 理论板数按对乙酰氨基酚峰计算不低于 5000。

测定法 精密量取供试品溶液与对照品溶液,分别注入液相色谱仪,记录色谱图。

限度 供试品溶液色谱图中如有与对照品溶液中对氨基酚保留时间一致的色谱峰,按外标法以峰面积计算,含对氨基酚不得过对乙酰氨基酚标示量的 0.1%。

其他 应符合口服溶液剂项下有关的各项规定(通则 0123)。

【含量测定】 照高效液相色谱法(通则 0512)测定。

内标溶液 取茶碱,加水溶解并稀释制成每 1ml 中含 1.0mg 的溶液,摇匀。

供试品溶液 精密量取本品适量,用水定量稀释制成每 1ml 中约含对乙酰氨基酚 0.6mg 的溶液,精密量取此溶液与内标溶液各 5ml,置同一 50ml 量瓶中,用水稀释至刻度,摇匀。

对照品溶液 取对乙酰氨基酚对照品适量,精密称定,加水溶解并定量稀释制成每 1ml 中约含 0.6mg 的溶液,精密量取此溶液与内标溶液各 5ml,置同一 50ml 量瓶中,用水稀释至刻度,摇匀。

色谱条件与**系统适用性要求** 见对氨基酚项下。对乙酰氨基酚峰与内标峰之间的分离度应符合要求。

测定法 精密量取供试品溶液与对照品溶液,分别注入液相色谱仪,记录色谱图。按内标法以峰面积计算。

【类别】 同对乙酰氨基酚。

【规格】 (1)10ml∶1g (2)15ml∶1.5g (3)16ml∶1.6g

【贮藏】 遮光,密闭保存。

地 奥 司 明

Di'aosiming

Diosmin

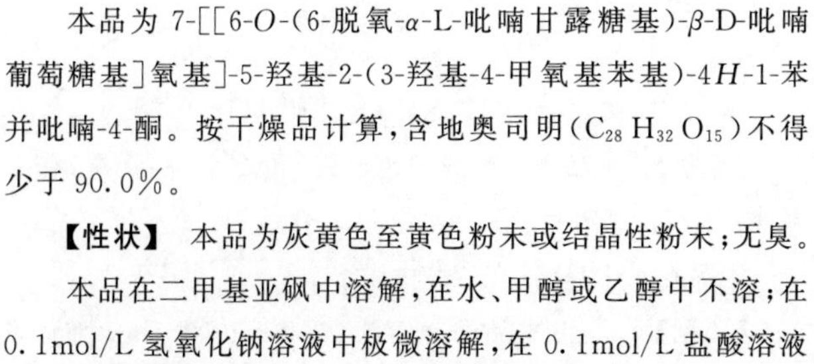

$C_{28}H_{32}O_{15}$ 608.54

本品为 7-[[6-O-(6-脱氧-α-L-吡喃甘露糖基)-β-D-吡喃葡萄糖基]氧基]-5-羟基-2-(3-羟基-4-甲氧基苯基)-4H-1-苯并吡喃-4-酮。按干燥品计算,含地奥司明($C_{28}H_{32}O_{15}$)不得少于 90.0%。

【性状】 本品为灰黄色至黄色粉末或结晶性粉末;无臭。

本品在二甲基亚砜中溶解,在水、甲醇或乙醇中不溶;在 0.1mol/L 氢氧化钠溶液中极微溶解,在 0.1mol/L 盐酸溶液中几乎不溶。

【鉴别】 ▪(1)取本品 2mg,加二甲基亚砜 2ml 使溶解,加甲醇 2ml 和镁粉少许,滴加浓盐酸数滴,溶液渐变为红色。▪[删除]

(2)在含量测定项下记录的色谱图中,供试品溶液主峰的保留时间应与对照品溶液主峰的保留时间一致。

(3)取本品适量,加 0.1mol/L 氢氧化钠溶液适量,超声

使溶解并稀释制成每 1ml 中含 10μg 的溶液,照紫外-可见分光光度法(通则 0401)测定,在 267nm 与 370nm 的波长处有最大吸收,在 247nm 与 324nm 的波长处有最小吸收。

(4)本品的红外光吸收图谱应与对照品的图谱一致(通则 0402)。

【检查】 **硫酸盐** 取本品 2.0g,加水 80ml,振摇,滤过,取续滤液 40ml,依法检查(通则 0802),与标准硫酸钾溶液 1.0ml 制成的对照液比较,不得更浓(0.01%)。

橙皮苷 照高效液相色谱法(通则 0512)测定。

对照品溶液 取橙皮苷对照 25mg,精密称定,置 50ml 量瓶中,加二甲基亚砜溶解并稀释至刻度,摇匀,精密量取 5ml,置 50ml 量瓶中,用二甲基亚砜稀释至刻度,摇匀。

供试品溶液、系统适用性溶液、色谱条件、系统适用性要求与测定法 见有关物质项下。

限度 按外标法以峰面积计算,含橙皮苷不得过 5.0%。

有关物质 照高效液相色谱法(通则 0512)测定。

供试品溶液 取本品 25mg,精密称定,置 25ml 量瓶中,加二甲基亚砜溶解并稀释至刻度,摇匀。

对照品溶液 取地奥司明对照品约 10mg,精密称定,置 10ml 量瓶中,加二甲基亚砜溶解并稀释至刻度,摇匀,精密量取 3ml,置 100ml 量瓶中,用二甲基亚砜稀释至刻度,摇匀。

系统适用性溶液 取地奥司明约 10mg,置 10ml 量瓶中,加二甲基亚砜溶解并稀释至刻度,摇匀,作为溶液(1)。另取橙皮苷约 10mg,置 10ml 量瓶中,加二甲基亚砜溶解并稀释至刻度,摇匀,量取 1ml 与溶液(1)3ml 置同一 100ml 量瓶中,用二甲基亚砜稀释至刻度,摇匀。

灵敏度溶液 取对照品溶液适量,用二甲基亚砜稀释 20 倍。

色谱条件 用十八烷基硅烷键合硅胶为填充剂(▪Phenomenex C18,▪[删除]4.6mm×100mm,3μm 或效能相当的色谱柱);以水-甲醇-冰醋酸-乙腈(66∶28∶6∶2)为流动相;检测波长为 275nm;进样体积 10μl。

系统适用性要求 系统适用性溶液色谱图中,橙皮苷峰与地奥司明峰的分离度应大于 4.6。灵敏度溶液色谱图中,主成分峰高的信噪比应大于 10。

测定法 精密量取供试品溶液与对照品溶液,分别注入液相色谱仪,记录色谱图至主峰保留时间的 5 倍。

限度 供试品溶液色谱图中如有杂质峰,除橙皮苷外,按外标法以峰面积计算,单个杂质含量不得大于 3.0%,含量在 1.0%～3.0%的单个杂质不得多于 3 个,杂质总量不得过 8.0%,小于灵敏度溶液主峰面积的色谱峰忽略不计。

残留溶剂 照残留溶剂测定法(通则 0861 第三法)测定。

供试品溶液 取本品适量,精密称定,加二甲基亚砜溶解并定量稀释制成每 1ml 中含 40mg 的溶液。

对照品溶液 取甲醇、吡啶与 N,N-二甲基甲酰胺适量,精密称定,用二甲基亚砜定量稀释制成每 1ml 中各含 120μg、

$8\mu g$ 与 $35.2\mu g$ 的混合溶液。

色谱条件 以 6% 氰丙基苯基-94% 二甲基聚硅氧烷(或极性相近)为固定液的毛细管柱为色谱柱;起始温度为 70℃,维持 5 分钟;进样口温度为 250℃;检测器温度为 250℃,以每分钟 25℃ 的速率升温至 230℃,维持 5 分钟;进样体积 1μl。

测定法 精密量取供试品溶液与对照品溶液,分别注入气相色谱仪,记录色谱图。

限度 按外标法以峰面积计算,甲醇、吡啶与 N,N-二甲基甲酰胺的残留量均应符合规定。

干燥失重 取本品,在 105℃ 干燥至恒重,减失重量不得过 5.0%(通则 0831)。

炽灼残渣 取本品 1.0g,依法检查(通则 0841),遗留残渣不得过 0.5%。

重金属 取炽灼残渣项下遗留的残渣,依法检查(通则 0821 第二法),含重金属不得过百万分之二十。

【含量测定】 照高效液相色谱法(通则 0512)测定。

供试品溶液 取本品约 20mg,精密称定,置 100ml 量瓶中,加二甲基亚砜溶解并稀释至刻度,摇匀。

对照品溶液 取地奥司明对照品适量,精密称定,加二甲基亚砜溶解并定量稀释制成每 1ml 中约含 0.2mg 的溶液。

系统适用性溶液、色谱条件与系统适用性要求 见有关物质项下。

测定法 精密量取供试品溶液与对照品溶液,分别注入液相色谱仪,记录色谱图。按外标法以峰面积计算。

【类别】 毛细血管保护药。

【贮藏】 密封,在干燥处保存。

【制剂】 地奥司明片

地奥司明片

Di'aosiming Pian

Diosmin Tablets

本品含地奥司明($C_{28}H_{32}O_{15}$)应为标示量的 90.0%～110.0%。

【性状】 本品为薄膜衣片,除去包衣后显淡黄色至棕黄色。

【鉴别】 ■(1)取本品细粉适量(约相当于地奥司明 10mg),加二甲基亚砜 10ml,振摇,滤过,取滤液 2ml,照地奥司明项下的鉴别(1)试验,显相同反应。■[删除]

(2)在含量测定项下记录的色谱图中,供试品溶液主峰的保留时间应与对照品溶液主峰的保留时间一致。

(3)取本品细粉适量,加 0.1mol/L 氢氧化钠溶液适量,超声使地奥司明溶解并稀释制成每 1ml 中含地奥司明 10μg 的溶液,滤过,照紫外-可见分光光度法(通则 0401)测定,在 267nm 与 370nm 的波长处有最大吸收,在 247nm 与 324nm

的波长处有最小吸收。

【检查】 橙皮苷 照高效液相色谱法(通则 0512)测定。

供试品溶液 见有关物质项下。

对照品溶液、系统适用性溶液、色谱条件、系统适用性要求与测定法 见地奥司明橙皮苷项下。

限度 按外标法以峰面积计算,含橙皮苷不得过地奥司明标示量的 5.0%。

有关物质 照高效液相色谱法(通则 0512)测定。

供试品溶液 取本品 10 片,去除薄膜衣,精密称定,研细,精密称取适量(约相当于地奥司明 0.1g),置 100ml 量瓶中,加二甲基亚砜溶解并稀释至刻度,摇匀,滤过,取续滤液。

对照品溶液、系统适用性溶液、灵敏度溶液、色谱条件、系统适用性要求与测定法 见地奥司明有关物质项下。

限度 供试品溶液色谱图如有杂质峰,除橙皮苷外,按外标法以峰面积计算,单个杂质含量不得大于 3.0%,含量在 1.0%～3.0% 的单个杂质不得多于 3 个,杂质总量不得过 8.0%,小于灵敏度溶液主峰面积的色谱峰忽略不计。

其他 应符合片剂项下有关的各项规定(通则 0101)。

【含量测定】 照高效液相色谱法(通则 0512)测定。

供试品溶液 精密量取有关物质项下的供试品溶液 5ml,置 25ml 量瓶中,用二甲基亚砜稀释至刻度,摇匀。

对照品溶液、系统适用性溶液、色谱条件、系统适用性要求与测定法 见地奥司明含量测定项下。

【类别】 同地奥司明。

【规格】 0.45g

【贮藏】 密封保存。

亚 硝 酸 钠

Yaxiaosuanna

Sodium Nitrite

$$NaNO_2 \quad 69.00$$

本品按干燥品计算,含 $NaNO_2$ 不得少于 99.0%。

【性状】 本品为无色或白色至微黄色的结晶;无臭;有引湿性;水溶液显碱性反应。

本品在水中易溶,在乙醇中微溶。

【鉴别】 (1)取本品的水溶液(0.3→10)约 1ml,加醋酸成酸性后,加新制的硫酸亚铁试液数滴,即显棕色。

(2)取上述溶液适量,加稀无机酸,加热,即发生红棕色的气体。

(3)本品显钠盐的鉴别反应(通则 0301)。

【检查】 溶液的颜色 取本品 2.5g,加水 50ml 溶解,溶液颜色与黄色 1 号标准比色液(通则 0901 第一法)比较,不得更深。

氯化物 取本品 0.30g,依法检查(通则 0801),与标准氯化钠溶液 6.0ml 制成的对照液比较,不得更浓(0.02%)。

硫酸盐 取本品 1.0g,依法检查(通则 0802),与标准硫酸钾溶液 3.0ml 制成的对照液比较,不得更浓(0.03%)。

干燥失重 取本品,置硫酸干燥器中干燥至恒重,减失重量不得过 1.0%(通则 0831)。

重金属 取本品 2.0g,■加稀盐酸 12ml 溶解后■[修订],置水浴上蒸干并不断搅拌,使残渣成粗粉,再加水 5ml,蒸干,加水 23ml 与醋酸盐缓冲液(pH 3.5)2ml 溶解后,依法检查(通则 0821 第一法),含重金属不得过百万分之十。

砷盐 取本品 1.0g,加硫酸 0.4ml 与水 1ml,蒸干,加热至发生浓白烟,放冷,加盐酸 5ml 与水 23ml 溶解后,依法检查(通则 0822 第一法),应符合规定(0.0002%)。

【含量测定】 取本品约 1g,精密称定,置 100ml 量瓶中,加水适量使溶解并稀释至刻度,摇匀;精密量取 10ml,随摇动随缓缓加至酸性的高锰酸钾溶液[精密量取高锰酸钾滴定液(0.02mol/L)50ml,置具塞锥形瓶中,加水 100ml 与硫酸 5ml 混合制成]中,加入时,吸管的尖端须插入液面下,加完后密塞,放置 10 分钟,加碘化钾 3g,密塞,轻轻振摇使溶解,放置 10 分钟,用硫代硫酸钠滴定液(0.1mol/L)滴定,至近终点时,加淀粉指示液 2ml,继续滴定至蓝色消失,并将滴定的结果用空白试验校正。每 1ml 高锰酸钾滴定液(0.02mol/L)相当于 3.45mg 的 $NaNO_2$。

【类别】 解毒药。

【贮藏】 密封保存。

西吡氯铵含漱液

Xibilü'an Hanshuye

Cetylpyridinium Chloride Gargle

本品为西吡氯铵的水溶液。含西吡氯铵(按 $C_{21}H_{38}ClN$ 计)应为标示量的 95.0%~105.0%。

【性状】 本品为澄清液体,振摇时产生大量泡沫。

【鉴别】 ■(1)取 2mol/L 氢氧化钠溶液 5ml,加溴酚蓝指示液 0.1ml 与三氯甲烷 5ml,振摇,三氯甲烷层无色;加本品 1ml,振摇,三氯甲烷层变蓝色。■[删除]

(2)在含量测定项下记录的色谱图中,供试品溶液主峰的保留时间应与对照品溶液主峰的保留时间一致。

(3)取本品约 20ml,置水浴上蒸发至约 10ml,溶液显氯化物的鉴别反应(1)(通则 0301)。

【检查】 pH 值 应为 5.0~7.0(通则 0631)。

装量 照最低装量检查法(通则 0942)检查,应符合规定。

微生物限度 取本品,照非无菌产品微生物限度检查:微生物计数法(通则 1105)与控制菌检查法(通则 1106)检查。1ml 供试品中需氧菌总数不得过 10^2 cfu,霉菌和酵母菌总数不得过 10^1 cfu,不得检出大肠埃希菌、金黄色葡萄球菌和铜绿假单胞菌。

【含量测定】 照高效液相色谱法(通则 0512)测定。

供试品溶液 精密量取本品适量,用流动相定量稀释制成每 1ml 中约含西吡氯铵(按 $C_{21}H_{38}ClN$ 计)60μg 的溶液。

对照品溶液 精密称取西吡氯铵对照品适量,加流动相溶解并定量稀释制成每 1ml 中约含西吡氯铵(按 $C_{21}H_{38}ClN$ 计)60μg 的溶液。

系统适用性溶液 取杂质Ⅰ对照品与西吡氯铵各适量,加甲醇溶解并稀释制成每 1ml 中分别含 5μg 与 60μg 的混合溶液。

色谱条件 用氰基键合硅胶为填充剂;以[0.02mol/L 四甲基氢氧化铵溶液-0.003mol/L 磷酸二氢钾溶液-甲醇(30:3:70),四甲基氢氧化铵溶液与磷酸二氢钾溶液混合后,用冰醋酸调节 pH 值至 3.5,再与甲醇混匀]为流动相;检测波长为 259nm;进样体积 20μl。

系统适用性要求 系统适用性溶液色谱图中,杂质Ⅰ峰与西吡氯铵峰之间的分离度应符合要求。

测定法 精密量取供试品溶液与对照品溶液,分别注入液相色谱仪,记录色谱图。按外标法以峰面积计算。

【类别】 同西吡氯铵。

【规格】 按 $C_{21}H_{38}ClN$ 计 0.1%

【贮藏】 遮光,密封,在阴凉处保存。

西 咪 替 丁

Ximitiding

Cimetidine

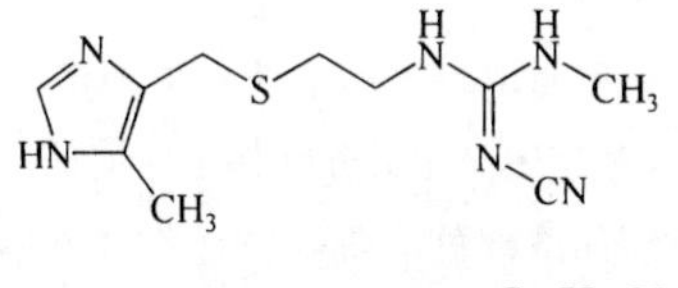

$C_{10}H_{16}N_6S$ 252.34

本品为 1-甲基-2-氰基-3-[2-[[(5-甲基咪唑-4-基)甲基]硫代]乙基]胍。按干燥品计算,含 $C_{10}H_{16}N_6S$ 不得少于 99.0%。

【性状】 本品为白色或类白色结晶性粉末;几乎无臭。

本品在甲醇中易溶,在乙醇中溶解,在异丙醇中略溶,在水中微溶;在稀盐酸中易溶。

吸收系数 取本品,精密称定,加盐酸溶液(0.9→1000)溶解并定量稀释制成每 1ml 中约含 8μg 的溶液,照紫外-可见分光光度法(通则0401),在218nm的波长处测定吸光度,吸收系数($E_{1cm}^{1\%}$)为751～797。

【鉴别】 (1)取本品约50mg,加水10ml,微温使溶解,加氨试液1滴与硫酸铜试液2滴,即生成蓝灰色沉淀;再加过量的氨试液,沉淀即溶解。

■(2)取本品约50mg,炽灼,产生的气体能使醋酸铅试纸显黑色。■[删除]

(3)本品的红外光吸收图谱应与对照的图谱(光谱集142图)一致。

【检查】 **酸性溶液的澄清度与颜色** 取本品3.0g,加1mol/L盐酸溶液12ml溶解后,用水稀释至20ml,摇匀,溶液应澄清无色;如显浑浊,与1号浊度标准液(通则0902第一法)比较,不得更浓;如显色,与黄色3号标准比色液(通则0901第一法)比较,不得更深。(供注射用)

氯化物 取本品1.0g,依法检查(通则0801),与标准氯化钠溶液8ml制成的对照液比较,不得更浓(0.008%)。

有关物质 照高效液相色谱法(通则0512)测定。

供试品溶液 取本品,加流动相溶解并稀释制成每1ml中约含0.4mg的溶液。

对照溶液 精密量取供试品溶液适量,用流动相定量稀释制成每1ml中约含2μg的溶液。

系统适用性溶液 临用新制。取西咪替丁约40mg,置100ml量瓶中,加1mol/L盐酸溶液10ml,水浴加热2分钟,放冷,加1mol/L氢氧化钠溶液10ml中和后,用流动相稀释至刻度,摇匀。

灵敏度溶液 精密量取供试品溶液适量,用流动相定量稀释制成每1ml中约含0.2μg的溶液。

色谱条件 用十八烷基硅烷键合硅胶为填充剂;以甲醇-水(240:760)(每1000ml中含磷酸0.3ml和己烷磺酸钠0.94g)为流动相;检测波长为220nm;进样体积20μl。

系统适用性要求 系统适用性溶液色谱图中,酰胺类似物的相对保留时间约为2.0,酰胺类似物峰与西咪替丁峰间的分离度应大于8.0。灵敏度溶液色谱图中,西咪替丁峰高的信噪比应大于10。

测定法 精密量取供试品溶液与对照溶液,分别注入液相色谱仪,记录色谱图至主成分峰保留时间的3.5倍。

限度 供试品溶液色谱图中如有杂质峰,单个杂质峰面积不得大于对照溶液主峰面积的0.4倍(0.2%),各杂质峰面积的和不得大于对照溶液主峰面积的2倍(1.0%),小于灵敏度溶液主峰面积0.5倍的色谱峰忽略不计。

干燥失重 取本品,在105℃干燥至恒重,减失重量不得过0.5%(通则0831)。

炽灼残渣 取本品1.0g,依法检查(通则0841),遗留残渣不得过0.1%。

重金属 取炽灼残渣项下遗留的残渣,依法检查(通则0821第二法),含重金属不得过百万分之十。

【含量测定】 取本品约0.2g,精密称定,加冰醋酸60ml溶解后,加结晶紫指示液1滴,用高氯酸滴定液(0.1mol/L)滴定至溶液恰显蓝色,并将滴定的结果用空白试验校正。每1ml高氯酸滴定液(0.1mol/L)相当于25.23mg的$C_{10}H_{16}N_6S$。

【类别】 H_2受体阻滞药。

【贮藏】 密封保存。

【制剂】 (1)西咪替丁片 (2)西咪替丁注射液 (3)西咪替丁胶囊 (4)西咪替丁氯化钠注射液

附:

酰胺类似物

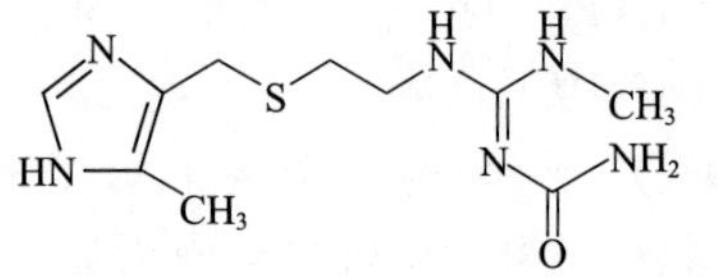

$C_{10}H_{18}N_6OS$ 270.35

1-[甲氨基[[2-[[(5-甲基-1H-咪唑-4-基)甲基]硫代]乙基]氨基]亚甲基]脲

西咪替丁片

Ximitiding Pian

Cimetidine Tablets

本品含西咪替丁($C_{10}H_{16}N_6S$)应为标示量的93.0%～107.0%。

【性状】 本品为白色片或加有着色剂的淡蓝色或浅绿色片,或为薄膜衣片。

【鉴别】 (1)取本品的细粉适量(约相当于西咪替丁0.1g),加热炽灼,产生的气体能使醋酸铅试纸显黑色。

(2)照薄层色谱法(通则0502)试验。

供试品溶液 取本品的细粉适量(约相当于西咪替丁0.1g),加甲醇10ml,振摇使西咪替丁溶解,滤过。

对照品溶液 取西咪替丁对照品,加甲醇溶解并稀释制成每1ml中约含10mg的溶液。

色谱条件 采用硅胶G薄层板,以三氯甲烷-甲醇(5:1)为展开剂。

测定法 吸取供试品溶液与对照品溶液各5μl,分别点于同一薄层板上,展开,晾干,置碘蒸气中显色。

结果判定 供试品溶液所显主斑点的位置和颜色应与对照品溶液的主斑点一致。

■(3)在含量测定项下记录的色谱图中,供试品溶液主峰的保留时间应与对照品溶液主峰的保留时间一致。

(4)取本品的细粉适量,加0.1mol/L的盐酸溶液溶解并稀释制成每1ml中约含西咪替丁5μg的溶液,滤过,取续滤液,照紫外-可见分光光度法(通则0401)测定,在218nm的波长处有最大吸收。

以上(2)、(3)两项可选做一项。■[增订]

【检查】 ■有关物质 照高效液相色谱法(通则0512)测定。

供试品溶液 取本品细粉适量(约相当于西咪替丁0.2g),加流动相溶解并稀释制成每1ml中约含西咪替丁0.4mg的溶液,滤过,取续滤液。

对照溶液 精密量取供试品溶液1ml,置200ml容量瓶中,用流动相稀释至刻度,摇匀。

系统适用性溶液 取西咪替丁约10mg,置25ml量瓶中,加1mol/L盐酸溶液2.5ml,水浴加热2分钟,放冷,再加1mol/L氢氧化钠溶液2.5ml中和,用流动相稀释至刻度,摇匀。

灵敏度溶液 精密量取对照溶液1ml,置10ml量瓶中,用流动相稀释至刻度,摇匀。

系统适用性要求 系统适用性溶液色谱图中,西咪替丁峰与酰胺类似物峰(相对保留时间约为2.0)之间的分离度应大于8.0。灵敏度溶液色谱图中,西咪替丁峰高的信噪比应不小于10。

色谱条件与测定法 见西咪替丁有关物质项下。

限度 供试品溶液色谱图中如有杂质峰,单个杂质峰面积不得大于对照溶液主峰面积(0.5%),各杂质峰面积的和不得大于对照溶液主峰面积的3倍(1.5%)。小于灵敏度溶液主峰面积的色谱峰忽略不计(0.05%)。■[增订]

溶出度 照溶出度与释放度测定法(通则0931第一法)测定。

溶出条件 以盐酸溶液(0.9→1000)900ml为溶出介质,转速为每分钟100转,依法操作,经15分钟时取样。

测定法 取溶出液约10ml,滤过,精密量取续滤液适量,用溶出介质定量稀释制成每1ml中约含西咪替丁$5\sim10\mu g$的溶液。照紫外-可见分光光度法(通则0401),在218nm的波长处测定吸光度,按$C_{10}H_{16}N_6S$的吸收系数($E_{1cm}^{1\%}$)为774计算每片的溶出量。

限度 标示量的75%,应符合规定。

其他 应符合片剂项下有关的各项规定(通则0101)。

【含量测定】 ■照高效液相色谱法(通则0512)测定。

供试品溶液 取本品20片,精密称定,研细,精密称取适量(约相当于西咪替丁0.2g),加水溶解并定量稀释制成每1ml中约含西咪替丁0.1mg的溶液,滤过,取续滤液。

对照品溶液 取西咪替丁对照品适量,精密称定,加水溶解并定量稀释制成每1ml中约含0.1mg的溶液。

系统适用性溶液、色谱条件与系统适用性要求 除灵敏度要求外,见有关物质项下。

测定法 精密量取供试品溶液与对照品溶液,分别注入液相色谱仪,记录色谱图。按外标法以峰面积计算。■[修订]

【类别】 同西咪替丁。

【规格】 (1)0.1g (2)0.2g (3)0.4g (4)0.8g

【贮藏】 密封保存。

西咪替丁注射液

Ximitiding Zhusheye

Cimetidine Injection

本品为西咪替丁的灭菌水溶液,含西咪替丁($C_{10}H_{16}N_6S$)应为标示量的93.0%～107.0%。

【性状】 本品为无色的澄明液体。

【鉴别】 ■(1)取本品1ml,小火蒸去水分,加热炽灼,产生的气体能使醋酸铅试纸显黑色。■[删除]

(2)在含量测定项下记录的色谱图中,供试品溶液主峰的保留时间应与对照品溶液主峰的保留时间一致。

【检查】 pH值 应为5.0～6.5(通则0631)。

有关物质 照高效液相色谱法(通则0512)测定。

供试品溶液 取本品适量,用流动相稀释制成每1ml中约含西咪替丁0.4mg的溶液。

对照溶液 精密量取供试品溶液适量,用流动相定量稀释制成每1ml中约含西咪替丁$2\mu g$的溶液。

系统适用性溶液 见西咪替丁有关物质项下。

灵敏度溶液 精密量取对照溶液适量,用流动相定量稀释制成每1ml中约含西咪替丁$0.2\mu g$的溶液。

色谱条件 用十八烷基硅烷键合硅胶为填充剂(Inertsil ODS-3,4.6mm×150mm,$5\mu m$或效能相当的色谱柱);以甲醇-水(240∶760)(每1000ml中含磷酸0.3ml和己烷磺酸钠0.94g)为流动相;检测波长为220nm;进样体积$20\mu l$。

系统适用性要求 系统适用性溶液色谱图中,西咪替丁峰的保留时间约为12分钟,酰胺类似物峰相对西咪替丁峰的保留时间约为1.8,西咪替丁峰与酰胺类似物峰之间的分离度应大于8.0。灵敏度溶液色谱图中,主成分峰高的信噪比应大于10。

测定法 精密量取供试品溶液与对照溶液,分别注入液相色谱仪,记录色谱图至主成分峰保留时间的3.5倍。

限度 供试品溶液色谱图中如有杂质峰,单个杂质峰面积不得大于对照溶液主峰面积(0.5%),各杂质峰面积的和不得大于对照溶液主峰面积的3倍(1.5%),小于灵敏度溶液主峰面积的色谱峰忽略不计。

细菌内毒素 取本品,依法检查(通则1143),每1mg西咪替丁中含内毒素的量应小于0.25EU。

其他 应符合注射剂项下有关的各项规定(通则0102)。

【含量测定】 照高效液相色谱法(通则0512)测定。

供试品溶液 精密量取本品适量,用流动相定量稀释制成每1ml中约含西咪替丁0.1mg的溶液。

对照品溶液 取西咪替丁对照品适量,加流动相适量使溶解并定量稀释制成每1ml中约含0.1mg的溶液。

系统适用性溶液、色谱条件与系统适用性要求 见有关物质项下。

测定法 精密量取供试品溶液与对照品溶液,分别注入液相色谱仪,记录色谱图。按外标法以峰面积计算。

【**类别**】 同西咪替丁。

【**规格**】 2ml:0.2g

【**贮藏**】 密闭保存。

达那唑胶囊
Danazuo Jiaonang
Danazol Capsules

本品含达那唑($C_{22}H_{27}NO_2$)应为标示量的 90.0%~110.0%。

【**鉴别**】 ■(1)取本品的内容物,加三氯甲烷适量提取,滤过,滤液蒸干,提取物照达那唑鉴别(1)试验,显相同的反应。■[删除]

(2)在含量测定项下记录的色谱图中,供试品溶液主峰的保留时间应与对照品溶液主峰的保留时间一致。

■(3)取本品内容物适量(约相当于达那唑 200mg),加三氯甲烷 10ml,研磨溶解,滤过,滤液水浴蒸干,残渣经减压干燥,依法测定(通则 0402)。本品的红外光吸收图谱应与对照的图谱(光谱集 147 图)一致。■[删除]

【**检查**】 **有关物质** 照高效液相色谱法(通则 0512)测定。

供试品溶液 取装量差异项下的内容物,混合均匀,精密称取适量,加流动相溶解并稀释制成每 1ml 中约含达那唑 2mg 的溶液,滤过,取续滤液。

对照溶液 精密量取供试品溶液 1ml,置 100ml 量瓶中,用流动相稀释至刻度,摇匀。

系统适用性溶液、色谱条件、系统适用性要求与测定法 见达那唑有关物质项下。

限度 供试品溶液色谱图中如有杂质峰,单个杂质峰面积不得大于对照溶液主峰面积的 0.75 倍(0.75%);各杂质峰面积的和不得大于对照溶液主峰面积的 1.5 倍(1.5%)。

溶出度 照溶出度与释放度测定法(通则 0931 第二法)测定。

溶出条件 以 0.1mol/L 盐酸溶液-异丙醇(3:2)1000ml 为溶出介质,转速为每分钟 80 转,依法操作,经 30 分钟时取样。

供试品溶液 取溶出液 25ml,滤过,精密量取续滤液适量,用溶出介质定量稀释制成每 1ml 中约含达那唑 20μg 的溶液。

对照品溶液 取达那唑对照品适量,精密称定,加溶出介质溶解并定量稀释制成每 1ml 中约含 20μg 的溶液。

测定法 取供试品溶液与对照品溶液,照紫外-可见分光光度法(通则 0401),在 286nm 的波长处分别测定吸光度,计算每粒的溶出量。

限度 标示量的 70%,应符合规定。

其他 应符合胶囊剂项下有关的各项规定(通则 0103)。

【**含量测定**】 照高效液相色谱法(通则 0512)测定。

供试品溶液 取装量差异项下的内容物,混合均匀,精密称取适量(约相当于达那唑 20mg),置 100ml 量瓶中,加流动相适量,超声使达那唑溶解,放冷,用流动相稀释至刻度,摇匀,滤过,取续滤液。

对照品溶液、系统适用性溶液、色谱条件、系统适用性要求与测定法 见达那唑含量测定项下。

【**类别**】 同达那唑。

【**规格**】 (1)0.1g (2)0.2g

【**贮藏**】 遮光,密封保存。

托 吡 卡 胺
Tuobika'an
Tropicamide

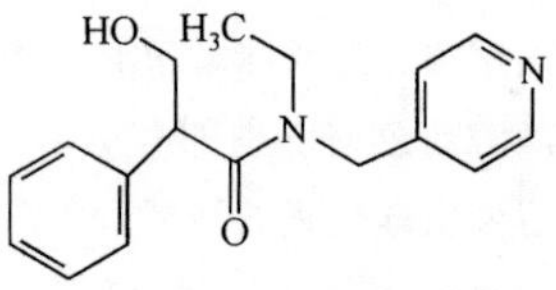

$C_{17}H_{20}N_2O_2$ 284.36

本品为 N-乙基-2-苯基-N-(4-吡啶甲基)羟丙酰胺。按干燥品计算,含 $C_{17}H_{20}N_2O_2$ 不得少于 98.5%。

【**性状**】 本品为白色结晶性粉末;无臭。

本品在乙醇■或三氯甲烷■[删除]中易溶,在水中微溶;在稀盐酸或稀硫酸中易溶。

熔点 本品的熔点(通则 0612)为 96~100℃。

吸收系数 取本品,精密称定,加 0.05mol/L 硫酸溶液溶解并定量稀释制成每 1ml 中约含 25μg 的溶液,照紫外-可见分光光度法(通则 0401),在 254nm 的波长处测定吸光度,吸收系数($E_{1cm}^{1\%}$)为 167~177。

【**鉴别**】 ■(1)取本品约 5mg,加乙醇 1ml 溶解后,加 2,4-二硝基氯苯 0.1g,置水浴上加热 5 分钟,放冷,加氢氧化钠乙醇溶液(1→100)1ml,溶液即显红紫色。■[删除]

(2)取本品,加 0.1mol/L 硫酸溶液制成每 1ml 中约含 25μg 的溶液,照紫外-可见分光光度法(通则 0401)测定,在波长 220~350nm 范围内,仅在 254nm 的波长处有最大吸收。

(3)本品的红外光吸收图谱应与对照的图谱(光谱集 ■1267■[修订] 图)一致。

【**检查**】 **旋光度** 取本品约 2.5g,置 25ml 量瓶中,加乙醇溶解并稀释至刻度,摇匀,依法测定(通则 0621),旋光度为 -0.1°至+0.1°。

酸碱度 取本品 0.20g,加水 100ml 溶解后,依法测定(通则 0631),pH 值应为 6.5~8.0。

乙醇溶液的澄清度 取本品 1.0g,加乙醇 10ml 溶解后,溶液应澄清。

氯化物 取本品 0.50g,加乙醇 10ml 溶解后,依法检查(通则 0801),与标准氯化钠溶液 5ml 制成的对照液比较,不得更浓(0.010%)。

有关物质 照薄层色谱法(通则 0502)试验。

供试品溶液 取本品,加二氯甲烷溶解并稀释制成每1ml 中约含 20mg 的溶液。

对照溶液(1) 精密量取供试品溶液适量,用二氯甲烷定量稀释成每 1ml 中含 0.04mg 的溶液。

对照溶液(2) 精密量取供试品溶液适量,用二氯甲烷定量稀释成每 1ml 中含 0.1mg 的溶液。

系统适用性溶液 取杂质Ⅰ与托吡卡胺对照品各约10mg,置 10ml 量瓶中,加二氯甲烷溶解并稀释至刻度,摇匀,量取 1ml,置 10ml 量瓶中,用二氯甲烷稀释至刻度,摇匀。

色谱条件 采用硅胶 GF_{254} 薄层板,以二氯甲烷-甲醇-浓氨溶液(190:10:1)为展开剂。

测定法 吸取上述四种溶液各 $10\mu l$,分别点于同一薄层板上,展开,晾干,置紫外光灯(254nm)下检视。

系统适用性要求 系统适用性溶液色谱图中应显两个清晰的斑点。

限度 供试品溶液如显杂质斑点,分别与对照溶液(1)、(2)所显的主斑点比较,只能有一个杂质斑点的颜色深于对照溶液(1)主斑点的颜色且不得深于对照溶液(2)主斑点的颜色,其他杂质斑点与对照溶液(1)的主斑点比较,不得更深。

***N*-乙基-甲基吡啶胺** 取本品 0.10g,加水 2ml,加热溶解,放冷,加乙醛溶液(1→20)1ml,摇匀,加亚硝基铁氰化钠试液 3～4 滴与碳酸氢钠试液 3～4 滴,摇匀,溶液不得显蓝色。

干燥失重 取本品 1.0g,置五氧化二磷干燥器中减压干燥至恒重,减失重量不得过 0.3%(通则 0831)。

炽灼残渣 取本品 1.0g,依法检查(通则 0841),遗留残渣不得过 0.1%。

重金属 取炽灼残渣项下遗留的残渣,依法检查(通则 0821 第二法),含重金属不得过百万分之二十。

【含量测定】 取本品约 0.2g,精密称定,加冰醋酸 25ml 溶解后,加结晶紫指示液 1 滴,用高氯酸滴定液(0.1mol/L)滴定至溶液显蓝绿色,并将滴定结果用空白试验校正。每 1ml 高氯酸滴定液(0.1mol/L)相当于 28.44mg 的 $C_{17}H_{20}N_2O_2$。

【类别】 散瞳药。

【贮藏】 遮光,密封保存。

【制剂】 托吡卡胺滴眼液

附:

杂质Ⅰ

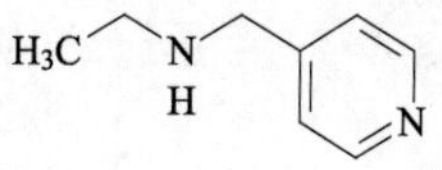

$C_8H_{12}N_2$ 136.19

N-(4-吡啶甲基)乙胺

托吡卡胺滴眼液
Tuobika'an Diyanye
Tropicamide Eye Drops

本品含托吡卡胺($C_{17}H_{20}N_2O_2$)应为标示量的 90.0%～110.0%。

本品可加适量的助溶剂和抑菌剂。

【性状】 本品为无色澄明液体。

【鉴别】 ■(1)取本品 1ml,加 2,4-二硝基氯苯 0.1g,置水浴上加热 5 分钟,放冷,加氢氧化钠乙醇溶液(1→100)1ml,溶液即显红紫色。■[删除]

(2)在含量测定项下记录的色谱图中,供试品溶液主峰的保留时间应与对照品溶液主峰的保留时间一致。

(3)取含量测定项下的供试品溶液,照紫外-可见分光光度法(通则 0401)测定,在 254nm 的波长处有最大吸收。

【检查】 pH 值 应为 5.0～7.0(通则 0631)。

渗透压摩尔浓度 取本品,照渗透压摩尔浓度测定法(通则 0632)测定,渗透压摩尔浓度比应为 0.9～1.1。

其他 应符合眼用制剂项下有关的各项规定(通则 0105)。

【含量测定】 照高效液相色谱法(通则 0512)测定。

供试品溶液 精密量取本品适量(约相当于托吡卡胺 15mg),用流动相定量稀释制成每 1ml 中约含托吡卡胺 0.15mg 的溶液。

对照品溶液 取托吡卡胺对照品,精密称定,加流动相溶解并定量稀释制成每 1ml 中含 0.15mg 的溶液。

系统适用性溶液 分别取羟苯甲酯、羟苯乙酯及托吡卡胺对照品,加流动相溶解并稀释制成每 1ml 中约含羟苯甲酯、羟苯乙酯各 $15\mu g$,托吡卡胺 $150\mu g$ 的溶液。

色谱条件 用辛基硅烷键合硅胶为填充剂;以甲醇-0.01mol/L 辛烷磺酸钠溶液(55:45,用磷酸调节 pH 值至3.0)为流动相;检测波长为 254nm;进样体积 $10\mu l$。

系统适用性要求 系统适用性溶液色谱图中,理论板数按托吡卡胺峰计算不低于 3000,托吡卡胺峰与羟苯甲酯峰、羟苯乙酯峰的分离度均应符合要求。

测定法 精密量取供试品溶液与对照品溶液,分别注入液相色谱仪,记录色谱图。按外标法以峰面积计算。

【类别】 同托吡卡胺。

【规格】 (1)5ml：12.5mg (2)5ml：25mg (3)6ml：15mg (4)6ml：30mg

【贮藏】 密封保存。

曲 克 芦 丁

Qukeluding

Troxerutin

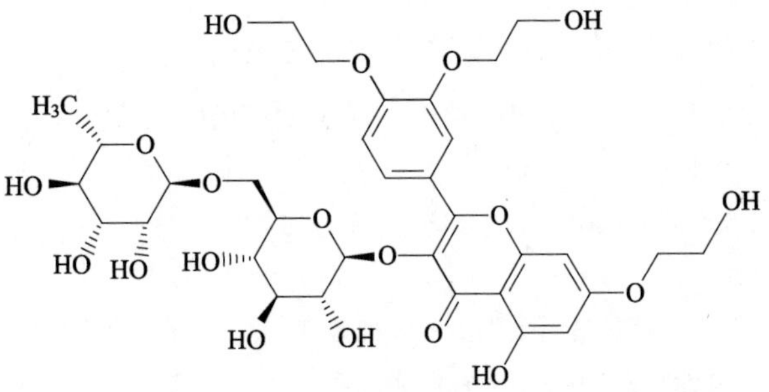

$C_{33}H_{42}O_{19}$ 742.69

本品为曲克芦丁(7,3′,4′-三羟乙基芦丁)为主的羟乙基芦丁混合物。按无水物计算,含曲克芦丁($C_{33}H_{42}O_{19}$)不得少于80.0%(供口服用)或88.0%(供注射用)。

【性状】 本品为黄色或黄绿色粉末;无臭;有引湿性。

本品在水中易溶,在甲醇中微溶,在乙醇中极微溶解■,在三氯甲烷中不溶■[删除]。

【鉴别】 (1)取本品约20mg,加水20ml、盐酸1ml和锌粉少量,置水浴上加热,显持续的红色。

(2)取本品约20mg,加水20ml和三氯化铝少量,溶液显亮黄色。

■(3)取本品,加水溶解并稀释制成每1ml中含20μg的溶液,照紫外-可见分光光度法(通则0401)测定,在254nm的波长处有最大吸收,在283nm的波长处有最小吸收。■[修订]

(4)在含量测定项下记录的色谱图中,供试品溶液主峰的保留时间应与对照品溶液主峰的保留时间一致。

(5)本品的红外光吸收图谱应与对照品的图谱一致(供注射用)(通则0402)。

【检查】 **酸度** 取本品,加水溶解并稀释制成每1ml中含50mg的溶液,依法测定(通则0631),pH值应为5.0～7.0。

溶液的澄清度 取本品,加水溶解并稀释制成每1ml中含50mg的溶液,溶液应澄清;如显浑浊,与1号浊度标准液(通则0902第一法)比较,不得更浓。(供注射用)

其他组分 照高效液相色谱法(通则0512)测定。

溶剂 流动相A-流动相B(80：20)。

供试品溶液 取本品,加溶剂溶解并稀释制成每1ml中含1mg的溶液。

系统适用性溶液 取曲克芦丁系统适用性对照品适量,加溶剂溶解并稀释制成每1ml中含50μg的溶液。

灵敏度溶液 取供试品溶液适量,用溶剂定量稀释制成每1ml中含曲克芦丁0.5μg的溶液。

色谱条件 用十八烷基硅烷键合硅胶为填充剂(Venusil MP C18,4.6mm×250mm,5μm或效能相当的色谱柱);流动相A为磷酸盐缓冲液(0.1mol/L磷酸二氢钠溶液,用磷酸调节pH值至4.4);流动相B为乙腈;流速为每分钟0.5ml。按下表进行梯度洗脱,检测波长为254nm;进样体积10μl。

时间(分钟)	流动相A(%)	流动相B(%)
0	80	20
30	80	20
33	65	35
45	65	35
48	80	20
58	80	20

系统适用性要求 系统适用性溶液色谱图中,曲克芦丁峰的保留时间约为18分钟,四羟乙基芦丁峰、一羟乙基芦丁峰、芦丁峰、曲克芦丁峰和二羟乙基芦丁峰的相对保留时间分别约为0.5、0.8、0.9、1.0和1.1,上述各峰之间的分离度均应符合要求。灵敏度溶液色谱图中,曲克芦丁峰信噪比应大于10。

测定法 精密量取供试品溶液,注入液相色谱仪,记录色谱图。

限度 按峰面积归一化法计算,除曲克芦丁峰外,单个最大组分峰面积不得大于总峰面积的10.0%,其他单个组分峰面积不得大于总峰面积的5.0%,各组分峰面积的和不得大于总峰面积的20.0%(供口服用);一羟乙基芦丁峰、二羟乙基芦丁峰和四羟乙基芦丁峰面积均不得大于总峰面积的5.0%,其他单个未知组分峰面积不得大于总峰面积的1.0%,未知组分峰面积的和不得大于总峰面积的4.0%,各组分峰面积的和不得大于总峰面积的12.0%(供注射用)。

残留溶剂 照残留溶剂测定法(通则0861第二法)测定。

供试品溶液 取本品1.0g,精密称定,置顶空瓶中,精密加水1ml使溶解,密封。

对照品溶液 分别取环氧乙烷、甲醇适量,精密称定,用水定量稀释制成每1ml中含环氧乙烷0.01mg和甲醇3.0mg的混合溶液,精密量取1ml置顶空瓶中,密封。

色谱条件 以14%氰丙基苯基-86%二甲基聚硅氧烷(或极性相近)为固定液的毛细管柱为色谱柱;起始温度为30℃,维持5分钟,以每分钟20℃的速率升温至200℃,维持3分钟;进样口温度为150℃;检测器温度为250℃;顶空瓶平衡温度为70℃,平衡时间为45分钟。

系统适用性要求 对照品溶液色谱图中,环氧乙烷峰与甲醇峰之间的分离度应符合要求。

测定法 取供试品溶液与对照品溶液分别顶空进样,记录色谱图。

限度 按外标法以峰面积计算,甲醇的残留量应符合规定,环氧乙烷的残留量不得过 0.001%。

水分 取本品,照水分测定法(通则 0832 第一法 1)测定,含水分不得过 4.0%。

炽灼残渣 取本品 1.0g,依法检查(通则 0841),遗留残渣不得过 0.4%(供口服用)或 0.2%(供注射用)。

重金属 取炽灼残渣项下遗留的残渣,依法检查(通则 0821 第二法),含重金属不得过百万分之二十(供口服用)或百万分之十(供注射用)。

异常毒性 取本品,加氯化钠注射液制成每 1ml 中含曲克芦丁 50mg 的溶液,依法检查(通则 1141),应符合规定。(供注射用)

【含量测定】 照高效液相色谱法(通则 0512)测定。

供试品溶液 取本品,精密称定,加流动相溶解并定量稀释制成每 1ml 中约含 0.2mg 的溶液。

对照品溶液 取曲克芦丁对照品适量,精密称定,加流动相溶解并定量稀释制成每 1ml 中约含 0.2mg 的溶液。

系统适用性溶液 见其他组分项下。

色谱条件 用十八烷基硅烷键合硅胶为填充剂(Venusil MP C18,4.6mm×250mm,5μm 或效能相当的色谱柱);以磷酸盐缓冲液(pH 4.4)(0.1mol/L 磷酸二氢钠溶液,用磷酸调节 pH 值至 4.4)-乙腈(80∶20)为流动相;检测波长为 254nm;进样体积 10μl。

系统适用性要求 系统适用性溶液色谱图中,曲克芦丁峰的保留时间约为 18 分钟,四羟乙基芦丁峰、一羟乙基芦丁峰、芦丁峰、曲克芦丁峰与二羟乙基芦丁峰的相对保留时间分别约为 0.5、0.8、0.9、1.0 和 1.1,曲克芦丁峰与二羟乙基芦丁峰与芦丁峰之间的分离度均应符合要求。

测定法 精密量取供试品溶液与对照品溶液,分别注入液相色谱仪,记录色谱图。按外标法以峰面积计算。

【类别】 毛细血管保护药。

【贮藏】 遮光,密封,在阴凉处保存。

【制剂】 曲克芦丁片

附:

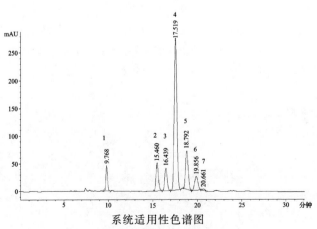

系统适用性色谱图

峰 1:四羟乙基芦丁　峰 2:一羟乙基芦丁　峰 3:芦丁
峰 4:曲克芦丁　峰 5:二羟乙基芦丁

钆贝葡胺注射液

Gabeipu'an Zhusheye

Gadobenate Dimeglumine Injection

本品为钆贝葡胺($C_{22}H_{28}GdN_3O_{11} \cdot 2C_7H_{17}NO_5$)的灭菌水溶液。含钆贝酸($C_{22}H_{28}GdN_3O_{11}$)及葡甲胺($C_7H_{17}NO_5$)均应为标示量的 95.0%～105.0%。

【性状】 本品为无色至微黄色的澄明液体。

【鉴别】 ■(1)照薄层色谱法(通则 0502)试验。

供试品溶液 精密量取本品 1ml,置 10ml 量瓶中,用甲醇稀释至刻度,摇匀。

对照品溶液 取钆贝葡胺对照品适量,加甲醇-水(9∶1)溶解并稀释制成每 1ml 中约含钆贝葡胺 53mg 的溶液。

色谱条件 采用硅胶 G 薄层板,以三氯甲烷-甲醇-浓氨溶液(50∶35∶15)为展开剂。

测定法 吸取供试品溶液与对照品溶液各 1μl,分别点于同一薄层板上,展开,晾干,喷以磷钼酸溶液(取磷钼酸 1g,加乙醇 20ml 使溶解,滤过),在 180℃加热 15 分钟。

结果判定 供试品溶液所显两个主斑点的位置和颜色应与对照品溶液相应两主斑点的位置和颜色相同。■[删除]

(2)在钆贝酸含量测定项下记录的色谱图中,供试品溶液主峰的保留时间应与对照品溶液主峰的保留时间一致。

(3)取本品,用衰减全反射法(ATR)测定,记录 2000～800cm^{-1} 的红外光谱图,本品的红外光吸收图谱应与对照品的图谱一致(通则 0402)。

(4)取本品适量,加甲醇稀释,减压干燥后,照红外分光光度法(通则 0402),记录 2000～800cm^{-1} 的红外光吸收图谱,应与对照品的图谱一致。

以上(3)、(4)两项可选做一项。

【检查】 **pH 值** 应为 6.5～7.3(通则 0631)。

澄清度与颜色 本品应澄清无色。如显浑浊,与 1 号浊度标准液(通则 0902 第一法)比较,不得更深;如显色,照紫外-可见分光光度法(通则 0401),在 450nm 的波长处测定吸光度,不得过 0.025。

游离酸和游离钆 精密量取本品 2ml,加醋酸盐缓冲液(pH 5.8)(取冰醋酸 5.75ml,加水 800ml,用 1mol/L 氢氧化钠溶液调节 pH 值至 5.8,用水稀释至 1000ml)50ml 与 0.03%二甲酚橙指示液[以醋酸盐缓冲液(pH 5.8)为溶剂]1ml。溶液若显黄色,用氯化钆滴定液(0.001mol/L)滴定至溶液显紫色。每 1ml 氯化钆滴定液(0.001mol/L)相当于 0.513mg 的游离酸。本品含游离酸不得过钆贝葡胺标示量的 0.2%;溶液若显紫色,用乙二胺四醋酸二钠滴定液(0.001mol/L)滴定至溶液显黄色。每 1ml 乙二胺四醋酸二钠滴定液(0.001mol/L)相当于 0.157mg 的游离钆。本品含游离钆不得过钆贝葡胺标示量的 0.002%。

有关物质 照高效液相色谱法(通则 0512)测定。

供试品溶液 精密量取本品 1ml,置 10ml 量瓶中,用水稀释至刻度,摇匀。

对照品溶液 分别取杂质Ⅰ单葡甲胺盐、杂质Ⅱ、丙酮酸钠与苯甲醇对照品各适量,精密称定,加水溶解并定量稀释制成每 1ml 中分别含杂质Ⅰ0.26mg(杂质Ⅰ与杂质Ⅰ单葡甲胺盐的换算因子为 0.715)、杂质Ⅱ0.2mg、丙酮酸 0.1mg(丙酮酸与丙酮酸钠的换算因子为 0.8)与苯甲醇 0.1mg 的溶液。

色谱条件 用十八烷基硅烷键合硅胶为填充剂;以磷酸盐缓冲液(取磷酸氢二钠 21.5g,乙二胺四醋酸二钠 15mg,四己基硫酸氢铵 1.35g,加水 700ml 溶解)-乙腈(70∶30)(用磷酸调节 pH 值至 5.0)为流动相;柱温为 45℃;检测波长为 210nm;进样体积 10μl。

系统适用性要求 杂质Ⅰ峰与杂质Ⅱ峰的分离度应不小于 2,杂质Ⅱ峰与丙酮酸峰的分离度应不小于 3,丙酮酸峰与苯甲醇峰的分离度应不小于 5。

测定法 精密量取供试品溶液与对照品溶液,分别注入液相色谱仪,记录色谱图至主成分峰保留时间的 2 倍。

限度 供试品溶液色谱图中如有与对照品溶液中杂质Ⅰ、杂质Ⅱ、丙酮酸或苯甲醇峰保留时间一致的色谱峰,按外标法以峰面积计算,杂质Ⅰ不得过钆贝葡胺标示量的 0.5%,杂质Ⅱ不得过钆贝葡胺标示量的 0.4%,丙酮酸不得过钆贝葡胺标示量的 0.2%,苯甲醇不得过钆贝葡胺标示量的 0.2%;如显其他杂质峰,以杂质Ⅱ为对照品按外标法以峰面积计算,均不得过钆贝葡胺标示量的 0.1%;杂质总量不得过钆贝葡胺标示量的 1.3%。

重金属 精密量取本品适量(相当于钆贝葡胺 1.0g),蒸干,依法检查(通则 0821 第二法),含重金属不得过百万分之二十。

细菌内毒素 取本品,依法检查(通则 1143),每 1ml 中含内毒素的量应小于 1.0EU。

其他 应符合注射剂项下有关的各项规定(通则 0102)。

【含量测定】 钆贝酸 照高效液相色谱法(通则 0512)测定。

供试品溶液 精密量取本品 2ml,置 500ml 量瓶中,用水稀释至刻度,摇匀,精密量取 5ml,置 50ml 量瓶中,用水稀释至刻度,摇匀。

对照品溶液 取钆贝葡胺对照品适量,精密称定,加水溶解并定量稀释制成每 1ml 中含钆贝酸 0.13mg 的溶液。

色谱条件 用辛基硅烷键合硅胶为填充剂;以辛胺溶液(取辛胺 1g,加水 730ml 溶解)-乙腈(73∶27,用磷酸调节 pH 值至 6.0)为流动相;柱温为 50℃;检测波长为 210nm;进样体积 10μl。

系统适用性要求 理论板数按钆贝酸峰计算不低于 1000。

测定法 精密量取供试品溶液与对照品溶液,分别注入液相色谱仪,记录色谱图。按外标法以峰面积计算。

葡甲胺 精密量取本品适量,用水稀释制成每 1ml 中含葡甲胺 19.5mg 的溶液,照旋光度测定法(通则 0621),在 365nm 测定旋光度,按葡甲胺的比旋度为 -74.65°,计算本品中 $C_7H_{17}NO_5$ 的含量。

【类别】 诊断用药。

【贮藏】 避光,密闭,常温保存。

【规格】 (1)10ml:5.290g 钆贝葡胺(相当于钆贝酸 3.340g,葡甲胺 1.950g) (2)15ml:7.935g 钆贝葡胺(相当于钆贝酸 5.010g,葡甲胺 2.925g) (3)20ml:10.58g 钆贝葡胺(相当于钆贝酸 6.680g,葡甲胺 3.900g)

注:氯化钆滴定液(0.001mol/L)的制备与标定

取氯化钆 264mg,加水溶解并稀释至 1000ml,摇匀,即得。精密量取氯化钆滴定液(0.001mol/L)10ml,加醋酸盐缓冲液(pH 5.8)50ml 和 0.03%二甲酚橙指示液[以醋酸盐缓冲液(pH 5.8)为溶剂]1ml,用乙二胺四醋酸二钠滴定液(0.001mol/L)滴定至溶液显黄色。根据乙二胺四醋酸二钠滴定液(0.001mol/L)的消耗量,算出本液的浓度,即得。

附:

游离酸

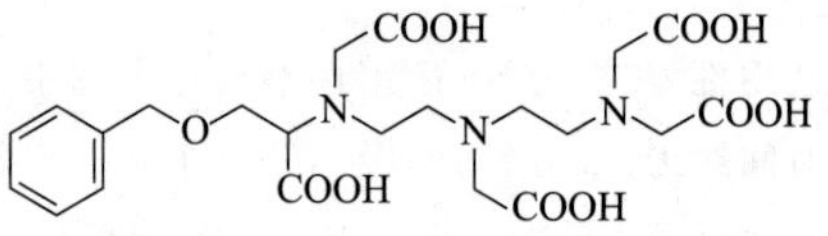

$C_{22}H_{31}N_3O_{11}$ 513.50

(±)-4-羧基-5,8,11-三(羧基甲基)-1-苯基-2-氧杂-5,8,11-三氮杂十三烷酸

杂质Ⅰ 单葡甲铵盐

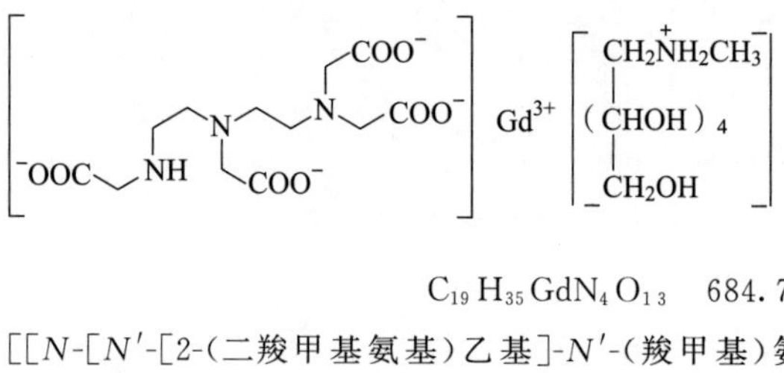

$C_{19}H_{35}GdN_4O_{13}$ 684.76

[[N-[N'-[2-(二羧甲基氨基)乙基]-N'-(羧甲基)氨基乙基]甘氨酸根(4-)]钆(1-)]单葡甲铵

杂质Ⅱ

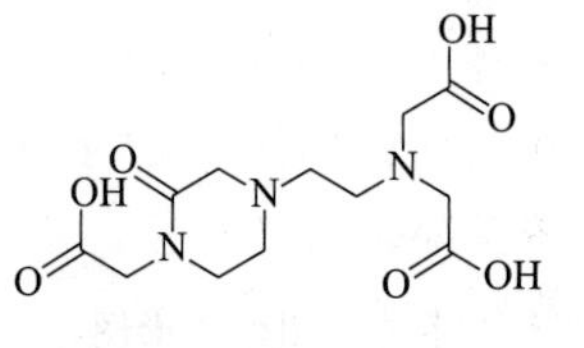

$C_{12}H_{19}N_3O_7$ 317.30

4-[2-[(二羧甲基)氨基]乙基]-2-氧代-1-哌嗪乙酸

钆喷酸葡胺注射液

Gapensuanpu'an Zhusheye

Gadopentetate Dimeglumine Injection

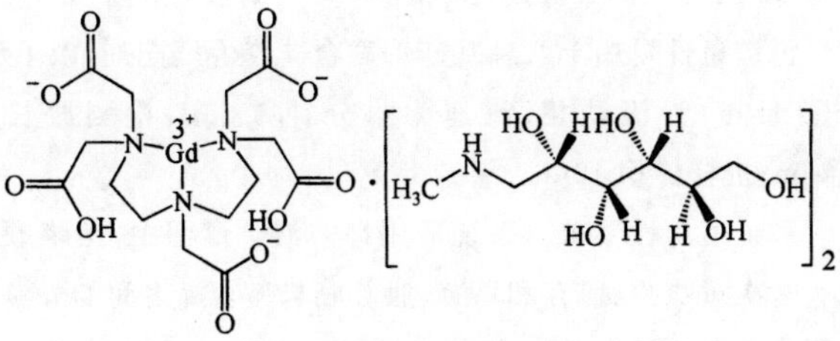

$C_{14}H_{20}GdN_3O_{10} \cdot 2C_7H_{17}NO_5$ 938.01

本品为钆喷酸双葡甲胺的灭菌水溶液。含钆喷酸双葡甲胺（$C_{14}H_{20}GdN_3O_{10} \cdot 2C_7H_{17}NO_5$）应为标示量的 95.0%～105.0%。

【性状】 本品为无色至淡黄色或淡黄绿色的澄明液体。

【鉴别】 ■(1)照薄层色谱法（通则 0502）试验。

供试品溶液 取本品适量，用水稀释制成每 1ml 中约含钆喷酸双葡甲胺 35mg（相当于葡甲胺 14.6mg）的溶液。

对照品溶液 取钆喷酸单葡甲胺对照品适量，加水溶解并稀释制成每 1ml 中约含 56mg（相当于葡甲胺 14.6mg）的溶液。

色谱条件 采用硅胶 GF$_{254}$ 薄层板，以正丁醇-冰醋酸-水（4∶1∶2）为展开剂。

测定法 吸取供试品溶液与对照品溶液各 2μl，分别点于同一薄层板上，展开，晾干，喷以茚三酮-醋酸镉溶液（取茚三酮 0.1g，醋酸镉 0.25g，冰醋酸 1ml，加乙醇溶解并稀释至 50ml，摇匀），在 120℃加热 10 分钟使显色。

结果判定 供试品溶液所显主斑点的位置和颜色应与对照品溶液的主斑点相同。■[删除]

(2)照薄层色谱法（通则 0502）试验。

供试品溶液 取本品适量，用水稀释制成每 1ml 中约含钆喷酸双葡甲胺 35mg（相当于钆喷酸 20.4mg）的溶液。

对照品溶液 ■取钆喷酸单葡甲胺对照品适量，加水溶解并稀释制成每 1ml 中约含 56mg（相当于葡甲胺 14.6mg）的溶液，■[修订]用水稀释制成每 1ml 中约含 28mg（相当于钆喷酸 20.4mg）的溶液。

色谱条件 采用硅胶 GF$_{254}$ 薄层板，以甲醇-乙腈-水-冰醋酸（5∶2∶2∶0.2）为展开剂。

测定法 吸取供试品溶液与对照品溶液各 2μl，分别点于同一薄层板上，展开，晾干，喷以硫酸铈-亚砷酸钠溶液（取硫酸铈 5g，置 100ml 量瓶中，置冰浴中，加放冷至 0℃ 的 0.5mol/L 硫酸溶液 50ml，振摇使溶解，滤过，冷藏，作为溶液 A；另取亚砷酸钠 2.5g，加 1mol/L 氢氧化钠溶液 15ml 溶解，在 0℃冷藏，小心加入放冷至 0℃ 的 1mol/L 硫酸溶液 32.5ml 中，加水至 50ml，作为溶液 B；临用前溶液 A、溶液 B 等量混

合，5 分钟内使用），再喷以 1% 邻苯二胺丙酮溶液。

结果判定 供试品溶液所显主斑点的位置和颜色应与对照品溶液的主斑点相同。

(3)在含量测定项下记录的色谱图中，供试品溶液主峰的保留时间应与对照品溶液主峰的保留时间一致。

(4)取本品 5ml，置 25ml 量瓶中，用水稀释至刻度，摇匀，照紫外-可见分光光度法（通则 0401）测定，在 275nm 的波长处有最大吸收。

以上(2)、(3)两项可选做一项。

【检查】 pH 值 应为 6.5～8.0（通则 0631）。

颜色 取本品，与黄色 4 号或黄绿色 4 号标准比色液（通则 0901 第一法）比较，不得更深。

葡甲胺 取本品，在 25℃依法测定旋光度（通则 0621），按下式计算葡甲胺含量，应为钆喷酸双葡甲胺标示量的 40.2%～47.1%。

$$葡甲胺含量(\%)=\frac{测得旋光度 \times 1000}{24.9 \times 469} \times 100\%$$

喷替酸 精密量取本品 5ml，置锥形瓶中，加水 25ml，加醋酸-醋酸钠缓冲液（pH 5.0）［取醋酸-醋酸钠缓冲液（pH 4.5），用氢氧化钠试液调 pH 值至 5.0］10ml，滴加二甲酚橙指示液 0.5ml，用氯化钆滴定液（0.002mol/L）滴定至溶液由橙黄色变为橙红色，并将滴定的结果用空白试验校正。每 1ml 的氯化钆滴定液（0.002mol/L）相当于 0.788mg 的 $C_{14}H_{23}N_3O_{10}$。本品每 1ml 中含喷替酸应为 50～400μg。

重金属 取本品适量（相当于钆喷酸双葡甲胺 1.0g），加氢氧化钠试液 5ml，用水稀释至 40ml，摇匀，依法检查（通则 0821 第三法），含重金属不得过百万分之二十。

细菌内毒素 取本品，依法检查（通则 1143），每 1ml 中含内毒素的量应小于 3.0EU。

其他 应符合注射剂项下有关的各项规定（通则 0102）。

【含量测定】 照高效液相色谱法（通则 0512）测定。

供试品溶液 精密量取本品 2ml，置 200ml 量瓶中，用水稀释至刻度，摇匀，精密量取 15ml，置 100ml 量瓶中，加乙腈 10ml，用水稀释至刻度，摇匀。

对照品溶液 取钆喷酸单葡甲胺对照品，精密称定，加 10% 乙腈溶液溶解并定量稀释制成每 1ml 中约含 0.6mg 的溶液。

色谱条件 用辛基硅烷键合硅胶为填充剂；以四丁基高氯酸铵溶液（取四丁基高氯酸铵 1.7g，加乙腈 100ml 使溶解，加水稀释至 1000ml）为流动相；检测波长为 195nm；进样体积 20μl。

系统适用性要求 理论板数按钆喷酸葡甲胺峰计算不低于 3000。

测定法 精密量取供试品溶液与对照品溶液，分别注入液相色谱仪，记录色谱图。按外标法以峰面积计算，所得结果乘以 1.263。

【类别】 诊断用药。

【规格】 按钆喷酸双葡甲胺($C_{14}H_{20}GdN_3O_{10}\cdot 2C_7H_{17}NO_5$)计 (1)10ml：4.69g (2)12ml：5.63g (3)15ml：7.04g (4)20ml：9.38g

【贮藏】 遮光，密闭保存。

注：氯化钆滴定液（0.002mol/L）的制备与标定

取氯化钆0.53g，加水溶解并稀释至1000ml，摇匀，即得。精密量取氯化钆滴定液（0.002mol/L）5ml，加醋酸盐缓冲液（pH 5.8）50ml和0.03%二甲酚橙指示液〔以醋酸盐缓冲液（pH 5.8）为溶剂〕1ml，用乙二胺四醋酸二钠滴定液（0.001mol/L）滴定至溶液显黄色。根据乙二胺四醋酸二钠滴定液（0.001mol/L）的消耗量，算出本液的浓度，即得。

肌 苷

Jigan

Inosine

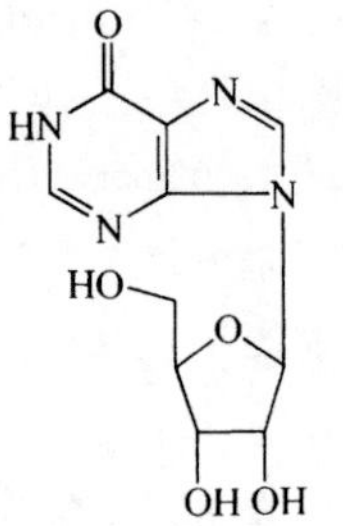

$C_{10}H_{12}N_4O_5$ 268.23

本品为9β-D-核糖次黄嘌呤。按干燥品计算，含$C_{10}H_{12}N_4O_5$应为98.0%～102.0%。

【性状】 本品为白色结晶性粉末；无臭。

本品在水中略溶，在乙醇中不溶，在稀盐酸和氢氧化钠试液中易溶。

【鉴别】 (1)取本品的0.01%溶液适量，加等体积的3,5-二羟基甲苯溶液〔取3,5-二羟基甲苯与三氯化铁各0.1g，加盐酸使成100ml〕，混匀，在水浴中加热约10分钟，即显绿色。

(2)在含量测定项下记录的色谱图中，供试品溶液主峰的保留时间应与对照品溶液主峰的保留时间一致。

(3)本品的红外光吸收图谱应与对照的图谱（光谱集605图）一致。

【检查】 **溶液的透光率** 取本品0.50g，加水50ml使溶解，照紫外-可见分光光度法（通则0401），在430nm的波长处测定透光率，不得低于98.0%。（供注射用）

■ **有关物质** 照高效液相色谱法（通则0512）测定。

供试品溶液 取本品适量，精密称定，加水溶解并定量稀释制成每1ml中约含0.5mg的溶液。

对照溶液 精密量取供试品溶液适量，用水定量稀释制成每1ml中约含0.5μg的溶液。

对照品溶液 精密称取次黄嘌呤对照品与鸟苷对照品各适量，加水溶解并定量稀释制成每1ml中分别约含次黄嘌呤0.5μg、鸟苷1.5μg的溶液。

系统适用性溶液 取肌苷约5mg，置10ml量瓶中，加对照品溶液溶解并稀释至刻度，摇匀。

灵敏度溶液 精密量取对照溶液适量，用水定量稀释制成每1ml中约含0.25μg的溶液。

色谱条件 用十八烷基硅烷键合硅胶为填充剂，以甲醇-水（5：95）为流动相；流速为每分钟1.0ml；检测波长为248nm；进样体积10μl。

系统适用性要求 系统适用性溶液色谱图中，出峰顺序依次为次黄嘌呤、肌苷和鸟苷，肌苷峰与鸟苷峰之间的分离度应不小于3.0，肌苷峰与相邻杂质峰之间的分离度应符合规定，理论板数按肌苷峰计算应不低于2000。灵敏度溶液色谱图中，肌苷峰峰高的信噪比应不小于10。

测定法 精密量取供试品溶液、对照溶液与对照品溶液，分别注入液相色谱仪，记录色谱图至主成分峰保留时间的3.5倍。

限度 供试品溶液色谱图中，如有与次黄嘌呤峰、鸟苷峰保留时间一致的色谱峰，按外标法以峰面积计算，次黄嘌呤不得过0.1%，鸟苷不得过0.3%；其他单个杂质峰面积不得大于对照溶液主峰面积（0.1%），其他各杂质峰面积的和不得大于对照溶液主峰面积的5倍（0.5%）。小于灵敏度溶液主峰面积的色谱峰忽略不计。■[修订]

干燥失重 取本品，在105℃干燥至恒重，减失重量不得过1.0%（通则0831）。

炽灼残渣 不得过0.1%（供注射用），或不得过0.2%（供口服用）（通则0841）。

重金属 取本品1.0g，依法检查（通则0821第二法），含重金属不得过百万分之十。

异常毒性 取本品，加氯化钠注射液溶解并稀释制成每1ml中含肌苷10mg的溶液，依法检查（通则1141），应符合规定。（供注射用）

■ **细菌内毒素** 取本品，依法检查（通则1143），每1mg肌苷中含内毒素的量应小于0.125EU。（供注射用）■[增订]

【含量测定】 照高效液相色谱法（通则0512）测定。

供试品溶液 取本品适量，精密称定，加水溶解并定量稀释制成每1ml中约含20μg的溶液，摇匀。

对照品溶液 取肌苷对照品适量，精密称定，加水溶解并定量稀释制成每1ml中约含20μg的溶液，摇匀。

系统适用性溶液、色谱条件与系统适用性要求 见有关物质项下。

测定法 精密量取供试品溶液与对照品溶液，分别注入液相色谱仪，记录色谱图。按外标法以峰面积计算。

【类别】 细胞代谢改善药。

【贮藏】 遮光，密封保存。

【制剂】 (1)肌苷口服溶液 (2)肌苷片 (3)肌苷注射液

(4)肌苷胶囊　(5)肌苷葡萄糖注射液　(6)肌苷氯化钠注射液　(7)注射用肌苷

■附：

次黄嘌呤

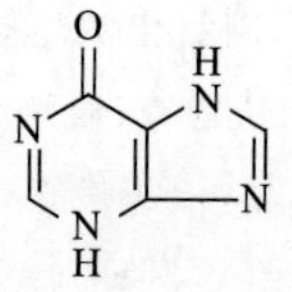

$C_5H_4N_4O$　136.11

$3H$-嘌呤-6($7H$)-酮

鸟苷

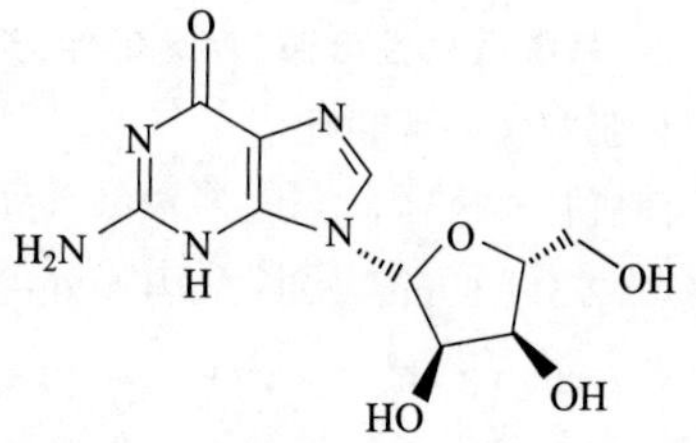

$C_{10}H_{13}N_5O_5$　283.24

2-氨基-9-[($2R$,$3R$,$4S$,$5R$)-3,4-二羟基-5-羟甲基-四氢呋喃-2-基]-$3H$-嘌呤-6($9H$)-酮■[增订]

肌苷口服溶液

Jigan Koufurongye

Inosine Oral Solution

本品含肌苷（$C_{10}H_{12}N_4O_5$）应为标示量的90.0%～110.0%。

【性状】　本品为无色至微黄色液体。

【鉴别】　取本品,照肌苷项下的鉴别(2)项试验,显相同的结果。

【检查】　**pH值**　应为7.5～8.5(通则0631)。

■**有关物质**　照高效液相色谱法(通则0512)测定。

供试品溶液　取本品,用水定量稀释制成每1ml中约含肌苷0.5mg的溶液。

对照溶液　精密量取供试品溶液适量,用水定量稀释制成每1ml中约含5μg的溶液。

灵敏度溶液　精密量取对照溶液适量,用水定量稀释制成每1ml中约含0.25μg的溶液。

对照品溶液、系统适用性溶液、色谱条件、系统适用性要求与测定法　见肌苷有关物质项下。

限度　供试品溶液色谱图中如有杂质峰,各杂质峰面积的和不得大于对照溶液主峰面积的1.5倍(1.5%);小于灵敏度溶液主峰面积的色谱峰忽略不计。■[增订]

其他　应符合口服溶液剂项下有关的各项规定(通则0123)。

【含量测定】　照高效液相色谱法(通则0512)测定。

供试品溶液　精密量取本品适量,用水定量稀释制成每1ml中约含肌苷20μg的溶液。

对照品溶液、系统适用性溶液、色谱条件、系统适用性要求与测定法　见肌苷含量测定项下。

【类别】　同肌苷。

【规格】　(1)10ml：0.1g　(2)10ml：0.2g　(3)20ml：0.2g　(4)20ml：0.4g

【贮藏】　遮光,密封保存。

肌　苷　片

Jigan Pian

Inosine Tablets

本品含肌苷（$C_{10}H_{12}N_4O_5$）应为标示量的93.0%～107.0%。

【性状】　本品为白色片或糖衣片或薄膜衣片,除去包衣后显白色。

【鉴别】　(1)取本品2片,研细,加水10ml振摇使肌苷溶解,滤过,取滤液,照肌苷项下的鉴别(1)项试验,显相同的反应。

(2)在含量测定项下记录的色谱图中,供试品溶液主峰的保留时间应与对照品溶液主峰的保留时间一致。

【检查】　■**有关物质**　照高效液相色谱法(通则0512)测定。

供试品溶液　取含量测定项下细粉适量(约相当于肌苷0.1g),精密称定,置100ml量瓶中,加水约70ml,充分振摇使肌苷溶解,用水稀释至刻度,摇匀,滤过,精密量取续滤液10ml,置20ml量瓶中,用水稀释至刻度,摇匀。

对照溶液　精密量取供试品溶液适量,用水定量稀释制成每1ml中约含0.5μg的溶液。

灵敏度溶液　精密量取对照溶液适量,用水定量稀释制成每1ml中约含0.25μg的溶液。

对照品溶液、系统适用性溶液、色谱条件、系统适用性要求与测定法　见肌苷有关物质项下。

限度　供试品溶液色谱图中,如有与次黄嘌呤峰、鸟苷峰保留时间一致的色谱峰,按外标法以峰面积计算,次黄嘌呤不得过肌苷标示量的0.2%,鸟苷不得过肌苷标示量的0.5%;其他单个杂质峰面积不得大于对照溶液主峰面积(0.1%),其他各杂质峰面积的和不得大于对照溶液主峰面积的5倍(0.5%);小于灵敏度溶液主峰面积的色谱峰忽略不计。■[增订]

溶出度　照溶出度与释放度测定法(通则0931第二法)测定。

溶出条件 以水 900ml 为溶出介质,转速为每分钟 ■50■[修订]转,依法操作,经 30 分钟时取样。

■供试品溶液 取溶出液 10ml,滤过,精密量取续滤液适量,用水定量稀释制成每 1ml 中约含肌苷 10μg 的溶液。■[修订]

对照品溶液 取肌苷对照品适量,精密称定,加水溶解并定量稀释制成每 1ml 中约含 10μg 的溶液。

测定法 取供试品溶液与对照品溶液,照紫外-可见分光光度法(通则 0401),在 248nm 的波长处分别测定吸光度,计算每片的溶出量。

限度 标示量的 80%,应符合规定。

其他 应符合片剂项下有关的各项规定(通则 0101)。

【含量测定】 照高效液相色谱法(通则 0512)测定。

供试品溶液 取本品 10 片(如为糖衣片,应除去包衣),精密称定,研细,精密称取适量(约相当于肌苷 0.1g),置 100ml 量瓶中,加水约 70ml,充分振摇使肌苷溶解,用水稀释至刻度,摇匀,滤过,精密量取续滤液 2ml,置 100ml 量瓶中,用水稀释至刻度,摇匀。

对照品溶液、系统适用性溶液、色谱条件、系统适用性要求与测定法 见肌苷含量测定项下。

【类别】 同肌苷。

【规格】 ■(1)0.1g■[增订] (2)0.2g

【贮藏】 遮光,密封保存。

肌苷注射液

Jigan Zhusheye

Inosine Injection

■本品为肌苷加适宜的辅料制成的灭菌水溶液。■[修订]含肌苷($C_{10}H_{12}N_4O_5$)应为标示量的 90.0%~110.0%。

【性状】 本品为无色或几乎无色的澄明液体。

【鉴别】 取本品,照肌苷项下的鉴别(1)、(2)项试验,显相同的结果。

【检查】 pH值 应为 8.5~9.5(通则 0631)。

■有关物质 照高效液相色谱法(通则 0512)测定。

供试品溶液 精密量取本品适量,用水定量稀释制成每 1ml 中约含肌苷 0.5mg 的溶液。

对照溶液 精密量取供试品溶液适量,用水定量稀释制成每 1ml 中约含 2.5μg 的溶液。

灵敏度溶液 精密量取对照溶液适量,用水定量稀释制成每 1ml 中约含 0.25μg 的溶液。

对照品溶液、系统适用性溶液、色谱条件、系统适用性要求与测定法 见肌苷有关物质项下。

限度 供试品溶液色谱图中,除辅料峰外,如有与次黄嘌呤峰、鸟苷峰保留时间一致的色谱峰,按外标法以峰面积计算,次黄嘌呤不得过肌苷标示量的 0.2%,鸟苷不得过肌苷标示量

的 0.3%;其他单个杂质峰面积不得大于对照溶液主峰面积(0.5%),其他各杂质峰面积的和不得大于对照溶液主峰面积的 2 倍(1.0%);小于灵敏度溶液主峰面积的色谱峰忽略不计。■[修订]

■降压物质 取本品,依法检查(通则 1145),剂量按猫体重每 1kg 注射 6mg,应符合规定。■[增订]

异常毒性 取本品,用氯化钠注射液稀释制成每 1ml 中含肌苷 10mg 的溶液,依法检查(通则 1141),应符合规定。

细菌内毒素 取本品,依法检查(通则 1143),每 1mg 肌苷中含内毒素的量应小于 0.25EU。

其他 应符合注射剂项下有关的各项规定(通则 0102)。

【含量测定】 照高效液相色谱法(通则 0512)测定。

供试品溶液 精密量取本品适量,用水定量稀释制成每 1ml 约含肌苷 20μg 的溶液。

对照品溶液、系统适用性溶液、色谱条件、系统适用性要求与测定法 见肌苷含量测定项下。

【类别】 同肌苷。

【规格】 (1)2ml:50mg (2)2ml:100mg (3)5ml:100mg (4)5ml:200mg ■(5)10ml:400mg■[增订] (6)10ml:500mg

【贮藏】 遮光,密闭保存。

肌 苷 胶 囊

Jigan Jiaonang

Inosine Capsules

本品含肌苷($C_{10}H_{12}N_4O_5$)应为标示量的 90.0%~110.0%。

【性状】 本品内容物为白色或类白色粉末。

【鉴别】 (1)取本品内容物适量(约相当于肌苷 0.2g),加水 10ml 振摇,使肌苷溶解,滤过,取滤液,照肌苷项下的鉴别(1)项试验,显相同的反应。

(2)在含量测定项下记录的色谱图中,供试品溶液主峰的保留时间应与对照品溶液主峰的保留时间一致。

【检查】 ■有关物质 照高效液相色谱法(通则 0512)测定。

供试品溶液 精密称取含量测定项下细粉适量(约相当于肌苷 0.1g),置 100ml 量瓶中,加水约 70ml,充分振摇使肌苷溶解,用水稀释至刻度,摇匀,滤过,精密量取续滤液 10ml,置 20ml 量瓶中,用水稀释至刻度,摇匀。

对照溶液 精密量取供试品溶液适量,用水定量稀释制成每 1ml 中约含 0.5μg 的溶液。

灵敏度溶液 精密量取对照溶液适量,用水定量稀释制成每 1ml 中约含 0.25μg 的溶液。

对照品溶液、系统适用性溶液、色谱条件、系统适用性要求与测定法 见肌苷有关物质项下。

限度 供试品溶液色谱图中,如有与次黄嘌呤峰、鸟苷峰保留时间一致的色谱峰,按外标法以峰面积计算,次黄嘌呤不得过肌苷标示量的0.2%,鸟苷不得过肌苷标示量的0.5%;其他单个杂质峰面积不得大于对照溶液主峰面积(0.1%),其他各杂质峰面积的和不得大于对照溶液主峰面积的5倍(0.5%);小于灵敏度溶液主峰面积的色谱峰忽略不计。■[增订]

■**溶出度** 照溶出度与释放度测定法(通则0931第二法)测定。

溶出条件 以水900ml为溶出介质,转速为每分钟50转,依法操作,经30分钟时取样。

供试品溶液 取溶出液10ml,滤过,精密量取续滤液适量,用水定量稀释制成每1ml中约含肌苷10μg的溶液。

对照品溶液 取肌苷对照品适量,精密称定,加水溶解并定量稀释制成每1ml中约含10μg的溶液。

测定法 取供试品溶液与对照品溶液,照紫外-可见分光光度法(通则0401),在248nm的波长处测定吸光度,计算每粒的溶出量。

限度 标示量的80%,应符合规定。■[增订]

其他 应符合胶囊剂项下有关的各项规定(通则0103)。

【含量测定】 照高效液相色谱法(通则0512)测定。

供试品溶液 取装量差异项下的内容物,研磨均匀,精密称取适量(约相当于肌苷0.1g),置100ml量瓶中,加水约70ml,充分振摇使肌苷溶解,用水稀释至刻度,摇匀,滤过,精密量取续滤液2ml,置100ml量瓶中,用水稀释至刻度,摇匀。

对照品溶液、系统适用性溶液、色谱条件、系统适用性要求与测定法 见肌苷含量测定项下。

【类别】 同肌苷。

【规格】 0.2g

【贮藏】 遮光,密封保存。

肌苷葡萄糖注射液

Jigan Putaotang Zhusheye

Inosine and Glucose Injection

本品为肌苷与葡萄糖的灭菌水溶液。含肌苷($C_{10}H_{12}N_4O_5$)应为标示量的90.0%～110.0%,含葡萄糖($C_6H_{12}O_6 \cdot H_2O$)应为标示量的95.0%～105.0%。

【性状】 本品为无色的澄明液体。

【鉴别】 (1)取本品,照肌苷项下的鉴别(1)项试验,显相同的反应。

(2)取本品,缓缓滴入温热的碱性酒石酸铜试液中,即生成氧化亚铜的红色沉淀。

(3)在肌苷含量测定项下记录的色谱图中,供试品溶液主峰的保留时间应与对照品溶液主峰的保留时间一致。

【检查】 pH值 应为4.0～6.0(通则0631)。

■**有关物质** 照高效液相色谱法(通则0512)测定。

供试品溶液 精密量取本品适量,用水定量稀释制成每1ml中约含肌苷0.5mg的溶液。

对照溶液 精密量取供试品溶液适量,用水定量稀释制成每1ml中约含0.5μg的溶液。

对照品溶液 精密称取次黄嘌呤对照品、鸟苷对照品与5-羟甲基糠醛对照品各适量,加水溶解并稀释制成每1ml中分别约含次黄嘌呤1μg、鸟苷1.5μg与5-羟甲基糠醛1μg的溶液。

系统适用性溶液 称取肌苷对照品约5mg,置10ml量瓶中,加对照品溶液溶解并稀释至刻度,摇匀。

灵敏度溶液 精密量取对照溶液适量,用水定量稀释制成每1ml中约含0.25μg的溶液。

系统适用性要求 系统适用性溶液色谱图中,出峰顺序依次为次黄嘌呤、肌苷、鸟苷和5-羟甲基糠醛,肌苷峰与鸟苷峰之间的分离度应不小于3.0,肌苷峰与相邻杂质峰之间的分离度应符合要求,理论板数按肌苷峰计算应不低于2000。灵敏度溶液色谱图中,肌苷峰峰高的信噪比应不小于10。

色谱条件与测定法 见肌苷有关物质项下。

限度 供试品溶液色谱图中,如有与次黄嘌呤峰、鸟苷峰保留时间一致的色谱峰,按外标法以峰面积计算,次黄嘌呤不得过肌苷标示量的0.2%,鸟苷不得过肌苷标示量的0.3%;除5-羟甲基糠醛峰外,其他单个杂质峰面积不得大于对照溶液主峰面积(0.1%),其他各杂质峰面积的和不得大于对照溶液主峰面积的5倍(0.5%);小于灵敏度溶液主峰面积的色谱峰忽略不计。■[修订]

■**5-羟甲基糠醛** 照高效液相色谱法(通则0512)测定。

供试品溶液 精密量取本品适量,用水定量稀释制成每1ml中约含葡萄糖5mg的溶液。

对照品溶液、系统适用性溶液与色谱条件 见有关物质项下,检测波长为284nm。

系统适用性要求 系统适用性溶液色谱图中,5-羟甲基糠醛峰与鸟苷峰之间的分离度应符合要求。

测定法 精密量取供试品溶液与对照品溶液,分别注入液相色谱仪,记录色谱图。

限度 供试品溶液色谱图中如有与5-羟甲基糠醛峰保留时间一致的色谱峰,按外标法以峰面积计算,含5-羟甲基糠醛不得过葡萄糖标示量的0.02%。■[修订]

重金属 取本品适量(约相当于葡萄糖3.0g),蒸发至约20ml,放冷,加醋酸盐缓冲液(pH 3.5)2ml与水适量使成25ml,依法检查(通则0821第一法),含重金属不得过葡萄糖标示量的百万分之五。

渗透压摩尔浓度 应为270～320mOsmol/kg(通则0632)。

■**异常毒性** 取本品,依法检查(通则1141),按静脉注射法给药,应符合规定。■[增订]

■**降压物质** 取本品,依法检查(通则1145),剂量按猫体

重每 1kg 注射 6mg,应符合规定。■[增订]

细菌内毒素 取本品,依法检查(通则 1143),每 1ml 中含内毒素的量应小于 0.50EU。

其他 应符合注射剂项下有关的各项规定(通则 0102)。

【含量测定】 肌苷 照高效液相色谱法(通则 0512)测定。

供试品溶液 精密量取本品适量,用水定量稀释制成每 1ml 中约含肌苷 20μg 的溶液。

对照品溶液、系统适用性溶液、色谱条件、系统适用性要求与测定法 见肌苷含量测定项下。

葡萄糖 取本品,照旋光度测定法(通则 0621),在 25℃测定,按下式计算 $C_6H_{12}O_6 \cdot H_2O$ 的含量。

$$C = 2.0852 \times (\alpha + 0.492C_1)$$

式中 C 为每 100ml 注射液中含葡萄糖的重量,g;

α 为测得的旋光度;

C_1 为每 100ml 注射液中用上法测得的肌苷重量,g。

【类别】 同肌苷。

【规格】 (1)100ml:肌苷 0.2g 与葡萄糖 5.0g (2)100ml:肌苷 0.6g 与葡萄糖 5.0g (3)200ml:肌苷 0.4g 与葡萄糖 10g (4)250ml:肌苷 0.6g 与葡萄糖 12.5g

【贮藏】 遮光,密闭保存。

肌苷氯化钠注射液

Jigan Lühuana Zhusheye

Inosine and Sodium Chloride Injection

本品为肌苷与氯化钠的灭菌水溶液。含肌苷($C_{10}H_{12}N_4O_5$)应为标示量的 90.0%~110.0%,含氯化钠(NaCl)应为标示量的 95.0%~105.0%。

【性状】 本品为无色的澄明液体。

【鉴别】 (1)取本品,照肌苷项下的鉴别(1)、(2)项试验,显相同的结果。

(2)本品显钠盐鉴别(1)与氯化物鉴别(1)的反应(通则 0301)。

【检查】 pH 值 应为 6.0~8.0(通则 0631)。

■**有关物质** 照高效液相色谱法(通则 0512)测定。

供试品溶液 精密量取本品适量,用水定量稀释制成每 1ml 中约含肌苷 0.5mg 的溶液。

对照溶液 精密量取供试品溶液适量,用水定量稀释制成每 1ml 中约含 0.5μg 的溶液。

灵敏度溶液 精密量取对照溶液适量,用水定量稀释制成每 1ml 中约含 0.25μg 的溶液。

对照品溶液、系统适用性溶液、色谱条件、系统适用性要求与测定法 见肌苷有关物质项下。

限度 供试品溶液色谱图中,除氯化钠峰外,如有与次黄

嘌呤峰、鸟苷峰保留时间一致的色谱峰,按外标法以峰面积计算,次黄嘌呤不得过肌苷标示量的 0.2%,鸟苷不得过肌苷标示量的 0.3%;其他单个杂质峰面积不得大于对照溶液主峰面积(0.1%),其他各杂质峰面积的和不得大于对照溶液主峰面积的 5 倍(0.5%);小于灵敏度溶液主峰面积的色谱峰忽略不计。■[修订]

重金属 取本品 50ml,蒸发至约 20ml,放冷,加醋酸盐缓冲液(pH 3.5)2ml 与水适量使成 25ml,依法检查(通则 0821 第一法),含重金属不得过千万分之三。

渗透压摩尔浓度 应为 270~320mOsmol/kg(通则 0632)。

■**异常毒性** 取本品,依法检查(通则 1141),按静脉注射法给药,应符合规定。■[增订]

■**降压物质** 取本品,依法检查(通则 1145),剂量按猫体重每 1kg 注射 6mg,应符合规定。■[增订]

细菌内毒素 取本品,依法检查(通则 1143),每 1ml 中含内毒素的量应小于 0.50EU。

其他 应符合注射剂项下有关的各项规定(通则 0102)。

【含量测定】 肌苷 照高效液相色谱法(通则 0512)测定。

供试品溶液 精密量取本品适量,用水定量稀释制成每 1ml 约含肌苷 20μg 的溶液。

对照品溶液、系统适用性溶液、色谱条件、系统适用性要求与测定法 见肌苷含量测定项下。

氯化钠 精密量取本品 10ml,加硝酸 5ml,精密加硝酸银滴定液(0.1mol/L)25ml,再加邻苯二甲酸二丁酯 3ml,强力振摇后,加硫酸铁铵指示液 2ml,用硫氰酸铵滴定液(0.1mol/L)滴定,并将滴定的结果用空白试验校正。每 1ml 硝酸银滴定液(0.1mol/L)相当于 5.844mg 的 NaCl。

【类别】 同肌苷。

【规格】 (1)100ml:肌苷 0.2g 与氯化钠 0.87g (2)100ml:肌苷 0.2g 与氯化钠 0.9g (3)100ml:肌苷 0.3g 与氯化钠 0.9g (4)100ml:肌苷 0.5g 与氯化钠 0.9g (5)100ml:肌苷 0.6g 与氯化钠 0.9g (6)200ml:肌苷 0.4g 与氯化钠 1.8g (7)250ml:肌苷 0.5g 与氯化钠 2.25g

【贮藏】 遮光,密闭保存。

注射用肌苷

Zhusheyong Jigan

Inosine for Injection

■本品为肌苷加甘露醇等适宜的辅料制成的无菌冻干品。■[修订]按平均装量计算,含肌苷($C_{10}H_{12}N_4O_5$)应为标示量的 90.0%~110.0%。

【性状】 本品为白色疏松块状物或粉末。

【鉴别】 取本品,照肌苷项下的鉴别(1)、(2)项试验,显相同的结果。

【检查】 碱度 取本品,加水溶解并稀释制成每 1ml 约含肌苷 50mg 的溶液,依法测定(通则 0631),pH 值应为 8.5~9.5。

溶液的澄清度 取本品适量,加水溶解并稀释制成每 1ml 中约含肌苷 10mg 的溶液,照紫外-可见分光光度法(通则 0401),在 430nm 的波长处测定透光率,不得低于 98.0%。

■有关物质 照高效液相色谱法(通则 0512)测定。

供试品溶液 取本品适量,精密称定,加水溶解并定量稀释制成每 1ml 中约含肌苷 0.5mg 的溶液。

对照溶液 精密量取供试品溶液适量,用水定量稀释制成每 1ml 中约含 0.5μg 的溶液。

灵敏度溶液 精密量取对照溶液适量,用水定量稀释制成每 1ml 中约含 0.25μg 的溶液。

对照品溶液、系统适用性溶液、色谱条件、系统适用性要求与测定法 见肌苷有关物质项下。

限度 供试品溶液色谱图中,如有与次黄嘌呤峰、鸟苷峰保留时间一致的色谱峰,按外标法以峰面积计算,次黄嘌呤不得过肌苷标示量的 0.2%,鸟苷不得过肌苷标示量的 0.3%;其他单个杂质峰面积不得大于对照溶液主峰面积(0.1%),其他各杂质峰面积的和不得大于对照溶液主峰面积的 5 倍(0.5%);小于灵敏度溶液主峰面积的色谱峰忽略不计。■[修订]

干燥失重 取本品,在 105℃下干燥至恒重,减失重量不得过 5.0%(通则 0831)。

■降压物质 取本品,依法检查(通则 1145),剂量按猫体重每 1kg 注射 6mg,应符合规定。■[增订]

异常毒性 取本品,加氯化钠注射液溶解并稀释制成每 1ml 含肌苷 10mg 的溶液,依法检查(通则 1141),应符合规定。

细菌内毒素 取本品,依法检查(通则 1143),每 1mg 肌苷中含内毒素的量应小于 0.25EU。

其他 应符合注射剂项下有关的各项规定(通则 0102)。

【含量测定】 照高效液相色谱法(通则 0512)测定。

供试品溶液 取装量差异项下混合均匀的内容物适量(约相当于肌苷 0.1g),精密称定,加水溶解并定量稀释制成每 1ml 中约含肌苷 20μg 的溶液。

对照品溶液、系统适用性溶液、色谱条件、系统适用性要求与测定法 见肌苷含量测定项下。

【类别】 同肌苷。

【规格】 (1)0.2g (2)0.3g (3)0.4g (4)0.5g (5)0.6g

【贮藏】 遮光,密闭保存。

多 索 茶 碱

Duosuochajian

Doxofylline

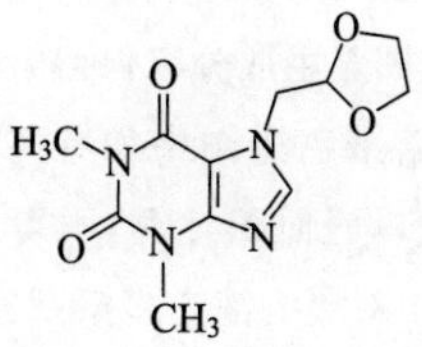

C₁₁H₁₄N₄O₄ 266.26

本品为 7-(1,3-二氧戊环-2-基甲基)茶碱。按干燥品计算,含 $C_{11}H_{14}N_4O_4$ 应为 98.5%~102.0%。

【性状】 本品为白色针状结晶或结晶性粉末;无臭。

本品在水、乙醇或丙酮中微溶;在 0.1mol/L 盐酸溶液中略溶。

熔点 本品的熔点(通则 0612)为 142~145℃。

吸收系数 取本品,精密称定,加 0.1mol/L 盐酸溶液溶解并定量稀释制成每 1ml 中约含 15μg 的溶液,照紫外-可见分光光度法(通则 0401)在 273nm 的波长处测定吸光度,吸收系数($E_{1cm}^{1\%}$)应为 335~356。

【鉴别】 ■(1)取本品约 10mg,加盐酸 1ml 与氯酸钾 0.1g,置水浴上蒸干,残渣遇氨气即显紫色,再加氢氧化钠试液数滴,紫色即消失。■[删除]

(2)本品的红外光吸收图谱应与对照的图谱(光谱集 941 图)一致。

【检查】 酸度 取本品 0.10g,加水 100ml 溶解后,加入饱和氯化钾溶液 0.3ml,依法测定(通则 0631),pH 值应为 5.0~7.0。

溶液的澄清度与颜色 取本品 0.10g,加水 10ml 溶解,溶液应澄清无色;如显浑浊,与 1 号浊度标准液(通则 0902 第一法)比较,不得更浓;如显色,与黄色 1 号标准比色液(通则 0901 第一法)比较,不得更深。

溴化物 取本品 0.20g,加水 15ml,加稀硝酸 0.5ml,加硝酸银试液 1ml,加热至沸,放冷,加水稀释成 25ml,摇匀,与标准溴化钾溶液(每 1ml 溶液相当于 0.01mg 的 Br⁻)11ml 制成的 25ml 溶液比较,不得更浓(0.055%)。

有关物质 照高效液相色谱法(通则 0512)测定。

溶剂 乙腈-水(15:85)。

供试品溶液 取本品适量,精密称定,加溶剂溶解并定量稀释制成每 1ml 中约含 1mg 的溶液。

对照溶液 取茶碱对照品约 10mg,精密称定,置 10ml 量瓶中,加溶剂溶解并稀释至刻度,摇匀,分别精密量取 1ml 与供试品溶液 1ml,置同一 100ml 量瓶中,用溶剂稀释至刻度,摇匀,精密量取 5ml,置 50ml 量瓶中,用溶剂稀释至刻度,摇匀。

色谱条件 用十八烷基硅烷键合硅胶为填充剂;以乙腈-磷酸盐缓冲液(pH 5.8)(15∶85)为流动相;检测波长为273nm;进样体积10μl。

系统适用性要求 对照溶液色谱图中,茶碱峰与多索茶碱峰之间的分离度应大于10。

测定法 精密量取供试品溶液与对照溶液,分别注入液相色谱仪,记录色谱图至主成分峰保留时间的3倍。

限度 供试品溶液色谱图中如有与茶碱保留时间一致的色谱峰,按外标法以峰面积计算,不得过0.1%;其他单个杂质峰面积不得大于对照溶液中多索茶碱峰面积(0.1%);其他杂质峰面积的和不得大于对照溶液中多索茶碱峰面积的4倍(0.4%)。

残留溶剂 N,N-二甲基甲酰胺与乙二醇 照残留溶剂测定法(通则0861第三法)测定。

供试品溶液 取本品0.2g,精密称定,精密加入三氯甲烷2ml使溶解,混匀。

对照品溶液 取N,N-二甲基甲酰胺88mg与乙二醇62mg,精密称定,置100ml量瓶中,用三氯甲烷稀释至刻度,摇匀,精密量取5ml,置50ml量瓶中,用三氯甲烷稀释至刻度,摇匀。

色谱条件 以键合和改性的交联聚乙二醇(或极性相近)为固定液的毛细管柱为色谱柱,起始温度为60℃,维持5分钟,以每分钟5℃的速度升温至150℃,再以每分钟50℃的速度升温至200℃,维持3分钟;进样口温度为125℃;检测器为氢火焰离子化检测器,检测器温度为250℃;进样体积1μl。

系统适用性要求 N,N-二甲基甲酰胺峰与乙二醇峰间的分离度应符合要求。

测定法 精密量取供试品溶液与对照品溶液,分别注入气相色谱仪,记录色谱图。

限度 按外标法以峰面积计算,均应符合规定。

甲醇、乙醇、二氯甲烷与乙酸乙烯酯 照残留溶剂测定法(通则0861第二法)测定。

供试品溶液 取本品0.5g,精密称定,置顶空瓶中,精密加入N,N-二甲基乙酰胺5ml,密封,混匀。

对照品溶液 取甲醇300mg、乙醇500mg、二氯甲烷60mg与乙酸乙烯酯100mg,精密称定,置100ml量瓶中,用N,N-二甲基乙酰胺稀释至刻度,摇匀,精密量取5ml,置50ml量瓶中,用N,N-二甲基乙酰胺稀释至刻度,摇匀,精密量取5ml,置顶空瓶中,密封。

色谱条件 以6%氰丙基苯基-94%二甲基聚硅氧烷(或极性相近)为固定液的毛细管柱为色谱柱,起始温度为40℃,维持5分钟,以每分钟10℃的速度升温至110℃,再以每分钟50℃的速度升温至200℃,维持5分钟,进样口温度为200℃,检测器为氢火焰离子化检测器,检测器温度为250℃;顶空瓶平衡温度为90℃,平衡时间为30分钟。

系统适用性要求 对照品溶液色谱图中,各成分峰之间的分离度均应符合要求。

测定法 取供试品溶液与对照品溶液分别顶空进样,记录色谱图。

限度 按外标法以峰面积计算,均应符合规定。

干燥失重 取本品,在105℃干燥至恒重,减失重量不得过1.0%(通则0831)。

炽灼残渣 取本品1.0g,依法检查(通则0841),炽灼温度为500~600℃,遗留残渣不得过0.1%。

重金属 取炽灼残渣项下的遗留残渣,依法检查(通则0821第二法),含重金属不得过百万分之二十。

【含量测定】 照高效液相色谱法(通则0512)测定。

供试品溶液 取本品适量,精密称定,加溶剂溶解并定量稀释制成每1ml中约含0.05mg的溶液。

对照品溶液 取多索茶碱对照品适量,精密称定,加溶剂溶解并定量稀释制成每1ml中约含0.05mg的溶液。

溶剂与色谱条件 见有关物质项下。

系统适用性要求 理论板数按多索茶碱峰计算不低于2000。

测定法 精密量取供试品溶液与对照品溶液,分别注入液相色谱仪,记录色谱图。按外标法以峰面积计算。

【类别】 支气管扩张剂。

【贮藏】 密封保存。

【制剂】 (1)多索茶碱片 (2)多索茶碱注射液 (3)多索茶碱胶囊

多索茶碱片

Duosuochajian Pian

Doxofylline Tablets

本品含多索茶碱($C_{11}H_{14}N_4O_4$)应为标示量的95.0%~105.0%。

【性状】 本品为白色或类白色片。

【鉴别】 ■(1)取本品细粉适量(约相当于多索茶碱20mg),加水10ml,振摇,滤过,滤液蒸干,加盐酸1ml与氯酸钾0.1g,置水浴上蒸干,残渣遇氨气即变为紫色,再加氢氧化钠试液数滴,紫色即消失。■[删除]

(2)照薄层色谱法(通则0502)试验。

供试品溶液 取本品细粉适量,加二氯甲烷溶解并稀释制成每1ml中约含多索茶碱10mg的溶液,滤过,取续滤液。

对照品溶液 取多索茶碱对照品适量,加二氯甲烷溶解并稀释制成每1ml中约含10mg的溶液。

色谱条件 采用硅胶GF$_{254}$薄层板,以二氯甲烷-环己烷-丙酮(1∶1∶1)为展开剂。

测定法 吸取供试品溶液与对照品溶液各5μl,分别点于同一薄层板上,展开后,晾干,置紫外光灯(254nm)下检视。

结果判定 供试品溶液所显主斑点的位置和颜色应与对照品溶液的主斑点相同。

(3)取有关物质项下的供试品溶液适量,用乙腈-水(15:85)稀释制成每1ml中约含多索茶碱0.05mg的溶液,作为供试品溶液;另取多索茶碱对照品适量,加乙腈-水(15:85)溶解并稀释制成每1ml中约含0.05mg的溶液,作为对照品溶液。照有关物质项下的方法,取供试品溶液与对照品溶液各10μl,分别注入液相色谱仪,记录色谱图,供试品溶液主峰的保留时间应与对照品溶液主峰的保留时间一致。

(4)取含量测定项下的溶液,照紫外-可见分光光度法(通则0401)测定,在273nm的波长处有最大吸收,在245nm的波长处有最小吸收。

以上(2)、(3)两项可选做一项。

【检查】 有关物质 照高效液相色谱法(通则0512)测定。

供试品溶液 取本品细粉适量(约相当于多索茶碱0.1g),精密称定,置100ml量瓶中,加溶剂适量,振摇使多索茶碱溶解,并用溶剂稀释至刻度,摇匀,滤过,取续滤液。

对照溶液 取茶碱对照品约10mg,精密称定,置50ml量瓶中,加溶剂溶解并稀释至刻度,摇匀,分别精密量取2ml与供试品溶液1ml,置同一200ml量瓶中,用溶剂稀释至刻度,摇匀。

溶剂、色谱条件、系统适用性要求与测定法 见多索茶碱有关物质项下。

限度 供试品溶液色谱图中如有与茶碱保留时间一致的色谱峰,按外标法以峰面积计算,不得过标示量的0.2%;其他各杂质峰面积的和不得大于对照溶液中多索茶碱峰的面积(0.5%)。

溶出度 照溶出度与释放度测定法(通则0931第一法)测定。

溶出条件 以0.1mol/L盐酸溶液900ml为溶出介质,转速为每分钟100转,依法操作,经30分钟时取样。

供试品溶液 取溶出液10ml,滤过,精密量取续滤液适量,用0.1mol/L盐酸溶液定量稀释制成每1ml中约含多索茶碱15μg的溶液。

对照品溶液 取多索茶碱对照品适量,精密称定,加0.1mol/L盐酸溶液溶解并定量稀释制成每1ml中约含15μg的溶液。

测定法 取供试品溶液与对照品溶液,照紫外-可见分光光度法(通则0401),在273nm的波长处分别测定吸光度,计算每片的溶出量。

限度 标示量的80%,应符合规定。

其他 应符合片剂项下有关的各项规定(通则0101)。

【含量测定】 照紫外-可见分光光度法(通则0401)测定。

供试品溶液 取本品20片,精密称定,研细,精密称取适量(约相当于多索茶碱0.15g),置200ml量瓶中,加0.1mol/L盐酸溶液适量,充分振摇,使多索茶碱溶解,用0.1mol/L盐酸溶液稀释至刻度,摇匀,滤过,精密量取续滤液2ml,置100ml量瓶中,用0.1mol/L盐酸溶液稀释至刻度,摇匀。

对照品溶液 取多索茶碱对照品适量,精密称定,加0.1mol/L盐酸溶液溶解并定量稀释制成每1ml中约含15μg的溶液。

测定法 取供试品溶液与对照品溶液,在273nm的波长处分别测定吸光度,计算。

【类别】 同多索茶碱。

【规格】 (1)0.2g (2)0.3g

【贮藏】 密封保存。

多索茶碱注射液

Duosuochajian Zhusheye

Doxofylline Injection

本品为多索茶碱的灭菌水溶液,含多索茶碱($C_{11}H_{14}N_4O_4$)应为标示量的95.0%~105.0%。

【性状】 本品为无色的澄明液体。

【鉴别】 ■(1)取本品适量(约相当于多索茶碱10mg),置水浴上蒸干,加盐酸1ml与氯酸钾0.1g,置水浴上蒸干,遗留浅红色残渣,遇氨气即变为紫色;再加氢氧化钠试液数滴,紫色即消失。■[删除]

(2)在含量测定项下记录的色谱图中,供试品溶液主峰的保留时间应与对照品溶液主峰的保留时间一致。

(3)取本品适量,用水稀释制成每1ml中约含多索茶碱15μg的溶液,照紫外-可见分光光度法(通则0401)测定,在273nm的波长处有最大吸收,在245nm的波长处有最小吸收。

【检查】 pH值 取本品10ml,加饱和氯化钾溶液1~2滴,依法检查,pH值应为4.5~6.5(通则0631)。

有关物质 照高效液相色谱法(通则0512)测定。

供试品溶液 取本品,用水稀释制成每1ml中约含多索茶碱1.0mg的溶液。

对照溶液 精密量取供试品溶液1ml,置200ml量瓶中,用水稀释至刻度,摇匀。

色谱条件 用十八烷基硅烷键合硅胶为填充剂;以乙腈-磷酸盐缓冲液(pH 5.8)(12:88)为流动相;检测波长为273nm;进样体积10μl。

系统适用性要求 主峰与相邻杂质峰之间的分离度应符合规定。

测定法 精密量取供试品溶液与对照溶液分别注入液相色谱仪,记录色谱图至主成分峰保留时间的2倍。

限度 供试品溶液色谱图中如有杂质峰,单个杂质峰面积不得大于对照溶液主峰面积的0.2倍(0.1%),各杂质峰面积的和不得大于对照溶液主峰面积(0.5%)。

细菌内毒素　取本品,依法检查(通则1143),每1mg多索茶碱中含内毒素的量应小于0.50EU。

其他　应符合注射剂项下有关的各项规定(通则0102)。

【含量测定】　照高效液相色谱法(通则0512)测定。

供试品溶液　精密量取本品适量,用水定量稀释制成每1ml中约含多索茶碱0.1mg的溶液。

对照品溶液　取多索茶碱对照品适量,精密称定,加水溶解并定量稀释制成每1ml中约含0.1mg的溶液。

色谱条件　见有关物质项下。

系统适用性要求　理论板数按多索茶碱峰计算不低于2000,主峰与相邻杂质峰之间的分离度应符合规定。

测定法　精密量取供试品溶液与对照品溶液,分别注入液相色谱仪,记录色谱图。按外标法以峰面积计算。

【类别】　同多索茶碱。

【规格】　(1)10ml：0.1g　(2)10ml：0.2g　(3)20ml：0.3g

【贮藏】　密闭保存。

多索茶碱胶囊

Duosuochajian Jiaonang

Doxofylline Capsules

本品含多索茶碱($C_{11}H_{14}N_4O_4$)应为标示量的90.0%～110.0%。

【性状】　本品内容物为白色或类白色粉末。

【鉴别】　■(1)取本品内容物适量(约相当于多索茶碱20mg),加盐酸1ml与氯酸钾0.1g,置水浴上蒸干,残渣遇氨气即变为紫色,再加氢氧化钠试液数滴,紫色即消失。■[删除]

(2)照薄层色谱法(通则0502)试验。

供试品溶液　取本品内容物适量,加二氯甲烷溶解并稀释制成每1ml中约含多索茶碱10mg的溶液,滤过,取续滤液。

对照品溶液　取多索茶碱对照品适量,加二氯甲烷溶解并稀释制成每1ml中约含10mg的溶液。

色谱条件　采用硅胶GF_{254}薄层板,以二氯甲烷-环己烷-丙酮(1：1：1)为展开剂。

测定法　吸取供试品溶液与对照品溶液各5μl,分别点于同一薄层板上,展开,晾干,置紫外光灯(254nm)下检视。

结果判定　供试品溶液所显主斑点的位置和颜色应与对照品溶液的主斑点相同。

(3)取有关物质项下的供试品溶液适量,用乙腈-水(15：85)稀释制成每1ml中约含多索茶碱0.05mg的溶液,作为供试品溶液;另取多索茶碱对照品适量,加乙腈-水(15：85)溶解并稀释制成每1ml中约含0.05mg的溶液,作为对照品溶液。照有关物质项下的方法,取供试品溶液与对照品溶液各10μl,分别注入液相色谱仪,记录色谱图,供试品溶液主峰的保留时间应与对照品溶液主峰的保留时间一致。

(4)取含量测定项下的溶液,照紫外-可见分光光度法(通则0401)测定,在273nm的波长处有最大吸收,在245nm的波长处有最小吸收。

以上(2)、(3)两项可选做一项。

【检查】　有关物质　照高效液相色谱法(通则0512)测定。

供试品溶液　取本品内容物适量(约相当于多索茶碱0.1g),精密称定,置100ml量瓶中,加溶剂适量,振摇使多索茶碱溶解,并用溶剂稀释至刻度,摇匀,滤过,取续滤液。

对照溶液　取茶碱对照品10mg,精密称定,置50ml量瓶中,加溶剂溶解并稀释至刻度,摇匀,分别精密量取2ml与供试品溶液1ml,置同一200ml量瓶中,用溶剂稀释至刻度,摇匀。

溶剂、色谱条件、系统适用性要求与测定法　见多索茶碱有关物质项下。

限度　供试品溶液色谱图中如有与茶碱保留时间一致的色谱峰,按外标法以峰面积计算,不得过标示量的0.2%;其他杂质峰面积的和不得大于对照溶液中多索茶碱峰的面积(0.5%)。

溶出度　照溶出度与释放度测定法(通则0931第一法)测定。

溶出条件　以0.1mol/L盐酸溶液900ml为溶出介质,转速为每分钟100转,依法操作,经30分钟时取样。

供试品溶液　取溶出液适量,滤过,精密量取续滤液适量,用0.1mol/L盐酸溶液定量稀释制成每1ml中约含多索茶碱15μg的溶液。

对照品溶液　取多索茶碱对照品适量,精密称定,加0.1mol/L盐酸溶液溶解并定量稀释制成每1ml中约含15μg的溶液。

测定法　取供试品溶液与对照品溶液,照紫外-可见分光光度法(通则0401),在273nm的波长处分别测定吸光度,计算每粒的溶出量。

限度　标示量的80%,应符合规定。

其他　应符合胶囊剂项下有关的各项规定(通则0103)。

【含量测定】　照紫外-可见分光光度法(通则0401)测定。

供试品溶液　取装量差异项下的内容物,混合均匀,精密称取适量(约相当于多索茶碱0.15g),置200ml量瓶中,加0.1mol/L盐酸溶液适量,充分振摇,使多索茶碱溶解,用0.1mol/L盐酸溶液稀释至刻度,摇匀,滤过,精密量取续滤液2ml,置100ml量瓶中,用0.1mol/L盐酸溶液稀释至刻度,摇匀。

对照品溶液　取多索茶碱对照品适量,精密称定,加0.1mol/L盐酸溶液溶解并定量稀释制成每1ml中约含15μg的溶液。

测定法　取供试品溶液与对照品溶液,在273nm的波长处分别测定吸光度,计算。

【类别】　同多索茶碱。

【规格】 0.2g

【贮藏】 密封保存。

多 潘 立 酮

Duopanlitong

Domperidone

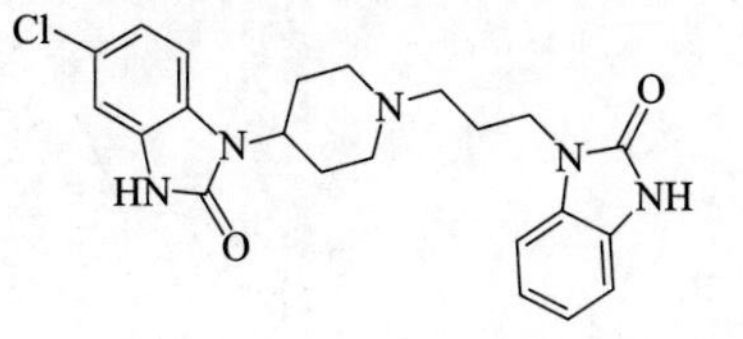

$C_{22}H_{24}ClN_5O_2$ 425.92

本品为 5-氯-1-[1-[3-(2,3-二氢-2-氧代-1H-苯并咪唑-1-基)丙基]-4-哌啶基]-1,3-二氢-2H-苯并咪唑-2-酮。按干燥品计算,含 $C_{22}H_{24}ClN_5O_2$ 不得少于 99.0%。

【性状】 本品为白色或类白色结晶性粉末,无臭。

本品在甲醇中极微溶解,在水中几乎不溶;在冰醋酸中易溶。

【鉴别】 (1)取本品适量,用异丙醇制成每 1ml 中含 20μg 的溶液,照紫外-可见分光光度法(通则 0401)测定,在 289nm 与 232nm 的波长处有最大吸收,在 257nm 的波长处有最小吸收。

(2)本品的红外光吸收图谱应与对照的图谱(光谱集 606 图)一致。

(3)取本品约 20mg 与无水碳酸钠 0.10g 混合,炽灼后放冷,残渣加水 10ml,加热溶解后,滤过,滤液显氯化物鉴别(1)的反应(通则 0301)。

【检查】 ■ **有关物质** 照高效液相色谱法(通则 0512)测定。

溶剂 二甲基甲酰胺。

供试品溶液 取本品约 0.1g,置 10ml 量瓶中,加溶剂溶解并稀释至刻度,摇匀。

对照溶液 精密量取供试品溶液适量,用溶剂定量稀释制成每 1ml 中约含 25μg 的溶液。

系统适用性溶液 取多潘立酮约 50mg,置 10ml 量瓶中,加 30%过氧化氢溶液 2ml,室温放置 2 小时,加溶剂溶解并稀释至刻度,摇匀。

灵敏度溶液 精密量取对照溶液 2ml,置 10ml 量瓶中,用溶剂稀释至刻度,摇匀。

色谱条件 用十八烷基硅烷键合硅胶为填充剂(4.6mm×250mm,5μm);以甲醇为流动相 A,以 0.5%醋酸铵溶液为流动相 B,以 0.5%醋酸铵溶液(用冰醋酸调节 pH 值至 4.5)为流动相 C,按下表进行梯度洗脱;柱温为 35℃;检测波长为 285nm;进样体积 10μl。

时间(分钟)	流动相 A(%)	流动相 B(%)	流动相 C(%)
0	52	48	0
12	52	48	0
13	55	45	0
40	55	45	0
41	55	0	45
60	55	0	45
61	52	48	0
70	52	48	0

系统适用性要求 系统适用性溶液色谱图中,多潘立酮的保留时间约为 35 分钟,杂质Ⅰ峰(相对保留时间约为 0.3)与多潘立酮峰之间的分离度应不小于 10.0。灵敏度溶液色谱图中,多潘立酮峰高的信噪比应不小于 10。

测定法 精密量取供试品溶液与对照溶液,分别注入液相色谱仪,记录色谱图。

限度 供试品溶液色谱图中如有杂质峰,单个杂质峰面积不得大于对照溶液的主峰面积(0.25%),各杂质峰面积的和不得大于对照溶液主峰面积的 2 倍(0.5%)。小于灵敏度溶液主峰面积的峰忽略不计(0.05%)。■［修订］

残留溶剂 甲醇、二氯甲烷、四氢呋喃、N,N-二甲基甲酰胺、甲苯与二甲苯 照残留溶剂测定法(通则 0861 第二法)测定。

供试品溶液 取本品约 0.2g,精密称定,置 20ml 顶空瓶中,精密加二甲基亚砜 2ml,超声使溶解,密封。

对照品溶液 取甲醇、二氯甲烷、四氢呋喃、N,N-二甲基甲酰胺、甲苯与二甲苯各适量,精密称定,用二甲基亚砜定量制成每 1ml 中约含甲醇 150μg、二氯甲烷 60μg、四氢呋喃 72μg、N,N-二甲基甲酰胺 176μg、甲苯 44.5μg 与二甲苯 217μg 的混合溶液,精密量取该溶液 2ml,置 20ml 顶空瓶中,密封。

色谱条件 以 100%二甲基聚硅氧烷(或极性相近)为固定液的毛细管柱为色谱柱;起始温度为 40℃,维持 9 分钟,以每分钟 8℃的速率升温至 120℃,维持 2 分钟,再以每分钟 20℃的速率升至 160℃;进样口温度为 200℃;检测器为火焰离子化检测器(FID),检测器温度为 250℃;柱流速每分钟 2.5ml,分流比 1∶1;顶空瓶平衡温度为 100℃,平衡时间为 30 分钟。

系统适用性要求 对照品溶液色谱图中,各成分峰间的分离度均应符合要求。

测定法 取供试品溶液与对照品溶液分别顶空进样,记录色谱图。

限度 按外标法以峰面积计算,均应符合规定。

三氯甲烷 照残留溶剂测定法(通则 0861 第二法)测定。

供试品溶液 取本品约 0.2g,精密称定,置 20ml 顶空瓶中,精密加二甲基亚砜 5ml 使溶解,密封。

对照品溶液 取三氯甲烷适量,用二甲基亚砜定量制成每 1ml 约含三氯甲烷 2.4μg 的溶液,精密量取该溶液 5ml,置 20ml 顶空瓶中,密封。

色谱条件 以 6％氰丙基苯基-94％二甲基聚硅氧烷(或极性相近)为固定液的毛细管柱为色谱柱;起始温度为 60℃,维持 6 分钟,以每分钟 20℃的速率升温至 200℃,维持 4 分钟;进样口温度为 200℃;检测器为电子捕获检测器(ECD),检测器温度为 300℃;柱流速每分钟 4.5ml,分流比 15∶1;顶空瓶平衡温度为 100℃,平衡时间为 30 分钟。

测定法 取供试品溶液与对照品溶液分别顶空进样,记录色谱图。

限度 按外标法以峰面积计算,应符合规定。

干燥失重 取本品,在 105℃干燥至恒重,减失重量不得过 0.5％(通则 0831)。

炽灼残渣 取本品 1.0g,依法检查(通则 0841),不得过 0.1％。

重金属 取炽灼残渣项下遗留的残渣,依法检查(通则 0821 第二法),含重金属不得过百万分之二十。

【含量测定】 取本品约 0.35g,精密称定,加冰醋酸 40ml 使溶解,加结晶紫指示液 1 滴,用高氯酸滴定液(0.1mol/L)滴定至溶液显蓝绿色,并将滴定结果用空白试验校正。每 1ml 的高氯酸滴定液(0.1mol/L)相当于 42.59mg 的 $C_{22}H_{24}ClN_5O_2$。

【类别】 胃肠动力药。

【贮藏】 遮光,密封保存。

【制剂】 多潘立酮片

■附:

杂质 I

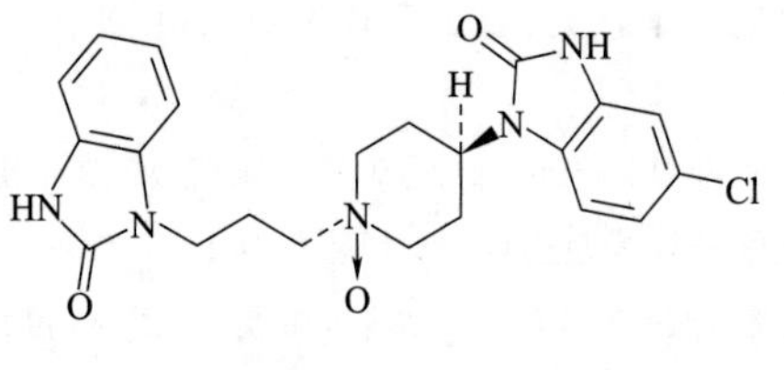

$C_{22}H_{24}ClN_5O_3$　441.91

顺-4-(5-氯-2-氧代-2,3-二氢-1H-苯并咪唑-1-基)-1-[3-(2-氧代-2,3-二氢-1H-苯并咪唑-1-基)丙基]哌啶 1-氧化物

杂质 II

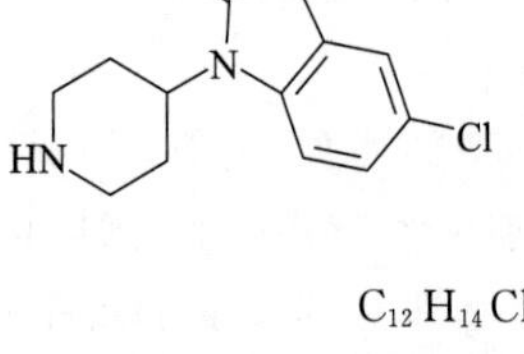

$C_{12}H_{14}ClN_3O$　251.71

5-氯-1-(哌啶-4-基)-1,3-二氢-2H-苯并咪唑-2-酮

杂质 III

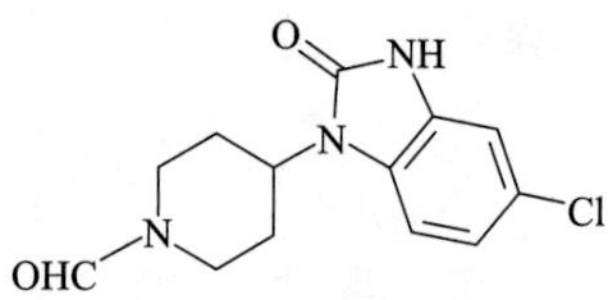

$C_{13}H_{14}ClN_3O_2$　279.72

4-(5-氯-2-氧代-2,3-二氢-1H-苯并咪唑-1-基)-1-甲酰基哌啶

杂质 IV

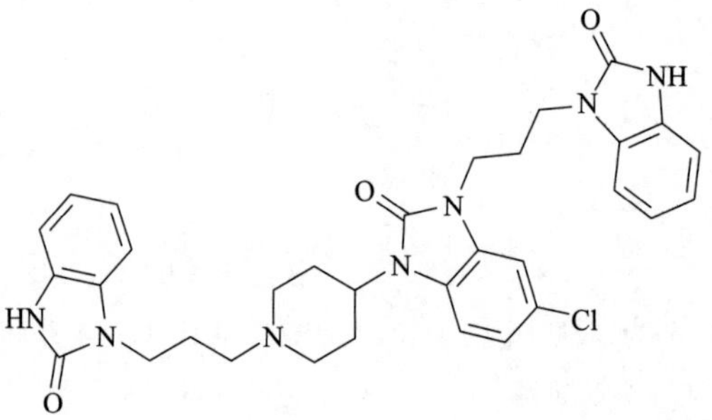

$C_{32}H_{34}ClN_7O_3$　600.11

5-氯-3-[3-(2-氧代-2,3-二氢-1H-苯并咪唑-1-基)丙基]-1-[1-[3-(2-氧代-2,3-二氢-1H-苯并咪唑-1-基)丙基]哌啶-4-基]-1,3-二氢-2H-苯并咪唑-2-酮

杂质 V

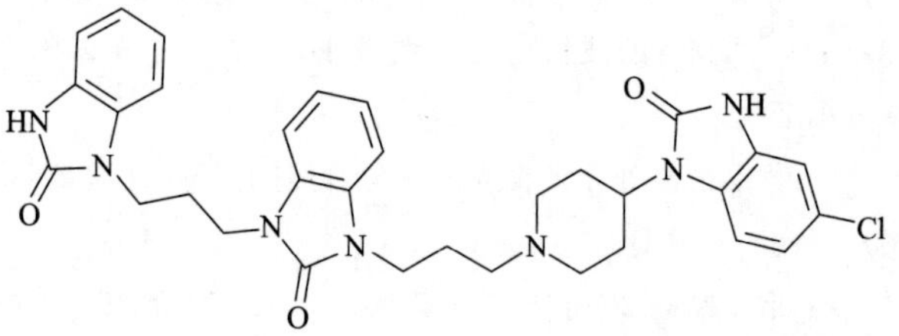

$C_{32}H_{34}ClN_7O_3$　600.11

1-[3-[4-(5-氯-2-氧代-2,3-二氢-1H-苯并咪唑-1-基)哌啶-1-基)丙基]-3-[3-(2-氧代-2,3-二氢-1H-苯并咪唑-1-基)丙基]-1,3-二氢-2H-苯并咪唑-2-酮

杂质 VI

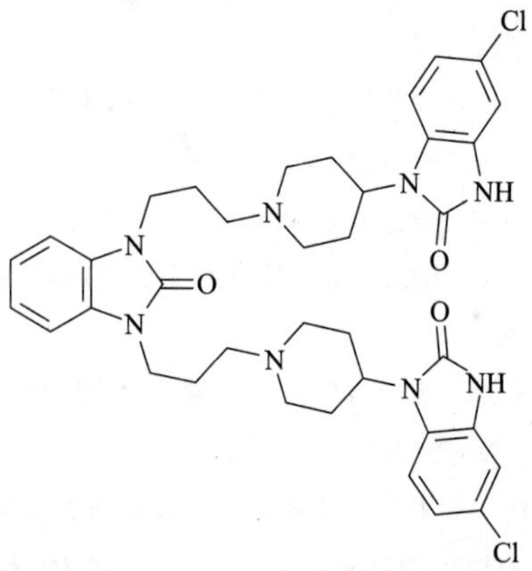

$C_{37}H_{42}Cl_2N_8O_3$　717.69

1,3-双[3-[4-(5-氯-2-氧代-2,3-二氢-1H-苯并咪唑-1-基)哌啶-1-基]丙基]-1,3-二氢-2H-苯并咪唑-2-酮■[增订]

米 力 农

Milinong

Milrinone

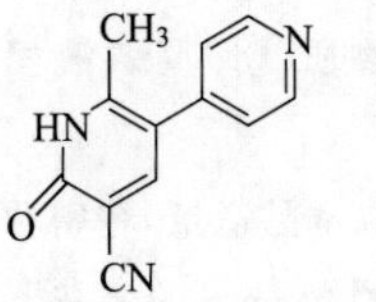

$C_{12}H_9N_3O$ 211.22

本品为1,6-二氢-2-甲基-6-氧代-[3,4′-双吡啶]-5-甲腈。按干燥品计算，含$C_{12}H_9N_3O$不得少于98.5%。

【性状】 本品为类白色结晶性粉末；无臭。

本品在水或乙醇中几乎不溶，在稀盐酸中略溶。

【鉴别】 (1)取本品约20mg，加1mol/L盐酸羟胺的丙二醇溶液2ml与1mol/L氢氧化钾丙二醇溶液2ml，水浴煮沸2分钟，加三氯化铁试液1滴，应显红色至紫红色。

■(2)取本品约50mg，加吡啶2ml溶解后，加硝酸银试液4ml，即生成白色沉淀。■[删除]

(3)取本品约20mg，加乳酸0.2ml溶解后，加水稀释制成每1ml中约含6μg的溶液，照紫外-可见分光光度法(通则0401)测定，在266nm与325nm波长处有最大吸收。

(4)本品的红外光吸收图谱应与对照的图谱(光谱集749图)一致。

【检查】 **氢氧化钠溶液的澄清度与颜色** 取本品1.0g，加氢氧化钠试液10ml溶解后，溶液应澄清无色(通则0902第一法)；如显色，与黄色2号标准比色液(通则0901第一法)比较，不得更深。

有关物质 照高效液相色谱法(通则0512)测定。

供试品溶液 取本品适量，精密称定，加流动相溶解并定量稀释制成每1ml中约含2mg的溶液(必要时，在80℃水浴中加热使溶解)。

对照溶液 精密量取供试品溶液1ml，置100ml量瓶中，用流动相稀释至刻度，摇匀，精密量取1ml，置10ml量瓶中，用流动相稀释至刻度，摇匀。

对照品溶液 取杂质Ⅰ对照品适量，精密称定，加流动相溶解并定量稀释制成每1ml中约含2μg的溶液。

系统适用性溶液 取米力农与杂质Ⅰ对照品各适量，加流动相溶解并稀释制成每1ml中各约含20μg的溶液。

色谱条件 用辛基硅烷键合硅胶为填充剂；以磷酸氢二钾溶液(取磷酸氢二钾2.7g，加水800ml溶解后，加三乙胺2.4ml，用磷酸调pH值至7.5)-乙腈(80∶20)为流动相；检测波长为220nm；进样体积20μl。

系统适用性要求 系统适用性溶液色谱图中，杂质Ⅰ峰相对于米力农峰的保留时间约为0.6，杂质Ⅰ峰与米力农峰的分离度应大于4.0。

测定法 精密量取供试品溶液、对照溶液与对照品溶液，分别注入液相色谱仪，记录色谱图至主成分峰保留时间的2倍。

限度 供试品溶液色谱图中，如有与杂质Ⅰ峰保留时间一致的色谱峰，按外标法以峰面积计，不得过0.1%；其他单个杂质峰面积不得过对照溶液主峰面积的0.5倍(0.05%)，其他杂质峰面积的和不得大于对照溶液主峰面积(0.1%)。

残留溶剂 照残留溶剂测定法(通则0861第二法)测定。

供试品溶液 取本品约0.1g，精密称定，置10ml量瓶中，加二甲基亚砜溶解并稀释至刻度，摇匀。

对照品溶液 分别取乙酸乙酯、甲醇、二氯甲烷、N,N-二甲基甲酰胺、醋酸各适量，精密称定，用二甲基亚砜溶解并定量稀释制成每1ml中约含乙酸乙酯50μg、甲醇30μg、二氯甲烷6μg、N,N-二甲基甲酰胺8.8μg与醋酸50μg的混合溶液。

色谱条件 以聚乙二醇(PEG-20M)为固定液的毛细管柱为色谱柱，起始温度为40℃，保持8分钟，以每分钟20℃升温至200℃，保持4分钟；进样口温度为250℃，检测器温度为250℃；进样体积1μl。

系统适用性要求 各成分峰之间的分离度均应符合要求。

测定法 精密量取供试品溶液与对照品溶液，分别注入气相色谱仪，记录色谱图。

限度 按外标法以峰面积计算，乙酸乙酯、甲醇、二氯甲烷、N,N-二甲基甲酰胺与醋酸的残留量均应符合规定。

氯化物 取本品1.0g，加水50ml，充分振摇，滤过，取滤液25ml，依法检查(通则0801)，如发生浑浊，与标准氯化钠溶液7ml制成的对照液比较，不得更浓(0.014%)。

干燥失重 取本品，在105℃干燥至恒重，减失重量不得过1.0%(通则0831)。

炽灼残渣 取本品1.0g，依法检查(通则0841)，遗留残渣不得过0.1%。

重金属 取炽灼残渣项下遗留的残渣，依法检查(通则0821第二法)，含重金属不得过百万分之二十。

【含量测定】 取本品约0.16g，精密称定，加冰醋酸30ml，60℃以下加热使溶解，放冷，加结晶紫指示液1滴，用高氯酸滴定液(0.1mol/L)滴定至溶液显蓝色，并将滴定的结果用空白试验校正，即得。每1ml的高氯酸滴定液(0.1mol/L)相当于21.12mg的$C_{12}H_9N_3O$。

【类别】 强心药。

【贮藏】 密封，在干燥处保存。

【制剂】 米力农注射液

附：

杂质 I

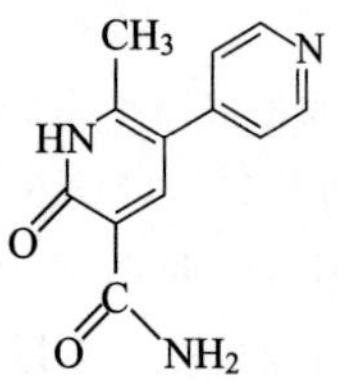

$C_{12}H_{11}N_3O_2$ 229.23

1,6-二氢-2-甲基-6-氧代-(3,4'-二吡啶)-5-甲酰胺

杂质 Ⅱ

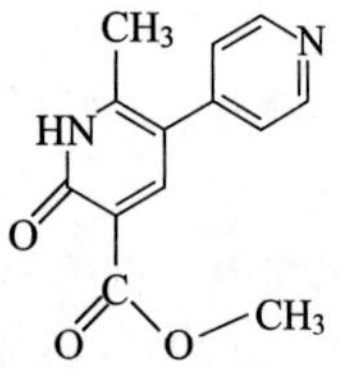

$C_{13}H_{12}N_2O_3$ 244.25

1,6-二氢-2-甲基-6-氧代-(3,4'-二吡啶)-5-甲酸甲酯

异 维 A 酸

Yiwei A Suan

Isotretinoin

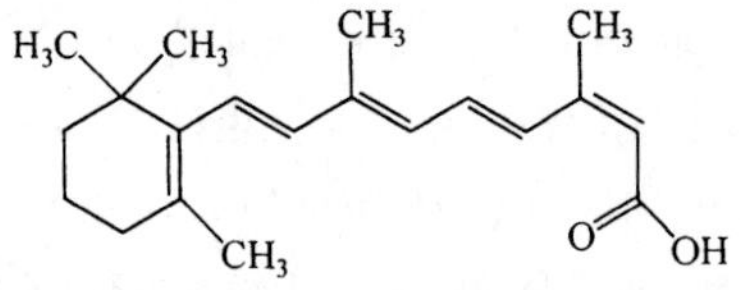

$C_{20}H_{28}O_2$ 300.44

本品为 3,7-二甲基-9-(2,6,6-三甲基-1-环己烯基)2 顺-4 反-6 反-8 反-壬四烯酸。按干燥品计算,含 $C_{20}H_{28}O_2$ 应为 98.0%～102.0%。

【性状】 本品为黄色至橙黄色的结晶性粉末;对空气、热、光敏感,在溶液中尤为敏感。

本品在 ■三氯甲烷或 ■[删除]乙醚中溶解,在乙醇或异丙醇中微溶,在水中几乎不溶。

【鉴别】 ■(1)取本品 5mg,加三氯化锑溶液(取三氯化锑 30g,用无醇三氯甲烷洗涤 2 次,每次 15ml,再用无醇三氯甲烷

100ml 微热使溶解,摇匀)2ml,显红色,渐变为紫色。■[删除]

(2)取本品,加酸性异丙醇溶液(取 0.1mol/L 盐酸溶液 1ml,加异丙醇稀释至 1000ml,摇匀)溶解并稀释制成每 1ml 中约含 4μg 的溶液,照紫外-可见分光光度法(通则 0401)测定,在 354nm 的波长处有最大吸收。

(3)本品的红外光吸收图谱应与对照的图谱(光谱集 944图)一致。

【检查】 **有关物质** 照高效液相色谱法(通则 0512)测定。避光操作。

供试品溶液 取本品适量,精密称定,加甲醇溶解并定量稀释制成每 1ml 中约含 1mg 的溶液。

对照溶液 精密量取供试品溶液 1ml,置 100ml 量瓶中,用甲醇稀释至刻度,摇匀。

对照品溶液 取维 A 酸对照品适量,精密称定,加甲醇溶解并定量稀释制成每 1ml 中约含 10μg 的溶液。

系统适用性溶液 取异维 A 酸对照品适量,加甲醇溶解并稀释制成每 1ml 中约含 40μg 的溶液,置 3000lx 照度的光源下照射 30 分钟。

色谱条件 用十八烷基硅烷键合硅胶为填充剂;以甲醇-水-冰醋酸(770：225：5)为流动相;检测波长为 355nm;进样体积 20μl。

系统适用性要求 系统适用性溶液色谱图中,理论板数按异维 A 酸峰计算不低于 3000,光降解物峰(相对保留时间约 0.93)与异维 A 酸峰之间的分离度应大于 1.5。

测定法 精密量取供试品溶液、对照溶液与对照品溶液,分别注入液相色谱仪,记录色谱图至主成分峰保留时间的 2 倍。

限度 供试品溶液色谱图中如有与维 A 酸峰保留时间一致的色谱峰,按外标法以峰面积计算,不得过 1.0%;其他各杂质峰面积的和不得大于对照溶液主峰面积(1.0%)。

干燥失重 取本品,在 105℃干燥 3 小时,减失重量不得过 0.5%(通则 0831)。

炽灼残渣 取本品 1.0g,依法检查(通则 0841),遗留残渣不得过 0.1%。

重金属 取炽灼残渣项下遗留的残渣,依法检查(通则 0821 第二法),含重金属不得过百万分之二十。

【含量测定】 取本品约 0.2g,精密称定,加丙酮 70ml 溶解后,照电位滴定法(通则 0701),用氢氧化四丁基铵滴定液(0.1mol/L)滴定,并将滴定的结果用空白试验校正。每 1ml 氢氧化四丁基铵滴定液(0.1mol/L)相当于 30.04mg 的 $C_{20}H_{28}O_2$。

【类别】 角质溶解药。

【贮藏】 遮光,充惰性气体。0～5℃密封保存。

【制剂】 (1)异维 A 酸软胶囊 (2)异维 A 酸凝胶

红霉素肠溶片

Hongmeisu Changrongpian

Erythromycin Enteric-coated Tablets

本品含红霉素($C_{37}H_{67}NO_{13}$)应为标示量的 90.0%～110.0%。

【性状】 本品为肠溶衣片或肠溶薄膜衣片,除去包衣后,显白色或类白色。

【鉴别】 ■(1)照薄层色谱法(通则 0502)试验。

供试品溶液 取本品细粉适量,加甲醇使红霉素溶解并稀释制成每 1ml 中约含红霉素 2.5mg 的溶液,滤过,取续滤液。

标准品溶液 取红霉素标准品适量,加甲醇溶解并稀释制成每 1ml 中约含 2.5mg 的溶液。

色谱条件 采用硅胶 G 薄层板,以三氯甲烷-甲醇(85:15)为展开剂。

测定法 吸取供试品溶液与标准品溶液各 10μl,分别点于同一薄层板上,展开,晾干,喷以乙醇-对甲氧基苯甲醛-硫酸(90:5:5)的混合溶液,置 100℃加热约数分钟,至出现黑色至红紫色斑点。

结果判定 供试品溶液所显主斑点的位置和颜色应与标准品溶液主斑点的位置和颜色相同。■[删除]

(2)在红霉素 A 组分项下记录的色谱图中,供试品主峰的保留时间应与标准品溶液主峰的保留时间一致。

■以上(1)、(2)两项可选做一项。■[删除]

【检查】 溶出度 照溶出度与释放度测定法(通则 0931 第一法 方法 2)测定。

酸中溶出量 溶出条件 以盐酸溶液(9→1000)900ml 为溶出介质,转速为每分钟 100 转,依法操作,经 2 小时时,立即将转篮升出液面。

限度 每片肠膜均不得有裂缝。

缓冲液中溶出量 溶出条件 取酸中溶出量项下 2 小时后的转篮,随即以磷酸盐缓冲液(pH 6.8)(取 0.2mol/L 磷酸二氢钾溶液 250ml,加 0.2mol/L 氢氧化钠溶液 118ml,用水稀释至 1000ml,摇匀)900ml 为溶出介质,转速不变,继续依法操作,经 45 分钟时取样。

供试品溶液 取溶出液适量,滤过,精密量取续滤液适量,用溶出介质定量稀释制成每 1ml 中约含红霉素 55μg 的溶液。

对照溶液 取本品 10 片,研细,精密称取适量(相当于平均片重),加乙醇适量(10mg 加乙醇 1ml)使红霉素溶解后,按标示量用溶出介质定量稀释制成每 1ml 中约含 55μg 的溶液。

测定法 精密量取供试品溶液与对照溶液各 5ml,分别精密加硫酸溶液(75→100)5ml,混匀,放置约 30～40 分钟,放冷,照紫外-可见分光光度法(通则 0401),在 482nm 的波长处分别测定吸光度,计算每片的溶出量。

限度 80%,应符合规定。

红霉素 A 组分 照高效液相色谱法(通则 0512)测定。

供试品溶液 取本品 20 片,除去包衣,精密称定,研细,精密称取适量(相当于红霉素 0.1g),加甲醇 5ml 使红霉素溶解,用磷酸盐缓冲液(pH 7.0)-甲醇(15:1)定量稀释制成每 1ml 中约含红霉素 4mg 的溶液,滤过,取续滤液。

标准品溶液(1)、系统适用性溶液(1)、系统适用性溶液(2)、色谱条件、系统适用性要求与测定法 见红霉素红霉素组分项下。

限度 按标示量计算,含红霉素 A 不得少于 83.5%。

其他 应符合片剂项下有关的各项规定(通则 0101)。

【含量测定】 取本品 4 片,研细,用乙醇适量(红霉素约 0.25g 用乙醇 25ml),分次研磨使红霉素溶解,并用灭菌水定量稀释制成每 1ml 中约含 1000 单位的溶液,摇匀,静置,精密量取上清液适量,照红霉素项下的方法测定,即得。

【类别】 同红霉素。

【规格】 (1)0.125g(12.5 万单位) (2)0.25g(25 万单位) (3)50mg(5 万单位)

【贮藏】 密封,在干燥处保存。

红霉素肠溶胶囊

Hongmeisu Changrongjiaonang

Erythromycin Enteric Capsules

本品含红霉素($C_{37}H_{67}NO_{13}$)应为标示量的 90.0%～110.0%。

【性状】 本品内容物为白色或类白色肠溶微丸或颗粒。

【鉴别】 ■(1)取本品的内容物,研细,取约 5mg,加丙酮 2ml 溶解后,加盐酸 2ml,即显橙黄色,渐变为紫红色,再加三氯甲烷 2ml 振摇,三氯甲烷层显蓝色。■[删除]

■(2)照薄层色谱法(通则 0502)试验。

供试品溶液 取本品内容物适量,研细,加甲醇使红霉素溶解并稀释制成每 1ml 中约含红霉素 2.5mg 的溶液,滤过,取续滤液。

标准品溶液 取红霉素标准品适量,加甲醇溶解并稀释制成每 1ml 中约含 2.5mg 的溶液。

混合溶液 取供试品溶液与标准品溶液等量混合。

色谱条件 采用硅胶 G 薄层板,以三氯甲烷-甲醇(85:15)为展开剂。

测定法 吸取供试品溶液、标准品溶液与混合溶液各 10μl,分别点于同一薄层板上,展开,晾干,喷以乙醇-对甲氧基苯甲醛-硫酸(90:5:5)的混合溶液,在 100℃下加热数分钟,至出现黑色至红紫色斑点。

系统适用性要求 混合溶液所显主斑点应为单一斑点。

结果判定 供试品溶液所显主斑点的位置和颜色应与标准品溶液主斑点的位置和颜色相同。■[删除]

（3）在红霉素 A 组分项下记录的色谱图中，供试品溶液主峰的保留时间应与标准品溶液主峰的保留时间一致。

■以上（2）、（3）两项可选做一项。■[删除]

【检查】　**水分**　取本品的内容物，加 10％咪唑的甲醇溶液使溶解，照水分测定法（通则 0832 第一法 1）测定。含水分不得过 7.5％。

溶出度　照溶出度与释放度测定法（通则 0931 第一法方法 2）测定。

酸中溶出量　溶出条件　以盐酸溶液（9→1000）900ml 为溶出介质，转速为每分钟 50 转，依法操作，经 60 分钟时取样，并立即将转篮升出液面。

供试品溶液　取溶出液适量，滤过，取续滤液。

对照贮备液　取装量差异项下的内容物，研细，精密称取适量（相当于平均装量），置 50ml 量瓶中，加乙醇溶解并稀释至刻度，摇匀，滤过，取续滤液。

对照溶液　精密量取对照贮备液适量，用溶出介质定量稀释制成每 1ml 中约含红霉素 14μg（0.125g 规格）或 28μg（0.25g 规格）的溶液。

测定法　精密量取供试品溶液与对照溶液各 5ml，分别精密加入硫酸溶液（75→100）5ml，混匀，放置 30～40 分钟，冷却后，照紫外-可见分光光度法（通则 0401），在 482nm 的波长处分别测定吸光度，计算每粒的溶出量。

限度　不大于 10％，应符合规定。

缓冲液中溶出量　溶出条件　取酸中溶出量项下 1 小时后的转篮，随即以磷酸盐缓冲液（pH 6.8）（取 0.2mol/L 磷酸二氢钾溶液 250ml，加 0.2mol/L 氢氧化钠溶液 118ml，用水稀释至 1000ml，摇匀）900ml 为溶出介质，转速不变，继续依法操作，经 60 分钟时取样。

供试品溶液　取溶出液适量，滤过，精密量取续滤液适量，用溶出介质定量稀释制成每 1ml 中约含红霉素 55μg 的溶液。

对照溶液　精密量取酸中溶出量项下的对照贮备液适量，用溶出介质定量稀释制成每 1ml 中约含红霉素 55μg 的溶液。

测定法　见酸中溶出量项下。

限度　不低于 80％，应符合规定。

红霉素 A 组分　照高效液相色谱法（通则 0512）测定。

供试品溶液　取装量差异项下内容物，研细，精密称取适量（相当于红霉素 0.1g），加甲醇 5ml 使红霉素溶解，再用磷酸盐缓冲液（pH 7.0）-甲醇（15：1）定量稀释制成每 1ml 中约含红霉素 4mg 的溶液，滤过，取续滤液。

标准品溶液（1）、系统适用性溶液（1）、系统适用性溶液（2）、色谱条件、系统适用性要求与测定法　见红霉素红霉素组分项下。

限度　按标示量计算，含红霉素 A 不得少于 83.5％。

其他　应符合胶囊剂项下有关的各项规定（通则 0103）。

【含量测定】　取装量差异项下的内容物，研细，精密称取细粉适量（约相当于红霉素 0.25g），加乙醇适量（红霉素 10mg 用乙醇 1ml），分次研磨使红霉素溶解，并用灭菌水定量稀释制

成每 1ml 中约含 1000 单位的溶液，摇匀，静置，精密量取上清液适量，照红霉素项下的方法测定，即得。

【类别】　同红霉素。

【规格】　（1）0.125g（12.5 万单位）　（2）0.25g（25 万单位）

【贮藏】　密封，在干燥处保存。

芬　布　芬
Fenbufen
Fenbufen

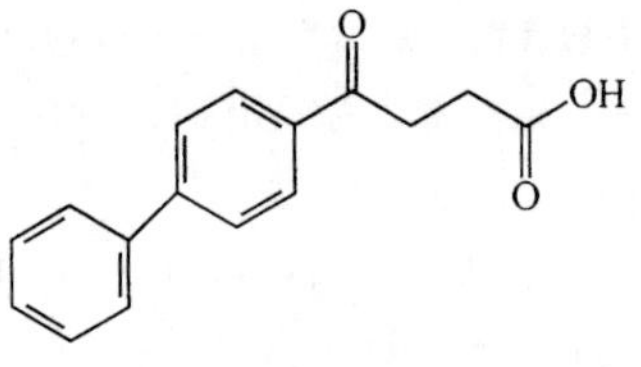

$C_{16}H_{14}O_3$　254.28

本品为 3-（4-联苯基羰基）丙酸。按干燥品计算，含 $C_{16}H_{14}O_3$ 不得少于 98.5％。

【性状】　本品为白色或类白色结晶性粉末；无臭。

■本品在乙醇中微溶，在水中几乎不溶；在热碱溶液中易溶。■[修订]

熔点　本品的熔点（通则 0612）为 185～188℃。

【鉴别】　（1）取本品约 0.1g，加硫酸 2ml，溶液显橙红色，加水稀释后，颜色即消失，并生成白色沉淀。

■（2）取本品约 0.1g，加无水乙醇 5ml，加热使溶解，放冷，滴加三氯化铁试液，即生成橘黄色沉淀。■[删除]

（3）取本品，加无水乙醇制成每 1ml 中约含 5μg 的溶液，照紫外-可见分光光度法（通则 0401）测定，在 281nm 的波长处有最大吸收，在 238nm 的波长处有最小吸收。

（4）本品的红外光吸收图谱应与对照的图谱（光谱集 170 图）一致。

【检查】　**氯化物**　取无水碳酸钠 2g，铺于坩埚底部和四周，再取本品 1.0g，置无水碳酸钠上，用少量水湿润，干燥后，先用小火炽灼使炭化，再在 700～800℃炽灼使完全灰化，放冷，加水适量使溶解，滤过，坩埚和滤器用水洗涤，合并滤液与洗液，置 50ml 量瓶中，用水稀释至刻度，摇匀，精密量取 10ml，加水使成 25ml，依法检查（通则 0801），与标准氯化钠溶液 6.0ml 用同一方法制成的对照液比较，不得更深（0.03％）。

硫酸盐　取上述氯化物项下剩余的滤液 10.0ml，加水使成 25ml，依法检查（通则 0802），与标准硫酸钾溶液 2.0ml 用同一方法制成的对照液比较，不得更深（0.1％）。

■**有关物质**　照高效液相色谱法（通则 0512）测定。

溶剂　1.8％冰醋酸溶液-乙腈（68：32）。

供试品溶液　取本品约 50mg，置 25ml 量瓶中，加二甲基甲酰胺 10ml，振摇使溶解，用溶剂稀释至刻度，摇匀。

对照溶液 精密量取供试品溶液适量,用溶剂稀释制成每1ml中约含 4μg 的溶液。

杂质 I 定位溶液 取芬布芬约10mg,置100ml量瓶中,加乙醇20ml,振摇使溶解,加硫酸0.1ml,置水浴中加热10分钟,取出,放冷,用溶剂稀释至刻度,摇匀。

系统适用性溶液 取酮洛芬与芬布芬各适量,加溶剂溶解并稀释制成每1ml中约含酮洛芬 50μg 与芬布芬 20μg 的混合溶液。

灵敏度溶液 精密量取对照溶液1ml,置10ml量瓶中,用溶剂稀释至刻度,摇匀。

色谱条件 用十八烷基硅烷键合硅胶为填充剂(Agilent ZORBAX SB,4.6mm×150mm,5μm 或效能相当的色谱柱);以 1.8%冰醋酸溶液为流动相 A,以乙腈为流动相 B,按下表进行梯度洗脱;流速为每分钟 1.5ml;柱温为 30℃;检测波长为283nm;进样体积20μl。

时间(分钟)	流动相 A(%)	流动相 B(%)
0	68	32
25	68	32
30	50	50
55	50	50
60	68	32
65	68	32

系统适用性要求 系统适用性溶液色谱图中,酮洛芬峰与芬布芬峰之间的分离度应不小于5.0。灵敏度溶液色谱图中,主成分峰高的信噪比应不小于10。

测定法 精密量取供试品溶液、对照溶液与杂质 I 定位溶液,分别注入液相色谱仪,记录色谱图。

限度 供试品溶液色谱图中,如有与杂质 I 峰保留时间一致的色谱峰,峰面积不得大于对照溶液主峰面积的 2.5 倍(0.5%),如有与杂质 II 峰(相对保留时间约为 0.22)保留时间一致的色谱峰,峰面积乘以校正因子 1.7,不得大于对照溶液主峰面积(0.2%),其他单个杂质峰面积不得大于对照溶液主峰面积的 0.5 倍(0.1%),各杂质峰面积的和(杂质 II 峰按校正后的峰面积计算)不得大于对照溶液主峰面积的 5 倍(1.0%)。小于灵敏度溶液主峰面积的色谱峰忽略不计。■[修订]

■干燥失重 取本品,在105℃干燥至恒重,减失重量不得过 0.5%(通则0831)。■[修订]

炽灼残渣 取本品 1.0g,依法检查(通则0841),遗留残渣不得过 0.1%。

重金属 取炽灼残渣项下遗留的残渣,依法检查(通则0821 第二法),含重金属不得过百万分之十。

砷盐 取上述氯化物项下剩余的滤液 10.0ml,加盐酸5ml与水 13ml,依法检查(通则0822 第一法),应符合规定(0.001%)。

【含量测定】 取本品 0.4g,精密称定,■加中性乙醇(对

酚酞指示液显中性)50ml,■[修订]置热水中使溶解,放冷,加酚酞指示液 2 滴,用氢氧化钠滴定液(0.1mol/L)滴定。每 1ml氢氧化钠滴定液(0.1mol/L)相当于 25.43mg 的 $C_{16}H_{14}O_3$。

【类别】 解热镇痛、非甾体抗炎药。

【贮藏】 遮光,密封保存。

【制剂】 (1)芬布芬片 (2)芬布芬胶囊

■附:

杂质 I

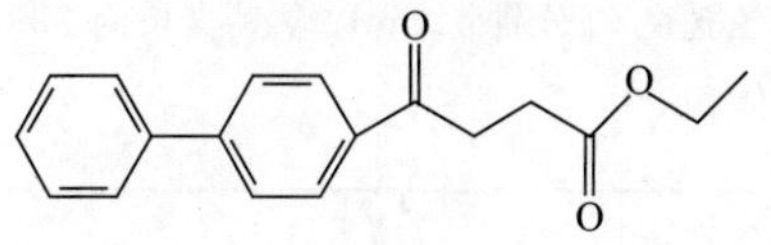

$C_{18}H_{18}O_3$ 283.13

4-(联苯-4-基)-4-氧代丁酸乙酯

杂质 II

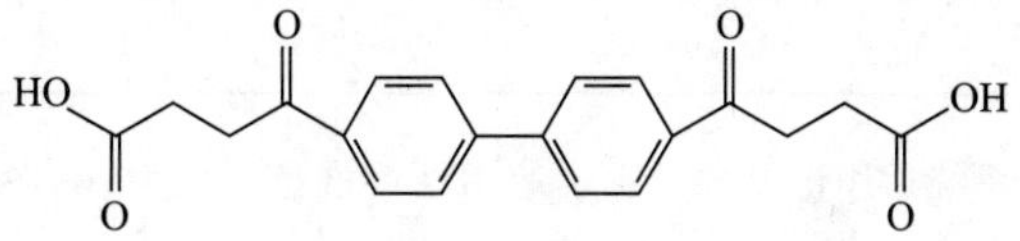

$C_{20}H_{18}O_6$ 355.12

4,4′-([1,1′-联苯]-4,4′-基)双(4-氧代丁酸)■[增订]

芬 布 芬 片

Fenbufen Pian

Fenbufen Tablets

本品含芬布芬($C_{16}H_{14}O_3$)应为标示量的 90.0%~110.0%。

【性状】 本品为白色片或类白色片。

【鉴别】 (1)取本品的细粉适量(约相当于芬布芬0.2g),加无水乙醇 20ml,置水浴上加热使芬布芬溶解,放冷,滤过,取滤液 5ml,加三氯化铁试液 5 滴,即生成橘黄色沉淀。

(2)在含量测定项下记录的色谱图中,供试品溶液主峰的保留时间应与对照品溶液主峰的保留时间一致。

(3)取本品细粉适量(约相当于芬布芬 100mg),加乙醇10ml,研磨溶解,滤过,滤入石油醚中,快速搅拌使成结晶,放置15 分钟,用垂熔玻璃漏斗滤过,取残渣,105℃干燥 15 分钟,依法测定。本品的红外光吸收图谱应与对照的图谱(光谱集 170图)一致。

【检查】 有关物质 照高效液相色谱法(通则0512)测定。

■溶剂 1.8%冰醋酸溶液-乙腈(68∶32)。■[增订]

供试品溶液 取本品细粉适量(约相当于芬布芬 0.1g),

置 50ml 量瓶中,加 N,N-二甲基甲酰胺 20ml,振摇使溶解,用溶剂稀释至刻度,摇匀,滤过,取续滤液。

对照溶液 精密量取供试品溶液 1ml,置 100ml 量瓶中,用溶剂稀释至刻度,摇匀。

■系统适用性溶液 取酮洛芬与芬布芬各适量,加溶剂溶解并稀释制成每 1ml 中约含酮洛芬 $50\mu g$ 与芬布芬 $20\mu g$ 的混合溶液。

色谱条件 用十八烷基硅烷键合硅胶为填充剂;以 1.8% 冰醋酸溶液为流动相 A,乙腈为流动相 B,按下表进行梯度洗脱;流速为每分钟 1.5ml;检测波长为 283nm;柱温为 30℃;进样体积 $20\mu l$。

时间(分钟)	流动相 A(%)	流动相 B(%)
0	68	32
25	68	32
30	50	50
55	50	50
60	68	32
65	68	32

系统适用性要求 系统适用性溶液色谱图中,酮洛芬峰与芬布芬峰之间的分离度应大于 5.0。

测定法 精密量取供试品溶液与对照溶液,分别注入液相色谱仪,记录色谱图。■[修订]

限度 供试品溶液的色谱图中如有杂质峰,单个杂质峰面积不得大于对照溶液主峰面积(1.0%),各杂质峰面积的和不得大于对照溶液主峰面积的 2 倍(2.0%)

溶出度 照溶出度与释放度测定法(通则 0931 第二法)测定。

溶出条件 以磷酸盐缓冲液(pH 7.6)900ml 为溶出介质,转速为每分钟 100 转,依法操作,经 45 分钟时取样。

测定法 取溶出液 10ml,滤过,精密量取续滤液 2ml,置 50ml 量瓶(0.15g 规格)或 100ml 量瓶(0.3g 规格)中,用溶出介质稀释至刻度,摇匀。照紫外-可见分光光度法(通则 0401),在 285nm 的波长处测定吸光度,按 $C_{16}H_{14}O_3$ 的吸收系数($E_{1cm}^{1\%}$)为 868 计算每片的溶出量。

限度 标示量的 65%,应符合规定。

其他 应符合片剂项下有关的各项规定(通则 0101)。

【含量测定】 照高效液相色谱法(通则 0512)测定。

供试品溶液 取本品 20 片,精密称定,研细,精密称取适量(约相当于芬布芬 0.15g),置 100ml 量瓶中,加甲醇 30ml,超声 15 分钟使芬布芬溶解,用流动相稀释至刻度,摇匀,滤过,精密量取续滤液 2ml 置 50ml 量瓶中,用流动相稀释至刻度,摇匀。

对照品溶液 取芬布芬对照品 15mg,精密称定,置 10ml 量瓶中,加甲醇 3ml,超声 15 分钟使溶解,用流动相稀释至刻度,摇匀,精密量取 2ml,置 50ml 量瓶中,用流动相稀释至刻度,摇匀。

色谱条件 用十八烷基硅烷键合硅胶为填充剂;以 1.8% 冰醋酸溶液-乙腈(56:44)为流动相;检测波长为 280nm;进样体积 $10\mu l$。

系统适用性要求 理论板数按芬布芬峰计算不低于 5000。

测定法 精密量取供试品溶液与对照品溶液,分别注入液相色谱仪,记录色谱图。按外标法以峰面积计算。

【类别】 同芬布芬。

【规格】 (1)0.15g (2)0.3g

【贮藏】 遮光,密封保存。

芬布芬胶囊

Fenbufen Jiaonang

Fenbufen Capsules

本品含芬布芬($C_{16}H_{14}O_3$)应为标示量的 90.0% ~ 110.0%。

【性状】 内容物为白色或类白色粉末。

【鉴别】 (1)取本品的内容物适量(约相当于芬布芬 0.2g),加无水乙醇 20ml,置水浴上加热使芬布芬溶解,放冷,滤过,取滤液 5ml,加三氯化铁试液 5 滴,即生成橘黄色沉淀。

(2)在含量测定项下记录的色谱图中,供试品溶液主峰的保留时间应与对照品溶液主峰的保留时间一致。

(3)取本品 2 粒的内容物,研细,加乙醇或丙酮 10ml,溶解,滤过,滤入石油醚中,快速搅拌使成结晶,放置 15 分钟,用垂熔玻璃漏斗滤过,取残渣,105℃ 干燥 15 分钟,依法测定。本品的红外光吸收图谱应与对照的图谱(光谱集 170 图)一致。

【检查】 有关物质 照高效液相色谱法(通则 0512)测定。

■溶剂 1.8% 冰醋酸溶液-乙腈(68:32)。■[增订]

供试品溶液 取本品的内容物适量(约相当于芬布芬 0.1g),置 50ml 量瓶中,加 N,N-二甲基甲酰胺 20ml,振摇使溶解,用溶剂稀释至刻度,摇匀,滤过,取续滤液。

对照溶液 精密量取供试品溶液 1ml,置 100ml 量瓶中,用溶剂稀释至刻度,摇匀。

■系统适用性溶液 取酮洛芬与芬布芬各适量,加溶剂溶解并稀释制成每 1ml 中约含酮洛芬 $50\mu g$ 与芬布芬 $20\mu g$ 的混合溶液。

色谱条件 用十八烷基硅烷键合硅胶为填充剂;以 1.8% 冰醋酸溶液为流动相 A,乙腈为流动相 B,按下表进行梯度洗脱;流速为每分钟 1.5ml;检测波长为 283nm;柱温为 30℃;进样体积 $20\mu l$。

时间(分钟)	流动相 A(%)	流动相 B(%)
0	68	32
25	68	32
30	50	50
55	50	50
60	68	32
65	68	32

系统适用性要求 系统适用性溶液色谱图中,酮洛芬峰与芬布芬峰之间的分离度应大于 5.0。

测定法 精密量取供试品溶液与对照溶液,分别注入液相色谱仪,记录色谱图。■[修订]

限度 供试品溶液的色谱图中如有杂质峰,单个杂质峰面积不得大于对照溶液主峰面积(1.0%),各杂质峰面积的和不得大于对照溶液主峰面积的 2 倍(2.0%)。

溶出度 照溶出度与释放度测定法(通则 0931 第一法)测定。

溶出条件 以磷酸盐缓冲液(pH 7.6)900ml 为溶出介质,转速为每分钟 100 转,依法操作,经 45 分钟时取样。

测定法 取溶出液 10ml,滤过,精密量取续滤液 2ml,置 50ml 量瓶中,用溶出介质稀释至刻度,摇匀。照紫外-可见分光光度法(通则 0401),在 285nm 的波长处测定吸光度,按 $C_{16}H_{14}O_3$ 的吸收系数($E_{1cm}^{1\%}$)为 868 计算每粒的溶出量。

限度 标示量的 70%,应符合规定。

其他 应符合胶囊剂项下有关的各项规定(通则 0103)。

【含量测定】 照高效液相色谱法(通则 0512)测定。

供试品溶液 取装量差异项下的内容物,混匀,精密称取适量(约相当于芬布芬 0.15g),置 100ml 量瓶中,加甲醇 30ml,超声约 15 分钟使芬布芬溶解,用流动相稀释至刻度,摇匀,滤过,精密量取续滤液 2ml,置 50ml 量瓶中,用流动相稀释至刻度,摇匀。

对照品溶液 取芬布芬对照品约 15mg,精密称定,置 10ml 量瓶中,加甲醇 3ml,超声 15 分钟使溶解,用流动相稀释至刻度,摇匀,精密量取 2ml,置 50ml 量瓶中,用流动相稀释至刻度,摇匀。

色谱条件 用十八烷基硅烷键合硅胶为填充剂;以 1.8% 冰醋酸溶液-乙腈(56:44)为流动相;检测波长为 280nm;进样体积 10μl。

系统适用性要求 理论板数按芬布芬峰计算不低于 5000。

测定法 精密量取供试品溶液与对照品溶液,分别注入液相色谱仪,记录色谱图。按外标法以峰面积计算。

【类别】 同芬布芬。

【规格】 0.15g

【贮藏】 遮光,密封保存。

克林霉素磷酸酯注射液

Kelinmeisu Linsuanzhi Zhusheye

Clindamycin Phosphate Injection

本品为克林霉素磷酸酯的灭菌水溶液。含克林霉素磷酸酯按克林霉素($C_{18}H_{33}ClN_2O_5S$)计,应为标示量的 90.0%~110.0%。

【性状】 本品为无色至微黄色的澄明液体。

【鉴别】 照克林霉素磷酸酯项下的鉴别(1)试验,显相同的结果。

【检查】 **pH 值** 应为 5.5~7.0(通则 0631)。

颜色 取本品 5 瓶,分别与黄色 2 号标准比色液(通则 0901 第一法)比较,均不得更深。

有关物质 照高效液相色谱法(通则 0512)测定。

供试品溶液 精密量取本品适量,用溶剂定量稀释制成每 1ml 中约含克林霉素 3mg 的溶液。

对照溶液 精密量取供试品溶液适量,用溶剂定量稀释制成每 1ml 中约含克林霉素 90μg 的溶液。

对照品溶液 分别取克林霉素对照品与林可霉素对照品各适量,精密称定,加对照溶液溶解并定量稀释制成每 1ml 中约含克林霉素 30μg 与林可霉素 6μg 的混合溶液。

溶剂、对照品溶液(1)、色谱条件与系统适用性要求 见克林霉素磷酸酯中有关物质项下。

测定法 精密量取供试品溶液、对照溶液与对照品溶液,分别注入液相色谱仪,记录色谱图。

限度 供试品溶液色谱图中如有与林可霉素和克林霉素保留时间一致的色谱峰,其含量按外标法以峰面积计算,分别不得过标示量的 0.2% 与 1.5%;其他单个杂质(除苯甲醇峰外)峰面积不得大于对照溶液的主峰面积(3.0%),其他杂质峰面积之和不得大于对照溶液主峰面积的 2 倍(6.0%),小于对照溶液主峰面积 0.02 倍的峰忽略不计。

苯甲醇 ■如处方中有苯甲醇,照高效液相色谱法(通则 0512)测定。■[修订]

供试品溶液 精密量取本品 1ml,置 200ml 量瓶中,用流动相稀释至刻度,摇匀。

对照品溶液 取苯甲醇约 0.25g,精密称定,置 50ml 量瓶中,加二甲基亚砜 2.5ml,轻摇使溶解,用流动相稀释至刻度,摇匀,精密量取适量,用流动相定量稀释制成每 1ml 中约含 0.05mg 的溶液。

混合对照溶液 取克林霉素磷酸酯对照品适量,精密称定,加对照品溶液溶解并定量稀释制成每 1ml 中分别约含克林霉素磷酸酯 0.75mg 和苯甲醇 0.05mg 的混合溶液。

色谱条件 见含量测定项下。

系统适用性要求 混合对照溶液色谱图中,克林霉素磷酸酯峰与苯甲醇峰间的分离度应大于 2.0。

测定法 精密量取供试品溶液与对照品溶液,分别注入液相色谱仪,记录色谱图。

限度 供试品溶液色谱图中如有苯甲醇峰,按外标法以峰面积计算,每 1ml 本品中含苯甲醇不得过 9.45mg。

异常毒性、降压物质、细菌内毒素与无菌 照克林霉素磷酸酯项下的方法检查,均应符合规定。

其他 应符合注射剂项下有关的各项规定(通则 0102)。

【含量测定】 照高效液相色谱法(通则 0512)测定。

供试品溶液 精密量取本品适量,用流动相定量稀释制成每 1ml 中约含克林霉素 0.3mg 的溶液。

对照品溶液、系统适用性溶液(1)、系统适用性溶液(2)、色谱条件、系统适用性要求与测定法 见克林霉素磷酸酯含量测定项下。

【类别】 同克林霉素磷酸酯。

【规格】 按 $C_{18}H_{33}ClN_2O_5S$ 计 (1)2ml：0.15g (2)2ml：0.3g (3)4ml：0.6g (4)5ml：0.6g

【贮藏】 遮光,密闭,在阴凉处保存。

克霉唑口腔药膜

Kemeizuo Kouqiang Yaomo

Clotrimazole Oral Pellicles

本品含克霉唑（$C_{22}H_{17}ClN_2$）应为标示量的 90.0%～110.0%。

【性状】 本品为白色片状薄膜。

【鉴别】■(1)取本品适量(约相当于克霉唑 20mg),加 0.1mol/L 硫酸溶液 10ml,搅拌,使克霉唑溶解,滤过,滤液加三硝基苯酚试液数滴,即产生黄色沉淀。■[删除]

(2)取本品适量(约相当于克霉唑 20mg),加二氯甲烷 4ml,振摇使克霉唑溶解,离心,取上清液作为供试品溶液。照克霉唑项下的鉴别(2)试验,应显相同的结果。

(3)在含量测定项下记录的色谱图中,供试品溶液主峰的保留时间应与对照品溶液主峰的保留时间一致。

以上(2)、(3)两项可选做一项。

【检查】 二苯基-(2-氯苯基)甲醇(杂质Ⅰ) 照高效液相色谱法(通则 0512)测定。

溶剂 70%甲醇溶液。

供试品溶液 取本品适量(相当于克霉唑 10mg),精密称定,置 50ml 量瓶中,加甲醇 28ml,超声,并时时振摇使克霉唑溶解,加水 12ml,摇匀,放冷,用溶剂稀释至刻度,摇匀,滤过,取续滤液。

对照品溶液 取杂质Ⅰ对照品适量,精密称定,加溶剂溶解并定量稀释制成每 1ml 中约含 $2\mu g$ 的溶液。

系统适用性溶液 取克霉唑对照品与杂质Ⅰ对照品各适

量,加溶剂溶解并稀释制成每 1ml 中分别含 0.04mg 与 0.03mg 的溶液。

色谱条件 用十八烷基硅烷键合硅胶为填充剂;以甲醇-0.05mol/L 磷酸二氢钾溶液(70∶30)(用 10%磷酸调节 pH 值至 5.7～5.8)为流动相;检测波长为 215nm;进样体积 $10\mu l$。

系统适用性要求 系统适用性溶液色谱图中,理论板数按克霉唑峰计算不低于 4000,克霉唑峰与杂质Ⅰ峰之间的分离度应大于 2.0。

测定法 精密量取供试品溶液与对照品溶液,分别注入液相色谱仪,记录色谱图。

限度 供试品溶液色谱图中如有与杂质Ⅰ峰保留时间一致的色谱峰,按外标法以峰面积计算,不得过标示量的 1.0%。

含量均匀度 以含量测定项下测得的每片含量计算,应符合规定(通则 0941)。

溶化时限 取本品,分别剪成 $1cm^2$ 大小的薄膜 6 片,分别用两层筛孔内径为 2.0mm 的不锈钢丝夹住,照崩解时限检查法片剂项下的方法(通则 0921)检查,应在 15 分钟内全部溶化,并通过筛网。

其他 应符合膜剂项下有关的各项规定(通则 0125)。

【含量测定】 照高效液相色谱法(通则 0512)测定。

供试品溶液 取本品 10 片,剪碎,分别置 100ml 量瓶中,加甲醇 56ml,超声,并时时振摇使克霉唑溶解,加水 24ml,摇匀,放冷,用溶剂稀释至刻度,摇匀,滤过,取续滤液。

对照品溶液 取克霉唑对照品适量,精密称定,加溶剂溶解并定量稀释制成每 1ml 中约含 0.04mg 的溶液。

溶剂、系统适用性溶液、色谱条件与系统适用性要求 见二苯基-(2-氯苯基)甲醇(杂质Ⅰ)项下。

测定法 精密量取供试品溶液与对照品溶液,分别注入液相色谱仪,记录色谱图。按外标法以峰面积计算每片的含量,并求得 10 片的平均含量。

【类别】 同克霉唑。

【规格】 4mg

【贮藏】 密封,在凉暗干燥处保存。

克霉唑乳膏

Kemeizuo Rugao

Clotrimazole Cream

本品含克霉唑（$C_{22}H_{17}ClN_2$）应为标示量的 90.0%～110.0%。

【性状】 本品为白色乳膏。

【鉴别】 ■(1)取本品适量(约相当于克霉唑 20mg),加 0.5mol/L 硫酸溶液 10ml,在水浴中微温,搅拌使克霉唑溶

解,放冷,滤过,滤液加三硝基苯酚试液数滴,即产生淡黄色沉淀。■[删除]

(2)取本品适量(约相当于克霉唑 20mg),加二氯甲烷 4ml 微温,振摇使克霉唑溶解,放冷,离心,取上清液作为供试品溶液。照克霉唑项下的鉴别(2)试验,应显相同的结果。

(3)在含量测定项下记录的色谱图中,供试品溶液主峰的保留时间应与对照品溶液主峰的保留时间一致。

以上(2)、(3)两项可选做一项。

【检查】 二苯基-(2-氯苯基)甲醇(杂质Ⅰ) 照高效液相色谱法(通则 0512)测定。

溶剂 70%甲醇溶液。

供试品溶液 取本品适量(相当于克霉唑 10mg),精密称定,置 50ml 量瓶中,加甲醇 28ml,置 50℃水浴中加热约 5 分钟,时时振摇,取出后强烈振摇约 5 分钟,加水 12ml,摇匀,放冷,用溶剂稀释至刻度,摇匀,置冰浴中放置 2 小时,滤膜滤过,取续滤液放至室温。

对照品溶液 取杂质Ⅰ对照品适量,精密称定,加溶剂溶解并定量稀释制成每 1ml 中约含 2μg 的溶液。

系统适用性溶液 取克霉唑对照品与杂质Ⅰ对照品各适量,加溶剂溶解并稀释制成每 1ml 中分别含 0.04mg 与 0.03mg 的溶液。

色谱条件 用十八烷基硅烷键合硅胶为填充剂;以甲醇-0.05mol/L 磷酸二氢钾溶液(70∶30)(用 10%磷酸调节 pH 值至 5.7~5.8)为流动相;检测波长为 215nm;进样体积 10μl。

系统适用性要求 系统适用性溶液色谱图中,理论板数按克霉唑峰计算不低于 4000,克霉唑峰与杂质Ⅰ峰之间的分离度应大于 2.0。

测定法 精密量取供试品溶液与对照品溶液,分别注入液相色谱仪,记录色谱图。

限度 供试品溶液色谱图中如有与杂质Ⅰ峰保留时间一致的色谱峰,按外标法以峰面积计算,不得过标示量的 1.0%。

其他 应符合乳膏剂项下有关的各项规定(通则 0109)。

【含量测定】 照高效液相色谱法(通则 0512)测定。

供试品溶液 取本品 5 支内容物混匀,精密称取适量(约相当于克霉唑 4mg),置 100ml 量瓶中,加甲醇 56ml,置 50℃水浴中加热 5 分钟,时时振摇,取出后强烈振摇约 5 分钟,加水 24ml,摇匀,放冷,用溶剂稀释至刻度,摇匀,置冰浴中冷却 2 小时,滤膜滤过,取续滤液放至室温。

对照品溶液 取克霉唑对照品适量,精密称定,加溶剂溶解并定量稀释制成每 1ml 中约含 0.04mg 的溶液。

溶剂、系统适用性溶液、色谱条件与系统适用性要求 见二苯基-(2-氯苯基)甲醇(杂质Ⅰ)项下。

测定法 精密量取供试品溶液与对照品溶液,分别注入液相色谱仪,记录色谱图。按外标法以峰面积计算。

【类别】 同克霉唑。

【规格】 (1)1% (2)3%

【贮藏】 密封,在凉暗处保存。

克霉唑药膜

Kemeizuo Yaomo

Clotrimazole Pellicles

本品含克霉唑($C_{22}H_{17}ClN_2$)应为标示量的 90.0%~110.0%。

【性状】 本品为白色片状薄膜。

【鉴别】 ■(1)取本品适量(约相当于克霉唑 20mg),加 0.1mol/L 硫酸溶液 10ml,搅拌,使克霉唑溶解,滤过,滤液加三硝基苯酚试液数滴,即产生黄色沉淀。■[删除]

(2)取本品适量(约相当于克霉唑 20mg),加二氯甲烷 4ml 微温,振摇使克霉唑溶解,放冷,滤过,取滤液作为供试品溶液。照克霉唑项下的鉴别(2)试验,应显相同的结果。

(3)在含量测定项下记录的色谱图中,供试品溶液主峰的保留时间应与对照品溶液主峰的保留时间一致。

以上(2)、(3)两项可选做一项。

【检查】 二苯基-(2-氯苯基)甲醇(杂质Ⅰ) 照高效液相色谱法(通则 0512)测定。

溶剂 70%甲醇溶液。

供试品溶液 取本品适量(相当于克霉唑 10mg),精密称定,置 50ml 量瓶中,加溶剂 30ml,置 60℃水浴中加热 10 分钟,时时振摇,取出后强烈振摇约 5 分钟,放冷,用溶剂稀释至刻度,摇匀,滤膜滤过,取续滤液。

对照品溶液 取杂质Ⅰ对照品适量,精密称定,加溶剂溶解并定量稀释制成每 1ml 中约含 2μg 的溶液。

系统适用性溶液 取克霉唑对照品与杂质Ⅰ对照品各适量,加溶剂溶解并稀释制成每 1ml 中分别含 0.04mg 与 0.03mg 的溶液。

色谱条件 用十八烷基硅烷键合硅胶为填充剂;以甲醇-0.05mol/L 磷酸二氢钾溶液(70∶30)(用 10%磷酸调节 pH 值至 5.7~5.8)为流动相;检测波长为 215nm。进样体积 10μl。

系统适用性要求 系统适用性溶液色谱图中,理论板数按克霉唑峰计算不低于 4000,克霉唑峰与杂质Ⅰ峰之间的分离度应大于 2.0。

测定法 精密量取供试品溶液与对照品溶液,分别注入液相色谱仪,记录色谱图。

限度 供试品溶液色谱图中如有与杂质Ⅰ峰保留时间一致的色谱峰,按外标法以峰面积计算,不得过标示量的 1.0%。

溶化时限 取本品,分别剪成 1cm² 大小的薄膜 6 片,分别用两层筛孔内径为 2.0mm 的不锈钢丝夹住,照崩解时限检查法片剂项下的方法(通则 0921)检查,应在 15 分钟内全部溶化,并通过筛网。

其他 应符合膜剂项下有关的各项规定(通则 0125)。

【含量测定】 照高效液相色谱法(通则 0512)测定。

供试品溶液 取本品 20 片,精密称定,剪碎,精密称取适量(约相当于克霉唑 80mg),置 100ml 量瓶中,加溶剂 60ml,置 60℃水浴中加热 10 分钟,时时振摇,取出后强烈振摇约 5 分钟,放冷,用溶剂稀释至刻度,摇匀,滤过,精密量取续滤液 5ml,置 100ml 量瓶中,用溶剂稀释至刻度,摇匀,滤膜滤过,取续滤液。

对照品溶液 取克霉唑对照品适量,精密称定,加溶剂溶解并定量稀释制成每 1ml 中约含 0.04mg 的溶液。

溶剂、系统适用性溶液、色谱条件与系统适用性要求 见二苯基-(2-氯苯基)甲醇(杂质Ⅰ)项下。

测定法 精密量取供试品溶液与对照品溶液,分别注入液相色谱仪,记录色谱图。按外标法以峰面积计算。

【类别】 同克霉唑。

【规格】 50mg

【贮藏】 密封,在阴凉干燥处保存。

克霉唑喷雾剂

Kemeizuo Penwuji

Clotrimazole Spray

本品为非定量外用喷雾剂。含克霉唑($C_{22}H_{17}ClN_2$)应为标示量的 90.0%～110.0%。

【性状】 本品内容物为无色至微黄色的澄清液体。

【鉴别】 ■(1)取本品适量,置水浴上蒸干,残渣加三氯甲烷溶解并稀释制成每 1ml 中含克霉唑 2mg 的溶液;另取克霉唑对照品适量,加三氯甲烷溶解并稀释制成每 1ml 中含 2mg 的溶液。照克霉唑项下的鉴别(2)试验,应显相同的结果。■[删除]

(2) 在含量测定项下记录的色谱图中,供试品溶液主峰的保留时间应与对照品溶液主峰的保留时间一致。

■以上(1)、(2)两项可选做一项。■[删除]

【检查】 二苯基-(2-氯苯基)甲醇(杂质Ⅰ) 照高效液相色谱法(通则 0512)测定。

溶剂 70%甲醇溶液。

供试品溶液 精密量取本品 2ml,置 100ml 量瓶中,用溶剂稀释至刻度,摇匀。

对照品溶液 取杂质Ⅰ对照品适量,精密称定,加溶剂溶解并定量稀释制成每 1ml 中约含 3μg 的溶液。

系统适用性溶液 取克霉唑与杂质Ⅰ对照品各适量,加溶剂溶解并稀释制成每 1ml 中分别含 0.04mg 与 0.03mg 的溶液。

色谱条件 用十八烷基硅烷键合硅胶为填充剂;以甲醇-0.05mol/L 磷酸二氢钾溶液(70∶30)(用 10%磷酸调节 pH 值至 5.7～5.8)为流动相;检测波长为 215nm;进样体积 10μl。

系统适用性要求 系统适用性溶液色谱图中,理论板数按克霉唑峰计算不低于 4000,克霉唑峰与杂质Ⅰ峰之间的分离度应大于 2.0。

测定法 精密量取供试品溶液与对照品溶液,分别注入液相色谱仪,记录色谱图。

限度 供试品溶液色谱图中如有与杂质Ⅰ峰保留时间一致的色谱峰,按外标法以峰面积计算,不得过标示量的 1.0%。

其他 应符合喷雾剂项下有关的各项规定(通则 0112)。

【含量测定】 照高效液相色谱法(通则 0512)测定。

供试品溶液 精密量取本品 2ml,置 100ml 量瓶中,用溶剂稀释至刻度,摇匀,精密量取 5ml,置 50ml 量瓶中,用溶剂稀释至刻度,摇匀。

对照品溶液 取克霉唑对照品适量,精密称定,加溶剂溶解并定量稀释制成每 1ml 中约含 0.03mg 的溶液。

溶剂、系统适用性溶液、色谱条件与系统适用性要求 见二苯基-(2-氯苯基)甲醇(杂质Ⅰ)项下。

测定法 精密量取供试品溶液与对照品溶液,分别注入液相色谱仪,记录色谱图。按外标法以峰面积计算。

【类别】 同克霉唑。

【规格】 1.5%

【贮藏】 密闭,在阴凉处保存。

克霉唑溶液

Kemeizuo Rongye

Clotrimazole Solution

本品含克霉唑($C_{22}H_{17}ClN_2$)应为标示量的 90.0%～110.0%。

【性状】 本品为无色至微黄色的澄清液体。

【鉴别】 ■(1)取本品适量,置水浴上蒸干,残渣加三氯甲烷制成每 1ml 中含克霉唑 2mg 的溶液;另取克霉唑对照品,加三氯甲烷溶解并稀释制成每 1ml 中含 2mg 的溶液。照克霉唑项下的鉴别(2)试验,应显相同的结果。■[删除]

(2)在含量测定项下记录的色谱图中,供试品溶液主峰的保留时间应与对照品溶液主峰的保留时间一致。

■以上(1)、(2)两项可选做一项。■[删除]

【检查】 二苯基-(2-氯苯基)甲醇(杂质Ⅰ) 照高效液相色谱法(通则 0512)测定。

溶剂 70%甲醇溶液。

供试品溶液　精密量取本品 2ml,置 100ml 量瓶中,用溶剂稀释至刻度,摇匀,滤膜滤过,取续滤液。

对照品溶液　取杂质 I 对照品适量,精密称定,加溶剂溶解并定量稀释制成每 1ml 中约含 4.5μg 的溶液。

系统适用性溶液　取克霉唑对照品与杂质 I 对照品各适量,加溶剂溶解并稀释制成每 1ml 中分别含 0.04mg 与 0.03mg 的溶液。

色谱条件　用十八烷基硅烷键合硅胶为填充剂;以甲醇-0.05mol/L 磷酸二氢钾溶液(70∶30)(用 10% 磷酸调节 pH 值至 5.7～5.8)为流动相;检测波长为 215nm;进样体积 10μl。

系统适用性要求　系统适用性溶液色谱图中,理论板数按克霉唑峰计算不低于 4000,克霉唑峰与杂质 I 峰之间的分离度应大于 2.0。

测定法　精密量取供试品溶液与对照品溶液,分别注入液相色谱仪,记录色谱图。

限度　供试品溶液色谱图中如有与杂质 I 峰保留时间一致的色谱峰,按外标法以峰面积计算,不得过标示量的 1.5%。

其他　应符合涂剂项下有关的各项规定(通则 0118)。

【含量测定】　照高效液相色谱法(通则 0512)测定。

供试品溶液　精密量取本品 1ml,置 100ml 量瓶中,用溶剂稀释至刻度,摇匀,滤膜滤过,精密量取续滤液 5ml,置 25ml 量瓶中,用溶剂稀释至刻度,摇匀。

对照品溶液　取克霉唑对照品适量,精密称定,加溶剂溶解并定量稀释制成每 1ml 中约含 0.03mg 的溶液。

溶剂、系统适用性溶液、色谱条件与系统适用性要求　见二苯基-(2-氯苯基)甲醇(杂质 I)项下。

测定法　精密量取供试品溶液与对照品溶液,分别注入液相色谱仪,记录色谱图。按外标法以峰面积计算。

【类别】　同克霉唑。

【规格】　1.5%

【贮藏】　密闭保存。

苏　氨　酸
Su'ansuan
Threonine

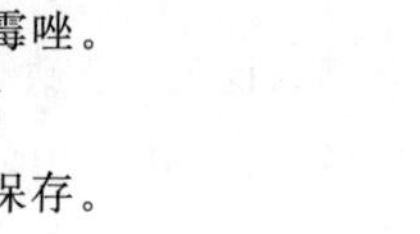

C₄H₉NO₃　119.12

本品为 L-2-氨基-3-羟基丁酸。按干燥品计算,含 C₄H₉NO₃ 不得少于 98.5%。

【性状】　本品为白色结晶或结晶性粉末;无臭。

本品在水中溶解,在乙醇中几乎不溶。

比旋度　取本品,精密称定,加水溶解并定量稀释制成每 1ml 中约含 60mg 的溶液,依法测定(通则 0621),比旋度为 -26.0°至 -29.0°。

【鉴别】　■(1)取本品 0.1g,加水 50ml 使溶解,取 1ml,加 2% 高碘酸钠溶液 1ml,再加哌啶 0.2ml 和 2.5% 亚硝基铁氰化钠溶液 0.1ml,溶液即显蓝色,放置数分钟后,溶液变为黄色。■[删除]

(2)取本品与苏氨酸对照品各适量,分别加水溶解并稀释制成每 1ml 中约含 10mg 的溶液,作为供试品溶液与对照品溶液。照其他氨基酸项下的方法试验,供试品溶液所显主斑点的位置和颜色应与对照品溶液的主斑点相同。

(3)本品的红外光吸收图谱应与对照的图谱(光谱集 957 图)一致。

【检查】　酸度　取本品 0.20g,加水 20ml 溶解后,依法测定(通则 0631),pH 值应为 5.0～6.5。

溶液的透光率　取本品 1.0g,加水 20ml 溶解后,照紫外-可见分光光度法(通则 0401),在 430nm 的波长处测定透光率,不得低于 98.0%。

氯化物　取本品 0.30g,依法检查(通则 0801),与标准氯化钠溶液 6.0ml 制成的对照液比较,不得更浓(0.02%)。

硫酸盐　取本品 1.0g,依法检查(通则 0802),与标准硫酸钾溶液 2.0ml 制成的对照液比较,不得更浓(0.02%)。

铵盐　取本品 0.10g,依法检查(通则 0808),与标准氯化铵溶液 2.0ml 制成的对照液比较,不得更深(0.02%)。

其他氨基酸　照薄层色谱法(通则 0502)试验。

供试品溶液　取本品适量,加水溶解并稀释制成每 1ml 中约含 10mg 的溶液。

对照溶液　精密量取供试品溶液 1ml,置 200ml 量瓶中,用水稀释至刻度,摇匀。

系统适用性溶液　取苏氨酸对照品与脯氨酸对照品各适量,置同一量瓶中,加水溶解并稀释制成每 1ml 中分别约含 10mg 与 0.1mg 的溶液。

色谱条件　采用硅胶 G 薄层板,以正丁醇-冰醋酸-水(6∶2∶2)为展开剂。

测定法　吸取上述三种溶液各 5μl,分别点于同一薄层板上,展开,晾干,喷以茚三酮的丙酮溶液(1→50),在 90℃ 加热至斑点出现,立即检视。

系统适用性要求　对照溶液应显一个清晰的斑点,系统适用性溶液应显两个完全分离的斑点。

限度　供试品溶液如显杂质斑点,其颜色与对照溶液的主斑点比较,不得更深(0.5%),且不得超过 1 个。

干燥失重　取本品,在 105℃ 干燥 3 小时,减失重量不得过 0.2%(通则 0831)。

炽灼残渣　取本品 1.0g,依法检查(通则 0841),遗留残渣不得过 0.1%。

铁盐　取本品 1.0g,依法检查(通则 0807),与标准铁溶液 1.0ml 制成的对照液比较,不得更深(0.001%)。

重金属 取炽灼残渣项下遗留的残渣,依法检查(通则 0821 第二法),含重金属不得过百万分之十。

砷盐 取本品 2.0g,加水 23ml 溶解后,加盐酸 5ml,依法检查(通则 0822 第一法),应符合规定(0.0001%)。

细菌内毒素 取本品,依法检查(通则 1143),每 1g 苏氨酸中含内毒素的量应小于 12EU。(供注射用)

【含量测定】 取本品约 0.1g,精密称定,加无水甲酸 3ml 使溶解,再加冰醋酸 50ml,照电位滴定法(通则 0701),用高氯酸滴定液(0.1mol/L)滴定,并将滴定的结果用空白试验校正。每 1ml 高氯酸滴定液(0.1mol/L)相当于 11.91mg 的 $C_4H_9NO_3$。

【类别】 氨基酸类药。

【贮藏】 密封保存。

更昔洛韦氯化钠注射液

Gengxiluowei Lühuana Zhusheye

Ganciclovir and Sodium Chloride Injection

本品为更昔洛韦与氯化钠的灭菌水溶液。含更昔洛韦($C_9H_{13}N_5O_4$)应为标示量的 90.0%～110.0%,含氯化钠(NaCl)应为标示量的 95.0%～105.0%。

【性状】 本品为无色澄明液体。

【鉴别】 ■(1)取本品适量(约相当于更昔洛韦 20mg),置水浴上蒸干,放冷,加盐酸 1ml 与氯酸钾 0.1g,置水浴上蒸干,残渣加氨试液数滴即显紫红色;再加氢氧化钠试液数滴,紫红色消失。■[删除]

(2)在含量测定项下记录的色谱图中,供试品溶液主峰的保留时间应与更昔洛韦对照品溶液主峰的保留时间一致。

(3)本品显钠盐鉴别(1)的反应与氯化物鉴别(1)的反应(通则 0301)。

【检查】 **pH 值** 应为 7.0～9.0(通则 0631)。

有关物质 照高效液相色谱法(通则 0512)测定。

供试品溶液 取本品,用流动相稀释制成每 1ml 中约含更昔洛韦 0.3mg 的溶液。

对照溶液 精密量取供试品溶液 1ml,置 100ml 量瓶中,用流动相稀释至刻度,摇匀。

色谱条件、系统适用性要求与测定法 见更昔洛韦有关物质项下。

限度 除氯化钠峰外,供试品溶液色谱图中如有杂质峰,各杂质峰面积的和不得大于对照溶液的主峰面积(1.0%)。

重金属 取本品 50ml,置水浴上蒸发至约 20ml,放冷,加醋酸盐缓冲液(pH 3.5)2ml 与水适量使成 25ml,依法检查(通则 0821 第一法),含重金属不得过千万分之三。

渗透压摩尔浓度 应为 270～310mOsmol/kg(通则 0632)。

细菌内毒素 取本品,依法检查(通则 1143),每 1ml 中含内毒素的量应小于 0.50EU。

其他 应符合注射剂项下有关的各项规定(通则 0102)。

【含量测定】 **更昔洛韦** 照高效液相色谱法(通则 0512)测定。

供试品溶液 精密量取本品适量,用流动相定量稀释制成每 1ml 中含更昔洛韦 40μg 的溶液。

对照品溶液 取更昔洛韦对照品约 25mg,精密称定,置 25ml 量瓶中,加 0.4%氢氧化钠溶液 1ml 使溶解,用流动相稀释至刻度,摇匀,精密量取适量,用流动相定量稀释制成每 1ml 中约含 40μg 的溶液。

色谱条件与系统适用性要求 见有关物质项下。

测定法 精密量取供试品溶液与对照品溶液,分别注入液相色谱仪,记录色谱图。按外标法以峰面积计算。

氯化钠 精密量取本品 10ml,加水 40ml、2%糊精溶液 5ml、碳酸钙 0.1g 与荧光黄指示液 5～8 滴,用硝酸银滴定液(0.1mol/L)滴定,每 1ml 硝酸银滴定液(0.1mol/L)相当于 5.844mg 的 NaCl。

【类别】 同更昔洛韦。

【规格】 (1)100ml:更昔洛韦 0.05g 与氯化钠 0.9g (2)100ml:更昔洛韦 0.1g 与氯化钠 0.9g (3)250ml:更昔洛韦 0.25g 与氯化钠 2.25g

【贮藏】 密闭保存。

注射用更昔洛韦

Zhusheyong Gengxiluowei

Ganciclovir for Injection

本品为更昔洛韦加适量的氢氧化钠溶液,经冷冻干燥的无菌制品。按平均装量计算,含更昔洛韦($C_9H_{13}N_5O_4$)应为标示量的 90.0%～110.0%。

【性状】 本品为白色疏松块状物或粉末;有引湿性。

【鉴别】 ■(1)取本品适量(约相当于更昔洛韦 20mg),加盐酸 2ml,置水浴上蒸干,再加盐酸 1ml 与氯酸钾约 30mg,置水浴上蒸干,残渣滴加氨试液数滴即显紫红色,再加氢氧化钠试液数滴,紫红色消失。如有干扰,取鉴别(3)项下的白色沉淀,再次试验。■[删除]

(2)在含量测定项下记录的色谱图中,供试品溶液主峰的保留时间应与对照品溶液主峰的保留时间一致。

(3)取本品适量,加水使溶解,用稀盐酸或氨试液调至中性,即生成白色的沉淀,滤过,滤液显钠盐鉴别(1)的反应(通则 0301)。

【检查】 **碱度** 取本品,加水溶解并稀释制成每 1ml 中含更昔洛韦 12.5mg 的溶液,依法测定(通则 0631),pH 值应为 10.5～11.5。

溶液的澄清度 取本品,加水溶解并稀释成每 1ml 中含更昔洛韦 10mg 的溶液,溶液应澄清,如显浑浊,与 1 号浊度标准液(通则 0902 第一法)比较,不得更浓。

有关物质 照高效液相色谱法(通则 0512)测定。

供试品溶液 取本品,加流动相溶解并稀释制成每 1ml 中约含更昔洛韦 0.3mg 的溶液。

对照溶液 精密量取供试品溶液 1ml,置 100ml 量瓶中,用流动相稀释至刻度,摇匀。

色谱条件、系统适用性要求与测定法 见更昔洛韦有关物质项下。

限度 供试品溶液色谱图中如有杂质峰,各杂质峰面积之和不得大于对照溶液的主峰面积(1.0%)。

水分 取本品,照水分测定法(通则 0832 第一法 1)测定,含水分不得过 6.0%。

细菌内毒素 取本品,依法检查(通则 1143),每 1mg 更昔洛韦中含内毒素的量应小于 0.50EU。

无菌 取本品,加 0.9%无菌氯化钠溶液适量溶解后,经薄膜过滤法处理,依法检查(通则 1101),应符合规定。

其他 应符合注射剂项下有关的各项规定(通则 0102)。

【含量测定】 照高效液相色谱法(通则 0512)测定。

供试品溶液 取本品 5 支,分别精密称定内容物重量,并将各容器中内容物分别加流动相溶解后全量转移至同一量瓶中,混匀,精密量取适量,用流动相定量稀释制成每 1ml 中约含更昔洛韦 40µg 的溶液。

对照品溶液 取更昔洛韦对照品约 25mg,精密称定,置 25ml 量瓶中,加 0.4%氢氧化钠溶液 1ml 溶解,用流动相稀释至刻度,摇匀,精密量取适量,用流动相定量稀释制成每 1ml 中约含 40µg 的溶液。

色谱条件与系统适用性要求 见有关物质项下。

测定法 精密量取供试品溶液与对照品溶液,分别注入液相色谱仪,记录色谱图。按外标法以峰面积计算。

【类别】 同更昔洛韦。

【规格】 (1)0.05g (2)0.15g (3)0.25g (4)0.5g

【贮藏】 遮光,密闭保存。

来 氟 米 特

Laifumite

Leflunomide

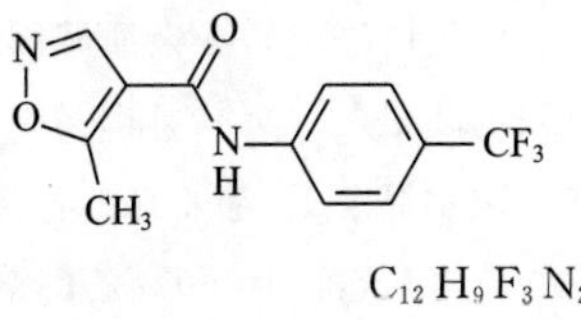

$C_{12}H_9F_3N_2O_2$ 270.20

本品为 N-(4-三氟甲基苯基)-5-甲基异噁唑-4-甲酰胺,按干燥品计算,含 $C_{12}H_9F_3N_2O_2$ 应为 98.0%～102.0%。

【性状】 ■本品为白色或类白色结晶或粉末。

本品在甲醇、乙醇或冰醋酸中易溶,在水中几乎不溶。■[修订]

熔点 本品的熔点(通则 0612)为 165～168℃。

【鉴别】 (1)在含量测定项下记录的色谱图中,供试品溶液主峰的保留时间应与对照品溶液主峰的保留时间一致。

(2)本品的红外光吸收图谱应与对照品的图谱一致(通则 0402)。■如不一致,可取本品与对照品经 130℃加热 10 分钟后测定。■[增订]

【检查】 有关物质 ■照高效液相色谱法(通则 0512)测定。避光操作。

供试品溶液(1) 取本品约 0.125g,精密称定,置 50ml 量瓶中,加乙腈 10ml 使溶解,用流动相稀释至刻度,摇匀。

供试品溶液(2) 取本品约 25mg,精密称定,置 50ml 量瓶中,加乙腈 10ml 使溶解,用流动相稀释至刻度,摇匀。

对照溶液 精密量取供试品溶液(2)适量,用流动相定量稀释制成每 1ml 中约含 0.5µg 的溶液。■[修订]

对照品溶液 取杂质Ⅰ对照品适量,精密称定,加流动相溶解并定量稀释制成每 1ml 中约含 0.25µg 的溶液。

系统适用性溶液 取来氟米特、杂质Ⅱ与杂质Ⅲ各适量,加乙腈适量使溶解,用流动相稀释制成每 1ml 中约含来氟米特 0.5mg、杂质Ⅱ1.5µg 与杂质Ⅲ0.5µg 的混合溶液。

色谱条件 用十八烷基硅烷键合硅胶为填充剂;以 0.025mol/L 磷酸二氢钾溶液(用磷酸调节 pH 值至 3.0)-乙腈(60：40)为流动相;检测波长为 210nm;进样体积 20µl。

系统适用性要求 系统适用性溶液色谱图中,来氟米特峰与杂质Ⅲ峰之间的分离度应符合要求。对照品溶液色谱图中,主成分峰高的信噪比应大于 10。

测定法 精密量取供试品溶液(1)、供试品溶液(2)、对照溶液与对照品溶液,分别注入液相色谱仪,记录色谱图至主成分峰保留时间的 2 倍。

■**限度** 供试品溶液(1)色谱图中,如有与杂质Ⅰ峰保留时间一致的色谱峰,按外标法以峰面积计算,不得过 0.01%;供试品溶液(2)色谱图中如有杂质峰,杂质Ⅱ峰面积不得大于对照溶液主峰面积的 3 倍(0.3%),杂质Ⅳ峰(相对保留时间约为 0.1)面积不得大于对照溶液主峰面积(0.1%),其他单个杂质峰面积不得大于对照溶液主峰面积(0.1%),各杂质峰面积的和不得大于对照溶液主峰面积的 4 倍(0.4%)。■[修订]

■**残留溶剂** 照残留溶剂测定法(通则 0861)测定,应符合规定。■[修订]

干燥失重 取本品,在 105℃干燥至恒重,减失重量不得过 0.5%(通则 0831)。

炽灼残渣 取本品 1.0g,依法检查(通则 0841),遗留残渣不得过 0.1%。

重金属 取炽灼残渣项下遗留的残渣,依法检查(通则

0821 第二法),含重金属不得过百万分之二十。

【含量测定】 照高效液相色谱法(通则 0512)测定。

供试品溶液 见有关物质项下供试品溶液■(2)■[修订]。

对照品溶液 取来氟米特对照品约 25mg,精密称定,置 50ml 量瓶中,加乙腈 10ml 使溶解,用流动相稀释至刻度,摇匀。

系统适用性溶液与色谱条件 见有关物质项下。

系统适用性要求 系统适用性溶液色谱图中,来氟米特峰与杂质Ⅲ峰之间的分离度应符合要求。

测定法 精密量取供试品溶液与对照品溶液,分别注入液相色谱仪,记录色谱图。按外标法以峰面积计算。

【类别】 解热镇痛、非甾体抗炎药,免疫调节药。

【贮藏】 遮光,密封,阴凉处保存。

【制剂】 来氟米特片

附:

杂质Ⅰ

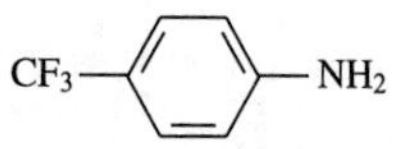

$C_7H_6F_3N$　161.12

4-三氟甲基苯胺

杂质Ⅱ

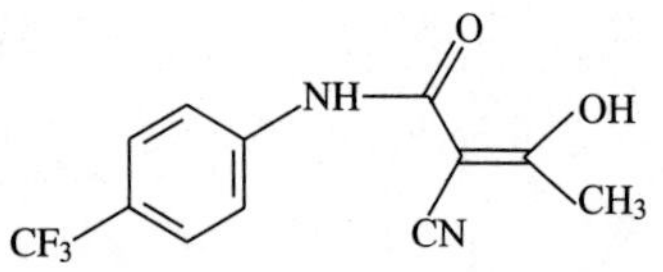

$C_{12}H_9F_3N_2O_2$　270.21

(2Z)-2-氰基-3-羟基-N-(4-三氟甲苯基)-2-丁烯酰胺

杂质Ⅲ

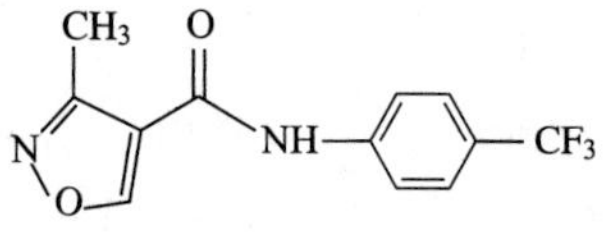

$C_{12}H_9F_3N_2O_2$　270.20

N-(4-三氟甲基苯基)-3-甲基异噁唑-4-甲酰胺

■**杂质Ⅳ**

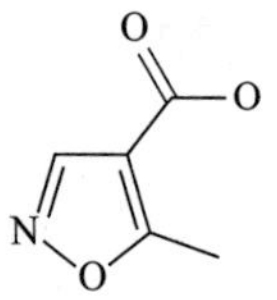

$C_5H_5NO_3$　120.10

5-甲基异噁唑-4-羧酸■[增订]

来氟米特片

Laifumite Pian

Leflunomide Tablets

本品含来氟米特($C_{12}H_9F_3N_2O_2$)应为标示量的 90.0%～110.0%。

【性状】 ■本品为白色或类白色片或薄膜衣片,除去包衣后显白色或类白色。■[修订]

【鉴别】 (1)取含量均匀度项下的溶液,照紫外-可见分光光度法(通则 0401)测定,在 261nm 的波长处有最大吸收。

(2)在含量测定项下记录的色谱图中,供试品溶液主峰的保留时间应与对照品溶液主峰的保留时间一致。

【检查】 ■有关物质 照高效液相色谱法(通则 0512)测定。避光操作。

供试品溶液(1) 取本品 20 片,精密称定,研细,精密称取适量(约相当于来氟米特 0.125g),置 100ml 量瓶中,加乙腈 10ml 与流动相 20ml,振摇 20 分钟使来氟米特溶解,用流动相稀释至刻度,摇匀,滤过,取续滤液。

供试品溶液(2) 取供试品溶液(1)项下的细粉适量(约相当于来氟米特 25mg),精密称定,置 50ml 量瓶中,加乙腈 10ml 与流动相 20ml,振摇 20 分钟使来氟米特溶解,用流动相稀释至刻度,摇匀,滤过,取续滤液。

对照溶液 精密量取供试品溶液(2)1ml,置 100ml 量瓶中,用流动相稀释至刻度,摇匀。

灵敏度溶液 精密量取对照品溶液 5ml,置 10ml 量瓶中,用流动相稀释至刻度,摇匀。

对照品溶液、系统适用性溶液与色谱条件 见来氟米特有关物质项下。

系统适用性要求 系统适用性溶液色谱图中,来氟米特峰与杂质Ⅲ峰之间的分离度应符合要求。灵敏度溶液色谱图中,主成分峰高的信噪比应不小于 10。

测定法 精密量取供试品溶液(1)、供试品溶液(2)、对照溶液与对照品溶液,分别注入液相色谱仪,记录色谱图至主成分峰保留时间的 2 倍。

限度 供试品溶液(1)色谱图中,如有与杂质Ⅰ峰保留时间一致的色谱峰,按外标法以峰面积计算,不得过 0.1%;供试品溶液(2)色谱图中如有杂质峰(相对保留时间 0.2 之前的辅料和溶剂峰忽略不计),杂质Ⅱ峰面积不得大于对照溶液主峰面积的 1.5 倍(1.5%),其他单个杂质峰面积不得大于对照溶液主峰面积的 0.2 倍(0.2%),各杂质峰面积的和不得大于对照溶液主峰面积的 2 倍(2.0%)。■[修订]

含量均匀度 取本品 1 片,置 50ml 量瓶中,加 60%乙醇溶液适量,超声 10 分钟,放冷,用 60%乙醇溶液稀释至刻度,摇匀,滤过,精密量取续滤液适量,用 60%乙醇溶液稀释制成每 1ml 中约含来氟米特 8μg 的溶液,作为供试品溶液。照紫外-可见分光光度法(通则 0401),在 261nm 的波长处测定吸光度;取来氟米特对照品适量,精密称定,加 60% 乙醇溶液溶解并稀释制成每 1ml 中约含 8μg 的溶液,同法测定。计算含量,应符合规定(通则 0941)。

■**溶出度** 照溶出度与释放度测定法(通则 0931 第二法)测定。

溶出条件 以水 1000ml 为溶出介质,转速为每分钟 100 转,依法操作,经 30 分钟时取样。

供试品溶液 取溶出液适量,滤膜滤过(滤膜应对本品无吸附),取续滤液。

对照品溶液 取来氟米特对照品约 10mg,精密称定,置 100ml 量瓶中,加乙腈 40ml 使溶解,用溶出介质稀释至刻度,摇匀,精密量取适量,用溶出介质定量稀释制成每 1ml 中约含 5μg(5mg 规格)、10μg(10mg 规格)或 20μg(20mg 规格)的溶液。

系统适用性溶液、色谱条件与系统适用性要求 见含量测定项下。

测定法 见含量测定项下。计算每片的溶出量。

限度 标示量的 80%,应符合规定。■[修订]

其他 应符合片剂项下有关的各项规定(通则 0101)。

■**【含量测定】** 照高效液相色谱法(通则 0512)测定。避光操作。

供试品溶液 见有关物质项下供试品溶液(2)。

对照品溶液 取来氟米特对照品约 25mg,精密称定,置 50ml 量瓶中,加乙腈 10ml 与流动相 20ml 使溶解,用流动相稀释至刻度,摇匀。

系统适用性溶液、色谱条件、系统适用性要求与测定法 见来氟米特含量测定项下。■[修订]

【类别】 同来氟米特。

【规格】 (1)5mg (2)10mg (3)20mg

【贮藏】 遮光,密封,干燥处保存。

吡 拉 西 坦

Bilaxitan

Piracetam

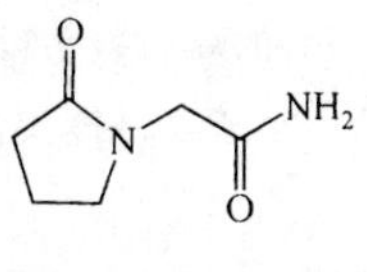

$C_6H_{10}N_2O_2$　142.16

本品为 2-氧代-1-吡咯烷基乙酰胺。按干燥品计算,含 $C_6H_{10}N_2O_2$ 应为 98.0%～102.0%。

【性状】 本品为白色或类白色的结晶性粉末;无臭。

本品在水中易溶,在乙醇中略溶,在乙醚中几乎不溶。

熔点 本品的熔点(通则 0612)为 151～154℃。

【鉴别】 (1)取本品 0.1g,置点滴板上,加水数滴溶解,加高锰酸钾试液与氢氧化钠试液各 1 滴,搅匀,放置,溶液应显紫色,渐变成蓝色,最后显绿色。

(2)在含量测定项下记录的色谱图中,供试品溶液主峰的保留时间应与对照品溶液主峰的保留时间一致。

(3)本品的红外光吸收图谱应与对照的图谱(光谱集 185 图)一致。

【检查】 **溶液的澄清度与颜色** 取本品 2.0g,加水 10ml 溶解后,溶液应澄清无色;如显浑浊,与 1 号浊度标准液(通则 0902 第一法)比较,不得更浓。

酸度 取本品 1.0g,加水 20ml 使溶解,依法测定(通则 0631),pH 值应为 5.0～7.0。

■**有关物质** 照高效液相色谱法(通则 0512)测定。

溶剂 乙腈-水(5:95)。

供试品溶液 取本品,加溶剂溶解并稀释制成每 1ml 中约含 0.5mg 的溶液。

对照溶液 精密量取供试品溶液适量,用溶剂定量稀释制成每 1ml 中约含 0.5μg 的溶液。

系统适用性溶液 取吡拉西坦约 25mg,置 50ml 量瓶中,加 0.1mol/L 氢氧化钠溶液 2ml,置 60℃水浴中加热 15 分钟,取出,放冷,加杂质 I 对照品 5μl,用溶剂稀释至刻度,摇匀。

灵敏度溶液 精密量取对照溶液适量,用溶剂定量稀释制成每 1ml 中约含 0.25μg 的溶液。

色谱条件 用十八烷基硅烷键合硅胶为填充剂(Kromasil 100-5 C18 柱,4.6mm×250mm,5μm 或效能相当的色谱柱);以 0.1%磷酸氢二钾溶液(用磷酸调节 pH 值至 6.0±0.05)为流动相 A,乙腈为流动相 B,按下表进行梯度洗脱;流速为每分钟 1.0ml;检测波长为 205nm;进样体积 20μl。

时间(分钟)	流动相 A(%)	流动相 B(%)
0	95	5
20	80	20
28	80	20
28.1	95	5
40	95	5

系统适用性要求 系统适用性溶液色谱图中,杂质 II 峰的相对保留时间约为 0.72,吡拉西坦峰与杂质 I 峰的分离度应不小于 3.0,吡拉西坦峰的拖尾因子应小于 2.0。灵敏度溶液色谱图中,主成分峰高的信噪比应不小于 10。

测定法 精密量取供试品溶液与对照溶液各 20μl,分别注入液相色谱仪,记录色谱图。

限度 供试品溶液色谱图中,如有与杂质 I 峰和杂质 II 峰保留时间一致的色谱峰,杂质 I 峰面积乘以校正因子 1.3 和杂质 II 峰面积乘以校正因子 0.8 后均不得大于对照溶液的主峰面积(0.1%),其他单个杂质峰面积不得大于对照溶液的主峰面积(0.1%),各杂质校正后的峰面积之和不得大于对照溶液主峰面积的 3 倍(0.3%)。小于灵敏度溶液主峰面积的色谱峰忽略不计。■[修订]

残留溶剂 照残留溶剂测定法(通则 0861)测定,应符合规定。■[增订]

干燥失重 取本品,在 105℃ 干燥至恒重,减失重量不得过 0.5%(通则 0831)。

炽灼残渣 不得过 0.1%(通则 0841)。

重金属 取本品 1.0g,加水 23ml 溶解后,加醋酸盐缓冲液(pH 3.5)2ml,依法检查(通则 0821 第一法),含重金属不得过百万分之二十。■[修订]

细菌内毒素 取本品,依法检查(通则 1143),每 1mg 吡拉西坦中含内毒素的量应小于 0.012EU。(供注射用)

无菌 取本品,用 pH 7.0 无菌氯化钠-蛋白胨缓冲液溶解并稀释制成每 1ml 含 25mg 的溶液,经薄膜过滤法处理,用 pH 7.0 无菌氯化钠-蛋白胨缓冲液冲洗(每膜不少于100ml),以金黄色葡萄球菌为阳性对照菌,依法检查(通则1101),应符合规定。(供无菌分装用)

【含量测定】 照高效液相色谱法(通则 0512)测定。

供试品溶液 精密称取本品适量,加溶剂溶解并定量稀释制成每 1ml 中约含 0.1mg 的溶液。

对照品溶液 精密称取吡拉西坦对照品适量,加溶剂溶解并定量稀释制成每 1ml 中约含 0.1mg 的溶液。

溶剂、系统适用性溶液与**系统适用性要求** 除灵敏度要求外,见有关物质项下。

色谱条件 用十八烷基硅烷键合硅胶为填充剂(Kromasil 100-5 C18柱,4.6mm×250mm,5μm 或效能相当的色谱柱);以 0.1%磷酸氢二钾溶液(用磷酸调节 pH 值至 6.0±0.05)-乙腈(95:5)为流动相;流速为每分钟 1.0ml;检测波长为205nm;进样体积 20μl。

测定法 精密量取供试品溶液与对照品溶液,分别注入液相色谱仪,记录色谱图。按外标法以峰面积计算。■[修订]

【类别】 脑代谢改善药。

【贮藏】 遮光,密封保存。

【制剂】 (1)吡拉西坦口服溶液 (2)吡拉西坦片 (3)吡拉西坦注射液 (4)吡拉西坦胶囊 (5)吡拉西坦氯化钠注射液 (6)注射用吡拉西坦

■附:

杂质 I

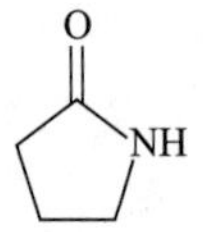

C$_4$H$_7$NO   85.10

2-吡咯烷酮

杂质 II

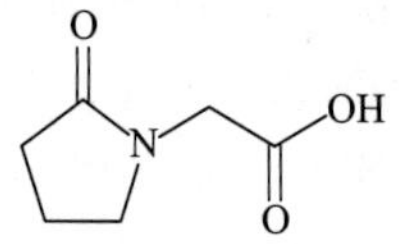

C$_6$H$_9$NO$_3$ 143.14

2-氧代-1-吡咯烷基乙酸■[增订]

吡拉西坦口服溶液

Bilaxitan Koufurongye

Piracetam Oral Solution

本品含吡拉西坦(C$_6$H$_{10}$N$_2$O$_2$)应为标示量的 95.0%~105.0%。

【性状】 本品为橙黄色至黄褐色的澄清液体。

【鉴别】 ■(1)取本品适量(约相当于吡拉西坦 0.5g),加三氯甲烷 10ml,振摇提取,静置使分层,分取三氯甲烷液2ml,加高锰酸钾试液与氢氧化钠试液各 5 滴,振摇,上层即显绿色。■[删除]

(2)在含量测定项下记录的色谱图中,供试品溶液主峰的保留时间应与对照品溶液主峰的保留时间一致。

【检查】 **相对密度** 不得低于 1.10(通则 0601)。

pH 值 应为 4.0~6.5(通则 0631)。

有关物质 照高效液相色谱法(通则 0512)测定。

供试品溶液 取本品适量,用溶剂稀释制成每 1ml 中约含吡拉西坦 0.5mg 的溶液。

对照溶液 精密量取供试品溶液适量,用溶剂定量稀释制成每 1ml 中约含吡拉西坦 0.5μg 的溶液。

灵敏度溶液 精密量取对照溶液适量,用溶剂定量稀释制成每 1ml 中约含吡拉西坦 0.25μg 的溶液。

溶剂、系统适用性溶液、色谱条件、系统适用性要求与测定法 见吡拉西坦有关物质项下。

限度 供试品溶液色谱图中,如有与杂质 I 峰和杂质 II 峰保留时间一致的色谱峰,杂质 I 峰面积乘以校正因子 1.3 后不得大于对照溶液的主峰面积(0.1%),杂质 II 峰面积乘以校正因子 0.8 后不得大于对照溶液主峰面积的 1.5 倍(0.15%),其他单个杂质峰面积不得大于对照溶液的主峰面积(0.1%),各杂质校正后的峰面积之和不得大于对照溶液主峰面积的 5 倍(0.5%)。小于灵敏度溶液主峰面积的色谱峰忽略不计。■[修订]

其他 应符合口服溶液剂项下有关的各项规定(通则 0123)。

■【含量测定】 照高效液相色谱法(通则 0512)测定。

供试品溶液 精密量取本品适量,用溶剂定量稀释制成每 1ml 中约含吡拉西坦 0.1mg 的溶液。

对照品溶液 精密称取吡拉西坦对照品适量,加溶剂溶解并定量稀释制成每 1ml 中约含 0.1mg 的溶液。

溶剂、系统适用性溶液、色谱条件、系统适用性要求与测定法 见吡拉西坦含量测定项下。■[修订]

【类别】 同吡拉西坦。

【规格】 10ml：0.8g

【贮藏】 遮光，密闭保存。

吡拉西坦片

Bilaxitan Pian

Piracetam Tablets

本品含吡拉西坦（$C_6H_{10}N_2O_2$）应为标示量的 95.0%～105.0%。

【性状】 本品为白色或类白色片。

【鉴别】 （1）取本品的细粉适量（约相当于吡拉西坦 0.5g），加水 10ml，振摇，使吡拉西坦溶解，滤过，取滤液 2ml 置点滴板上，加高锰酸钾试液与氢氧化钠试液各 1 滴，搅匀，放置，溶液应显紫色，渐变成蓝色，最后显绿色。

（2）在含量测定项下记录的色谱图中，供试品溶液主峰的保留时间应与对照品溶液主峰的保留时间一致。

【检查】 ■**有关物质** 照高效液相色谱法（通则 0512）测定。

供试品溶液 取本品细粉适量（约相当于吡拉西坦 0.1g），加溶剂溶解并稀释制成每 1ml 中约含吡拉西坦 0.5mg 的溶液，滤过，取续滤液。

对照溶液 精密量取供试品溶液适量，用溶剂定量稀释制成每 1ml 中约含吡拉西坦 0.5μg 的溶液。

灵敏度溶液 精密量取对照溶液适量，用溶剂定量稀释制成每 1ml 中约含吡拉西坦 0.25μg 的溶液。

溶剂、系统适用性溶液、色谱条件、系统适用性要求与测定法 见吡拉西坦有关物质项下。

限度 供试品溶液色谱图中，如有与杂质Ⅰ峰和杂质Ⅱ峰保留时间一致的色谱峰，杂质Ⅰ峰面积乘以校正因子 1.3 后不得大于对照溶液的主峰面积（0.1%），杂质Ⅱ峰面积乘以校正因子 0.8 后不得大于对照溶液主峰面积的 1.5 倍（0.15%），其他单个杂质峰面积不得大于对照溶液的主峰面积（0.1%），各杂质校正后的峰面积之和不得大于对照溶液主峰面积的 5 倍（0.5%）。小于灵敏度溶液主峰面积的色谱峰忽略不计。■[增订]

■**溶出度** 照溶出度与释放度测定法（通则 0931 第二法）测定。

溶出条件 以水 900ml 为溶出介质，转速为每分钟 50 转，依法操作，经 30 分钟时取样。

供试品溶液 取溶出液滤过，精密量取续滤液 3ml，置 10ml 量瓶中，用水稀释至刻度，摇匀。

对照品溶液 取吡拉西坦对照品适量，精密称定，加水溶解并定量稀释制成每 1ml 中约含 0.12mg 的溶液。

系统适用性溶液、色谱条件与系统适用性要求 见含量测定项下。

测定法 见含量测定项下。计算每片的溶出量。

限度 标示量的 85%，应符合规定。■[增订]

其他 应符合片剂项下有关的各项规定（通则 0101）。

■**【含量测定】** 照高效液相色谱法（通则 0512）测定。

供试品溶液 取本品 20 片，精密称定，研细，精密称取适量（约相当于吡拉西坦 0.2g），加溶剂溶解并定量稀释制成每 1ml 中约含吡拉西坦 0.1mg 的溶液，滤过，取续滤液。

对照品溶液 精密称取吡拉西坦对照品适量，加溶剂溶解并定量稀释制成每 1ml 中约含 0.1mg 的溶液。

溶剂、系统适用性溶液、色谱条件、系统适用性要求、测定法 见吡拉西坦含量测定项下。■[修订]

【类别】 同吡拉西坦。

【规格】 0.4g

【贮藏】 遮光，密封保存。

吡拉西坦注射液

Bilaxitan Zhusheye

Piracetam Injection

本品为吡拉西坦的灭菌水溶液。含吡拉西坦（$C_6H_{10}N_2O_2$）应为标示量的 95.0%～105.0%。

【性状】 本品为无色的澄明液体。

【鉴别】 （1）取本品适量（约相当于吡拉西坦 0.1g），置点滴板上，加高锰酸钾试液与氢氧化钠试液各 1 滴，搅匀，放置，溶液由紫红色渐变成蓝色，最后显绿色。

（2）在含量测定项下记录的色谱图中，供试品溶液主峰的保留时间应与对照品溶液主峰的保留时间一致。

【检查】 ■**pH 值** 应为 4.0～6.5（通则 0631）。■[修订]

■**有关物质** 照高效液相色谱法（通则 0512）测定。

供试品溶液 取本品适量，用溶剂稀释制成每 1ml 中约含吡拉西坦 0.5mg 的溶液。

对照溶液 精密量取供试品溶液适量，用溶剂定量稀释制成每 1ml 中约含吡拉西坦 0.5μg 的溶液。

灵敏度溶液 精密量取对照溶液适量，用溶剂定量稀释制成每 1ml 中约含吡拉西坦 0.25μg 的溶液。

溶剂、系统适用性溶液、色谱条件、系统适用性要求与测定法 见吡拉西坦有关物质项下。

限度 供试品溶液色谱图中，如有与杂质Ⅰ峰和杂质Ⅱ峰保留时间一致的色谱峰，杂质Ⅰ峰面积乘以校正因子 1.3 后不得大于对照溶液的主峰面积（0.1%），杂质Ⅱ峰面积乘以校正因子 0.8 后不得大于对照溶液主峰面积的 2 倍（0.2%），其他单个杂质峰面积不得大于对照溶液的主峰面积(0.1%),各杂质校正后的峰面积之和不得大于对照溶液主峰面积的5倍(0.5%)。小于灵敏度溶液主峰面积的色谱峰忽略不计。■[修订]

■细菌内毒素 取本品,依法检查(通则1143),每1mg吡拉西坦中含内毒素的量应小于0.012EU。■[修订]

其他 应符合注射剂项下有关的各项规定(通则0102)。

■【含量测定】 照高效液相色谱法(通则0512)测定。

供试品溶液 精密量取本品适量,用溶剂定量稀释制成每1ml中约含吡拉西坦0.1mg的溶液。

对照品溶液 精密称取吡拉西坦对照品适量,加溶剂溶解并定量稀释制成每1ml中约含0.1mg的溶液。

溶剂、系统适用性溶液、色谱条件、系统适用性要求与测定法 见吡拉西坦含量测定项下。■[修订]

【类别】 同吡拉西坦。

【规格】 (1)5ml:1g (2)20ml:4g (3)20ml:8g

【贮藏】 遮光,密闭保存。

吡拉西坦胶囊

Bilaxitan Jiaonang

Piracetam Capsules

本品含吡拉西坦($C_6H_{10}N_2O_2$)应为标示量的95.0%~105.0%。

【性状】 本品内容物为白色或类白色颗粒状粉末或粉末。

【鉴别】 (1)取本品的内容物适量(约相当于吡拉西坦0.5g),加水10ml,振摇,使吡拉西坦溶解,滤过,取滤液2ml置点滴板上,加高锰酸钾试液与氢氧化钠试液各1滴,搅匀,放置,溶液应显紫色,渐变成蓝色,最后显绿色。

(2)在含量测定项下记录的色谱图中,供试品溶液主峰的保留时间应与对照品溶液主峰的保留时间一致。

【检查】 **■有关物质** 照高效液相色谱法(通则0512)测定。

供试品溶液 取本品内容物适量(约相当于吡拉西坦0.1g),加溶剂溶解并稀释制成每1ml中约含吡拉西坦0.5mg的溶液,滤过,取续滤液。

对照溶液 精密量取供试品溶液适量,用溶剂定量稀释制成每1ml中约含吡拉西坦0.5μg的溶液。

灵敏度溶液 精密量取对照溶液适量,用溶剂定量稀释制成每1ml中约含吡拉西坦0.25μg的溶液。

溶剂、系统适用性溶液、色谱条件、系统适用性要求与测定法 见吡拉西坦有关物质项下。

限度 供试品溶液色谱图中,如有与杂质Ⅰ峰和杂质Ⅱ峰保留时间一致的色谱峰,杂质Ⅰ峰面积乘以校正因子1.3后不得大于对照溶液的主峰面积(0.1%),杂质Ⅱ峰面

积乘以校正因子0.8后不得大于对照溶液主峰面积的1.5倍(0.15%),其他单个杂质峰面积不得大于对照溶液的主峰面积(0.1%),各杂质校正后的峰面积之和不得大于对照溶液主峰面积的5倍(0.5%)。小于灵敏度溶液主峰面积的色谱峰忽略不计。■[增订]

■溶出度 照溶出度与释放度测定法(通则0931第一法)测定。

溶出条件 以水900ml为溶出介质,转速为每分钟50转,依法操作,经30分钟时取样。

供试品溶液 取溶出液滤过,精密量取续滤液3ml(0.4g规格)或5ml(0.2g规格),置10ml量瓶中,用水稀释至刻度,摇匀。

对照品溶液 取吡拉西坦对照品适量,精密称定,加水溶解并定量稀释制成每1ml中约含0.12mg的溶液。

系统适用性溶液、色谱条件与系统适用性要求 见含量测定项下。

测定法 见含量测定项下。计算每粒的溶出量。

限度 标示量的85%,应符合规定。■[增订]

其他 应符合胶囊剂项下有关的各项规定(通则0103)。

■【含量测定】 照高效液相色谱法(通则0512)测定。

供试品溶液 取装量差异项下的内容物,混合均匀,精密称取适量(约相当于吡拉西坦0.2g),加溶剂溶解并定量稀释制成每1ml中约含吡拉西坦0.1mg的溶液,滤过,取续滤液。

对照品溶液 精密称取吡拉西坦对照品适量,加溶剂溶解并定量稀释制成每1ml中约含0.1mg的溶液。

溶剂、系统适用性溶液、色谱条件、系统适用性要求与测定法 见吡拉西坦含量测定项下。■[修订]

【类别】 同吡拉西坦。

【规格】 (1)0.2g (2)0.4g

【贮藏】 遮光,密封保存。

吡拉西坦氯化钠注射液

Bilaxitan Lühuana Zhusheye

Piracetam and Sodium Chloride Injection

本品为吡拉西坦与氯化钠的灭菌水溶液。含吡拉西坦($C_6H_{10}N_2O_2$)和氯化钠(NaCl)均应为标示量的95.0%~105.0%。

【性状】 本品为无色的澄明液体。

【鉴别】 (1)取本品适量(约相当于吡拉西坦0.1g),置点滴板上,加高锰酸钾试液与氢氧化钠试液各1滴,搅匀,放置,溶液由紫红色渐变成蓝色,最后显绿色。

(2)在含量测定项下记录的色谱图中,供试品溶液主峰的保留时间应与对照品溶液主峰的保留时间一致。

（3）本品显钠盐的鉴别反应与氯化物鉴别（1）的反应（通则0301）。

【检查】 **pH值** 应为4.0～7.0（通则0631）。

■**有关物质** 照高效液相色谱法（通则0512）测定。

供试品溶液 取本品适量，用溶剂稀释制成每1ml中约含吡拉西坦0.5mg的溶液。

对照溶液 精密量取供试品溶液适量，用溶剂定量稀释制成每1ml中约含吡拉西坦0.5μg的溶液。

灵敏度溶液 精密量取对照溶液适量，用溶剂定量稀释制成每1ml中约含吡拉西坦0.25μg的溶液。

溶剂、系统适用性溶液、色谱条件、系统适用性要求与测定法 见吡拉西坦有关物质项下。

限度 供试品溶液色谱图中，如有与杂质Ⅰ峰和杂质Ⅱ峰保留时间一致的色谱峰，杂质Ⅰ峰面积乘以校正因子1.3后不得大于对照溶液的主峰面积（0.1%），杂质Ⅱ峰面积乘以校正因子0.8后不得大于对照溶液主峰面积的2.5倍（0.25%），其他单个杂质峰面积不得大于对照溶液的主峰面积（0.1%），各杂质校正后的峰面积之和不得大于对照溶液主峰面积的5倍（0.5%）。小于灵敏度溶液主峰面积的色谱峰忽略不计。■[修订]

重金属 取本品20ml，加醋酸盐缓冲液（pH 3.5）2ml和适量的水使成25ml，依法检查（通则0821第一法），含重金属不得过千万分之十。

细菌内毒素 取本品，依法检查（通则1143），每1ml中含内毒素的量应小于0.50EU。

其他 应符合注射剂项下有关的各项规定（通则0102）。

【含量测定】 ■**吡拉西坦** 照高效液相色谱法（通则0512）测定。

供试品溶液 精密量取本品适量，用溶剂定量稀释制成每1ml中约含吡拉西坦0.1mg的溶液。

对照品溶液 精密称取吡拉西坦对照品适量，加溶剂溶解并定量稀释制成每1ml中约含0.1mg的溶液。

溶剂、系统适用性溶液、色谱条件、系统适用性要求与测定法 见吡拉西坦含量测定项下。■[修订]

氯化钠 精密量取本品10ml，加水30ml，加2%糊精溶液5ml、2.5%硼砂溶液2ml与荧光黄指示液5～8滴，用硝酸银滴定液（0.1mol/L）滴定。每1ml硝酸银滴定液（0.1mol/L）相当于5.844mg的NaCl。

【类别】 同吡拉西坦。

■【规格】 （1）50ml：吡拉西坦10g与氯化钠0.45g（2）100ml：吡拉西坦20g与氯化钠0.9g （3）250ml：吡拉西坦8g与氯化钠2.25g■[修订]

【贮藏】 遮光，密闭保存。

注射用吡拉西坦

Zhusheyong Bilaxitan

Piracetam for Injection

本品为吡拉西坦的无菌粉末、无菌冻干品或加适量赋形剂制成的无菌冻干品。按平均装量计算，含吡拉西坦（$C_6H_{10}N_2O_2$）应为标示量的95.0%～105.0%。

【性状】 本品为白色或类白色粉末或结晶性粉末，或疏松块状物。

【鉴别】 （1）取本品适量（约相当于吡拉西坦0.1g），置点滴板上，加水数滴使溶解，加高锰酸钾试液与氢氧化钠试液各1滴，搅匀，静置，溶液由紫红色渐变成蓝色，最后显绿色。

（2）在含量测定项下记录的色谱图中，供试品溶液主峰的保留时间应与对照品溶液主峰的保留时间一致。

【检查】 **酸度** 取本品适量，加水溶解并稀释制成每1ml中约含吡拉西坦50mg的溶液，依法测定（通则0631），pH值应为5.0～7.0。

溶液的澄清度与颜色 取本品适量，加水溶解并稀释制成每1ml中含吡拉西坦0.2g的溶液，溶液应澄清无色。

有关物质 照高效液相色谱法（通则0512）测定。

供试品溶液 取本品，加流动相使吡拉西坦溶解并稀释制成每1ml中约含吡拉西坦0.5mg的溶液。

对照溶液 精密量取供试品溶液适量，用流动相定量稀释制成每1ml中约含吡拉西坦2.5μg的溶液。

■系统适用性溶液 取吡拉西坦适量，加流动相溶解并稀释制成每1ml中约含0.1mg的溶液。

色谱条件 用十八烷基硅烷键合硅胶为填充剂；以甲醇-水（10∶90）为流动相；检测波长为210nm；进样体积10μl。

系统适用性要求 系统适用性溶液色谱图中，理论板数按吡拉西坦峰计算不低于2000。

测定法 精密量取供试品溶液与对照溶液，分别注入液相色谱仪，记录色谱图至主成分峰保留时间的3倍。■[修订]

限度 供试品溶液色谱图中如有杂质峰，各杂质峰面积的和不得大于对照溶液的主峰面积（0.5%）。

干燥失重 取本品，在105℃干燥至恒重，减失重量不得过3.0%（通则0831）。

重金属 取本品1.0g，加水25ml溶解后，依法检查（通则0821第一法），含重金属不得过百万分之十。

细菌内毒素 取本品，依法检查（通则1143），每1mg吡拉西坦中含内毒素的量应小于0.012EU。

其他 应符合注射剂项下有关的各项规定（通则0102）。

【含量测定】 照高效液相色谱法（通则0512）测定。

供试品溶液 取装量差异项下的内容物，混合均匀，精密称取适量，加流动相溶解并定量稀释制成每1ml中约含吡拉西坦 0.1mg 的溶液。

对照品溶液 取吡拉西坦对照品适量,精密称定,加流动相溶解并定量稀释制成每 1ml 中约含 0.1mg 的溶液。

系统适用性溶液、色谱条件与系统适用性要求 见有关物质项下。

测定法 精密量取供试品溶液与对照品溶液,分别注入液相色谱仪,记录色谱图。按外标法以峰面积计算。■[修订]

【类别】 同吡拉西坦。

【规格】 (1)1.0g (2)2.0g (3)4.0g (4)6.0g (5)8.0g

【贮藏】 遮光,密闭保存。

吡 罗 昔 康
Biluoxikang
Piroxicam

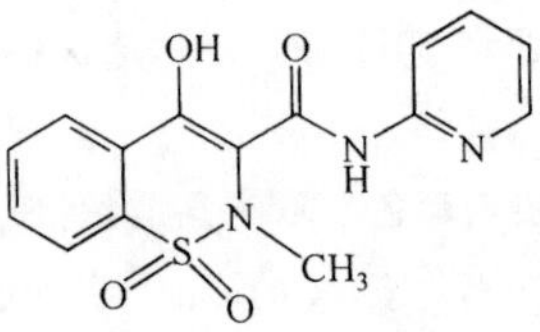

C₁₅H₁₃N₃O₄S 331.35

本品为 2-甲基-4-羟基-N-(2-吡啶基)-2H-1,2-苯并噻嗪-3-甲酰胺-1,1-二氧化物。按干燥品计算,含 $C_{15}H_{13}N_3O_4S$ 不得少于 98.5%。

【性状】 本品为类白色至微黄绿色的结晶性粉末;无臭。

本品■在三氯甲烷中易溶,■[删除]在丙酮中略溶,在乙醇或乙醚中微溶,在水中几乎不溶;在酸中溶解,在碱中略溶。

熔点 本品的熔点(通则 0612)为 198～202℃,熔融时同时分解。

【鉴别】 ■(1)取本品约 30mg,加三氯甲烷 1ml 溶解后,加三氯化铁试液 1 滴,即显玫瑰红色。■[删除]

(2)取本品,加 0.01mol/L 盐酸甲醇溶液溶解并稀释制成每 1ml 中含 5μg 的溶液,照紫外-可见分光光度法(通则 0401)测定,在 243nm 与 334nm 的波长处有最大吸收。

(3)本品的红外光吸收图谱应与对照的图谱(光谱集 188 图)一致。

【检查】 **有关物质** 照高效液相色谱法(通则 0512)测定。

供试品溶液 取本品,加乙腈溶解并稀释制成每 1ml 中约含 1.5mg 的溶液。

对照溶液 精密量取供试品溶液适量,用乙腈定量稀释制成每 1ml 中约含 7.5μg 的溶液。

色谱条件 用十八烷基硅烷键合硅胶为填充剂;以乙腈-0.05mol/L 磷酸二氢钾溶液(用磷酸调节 pH 值至 3.0)(35:65)为流动相;检测波长为 230nm;进样体积 20μl。

系统适用性要求 理论板数按吡罗昔康峰计算不低于

5000,吡罗昔康峰与相邻杂质峰之间的分离度应符合要求。

测定法 精密量取供试品溶液与对照溶液,分别注入液相色谱仪,记录色谱图至主峰保留时间的 5 倍。

限度 供试品溶液色谱图中如有杂质峰,单个杂质峰面积不得大于对照溶液主峰面积(0.5%),各杂质峰面积的和不得大于对照溶液主峰面积的 2 倍(1.0%),小于对照溶液主峰面积 0.1 倍的色谱峰忽略不计。

氯化物 取无水碳酸钠 2g,铺于坩埚底部及四周,取本品 1.0g,置无水碳酸钠上,用少量水湿润,干燥后,先用小火灼烧使完全灰化,放冷,加水适量使溶解,滤过,坩埚及滤器用水洗净,合并滤液和洗液,加水使成 20ml,摇匀,取滤液 1ml,滴加硝酸使成中性,再加硝酸 1 滴,摇匀,置 75～85℃ 水浴中,除尽硫化氢,放冷,滴加 1% 碳酸钠溶液,使呈中性,加水使成 25ml,依法检查(通则 0801),与标准氯化钠溶液 5.0ml 制成的对照液比较,不得更浓(0.1%)。

干燥失重 取本品,在 105℃ 干燥至恒重,减失重量不得过 0.5%(通则 0831)。

炽灼残渣 取本品 1.0g,依法检查(通则 0841),遗留残渣不得过 0.1%。

重金属 取炽灼残渣项下遗留的残渣,依法检查(通则 0821 第二法),含重金属不得过百万分之十。

砷盐 取上述氯化物检查项下剩余的溶液 10ml,加盐酸 5ml 与水 13ml,依法检查(通则 0822 第一法),应符合规定(0.0004%)。

【含量测定】 取本品约 0.2g,精密称定,加冰醋酸 20ml 使溶解,加结晶紫指示液 1 滴,用高氯酸滴定液(0.1mol/L)滴定至溶液显蓝绿色,并将滴定的结果用空白试验校正。每 1ml 高氯酸滴定液(0.1mol/L)相当于 33.14mg 的 $C_{15}H_{13}N_3O_4S$。

【类别】 解热镇痛、非甾体抗炎药。

【贮藏】 遮光,密封保存。

【制剂】 (1)吡罗昔康片 (2)吡罗昔康肠溶片 (3)吡罗昔康软膏 (4)吡罗昔康注射液 (5)吡罗昔康胶囊 (6)吡罗昔康凝胶

吡 罗 昔 康 片
Biluoxikang Pian
Piroxicam Tablets

本品含吡罗昔康($C_{15}H_{13}N_3O_4S$)应为标示量的 90.0%～110.0%。

【性状】 本品为类白色至微黄绿色片、薄膜衣片或糖衣片,除去包衣后显类白色至微黄绿色。

【鉴别】 ■(1)取本品(糖衣片应除去包衣)的细粉适量(约相当于吡罗昔康 40mg),加三氯甲烷 10ml 振摇使吡罗昔

康溶解,滤过,取滤液照吡罗昔康项下鉴别(1)项试验,显相同的反应。■[删除]

(2)取本品含量测定项下的溶液,照紫外-可见分光光度法(通则0401)测定,在243nm与334nm的波长处有最大吸收。

【检查】 含量均匀度 取本品1片(糖衣片除去包衣),置100ml量瓶中,加0.1mol/L盐酸甲醇溶液适量,超声20分钟使吡罗昔康溶解,用0.1mol/L盐酸甲醇溶液稀释至刻度,摇匀,滤过,精密量取续滤液适量,用0.1mol/L盐酸甲醇溶液定量稀释制成每1ml中含吡罗昔康5μg的溶液,照紫外-可见分光光度法(通则0401),在334nm波长处测定吸光度,按$C_{15}H_{13}N_3O_4S$的吸收系数($E_{1cm}^{1\%}$)为856计算含量,应符合规定(通则0941)。

溶出度 照溶出度与释放度测定法(通则0931第二法)测定。

溶出条件 以盐酸溶液(9→1000)900ml为溶出介质,转速为每分钟75转,依法操作,经40分钟时取样。

供试品溶液 取溶出液适量,滤过,精密量取续滤液3ml,置5ml量瓶(10mg规格)或10ml量瓶(20mg规格)中,用溶出介质稀释至刻度,摇匀。

对照品溶液 取吡罗昔康对照品约12mg,精密称定,置200ml量瓶中,加1mol/L盐酸溶液溶解并稀释至刻度,摇匀,精密量取5ml,置50ml量瓶中,用水稀释至刻度,摇匀。

测定法 取供试品溶液与对照品溶液,照紫外-可见分光光度法(通则0401),在334nm的波长处分别测定吸光度,计算每片的溶出量。

限度 标示量的75%,应符合规定。

其他 应符合片剂项下有关的各项规定(通则0101)。

【含量测定】 照紫外-可见分光光度法(通则0401)测定。

供试品溶液 取本品20片(糖衣片除去包衣),精密称定,研细,精密称取适量(约相当于吡罗昔康10mg),置100ml量瓶中,加0.1mol/L盐酸甲醇溶液使吡罗昔康溶解并稀释至刻度,摇匀,滤过,精密量取续滤液5ml,置100ml量瓶中,用0.1mol/L盐酸甲醇溶液稀释至刻度,摇匀。

测定法 取供试品溶液,在334nm的波长处测定吸光度,按$C_{15}H_{13}N_3O_4S$的吸收系数($E_{1cm}^{1\%}$)为856计算。

【类别】 同吡罗昔康。

【规格】 (1)10mg (2)20mg

【贮藏】 遮光,密封保存。

吡罗昔康肠溶片

Biluoxikang Changrongpian

Piroxicam Enteric-coated Tablets

本品含吡罗昔康($C_{15}H_{13}N_3O_4S$)应为标示量的90.0%~110.0%。

【性状】 本品为肠溶衣片,除去包衣后显类白色至微黄绿色。

【鉴别】 ■(1)取本品,除去包衣,研细,取适量(约相当于吡罗昔康40mg),加三氯甲烷10ml振摇使吡罗昔康溶解,滤过,取滤液加三氯化铁试液,即显玫瑰红色。■[删除]

(2)取含量测定项下的溶液,照紫外-可见分光光度法(通则0401)测定,在243nm与334nm的波长处有最大吸收。

【检查】 含量均匀度 取本品1片,除去包衣,置100ml量瓶中,加0.1mol/L盐酸甲醇溶液适量,超声使吡罗昔康溶解,用0.1mol/L盐酸甲醇溶液稀释至刻度,摇匀,滤过,精密量取续滤液适量,用0.1mol/L盐酸甲醇溶液定量稀释制成每1ml中约含吡罗昔康5μg的溶液,作为供试品溶液。照含量测定项下的方法测定含量,应符合规定(通则0941)。

溶出度 照溶出度与释放度测定法(通则0931第一法方法2)测定。

酸中溶出量 溶出条件 以盐酸溶液(9→1000)1000ml为溶出介质,转速为每分钟100转,依法操作,经2小时时,立即将转篮升出液面。

限度 供试片均不得有裂缝或崩解等现象。

缓冲液中溶出量 溶出条件 取酸中溶出量项下2小时后的转篮,随即浸入预热至37℃±0.5℃的磷酸盐缓冲液(pH 6.8)1000ml的溶出介质中,转速不变,继续依法操作,经1小时时取样。

供试品溶液 取溶出液适量,滤过,精密量取续滤液5ml,置10ml量瓶中,用溶出介质稀释至刻度,摇匀(规格为10mg直接取续滤液)。

对照品溶液 取吡罗昔康对照品约10mg,精密称定,置100ml量瓶中,加溶出介质微温超声使溶解并稀释至刻度,摇匀,精密量取5ml,置50ml量瓶中,用溶出介质稀释至刻度,摇匀。

测定法 取供试品溶液与对照品溶液,照紫外-可见分光光度法(通则0401),在353nm的波长处分别测定吸光度,计算每片的溶出量。

限度 标示量的70%,应符合规定。

其他 应符合片剂项下有关的各项规定(通则0101)。

【含量测定】 照紫外-可见分光光度法(通则0401)测定。

供试品溶液 取本品20片,除去包衣,精密称定,研细,精密称取适量(约相当于吡罗昔康10mg),置100ml量瓶中,加0.1mol/L盐酸甲醇溶液使吡罗昔康溶解并稀释至刻度,摇匀,滤过,精密量取续滤液5ml,置100ml量瓶中,用0.1mol/L盐酸甲醇溶液稀释至刻度,摇匀。

测定法 取供试品溶液,在334nm的波长处测定吸光度,按$C_{15}H_{13}N_3O_4S$的吸收系数($E_{1cm}^{1\%}$)为856计算。

【类别】 同吡罗昔康。

【规格】 (1)10mg (2)20mg

【贮藏】 遮光,密封保存。

吡罗昔康软膏

Biluoxikang Ruangao

Piroxicam Ointment

本品含吡罗昔康（$C_{15}H_{13}N_3O_4S$）应为标示量的 90.0%～110.0%。

【性状】 本品为淡黄色软膏。

【鉴别】 ■(1)取本品适量（约相当于吡罗昔康 40mg），加三氯甲烷 10ml，在 70℃水浴上加热使融化，置冰浴中冷却后，滤过，滤液加三氯化铁试液 1 滴，即显玫瑰红色。■[删除]

(2)取含量测定项下的溶液，照紫外-可见分光光度法（通则 0401）测定，在 243nm 与 334nm 的波长处有最大吸收。

【检查】 应符合软膏剂项下有关的各项规定（通则 0109）。

【含量测定】 照紫外-可见分光光度法（通则 0401）测定。

供试品溶液 取本品适量（约相当于吡罗昔康 10mg），精密称定，置 100ml 烧杯中，加 0.1mol/L 盐酸甲醇溶液 30ml，在 70℃水浴上搅拌，提取 10 分钟，置冰浴中冷却，使基质凝固，滤过，滤液置 100ml 量瓶中，残渣再依法处理 2 次，合并提取液，用 0.1mol/L 盐酸甲醇溶液稀释至刻度，摇匀，精密量取 5ml，置 100ml 量瓶中，用 0.1mol/L 盐酸甲醇溶液稀释至刻度，摇匀。

测定法 取供试品溶液，在 334nm 的波长处测定吸光度，按 $C_{15}H_{13}N_3O_4S$ 的吸收系数（$E_{1cm}^{1\%}$）为 856 计算。

【类别】 同吡罗昔康。

【规格】 (1)10g：0.1g （2)20g：0.2g

【贮藏】 密闭，在阴凉处保存。

吡罗昔康注射液

Biluoxikang Zhusheye

Piroxicam Injection

本品为吡罗昔康加适宜助溶剂制成的灭菌水溶液。含吡罗昔康（$C_{15}H_{13}N_3O_4S$）应为标示量的 93.0%～107.0%。

【性状】 本品为淡黄绿色的澄明液体。

【鉴别】 ■(1)取本品适量，加 1mol/L 盐酸溶液使呈酸性，用三氯甲烷振摇提取，取三氯甲烷液，加三氯化铁试液 1 滴，渐显玫瑰红色。■[删除]

■(2)取(1)项下三氯甲烷液数滴，加溴试液至有持久的黄色，再加磺基水杨酸饱和溶液至黄色消失，加 5% 碘化钾溶液适量与淀粉指示液数滴，即显蓝色。■[删除]

(3)在含量测定项下记录的色谱图中，供试品溶液主峰的

保留时间应与对照品溶液主峰的保留时间一致。

【检查】 **pH 值** 应为 8.5～9.5（通则 0631）。

有关物质 照高效液相色谱法（通则 0512）测定。

供试品溶液 取本品适量，用乙腈稀释制成每 1ml 中约含吡罗昔康 1.5mg 的溶液。

对照溶液 精密量取供试品溶液适量，用乙腈定量稀释制成每 1ml 中约含吡罗昔康 7.5μg 的溶液。

色谱条件、系统适用性要求与测定法 见吡罗昔康有关物质项下。

限度 供试品溶液色谱图中如有杂质峰，单个杂质峰面积不得大于对照溶液主峰面积（0.5%），各杂质峰面积的和不得大于对照溶液主峰面积的 2 倍（1.0%），小于对照溶液主峰面积 0.1 倍的色谱峰忽略不计。

其他 应符合注射剂项下有关的各项规定（通则 0102）。

【含量测定】 照高效液相色谱法（通则 0512）测定。

供试品溶液 精密量取本品适量，用流动相定量稀释制成每 1ml 中约含吡罗昔康 40μg 的溶液。

对照品溶液 取吡罗昔康对照品适量，精密称定，加流动相溶解并定量稀释制成每 1ml 中约含 40μg 的溶液。

色谱条件 见有关物质项下。检测波长为 246nm。

系统适用性要求 理论板数按吡罗昔康峰计算应不低于 5000。

测定法 精密量取供试品溶液与对照品溶液，分别注入液相色谱仪，记录色谱图。按外标法以峰面积计算。

【类别】 同吡罗昔康。

【规格】 2ml：20mg

【贮藏】 遮光，密闭保存。

吡罗昔康胶囊

Biluoxikang Jiaonang

Piroxicam Capsules

本品含吡罗昔康（$C_{15}H_{13}N_3O_4S$）应为标示量的 90.0%～110.0%。

【鉴别】 取本品的内容物适量，照吡罗昔康片项下的鉴别■(1)、■[删除](2)项试验，显相同的结果。

【检查】 **溶出度** 照溶出度与释放度测定法（通则 0931 第一法）测定。

溶出条件 以盐酸溶液（9→1000）900ml 为溶出介质，转速为每分钟 100 转，依法操作，经 30 分钟时取样。

供试品溶液 取溶出液适量，滤过，精密量取续滤液 5ml，置 10ml 量瓶（10mg 规格）或 20ml 量瓶（20mg 规格）中，用溶出介质稀释至刻度，摇匀。

对照品溶液 取吡罗昔康对照品约 10mg，精密称定，置 100ml 量瓶中，加 1mol/L 盐酸溶液溶解并稀释至刻度，摇匀，

精密量取 5ml,置 100ml 量瓶中,加水 50ml,用溶出介质稀释至刻度,摇匀。

测定法 取供试品溶液与对照品溶液,照紫外-可见分光光度法(通则 0401),在 334nm 的波长处分别测定吸光度,计算每粒的溶出量。

限度 标示量的 80%,应符合规定。

其他 应符合胶囊剂项下有关的各项规定(通则 0103)。

【含量测定】 照紫外-可见分光光度法(通则 0401)测定。

供试品溶液 取装量差异项下的内容物,混匀,精密称取适量(约相当于吡罗昔康 10mg),置 100ml 量瓶中,加 0.1mol/L 盐酸甲醇溶液使吡罗昔康溶解并稀释至刻度,摇匀,滤过,精密量取续滤液 5ml,置 100ml 量瓶中,用 0.1mol/L 盐酸甲醇溶液稀释至刻度,摇匀。

测定法 取供试品溶液,在 334nm 的波长处测定吸光度,按 $C_{15}H_{13}N_3O_4S$ 的吸收系数($E_{1cm}^{1\%}$)为 856 计算。

【类别】【贮藏】 同吡罗昔康。

【规格】 (1)10mg (2)20mg

吲 哚 美 辛

Yinduomeixin

Indometacin

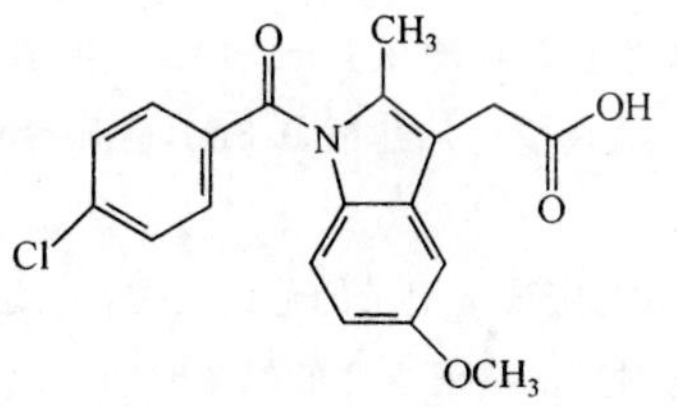

$C_{19}H_{16}ClNO_4$ 357.79

本品为 2-甲基-1-(4-氯苯甲酰基)-5-甲氧基-1H-吲哚-3-乙酸。按干燥品计算,含 $C_{19}H_{16}ClNO_4$ 不得少于 99.0%。

【性状】 本品为类白色至微黄色结晶性粉末;几乎无臭。

本品在丙酮中溶解,在甲醇、乙醇■三氯甲烷[删除]或乙醚中略溶,■在甲苯中极微溶解,■[删除]在水中几乎不溶。

熔点 本品的熔点(通则 0612)为 158~162℃。

吸收系数 取本品 50mg,精密称定,置 100ml 量瓶中,加甲醇 50ml,振摇使溶解,用磷酸盐缓冲液(pH 7.2)稀释至刻度,摇匀,精密量取 5ml,置 100ml 量瓶中,加磷酸盐缓冲液(pH 7.2)-甲醇(1:1)溶液稀释至刻度,摇匀。照紫外-可见分光光度法(通则 0401),在 320nm 的波长处测定吸光度,吸收系数($E_{1cm}^{1\%}$)为 185~200。

【鉴别】 (1)取本品约 10mg,加水 10ml 与 20%氢氧化钠溶液 2 滴使溶解;取溶液 1ml,加 0.03%重铬酸钾溶液 0.3ml,加热至沸,放冷,加硫酸 2~3 滴,置水浴上缓缓加热,应显紫色;另取溶液 1ml,加 0.1%亚硝酸钠溶液 0.3ml,加热至沸,放冷,加盐酸 0.5ml,应显绿色,放置后,渐变黄色。

(2)本品的红外光吸收图谱应与对照的图谱(光谱集 193 图)一致。

【检查】 ■**酸度** 取本品 1.0g,加水 50ml,振摇 5 分钟,滤过,滤液加酚酞指示液 1 滴与氢氧化钠滴定液(0.1mol/L)0.20ml,溶液应显红色。■[增订]

氯化物 取本品 0.30g,加水 25ml,强力振摇 3 分钟,滤过,取滤液依法检查(通则 0801),与标准氯化钠溶液 6.0ml 制成的对照液比较,不得更浓(0.02%)。

■**有关物质** 照高效液相色谱法(通则 0512)测定。

溶剂 乙腈-水(50:50)。

供试品溶液 取本品适量,加溶剂溶解并稀释制成每 1ml 中约含 2mg 的溶液。

对照溶液 精密量取供试品溶液适量,用溶剂定量稀释制成每 1ml 中约含 2μg 的溶液。

灵敏度溶液 精密量取对照溶液 2ml,置 10ml 量瓶中,用溶剂稀释至刻度,摇匀。

系统适用性溶液 取杂质Ⅰ对照品、杂质Ⅱ对照品、杂质Ⅲ对照品与杂质Ⅳ对照品各适量,加对照溶液溶解并稀释制成每 1ml 中约含杂质Ⅰ 2μg、杂质Ⅱ 4μg、吲哚美辛 2μg、杂质Ⅲ 4μg 与杂质Ⅳ 4μg 的混合溶液。

色谱条件 用苯基-己基键合硅胶为填充剂(Luna Phenyl-Hexyl,4.6mm×250mm,5μm 或效能相当的色谱柱);以 10g/L 冰醋酸为流动相 A,乙腈为流动相 B,按下表进行梯度洗脱;柱温为 40℃;检测波长为 254nm;进样体积 10μl。

时间(分钟)	流动相 A(%)	流动相 B(%)
0	70	30
2	70	30
21	30	70
25	30	70
30	70	30
35	70	30

系统适用性要求 系统适用性溶液色谱图中,出峰顺序依次为杂质Ⅰ、杂质Ⅱ、吲哚美辛、杂质Ⅲ与杂质Ⅳ,杂质Ⅲ峰与杂质Ⅳ峰之间的分离度应符合要求。灵敏度溶液色谱图中,主成分峰高的信噪比应不小于 10。

测定法 精密量取供试品溶液与对照溶液,分别注入液相色谱仪,记录色谱图。

限度 供试品溶液色谱图中,如有与杂质Ⅰ峰、杂质Ⅳ峰保留时间一致的色谱峰,均不得大于对照溶液主峰面积(0.1%),如有与杂质Ⅱ峰、杂质Ⅲ峰保留时间一致的色谱峰,均不得大于对照溶液主峰面积的 2 倍(0.2%),其他单个杂质峰面积不得大于对照溶液主峰面积(0.1%),各杂质峰面积的和不得大于对照溶液主峰面积的 5 倍(0.5%)。小于灵敏度溶液主峰面积的色谱峰忽略不计。■[修订]

干燥失重 取本品,在 105℃干燥至恒重,减失重量不得过 0.5%(通则 0831)。

炽灼残渣 取本品 1.0g，依法检查（通则 0841），遗留残渣不得过 0.1%。

重金属 取炽灼残渣项下遗留的残渣，依法检查（通则 0821 第二法），含重金属不得过百万分之十。

【含量测定】 取本品约 0.5g，精密称定，加乙醇 30ml，微温使溶解，放冷，加水 20ml，加酚酞指示液 7～8 滴，迅速用氢氧化钠滴定液（0.1mol/L）滴定，并将滴定的结果用空白试验校正。每 1ml 氢氧化钠滴定液（0.1mol/L）相当于 35.78mg 的 $C_{19}H_{16}ClNO_4$。

【类别】 解热镇痛、非甾体抗炎药。

【贮藏】 遮光，密封保存。

【制剂】 （1）吲哚美辛片 （2）吲哚美辛肠溶片 （3）吲哚美辛乳膏 （4）吲哚美辛贴片 （5）吲哚美辛栓 （6）吲哚美辛胶囊 （7）吲哚美辛搽剂 （8）吲哚美辛缓释片 （9）吲哚美辛缓释胶囊

附：

杂质 I

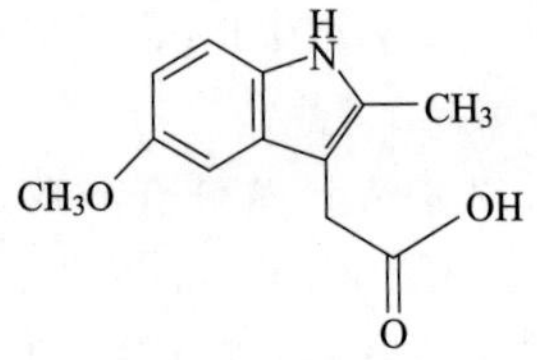

$C_{12}H_{13}NO_3$　219.24

2-甲基-5-甲氧基-1H-吲哚-3-乙酸

杂质 II

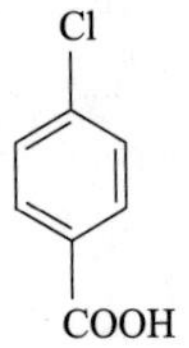

$C_7H_5ClO_2$　156.57

4-氯苯甲酸

■**杂质 III**

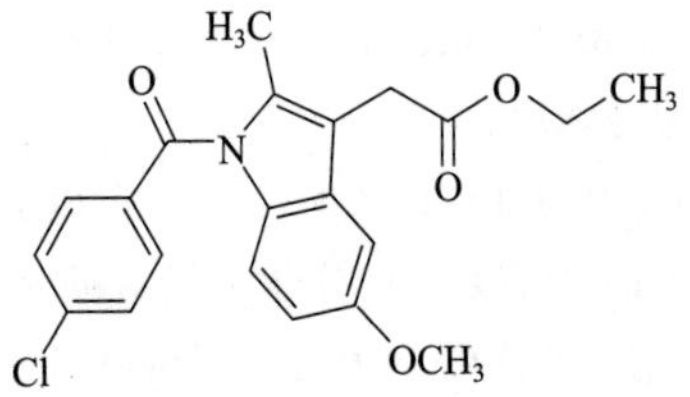

$C_{21}H_{20}ClNO_4$　385.84

乙基[1-(4-氯苯甲酰基)-5-甲氧基-2-甲基-1H-吲哚-3-基]乙酸甲酯

杂质 IV

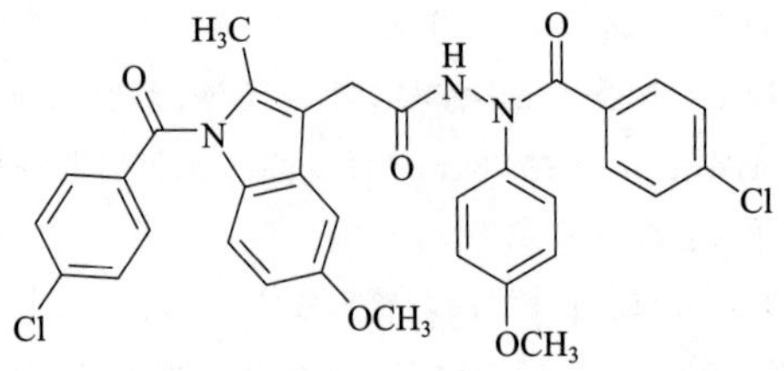

$C_{33}H_{27}Cl_2N_3O_5$　616.49

4-氯-[-[4-(4-氯苯甲酰基)-5-甲氧基-2-甲基-1H-吲哚-3-基]乙酰基]-N-(4-甲氧基苯基)苯甲酰肼■[增订]

吲哚美辛片

Yinduomeixin Pian

Indometacin Tablets

本品含吲哚美辛（$C_{19}H_{16}ClNO_4$）应为标示量的 90.0%～110.0%。

【性状】 本品为白色片。

【鉴别】 （1）取本品细粉适量（约相当于吲哚美辛 10mg），加水 10ml，振摇浸透后，加 20%氢氧化钠溶液 2 滴，振摇使吲哚美辛溶解，滤过，取滤液 1ml，加 0.03%重铬酸钾溶液 0.3ml，加热至沸，放冷，加硫酸 2～3 滴，置水浴上缓缓加热，应显紫色；另取滤液 1ml，加 0.1%亚硝酸钠溶液 0.3ml，加热至沸，放冷，加盐酸 0.5ml，应显绿色，放置后，渐变黄色。

（2）在含量测定项下记录的色谱图中，供试品溶液主峰的保留时间应与对照品溶液主峰的保留时间一致。

【检查】 有关物质 照高效液相色谱法（通则 0512）测定。

供试品溶液 取本品 20 片，精密称定，研细，精密称取适量（约相当于吲哚美辛 50mg），置 100ml 量瓶中，加甲醇适量，超声使吲哚美辛溶解，放冷，用甲醇稀释至刻度，摇匀，滤过，精密量取续滤液 2ml，置 10ml 量瓶中，用 50%甲醇溶液稀释至刻度，摇匀。

对照溶液 精密量取供试品溶液 1ml，置 100ml 量瓶中，用 50%甲醇溶液稀释至刻度，摇匀。

灵敏度溶液 精密量取对照溶液 1ml，置 20ml 量瓶中，用 50%甲醇溶液稀释至刻度，摇匀。

■色谱条件 用十八烷基硅烷键合硅胶为填充剂；以 0.1mol/L 冰醋酸溶液-乙腈（50∶50）为流动相；检测波长为 228nm；进样体积 50μl。

系统适用性要求 理论板数按吲哚美辛峰计算不低于 2000，吲哚美辛峰与相邻杂质峰之间的分离度应符合要求。灵敏度溶液色谱图中，主成分峰高的信噪比应大于 10。

测定法 精密量取供试品溶液与对照溶液，分别注入液相

色谱仪,记录色谱图至供试品溶液主峰保留时间的 3 倍。■[修订]

限度 供试品溶液色谱图中如有杂质峰,单个杂质峰面积不得大于对照溶液主峰面积(1.0%),各杂质峰面积的和不得大于对照溶液主峰面积的 2 倍(2.0%)。供试品溶液色谱图中小于灵敏度溶液主峰面积的色谱峰忽略不计。

含量均匀度 以含量测定项下测得的每片含量计算,应符合规定(通则 0941)。

溶出度 照溶出度与释放度测定法(通则 0931 第一法)测定。

溶出条件 以磷酸盐缓冲液(pH 6.8)1000ml 为溶出介质,转速为每分钟 100 转,依法操作,经 45 分钟时取样。

供试品溶液 取溶出液,滤过,取续滤液。

测定法 取供试品溶液,照紫外-可见分光光度法(通则 0401),在 320nm 的波长处测定吸光度,按 $C_{19}H_{16}ClNO_4$ 的吸收系数($E_{1cm}^{1\%}$)为 196 计算每片的溶出量。

限度 标示量的 80%,应符合规定。

其他 应符合片剂项下有关的各项规定(通则 0101)。

【含量测定】 照高效液相色谱法(通则 0512)测定。

供试品溶液 取本品 10 片,分别置研钵中,研细,分别用甲醇约 35ml 分次研磨并定量转移至 50ml 量瓶中,超声使吲哚美辛溶解,放冷,用甲醇稀释至刻度,摇匀,滤过,精密量取续滤液 5ml,置 25ml 量瓶中,用 50%甲醇溶液稀释至刻度,摇匀。

对照品溶液 取吲哚美辛对照品约 25mg,精密称定,置 50ml 量瓶中,加甲醇适量,超声使溶解,放冷,用甲醇稀释至刻度,摇匀,精密量取适量,用 50%甲醇溶液定量稀释制成每 1ml 中约含 0.1mg 的溶液。

色谱条件 见有关物质项下。进样体积 20μl。

系统适用性要求 理论板数按吲哚美辛峰计算应不低于 2000,吲哚美辛峰与相邻杂质峰之间的分离度应符合要求。

测定法 精密量取供试品溶液与对照品溶液,分别注入液相色谱仪,记录色谱图。按外标法以峰面积计算每片的含量,求出平均含量。

【类别】 同吲哚美辛。

【规格】 25mg

【贮藏】 遮光,密封保存。

吲哚美辛肠溶片

Yinduomeixin Changrongpian

Indometacin Enteric-coated Tablets

本品含吲哚美辛($C_{19}H_{16}ClNO_4$)应为标示量的 90.0%～110.0%。

【性状】 本品为肠溶包衣片,除去包衣后显白色。

【鉴别】 (1)取本品,除去包衣后,研细,取适量(约相当于吲哚美辛 10mg),加水 10ml,振摇浸透后,加 20%氢氧化钠溶液 2 滴,振摇使吲哚美辛溶解,滤过,取滤液,照吲哚美辛项下的鉴别(1)项试验,显相同的反应。

(2)在含量测定项下记录的色谱图中,供试品溶液主峰的保留时间应与对照品溶液主峰的保留时间一致。

【检查】 有关物质 照高效液相色谱法(通则 0512)测定。

供试品溶液 取本品 10 片,除去包衣后,精密称定,研细,精密称取细粉适量(约相当于吲哚美辛 50mg),置 100ml 量瓶中,加甲醇适量,超声使吲哚美辛溶解,放冷,用甲醇稀释至刻度,摇匀,滤过,精密量取续滤液 2ml,置 10ml 量瓶中,用 50%甲醇稀释至刻度,摇匀。

对照溶液 精密量取供试品溶液 1ml,置 100ml 量瓶中,用 50%甲醇稀释至刻度,摇匀。

■色谱条件 用十八烷基硅烷键合硅胶为填充剂;以 0.1mol/L 冰醋酸溶液-乙腈(50：50)为流动相;检测波长为 228nm;进样体积 50μl。

系统适用性要求 理论板数按吲哚美辛峰计算不低于 2000,吲哚美辛峰与相邻杂质峰之间的分离度应符合要求。

测定法 精密量取供试品溶液与对照溶液,分别注入液相色谱仪,记录色谱图至供试品溶液主峰保留时间的 3 倍。■[修订]

限度 供试品溶液色谱图中如有杂质峰,单个杂质峰面积不得大于对照溶液主峰面积(1.0%),各杂质峰面积的和不得大于对照溶液主峰面积的 2 倍(2.0%)。

溶出度 照溶出度与释放度测定法(通则 0931 第一法方法 2)测定。

酸中溶出量 溶出条件 以 0.1mol/L 盐酸溶液 1000ml 为溶出介质,转速为每分钟 100 转,依法操作,经 2 小时时,立即将转篮升出液面。

限度 供试片均不得有裂缝或崩解等现象。

缓冲液中溶出量 溶出条件 取酸中溶出量项下 2 小时后的转篮,随即浸入温度为 37℃±0.5℃的磷酸盐缓冲液(pH 6.8)1000ml 的溶出介质中,转速不变,继续依法操作,经 45 分钟时取样。

测定法 取溶出液滤过,取续滤液,照紫外-可见分光光度法(通则 0401),在 320nm 的波长处分别测定吸光度,按 $C_{19}H_{16}ClNO_4$ 的吸收系数($E_{1cm}^{1\%}$)为 196 计算每片的溶出量。

限度 标示量的 70%,应符合规定。

其他 应符合片剂项下有关的各项规定(通则 0101)。

【含量测定】 照高效液相色谱法(通则 0512)测定。

对照品溶液 取吲哚美辛对照品约 25mg,精密称定,置 50ml 量瓶中,加甲醇适量,超声使溶解,放冷,用甲醇稀释至刻度,摇匀,精密量取 2ml,置 10ml 量瓶中,用 50%甲醇溶液稀释至刻度,摇匀。

色谱条件 见有关物质项下。进样体积 20μl。

供试品溶液与系统适用性要求 见有关物质项下。

测定法 精密量取供试品溶液与对照品溶液,分别注入液相色谱仪,记录色谱图。按外标法以峰面积计算。

【类别】 同吲哚美辛。

【规格】 25mg

【贮藏】 遮光,密封保存。

吲哚美辛栓

Yinduomeixin Shuan

Indometacin Suppositories

本品含吲哚美辛($C_{19}H_{16}ClNO_4$)应为标示量的90.0%～110.0%。

【性状】 本品为脂肪性基质制成的白色至淡黄色栓。

【鉴别】 取本品适量(约相当于吲哚美辛50mg),加水50ml与20%氢氧化钠溶液0.5ml,加热搅拌使吲哚美辛溶解,放冷,待基质凝固后滤过,取滤液,照吲哚美辛项下的鉴别(1)项试验,显相同的反应。

【检查】 有关物质 照高效液相色谱法(通则0512)测定。

供试品溶液 取本品10粒,精密称定,仔细切碎,混合均匀,精密称取适量(约相当于吲哚美辛25mg),置50ml量瓶中,加甲醇适量,置水浴加热使吲哚美辛溶解,放冷,用甲醇稀释至刻度,摇匀,滤过,精密量取续滤液5ml,置25ml量瓶中,用50%甲醇溶液稀释至刻度,摇匀。

对照溶液 精密量取供试品溶液1ml,置100ml量瓶中,用50%甲醇溶液稀释至刻度,摇匀。

■色谱条件 用十八烷基硅烷键合硅胶为填充剂;以0.1mol/L冰醋酸溶液-乙腈(50∶50)为流动相;检测波长为228nm;进样体积50μl。

系统适用性要求 理论板数按吲哚美辛峰计算不低于2000,吲哚美辛峰与相邻杂质峰之间的分离度应符合要求。

测定法 精密量取供试品溶液与对照溶液,分别注入液相色谱仪,记录色谱图至供试品溶液主峰保留时间的3倍。■[修订]

限度 供试品溶液色谱图中如有杂质峰,各杂质峰面积的和不得大于对照溶液主峰面积的2倍(2.0%)。

其他 应符合栓剂项下有关各项规定(通则0107)。

【含量测定】 照高效液相色谱法(通则0512)测定。

对照品溶液 取吲哚美辛对照品约25mg,精密称定,置50ml量瓶中,加甲醇适量,振摇使溶解,用甲醇稀释至刻度,摇匀,精密量取适量,用50%甲醇溶液定量稀释制成每1ml中约含0.1mg的溶液。

色谱条件 见有关物质项下。进样体积20μl。

供试品溶液与系统适用性要求 见有关物质项下。

测定法 精密量取供试品溶液与对照品溶液,分别注入

液相色谱仪,记录色谱图。按外标法以峰面积计算。

【类别】 同吲哚美辛。

【规格】 (1)25mg (2)50mg (3)100mg

【贮藏】 遮光,密封,在25℃以下保存。

吲哚美辛胶囊

Yinduomeixin Jiaonang

Indometacin Capsules

本品含吲哚美辛($C_{19}H_{16}ClNO_4$)应为标示量的90.0%～110.0%。

【鉴别】 (1)取本品的内容物适量(约相当于吲哚美辛10mg),加水10ml,振摇浸透后,再加20%氢氧化钠溶液3滴,振摇使吲哚美辛溶解,滤过,取滤液,照吲哚美辛项下的鉴别(1)项试验,显相同的反应。

(2)在含量测定项下记录的色谱图中,供试品溶液主峰的保留时间应与对照品溶液主峰的保留时间一致。

【检查】 有关物质 照高效液相色谱法(通则0512)测定。

供试品溶液 取本品20粒,倾出内容物,精密称定,精密称取内容物适量(约相当于吲哚美辛50mg),置100ml量瓶中,加甲醇适量,振摇使吲哚美辛溶解,用甲醇稀释至刻度,摇匀,滤过,精密量取续滤液5ml,置25ml量瓶中,用50%甲醇溶液稀释至刻度,摇匀。

对照溶液 精密量取供试品溶液1ml,置100ml量瓶中,用50%甲醇溶液稀释至刻度,摇匀。

■色谱条件 用十八烷基硅烷键合硅胶为填充剂;以0.1mol/L冰醋酸溶液-乙腈(50∶50)为流动相;检测波长为228nm;进样体积50μl。

系统适用性要求 理论板数按吲哚美辛峰计算不低于2000,吲哚美辛峰与相邻杂质峰之间的分离度应符合要求。

测定法 精密量取供试品溶液与对照溶液,分别注入液相色谱仪,记录色谱图至供试品溶液主峰保留时间的3倍。■[修订]

限度 供试品溶液色谱中如有杂质峰,各杂质峰面积的和不得大于对照溶液主峰面积的2倍(2.0%)。

含量均匀度 取本品1粒,将内容物倾入50ml量瓶中,囊壳用甲醇35ml分次洗净,洗液并入量瓶中,充分振摇,微温使吲哚美辛溶解,放冷,用甲醇稀释至刻度,摇匀,静置;精密量取上清液5ml,置100ml量瓶中,用磷酸盐缓冲液(pH 7.2)-甲醇(1∶1)溶液稀释至刻度,摇匀。照紫外-可见分光光度法(通则0401),在320nm的波长处测定吸光度,按$C_{19}H_{16}ClNO_4$的吸收系数($E_{1cm}^{1\%}$)为193计算含量,应符合规定(通则0941)。

溶出度 照溶出度与释放度测定法(通则0931第二法)测定。

溶出条件 以磷酸盐缓冲液(pH 7.2)-水(1∶4)900ml

为溶出介质,转速为每分钟 100 转,依法操作,经 45 分钟时取样。

测定法 取溶出液滤过,取续滤液,照紫外-可见分光光度法(通则 0401),在 320nm 的波长处测定吸光度,按 $C_{19}H_{16}ClNO_4$ 的吸收系数($E_{1cm}^{1\%}$)为 198 计算每粒的溶出量。

限度 标示量的 70%,应符合规定。

其他 应符合胶囊剂项下有关的各项规定(通则 0103)。

【含量测定】 照高效液相色谱法(通则 0512)测定。

对照品溶液 取吲哚美辛对照品约 25mg,精密称定,置 50ml 量瓶中,加甲醇适量,振摇使溶解,用甲醇稀释至刻度,摇匀,精密量取适量,用 50%甲醇溶液定量稀释制成每 1ml 中约含 0.1mg 的溶液。

色谱条件 见有关物质项下。进样体积 20μl。

供试品溶液与系统适用性要求 见有关物质项下。

测定法 精密量取供试品溶液与对照品溶液,分别注入液相色谱仪,记录色谱图。按外标法以峰面积计算。

【类别】 同吲哚美辛。

【规格】 25mg

【贮藏】 遮光,密封保存。

吲哚美辛缓释片

Yinduomeixin Huanshipian

Indometacin Sustained-release Tablets

本品含吲哚美辛($C_{19}H_{16}ClNO_4$)应为标示量的 95.0%～105.0%。

【性状】 本品为异形薄膜衣片,除去包衣后显白色。

【鉴别】 (1)取本品 1 片,除去包衣后,研细,加水 25ml 与 20%氢氧化钠溶液 5 滴,研磨使溶解,滤过,取滤液 1ml,加 0.03%重铬酸钾溶液 0.3ml,加热至沸,放冷,加硫酸 2～3 滴,置水浴上缓缓加热,应显紫色;另取滤液 1ml,加 0.1%亚硝酸钠溶液 0.3ml,加热至沸,放冷,加盐酸 0.5ml,应显绿色,放置后,渐变黄色。

(2)在含量测定项下记录的色谱图中,供试品溶液主峰的保留时间应与对照品溶液主峰的保留时间一致。

【检查】 **有关物质** 照高效液相色谱法(通则 0512)测定。

供试品溶液 取本品细粉适量(约相当于吲哚美辛 50mg),精密称定,置 100ml 量瓶中,加四氢呋喃 10ml,充分振摇使吲哚美辛溶解,用乙腈稀释至刻度,摇匀,滤过,精密量取续滤液 5ml,置 25ml 量瓶中,用乙腈稀释至刻度,摇匀。

对照品溶液 分别取杂质Ⅰ对照品与杂质Ⅱ对照品各适量,精密称定,加乙腈溶解并定量稀释制成每 1ml 中各约含 0.1mg 的混合溶液。

对照溶液 分别精密量取供试品溶液 1ml、对照品溶液

1ml,置同一 200ml 量瓶中,用乙腈稀释至刻度,摇匀。

色谱条件 ■用十八烷基硅烷键合硅胶为填充剂;以 0.1mol/L 冰醋酸溶液-乙腈(50:50)为流动相;检测波长为 228nm;■[修订] 进样体积 20μl。

系统适用性要求 ■理论板数按吲哚美辛峰计算不低于 2000,■[修订]吲哚美辛峰与各杂质峰之间的分离度均应符合要求。■

测定法 精密量取供试品溶液与对照溶液,分别注入液相色谱仪,记录色谱图至主成分峰保留时间的 3 倍。

限度 供试品溶液色谱图中如有杂质峰,按外标法以峰面积分别计算杂质Ⅰ与杂质Ⅱ的含量,均不得过吲哚美辛标示量的 0.5%;其他单个杂质峰面积不得大于对照溶液中吲哚美辛峰面积(0.5%),杂质总量不得过 2.0%。

含量均匀度 以含量测定项下测得的每片含量计算,应符合规定(通则 0941)。

溶出度 照溶出度与释放度测定法(通则 0931 第二法)测定。

溶出条件 以磷酸盐缓冲液(pH 7.2)500ml 为溶出介质,转速为每分钟 100 转,依法操作,经 2 小时、4 小时、6 小时、8 小时、12 小时与 20 小时时分别取溶出液 5ml,并即时补充相同温度、相同体积的溶出介质。

供试品溶液(1) 分别取 2 小时、4 小时、6 小时、8 小时时的溶出液,滤过,取续滤液。

供试品溶液(2) 分别取 12 小时、20 小时时的溶出液,滤过,精密量取续滤液各 3ml,分别置 10ml 量瓶中,用溶出介质稀释至刻度,摇匀。

对照品溶液 取吲哚美辛对照品约 25mg,精密称定,置 100ml 量瓶中,加四氢呋喃 0.5ml 使溶解,用溶出介质稀释至刻度,摇匀,精密量取 5ml,置 50ml 量瓶中,用溶出介质稀释至刻度,摇匀。

测定法 取供试品溶液(1)、供试品溶液(2)与对照品溶液,照紫外-可见分光光度法(通则 0401),在 320nm 的波长处分别测定吸光度,分别计算每片在不同时间的溶出量。

限度 每片在 2 小时、4 小时、6 小时、8 小时、12 小时与 20 小时时的溶出量应分别为标示量的 15%～30%、30%～50%、40%～65%、50%～80%、70%～95%和 80%以上,均应符合规定。

其他 应符合片剂项下有关的各项规定(通则 0101)。

【含量测定】 照高效液相色谱法(通则 0512)测定。

供试品溶液 取本品 10 片,分别置研钵中,研细,用甲醇约 35ml 分次研磨并定量转移至 50ml 量瓶中,超声使吲哚美辛溶解,放冷,用甲醇稀释至刻度,摇匀,滤过,精密量取续滤液 2ml,置 10ml 量瓶中,用 50%甲醇溶液稀释至刻度,摇匀。

对照品溶液 取吲哚美辛对照品约 25mg,精密称定,置 50ml 量瓶中,加甲醇适量,超声使溶解,放冷,用甲醇稀释至刻度,摇匀,精密量取 2ml,置 10ml 量瓶中,用 50%甲醇溶液

稀释至刻度,摇匀。

色谱条件与系统适用性要求 见有关物质项下。

测定法 精密量取供试品溶液与对照品溶液,分别注入液相色谱仪,记录色谱图。按外标法以峰面积计算每片的含量,并求出10片的平均含量。

【类别】 同吲哚美辛。

【规格】 25mg

【贮藏】 遮光,密封保存。

吲哚美辛缓释胶囊

Yinduomeixin Huanshijiaonang

Indometacin Sustained-release Capsules

本品含吲哚美辛($C_{19}H_{16}ClNO_4$)应为标示量的90.0%～110.0%。

【性状】 本品内容物为白色至微黄色小丸。

【鉴别】 (1)取本品内容物适量(约相当于吲哚美辛10mg),研细,加水10ml,振摇,加20%氢氧化钠溶液3滴,充分振摇,滤过,取滤液1ml,加0.03%重铬酸钾溶液0.3ml,加热至沸,放冷,加硫酸2～3滴,置水浴上缓缓加热,应显紫色;另取滤液1ml,加0.1%亚硝酸钠溶液0.3ml,加热至沸,放冷,加盐酸0.5ml,应显绿色,放置后,渐变黄色。

(2)在含量测定项下记录的色谱图中,供试品溶液主峰的保留时间应与对照品溶液主峰的保留时间一致。

【检查】 **有关物质** 照高效液相色谱法(通则0512)测定。

供试品溶液 取本品20粒,精密称定,混合均匀,研细,精密称取适量(约相当于吲哚美辛50mg),置100ml量瓶中,加甲醇适量,超声使吲哚美辛溶解,放冷,用甲醇稀释至刻度,摇匀,滤过,精密量取续滤液5ml,置25ml量瓶中,用50%甲醇溶液稀释至刻度,摇匀。

对照溶液 精密量取供试品溶液1ml,置200ml量瓶中,用50%甲醇溶液稀释至刻度,摇匀。

■**色谱条件** 用十八烷基硅烷键合硅胶为填充剂;以0.1mol/L冰醋酸溶液-乙腈(50:50)为流动相;检测波长为228nm;进样体积50μl。

系统适用性要求 理论板数按吲哚美辛峰计算不低于2000,吲哚美辛峰与相邻杂质峰之间的分离度应符合要求。

测定法 精密量取供试品溶液与对照溶液,分别注入液相色谱仪,记录色谱图至供试品溶液主峰保留时间的3倍。■[修订]

限度 供试品溶液色谱图中如有杂质峰,单个杂质峰面积不得大于对照溶液主峰面积(0.5%),各杂质峰面积的和不得大于对照溶液主峰面积的2倍(1.0%)。

含量均匀度 取本品1粒,将内容物倾入研钵中,研细,用甲醇约35ml(25mg规格)或70ml(75mg规格)分次转移至

50ml(25mg规格)或100ml(75mg规格)量瓶中,超声使吲哚美辛溶解,放冷,用甲醇稀释至刻度,摇匀,滤过,精密量取续滤液5ml(25mg规格)或3ml(75mg规格),置25ml量瓶中,用50%甲醇稀释至刻度,摇匀,照含量测定项下的方法测定,应符合规定(通则0941)。

溶出度 照溶出度与释放度测定法(通则0931第二法)测定。

溶出条件 以磷酸盐缓冲液(pH 7.2)-水(1:4)750ml(25mg规格)或1000ml(75mg规格)为溶出介质,转速为每分钟150转,依法操作,在3小时、6小时与12小时时分别取溶出液10ml,并即时补充相同温度、相同体积的溶出介质。

供试品溶液 分别取3小时、6小时与12小时的溶出液,滤过,取续滤液(25mg规格)或精密量取续滤液5ml,置10ml量瓶中,用溶出介质稀释至刻度,摇匀(75mg规格)。

对照品溶液 取吲哚美辛对照品适量,精密称定,加溶出介质溶解并定量稀释制成每1ml中约含30μg的溶液。

测定法 取供试品溶液与对照品溶液,照紫外-可见分光光度法(通则0401),在320nm的波长处分别测定吸光度,分别计算每粒在不同时间的溶出量。

限度 每粒在3小时、6小时与12小时时的溶出量应分别为标示量的25%～55%、45%～85%和70%以上,均应符合规定。

其他 应符合胶囊项下有关的各项规定(通则0103)。

【含量测定】 照高效液相色谱法(通则0512)测定。

对照品溶液 取吲哚美辛对照品约25mg,精密称定,置50ml量瓶中,加甲醇适量,超声使溶解,放冷,用甲醇稀释至刻度,摇匀,精密量取适量,用50%甲醇溶液定量稀释制成每1ml中约含0.1mg的溶液。

色谱条件 见有关物质项下。进样体积20μl。

供试品溶液与系统适用性要求 见有关物质项下。

测定法 精密量取供试品溶液与对照品溶液,分别注入液相色谱仪,记录色谱图。按外标法以峰面积计算。

【类别】 同吲哚美辛。

【规格】 (1)25mg (2)75mg

【贮藏】 遮光,密封保存。

利血平注射液

Lixueping Zhusheye

Reserpine Injection

本品为利血平的灭菌水溶液。含利血平($C_{33}H_{40}N_2O_9$)应为标示量的90.0%～110.0%。

【性状】 本品为微黄绿色带荧光的澄明液体。

【鉴别】 ■(1)取本品适量(约相当于利血平25mg),加

水 10ml 与氨试液 5ml,用三氯甲烷 10ml 提取,分取三氯甲烷层,置水浴上蒸干。残渣照利血平项下的鉴别(1)、(2)、(3)项试验,显相同的反应。■[删除]

(2)在含量测定项下记录的色谱图中,供试品溶液主峰的保留时间应与对照溶液主峰的保留时间一致。

【检查】 **pH 值** 应为 2.5～3.5(通则 0631)。

有关物质 照高效液相色谱法(通则 0512)测定。避光操作。

供试品溶液 取本品,用甲醇稀释制成每 1ml 中约含利血平 1mg 的溶液。

对照溶液 精密量取 1ml,置 100ml 量瓶中,用流动相稀释至刻度,摇匀。

系统适用性溶液、色谱条件、系统适用性要求与测定法见利血平有关物质项下。

限度 供试品溶液色谱图中如有杂质峰,各杂质峰面积的和不得大于对照溶液主峰面积的 3 倍(3.0%)。

细菌内毒素 取本品,依法检查(通则 1143),每 1mg 利血平中含内毒素的量应小于 71EU。

其他 应符合注射剂项下有关的各项规定(通则 0102)。

【含量测定】 照高效液相色谱法(通则 0512)测定。避光操作。

供试品溶液 精密量取本品适量,用甲醇定量稀释制成每 1ml 中约含利血平 20μg 的溶液。

对照品溶液 精密称取利血平对照品约 12.5mg,置 50ml 量瓶中,加三氯甲烷 1.5ml 使溶解,用甲醇稀释至刻度,摇匀,精密量取 2ml,置 25ml 量瓶中,用甲醇稀释至刻度,摇匀。

系统适用性溶液、色谱条件、系统适用性要求与测定法见利血平含量测定项下。

【类别】 同利血平。

【规格】 (1)1ml∶1mg (2)1ml∶2.5mg

【贮藏】 遮光,密闭保存。

间 苯 二 酚

Jianben'erfen

Resorcinol

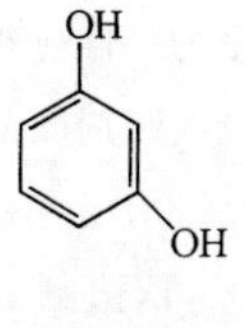

$C_6H_6O_2$ 110.11

本品按干燥品计算,含 $C_6H_6O_2$ 不得少于 99.5%。

【性状】 本品为白色或类白色的针状结晶或粉末或薄片;微有特臭;在日光或空气中即缓缓变成粉红色。

本品在水或乙醇中极易溶解,在乙醚或甘油中易溶。

熔点 本品的熔点(通则 0612)为 109～111℃。

【鉴别】 (1)取本品约 25mg,加水 5ml 溶解后,加三氯化铁试液 2 滴,即显紫蓝色;再加氨试液数滴,变为棕黄色。

■(2)取本品 0.1g,加氢氧化钠试液 2ml 使溶解,加三氯甲烷 1 滴,加热即显深红色,再加微过量的盐酸,变为淡黄色。■[删除]

(3)本品的红外光吸收图谱应与对照的图谱(光谱集 206 图)一致。

【检查】 **酸碱度** 取本品 2.5g,加新沸冷水 25ml 使溶解,分取 10ml,加溴酚蓝溶液(取溴酚蓝 0.5g,加 0.1mol/L 氢氧化钠溶液 3ml 与乙醇 10ml,加热使溶解,放冷后,用乙醇稀释至 100ml)50μl,加不多于 0.05ml 的 0.1mol/L 盐酸溶液或 0.1mol/L 氢氧化钠溶液均可使指示剂的颜色发生改变。

有关物质 照高效液相色谱法(通则 0512)测定。

供试品溶液 取本品适量,精密称定,加水溶解并定量稀释制成每 1ml 中约含 1mg 的溶液。

对照溶液 精密量取供试品溶液 1ml,置 100ml 量瓶中,用流动相稀释至刻度,摇匀。

对照品溶液 取邻苯二酚对照品与苯酚对照品各适量,精密称定,加水溶解并定量稀释制成每 1ml 中各约含 1μg 的混合溶液。

系统适用性溶液 取间苯二酚、邻苯二酚与苯酚各适量,加水溶解并稀释制成每 1ml 中各约含 0.1mg 的混合溶液。

色谱条件 用十八烷基硅烷键合硅胶为填充剂;以磷酸盐缓冲液(取磷酸氢二钠 1.8g、磷酸二氢钾 2.8g 与庚烷磺酸钠 1.0g,加水溶解并稀释至 1000ml,用磷酸溶液调节 pH 值至 6.0)-甲醇(70∶30)为流动相;检测波长为 276nm;进样体积 20μl。

系统适用性要求 系统适用性溶液色谱图中,间苯二酚峰、邻苯二酚峰与苯酚峰之间的分离度均应符合要求,理论板数按间苯二酚峰计算不低于 5000。

测定法 精密量取供试品溶液、对照溶液与对照品溶液,分别注入液相色谱仪,记录色谱图至主成分峰保留时间的 6 倍。

限度 供试品溶液色谱图中如有与邻苯二酚峰和苯酚峰保留时间一致的色谱峰,按外标法以峰面积计算,均不得过 0.1%;其他杂质峰面积的和不得大于对照溶液主峰面积的 0.5 倍(0.5%)。

干燥失重 取本品,置硅胶干燥器中干燥至恒重,减失重量不得过 1.0%(通则 0831)。

炽灼残渣 不得过 0.05%(通则 0841)。

【含量测定】 取本品约 0.15g,精密称定,置 100ml 量瓶中,加水适量使溶解并稀释至刻度,摇匀;精密量取 25ml,置碘瓶中,精密加溴滴定液(0.05mol/L)30ml,再加水 50ml 与盐酸 5ml,立即密塞,振摇,在暗处静置 15 分钟,注意开启瓶塞,加碘化钾试液 5ml,立即密塞,摇匀,在暗处静置 15 分钟,用硫代硫酸钠滴定液(0.1mol/L)滴定,至近终点时,加淀粉指示液1ml,继续滴定至蓝色消失,并将滴定的结果用空白试验校正。每1ml溴滴定液(0.05mol/L)相当于1.835mg的$C_6H_6O_2$。

【类别】 消毒防腐药。

【贮藏】 遮光,密封保存。

沙丁胺醇吸入气雾剂

Shading'anchun Xiruqiwuji

Salbutamol Inhalation Aerosol

本品为沙丁胺醇的溶液型或混悬型定量吸入气雾剂,贮藏于有定量阀门系统的密封容器中。■平均每揿含沙丁胺醇($C_{13}H_{21}NO_3$)应为标示量的80.0%~120.0%。■[修订]

■**【性状】** 本品在耐压容器中的溶液为含有乙醇的无色至微黄色的澄清液体(溶液型),或为白色或类白色混悬液(混悬型);揿压阀门,药液即呈雾粒喷出。■[修订]

【鉴别】 (1)取本品1罐,用注射针头通过铝盖钻一小孔(混悬型需冷冻后操作),待气放完后除去铝盖,倾取内容物置试管中,加三氯化铁试液2滴,振摇,溶液显紫色,再滴加碳酸氢钠试液即生成橙红色混浊。

(2)照薄层色谱法(通则0502)试验。

供试品溶液 取本品1罐,照鉴别(1)操作,取内容物用甲醇制成每1ml中约含沙丁胺醇1mg的溶液(若溶液混浊,则需滤过后取续滤液)。

对照品溶液 取沙丁胺醇对照品适量,加甲醇溶解并稀释制成每1ml中含1mg的溶液。

色谱条件 采用硅胶G薄层板,以乙酸乙酯-异丙醇-水-浓氨溶液(50:30:16:4)为展开剂。

测定法 吸取供试品溶液与对照品溶液各$10\mu l$,分别点于同一薄层板上,展开后,晾干,置二乙胺饱和蒸气中熏蒸5分钟,取出,喷以重氮对硝基苯胺试液使显色。

结果判定 供试品溶液所显主斑点的位置和颜色应与对照品溶液的主斑点相同。

(3)在含量测定项下记录的色谱图中,供试品溶液主峰的保留时间应与对照品溶液主峰的保留时间一致。

以上(2)、(3)两项可选做一项。

【检查】 ■沙丁胺酮 照高效液相色谱法(通则0512)测定。

供试品溶液 见有关物质项下。

对照品溶液 取沙丁胺酮对照品适量,精密称定,加水溶解并定量稀释制成每1ml中约含$2.5\mu g$的溶液。

色谱条件 用辛基硅烷键合硅胶为填充剂;以异丙醇-0.1mol/L醋酸铵缓冲液(pH 4.5)(1.5:98.5)为流动相A,异丙醇为流动相B,按下表进行梯度洗脱;检测波长为276nm;进样体积$20\mu l$。

时间(分钟)	流动相A(%)	流动相B(%)
0	100	0
5	100	0
20	86	14
30	86	14

测定法 精密量取供试品溶液与对照品溶液,分别注入液相色谱仪,记录色谱图。

限度 供试品溶液色谱图中如有与沙丁胺酮保留时间一致的色谱峰,按外标法以峰面积计算,不得过标示量的0.5%。■[增订]

有关物质 照高效液相色谱法(通则0512)测定。

供试品溶液 取本品1罐,揿压喷射数次(约相当于沙丁胺醇5mg)置干燥的小烧杯中,精密加流动相10ml,超声使沙丁胺醇溶解,滤过,取续滤液(12小时内测定)。

对照溶液 精密量取供试品溶液1ml,置100ml量瓶中,用流动相稀释至刻度,摇匀(12小时内测定)。

系统适用性溶液、色谱条件、系统适用性要求与测定法见沙丁胺醇有关物质项下。

限度 供试品溶液的色谱图中如有杂质峰,单个杂质峰面积不得大于对照溶液主峰面积的0.5倍(0.5%),各杂质峰面积的和不得大于对照溶液主峰面积(1.0%),小于对照溶液主峰面积0.05倍的峰忽略不计。

■**递送剂量均一性** 照高效液相色谱法(通则0512)测定。

供试品溶液 取本品,依法操作(通则0111),用流动相作为淋洗液。合并洗液至100ml量瓶中,用流动相稀释至刻度,摇匀,即得第2揿的供试品溶液,同法制备第3、4、101、102、103、104、198、199与第200揿(每瓶200揿规格)或第3、4、121、122、123、124、238、239与第240揿(每瓶240揿规格)的供试品溶液,弃去其余各揿(每次揿射前振摇5秒钟)。

对照品溶液 取沙丁胺醇对照品适量,精密称定,加流动相溶解并定量稀释制成每1ml中约含$1\mu g$的溶液。

系统适用性溶液、色谱条件与系统适用性要求 见含量测定项下。

测定法 见含量测定项下。分别计算上述10揿供试品的含量。

限度 含量的平均值应为70~100μg(混悬型)或95~140μg(溶液型),递送剂量均一性应符合规定。■[增订]

微细粒子剂量 照吸入制剂微细粒子空气动力学特性测定法(通则0951)测定。

供试品溶液 取本品,依法测定,下层锥形瓶中置30ml乙醇吸收液,上层锥形瓶置7ml乙醇吸收液。充分振摇,试揿5次,揿压喷射20次(注意每揿间隔5秒并缓缓振摇),用乙醇适量清洗规定部件,合并洗液与下层锥形瓶中的吸收液,置50ml量瓶中,用乙醇稀释至刻度,摇匀,滤过,取续滤液。

对照品溶液　取沙丁胺醇对照品适量,精密称定,加乙醇溶解并定量稀释制成每 1ml 中含 12μg 的溶液。

系统适用性溶液、色谱条件、系统适用性要求与测定法见含量测定项下。

限度　按外标法以峰面积计算,溶液型气雾剂的微细粒子药物量应不低于每撳标示量的 20%,混悬型气雾剂的微细粒子药物量应不低于每撳标示量的 30%。

泄漏率　取供试品 12 罐,去除外包装,用乙醇将表面清洗干净,室温垂直(直立)放置 24 小时,分别精密称定重量(W₁),再在室温放置 72 小时(精确至 30 分钟),再分别精密称定重量(W₂),置 2~8℃冷却后,迅速在阀上面钻一小孔,放置至室温,待抛射剂完全气化挥尽后,将瓶与阀分离,用乙醇洗净,在室温下干燥,分别精密称定重量(W₃),按下式计算每瓶年泄漏率。平均年泄漏率应小于 3.5%,并不得有 1 瓶大于 5%。

$$年泄漏率 = 365 \times 24 \times (W_1 - W_2)/[72 \times (W_1 - W_3)] \times 100\%$$

其他　■应符合气雾剂项下有关的各项规定(通则 0113)。■[修订]

■【含量测定】　照高效液相色谱法(通则 0512)测定。

供试品溶液　取本品,充分振摇,除去帽盖,试撳 5 次,用流动相淋洗套口,充分干燥后,倒置于已加入一定量流动相作为吸收液的适宜烧杯中,将套口浸入吸收液液面下(至少 25mm),撳射 10 次(注意每次撳射间隔 5 秒钟并缓缓振摇),取出,用流动相淋洗套口内外,合并吸收液与洗液,定量转移至 100ml 量瓶中,用流动相稀释至刻度,摇匀。

对照品溶液　取沙丁胺醇对照品适量,精密称定,加流动相溶解并定量稀释制成每 1ml 中约含 14μg(混悬型 10μg)的溶液。

色谱条件　用十八烷基硅烷键合硅胶为填充剂;以磷酸盐缓冲液(取 0.08mol/L 磷酸二氢钠溶液,用磷酸调节 pH 值至 3.10±0.05)-甲醇(85∶15)为流动相;检测波长为 276nm;进样体积 20μl。

系统适用性要求　理论板数按沙丁胺醇峰计算不低于 3000。

测定法　精密量取供试品溶液与对照品溶液,分别注入液相色谱仪,记录色谱图。按外标法以峰面积计算,并将结果除以 10,即为平均每撳主药含量。■[修订]

【类别】　β₂ 肾上腺素受体激动药。

【规格】　溶液型　每罐 200 撳,每撳含沙丁胺醇 0.14mg
　　　　　混悬型　每罐 200 撳,每撳含沙丁胺醇 0.10mg
　　　　　混悬型　每罐 240 撳,每撳含沙丁胺醇 0.10mg

【贮藏】　遮光,密闭,在阴凉处保存。

尿　素
Niaosu
Urea

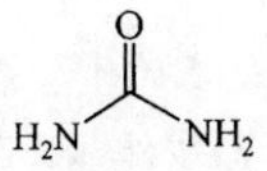

CH₄N₂O　60.06

■本品按干燥品计算,含 CH₄N₂O 应为 98.0%~102.0%。■[修订]

【性状】　本品为无色棱柱状结晶或白色结晶性粉末;几乎无臭,味咸凉;放置较久后,渐渐发生微弱的氨臭;水溶液显中性反应。

■本品在水中易溶,在乙醇中溶解,■[修订]在乙醚■或三氯甲烷■[删除]中不溶。

熔点　本品的熔点(通则 0612)为 132~135℃。

【鉴别】　■(1)取本品 0.5g,置试管中加热,液化并放出氨气;继续加热至液体显浑浊,冷却,加水 10ml 与氢氧化钠试液 2ml 溶解后,加硫酸铜试液 1 滴,即显紫红色。■[删除]

(2)取本品 0.1g,加水 1ml 溶解后,加硝酸 1ml,即生成白色结晶性沉淀。

■(3)在含量测定项下记录的色谱图中,供试品溶液主峰的保留时间应与对照品溶液主峰的保留时间一致。■[增订]

(4)本品的红外光吸收图谱应与对照的图谱(光谱集 210 图)一致。

【检查】　■碱度　取本品 0.5g,加水 10ml 使溶解,加甲基红指示液 0.1ml 与盐酸滴定液(0.01mol/L)0.4ml,溶液应显橙色至红色。■[增订]

乙醇中不溶物　取本品 5.0g,加热乙醇 50ml,如有不溶物,用 105℃恒重的垂熔玻璃坩埚滤过,滤渣用热乙醇 20ml 洗涤,并在 105℃干燥至恒重,遗留残渣不得过 2mg。

氯化物　取本品 1.0g,依法检查(通则 0801),与标准氯化钠溶液 7.0ml 制成的对照液比较,不得更浓(0.007%)。

硫酸盐　取本品 4.0g,依法检查(通则 0802),与标准硫酸钾溶液 4.0ml 制成的对照液比较,不得更浓(0.010%)。

■缩二脲与缩三脲　照高效液相色谱法(通则 0512)测定。

供试品溶液　取本品适量,精密称定,加水溶解并定量稀释制成每 1ml 中约含尿素 2mg 的溶液。

对照品溶液　取缩二脲对照品与缩三脲对照品各约 10mg,精密称定,置 200ml 量瓶中,加水 100ml 振摇使溶解,用水稀释至刻度,摇匀,精密量取 2ml,置 50ml 量瓶中,用水稀释至刻度,摇匀。

系统适用性溶液　取尿素、缩二脲对照品与缩三脲对照品各适量,精密称定,加水溶解并稀释制成每 1ml 中约含尿素 2mg、缩二脲与缩三脲各 2μg 的混合溶液。

色谱条件 用十八烷基硅烷键合硅胶为填充剂(Waters Atlantis T3 柱,4.6mm×250mm,5μm 或效能相当的色谱柱);以水为流动相;检测波长为 195nm;进样体积 10μl。

系统适用性要求 系统适用性溶液色谱图中,尿素峰与缩二脲峰之间、缩二脲峰与缩三脲峰之间的分离度均应符合要求。

测定法 精密量取供试品溶液与对照品溶液,分别注入液相色谱仪,记录色谱图。

限度 供试品溶液色谱图中如有与缩二脲峰或缩三脲峰保留时间一致的色谱峰,按外标法以峰面积计算,含缩二脲与缩三脲均不得过 0.2%。■[增订]

■【残留溶剂】 照残留溶剂测定法(通则 0861)测定,应符合规定。■[增订]

■【干燥失重】 取本品,在 105℃ 干燥 1 小时,减失重量不得过 1.0%(通则 0831)。■[增订]

炽灼残渣 不得过 0.1%(通则 0841)。

重金属 取本品 1.0g,加水 20ml 溶解后,加 0.1mol/L 盐酸溶液 5ml,依法检查(通则 0821 第一法),含重金属不得过百万分之二十。

■【含量测定】 照高效液相色谱法(通则 0512)测定。

供试品溶液 取本品约 0.1g,精密称定,置 100ml 量瓶中,加水适量振摇使溶解,用水稀释至刻度,摇匀,精密量取 5ml,置 25ml 量瓶中,用水稀释至刻度,摇匀。

对照品溶液 取尿素对照品约 20mg,精密称定,置 100ml 量瓶中,加水适量振摇使溶解,用水稀释至刻度,摇匀。

色谱条件 见缩二脲与缩三脲项下。

系统适用性要求 供试品溶液色谱图中,理论板数按尿素峰计算不低于 3000,尿素峰与相邻杂质峰之间的分离度应符合要求。

测定法 精密量取供试品溶液与对照品溶液,分别注入液相色谱仪,记录色谱图。按外标法以峰面积计算。■[修订]

【类别】 角质软化药。

【贮藏】 密封保存。

【制剂】 (1)尿素软膏 (2)尿素乳膏

■附:

缩二脲

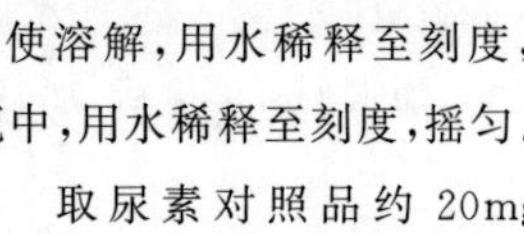

$C_2H_5N_3O_2$　103.08

缩三脲

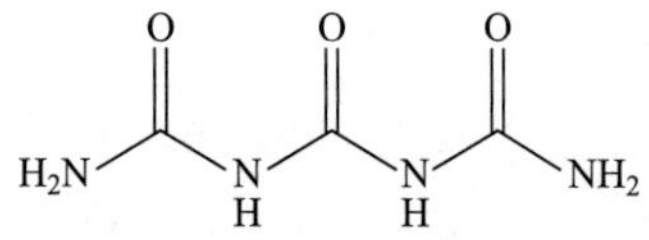

$C_3H_6N_4O_3$　146.11■[增订]

阿 片 片
Apian Pian
Opium Tablets

本品为阿片粉压制片,每片含吗啡按无水吗啡($C_{17}H_{19}NO_3$)计算,应为 4.5~5.5mg。

■【处方】

阿片粉	50g
辅料	适量
制成	1000 片

■[增订]

【性状】 本品为淡棕色片。

【鉴别】 (1)取本品细粉适量(约相当于阿片粉 0.1g),加水 5ml,加热浸渍后,滤过,滤液中加三氯化铁数滴,即显紫色,再加稀盐酸或二氯化汞试液数滴,颜色无变化。

(2)取本品细粉适量(约相当于阿片粉 0.2g),加水 5ml 与氨试液 5ml,研匀,移至分液漏斗中,加三氯甲烷-乙醇(1:1)溶液 20ml,轻轻振摇提取,分取提取液,置水浴上蒸干,残渣加三氯甲烷-乙醇(1:1)溶液 1ml 使溶解,作为供试品溶液;照阿片项下的鉴别(3)试验,应显相同的结果。

【检查】 应符合片剂项下有关的各项规定(通则 0101)。

【含量测定】 照高效液相色谱法(通则 0512)测定。

固相萃取柱的前处理、系统适用性试验与要求 取固相萃取柱 1 支(用十八烷基硅烷键合硅胶为填充剂),依次用甲醇-水(3:1)15ml 与水 5ml 冲洗,再用 pH 值约为 9 的氨水溶液(取水适量、滴加氨试液至 pH 值为 9)冲洗至流出液 pH 值约为 9,待用。

精密量取每 1ml 中约含吗啡对照品 0.15mg 的 5% 醋酸溶液 1ml,置处理后的固相萃取柱上,以供试品溶液中相同的洗脱条件洗脱,用 5ml 量瓶收集洗脱液至刻度,摇匀,作为固相萃取柱系统适用性溶液。精密量取该溶液与对照品溶液各 10μl,分别注入液相色谱仪,记录色谱图。

固相萃取柱系统适用性试验结果(f_S)按下列公式计算,应在 0.97~1.03 之间。

$$系统适用性试验结果(f_S) = \frac{A_X/C_X}{A_R/C_R}$$

式中 A_X 为系统适用性溶液中吗啡峰面积;

A_R 为对照品溶液中吗啡峰面积;

C_X 为系统适用性溶液浓度;

C_R 为对照品溶液浓度。

供试品溶液 取本品 20 片,精密称定,研细,精密称取适量(约相当于吗啡 1.5mg),置磨口锥形瓶中,精密加入 5% 醋酸溶液 10ml,超声 20 分钟使吗啡溶解,取出放冷,滤过;精密量取续滤液 1ml,置处理后的固相萃取柱上,滴加氨试液适量使柱内溶液的 pH 值约为 9(上样前,另取同体积的续滤液预先调试,以确定滴加氨试液的量),摇匀,待溶剂滴尽后,用水 20ml 冲洗至中性,以 5% 醋酸溶液洗脱,用 5ml 量瓶收集洗脱液至刻度,摇匀。

对照品溶液 取吗啡对照品适量,精密称定,加 5% 醋酸溶液溶解并定量稀释制成每 1ml 中约含 30μg 的溶液。

色谱条件 用辛基硅烷键合硅胶为填充剂,以 50mmol/L ■磷酸二氢钾■[订正]溶液-2.5mmol/L 庚烷磺酸钠溶液-乙腈(2∶2∶1)为流动相,检测波长为 220nm;进样体积 10μl。

系统适用性要求与测定法 见阿片含量测定项下。

【类别】 同阿片。

【贮藏】 遮光,密封保存。

阿卡波糖片

Akabotang Pian

Acarbose Tablets

本品含阿卡波糖($C_{25}H_{43}NO_{18}$)应为标示量的 95.0% ～ 105.0%。

【性状】 本品为类白色或淡黄色片。

【鉴别】 在含量测定项下记录的色谱图中,供试品溶液主峰的保留时间应与对照品溶液主峰的保留时间一致。

【检查】 **有关物质** 照高效液相色谱法(通则 0512)测定。

供试品溶液 取本品细粉适量(约相当于阿卡波糖 0.5g),置 25ml 量瓶中,加水适量,振摇使阿卡波糖溶解,用水稀释至刻度,摇匀,滤过,取续滤液。

对照溶液 精密量取供试品溶液 1ml,置 100ml 量瓶中,用水稀释至刻度,摇匀。

灵敏度溶液 精密量取对照溶液适量,用水定量稀释制成每 1ml 中约含阿卡波糖 10μg 的溶液。

系统适用性溶液、色谱条件、系统适用性要求与测定法 见阿卡波糖有关物质项下。

限度 供试品溶液色谱图中如有杂质峰,杂质Ⅳ峰面积乘以 0.75、杂质Ⅱ峰面积乘以 0.63、杂质Ⅰ峰面积与杂质Ⅲ峰面积分别不得大于对照溶液主峰面积的 1 倍(1.0%)、0.5 倍(0.5%)、1.2 倍(1.2%)与 1.5 倍(1.5%);其他单个杂质峰面积不得大于对照溶液主峰面积的 0.2 倍(0.2%);校正后总峰面积不得大于对照溶液主峰面积的 3 倍(3.0%)。小于灵敏度溶液主峰面积的杂质峰忽略不计。

溶出度 照溶出度与释放度测定法(通则 0931 第二法)测定。

溶出条件 以水 900ml 为溶出介质,转速为每分钟 75 转,依法操作,经 30 分钟时取样。

供试品溶液 取溶出液 10ml,滤过,取续滤液。

对照品溶液 取阿卡波糖对照品适量,精密称定,加水溶解并定量稀释制成每 1ml 中约含 50μg(50mg 规格)或 100μg(100mg 规格)的溶液。

■**系统适用性溶液** 见含量测定项下。■[删除]

■**色谱条件** 见含量测定项下,调节流动相比例,使主峰出峰时间在 5～10 分钟之间。进样体积 30μl。■[修订]

■**系统适用性要求** 见含量测定项下。主峰出峰时间在 5～10 分钟之间。■[删除]

测定法 见含量测定项下。计算每片的溶出量。

限度 标示量的 80%,应符合规定。

其他 应符合片剂项下有关的各项规定(通则 0101)。

【含量测定】 照高效液相色谱法(通则 0512)测定。

供试品溶液 取本品 20 片,精密称定,研细,精密称取细粉适量(约相当于阿卡波糖 50mg),置 50ml 量瓶中,加水适量,超声使阿卡波糖溶解,用水稀释至刻度,摇匀,滤过,取续滤液。

对照品溶液、系统适用性溶液、色谱条件、系统适用性要求与测定法 见阿卡波糖含量测定项下。

【类别】 同阿卡波糖。

【规格】 (1)50mg (2)100mg

【贮藏】 密封,凉暗处保存。

阿卡波糖胶囊

Akabotang Jiaonang

Acarbose Capsules

本品含阿卡波糖($C_{25}H_{43}NO_{18}$)应为标示量的 95.0% ～ 105.0%。

【性状】 本品内容物为白色或类白色粉末。

【鉴别】 在含量测定项下记录的色谱图中,供试品溶液主峰的保留时间应与对照品溶液主峰的保留时间一致。

【检查】 **有关物质** 照高效液相色谱法(通则 0512)测定。

供试品溶液 取本品内容物适量(约相当于阿卡波糖 0.5g),置 25ml 量瓶中,加水适量,振摇使阿卡波糖溶解,用水稀释至刻度,摇匀,滤过,取续滤液。

对照溶液 精密量取供试品溶液 1ml,置 100ml 量瓶中,用水稀释至刻度,摇匀。

灵敏度溶液 精密量取对照溶液适量,用水定量稀释制成每 1ml 中约含阿卡波糖 10μg 的溶液。

系统适用性溶液、色谱条件、系统适用性要求与测定法 见阿卡波糖有关物质项下。

限度 供试品溶液色谱图中如有杂质峰,扣除相对保留时间 0.2 之前的色谱峰,杂质Ⅳ峰面积乘以 0.75、杂质Ⅱ峰面积乘以 0.63、杂质Ⅰ峰面积与杂质Ⅲ峰面积分别不得大于对照溶液主峰面积的 1 倍(1.0%)、0.5 倍(0.5%)、1.2 倍(1.2%)与 1.5 倍(1.5%);其他单个杂质峰面积不得大于对照溶液主峰面积的 0.2 倍(0.2%);校正后总峰面积不得大于对照溶液主峰面积的 3 倍(3.0%)。小于灵敏度溶液主峰面积的杂质峰忽略不计。

溶出度 照溶出度与释放度测定法(通则 0931 第一法)测定。

溶出条件 以水 900ml 为溶出介质,转速为每分钟 50 转,依法操作,经 30 分钟时取样。

供试品溶液 取溶出液 10ml,滤过,取续滤液。

对照品溶液 取阿卡波糖对照品适量,精密称定,加水溶解并定量稀释制成每 1ml 中约含 50μg 的溶液。

■**系统适用性溶液** 见含量测定项。■[删除]

■**色谱条件** 见含量测定项下,调节流动相比例,使主峰出峰时间在 5~10 分钟之间。进样体积 30μl。■[修订]

■**系统适用性要求** 见含量测定项下。主峰出峰时间在 5~10 分钟之间。■[删除]

测定法 见含量测定项下。计算每粒的溶出量。

限度 标示量的 80%,应符合规定。

水分 取本品内容物,照水分测定法(通则 0832 第一法 1)测定,含水分不得过 12.0%。

其他 应符合胶囊剂项下有关的各项规定(通则 0103)。

【含量测定】 照高效液相色谱法(通则 0512)测定。

供试品溶液 取装量差异下内容物适量,混合均匀,精密称取适量(约相当于阿卡波糖 50mg),置 50ml 量瓶中,加水适量,超声使阿卡波糖溶解,用水稀释至刻度,摇匀,滤过,取续滤液。

对照品溶液、系统适用性溶液、色谱条件、系统适用性要求与测定法 见阿卡波糖含量测定项下。

【类别】 同阿卡波糖。

【规格】 50mg

【贮藏】 密封,凉暗处保存。

阿 米 卡 星

Amikaxing

Amikacin

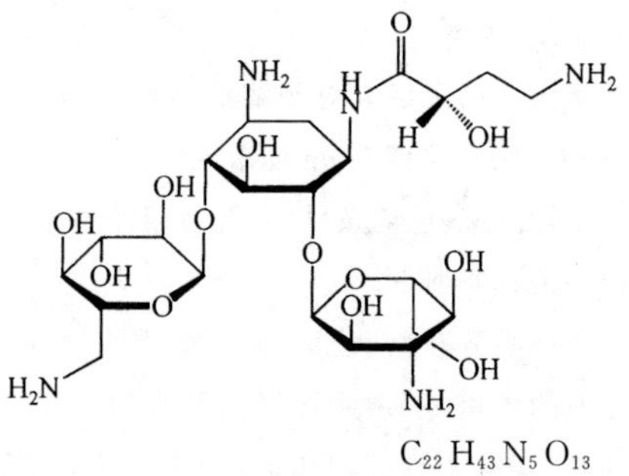

C22H43N5O13   585.61

本品为 O-3-氨基-3-脱氧-α-D-葡吡喃糖基-(1→4)-O-[6-氨基-6-脱氧-α-D-葡吡喃糖基-(1→6)]-N^3-(4-氨基-2-羟基-1-氧代丁基)-2-脱氧-L-链霉胺。按干燥品计算,含阿米卡星($C_{22}H_{43}N_5O_{13}$)应为 95.0%~102.0%。

【性状】 本品为白色或类白色粉末或结晶性粉末;几乎无臭。

本品在水中易溶,在乙醇中几乎不溶。

比旋度 取本品,精密称定,加水溶解并定量稀释制成每 1ml 中约含 20mg 的溶液,依法测定(通则 0621),比旋度为 +97°至+105°。

【鉴别】 (1)取本品约 10mg,加水 1ml 溶解后,加 0.1%蒽酮的硫酸溶液 4ml,即显蓝紫色。

■(2)取本品约 10mg,加水 1ml 溶解后,加 4%氢氧化钠溶液 1ml,混合,加 5%硝酸钴溶液 2ml,即产生紫蓝色絮状沉淀。■[删除]

(3)照薄层色谱法(通则 0502)试验。

供试品溶液 取本品适量,加水溶解制成每 1ml 中约含阿米卡星 5mg 的溶液。

对照品溶液 取对照品适量,加水溶解制成每 1ml 中约含阿米卡星 5mg 的溶液。

系统适用性溶液 取供试品溶液和对照品溶液,等量混合。

色谱条件 见卡那霉素检查项下。

测定法 吸取上述 3 种溶液各 5μl,分别点于同一薄层板上,展开,晾干,喷以 0.2%茚三酮的水饱和正丁醇溶液,在 100℃加热数分钟。

系统适用性要求 系统适用性溶液应显单一斑点。

结果判断 供试品溶液所显主斑点的位置和颜色应与对照品溶液所显主斑点的位置和颜色相同。

(4)在含量测定项下记录的色谱图中,供试品溶液主峰的保留时间应与对照品溶液主峰的保留时间一致。

以上(3)、(4)两项可选做一项。

【检查】 **碱度** 取本品 0.10g,加水 10ml 溶解后,依法测定(通则 0631),pH 值应为 9.5~11.5。

溶液的澄清度与颜色 取本品 5 份,各 0.60g,分别加 0.5mol/L 硫酸溶液 5ml 使溶解,溶液应澄清无色;如显浑浊,与 1 号浊度标准液(通则 0902 第一法)比较,均不得更浓;如显色,与黄色或黄绿色 2 号标准比色液(通则 0901 第一法)比较,均不得更深。

有关物质 照高效液相色谱法(通则 0512)测定。

供试品溶液 取本品适量,加流动相 A 溶解并稀释制成每 1ml 中约含 5.0mg 的溶液。

对照溶液 精密量取供试品溶液适量,用流动相 A 定量稀释制成每 1ml 中约含 50μg 的溶液。

系统适用性溶液 取阿米卡星对照品适量,加流动相 A 溶解并稀释制成每 1ml 中约含 5.0mg 的溶液。

色谱条件 用十八烷基硅烷键合硅胶为填充剂（Spursil柱，4.6mm×250mm，5μm 或效能相当的色谱柱）；取辛烷磺酸钠 1.8g 和无水硫酸钠 20.0g，加 pH 3.0 的 0.2mol/L 磷酸盐缓冲液（0.2mol/L 磷酸二氢钾溶液，用 0.2mol/L 磷酸溶液调节 pH 值至 3.0）50ml 和水 900ml 溶解，加乙腈 50ml，混匀，作为流动相 A；取辛烷磺酸钠 1.8g 和无水硫酸钠 20.0g，加 pH 3.0 的 0.2mol/L 磷酸盐缓冲液 50ml 和水 850ml 溶解，加乙腈 100ml，混匀，作为流动相 B，流速为每分钟 1.3ml；按下表进行线性梯度洗脱；柱温为 40℃；检测波长为 200nm；进样体积 10μl。

时间（分钟）	流动相 A（%）	流动相 B（%）
0	50	50
30	50	50
60	0	100
70	0	100
71	50	50
100	50	50

系统适用性要求 系统适用性溶液色谱图中，阿米卡星峰的保留时间应在 20～30 分钟之间（必要时适当调整流动相 A 和流动相 B 的比例），阿米卡星峰与杂质 B 峰（相对保留时间约为 0.92）之间的分离度应符合要求。

测定法 精密量取供试品溶液与对照溶液，分别注入液相色谱仪，记录色谱图。

限度 供试品溶液色谱图中如有杂质峰，杂质 F（相对保留时间约为 0.89）、杂质 A（相对保留时间约为 1.60，必要时用杂质 A 对照品确认）和杂质 H（相对保留时间约为 2.44）均不得大于对照溶液的主峰面积（1.0%），杂质 B 和杂质 E（相对保留时间约为 1.41）均不得大于对照溶液主峰面积的 0.5 倍（0.5%），其他单个杂质峰面积不得大于对照溶液主峰面积（1.0%），各杂质峰面积的和不得大于对照溶液主峰面积的 3 倍（3.0%）。

卡那霉素 照薄层色谱法（通则 0502）试验。

供试品溶液 取本品，精密称定，加水溶解并定量稀释制成每 1ml 中约含 25mg 的溶液。

对照品溶液 取卡那霉素对照品适量，精密称定，加水溶解并定量稀释制成每 1ml 中约含 0.25mg 的溶液。

系统适用性溶液 取阿米卡星与卡那霉素对照品各适量，加水溶解并稀释制成每 1ml 中分别约含阿米卡星 25mg 和卡那霉素 0.75mg 的溶液。

色谱条件 采用硅胶 G 薄层板，以二氯甲烷-甲醇-浓氨溶液（25∶40∶30）为展开剂。

测定法 吸取上述 3 种溶液各 5μl，分别点于同一薄层板上，展开，晾干，喷以 0.2% 茚三酮的水饱和正丁醇溶液，在 100℃加热数分钟。

系统适用性要求 系统适用性溶液中阿米卡星与卡那霉素斑点应完全分离。

限度 供试品溶液如显卡那霉素斑点，与对照品溶液的主斑点比较，不得更深（1%）。

残留溶剂 照残留溶剂测定法（通则 0861 第一法）测定。

供试品溶液 取本品约 0.2g，精密称定，置顶空瓶中，精密加入水 5ml 使溶解，密封。

对照品溶液 取甲醇、乙醇、丙酮与乙腈各适量，精密称定，用水定量稀释制成每 1ml 中约含甲醇 0.12mg、乙醇 0.2mg、丙酮 0.2mg 与乙腈 0.016mg 的混合溶液，精密量取 5ml，置顶空瓶中，密封。

色谱条件 以 6% 氰丙基苯基-94% 二甲基聚硅氧烷（或极性相近）为固定液的毛细管柱为色谱柱；柱温为 40℃；进样口温度为 140℃；检测器温度为 250℃；顶空瓶平衡温度为 80℃，平衡时间为 30 分钟。

系统适用性要求 对照品溶液色谱图中，各主峰之间的分离度均应符合要求。

测定法 取供试品溶液与对照品溶液分别顶空进样，记录色谱图。

限度 按外标法以峰面积计算，甲醇、乙醇、丙酮与乙腈的残留量均应符合规定。

干燥失重 取本品，在 120℃干燥至恒重，减失重量不得过 7.0%（通则 0831）。

炽灼残渣 不得过 0.5%（通则 0841）。

细菌内毒素 取本品，依法检查（通则 1143），每 1mg 阿米卡星中含内毒素的量应小于 0.33EU。（供注射用）

【含量测定】 照高效液相色谱法（通则 0512）测定。

供试品溶液 取本品适量，精密称定，加流动相溶解并定量稀释制成每 1ml 中约含 2.5mg 的溶液。

对照品溶液 取阿米卡星对照品适量，精密称定，加流动相溶解并定量稀释制成每 1ml 中约含阿米卡星 2.5mg 的溶液。

色谱条件 用十八烷基硅烷键合硅胶为填充剂（Spursil柱，4.6mm×250mm，5μm 或效能相当的色谱柱）；取辛烷磺酸钠 1.8g 和无水硫酸钠 20.0g，加 pH 3.0 的 0.2mol/L 磷酸盐缓冲液（0.2mol/L 磷酸二氢钾溶液，用 0.2mol/L 磷酸溶液调节 pH 值至 3.0）50ml 和水 875ml 溶解，加乙腈 75ml，混匀，作为流动相；流速为每分钟 1.3ml；柱温为 40℃；检测波长为 200nm；进样体积 10μl。

系统适用性要求 对照品溶液色谱图中，阿米卡星峰的保留时间应在 20～30 分钟之间，阿米卡星峰与相邻杂质峰之间的分离度应符合要求。

测定法 精密量取供试品溶液与对照品溶液，分别注入液相色谱仪，记录色谱图。按外标法以峰面积计算。1mg 的 $C_{22}H_{43}N_5O_{13}$ 相当于 1000 阿米卡星单位。

【类别】 氨基糖苷类抗生素。

【贮藏】 严封，在干燥处保存。

附：

杂质 A

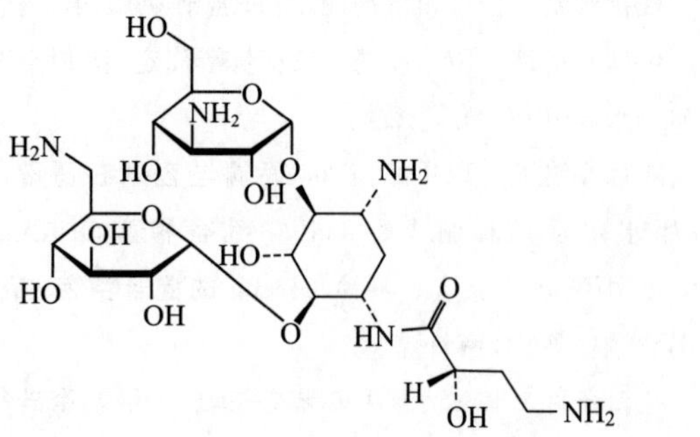

$C_{22}H_{43}N_5O_{13}$　585.61

4-O-(3-氨基-3-脱氧-α-D-吡喃葡萄糖基)-6-O-(6-氨基-6-脱氧-α-D-吡喃葡萄糖基)-1-N-[(2S)-4-氨基-2-羟基-丁酰氧基]-2-脱氧-L-链霉胺

杂质 B

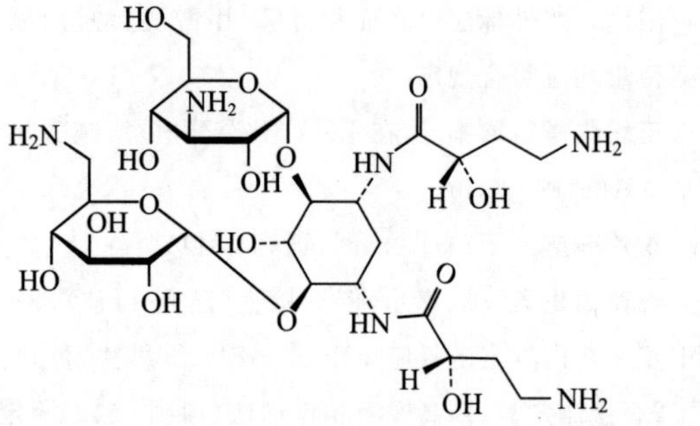

$C_{26}H_{50}N_6O_{15}$　686.76

4-O-(3-氨基-3-脱氧-α-D-吡喃葡萄糖基)-6-O-(6-氨基-6-脱氧-α-D-吡喃葡萄糖基)-1,3-N-2[(2S)-4-氨基-2-羟基-丁酰氧基]-2-脱氧-L-链霉胺

杂质 E

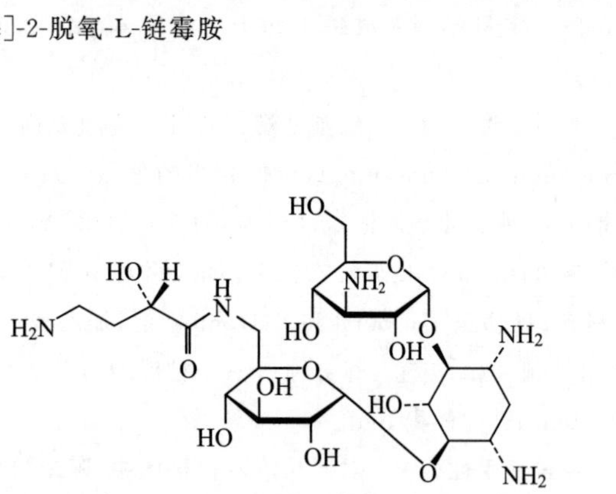

$C_{22}H_{43}N_5O_{13}$　585.61

4-O-(3-氨基-3-脱氧-α-D-吡喃葡萄糖基)-6-O-[6-[[(2S)-4-氨基-2-羟基-丁酰氧基]氨基]-6-脱氧-α-D-吡喃葡萄糖基]-2-脱氧-L-链霉胺

杂质 F

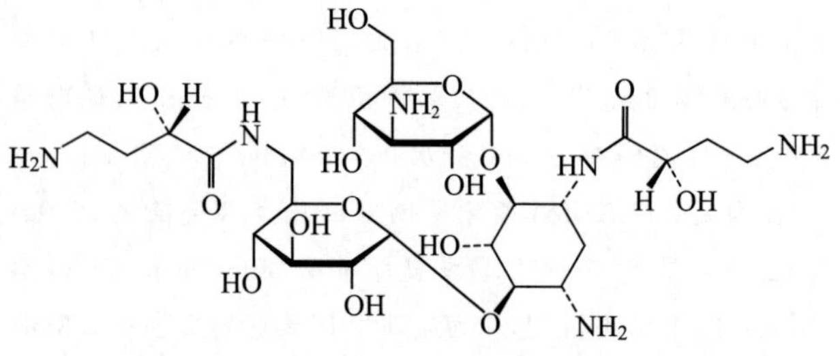

$C_{26}H_{50}N_6O_{15}$　686.76

6-O-(3-氨基-3-脱氧-α-D-吡喃葡萄糖基)-4-O-[6-[(2S)-4-氨基-2-羟基-丁酰氧基]氨基-6-脱氧-α-D-吡喃葡萄糖基]-1-N-[(2S)-4-氨基-2-羟基-丁酰氧基]-2-脱氧-D-链霉胺

杂质 H

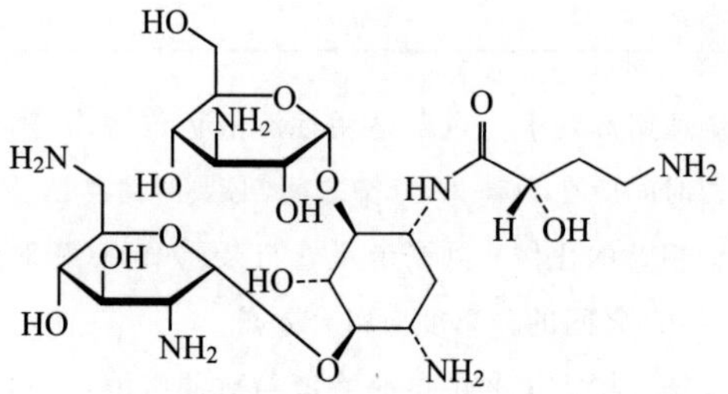

$C_{22}H_{44}N_6O_{12}$　584.66

6-O-(3-氨基-3-脱氧-α-D-吡喃葡萄糖基)-1-N-[(2S)-4-氨基-2-羟基-丁酰氧基]-4-O-(2,6-二氨基-2,6-双脱氧-α-D-吡喃葡萄糖基)-2-脱氧-D-链霉胺

阿昔洛韦乳膏

Axiluowei Rugao

Aciclovir Cream

本品含阿昔洛韦（$C_8H_{11}N_5O_3$）应为标示量的 90.0%～110.0%。

【性状】　本品为白色乳膏。

【鉴别】　■(1)取含量测定项下供试品续滤液 50ml，置蒸发皿中，置水浴上蒸干，残渣加盐酸 2ml，置水浴上蒸干，再加盐酸 1ml 与氯酸钾约 30mg，置水浴上蒸干，残渣滴加氨试液即显紫红色，再加氢氧化钠试液数滴，紫红色消失。■[删除]

(2)在含量测定项下记录的色谱图中，供试品溶液主峰的保留时间应与对照品溶液主峰的保留时间一致。

【检查】　鸟嘌呤　照高效液相色谱法（通则 0512）测定。

供试品溶液　取含量测定项下的续滤液，即得。

对照溶液　精密量取供试品溶液 1ml，置 100ml 量瓶中，用水稀释至刻度，摇匀。

鸟嘌呤对照品贮备液　取鸟嘌呤对照品 10mg,精密称定,置 50ml 量瓶中,加 0.4%氢氧化钠溶液 5ml 使溶解,用水稀释至刻度,摇匀。

鸟嘌呤对照品溶液　精密量取鸟嘌呤对照品贮备液 1ml,置 100ml 量瓶中,用水稀释至刻度,摇匀。

系统适用性溶液　取对照溶液与鸟嘌呤对照品溶液各适量,等体积混合,摇匀。

色谱条件　用十八烷基硅烷键合硅胶为填充剂;以甲醇-水(10∶90)为流动相;检测波长为 254nm;进样体积 20μl。

系统适用性要求　系统适用性溶液色谱图中,阿昔洛韦峰与鸟嘌呤峰之间的分离度应符合要求。

测定法　精密量取供试品溶液与鸟嘌呤对照品溶液,分别注入液相色谱仪,记录色谱图。

限度　按外标法以峰面积计算,含鸟嘌呤不得过阿昔洛韦标示量的 1.0%。

其他　应符合乳膏剂项下有关的各项规定(通则 0109)。

【含量测定】　照高效液相色谱法(通则 0512)测定。

供试品溶液　取本品适量(约相当于阿昔洛韦 50mg),精密称定,置烧杯中,加 0.4%氢氧化钠溶液 5ml,置热水浴中 1 分钟,混匀,边搅拌边加氯化钠 5g,用热水适量转移至 250ml 量瓶中,于热水浴振摇 10 分钟,放冷,用水稀释至刻度,摇匀,滤过,精密量取续滤液适量,用水定量稀释制成每 1ml 中约含阿昔洛韦 20μg 的溶液。

对照品溶液、鸟嘌呤对照品贮备液、系统适用性溶液、色谱条件、系统适用性要求与测定法　见阿昔洛韦含量测定项下。

【类别】　同阿昔洛韦。

【规格】　3%

【贮藏】　密封,在凉暗干燥处保存。

阿昔洛韦滴眼液

Axiluowei Diyanye

Aciclovir Eye Drops

本品含阿昔洛韦($C_8H_{11}N_5O_3$)应为标示量的 90.0%～110.0%。

【性状】　本品为无色的澄明液体。

【鉴别】　■(1)取本品 20ml,置蒸发皿中,置水浴上蒸干,残渣加盐酸 2ml,置水浴上蒸干,再加盐酸 1ml 与氯酸钾约 30mg,置水浴上蒸干,残渣滴加氨试液即显紫红色,再加氢氧化钠试液数滴,紫红色消失。■[删除]

(2)在含量测定项下记录的色谱图中,供试品溶液主峰的保留时间应与对照品溶液主峰的保留时间一致。

【检查】　**pH 值**　应为 7.5～9.0(通则 0631)。

鸟嘌呤　照高效液相色谱法(通则 0512)测定。

供试品溶液　精密量取本品适量,用水定量稀释制成每 1ml 中含阿昔洛韦 200μg 的溶液。

对照溶液　精密量取供试品溶液 1ml,置 100ml 量瓶中,用水稀释至刻度,摇匀。

鸟嘌呤对照品贮备液　取鸟嘌呤对照品 10mg,精密称定,置 50ml 量瓶中,加 0.4%氢氧化钠溶液 5ml 使溶解,用水稀释至刻度,摇匀。

鸟嘌呤对照品溶液　精密量取鸟嘌呤对照品贮备液 1ml,置 100ml 量瓶中,用水稀释至刻度,摇匀。

系统适用性溶液　取对照溶液与鸟嘌呤对照品溶液各适量,等体积混合,摇匀。

色谱条件　用十八烷基硅烷键合硅胶为填充剂;以甲醇-水(10∶90)为流动相;检测波长为 254nm;进样体积 20μl。

系统适用性要求　系统适用性溶液色谱图中,阿昔洛韦峰与鸟嘌呤峰之间的分离度应符合要求。

测定法　精密量取供试品溶液与鸟嘌呤对照品溶液,分别注入液相色谱仪,记录色谱图。

限度　按外标法以峰面积计算,含鸟嘌呤不得过阿昔洛韦标示量的 1.0%。

羟苯乙酯、苯扎溴铵与硫柳汞(根据所使用的抑菌剂选择测定)　照高效液相色谱法(通则 0512)测定。

供试品溶液　取本品,即得(含硫柳汞、苯扎溴铵的样品);或取本品 2ml,置 100ml 量瓶中,用水稀释至刻度,摇匀(含羟苯乙酯的样品)。

硫柳汞贮备液　取硫柳汞对照品约 20mg,精密称定,加水溶解并定量稀释至 100ml。

苯扎溴铵贮备液　取苯扎溴铵对照品约 25mg,精密称定,加水溶解并定量稀释至 50ml。

羟苯乙酯贮备液　取羟苯乙酯对照品 25mg,精密称定,置 100ml 量瓶中,加乙醇 5ml 溶解并用水稀释至刻度。

混合对照品溶液　分别精密量取硫柳汞贮备液 5ml、苯扎溴铵贮备液 10ml 与羟苯乙酯贮备液 1ml,置同一 50ml 量瓶中,用水稀释至刻度,摇匀。

色谱条件　用十八烷基硅烷键合硅胶为填充剂;以 1%三乙胺溶液(用磷酸调节 pH 值至 3.0)为流动相 A,以甲醇为流动相 B,按下表进行梯度洗脱;检测波长为 262nm;进样体积 20μl。

时间(分钟)	流动相 A(%)	流动相 B(%)
0	50	50
2	50	50
17	10	90
29	10	90
30	50	50
38	50	50

系统适用性要求　羟苯乙酯峰、苯扎溴铵峰与硫柳汞峰之间的分离度均应符合规定。

测定法　精密量取供试品溶液与混合对照品溶液,分别注入液相色谱仪,记录色谱图。

限度 按外标法以峰面积分别计算,供试品中含羟苯乙酯、苯扎溴铵或硫柳汞类抑菌剂的量,均不得过其标示量的120%。

渗透压摩尔浓度 应为250～310mOsmol/kg(通则0632)。

其他 应符合眼用制剂项下有关的各项规定(通则0105)。

【含量测定】 照高效液相色谱法(通则0512)测定。

供试品溶液 精密量取本品适量,用水定量稀释制成每1ml中约含阿昔洛韦20μg的溶液。

对照品溶液、鸟嘌呤对照品贮备液、系统适用性溶液、色谱条件、系统适用性要求与测定法 见阿昔洛韦含量测定项下。

【类别】 同阿昔洛韦。

【规格】 (1)0.5ml:0.5mg (2)5ml:5mg (3)8ml:8mg

【贮藏】 密封,在凉暗处保存。

【标注】 应在标签或使用说明书中明确抑菌剂的量。

注射用阿昔洛韦

Zhusheyong Axiluowei

Aciclovir for Injection

本品为阿昔洛韦加氢氧化钠溶液,经冷冻干燥或经喷雾干燥再分装制成的无菌制品。按平均装量计算,含阿昔洛韦($C_8H_{11}N_5O_3$)应为标示量的90.0%～110.0%。

【性状】 本品为白色粉末或疏松块状物。

【鉴别】 ■(1)取本品约20mg,加盐酸2ml,置水浴上蒸干,再加盐酸1ml与氯酸钾约30mg,置水浴上蒸干,残渣滴加氨试液即显紫红色,再加氢氧化钠试液数滴,紫红色消失。■[删除]

(2)取本品的内容物适量(约相当于阿昔洛韦10mg),加水10ml,振摇使溶解,加氨制硝酸银试液数滴,即产生白色絮状沉淀。

(3)在含量测定项下记录的色谱图中,供试品溶液主峰的保留时间应与对照品溶液主峰的保留时间一致。

(4)本品的水溶液显钠盐鉴别(1)的反应(通则0301)。

■以上(1)、(2)可选做一项。■[删除]

【检查】 碱度 取本品,加水溶解并稀释制成每1ml中约含阿昔洛韦12.5mg的溶液,依法测定(通则0631),pH值应为10.5～11.5。

溶液的澄清度与颜色 取本品,加水溶解并稀释制成每1ml中约含阿昔洛韦50mg的溶液,溶液应澄清无色;如显浑浊,与2号浊度标准液(通则0902 第一法)比较,不得更浓;如显色,与黄色或黄绿色1号标准液(通则0901 第一法)比较,不得更深。

鸟嘌呤与其他有关物质 照高效液相色谱法(通则0512)测定。

供试品溶液 取装量差异项下的内容物适量(约相当于阿昔洛韦50mg),精密称定,置250ml量瓶中,加水溶解并稀

释至刻度,摇匀。

对照溶液 精密量取供试品溶液1ml,置100ml量瓶中,加0.1%磷酸溶液5ml,用水稀释至刻度,摇匀。

鸟嘌呤对照品贮备液、鸟嘌呤对照品溶液、系统适用性溶液、色谱条件、系统适用性要求与测定法 见阿昔洛韦鸟嘌呤与其他有关物质项下。

限度 供试品溶液色谱图中如有杂质峰,按外标法以峰面积计算,含鸟嘌呤不得过阿昔洛韦标示量的1.0%;其他杂质峰面积的和不得大于对照溶液的主峰面积(1.0%)。

水分 取本品,照水分测定法(通则0832 第一法1)测定,含水分不得过5.5%。

细菌内毒素 取本品,依法检查(通则1143),每1mg阿昔洛韦中含内毒素的量应小于0.17EU。

其他 应符合注射剂项下有关的各项规定(通则0102)。

【含量测定】 照高效液相色谱法(通则0512)测定。

供试品溶液 取装量差异项下的内容物适量(约相当于阿昔洛韦50mg),精密称定,置250ml量瓶中,加水溶解并稀释至刻度,摇匀,精密量取适量,用水定量稀释制成每1ml中约含阿昔洛韦20μg的溶液。

对照品溶液、鸟嘌呤对照品贮备液、系统适用性溶液、色谱条件、系统适用性要求与测定法 见阿昔洛韦含量测定项下。

【类别】 同阿昔洛韦。

【规格】 (1)0.25g (2)0.5g

【贮藏】 遮光,密闭保存。

阿 苯 达 唑

Abendazuo

Albendazole

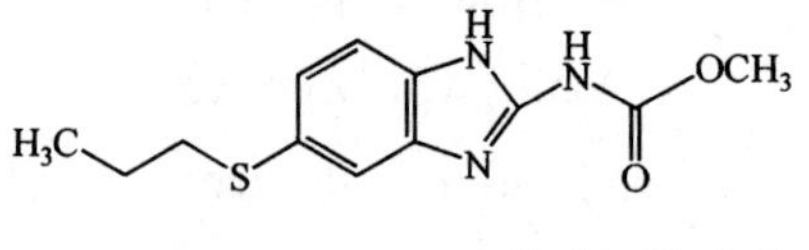

$C_{12}H_{15}N_3O_2S$ 265.34

本品为 N-(5-丙硫基-1H-苯并咪唑-2-基)氨基甲酸甲酯。按干燥品计算,含 $C_{12}H_{15}N_3O_2S$ 不得少于98.5%。

【性状】 本品为白色或类白色粉末;无臭。

本品在丙酮■或三氯甲烷■[删除]中微溶,在乙醇中几乎不溶,在水中不溶;在冰醋酸中溶解。

熔点 本品的熔点(通则0612)为206～212℃,熔融时同时分解。

吸收系数 取本品约10mg,精密称定,置100ml量瓶中,加冰醋酸5ml溶解后,用乙醇稀释至刻度,摇匀,精密量取5ml,置50ml量瓶中,用乙醇稀释至刻度,摇匀,照紫外-可见分光光度法(通则0401),在295nm的波长处测定吸光度,吸收系数($E_{1cm}^{1\%}$)为430～458。

【鉴别】 ■(1)取本品约 0.1g,置试管底部,管口放一湿润的醋酸铅试纸,加热灼烧试管底部,产生的气体能使醋酸铅试纸显黑色。■[删除]

(2)取本品约 0.1g,溶于微温的稀硫酸中,滴加碘化铋钾试液,即生成红棕色沉淀。

(3)取吸收系数项下的溶液,照紫外-可见分光光度法(通则 0401)测定,在 295nm 的波长处有最大吸收,在 277nm 的波长处有最小吸收。

(4)本品的红外光吸收图谱应与对照的图谱(光谱集 1092 图)一致。如发现在 $1380cm^{-1}$ 处的吸收峰与对照的图谱不一致时,可取本品适量溶于无水乙醇中,置水浴上蒸干,减压干燥后测定。

【检查】 有关物质 照薄层色谱法(通则 0502)试验。

溶剂 三氯甲烷-冰醋酸(9:1)。

供试品溶液 取本品,加溶剂溶解并稀释制成每 1ml 中约含 10mg 的溶液。

对照溶液(1) 精密量取供试品溶液适量,用溶剂定量稀释制成每 1ml 中约含 $100\mu g$ 的溶液。

对照溶液(2) 精密量取供试品溶液适量,用溶剂定量稀释制成每 1ml 中约含 $20\mu g$ 的溶液。

色谱条件 采用硅胶 G 薄层板,以三氯甲烷-乙醚-冰醋酸(30:7:3)为展开剂。

测定法 吸取供试品溶液、对照溶液(1)与对照溶液(2)各 $5\mu l$,分别点于同一薄层板上,展开,晾干,立即置紫外光灯(254nm)下检视。

系统适用性要求 对照溶液(2)应显一个明显斑点。

限度 供试品溶液如显杂质斑点,其荧光强度与对照溶液(1)的主斑点比较,不得更强。

干燥失重 取本品,在 105℃ 干燥至恒重,减失重量不得过 0.5%(通则 0831)。

炽灼残渣 取本品 1.0g,依法检查(通则 0841),遗留残渣不得过 0.2%。

铁盐 取炽灼残渣项下遗留的残渣,加盐酸 2ml,置水浴上蒸干,再加稀盐酸 4ml,微温溶解后,加水 30ml 与过硫酸铵 50mg,依法检查(通则 0807),与标准铁溶液 3.0ml 制成的对照液比较,不得更深(0.003%)。

【含量测定】 取本品约 0.2g,精密称定,加冰醋酸 20ml 溶解后,加结晶紫指示液 1 滴,用高氯酸滴定液(0.1mol/L)滴定至溶液显绿色,并将滴定的结果用空白试验校正。每 1ml 高氯酸滴定液(0.1mol/L)相当于 26.53mg 的 $C_{12}H_{15}N_3O_2S$。

【类别】 驱肠虫药。

【贮藏】 密封保存。

【制剂】 (1)阿苯达唑片 (2)阿苯达唑胶囊 (3)阿苯达唑颗粒

阿苯达唑片

Abendazuo Pian

Albendazole Tablets

本品含阿苯达唑($C_{12}H_{15}N_3O_2S$)应为标示量的 90.0%~110.0%。

【性状】 本品为类白色片、糖衣片或薄膜衣片,除去包衣后显白色或类白色。

【鉴别】 (1)取本品的细粉适量(约相当于阿苯达唑 0.2g),加乙醇 30ml,置水浴上加热使阿苯达唑溶解,滤过,滤液置水浴上蒸干,残渣照阿苯达唑项下的鉴别■(1)、■[删除](2)项试验,显相同的反应。

(2)取含量测定项下的溶液,照紫外-可见分光光度法(通则 0401)测定,在 295nm 的波长处有最大吸收,在 277nm 波长处有最小吸收。

【检查】 溶出度 照溶出度与释放度测定法(通则 0931 第二法)测定。

溶出条件 以 0.1mol/L 盐酸溶液 900ml 为溶出介质,转速为每分钟 75 转,依法操作,经 45 分钟时取样。

供试品溶液 取溶出液滤过,精密量取续滤液适量,用 0.1mol/L 氢氧化钠溶液定量稀释制成每 1ml 中约含阿苯达唑 $10\mu g$ 的溶液。

对照品溶液 取阿苯达唑对照品约 20mg,精密称定,置 100ml 量瓶中,加 2% 盐酸甲醇溶液 5ml,振摇使溶解,用 0.1mol/L 盐酸溶液稀释至刻度,摇匀,精密量取 5ml 置 100ml 量瓶中,用 0.1mol/L 氢氧化钠溶液稀释至刻度,摇匀。

测定法 取供试品溶液与对照品溶液,照紫外-可见分光光度法(通则 0401),在 308nm 的波长处分别测定吸光度,计算每片的溶出量。

限度 标示量的 65%,应符合规定。

其他 应符合片剂项下有关的各项规定(通则 0101)。

【含量测定】 照紫外-可见分光光度法(通则 0401)测定。

供试品溶液 取本品 20 片(如为糖衣片则除去包衣),精密称定,研细,精密称取适量(约相当于阿苯达唑 20mg),置 100ml 量瓶中,加冰醋酸 10ml,振摇使阿苯达唑溶解,用乙醇稀释至刻度,摇匀,滤过,精密量取续滤液 5ml,置 100ml 量瓶中,用乙醇稀释至刻度,摇匀。

测定法 取供试品溶液,在 295nm 的波长处测定吸光度,按 $C_{12}H_{15}N_3O_2S$ 的吸收系数($E_{1cm}^{1\%}$)为 444 计算。

【类别】 同阿苯达唑。

【规格】 (1)0.1g (2)0.2g (3)0.4g

【贮藏】 密封保存。

阿苯达唑胶囊

Abendazuo Jiaonang

Albendazole Capsules

本品含阿苯达唑($C_{12}H_{15}N_3O_2S$)应为标示量的90.0%～110.0%。

【鉴别】 (1)取本品的内容物适量(约相当于阿苯达唑0.2g),照阿苯达唑项下的鉴别■(1)、■[删除](2)项试验,显相同的反应。

(2)取含量测定项下的溶液,照紫外-可见分光光度法(通则0401)测定,在295nm的波长处有最大吸收,在277nm的波长处有最小吸收。

【检查】 **溶出度** 照溶出度与释放度测定法(通则0931第二法)测定。

溶出条件 以0.5%十二烷基硫酸钠的0.1mol/L盐酸溶液900ml为溶出介质,转速为每分钟100转,依法操作,经45分钟时取样。

供试品溶液 取溶出液滤过,精密量取续滤液适量,用0.1mol/L氢氧化钠溶液定量稀释制成每1ml中约含阿苯达唑$6\mu g$的溶液。

对照品溶液 取阿苯达唑对照品约20mg,精密称定,置100ml量瓶中,加2%盐酸甲醇5ml,振摇使溶解,用0.1mol/L盐酸溶液稀释至刻度,摇匀,精密量取3ml置100ml量瓶中,用0.1mol/L氢氧化钠稀释至刻度,摇匀。

测定法 取供试品溶液与对照品溶液,照紫外-可见分光光度法(通则0401),立即在308nm的波长处分别测定吸光度,计算每粒的溶出量。

限度 标示量的70%,应符合规定。

其他 应符合胶囊剂项下有关的各项规定(通则0103)。

【含量测定】 照紫外-可见分光光度法(通则0401)测定。

供试品溶液 取装量差异项下的内容物,混匀,精密称取适量(约相当于阿苯达唑20mg),置100ml量瓶中,加冰醋酸10ml,振摇使阿苯达唑溶解,用乙醇稀释至刻度,摇匀,滤过,精密量取续滤液5ml,置100ml量瓶中,用乙醇稀释至刻度,摇匀。

测定法 取供试品溶液,在295nm的波长处测定吸光度,按$C_{12}H_{15}N_3O_2S$的吸收系数($E_{1cm}^{1\%}$)为444计算。

【类别】 同阿苯达唑。

【规格】 (1)0.1g (2)0.2g

【贮藏】 密封保存。

阿奇霉素干混悬剂

Aqimeisu Ganhunxuanji

Azithromycin for Suspension

本品含阿奇霉素($C_{38}H_{72}N_2O_{12}$)应为标示量的90.0%～110.0%。

【性状】 本品为颗粒或粉末;气芳香。

【鉴别】 取本品细粉适量,加乙醇制成每1ml中含阿奇霉素5mg的溶液,滤过,取续滤液作为供试品溶液;照阿奇霉素项下的鉴别(1)或(2)项试验,显相同的结果。

【检查】 **碱度** 取本品适量,加甲醇(每10mg阿奇霉素加甲醇2.5ml)使溶解,加水制成每1ml中含阿奇霉素2mg的溶液,摇匀,10分钟后依法测定(通则0631),pH值应为9.0～11.0。

有关物质 照高效液相色谱法(通则0512)测定。临用新制或使用低温进样器。

■供试品溶液 取本品细粉适量,加稀释液使阿奇霉素溶解并稀释制成每1ml中约含阿奇霉素10mg的溶液,离心,取上清液滤过,取续滤液。■[修订]

对照溶液 精密量取供试品溶液1ml,置200ml量瓶中,用稀释液稀释至刻度,摇匀。

灵敏度溶液 精密量取对照溶液10ml,置50ml量瓶中,用稀释液稀释至刻度,摇匀。

稀释液、杂质S对照品与杂质A对照品溶液、系统适用性溶液、色谱条件、系统适用性要求与测定法 见阿奇霉素有关物质项下。

■限度 供试品溶液色谱图中如有杂质峰,杂质B峰面积不得大于对照溶液主峰面积的4倍(2.0%),杂质R、杂质Q、杂质J、杂质I、杂质S、杂质A和杂质H按校正后的峰面积计算(分别乘以校正因子0.5、0.4、0.7、1.6、0.4、1.4、0.1)均不得大于对照溶液主峰面积的2倍(1.0%),其他单个杂质峰面积不得大于对照溶液主峰面积的2倍(1.0%),各杂质校正后的峰面积之和不得大于对照溶液主峰面积的8倍(4.0%),小于灵敏度溶液主峰面积的峰忽略不计。■[修订]

■溶出度 照溶出度与释放度测定法(通则0931第二法)测定。

溶出条件 以磷酸盐缓冲液(pH 6.0)(0.1mol/L磷酸氢二钠溶液6000ml,加盐酸约40ml,调节pH值至6.0±0.05)500ml为溶出介质,转速为每分钟50转,依法操作,经30分钟时取样。

供试品溶液 取溶出液适量,滤过,取续滤液作为供试品贮备溶液;精密量取供试品贮备溶液适量,用稀释液定量稀释制成每1ml中约含阿奇霉素0.1mg的溶液。

对照品溶液 取阿奇霉素对照品适量,精密称定,加溶出介质溶解并定量稀释制成与供试品贮备溶液浓度相同的溶液,作为对照品贮备溶液;精密量取对照品贮备溶液适量,用稀释液定量稀释制成每1ml中约含0.1mg的溶液。

稀释液、系统适用性溶液、色谱条件与系统适用性要求 除进样体积100μl外,见含量测定项下。

测定法 见含量测定项下。计算每袋的溶出量。

限度 标示量的75%,应符合规定。■[增订]

水分 取本品适量,照水分测定法(通则0832第一法1)测定,含水分不得过2.0%。

其他 除沉降体积比外(单剂量包装),应符合口服混悬剂项下有关的各项规定(通则0123)。

■【含量测定】 照高效液相色谱法(通则0512)测定。

供试品溶液 取装量差异项下的内容物,混合均匀,精密称取适量(约相当于阿奇霉素0.1g),置100ml量瓶中,加稀释液适量,超声使阿奇霉素溶解,放冷,用稀释液稀释至刻度,摇匀,滤过,取续滤液。

对照品溶液 取阿奇霉素对照品适量,精密称定,加稀释液溶解并定量稀释制成每1ml中约含1mg的溶液。

稀释液 见有关物质项下。

系统适用性溶液、色谱条件、系统适用性要求与测定法 见阿奇霉素含量测定项下。■[修订]

【类别】 同阿奇霉素。

【规格】 0.1g

【贮藏】 密封,在干燥处保存。

阿法骨化醇

Afaguhuachun

Alfacalcidol

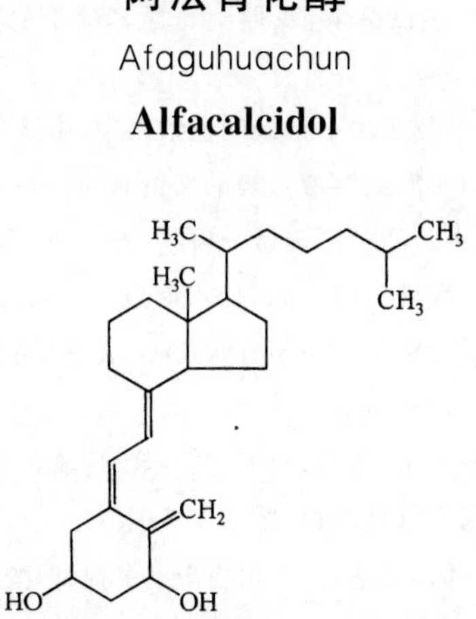

$C_{27}H_{44}O_2$ 400.65

本品为(5Z,7E)-9,10-开环胆甾-5,7,10(19)-三烯-1α,3β-二醇。含$C_{27}H_{44}O_2$应为97.5%~102.0%。

【性状】 本品为白色结晶性粉末;无臭;遇光、湿、热均易变质。

本品在乙醇或二氯甲烷中易溶,在乙醚中溶解,在水中几乎不溶。

熔点 本品的熔点(通则0612)为137~142℃,熔融时同

时分解。

比旋度 取本品,精密称定,加无水乙醇溶解并定量稀释制成每1ml中约含1.25mg的溶液,依法测定(通则0621),比旋度为+46.0°至+52.0°。

吸收系数 取本品,精密称定,加无水乙醇溶解并定量稀释制成每1ml中约含10μg的溶液,照紫外-可见分光光度法(通则0401),在265nm的波长处测定吸光度,吸收系数($E_{1cm}^{1\%}$)为420~447。

【鉴别】 ■(1)取本品约0.02mg,加三氯甲烷0.2ml溶解后,加醋酸3滴与硫酸1滴,振摇,初显黄色,瞬间变红色,渐成黄绿色。■[删除]

(2)在含量测定项下记录的色谱图中,供试品溶液主峰的保留时间应与对照品溶液主峰的保留时间一致。

(3)本品的红外光吸收图谱应与对照品的图谱一致(通则0402)。

【检查】 有关物质 照高效液相色谱法(通则0512)测定。

供试品溶液 取本品适量,加流动相溶解并稀释制成每1ml中约含0.1mg的溶液。

对照溶液 精密量取供试品溶液1ml,置100ml量瓶中,用流动相稀释至刻度,摇匀。

系统适用性溶液(1) 取阿法骨化醇适量,加流动相溶解并稀释制成每1ml中约含0.1mg的溶液,在日光或钨灯光下照射0.5小时。

系统适用性溶液(2) 取系统适用性溶液(1)2ml,在80℃水浴中加热回流2小时,放冷。

色谱条件 用硅胶为填充剂;以石油醚(60~90℃)-乙酸乙酯-三氯甲烷(44:42:14)为流动相;检测波长为265nm;进样体积20μl。

系统适用性要求 系统适用性溶液(1)色谱图中,反式阿法骨化醇峰相对阿法骨化醇峰的相对保留时间约为0.92,阿法骨化醇峰与反式阿法骨化醇峰之间的分离度应符合要求。系统适用性溶液(2)色谱图中,前阿法骨化醇峰相对阿法骨化醇峰的相对保留时间约为1.3,阿法骨化醇峰与前阿法骨化醇峰之间的分离度应符合要求。理论板数按阿法骨化醇峰计算不低于2000。

测定法 精密量取供试品溶液与对照溶液,分别注入液相色谱仪,记录色谱图至主成分峰保留时间的2倍。

限度 供试品溶液色谱图中如有杂质峰,除前阿法骨化醇峰外,单个杂质峰面积不得大于对照溶液主峰面积的0.5倍(0.5%),各杂质峰面积的和不得大于对照溶液主峰面积(1.0%)。

【含量测定】 照高效液相色谱法(通则0512)测定。

供试品溶液 取本品适量,精密称定,加流动相溶解并定量稀释制成每1ml中约含1μg的溶液。

对照品溶液 取阿法骨化醇对照品适量,精密称定,加流动相溶解并定量稀释制成每1ml中约含1μg的溶液。

系统适用性溶液(1)、系统适用性溶液(2)、色谱条件与系统适用性要求 见有关物质项下。

测定法 精密量取供试品溶液与对照品溶液,分别注入液相色谱仪,记录色谱图。按外标法以峰面积计算。

【类别】 钙代谢调节药。

【贮藏】 遮光,充氮,密封,在冷处保存。

【制剂】 (1)阿法骨化醇片 (2)阿法骨化醇软胶囊

阿莫西林片
Amoxilin Pian
Amoxicillin Tablets

本品含阿莫西林(按 $C_{16}H_{19}N_3O_5S$ 计)应为标示量的 $90.0\%\sim110.0\%$。

【性状】 ■本品为白色、类白色或着色片或薄膜衣片,除去包衣后显白色或类白色。■[修订]

【鉴别】 (1)取本品细粉适量(约相当于阿莫西林,按 $C_{16}H_{19}N_3O_5S$ 计0.125g),加4.6%碳酸氢钠溶液溶解并稀释制成每1ml中约含阿莫西林(按 $C_{16}H_{19}N_3O_5S$ 计)10mg的溶液,滤过,作为供试品溶液,照阿莫西林项下的鉴别(1)项试验,显相同的结果。

(2)在含量测定项下记录的色谱图中,供试品溶液主峰的保留时间应与对照品溶液主峰的保留时间一致。

以上(1)、(2)两项可选做一项。

【检查】 **有关物质** 照高效液相色谱法(通则0512)测定。临用新制。

供试品溶液 取本品的细粉适量,精密称定,加流动相A溶解并定量稀释制成每1ml中约含阿莫西林(按 $C_{16}H_{19}N_3O_5S$ 计)2.0mg的溶液,滤过,取续滤液。

对照品溶液、系统适用性溶液、色谱条件、系统适用性要求与测定法 见阿莫西林有关物质项下。

限度 供试品溶液色谱图中如有杂质峰,按主成分外标法以峰面积计算,单个杂质不得过标示量的1.0%,杂质总量不得过标示量的5.0%,小于对照品溶液主峰面积0.05倍的峰忽略不计。

溶出度 照溶出度与释放度测定法(通则0931第二法)测定。

溶出条件 以水900ml为溶出介质,转速为每分钟75转,依法操作,经30分钟时取样。

供试品溶液 取溶出液适量,滤过,精密量取续滤液适量,用水定量稀释制成每1ml中约含阿莫西林(按 $C_{16}H_{19}N_3O_5S$ 计)0.13mg的溶液。

对照溶液 取本品10片,研细,精密称取适量(约相当于平均片重),按标示量加水溶解并定量稀释制成每1ml中约含0.13mg的溶液,滤过,取续滤液。

测定法 取供试品溶液与对照溶液,照紫外-可见分光光度法(通则0401),在272nm的波长处分别测定吸光度,计算每片的溶出量。

限度 80%,应符合规定。

其他 应符合片剂项下有关的各项规定(通则0101)。

【含量测定】 照高效液相色谱法(通则0512)测定。

供试品溶液 取本品10片,精密称定,研细,精密称取适量(约相当于阿莫西林,按 $C_{16}H_{19}N_3O_5S$ 计0.125g),加流动相溶解并定量稀释制成每1ml中约含阿莫西林(按 $C_{16}H_{19}N_3O_5S$ 计)0.5mg的溶液,滤过,取续滤液。

对照品溶液、系统适用性溶液、色谱条件、系统适用性要求与测定法 见阿莫西林含量测定项下。

【类别】 同阿莫西林。

【规格】 按 $C_{16}H_{19}N_3O_5S$ 计 (1)0.125g (2)0.25g

【贮藏】 遮光,密封保存。

阿莫西林颗粒
Amoxilin Keli
Amoxicillin Granules

本品含阿莫西林(按 $C_{16}H_{19}N_3O_5S$ 计)应为标示量的 $90.0\%\sim110.0\%$。

【性状】 本品为颗粒和粉末;气芳香。

【鉴别】 (1)取本品适量(约相当于阿莫西林,按 $C_{16}H_{19}N_3O_5S$ 计0.125g),加4.6%碳酸氢钠溶液溶解并稀释制成每1ml中约含阿莫西林(按 $C_{16}H_{19}N_3O_5S$ 计)10mg的溶液,滤过,作为供试品溶液;照阿莫西林项下的鉴别(1)项试验,显相同的结果。

(2)在含量测定项下记录的色谱图中,供试品溶液主峰的保留时间应与对照品溶液主峰的保留时间一致。

以上(1)、(2)两项可选做一项。

【检查】 **酸度** 取本品,加水制成每1ml中含阿莫西林(按 $C_{16}H_{19}N_3O_5S$ 计)25mg的混悬液,依法测定(通则0631),pH值应为4.0~7.0。

干燥失重 取本品,照颗粒剂项下规定的方法(通则0104)测定,减失重量不得过■9.0%■[修订]。

溶化性 取本品适量(约相当于阿莫西林,按 $C_{16}H_{19}N_3O_5S$ 计1.25g),加热水200ml,搅拌5分钟,应全部溶化或轻微浑浊,但不得有异物。

其他 应符合颗粒剂项下有关的各项规定(通则0104)。

【含量测定】 照高效液相色谱法(通则0512)测定。

供试品溶液 取装量差异项下的内容物,混合均匀,精密称取适量(约相当于阿莫西林,按 $C_{16}H_{19}N_3O_5S$ 计0.125g),加流动相溶解并定量稀释制成每1ml中约含阿莫西林(按 $C_{16}H_{19}N_3O_5S$ 计)0.5mg的溶液,滤过,取续滤液。

对照品溶液、系统适用性溶液、色谱条件、系统适用性要求与测定法 见阿莫西林含量测定项下。

【类别】 同阿莫西林。

【规格】 按 $C_{16}H_{19}N_3O_5S$ 计 (1)0.125g (2)0.25g (3)1.5g

【贮藏】 避光,密封保存。

阿 维 A
Awei A
Acitretin

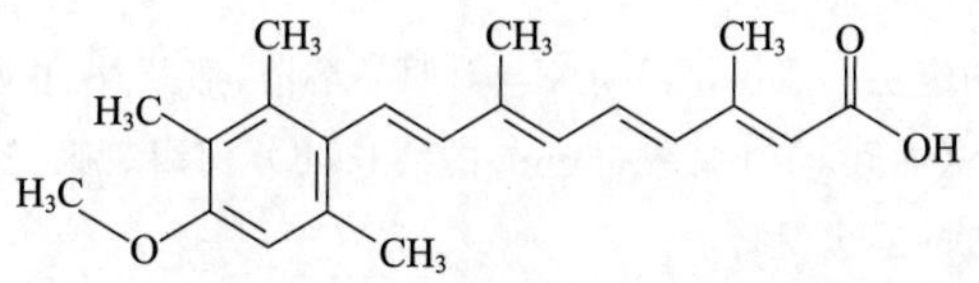

$C_{21}H_{26}O_3$ 326.43

本品为全反式-9-(4-甲氧基-2,3,6-三甲基苯基)-3,7-二甲基-2,4,6,8-壬四烯酸。按干燥品计算,含 $C_{21}H_{26}O_3$ 应为 98.5%～102.0%。

【性状】 本品为黄色结晶性粉末;无臭;遇光不稳定。

本品在 N,N-二甲基甲酰胺中溶解,在二甲基亚砜中略溶,在乙醇中极微溶解,在水中几乎不溶。

【鉴别】 (1)取本品约 5mg,加 N,N-二甲基甲酰胺 5ml 使溶解,加 0.5mol/L 盐酸 1ml 溶液,加高锰酸钾试液 2 滴,紫红色即褪去。

■(2)取本品约 5mg,加三氯甲烷约 5ml,振摇,使溶解,加三氯化锑的三氯甲烷溶液(1→10)4ml,即显绿色。■[删除]

(3)在含量测定项下记录的色谱图中,供试品溶液主峰的保留时间应与对照品溶液主峰的保留时间一致。

(4)本品的红外光吸收图谱应与对照的图谱(光谱集 1153 图)一致。

【检查】 有关物质 照高效液相色谱法(通则 0512)测定。避光操作。

供试品溶液 取本品适量,精密称定,加四氢呋喃约 5ml 溶解后,用甲醇定量稀释制成每 1ml 含阿维 A 0.25mg 的溶液。

对照溶液 精密量取供试品溶液适量,用甲醇定量稀释制成每 1ml 含阿维 A 0.25μg 的溶液。

对照品溶液 取杂质Ⅰ、杂质Ⅱ与杂质Ⅲ对照品各适量,精密称定,加四氢呋喃约 5ml 溶解后,用甲醇定量稀释制成每 1ml 中含杂质Ⅰ 0.75μg、杂质Ⅱ 0.5μg 与杂质Ⅲ 1.0μg 的溶液。

系统适用性溶液 取杂质Ⅰ、杂质Ⅳ、阿维 A、杂质Ⅱ与杂质Ⅲ对照品各适量,加四氢呋喃约 5ml 溶解后,用甲醇稀释制成每 1ml 中含杂质Ⅰ 0.75μg、杂质Ⅳ 0.5μg、阿维 A 250μg、杂质Ⅱ 0.5μg 与杂质Ⅲ 1.0μg 的溶液。

色谱条件 用十八烷基硅烷键合硅胶为填充剂;以甲醇-0.5%醋酸溶液(83：17)为流动相;进样温度为 4℃;检测波长为 360nm;进样体积 20μl。

系统适用性要求 系统适用性溶液色谱图中,理论板数按阿维 A 峰计算不低于 5000,相邻色谱峰之间的分离度均应符合要求。

测定法 精密量取供试品溶液、对照溶液与对照品溶液,分别注入液相色谱仪,记录色谱图至主成分峰保留时间的 2 倍。

限度 供试品溶液色谱图中如显与杂质Ⅰ、杂质Ⅱ与杂质Ⅲ保留时间一致的色谱峰,按外标法以峰面积计算,分别不得过 0.3%、0.2% 与 0.4%;其他单个未知杂质峰面积不得大于对照溶液主峰面积(0.1%);杂质总量不得过 1.0%。

干燥失重 取本品,在 60℃减压干燥至恒重,减失重量不得过 0.5%(通则 0831)。

炽灼残渣 取本品 1.0g,依法检查(通则 0841),遗留残渣不得过 0.1%。

重金属 取炽灼残渣项下遗留的残渣,依法检查(通则 0821 第二法),含重金属不得过百万分之二十。

【含量测定】 照高效液相色谱法(通则 0512)测定。避光操作。

供试品溶液 取本品约 25mg,精密称定,加四氢呋喃约 5ml,振摇使溶解,用甲醇定量稀释制成每 1ml 中约含阿维 A 50μg 的溶液。

对照品溶液 取阿维 A 对照品约 25mg,精密称定,加四氢呋喃约 5ml,振摇使溶解,用甲醇定量稀释制成每 1ml 中约含阿维 A 50μg 的溶液。

色谱条件 见有关物质项下。

系统适用性要求 理论板数按阿维 A 峰计算不低于 3000。

测定法 精密量取供试品溶液与对照品溶液,分别注入液相色谱仪,记录色谱图。按外标法以峰面积计算。

【类别】 抗皮肤角化异常药。

【贮藏】 密封,凉暗处保存。

【制剂】 阿维 A 胶囊

附:

杂质Ⅰ(13-顺阿维 A)

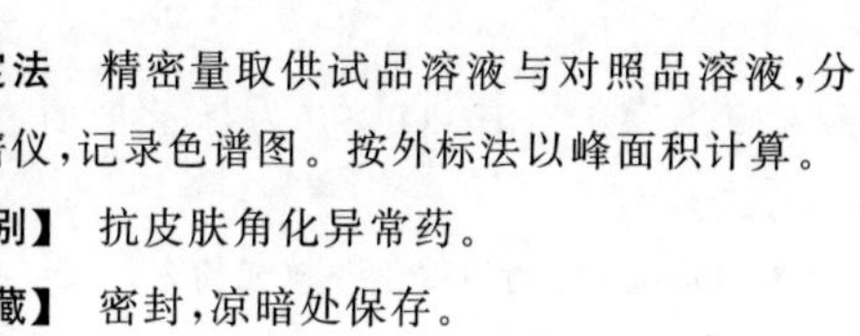

$C_{21}H_{26}O_3$ 326.43

杂质Ⅱ(9-顺阿维 A)

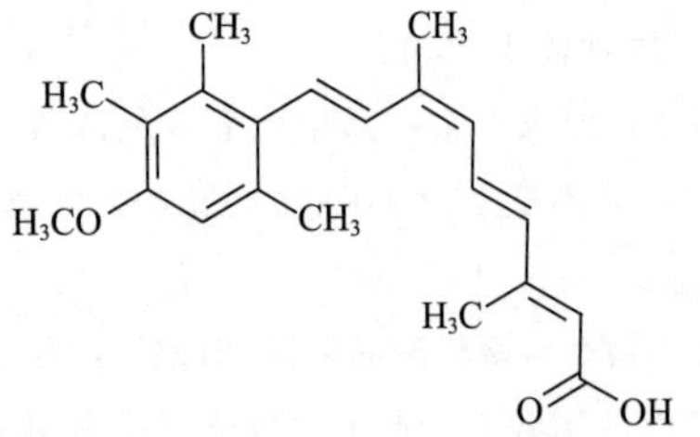

C$_{21}$H$_{26}$O$_3$　326.43

杂质Ⅲ(13-乙基阿维 A)

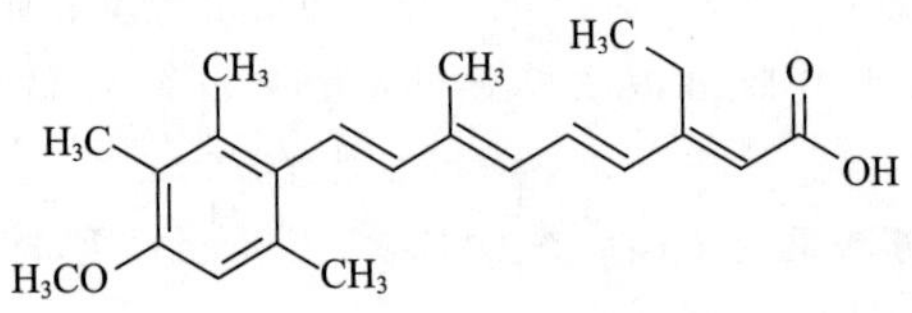

C$_{22}$H$_{28}$O$_3$　340.46

杂质Ⅳ(11-顺阿维 A)

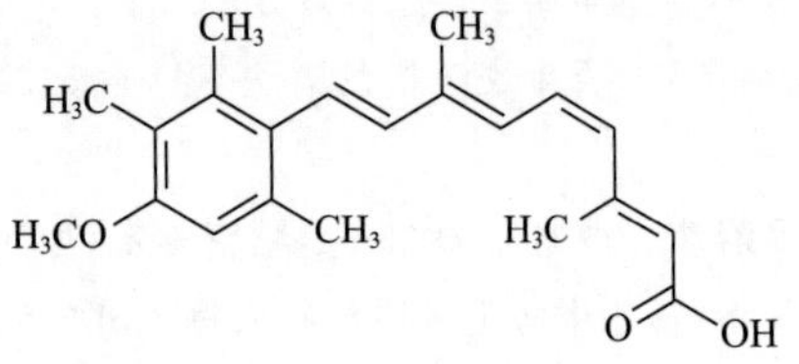

C$_{21}$H$_{26}$O$_3$　326.43

阿维 A 胶囊

Awei A Jiaonang

Acitretin Capsules

本品含阿维 A(C$_{21}$H$_{26}$O$_3$)应为标示量的 90.0%～110.0%。

【性状】　本品内容物为黄色颗粒或粉末。

【鉴别】　■(1)取本品内容物适量(约相当于阿维 A 5mg),加三氯甲烷约 5ml,振摇,使阿维 A 溶解,加三氯化锑的三氯甲烷溶液(1→10)4ml,即显绿色。■[删除]

(2)在含量测定项下记录的色谱图中,供试品溶液主峰的保留时间应与对照品溶液主峰的保留时间一致。

【检查】　含量均匀度　避光操作。取本品 1 粒,将内容物倾入 100ml(10mg 规格)或 250ml(25mg 规格)量瓶中,囊壳用 N,N-二甲基甲酰胺分次洗净,洗液并入量瓶中,振摇使阿维 A 溶解,用 N,N-二甲基甲酰胺稀释至刻度,摇匀,滤过,精密量取续滤液 5ml,置 100ml 量瓶中,用 N,N-二甲基甲酰胺稀释至刻度,摇匀,照紫外-可见分光光度法(通则 0401),在 360nm 的波长处测定吸光度;另取阿维 A 对照

品,精密称定,用 N,N-二甲基甲酰胺溶解并定量稀释制成每 1ml 中约含 5μg 的溶液,同法测定,计算含量。应符合规定(通则 0941)。

溶出度　照溶出度与释放度测定法(通则 0931 第二法)测定。避光操作。

溶出条件　以 1.2% 十二烷基硫酸钠溶液 900ml 为溶出介质,转速为每分钟 75 转,依法操作,经 30 分钟时取样。

供试品溶液　取溶出液 10ml,滤过,精密量取续滤液适量,用溶出介质定量稀释制成每 1ml 中含 5μg 的溶液。

对照品溶液　取阿维 A 对照品约 25mg,精密称定,置 50ml 量瓶中,加 N,N-二甲基甲酰胺溶解并稀释至刻度,摇匀,精密量取 1ml,置 100ml 量瓶中,用溶出介质稀释至刻度,摇匀。

测定法　取供试品溶液与对照品溶液,照紫外-可见分光光度法(通则 0401),在 350nm 的波长处分别测定吸光度,计算每粒的溶出量。

限度　标示量的 60%,应符合规定。

其他　应符合胶囊剂项下有关的各项规定(通则 0103)。

【含量测定】　照高效液相色谱法(通则 0512)测定。避光操作。

供试品溶液　取本品 20 粒,精密称定,倾出内容物,精密称定囊壳重量,计算出平均装量。取内容物,混合均匀,精密称取适量,加 N,N-二甲基甲酰胺约 5ml 使阿维 A 溶解,用无水乙醇定量稀释制成每 1ml 中含阿维 A 5μg 的溶液,摇匀,滤过,取续滤液。

对照品溶液、色谱条件、系统适用性要求与测定法　见阿维 A 含量测定项下。

【类别】　同阿维 A。

【规格】　(1)10mg　(2)25mg

【贮藏】　遮光,密封,阴凉处保存。

环 吡 酮 胺

Huanbitong'an

Ciclopirox Olamine

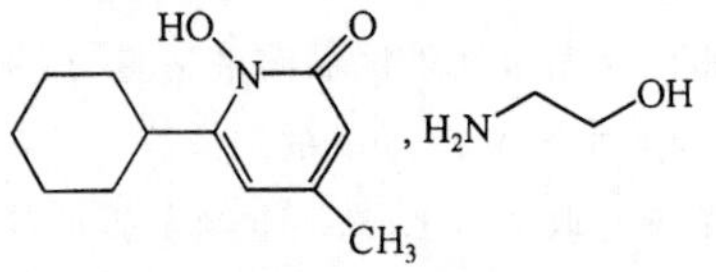

C$_{12}$H$_{17}$NO$_2$ · C$_2$H$_7$NO　268.36

本品为 4-甲基-6-环己基-1-羟基-2(1H)-吡啶酮与 2-氨基乙醇的复盐。按干燥品计算,含 C$_{12}$H$_{17}$NO$_2$ 应为 75.7%～78.0%;含 C$_2$H$_7$NO 应为 22.3%～23.0%。

【性状】　本品为白色结晶性粉末;无臭。

本品在甲醇、乙醇中易溶,在二甲基甲酰胺或水中略溶,在乙醚中微溶。

【鉴别】 (1)取本品约 10mg,加水 5ml 溶解后,加茚三酮试液 2 滴,煮沸,溶液显蓝紫色。

■(2)照薄层色谱法(通则 0502)试验。

供试品溶液 取本品适量,加甲醇溶解并稀释制成每 1ml 中约含 4mg 的溶液。

对照品溶液 取环吡酮胺对照品适量,加甲醇溶解并稀释制成每 1ml 中约含 4mg 的溶液。

色谱条件 采用硅胶 GF$_{254}$ 薄层板,以苯-乙醇-冰醋酸-N,N-二甲基甲酰胺(90：8：1：1)为展开剂。

测定法 吸取供试品溶液与对照品溶液各 10μl,分别点于同一薄层板上,展开,晾干,置紫外光灯(254nm)下检视。

结果判定 供试品溶液所显主斑点的位置和颜色应与对照品溶液的主斑点相同。■[删除]

(3)取本品,加乙醇溶解并稀释制成每 1ml 中约含 20μg 的溶液,照紫外-可见分光光度法(通则 0401)测定,在 304nm 与 231nm 的波长处有最大吸收。

(4)本品的红外光吸收图谱应与对照的图谱(光谱集 1258 图)一致。

【检查】 碱度 取本品 0.20g,加水 20ml 使溶解,依法测定(通则 0631),pH 值应为 8.0～9.0。

甲醇溶液的澄清度与颜色 取本品 1.0g,加甲醇溶解并稀释至 10ml,溶液应澄清无色;如显色,与黄色 2 号标准比色液(通则 0901 第一法)比较,不得更深。

有关物质 照高效液相色谱法(通则 0512)测定。避光操作,并尽量减少与本品直接接触材料(如色谱柱、试剂、溶剂等)中的金属离子,如为新色谱柱,先用冰醋酸-乙酰丙酮-水-乙腈(1：1：500：500)冲洗 15 小时以上,再用流动相冲洗至少 5 小时,流速为每分钟 0.2ml。

供试品溶液 取本品适量(约相当于环吡酮 30mg),置 20ml 量瓶中,加含冰醋酸 20μl、乙腈 2ml 与流动相 15ml 的混合溶液使溶解(必要时超声助溶),用流动相稀释至刻度,摇匀。

对照溶液 精密量取供试品溶液 1ml,置 200ml 量瓶中,用乙腈-流动相(1：9)稀释至刻度,摇匀。

色谱条件 用氰基键合硅胶为填充剂;以乙腈-0.096% 乙二胺四醋酸二钠溶液-冰醋酸(230：770：0.1)为流动相;流速为每分钟 0.7ml;检测波长为 220nm 与 298nm;进样体积 10μl。

系统适用性要求 供试品溶液色谱图中,环吡酮峰的拖尾因子应在 0.8～2.0 之间;环吡酮峰保留时间应在 8～11 分钟之间。

测定法 精密量取供试品溶液与对照溶液,分别注入液相色谱仪,记录色谱图至环吡酮峰保留时间的 2.5 倍。

限度 供试品溶液色谱图(220nm 与 298nm)中如有杂质峰,除 2-氨基乙醇峰外,各杂质峰面积的和均不得大于对应波长下对照溶液的主峰面积(0.5%)。

干燥失重 取本品,置五氧化二磷干燥器中,室温减压干燥至恒重,减失重量不得过 1.0%(通则 0831)。

炽灼残渣 取本品 1.0g,依法检查(通则 0841),遗留残渣不得过 0.1%。

重金属 取炽灼残渣项下遗留的残渣,依法检查(通则 0821 第二法),含重金属不得过百万分之二十。

【含量测定】 环吡酮 取本品约 0.3g,精密称定,加 N,N-二甲基甲酰胺 40ml,使溶解,加 1% 麝香草酚蓝甲醇指示液 2 滴,在氮气流中用甲醇锂滴定液(0.1mol/L)滴定至溶液显蓝色,并将滴定的结果用空白试验校正。每 1ml 甲醇锂滴定液(0.1mol/L)相当于 20.73mg 的 C$_{12}$H$_{17}$NO$_2$。

2-氨基乙醇 取本品约 0.3g,精密称定,加甲醇 20ml,使溶解,加溴甲酚绿指示液 3 滴,用盐酸滴定液(0.1mol/L)滴定至溶液显黄色,并将滴定的结果用空白试验校正。每 1ml 盐酸滴定液(0.1mol/L)相当于 6.108mg 的 C$_2$H$_7$NO。

【类别】 抗真菌药。

【贮藏】 遮光,密封保存。

【制剂】 环吡酮胺乳膏

环孢素口服溶液

Huanbaosu Koufurongye

Ciclosporin Oral Solution

本品含环孢素(C$_{62}$H$_{111}$N$_{11}$O$_{12}$)应为标示量的 90.0%～110.0%。

【性状】 本品为淡黄色或黄色的澄清油状液体。

【鉴别】 ■(1)照薄层色谱法(通则 0502)试验。

供试品溶液 取本品适量,加 20% 三氯甲烷的甲醇溶液制成每 1ml 中约含环孢素 1mg 的溶液。

对照品溶液 取环孢素对照品适量,加 20% 三氯甲烷的甲醇溶液制成每 1ml 中约含 1mg 的溶液。

色谱条件 采用硅胶 G 薄层板,以乙醚为展开剂 1,以乙酸乙酯-丁酮-水-甲醇(60：40：2：1)为展开剂 2。

测定法 吸取供试品溶液与对照品溶液各 10μl,分别点于同一薄层板上,以展开剂 1 展开后,晾干,移置另一展开缸内,以展开剂 2 展开后,晾干,先喷以碘化铋钾试液,再立即喷以过氧化氢试液显色。

结果判定 供试品溶液所显主斑点的位置和颜色应与对照品溶液主斑点的位置和颜色相同。■[删除]

(2)在含量测定项下记录的色谱图中,供试品溶液主峰的保留时间应与对照品溶液主峰的保留时间一致。

■以上(1)、(2)两项可选做一项。■[删除]

【检查】 乙醇量 取供试品溶液与乙醇适量,用丁醇定量稀释至一定浓度,依法检查(通则 0711),乙醇含量应为标示量的 80.0%～120.0%。

其他　应符合口服溶液剂项下有关的各项规定(通则0123)。

【含量测定】　照高效液相色谱法(通则0512)测定

供试品溶液　取本品适量,精密称定,加20％三氯甲烷的甲醇溶液定量稀释制成每1ml中约含环孢素1mg的溶液。

对照品溶液　取环孢素对照品适量,精密称定,加20％三氯甲烷的甲醇溶液定量稀释制成每1ml中约含1mg的溶液。

色谱条件　用十八烷基硅烷键合硅胶为填充剂;以乙腈-水-甲醇-磷酸(550∶400∶50∶0.5)为流动相;柱温为50～70℃;检测波长为210nm;进样体积20μl。

系统适用性溶液与系统适用性要求　见环孢素含量测定项下。

测定法　精密量取供试品溶液与对照品溶液,分别注入液相色谱仪,记录色谱图,按外标法以峰面积计算,并照相对密度测定法(通则0601),在与含量测定相同温度下测得的密度进行换算。

【类别】　同环孢素。

【规格】　50ml∶5g

【贮藏】　遮光,密封,在阴凉处保存。

青　霉　胺

Qingmei'an

Penicillamine

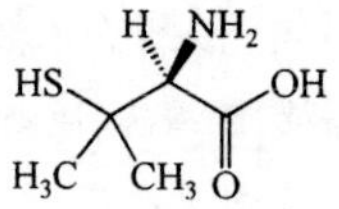

$C_5H_{11}NO_2S$　149.21

本品为D-3-巯基缬氨酸,按干燥品计算,■含$C_5H_{11}NO_2S$不得少于97.0％。■[修订]

【性状】　本品为白色或类白色结晶性粉末。

本品在水中易溶,在乙醇中微溶,在乙醚中不溶。

比旋度　取本品,精密称定,加1mol/L氢氧化钠溶液溶解并定量稀释制成每1ml中约含50mg的溶液,依法测定(通则0621),比旋度为−61.0°至−65.0°。

【鉴别】　(1)取本品约40mg,加水4ml溶解,加磷钨酸溶液(1→10)2ml,摇匀,■加热至沸,即显深蓝色。■[修订]

(2)照薄层色谱法(通则0502)试验。

供试品溶液　取本品,加水溶解并稀释制成每1ml中约含2.5mg的溶液。

对照品溶液　取青霉胺对照品适量,加水溶解并稀释制成每1ml中约含2.5mg的溶液。

色谱条件　采用硅胶G薄层板,以正丁醇-冰醋酸-水(72∶18∶18)为展开剂。

测定法　吸取供试品溶液与对照品溶液各2μl,分别点于同一薄层板上,展开,于105℃干燥10分钟,置碘蒸气缸内5～10分钟。

结果判定　供试品溶液所显主斑点的位置和颜色应与对照品溶液所显的主斑点的位置和颜色相同。

■(3)在含量测定项下记录的色谱图中,供试品溶液主峰的保留时间应与对照品溶液主峰的保留时间一致。■[增订]

(4)取本品约0.5mg,加盐酸0.5ml与丙酮4ml的混合液温热溶解后,置冰浴中冷却,并以玻棒摩擦管壁使白色沉淀析出,滤过,沉淀用丙酮洗涤,在空气中干燥,取此沉淀物配成1％水溶液,应呈右旋性。

■以上(2)、(3)两项可选做一项。■[增订]

【检查】　酸度　取本品,加水制成每1ml中含10mg的溶液,依法测定(通则0631),pH值应为4.0～6.0。

■有关物质　照高效液相色谱法(通则0512)测定。临用新制。

供试品溶液　取本品约0.125g,精密称定,置10ml量瓶中,加水溶解并稀释至刻度,摇匀。

对照品溶液(1)　取青霉胺二硫化物对照品和青霉胺对照品各适量,精密称定,加水溶解并定量稀释制成每1ml中约含青霉胺二硫化物0.15mg和青霉胺0.1mg的溶液。

对照品溶液(2)　取青霉胺二硫化物对照品和青霉胺对照品各适量,精密称定,加水溶解并定量稀释制成每1ml中约含青霉胺二硫化物0.12mg和青霉胺0.05mg的溶液。

对照品溶液(3)　取青霉胺二硫化物对照品和青霉胺对照品各适量,精密称定,加水溶解并定量稀释制成每1ml中约含青霉胺二硫化物0.10mg和青霉胺0.025mg的溶液。

灵敏度溶液　精密量取供试品溶液适量,用水定量稀释制成每1ml中约含6.25μg的溶液。

色谱条件　用十八烷基硅烷键合硅胶为填充剂;以0.1mol/L三氟醋酸溶液为流动相A,乙腈为流动相B,按下表进行梯度洗脱;流速为每分钟0.6ml;柱温为25℃;蒸发光散射检测器(高温型分流模式:漂移管温度为65℃,载气流速为每分钟1.5L,增益为2);进样体积20μl。

时间(分钟)	流动相A(%)	流动相B(%)
0	96	4
17	96	4
30	70	30
31	96	4
40	96	4

系统适用性要求　对照品溶液(1)色谱图中,青霉胺峰与青霉胺二硫化物峰之间的分离度应不小于3.0。对照品溶液(1)～(3)色谱图中,以对照品溶液浓度的对数值与相应的峰面积的对数值计算线性回归方程,相关系数(r)应不小于0.99。灵敏度溶液色谱图中,主峰峰高的信噪比应不小于10。

测定法　精密量取供试品溶液与对照品溶液(1)～(3),

分别注入液相色谱仪,记录色谱图。

限度 供试品溶液色谱图中如有青霉胺二硫化物峰,用相应的线性回归方程计算青霉胺二硫化物的含量,含青霉胺二硫化物不得过 1.0%;其他杂质峰按青霉胺线性回归方程计算,单个杂质不得过 0.5%,总杂质不得过 1.0%;小于灵敏度溶液主峰面积的峰忽略不计。■[修订]

青霉素 照抗生素微生物检定法(通则 1201)测定。

培养基的制备 胨 6.0g,胰酶消化酪蛋白 4.0g,酵母浸出粉 3.0g,牛肉浸出粉 1.5g,葡萄糖 1.0g,琼脂 15.0g,水 1000ml,调节 pH 值使灭菌后为 6.5~6.7,在 115℃灭菌30 分钟。

试验菌 藤黄微球菌照藤黄微球菌[CMCC(B)28001]项下制备菌液。

对照品溶液的制备 精密称取青霉素对照品适量,加灭菌磷酸盐缓冲液(pH 6.0)溶解并定量稀释制成每 1ml 中含 0.02 单位的溶液。

供试品溶液的制备 取本品 1g,精密称定,置分液漏斗中,加水 9ml 使溶解,加乙醚 10ml 与磷酸盐缓冲液(pH 2.5)1ml,振摇提取 1 分钟,分取水层至另一分液漏斗中,用乙醚提取 2 次,每次 10ml,合并醚层,加水 9ml 及磷酸盐缓冲液(pH 2.5)1ml,振摇 30 秒,弃去水层(以上操作应在 6~7 分钟内完成)。醚层用 10ml 灭菌磷酸盐缓冲液(pH 6.0)提取 3 分钟,分取水层 5ml 为供试品溶液(1),剩余水层加 0.1ml 青霉素酶(每 1ml 青霉素酶应大于 300 万单位)在 36~37℃放置 1 小时作为供试品溶液(2)。

测定法 取双碟不少于 4 个,每双碟中底层加培养基 10ml,菌层加培养基 5ml,每双碟安置不锈钢小管 6 个,分别在对角的两管中滴加对照品溶液、供试品溶液(1)与供试品溶液(2),在 29~30℃培养 24 小时,测量各抑菌圈直径。供试品溶液(1)所致的抑菌圈平均直径不得大于对照品溶液所致抑菌圈的平均直径,供试品溶液(2)不得产生抑菌圈(0.2 单位/g)。

■残留溶剂 取本品,照残留溶剂测定法(通则 0861)测定,应符合规定。■[增订]

干燥失重 取本品,以五氧化二磷为干燥剂,在 60℃减压干燥至恒重,减失重量不得过 0.5%(通则 0831)。

■【含量测定】 照高效液相色谱法(通则 0512)测定。

溶剂 取乙二胺四醋酸二钠 1.0g,加水溶解并稀释制成 1000ml,摇匀。

供试品溶液 取本品约 0.125g,精密称定,置 100ml 量瓶中,加溶剂溶解并稀释至刻度,摇匀。

对照品溶液 取青霉胺对照品适量,精密称定,加溶剂溶解并定量稀释制成每 1ml 中约含 1.25mg 的溶液。

系统适用性溶液 取青霉胺和青霉胺二硫化物对照品各适量,加溶剂溶解并稀释制成每 1ml 中约含青霉胺 1mg 与青霉胺二硫化物 0.1mg 的溶液。

色谱条件 用十八烷基硅烷键合硅胶为填充剂;以磷酸钠己烷磺酸钠溶液[取磷酸二氢钠 6.9g 和己烷磺酸钠 0.2g,

加水 900ml 使溶解,用磷酸溶液(1→10)调节 pH 值至 3.0±0.1,用水稀释至 1000ml,混匀]为流动相;流速为每分钟 1.0ml;检测波长为 210nm;进样体积 10μl。

系统适用性要求 系统适用性溶液色谱图中,青霉胺峰与青霉胺二硫化物峰之间的分离度应不小于 3.0。

测定法 精密量取供试品溶液与对照品溶液,分别注入液相色谱仪,记录色谱图。按外标法以峰面积计算,即得。■[修订]

【类别】 重金属解毒药。

【贮藏】 密封保存。

【制剂】 青霉胺片

青 霉 胺 片

Qingmei'an Pian

Penicillamine Tablets

■本品含青霉胺($C_5H_{11}NO_2S$)应为标示量的 95.0%~105.0%。■[修订]

【性状】 本品为糖衣片,除去包衣后显白色。

【鉴别】 取本品,除去包衣后,研细,称取适量(约相当于青霉胺 0.25g),加水 25ml 搅拌使溶解,滤过。

■(1)取上述滤液照青霉胺项下的鉴别(1)项试验,显相同的结果。

(2)取上述滤液照青霉胺项下的鉴别(2)项试验,显相同的结果。■[修订]

■(3)在含量测定项下记录的色谱图中,供试品溶液主峰的保留时间应与对照品溶液主峰的保留时间一致。■[增订]

■以上(2)、(3)两项可选做一项。■[增订]

【检查】 **■有关物质** 照高效液相色谱法(通则 0512)测定。临用新制。

供试品溶液 取本品 10 片,除去包衣,精密称定,研细,精密称取适量(约相当于青霉胺 125mg),加水使青霉胺溶解并定量稀释制成每 1ml 中约含青霉胺 12.5mg 的溶液,滤过,取续滤液。

灵敏度溶液 精密量取供试品溶液适量,用水定量稀释制成每 1ml 中约含青霉胺 6.25μg 的溶液。

对照品溶液(1)、对照品溶液(2)、对照品溶液(3)、色谱条件、系统适用性要求与测定法 见青霉胺有关物质项下。

限度 供试品溶液色谱图中如有青霉胺二硫化物峰,用相应的线性回归方程计算青霉胺二硫化物的含量,含青霉胺二硫化物不得过标示量的 1.0%;其他杂质峰按青霉胺线性回归方程计算,单个杂质不得过标示量的 1.5%,总杂质不得过标示量的 4.0%;小于灵敏度溶液主峰面积的峰忽略不计。■[修订]

■干燥失重 取本品 10 片,研细,精密称取细粉适量,以五氧化二磷为干燥剂,在 60℃减压干燥至恒重,减失重量不

得过 3.0%(通则 0831)。■[增订]

■**溶出度** 照溶出度与释放度测定法(通则 0931 第一法)测定。

溶出条件 以 0.5%乙二胺四醋酸二钠溶液 900ml 为溶出介质,转速为每分钟 100 转,依法操作,经 45 分钟时取样。

供试品溶液 取溶出液,滤过,取续滤液。

对照品溶液 取青霉胺对照品,精密称定,加溶出介质溶解并定量稀释制成每 1ml 中约含 0.14mg 的溶液。

系统适用性溶液、色谱条件与系统适用性要求 除进样体积 50μl 外,见含量测定项下。

测定法 见含量测定项下。计算每片的溶出量。

限度 标示量的 80%,应符合规定。■[增订]

其他 应符合片剂项下有关的各项规定(通则 0101)。

■【含量测定】 照高效液相色谱法(通则 0512)测定。

供试品溶液 取本品 10 片,精密称定,研细,精密称取细粉适量(约相当于青霉胺 125mg),置 100ml 量瓶中,加溶剂适量,超声使青霉胺溶解并用溶剂稀释至刻度,摇匀,滤过,取续滤液。

溶剂、对照品溶液、系统适用性溶液、色谱条件、系统适用性要求与测定法 见青霉胺含量测定项下。■[修订]

【类别】 同青霉胺。

【规格】 0.125g

【贮藏】 密封保存。

苯甲酸雌二醇注射液

Benjiasuan Ci'erchun Zhusheye

Estradiol Benzoate Injection

本品为苯甲酸雌二醇的灭菌油溶液。含苯甲酸雌二醇($C_{25}H_{28}O_3$)应为标示量的 90.0%～110.0%。

【性状】 本品为淡黄色的澄明油状液体。

【鉴别】 ■(1)照薄层色谱法(通则 0502)试验。

供试品溶液 取本品适量(约相当于苯甲酸雌二醇 1mg),加无水乙醇 10ml,强力振摇,置冰浴中放置使分层,取上层乙醇溶液,置离心管中,离心,取上清液。

对照品溶液 取苯甲酸雌二醇对照品适量,加无水乙醇溶解并稀释制成每 1ml 中约含 0.1mg 的溶液。

色谱条件 采用硅胶 G 薄层板,以苯-乙醚-冰醋酸(50：30：0.5)为展开剂。

测定法 吸取供试品溶液与对照品溶液各 10μl,分别点于同一薄层板上,展开,晾干,喷以硫酸-无水乙醇(1：1),于 105℃加热 10～20 分钟,取出,放冷,置紫外光灯(365nm)下检视。

结果判定 供试品溶液所显主斑点的位置和颜色应与对照品溶液的主斑点相同。■[删除]

(2)在含量测定项下记录的色谱图中,供试品溶液主峰的

保留时间应与对照品溶液主峰的保留时间一致。

■以上(1)、(2)两项可选做一项。■[删除]

【检查】 有关物质 照高效液相色谱法(通则 0512)测定。

供试品溶液 用内容量移液管精密量取本品适量(约相当于苯甲酸雌二醇 2mg),置 100ml 量瓶中,加无水乙醇适量,充分振摇,待溶液澄清后,用无水乙醇稀释至刻度,摇匀。

对照溶液 精密量取供试品溶液 1ml,置 100ml 量瓶中,用无水乙醇稀释至刻度,摇匀。

色谱条件 见苯甲酸雌二醇有关物质项下。进样体积 20μl。

系统适用性要求与测定法 见苯甲酸雌二醇有关物质项下。

限度 供试品溶液的色谱图中如有杂质峰,单个杂质峰面积不得大于对照溶液主峰面积(1.0%),各杂质峰面积的和不得大于对照溶液主峰面积的 1.5 倍(1.5%),小于对照溶液主峰面积 0.01 倍的色谱峰忽略不计。

其他 应符合注射剂项下有关的各项规定(通则 0102)。

【含量测定】 照高效液相色谱法(通则 0512)测定。

供试品溶液 用内容量移液管精密量取本品适量(约相当于苯甲酸雌二醇 2mg),置 100ml 量瓶中,用无水乙醇分数次洗涤移液管内壁,洗液并入量瓶中,加无水乙醇适量,充分振摇,待溶液澄清后,用无水乙醇稀释至刻度,摇匀。

对照品溶液 取苯甲酸雌二醇对照品适量,精密称定,加无水乙醇溶解并定量稀释制成每 1ml 中约含 20μg 的溶液。

色谱条件 见苯甲酸雌二醇含量测定项下,进样体积 20μl。

系统适用性要求与测定法 见苯甲酸雌二醇含量测定项下。

【类别】 同苯甲酸雌二醇。

【规格】 (1)1ml：1mg (2)1ml：2mg (3)1ml：5mg

【贮藏】 遮光,密闭保存。

苯溴马隆片

Benxiumalong Pian

Benzbromarone Tablets

本品含苯溴马隆($C_{17}H_{12}Br_2O_3$)应为标示量的 93.0%～107.0%。

【性状】 本品为白色或类白色片。

【鉴别】 ■(1)照薄层色谱法(通则 0502)试验。

供试品溶液 取本品的细粉适量(约相当于苯溴马隆 20mg),加三氯甲烷 4ml,超声 5 分钟,离心,取上清液。

对照品溶液 取苯溴马隆对照品,加三氯甲烷溶解并稀释制成每 1ml 中含 5mg 的溶液。

色谱条件 采用硅胶 GF_{254} 薄层板,以三氯甲烷-丙酮-甲醇-甲酸(100：0.5：0.5：0.5)为展开剂。

测定法 吸取供试品溶液与对照品溶液各5μl,分别点于同一薄层板上,展开后,晾干,置紫外光灯(254nm)下检视。

结果判定 供试品溶液所显主斑点的位置和颜色应与对照品溶液的主斑点一致。■[删除]

(2)在含量测定项下记录的色谱图中,供试品溶液主峰的保留时间应与对照品溶液主峰的保留时间一致。

【检查】 有关物质 照高效液相色谱法(通则0512)测定。

供试品溶液 取本品细粉适量(约相当于苯溴马隆50mg),加甲醇15ml,超声20分钟使苯溴马隆溶解,放冷,用流动相稀释制成每1ml中含苯溴马隆2.5mg的溶液,滤过,取续滤液。

对照溶液 精密量取供试品溶液适量,用流动相定量稀释制成每1ml中约含2.5μg的溶液。

色谱条件、系统适用性要求与测定法 见苯溴马隆有关物质项下。

限度 供试品溶液色谱图中如有杂质峰,杂质Ⅰ峰面积不得大于对照溶液主峰面积的4倍(0.4%),杂质Ⅱ峰面积不得大于对照溶液主峰面积的5倍(0.5%),其他单个杂质峰面积不得大于对照溶液主峰面积(0.1%),其他各杂质峰面积的和不得大于对照溶液主峰面积的5倍(0.5%),小于对照溶液主峰面积0.2倍的色谱峰忽略不计。

溶出度 照溶出度与释放度测定法(通则0931第二法)测定。

溶出条件 以磷酸盐缓冲液(取磷酸氢二钠12.5g,磷酸二氢钾1.46g和十二烷基硫酸钠2.5g,加水溶解并稀释至1000ml,用2mol/L的氢氧化钠溶液或稀磷酸调节pH值至7.5)1000ml为溶出介质,转速为每分钟100转,依法操作,经45分钟时取样。

供试品溶液 取溶出液适量,滤过,精密量取续滤液5ml,置25ml量瓶中,用溶出介质稀释至刻度,摇匀。

对照品溶液 取苯溴马隆对照品,精密称定,加溶出介质溶解并定量稀释制成每1ml中约含10μg的溶液。

测定法 取供试品溶液与对照品溶液,照紫外-可见分光光度法(通则0401),在356nm的波长处分别测定吸光度,计算出每片的溶出量。

限度 标示量的75%,应符合规定。

其他 应符合片剂项下有关的各项规定(通则0101)。

【含量测定】 照高效液相色谱法(通则0512)测定。

供试品溶液 取本品20片,精密称定,研细,精密称取适量(约相当于苯溴马隆50mg),置100ml量瓶中,加甲醇15ml,超声20分钟使苯溴马隆溶解,放冷,用流动相稀释至刻度,摇匀,滤过,精密量取续滤液5ml,置50ml量瓶中,用流动相稀释至刻度,摇匀。

对照品溶液 取苯溴马隆对照品约50mg,精密称定,置100ml量瓶中,加甲醇15ml,超声使溶解,放冷,用流动相稀释至刻度,摇匀,精密量取5ml,置50ml量瓶中,用流动相稀释至刻度,摇匀。

色谱条件与系统适用性要求 见有关物质项下。

测定法 精密量取供试品溶液与对照品溶液,分别注入液相色谱仪,记录色谱图。按外标法以峰面积计算。

【类别】 同苯溴马隆。

【规格】 50mg

【贮藏】 遮光,密封保存。

苯溴马隆胶囊

Benxiumalong Jiaonang

Benzbromarone Capsules

本品含苯溴马隆($C_{17}H_{12}Br_2O_3$)应为标示量的93.0%～107.0%。

【性状】 本品内容物为白色或类白色粉末。

【鉴别】 ■(1)照薄层色谱法(通则0502)试验。

供试品溶液 取本品内容物适量(约相当于苯溴马隆20mg),加三氯甲烷4ml,超声5分钟,离心,取上清液。

对照品溶液 取苯溴马隆对照品,加三氯甲烷溶解并稀释制成每1ml中含5mg的溶液。

色谱条件 采用硅胶GF_{254}薄层板,以三氯甲烷-丙酮-甲醇-甲酸(100∶0.5∶0.5∶0.5)为展开剂。

测定法 吸取供试品溶液与对照品溶液各5μl,分别点于同一薄层板上,展开后,晾干,置紫外光灯(254nm)下检视。

结果判定 供试品溶液所显主斑点的位置和颜色应与对照品溶液的主斑点一致。■[删除]

(2)在含量测定项下记录的色谱图中,供试品溶液主峰的保留时间应与对照品溶液主峰的保留时间一致。

【检查】 有关物质 照高效液相色谱法(通则0512)测定。

供试品溶液 取本品内容物适量(约相当于苯溴马隆50mg),加甲醇15ml,超声20分钟使苯溴马隆溶解,放冷,用流动相稀释制成每1ml中含苯溴马隆2.5mg的溶液,滤过,取续滤液。

对照溶液 精密量取供试品溶液适量,用流动相定量稀释制成每1ml中约含2.5μg的溶液。

色谱条件、系统适用性要求与测定法 见苯溴马隆有关物质项下。

限度 供试品溶液色谱图中如有杂质峰,杂质Ⅰ峰面积不得大于对照溶液主峰面积的4倍(0.4%);杂质Ⅱ峰面积不得大于对照溶液主峰面积的5倍(0.5%);其他单个杂质峰面积不得大于对照溶液主峰面积(0.1%),其他各杂质峰面积的和不得大于对照溶液主峰面积的5倍(0.5%),小于对照溶液主峰面积0.2倍的色谱峰忽略不计。

溶出度 照溶出度与释放度测定法(通则0931第一法)测定。

溶出条件 以磷酸盐缓冲液(取磷酸氢二钠 12.5g,磷酸二氢钾 1.46g 和十二烷基硫酸钠 2.5g,加水溶解并稀释至 1000ml,用 2mol/L 的氢氧化钠溶液或稀磷酸调节 pH 值至 7.5)1000ml 为溶出介质,转速为每分钟 100 转,依法操作,经 45 分钟时取样。

供试品溶液 取溶出液适量,滤过,精密量取续滤液 5ml,置 25ml 量瓶中,用溶出介质稀释至刻度,摇匀。

对照品溶液 取苯溴马隆对照品,精密称定,加溶出介质溶解并定量稀释制成每 1ml 中约含 10μg 的溶液。

测定法 取供试品溶液与对照品溶液,照紫外-可见分光光度法(通则 0401),在 356nm 的波长处分别测定吸光度,计算出每粒的溶出量。

限度 标示量的 75%,应符合规定。

其他 应符合胶囊剂项下有关的各项规定(通则 0103)。

【含量测定】 照高效液相色谱法(通则 0512)测定。

供试品溶液 取装量差异项下的内容物,混匀,研细,精密称取适量(约相当于苯溴马隆 50mg),置 100ml 量瓶中,加甲醇 15ml,超声 20 分钟使苯溴马隆溶解,放冷,用流动相稀释至刻度,摇匀,滤过,精密量取续滤液 5ml,置 50ml 量瓶中,用流动相稀释至刻度,摇匀。

对照品溶液 取苯溴马隆对照品 50mg,精密称定,置 100ml 量瓶中,加甲醇 15ml,超声使溶解,放冷,用流动相稀释至刻度,摇匀,精密量取 5ml,置 50ml 量瓶中,用流动相稀释至刻度,摇匀。

色谱条件与系统适用性要求 见有关物质项下。

测定法 精密量取供试品溶液与对照品溶液,分别注入液相色谱仪,记录色谱图。按外标法以峰面积计算。

【类别】 同苯溴马隆。

【规格】 50mg

【贮藏】 遮光,密封保存。

奋 乃 静 片

Fennaijing Pian

Perphenazine Tablets

本品含奋乃静(C₂₁H₂₆ClN₃OS)应为标示量的 93.0%～107.0%。

【性状】 本品为糖衣片或薄膜衣片,除去包衣后显白色或类白色。

【鉴别】 ■(1)取本品的细粉适量(约相当于奋乃静 5mg),加三氯甲烷 2ml,振摇,滤过,滤液蒸干,残渣照奋乃静项下的鉴别(1)项试验,显相同的反应。■[删除]

(2)避光操作。取含量测定项下的供试品溶液,照紫外-可见分光光度法(通则 0401)测定,在 255nm 的波长处有最大吸收。

【检查】 有关物质 照高效液相色谱法(通则 0512)测定。避光操作。

供试品溶液 取含量测定项下的细粉适量(约相当于奋乃静 10mg),置 10ml 量瓶中,加甲醇适量,充分振摇使奋乃静溶解,用甲醇稀释至刻度,摇匀,离心,取上清液(必要时滤过)。

对照溶液 精密量取供试品溶液 1ml,置 100ml 量瓶中,用甲醇稀释至刻度,摇匀。

系统适用性溶液、色谱条件、系统适用性要求与测定法见奋乃静有关物质项下。

限度 供试品溶液色谱图中如有杂质峰,单个杂质峰面积不得大于对照溶液主峰面积的 0.5 倍(0.5%),各杂质峰面积的和不得大于对照溶液主峰面积的 3 倍(3.0%),小于对照溶液主峰面积 0.05 倍的色谱峰忽略不计。

含量均匀度 避光操作。取本品 1 片,除去包衣后,置乳钵中,加水 5 滴,湿润后,研细,加溶剂(取乙醇 500ml,加盐酸 10ml,加水至 1000ml,摇匀)适量,研磨均匀,用溶剂定量转移至 50ml(2mg 规格)或 100ml(4mg 规格)量瓶中,充分振摇使奋乃静溶解,用溶剂稀释至刻度,摇匀,滤过,精密量取续滤液 1ml,置 10ml 量瓶中,用溶剂稀释至刻度,摇匀,作为供试品溶液;另取奋乃静对照品,精密称定,加上述溶剂溶解并定量稀释制成每 1ml 中约含 4μg 的溶液,作为对照品溶液。取上述两种溶液,照紫外-可见分光光度法(通则 0401),在 255nm 的波长处分别测定吸光度,计算含量,应符合规定(通则 0941)。

溶出度 照溶出度与释放度测定法(通则 0931 第二法)测定。避光操作。

溶出条件 以 0.1mol/L 盐酸溶液 900ml 为溶出介质,转速为每分钟 75 转,依法操作,经 45 分钟时(糖衣片)或 30 分钟时(薄膜衣片)取样。

供试品溶液 取溶出液 10ml,滤膜滤过,取续滤液。

对照品溶液 取奋乃静对照品约 10mg,精密称定,置 100ml 量瓶中,加乙醇 1ml 溶解后,用溶出介质稀释至刻度,摇匀,精密量取适量,用溶出介质定量稀释制成每 1ml 中约含 2μg(2mg 规格)或 4μg(4mg 规格)的溶液。

测定法 取供试品溶液与对照品溶液,照紫外-可见分光光度法(通则 0401),在 254nm 的波长处分别测定吸光度,计算每片的溶出量。

限度 标示量的 75%,应符合规定。

其他 应符合片剂项下有关的各项规定(通则 0101)。

【含量测定】 照紫外-可见分光光度法(通则 0401)测定。避光操作。

溶剂 取乙醇 500ml,加盐酸 10ml,加水至 1000ml,摇匀。

供试品溶液 取本品 20 片,除去包衣后,精密称定,研细,取适量(约相当于奋乃静 10mg),精密称定,置 100ml 量瓶中,加溶剂约 70ml,充分振摇使奋乃静溶解,用溶剂稀释至刻度,摇匀,滤过,精密量取续滤液 5ml,置 100ml 量瓶中,用溶剂稀释至刻度,摇匀。

对照品溶液 取奋乃静对照品适量,精密称定,加溶剂溶解并定量稀释制成每 1ml 中约含 5μg 的溶液。

测定法 取供试品溶液与对照品溶液,在 255nm 的波长处分别测定吸光度,计算。

【类别】 同奋乃静。

【规格】 (1)2mg (2)4mg

【贮藏】 遮光,密封保存。

明 胶

Mingjiao

Gelatin

本品为动物的皮、骨、腱与韧带中胶原蛋白经适度水解(酸法、碱法、酸碱混合法或酶法)后纯化得到的制品,或为上述不同明胶制品的混合物。

【性状】 本品为微黄色至黄色、透明或半透明、微带光泽的薄片或粉粒;无臭。在水中久浸即吸水膨胀并软化,重量可增加 5～10 倍。

本品在热水或甘油与水的热混合液中溶解,在乙醇■、三氯甲烷■[删除]或乙醚中不溶;在醋酸中溶解。

【鉴别】 (1)取本品 0.5g,加水 50ml,加热使溶解,取溶液 5ml,加重铬酸钾试液-稀盐酸(4:1)数滴,即产生橘黄色絮状沉淀。

(2)取鉴别(1)项下剩余的溶液 1ml,加水 100ml,摇匀,加鞣酸试液数滴,即发生浑浊。

■(3)取本品,加钠石灰,加热,即发生氨臭。■[删除]

【检查】 **凝冻浓度** 取本品 1.10g,置称定重量的锥形瓶中,加水 80ml,在 15～18℃放置 2 小时,使完全膨胀后,置 60℃水浴中加热溶解,取出,称重,加水适量使内容物成 100g,取 10ml,置内径 13mm 的试管中,在 0℃冰浴中冷冻 6 小时,取出,倒置 10 秒钟,应不流下。

酸碱度 取本品 1.0g,加热水 100ml,充分振摇使溶解,放冷至 35℃,依法测定(通则 0631),pH 值应为 3.6～7.6。

透光率 照紫外-可见分光光度法(通则 0401)测定。

供试品溶液 取本品 2.0g,加 50～60℃的水溶解并制成 6.67％的溶液,冷却至 45℃。

测定法 取供试品溶液,分别在 450nm 与 620nm 的波长处测定透光率。

限度 不得低于 50％(450nm)和 70％(620nm)。

电导率 取本品 1.0g,加不超过 60℃的水溶解并制成 1.0％的溶液,作为供试品溶液;另取水 100ml 作为空白溶液。将供试品溶液与空白溶液置 30℃±1℃的水浴中保温 1 小时后,用电导率仪测定,以铂黑电极作为测定电极,先用空白溶液冲洗电极 3 次后,测定空白溶液的电导率,其电导率值应不得过 5.0μS/cm。取出电极,再用供试品溶液冲洗电极 3 次后,测定供试品溶液的电导率,不得过 0.5mS/cm。

亚硫酸盐 取本品 20g,置长颈圆底烧瓶中,加水 50ml,放置使膨胀后,加稀硫酸 50ml,即时连接冷凝管,用水蒸气蒸馏,馏液导入过氧化氢试液(对甲基红-亚甲蓝混合指示液显中性)20ml 中,至馏出液达 80ml,停止蒸馏;馏出液中加甲基红-亚甲蓝混合指示液数滴,用氢氧化钠滴定液(0.1mol/L)滴定至溶液显草绿色,并将滴定的结果用空白试验校正,消耗氢氧化钠滴定液(0.1mol/L)不得过 1.0ml。

过氧化物 取本品 10g,置 250ml 具塞烧瓶中,加水 140ml,放置 2 小时,在 50℃的水浴中加热使迅速溶解,立即冷却,加硫酸溶液(1→5)6ml、碘化钾 0.2g、1％淀粉溶液 2ml 与 0.5％钼酸铵溶液 1ml,密塞,摇匀,置暗处放置 10 分钟,溶液不得显蓝色。

干燥失重 取本品,在 105℃干燥 15 个小时,减失重量不得过 15.0％(通则 0831)。

炽灼残渣 取本品 1.0g,依法检查(通则 0841),遗留残渣不得过 2.0％。

铬 照原子吸收分光光度法(通则 0406 第一法)测定。

供试品溶液 取本品 0.5g,置聚四氟乙烯消解罐内,加硝酸 5～10ml,混匀,浸泡过夜,盖好内盖,旋紧外套,置适宜的微波消解炉内进行消解。消解完全后,取消解内罐置电热板上缓缓加热至红棕色蒸气挥尽并近干,用 2％硝酸溶液转移至 50ml 量瓶中,用 2％硝酸溶液稀释至刻度,摇匀。

铬标准贮备液 取铬单元素标准溶液,用 2％硝酸溶液稀释制成每 1ml 中含铬 1.0μg 的溶液。

对照品溶液 临用时,分别精密量取铬标准贮备液适量,用 2％硝酸溶液稀释制成每 1ml 中含铬 0～80ng 的溶液。

测定法 取供试品溶液与对照品溶液,以石墨炉为原子化器,在 357.9nm 的波长处测定,同时进行空白试验校正,计算。

限度 不得过百万分之二。

重金属 取炽灼残渣项下遗留的残渣,依法检查(通则 0821),含重金属不得过百万分之三十。

砷盐 取本品 2.0g,加淀粉 0.5g 与氢氧化钙 1.0g,加水少量,搅拌均匀,干燥后,先用小火炽灼使炭化,再在 500～600℃炽灼使呈灰白色,放冷,加盐酸 8ml 与水 20ml 溶解后,依法检查(通则 0822 第一法),应符合规定(0.0001％)。

微生物限度 照非无菌产品微生物限度检查:微生物计数法(通则 1105)和控制菌检查法(通则 1106)检查。1g 供试品中需氧菌总数不得过 10^3 cfu、霉菌和酵母菌总数不得过 10^2 cfu、不得检出大肠埃希菌;10g 供试品中不得检出沙门菌。

【类别】 吸收性止血剂。

【贮藏】 密封,在凉暗处保存。

【制剂】 吸收性明胶海绵

咖 啡 因

Kafeiyin

Caffeine

, $n\mathrm{H_2O}$

$n=1$或0

$\mathrm{C_8H_{10}N_4O_2 \cdot H_2O}$ 212.21

$\mathrm{C_8H_{10}N_4O_2}$ 194.19

本品为 1,3,7-三甲基-3,7-二氢-1H-嘌呤-2,6-二酮一水合物或其无水物。按干燥品计算，含 $\mathrm{C_8H_{10}N_4O_2}$ 不得少于 98.5%。

【性状】 本品为白色或带极微黄绿色、有丝光的针状结晶或结晶性粉末；无臭；有风化性。

本品在热水■或三氯甲烷■[删除]中易溶，在水、乙醇或丙酮中略溶，在乙醚中极微溶解。

熔点 本品的熔点（通则0612 第一法）为 235～238℃。

【鉴别】 ■(1)取本品约 10mg，加盐酸 1ml 与氯酸钾 0.1g，置水浴上蒸干，残渣遇氨气即显紫色；再加氢氧化钠试液数滴，紫色即消失。■[删除]

(2)取本品的饱和水溶液 5ml，加碘试液 5 滴，不生成沉淀；再加稀盐酸 3 滴，即生成红棕色的沉淀，并能在稍过量的氢氧化钠试液中溶解。

(3)本品的红外光吸收图谱应与对照的图谱（光谱集1289 图）一致。

【检查】 溶液的澄清度 取本品 1.0g，加水 50ml，加热煮沸，放冷，溶液应澄清。

有关物质 照薄层色谱法（通则 0502）试验。

溶剂 三氯甲烷-甲醇（3：2）。

供试品溶液 取本品适量，加溶剂溶解制成每 1ml 中约含 20mg 的溶液。

对照溶液 精密量取供试品溶液适量，用溶剂定量稀释制成每 1ml 中约含 0.10mg 的溶液。

色谱条件 采用硅胶 $\mathrm{GF_{254}}$ 薄层板，以正丁醇-丙酮-三氯甲烷-浓氨溶液（40：30：30：10）为展开剂。

测定法 吸取上述两种溶液各 $10\mu l$，分别点于同一薄层板上，展开，取出，晾干，在紫外光灯（254nm）下检视。

限度 供试品溶液如显杂质斑点，与对照溶液的主斑点比较，不得更深。

干燥失重 取本品，在 105℃ 干燥 2 小时，减失重量不得过 8.5%；如为无水咖啡因，在 105℃ 干燥 1 小时，减失重量不得过 0.5%（通则0831）。

炽灼残渣 不得过 0.1%（通则0841）。

重金属 取本品 0.50g，加水 20ml，加热溶解后，放冷，加

醋酸盐缓冲液(pH 3.5)2ml 与水适量使成 25ml(必要时滤过)，依法检查(通则0821 第一法)，含重金属不得过百万分之十。

【含量测定】 取本品约 0.15g，精密称定，加醋酐-冰醋酸（5：1）的混合液 25ml，微温使溶解，放冷，加结晶紫指示液 1 滴，用高氯酸滴定液(0.1mol/L)滴定至溶液显黄色，并将滴定的结果用空白试验校正。每 1ml 高氯酸滴定液(0.1mol/L) 相当于 19.42mg 的 $\mathrm{C_8H_{10}N_4O_2}$。

【类别】 中枢兴奋药。

【贮藏】 密封保存。

依 普 黄 酮

Yipuhuangtong

Ipriflavone

$\mathrm{C_{18}H_{16}O_3}$ 280.32

本品为 7-异丙氧基-3-苯基-4H-1-苯并吡喃-4-酮。按干燥品计算，含 $\mathrm{C_{18}H_{16}O_3}$ 不得少于 98.5%。

【性状】 本品为白色或类白色结晶或结晶性粉末；无臭。

本品在 N,N-二甲基甲酰胺■或三氯甲烷■[删除]中易溶，在丙酮或乙酸乙酯中溶解，在无水乙醇或乙醚中微溶，在水中几乎不溶。

熔点 本品的熔点（通则0612）为 116～120℃。

【鉴别】 ■(1)取本品约 0.1g，加无水乙醇 5ml，微温溶解，加盐酸 0.5ml 与镁粉 0.05g，轻微振摇，放置 10 分钟，溶液显黄色。■[删除]

(2)取本品，加无水乙醇溶解并稀释制成每 1ml 中约含 $10\mu g$ 的溶液，照紫外-可见分光光度法（通则 0401）测定，在 249nm 与 298nm 的波长处有最大的吸收，在 277nm 的波长处有最小吸收。

(3)本品的红外光吸收图谱应与对照的图谱（光谱集 616 图）一致。

【检查】 酸度 取本品 2.0g，加水 100ml，置水浴中振摇溶解 10 分钟，立即放冷，滤过，取续滤液 25ml，加酚酞指示液 2 滴，用氢氧化钠滴定液(0.02mol/L)滴定至显微红色，消耗氢氧化钠滴定液(0.02mol/L)不得过 0.10ml。

氯化物 取上述酸度项下的滤液 25ml，依法检查（通则 0801），与标准氯化钠溶液 10.0ml 制成的对照液比较，不得更浓（0.020%）。

有关物质 照高效液相色谱法（通则 0512）测定。

供试品溶液 取本品适量，加甲醇溶解并稀释制成每 1ml 中约含 0.2mg 的溶液。

对照溶液　精密量取供试品溶液适量,用甲醇定量稀释制成每 1ml 中约含 2μg 的溶液。

系统适用性溶液　取依普黄酮适量,加甲醇溶解并定量稀释制成每 1ml 中约含依普黄酮 20μg 的溶液。

色谱条件　用十八烷基硅烷键合硅胶为填充剂;以甲醇-水(75:25)为流动相;检测波长为 250nm;进样体积 20μl。

系统适用性要求　系统适用性溶液色谱图中,理论板数按依普黄酮峰计算不低于 2500。

测定法　精密量取供试品溶液与对照溶液,分别注入液相色谱仪,记录色谱图至主成分峰保留时间的 2 倍。

限度　供试品溶液色谱图中如有杂质峰,各杂质峰面积的和不得大于对照溶液主峰面积(1.0%)。

干燥失重　取本品,在 105℃ 干燥至恒重,减失重量不得过 0.5%(通则0831)。

炽灼残渣　取本品 1.0g,依法检查(通则0841),遗留残渣不得过 0.1%。

重金属　取炽灼残渣项下遗留的残渣,依法检查(通则0821 第二法),含重金属不得过百万分之二十。

【含量测定】　照高效液相色谱法(通则 0512)测定。

供试品溶液　取本品适量,精密称定,加甲醇溶解并定量稀释制成每 1ml 中约含依普黄酮 20μg 的溶液。

对照品溶液　取依普黄酮对照品适量,精密称定,加甲醇溶解并定量稀释制成每 1ml 中约含依普黄酮 20μg 的溶液。

系统适用性溶液、色谱条件与系统适用性要求　见有关物质项下。

测定法　精密量取供试品溶液与对照品溶液,分别注入液相色谱仪,记录色谱图。按外标法以峰面积计算。

【类别】　钙调节药。

【贮藏】　遮光,阴凉处密封保存。

【制剂】　依普黄酮片

依普黄酮片

Yipuhuangtong Pian

Ipriflavone Tablets

本品含依普黄酮($C_{18}H_{16}O_3$)应为标示量的 93.0%～107.0%。

【性状】　本品为白色或类白色片。

【鉴别】　■(1)取本品细粉适量(约相当于依普黄酮 0.1g),加无水乙醇适量,微温振摇 10 分钟,使依普黄酮溶解,放冷,滤过,滤液加盐酸 0.5ml 与镁粉 0.05g,轻微振摇,放置 10 分钟,显黄色。■[删除]

(2)在含量测定项下记录的色谱图中,供试品溶液主峰的保留时间应与对照品溶液主峰的保留时间一致。

(3)取本品细粉适量,加无水乙醇微温振摇,使依普黄酮

溶解,放冷,用无水乙醇稀释制成每 1ml 中约含依普黄酮 10μg 的溶液,摇匀,滤过,取续滤液,照紫外-可见分光光度法(通则 0401)测定,在 249nm 与 298nm 的波长处有最大吸收,在 277nm 的波长处有最小吸收。

【检查】　溶出度　照溶出度与释放度测定法(通则 0931 第二法)测定。

溶出条件　以 1.0%十二烷基硫酸钠溶液 900ml 为溶出介质,转速为每分钟 100 转,依法操作,经 60 分钟时取样。

供试品溶液　取溶出液 10ml,滤过,精密量取续滤液 5ml,置 100ml 量瓶中,用溶出介质稀释至刻度,摇匀。

对照品溶液　取依普黄酮对照品约 10mg,精密称定,置 1000ml 量瓶中,加溶出介质约 600ml,置温水浴中超声 20 分钟,使依普黄酮溶解,放冷,用溶出介质稀释至刻度,摇匀。

测定法　取供试品溶液与对照品溶液适量,照紫外-可见分光光度法(通则 0401),在 303nm 的波长处分别测定吸光度,计算每片的溶出量。

限度　标示量的 70%,应符合规定。

其他　应符合片剂项下有关的各项规定(通则 0101)。

【含量测定】　照高效液相色谱法(通则 0512)测定。

供试品溶液　取本品 10 片,精密称定,研细,精密称取适量(约相当于依普黄酮 40mg),置 200ml 量瓶中,加甲醇约 150ml,超声 20 分钟,使依普黄酮溶解,放冷,用甲醇稀释至刻度,摇匀,滤过,精密量取续滤液 10ml,置 100ml 量瓶中,用甲醇稀释至刻度,摇匀。

对照品溶液、系统适用性溶液、色谱条件、系统适用性要求与测定法　见依普黄酮含量测定项下。

【类别】　同依普黄酮。

【规格】　0.2g

【贮藏】　遮光,密封保存。

单硝酸异山梨酯片

Danxiaosuan Yishanlizhi Pian

Isosorbide Mononitrate Tablets

本品含单硝酸异山梨酯($C_6H_9NO_6$)应为标示量的 90.0%～110.0%。

【性状】　本品为白色片。

【鉴别】　■(1)取本品细粉适量(约相当于单硝酸异山梨酯 60mg),加三氯甲烷 10ml,充分振摇,滤过,滤液置水浴上蒸干。取残渣约 20mg 置试管中,加水 1ml 与浓硫酸 2ml,混匀,溶解后放冷,沿管壁缓缓加硫酸亚铁试液 3ml,使成两液层,接界面显棕色。■[删除]

(2)在含量测定项下记录的色谱图中,供试品溶液主峰的保留时间应与对照品溶液主峰的保留时间一致。

【检查】　硝酸异山梨酯与 2-单硝酸异山梨酯　照高效

液相色谱法（通则0512）测定。

供试品溶液 取含量测定项下的续滤液。

对照品溶液 取硝酸异山梨酯对照品和2-单硝酸异山梨酯对照品，精密称定，加流动相溶解并定量稀释制成每1ml中各约含5μg的混合溶液。

系统适用性溶液、色谱条件与系统适用性要求 见单硝酸异山梨酯有关物质项下。

测定法 精密量取供试品溶液与对照品溶液，分别注入液相色谱仪，记录色谱图至硝酸异山梨酯峰保留时间的1.1倍。

限度 供试品溶液色谱图中，如有与硝酸异山梨酯峰和2-单硝酸异山梨酯峰保留时间一致的色谱峰，按外标法以峰面积计算，均不得过单硝酸异山梨酯标示量的0.5%。

含量均匀度 取本品1片，置100ml（10mg规格）或200ml（20mg规格）量瓶中，加流动相适量，振摇约20分钟使单硝酸异山梨酯溶解，用流动相稀释至刻度，摇匀，滤过，取续滤液作为供试品溶液；另取单硝酸异山梨酯对照品，精密称定，加流动相溶解并定量稀释制成每1ml中约含0.1mg的溶液，作为对照品溶液。照含量测定项下的方法测定含量，应符合规定（通则0941）。

溶出度 照溶出度与释放度测定法（通则0931第一法）测定。

溶出条件 以水500ml为溶出介质，转速为每分钟100转，依法操作，经30分钟时取样。

供试品溶液 取溶出液滤过，取续滤液。

对照品溶液 取单硝酸异山梨酯对照品，精密称定，加水溶解并定量稀释制成每1ml中约含20μg（10mg规格）或40μg（20mg规格）的溶液。

系统适用性溶液、色谱条件与系统适用性要求 见含量测定项下。

测定法 见含量测定项下。计算每片的溶出量。

限度 标示量的80%，应符合规定。

其他 应符合片剂项下有关的各项规定（通则0101）。

【含量测定】 照高效液相色谱法（通则0512）测定。

供试品溶液 取本品20片，精密称定，研细，精密称取适量（约相当于单硝酸异山梨酯25mg），置25ml量瓶中，加流动相适量，振摇约20分钟使单硝酸异山梨酯溶解，用流动相稀释至刻度，摇匀，滤过，精密量取续滤液5ml，置50ml量瓶中，用流动相稀释至刻度，摇匀。

对照品溶液、系统适用性溶液、色谱条件、系统适用性要求与测定法 见单硝酸异山梨酯含量测定项下。

【类别】 同单硝酸异山梨酯。

【规格】 （1）10mg （2）20mg

【贮藏】 遮光，密封保存。

单硝酸异山梨酯胶囊

Danxiaosuan Yishanlizhi Jiaonang

Isosorbide Mononitrate Capsules

本品含单硝酸异山梨酯（$C_6H_9NO_6$）应为标示量的90.0%～110.0%。

【性状】 本品的内容物为白色或类白色粉末。

【鉴别】 ■(1)取本品内容物细粉适量（约相当于单硝酸异山梨酯60mg），加三氯甲烷10ml，充分振摇，滤过，滤液置水浴上蒸干。取残渣约20mg，置试管中，加水1ml与浓硫酸2ml，混匀，溶解后放冷，沿管壁缓缓加硫酸亚铁试液3ml，使成两液层，接界面显棕色。■［删除］

(2)在含量测定项下记录的色谱图中，供试品溶液主峰的保留时间应与对照品溶液主峰的保留时间一致。

【检查】 **硝酸异山梨酯与2-单硝酸异山梨酯** 照高效液相色谱法（通则0512）测定。

供试品溶液 取含量测定项下的续滤液。

对照品溶液 取硝酸异山梨酯对照品与2-单硝酸异山梨酯对照品，精密称定，加流动相溶解并定量稀释制成每1ml中各约含5μg的混合溶液。

系统适用性溶液、色谱条件与系统适用性要求 见单硝酸异山梨酯有关物质项下。

测定法 精密量取供试品溶液与对照品溶液，分别注入液相色谱仪，记录色谱图至硝酸异山梨酯峰保留时间的1.1倍。

限度 供试品溶液色谱图中，如有与硝酸异山梨酯峰和2-单硝酸异山梨酯峰保留时间一致的色谱峰，按外标法以峰面积计算，均不得过单硝酸异山梨酯标示量的0.5%。

含量均匀度 取本品1粒，将内容物置100ml（10mg规格）或200ml（20mg规格）量瓶中，囊壳用少量流动相分次洗涤，洗液并入量瓶中，加流动相适量，振摇约20分钟使单硝酸异山梨酯溶解，用流动相稀释至刻度，摇匀，滤过，取续滤液作为供试品溶液。照含量测定项下的方法测定含量，应符合规定（通则0941）。

溶出度 照溶出度与释放度测定法（通则0931第二法）测定。

溶出条件 以水500ml为溶出介质，转速为每分钟50转，依法操作，经30分钟时取样。

供试品溶液 取溶出液滤过，取续滤液。

对照品溶液 取单硝酸异山梨酯对照品，精密称定，加水溶解并定量稀释制成每1ml中约含20μg（10mg规格）或40μg（20mg规格）的溶液。

色谱条件 见含量测定项下。进样体积50μl。

系统适用性溶液与系统适用性要求 见含量测定项下。

测定法 见含量测定项下。计算每粒的溶出量。

限度 标示量的 80%,应符合规定。

其他 应符合胶囊剂项下有关的各项规定(通则 0103)。

【含量测定】 照高效液相色谱法(通则 0512)测定。

供试品溶液 取本品 20 粒,精密称定,计算平均装量。取内容物混合均匀,精密称取适量(约相当于单硝酸异山梨酯 25mg),置 25ml 量瓶中,加流动相适量,振摇约 20 分钟使单硝酸异山梨酯溶解,用流动相稀释至刻度,摇匀,滤过,精密量取续滤液 5ml,置 50ml 量瓶中,用流动相稀释至刻度,摇匀。

对照品溶液、系统适用性溶液、色谱条件、系统适用性要求与测定法 见单硝酸异山梨酯含量测定项下。

【类别】 同单硝酸异山梨酯。

【规格】 (1)10mg (2)20mg

【贮藏】 遮光,密封保存。

单硝酸异山梨酯缓释片

Danxiaosuan Yishanlizhi Huanshipian

Isosorbide Mononitrate Sustained-release Tablets

本品含单硝酸异山梨酯($C_6H_9NO_6$)应为标示量的 90.0%~110.0%。

【性状】 本品为类白色片或薄膜衣片,除去包衣后显白色或类白色。

【鉴别】 ■(1)取本品的细粉适量(约相当于单硝酸异山梨酯 60mg),加三氯甲烷 10ml,充分振摇,滤过,滤液置水浴上蒸干,取残渣约 20mg,置试管中,加水 1ml 与浓硫酸 2ml,混匀,溶解后放冷,沿管壁缓缓加硫酸亚铁试液 3ml,使成两液层,接界面显棕色。■[删除]

(2)在含量测定项下记录的色谱图中,供试品溶液主峰的保留时间应与对照品溶液主峰的保留时间一致。

【检查】 硝酸异山梨酯与 2-单硝酸异山梨酯 照高效液相色谱法(通则 0512)测定。

供试品溶液 取本品的细粉适量(约相当于单硝酸异山梨酯 50mg),精密称定,置 50ml 量瓶中,加流动相约 35ml,振摇约 20 分钟,用流动相稀释至刻度,摇匀,离心,取上清液,滤过,取续滤液。

对照品溶液 取硝酸异山梨酯对照品与 2-单硝酸异山梨酯对照品,精密称定,加流动相溶解并定量稀释制成每 1ml 中各约含 5μg 的混合溶液。

系统适用性溶液、色谱条件与系统适用性要求 见单硝酸异山梨酯有关物质项下。

测定法 精密量取供试品溶液与对照品溶液,分别注入液相色谱仪,记录色谱图至硝酸异山梨酯峰保留时间的 1.1 倍。

限度 供试品溶液色谱图中,如有与硝酸异山梨酯峰和 2-单硝酸异山梨酯峰保留时间一致的色谱峰,按外标法以峰面积

计算,均不得过单硝酸异山梨酯标示量的 0.5%。

溶出度 照溶出度与释放度测定法(通则 0931 第一法)测定。

溶出条件 以水 500ml 为溶出介质,转速为每分钟 50 转,依法操作,经 1 小时、4 小时与 8 小时时分别取溶出液 5ml,并即时补充相同温度、相同体积的溶出介质。

供试品溶液 分别取 1 小时、4 小时、8 小时时的溶出液,滤过,取续滤液。

对照品溶液 取单硝酸异山梨酯对照品,精密称定,加水溶解并定量稀释制成每 1ml 中约含 60μg(30mg 规格)、80μg(40mg 规格)、100μg(50mg 规格)或 120μg(60mg 规格)的溶液。

系统适用性溶液、色谱条件与系统适用性要求 见含量测定项下。

测定法 见含量测定项下。计算每片在不同时间的溶出量。

限度 每片在 1 小时、4 小时与 8 小时时的溶出量应分别为标示量的 15%~40%、40%~75% 和 75% 以上,应符合规定。

其他 应符合片剂项下有关的各项规定(通则 0101)。

【含量测定】 照高效液相色谱法(通则 0512)测定。

供试品溶液 取本品 20 片,精密称定,研细,精密称取适量(约相当于单硝酸异山梨酯 25mg),置 250ml 量瓶中,加流动相适量,振摇约 20 分钟使单硝酸异山梨酯溶解,用流动相稀释至刻度,摇匀,滤过,取续滤液。

对照品溶液、系统适用性溶液、色谱条件、系统适用性要求与测定法 见单硝酸异山梨酯含量测定项下。

【类别】 同单硝酸异山梨酯。

【规格】 (1)30mg (2)40mg (3)50mg (4)60mg

【贮藏】 遮光,密封保存。

泼 尼 松

Ponisong

Prednisone

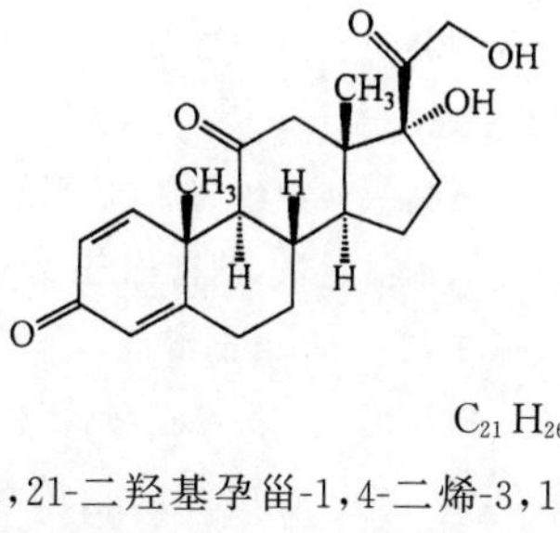

$C_{21}H_{28}O_5$ 358.43

本品为 17α,21-二羟基孕甾-1,4-二烯-3,11,20-三酮。按干燥品计算,含 $C_{21}H_{26}O_5$ 应为 97.0%~102.0%。

【性状】 本品为白色或类白色的结晶性粉末;无臭。

本品在乙醇■或三氯甲烷■[删除]中微溶,在水中几乎不溶。

比旋度 取本品,精密称定,加二氧六环溶解并定量稀释

制成每 1ml 中约含 5mg 的溶液,依法测定(通则 0621),比旋度为+167°至+175°。

吸收系数 取本品,精密称定,加乙醇溶解并定量稀释制成每 1ml 中约含 15μg 的溶液,照紫外-可见分光光度法(通则 0401),在 240nm 的波长处测定吸光度,吸收系数($E_{1cm}^{1\%}$)为 405~435。

【鉴别】 (1)取本品约 5mg,加硫酸 2ml 使溶解,放置 5 分钟即显橙色;将此液倒入 10ml 水中,溶液即变成黄色,渐渐变为蓝绿色。

(2)在含量测定项下记录的色谱图中,供试品溶液主峰的保留时间应与对照品溶液主峰的保留时间一致。

(3)本品的红外光吸收图谱应与对照的图谱(光谱集 ■782■[修订]图)一致。

【检查】 **有关物质** 照高效液相色谱法(通则 0512)测定。

供试品溶液 取本品适量,精密称定,加流动相溶解并定量稀释制成每 1ml 中约含 0.5mg 的溶液。

对照溶液 精密量取供试品溶液 1ml,置 100ml 量瓶中,用流动相稀释至刻度,摇匀。

对照品溶液 取可的松对照品适量,加流动相溶解并定量稀释制成每 1ml 中约含 5μg 的溶液。

系统适用性溶液 取泼尼松与可的松适量,加流动相溶解并稀释制成每 1ml 中各约含 5μg 的溶液。

色谱条件 用十八烷基硅烷键合硅胶为填充剂;以乙腈-水(24:76)为流动相;检测波长为 240nm;进样体积 20μl。

系统适用性要求 系统适用性溶液色谱图中,泼尼松峰与可的松峰之间的分离度应大于 3.4。

测定法 精密量取供试品溶液、对照溶液与对照品溶液,分别注入液相色谱仪,记录色谱图至主成分峰保留时间的 2.5 倍。

限度 供试品溶液色谱图中如有与对照品溶液色谱图中可的松峰保留时间一致的色谱峰,按外标法以峰面积计算,不得过 0.5%;其他单个杂质峰面积不得大于对照溶液主峰面积的 0.5 倍(0.5%),其他杂质峰面积的和不得大于对照溶液主峰面积(1.0%),小于对照溶液主峰面积 0.01 倍的色谱峰忽略不计。

干燥失重 取本品约 0.5g,在 105℃干燥 3 小时,减失重量不得过 1.0%(通则 0831)。

【含量测定】 照高效液相色谱法(通则 0512)测定。

供试品溶液 取本品适量,精密称定,加流动相溶解并定量稀释制成每 1ml 中约含 50μg 的溶液。

对照品溶液 取泼尼松对照品适量,精密称定,加流动相溶解并定量稀释制成每 1ml 中约含 50μg 的溶液。

系统适用性溶液、色谱条件与系统适用性要求 见有关物质项下。

测定法 精密量取供试品溶液与对照品溶液,分别注入液相色谱仪,记录色谱图。按外标法以峰面积计算。

【类别】 肾上腺皮质激素药。

【贮藏】 遮光,密封保存。

细胞色素 C 溶液

Xibaosesu C Rongye

Cytochrome C Solution

本品系自猪或牛心中提取的细胞色素 C 的水溶液。每 1ml 中含细胞色素 C 不得少于 15mg。

【制法要求】 本品应从检疫合格的猪或牛心中提取,所用动物的种属应明确,生产过程应符合现行版《药品生产质量管理规范》的要求。本品为动物来源,工艺中应进行病毒的安全性控制。

【性状】 本品为深红色的澄清液体。

【鉴别】 ■(1)取含铁量项下的供试品溶液 1ml,滴加 20%三氯醋酸溶液,即生成棕色或棕红色的凝乳状沉淀,溶液的红色消失。沉淀能在水中溶解,溶液显棕红色。■[删除]

(2)取含铁量项下的供试品溶液 1ml,置 50ml 量瓶中,用磷酸盐缓冲液(取磷酸二氢钠 1.38g 与磷酸氢二钠 31.2g,加水适量使溶解并制成 1000ml,调节 pH 值至 7.3)稀释至刻度,加连二亚硫酸钠约 15mg,摇匀,照紫外-可见分光光度法(通则 0401)测定,在 520nm 与 550nm 的波长处有最大吸收,在 535nm 的波长处有最小吸收。

【检查】 **含铁量** 照紫外-可见分光光度法(通则 0401)测定。

标准铁溶液 取硫酸铁铵 50g,加水 300ml 与硫酸 6ml 的混合溶液溶解后,加水适量使成 1000ml,摇匀。精密量取 25ml,置碘瓶中,加盐酸 5ml,混合,加碘化钾试液 12ml,密塞,静置 10 分钟,用硫代硫酸钠滴定液(0.1mol/L)滴定,至近终点时,加淀粉指示液 1ml,继续滴定至蓝色消失。每 1ml 硫代硫酸钠滴定液(0.1mol/L)相当于 5.585mg 的 Fe。根据硫代硫酸钠滴定液(0.1mol/L)消耗的量(ml),计算每 1ml 中含 Fe 量(mg)。精密量取适量,加硫酸稀释液(取稀硫酸 2ml,用水稀释至 500ml)制成每 1ml 中含 23μg 的 Fe。

供试品溶液 精密量取本品适量(约相当于细胞色素 C 100mg),置 10ml 量瓶中,用水稀释至刻度。

测定法 精密量取供试品溶液 5ml,置已炽灼至恒重的坩埚中,蒸干,在 105℃干燥至恒重,精密称定重量 W_1,缓缓炽灼至完全炭化后,继续在 500~600℃炽灼使完全灰化并恒重,精密称定重量 W_2。另精密量取供试品溶液 1ml,置 25ml 量瓶中,加 30%过氧化氢溶液 0.7ml 与稀硫酸 0.5ml,置水浴中,加热 30 分钟,取出,放冷,精密加入联吡啶试液 2ml,置冷水浴中,缓缓加入亚硫酸钠试液 5ml,随加随振摇,置 60~70℃水浴中,加热 30 分钟,取出,放冷,用水稀释至刻度,摇匀,在 522nm 的波长处测定吸光度 A_1,另精密量取标准铁溶液 2ml,置 25ml 量瓶中,照上述方法,自"加 30% 过氧化氢溶液 0.7ml"起,依法操作,测定吸光度 A_2,按下式计算。

$$含铁量\% = \frac{A_1 \times 23}{A_2(W_1 - W_2)} \times 100\%$$

限度 应为 0.40%～0.46%。

细菌内毒素 取本品,依法检查(通则 1143),每 1mg 细胞色素 C 中含内毒素的量应小于 5.0EU。

过敏反应 取本品适量,加注射用水稀释制成每 1ml 中含细胞色素 C 7.5mg 的溶液,作为供试品溶液,依法检查(通则 1147),应符合规定。

活力 照细胞色素 C 活力测定法(通则 1206)测定,不得低于 95.0%。

【含量测定】 照紫外-可见分光光度法(通则 0401)测定。

供试品溶液 精密量取含铁量项下的供试品溶液 1ml,置 50ml 量瓶中,用鉴别(2)项下的磷酸盐缓冲液稀释至刻度,加连二亚硫酸钠约 15mg,摇匀。

测定法 取供试品溶液,在约 550nm 的波长处,以间隔 0.5nm 找出最大吸收波长,测定吸光度,按细胞色素 C 的吸收系数($E_{1cm}^{1\%}$)为 23.0 计算。

【类别】 细胞代谢改善药。

【贮藏】 密封,在 4℃以下保存。

【制剂】 (1)细胞色素 C 注射液 (2)注射用细胞色素 C

细胞色素C注射液

Xibaosesu C Zhusheye

Cytochrome C Injection

本品为细胞色素 C 的灭菌水溶液。含细胞色素 C 应为标示量的 90.0%～110.0%。

本品加等量双甘氨肽作稳定剂,加亚硫酸氢钠或亚硫酸钠适量作抗氧剂。

【性状】 本品为橙红色的澄明液体。

【鉴别】 ■(1)取本品 1ml,照细胞色素 C 溶液项下的鉴别(1)项试验,显相同的反应。■[删除]

(2)取含量测定项下测定后的溶液,照细胞色素 C 溶液项下的鉴别(2)项试验,显相同的结果。

【检查】 **pH 值** 应为 6.0～7.5(通则 0631)。

细菌内毒素与过敏反应 照细胞色素 C 溶液项下的方法检查,均应符合规定。

活力 照细胞色素 C 活力测定法(通则 1206)测定,不得低于 90.0%。

其他 应符合注射剂项下有关的各项规定(通则 0102)。

【含量测定】 照紫外-可见分光光度法(通则 0401)测定。

供试品溶液 精密量取本品 1ml,置 50ml 量瓶中,用磷酸盐缓冲液(取磷酸二氢钠 1.38g 与磷酸氢二钠 31.2g,加水适量使溶解并制成 1000ml,调节 pH 值至 7.3)稀释至刻度,加连二亚硫酸钠约 15mg,摇匀。

测定法 取供试品溶液,在约 550nm 的波长处,以间隔 0.5nm 找出最大吸收波长,测定吸光度,按细胞色素 C 的吸收系数($E_{1cm}^{1\%}$)为 23.0 计算。

【类别】 同细胞色素 C 溶液。

【规格】 2ml：15mg

【贮藏】 密闭,在凉暗处保存。

注射用细胞色素C

Zhusheyong Xibaosesu C

Cytochrome C for Injection

本品为细胞色素 C 加适宜的赋形剂与抗氧剂,经冷冻干燥制得的无菌制品。含细胞色素 C 应为标示量的 90.0%～115.0%。

【性状】 本品为粉红色冻干块状物。

【鉴别】 ■(1)取本品 1 支,加水 5ml 使溶解,取 1ml,照细胞色素 C 溶液项下的鉴别(1)项试验,显相同的反应。■[删除]

(2)取含量测定项下测定后的溶液,照细胞色素 C 溶液项下的鉴别(2)项试验,显相同的结果。

【检查】 **酸碱度** 取本品,加注射用水溶解并稀释制成每 1ml 中含 3mg 的溶液,依法测定(通则 0631),pH 值应为 6.0～7.5。

细菌内毒素与过敏反应 照细胞色素 C 溶液项下的方法检查,均应符合规定。

活力 照细胞色素 C 活力测定法测定(通则 1206),不得低于 90.0%。

其他 应符合注射剂项下有关的各项规定(通则 0102)。

【含量测定】 照紫外-可见分光光度法(通则 0401)测定。

供试品溶液 取本品 5 支,各加磷酸盐缓冲液(取磷酸二氢钠 1.38g 与磷酸氢二钠 31.2g,加水适量使溶解并制成 1000ml,调节 pH 值至 7.3)适量使溶解,并全量转移至同一 100ml 量瓶中,用上述磷酸盐缓冲液稀释至刻度,摇匀。精密量取 2ml,置 10ml 量瓶中,用上述磷酸盐缓冲液稀释至刻度,加连二亚硫酸钠约 15mg,摇匀。

测定法 取供试品溶液,在约 550nm 的波长处,以间隔 0.5nm 找出最大吸收波长,测定吸光度,按细胞色素 C 的吸收系数($E_{1cm}^{1\%}$)为 23.0 计算。

【类别】 同细胞色素 C 溶液。

【规格】 15mg

【贮藏】 密闭,在凉暗处保存。

茴拉西坦胶囊

Huilaxitan Jiaonang

Aniracetam Capsules

本品含茴拉西坦（$C_{12}H_{13}NO_3$）应为标示量的 93.0%～107.0%。

【性状】 本品内容物为白色或类白色粉末。

【鉴别】 ■(1)取本品内容物适量（约相当于茴拉西坦 50mg），加三氯甲烷 5ml，振摇，滤过，滤液置水浴上蒸干，残渣照茴拉西坦项下的鉴别（1）试验，显相同的反应。■[删除]

（2）在含量测定项下记录的色谱图中，供试品溶液主峰的保留时间应与对照品溶液主峰的保留时间一致。

【检查】 有关物质 照高效液相色谱法（通则 0512）测定。

供试品溶液 取本品内容物适量（约相当于茴拉西坦 10mg），加流动相溶解并稀释制成每 1ml 中含茴拉西坦 1mg 的溶液，滤过，取续滤液。

对照溶液 精密量取供试品溶液适量，用流动相定量稀释制成每 1ml 中含茴拉西坦 5μg 的溶液。

系统适用性溶液、色谱条件、系统适用性要求与测定法见茴拉西坦有关物质项下。

限度 供试品溶液色谱图中如有杂质峰，单个杂质峰面积不得大于对照溶液主峰面积（0.5%），各杂质峰面积的和不得大于对照溶液主峰面积的 2 倍（1.0%）。

溶出度 照溶出度与释放度测定法（通则 0931 第一法）测定。

溶出条件 以盐酸溶液（9→1000）900ml 为溶出介质，转速为每分钟 100 转，依法操作，经 45 分钟时取样。

供试品溶液 取溶出液 20ml，滤过，精密量取续滤液 5ml，置 50ml 量瓶中，用溶出介质稀释至刻度，摇匀。

对照品溶液 取茴拉西坦对照品适量，加乙醇适量使溶解，用溶出介质定量稀释制成每 1ml 中约含 11μg（0.1g 规格）和 22μg（0.2g 规格）的溶液。

测定法 取供试品溶液与对照品溶液，照紫外-可见分光光度法（通则 0401），在 282nm 的波长处分别测定吸光度，计算每粒的溶出量。

限度 标示量的 80%，应符合规定。

其他 应符合胶囊剂项下有关的各项规定（通则 0103）。

【含量测定】 照高效液相色谱法（通则 0512）测定。

供试品溶液 取装量差异项下的内容物适量，精密称定，加流动相使茴拉西坦溶解并定量稀释制成每 1ml 中含茴拉西坦 0.08mg 的溶液，滤过，取续滤液。

对照品溶液 取茴拉西坦对照品，精密称定，加流动相溶解并定量稀释制成每 1ml 中含 0.08mg 的溶液。

系统适用性溶液、色谱条件、系统适用性要求与测定法见茴拉西坦含量测定项下。

【类别】 同茴拉西坦。

【规格】 (1)0.1g (2)0.2g

【贮藏】 遮光，密封保存。

茶 苯 海 明

Chabenhaiming

Dimenhydrinate

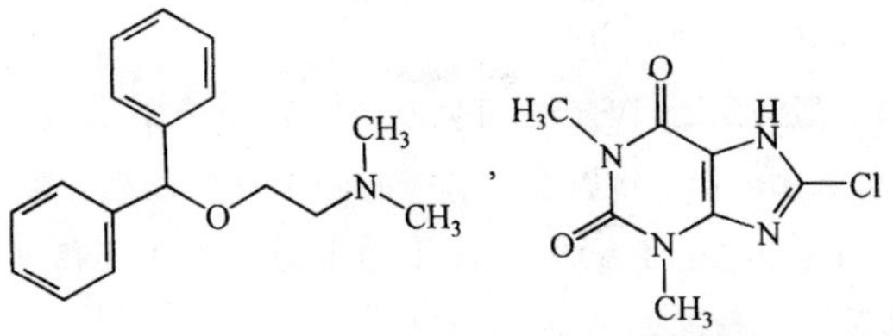

$C_{24}H_{28}ClN_5O_3$　469.97

本品为 1,3-二甲基-8-氯-3,7-二氢-1H-嘌呤-2,6-二酮和 N,N-二甲基-2-(二苯基甲氧基)乙胺（1∶1）。按干燥品计算，含苯海拉明（$C_{17}H_{21}NO$）应为 53.0%～55.5%；含 8-氯茶碱（$C_7H_7ClN_4O_2$）应为 44.0%～47.0%。

【性状】 本品为白色结晶性粉末；无臭。

本品在乙醇■或三氯甲烷■[删除]中易溶，在水或乙醚中微溶。

熔点 本品的熔点（通则 0612）为 102～107℃。

【鉴别】 ■(1)取本品 0.1g，加盐酸 1ml 与氯酸钾 0.1g，置水浴上蒸干，加氨试液数滴，即显紫红色。■[删除]

（2）本品的红外光吸收图谱应与对照的图谱（光谱集 271 图）一致。

【检查】 氯化物 取本品 0.30g，置 200ml 量瓶中，加水 50ml、氨试液 3ml 与 10% 硝酸铵溶液 6ml，置水浴上加热 5 分钟，加硝酸银试液 25ml，摇匀，再置水浴上加热 15 分钟，并时时振摇，放冷，用水稀释至刻度，摇匀，放置 15 分钟，滤过，取续滤液 25ml，置 50ml 纳氏比色管中，加稀硝酸 10ml，用水稀释使成 50ml，摇匀，在暗处放置 5 分钟，依法检查（通则 0801），与标准氯化钠溶液 1.5ml 制成的对照液比较，不得更浓（0.04%）。

有关物质 照高效液相色谱法（通则 0512）测定。

供试品溶液 取本品适量，加流动相溶解并稀释制成每 1ml 中含茶苯海明 0.4mg 的溶液。

对照溶液 精密量取供试品溶液适量，用流动相定量稀释制成每 1ml 中含茶苯海明 6μg 的溶液。

系统适用性溶液 取茶碱与茶苯海明适量，加流动相溶解并稀释制成每 1ml 中各约含 20μg 的溶液。

色谱条件 用十八烷基硅烷键合硅胶为填充剂；以甲醇-三乙胺缓冲液（1∶1）为流动相；检测波长为 225nm；进样体积 10μl。

系统适用性要求 系统适用性溶液色谱图中,出峰顺序依次为茶碱峰、8-氯茶碱峰与苯海拉明峰,理论板数按苯海拉明峰计算不低于 2000,茶碱峰与 8-氯茶碱峰之间的分离度应符合要求。

测定法 精密量取供试品溶液与对照溶液,分别注入液相色谱仪,记录色谱图至苯海拉明峰保留时间的 2 倍。

限度 供试品溶液色谱图中如有杂质峰,茶碱峰面积不得大于对照溶液中 8-氯茶碱峰面积的 0.75 倍,各杂质峰面积的和不得大于对照溶液中 8-氯茶碱峰面积。

干燥失重 取本品,置五氧化二磷干燥器中,减压干燥至恒重,减失重量不得过 0.5%(通则 0831)。

炽灼残渣 取本品 1.0g,依法检查(通则 0841),遗留残渣不得过 0.1%。

重金属 取炽灼残渣项下遗留的残渣,依法检查(通则 0821 第二法),含重金属不得过百万分之十。

【含量测定】 苯海拉明 取本品约 0.3g,精密称定,加冰醋酸 15ml,微温使溶解,放冷,加结晶紫指示液 1 滴,用高氯酸滴定液(0.1mol/L)滴定至溶液显蓝色,并将滴定的结果用空白试验校正。每 1ml 高氯酸滴定液(0.1mol/L)相当于 25.54mg 的 $C_{17}H_{21}NO$。

8-氯茶碱 取本品 0.3g,精密称定,置 200ml 量瓶中,加水 50ml、氨试液 3ml 与 10%硝酸铵溶液 6ml,置水浴上加热 5 分钟,精密加硝酸银滴定液(0.1mol/L)25ml,摇匀,再置水浴上加热 15 分钟,并时时振摇,放冷,用水稀释至刻度,摇匀,放置 15 分钟,滤过,精密量取续滤液 100ml,加硝酸使成酸性后,再加硝酸 3ml 与硫酸铁铵指示液 2ml,用硫氰酸铵滴定液(0.1mol/L)滴定。每 1ml 硝酸银滴定液(0.1mol/L)相当于 21.46mg 的 $C_7H_7ClN_4O_2$。

【类别】 抗组胺药。

【贮藏】 密封,在干燥处保存。

【制剂】 茶苯海明片

茶苯海明片

Chabenhaiming Pian

Dimenhydrinate Tablets

本品含茶苯海明($C_{24}H_{28}ClN_5O_3$)应为标示量的 90.0%~110.0%,含 8-氯茶碱($C_7H_7ClN_4O_2$)应为茶苯海明含量的 43.4%~47.9%。

【性状】 本品为白色片。

【鉴别】 ■(1)取本品细粉适量(约相当于茶苯海明 0.4g),加微温的乙醇 40ml,研磨,滤过,滤液蒸干,照茶苯海明项下的鉴别(1)试验,显相同的反应。■删除

(2)在含量测定项下记录的色谱图中,供试品溶液两主峰的保留时间应与对照品溶液相应两主峰的保留时间一致。

【检查】 有关物质 照高效液相色谱法(通则 0512)测定。

供试品溶液 取本品 20 片,精密称定,研细,精密称取适量(约相当于茶苯海明 40mg),置 100ml 量瓶中,加流动相适量,超声使溶解,用流动相稀释至刻度,摇匀,滤过,取续滤液。

对照溶液 精密量取供试品溶液适量,用流动相定量稀释制成每 1ml 中约含茶苯海明 6μg 的溶液。

系统适用性溶液、色谱条件、系统适用性要求与测定法见茶苯海明有关物质项下。

限度 供试品溶液色谱图中如有杂质峰,茶碱峰面积不得大于对照溶液中 8-氯茶碱峰面积的 0.75 倍,各杂质峰面积的和不得大于对照溶液中 8-氯茶碱峰面积。

溶出度 照溶出度与释放度测定法(通则 0931 第二法)测定。

溶出条件 以水 900ml 为溶出介质,转速为每分钟 50 转,依法操作,经 45 分钟时取样。

供试品溶液 取溶出液 10ml,滤过,精密量取续滤液 5ml 置 20ml 量瓶(50mg 规格)或 10ml 量瓶(25mg 规格)中,用水稀释至刻度,摇匀。

对照品溶液 取茶苯海明对照品适量,精密称定,加水溶解并定量稀释制成每 1ml 中约含 14μg 的溶液。

测定法 取供试品溶液与对照品溶液,照紫外-可见分光光度法(通则 0401),在 278nm 的波长处分别测定吸光度,计算每片的溶出量。

限度 标示量的 75%,应符合规定。

其他 应符合片剂项下有关的各项规定(通则 0101)。

【含量测定】 照高效液相色谱法(通则 0512)测定。

对照品溶液 取茶苯海明对照品适量,精密称定,加流动相溶解并定量稀释制成每 1ml 中约含 0.4mg 的溶液。

供试品溶液、系统适用性溶液、色谱条件与系统适用性要求 见有关物质项下。

测定法 精密量取供试品溶液与对照品溶液,分别注入液相色谱仪,记录色谱图。按外标法以峰面积分别计算茶苯海明与 8-氯茶碱的含量。

【类别】 同茶苯海明。

【规格】 (1)25mg (2)50mg

【贮藏】 密封,在干燥处保存。

茶碱缓释胶囊

Chajian Huanshi Jiaonang

Theophylline Sustained-release Capsules

本品含茶碱(按 $C_7H_8N_4O_2$ 计)应为标示量的 90.0%~110.0%。

【性状】 本品的内容物为类白色的球形小丸。

【鉴别】 ■(1)取本品内容物的细粉适量(约相当于茶碱,按 $C_7H_8N_4O_2$ 计 0.5g),加热水 15ml,振摇,滤过,滤液蒸干,取残留物约 10mg,加水 5ml 溶解,加氨-氯化铵缓冲液(pH 8.0)3ml,再加铜吡啶试液 1ml,摇匀后,加三氯甲烷 5ml,振摇,三氯甲烷层显绿色。■[删除]

(2)在含量测定项下记录的色谱图中,供试品溶液主峰的保留时间应与对照品溶液主峰的保留时间一致。

【检查】 有关物质 照高效液相色谱法(通则 0512)测定。

供试品溶液 取装量差异项下的内容物,研细,取细粉适量(约相当于茶碱,按 $C_7H_8N_4O_2$ 计 0.1g),置 50ml 量瓶中,加流动相适量,超声使茶碱溶解,用流动相稀释至刻度,摇匀,滤过,取续滤液。

对照溶液 精密量取供试品溶液 1ml,置 200ml 量瓶中,用流动相稀释至刻度,摇匀。

系统适用性溶液、色谱条件、系统适用性要求与测定法 见茶碱有关物质项下。

限度 供试品溶液色谱图中如有杂质峰,各杂质峰面积的和不得大于对照溶液主峰面积(0.5%)。

溶出度 照溶出度与释放度测定法(通则 0931 第二法)测定。

缓冲液(pH 3.0)中溶出量 溶出条件 以磷酸盐缓冲液(pH 3.0)(取磷酸二氢钾 6.804g,加水溶解使成 1000ml,用磷酸调节 pH 值至 3.0)900ml 为溶出介质,转速为每分钟 50 转,依法操作,经 1 小时、2 小时与 3.5 小时时,分别取溶出液 10ml,并即时补充相同温度、相同体积的溶出介质。

供试品溶液 分别取 1 小时、2 小时与 3.5 小时时的溶出液,滤过,分别精密量取各续滤液适量,用 0.01mol/L 盐酸溶液定量稀释制成每 1ml 中约含茶碱(按 $C_7H_8N_4O_2$ 计)5~10μg 的溶液。

对照品溶液 取茶碱对照品约 0.1g,精密称定,置 100ml 量瓶中,加 0.1mol/L 盐酸溶液 10ml 溶解并用水稀释至刻度,摇匀,精密量取适量,用 0.01mol/L 盐酸溶液定量稀释制成每 1ml 中约含茶碱(按 $C_7H_8N_4O_2$ 计)10μg 的溶液。

测定法 取供试品溶液与对照品溶液,照紫外-可见分光光度法(通则 0401),在 271nm 的波长处分别测定吸光度,分别计算每粒在不同时间的溶出量。

限度 1 小时、2 小时与 3.5 小时时的溶出量应分别为标示量的 13%~38%、25%~50% 与 37%~65%,均应符合规定。

缓冲液(pH 7.4)中溶出量 溶出条件 缓冲液(pH 3.0)中溶出量项下 3.5 小时取样后,在溶出杯中立即用 5.3mol/L 氢氧化钠溶液调节溶出介质的 pH 值至 7.4,继续试验,经 5 小时时取样。

供试品溶液 取溶出液 10ml,滤过,精密量取续滤液适量,用 0.01mol/L 盐酸溶液定量稀释制成每 1ml 中约含茶碱(按 $C_7H_8N_4O_2$ 计)10μg 的溶液。

对照品溶液与测定法 见缓冲液(pH 3.0)中溶出量项下。

限度 5 小时时的溶出量应为标示量的 85% 以上,应符合规定。

其他 应符合胶囊剂项下有关的各项规定(通则 0103)。

【含量测定】 照高效液相色谱法(通则 0512)测定。

供试品溶液 取装量差异项下的内容物,研细,精密称取适量(约相当于茶碱,按 $C_7H_8N_4O_2$ 计 0.1g),置 100ml 量瓶中,加流动相适量,超声使茶碱溶解,用流动相稀释至刻度,摇匀,滤过,精密量取续滤液 5ml,置 50ml 量瓶中,用流动相稀释至刻度,摇匀。

对照品溶液 取茶碱对照品适量,精密称定,加流动相溶解并定量稀释制成每 1ml 中约含茶碱(按 $C_7H_8N_4O_2$ 计)0.1mg 的溶液。

系统适用性溶液、色谱条件与系统适用性要求 见有关物质项下。

测定法 精密量取供试品溶液与对照品溶液,分别注入液相色谱仪,记录色谱图。按外标法以峰面积计算。

【类别】 同茶碱。

【规格】 按 $C_7H_8N_4O_2$ 计 (1)0.1g (2)0.2g

【贮藏】 密封保存。

枸橼酸他莫昔芬

Juyuansuan Tamoxifen

Tamoxifen Citrate

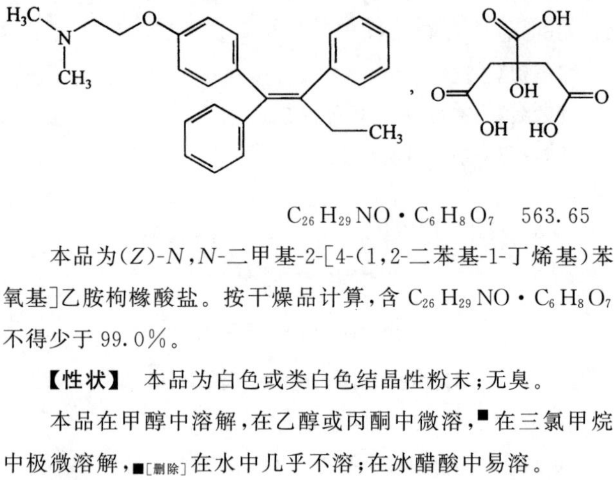

$C_{26}H_{29}NO \cdot C_6H_8O_7$ 563.65

本品为(Z)-N,N-二甲基-2-[4-(1,2-二苯基-1-丁烯基)苯氧基]乙胺枸橼酸盐。按干燥品计算,含 $C_{26}H_{29}NO \cdot C_6H_8O_7$ 不得少于 99.0%。

【性状】 本品为白色或类白色结晶性粉末;无臭。

本品在甲醇中溶解,在乙醇或丙酮中微溶,■在三氯甲烷中极微溶解,■[删除]在水中几乎不溶;在冰醋酸中易溶。

熔点 本品的熔点(通则 0612)为 142~148℃,熔融时同时分解。

【鉴别】 ■(1)取本品适量,加醋酐-吡啶(1:5)5ml,摇匀,置水浴上加热,溶液颜色由黄色变为红色。■[删除]

(2)取本品,加无水乙醇溶解并稀释制成每 1ml 中约含 10μg 的溶液,照紫外-可见分光光度法(通则 0401)测定,在 238nm 与 278nm 的波长处有最大吸收。

(3)本品的红外光吸收图谱应与对照的图谱(光谱集 265

图)一致;如不一致时,取本品用丙酮重结晶后测定。

【检查】 **有关物质** 照高效液相色谱法(通则 0512)测定。避光操作,临用新制。

供试品溶液 取本品,精密称定,加流动相溶解并定量稀释制成每 1ml 中约含 1.5mg 的溶液。

对照溶液 精密量取供试品溶液适量,用流动相定量稀释制成每 1ml 中含 7.5μg 的溶液。

对照品溶液 取杂质Ⅰ对照品,精密称定,加流动相溶解并定量稀释制成每 1ml 中约含 7.5μg 的溶液。

系统适用性溶液 对照溶液与对照品溶液等量混合溶液。

色谱条件 用十八烷基硅烷键合硅胶为填充剂,以磷酸盐缓冲液(取磷酸二氢钠 0.9g 与 N,N-二甲基辛胺 4.8g,加水溶解并稀释成 1000ml,用磷酸调节 pH 值至 3.0)-乙腈(60:40)为流动相;检测波长为 240nm;进样体积 10μl。

系统适用性要求 系统适用性溶液色谱图中,理论板数按杂质Ⅰ峰计算不低于 2000,杂质Ⅰ峰与主成分峰(他莫昔芬 Z-异构体)的分离度应大于 3.0。

测定法 精密量取供试品溶液、对照溶液与对照品溶液,分别注入液相色谱仪,记录色谱图至主成分峰保留时间的 2 倍。

限度 供试品溶液色谱图中如有与对照品溶液色谱图中杂质Ⅰ峰保留时间一致的峰,按外标法以峰面积计算,不得过 0.5%;如有其他杂质峰,单个杂质峰面积不得大于对照溶液主峰面积(0.5%),其他各杂质峰面积的和不得大于对照溶液主峰面积的 2 倍(1.0%)。

干燥失重 取本品,在 105℃ 干燥 4 小时,减失重量不得过 0.5%(通则 0831)。

【含量测定】 取本品约 0.35g,精密称定,加冰醋酸 50ml,微温使溶解后,加结晶紫指示液 1 滴,用高氯酸滴定液(0.1mol/L)滴定至溶液显蓝绿色,并将滴定的结果用空白试验校正。每 1ml 高氯酸滴定液(0.1mol/L)相当于 56.36mg 的 $C_{26}H_{29}NO \cdot C_6H_8O_7$。

【类别】 抗肿瘤药。

【贮藏】 遮光,密封,在干燥处保存。

【制剂】 枸橼酸他莫昔芬片

附:

杂质Ⅰ($他莫昔芬 E-异构体$)

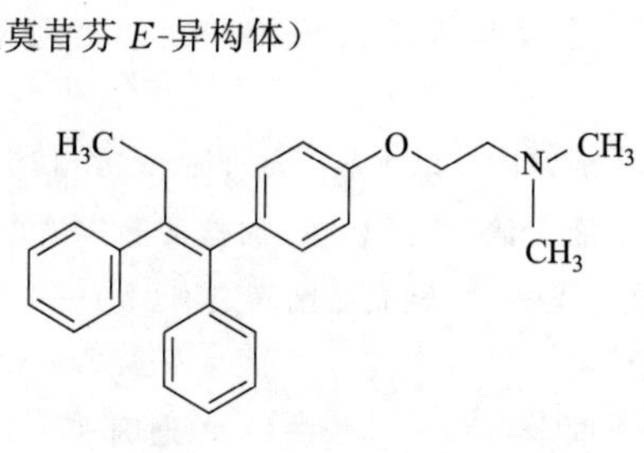

$C_{26}H_{29}NO$ 371.51

枸橼酸他莫昔芬片

Juyuansuan Tamoxifen Pian

Tamoxifen Citrate Tablets

本品含枸橼酸他莫昔芬按他莫昔芬($C_{26}H_{29}NO$)计算,应为标示量的 90.0%~110.0%。

【性状】 本品为白色片。

【鉴别】 ■(1)取本品的细粉适量,照枸橼酸他莫昔芬项下的鉴别(1)项试验,显相同的反应。■[删除]

(2)取含量测定项下的供试品溶液,照紫外-可见分光光度法(通则 0401)测定,在 238nm 与 278nm 的波长处有最大吸收。

【检查】 **有关物质** 照高效液相色谱法(通则 0512)测定。避光操作,临用新制。

供试品溶液 取本品细粉适量(约相当于他莫昔芬 50mg),精密称定,置 50ml 量瓶中,加流动相适量,超声处理 5 分钟,放冷,用流动相稀释至刻度,摇匀,离心,取上清液。

对照溶液 精密量取供试品溶液适量,用流动相定量稀释制成每 1ml 中含 5μg 的溶液。

对照品溶液、系统适用性溶液、色谱条件、系统适用性要求与测定法 见枸橼酸他莫昔芬有关物质项下。

限度 供试品溶液色谱图中如有与对照品溶液色谱图中杂质Ⅰ峰保留时间一致的峰,其峰面积不得大于对照品溶液的主峰面积(0.75%);如有其他杂质峰,单个杂质峰面积不得大于对照溶液主峰面积(0.5%),其他各杂质峰面积的和不得大于对照溶液主峰面积的 2 倍(1.0%)。

含量均匀度 取本品 1 片,置乳钵中,研细,加无水乙醇适量研磨,用无水乙醇分次转移至 100ml 量瓶中,照含量测定项下的方法,自"振摇 15 分钟"起,依法测定含量,应符合规定(通则 0941)。

溶出度 照溶出度与释放度测定法(通则 0931 第二法)测定。

溶出条件 以 0.02mol/L 盐酸溶液 1000ml 为溶出介质,转速为每分钟 100 转,依法操作,经 30 分钟时取样。

测定法 取溶出液 10ml,滤过,取续滤液。照紫外-可见分光光度法(通则 0401),在 275nm 的波长处测定吸光度,按 $C_{26}H_{29}NO$ 的吸收系数($E_{1cm}^{1\%}$)为 311 计算每片的溶出量。

限度 标示量的 75%,应符合规定。

其他 应符合片剂项下有关的各项规定(通则 0101)。

【含量测定】 照紫外-可见分光光度法(通则 0401)测定。

供试品溶液 取本品 20 片,精密称定,研细,精密称取适量(约相当于他莫昔芬 10mg),置 100ml 量瓶中,加无水乙醇适量,振摇 15 分钟,超声处理 15 分钟,使枸橼酸他莫昔芬溶解,放冷,用无水乙醇稀释至刻度,摇匀,滤过,精密量取续滤液 5ml,置 50ml 量瓶中,用无水乙醇稀释至刻度,摇匀。

测定法 取供试品溶液,在238nm 的波长处测定吸光度,按 $C_{26}H_{29}NO$ 的吸收系数($E_{1cm}^{1\%}$)为531计算。

【类别】 同枸橼酸他莫昔芬。

【规格】 10mg(按他莫昔芬计)

【贮藏】 遮光,密封保存。

枸 橼 酸 钙
Juyuansuangai
Calcium Citrate

$$C_{12}H_{10}Ca_3O_{14} \cdot 4H_2O \quad 570.50$$

本品为2-羟基-1,2,3-丙烷三羧酸钙四水合物。按干燥品计算,含 $C_{12}H_{10}Ca_3O_{14}$ 不得少于98.0%。

【性状】 本品为白色结晶性粉末;无臭。

本品在水或乙醇中不溶;在稀盐酸中易溶。

【鉴别】 ■(1)取本品约0.5g,加水10ml 与2mol/L 硝酸溶液 2.5ml 溶解,加硫酸汞试液 1ml,加热至沸,加高锰酸钾试液 1ml,即生成白色沉淀。■[删除]

(2)取本品约0.5g,置瓷坩埚中,在尽可能低的温度下炽灼完全,放冷,残渣加水 10ml 与冰醋酸 1ml 的混合液溶解,滤过,滤液中加草酸铵试液数滴,即生成白色沉淀,沉淀在盐酸中溶解。

(3)本品的红外光吸收图谱应与对照的图谱(光谱集1168图)一致。

【检查】 **干燥失重** 取本品,在150℃干燥4小时,减失重量为10.0%～13.3%(通则0831)。

酸中不溶物 取本品5.0g,加盐酸 10ml 与水 50ml,在水浴中加热30分钟使溶解,用4号垂熔玻璃坩埚滤过,残渣用水10ml 洗涤后,在105℃干燥2小时,遗留残渣不得过10mg(0.2%)。

重金属 取本品1.0g,加水15ml 与盐酸 2ml,溶解后,加浓氨溶液 1.5ml,加醋酸盐缓冲液(pH 3.5)2ml 与水适量使成25ml,依法检查(通则0821第一法),含重金属不得过百万分之十。

砷盐 取本品1.0g,加水23ml 与盐酸 5ml 溶解后,依法检查(通则0822第一法),应符合规定(0.0002%)。

氟化物 取本品2.0g,置连接有冷凝管的50ml 蒸馏瓶中,加高氯酸 5ml,水 15ml 与玻璃珠数粒;瓶塞具有2孔,分别插入装有水的滴液漏斗(下接毛细管)与温度计;毛细管前

端与温度计汞球均插入液面之下,缓缓加热至135℃,于加有水约 5ml 的液面下收集馏出液,再从滴液漏斗通过毛细管逐滴注入水,使温度维持在135～140℃,继续蒸馏至馏出液达75ml,用水冲洗冷凝管,并稀释至80ml,摇匀,量取40ml 置比色管中作为供试品溶液;另量取水 40ml 置另一比色管中作为对照溶液。在两管中各加茜素磺酸钠指示液 0.1ml,于供试品溶液中滴加 0.05mol/L 氢氧化钠溶液至与对照溶液颜色一致(刚显红色),再各加 0.1mol/L 盐酸溶液 1ml,供试品溶液中精密滴加 0.025%硝酸钍溶液至淡红色,记录消耗的体积数,对照溶液中精密滴加相同体积的 0.025%硝酸钍溶液,摇匀,再精密滴加氟对照溶液(每1ml 含 20μg 的 F),使溶液的颜色与供试品溶液一致,消耗氟对照溶液不得过 1.5ml(<0.003%)。

【含量测定】 取本品约0.2g,精密称定,加稀盐酸 2ml 与水 10ml 溶解后,用水稀释至100ml,加氢氧化钠试液 15ml 与钙紫红素指示剂 0.1g,用乙二胺四醋酸二钠滴定液(0.05mol/L)滴定至蓝色。每1ml 乙二胺四醋酸二钠滴定液(0.05mol/L)相当于 8.307mg 的 $C_{12}H_{10}Ca_3O_{14}$。

【类别】 补钙药。

【贮藏】 密封保存。

【制剂】 枸橼酸钙片

枸 橼 酸 钾
Juyuansuanjia
Potassium Citrate

$$C_6H_5K_3O_7 \cdot H_2O \quad 324.41$$

本品为2-羟基丙烷-1,2,3-三羧酸钾一水合物。按无水物计算,含 $C_6H_5K_3O_7$ 不得少于99.0%。

【性状】 本品为白色颗粒状结晶或结晶性粉末;无臭;微有引湿性。

本品在水或甘油中易溶,在乙醇中几乎不溶。

【鉴别】 本品显钾盐与枸橼酸盐的鉴别反应(通则0301)。

【检查】 **酸碱度** 取本品2.0g,加水25ml 溶解后,加麝香草酚蓝指示液 1滴;如显蓝色,加盐酸滴定液(0.1mol/L)0.20ml,应变为黄色;加氢氧化钠滴定液(0.1mol/L)0.20ml,应变为蓝色。

氯化物 取本品0.20g,依法检查(通则0801),与标准氯化钠溶液 7.0ml 制成的对照液比较,不得更浓(0.035%)。

硫酸盐 取本品0.20g,依法检查(通则0802),与标准硫酸钾溶液 3.0ml 制成的对照液比较,不得更浓(0.15%)。

易炭化物 取本品 0.50g,加硫酸[含 H_2SO_4 94.5%~95.5%(g/g)]5ml,置水浴中加热 1 小时,立即冷却,依法检查(通则 0842),与对照液(取比色用氯化钴液 0.5ml 与比色用重铬酸钾液 4.5ml 混合)比较,不得更深。

草酸盐 取本品 1.0g,加水 1ml 与稀盐酸 3ml 使溶解,加 90%乙醇 4ml 与氯化钙试液 4 滴,静置 1 小时,不得发生浑浊。

水分 取本品约 0.1g,精密称定,加无水甲醇 70ml,搅拌 5 分钟,照水分测定法(通则 0832 第一法 1)测定,含水分应为 4.0%~7.0%。

重金属 取本品 2.0g,加水 10ml 溶解后,加稀盐酸 5ml 与水适量使成 25ml,依法检查(通则 0821 第一法),含重金属不得过百万分之十。

砷盐 取本品 1.0g,加水 23ml 溶解后,加盐酸 5ml,依法检查(通则 0822 第一法),应符合规定(0.0002%)。

【含量测定】 取本品约 80mg,精密称定,加冰醋酸 20ml 与醋酐 2ml,加热使溶解,放冷后,加结晶紫指示液 1 滴,用高氯酸滴定液(0.1mol/L)滴定至溶液显蓝色,并将滴定的结果用空白试验校正。每 1ml 高氯酸滴定液(0.1mol/L)相当于 10.21mg 的 $C_6H_5K_3O_7$。

【类别】 碱性钾盐。

【贮藏】 密封保存。

【制剂】 ■枸橼酸钾颗粒■[订正]

枸橼酸铋雷尼替丁

Juyuansuanbi Leinitiding

Ranitidine Bismuth Citrate

本品为雷尼替丁与枸橼酸铋生成的组成不定的复合物。按干燥品计算,雷尼替丁与枸橼酸铋量为 1∶1 者,含雷尼替丁($C_{13}H_{22}N_4O_3S$)应为 42.5%~45.5%;雷尼替丁与枸橼酸铋量为 1∶1.1 者,含雷尼替丁($C_{13}H_{22}N_4O_3S$)应为 39.5%~42.5%;含枸橼酸铋以铋(Bi)计算,均应为 27.5%~30.5%。

■【生产要求】 应对生产工艺等进行评估以确定形成遗传毒性杂质 N-亚硝基二甲胺等的可能性。必要时,应采用适宜的分析方法对产品进行分析,以确认 N-亚硝基二甲胺等的含量符合我国药品监管部门相关指导原则或 ICH M7 指导原则的要求。■[增订]

【性状】 本品为类白色至淡黄棕色粉末,或结晶性或颗粒性粉末;潮解,吸潮后颜色变深。

本品在水中极易溶解,在乙醇、乙醚、丙酮■或三氯甲烷■[删除]中几乎不溶。

【鉴别】 ■(1)取本品约 0.5g,置试管中,用小火缓缓加热,产生的气体能使湿润的醋酸铅试纸显黑色。■[删除]

(2)在雷尼替丁含量测定项下记录的色谱图中,供试品溶液主峰的保留时间应与对照品溶液主峰的保留时间一致。

(3)取本品,用水制成每 1ml 中约含 25μg 的溶液,照紫外-可见分光光度法(通则 0401)测定,在 228nm 与 314nm 的波长处有最大吸收。

(4)本品的水溶液显铋盐(2)与枸橼酸盐的鉴别反应(通则 0301)。

【检查】 **酸度** 取本品 1.0g,加水 10ml 溶解后,依法测定(通则 0631),pH 值应为 4.5~6.5。

溶液的澄清度 取本品 1.0g,加水 10ml 溶解后,溶液应澄清;如显浑浊,与 2 号浊度标准液(通则 0902 第一法)比较,不得更浓。

有关物质 照高效液相色谱法(通则 0512)测定。

供试品溶液 取本品适量(约相当于雷尼替丁 0.1g),置 100ml 量瓶中,加水溶解并稀释至刻度,摇匀。

对照溶液 精密量取供试品溶液 1ml,置 100ml 量瓶中,用水稀释至刻度,摇匀。

系统适用性溶液 取盐酸雷尼替丁约 0.1g,置 100ml 量瓶中,加 50%氢氧化钠溶液 1ml,加水约 60ml,振摇使溶解,用水稀释至刻度,摇匀,放置 1 小时。

色谱条件 用十八烷基硅烷键合硅胶为填充剂(Kromasil C18,4.6mm×150mm,5μm 或效能相当的色谱柱);流动相 A 为磷酸盐缓冲液(取磷酸 6.8ml,置 1900ml 水中,加入 50%氢氧化钠溶液 8.6ml,加水至 2000ml,用磷酸或 50%氢氧化钠溶液调节 pH 值至 7.1±0.05)-乙腈(98∶2),流动相 B 为磷酸盐缓冲液-乙腈(78∶22),按下表进行梯度洗脱;检测波长为 230nm;流速为每分钟 1.5ml;柱温为 35℃;进样体积 10μl。

时间(分钟)	流动相 A(%)	流动相 B(%)
0	100	0
15	0	100
23	0	100
24	100	0
30	100	0

系统适用性要求 调节流速或流动相比例,使系统适用性溶液色谱图中主成分色谱峰的保留时间约为 12 分钟,盐酸雷尼替丁杂质Ⅰ峰相对雷尼替丁峰的保留时间约为 0.85,雷尼替丁峰与盐酸雷尼替丁杂质Ⅰ峰之间的分离度应大于 4.0。

测定法 精密量取供试品溶液与对照溶液,分别注入液相色谱仪,记录色谱图。

限度 供试品溶液色谱图中如有杂质峰,扣除相对保留时间 0.15 之前的色谱峰,单个杂质峰面积不得大于对照溶液主峰面积(1.0%),各杂质峰面积的和不得大于对照溶液主峰面积的 2 倍(2.0%),小于对照溶液主峰面积 0.05 倍的色谱峰忽略不计。

硫酸盐 取本品 1.0g,加水 20ml 使溶解,加稀盐酸 4ml,

摇匀,滤过,滤液分成2等份;1份中加25%氯化钡溶液5ml,放置10分钟,反复滤过,至滤液澄清,用水稀释成40ml后,加标准硫酸钾溶液2.0ml,再加水适量使成50ml,摇匀,放置10分钟,作为对照液;另1份用水稀释成40ml后,加25%氯化钡溶液5ml,再加水适量使成50ml,摇匀,放置10分钟,与对照液比较,不得更浓(0.04%)。

硝酸盐 取本品0.50g,置试管中,加水5ml溶解后,加硫酸5ml,混匀,放冷,沿管壁缓缓加入硫酸亚铁试液5ml,使成两液层,接触面不得立即显棕色。

干燥失重 取本品,以五氧化二磷为干燥剂,在60℃减压干燥4小时,减失重量不得过6.0%(通则0831)。

铅盐 取本品1.0g,在600℃炽灼使完全灰化,放冷后滴加硝酸0.5～1ml使溶解,在水浴上蒸干,放冷,加氢氧化钾溶液(1→6)约5ml,使pH值达到10以上,煮沸2分钟,放冷,滤过,残渣用少量水洗,洗液与滤液合并,用醋酸调节pH值至7,用水稀释成25ml,加醋酸盐缓冲液(pH 3.5)2ml与硫代乙酰胺试液2ml,摇匀,放置2分钟,如显色,与标准铅溶液2.0ml用同一方法制成的对照液比较,不得更深(0.002%)。

【含量测定】 **铋** 取本品约0.6g,精密称定,加水50ml,振摇使溶解后,再加硝酸溶液(1→3)3ml与二甲酚橙指示液2滴,用乙二胺四醋酸二钠滴定液(0.05mol/L)滴定至溶液显黄色。每1ml乙二胺四醋酸二钠滴定液(0.05mol/L)相当于10.45mg的Bi。

雷尼替丁 照高效液相色谱法(通则0512)测定。

供试品溶液 取本品适量(约相当于雷尼替丁20mg),精密称定,置200ml量瓶中,加水溶解并稀释至刻度,摇匀。

对照品溶液 取盐酸雷尼替丁对照品约22mg,精密称定,置200ml量瓶中,加水溶解并稀释至刻度,摇匀。

系统适用性溶液、色谱条件与系统适用性要求 见有关物质项下。

测定法 精密量取供试品溶液与对照品溶液,分别注入液相色谱仪,记录色谱图。按外标法以峰面积计算,并将结果乘以0.8961。

【类别】 H_2 受体拮抗药。

【贮藏】 遮光,密封,在凉暗干燥处保存。

【制剂】 (1)枸橼酸铋雷尼替丁片 (2)枸橼酸铋雷尼替丁胶囊

枸橼酸铋雷尼替丁片
Juyuansuanbi Leinitiding Pian
Ranitidine Bismuth Citrate Tablets

本品为枸橼酸铋与雷尼替丁的复合物。雷尼替丁与枸橼酸铋量为1:1.1,每片含枸橼酸铋以铋(Bi)计算,应为

52.0～64.0mg;含雷尼替丁($C_{13}H_{22}N_4O_3S$)应为72.0～88.0mg。

【生产要求】 应对生产工艺等进行评估以确定形成遗传毒性杂质 N-亚硝基二甲胺等的可能性。必要时,应采用适宜的分析方法对产品进行分析,以确认 N-亚硝基二甲胺等的含量符合我国药品监管部门相关指导原则或ICH M7指导原则的要求。[增订]

【性状】 本品为薄膜衣片,除去包衣后显类白色至微黄色。

【鉴别】 (1)取本品的细粉适量(约相当于枸橼酸铋雷尼替丁0.5g),置试管中,用小火缓缓加热,产生的气体能使湿润的醋酸铅试纸显黑色。[删除]

(2)在含量测定雷尼替丁项下记录的色谱图中,供试品溶液主峰的保留时间应与对照品溶液主峰的保留时间一致。

(3)取本品的细粉适量,加水振摇,滤过,滤液显铋盐(2)与枸橼酸盐(2)的鉴别反应(通则0301)。

【检查】 **有关物质** 照高效液相色谱法(通则0512)测定。

供试品溶液 取本品的细粉适量(约相当于雷尼替丁0.1g),置100ml量瓶中,加水适量,充分振摇使雷尼替丁溶解,并用水稀释至刻度,摇匀,滤过,取续滤液。

对照溶液 精密量取供试品溶液1ml,置100ml量瓶中,用水稀释至刻度,摇匀。

系统适用性溶液、色谱条件、系统适用性要求与测定法 见枸橼酸铋雷尼替丁有关物质项下。

限度 供试品溶液色谱图中如有杂质峰,扣除相对保留时间0.15之前的色谱峰,单个杂质峰面积不得大于对照溶液主峰面积(1.0%),各杂质峰面积的和不得大于对照溶液主峰面积的2倍(2.0%),小于对照溶液主峰面积0.05倍的色谱峰忽略不计。

溶出度 照溶出度与释放度测定法(通则0931第一法)测定。

溶出条件 以水900ml为溶出介质,转速为每分钟100转,依法操作,经30分钟时取样。

测定法 取溶出液适量,滤过,精密量取续滤液5ml,置50ml量瓶中,用水稀释至刻度,摇匀,照紫外-可见分光光度法(通则0401),在314nm的波长处测定吸光度,按 $C_{13}H_{22}N_4O_3S$ 的吸收系数($E_{1cm}^{1\%}$)为495计算出每片的溶出量。

限度 雷尼替丁标示量的80%,应符合规定。

其他 应符合片剂项下有关的各项规定(通则0101)。

【含量测定】 **铋** 取本品20片,精密称定,研细,精密称取适量(约相当于枸橼酸铋雷尼替丁0.6g),加水50ml,充分振摇使枸橼酸铋雷尼替丁溶解,加硝酸溶液(1→3)3ml与二甲酚橙指示液2滴,用乙二胺四醋酸二钠滴定液(0.05mol/L)滴定至溶液显黄色。每1ml乙二胺四醋酸二钠滴定液(0.05mol/L)相当于10.45mg的Bi。

雷尼替丁 照高效液相色谱法(通则0512)测定。

供试品溶液 取含量测定铋项下的细粉适量(约相当于雷尼替丁20mg),精密称定,置200ml量瓶中,加水适量,充分振摇使雷尼替丁溶解,用水稀释至刻度,摇匀,滤过,取续滤液。

对照品溶液、系统适用性溶液、色谱条件、系统适用性要求与测定法 见枸橼酸铋雷尼替丁含量测定雷尼替丁项下。

【类别】 同枸橼酸铋雷尼替丁。

【规格】 0.2g(雷尼替丁与枸橼酸铋量为1∶1.1)

【贮藏】 遮光,密封,在干燥处保存。

枸橼酸铋雷尼替丁胶囊

Juyuansuanbi Leinitiding Jiaonang

Ranitidine Bismuth Citrate Capsules

本品含枸橼酸铋雷尼替丁复合物。雷尼替丁与枸橼酸铋量为1∶1.1者,每粒含雷尼替丁($C_{13}H_{22}N_4O_3S$)应为72.0~88.0mg,含枸橼酸铋以铋(Bi)计算,应为52.0~64.0mg;雷尼替丁与枸橼酸铋量为1∶1者,每粒含雷尼替丁($C_{13}H_{22}N_4O_3S$)应为139~169mg,含枸橼酸铋以铋(Bi)计算,应为91~111mg。

■【生产要求】 应对生产工艺等进行评估以确定形成遗传毒性杂质N-亚硝基二甲胺等的可能性。必要时,应采用适宜的分析方法对产品进行分析,以确认N-亚硝基二甲胺等的含量符合我国药品监管部门相关指导原则或ICH M7指导原则的要求。■[增订]

【性状】 本品内容物为微黄色至淡黄棕色颗粒或粉末。

【鉴别】 ■(1)取本品内容物适量(约相当于枸橼酸铋雷尼替丁0.5g),置试管中,用小火缓缓加热,产生的气体能使湿润的醋酸铅试纸显黑色。■[删除]

(2)在雷尼替丁含量测定项下记录的色谱图中,供试品溶液主峰的保留时间应与对照品溶液主峰的保留时间一致。

(3)取本品内容物适量,加水振摇,滤过,滤液显铋盐(2)与枸橼酸盐(2)的鉴别反应(通则0301)。

【检查】 **有关物质** 照高效液相色谱法(通则0512)测定。

供试品溶液 取本品内容物适量(约相当于雷尼替丁0.1g),置100ml量瓶中,加水使雷尼替丁溶解并稀释至刻度,摇匀,滤过,取续滤液。

对照溶液 精密量取供试品溶液1ml,置100ml量瓶中,用水稀释至刻度,摇匀。

系统适用性溶液、色谱条件、系统适用性要求与测定法 见枸橼酸铋雷尼替丁有关物质项下。

限度 供试品溶液色谱图中如有杂质峰,扣除相对保留时间0.15之前的色谱峰,单个杂质峰面积不得大于对照溶液主峰面积(1.0%),各杂质峰面积的和不得大于对照溶液主峰面积的2倍(2.0%),小于对照溶液主峰面积0.05倍的色谱峰忽略不计。

其他 应符合胶囊剂项下有关的各项规定(通则0103)。

【含量测定】 **铋** 取装量差异项下的内容物,混合均匀,精密称取适量(约相当于枸橼酸铋雷尼替丁0.6g),加水50ml,充分振摇使枸橼酸铋溶解,再加硝酸溶液(1→3)3ml与二甲酚橙指示液2滴,用乙二胺四醋酸二钠滴定液(0.05mol/L)滴定至溶液显黄色。每1ml乙二胺四醋酸二钠滴定液(0.05mol/L)相当于10.45mg的Bi。

雷尼替丁 照高效液相色谱法(通则0512)测定。

供试品溶液 取装量差异项下的内容物,混合均匀,精密称取适量(约相当于雷尼替丁20mg),置200ml量瓶中,加水适量,充分振摇使雷尼替丁溶解并用水稀释至刻度,摇匀,滤过,取续滤液。

对照品溶液、系统适用性溶液、色谱条件、系统适用性要求与测定法 见枸橼酸铋雷尼替丁含量测定雷尼替丁项下。

【类别】 同枸橼酸铋雷尼替丁。

【规格】 (1)0.2g(雷尼替丁与枸橼酸铋量为1∶1.1)
(2)0.35g(雷尼替丁与枸橼酸铋量为1∶1)

【贮藏】 密封,在干燥处保存。

哈西奈德软膏

Haxinaide Ruangao

Halcinonide Ointment

本品含哈西奈德($C_{24}H_{32}ClFO_5$)应为标示量的90.0%~110.0%。

【性状】 本品为乳白色软膏。

【鉴别】 ■(1)照薄层色谱法(通则0502)试验。

供试品溶液 取本品适量(约相当于哈西奈德2mg),置分液漏斗中,加环己烷50ml与甲醇25ml,振摇使全部溶解,分取下层置另一含有5%硫酸铝钾溶液50ml的分液漏斗中,上层用甲醇-10%氯化钠溶液(5∶1)提取2次(15ml,10ml),将下层并入上述分液漏斗中,用三氯甲烷提取4次(50ml,25ml,5ml,5ml),合并三氯甲烷溶液,通过加有无水硫酸钠约10g的漏斗滤入烧杯中,置水浴上蒸干,残渣用三氯甲烷-甲醇(9∶1)1ml溶解。

对照品溶液 取哈西奈德对照品适量,加三氯甲烷-甲醇(9∶1)溶解并稀释制成每1ml中约含哈西奈德2mg的溶液。

色谱条件 采用硅胶G薄层板,以三氯甲烷-乙酸乙酯(3∶1)为展开剂。

测定法 吸取供试品溶液与对照品溶液各$10\mu l$,分别点于同一薄层板上,展开,取出,晾干,在105℃干燥10分钟,喷以碱性四氮唑蓝试液,立即检视。

结果判定 供试品溶液主斑点的位置和颜色应与对照品溶液的主斑点相同。■[删除]

(2)在含量测定项下记录的色谱图中,供试品溶液主峰的保留时间应与对照品溶液主峰的保留时间一致。

■以上(1)、(2)两项可选做一项。■[删除]

【检查】 应符合软膏剂项下有关的各项规定(通则0109)。

【含量测定】 照高效液相色谱法(通则0512)测定。

内标溶液 取黄体酮,加流动相溶解并稀释制成每1ml中约含0.15mg的溶液。

供试品溶液 取本品适量(约相当于哈西奈德1.25mg),精密称定,置50ml量瓶中,加甲醇约30ml,置80℃水浴中加热2分钟,振摇使哈西奈德溶解,放冷,精密加内标溶液5ml,用甲醇稀释至刻度,摇匀,置冰浴中冷却2小时以上,取出后迅速滤过,放至室温,取续滤液。

对照品溶液 取哈西奈德对照品约12.5mg,精密称定,置100ml量瓶中,加甲醇溶解并稀释至刻度,摇匀,精密量取该溶液10ml与内标溶液5ml,置50ml量瓶中,用甲醇稀释至刻度,摇匀。

色谱条件 见哈西奈德含量测定项下。进样体积20μl。

系统适用性要求 理论板数按哈西奈德峰计算不低于2000,哈西奈德峰与内标物质峰之间的分离度应符合要求。

测定法 精密量取供试品溶液与对照品溶液,分别注入液相色谱仪,记录色谱图。按内标法以峰面积计算。

【类别】 同哈西奈德。

【规格】 10g:10mg

【贮藏】 密闭,在阴凉处保存。

咪康唑氯倍他索乳膏

Mikangzuo Lübeitasuo Rugao

Compound Miconazole Nitrate Cream

本品含硝酸咪康唑($C_{18}H_{14}Cl_4N_2O \cdot HNO_3$)与丙酸氯倍他索($C_{25}H_{32}ClFO_5$)均应为标示量的90.0%~110.0%。

【处方】

硝酸咪康唑	20g
丙酸氯倍他索	0.5g
基质	适量
制成	1000g

【性状】 本品为乳白色乳膏。

【鉴别】 ■(1)取本品约2g,加无水乙醇20ml,温热使溶解,放冷,滤过,滤液置水浴上蒸干,滴加二苯胺试液,即显蓝色。■[删除]

(2)在含量测定项下记录的色谱图中,供试品溶液两主峰的保留时间应与对照品溶液两主峰的保留时间一致。

【检查】 应符合乳膏剂项下有关的各项规定(通则0109)。

【含量测定】 照高效液相色谱法(通则0512)测定。

供试品溶液 取本品2.5g,精密称定,置烧杯中,加甲醇20ml,置80℃水浴中加热搅拌使硝酸咪康唑与丙酸氯倍他索溶解,用甲醇适量转移至50ml量瓶中,放冷,用甲醇稀释至刻度,摇匀,在冰浴中冷却1小时后立即滤过,取续滤液放置至室温。

对照品溶液 取硝酸咪康唑对照品与丙酸氯倍他索对照品适量,精密称定,加甲醇溶解并定量稀释制成每1ml中约含硝酸咪康唑1mg与丙酸氯倍他索25μg的溶液。

色谱条件 用十八烷基硅烷键合硅胶为填充剂;以甲醇-乙腈-0.5%醋酸铵溶液(38:38:24)为流动相;柱温为35℃;检测波长为240nm;进样体积20μl。

系统适用性要求 理论板数按硝酸咪康唑峰计算不低于2000。硝酸咪康唑峰与丙酸氯倍他索峰间的分离度应符合要求。

测定法 精密量取供试品溶液与对照品溶液,分别注入液相色谱仪,记录色谱图。按外标法以峰面积计算。

【类别】 皮肤外用药。

【贮藏】 遮光,密封,在阴凉处保存。

氟尿嘧啶注射液

Funiaomiding Zhusheye

Fluorouracil Injection

本品为氟尿嘧啶加适量氢氧化钠制成的水溶液。含氟尿嘧啶($C_4H_3FN_2O_2$)应为标示量的93.0%~107.0%。

【性状】 本品为无色或几乎无色的澄明液体。

【鉴别】 (1)取本品2ml,加溴试液1ml,振摇,溴液的颜色即消失;加氢氧化钡试液2ml,生成紫色沉淀。

■(2)取三氧化铬的饱和硫酸溶液约1ml,置小试管中,转动试管,溶液应能均匀涂于管壁;加本品2滴,微热,转动试管,溶液应不能再均匀涂于管壁,而类似油垢存在于管壁。■[删除]

(3)取含量测定项下的供试品溶液,照紫外-可见分光光度法(通则0401)测定,在265nm的波长处有最大吸收,在232nm的波长处有最小吸收。

【检查】 pH值 应为8.4~9.2(通则0631)。

有关物质 照高效液相色谱法(通则0512)测定。

供试品溶液 取本品适量,用流动相稀释制成每1ml中约含氟尿嘧啶0.1mg的溶液。

对照溶液 精密量取供试品溶液适量,用流动相定量稀释制成每1ml中约含氟尿嘧啶0.25μg的溶液。

色谱条件、系统适用性要求与测定法 见氟尿嘧啶有关物质项下。

限度 供试品溶液色谱图中如有杂质峰,单个杂质峰面积不得大于对照溶液主峰面积的 2 倍(0.5%),各杂质峰面积的和不得大于对照溶液主峰面积的 3 倍(0.75%)。

细菌内毒素 取本品,依法检查(通则 1143),每 1mg 氟尿嘧啶中含内毒素的量应小于 0.25EU。

其他 应符合注射剂项下有关的各项规定(通则 0102)。

【含量测定】 照紫外-可见分光光度法(通则 0401)测定。

供试品溶液 精密量取本品适量,用 0.1mol/L 盐酸溶液定量稀释制成每 1ml 中含氟尿嘧啶 $10\mu g$ 的溶液。

测定法 见氟尿嘧啶含量测定项下。

【类别】 同氟尿嘧啶。

【规格】 (1)5ml:0.125g (2)10ml:0.25g

【贮藏】 遮光,密闭保存。

氟 哌 啶 醇

Fupaidingchun

Haloperidol

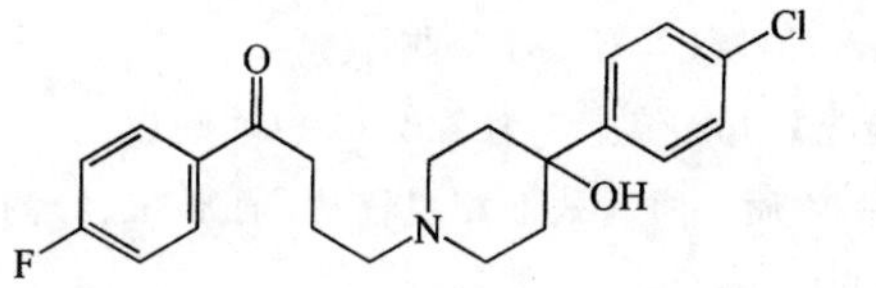

$C_{21}H_{23}ClFNO_2$ 375.87

本品为 1-(4-氟苯基)-4-[4-(4-氯苯基)-4-羟基-1-哌啶基]-1-丁酮。按干燥品计算,含 $C_{21}H_{23}ClFNO_2$ 不得少于 98.5%。

【性状】 本品为白色或类白色的结晶性粉末;无臭。

本品■在三氯甲烷中溶解,■[删除]在乙醇中略溶,在乙醚中微溶,在水中几乎不溶。

熔点 本品的熔点(通则 0612 第一法)为 149~153℃。

吸收系数 避光操作。取本品适量,精密称定,加盐酸溶液(9→100)-甲醇(1:99)溶解并定量稀释制成每 1ml 中约含 $15\mu g$ 的溶液,照紫外-可见分光光度法(通则 0401),在 244nm 的波长处测定吸光度,吸收系数($E_{1cm}^{1\%}$)为 338~360。

【鉴别】 ■(1)取三氧化铬的饱和硫酸溶液约 1ml,置小试管中,转动试管,溶液应能均匀涂于管壁;加本品约 2mg,微温,转动试管,溶液应不能再均匀涂于管壁,而类似油垢存在于管壁。■[删除]

(2)本品的红外光吸收图谱应与对照的图谱(光谱集 281 图)一致。

(3)取本品约 20mg,照氧瓶燃烧法(通则 0703)进行有机破坏,用氢氧化钠试液 5ml 为吸收液,吸收完全后,加稀硝酸使成酸性后,缓缓煮沸 2 分钟,溶液应显氯化物鉴别(1)的反应(通则 0301)。

【检查】 酸性溶液的澄清度 取本品 50mg,加乳酸溶液(0.5→100)10ml,加热溶解后,溶液应澄清。

有关物质 照高效液相色谱法(通则 0512)测定。避光操作。

供试品溶液 取本品 50mg,置 50ml 量瓶中,加流动相溶解并稀释至刻度,摇匀。

对照溶液 精密量取供试品溶液 1ml,置 100ml 量瓶中,用流动相稀释至刻度,摇匀。

色谱条件 用十八烷基硅烷键合硅胶为填充剂;以甲醇-0.05mol/L 磷酸二氢钾溶液(50:50)(用磷酸调节 pH 值至 4.0)为流动相;检测波长为 220nm;进样体积 $15\mu l$。

系统适用性要求 氟哌啶醇峰的保留时间约为 13 分钟,氟哌啶醇峰与相邻杂质峰的分离度应符合要求。

测定法 精密量取供试品溶液与对照溶液,分别注入液相色谱仪,记录色谱图至主成分峰保留时间的 2.5 倍。

限度 供试品溶液色谱图中如有杂质峰,单个杂质峰面积不得大于对照溶液主峰面积的 0.5 倍(0.5%),各杂质峰面积的和不得大于对照溶液主峰面积(1.0%),小于对照溶液主峰面积 0.05 倍的色谱峰忽略不计。

干燥失重 取本品,在 60℃减压干燥至恒重,减失重量不得过 0.5%(通则 0831)。

炽灼残渣 不得过 0.1%(通则 0841)。

【含量测定】 取本品约 0.2g,精密称定,加冰醋酸 20ml,微温使溶解,放冷,加萘酚苯甲醇指示液 2 滴,用高氯酸滴定液(0.1mol/L)滴定至溶液显绿色,并将滴定的结果用空白试验校正。每 1ml 高氯酸滴定液(0.1mol/L)相当于 37.59mg 的 $C_{21}H_{23}ClFNO_2$。

【类别】 抗精神病药。

【贮藏】 遮光,密封保存。

【制剂】 (1)氟哌啶醇片 (2)氟哌啶醇注射液

氟 哌 啶 醇 片

Fupaidingchun Pian

Haloperidol Tablets

本品含氟哌啶醇($C_{21}H_{23}ClFNO_2$)应为标示量的 90.0%~110.0%。

【性状】 本品为糖衣片,除去包衣后显白色。

【鉴别】 ■(1)取本品细粉适量(约相当于氟哌啶醇 2mg),加三氯甲烷 2ml,振摇,滤过,滤液蒸干,残渣照氟哌啶醇项下的鉴别(1)项试验,显相同的反应。■[删除]

(2)取含量测定项下的溶液,照紫外-可见分光光度法(通则 0401)测定,在 244nm 的波长处有最大吸收,在 232nm 的波长处有最小吸收。

■(3)取本品(约相当于氟哌啶醇 100mg),除去糖衣后研细,取细粉置分液漏斗中,加水 20ml、氢氧化钠试液 5ml 及三氯甲烷 50ml,振摇提取,静置,三氯甲烷层用脱脂棉滤过,蒸

干,残渣经 60℃ 减压干燥 4 小时后的红外吸收图谱应与对照的图谱(光谱集 281 图)一致。■[删除]

【检查】　有关物质　照高效液相色谱法(通则 0512)测定。避光操作。

供试品溶液　取本品细粉适量(约相当于氟哌啶醇 10mg),置 10ml 量瓶中,加流动相适量,超声使氟哌啶醇溶解,放冷,用流动相稀释至刻度,摇匀,滤过,取续滤液。

对照溶液　精密量取供试品溶液 1ml,置 100ml 量瓶中,用流动相定量稀释至刻度,摇匀。

色谱条件、系统适用性要求与测定法　见氟哌啶醇有关物质项下。

限度　供试品溶液色谱图中如有杂质峰,单个杂质峰面积不得大于对照溶液主峰面积的 0.5 倍(0.5%),各杂质峰面积的和不得大于对照溶液主峰面积(1.0%),相对保留时间小于 0.25 的色谱峰和小于对照溶液主峰面积 0.05 倍的色谱峰均忽略不计。

含量均匀度　避光操作。取本品 1 片,除去包衣后,置乳钵中,研细,加盐酸溶液(9→100)1ml,研磨 2 分钟后,用甲醇 30ml 分次转移至 50ml 量瓶中,置水浴上加热振摇使氟哌啶醇溶解,放冷,用甲醇稀释至刻度,摇匀,用干燥滤纸滤过,精密量取续滤液 5ml,置 20ml 量瓶中,用盐酸溶液(9→100)-甲醇(1∶99)稀释至刻度,摇匀,作为供试品溶液。照含量测定项下的方法测定含量,应符合规定(通则 0941)。

溶出度　照溶出度与释放度测定法(通则 0931 第一法)测定。避光操作。

溶出条件　以盐酸溶液(9→1000)900ml 为溶出介质,转速为每分钟 100 转,依法操作,经 30 分钟时取样。

供试品溶液　取溶出液 10ml,滤过,取续滤液(2mg 规格);或精密量取续滤液 5ml,置 10ml 量瓶中,用溶出介质稀释至刻度,摇匀(4mg 规格)。

对照品溶液　取氟哌啶醇对照品 10mg,精密称定,置 50ml 量瓶中,加盐酸溶液(9→100)-甲醇(1∶99)溶解并稀释至刻度,摇匀,精密量取 1ml,置 100ml 量瓶中,加溶出介质稀释至刻度,摇匀。

色谱条件　见有关物质项下。进样体积 $50\mu l$。

系统适用性要求　见有关物质项下。

测定法　精密量取供试品溶液与对照品溶液,分别注入液相色谱仪,记录色谱图。按外标法以峰面积计算每片的溶出量。

限度　标示量的 80%,应符合规定。

其他　应符合片剂项下有关的各项规定(通则 0101)。

【含量测定】　照紫外-可见分光光度法(通则 0401)测定。避光操作。

供试品溶液　取本品 20 片,除去包衣后,精密称定,研细,精密称取适量(约相当于氟哌啶醇 10mg),置 100ml 量瓶中,加盐酸溶液(9→100)1ml,振摇 2 分钟后,加甲醇 60ml,置水浴上加热振摇使氟哌啶醇溶解,放冷,用甲醇稀释至刻度,摇匀,滤过,精密量取续滤液 10ml,置 100ml 量瓶中,用盐酸

溶液(9→100)-甲醇(1∶99)稀释至刻度,摇匀。

测定法　取供试品溶液,在 244nm 的波长处测定吸光度,按 $C_{21}H_{23}ClFNO_2$ 的吸收系数($E_{1cm}^{1\%}$)为 353 计算。

【类别】　同氟哌啶醇。

【规格】　(1)2mg　(2)4mg

【贮藏】　遮光,密封保存。

氟哌啶醇注射液

Fupaidingchun Zhusheye

Haloperidol Injection

本品为氟哌啶醇加乳酸适量制成的灭菌水溶液。含氟哌啶醇($C_{21}H_{23}ClFNO_2$)应为标示量的 90.0%~110.0%。

【性状】　本品为无色的澄明液体。

【鉴别】　■(1)取本品 3 滴,照氟哌啶醇项下的鉴别(1)项试验,显相同的反应。■[删除]

(2)避光操作。取含量测定项下的溶液,照紫外-可见分光光度法(通则 0401)测定,在 244nm 的波长处有最大吸收,在 232nm 的波长处有最小吸收。

【检查】　pH 值　应为 2.8~3.6(通则 0631)。

有关物质　照高效液相色谱法(通则 0512)测定。避光操作。

供试品溶液　取本品 2ml,置 10ml 量瓶中,用流动相稀释至刻度,摇匀。

对照溶液　精密量取供试品溶液 1ml,置 100ml 量瓶中,用流动相稀释至刻度,摇匀。

色谱条件、系统适用性要求与测定法　见氟哌啶醇有关物质项下。

限度　供试品溶液色谱图中如有杂质峰,单个杂质峰面积不得大于对照溶液主峰面积的 0.5 倍(0.5%),各杂质峰面积的和不得大于对照溶液主峰面积的 1.5 倍(1.5%),相对保留时间小于 0.25 的色谱峰和小于对照溶液主峰面积 0.05 倍的色谱峰均忽略不计。

细菌内毒素　取本品,依法检查(通则 1143),每 1mg 氟哌啶醇中含内毒素的量应小于 10EU。

其他　应符合注射剂项下有关的各项规定(通则 0102)。

【含量测定】　照紫外-可见分光光度法(通则 0401)测定。避光操作。

供试品溶液　精密量取本品适量,用盐酸溶液(9→100)-甲醇(1∶99)定量稀释制成每 1ml 中约含氟哌啶醇 $10\mu g$ 的溶液。

测定法　取供试品溶液,在 244nm 的波长处测定吸光度,按 $C_{21}H_{23}ClFNO_2$ 的吸收系数($E_{1cm}^{1\%}$)为 353 计算。

【类别】　同氟哌啶醇。

【规格】　1ml∶5mg

【贮藏】　遮光,密闭保存。

氢溴酸东莨菪碱

Qingxiusuan Donglangdangjian

Scopolamine Hydrobromide

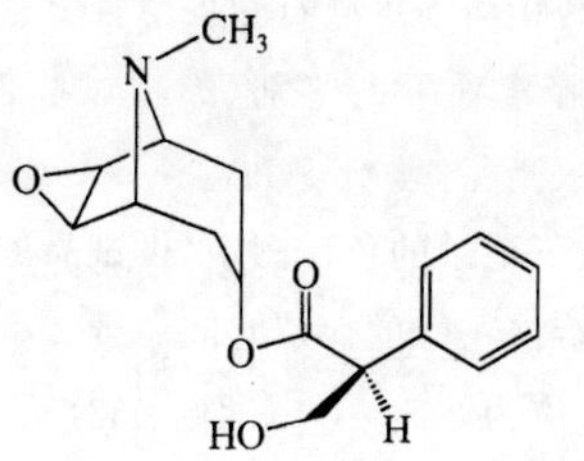

, HBr, 3H₂O

$$C_{17}H_{21}NO_4 \cdot HBr \cdot 3H_2O \quad 438.32$$

本品为6β,7β-环氧-1αH,5αH-托烷-3α-醇(—)托品酸酯氢溴酸盐三水合物。按干燥品计算,含 $C_{17}H_{21}NO_4 \cdot HBr$ 应为 99.0%～102.0%。

【性状】 本品为无色结晶或白色结晶性粉末;无臭;微有风化性。

本品在水中易溶,在乙醇中略溶,■在三氯甲烷中极微溶解,■[删除]在乙醚中不溶。

熔点 本品的熔点(通则 0612 第一法)为 195～199℃,熔融时同时分解。

比旋度 取本品,精密称定,加水溶解并定量稀释制成每 1ml 中约含 50mg 的溶液,依法测定(通则 0621),比旋度为 −24°至−27°。

【鉴别】 ■(1)取本品约 10mg,加水 1ml 溶解后,置分液漏斗中,加氨试液使成碱性后,加三氯甲烷 5ml,振摇,分取三氯甲烷液,置水浴上蒸干,残渣中加二氯化汞的乙醇溶液(取二氯化汞 2g,加 60%乙醇使成 100ml)1.5ml,即生成白色沉淀(与阿托品及后马托品的区别)。■[删除]

(2)本品的红外光吸收图谱应与对照的图谱(光谱集 288 图)一致。

(3)本品显托烷生物碱类的鉴别反应(通则 0301)。

(4)本品的水溶液显溴化物的鉴别反应(通则 0301)。

【检查】 **溶液的澄清度** 取本品 0.50g,加水 15ml 溶解后,溶液应澄清。

酸度 取本品 0.50g,加水 10ml 溶解后,依法测定(通则 0631),pH 值应为 4.0～5.5。

其他生物碱 取本品 0.10g,加水 2ml 溶解后,分成两等份:一份中加氨试液 2～3 滴,不得发生浑浊;另一份中加氢氧化钾试液数滴,只许发生瞬即消失的类白色浑浊。

有关物质 照高效液相色谱法(通则 0512)测定。

供试品溶液 取本品适量,加水溶解并制成每 1ml 中含 0.3mg 的溶液。

对照溶液 精密量取供试品溶液 1ml,置 100ml 量瓶中,用流动相稀释至刻度,摇匀。

色谱条件 用辛基硅烷键合硅胶为填充剂;以 0.25%十二烷基硫酸钠溶液(用磷酸调节 pH 值至 2.5)-乙腈(60∶40)为流动相;检测波长为 210nm;进样体积 20μl。

系统适用性要求 理论板数按东莨菪碱峰计算不低于 6000。

测定法 精密量取供试品溶液与对照溶液,分别注入液相色谱仪,记录色谱图至主成分峰保留时间的 3 倍。

限度 供试品溶液的色谱图中如有杂质峰,除溶剂峰附近的溴离子峰外,单个杂质峰面积不得大于对照溶液主峰面积的 0.5 倍(0.5%),各杂质峰面积的和不得大于对照溶液主峰面积(1.0%)。

易氧化物 取本品 0.15g,加水 5ml 溶解后,在 15～20℃加高锰酸钾滴定液(0.02mol/L)0.05ml,10 分钟内红色不得完全消失。

干燥失重 取本品,先在 60℃干燥 1 小时,再升温至 105℃干燥至恒重,减失重量不得过 13.0%(通则 0831)。

【含量测定】 照高效液相色谱法(通则 0512)测定。

供试品溶液 取本品适量,精密称定,加水溶解并定量稀释制成每 1ml 中约含 0.3mg 的溶液。

对照品溶液 取氢溴酸东莨菪碱对照品适量,精密称定,加水溶解并定量稀释制成每 1ml 中约含 0.26mg 的溶液。

色谱条件与系统适用性要求 见有关物质项下。

测定法 精密量取供试品溶液与对照品溶液,分别注入液相色谱仪,记录色谱图。按外标法以峰面积计算。

【类别】 抗胆碱药。

【贮藏】 遮光,密封保存。

【制剂】 (1)氢溴酸东莨菪碱片 (2)氢溴酸东莨菪碱注射液

氢溴酸烯丙吗啡

Qingxiusuan Xibingmafei

Nalorphine Hydrobromide

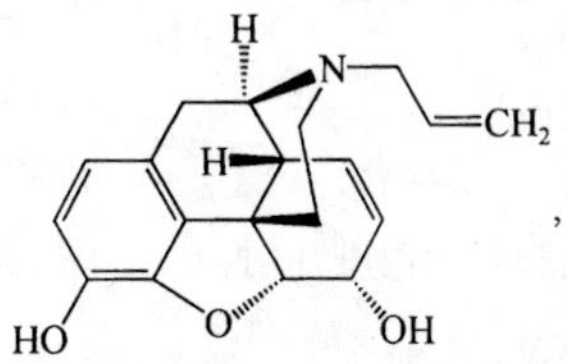

, HBr

$$C_{19}H_{21}NO_3 \cdot HBr \quad 392.29$$

本品为 17-(2-丙烯基)-3-羟基-4,5α-环氧-7,8-二脱氢吗啡喃-6α-醇氢溴酸盐。按干燥品计算,含 $C_{19}H_{21}NO_3 \cdot HBr$ 不得少于 98.0%。

【性状】 本品为白色或类白色的结晶性粉末;无臭;在空气中色渐变暗。

本品在水中溶解,在乙醇中略溶,在■三氯甲烷或■[删除]乙醚中几乎不溶;在稀碱溶液中溶解。

比旋度 取本品,精密称定,加甲醇溶解并定量稀释制成每 1ml 中约含 10mg 的溶液,依法测定(通则 0621),比旋度为 −100°至−105°。

【鉴别】 (1)取本品约 0.1g,加水 5ml 溶解后,加氨试液 1 滴,即生成白色沉淀;能在氢氧化钠试液中溶解。

(2)取本品约 0.1g,加水 5ml 溶解后,加三氯化铁试液 1 滴,即显蓝色。

■(3)取本品约 50mg,加四氯化碳 2ml 溶解后,加溴试液约 1ml,四氯化碳层不显色,水层显红棕色。■[删除]

(4)本品的水溶液显溴化物的鉴别反应(通则 0301)。

【检查】 **酸度** 取本品 0.20g,加水 10ml 溶解后,依法测定(通则 0631),pH 值应为 4.0～5.5。

溶液的澄清度与颜色 取本品 0.20g,加新沸并放冷的水 10ml 溶解后,溶液应澄清无色。如显浑浊,与 1 号浊度标准液(通则 0902 第一法)比较,不得更浓;如显色,与黄色 2 号标准比色液(通则 0901 第一法)比较,不得更深。

有关物质 照薄层色谱法(通则 0502)试验。

供试品溶液 取本品,加甲醇溶解并稀释制成每 1ml 中含 20mg 的溶液。

对照品溶液 取吗啡对照品,精密称定,加甲醇溶解并定量制成每 1ml 中含 0.2mg 的溶液。

色谱条件 采用硅胶 G 薄层板,以乙酸乙酯-甲醇-浓氨溶液(8.6∶1∶0.4)为展开剂。

测定法 取供试品溶液与对照品溶液各 10μl,分别点于同一薄层板上,展开,晾干,喷以浓碘铂酸钾试液显色。

限度 供试品溶液如显杂质斑点,与对照品溶液的主斑点比较,不得更深。

干燥失重 取本品 0.5g,在 105℃干燥至恒重,减失重量不得过 1.0%(通则 0831)。

炽灼残渣 不得过 0.1%(通则 0841)。

【含量测定】 取本品约 0.3g,精密称定,加冰醋酸 30ml 与醋酸汞试液 10ml 溶解后,加结晶紫指示液 1 滴,用高氯酸滴定液(0.1mol/L)滴定至溶液显纯蓝色,并将滴定的结果用空白试验校正。每 1ml 高氯酸滴定液(0.1mol/L)相当于 39.23mg 的 $C_{19}H_{21}NO_3 \cdot HBr$。

【类别】 吗啡拮抗药。

【贮藏】 遮光,密封保存。

【制剂】 氢溴酸烯丙吗啡注射液

重酒石酸去甲肾上腺素注射液

Zhongjiushisuan Qujia Shenshangxiansu Zhusheye

Norepinephrine Bitartrate Injection

本品为重酒石酸去甲肾上腺素加氯化钠适量使成等渗的灭菌水溶液。含重酒石酸去甲肾上腺素($C_8H_{11}NO_3 \cdot C_4H_6O_6 \cdot$ H_2O)应为标示量的 90.0%～115.0%。

本品中可加适宜的稳定剂。

【性状】 本品为无色或几乎无色的澄明液体;遇光和空气易变质。

【鉴别】 (1)取本品 1ml,加三氯化铁试液 1 滴,即显翠绿色。

(2)取本品适量(约相当于重酒石酸去甲肾上腺素 1mg),照重酒石酸去甲肾上腺素项下的鉴别(2)项试验,显相同的反应。

(3)在含量测定项下记录的色谱图中,供试品溶液主峰的保留时间应与对照品溶液主峰的保留时间一致。

【检查】 **pH 值** 应为 2.5～4.5(通则 0631)。

有关物质 照高效液相色谱法(通则 0512)测定。

供试品溶液 精密量取本品适量,用 0.9%氯化钠溶液定量稀释制成每 1ml 中含重酒石酸去甲肾上腺素 2mg 的溶液。

对照溶液 精密量取供试品溶液 1ml,置 100ml 量瓶中,用流动相稀释至刻度,摇匀。

对照品溶液 取盐酸去甲肾上腺酮对照品适量,精密称定,加流动相溶解并定量稀释制成每 1ml 中约含去甲肾上腺酮 2μg 的溶液。

系统适用性溶液(1) 取重酒石酸去甲肾上腺素 10mg,加 0.1mol/L 盐酸溶液 5ml 使溶解,取 1ml,加浓过氧化氢溶液 0.1ml,摇匀,在紫外光灯(254nm)下照射 90 分钟,加流动相 9ml,摇匀。

系统适用性溶液(2) 取重酒石酸去甲肾上腺素 10mg 与焦亚硫酸钠 50mg,置具塞试管,加水 5ml 使溶解,密塞,100℃加热 1 小时,取 1ml 置 10ml 量瓶中,用 0.9%氯化钠溶液稀释至刻度,摇匀。

色谱条件 用十八烷基硅烷键合硅胶为填充剂(XBridge C18 柱,4.6mm×250mm,5μm 或效能相当的色谱柱);以 0.14%庚烷磺酸钠溶液-甲醇(80∶20)(用磷酸调节 pH 值至 3.0±0.1)为流动相;检测波长为 280nm;进样体积 20μl。

系统适用性要求 系统适用性溶液(1)色谱图中,去甲肾上腺素峰保留时间约为 10 分钟,降解产物峰与去甲肾上腺酮峰相对保留时间分别约为 1.1 与 1.3,去甲肾上腺素峰与降解产物峰之间的分离度应符合要求;系统适用性溶液(2)色谱图中,去甲肾上腺素峰保留时间约为 10 分钟,焦亚硫酸钠峰与去甲肾上腺素磺化物峰相对保留时间分别约为 0.23 与 0.26,焦亚硫酸钠峰与去甲肾上腺素磺化物峰的分离度应符合要求。

测定法 精密量取供试品溶液、对照溶液与对照品溶液,分别注入液相色谱仪,记录色谱图至主成分峰保留时间的 2 倍。

限度 供试品溶液色谱图中如有与去甲肾上腺酮峰保留时间一致的色谱峰,按外标法以峰面积计算,不得过重酒石酸去甲肾上腺素标示量的 0.1%;如有与去甲肾上腺素磺化物峰保留时间一致的色谱峰,去甲肾上腺素磺化物峰面积不得大于对照溶液主峰面积的 10 倍(10.0%);除去甲肾上腺酮峰、去甲肾上腺素磺化物峰及其之前的辅料峰外,其他各杂质峰面积的和不得大于对照溶液主峰面积的 0.5 倍(0.5%),小于对照溶液主峰面积 0.05 倍的色谱峰忽略不计。

渗透压摩尔浓度 取本品,依法测定(通则 0632),渗透压摩尔浓度应为 257~315mOsmol/kg。

细菌内毒素 取本品,依法检查(通则 1143),每 1mg 重酒石酸去甲肾上腺素中含内毒素的量应小于 83EU。

其他 应符合注射剂项下有关的各项规定(通则 0102)。

【含量测定】 照高效液相色谱法(通则 0512)测定。

供试品溶液 精密量取本品适量(约相当于重酒石酸去甲肾上腺素 4mg),置 25ml 量瓶中,加 4%醋酸溶液稀释至刻度,摇匀。

对照品溶液 取重酒石酸去甲肾上腺素对照品适量,精密称定,加 4%醋酸溶液溶解并定量稀释制成每 1ml 中含 0.16mg 的溶液。

色谱条件 用十八烷基硅烷键合硅胶为填充剂;以 0.14%庚烷磺酸钠溶液-甲醇(65:35)(用磷酸调节 pH 值至 3.0±0.1)为流动相;检测波长为 280nm;进样体积 20μl。

系统适用性要求 理论板数按去甲肾上腺素峰计算不低于 3000。

测定法 精密量取供试品溶液与对照品溶液,分别注入液相色谱仪,记录色谱图。按外标法以峰面积计算。

【类别】 同重酒石酸去甲肾上腺素。

【规格】 (1)1ml:2mg (2)1ml:5mg (3)2ml:10mg

【贮藏】 遮光,密闭,在阴凉处保存。

附:

去甲肾上腺酮

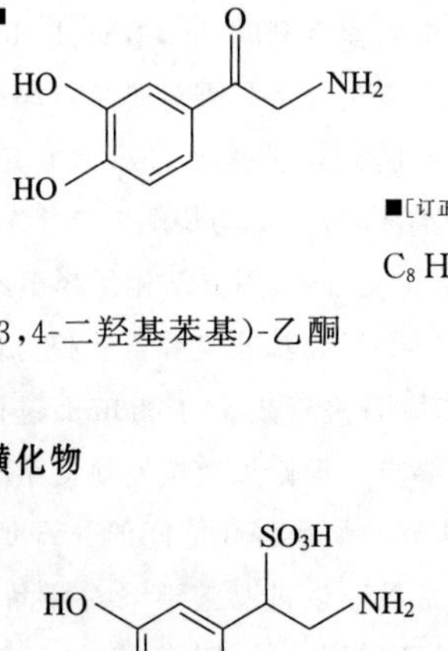

$C_8H_9NO_3$ 172.2

2-氨基-1-(3,4-二羟基苯基)-乙酮

去甲肾上腺素磺化物

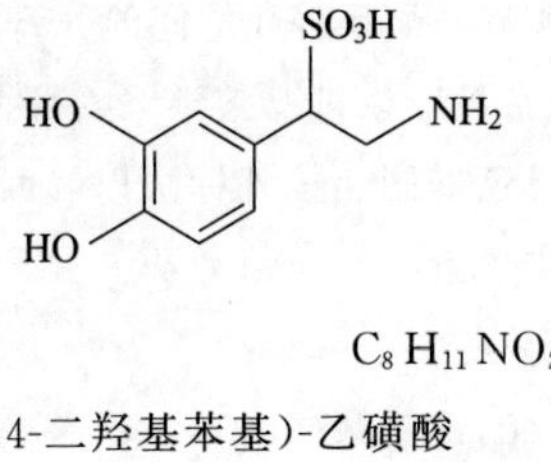

$C_8H_{11}NO_2 \cdot SO_3$ 233

2-氨基-1-(3,4-二羟基苯基)-乙磺酸

重酒石酸间羟胺

Zhongjiushisuan Jianqiang'an

Metaraminol Bitartrate

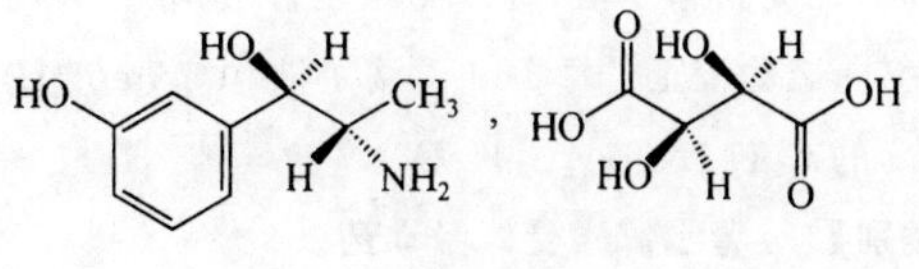

$C_9H_{13}NO_2 \cdot C_4H_6O_6$ 317.29

本品为(一)-α-(1-氨乙基)-3-羟基苯甲醇重酒石酸盐。按干燥品计算,含 $C_9H_{13}NO_2 \cdot C_4H_6O_6$ 不得少于 98.5%。

【性状】 本品为白色结晶性粉末;几乎无臭。

本品在水中易溶,在乙醇中微溶,在■三氯甲烷或■[删除]乙醚中不溶。

熔点 本品的熔点为 171~176℃(通则 0612)。

【鉴别】 (1)取本品约 5mg,加钼酸铵的饱和硫酸溶液 2ml,混匀,即显蓝色。

(2)取本品约 5mg,加水 0.5ml 使溶解,加亚硝基铁氰化钠试液 2 滴、丙酮 2 滴与碳酸氢钠 0.2g,在 60℃的水浴中加热 1 分钟,即显红紫色。

(3)取本品,加水制成每 1ml 中约含 0.1mg 的溶液,照紫外-可见分光光度法(通则 0401)测定,在 272nm 的波长处有最大吸收。

(4)本品的红外光吸收图谱应与对照的图谱(光谱集■1262■[修订]图)一致。

【检查】 酸度 取本品 1.0g,加水 20ml 溶解后,依法测定(通则 0631),pH 值应为 3.2~3.5。

有关物质 照高效液相色谱法(通则 0512)测定。

供试品溶液 取本品适量,加水溶解并稀释制成每 1ml 中约含 0.4mg 的溶液。

对照溶液 精密量取供试品溶液适量,用水定量稀释制成每 1ml 中约含 1μg 的溶液。

色谱条件 用十八烷基硅烷键合硅胶为填充剂;以 0.03%己烷磺酸钠溶液(用 40%磷酸调节 pH 值至 3.0)-甲醇(80:20)为流动相;检测波长为 220nm;进样体积 20μl。

系统适用性要求 理论板数按间羟胺峰计算不低于 5000,间羟胺峰与相邻杂质峰的分离度应符合要求。

测定法 精密量取供试品溶液与对照溶液,分别注入液相色谱仪,记录色谱图至主成分峰保留时间的 3 倍。

限度 供试品溶液色谱图中如有杂质峰(除酒石酸峰外),单个杂质峰面积不得大于对照溶液的主峰面积(0.25%),各杂质峰面积的和不得大于对照溶液主峰面积的 4 倍(1.0%)。

干燥失重 取本品,在 105℃干燥至恒重,减失重量不得过 0.5%(通则 0831)。

炽灼残渣 不得过 0.1%（通则 0841）。

【含量测定】 取本品约 0.1g，精密称定，置碘瓶中，用水 40ml 使溶解，精密加溴滴定液（0.05mol/L）40ml，再加盐酸 8ml，立即密塞，放置 15 分钟，注意微开瓶塞，加碘化钾试液 8ml，立即密塞，振摇，用少量水冲洗碘瓶的瓶塞和瓶颈，加三氯甲烷 1ml，振摇，用硫代硫酸钠滴定液（0.1mol/L）滴定，至近终点时，加淀粉指示液，继续滴定至蓝色消失，并将滴定的结果用空白试验校正。每 1ml 溴滴定液（0.05mol/L）相当于 5.288mg 的 $C_9H_{13}NO_2 \cdot C_4H_6O_6$。

【类别】 α 肾上腺素受体激动药。

【贮藏】 遮光，密封保存。

【制剂】 重酒石酸间羟胺注射液

复方左炔诺孕酮片

Fufang Zuoquenuoyuntong Pian

Compound Levonorgestrel Tablets

本品含左炔诺孕酮（$C_{21}H_{28}O_2$）与炔雌醇（$C_{20}H_{24}O_2$）均应为标示量的 90.0%～115.0%。

【处方】

左炔诺孕酮	150mg
炔雌醇	30mg
制成	1000 片

【性状】 本品为糖衣片或薄膜衣片，除去包衣后显白色或类白色。

【鉴别】 ■(1)取本品 5 片，研细，加三氯甲烷 10ml 充分搅拌后，滤过，取滤液 2ml，加碱性三硝基苯酚溶液（取 0.6% 三硝基苯酚乙醇溶液、7% 氢氧化钠溶液与稀乙醇，临用前等量混合）2ml，放置 30 分钟后，溶液呈棕黄色。■[删除]

(2)取本品细粉适量（约相当于左炔诺孕酮 15mg），分次加三氯甲烷约 200ml，充分搅拌后，用 G4 垂熔漏斗减压抽滤，用三氯甲烷洗涤滤渣与滤器，合并滤液，置水浴上蒸干，放冷，精密加三氯甲烷 2ml，用 1dm 的微量旋光管依法测定（通则 0621），应为左旋，并不得低于 0.18°。

■(3)照薄层色谱法（通则 0502）试验。

供试品溶液 取本品 5 片，研细，加三氯甲烷 10ml，充分搅拌后，滤过，滤液蒸干，精密加三氯甲烷 1ml 使左炔诺孕酮与炔雌醇溶解。

对照品溶液 取左炔诺孕酮对照品与炔雌醇对照品适量，加三氯甲烷溶解并稀释制成每 1ml 中约含左炔诺孕酮 0.75mg 与炔雌醇 0.15mg 的溶液。

色谱条件 采用硅胶 G 薄层板，以三氯甲烷-甲醇（9：1）为展开剂。

测定法 吸取供试品溶液与对照品溶液各 30μl，分别点于同一薄层板上，展开，晾干，喷以硫酸-无水乙醇（1：1）混合液，在 105℃ 加热使显色。

结果判定 供试品溶液所显两个主斑点的位置和颜色应与对照品溶液相应的主斑点相同。■[删除]

(4)在含量测定项下记录的色谱图中，供试品溶液两主峰的保留时间应与对照品溶液相应两主峰的保留时间一致。

■以上（3）、（4）两项可选做一项。■[删除]

【检查】 含量均匀度 以含量测定项下测得的每片含量计算，应符合规定（通则 0941）。

溶出度 照溶出度与释放度测定法（通则 0931 第二法）测定。

溶出条件 以 0.0005% 聚山梨酯 80 溶液 500ml 为溶出介质，转速为每分钟 75 转，依法操作，经 60 分钟时取样。

供试品溶液 取溶出液滤过，弃去初滤液 20ml，取续滤液。

对照品溶液 取左炔诺孕酮对照品适量，精密称定，加乙醇适量，超声使溶解，放冷，并定量稀释制成每 1ml 中约含 0.75mg 的溶液，作为对照品贮备液（1）；取炔雌醇对照品，精密称定，加乙醇适量，超声使溶解，放冷，并定量稀释制成每 1ml 中约含 0.15mg 的溶液，作为对照品贮备液（2）。精密量取对照品贮备液（1）、对照品贮备液（2）各 2ml，置 100ml 量瓶中，用乙腈-溶出介质（1：1）稀释至刻度，摇匀。精密量取 2ml，置 100ml 量瓶中，用溶出介质稀释至刻度，摇匀。

色谱条件 见含量测定项下。左炔诺孕酮的检测波长为 247nm；炔雌醇用荧光检测器测定，激发波长为 285nm，发射波长为 310nm；进样体积 100μl。

系统适用性要求 理论板数按左炔诺孕酮峰计算不低于 5000。

测定法 见含量测定项下。计算每片的溶出量。

限度 均为标示量的 60%，应符合规定。

其他 应符合片剂项下有关的各项规定（通则 0101）。

【含量测定】 照高效液相色谱法（通则 0512）测定。

供试品溶液 取本品 10 片，分别置 10ml 量瓶中，加流动相适量，超声 40 分钟并不时振摇使左炔诺孕酮与炔雌醇溶解，放冷，用流动相稀释至刻度，摇匀，滤过，取续滤液。

对照品溶液 取左炔诺孕酮对照品与炔雌醇对照品各适量，精密称定，加乙腈超声使溶解，放冷，并定量稀释制成每 1ml 中含左炔诺孕酮 0.75mg 与炔雌醇 0.15mg 的溶液，精密量取 2ml，置 100ml 量瓶中，用流动相稀释至刻度，摇匀。

色谱条件 用十八烷基硅烷键合硅胶为填充剂；以乙腈-水（60：40）为流动相；检测波长为 220nm；进样体积 50μl。

系统适用性要求 理论板数按左炔诺孕酮峰计算不低于 5000，左炔诺孕酮峰与炔雌醇峰之间的分离度应大于 2.5。

测定法 精密量取供试品溶液与对照品溶液，分别注入液相色谱仪，记录色谱图。按外标法以峰面积分别计算每片的含量，求出平均含量。

【类别】 避孕药。

【贮藏】 遮光，密封保存。

复方卡比多巴片

Fufang Kabiduoba Pian

Compound Carbidopa Tablets

本品含卡比多巴（$C_{10}H_{14}N_2O_4$）与左旋多巴（$C_9H_{11}NO_4$）均应为标示量的 90.0%～110.0%。

【处方】

卡比多巴	25g
左旋多巴	250g
辅料	适量
制成	1000 片

【性状】 本品为淡蓝色片。

【鉴别】 (1)在含量测定项下记录的色谱图中,供试品溶液两个主峰的保留时间应与对照品溶液相应两主峰的保留时间一致。

■(2)照薄层色谱法(通则 0502)试验。

供试品溶液 取本品细粉适量(约相当于卡比多巴 20mg),置 100ml 量瓶中,加 0.1mol/L 盐酸溶液 25ml 与水 25ml,振摇 20 分钟,加甲醇稀释至刻度,摇匀,滤过。

对照品溶液 取卡比多巴与左旋多巴对照品适量,用 0.1mol/L 盐酸溶液-水-甲醇(1:1:2)制成每 1ml 中含卡比多巴 0.2mg 与左旋多巴 2mg 的溶液。

色谱条件 采用硅胶 G 薄层板,以丙酮-三氯甲烷-正丁醇-冰醋酸-水(60:40:40:40:35)为展开剂。

测定法 吸取供试品溶液与对照品溶液各 10μl,分别点于同一薄层板上,展开,晾干,喷以茚三酮试液,在 105℃加热使显色。

结果判定 供试品溶液所显两个主斑点的位置和颜色应与对照品溶液相应的主斑点一致。■[删除]

■以上(1)、(2)两项可选做一项。■[删除]

【检查】 溶出度 照溶出度与释放度测定法(通则 0931第一法)测定。

溶出条件 以 0.1mol/L 盐酸溶液 750ml 为溶出介质,转速为每分钟 50 转,依法操作,经 30 分钟时取样。

供试品溶液 取溶出液适量,滤过。

对照品溶液 取卡比多巴与左旋多巴对照品适量,精密称定,加 0.1mol/L 盐酸溶液溶解并定量稀释制成每 1ml 中含卡比多巴 33μg 和左旋多巴 0.33mg 的溶液。

色谱条件与系统适用性要求 见含量测定项下。

测定法 见含量测定项下。计算每片中卡比多巴与左旋多巴的溶出量。

限度 标示量的 80%,均应符合规定。

其他 应符合片剂项下有关的各项规定(通则 0101)。

【含量测定】 照高效液相色谱法(通则 0512)测定。

供试品溶液 取本品 20 片,精密称定,研细,精密称取适量(约相当于左旋多巴 50mg),置 100ml 量瓶中,加 0.033mol/L磷酸溶液 10ml,微热使卡比多巴与左旋多巴溶解,放冷,用水稀释至刻度,摇匀,滤过,取续滤液。

对照品溶液 取卡比多巴对照品与左旋多巴对照品适量,同法制成每 1ml 中约含卡比多巴 50μg 和左旋多巴 500μg的溶液。

色谱条件 用十八烷基硅烷键合硅胶为填充剂;以磷酸二氢钠溶液(取磷酸二氢钠 11.04g,加水 950ml 使溶解,加 0.024%癸烷磺酸钠 1.3ml,加水稀释至 1000ml,用磷酸调节 pH 值至 2.8)为流动相;检测波长为 280nm;进样体积 20μl。

系统适用性要求 理论板数按卡比多巴峰计算不低于1000,卡比多巴峰与左旋多巴峰的分离度应符合要求。

测定法 精密量取供试品溶液与对照品溶液,分别注入液相色谱仪,记录色谱图。按外标法以峰面积计算。

【类别】 抗震颤麻痹药。

【贮藏】 遮光,密封,在干燥处保存。

复方炔诺酮片

Fufang Quenuotong Pian

Compound Norethisterone Tablets

本品含炔诺酮（$C_{20}H_{26}O_2$）与炔雌醇（$C_{20}H_{24}O_2$）均应为标示量的 90.0%～110.0%。

【处方】

炔诺酮	600mg
炔雌醇	35mg
制成	1000 片

【性状】 本品为糖衣片或薄膜衣片,除去包衣后显白色或类白色。

【鉴别】 ■(1)照薄层色谱法(通则 0502)试验。

供试品溶液 取本品 2 片,研细,加三氯甲烷-甲醇(9:1)5ml,充分搅拌使炔诺酮与炔雌醇溶解,滤过,滤液置水浴上浓缩至约 0.5ml。

炔诺酮对照品溶液 取炔诺酮对照品适量,加三氯甲烷-甲醇(9:1)溶解并稀释制成每 1ml 中含 2.4mg 的溶液。

炔雌醇对照品溶液 取炔雌醇对照品适量,加三氯甲烷-甲醇(9:1)溶解并稀释制成每 1ml 中含 0.14mg 的溶液。

色谱条件 采用硅胶 G 薄层板,以苯-乙酸乙酯(4:1)为展开剂。

测定法 吸取上述三种溶液各 10μl,分别点于同一薄层板上,展开,晾干,喷以硫酸-无水乙醇(7:3),在 100℃加热5 分钟使显色。

结果判定 供试品溶液所显两个主斑点的位置和颜色应分别与相应的对照品溶液主斑点相同。■[删除]

(2)在含量测定项下记录的色谱图中,供试品溶液两主峰的保留时间应与对照品溶液相应两主峰的保留时间一致。

■以上(1)、(2)两项可选做一项。■[删除]

【检查】 含量均匀度 取本品1片,置10ml量瓶中,加水0.5ml振摇使崩解,加乙腈5ml,超声约15分钟使炔诺酮与炔雌醇溶解,用水稀释至刻度,摇匀,离心,取上清液,作为供试品溶液,照含量测定项下的方法测定含量,限度均为±20%,应符合规定(通则0941)。

溶出度 照溶出度与释放度测定法(通则0931第三法)测定。

溶出条件 以0.5%十二烷基硫酸钠溶液200ml为溶出介质,转速为每分钟100转(糖衣片)或50转(薄膜衣片),依法操作,经1小时时(糖衣片)或45分钟时(薄膜衣片)取样。

供试品溶液 取溶出液,滤过,取续滤液。

对照品溶液 取炔诺酮对照品约12mg,精密称定,置200ml量瓶中,加乙醇10ml使溶解,用0.5%十二烷基硫酸钠溶液稀释至刻度,摇匀,精密量取5ml,置100ml量瓶中,用同一溶剂稀释至刻度,摇匀。

色谱条件 见含量测定项下。进样体积100μl。

系统适用性要求 见含量测定项下。

测定法 见含量测定项下。计算每片中炔诺酮的溶出量。

限度 标示量的60%(糖衣片)或80%(薄膜衣片),应符合规定。

其他 应符合片剂项下有关的各项规定(通则0101)。

【含量测定】 照高效液相色谱法(通则0512)测定。

供试品溶液 取本品20片,精密称定,研细,精密称取适量(约相当于炔诺酮3mg),置50ml量瓶中,加乙腈25ml,超声使炔诺酮与炔雌醇溶解,用水稀释至刻度,摇匀,离心,取上清液。

对照品溶液 取炔诺酮对照品与炔雌醇对照品各适量,精密称定,加乙腈适量溶解后,加入与乙腈等量的水,再用乙腈-水(1:1)定量稀释制成每1ml中约含炔诺酮60μg与炔雌醇3.5μg的溶液。

色谱条件 用十八烷基硅烷键合硅胶为填充剂;以乙腈-水(45:55)为流动相;检测波长为200nm;进样体积50μl。

系统适用性要求 理论板数按炔诺酮峰计算不低于3000,炔诺酮峰与炔雌醇峰之间的分离度应符合要求。

测定法 精密量取供试品溶液与对照品溶液,分别注入液相色谱仪,记录色谱图。按外标法以峰面积计算。

【类别】 避孕药。

【贮藏】 遮光,密封保存。

复方莪术油栓

Fufang Ezhuyou Shuan

Compound Zedoary Turmeric Oil Suppositories

本品每粒中含硝酸益康唑($C_{18}H_{15}Cl_3N_2O \cdot HNO_3$)应为45.0~55.0mg;含牻牛儿酮($C_{15}H_{22}O$)不得少于15mg;含呋喃二烯($C_{15}H_{20}O$)不得少于20mg。

【处方】

硝酸益康唑	50g
莪术油	210ml
辅料	适量
制成	1000粒

【性状】 本品为乳黄色至浅黄棕色栓;有特臭。

【鉴别】 ■(1)取本品1粒,加乙二醇30ml,置水浴上微温使溶解,放冷,使基质析出完全,滤过,取续滤液1ml,加三硝基苯酚试液数滴,生成黄色沉淀。■[删除]

■(2)取鉴别(1)项下的滤液2ml,在红外光灯下加热挥散乙二醇,残渣加硫酸2滴与二苯胺试液1滴,即显深蓝色。■[删除]

(3)在含量测定项下记录的色谱图中,供试品溶液中硝酸益康唑峰、牻牛儿酮峰与呋喃二烯峰的保留时间应分别与对照品溶液中相应峰的保留时间一致。

【检查】 应符合栓剂项下有关的各项规定(通则0107)。

【含量测定】 照高效液相色谱法(通则0512)测定。

供试品溶液 取本品10粒,精密称定,切碎,混匀,精密称取适量(约相当于硝酸益康唑50mg),置50ml量瓶中,加甲醇适量,超声使硝酸益康唑、牻牛儿酮与呋喃二烯溶解并稀释至刻度,摇匀(如有沉淀,滤过,取续滤液),精密量取5ml,置50ml量瓶中,用流动相稀释至刻度,摇匀。

对照品溶液 取硝酸益康唑对照品约25mg、牻牛儿酮对照品约10mg与呋喃二烯对照品约10mg,精密称定,置50ml量瓶中,加甲醇溶解并稀释至刻度,摇匀,精密量取5ml,置25ml量瓶中,用流动相稀释至刻度,摇匀。

色谱条件 用十八烷基硅烷键合硅胶为填充剂;以醋酸铵溶液(取醋酸铵0.77g,加水1000ml使溶解)-乙腈(25:75)为流动相;检测波长为210nm;进样体积20μl。

系统适用性要求 理论板数按硝酸益康唑峰计算不低于4000,硝酸益康唑峰、牻牛儿酮峰、呋喃二烯峰与相邻峰间的分离度应符合要求。

测定法 精密量取供试品溶液与对照品溶液,分别注入液相色谱仪,记录色谱图。按外标法以峰面积计算。

【类别】 妇科用药。

【贮藏】 密闭,在阴凉处保存。

复方氨基酸注射液(18AA-Ⅳ)

Fufang Anjisuan Zhusheye (18AA-Ⅳ)

Compound Amino Acid Injection (18AA-Ⅳ)

本品为 18 种氨基酸与葡萄糖配制成的灭菌水溶液。除盐酸半胱氨酸外,含其余各氨基酸均应为标示量的 85.0%～115.0%。含葡萄糖($C_6H_{12}O_6 \cdot H_2O$)应为标示量的 90.0%～110.0%。

【处方】

异亮氨酸($C_6H_{13}NO_2$)	1.87g
亮氨酸($C_6H_{13}NO_2$)	4.17g
醋酸赖氨酸($C_6H_{14}N_2O_2 \cdot C_2H_4O_2$)	4.13g
甲硫氨酸($C_5H_{11}NO_2S$)	1.17g
苯丙氨酸($C_9H_{11}NO_2$)	3.11g
苏氨酸($C_4H_9NO_3$)	2.17g
N-乙酰-L-色氨酸($C_{13}H_{14}N_2O_3$)	0.52g
缬氨酸($C_5H_{11}NO_2$)	1.50g
组氨酸($C_6H_9N_3O_2$)	2.00g
精氨酸($C_6H_{14}N_4O_2$)	2.63g
丙氨酸($C_3H_7NO_2$)	2.07g
门冬氨酸($C_4H_7NO_4$)	1.27g
谷氨酸($C_5H_9NO_4$)	2.17g
脯氨酸($C_5H_9NO_2$)	1.10g
丝氨酸($C_3H_7NO_3$)	0.73g
酪氨酸($C_9H_{11}NO_3$)	0.116g
甘氨酸($C_2H_5NO_2$)	3.57g
盐酸半胱氨酸($C_3H_7NO_2S \cdot HCl \cdot H_2O$)	0.48g
葡萄糖($C_6H_{12}O_6 \cdot H_2O$)	75g
焦亚硫酸钠($Na_2S_2O_5$)	1.0g
注射用水	适量
全量	1000ml

【性状】 本品为无色至微黄色的澄明液体。

【鉴别】 (1)取本品缓缓滴入温热的碱性酒石酸铜试液中,即产生氧化亚铜的红色沉淀。

(2)取本品 5ml,加 10%氢氧化钠溶液 2ml,再加亚硝基铁氰化钠试液 2 滴,即产生红紫色。

(3)在含量测定项下记录的色谱图中,供试品溶液中各氨基酸峰的保留时间应与对照品溶液中各相应氨基酸峰的保留时间一致。

【检查】 **pH 值** 应为 3.5～5.5(通则 0631)。

透光率 取本品,照紫外-可见分光光度法(通则 0401),在 430nm 的波长处测定透光率,不得低于 93.0%。

5-羟甲基糠醛 取本品(相当于葡萄糖 1g),置具塞试管中,加硫酸铵约 9g,充分振摇使成饱和溶液,静置 2 分钟,加乙醚 5ml,振摇数次,再放置 2 分钟,吸取乙醚层 2ml,置另一试管中,加 1%间苯二酚的盐酸溶液 1ml,应立即产生轻微的粉红色,不应产生樱桃红色。

重金属 取本品 40ml,置 50ml 纳氏比色管中,加氢氧化钠试液 5ml 并加水至刻度,摇匀;另取标准铅溶液 2ml,同法处理并加入适量稀焦糖溶液调成与样品同样颜色,依法检查(通则 0821 第三法),含重金属不得过千万分之五。

渗透压摩尔浓度 取本品,依法检查(通则 0632),渗透压摩尔浓度应为 630～770mOsmol/kg。❶

焦亚硫酸钠 照紫外-可见分光光度法(通则 0401)测定。

供试品溶液 精密量取本品 2ml,用 0.01%乙二胺四醋酸二钠溶液稀释至 100ml,摇匀。再精密量取上述溶液 3ml,加 0.01%乙二胺四醋酸二钠溶液稀释至 50ml。

对照品贮备溶液 取标化后的分析纯焦亚硫酸钠适量(照焦亚硫酸钠含量测定项下的方法标定),精密称定,加 0.01%乙二胺四醋酸二钠溶液溶解并定量稀释制成每 1ml 中含焦亚硫酸钠 20μg 的溶液。

标准曲线 精密量取对照品贮备溶液 0、1.0、2.0、3.0、4.0、5.0ml,分别置 50ml 量瓶中,用 0.01%乙二胺四醋酸二钠溶液稀释至刻度,摇匀。取上述系列对照品溶液各 10ml,分别置具塞试管中,加 0.05%碱性品红溶液(取碱性品红 0.05g,加盐酸 5ml 使溶解,加水稀释至 100ml)与 0.2%的甲醛溶液各 1ml,充分振摇,放置 40 分钟,以 0 管为空白,在 555nm 的波长处分别测定吸光度,以测得的吸光度对相应的浓度计算回归方程。

测定法 精密量取供试品溶液 10ml,照标准曲线项下自"加 0.05%碱性品红溶液"起,同法测定,由回归方程计算含焦亚硫酸钠的量。

限度 每 1ml 中含焦亚硫酸钠不得过 1.1mg。

异常毒性 取本品,■用灭菌注射用水稀释制成含总氨基酸 5%的溶液,■[删除]依法检查(通则 1141),按静脉注射法缓慢注射,应符合规定。

细菌内毒素 取本品,依法检查(通则 1143),每 1ml 中含内毒素的量应小于 0.50EU。

降压物质 取本品,依法检查(通则 1145),剂量按猫体重每 1kg 注射 0.5ml,应符合规定。

无菌 取本品,经薄膜过滤法处理,以金黄色葡萄球菌为阳性对照菌,依法检查(通则 1101),应符合规定。

其他 应符合注射剂项下有关的各项规定(通则 0102)。

---

❶渗透压摩尔浓度测定用标准溶液的制备

分别精密称取经 500~650℃干燥 40～50 分钟并置干燥器(硅胶)中放冷至室温的基准氯化钠 1.592g、3.223g,各加水使溶解并稀释至 100ml,摇匀(渗透压摩尔浓度分别为 500、1000mOsmol/kg)。

【含量测定】 **酪氨酸与 N-乙酰-L-色氨酸** 照高效液相色谱法（通则 0512）测定。

供试品溶液 精密量取本品 2ml，置 25ml 量瓶中，用流动相稀释至刻度，摇匀。

对照品溶液 取酪氨酸对照品约 29mg 及 N-乙酰-L-色氨酸对照品约 130mg，精密称定，置同一 250ml 量瓶中，加流动相溶解并稀释至刻度，摇匀。精密量取 2ml，置 25ml 量瓶中，用流动相稀释至刻度，摇匀。

色谱条件 用十八烷基硅烷键合硅胶为填充剂；以甲醇-0.008mol/L 的磷酸二氢钾溶液（10：90）为流动相；检测波长为 280nm；进样体积 20μl。

系统适用性要求 理论板数按 N-乙酰-L-色氨酸峰计算不低于 2000，各峰间的分离度应符合要求。

测定法 精密量取供试品溶液与对照品溶液，分别注入液相色谱仪，记录色谱图。按外标法以峰面积计算。

其他氨基酸 采用适宜的氨基酸分析法或照高效液相色谱法（通则 0512）测定。

内标溶液 取正亮氨酸适量，加水溶解并定量稀释制成每 1ml 中约含 0.8mg 的溶液，摇匀。

供试品溶液 精密量取本品 5ml，置 50ml 量瓶中，用水稀释至刻度，摇匀；精密量取 5ml，置 10ml 量瓶中，精密加入内标溶液 2ml，用水稀释至刻度，摇匀。

对照品溶液 取异亮氨酸对照品约 50mg、亮氨酸对照品约 100mg、醋酸赖氨酸对照品约 100mg、甲硫氨酸对照品约 30mg、苯丙氨酸对照品约 80mg、苏氨酸对照品约 55mg、缬氨酸对照品约 40mg、丙氨酸对照品约 55mg、精氨酸对照品约 70mg、门冬氨酸对照品约 35mg、谷氨酸对照品约 55mg、组氨酸对照品约 50mg、脯氨酸对照品约 30mg、丝氨酸对照品约 20mg、甘氨酸对照品约 90mg，精密称定，置同一 250ml 量瓶中，加水适量使溶解，用水稀释至刻度，摇匀；精密量取 5ml，置 10ml 量瓶中，精密加入内标溶液 2ml，用水稀释至刻度，摇匀。

色谱条件 用十八烷基硅烷键合硅胶为填充剂；以 0.1mol/L 醋酸钠溶液（用稀醋酸调节 pH 值至 6.5）-乙腈（93：7）为流动相 A，以乙腈-水（80：20）为流动相 B，按下表进行梯度洗脱，柱温为 40℃；检测波长为 254nm；进样体积 2μl。

时间（分钟）	流动相 A（%）	流动相 B（%）
0.01	100	0
11.0	93	7
13.9	88	12
14.0	85	15
29.0	66	34
32.0	30	70
35.0	0	100
42.0	0	100
45.0	100	0
60.0	100	0

系统适用性要求 各氨基酸峰的理论板数均应大于 2000，各峰间的分离度应符合要求。

测定法 精密量取供试品溶液和对照品溶液各 2ml，分别置 20ml 具塞试管中，精密加入 1mol/L 三乙胺-乙腈（14：86）溶液 1ml，0.1mol/L 异硫氰酸苯酯乙腈溶液 1ml，摇匀，在 50℃ 水浴中反应 45 分钟，取出，放冷，再分别精密加入正己烷 1ml，摇匀，放置 30 分钟后（溶液至澄清），取澄清的下层液，分别注入液相色谱仪，记录色谱图。按内标法以峰面积计算。

葡萄糖 精密量取本品 10ml，置于阳离子交换柱内（交换柱内径为 10mm，高为 22cm，内填经转型并处理至中性的钠型磺酸盐阳离子交换树脂约 10g），以每分钟 0.5～0.7ml 的流速通过柱，收集流出液于 50ml 量瓶中，再用水洗柱 3 次，每次 10ml，洗液与流出液合并，并用水稀释至刻度，摇匀。依法测定旋光度（通则 0621），与 10.426 相乘，即得 100ml 供试品中 $C_6H_{12}O_6 \cdot H_2O$ 的含量（g）。

【类别】 氨基酸类药。

【规格】 按总氨基酸计 （1）250ml：8.70g （2）500ml：17.40g

【贮藏】 置凉暗处保存。

复方磺胺甲噁唑片

Fufang Huang'anjia'ezuo Pian

Compound Sulfamethoxazole Tablets

本品含磺胺甲噁唑（$C_{10}H_{11}N_3O_3S$）与甲氧苄啶（$C_{14}H_{18}N_4O_3$）均应为标示量的 90.0%～110.0%。

【处方】

磺胺甲噁唑	400g
甲氧苄啶	80g
辅料	适量
制成	1000 片

【性状】 本品为白色片。

【鉴别】 （1）取本品的细粉适量（约相当于甲氧苄啶 50mg），加稀硫酸 10ml，微热使甲氧苄啶溶解后，放冷，滤过，滤液加碘试液 0.5ml，即生成棕褐色沉淀。

■（2）照薄层色谱法（通则 0502）试验。

供试品溶液 取本品的细粉适量（约相当于磺胺甲噁唑 0.2g），加甲醇 10ml，振摇，滤过，取滤液。

对照品溶液 取磺胺甲噁唑对照品 0.2g 与甲氧苄啶对照品 40mg，加甲醇 10ml 溶解。

色谱条件 采用硅胶 GF_{254} 薄层板，以三氯甲烷-甲醇-N,N-二甲基甲酰胺（20：2：1）为展开剂。

测定法 吸取供试品溶液与对照品溶液各 5μl，分别点于同一薄层板上，展开，晾干，置紫外光灯（254nm）下检视。

结果判定 供试品溶液所显两种成分的主斑点的位置和颜色应与对照品溶液的主斑点相同。■[删除]

(3)在含量测定项下记录的色谱图中,供试品溶液两主峰的保留时间应与对照品溶液相应的两主峰的保留时间一致。

(4)取本品的细粉适量(约相当于磺胺甲噁唑 50mg),显芳香第一胺类的鉴别反应(通则 0301)。

■以上(2)、(3)两项可选做一项。■[删除]

【检查】 溶出度 照溶出度与释放度测定法(通则 0931 第二法)测定。

溶出条件 以 0.1mol/L 盐酸溶液 900ml 为溶出介质,转速为每分钟 75 转,依法操作,经 30 分钟时取样。

供试品溶液 取溶出液适量,滤过,取续滤液。

对照品溶液、色谱条件与系统适用性要求 见含量测定项下。

测定法 见含量测定项下。计算每片中磺胺甲噁唑与甲氧苄啶的溶出量。

限度 标示的 70%,均应符合规定。

其他 应符合片剂项下有关的各项规定(通则 0101)。

【含量测定】 照高效液相色谱法(通则 0512)测定。

供试品溶液 取本品 10 片,精密称定,研细,精密称取适量(约相当于磺胺甲噁唑 44mg),置 100ml 量瓶中,加 0.1mol/L 盐酸溶液适量,超声使两主成分溶解,用 0.1mol/L 盐酸溶液稀释至刻度,摇匀,滤过,取续滤液。

对照品溶液 取磺胺甲噁唑对照品与甲氧苄啶对照品各适量,精密称定,加 0.1mol/L 盐酸溶液溶解并定量稀释制成每 1ml 中含磺胺甲噁唑 0.44mg 与甲氧苄啶 89μg 的溶液,摇匀。

色谱条件 用十八烷基硅烷键合硅胶为填充剂;以乙腈-水-三乙胺(200：799：1)(用氢氧化钠试液或冰醋酸调节 pH 值至 5.9)为流动相;检测波长为 240nm;进样体积 10μl。

系统适用性要求 理论板数按甲氧苄啶峰计算不低于4000,磺胺甲噁唑峰与甲氧苄啶峰间的分离度应符合要求。

测定法 精密量取供试品溶液与对照品溶液,分别注入液相色谱仪,记录色谱图。按外标法以峰面积计算。

【类别】 磺胺类抗菌药。

【贮藏】 遮光,密封保存。

复方磺胺甲噁唑注射液

Fufang Huang'anjia'ezuo Zhusheye

Compound Sulfamethoxazole Injection

本品为磺胺甲噁唑和甲氧苄啶的灭菌水溶液。含磺胺甲噁唑($C_{10}H_{11}N_3O_3S$)与甲氧苄啶($C_{14}H_{18}N_4O_3$)均应为标示量的 90.0%～110.0%。

【处方】

磺胺甲噁唑	200g
甲氧苄啶	40g
注射用水	适量
制成	1000ml

【性状】 本品为无色至微黄色澄明液体。

【鉴别】 (1)取本品 0.5ml,加 0.1mol/L 氢氧化钠溶液1ml,再加硫酸铜试液数滴,即发生草绿色沉淀。

■(2)取本品 0.5ml,加氨试液 1ml、水 5ml 与三氯甲烷10ml,振摇提取,取三氯甲烷层 2ml,加硝酸溶液(1→2)适量,轻轻振摇,上层液显红色,后变为黄棕色。■[删除]

(3)在含量测定项下记录的色谱图中,供试品溶液两主峰的保留时间应分别与对照品溶液相应两主峰的保留时间一致。

(4)本品显芳香第一胺类的鉴别反应(通则 0301)。

【检查】 pH 值 应为 9.0～10.5(通则 0631)。

磺胺与对氨基苯磺酸 照薄层色谱法(通则 0502)试验。

溶剂 1%氨水的无水乙醇-甲醇混合溶液(95：5)。

供试品溶液 精密量取本品 1ml(相当于磺胺甲噁唑0.2g),置 20ml 量瓶中,用溶剂稀释至刻度,摇匀。

对照品溶液(1) 取磺胺甲噁唑对照品适量,精密称定,加溶剂溶解并定量稀释制成每 1ml 中含 10mg 的溶液。

对照品溶液(2) 取磺胺对照品适量,精密称定,加溶剂溶解并定量稀释制成每 1ml 中含 0.05mg 的溶液。

对照品溶液(3) 取对氨基苯磺酸对照品适量,精密称定,加溶剂溶解并定量稀释制成每 1ml 中含 0.03mg 的溶液。

色谱条件 采用硅胶 GF$_{254}$ 薄层板,以无水乙醇-甲醇-正庚烷-三氯甲烷-冰醋酸(28.5：1.5：30：30：10)为展开剂。

测定法 吸取上述四种溶液各 10μl,分别点于同一薄层板上,展开后,晾干,先置紫外光灯(254nm)下检视,再喷以对二甲氨基苯甲醛溶液(0.1%对二甲氨基苯甲醛的乙醇溶液100ml,加入盐酸 1ml 制成)显色后,立即检视。

限度 供试品溶液如显与磺胺对照品和对氨基苯磺酸对照品相应的杂质斑点,其颜色与对照品溶液(2)、对照品溶液(3)的主斑点比较,均不得更深。

甲氧苄啶降解产物 照薄层色谱法(通则 0502)试验。

溶剂 三氯甲烷-甲醇(1：1)。

供试品溶液 精密量取本品 1ml(相当于甲氧苄啶40mg),置 50ml 离心管中,加 0.06mol/L 盐酸溶液 15ml,摇匀,加三氯甲烷 15ml,振摇 30 秒钟,高速离心 3 分钟。转移水层置 125ml 分液漏斗中,三氯甲烷层再用 0.06mol/L 盐酸溶液 15ml 提取,合并水层。加入 10%氢氧化钠溶液 2ml,分别用三氯甲烷 20ml 提取 3 次,合并三氯甲烷层,氮气吹干,残渣中精密加入溶剂 1ml 使溶解。

对照品溶液(1) 取甲氧苄啶对照品适量,精密称定,加溶剂溶解并定量稀释制成每 1ml 中含 40mg 的溶液。

对照品溶液(2) 取甲氧苄啶对照品适量,精密称定,加溶剂溶解并定量稀释制成每 1ml 中含 0.2mg 的溶液。

色谱条件 采用硅胶 GF$_{254}$ 薄层板,以三氯甲烷-甲醇-浓氨溶液(97∶7.5∶1)为展开剂。

测定法 吸取上述三种溶液各 10μl,分别点于同一薄层板上,展开后,晾干,先置紫外光灯(254nm)下检视,再喷以 10%三氯化铁-5%铁氰化钾混合溶液(1∶1)(临用前混合)显色后,立即检视。

系统适用性要求 甲氧苄啶主斑点的比移值约为 0.5。

限度 供试品溶液如在比移值为 0.6~0.7 内显杂质斑点,其颜色与对照品溶液(2)的甲氧苄啶主斑点比较,不得更深(0.5%)。

细菌内毒素 取本品,依法检查(通则 1143),每 1mg 磺胺甲噁唑中含内毒素的量应小于 0.10EU。

其他 应符合注射剂项下有关的各项规定(通则 0102)。

【含量测定】 照高效液相色谱法(通则 0512)测定。

供试品溶液 精密量取本品 1ml(约相当于磺胺甲噁唑 0.2g),置 50ml 量瓶中,用甲醇稀释至刻度,摇匀,精密量取 1ml,置 25ml 量瓶中,用流动相稀释至刻度,摇匀。

对照品溶液 取磺胺甲噁唑对照品与甲氧苄啶对照品适量,精密称定,加甲醇溶解并定量稀释制成每 1ml 中分别约含磺胺甲噁唑 4mg 与甲氧苄啶 0.8mg 的溶液,精密量取 1ml,置 25ml 量瓶中,用流动相稀释至刻度,摇匀。

色谱条件 用十八烷基硅烷键合硅胶为填充剂;以乙腈-三乙胺-水(200∶1∶799)[用醋酸溶液(1→100)调节 pH 值至 5.9±0.1]为流动相;检测波长为 254nm;进样体积 20μl。

系统适用性要求 甲氧苄啶峰与磺胺甲噁唑峰之间的分离度应大于 5.0,甲氧苄啶峰与磺胺甲噁唑峰的拖尾因子均不得过 2.0。

测定法 精密量取供试品溶液与对照品溶液,分别注入液相色谱仪,记录色谱图。按外标法以峰面积计算。

【类别】 磺胺类抗菌药。

【贮藏】 遮光,密闭保存。

复方磺胺甲噁唑胶囊

Fufang Huang'anjia'ezuo Jiaonang

Compound Sulfamethoxazole Capsules

本品含磺胺甲噁唑(C$_{10}$H$_{11}$N$_3$O$_3$S)与甲氧苄啶(C$_{14}$H$_{18}$N$_4$O$_3$)均应为标示量的 90.0%~110.0%。

【处方】

磺胺甲噁唑	200g
甲氧苄啶	40g
辅料	适量
制成	1000 粒

【性状】 本品为胶囊剂,内容物为白色粉末。

【鉴别】 (1)取本品的内容物适量(约相当于甲氧苄啶 50mg),加稀硫酸 10ml,微热使甲氧苄啶溶解后,放冷,滤过,滤液加碘试液 0.5ml,即生成棕褐色沉淀。

■(2)照薄层色谱法(通则 0502)试验。

供试品溶液 取本品的内容物适量(约相当于磺胺甲噁唑 0.2g),加甲醇 10ml,振摇,滤过,取滤液。

对照品溶液 取磺胺甲噁唑对照品 0.2g 与甲氧苄啶对照品 40mg,加甲醇 10ml 溶解。

色谱条件 采用硅胶 GF$_{254}$ 薄层板,以三氯甲烷-甲醇-N,N-二甲基甲酰胺(20∶2∶1)为展开剂。

测定法 吸取供试品溶液与对照品溶液各 5μl,分别点于同一薄层板上,展开,晾干,置紫外光灯(254nm)下检视。

结果判定 供试品溶液所显两种成分的主斑点的位置和颜色应与对照品溶液的主斑点相同。■[删除]

(3)在含量测定项下记录的色谱图中,供试品溶液两主峰的保留时间应与对照品溶液相应两主峰的保留时间一致。

(4)取本品的内容物适量(约相当于磺胺甲噁唑 50mg),显芳香第一胺的鉴别反应(通则 0301)。

■以上(2)、(3)两项可选做一项。■[删除]

【检查】 溶出度 照溶出度与释放度测定法(通则 0931 第一法)测定。

溶出条件 以 0.1mol/L 盐酸溶液 900ml 为溶出介质,转速为每分钟 100 转,依法操作,经 45 分钟时取样。

供试品溶液 取溶出液适量,滤过,取续滤液。

对照品溶液、色谱条件与系统适用性要求 见含量测定项下。

测定法 见含量测定项下。计算每粒中磺胺甲噁唑与甲氧苄啶的溶出量。

限度 标示量的 70%,均应符合规定。

其他 应符合胶囊剂项下有关的各项规定(通则 0103)。

【含量测定】 照高效液相色谱法(通则 0512)测定。

供试品溶液 取装量差异项下的内容物,混合均匀,精密称取适量(约相当于磺胺甲噁唑 22mg),置 100ml 量瓶中,加 0.1mol/L 盐酸溶液适量,超声使两主成分溶解,用 0.1mol/L 盐酸溶液稀释至刻度,摇匀,滤过,取续滤液。

对照品溶液 取磺胺甲噁唑对照品与甲氧苄啶对照品各适量,精密称定,加 0.1mol/L 盐酸溶液溶解并定量稀释制成每 1ml 中含磺胺甲噁唑 0.22mg 与甲氧苄啶 44μg 的溶液,摇匀。

色谱条件 用十八烷基硅烷键合硅胶为填充剂;以乙腈-水-三乙胺(200∶799∶1)(用氢氧化钠试液或冰醋酸调节 pH 值至 5.9)为流动相;检测波长为 240nm;进样体积 20μl。

系统适用性要求 理论板数按甲氧苄啶峰计算不低于 4000,磺胺甲噁唑峰与甲氧苄啶峰间的分离度应符合要求。

测定法 精密量取供试品溶液与对照品溶液,分别注入液相色谱仪,记录色谱图。按外标法以峰面积计算。

【类别】 磺胺类抗菌药。

【贮藏】 遮光,密封保存。

复方磺胺甲噁唑颗粒

Fufang Huang'anjia'ezuo Keli

Compound Sulfamethoxazole Granules

本品含磺胺甲噁唑($C_{10}H_{11}N_3O_3S$)与甲氧苄啶($C_{14}H_{18}N_4O_3$)均应为标示量的90.0%～110.0%。

【处方】

	处方1	处方2
磺胺甲噁唑	400g	800g
甲氧苄啶	80g	160g
辅料	适量	适量
制成		1000袋

【性状】 本品为白色或类白色颗粒。

【鉴别】 （1）取本品细粉适量（约相当于甲氧苄啶50mg），加稀硫酸10ml，微热使甲氧苄啶溶解后，放冷，滤过，滤液加碘试液0.5ml，即生成棕褐色沉淀。

■(2)照薄层色谱法（通则0502）试验。

供试品溶液 取本品细粉适量（约相当于磺胺甲噁唑0.2g），加甲醇10ml，振摇，滤过，取滤液。

对照品溶液 取磺胺甲噁唑对照品0.2g与甲氧苄啶对照品40mg，加甲醇10ml溶解。

色谱条件 采用硅胶GF_{254}薄层板，以三氯甲烷-甲醇-N,N-二甲基甲酰胺(20∶2∶1)为展开剂。

测定法 吸取供试品溶液与对照品溶液各5μl，分别点于同一薄层板上，展开，晾干，置紫外光灯(254nm)下检视。

结果判定 供试品溶液所显两种成分的主斑点的位置和颜色应与对照品溶液的主斑点相同。■[删除]

（3）在含量测定项下记录的色谱图中，供试品溶液两主峰的保留时间应与对照品溶液相应的两主峰的保留时间一致。

（4）取本品细粉适量（约相当于磺胺甲噁唑50mg），显芳香第一胺的鉴别反应（通则0301）。

■以上(2)、(3)两项可选做一项。■[删除]

【检查】 应符合颗粒剂项下有关的各项规定（通则0104）。

【含量测定】 照高效液相色谱法（通则0512）测定。

供试品溶液 取装量差异项下的内容物，混匀，研细，精密称取适量（约相当于磺胺甲噁唑22mg），置100ml量瓶中，加0.1mol/L盐酸溶液适量，超声使两主成分溶解，用0.1mol/L盐酸溶液稀释至刻度，摇匀，滤过，取续滤液。

对照品溶液 取磺胺甲噁唑对照品和甲氧苄啶对照品各适量，精密称定，加0.1mol/L盐酸溶液溶解并定量稀释制成每1ml中含磺胺甲噁唑0.22mg与甲氧苄啶44μg的溶液，摇匀。

色谱条件 用十八烷基硅烷键合硅胶为填充剂；以乙腈-水-三乙胺(200∶799∶1)（用氢氧化钠试液或冰醋酸调节pH

值至5.9)为流动相；检测波长为240nm；进样体积20μl。

系统适用性要求 理论板数按甲氧苄啶峰计算不低于4000，磺胺甲噁唑峰与甲氧苄啶峰间的分离度应符合要求。

测定法 精密量取供试品溶液与对照品溶液，分别注入液相色谱仪，记录色谱图。按外标法以峰面积计算。

【类别】 磺胺类抗菌药。

【贮藏】 遮光，密封保存。

小儿复方磺胺甲噁唑片

Xiao'er Fufang Huang'anjia'ezuo Pian

Pediatric Compound Sulfamethoxazole Tablets

本品含磺胺甲噁唑($C_{10}H_{11}N_3O_3S$)应为标示量的95.0%～105.0%，含甲氧苄啶($C_{14}H_{18}N_4O_3$)应为标示量的90.0%～110.0%。

【处方】

磺胺甲噁唑	100g
甲氧苄啶	20g
辅料	适量
制成	1000片

【性状】 本品为白色片。

【鉴别】 （1）取本品的细粉适量（约相当于甲氧苄啶50mg），加稀硫酸10ml，微热使甲氧苄啶溶解后，放冷，滤过，滤液加碘试液0.5ml，即生成棕褐色沉淀。

■(2)照薄层色谱法（通则0502）试验。

供试品溶液 取本品的细粉适量（约相当于磺胺甲噁唑0.2g），加甲醇10ml，振摇，滤过，取滤液。

对照品溶液 取磺胺甲噁唑对照品0.2g与甲氧苄啶对照品40mg，加甲醇10ml溶解。

色谱条件 采用硅胶GF_{254}薄层板，以三氯甲烷-甲醇-N,N-二甲基甲酰胺(20∶2∶1)为展开剂。

测定法 吸取供试品溶液与对照品溶液各5μl，分别点于同一薄层板上，展开，晾干，置紫外光灯(254nm)下检视。

结果判定 供试品溶液所显两种成分的主斑点的位置和颜色应与对照品溶液的主斑点相同。■[删除]

（3）在含量测定项下记录的色谱图中，供试品溶液两主峰的保留时间应与对照品溶液相应两主峰的保留时间一致。

（4）取本品的细粉适量（约相当于磺胺甲噁唑50mg），显芳香第一胺类的鉴别反应（通则0301）。

■以上(2)、(3)两项可选做一项。■[删除]

【检查】 溶出度 照溶出度与释放度测定法（通则0931第二法）测定。

溶出条件 以0.1mol/L盐酸溶液500ml为溶出介质，转速为每分钟75转，依法操作，经30分钟时取样。

供试品溶液　取溶出液适量,滤过,取续滤液。

对照品溶液　取磺胺甲噁唑对照品与甲氧苄啶对照品各适量,精密称定,加 0.1mol/L 盐酸溶液溶解并定量稀释制成每 1ml 中约含磺胺甲噁唑 0.2mg 与甲氧苄啶 40μg 的溶液。

色谱条件与系统适用性要求　见含量测定项下。

测定法　见含量测定项下。计算每片中磺胺甲噁唑与甲氧苄啶的溶出量。

限度　标示量的 70%,均应符合规定。

其他　应符合片剂项下有关的各项规定(通则 0101)。

【含量测定】　照高效液相色谱法(通则 0512)测定。

供试品溶液　取本品 10 片,精密称定,研细,精密称取适量(约相当于磺胺甲噁唑 44mg),置 100ml 量瓶中,加 0.1mol/L 盐酸溶液适量,超声使两主成分溶解,用 0.1mol/L 盐酸溶液稀释至刻度,摇匀,滤过,取续滤液。

对照品溶液　取磺胺甲噁唑对照品与甲氧苄啶对照品各适量,精密称定,加 0.1mol/L 盐酸溶液溶解并定量稀释制成每 1ml 中约含磺胺甲噁唑 0.44mg 与甲氧苄啶 89μg 的溶液,摇匀。

色谱条件　用十八烷基硅烷键合硅胶为填充剂;以乙腈-水-三乙胺(200∶799∶1)(用氢氧化钠试液或冰醋酸调节 pH 值至 5.9)为流动相;检测波长为 240nm;进样体积 10μl。

系统适用性要求　理论板数按甲氧苄啶峰计算不低于 4000,磺胺甲噁唑峰与甲氧苄啶峰间的分离度应符合要求。

测定法　精密量取供试品溶液与对照品溶液,分别注入液相色谱仪,记录色谱图。按外标法以峰面积计算。

【类别】　磺胺类抗菌药。

【贮藏】　遮光,密封保存。

小儿复方磺胺甲噁唑颗粒

Xiao'er Fufang Huang'anjia'ezuo Keli

Pediatric Compound Sulfamethoxazole Granules

本品含磺胺甲噁唑($C_{10}H_{11}N_3O_3S$)应为标示量的 95.0%～105.0%,含甲氧苄啶($C_{14}H_{18}N_4O_3$)应为标示量的 90.0%～110.0%。

【处方】

磺胺甲噁唑	100g
甲氧苄啶	20g
辅料	适量
制成	1000 袋

【性状】　本品为白色或类白色颗粒。

【鉴别】　(1)取本品细粉适量(约相当于甲氧苄啶 50mg),加稀硫酸 10ml,微热使甲氧苄啶溶解后,放冷,滤过,滤液加碘试液 0.5ml,即生成棕褐色沉淀。

(2)照薄层色谱法(通则 0502)试验。

供试品溶液　取本品细粉适量(约相当于磺胺甲噁唑

0.2g),加甲醇 10ml,振摇,滤过,取滤液。

对照品溶液　取磺胺甲噁唑对照品 0.2g 与甲氧苄啶对照品 40mg,加甲醇 10ml 溶解。

色谱条件　采用硅胶 GF$_{254}$薄层板,以三氯甲烷-甲醇-N,N-二甲基甲酰胺(20∶2∶1)为展开剂。

测定法　吸取供试品溶液与对照品溶液各 5μl,分别点于同一薄层板上,展开,晾干,置紫外光灯(254nm)下检视。

结果判定　供试品溶液所显两种成分的主斑点的位置和颜色应与对照品溶液的主斑点相同。■[删除]

(3)在含量测定项下记录的色谱图中,供试品溶液两主峰的保留时间应与对照品溶液相应的两主峰的保留时间一致。

(4)取本品细粉适量(约相当于磺胺甲噁唑 50mg),显芳香第一胺类的鉴别反应(通则 0301)。

■以上(2)、(3)两项可选做一项。■[删除]

【检查】　应符合颗粒剂项下有关的各项规定(通则 0104)。

【含量测定】　照高效液相色谱法(通则 0512)测定。

供试品溶液　取装量差异项下的内容物,混匀,研细,精密称取适量(约相当于磺胺甲噁唑 22mg),置 100ml 量瓶中,加 0.1mol/L 盐酸溶液适量,超声使两主成分溶解,用 0.1mol/L 盐酸溶液稀释至刻度,摇匀,滤过,取续滤液。

对照品溶液　取磺胺甲噁唑对照品与甲氧苄啶对照品各适量,精密称定,加 0.1mol/L 盐酸溶液溶解并定量稀释制成每 1ml 中含磺胺甲噁唑 0.22mg 与甲氧苄啶 44μg 的溶液,摇匀。

色谱条件　用十八烷基硅烷键合硅胶为填充剂;以乙腈-水-三乙胺(200∶799∶1)(用氢氧化钠试液或冰醋酸调节 pH 值至 5.9)为流动相;检测波长为 240nm;进样体积 20μl。

系统适用性要求　理论板数按甲氧苄啶峰计算不低于 4000,磺胺甲噁唑峰与甲氧苄啶峰间的分离度应符合要求。

测定法　精密量取供试品溶液与对照品溶液,分别注入液相色谱仪,记录色谱图。按外标法以峰面积计算。

【类别】　磺胺类抗菌药。

【贮藏】　遮光,密封保存。

复方磺胺嘧啶片

Fufang Huang'anmiding Pian

Compound Sulfadiazine Tablets

本品含磺胺嘧啶($C_{10}H_{10}N_4O_2S$)与甲氧苄啶($C_{14}H_{18}N_4O_3$)均应为标示量的 90.0%～110.0%。

【处方】

磺胺嘧啶	400g
甲氧苄啶	50g
辅料	适量
制成	1000 片

【性状】　本品为白色片。

【鉴别】 （1）取本品的细粉适量（约相当于磺胺嘧啶0.1g），加0.4％氢氧化钠溶液与水各3ml，振摇，滤过，取滤液加硫酸铜试液0.5ml，即生成青绿色的沉淀，放置后变为紫灰色。

■（2）取本品的细粉适量（约相当于甲氧苄啶25mg），加0.4％氢氧化钠溶液5ml，摇匀，加三氯甲烷5ml，振摇提取，分取三氯甲烷液加稀硫酸5ml，振摇后，加碘试液2滴，在稀硫酸层生成褐色沉淀。■[删除]

（3）在含量测定项下记录的色谱图中，供试品溶液两主峰的保留时间应与对照品溶液相应两主峰的保留时间一致。

（4）取本品的细粉适量（约相当于磺胺嘧啶50mg），显芳香第一胺类的鉴别反应（通则0301）。

【检查】 **溶出度** 照溶出度与释放度测定法（通则0931第二法）测定。

溶出条件 以0.1mol/L盐酸溶液1000ml为溶出介质，转速为每分钟75转，依法操作，经60分钟时取样。

供试品溶液 取溶出液适量，滤过，精密量取续滤液5ml，置25ml量瓶中，用流动相稀释至刻度，摇匀。

对照品溶液、色谱条件与系统适用性要求 见含量测定项下。

测定法 见含量测定项下。计算每片中磺胺嘧啶和甲氧苄啶的溶出量。

限度 标示量的70％，均应符合规定。

其他 应符合片剂项下有关的各项规定（通则0101）。

【含量测定】 照高效液相色谱法（通则0512）测定。

供试品溶液 取本品10片，精密称定，研细，精密称取适量（约相当于磺胺嘧啶80mg），置100ml量瓶中，加0.1mol/L氢氧化钠溶液10ml，振摇使磺胺嘧啶溶解，再加甲醇适量，振摇使甲氧苄啶溶解，用甲醇稀释至刻度，摇匀，滤过，精密量取续滤液5ml，置50ml量瓶中，用流动相稀释至刻度，摇匀。

对照品溶液 取磺胺嘧啶对照品80mg与甲氧苄啶对照品10mg，精密称定，置同一100ml量瓶中，加0.1mol/L氢氧化钠溶液10ml，振摇使磺胺嘧啶溶解，再加甲醇适量，振摇使甲氧苄啶溶解，用甲醇稀释至刻度，摇匀，精密量取适量，用流动相定量稀释制成每1ml中约含磺胺嘧啶80μg与甲氧苄啶10μg的溶液。

色谱条件 用十八烷基硅烷键合硅胶为填充剂；以乙腈-0.3％醋酸铵溶液（20∶80）为流动相；检测波长为220nm；进样体积20μl。

系统适用性要求 理论板数按甲氧苄啶峰计算不低于3000，磺胺嘧啶峰与甲氧苄啶峰间的分离度应符合要求。

测定法 精密量取供试品溶液与对照品溶液，分别注入液相色谱仪，记录色谱图。按外标法以峰面积计算。

【类别】 磺胺类抗菌药。

【贮藏】 遮光，密封保存。

胆 茶 碱

Danchajian

Choline Theophyllinate

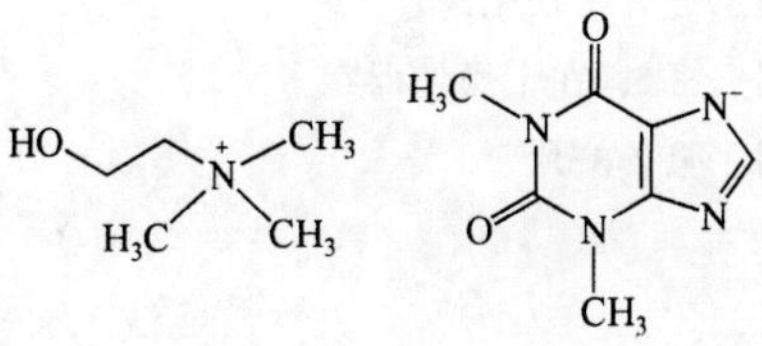

$C_{12}H_{21}N_5O_3$ 283.33

本品为1,3-二甲基-3,7-二氢-1H-嘌呤-2,6-二酮 N,N,N-三甲基-2-羟基乙铵盐。按干燥品计算，含$C_{12}H_{21}N_5O_3$不得少于98.5％。

【性状】 本品为白色结晶性粉末；微有胺臭。

本品在水中易溶，在乙醇中溶解，在乙醚中微溶。

熔点 本品的熔点（通则0612）为187～192℃（测定时每分钟上升的温度为3.0℃±0.5℃）。

【鉴别】 ■（1）取本品约0.1g，加盐酸1ml溶解后，加氯酸钾0.1g，置水浴上蒸干，残渣遇氨气即显紫色；再加氢氧化钠试液，紫色即消失。■[删除]

（2）取本品0.5g，加水2ml溶解后，加氢氧化钠试液3ml，煮沸，即发生三甲胺臭。

（3）取本品，加0.01mol/L氢氧化钠溶液溶解并稀释制成每1ml中约含15μg的溶液，照紫外-可见分光光度法（通则0401）测定，在275nm的波长处有最大吸收。

【检查】 **溶液的澄清度与颜色** 取本品1.0g，加水10ml溶解后，溶液应澄清无色；如显色，与同体积的对照液（取比色用重铬酸钾液1.0ml，加水使成160ml）比较，不得更深。

有关物质 照薄层色谱法（通则0502）试验。

供试品溶液 取本品，加乙醇溶解并稀释制成每1ml中约含10mg的溶液。

对照溶液 精密量取供试品溶液适量，用乙醇定量稀释制成每1ml中约含0.1mg的溶液。

色谱条件 采用硅胶HF_{254}薄层板，以三氯甲烷-乙醇（95∶5）为展开剂。

测定法 吸取供试品溶液与对照溶液各5μl，分别点于同一薄层板上，展开，取出，晾干，置紫外光灯（254nm）下检视。

限度 供试品溶液如显杂质斑点，与对照溶液的主斑点比较，不得更深。

干燥失重 取本品，在105℃干燥至恒重，减失重量不得过0.5％（通则0831）。

炽灼残渣 不得过0.1％（通则0841）。

【含量测定】 取本品约0.25g，精密称定，加水50ml与氨试液8ml，置水浴上缓缓加热，使溶解，精密滴加硝酸银滴定液(0.1mol/L)20ml,摇匀后,继续置水浴上加热15分钟,放冷至5～10℃,20分钟后,用垂熔玻璃漏斗滤过,滤渣用水洗涤3次,每次10ml,合并滤液与洗液,加硝酸使成酸性后,再加硝酸3ml,放冷,加硫酸铁铵指示液2ml,用硫氰酸铵滴定液(0.1mol/L)滴定。每1ml硝酸银滴定液(0.1mol/L)相当于28.33mg的$C_{12}H_{21}N_5O_3$。

【类别】 平滑肌松弛药。

【贮藏】 密封,在干燥处保存。

【制剂】 胆茶碱片

胆 茶 碱 片

Danchajian Pian

Choline Theophyllinate Tablets

本品含胆茶碱($C_{12}H_{21}N_5O_3$)应为标示量的94.0%～106.0%。

【性状】 本品为白色片。

【鉴别】 (1)取本品的细粉适量,加水浸渍后,滤过,滤液照胆茶碱项下的鉴别■(1)、■[删除](2)项试验,显相同的反应。

(2)取本品细粉适量,加0.01mol/L氢氧化钠溶液溶解并稀释制成每1ml中约含胆茶碱15μg的溶液,滤过,取滤液照紫外-可见分光光度法(通则0401)测定,在275nm的波长处有最大吸收。

【检查】 有关物质 照薄层色谱法(通则0502)试验。

供试品溶液 取本品细粉适量(相当于胆茶碱0.1g),加乙醇10ml,振摇10分钟使胆茶碱溶解,过滤,取续滤液。

对照溶液 精密量取供试品溶液适量,用乙醇定量稀释制成每1ml中含胆茶碱0.1mg的溶液。

色谱条件与测定法 见胆茶碱有关物质项下。

限度 供试品溶液如显杂质斑点,与对照溶液的主斑点比较,不得更深。

其他 应符合片剂项下有关的各项规定(通则0101)。

【含量测定】 取本品20片,精密称定,研细,精密称取适量(约相当于胆茶碱0.5g),置100ml量瓶中,加水70ml,时时振摇30分钟使胆茶碱溶解,用水稀释至刻度,摇匀,滤过,精密量取续滤液50ml,加氨试液8ml,置水浴上缓缓加热后,照胆茶碱含量测定项下的方法自"精密滴加硝酸银滴定液(0.1mol/L)20ml"起,依法测定。每1ml硝酸银滴定液(0.1mol/L)相当于28.33mg的$C_{12}H_{21}N_5O_3$。

【类别】 同胆茶碱。

【规格】 0.1g

【贮藏】 密封,在干燥处保存。

美洛西林钠

Meiluoxilinna

Mezlocillin Sodium

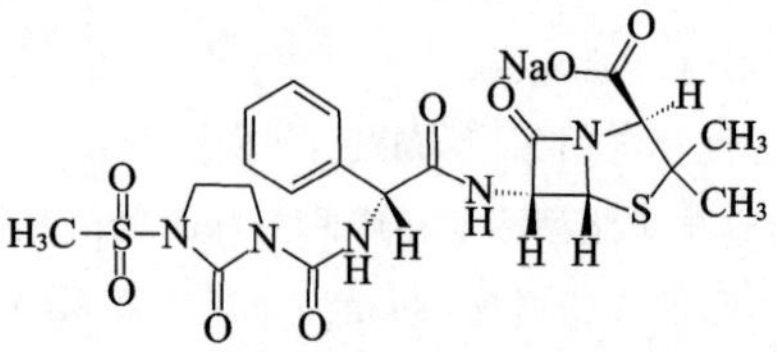

$C_{21}H_{24}NaN_5O_8S_2$　561.56

本品为(2S,5R,6R)-3,3-二甲基-6-[(2R)-[3-(甲磺酰基)-2-氧代-1-咪唑烷甲酰氨基]-2-苯乙酰氨基]-7-氧代-4-硫杂-1-氮杂双环[3.2.0]庚烷-2-甲酸钠盐。按无水物计算,含美洛西林($C_{21}H_{25}N_5O_8S_2$)应为91.0%～97.8%。

【性状】 本品为白色或类白色粉末或结晶;无臭或稍带特异臭;有引湿性。

本品在水或甲醇中易溶,在乙醇中微溶,在丙酮中极微溶解,在异丙醇、乙酸乙酯或乙醚中几乎不溶。

比旋度 取本品,精密称定,加水溶解并定量稀释制成每1ml中约含10mg的溶液,依法测定(通则0621),比旋度为+175°至+195°。

【鉴别】 ■(1)照薄层色谱法(通则0502)试验。

供试品溶液 取本品,加水溶解并稀释制成每1ml中含4mg的溶液。

对照品溶液 取美洛西林对照品,加水溶解并稀释制成每1ml中含4mg的溶液。

色谱条件 采用硅胶G薄层板,以甲醇-三氯甲烷-水-吡啶(90:80:30:10)为展开剂。

测定法 10分钟内吸取供试品溶液与对照品溶液各5μl,分别点于同一薄层板上,展开后,取出,晾干,置碘蒸气中显色。

结果判定 供试品溶液所显主斑点的位置和颜色应与对照品溶液主斑点的位置和颜色相同。■[删除]

(2)在含量测定项下记录的色谱图中,供试品溶液主峰的保留时间应与对照品溶液主峰的保留时间一致。

(3)本品的红外光吸收图谱应与对照的图谱(光谱集627图)一致。

(4)本品显钠盐鉴别(1)的反应(通则0301)。

■以上(1)、(2)两项可选做一项。■[删除]

【检查】 酸碱度 取本品,加水制成每1ml中含0.1g的溶液,依法测定(通则0631),pH值应为4.5～7.5。

溶液的澄清度与颜色 取本品5份,各0.60g,分别加水5ml溶解后,溶液应澄清无色;如显浑浊,与1号浊度标准液(通则0902第一法)比较,均不得更浓;如显色,与黄色2号标准比色液(通则0901第一法)比较,均不得更深。

有关物质 照高效液相色谱法(通则 0512)测定。临用新制。

供试品溶液 取本品适量,加水溶解并稀释制成每 1ml 中约含 0.6mg 的溶液。

对照溶液 精密量取供试品溶液 1ml,置 100ml 量瓶中,用水稀释至刻度,摇匀。

系统适用性溶液 取美洛西林钠适量,加水溶解并稀释制成每 1ml 中含 0.6mg 的溶液,水浴加热 5~8 分钟。

色谱条件 用十八烷基硅烷键合硅胶为填充剂;以磷酸盐缓冲液(取磷酸二氢钾 4.9g 和磷酸氢二钾 0.45g,加水溶解并稀释至 1000ml)-乙腈(80:20)为流动相;检测波长为 210nm;进样体积 20μl。

系统适用性要求 系统适用性溶液色谱图中,美洛西林峰与其相对保留时间 0.93 处杂质峰间的分离度应符合要求。

测定法 精密量取供试品溶液与对照溶液,分别注入液相色谱仪,记录色谱图至主成分峰保留时间的 1.5 倍。

限度 供试品溶液色谱图中如有杂质峰,单个杂质峰面积不得大于对照溶液主峰面积的 1.5 倍(1.5%),各杂质峰面积的和不得大于对照溶液主峰面积的 4 倍(4.0%)。

美洛西林聚合物 照分子排阻色谱法(通则 0514)测定。临用新制。

供试品溶液 取本品 0.2g,精密称定,置 10ml 量瓶中,加水溶解并稀释至刻度,摇匀。

对照溶液 取美洛西林对照品约 20mg,精密称定,加水溶解并定量稀释制成每 1ml 中约含 0.2mg 的溶液。

系统适用性溶液 取蓝色葡聚糖 2000 适量,加水溶解并稀释制成每 1ml 中约含 0.2mg 的溶液。

色谱条件 用葡聚糖凝胶 G-10(40~120μm)为填充剂;玻璃柱内径 1.0~1.4cm,柱长 30~40cm;以 pH 8.0 的 0.05mol/L 磷酸盐缓冲液[0.05mol/L 磷酸氢二钠溶液-0.05mol/L 磷酸二氢钠溶液(95:5)]为流动相 A,以水为流动相 B;流速每分钟 1.5ml;检测波长为 254nm;进样体积 100~200μl。

系统适用性要求 系统适用性溶液分别在以流动相 A 与流动相 B 为流动相记录的色谱图中,按蓝色葡聚糖 2000 峰计算,理论板数均不低于 400,拖尾因子均应小于 2.0,保留时间的比值应在 0.93~1.07 之间。对照溶液色谱图中主峰与供试品溶液色谱图中聚合物峰,与相应色谱系统中蓝色葡聚糖 2000 峰的保留时间的比值均应在 0.93~1.07 之间。以流动相 B 为流动相,精密量取对照溶液连续进样 5 次,峰面积的相对标准偏差应不大于 5.0%。

测定法 以流动相 A 为流动相,精密量取供试品溶液注入液相色谱仪,记录色谱图;以流动相 B 为流动相,精密量取对照溶液注入液相色谱仪,记录色谱图。

限度 按外标法以美洛西林峰面积计算,含美洛西林聚合物不得过 0.3%。

残留溶剂 照残留溶剂测定法(通则 0861 第二法)测定。

供试品溶液 取本品 0.3g,精密称定,置顶空瓶中,精密加水 3ml 使溶解,密封。

对照品溶液 分别取甲醇、乙醇、丙酮、异丙醇、乙酸乙酯、吡啶与甲苯各适量,精密称定,用水定量稀释制成每 1ml 中分别含甲醇 0.3mg、乙醇 0.5mg、丙酮 0.5mg、异丙醇 0.5mg、乙酸乙酯 0.5mg、吡啶 20μg、甲苯 89μg 的溶液,精密量取 3ml,置顶空瓶中,密封。

色谱条件 以 100% 二甲基聚硅氧烷(或极性相似)为固定液的毛细管柱为色谱柱;起始温度为 40℃,维持 6 分钟,再以每分钟 20℃ 的速率升温至 150℃,维持 8 分钟;进样口温度为 150℃;检测器温度为 250℃;顶空瓶平衡温度为 80℃,平衡时间为 30 分钟。

系统适用性要求 对照品溶液色谱图中,按甲醇、乙醇、丙酮、异丙醇、乙酸乙酯、吡啶、甲苯的顺序出峰,各色谱峰间的分离度均应符合要求。

测定法 取供试品溶液与对照品溶液分别顶空进样,记录色谱图。

限度 按外标法以峰面积计算,甲醇、乙醇、丙酮、异丙醇、乙酸乙酯、吡啶与甲苯的残留量均应符合规定。

水分 取本品,照水分测定法(通则 0832 第一法 1)测定,含水分不得过 6.0%。

可见异物 取本品 5 份,每份各 4.0g,加微粒检查用水溶解,依法检查(通则 0904),应符合规定。(供无菌分装用)

不溶性微粒 取本品,加微粒检查用水制成每 1ml 中含 20mg 的溶液,依法检查(通则 0903),每 1g 样品中,含 10μm 及 10μm 以上的微粒不得过 6000 粒,含 25μm 及 25μm 以上的微粒不得过 600 粒。(供无菌分装用)

细菌内毒素 取本品,依法检查(通则 1143),每 1mg 美洛西林中含内毒素的量应小于 0.060EU。(供注射用)

无菌 取本品,用适宜溶剂溶解并稀释后,经薄膜过滤法处理,依法检查(通则 1101),应符合规定。(供无菌分装用)

【含量测定】 照高效液相色谱法(通则 0512)测定。

供试品溶液 取本品适量,精密称定,加水溶解并定量稀释制成每 1ml 中约含美洛西林 0.15mg 的溶液。

对照品溶液 取美洛西林对照品适量,精密称定,加水溶解并定量稀释制成每 1ml 中约含美洛西林 0.15mg 的溶液。

系统适用性溶液、色谱条件与系统适用性要求 见有关物质项下。

测定法 精密量取供试品溶液与对照品溶液,分别注入液相色谱仪,记录色谱图。按外标法以峰面积计算出供试品中 $C_{21}H_{25}N_5O_8S_2$ 的含量。

【类别】 抗生素类药。

【贮藏】 密封,在凉暗干燥处保存。

【制剂】 注射用美洛西林钠

注射用美洛西林钠

Zhusheyong Meiluoxilinna

Mezlocillin Sodium for Injection

本品为美洛西林钠的无菌粉末或无菌冻干品。含美洛西林 ($C_{21}H_{25}N_5O_8S_2$)按无水物计算,不得少于 91.0%;按平均装量计算,含美洛西林($C_{21}H_{25}N_5O_8S_2$)应为标示量的 90.0%～110.0%。

【性状】 本品为白色或类白色的粉末或结晶或疏松块状物。

【鉴别】 取本品,照美洛西林钠项下的鉴别■(1)、■[删除](2)、(4)项试验,显相同的结果。

■以上(1)、(2)两项可选做一项。[删除]

【检查】 溶液的澄清度与颜色 取本品 5 瓶,按标示量分别加水制成每 1ml 中含 0.1g 的溶液,溶液应澄清无色;如显浑浊,与 1 号浊度标准液(通则 0902 第一法)比较,均不得更浓;如显色,与黄色 3 号标准比色液(通则 0901 第一法)比较,均不得更深。

有关物质 照高效液相色谱法(通则 0512)测定。临用新制。

供试品溶液 取装量差异项下的内容物适量,加水溶解并稀释制成每 1ml 中约含美洛西林 0.6mg 的溶液。

对照溶液 精密量取供试品溶液 1ml,置 100ml 量瓶中,用水稀释至刻度,摇匀。

系统适用性溶液、色谱条件、系统适用性要求、测定法与限度 见美洛西林钠有关物质项下。

美洛西林聚合物 照分子排阻色谱法(通则 0514)测定。临用新制。

供试品溶液 取本品适量(约相当于美洛西林 0.2g),精密称定,置 10ml 量瓶中,加水溶解并稀释至刻度,摇匀。

对照溶液、系统适用性溶液、色谱条件、系统适用性要求、测定法与限度 见美洛西林钠美洛西林聚合物项下。

不溶性微粒 取本品,按标示量加微粒检查用水制成每 1ml 中含 20mg 的溶液,依法检查(通则 0903),标示量为 1.0g 以下的折算为每 1g 样品中含 10μm 及 10μm 以上的微粒不得过 6000 粒,含 25μm 及 25μm 以上的微粒不得过 600 粒;标示量为 1.0g 以上(包括 1.0g)每个供试品容器中含 10μm 及 10μm 以上的微粒不得过 6000 粒,含 25μm 及 25μm 以上的微粒不得过 600 粒。

酸碱度、水分、细菌内毒素与无菌 照美洛西林钠项下的方法检查。均应符合规定。

其他 应符合注射剂项下有关的各项规定(通则 0102)。

【含量测定】 照高效液相色谱法(通则 0512)测定。

供试品溶液 取装量差异项下的内容物适量,精密称定,加水溶解并定量稀释制成每 1ml 中约含美洛西林 0.15mg 的溶液。

对照品溶液、系统适用性溶液、色谱条件、系统适用性要求与测定法 见美洛西林钠含量测定项下。

【类别】 同美洛西林钠。

【规格】 按 $C_{21}H_{25}N_5O_8S_2$ 计 (1)0.5g (2)1.0g (3)1.5g (4)2.0g (5)2.5g (6)3.0g (7)3.5g (8)4.0g

【贮藏】 密封,在凉暗干燥处保存。

美 洛 昔 康

Meiluoxikang

Meloxicam

$C_{14}H_{13}N_3O_4S_2$ 351.42

本品为 2-甲基-4-羟基-N-(5-甲基-2-噻唑基)-2H-1,2-苯并噻嗪-3-甲酰胺-1,1-二氧化物。按干燥品计算,含 $C_{14}H_{13}N_3O_4S_2$ 不得少于 98.5%。

【性状】 本品为微黄色至淡黄色或微黄绿色至淡黄绿色的结晶性粉末;无臭。

本品在二甲基甲酰胺中溶解,在丙酮中微溶,在甲醇或乙醇中极微溶解,在水中几乎不溶。

【鉴别】 ■(1)取本品约 30mg,置试管中,炽灼,产生的气体能使湿润的醋酸铅试纸显黑色。■[删除]

■(2)取本品约 10mg,加三氯甲烷 5ml 溶解后,加三氯化铁试液 1 滴,振摇,放置后,三氯甲烷层显淡紫红色。■[删除]

(3)取本品,加 0.1mol/L 氢氧化钠溶液溶解并制成每 1ml 中约含 7μg 的溶液,照紫外-可见分光光度法(通则 0401)测定,在 270nm 与 362nm 的波长处有最大吸收,在 312mm 的波长处有最小吸收。

(4)本品的红外光吸收图谱应与对照的图谱(光谱集 998 图)一致。

【检查】 溶液的澄清度 取本品 2.5g,加二甲基甲酰胺 50ml 使溶解,溶液应澄清。

有关物质 照高效液相色谱法(通则 0512)测定。

溶剂 取 40% 甲醇溶液 100ml,加 0.4mol/L 氢氧化钠溶液 6ml,混匀。

供试品溶液 取本品,加溶剂溶解并稀释制成每 1ml 中约含 1mg 的溶液。

对照溶液 精密量取供试品溶液 1ml,置 100ml 量瓶中,用溶剂稀释至刻度,摇匀。

色谱条件 用十八烷基硅烷键合硅胶为填充剂;以甲醇-

0.1mol/L 醋酸铵溶液(1:1)为流动相;检测波长为 270nm;进样体积 20μl。

系统适用性要求　理论板数按美洛昔康峰计算不低于 2000。

测定法　精密量取供试品溶液与对照溶液,分别注入液相色谱仪,记录色谱图至主成分峰保留时间的 6 倍。

限度　供试品溶液色谱图中如有杂质峰,单个杂质峰面积不得大于对照溶液主峰面积的 0.5 倍(0.5%),各杂质峰面积的和不得大于对照溶液主峰面积(1.0%)。

残留溶剂　照残留溶剂测定法(通则 0861 第二法)测定。

供试品溶液　取本品适量,精密称定,加 0.1mol/L 氢氧化钠溶液溶解并定量稀释制成每 1ml 中约含 0.1g 的溶液,精密量取 10ml,置顶空瓶中,密封。

对照品溶液　取乙醇、N,N-二甲基甲酰胺、四氢呋喃、二氯甲烷、甲苯与二甲苯各适量,精密称定,用 0.1mol/L 氢氧化钠溶液定量稀释制成每 1ml 中约含乙醇 0.5mg、N,N-二甲基甲酰胺 88μg、四氢呋喃 72μg、二氯甲烷 60μg、甲苯 89μg 与二甲苯 0.217mg 的混合溶液,精密量取 10ml,置顶空瓶中,密封。

色谱条件　以 6%氰丙基苯基-94%二甲基聚硅氧烷(或极性相近)为固定液的毛细管柱为色谱柱;起始温度为 40℃,维持 8 分钟,以每分钟 30℃ 的速率升温至 150℃,维持 10 分钟;进样口温度为 230℃;检测器温度为 250℃;顶空瓶平衡温度为 100℃,平衡时间为 30 分钟。

系统适用性要求　对照品溶液色谱图中,各成分峰之间的分离度均应符合要求。

测定法　取供试品溶液与对照品溶液,分别顶空进样,记录色谱图。

限度　按外标法以峰面积计算,乙醇、N,N-二甲基甲酰胺、四氢呋喃、二氯甲烷、甲苯与二甲苯的残留量均应符合规定。

氯化物　取无水碳酸钠 2g,铺于坩埚底部及四周,取本品 1.0g,置无水碳酸钠上,用少量水湿润,干燥后,用小火灼烧使完全灰化,放冷,加水适量使溶解,滤过,用水洗净坩埚及滤器,合并滤液和洗液,加水使成 20ml,摇匀,取滤液 1.0ml,滴加硝酸使成中性,再加硝酸 1 滴,摇匀,置 75～85℃ 水浴中加热,除尽硫化氢,放冷,滴加 1%碳酸钠溶液使呈中性,加水使成 25ml,依法检查(通则 0801),与标准氯化钠溶液 5.0ml 制成的对照液比较,不得更浓(0.1%)。

干燥失重　取本品,在 105℃ 干燥至恒重,减失重量不得过 0.5%(通则 0831)。

炽灼残渣　取本品 1.0g,依法检查(通则 0841),遗留残渣不得过 0.1%。

重金属　取炽灼残渣项下遗留的残渣,依法检查(通则 0821 第二法),含重金属不得过百万分之十。

砷盐　取本品 1.0g,加氢氧化钙 1g,混匀,滴加水 2ml,混匀,干燥后,先用小火灼烧使炭化,再在 500～600℃ 炽灼使

灰化,放冷,加盐酸 5ml 与水 23ml,依法检查(通则 0822 第一法),应符合规定(0.0002%)。

【含量测定】　取本品约 0.4g,精密称定,精密加氢氧化钠滴定液(0.1mol/L)25ml,微温溶解,放冷,加中性乙醇(对溴麝香草酚蓝指示液显中性)100ml,加溴麝香草酚蓝指示液 10 滴,用盐酸滴定液(0.1mol/L)滴定,并将滴定的结果用空白试验校正。每 1ml 氢氧化钠滴定液(0.1mol/L)相当于 35.14mg 的 $C_{14}H_{13}N_3O_4S_2$。

【类别】　解热镇痛、非甾体抗炎药。

【贮藏】　遮光,密封保存。

【制剂】　(1)美洛昔康片　(2)美洛昔康分散片　(3)美洛昔康胶囊

美洛昔康片

Meiluoxikang Pian

Meloxicam Tablets

本品含美洛昔康($C_{14}H_{13}N_3O_4S_2$)应为标示量的 90.0%～110.0%。

【性状】　本品为淡黄色或黄色片或薄膜衣片,除去包衣后显淡黄色或黄色。

【鉴别】　■(1)取本品细粉适量(约相当于美洛昔康 15mg),加三氯甲烷 10ml,振摇使美洛昔康溶解,滤过,滤液加三氯化铁试液 3 滴,振摇,放置后即显淡紫红色。■删除

(2)取本品含量测定项下的供试品溶液,照紫外-可见分光光度法(通则 0401)测定,在 270nm 与 362nm 波长处有最大吸收,在 312nm 的波长处有最小吸收。

■(3)照薄层色谱法(通则 0502)试验。

供试品溶液　取本品细粉适量(约相当于美洛昔康 20mg),加三氯甲烷 10ml,超声使美洛昔康溶解,滤过,取续滤液。

对照品溶液　取美洛昔康对照品适量,加三氯甲烷溶解并稀释制成每 1ml 中约含 2mg 的溶液。

色谱条件　采用硅胶 GF_{254} 薄层板,以三氯甲烷-甲醇-二乙胺(60:5:7.5)为展开剂。

测定法　吸取供试品溶液与对照品溶液各 10μl,分别点于同一薄层板上,展开,晾干,置紫外光灯(254nm)下检视。

结果判定　供试品溶液所显主斑点的位置和颜色应与对照品溶液主斑点一致。■删除

(4)取本品细粉与美洛昔康对照品适量,加碱性甲醇溶液(取 40%甲醇溶液 100ml,加 0.4mol/L 氢氧化钠溶液 6ml,混匀)溶解并稀释制成每 1ml 中约含美洛昔康 0.1mg 的溶液,作为供试品溶液与对照品溶液,照有关物质项下方法试验,供试品溶液主峰的保留时间应与对照品溶液主峰的保留时间一致。

■以上(3)、(4)两项可选做一项。■[删除]

【检查】 有关物质 照高效液相色谱法(通则0512)测定。

供试品溶液 取本品细粉适量,加溶剂溶解并稀释制成每1ml中约含美洛昔康1mg的溶液,滤过,取续滤液。

对照溶液 精密量取供试品溶液1ml,置100ml量瓶中,用溶剂稀释至刻度,摇匀。

溶剂、色谱条件、系统适用性要求与测定法 见美洛昔康有关物质项下。

限度 供试品溶液色谱图中如有杂质峰,除相对保留时间小于0.30的色谱峰外,单个杂质峰面积不得大于对照溶液主峰面积的0.5倍(0.5%),各杂质峰面积的和不得大于对照溶液主峰面积(1.0%)。

含量均匀度 取本品1片,置100ml量瓶中,加0.1mol/L氢氧化钠溶液70ml,照含量测定项下的方法,自"超声使美洛昔康溶解"起,依法测定,应符合规定(通则0941)。

溶出度 照溶出度与释放度测定法(通则0931第二法)测定。

溶出条件 以磷酸盐缓冲液(pH 7.4)900ml为溶出介质,转速为每分钟75转,依法操作,经45分钟时取样。

供试品溶液 取溶出液,滤过,取续滤液。

对照品溶液 取美洛昔康对照品约20mg,精密称定,置100ml量瓶中,加0.1mol/L氢氧化钠溶液10ml,超声使溶解,再用溶出介质稀释至刻度,摇匀,精密量取2ml,置50ml量瓶(7.5mg规格)或25ml量瓶(15mg规格)中,用溶出介质稀释至刻度,摇匀。

测定法 取供试品溶液与对照品溶液,照紫外-可见分光光度法(通则0401),在362nm的波长处分别测定吸光度,计算每片的溶出量。

限度 标示量的75%,应符合规定。

其他 应符合片剂项下有关的各项规定(通则0101)。

【含量测定】 照紫外-可见分光光度法(通则0401)测定。

供试品溶液 取本品20片,精密称定,研细,精密称取适量(约相当于美洛昔康7.5mg),置100ml量瓶中,加0.1mol/L氢氧化钠溶液10ml与甲醇40ml,超声使美洛昔康溶解,放冷,用甲醇稀释至刻度,摇匀,滤过,精密量取续滤液5ml,置50ml量瓶中,用0.1mol/L氢氧化钠溶液稀释至刻度,摇匀。

对照品溶液 取美洛昔康对照品适量,精密称定,制备方法同供试品溶液,溶解并定量稀释制成每1ml中约含7.5μg的溶液。

测定法 取供试品溶液与对照品溶液,在362nm的波长处分别测定吸光度,计算。

【类别】 同美洛昔康。

【规格】 (1)7.5mg (2)15mg

【贮藏】 遮光,密封保存。

美洛昔康分散片

Meiluoxikang Fensanpian

Meloxicam Dispersible Tablets

本品含美洛昔康($C_{14}H_{13}N_3O_4S_2$)应为标示量的90.0%～110.0%。

【性状】 本品为淡黄色片。

【鉴别】 ■(1)取本品细粉适量(约相当于美洛昔康15mg),加三氯甲烷10ml,振摇使美洛昔康溶解,滤过,滤液加三氯化铁试液3滴,振摇,放置后显淡紫红色。■[删除]

(2)取含量测定项下的供试品溶液,照紫外-可见分光光度法(通则0401)测定,在270nm与362nm的波长处有最大吸收,在312nm的波长处有最小吸收。

■(3)照薄层色谱法(通则0502)试验。

供试品溶液 取本品细粉适量(约相当于美洛昔康20mg),加三氯甲烷10ml,超声使美洛昔康溶解,滤过,取续滤液。

对照品溶液 取美洛昔康对照品适量,加三氯甲烷溶解并稀释制成每1ml中约含2mg的溶液。

色谱条件 采用硅胶GF$_{254}$薄层板,以三氯甲烷-甲醇-二乙胺(60∶5∶7.5)为展开剂。

测定法 吸取供试品溶液与对照品溶液各10μl,分别点于同一薄层板上,展开,晾干,置紫外光灯(254nm)下检视。

结果判定 供试品溶液所显主斑点的位置和颜色应与对照品溶液主斑点一致。■[删除]

(4)取本品细粉与美洛昔康对照品,加碱性甲醇溶液(取40%甲醇溶液100ml,加0.4mol/L氢氧化钠溶液6ml,混匀)溶解并稀释制成每1ml中约含美洛昔康0.1mg的溶液,作为供试品溶液和对照品溶液,照有关物质项下方法试验,供试品溶液主峰的保留时间应与对照品溶液主峰的保留时间一致。

■以上(3)、(4)两项可选做一项。■[删除]

【检查】 有关物质 照高效液相色谱法(通则0512)测定。

供试品溶液 取本品细粉适量,加溶剂溶解并稀释制成每1ml中约含美洛昔康1mg的溶液,滤过,取续滤液。

对照溶液 精密量取供试品溶液1ml,置100ml量瓶中,用溶剂稀释至刻度,摇匀。

溶剂、色谱条件、系统适用性要求与测定法 见美洛昔康有关物质项下。

限度 供试品溶液色谱图中如有杂质峰,除相对保留时间小于0.30的色谱峰外,单个杂质峰面积不得大于对照溶液主峰面积的0.5倍(0.5%),各杂质峰面积的和不得大于对照溶液主峰面积(1.0%)。

含量均匀度 取本品 1 片,置 100ml 量瓶中,加 0.1mol/L 氢氧化钠溶液约 70ml,照含量测定项下的方法,自"超声使美洛昔康溶解"起,依法测定,应符合规定(通则 0941)。

溶出度 照溶出度与释放度测定法(通则 0931 第二法)测定。

溶出条件 以磷酸盐缓冲液(pH 7.4)900ml 为溶出介质,转速为每分钟 50 转,依法操作,经 30 分钟时取样。

供试品溶液 取溶出液,滤过,取续滤液。

对照品溶液 取美洛昔康对照品约 20mg,精密称定,置 100ml 量瓶中,加 0.1mol/L 氢氧化钠溶液 10ml,超声使溶解,用溶出介质稀释至刻度,摇匀,精密量取 2ml,置 50ml 量瓶中,用溶出介质稀释至刻度,摇匀。

测定法 取供试品溶液与对照品溶液,照紫外-可见分光光度法(通则 0401),在 362nm 的波长处分别测定吸光度,计算每片的溶出量。

限度 标示量的 75%,应符合规定。

其他 应符合片剂项下有关的各项规定(通则 0101)。

【含量测定】 照紫外-可见分光光度法(通则 0401)测定。

供试品溶液 取本品 20 片,精密称定,研细,精密称取适量(约相当于美洛昔康 7.5mg),置 100ml 量瓶中,加 0.1mol/L 氢氧化钠溶液约 70ml,超声使美洛昔康溶解,放冷,用 0.1mol/L 氢氧化钠溶液稀释至刻度,摇匀,滤过,精密量取续滤液 5ml,置 50ml 量瓶中,用 0.1mol/L 氢氧化钠溶液稀释至刻度,摇匀。

对照品溶液 取美洛昔康对照品适量,精密称定,加 0.1mol/L 氢氧化钠溶液溶解并定量稀释制成每 1ml 中约含 7.5μg 的溶液。

测定法 取供试品溶液与对照品溶液,在 362nm 的波长处分别测定吸光度,计算。

【类别】 同美洛昔康。

【规格】 7.5mg

【贮藏】 遮光,密封保存。

美洛昔康胶囊

Meiluoxikang Jiaonang

Meloxicam Capsules

本品含美洛昔康($C_{14}H_{13}N_3O_4S_2$)应为标示量的 90.0%~110.0%。

【性状】 本品内容物为淡黄色或黄色颗粒或粉末。

【鉴别】 ■(1)取本品的内容物适量(约相当于美洛昔康 15mg),加三氯甲烷 10ml,振摇使美洛昔康溶解,滤过,滤液加三氯化铁试液 3 滴,振摇,放置后显淡紫红色。■[删除]

(2)取含量测定项下的供试品溶液,照紫外-可见分光光度法(通则 0401)测定,在 270nm 与 362nm 的波长处有最大吸收,在 312nm 的波长处有最小吸收。

■(3)照薄层色谱法(通则 0502)试验。

供试品溶液 取本品内容物适量(约相当于美洛昔康 20mg),加三氯甲烷 10ml,超声使美洛昔康溶解,滤过,取续滤液。

对照品溶液 取美洛昔康对照品适量,加三氯甲烷溶解并稀释制成每 1ml 中约含 2mg 的溶液。

色谱条件 采用硅胶 GF_{254} 薄层板,以三氯甲烷-甲醇-二乙胺(60:5:7.5)为展开剂。

测定法 吸取供试品溶液与对照品溶液各 10μl,分别点于同一薄层板上,展开,晾干,置紫外光灯(254nm)下检视。

结果判定 供试品溶液所显主斑点的位置和颜色应与对照品溶液主斑点一致。■[删除]

(4)取本品内容物细粉与美洛昔康对照品,加碱性甲醇溶液(取 40% 甲醇溶液 100ml,加 0.4mol/L 氢氧化钠溶液 6ml,混匀)溶解并稀释制成每 1ml 中约含美洛昔康 0.1mg 的溶液,作为供试品溶液和对照品溶液,照有关物质项下的方法试验。供试品溶液主峰的保留时间应与对照品溶液主峰的保留时间一致。

■以上(3)、(4)两项可选做一项。■[删除]

【检查】 **有关物质** 照高效液相色谱法(通则 0512)测定。

供试品溶液 取本品内容物的细粉适量,加溶剂溶解并稀释制成每 1ml 中约含美洛昔康 1mg 的溶液。

对照溶液 精密量取供试品溶液 1ml,置 100ml 量瓶中,用溶剂稀释至刻度,摇匀。

溶剂、色谱条件、系统适用性要求与测定法 见美洛昔康有关物质项下。

限度 供试品溶液色谱图中如有杂质峰,除相对保留时间小于 0.30 的色谱峰外,单个杂质峰面积不得大于对照溶液主峰面积的 0.5 倍(0.5%),各杂质峰面积的和不得大于对照溶液主峰面积(1.0%)。

含量均匀度 取本品 1 粒,将内容物置 100ml 量瓶中,用少量 0.1mol/L 氢氧化钠溶液洗涤囊壳,洗液并入量瓶中,加 0.1mol/L 氢氧化钠溶液约 70ml,照含量测定项下的方法,自"超声使美洛昔康溶解"起,依法测定,应符合规定(通则 0941)。

溶出度 照溶出度与释放度测定法(通则 0931 第一法)测定。

溶出条件 以磷酸盐缓冲液(pH 7.4)900ml 为溶出介质,转速为每分钟 100 转,依法操作,经 30 分钟时取样。

供试品溶液 取溶出液,滤过,取续滤液。

对照品溶液 取美洛昔康对照品约 20mg,精密称定,置 100ml 量瓶中,加 0.1mol/L 氢氧化钠溶液 10ml,超声使溶解,用溶出介质稀释至刻度,摇匀,精密量取 2ml,置 50ml 量瓶中,用溶出介质稀释至刻度,摇匀。

测定法 取供试品溶液与对照品溶液,照紫外-可见分光光度法(通则 0401),在 362nm 的波长处分别测定吸光度,计算每粒的溶出量。

限度 标示量的 75%,应符合规定。

其他 应符合胶囊剂项下有关的各项规定(通则 0103)。

【含量测定】 照紫外-可见分光光度法(通则 0401)测定。

供试品溶液 取本品 20 粒,精密称定,倾出内容物,混均,研细,精密称取适量(约相当于美洛昔康 7.5mg),置 100ml 量瓶中,加 0.1mol/L 氢氧化钠溶液约 70ml,超声使美洛昔康溶解,放冷,用 0.1mol/L 氢氧化钠溶液稀释至刻度,摇匀,滤过,精密量取续滤液 5ml,置 50ml 量瓶中,用 0.1mol/L 氢氧化钠溶液稀释至刻度,摇匀。

对照品溶液 取美洛昔康对照品适量,精密称定,加 0.1mol/L 氢氧化钠溶液溶解并定量稀释制成每 1ml 中约含 7.5μg 的溶液。

测定法 取供试品溶液与对照品溶液,在 362nm 的波长处分别测定吸光度,计算。

【类别】 同美洛昔康。

【规格】 7.5mg

【贮藏】 遮光,密封保存。

盐酸小檗碱

Yansuan Xiaobojian

Berberine Hydrochloride

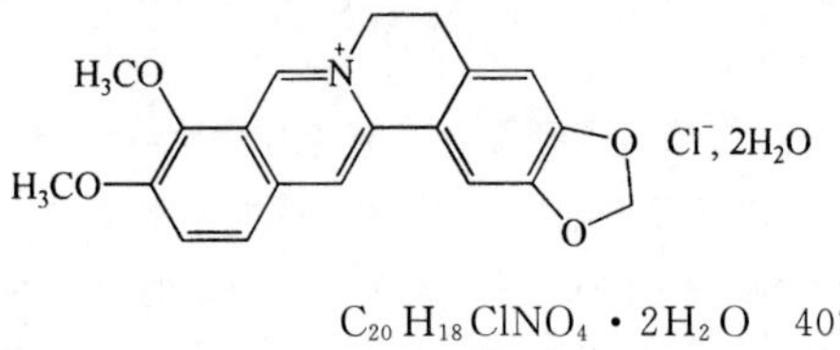

$C_{20}H_{18}ClNO_4 \cdot 2H_2O$ 407.85

本品为 5,6-二氢-9,10-二甲氧苯并[g]-1,3-苯并二氧戊环[5,6-α]喹嗪盐酸盐二水合物。按无水物计算,含 $C_{20}H_{18}ClNO_4$ 提取品不得少于 97.0%,合成品不得少于 98.0%。

【性状】 本品为黄色结晶性粉末;无臭。

本品在热水中溶解,在水或乙醇中微溶,在乙醚中不溶。

【鉴别】 (1)取本品约 0.1g,加水 10ml,缓缓加热溶解后,加氢氧化钠试液 4 滴,放冷(必要时滤过),加丙酮 8 滴,即发生浑浊。

■(2)取本品约 5mg,加稀盐酸 2ml,搅拌,加漂白粉少量,即显樱红色。■[删除]

(3)本品的红外光吸收图谱应与对照的图谱(光谱集 320 图)一致。

(4)取本品约 0.1g,加水 20ml,缓缓加热溶解后,加硝酸

0.5ml,冷却,放置 10 分钟,滤过,滤液显氯化物鉴别(1)的反应(通则 0301)。

【检查】 有关物质 照高效液相色谱法(通则 0512)测定。

供试品溶液 取本品适量,精密称定,加流动相溶解并定量稀释制成每 1ml 中含 1mg 的溶液。

对照品溶液(1) 取盐酸药根碱对照品适量,精密称定,加流动相溶解并定量稀释制成每 1ml 中含 0.1mg 的溶液。

对照品溶液(2) 取盐酸巴马汀对照品适量,精密称定,加流动相溶解并定量稀释制成每 1ml 中含 0.1mg 的溶液。

对照溶液 精密量取供试品溶液 2ml 与对照品溶液(1)、对照品溶液(2)各 10ml,置 100ml 量瓶中,用流动相稀释至刻度,摇匀。

系统适用性溶液 取对照品溶液(2)1ml,用供试品溶液稀释至 10ml,摇匀。

色谱条件 用十八烷基硅烷键合硅胶为填充剂;以 0.01mol/L 磷酸二氢铵溶液(用磷酸调节 pH 值至 2.8)-乙腈(75:25)为流动相;检测波长为 345nm;进样体积 10μl。

系统适用性要求 系统适用性溶液色谱图中,巴马汀峰与小檗碱峰之间的分离度应符合要求。

测定法 精密量取供试品溶液与对照溶液,分别注入液相色谱仪,记录色谱图至主成分峰保留时间的 2 倍。

限度 供试品溶液色谱图中,如有与药根碱峰和巴马汀峰保留时间一致的色谱峰,按外标法以峰面积计算,均不得过 1.0%;其他杂质峰面积的和不得大于对照溶液中小檗碱峰的峰面积(2.0%)。

氰化物 取本品 0.50g,依法检查(通则 0806 第一法),应符合规定(合成品)。

有机腈 照薄层色谱法(通则 0502)试验。

供试品溶液 取研细的本品约 0.25g,精密称定,置 25ml 具塞锥形瓶中,加无水乙醚 5ml,振摇 5 分钟,用垂熔漏斗(G5)滤过,用无水乙醚洗涤 3~4 次(每次 2ml),合并滤液与洗液,浓缩至约 0.5ml。

对照品溶液 取胡椒乙腈对照品适量,精密称定,加三氯甲烷溶解并定量稀释制成每 1ml 中约含 0.1mg 的溶液。

色谱条件 采用硅胶 G(厚度 0.5mm)薄层板,以苯-冰醋酸(25:0.1)为展开剂。

测定法 吸取供试品溶液全量与对照品溶液 10μl,分别点于同一薄层板上,展开,晾干,喷以 5% 钼酸铵硫酸溶液,在 105℃ 加热 10~20 分钟,检视。

限度 供试品溶液在与对照品溶液所显主斑点的相应位置上,不得显杂质斑点(合成品)。

水分 取本品,照水分测定法(通则 0832 第一法 1)测定,含水分不得过 12.0%。

炽灼残渣 取本品 1.0g,依法检查(通则 0841),遗留残渣不得过 0.2%(提取品)或 0.1%(合成品)。

重金属 取炽灼残渣项下遗留的残渣,依法检查(通则

0821 第二法),含重金属不得过百万分之二十(合成品)。

【含量测定】 取本品约 0.3g,精密称定,置烧杯中,加沸水 150ml 使溶解,放冷,移置 250ml 量瓶中,精密加重铬酸钾滴定液(0.016 67mol/L)50ml,加水稀释至刻度,振摇 5 分钟,用干燥滤纸滤过,精密量取续滤液 100ml,置 250ml 具塞锥形瓶中,加碘化钾 2g,振摇使溶解,加盐酸溶液(1→2)10ml,密塞,摇匀,在暗处放置 10 分钟,用硫代硫酸钠滴定液(0.1mol/L)滴定,至近终点时,加淀粉指示液 2ml,继续滴定至蓝色消失,溶液显亮绿色,并将滴定的结果用空白试验校正。每 1ml 重铬酸钾滴定液(0.016 67mol/L)相当于 12.39mg 的 $C_{20}H_{18}ClNO_4$。

【类别】 抗菌药。

【贮藏】 密封保存。

【制剂】 (1)盐酸小檗碱片 (2)盐酸小檗碱胶囊

水溶解,放冷,用水定量稀释制成每 1ml 中约含盐酸小檗碱(按 $C_{20}H_{18}ClNO_4 \cdot 2H_2O$ 计)40μg 的溶液。

色谱条件 用十八烷基硅烷键合硅胶为填充剂;以磷酸盐缓冲液[0.05mol/L 磷酸二氢钾溶液和 0.05mol/L 庚烷磺酸钠溶液(1:1),含 0.2% 三乙胺,并用磷酸调节 pH 值至 3.0]-乙腈(60:40)为流动相;检测波长为 263nm;进样体积为 20μl。

系统适用性要求 理论板数按小檗碱峰计算不低于 3000,小檗碱峰与相邻杂质峰之间的分离度应符合要求。

测定法 精密量取供试品溶液与对照品溶液,分别注入液相色谱仪,记录色谱图。按外标法以峰面积计算。

【类别】 同盐酸小檗碱。

【规格】 (1)0.025g (2)0.05g (3)0.1g (4)0.15g

【贮藏】 遮光,密封保存。

盐酸小檗碱片

Yansuan Xiaobojian Pian

Berberine Hydrochloride Tablets

本品含盐酸小檗碱($C_{20}H_{18}ClNO_4 \cdot 2H_2O$)应为标示量的 93.0%～107.0%。

【性状】 本品为黄色片、糖衣片或薄膜衣片,除去包衣后显黄色。

【鉴别】 取本品的细粉适量(约相当于盐酸小檗碱 0.1g),加水 10ml,缓缓加热使盐酸小檗碱溶解,滤过,取滤液,照盐酸小檗碱项下的鉴别(1)、■(2)、■[删除](4)项试验,显相同的反应。

【检查】 溶出度 照溶出度与释放度测定法(通则 0931 第一法)测定。

溶出条件 以水 1000ml 为溶出介质,转速为每分钟 120 转,依法操作,经 45 分钟时取样。

测定法 取溶出液适量,滤过,精密量取续滤液适量,用水定量稀释制成每 1ml 中约含盐酸小檗碱 5μg 的溶液,摇匀。照紫外-可见分光光度法(通则 0401),在 263nm 的波长处测定吸光度,按 $C_{20}H_{18}ClNO_4 \cdot 2H_2O$ 的吸收系数($E_{1cm}^{1\%}$)为 724 计算每片的溶出量。

限度 标示量的 70%,应符合规定。

其他 应符合片剂项下有关的各项规定(通则 0101)。

【含量测定】 照高效液相色谱法(通则 0512)测定。

供试品溶液 取本品 20 片,如为糖衣片,除去糖衣,精密称定,研细,精密称取细粉适量(约相当于盐酸小檗碱 40mg),置 100ml 量瓶中,加沸水适量使盐酸小檗碱溶解,放冷,用水稀释至刻度,摇匀,滤过,弃去初滤液约 8ml,精密量取续滤液 5ml,置 50ml 量瓶中,用水稀释至刻度,摇匀。

对照品溶液 取盐酸小檗碱对照品适量,精密称定,用沸

盐酸小檗碱胶囊

Yansuan Xiaobojian Jiaonang

Berberine Hydrochloride Capsules

本品含盐酸小檗碱($C_{20}H_{18}ClNO_4 \cdot 2H_2O$)应为标示量的 93.0%～107.0%。

【性状】 本品内容物为黄色粉末或颗粒。

【鉴别】 取本品内容物适量(约相当于盐酸小檗碱 0.1g),加水 10ml,缓缓加热使盐酸小檗碱溶解,滤过,照下述方法试验。

(1)取滤液 5ml,加氢氧化钠试液 2 滴,显橙红色,放冷,加丙酮 4 滴,即发生浑浊,放置后,生成黄色沉淀;取上清液,加丙酮 1 滴,如仍发生浑浊,再加丙酮适量使沉淀完全,滤过,滤液显氯化物鉴别(1)的反应(通则 0301)。

■(2)取滤液 0.5ml,加稀盐酸 2ml,搅拌,加漂白粉少量,即显樱红色。■[删除]

(3)在含量测定项下记录的色谱图中,供试品溶液主峰的保留时间应与对照品溶液主峰的保留时间一致。

【检查】 水分 取本品内容物,混合均匀,照水分测定法(通则 0832 第一法 1)测定,含水分不得过 12.0%。

溶出度 照溶出度与释放度测定法(通则 0931 第一法)测定。

溶出条件 以水 1000ml 为溶出介质,转速为每分钟 120 转,依法操作,经 45 分钟时取样。

测定法 取溶出液适量,滤过,取续滤液 2ml,置 25ml 量瓶中,用水稀释至刻度,摇匀。照紫外-可见分光光度法(通则 0401),在 263nm 的波长处测定吸光度,按 $C_{20}H_{18}ClNO_4 \cdot 2H_2O$ 的吸收系数($E_{1cm}^{1\%}$)为 724 计算每粒的溶出量。

限度 标示量的 70%,应符合规定。

其他 应符合胶囊剂项下有关的各项规定(通则 0103)。

【含量测定】 照高效液相色谱法(通则 0512)测定。

供试品溶液 取装量差异项下的内容物,混合均匀,精密称取适量(约相当于盐酸小檗碱 40mg),置 100ml 量瓶中,加沸水适量,使盐酸小檗碱溶解,放冷,用水稀释至刻度,摇匀,滤过,弃去初滤液约 8ml,精密量取续滤液 2ml,置 25ml 量瓶中,用水稀释至刻度,摇匀。

对照品溶液 取盐酸小檗碱对照品适量,精密称定,加沸水溶解,放冷,用水定量稀释制成每 1ml 中约含盐酸小檗碱(按 $C_{20}H_{18}ClNO_4 \cdot 2H_2O$ 计)32μg 的溶液。

色谱条件 用十八烷基硅烷键合硅胶为填充剂;以磷酸盐缓冲液[0.05mol/L 磷酸二氢钾溶液和 0.05mol/L 庚烷磺酸钠溶液(1:1),含 0.2%三乙胺,并用磷酸调节 pH 值至 3.0]-乙腈(60:40)为流动相;检测波长为 263nm;进样体积 20μl。

系统适用性要求 理论板数按小檗碱峰计算不低于 3000,小檗碱峰与相邻杂质峰间的分离度应符合要求。

测定法 精密量取供试品溶液与对照品溶液,分别注入液相色谱仪,记录色谱图。按外标法以峰面积计算。

【类别】 同盐酸小檗碱。

【规格】 0.1g

【贮藏】 遮光,密封保存。

盐酸艾司洛尔

Yansuan Aisiluo'er

Esmolol Hydrochloride

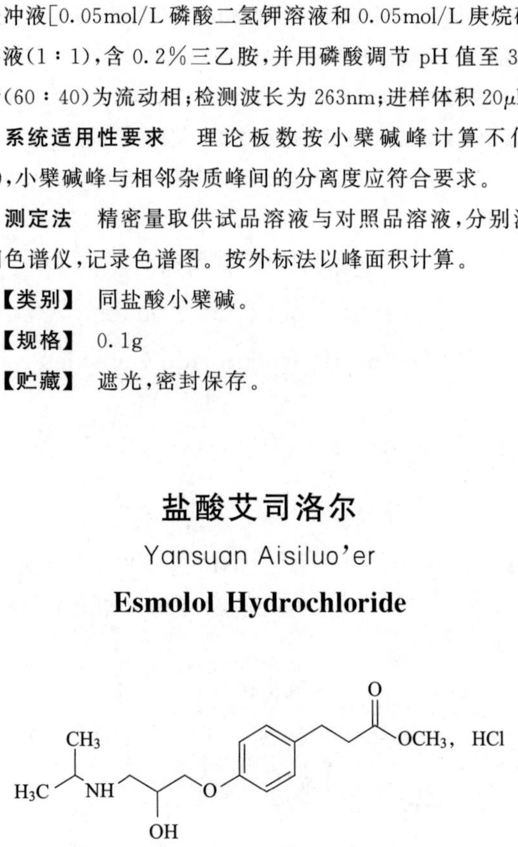

$C_{16}H_{25}NO_4 \cdot HCl$　331.84

本品为 4-[2-羟基-3-(异丙氨基)丙氧基]苯基丙酸甲酯盐酸盐。按干燥品计算,含 $C_{16}H_{25}NO_4 \cdot HCl$ 不得少于 98.5%。

【性状】 本品为白色或类白色结晶性粉末;无臭。

本品在水中极易溶解,在乙醇■或三氯甲烷■[删除]中易溶,在乙酸乙酯中极微溶解。

熔点 本品的熔点(通则 0612)为 85～92℃(测定时,每分钟上升的温度为 0.5℃)。

【鉴别】 (1)取本品约 0.3g,加水 1ml 溶解后,加盐酸羟胺试液 2ml 与 28%氢氧化钾乙醇溶液 1ml,加热至沸,放冷,加稀盐酸使成酸性,滴加三氯化铁试液,溶液即显紫红色。

(2)取本品,加水溶解并稀释制成每 1ml 中约含 0.1mg 的溶液,照紫外-可见分光光度法(通则 0401)测定,在 222nm 与 274nm 的波长处有最大吸收,在 245nm 的波长处有最小吸收。

(3)本品的红外光吸收图谱应与对照的图谱(光谱集■1264■[修订]图)一致。

(4)本品的水溶液显氯化物鉴别(1)的反应(通则 0301)。

【检查】 **酸度** 取本品 1.0g,加水 10ml 溶解后,依法测定(通则 0631),pH 值应为 2.5～4.5。

溶液的澄清度与颜色 取本品 1.0g,加水 10ml 溶解后,溶液应澄清无色;如显浑浊,与 2 号浊度标准液(通则 0902 第一法)比较,不得更浓;如显色,与黄色或黄绿色 1 号标准比色液(通则 0901 第一法)比较,不得更深。

硫酸盐 取本品 0.50g,依法检查(通则 0802),与标准硫酸钾溶液 1.5ml 制成的对照液比较,不得更浓(0.03%)。

有关物质 照高效液相色谱法(通则 0512)测定。临用新制。

供试品溶液 取本品适量,加流动相 A 溶解并稀释制成每 1ml 中约含 1.0mg 的溶液。

对照溶液 精密量取供试品溶液适量,用流动相 A 定量稀释制成每 1ml 中约含 2μg 的溶液,摇匀。

系统适用性溶液 取盐酸艾司洛尔约 10mg,置 10ml 量瓶中,加 1mol/L 盐酸溶液 1ml,放置 30 分钟,加 1mol/L 氢氧化钠溶液 1ml 中和,用流动相 A 稀释至刻度,摇匀。

色谱条件 用十八烷基硅烷键合硅胶为填充剂(CAP-CELL PAK C18 MG Ⅲ柱,4.6mm×250mm,5μm 或效能相当的色谱柱);以乙腈-甲醇-磷酸盐缓冲液(取磷酸二氢钾 3.0g,加水溶解并稀释至 650ml)(15:20:65)为流动相 A,以甲醇为流动相 B,按下表进行梯度洗脱;流速为每分钟 1.0ml;检测波长为 222nm;进样体积 20μl。

时间(分钟)	流动相 A(%)	流动相 B(%)
0	100	0
15	100	0
30	65	35
50	65	35
51	100	0
58	100	0

系统适用性要求 系统适用性溶液色谱图中,艾司洛尔峰保留时间约为 12 分钟,杂质Ⅰ相对保留时间约为 0.35。

测定法 精密量取供试品溶液与对照溶液,分别注入液相色谱仪,记录色谱图。

限度 供试品溶液色谱图中如有杂质峰,杂质Ⅰ峰面积不得大于对照溶液的主峰面积(0.2%),其他单个杂质峰面积不得大于对照溶液主峰面积的 1.5 倍(0.3%),各杂质峰面积的和不得大于对照溶液主峰面积的 5 倍(1.0%),小于对照溶液主峰面积 0.1 倍的色谱峰忽略不计(0.02%)。

残留溶剂 照残留溶剂测定法(通则 0861 第三法)测定。

供试品溶液 取本品约 1.0g,精密称定,置 10ml 量瓶中,加 N,N-二甲基乙酰胺适量溶解并稀释至刻度,摇匀。

对照品溶液 分别取甲醇、乙醚、乙酸乙酯与甲苯各适量,精密称定,用 N,N-二甲基乙酰胺适量溶解并定量稀释制成每 1ml 中约含甲醇 $30\mu g$、乙醚 $200\mu g$、乙酸乙酯 $500\mu g$ 与甲苯 $90\mu g$ 的混合溶液。

色谱条件　以聚乙二醇为固定液;初始温度为 $40^\circ C$,维持 6 分钟,以每分钟 $30^\circ C$ 的速率升温至 $200^\circ C$,维持 2 分钟;进样口温度为 $200^\circ C$;检测器温度为 $250^\circ C$;进样体积 $1\mu l$。

测定法　精密量取供试品溶液与对照品溶液,分别注入气相色谱仪,记录色谱图。

限度　按外标法以峰面积计算,甲醇的残留量不得过 0.03%,乙醚的残留量不得过 0.2%,乙酸乙酯与甲苯的残留量均应符合规定。

干燥失重　取本品,在 $60^\circ C$ 减压干燥至恒重,减失重量不得过 0.5%(通则 0831)。

炽灼残渣　不得过 0.1%(通则 0841)。

重金属　取本品 1.0g,加醋酸盐缓冲液(pH 3.5)2ml 与水适量使溶解成 25ml,依法检查(通则 0821 第一法),含重金属不得过百万分之二十。

【含量测定】　取本品约 0.25g,精密称定,加醋酐 40ml 溶解后,照电位滴定法(通则 0701),用高氯酸滴定液(0.1mol/L)滴定,并将滴定的结果用空白试验校正。每 1ml 高氯酸滴定液(0.1mol/L)相当于 33.18mg 的 $C_{16}H_{25}NO_4 \cdot HCl$。

【类别】　β 肾上腺素受体阻断药。

【贮藏】　遮光,密封保存。

【制剂】　注射用盐酸艾司洛尔

附:

杂质 I

$C_{15}H_{23}NO_4$　281.35

4-[2-羟基-3-(异丙氨基)丙氧基]苯基丙酸

盐酸可卡因

Yansuan Kekayin

Cocaine Hydrochloride

$C_{17}H_{21}NO_4 \cdot HCl$　339.82

本品为 8-甲基-3-(苯甲酰氧基)-8-氮杂双环[3.2.1]辛烷-2-甲酸甲酯盐酸盐。按干燥品计算,含 $C_{17}H_{21}NO_4 \cdot HCl$ 不得少于 98.5%。

【性状】　本品为白色结晶或结晶性粉末;无臭。

本品在水中极易溶解,在乙醇中易溶,■在三氯甲烷中溶解,■[删除]在乙醚中不溶。

比旋度　取本品,精密称定,加水溶解并定量稀释制成每 1ml 中含 20mg 的溶液,依法测定(通则 0621),比旋度为 -71° 至 -73°。

【鉴别】　(1)取本品约 0.1g,置试管中,加硫酸 1ml,置水浴中加热 5 分钟,趁热沿管壁小心加水 2ml,即发生苯甲酸甲酯的香气;放冷后,渐渐析出苯甲酸的结晶。

■(2)取本品的水溶液(1→50)5ml,加三氧化铬溶液(1→20)5 滴,即生成黄色的沉淀,振摇即溶解;再加盐酸 1ml,即生成持久的橙黄色沉淀。■[删除]

(3)本品的红外光吸收图谱应与对照的图谱(光谱集 326 图)一致。

(4)本品的水溶液显氯化物鉴别(1)的反应(通则 0301)。

【检查】　酸度　取本品 0.50g,加水 10ml 溶解后,加甲基红指示液 1 滴,如显红色,加氢氧化钠滴定液(0.02mol/L)0.50ml,应变为黄色。

肉桂酰可卡因与其他易氧化物　取本品 0.10g,加水 5ml 溶解后,加 5% 硫酸溶液 0.3ml 与高锰酸钾滴定液(0.02mol/L)0.10ml,密塞,在 $15\sim 20^\circ C$ 的暗处放置 30 分钟,紫色不得完全消失。

干燥失重　取本品,在 $105^\circ C$ 干燥至恒重,减失重量不得过 0.5%(通则 0831)。

【含量测定】　取本品 0.3g,精密称定,加冰醋酸 10ml 溶解后,加醋酸汞试液 5ml 与结晶紫指示液 1 滴,用高氯酸滴定液(0.1mol/L)滴定至溶液显纯蓝色,并将滴定的结果用空白试验校正。每 1ml 高氯酸滴定液(0.1mol/L)相当于 33.98mg 的 $C_{17}H_{21}NO_4 \cdot HCl$。

【类别】　局麻药。

【贮藏】　遮光,密封保存。

附:

肉桂酰可卡因

$C_{19}H_{23}NO_4$　329.39

(1R,2R,3S,5S)-8-甲基-3-[[(E)-3-苯丙烯酰基]氧基]-8-氮杂双环[3.2.1]辛烷-2-羧酸甲酯

盐酸丙米嗪片

Yansuan Bingmiqin Pian

Imipramine Hydrochloride Tablets

本品含盐酸丙米嗪（$C_{19}H_{24}N_2 \cdot HCl$）应为标示量的 93.0%～107.0%。

【性状】 本品为糖衣或薄膜衣片，除去包衣后显白色。

【鉴别】 ■(1)取本品，除去包衣，研细，称取适量（约相当于盐酸丙米嗪 0.1g），加三氯甲烷 10ml，研磨，滤过，滤液蒸发至干，照盐酸丙米嗪项下的鉴别（1）、（4）项试验，显相同的反应。■[删除]

（2）取含量测定项下的溶液，照紫外-可见分光光度法（通则 0401）测定，在 251nm 的波长处有最大吸收。

【检查】 **有关物质** 照高效液相色谱法（通则 0512）测定。

供试品溶液 取本品细粉适量，精密称定，加溶剂使盐酸丙米嗪溶解并定量稀释制成每 1ml 中约含 1mg 的溶液，摇匀，滤过，取续滤液。

对照溶液 精密量取供试品溶液 1ml，置 100ml 量瓶中，用溶剂稀释至刻度，摇匀。

溶剂、对照品溶液、系统适用性溶液、色谱条件、系统适用性要求与测定法 见盐酸丙米嗪有关物质项下。

限度 供试品溶液色谱图中如有与对照品溶液色谱图中亚氨基联苯保留时间一致的色谱峰，按外标法以峰面积计算，不得过盐酸丙米嗪标示量的 0.1%，其他单个杂质峰面积不得大于对照溶液主峰面积的 0.5 倍（0.5%），杂质总量不得过 1.0%。

溶出度 照溶出度与释放度测定法（通则 0931 第一法）测定。

溶出条件 以盐酸溶液（9→1000）900ml 为溶出介质，转速为每分钟 100 转，依法操作，经 45 分钟时取样。

测定法 取溶出液约 10ml，滤过，取续滤液，立即测定。照紫外-可见分光光度法（通则 0401），在 251nm 的波长处测定吸光度，按 $C_{19}H_{24}N_2 \cdot HCl$ 的吸收系数（$E_{1cm}^{1\%}$）为 264 计算每片的溶出量。

限度 标示量的 75%，应符合规定。

其他 应符合片剂项下有关的各项规定（通则 0101）。

【含量测定】 照紫外-可见分光光度法（通则 0401）测定。

供试品溶液 取本品 20 片，除去糖衣，精密称定，研细，精密称取适量（约相当于盐酸丙米嗪 75mg），置 250ml 量瓶中，加盐酸溶液（9→1000）约 80ml，振摇使盐酸丙米嗪溶解，用盐酸溶液（9→1000）稀释至刻度，摇匀，滤过，精密量取续滤液 5ml，置 100ml 量瓶中，用盐酸溶液（9→1000）稀释至刻度，摇匀。

测定法 取供试品溶液，在 251nm 的波长处测定吸光度，按 $C_{19}H_{24}N_2 \cdot HCl$ 的吸收系数（$E_{1cm}^{1\%}$）为 264 计算。

【类别】 同盐酸丙米嗪。

【规格】 （1）12.5mg （2）25mg

【贮藏】 遮光，密封保存。

盐酸卡替洛尔滴眼液

Yansuan Katiluo'er Diyanye

Carteolol Hydrochloride Eye Drops

本品含盐酸卡替洛尔（$C_{16}H_{24}N_2O_3 \cdot HCl$）应为标示量的 95.0%～105.0%。

本品加适量苯扎氯铵为抑菌剂。

【性状】 本品为无色的澄明液体。

【鉴别】 （1）取本品，用水稀释制成每 1ml 中约含盐酸卡替洛尔 8μg 的溶液，照紫外-可见分光光度法（通则 0401）测定，在 215nm 与 252nm 的波长处有最大吸收。

■(2)照薄层色谱法（通则 0502）试验。

供试品溶液 取本品，用水稀释制成每 1ml 中约含盐酸卡替洛尔 5mg 的溶液。

对照品溶液 取盐酸卡替洛尔对照品适量，加水溶解并稀释制成每 1ml 中约含 5mg 的溶液。

色谱条件 采用硅胶 GF_{254} 薄层板，以三氯甲烷-甲醇-浓氨溶液（50∶20∶1）为展开剂。

测定法 吸取供试品溶液与对照品溶液各 2μl，分别点于同一薄层板上，展开，晾干，置紫外光灯（254nm）下检视。

限度 供试品溶液主斑点的位置和颜色应与对照品溶液的主斑点一致。■[删除]

【检查】 **pH 值** 应为 6.2～7.2（通则 0631）。

渗透压摩尔浓度 照渗透压摩尔浓度测定法（通则 0632）测定，渗透压摩尔浓度比应为 0.9～1.1。

其他 应符合眼用制剂项下有关的各项规定（通则 0105）。

【含量测定】 照紫外-可见分光光度法（通则 0401）测定。

供试品溶液 精密量取本品适量，用水定量稀释制成每 1ml 中约含盐酸卡替洛尔 16μg 的溶液。

对照品溶液 取盐酸卡替洛尔对照品适量，精密称定，加水溶解并定量稀释制成每 1ml 中约含盐酸卡替洛尔 16μg 的溶液。

测定法 取供试品溶液与对照品溶液，在 252nm 的波长处分别测定吸光度，计算。

【类别】 同盐酸卡替洛尔。

【规格】 （1）5ml∶50mg （2）5ml∶100mg

【贮藏】 密封保存。

盐酸甲氯芬酯

Yansuan Jialüfenzhi

Meclofenoxate Hydrochloride

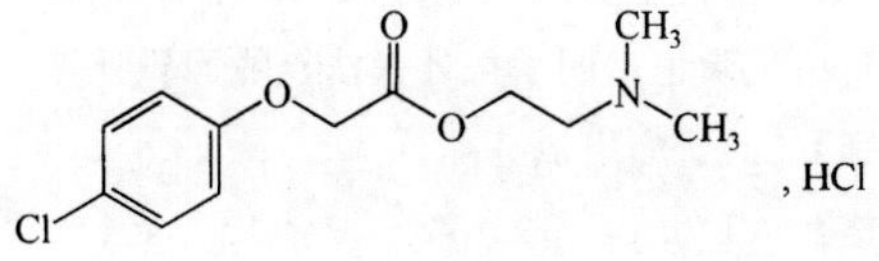

$C_{12}H_{16}ClNO_3 \cdot HCl$　294.18

本品为 2-(二甲基氨基)乙基对氯苯氧基乙酸酯盐酸盐。按干燥品计算,含 $C_{12}H_{16}ClNO_3 \cdot HCl$ 不得少于 98.5%。

【性状】　本品为白色结晶性粉末;略有特异臭。

本品在水中极易溶解,■在三氯甲烷中溶解,■[删除]在乙醚中几乎不溶。

熔点　本品的熔点(通则 0612)为 137～142℃。

【鉴别】　(1)取本品约 10mg,加枸橼酸醋酐试液 1ml,小火加热,渐显深紫红色。

(2)取本品约 10mg,加水 1ml 溶解后,加溴试液数滴,即产生淡黄色沉淀或浑浊。

(3)本品的红外光吸收图谱应与对照的图谱(光谱集 331 图)一致。

(4)本品显氯化物的鉴别反应(通则 0301)。

【检查】　**酸度**　取本品 0.20g,加水 20ml 使溶解,pH 值应为 3.5～4.5(通则 0631)。

溶液的澄清度　取本品 1.0g,加水 10ml 溶解后,溶液应澄清。(供注射用)

硫酸盐　取本品 1.0g,依法检查(通则 0802),与标准硫酸钾溶液 4.8ml 制成的对照液比较,不得更浓(0.048%)。

有机酸　取本品 2.0g,加乙醚 50ml,振摇 10 分钟。用 G3 垂熔漏斗滤过,残渣用乙醚洗涤 2 次,每次 5ml,洗液与滤液合并,加中性乙醇 50ml 与酚酞指示液 5 滴,用氢氧化钠滴定液(0.1mol/L)滴定,消耗氢氧化钠滴定液(0.1mol/L)不得过 0.54ml。

■有关物质　照高效液相色谱法(通则 0512)测定。临用新制。

溶剂　水(用磷酸调节 pH 值至 2.5)-乙腈(40:60)。

供试品溶液　取本品适量,加溶剂溶解并稀释制成每 1ml 中约含 1mg 的溶液。

对照溶液　精密量取供试品溶液适量,用溶剂定量稀释制成每 1ml 中约含 5μg 的溶液。

系统适用性溶液　取盐酸甲氯芬酯,加水-甲醇-无水乙醇(4:2:12)溶解并稀释制成每 1ml 中约含 1mg 的溶液,置水浴加热 10 分钟,使产生降解杂质(杂质Ⅰ、杂质Ⅱ与杂质Ⅲ),放冷。

灵敏度溶液　精密量取对照溶液适量,用溶剂定量稀释制成每 1ml 中约含 0.5μg 的溶液。

色谱条件　用十八烷基硅烷键合硅胶为填充剂;以 0.05mol/L 辛烷磺酸钠(用磷酸调节 pH 值至 2.5)-乙腈(65:35)为流动相;检测波长为 225nm;进样体积 10μl。

系统适用性要求　系统适用性溶液色谱图中,按杂质Ⅰ、甲氯芬酯、杂质Ⅱ与杂质Ⅲ顺序出峰,杂质Ⅰ峰(相对保留时间约为 0.6)与甲氯芬酯峰之间的分离度应不小于 6.0;其他各峰之间的分离度均应符合要求。灵敏度溶液色谱图中,主成分峰高的信噪比应不小于 10。

测定法　精密量取供试品溶液与对照溶液,分别注入液相色谱仪,记录色谱图至主成分峰保留时间的 4 倍。

限度　供试品溶液色谱图中如有杂质峰,杂质Ⅰ与杂质Ⅲ的峰面积均不得大于对照溶液主峰面积的 0.4 倍(0.2%),杂质Ⅱ与其他单个杂质的峰面积均不得大于对照溶液主峰面积的 0.2 倍(0.1%),各杂质峰面积的和不得大于对照溶液主峰面积(0.5%)。小于灵敏度溶液主峰面积的色谱峰忽略不计(0.05%)。■[修订]

干燥失重　取本品,在 105℃干燥至恒重,减失重量不得过 1.0%(供口服用)或 0.5%(供注射用)(通则 0831)。

炽灼残渣　不得过 0.1%(通则 0841)。

重金属　取本品 1.0g,加水 23ml 溶解后,加醋酸盐缓冲液(pH 3.5)2ml,依法检查(通则 0821 第一法),含重金属不得过百万分之十。

无菌　取本品,用灭菌水制成每 1ml 中约含 25mg 的溶液,经薄膜过滤法处理,依法检查(通则 1101),应符合规定。(供注射用)

【含量测定】　取本品约 0.2g,精密称定,加冰醋酸 15ml 溶解后,加醋酐 45ml,照电位滴定法(通则 0701),用高氯酸滴定液(0.1mol/L)滴定,并将滴定结果用空白试验校正。每 1ml 高氯酸滴定液(0.1mol/L)相当于 29.42mg 的 $C_{12}H_{16}ClNO_3 \cdot HCl$。

【类别】　脑代谢改善药。

【贮藏】　遮光,密封保存。

【制剂】　(1)盐酸甲氯芬酯胶囊　(2)注射用盐酸甲氯芬酯

■附:

杂质Ⅰ

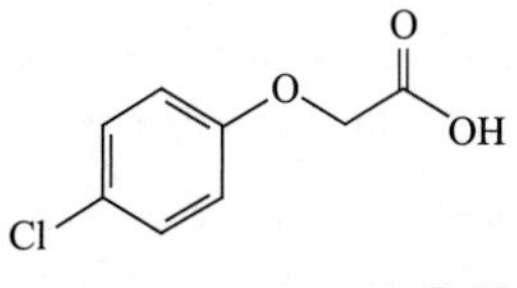

$C_8H_7ClO_3$　186.59

对氯苯氧乙酸

杂质Ⅱ

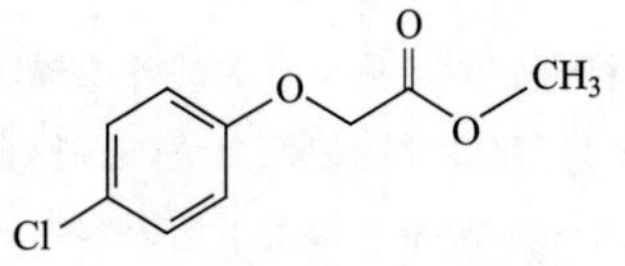

$C_9H_9ClO_3$　200.62

对氯苯氧乙酸甲酯

杂质Ⅲ

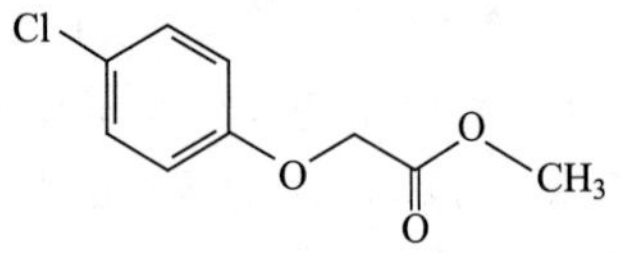

$C_{10}H_{11}ClO_3$ 214.65

对氯苯氧乙酸乙酯■[增订]

盐酸甲氯芬酯胶囊

Yansuan Jialüfenzhi Jiaonang

Meclofenoxate Hydrochloride Capsules

本品含盐酸甲氯芬酯($C_{12}H_{16}ClNO_3 \cdot HCl$)应为标示量的93.0%～107.0%。

【性状】 本品内容物为白色或类白色粉末。

【鉴别】 (1)取本品的内容物适量,照盐酸甲氯芬酯项下的鉴别(1)项试验,显相同的反应。

(2)取本品的内容物适量(约相当于盐酸甲氯芬酯20mg),加水20ml,振摇使盐酸甲氯芬酯溶解,滤过,取滤液,照盐酸甲氯芬酯项下的鉴别(2)、(4)项试验,显相同的反应。

(3)在含量测定项下记录的色谱图中,供试品溶液主峰的保留时间应与对照品溶液主峰的保留时间一致。

【检查】 ■**有关物质** 照高效液相色谱法(通则0512)测定。临用新制。

供试品溶液 取装量差异项下的内容物适量(约相当于盐酸甲氯芬酯50mg),置50ml量瓶中,加溶剂适量,振摇使盐酸甲氯芬酯溶解,用溶剂稀释至刻度,摇匀,滤过,取续滤液。

对照溶液 精密量取供试品溶液适量,用溶剂定量稀释制成每1ml中约含盐酸甲氯芬酯5μg的溶液。

灵敏度溶液 精密量取对照溶液适量,用溶剂定量稀释制成每1ml中约含盐酸甲氯芬酯0.5μg的溶液。

溶剂、系统适用性溶液、色谱条件、系统适用性要求与测定法 见盐酸甲氯芬酯有关物质项下。

限度 供试品溶液色谱图中如有杂质峰,杂质Ⅰ峰面积不得大于对照溶液的主峰面积(0.5%),杂质Ⅲ峰面积不得大于对照溶液主峰面积的0.4倍(0.2%),杂质Ⅱ与其他单个杂质的峰面积均不得大于对照溶液主峰面积的0.2倍(0.1%),各杂质峰面积的和不得大于对照溶液主峰面积的1.6倍(0.8%)。小于灵敏度溶液主峰面积的色谱峰忽略不计(0.05%)。■[修订]

其他 应符合胶囊剂项下有关的各项规定(通则0103)。

【含量测定】 照高效液相色谱法(通则0512)测定。

供试品溶液 取装量差异项下的内容物,混合均匀,精密称取适量(约相当于盐酸甲氯芬酯50mg),置50ml量瓶中,加溶剂适量,振摇使盐酸甲氯芬酯溶解,并稀释至刻度,摇匀,滤过,精密量取续滤液5ml,置50ml量瓶中,用溶剂稀释至刻度,摇匀。

对照品溶液 取盐酸甲氯芬酯对照品适量,精密称定,加溶剂溶解并定量稀释制成每1ml中约含0.1mg的溶液。

溶剂、系统适用性溶液、色谱条件与系统适用性要求 见有关物质项下。

测定法 精密量取供试品溶液与对照品溶液,分别注入液相色谱仪,记录色谱图。按外标法以峰面积计算。

【类别】 同盐酸甲氯芬酯。

【规格】 (1)0.1g (2)0.2g

【贮藏】 遮光,密封保存。

注射用盐酸甲氯芬酯

Zhusheyong Yansuan Jialüfenzhi

Meclofenoxate Hydrochloride for Injection

本品为盐酸甲氯芬酯的无菌粉末或结晶性粉末或无菌冻干制品。按平均装量计算,含盐酸甲氯芬酯($C_{12}H_{16}ClNO_3 \cdot HCl$)应为标示量的93.0%～107.0%。

【性状】 本品为白色结晶或结晶性粉末,或为白色或类白色疏松块状物或粉末。

【鉴别】 (1)照盐酸甲氯芬酯项下的鉴别(1)、(2)、(4)项试验,显相同的反应。

(2)在含量测定项下记录的色谱图中,供试品溶液主峰的保留时间应与对照品溶液主峰的保留时间一致。

【检查】 酸度 ■取本品,加水溶解并制成每1ml中约含盐酸甲氯芬酯10mg的溶液,立即依法测定,■[修订]pH值应为3.5～4.5(通则0631)。

■**溶液的澄清度** 取本品,加水溶解并稀释制成每1ml中约含盐酸甲氯芬酯100mg的溶液,溶液应澄清;如显浑浊,与1号浊度标准液(通则0902第一法)比较,不得更浓。■[修订]

■**有关物质** 照高效液相色谱法(通则0512)测定。临用新制。

供试品溶液 取装量差异项下的内容物适量,加溶剂溶解并稀释制成每1ml中约含盐酸甲氯芬酯1mg的溶液。

对照溶液 精密量取供试品溶液适量,用溶剂定量稀释制成每1ml中约含盐酸甲氯芬酯5μg的溶液。

灵敏度溶液 精密量取对照溶液适量,用溶剂定量稀释制成每1ml中约含盐酸甲氯芬酯0.5μg的溶液。

溶剂、系统适用性溶液、色谱条件、系统适用性要求与测定法 见盐酸甲氯芬酯有关物质项下。

限度 供试品溶液色谱图中如有杂质峰,杂质Ⅰ峰面积不得大于对照溶液的主峰面积(0.5%),杂质Ⅲ峰面积不得大于对照溶液主峰面积的0.4倍(0.2%),杂质Ⅱ与其他单个杂质的峰面积均不得大于对照溶液主峰面积的0.2倍(0.1%),

各杂质峰面积的和不得大于对照溶液主峰面积的 1.6 倍（0.8%）。小于灵敏度溶液主峰面积的色谱峰忽略不计（0.05%）。■[修订]

■**水分** 取本品细粉，照水分测定法（通则 0832 第一法 1）测定，含水分不得过 0.5%。■[增订]

■**干燥失重** 取本品，在 105℃ 干燥至恒重，减失重量不得过 1.0%（通则 0831）。■[删除]

细菌内毒素 取本品，依法检查（通则 1143），每 1mg 盐酸甲氯芬酯中含内毒素的量应小于 1.0EU。

无菌 取本品，用 0.9% 无菌氯化钠溶液溶解并稀释制成每 1ml 中约含 15mg 的溶液，经薄膜过滤法处理，用 0.1% 无菌蛋白胨水溶液分次冲洗（每膜不少于 300ml），以金黄色葡萄球菌为阳性对照菌，依法检查（通则 1101），应符合规定。

其他 应符合注射剂项下有关的各项规定（通则 0102）。

【含量测定】 照高效液相色谱法（通则 0512）测定。

供试品溶液 取装量差异项下的内容物，混合均匀，精密称取适量（约相当于盐酸甲氯芬酯 50mg），置 50ml 量瓶中，加溶剂适量，振摇使盐酸甲氯芬酯溶解，并稀释至刻度，摇匀，滤过，精密量取续滤液 5ml，置 50ml 量瓶中，用溶剂稀释至刻度，摇匀。

对照品溶液 取盐酸甲氯芬酯对照品适量，精密称定，加溶剂溶解并定量稀释制成每 1ml 中含 0.1mg 的溶液。

溶剂、系统适用性溶液、色谱条件与系统适用性要求 见有关物质项下。

测定法 精密量取供试品溶液与对照品溶液，分别注入液相色谱仪，记录色谱图。按外标法以峰面积计算。

【类别】 同盐酸甲氯芬酯。

【规格】 (1)0.06g (2)0.1g (3)0.2g (4)0.25g

【贮藏】 遮光，密闭保存。

盐酸头孢甲肟

Yansuan Toubaojiawo

Cefmenoxime Hydrochloride

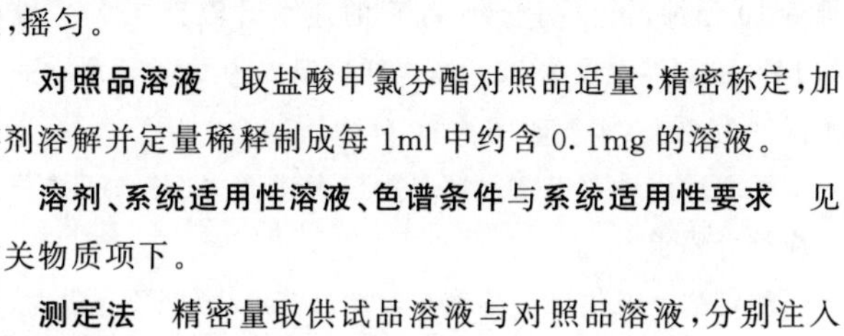

$(C_{16}H_{17}N_9O_5S_3)_2 \cdot HCl$ 1059.58

本品为 (6R,7R)-7-[(Z)-2-(2-氨基-4-噻唑基)-2-甲氧亚氨基乙酰氨基]-3-[[(1-甲基-1H-四氮唑-5-基)硫基]甲基]-8-氧代-5-硫杂-1-氮杂双环[4.2.0]辛-2-烯-2-甲酸盐酸盐(2:1)。按无水物计算，含头孢甲肟($C_{16}H_{17}N_9O_5S_3$)不得少于 89.0%。

【性状】 本品为白色至淡黄色结晶或结晶性粉末；有引湿性。

本品在甲酰胺中易溶，在甲醇中微溶，在水中极微溶解，在乙醇中不溶；在 pH 6.8 磷酸盐缓冲液（取磷酸二氢钾 6.4g 与磷酸氢二钠 18.9g，加水 750ml 溶解，用 1mol/L 氢氧化钠溶液调节 pH 值至 6.8±0.1，加水稀释至 1000ml）中易溶。

比旋度 取本品，精密称定，加上述 pH 6.8 磷酸盐缓冲液溶解并定量稀释制成每 1ml 中约含 10mg 的溶液，依法测定（通则 0621），比旋度为 −27° 至 −35°。

吸收系数 取本品，精密称定，加上述 pH 6.8 磷酸盐缓冲液溶解并定量稀释制成每 1ml 中约含 15μg 的溶液，照紫外-可见分光光度法（通则 0401），在 257nm 的波长处测定，吸收系数($E_{1cm}^{1\%}$)为 335~360。

【鉴别】 (1)在含量测定项下记录的色谱图中，供试品溶液主峰的保留时间应与对照品溶液主峰的保留时间一致。

(2)本品的红外光吸收图谱应与对照品的图谱一致（通则 0402）。

(3)取本品 10mg，加 0.5% 碳酸钠溶液 1ml 溶解，再加冰醋酸 5ml 及硝酸银试液 2 滴，生成白色沉淀。

【检查】 酸度 取本品，加水制成每 1ml 中约含 10mg 的混悬液，依法测定（通则 0631），pH 值应为 2.5~4.0。

溶液的澄清度与颜色 取本品 5 份，各 0.55g，分别加 2% 碳酸钠溶液 5ml 溶解后，溶液应澄清无色；如显浑浊，与 1 号浊度标准液（通则 0902 第一法）比较，均不得更浓；如显色，与黄色或黄绿色 7 号标准比色液（通则 0901 第一法）比较，均不得更深。

有关物质 照高效液相色谱法（通则 0512）测定。临用新制。

pH 6.8 磷酸盐缓冲液 取磷酸二氢钾 6.4g 与磷酸氢二钠 18.9g，加水 750ml 溶解，用 1mol/L 氢氧化钠溶液调节 pH 值至 6.8±0.1，加水稀释至 1000ml。

供试品溶液 取本品约 20mg，精密称定，加 pH 6.8 磷酸盐缓冲液 4ml 使溶解后，用流动相 A 定量稀释制成每 1ml 中约含 0.2mg 的溶液。

对照溶液 精密量取供试品溶液适量，用流动相 A 定量稀释制成每 1ml 中约含 2μg 的溶液。

1-甲基-5-巯基四氮唑对照品溶液 取 1-甲基-5-巯基四氮唑对照品适量，精密称定，加流动相 A 溶解并定量稀释制成每 1ml 中约含 2μg 的溶液。

系统适用性溶液(1) 取头孢甲肟对照品 10mg，加 1mol/L 氢氧化钠溶液 0.5ml，放置 30 分钟，加 1mol/L 盐酸溶液 0.5ml 中和，加 pH 6.8 磷酸盐缓冲液 2ml 使溶解，用流动相 A 稀释制成每 1ml 中约含 0.2mg 的溶液。

系统适用性溶液(2) 取头孢甲肟对照品约 20mg，加 pH 6.8 磷酸盐缓冲液 4ml 使溶解，用 1-甲基-5-巯基四氮唑对照品溶液稀释制成每 1ml 中约含头孢甲肟 0.2mg 的溶液。

色谱条件 用十八烷基硅烷键合硅胶为填充剂(4.6mm×

250mm,5μm 或效能相当的色谱柱);以水-冰醋酸-乙腈(85：1.7：15)为流动相 A,以水-冰醋酸-乙腈(50：1.7：50)为流动相 B,按下表进行线性梯度洗脱;检测波长为 254nm;进样体积为 20μl。

时间(分钟)	流动相 A(%)	流动相 B(%)
0	100	0
10	100	0
40	0	100
50	0	100
51	100	0
60	100	0

系统适用性要求 系统适用性溶液(1)色谱图中,头孢甲肟峰的保留时间约为 10 分钟,头孢甲肟峰与相邻分解产物峰(相对保留时间约为 0.77)之间的分离度应大于 4.5。系统适用性溶液(2)色谱图中,头孢甲肟峰与 1-甲基-5-巯基四氮唑峰之间的分离度应大于 12.0。

测定法 精密量取供试品溶液、对照溶液与 1-甲基-5-巯基四氮唑对照品溶液,分别注入液相色谱仪,记录色谱图。

限度 供试品溶液色谱图中如有杂质峰,含 1-甲基-5-巯基四氮唑按外标法以峰面积计算,不得过 1.0%;其他单个杂质峰面积不得大于对照溶液主峰面积(1.0%),其他各杂质峰面积的和不得大于对照溶液主峰面积的 2 倍(2.0%),小于对照溶液主峰面积 0.1 倍的峰忽略不计。

头孢甲肟聚合物 照分子排阻色谱法(通则 0514)测定。临用新制。

供试品溶液 取本品约 0.2g 与无水碳酸钠 50mg,精密称定,置 10ml 量瓶中,加水溶解并稀释至刻度,摇匀。

对照溶液 取头孢甲肟对照品约 21mg,精密称定,置 500ml 量瓶中,加 pH 7.0 磷酸盐缓冲液 5ml 使溶解,用水稀释至刻度,摇匀。

系统适用性溶液(1) 取蓝色葡聚糖 2000 适量,加水溶解并稀释制成每 1ml 中约含 0.2mg 的溶液。

系统适用性溶液(2) 取盐酸头孢甲肟约 0.2g 与无水碳酸钠 40mg,置 10ml 量瓶中,加系统适用性溶液(1)溶解并稀释至刻度,摇匀。

色谱条件 用葡聚糖凝胶 G-10(40～120μm)为填充剂,玻璃柱内径 1.0～1.4cm,柱长 30～45cm;以 pH 7.0 的 0.1mol/L 磷酸盐缓冲液[0.1mol/L 磷酸氢二钠溶液-0.1mol/L 磷酸二氢钠溶液(61：39)]为流动相 A,以水为流动相 B;流速约为每分钟 1.0ml;检测波长为 254nm;进样体积 100～200μl。

系统适用性要求 系统适用性溶液(1)分别在以流动相 A 与流动相 B 为流动相记录的色谱图中,按蓝色葡聚糖 2000 峰计算,理论板数均不低于 700,拖尾因子均小于 2.0,保留时间的比值应在 0.93～1.07 之间。系统适用性溶液(2)以流动相 A 为流动相记录的色谱图中,高聚体的峰高与单体和高聚体间的谷高比应大于 1.5。对照溶液色谱图中主峰与供试品溶液色谱图中聚合物峰,与相应色谱系统中蓝色葡聚糖 2000 峰的保留时间的比值均应在 0.93～1.07 之间。以流动相 B 为流动相,精密量取对照溶液连续进样 5 次,峰面积的相对标准偏差应不大于 5.0%。

测定法 以流动相 A 为流动相,精密量取供试品溶液注入液相色谱仪,记录色谱图;以流动相 B 为流动相,精密量取对照溶液注入液相色谱仪,记录色谱图。

限度 按外标法以头孢甲肟峰面积计算,头孢甲肟聚合物的量不得过 0.5%。

残留溶剂 照残留溶剂测定法(通则 0861 第二法)测定。

供试品溶液 取本品约 0.1g,精密称定,置顶空瓶中,精密加入 N,N-二甲基甲酰胺 2ml 使溶解,密封。

对照品溶液 分别取四氢呋喃、二氯甲烷、乙酸乙酯与乙醇各适量,精密称定,用 N,N-二甲基甲酰胺定量稀释制成每 1ml 中分别约含 0.036mg、0.03mg、0.25mg 与 0.25mg 的混合溶液,精密量取 2.0ml,置顶空瓶中,密封。

色谱条件 以 6%氰丙基苯基-94%二甲基聚硅氧烷(或极性相近)为固定液的毛细管柱为色谱柱,起始温度为 60℃,维持 10 分钟,再以每分钟 20℃ 的速率升温至 180℃,维持 2 分钟;检测器温度为 250℃;进样口温度为 200℃;顶空瓶平衡温度为 80℃,平衡时间为 30 分钟。

系统适用性要求 对照品溶液色谱图中,各峰间的分离度应符合要求。

测定法 取供试品溶液与对照品溶液,分别顶空进样,记录色谱图。

限度 按外标法以峰面积计算,四氢呋喃、二氯甲烷、乙酸乙酯与乙醇的残留量均应符合规定。

水分 取本品,照水分测定法(通则 0832 第一法 1)测定,含水分不得过 1.5%。

重金属 取本品 1.0g,依法检查(通则 0821 第二法),含重金属不得过百万分之二十。

可见异物 取本品 5 份,每份各 2.0g,■加 2%碳酸钠溶液(经 0.45μm 滤膜滤过)溶解,■[修订]依法检查(通则 0904),应符合规定。(供无菌分装用)

不溶性微粒 取本品,加 0.5%碳酸钠溶液(经 0.45μm 滤膜滤过)溶解并稀释制成每 1ml 中约含 20mg 的溶液,依法检查(通则 0903),每 1g 样品中含 10μm 及 10μm 以上的微粒不得过 6000 粒,含 25μm 及 25μm 以上的微粒不得过 600 粒。(供无菌分装用)

细菌内毒素 取本品,加碳酸钠溶液(称取经 170℃ 加热 4 小时以上的碳酸钠 2.0g,加注射用水溶解并稀释至 100ml)溶解并稀释制成每 1ml 中约含头孢甲肟 80mg 的溶液,依法检查(通则 1143),每 1mg 头孢甲肟中含内毒素的量应小于 0.083EU。(供注射用)

无菌 取本品,加 2%无菌碳酸钠溶液溶解并稀释制成每 1ml 中含 10mg 的溶液,经薄膜过滤法处理,用 pH 7.0 无菌氯化钠-蛋白胨缓冲液分次冲洗(每膜不少于800ml),以大肠埃希菌为阳性对照菌,依法检查(通则1101),应符合规定。(供无菌分装用)

【含量测定】 照高效液相色谱法(通则0512)测定。

pH 6.8磷酸盐缓冲液 见有关物质项下。

供试品溶液 取本品约20mg,精密称定,加pH 6.8磷酸盐缓冲液4ml使溶解,用流动相定量稀释制成每1ml中约含头孢甲肟40μg的溶液。

对照品溶液 取头孢甲肟对照品,精密称定,加pH 6.8磷酸盐缓冲液4ml使溶解,用流动相定量稀释制成每1ml中约含头孢甲肟40μg的溶液。

系统适用性溶液 取头孢甲肟对照品10mg,加1mol/L氢氧化钠溶液0.5ml,放置30分钟,加1mol/L盐酸溶液0.5ml中和,加pH 6.8磷酸盐缓冲液2ml使溶解,用流动相稀释制成每1ml中约含40μg的溶液。

色谱条件 用十八烷基硅烷键合硅胶为填充剂;以水-冰醋酸-乙腈(85:1.7:15)为流动相;检测波长为254nm;进样体积20μl。

系统适用性要求 系统适用性溶液色谱图中,头孢甲肟峰的保留时间约为10分钟,头孢甲肟峰与相邻分解产物峰(相对保留时间约为0.77)之间的分离度应大于4.5。

测定法 精密量取供试品溶液与对照品溶液,分别注入液相色谱仪,记录色谱图。按外标法以峰面积计算供试品中$C_{16}H_{17}N_9O_5S_3$的含量。

【类别】 β-内酰胺类抗生素,头孢菌素类。

【贮藏】 密封,在凉暗干燥处保存。

【制剂】 注射用盐酸头孢甲肟

盐酸地尔硫䓬

Yansuan Di'erliuzhuo

Diltiazem Hydrochloride

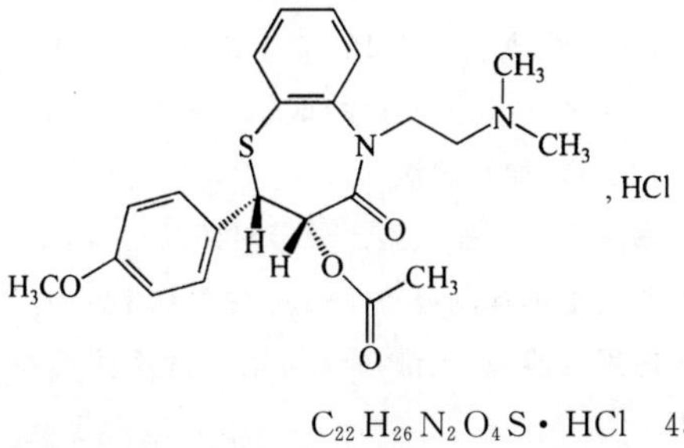

$C_{22}H_{26}N_2O_4S \cdot HCl$　450.99

本品为顺-(＋)-5-[(2-二甲氨基)乙基]-2-(4-甲氧基苯基)-3-乙酰氧基-2,3-二氢-1,5-苯并硫氮杂䓬-4(5H)-酮盐酸盐。按干燥品计算,含$C_{22}H_{26}N_2O_4S \cdot HCl$不得少于98.5%。

【性状】 本品为白色或类白色的结晶或结晶性粉末;无臭。

本品在水、甲醇■[删除]或三氯甲烷■[删除]中易溶,在乙醚中不溶。

比旋度 取本品,精密称定,加水溶解并定量稀释制成每1ml中约含10mg的溶液,依法测定(通则0621),比旋度为＋115°至＋120°。

【鉴别】 ■(1)取本品约50mg,加盐酸溶液(9→100)1ml溶解,加硫氰酸铵试液1ml、2.8%硝酸钴溶液1ml与三氯甲烷5ml,充分振摇,静置,三氯甲烷层显蓝色。■[删除]

(2)取本品,加0.01mol/L盐酸溶液溶解并稀释制成每1ml中约含10μg的溶液,照紫外-可见分光光度法(通则0401)测定,在236nm的波长处有最大吸收。

(3)本品的红外光吸收图谱应与对照的图谱(光谱集337图)一致。

(4)本品的水溶液显氯化物鉴别(1)的反应(通则0301)。

【检查】 **酸度** 取本品0.20g,加水20ml溶解后,依法测定(通则0631),pH值应为4.3～5.3。

溶液的澄清度 取本品1.0g,加水20ml溶解后,溶液应澄清。

硫酸盐 取本品1.0g,依法检查(通则0802),与标准硫酸钾溶液2.4ml制成的对照液比较,不得更浓(0.024%)。

有关物质 照高效液相色谱法(通则0512)测定。

供试品溶液 取本品,加流动相溶解并稀释制成每1ml中约含1mg的溶液。

对照溶液 精密量取供试品溶液适量,用流动相定量稀释制成每1ml中约含5μg的溶液。

系统适用性溶液 取盐酸地尔硫䓬适量,加乙醇溶解并稀释制成每1ml中约含0.1mg的溶液,取5ml,滴加0.1mol/L氢氧化钠溶液2滴,充分振摇1分钟,滴加0.1mol/L盐酸溶液2滴,摇匀。

色谱条件 用十八烷基硅烷键合硅胶为填充剂(ZORBAX Eclipse XDB-C18柱,4.6mm×150mm,5μm或效能相当的色谱柱);以醋酸盐缓冲液(取d-樟脑磺酸1.16g,用0.1mol/L醋酸钠溶液溶解并稀释至1000ml,用0.1mol/L氢氧化钠溶液调节pH值至6.2)-乙腈-甲醇(50:25:25)为流动相;检测波长为240nm;进样体积20μl。

系统适用性要求 系统适用性溶液色谱图中,地尔硫䓬峰的保留时间约为9分钟;理论板数按地尔硫䓬峰计算不低于1200;地尔硫䓬峰与杂质Ⅰ峰(相对保留时间约为0.65)的分离度应大于2.5。

测定法 精密量取供试品溶液与对照溶液,分别注入液相色谱仪,记录色谱图至主成分峰保留时间的2倍。

限度 供试品溶液色谱图中如有杂质峰,各杂质峰面积的和不得大于对照溶液的主峰面积(0.5%)。

干燥失重 取本品,在105℃干燥至恒重,减失重量不得过0.5%(通则0831)。

炽灼残渣 不得过0.1%(通则0841)。

重金属 取本品2.0g,依法检查(通则0821第二法),含重金属不得过百万分之十。

砷盐 取本品 1.0g,置 100ml 凯氏烧瓶中,加硝酸 5ml 与硫酸 2ml,烧瓶口装一小漏斗,小心加热直至发生白烟,冷却后加硝酸 2ml,加热,再加硝酸 2ml,加热,然后加浓过氧化氢溶液数次,每次 2ml,加热直至溶液呈无色或微黄色,放冷后加饱和草酸铵溶液 2ml,再次加热至发生白烟,放冷后加水至 23ml,加盐酸 5ml 作为供试品溶液,依法检查(通则 0822 第一法),应符合规定(0.0002%)。

【含量测定】 取本品约 0.3g,精密称定,加无水甲酸 2ml 溶解后,加醋酐 30ml、醋酸汞试液 5ml 与萘酚苯甲醇指示液 2 滴,用高氯酸滴定液(0.1mol/L)滴定至溶液显绿色,并将滴定的结果用空白试验校正。每 1ml 高氯酸滴定液(0.1mol/L)相当于 45.10mg 的 $C_{22}H_{26}N_2O_4S \cdot HCl$。

【类别】 钙通道阻滞药。

【贮藏】 遮光,密封保存。

【制剂】 (1)盐酸地尔硫䓬片 (2)盐酸地尔硫䓬缓释片

附:

杂质 I(去乙酰地尔硫䓬)

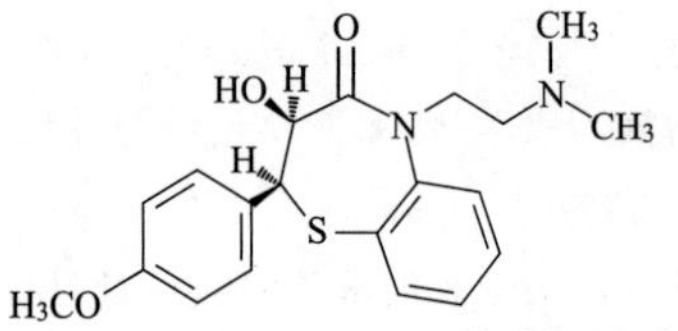

$C_{20}H_{24}N_2O_3S$ 372.5

(2S,3S)-5-[2-(二甲氨基)乙基]-3-羟基-2-(4-甲氧基苯基)-2,3-二氢-1,5-苯并硫氮杂䓬-4(5H)-酮

盐酸地尔硫䓬片

Yansuan Di'erliuzhuo Pian

Diltiazem Hydrochloride Tablets

本品含盐酸地尔硫䓬($C_{22}H_{26}N_2O_4S \cdot HCl$)应为标示量的 93.0%~107.0%。

【性状】 本品为白色片。

【鉴别】 ■(1)滤液照盐酸地尔硫䓬项下的鉴别(1)项试验,显相同的反应。■[删除]

■(2)取本品的细粉适量(约相当于盐酸地尔硫䓬 60mg),加盐酸溶液(9→100)10ml,振摇使盐酸地尔硫䓬溶解,滤过,取滤液 1ml,加水至 500ml,摇匀,照紫外-可见分光光度法(通则 0401)测定,在 236nm 的波长处有最大吸收。■[修订]

(3)在含量测定项下记录的色谱图中,供试品溶液主峰的保留时间应与对照品溶液主峰的保留时间一致。

【检查】 **有关物质** 照高效液相色谱法(通则 0512)测定。

供试品溶液 取本品,加乙醇使盐酸地尔硫䓬溶解并稀释制成每 1ml 中约含盐酸地尔硫䓬 1mg 的溶液,滤过,取续滤液。

对照溶液 精密量取供试品溶液适量,用乙醇定量稀释制成每 1ml 中含盐酸地尔硫䓬 5μg 的溶液。

系统适用性溶液、色谱条件、系统适用性要求与测定法 见盐酸地尔硫䓬有关物质项下。

限度 供试品溶液色谱图中如有杂质峰,单个杂质峰面积不得大于对照溶液的主峰面积(0.5%),各杂质峰面积的和不得大于对照溶液主峰面积的 2 倍(1.0%)。

含量均匀度(30mg 规格) 取本品 1 片,置 100ml 量瓶中,加乙醇约 50ml,超声使盐酸地尔硫䓬溶解,用乙醇稀释至刻度,摇匀,滤过,精密量取续滤液适量,用乙醇定量稀释制成每 1ml 中约含盐酸地尔硫䓬 0.1mg 的溶液,作为供试品溶液,照含量测定项下的方法测定含量,应符合规定(通则 0941)。

溶出度 照溶出度与释放度测定法(通则 0931 第二法)测定。

溶出条件 以水 900ml 为溶出介质,转速为每分钟 75 转,依法操作,经 30 分钟、180 分钟时分别取溶出液 10ml,并即时在操作容器中补充相同温度、相同体积的溶出介质。

供试品溶液 分别取 30 分钟、180 分钟时的溶出液,滤过,精密量取续滤液适量,用水定量稀释制成每 1ml 中约含盐酸地尔硫䓬 8μg 的溶液。

对照品溶液 取盐酸地尔硫䓬对照品适量,精密称定,加水溶解并定量稀释制成每 1ml 中约含 8μg 的溶液。

测定法 取供试品溶液与对照品溶液,照紫外-可见分光光度法(通则 0401),在 240nm 的波长处分别测定吸光度,计算每片在不同时间的溶出量。

限度 每片在 30 分钟时的溶出量不得过标示量的 60%,在 180 分钟时的溶出量不得低于标示量的 80%,均应符合规定。

其他 应符合片剂项下有关的各项规定(通则 0101)。

【含量测定】 照高效液相色谱法(通则 0512)测定。

供试品溶液 取本品 20 片,精密称定,研细,精密称取适量(约相当于盐酸地尔硫䓬 10mg),置 100ml 量瓶中,加乙醇约 50ml,超声约 10 分钟使盐酸地尔硫䓬溶解,用乙醇稀释至刻度,摇匀,滤过,取续滤液。

对照品溶液 取盐酸地尔硫䓬对照品适量,精密称定,加乙醇溶解并定量稀释制成每 1ml 中约含 0.1mg 的溶液。

系统适用性溶液、色谱条件 与 **系统适用性要求** 见有关物质项下。

测定法 精密量取供试品溶液与对照品溶液,分别注入液相色谱仪,记录色谱图。按外标法以峰面积计算。

【类别】 同盐酸地尔硫䓬。

【规格】 (1)30mg (2)45mg (3)60mg (4)90mg (5)120mg

【贮藏】 遮光,密封保存。

算每片在不同时间的溶出量。

限度　每片在 4 小时、8 小时、12 小时、16 小时和 24 小时时的溶出量应分别为标示量的 10%～40%、35%～65%、55%～85%、70%～100% 和 80% 以上，均应符合规定。

其他　应符合片剂项下有关的各项规定（通则 0101）。

【含量测定】　照高效液相色谱法（通则 0512）测定。

供试品溶液　取本品 20 片，精密称定，研细，精密称取适量（约相当于盐酸地尔硫䓬 10mg），置 100ml 量瓶中，加乙醇约 50ml，超声约 10 分钟，使盐酸地尔硫䓬溶解，用乙醇稀释至刻度，摇匀，滤过，取续滤液。

对照品溶液　取盐酸地尔硫䓬对照品适量，精密称定，加乙醇溶解并定量稀释制成每 1ml 中约含 0.1mg 的溶液。

系统适用性溶液、色谱条件与系统适用性要求　见有关物质项下。

测定法　精密量取供试品溶液与对照品溶液，分别注入液相色谱仪，记录色谱图。按外标法以峰面积计算。

【类别】　同盐酸地尔硫䓬。

【规格】　90mg

【贮藏】　遮光，密封保存。

盐酸地尔硫䓬缓释片

Yansuan Di'erliuzhuo Huanshipian

Diltiazem Hydrochloride Sustained-release Tablets

本品含盐酸地尔硫䓬（$C_{22}H_{26}N_2O_4S \cdot HCl$）应为标示量的 93.0%～107.0%。

【性状】　本品为薄膜衣片，除去包衣后显白色或类白色。

【鉴别】　■(1)滤液照盐酸地尔硫䓬项下的鉴别(1)项试验，显相同的反应。■[删除]

■(2)取本品的细粉适量（约相当于盐酸地尔硫䓬 60mg），加盐酸溶液（9→100）10ml，振摇使盐酸地尔硫䓬溶解，滤过，取滤液 1ml，加水至 500ml，摇匀，照紫外-可见分光光度法（通则 0401）测定，在 236nm 的波长处有最大吸收。■[修订]

(3)在含量测定项下记录的色谱图中，供试品溶液主峰的保留时间应与对照品溶液主峰的保留时间一致。

【检查】　有关物质　照高效液相色谱法（通则 0512）测定。

供试品溶液　取本品细粉适量（约相当于盐酸地尔硫䓬 0.1g），置 100ml 量瓶中，加乙醇适量，超声约 10 分钟使盐酸地尔硫䓬溶解，用乙醇稀释至刻度，摇匀，滤过，取续滤液。

对照溶液　精密量取供试品溶液 1ml，置 200ml 量瓶中，用乙醇稀释至刻度，摇匀。

灵敏度溶液　精密量取对照溶液 1ml，置 10ml 量瓶中，用乙醇稀释至刻度，摇匀。

系统适用性要求　见盐酸地尔硫䓬有关物质项下。灵敏度溶液色谱图中，主成分色谱峰的信噪比应不小于 10。

系统适用性溶液、色谱条件与测定法　见盐酸地尔硫䓬有关物质项下。

限度　供试品溶液色谱图中如有杂质峰，单个杂质峰面积不得大于对照溶液的主峰面积（0.5%），各杂质峰面积的和不得大于对照溶液主峰面积的 2 倍（1.0%），小于灵敏度溶液主峰面积的色谱峰忽略不计。

溶出度　照溶出度与释放度测定法（通则 0931 第一法）测定。

溶出条件　以水 900ml 为溶出介质，转速为每分钟 100 转，依法操作，经 4 小时、8 小时、12 小时、16 小时、24 小时时分别取溶出液 10ml，并即时在操作容器中补充相同温度、相同体积的溶出介质。

供试品溶液　分别取 4 小时、8 小时、12 小时、16 小时、24 小时时的溶出液，滤过，精密量取续滤液适量，用水定量稀释制成每 1ml 中约含盐酸地尔硫䓬 10μg 的溶液。

对照品溶液　取盐酸地尔硫䓬对照品适量，精密称定，加水溶解并定量稀释制成每 1ml 中约含 10μg 的溶液。

测定法　取供试品溶液与对照品溶液，照紫外-可见分光光度法（通则 0401），在 236nm 的波长处分别测定吸光度，计

盐酸多沙普仑

Yansuan Duoshapulun

Doxapram Hydrochloride

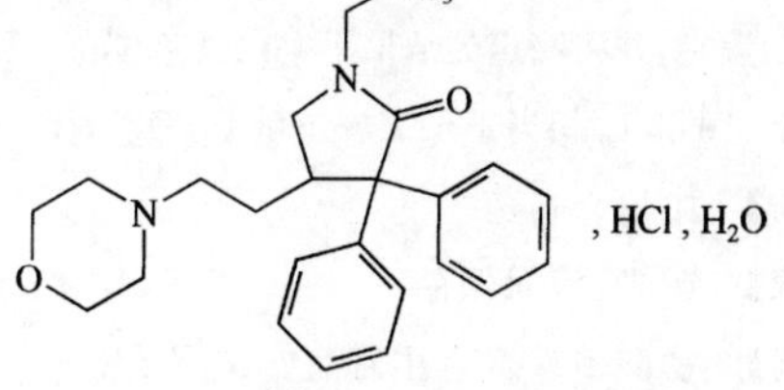

$C_{24}H_{30}N_2O_2 \cdot HCl \cdot H_2O$　432.99

本品为(±)-1-乙基-3,3-二苯基-4-(2-吗啉乙基)-2-吡咯烷酮盐酸盐一水合物。按干燥品计算，含 $C_{24}H_{30}N_2O_2 \cdot HCl$ 应为 98.0%～100.5%。

【性状】　本品为白色或类白色结晶性粉末；无臭。

本品在水■[删除]、三氯甲烷■[删除]或乙醇中略溶，在乙醚中不溶。

熔点　本品的熔点（通则 0612）为 217～221℃。

【鉴别】　(1)取本品，加水溶解并制成每 1ml 中约含 0.4mg 的溶液，照紫外-可见分光光度法（通则 0401）测定，在 252nm、258nm 与 264nm 的波长处有最大吸收，在 244nm、254nm 与 262nm 的波长处有最小吸收。

(2)本品的红外光吸收图谱应与对照的图谱（光谱集■1256■[修订]图）一致。

(3)本品显氯化物的鉴别反应（通则 0301）。

【检查】　酸度　取本品 0.50g，加水 50ml 溶解后，依法

测定(通则 0631),pH 值应为 3.5～5.0。

溶液的澄清度与颜色 取本品 1.0g,加水 50ml 溶解后,溶液应澄清无色。

有关物质 照高效液相色谱法(通则 0512)测定。

供试品溶液 取本品适量,加水溶解并稀释制成每 1ml 中约含 1mg 的溶液。

对照溶液 精密量取供试品溶液适量,用水定量稀释制成每 1ml 中约含 2μg 的溶液。

色谱条件 用十八烷基硅烷键合硅胶为填充剂(封端柱);以 0.01mol/L 醋酸钠溶液(用冰醋酸调节 pH 值至 4.5)-乙腈(70：30)为流动相;检测波长为 214nm;进样体积 10μl。

测定法 精密量取供试品溶液与对照溶液,分别注入液相色谱仪,记录色谱图至主成分峰保留时间的 4 倍。

限度 供试品溶液色谱图中如有杂质峰,单个杂质峰面积不得大于对照溶液主峰面积(0.2%),各杂质峰面积的和不得大于对照溶液主峰面积的 5 倍(1.0%)。

干燥失重 取本品,在 105℃ 干燥 2 小时,减失重量应为 3.0%～4.5%(通则 0831)。

炽灼残渣 取本品 1.0g,依法检查(通则 0841),遗留残渣不得过 0.3%。

重金属 取炽灼残渣项下遗留的残渣,依法检查(通则 0821 第二法),含重金属不得过百万分之二十。

砷盐 取本品 1.0g,加盐酸 5ml 与水 23ml 使溶解,依法检查(通则 0822 第一法),应符合规定(0.0002%)。

【含量测定】 取本品约 0.3g,精密称定,加冰醋酸 20ml 与醋酐 20ml 溶解后,照电位滴定法(通则 0701),用高氯酸滴定液(0.1mol/L)滴定,并将滴定的结果用空白试验校正。每 1ml 高氯酸滴定液(0.1mol/L)相当于 41.50mg 的 $C_{24}H_{30}N_2O_2 \cdot HCl$。

【类别】 中枢兴奋药。

【贮藏】 遮光,密封保存。

【制剂】 盐酸多沙普仑注射液

盐酸米诺环素片
Yansuan Minuohuansu Pian

Minocycline Hydrochloride Tablets

本品含盐酸米诺环素按米诺环素($C_{23}H_{27}N_3O_7$)计算,应为标示量的 90.0%～110.0%。

【性状】 本品为黄色片或糖衣片或薄膜衣片,除去包衣后显黄色。

【鉴别】 (1)在含量测定项下记录的色谱图中,供试品溶液主峰的保留时间应与对照品溶液主峰的保留时间一致。

(2)取本品的细粉适量(相当于米诺环素 20mg),加水 20ml,振摇使盐酸米诺环素溶解,滤过,滤液显氯化物鉴别(1)的反应(通则 0301)。

【检查】 **有关物质** 照高效液相色谱法(通则 0512)测定。避光操作,临用新制。

供试品溶液 取本品 10 片,研细,精密称取适量,加水溶解并稀释制成每 1ml 中约含米诺环素 0.5mg 的溶液,滤过,取续滤液。

对照溶液 精密量取供试品溶液适量,用水定量稀释制成每 1ml 中约含米诺环素 5μg 的溶液。

■系统适用性溶液、色谱条件、系统适用性要求与测定法见盐酸米诺环素有关物质项下。

限度 供试品溶液色谱图中如有杂质峰,差向米诺环素峰面积不得大于对照溶液主峰面积的 1.5 倍(1.5%),其他单个杂质峰面积不得大于对照溶液主峰面积的 1.2 倍(1.2%),其他各杂质峰面积的和不得大于对照溶液主峰面积的 2.0 倍(2.0%),小于对照溶液主峰面积 0.05 倍的峰忽略不计。■[修订]

水分 取本品的细粉适量,照水分测定法(通则 0832 第一法 1)测定,含水分不得过 12.0%。

溶出度 照溶出度与释放度测定法(通则 0931 第二法)测定。

溶出条件 以水 900ml 为溶出介质,转速为每分钟 50 转,依法操作,经 45 分钟时取样。

供试品溶液 取溶出液适量,滤过,精密量取续滤液适量,用水定量稀释制成每 1ml 中约含米诺环素 15μg 的溶液。

对照品溶液 取米诺环素对照品适量,精密称定,加水溶解并定量稀释制成每 1ml 中约含 15μg 的溶液。

测定法 取供试品溶液与对照品溶液,照紫外-可见分光光度法(通则 0401),在 348nm 的波长处分别测定吸光度,计算每片的溶出量。

限度 标示量的 80%,应符合规定。

其他 应符合片剂项下有关的各项规定(通则 0101)。

【含量测定】 照高效液相色谱法(通则 0512)测定。

供试品溶液 取本品 10 片,精密称定,研细,精密称取适量(约相当于米诺环素 50mg),置 100ml 量瓶中,加水 80ml,超声约 5 分钟,用水稀释至刻度,摇匀,滤过,取续滤液。

对照品溶液、系统适用性溶液、色谱条件、系统适用性要求与测定法 见盐酸米诺环素含量测定项下。

【类别】 同盐酸米诺环素。

【规格】 按 $C_{23}H_{27}N_3O_7$ 计 (1)50mg (2)100mg

【贮藏】 遮光,密封保存。

盐酸安他唑啉片
Yiansuan Antazuolin Pian

Antazoline Hydrochloride Tablets

本品含盐酸安他唑啉($C_{17}H_{19}N_3 \cdot HCl$)应为标示量的 93.0%～107.0%。

【性状】 本品为白色片。

【鉴别】 ■(1)取本品细粉适量(约相当于盐酸安他唑啉 50mg),加水 5ml 振摇使盐酸安他唑啉溶解,加氢氧化钠试液 1ml,振摇,用三氯甲烷 25ml 提取,取三氯甲烷液,蒸干,残渣加盐酸 0.2ml 溶解,加水 5ml 与硝酸 0.5ml,初显红色,渐变为暗绿色。■[删除]

(2)取含量测定项下的供试品溶液,照紫外-可见分光光度法(通则 0401)测定,在 241nm 与 291nm 的波长处有最大吸收。

(3)取本品细粉适量,加水振摇,滤过,滤液显氯化物鉴别(1)的反应(通则 0301)。

【检查】 **有关物质** 照高效液相色谱法(通则 0512)测定。

供试品溶液 取本品细粉适量,加流动相适量,振摇使盐酸安他唑啉溶解并用流动相稀释制成每 1ml 中约含盐酸安他唑啉 0.1mg 的溶液,滤过,取续滤液。

对照溶液 精密量取供试品溶液适量,用流动相定量稀释制成每 1ml 中约含盐酸安他唑啉 1μg 的溶液。

色谱条件、系统适用性要求与测定法 见盐酸安他唑啉有关物质项下。

限度 供试品溶液色谱图中如有杂质峰,各杂质峰面积的和不得大于对照溶液主峰面积(1.0%)。

溶出度 照溶出度与释放度测定法(通则 0931 第二法)测定。

溶出条件 以水 900ml 为溶出介质,转速为每分钟 50 转,依法操作,经 30 分钟时取样。

供试品溶液 取溶出液适量,滤过,精密量取续滤液适量,用水定量稀释制成每 1ml 中约含盐酸安他唑啉 10μg 的溶液。

对照品溶液 取盐酸安他唑啉对照品适量,精密称定,加水溶解并定量稀释制成每 1ml 中约含 10μg 的溶液。

测定法 取供试品溶液与对照品溶液,照紫外-可见分光光度法(通则 0401),在 241nm 的波长处分别测定吸光度,计算每片的溶出量。

限度 标示量的 75%,应符合规定。

其他 应符合片剂项下有关的各项规定(通则 0101)。

【含量测定】 照紫外-可见分光光度法(通则 0401)测定。

供试品溶液 取本品 20 片,精密称定,研细,精密称取适量(约相当于盐酸安他唑啉 0.1g),置 200ml 量瓶中,加 0.1mol/L 盐酸溶液约 160ml,振摇,温热使盐酸安他唑啉溶解,放冷,用 0.1mol/L 盐酸溶液稀释至刻度,摇匀,滤过,精密量取续滤液 2ml,置 100ml 量瓶中,用 0.1mol/L 盐酸溶液稀释至刻度,摇匀。

对照品溶液 取盐酸安他唑啉对照品适量,精密称定,加 0.1mol/L 盐酸溶液溶解并定量稀释制成每 1ml 中约含 10μg 的溶液。

测定法 取供试品溶液与对照品溶液,在 241nm 的波长处分别测定吸光度,计算。

【类别】 同盐酸安他唑啉。

【规格】 0.1g

【贮藏】 遮光,密封保存。

盐酸异丙嗪片

Yansuan Yibingqin Pian

Promethazine Hydrochloride Tablets

本品含盐酸异丙嗪($C_{17}H_{20}N_2S \cdot HCl$)应为标示量的 93.0%～107.0%。

【性状】 本品为糖衣片,除去包衣后显白色至微黄色。

【鉴别】 (1)取本品,除去包衣,研细,称取适量(约相当于盐酸异丙嗪 0.2g),加水 10ml,振摇使盐酸异丙嗪溶解,滤过,滤液置水浴上蒸干,残渣照盐酸异丙嗪项下的鉴别试验(1)、(2)、(4)项试验,显相同的反应。

(2)照薄层色谱法(通则 0502)试验。

供试品溶液 取本品 5 片(50mg 规格)或 10 片(25mg 规格)或 20 片(12.5mg 规格),除去包衣,置研钵中研细,加甲醇-二乙胺(95:5)适量使盐酸异丙嗪溶解,并转移至 25ml 量瓶中,再用上述溶剂稀释至刻度,摇匀,滤过,取续滤液。

对照品溶液 取盐酸异丙嗪对照品适量,加上述溶剂溶解并稀释制成每 1ml 中含 10mg 的溶液。

色谱条件 采用硅胶 GF_{254} 薄层板,以乙烷-丙酮-二乙胺(8.5:1:0.5)为展开剂。

测定法 吸取供试品溶液与对照品溶液各 10μl,分别点于同一薄层板上,展开,晾干,置紫外光灯(254nm)下检视。

结果判定 供试品溶液所显主斑点的位置和颜色应与对照品溶液的主斑点相同。

(3)在含量测定项下记录的色谱图中,供试品溶液主峰的保留时间应与对照品溶液主峰的保留时间一致。

■(4)取本品细粉适量(约相当于盐酸异丙嗪 100mg),加三氯甲烷 10ml,研磨溶解,滤过,滤液水浴蒸干,残渣经减压干燥,依法测定(通则 0402)。本品的红外光吸收图谱应与对照的图谱(光谱集 350 图)一致。■[删除]

以上(2)、(3)两项可选做一项。

【检查】 **有关物质** 照高效液相色谱法(通则 0512)测定。避光操作。

供试品溶液 取含量测定项下的供试品贮备液。

对照溶液 精密量取供试品溶液 1ml,置 100ml 量瓶中,用 0.1mol/L 盐酸溶液稀释至刻度,摇匀。

色谱条件、系统适用性要求与测定法 见盐酸异丙嗪有关物质项下。

限度 供试品溶液色谱图中如有杂质峰,单个杂质峰面积不得大于对照溶液主峰面积(1.0%),各杂质峰面积的和不得大于对照溶液主峰面积的 2 倍(2.0%)。

溶出度 照溶出度与释放度测定法(通则 0931 第一法)

测定。

溶出条件　以盐酸溶液(9→1000)900ml 为溶出介质,转速为每分钟 100 转,依法操作,经 45 分钟时取样。

测定法　取溶出液 10ml,滤过,精密量取续滤液适量,用水定量稀释制成每 1ml 中约含盐酸异丙嗪 $5\mu g$ 的溶液。照紫外-可见分光光度法(通则 0401),在 249nm 的波长处测定吸光度,按 $C_{17}H_{20}N_2S \cdot HCl$ 的吸收系数$(E_{1cm}^{1\%})$为 910 计算每片的溶出量。

限度　标示量的 80%,应符合规定。

其他　应符合片剂项下有关的各项规定(通则 0101)。

【含量测定】　照高效液相色谱法(通则 0512)测定。避光操作。

供试品溶液　取本品 10 片,精密称定,研细,精密称取适量(约相当于盐酸异丙嗪 20mg),置 100ml 量瓶中,加 0.1mol/L 盐酸溶液适量,振摇使盐酸异丙嗪溶解并用 0.1mol/L 盐酸溶液稀释至刻度,摇匀,滤过,取续滤液作为供试品贮备液,精密量取 5ml,置 50ml 量瓶中,用水稀释至刻度,摇匀。

对照品溶液　取盐酸异丙嗪对照品适量,精密称定,加 0.1mol/L 盐酸溶液溶解并定量稀释制成每 1ml 中约含 $20\mu g$ 的溶液。

色谱条件与系统适用性要求　见有关物质项下。

测定法　精密量取供试品溶液与对照品溶液,分别注入液相色谱仪,记录色谱图。按外标法以峰面积计算。

【类别】　同盐酸异丙嗪。

【规格】　(1)12.5mg　(2)25mg　(3)50mg

【贮藏】　遮光,密封保存。

盐酸利多卡因

Yansuan Liduokayin

Lidocaine Hydrochloride

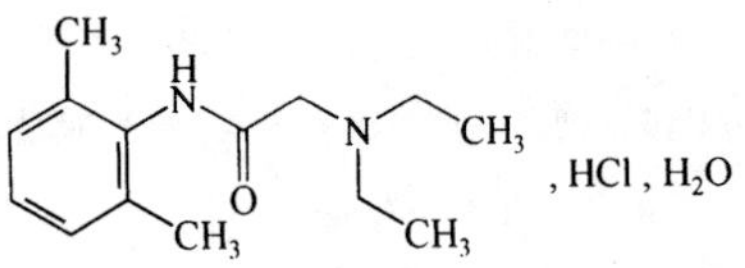

$C_{14}H_{22}N_2O \cdot HCl \cdot H_2O$　288.82

本品为 N-(2,6-二甲苯基)-2-(二乙氨基)乙酰胺盐酸盐一水合物。按无水物计算,含 $C_{14}H_{22}N_2O \cdot HCl$ 应为 98.0%～102.0%。

【性状】　本品为白色结晶性粉末;无臭。

本品在水或乙醇中易溶,■在三氯甲烷中溶解,■[删除]在乙醚中不溶。

熔点　本品的熔点(通则 0612 第一法)为 75～79℃。

【鉴别】　■(1)取本品 0.2g,加水 20ml 溶解后,取溶液 2ml,加硫酸铜试液 0.2ml 与碳酸钠试液 1ml,即显蓝紫色;加三氯甲烷 2ml,振摇后放置,三氯甲烷层显黄色。■[删除]

(2)本品的红外光吸收图谱应与对照的图谱(光谱集 357

图)一致。

(3)本品的水溶液显氯化物鉴别(1)的反应(通则 0301)。

【检查】　酸度　取本品 0.20g,加水 40ml 溶解后,依法测定(通则 0631),pH 值应为 4.0～5.5。

溶液的澄清度　取本品 1.0g,加水 10ml 溶解后,溶液应澄清;如显浑浊,与 1 号浊度标准液(通则 0902 第一法)比较,不得更浓。

硫酸盐　取本品 0.20g,加水 20ml 溶解后,加稀盐酸 2ml,摇匀,分成 2 等份;1 份中加水 1ml,摇匀,作为对照液;另 1 份中加 25% 氯化钡溶液 1ml,摇匀,与对照液比较,不得更浓。

2,6-二甲基苯胺　照高效液相色谱法(通则 0512)测定。临用新制。

供试品溶液　取本品适量,加流动相溶解并定量稀释制成每 1ml 中约含 5mg 的溶液。

对照品溶液　取 2,6-二甲基苯胺对照品适量,精密称定,加流动相溶解并定量稀释制成每 1ml 中约含 $0.5\mu g$ 的溶液。

系统适用性溶液　取 2,6-二甲基苯胺对照品与盐酸利多卡因各适量,加流动相溶解并稀释制成每 1ml 中各约含 $50\mu g$ 的溶液。

色谱条件　用十八烷基硅烷键合硅胶为填充剂;以磷酸盐缓冲液(取 1mol/L 磷酸二氢钠溶液 1.3ml 与 0.5mol/L 磷酸氢二钠溶液 32.5ml,用水稀释至 1000ml,摇匀)-乙腈(50：50)(用磷酸调节 pH 值至 8.0)为流动相;检测波长为 230nm;进样体积 $20\mu l$。

系统适用性要求　系统适用性溶液色谱图中,2,6-二甲基苯胺峰与利多卡因峰之间的分离度应符合要求。

测定法　精密量取供试品溶液与对照品溶液,分别注入液相色谱仪,记录色谱图。

限度　供试品溶液色谱图中如有 2,6-二甲基苯胺峰,按外标法以峰面积计算,不得过 0.01%。

水分　取本品,照水分测定法(通则 0832 第一法 1)测定,含水分为 5.0%～7.5%。

炽灼残渣　不得过 0.1%(通则 0841)。

重金属　取本品 2.0g,加醋酸盐缓冲液(pH 3.5)2ml 与水适量使溶解成 25ml,依法检查(通则 0821 第一法),含重金属不得过百万分之十。

【含量测定】　照高效液相色谱法(通则 0512)测定。

供试品溶液　取本品适量,精密称定,加流动相溶解并定量稀释制成每 1ml 中约含 2mg 的溶液。

对照品溶液　取利多卡因对照品适量,精密称定,加流动相溶解并定量稀释制成每 1ml 中约含 2mg 的溶液。

色谱条件　见 2,6-二甲基苯胺项下。检测波长为 254nm。

系统适用性要求　理论板数按利多卡因峰计算不低于 2000。

测定法　精密量取供试品溶液与对照品溶液,分别注入液相色谱仪,记录色谱图。按外标法以峰面积计算,并将结果乘以 1.156。

【类别】 局麻药、抗心律失常药。

【贮藏】 密封保存。

【制剂】 (1)盐酸利多卡因注射液 (2)盐酸利多卡因注射液(溶剂用) (3)盐酸利多卡因胶浆(Ⅰ) (4)盐酸利多卡因凝胶

盐酸利多卡因注射液

Yansuan Liduokayin Zhusheye

Lidocaine Hydrochloride Injection

本品为盐酸利多卡因的灭菌水溶液。含盐酸利多卡因($C_{14}H_{22}N_2O \cdot HCl$)应为标示量的 95.0%～105.0%。

【性状】 本品为无色的澄明液体。

【鉴别】 (1)取本品,照盐酸利多卡因项下的鉴别 ■(1)、■[删除](3)项试验,显相同的结果。

(2)在含量测定项下记录的色谱图中,供试品溶液主峰的保留时间应与对照品溶液主峰的保留时间一致。

【检查】 **pH 值** 应为 4.0～6.0(通则 0631)。

有关物质 照高效液相色谱法(通则 0512)测定。

供试品溶液 精密量取本品适量,用流动相定量稀释制成每 1ml 中约含盐酸利多卡因 2mg 的溶液。

对照溶液 精密量取供试品溶液 1ml,置 100ml 量瓶中,用流动相稀释至刻度,摇匀。

对照品溶液 取 2,6-二甲基苯胺对照品,精密称定,加流动相溶解并定量稀释制成每 1ml 中约含 0.8μg 的溶液。

色谱条件 见盐酸利多卡因 2,6-二甲基苯胺项下。

系统适用性要求 理论板数按利多卡因峰计算不低于 2000。

测定法 精密量取供试品溶液、对照溶液与对照品溶液,分别注入液相色谱仪,记录色谱图至主成分峰保留时间的 3.5 倍。

限度 供试品溶液色谱图中如有与 2,6-二甲基苯胺保留时间一致的色谱峰,按外标法以峰面积计算,不得过 0.04%,其他单个杂质峰面积不得大于对照溶液主峰面积的 0.5 倍(0.5%),其他各杂质峰面积的和不得大于对照溶液主峰面积(1.0%)。

渗透压摩尔浓度 取本品,依法检查(通则 0632),渗透压摩尔浓度应为 285～310mOsmol/kg。

细菌内毒素 取本品,依法检查(通则 1143),每 1mg 盐酸利多卡因中含内毒素的量应小于 1.0EU;用于鞘内注射时应小于 0.040EU。

其他 应符合注射剂项下有关的各项规定(通则 0102)。

【含量测定】 照高效液相色谱法(通则 0512)测定。

供试品溶液 精密量取本品适量(约相当于盐酸利多卡因 0.1g),置 50ml 量瓶中,用流动相稀释至刻度,摇匀。

对照品溶液 取利多卡因对照品约 85mg,精密称定,置 50ml 量瓶中,加 1mol/L 盐酸溶液 0.5ml 使溶解,用流动相稀释至刻度,摇匀。

色谱条件、系统适用性要求与测定法 见盐酸利多卡因含量测定项下。

【类别】 同盐酸利多卡因。

【规格】 (1)2ml:20mg (2)2ml:40mg (3)3.5ml:35mg (4)5ml:50mg (5)5ml:0.1g (6)10ml:0.2g (7)20ml:0.4g

【贮藏】 密闭保存。

盐酸利多卡因注射液(溶剂用)

Yansuan Liduokayin Zhusheye(Rongjiyong)

Lidocaine Hydrochloride Injection

(for Solvent)

本品为盐酸利多卡因的灭菌水溶液。含盐酸利多卡因($C_{14}H_{22}N_2O \cdot HCl$)应为标示量的 95.0%～105.0%。

【性状】 本品为无色的澄明液体。

【鉴别】 ■(1)取本品 2ml,加硫酸铜试液 0.2ml 与碳酸钠试液 1ml,即显蓝紫色;加三氯甲烷 2ml,振摇后放置,三氯甲烷层显黄色。■[删除]

(2)在含量测定项下记录的色谱图中,供试品溶液主峰的保留时间应与对照品溶液主峰的保留时间一致。

(3)本品显氯化物鉴别(1)的反应(通则 0301)。

【检查】 **pH 值** 应为 3.5～5.5(通则 0631)。

有关物质 照高效液相色谱法(通则 0512)测定。

供试品溶液 精密量取本品适量,用流动相定量稀释制成每 1ml 中约含盐酸利多卡因 2mg 的溶液。

对照溶液 精密量取供试品溶液 1ml,置 100ml 量瓶中,用流动相稀释至刻度,摇匀。

对照品溶液 取 2,6-二甲基苯胺对照品适量,精密称定,加流动相溶解并定量稀释制成每 1ml 中约含 0.8μg 的溶液。

色谱条件 见盐酸利多卡因 2,6-二甲基苯胺项下。检测波长为 254nm。

系统适用性要求 理论板数按利多卡因峰计算不低于 2000。

测定法 精密量取供试品溶液、对照溶液与对照品溶液,分别注入液相色谱仪,记录色谱图至主成分峰保留时间的 3.5 倍。

限度 供试品溶液色谱图中如有与 2,6-二甲基苯胺保留时间一致的色谱峰,按外标法以峰面积计算,不得过0.04%,其他各杂质峰面积的和不得大于对照溶液主峰面积(1.0%)。

细菌内毒素 取本品,依法检查(通则1143),每1ml盐酸利多卡因注射液中含内毒素的量应小于1.0EU。

其他 应符合注射剂项下有关的各项规定(通则0102)。

【含量测定】 照高效液相色谱法(通则0512)测定。

供试品溶液 精密量取本品适量(约相当于盐酸利多卡因0.1g),置50ml量瓶中,用流动相稀释至刻度,摇匀。

对照品溶液 取利多卡因对照品约85mg,精密称定,置50ml量瓶中,加1mol/L盐酸溶液0.5ml使溶解,用流动相稀释至刻度,摇匀。

色谱条件、系统适用性要求与测定法 见盐酸利多卡因含量测定项下。

【类别】 同盐酸利多卡因。

【规格】 (1)2ml：4mg (2)5ml：10mg

【贮藏】 密闭保存。

盐酸利多卡因胶浆(Ⅰ)

Yansuan Liduokayin Jiaojiang(Ⅰ)

Lidocaine Hydrochloride Mucilage(Ⅰ)

本品为盐酸利多卡因的灭菌胶浆。含盐酸利多卡因($C_{14}H_{22}N_2O \cdot HCl$)应为标示量的95.0%～105.0%。

【性状】 本品为无色至微黄色的黏稠液体。

【鉴别】 ▪(1)取本品约10g,加水20ml稀释后,取溶液2ml,加硫酸铜试液0.2ml与碳酸钠试液1ml,即显蓝紫色,再加三氯甲烷2ml,振摇后放置,三氯甲烷层显黄色。▪[删除]

(2)在含量测定项下记录的色谱图中,供试品溶液主峰的保留时间应与对照品溶液主峰的保留时间一致。

▪(3)取本品适量(约相当于盐酸利多卡因0.3g),置分液漏斗中,加水15ml,振摇使溶解,加6mol/L氨溶液4ml,用三氯甲烷提取4次,每次15ml,合并三氯甲烷液,经铺有脱脂棉与无水硫酸钠的滤器滤过,滤液蒸发至干,加正己烷使溶解,蒸干后减压干燥24小时,取残渣,测定红外光吸收图谱,应与对照的图谱一致(通则0402)。▪[删除]

(4)▪取本品约10g,加水20ml稀释,▪[修订]显氯化物鉴别(1)的反应(通则0301)。

【检查】 pH值 应为6.0～7.0(通则0631)。

无菌 取本品,依法检查(通则1101),应符合规定。

其他 应符合凝胶剂项下有关的各项规定(通则0114)。

【含量测定】 照高效液相色谱法(通则0512)测定。

供试品溶液 取本品适量(约相当于盐酸利多卡因0.1g),精密称定,置50ml量瓶中,用流动相稀释至刻度,摇匀。

对照品溶液、色谱条件、系统适用性要求与测定法 见盐酸利多卡因含量测定项下。

【类别】 同盐酸利多卡因。

【规格】 (1)10g：0.2g (2)20g：0.4g

【贮藏】 密闭保存。

盐酸利多卡因凝胶

Yansuan Liduokayin Ningjiao

Lidocaine Hydrochloride Gel

本品为盐酸利多卡因的灭菌凝胶。含盐酸利多卡因($C_{14}H_{22}N_2O \cdot HCl$)应为标示量的95.0%～105.0%。

【性状】 本品为无色或几乎无色的黏稠液体。

【鉴别】 ▪(1)取本品约10ml,加水20ml稀释后,取溶液2ml,加硫酸铜试液0.2ml与碳酸钠试液1ml,即显蓝紫色,再加三氯甲烷2ml,振摇后放置,三氯甲烷层显黄色。▪[删除]

(2)在含量测定项下记录的色谱图中,供试品溶液主峰的保留时间应与对照品溶液主峰的保留时间一致。

(3)▪取本品约10ml,加水20ml稀释,▪[修订]显氯化物鉴别(1)的反应(通则0301)。

【检查】 pH值 应为5.0～7.0(通则0631)。

2,6-二甲基苯胺 照高效液相色谱法(通则0512)测定。临用新制。

供试品溶液 取本品适量(约相当于盐酸利多卡因0.1g),精密称定,置20ml量瓶中,加流动相溶解并稀释至刻度,摇匀。

对照品溶液 取2,6-二甲基苯胺对照品适量,精密称定,加流动相溶解并定量稀释制成每1ml中约含2μg的溶液。

系统适用性溶液 取盐酸利多卡因与2,6-二甲基苯胺对照品各适量,加流动相溶解并稀释制成每1ml中各约含5mg与2μg的溶液。

色谱条件、系统适用性要求与测定法 见盐酸利多卡因2,6-二甲基苯胺项下。

限度 供试品溶液色谱图中如有2,6-二甲基苯胺峰,按外标法以峰面积计算,含2,6-二甲基苯胺不得过盐酸利多卡因标示量的0.04%。

其他 应符合凝胶剂项下有关的各项规定(通则0114)。

【含量测定】 照高效液相色谱法(通则0512)测定。

供试品溶液 取本品适量(约相当于盐酸利多卡因40mg),精密称定,置20ml量瓶中,加流动相溶解并稀释至刻度,摇匀,离心,取上清液。

对照品溶液、色谱条件、系统适用性要求与测定法 见盐酸利多卡因含量测定项下。

【类别】 同盐酸利多卡因。

【规格】　(1)10ml：0.2g　(2)20ml：0.4g

【贮藏】　密闭保存。

盐酸阿莫地喹片

Yansuan Amodikui Pian

Amodiaquine Hydrochloride Tablets

本品含盐酸阿莫地喹按阿莫地喹（$C_{20}H_{22}ClN_3O$）计，应为标示量的93.0%～107.0%。

【性状】　本品为薄膜衣片，除去包衣后显黄色。

【鉴别】　(1)在含量测定项下记录的色谱图中，供试品溶液主峰的保留时间应与对照品溶液主峰的保留时间一致。

(2)取溶出度检查项下的供试品溶液，照紫外-可见分光光度法（通则0401）测定，在223nm与342nm的波长处有最大吸收。

■(3)取本品细粉适量（约相当于阿莫地喹50mg），置分液漏斗中，加水20ml，振摇1分钟，加浓氨溶液1ml与三氯甲烷25ml，振摇2分钟，取三氯甲烷层，用三氯甲烷预洗过的脱脂棉滤过，取滤液蒸干，残留物在105℃干燥1小时，作为供试品；另取盐酸阿莫地喹对照品适量，同法处理。供试品的红外光吸收图谱应与对照品的图谱一致（通则0402）。■[删除]

【检查】　有关物质　照高效液相色谱法（通则0512）测定。

供试品溶液　取本品细粉适量（约相当于阿莫地喹50mg），置100ml量瓶中，加水适量，超声使阿莫地喹溶解，用水稀释至刻度，摇匀，滤过，取续滤液。

对照溶液　精密量取供试品溶液1ml，置200ml量瓶中，用水稀释至刻度，摇匀。

色谱条件　用十八烷基硅烷键合硅胶为填充剂；以甲醇-磷酸盐缓冲液（取磷酸二氢钾13.6g，加水溶解并稀释至2000ml，加高氯酸2.0ml，用磷酸调节pH值至2.5±0.5）（22：78）为流动相；检测波长为224nm；进样体积10μl。

系统适用性要求　理论板数按阿莫地喹峰计算不低于2000。阿莫地喹峰与相邻杂质峰间的分离度应符合要求。

测定法　精密量取供试品溶液与对照溶液，分别注入液相色谱仪，记录色谱图至主峰保留时间的3倍。

限度　供试品溶液色谱图中如有杂质峰，单个杂质峰面积不得大于对照溶液主峰面积（0.5%），各杂质峰面积的和不得大于对照溶液主峰面积的2倍（1.0%）。

溶出度　照溶出度与释放度测定法（通则0931第二法）测定。

溶出条件　以0.1mol/L盐酸溶液900ml为溶出介质，转速为每分钟50转，依法操作，经30分钟时取样。

供试品溶液　取溶出液适量，滤过，精密量取续滤液5ml，置100ml量瓶中，用水稀释至刻度，摇匀。

对照品溶液　取盐酸阿莫地喹对照品适量，精密称定，加水溶解并定量稀释制成每1ml中约含阿莫地喹7.5μg的溶液。

测定法　取供试品溶液与对照品溶液，照紫外-可见分光光度法（通则0401），在342nm波长处分别测定吸光度，计算每片的溶出量。

限度　标示量的75%，应符合规定。

其他　应符合片剂项下有关的各项规定（通则0101）。

【含量测定】　照高效液相色谱法（通则0512）测定。

供试品溶液　取本品20片，精密称定，研细，精密称取适量（约相当于阿莫地喹50mg），置100ml量瓶中，加水适量，超声使阿莫地喹溶解，用水稀释至刻度，摇匀，滤过，精密量取续滤液5ml，置50ml量瓶中，用水稀释至刻度，摇匀。

对照品溶液　取盐酸阿莫地喹对照品适量，精密称定，加水溶解并定量稀释制成每1ml中约含阿莫地喹50μg的溶液。

色谱条件与系统适用性要求　见有关物质项下。

测定法　精密量取供试品溶液与对照品溶液，分别注入液相色谱仪，记录色谱图。按外标法以峰面积计算。

【类别】　抗疟药。

【规格】　0.15g（按$C_{20}H_{22}ClN_3O$计）

【贮藏】　密封保存。

盐酸纳洛酮

Yansuan Naluotong

Naloxone Hydrochloride

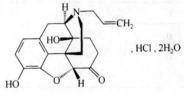

$C_{19}H_{21}NO_4 \cdot HCl \cdot 2H_2O$　399.87

本品为17-烯丙基-4,5α-环氧基-3,14-二羟基吗啡喃-6-酮盐酸盐二水合物。按干燥品计算，含$C_{19}H_{21}NO_4 \cdot HCl$应为98.0%～102.0%。

【性状】　本品为白色结晶或结晶性粉末；无臭。

本品在水中易溶，在甲醇中溶解，在■三氯甲烷或■[删除]乙醚中几乎不溶。

比旋度　取本品，精密称定，加水溶解并定量稀释制成每1ml中约含25mg的溶液，依法测定（通则0621），比旋度为-170°至-181°。

【鉴别】　(1)取本品约2mg，置小试管中，加枸橼酸醋酐试液3～4滴，在80～90℃水浴中加热3～5分钟，即显紫红色。

(2)取本品约1mg，加水1ml溶解后，加稀铁氰化钾试液1滴，即显蓝绿色。

(3)在105℃下干燥至恒重，本品的红外光吸收图谱应与对照的图谱(光谱集 646 图)一致。

(4)本品显氯化物的鉴别反应(通则 0301)。

【检查】 含氯量 取本品约 0.30g,精密称定,加甲醇 30ml 溶解后,加水 5ml 与荧光黄指示液 6~7 滴,用硝酸银滴定液(0.1mol/L)滴定至溶液显粉红色。每 1ml 硝酸银滴定液(0.1mol/L)相当于 3.545mg 的 Cl。按干燥品计算,含氯量应为 9.54%~9.94%。

有关物质 照高效液相色谱法(通则 0512)测定。

供试品溶液 取本品,精密称定,加 0.1mol/L 盐酸溶液溶解并定量稀释制成每 1ml 中约含 5mg 的溶液。

杂质Ⅰ对照品溶液 取杂质Ⅰ对照品适量,精密称定,加 0.1mol/L 盐酸溶液溶解并定量稀释制成每 1ml 中约含 1mg 的溶液。

对照溶液 精密量取供试品溶液 1ml 与杂质Ⅰ对照品溶液 5ml,置同一 200ml 量瓶中,用 0.1mol/L 盐酸溶液稀释至刻度,摇匀。

系统适用性溶液(含杂质Ⅱ) 取盐酸纳洛酮对照品适量,加 0.1mol/L 盐酸溶液溶解并制成每 1ml 中约含 0.2mg 的溶液,取 10ml 置 25ml 量瓶中,加 0.4% 三氯化铁溶液 1ml,置水浴中加热 10 分钟,放冷,用水稀释至刻度,摇匀。

色谱条件 用辛基硅烷键合硅胶为填充剂;以乙腈-四氢呋喃-5mmol/L 辛烷磺酸钠溶液(用磷酸调节 pH 值至 2.0)(20:40:940)为流动相 A,以乙腈-四氢呋喃-5mmol/L 辛烷磺酸钠溶液(用磷酸调节 pH 值至 2.0)(255:60:685)为流动相 B,按下表进行梯度洗脱;流速为每分钟 1.5ml;柱温为 40℃;检测波长为 230nm;进样体积 10μl。

时间(分钟)	流动相 A(%)	流动相 B(%)
0	100	0
40	0	100
50	0	100

系统适用性要求 系统适用性溶液(含杂质Ⅱ)色谱图中,出峰顺序依次为纳洛酮与杂质Ⅱ,纳洛酮峰的保留时间约为 14~20 分钟;对照溶液色谱图中,杂质Ⅰ峰与纳洛酮峰之间的分离度应大于 4.0。

测定法 精密量取供试品溶液与对照溶液,分别注入液相色谱仪,记录色谱图。

限度 供试品溶液色谱中如有与杂质Ⅰ保留时间一致的色谱峰,按外标法以峰面积计算,不得过 0.5%;如有与杂质Ⅱ保留时间一致的色谱峰,其峰面积乘以校正因子 0.53,不得大于对照溶液中纳洛酮峰面积(0.5%),其他单个杂质峰面积不得大于对照溶液中纳洛酮峰面积(0.5%),杂质总量不得过 1.0%,小于对照溶液中纳洛酮峰面积 0.05 倍的色谱峰忽略不计。

干燥失重 取本品 0.5g,先在 90℃ 干燥 4 小时,再在 105℃ 干燥至恒重,减失重量不得过 11.0%(通则 0831)。

【含量测定】 取本品约 0.2g,精密称定,加冰醋酸 40ml 和醋酐 10ml 超声使溶解后,放冷,照电位滴定法(通则 0701),用高氯酸滴定液(0.1mol/L)滴定,并将滴定的结果用空白试验校正。每 1ml 高氯酸滴定液(0.1mol/L)相当于 36.38mg 的 $C_{19}H_{21}NO_4 \cdot HCl$。

【类别】 吗啡拮抗药。

【贮藏】 遮光,密封保存。

【制剂】 (1)盐酸纳洛酮注射液 (2)注射用盐酸纳洛酮

附:

杂质Ⅰ

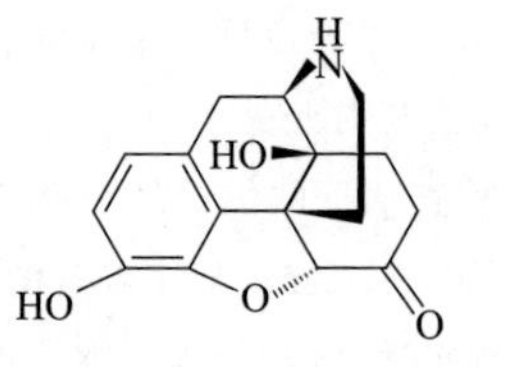

$C_{16}H_{17}NO_4$　287.31

(—)-4,5α-环氧基-3,14-二羟基吗啡喃-6-酮

杂质Ⅱ

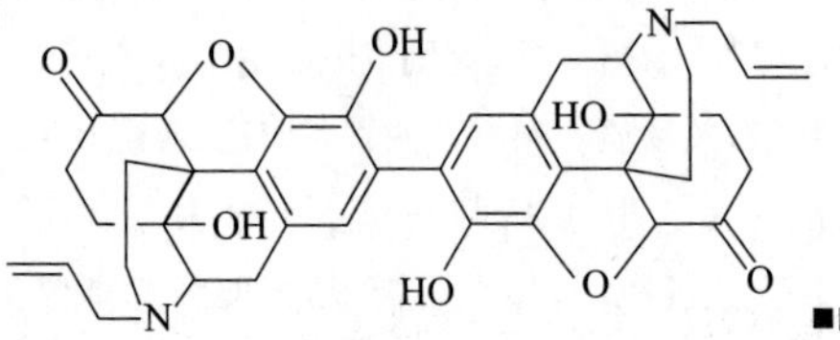

■[订正]

$C_{32}H_{32}N_2O_8$　572.61

2,2′-双纳洛酮

盐酸环丙沙星

Yansuan Huanbingshaxing

Ciprofloxacin Hydrochloride

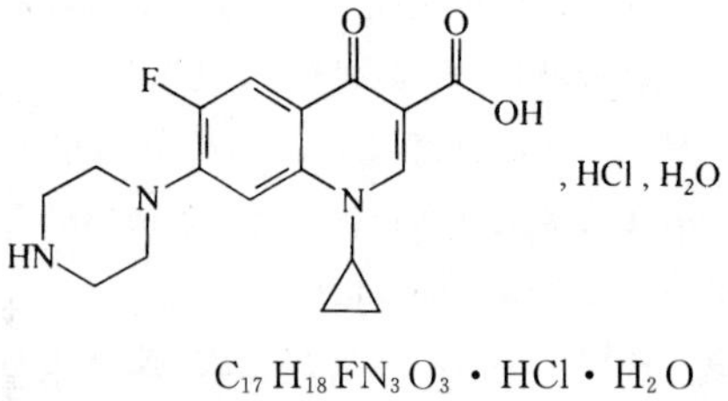

, HCl, H₂O

$C_{17}H_{18}FN_3O_3 \cdot HCl \cdot H_2O$　385.82

本品为 1-环丙基-6-氟-1,4-二氢-4-氧代-7-(1-哌嗪基)-3-喹啉羧酸盐酸盐一水合物。按无水、无溶剂物计算,含 $C_{17}H_{18}FN_3O_3$ 不得少于 88.5%。

【性状】 本品为白色至微黄色结晶性粉末;几乎无臭。

本品在水中溶解,在甲醇或乙醇中极微溶解;在丙酮、乙酸乙酯或二氯甲烷中几乎不溶。

【鉴别】 (1)照薄层色谱法(通则 0502)试验。

供试品溶液 取本品适量，加 0.1mol/L 盐酸溶液适量（每5mg 环丙沙星加 0.1mol/L 盐酸溶液 1ml）使溶解，用乙醇稀释制成每1ml中约含环丙沙星1mg的溶液。

对照品溶液 取环丙沙星对照品适量，加 0.1mol/L 盐酸溶液适量（每5mg 环丙沙星加 0.1mol/L 盐酸溶液 1ml）使溶解，用乙醇稀释制成每1ml中约含环丙沙星1mg的溶液。

系统适用性溶液 取环丙沙星对照品与氧氟沙星对照品适量，加 0.1mol/L 盐酸溶液适量（每5mg 环丙沙星加 0.1mol/L 盐酸溶液 1ml）使溶解，用乙醇稀释制成每1ml中约含环丙沙星1mg与氧氟沙星1mg的混合溶液。

色谱条件 采用硅胶 GF$_{254}$ 薄层板，以乙酸乙酯-甲醇-浓氨溶液（5：6：2）为展开剂。

测定法 吸取上述三种溶液各 2μl，分别点于同一薄层板上，展开，取出，晾干，置紫外光灯254nm或365nm下检视。

系统适用性要求 系统适用性溶液应显两个完全分离的斑点。

结果判定 供试品溶液所显主斑点的位置和颜色应与对照品溶液主斑点的位置和颜色相同。

（2）在含量测定项下记录的色谱图中，供试品溶液主峰的保留时间与对照品溶液主峰的保留时间一致。

（3）本品的红外光吸收图谱应与对照的图谱（光谱集 ■1100■[修订]图）一致。

（4）本品的水溶液显氯化物鉴别（1）的反应（通则0301）。

以上（1）、（2）两项可选做一项。

【检查】 酸度 取本品，加水制成每1ml中含25mg的溶液，依法测定（通则0631），pH值应为3.0～4.5。

溶液的澄清度与颜色 取本品 0.10g，加水 10ml 溶解后，溶液应澄清无色；如显色，与黄色或黄绿色4号标准比色液比较（通则0901第一法），不得更深。

有关物质 照高效液相色谱法（通则0512）测定。

供试品溶液 取本品适量，精密称定，加流动相A溶解并定量稀释制成每1ml中约含环丙沙星0.5mg的溶液。

对照溶液 精密量取供试品溶液适量，用流动相A定量稀释制成每1ml中约含环丙沙星1μg的溶液。

杂质A对照品溶液 取杂质A对照品约15mg，精密称定，置100ml量瓶中，加6mol/L氨溶液0.6ml与水适量使溶解，用水稀释至刻度，摇匀，精密量取1ml，置100ml量瓶中，用流动相A稀释至刻度，摇匀。

系统适用性溶液 取氧氟沙星对照品、环丙沙星对照品和杂质I对照品各适量，加流动相A溶解并稀释制成每1ml中约含氧氟沙星5μg、环丙沙星0.5mg和杂质I 10μg的混合溶液。

灵敏度溶液 精密量取对照溶液适量，用流动相A定量稀释制成每1ml中约含环丙沙星0.1μg的溶液。

色谱条件 用十八烷基硅烷键合硅胶为填充剂；以 0.025mol/L 磷酸溶液-乙腈（87：13）（用三乙胺调节pH值至 3.0±0.1）为流动相A，以乙腈为流动相B，按下表进行线性梯度洗脱；流速为每分钟 1.5ml；检测波长为 278nm 和 262nm；进样体积 20μl。

时间（分钟）	流动相A（%）	流动相B（%）
0	100	0
16	100	0
53	40	60
54	100	0
65	100	0

系统适用性要求 系统适用性溶液色谱图（278nm）中，环丙沙星峰的保留时间约为12分钟，氧氟沙星峰与环丙沙星峰和环丙沙星峰与杂质I峰间的分离度均应符合要求。灵敏度溶液色谱图（278nm）中，主成分色谱峰峰高的信噪比应大于10。

测定法 精密量取供试品溶液、对照溶液与杂质A对照品溶液，分别注入液相色谱仪，记录色谱图。

限度 供试品溶液色谱图中如有杂质峰，杂质A（262nm）按外标法以峰面积计算，不得过0.3%。杂质B、C、D和E（278nm）按校正后的峰面积计算（分别乘以校正因子0.7、0.6、1.4和6.7），均不得大于对照溶液主峰面积（0.2%）；其他单个杂质（278nm）峰面积不得大于对照溶液主峰面积（0.2%）；各杂质（278nm）校正后峰面积的和不得大于对照溶液主峰面积的3.5倍（0.7%），小于灵敏度溶液主峰面积的峰忽略不计。杂质E、杂质B、杂质C、杂质I和杂质D峰的相对保留时间分别约为0.3、0.6、0.7、1.1和1.2。

残留溶剂 照残留溶剂测定法（通则0861第一法）测定。

供试品溶液 取本品约0.2g，精密称定，置顶空瓶中，精密加水5ml使溶解，密封。

对照品溶液 取甲苯和乙醇各适量，精密称定，用水定量稀释制成每1ml中含甲苯0.05mg和乙醇0.1mg的混合溶液，精密量取5ml，置顶空瓶中，密封。

色谱条件 以5%苯基-95%甲基聚硅氧烷（或极性相近）为固定液的毛细管柱为色谱柱；柱温为50℃；顶空瓶平衡温度为90℃，平衡时间为30分钟。

系统适用性要求 对照品溶液色谱图中，乙醇峰与甲苯峰间的分离度应符合要求。

测定法 取供试品溶液与对照品溶液，分别顶空进样，记录色谱图。

限度 按外标法以峰面积计算，甲苯与乙醇的残留量均应符合规定。

水分 取本品，照水分测定法（通则0832第一法1）测定，含水分应为4.7%～6.7%。

炽灼残渣 取本品1.0g，置铂坩埚中，依法检查（通则0841），遗留残渣不得过0.1%。

重金属 取炽灼残渣项下遗留的残渣，依法检查（通则0821第二法），含重金属不得过百万分之二十。

【含量测定】 照高效液相色谱法（通则0512）测定。

供试品溶液 取本品适量，精密称定，加流动相溶解并定量稀释制成每 1ml 中约含环丙沙星 0.1mg 的溶液。

对照品溶液 取环丙沙星对照品,精密称定,加流动相溶解并定量稀释制成每 1ml 中约含环丙沙星 0.1mg 的溶液。

系统适用性溶液 取氧氟沙星对照品、环丙沙星对照品和杂质 I 对照品各适量,加流动相溶解并稀释制成每 1ml 中约含氧氟沙星 5μg、环丙沙星 0.1mg 和杂质 I 10μg 的混合溶液。

色谱条件 用十八烷基硅烷键合硅胶为填充剂;以 0.025mol/L 磷酸溶液-乙腈(87:13)(用三乙胺调节 pH 值至 3.0±0.1)为流动相;流速为每分钟 1.5ml;检测波长为 278nm;进样体积 20μl。

系统适用性要求 系统适用性溶液色谱图中,环丙沙星峰的保留时间约为 12 分钟,氧氟沙星峰与环丙沙星峰和环丙沙星峰与杂质 I 峰间的分离度均应符合要求。

测定法 精密量取供试品溶液与对照品溶液,分别注入液相色谱仪,记录色谱图。按外标法以峰面积计算供试品中 $C_{17}H_{18}FN_3O_3$ 的含量。

【类别】 喹诺酮类抗菌药。

【贮藏】 遮光,密封保存。

【制剂】 (1)盐酸环丙沙星片 (2)盐酸环丙沙星胶囊 (3)盐酸环丙沙星滴眼液

附:

杂质 A

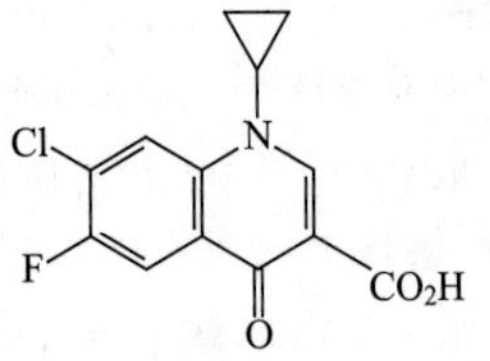

$C_{13}H_9ClFNO_3$ 281.68

7-氯-1-环丙基-6-氟-4-氧代-1,4-二氢喹啉-3-羧酸

杂质 B

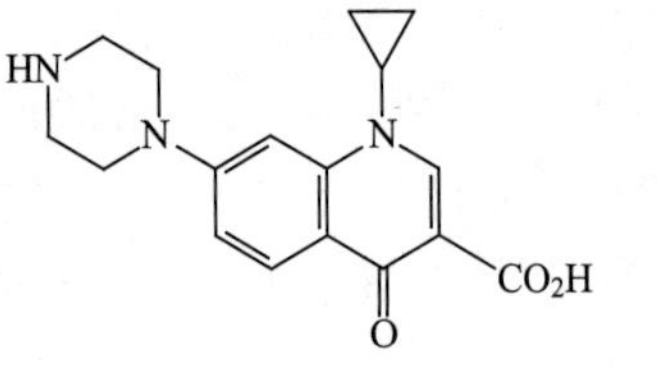

$C_{17}H_{19}N_3O_3$ 313.35

1-环丙基-4-氧代-7-(1-哌嗪基)-1,4-二氢喹啉-3-羧酸

杂质 C

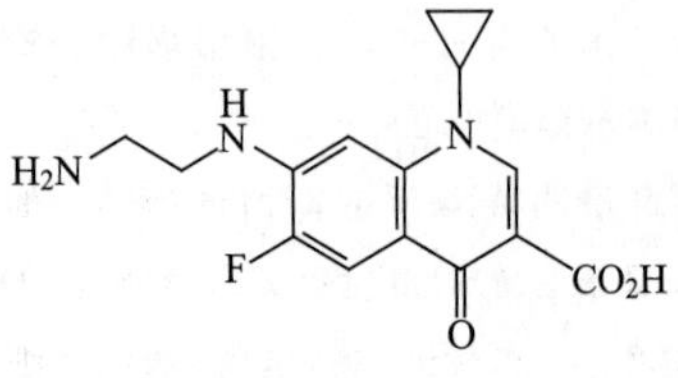

$C_{15}H_{16}FN_3O_3$ 305.30

7-[(2-氨乙基)氨基]-1-环丙基-6-氟-4-氧代-1,4-二氢喹啉-3-羧酸

杂质 D

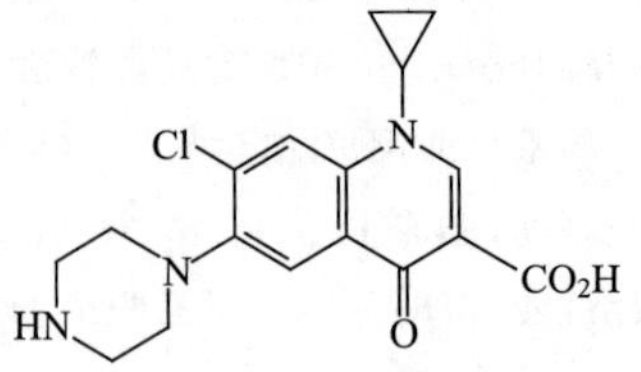

$C_{17}H_{18}ClN_3O_3$ 347.80

7-氯-1-环丙基-4-氧代-6-(1-哌嗪基)-1,4-二氢喹啉-3-羧酸

杂质 E

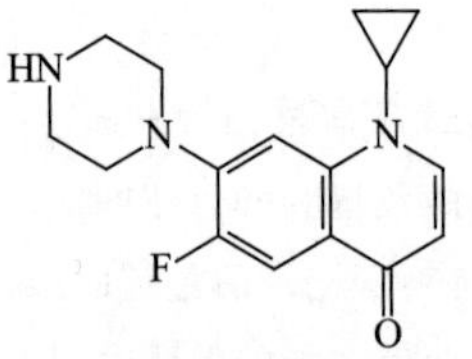

$C_{16}H_{18}FN_3O$ 287.33

1-环丙基-6-氟-7-(哌嗪 1-基)喹啉-4-(1H)酮

杂质 I

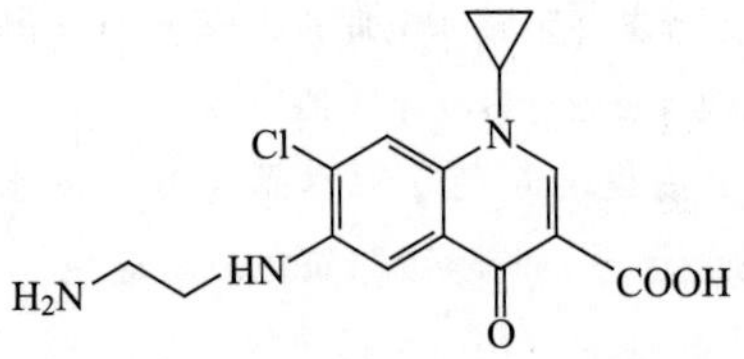

$C_{15}H_{16}ClN_3O_3$ 321.76

1-环丙基-7-氯-6-[(2-氨乙基)氨基]-4-氧代-1,4-二氢喹啉-3-羧酸

盐酸苯海拉明片

Yansuan Benhailaming Pian

Diphenhydramine Hydrochloride Tablets

本品含盐酸苯海拉明($C_{17}H_{21}NO \cdot HCl$)应为标示量的 93.0%~107.0%。

【性状】 本品为糖衣片或薄膜衣片,除去包衣后显白色。

【鉴别】 ■(1)取本品,除去包衣,研细,取适量(约相当于盐酸苯海拉明 0.1g),用三氯甲烷 10ml 振摇提取,滤过;滤液置水浴上蒸干,残渣在 80℃ 干燥后,照盐酸苯海拉明项下的鉴别(1)、(4)项试验,显相同的反应。■[删除]

(2)在含量测定项下记录的色谱图中,供试品溶液主峰的保留时间应与对照品溶液主峰的保留时间一致。

【检查】 有关物质 照高效液相色谱法(通则 0512)测定。

供试品溶液 取本品细粉适量(约相当于盐酸苯海拉明 25mg),置 10ml 量瓶中,加流动相适量,振摇使盐酸苯海拉明溶解并用流动相稀释至刻度,摇匀,滤过,取续滤液。

对照溶液 精密量取供试品溶液 1ml,置 100ml 量瓶中,用流动相稀释至刻度,摇匀。

系统适用性溶液、色谱条件、系统适用性要求与测定法见盐酸苯海拉明有关物质项下。

限度 供试品溶液色谱图中如有杂质峰,单个杂质峰面积不得大于对照溶液主峰面积(1.0%),各杂质峰面积的和不得大于对照溶液主峰面积的 2 倍(2.0%)。

溶出度 照溶出度与释放度测定法(通则 0931 第一法)测定。

溶出条件 以水 500ml 为溶出介质,转速为每分钟 100 转,依法操作,经 45 分钟时取样。

供试品溶液 取溶出液 5ml,滤过,取续滤液。

对照品溶液 取盐酸苯海拉明对照品适量,精密称定,加水溶解并定量稀释制成每 1ml 中约含 50μg 的溶液。

色谱条件 见含量测定项下。进样体积 50μl。

系统适用性溶液与系统适用性要求 见含量测定项下。

测定法 见含量测定项下。计算每片的溶出量。

限度 标示量的 70%,应符合规定。

其他 应符合片剂项下有关的各项规定(通则 0101)。

【含量测定】 照高效液相色谱法(通则 0512)测定。

供试品溶液 取本品 20 片,除去包衣后精密称定,研细,精密称取适量(约相当于盐酸苯海拉明 50mg),置 100ml 量瓶中,加水适量振摇使盐酸苯海拉明溶解并稀释至刻度,摇匀,滤过,取续滤液。

对照品溶液、系统适用性溶液、色谱条件、系统适用性要求与测定法 见盐酸苯海拉明含量测定项下。

【类别】 同盐酸苯海拉明。

【规格】 25mg

【贮藏】 密封保存。

盐酸苯海索片

Yansuan Benhaisuo Pian

Trihexyphenidyl Hydrochloride Tablets

本品含盐酸苯海索($C_{20}H_{31}NO \cdot HCl$)应为标示量的 93.0%～107.0%。

【性状】 本品为白色片。

【鉴别】 ■(1)取本品细粉适量(约相当于盐酸苯海索 20mg),加水 20ml,振摇使盐酸苯海索溶解,滤过,滤液分为

两份:一份中加三硝基苯酚试液,即生成黄色沉淀;另一份中加 20%氢氧化钠溶液,生成白色沉淀。■[删除]

■(2)照薄层色谱法(通则 0502)试验。

供试品溶液 取本品细粉适量,加三氯甲烷使盐酸苯海索溶解并稀释制成每 1ml 中约含 2mg 的溶液,滤过。

对照品溶液 取盐酸苯海索对照品,加三氯甲烷使溶解并稀释制成每 1ml 中约含 2mg 的溶液。

色谱条件 采用硅胶 G 薄层板,以三氯甲烷-甲醇(9:1)为展开剂。

测定法 吸取供试品溶液与对照品溶液各 10μl,分别点于同一薄层板上,展开,晾干,喷以稀碘化铋钾试液显色。

结果判定 供试品溶液所显主斑点的位置和颜色应与对照品溶液的主斑点相同。■[删除]

(3)在含量测定项下记录的色谱图中,供试品溶液主峰的保留时间应与对照品溶液主峰的保留时间一致。

■以上(2)、(3)项可选做一项。■[删除]

【检查】 有关物质 照高效液相色谱法(通则 0512)测定。

供试品溶液 取本品细粉适量,加流动相适量振摇使盐酸苯海索溶解并稀释制成每 1ml 中约含 1mg 的溶液。

对照溶液 精密量取供试品溶液 1ml,置 200ml 量瓶中,用流动相稀释至刻度,摇匀。

色谱条件、系统适用性要求与测定法 见盐酸苯海索有关物质项下。

限度 供试品溶液色谱图中如有杂质峰,扣除相对保留时间约为 0.2 以前的峰,单个杂质峰面积不得大于对照溶液主峰面积(0.5%),各杂质峰面积的和不得大于对照溶液主峰面积的 2 倍(1.0%)。

含量均匀度 取本品 1 片,置 25ml 量瓶中,加流动相适量,超声使盐酸苯海索溶解,放冷,用流动相稀释至刻度,摇匀,滤过,取续滤液,作为供试品溶液,照含量测定项下的方法测定含量,应符合规定(通则 0941)。

溶出度 照溶出度与释放度测定法(通则 0931 第一法)测定。

溶出条件 以水 500ml 为溶出介质,转速为每分钟 100 转,依法操作,经 30 分钟时取样。

供试品溶液 取溶出液约 10ml,滤过,取续滤液。

对照品溶液 取盐酸苯海索对照品,精密称定,加水溶解并定量稀释制成每 1ml 中约含 4μg 的溶液。

色谱条件 见含量测定项下。进样体积 50μl。

系统适用性要求 见含量测定项下。

测定法 见含量测定项下。计算每片的溶出量。

限度 标示量的 75%,应符合规定。

其他 应符合片剂项下有关的各项规定(通则 0101)。

【含量测定】 照高效液相色谱法(通则 0512)测定。

供试品溶液 取本品 20 片,精密称定,研细,精密称取细粉适量(约相当于盐酸苯海索 4mg),置 50ml 量瓶中,加流动

相适量,超声使盐酸苯海索溶解,放冷,用流动相稀释至刻度,摇匀,滤过,取续滤液。

对照品溶液 取盐酸苯海索对照品,精密称定,加流动相溶解并定量稀释制成每 1ml 中约含 80μg 的溶液。

色谱条件 见有关物质项下。进样体积 10μl。

系统适用性要求 见有关物质项下。

测定法 精密量取供试品溶液与对照品溶液,分别注入液相色谱仪,记录色谱图。按外标法以峰面积计算。

【类别】 同盐酸苯海索。

【规格】 2mg

【贮藏】 密封保存。

盐酸林可霉素注射液

Yansuan Linkemeisu Zhusheye

Lincomycin Hydrochloride Injection

本品为盐酸林可霉素的灭菌水溶液。含林可霉素 $(C_{18}H_{34}N_2O_6S)$ 应为标示量的 90.0%～110.0%。

【性状】 本品为无色至微黄色或微黄绿色的澄明液体。

【鉴别】 (1)取本品和林可霉素对照品适量,分别加甲醇制成每 1ml 中约含林可霉素 10mg 的溶液,作为供试品溶液和对照品溶液,照盐酸林可霉素项下鉴别(1)项试验,显相同的结果。

(2)在含量测定项下记录的色谱图中,供试品溶液主峰的保留时间应与对照品溶液主峰的保留时间一致。

(3)本品显氯化物鉴别(1)的反应(通则 0301)。

以上(1)、(2)两项可选做一项。

【检查】 **pH 值** 取本品,加水制成每 1ml 中含林可霉素 0.1g 的溶液,依法测定(通则 0631),pH 值应为 3.0～5.5。

颜色 本品应无色,如显色,与黄色或黄绿色 2 号标准比色液(通则 0901 第一法)比较,不得更深。

有关物质 照高效液相色谱法(通则 0512)测定。

供试品溶液 取本品,用流动相稀释制成每 1ml 中约含林可霉素 4mg 的溶液。

对照溶液 精密量取供试品溶液 1ml,置 100ml 量瓶中,用流动相稀释至刻度,摇匀。

色谱条件 用十八烷基硅烷键合硅胶为填充剂;以 0.05mol/L 硼砂溶液(用 85%磷酸溶液调节 pH 值至 5.0)-甲醇-乙腈(67：33：2)为流动相;检测波长为 214nm;进样体积 10μl。

系统适用性要求 供试品溶液色谱图中,林可霉素峰保留时间约为 16 分钟,林可霉素峰与林可霉素 B 峰(与林可霉素峰相对保留时间约为 0.4～0.7)的分离度应不小于 2.6。

林可霉素峰与相邻杂质峰间的分离度应符合要求。

测定法 精密量取供试品溶液与对照溶液,分别注入液相色谱仪,记录色谱图至主成分峰保留时间的 3 倍。

限度 供试品溶液色谱图中如有杂质峰,除林可霉素 B 峰外,单个杂质峰面积不得大于对照溶液主峰面积(1.0%),各杂质峰面积的和不得大于对照溶液主峰面积的 2 倍(2.0%),小于对照溶液主峰面积 0.05 倍的峰忽略不计。

林可霉素 B 照高效液相色谱法(通则 0512)测定。

供试品溶液 精密量取本品适量,用流动相定量稀释制成每 1ml 中含林可霉素 2mg 的溶液,摇匀。

色谱条件与系统适用性要求 见有关物质项下。

测定法 精密量取供试品溶液,注入液相色谱仪,记录色谱图。

限度 供试品溶液色谱图中,林可霉素 B 的峰面积不得过林可霉素与林可霉素 B 峰面积和的 5.0%。

苯甲醇 ■如处方中有苯甲醇,照高效液相色谱法(通则 0512)测定。■[修订]

供试品溶液 精密量取本品适量,用流动相定量稀释制成每 1ml 中约含林可霉素 4mg 的溶液。

对照品溶液 取苯甲醇适量,精密称定,用流动相定量稀释制成每 1ml 中约含 0.13mg 的溶液。

色谱条件与系统适用性要求 见有关物质项下。

测定法 精密量取供试品溶液与对照品溶液,分别注入液相色谱仪,记录色谱图。

限度 按外标法以峰面积计算,每 1ml 本品中含苯甲醇不得过 9.45mg。

细菌内毒素 照盐酸林可霉素项下的方法检查,应符合规定。

无菌 取本品,用适宜溶剂稀释后,经薄膜过滤法处理,依法检查(通则 1101),应符合规定。

其他 应符合注射剂项下有关的各项规定(通则 0102)。

【含量测定】 照高效液相色谱法(通则 0512)测定。

对照品溶液 取林可霉素对照品适量,精密称定,加流动相溶解并定量稀释制成每 1ml 中约含林可霉素 2mg 的溶液,摇匀。

供试品溶液、色谱条件与系统适用性要求 见林可霉素 B 项下。

测定法 精密量取供试品溶液与对照品溶液,分别注入液相色谱仪,记录色谱图。按外标法以峰面积计算供试品中 $C_{18}H_{34}N_2O_6S$ 的含量。

【类别】 同盐酸林可霉素。

【规格】 按 $C_{18}H_{34}N_2O_6S$ 计 (1)1ml：0.2g (2)1ml：0.3g (3)2ml：0.3g (4)2ml：0.6g (5)4ml：1.2g (6)10ml：3g

【贮藏】 密闭保存。

盐酸金刚乙胺

Yansuan Jingangyi'an

Rimantadine Hydrochloride

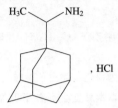

C₁₂H₂₁N·HCl   215.77

本品为 α-甲基三环[3.3.1.1³·⁷]癸烷-1-甲胺盐酸盐。按干燥品计算,含 $C_{12}H_{21}N \cdot HCl$ 不得少于 99.0%。

【性状】 本品为白色结晶性粉末;无臭。

本品在甲醇中易溶,在水或乙醇中溶解。

【鉴别】 ■(1)取本品 0.1g,加氢氧化钠试液 2ml,振摇使成油珠状,加三氯甲烷 2ml 提取,取三氯甲烷层 1ml,加 2% 2,4-二硝基氯苯三氯甲烷溶液 1ml,10 分钟内即显黄色。■[删除]

(2)本品的红外光吸收图谱应与对照品的图谱一致(通则 0402)。

(3)本品的水溶液显氯化物鉴别(1)的反应(通则 0301)。

【检查】 酸度 取本品 0.20g,加水 20ml 溶解后,依法测定(通则 0631),pH 值应为 4.5～6.5。

溶液的澄清度与颜色 取本品 0.20g,加水 20ml 溶解后,溶液应澄清无色。如显色,与黄色 1 号标准比色液(通则 0901 第一法)比较,不得更深。

硫酸盐 取本品 1.0g,依法检查(通则 0802),与标准硫酸钾溶液 5.0ml 制成的对照液比较,不得更深(0.05%)。

铵盐 取本品 2.5g,置 100ml 量瓶中,加水溶解并稀释至刻度,摇匀,取 2ml,加氢氧化钠试液 2ml,振摇使成油珠状,加三氯甲烷 2ml 提取,静置约 5 分钟,取水层 2ml,依法检查(通则 0808),自"加无氨蒸馏水至 50ml"起,与标准氯化铵溶液 2.0ml 按上述方法制成的对照液比较,不得更深(0.08%)。

有关物质 照气相色谱法(通则 0521)测定。

供试品溶液 取本品约 40mg,置分液漏斗中,加 1mol/L 氢氧化钠溶液 10ml,振摇使成油珠状,精密加入正己烷 10ml,振摇提取,静置分层,取正己烷层。

对照溶液 精密量取供试品溶液适量,用正己烷定量稀释制成每 1ml 中约含 40μg 的溶液。

色谱条件 以 5%苯基-95%甲基聚硅氧烷(或极性相近)为固定液的毛细管柱为色谱柱;柱温为 150℃;进样口温度为 220℃;检测器温度为 250℃;进样体积 2μl。

测定法 精密量取供试品溶液与对照溶液,分别注入气相色谱仪,记录色谱图至主成分峰保留时间的 3 倍。

限度 供试品溶液色谱图中如有杂质峰,各杂质峰面积的和不得大于对照溶液的主峰面积(1.0%)。

甲苯 照残留溶剂测定法(通则 0861 第三法)测定。

供试品溶液 取本品约 1g,精密称定,置 10ml 量瓶中,加甲醇溶解并稀释至刻度,摇匀。

对照品溶液 取甲苯适量,精密称定,用甲醇定量稀释制成每 1ml 中约含 0.089mg 的溶液。

色谱条件 以聚乙二醇(PEG-20M)(或极性相似)为固定液的毛细管柱为色谱柱;柱温为 40℃;进样口温度为 220℃;检测器温度为 200℃;进样体积 2μl。

测定法 精密量取供试品溶液与对照品溶液,分别注入气相色谱仪,记录色谱图。

限度 按外标法以峰面积计算,甲苯的残留量应符合规定。

干燥失重 取本品,在 105℃ 干燥至恒重,减失重量不得过 0.5%(通则 0831)。

炽灼残渣 取本品 1.0g,依法检查(通则 0841),遗留残渣不得过 0.1%。

重金属 取炽灼残渣项下遗留的残渣,依法检查(通则 0821 第二法),含重金属不得过百万分之十。

砷盐 取本品 2.0g,加氢氧化钙 1.0g,置石英坩埚中,加少量水搅拌均匀,干燥,依法检查(通则 0822 第一法),不得过 0.0001%。

【含量测定】 取本品 0.15g,精密称定,加三氯甲烷 2ml 溶解,加冰醋酸 30ml 与醋酸汞试液 7ml,加结晶紫指示液 1 滴,用高氯酸滴定液(0.1mol/L)滴定至溶液显蓝色,并将滴定结果用空白试验校正。每 1ml 高氯酸滴定液(0.1mol/L)相当于 21.58mg 的 $C_{12}H_{21}N \cdot HCl$。

【类别】 抗病毒药。

【贮藏】 密封保存。

【制剂】 (1)盐酸金刚乙胺片 (2)盐酸金刚乙胺颗粒

盐酸金刚乙胺片

Yansuan Jingangyi'an Pian

Rimantadine Hydrochloride Tablets

本品含盐酸金刚乙胺($C_{12}H_{21}N \cdot HCl$)应为标示量的 90.0%～110.0%。

【性状】 本品为白色片或薄膜衣片,除去包衣后显白色。

【鉴别】 ■(1)取本品,除去包衣,研细,称取适量(约相当于盐酸金刚乙胺 0.1g),加乙醇 10ml 振摇,滤过,滤液蒸干。残渣加氢氧化钠试液 2ml,振摇使成油珠状,加三氯甲烷 2ml 提取,取三氯甲烷层 1ml,加 2% 2,4-二硝基氯苯三氯甲烷溶液 1ml,10 分钟内即显黄色。■[删除]

(2)取本品 1 片,研细,加二氯甲烷 20ml 使盐酸金刚乙胺溶解,滤过,蒸干,残渣的红外光吸收图谱应与盐酸金刚乙胺对照品的图谱一致(通则0402)。

(3)取本品细粉适量(约相当于盐酸金刚乙胺0.1g),加水10ml,振摇,滤过,滤液显氯化物鉴别(1)的反应(通则0301)。

【检查】 有关物质 照气相色谱法(通则0521)测定。

供试品溶液 取本品(薄膜衣片除去包衣),研细,称取适量(约相当于盐酸金刚乙胺0.2g),置25ml量瓶中,加水适量,充分振摇使溶解,用水稀释至刻度,摇匀,滤过,精密量取续滤液5ml,置分液漏斗中,加1mol/L氢氧化钠溶液10ml,振摇,精密加入正己烷10ml振摇提取,静置分层,取正己烷层。

对照溶液 精密量取供试品溶液适量,用正己烷定量稀释成每1ml中约含40μg的溶液。

色谱条件与测定法 见盐酸金刚乙胺有关物质项下。

限度 供试品溶液色谱图中如有杂质峰,各杂质峰面积的和不得大于对照溶液主峰面积(1.0%)。

溶出度 照溶出度与释放度测定法(通则0931第二法)测定。

溶出条件 以水500ml为溶出介质,转速为每分钟50转,依法操作,经30分钟时取样。

内标溶液 取金刚烷适量,加正己烷溶解并稀释制成每1ml中约含0.35mg的溶液。

供试品溶液 取溶出液10ml,滤过,精密量取续滤液2ml,加1mol/L氢氧化钠溶液5ml,振摇,加内标溶液1ml提取,静置分层,取正己烷层。

对照品溶液 取盐酸金刚乙胺对照品,精密称定,加甲醇适量溶解并用溶出介质定量稀释制成每1ml中约含0.2mg的溶液,精密量取2ml,加1mol/L氢氧化钠溶液5ml,振摇,加内标溶液1ml提取,静置分层,取正己烷层。

色谱条件 以5%苯基-95%甲基聚硅氧烷(或极性相近)为固定液的毛细管柱为色谱柱;柱温为150℃;进样口温度为220℃;检测器温度为250℃;进样体积2μl。

测定法 精密量取供试品溶液与对照品溶液,照气相色谱法(通则0521)测定,分别注入气相色谱仪,记录色谱图。按内标法以峰面积计算每片的溶出量。

限度 标示量的80%,应符合规定。

其他 应符合片剂项下有关的各项规定(通则0101)。

【含量测定】 取本品20片,精密称定,研细,精密称取适量(相当于盐酸金刚乙胺0.6g),置100ml量瓶中,加无水乙醇70ml,振摇使盐酸金刚乙胺溶解,用无水乙醇稀释至刻度,摇匀,滤过,精密量取续滤液25ml,在水浴上蒸干,105℃干燥10分钟,放冷,加三氯甲烷2ml溶解,加冰醋酸30ml与醋酸汞7ml,加结晶紫指示液1滴,用高氯酸滴定液(0.1mol/L)滴定,并将滴定结果用空白试验校正。每1ml的高氯酸滴定液(0.1mol/L)相当于21.58mg的$C_{12}H_{21}N \cdot HCl$。

【类别】 同盐酸金刚乙胺。

【规格】 0.1g

【贮藏】 密封保存。

盐酸金刚乙胺颗粒

Yansuan Jingangyi'an Keli

Rimantadine Hydrochloride Granules

本品含盐酸金刚乙胺($C_{12}H_{21}N \cdot HCl$)应为标示量的90.0%～110.0%。

【性状】 本品为白色或类白色颗粒。

【鉴别】 ■(1)取本品适量(约相当于盐酸金刚乙胺0.1g),加氢氧化钠试液5ml,振摇使盐酸金刚乙胺溶解,加三氯甲烷2ml提取,取三氯甲烷层1ml,加2% 2,4-二硝基氯苯三氯甲烷溶液1ml,10分钟内即显黄色。■[删除]

(2)取本品1袋的内容物,研细,加二氯甲烷20ml使盐酸金刚乙胺溶解,滤过,蒸干,残渣的红外光吸收图谱应与盐酸金刚乙胺对照品的图谱一致(通则0402)。

(3)取本品内容物适量(约相当于盐酸金刚乙胺0.1g),加水10ml,振摇,滤过,滤液显氯化物鉴别(1)的反应(通则0301)。

【检查】 有关物质 照气相色谱法(通则0521)测定。

供试品溶液 取装量差异项下内容物,混匀,称取适量(约相当于盐酸金刚乙胺0.2g),置25ml量瓶中,加水适量,充分振摇使溶解,用水稀释至刻度,摇匀,滤过,精密量取续滤液5ml,置分液漏斗中,加1mol/L氢氧化钠溶液10ml,振摇,精密加入正己烷10ml振摇提取,静置分层,取正己烷层。

对照溶液 精密量取供试品溶液适量,用正己烷定量稀释制成每1ml中约含40μg的溶液。

色谱条件与测定法 见盐酸金刚乙胺有关物质项下。

限度 供试品溶液色谱图中如有杂质峰,各杂质峰面积的和不得大于对照溶液的主峰面积(1.0%)。

其他 应符合颗粒剂项下有关的各项规定(通则0104)。

【含量测定】 取本品20袋,精密称定,研细,精密称取适量(约相当于盐酸金刚乙胺0.6g),置100ml量瓶中,加无水乙醇70ml,振摇使盐酸金刚乙胺溶解,用无水乙醇稀释至刻度,摇匀,滤过,精密量取续滤液25ml,在水浴上蒸干,105℃干燥10分钟,放冷,加三氯甲烷2ml溶解,加冰醋酸30ml与醋酸汞试液7ml,加结晶紫指示液1滴,用高氯酸滴定液(0.1mol/L)滴定至溶液显蓝色,并将滴定的结果用空白试验校正。每1ml的高氯酸滴定液(0.1mol/L)相当于21.58mg的$C_{12}H_{21}N \cdot HCl$。

【类别】 同盐酸金刚乙胺。

【规格】 (1)50mg (2)100mg

【贮藏】 密封保存。

盐酸法舒地尔

Yansuan Fashudi'er

Fasudil Hydrochloride

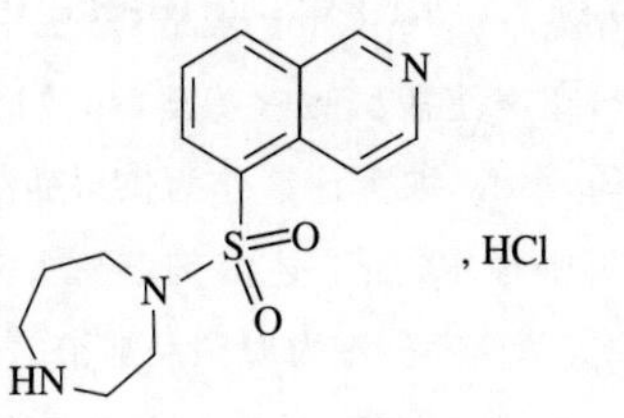

, HCl

$C_{14}H_{17}N_3O_2S \cdot HCl$　327.83

本品为六氢-1-(5-异喹啉磺酰基)-1(*H*)-1,4-二氮杂䓬盐酸盐,按无水物计算,含 $C_{14}H_{17}N_3O_2S \cdot HCl$ 应为 98.0%～102.0%。

【性状】 本品为白色或类白色结晶性粉末。无臭;有引湿性。

本品在水中易溶,在甲醇中溶解,在乙醇中微溶,在■三氯甲烷或■[删除]乙醚中几乎不溶。

【鉴别】 ■(1)取本品约 5mg,置小试管中,试管口用氢氧化镍试纸[取滤纸条浸入 30%硫酸镍浓氨溶液中,取出,晾干;再浸入 1mol/L 氢氧化钠溶液中数分钟,使滤纸上布满均匀的氢氧化镍沉淀,取出滤纸用水洗涤(不可晾干),储藏在潮湿的棉绒上备用]盖住,加热,绿色的氢氧化镍试纸即显黑色或灰色的斑点。■[删除]

(2)取本品,加水溶解并稀释制成每 1ml 中约含 30μg 的溶液,照紫外-可见分光光度法(通则 0401)测定,在 275nm、312nm 与 324nm 的波长处有最大吸收,在 250nm 与 297nm 的波长处有最小吸收。

(3)本品的红外光吸收图谱应与对照的图谱(光谱集 1195 图)一致。

(4)本品的水溶液显氯化物鉴别(1)的反应(通则 0301)。

【检查】 酸度 取本品 0.30g,加水 10ml 溶解后,依法测定(通则 0631),pH 值应为 4.5～6.0。

溶液的澄清度与颜色 取本品 0.15g,加水 10ml 溶解后,溶液应澄清无色;如显浑浊,与 1 号浊度标准液(通则 0902 第一法)在 1 小时内比较,不得更浓;如显色,与黄色 1 号标准比色液(通则 0901 第一法)比较,不得更深。

有关物质 照高效液相色谱法(通则 0512)测定。

供试品溶液 取本品,加流动相溶解并稀释制成每 1ml 中约含 0.3mg 的溶液。

对照溶液 精密量取供试品溶液 1ml,置 100ml 量瓶中,用流动相稀释至刻度,摇匀。

系统适用性溶液 取盐酸法舒地尔适量,加水溶解并稀释制成每 1ml 中含 30μg 的溶液。

灵敏度溶液 精密量取对照溶液 5ml,置 100ml 量瓶中,用流动相稀释至刻度,摇匀。

色谱条件 用十八烷基硅烷键合硅胶为填充剂;以 1.0%三乙胺水溶液(用磷酸调节 pH 值至 7.0)-甲醇(50:50)为流动相;检测波长为 275nm;进样体积 20μl。

系统适用性要求 系统适用性溶液色谱图中,理论板数按法舒地尔峰计算不低于 3000,法舒地尔峰与相邻杂质峰之间的分离度应符合要求。灵敏度溶液色谱图中,主成分色谱峰的信噪比应不小于 10。

测定法 精密量取供试品溶液与对照溶液,分别注入液相色谱仪,记录色谱图至主成分色谱峰保留时间的 5 倍。

限度 供试品溶液色谱图中如有杂质峰,单个杂质峰面积不得大于对照溶液主峰面积的 0.1 倍(0.1%),各杂质峰面积的和不得大于对照溶液主峰面积(1.0%),小于灵敏度溶液主峰面积的色谱峰忽略不计。

残留溶剂 *N,N*-二甲基甲酰胺　照残留溶剂测定法(通则 0861 第三法)测定。

内标溶液 取正丁醇适量,加二甲基亚砜适量使溶解并稀释制成每 1ml 含 55μg 的溶液。

供试品溶液 取本品,精密称定,加内标溶液溶解并定量稀释制成每 1ml 中含 10mg 的溶液。

对照品溶液 取 *N,N*-二甲基甲酰胺,精密称定,加内标溶液定量稀释制成每 1ml 中含 88μg 的溶液。

色谱条件 以 6%氰丙基苯基-94%二甲基聚硅氧烷(或极性相近)为固定液的毛细管柱为色谱柱;起始温度为 100℃,维持 5 分钟,以每分钟 20℃的速率升温至 200℃;进样口温度为 250℃;检测器温度为 300℃;进样体积 1μl。

测定法 精密量取供试品溶液与对照品溶液,分别注入气相色谱仪,记录色谱图。

限度 按内标法以峰面积计算,应符合规定。

乙醚、甲醇与二氯甲烷　照残留溶剂测定法(通则 0861 第三法)测定。

溶剂 *N,N*-二甲基甲酰胺-水(1:9)。

供试品溶液 取本品约 0.5g,精密称定,置 5ml 量瓶中,加溶剂溶解并稀释至刻度,摇匀。

对照品溶液 取乙醚 0.5g,甲醇 0.3g 与二氯甲烷 0.06g,精密称定,置 100ml 量瓶中,用溶剂稀释至刻度,摇匀,精密量取 1ml 置 10ml 量瓶中,用溶剂稀释至刻度,摇匀。

色谱条件 以键合/交联聚乙二醇(或极性相近)为固定液;起始温度 45℃,维持 2 分钟,以每分钟 40℃的速率升温至 120℃,维持 5 分钟;进样口温度为 250℃;检测器温度为 250℃;进样体积 1μl。

测定法 精密量取供试品溶液与对照品溶液,分别注入气相色谱仪,记录色谱图。

限度 按外标法以峰面积计算,均应符合规定。

水分 取本品,照水分测定法(通则 0832 第一法 1)测定,含水分不得过 2.5%。

炽灼残渣 取本品 1.0g,依法检查(通则 0841),遗留残渣不得过 0.1%。

重金属 取炽灼残渣项下遗留的残渣,依法检查(通则 0821 第二法),含重金属不得过百万分之二十。

【含量测定】 照高效液相色谱法(通则 0512)测定。

供试品溶液 取本品约 15mg,精密称定,置 50ml 量瓶中,加水溶解并稀释至刻度,摇匀,精密量取 5ml,置 50ml 量瓶中,用水稀释至刻度,摇匀。

对照品溶液 取盐酸法舒地尔对照品约 15mg,精密称定,置 50ml 量瓶中,加水溶解并稀释至刻度,摇匀,精密量取 5ml,置 50ml 量瓶中,用水稀释至刻度,摇匀。

色谱条件与系统适用性要求 除灵敏度要求外,见有关物质项下。

测定法 精密量取供试品溶液与对照品溶液,分别注入液相色谱仪,记录色谱图。按外标法以峰面积计算。

【类别】 血管扩张剂。

【贮藏】 密封,在干燥处保存。

【制剂】 盐酸法舒地尔注射液

盐酸哌唑嗪片
Yansuan Paizuoqin Pian
Prazosin Hydrochloride Tablets

本品含盐酸哌唑嗪($C_{19}H_{21}N_5O_4 \cdot HCl$)应为标示量的 90.0%~110.0%。

【性状】 本品为白色片。

【鉴别】 ■(1)取本品的细粉适量(约相当于盐酸哌唑嗪 20mg),加 10% 氢氧化钠溶液 1.5ml,研磨 5 分钟,加三氯甲烷 10ml,振摇 15 分钟,静置,分层,分取三氯甲烷层滤过,滤液蒸干,提取物照盐酸哌唑嗪项下的鉴别(1)项试验,显相同的反应。■[删除]

(2)在含量测定项下记录的色谱图中,供试品溶液主峰的保留时间应与对照品溶液主峰的保留时间一致。

(3)取本品的细粉适量,加水振摇,滤过,滤液显氯化物鉴别(1)的反应(通则 0301)。

【检查】 有关物质 照高效液相色谱法(通则 0512)测定。

供试品溶液 取本品的细粉,加流动相使盐酸哌唑嗪溶解并稀释制成每 1ml 中约含 1mg 的溶液,摇匀,滤过,取续滤液。

对照溶液 精密量取供试品溶液 1ml,置 200ml 量瓶中,加流动相稀释至刻度,摇匀。

系统适用性溶液、色谱条件、系统适用性要求与测定法见盐酸哌唑嗪有关物质项下。

限度 供试品溶液色谱图中如有杂质峰,单个杂质峰面积不得大于对照溶液的主峰面积(0.5%),各杂质峰面积的和不得大于对照溶液主峰面积的 2 倍(1.0%)。

含量均匀度 取本品 1 片,置 25ml(0.5mg 规格)或 50ml(1mg 规格)或 100ml(2mg 规格)量瓶中,加含量测定项下的溶剂适量,超声使盐酸哌唑嗪溶解,放冷,用上述溶剂稀释至刻度,摇匀,离心,取上清液作为供试品溶液;另取盐酸哌唑嗪对照品,精密称定,加上述溶剂溶解并定量稀释制成每 1ml 中约含 20μg 的溶液,作为对照品溶液。照含量测定项下的方法测定,应符合规定(通则 0941)。

溶出度 照溶出度与释放度测定法(通则 0931 第二法)测定。

溶出条件 以 0.1mol/L 盐酸溶液 500ml 为溶出介质,转速为每分钟 75 转,依法操作,经 30 分钟时取样。

供试品溶液 取溶出液 10ml,滤过,取续滤液。

对照品溶液 取盐酸哌唑嗪对照品约 20mg,精密称定,置 100ml 量瓶中,加无水乙醇溶解并稀释至刻度,摇匀,精密量取 2ml,置 200ml 量瓶中,用 0.1mol/L 盐酸溶液稀释至刻度,摇匀。

测定法 取供试品溶液与对照品溶液,照紫外-可见分光光度法(通则 0401),在 246nm 的波长处分别测定吸光度,计算每片的溶出量。

限度 标示量的 75%,应符合规定。

其他 应符合片剂项下有关的各项规定(通则 0101)。

【含量测定】 照高效液相色谱法(通则 0512)测定。

溶剂 甲醇-水-冰醋酸(96:2:2)。

供试品溶液 取本品 20 片,精密称定,研细,精密称取适量(约相当于盐酸哌唑嗪 2mg),置 100ml 量瓶中,加溶剂适量,超声使盐酸哌唑嗪溶解,放冷,用溶剂稀释至刻度,摇匀,离心,取上清液。

对照品溶液 取盐酸哌唑嗪对照品,精密称定,加溶剂溶解并定量稀释制成每 1ml 中约含 20μg 的溶液。

色谱条件 用硅胶为填充剂;以 0.01% 二乙胺甲醇溶液-水-冰醋酸(96:2:2)为流动相;检测波长为 254nm;进样体积 20μl。

系统适用性要求 理论板数按哌唑嗪峰计算不低于 2000。

测定法 精密量取供试品溶液与对照品溶液,分别注入液相色谱仪,记录色谱图。按外标法以峰面积计算。

【类别】 同盐酸哌唑嗪。

【规格】 (1)0.5mg (2)1mg (3)2mg

【贮藏】 遮光,密封保存。

盐酸美克洛嗪片

Yansuan Meikeluoqin Pian

Meclozine Hydrochloride Tablets

本品含盐酸美克洛嗪（$C_{25}H_{27}ClN_2 \cdot 2HCl$）应为标示量的 $90.0\% \sim 110.0\%$。

【性状】 本品为微黄色至淡黄色片。

【鉴别】 (1)取本品细粉适量（约相当于盐酸美克洛嗪 20mg），加乙醇适量，振摇使盐酸美克洛嗪溶解，用乙醇稀释制成每 1ml 中约含 0.01mg 的溶液，滤过，取滤液照紫外-可见分光光度法（通则 0402）测定，在 230nm 的波长处有最大吸收。

■(2)取本品 15 片，研细，用三氯甲烷研磨提取三次，滤过，滤液置水浴上蒸干后，置 105℃干燥 1 小时，取残渣约 25mg，加水溶解后，显氯化物鉴别(1)的反应（通则 0301）。■[删除]

【检查】 应符合片剂项下有关的各项规定（通则 0101）。

【含量测定】 取本品 20 片，精密称定，研细，精密称取适量（约相当于盐酸美克洛嗪 0.2g），置分液漏斗中，加水 50ml，振摇，分别用三氯甲烷 50ml、20ml 与 20ml 提取 3 次，合并三氯甲烷液，置水浴上蒸发至剩 10～15ml，放冷，加冰醋酸 15ml、醋酐 5ml、醋酸汞试液 5ml 与喹哪啶红指示液 2 滴，用高氯酸滴定液（0.1mol/L）滴定至红色消失，并将滴定结果用空白试验校正。每 1ml 高氯酸滴定液（0.1mol/L）相当于 23.19mg 的 $C_{25}H_{27}ClN_2 \cdot 2HCl$。

【类别】 同盐酸美克洛嗪。

【规格】 25mg

【贮藏】 遮光，密封保存。

盐酸洛非西定

Yansuan Luofeixiding

Lofexidine Hydrochloride

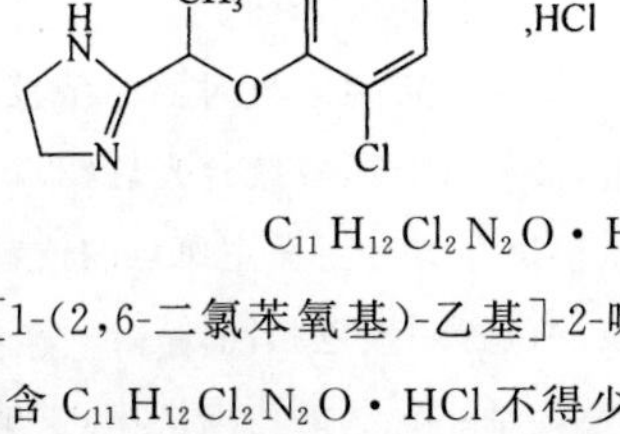

$C_{11}H_{12}Cl_2N_2O \cdot HCl$　295.60

本品为 2-[1-(2,6-二氯苯氧基)-乙基]-2-咪唑啉盐酸盐。按干燥品计算，含 $C_{11}H_{12}Cl_2N_2O \cdot HCl$ 不得少于 99.0%。

【性状】 本品为白色或类白色的结晶性粉末；无臭。

本品在水或乙醇中易溶，■在三氯甲烷中微溶，■[删除]在丙酮中极微溶解，在乙醚中几乎不溶。

熔点 本品的熔点（通则 0612）为 224～229℃。

【鉴别】 (1)取本品约 1mg，加水 2ml 溶解后，加新制的 5% 亚硝基铁氰化钠溶液 1ml，氢氧化钠试液 2ml 与碳酸氢钠 1g，振摇，溶液即变为紫色，放置后颜色加深。

■(2)照薄层色谱法（通则 0502）试验。

供试品溶液 取本品适量，加甲醇溶解并稀释制成每 1ml 中含 2mg 的溶液。

对照品溶液 取盐酸洛非西定对照品适量，加甲醇溶解并稀释制成每 1ml 中含 2mg 的溶液。

色谱条件 采用硅胶 G 薄层板，以无水乙醇-三氯甲烷-浓氨试液（70：50：2）为展开剂。

测定法 吸取供试品溶液与对照品溶液各 10μl，分别点于同一薄层板上，展开，晾干，置碘蒸气中显色。

结果判定 供试品溶液所显主斑点的位置和颜色应与对照品溶液的主斑点相同。■[删除]

(3)本品的红外光吸收图谱应与对照的图谱（光谱集 1025 图）一致。

(4)本品的水溶液显氯化物鉴别(1)的反应（通则 0301）。

【检查】 **酸度** 取本品 0.10g，加水 10ml 使溶解，依法测定（通则 0631），pH 值应为 5.0～6.5。

溶液的澄清度 取本品 0.10g，加水 10ml 使溶解，溶液应澄清。

有关物质 照高效液相色谱法（通则 0512）测定。

供试品溶液 取本品，加流动相溶解并稀释制成每 1ml 中含 0.5mg 的溶液。

对照溶液 精密量取供试品溶液 1ml，置 100ml 量瓶中，用流动相稀释至刻度，摇匀。

系统适用性溶液 取盐酸洛非西定约 25mg，置 50ml 量瓶中，加流动相 30ml，置热水浴（70℃～80℃）中放置 2 小时，并时时振摇，取出放冷，用流动相稀释至刻度，摇匀。

色谱条件 用十八烷基硅烷键合硅胶为填充剂；以 0.27% 磷酸二氢钾溶液-甲醇（35：65）为流动相；检测波长为 210nm；进样体积 10μl。

系统适用性要求 系统适用性溶液色谱图中，洛非西定峰的保留时间约为 8 分钟，理论板数按洛非西定峰计算不低于 2000，相对保留时间约 1.65 的杂质峰与主成分峰之间的分离度应大于 6.0。

测定法 精密量取供试品溶液与对照溶液，分别注入液相色谱仪，记录色谱图至主成分峰保留时间的 3 倍。

限度 供试品溶液色谱图中如有杂质峰，各杂质峰面积的和不得大于对照溶液的主峰面积（1.0%）。

干燥失重 取本品，在 105℃干燥至恒重，减失重量不得过 0.5%（通则 0831）。

【含量测定】 取本品约 0.2g，精密称定，加乙醇 70ml 使溶解，照电位滴定法（通则 0701），用乙醇制氢氧化钾滴定液（0.1mol/L）滴定，并将滴定的结果用空白试验校正。每 1ml 乙醇制氢氧化钾滴定液（0.1mol/L）相当于 29.56mg 的 $C_{11}H_{12}Cl_2N_2O \cdot HCl$。

【类别】 抗高血压药。

【贮藏】 遮光,密封保存。

【制剂】 盐酸洛非西定片

盐酸洛非西定片

Yansuan Luofeixiding Pian

Lofexidine Hydrochloride Tablets

本品含盐酸洛非西定($C_{11}H_{12}Cl_2N_2O \cdot HCl$)应为标示量的 90.0%～110.0%。

【性状】 本品为白色片。

【鉴别】 ■(1)照薄层色谱法(通则 0502)试验。

供试品溶液 取本品 10 片,研细,加水 10ml,搅拌均匀,超声约 5 分钟使盐酸洛非西定溶解,滤过,将滤液移至分液漏斗中,用浓氨溶液调至碱性,加三氯甲烷 20ml,振摇提取;分取提取液;蒸干三氯甲烷,残渣加甲醇 1ml 溶解。

对照品溶液 取盐酸洛非西定对照品,加甲醇溶解并稀释制成每 1ml 中约含 2mg 的溶液。

色谱条件 采用硅胶 GF_{254} 薄层板,以无水乙醇-三氯甲烷-浓氨试液(70：50：2)为展开剂。

测定法 吸取供试品溶液与对照品溶液各 10μl,分别点于同一薄层板上,展开,晾干,置紫外光灯(254nm)下检视,再喷以稀碘化铋钾试液显色。

结果判定 供试品溶液所显主斑点的位置和颜色应与对照品溶液的主斑点一致。■[删除]

■(2)取点样后剩余的供试品溶液,加水 1ml,摇匀,加新制的 5%亚硝基铁氰化钠溶液 1ml,氢氧化钠试液 2ml 与碳酸氢钠 1g,振摇,溶液即变为紫色,放置后颜色加深。■[删除]

(3)在含量测定项下记录的色谱图中,供试品溶液主峰的保留时间应与对照品溶液主峰的保留时间一致。

【检查】 含量均匀度 取本品 1 片,研细,用水定量转移至 10ml 量瓶中,用水稀释至刻度,摇匀,滤过,取续滤液作为供试品溶液。照含量测定项下的方法,依法测定含量。应符合规定(通则 0941)。

溶出度 照溶出度与释放度测定法(通则 0931 第三法)测定。

溶出条件 以水 150ml 为溶出介质,转速为每分钟 35 转,依法操作,经 30 分钟时取样。

供试品溶液 取溶出液 5ml,滤过,取续滤液。

对照品溶液 取盐酸洛非西定对照品适量,精密称定,加水溶解并定量稀释制成每 1ml 中约含 1.3μg 的溶液。

色谱条件和系统适用性要求 除进样体积为 20μl 外,见含量测定项下。

测定法 见含量测定项下。计算每片的溶出量。

限度 标示量的 70%,应符合规定。

其他 应符合片剂项下有关的各项规定(通则 0101)。

【含量测定】 照高效液相色谱法(通则 0512)测定。

供试品溶液 取本品 20 片,精密称定,研细,精密称取适量(约相当于盐酸洛非西定 0.2mg),置 10ml 量瓶中,加水 5ml,超声约 10 分钟使盐酸洛非西定溶解,用水稀释至刻度,摇匀,滤过,取续滤液。

对照品溶液 取盐酸洛非西定对照品适量,精密称定,加水溶解并定量稀释制成每 1ml 中含 0.02mg 的溶液。

色谱条件 用辛基硅烷键合硅胶为填充剂;以 0.02mol/L 磷酸二氢钾溶液(用磷酸调节 pH 值为 3.2)-乙腈(4：1)为流动相;检测波长为 210nm;进样体积 10μl。

系统适用性要求 理论板数按洛非西定峰计算不低于 1000。

测定法 精密量取供试品溶液与对照品溶液,分别注入液相色谱仪,记录色谱图。按外标法以峰面积计算。

【类别】 同盐酸洛非西定。

【规格】 0.2mg

【贮藏】 遮光,密封,在干燥处保存。

盐酸洛美沙星片

Yansuan Luomeishaxing Pian

Lomefloxacin Hydrochloride Tablets

本品含盐酸洛美沙星按洛美沙星($C_{17}H_{19}F_2N_3O_3$)计算,应为标示量的 90.0%～110.0%。

【性状】 本品为白色或类白色片或薄膜衣片,除去包衣后显白色或类白色。

【鉴别】 ■(1)照薄层色谱法(通则 0502)试验。

供试品溶液 取本品的细粉适量,加 0.1mol/L 盐酸溶液溶解并稀释制成每 1ml 中含洛美沙星 0.5mg 的溶液,振摇,滤过,取续滤液。

对照品溶液 取洛美沙星对照品适量,加 0.1mol/L 盐酸溶液溶解并稀释制成每 1ml 中含洛美沙星 0.5mg 的溶液。

色谱条件 采用硅胶 GF_{254} 薄层板,以三氯甲烷-甲醇-氨制氯化铵试液(6：4：1)为展开剂。

测定法 吸取供试品溶液与对照品溶液各 5μl,分别点于同一薄层板上,展开,晾干,置紫外光灯(254nm)下检视。

结果判定 供试品溶液所显主斑点的位置和颜色应与对照品溶液主斑点的位置和颜色相同。■[删除]

(2)在含量测定项下记录的色谱图中,供试品溶液主峰的保留时间应与对照品溶液主峰的保留时间一致。

(3)取本品细粉适量,加 0.1mol/L 盐酸溶液溶解并稀释制成每 1ml 中约含洛美沙星 5μg 的溶液,照紫外-可见分光光度法(通则 0401)测定,在 287nm 的波长处有最大吸收。

(4)取本品细粉适量,加水振摇,滤过,滤液显氯化物鉴别(1)的反应(通则0301)。

■以上(1)、(2)两项可选做一项。■[删除]

【检查】 有关物质 照高效液相色谱法(通则0512)测定。

供试品溶液 取本品细粉适量,精密称定,加溶剂溶解并稀释制成每1ml中约含洛美沙星1.0mg的溶液,滤过,取续滤液。

对照溶液 精密量取供试品溶液适量,用溶剂定量稀释制成每1ml中约含洛美沙星10μg的溶液。

灵敏度溶液 精密量取对照溶液适量,用溶剂稀释制成每1ml中约含洛美沙星0.2μg的溶液。

溶液、溶剂、系统适用性溶液、色谱条件、系统适用性要求与测定法 见盐酸洛美沙星有关物质项下。

限度 供试品溶液色谱图中如有杂质峰,单个杂质峰面积不得大于对照溶液主峰面积(1.0%),各杂质峰面积的和不得大于对照溶液主峰面积的1.5倍(1.5%),小于灵敏度溶液主峰面积的峰忽略不计。

溶出度 照溶出度与释放度测定法(通则0931第一法)测定。

溶出条件 以盐酸溶液(9→1000)900ml为溶出介质,转速为每分钟100转,依法操作,经30分钟时取样。

供试品溶液 取溶出液适量,滤过,精密量取续滤液适量,用溶出介质定量稀释制成每1ml中约含洛美沙星5μg的溶液。

对照品溶液 取洛美沙星对照品适量,精密称定,加溶出介质溶解并定量稀释制成每1ml中约含洛美沙星5μg的溶液。

测定法 取供试品溶液与对照品溶液,照紫外-可见分光光度法(通则0401),在287nm的波长处分别测定吸光度,计算每片的溶出量。

限度 标示量的80%,应符合规定。

其他 应符合片剂项下有关的各项规定(通则0101)。

【含量测定】 照高效液相色谱法(通则0512)测定。

供试品溶液 取本品20片,精密称定,研细,精密称取适量(约相当于洛美沙星0.1g),加流动相溶解并定量稀释制成每1ml中约含洛美沙星0.1mg的溶液,滤过,取续滤液。

溶液、溶剂、对照品溶液、系统适用性溶液、色谱条件、系统适用性要求与测定法 见盐酸洛美沙星含量测定项下。

【类别】 同盐酸洛美沙星。

【规格】 按$C_{17}H_{19}F_2N_3O_3$计 (1)0.1g (2)0.2g (3)0.3g (4)0.4g

【贮藏】 遮光,密封,在干燥处保存。

盐酸洛美沙星胶囊

Yansuan Luomeishaxing Jiaonang

Lomefloxacin Hydrochloride Capsules

本品含盐酸洛美沙星按洛美沙星($C_{17}H_{19}F_2N_3O_3$)计算,应为标示量的90.0%~110.0%。

【性状】 本品内容物为白色或类白色粉末。

【鉴别】 ■(1)照薄层色谱法(通则0502)试验。

供试品溶液 取本品的内容物适量,加0.1mol/L盐酸溶液溶解并稀释制成每1ml中含洛美沙星0.5mg的溶液,振摇,滤过,取续滤液。

对照品溶液 取洛美沙星对照品适量,加0.1mol/L盐酸溶液溶解并稀释制成每1ml中含洛美沙星0.5mg的溶液。

色谱条件 采用硅胶GF_{254}薄层板,以三氯甲烷-甲醇-氨制氯化铵试液(6:4:1)为展开剂。

测定法 吸取供试品溶液与对照品溶液各5μl,分别点于同一薄层板上,展开,晾干,置紫外光灯(254nm)下检视。

结果判定 供试品溶液所显主斑点的位置和颜色应与对照品溶液主斑点的位置和颜色相同。■[删除]

(2)在含量测定项下记录的色谱图中,供试品溶液主峰的保留时间应与对照品溶液主峰的保留时间一致。

(3)取本品的内容物适量,加0.1mol/L盐酸溶液溶解并稀释制成每1ml中约含洛美沙星5μg的溶液,照紫外-可见分光光度法(通则0401)测定,在287nm的波长处有最大吸收。

(4)取本品细粉适量,加水振摇,滤过,滤液显氯化物鉴别(1)的反应(通则0301)。

■以上(1)、(2)两项可选做一项。■[删除]

【检查】 有关物质 照高效液相色谱法(通则0512)测定。

供试品溶液 取装量差异项下内容物适量,精密称定,加溶剂溶解并稀释制成每1ml中约含洛美沙星1.0mg的溶液,滤过,取续滤液。

对照溶液 精密量取供试品溶液适量,用溶剂定量稀释制成每1ml中约含洛美沙星10μg的溶液。

灵敏度溶液 精密量取对照溶液适量,用溶剂定量稀释制成每1ml中约含洛美沙星0.2μg的溶液。

溶液、溶剂、系统适用性溶液、色谱条件、系统适用性要求与测定法 见盐酸洛美沙星有关物质项下。

限度 供试品溶液色谱图中如有杂质峰,单个杂质峰面积不得大于对照溶液主峰面积(1.0%),各杂质峰面积的和不得大于对照溶液主峰面积的1.5倍(1.5%),小于灵敏度溶液主峰面积的峰忽略不计。

溶出度 照溶出度与释放度测定法(通则0931第一法)测定。

溶出条件 以盐酸溶液(9→1000)900ml为溶出介质,转速为每分钟 100 转,依法操作,经 30 分钟时取样。

供试品溶液　取溶出液适量,滤过,精密量取续滤液适量,用溶出介质定量稀释制成每 1ml 中约含洛美沙星 5μg 的溶液。

对照品溶液　取洛美沙星对照品适量,精密称定,加溶出介质溶解并定量稀释制成每 1ml 中约含洛美沙星 5μg 的溶液。

测定法　取供试品溶液与对照品溶液,照紫外-可见分光光度法(通则 0401),在 287nm 的波长处分别测定吸光度,计算每粒的溶出量。

限度　标示量的 80%,应符合规定。

其他　应符合胶囊剂项下有关的各项规定(通则 0103)。

【含量测定】　照高效液相色谱法(通则 0512)测定。

供试品溶液　取装量差异项下的内容物,混合均匀,研细,精密称取适量(约相当于洛美沙星 0.1g),加流动相溶解并定量稀释制成每 1ml 中约含洛美沙星 0.1mg 的溶液,滤过,取续滤液。

溶液、溶剂、对照品溶液、系统适用性溶液、色谱条件、系统适用性要求与测定法　见盐酸洛美沙星含量测定项下。

【类别】　同盐酸洛美沙星。

【规格】　按 $C_{17}H_{19}F_2N_3O_3$ 计　(1)0.1g　(2)0.2g

【贮藏】　遮光,密封,在干燥处保存。

盐酸索他洛尔片

Yansuan Suotaluo'er Pian

Sotalol Hydrochloride Tablets

本品含盐酸索他洛尔($C_{12}H_{20}N_2O_3S \cdot HCl$)应为标示量的 95.0%～105.0%。

【性状】　本品为白色或类白色片。

【鉴别】　■(1)照薄层色谱法(通则 0502)试验。

供试品溶液　取本品细粉适量(约相当于盐酸索他洛尔 250mg),置 50ml 量瓶中,加 25ml 甲醇振摇 10 分钟使盐酸索他洛尔溶解,用甲醇稀释至刻度,滤过,取续滤液。

对照品溶液　取盐酸索他洛尔对照品适量,加甲醇溶解并稀释制成每 1ml 中含 5mg 的溶液。

色谱条件　采用硅胶 GF_{254} 薄层板,以甲醇-三氯甲烷(3∶7)为展开剂。

测定法　吸取供试品溶液与对照品溶液各 10μl,分别点于同一薄层板上,展开,晾干,置紫外光灯(254nm)下检视。

结果判定　供试品溶液所显主斑点的位置和颜色应与对照品溶液的主斑点相同。■[删除]

(2)在含量测定项下记录的色谱图中,供试品溶液主峰的保留时间应与对照品溶液主峰的保留时间一致。

(3)取溶出度项下的供试品溶液,照紫外-可见分光光度法(通则 0401)测定,在 228nm 的波长处有最大吸收。

■以上(1)、(2)两项可选做一项。■[删除]

【检查】　有关物质　照高效液相色谱法(通则 0512)测定。

供试品溶液　取本品的细粉适量(约相当于盐酸索他洛尔 50mg),置 25ml 量瓶中,加溶剂使盐酸索他洛尔溶解并稀释至刻度,摇匀,滤过,取续滤液。

对照溶液　精密量取供试品溶液适量,用溶剂定量稀释制成每 1ml 中含盐酸索他洛尔 10μg 的溶液。

溶剂、色谱条件、系统适用性要求与测定法　见盐酸索他洛尔有关物质项下。

限度　供试品溶液色谱图中如有杂质峰,单个杂质峰面积不得大于对照溶液主峰面积的 0.6 倍(0.3%);各杂质峰面积的和不得大于对照溶液的主峰面积(0.5%)。

溶出度　照溶出度与释放度测定法(通则 0931 第二法)测定。

溶出条件　以水 900ml 为溶出介质,转速为每分钟 50 转,依法操作,经 30 分钟时取样。

供试品溶液　取溶出液滤过,精密量取续滤液适量,用水定量稀释制成每 1ml 中约含盐酸索他洛尔 10μg 的溶液。

对照品溶液　取盐酸索他洛尔对照品,精密称定,加水溶解并定量稀释制成每 1ml 中约含 10μg 的溶液。

测定法　取供试品溶液与对照品溶液,照紫外-可见分光光度法(通则 0401),在 228nm 的波长处分别测定吸光度,计算每片的溶出量。

限度　标示量的 80%,应符合规定。

其他　应符合片剂项下有关的各项规定(通则 0101)。

【含量测定】　照高效液相色谱法(通则 0512)测定。

供试品溶液　取本品 20 片,精密称定,研细,精密称取适量(约相当于盐酸索他洛尔 50mg),置 50ml 量瓶中,加溶剂使盐酸索他洛尔溶解并稀释至刻度,摇匀,滤过,精密量取续滤液适量,用溶剂定量稀释制成每 1ml 中约含 0.1mg 的溶液。

溶剂、对照品溶液、色谱条件、系统适用性要求与测定法　见盐酸索他洛尔含量测定项下。

【类别】　同盐酸索他洛尔。

【规格】　80mg

【贮藏】　遮光,密封保存。

盐酸特比萘芬

Yansuan Tebinaifen

Terbinafine Hydrochloride

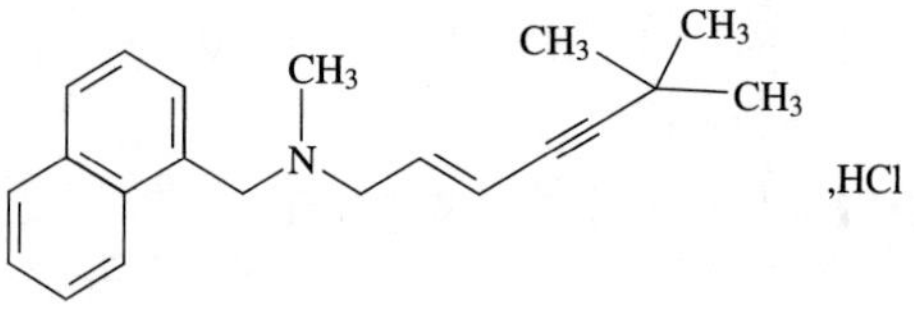

$C_{21}H_{25}N \cdot HCl$　327.89

本品为(E)-N-(6,6-二甲基-2-庚烯-4-炔基)-N-甲基-1-萘甲胺盐酸盐。按干燥品计算,含 $C_{21}H_{25}N \cdot HCl$ 应为 98.0%～102.0%。

【性状】 本品为白色或类白色结晶性粉末;微有特臭。

本品在甲醇或乙醇中易溶,在水中微溶或极微溶解,在乙醚中几乎不溶。

【鉴别】 (1)在含量测定项下记录的色谱图中,供试品溶液主峰的保留时间应与对照品溶液主峰的保留时间一致。

■(2)本品的红外光吸收图谱应与对照的图谱(光谱集1198图)一致。■[修订]

(3)本品的水溶液显氯化物鉴别(1)的反应(通则0301)。

【检查】 **盐酸盐** 取本品约 0.26g,精密称定,加甲醇25ml与硝酸0.5ml溶解后,再加水 25ml,照电位滴定法(通则0701),使用复合银电极,用硝酸银滴定液(0.1mol/L)滴定。每1ml的硝酸银滴定液(0.1mol/L)相当于 3.646mg的HCl。按干燥品计算,含盐酸盐以盐酸(HCl)计,应为10.90%～11.35%。

有关物质 照高效液相色谱法(通则0512)测定。

溶剂 乙腈-水(1:1)。

供试品溶液 取本品适量,加溶剂溶解并稀释制成每1ml中约含 0.5mg的溶液。

对照溶液 精密量取供试品溶液适量,用溶剂定量稀释制成每1ml中约含 0.5μg的溶液。

系统适用性溶液 取盐酸特比萘芬适量,加溶剂溶解并稀释制成每1ml中约含 1mg的溶液,置紫外光灯(254nm)下照射 1小时。

灵敏度溶液 精密量取对照溶液适量,用溶剂定量稀释制成每1ml中约含 0.05μg的溶液。

色谱条件 用十八烷基硅烷键合硅胶为填充剂(3.0mm×150mm,5μm 或效能相当的色谱柱);以三乙胺缓冲液(取0.2%三乙胺溶液,用冰醋酸调节 pH 值至 7.5)-甲醇-乙腈(30:42:28)为流动相A,以三乙胺缓冲液-甲醇-乙腈(5:57:38)为流动相 B,按下表进行线性梯度洗脱;流速为每分钟0.8ml;检测波长为280nm;进样体积20μl。

时间(分钟)	流动相 A(%)	流动相 B(%)
0	100	0
4	100	0
25	0	100
30	0	100
31	100	0
38	100	0

系统适用性要求 系统适用性溶液色谱图中,特比萘芬峰的保留时间约为 16 分钟,在相对保留时间 0.8～1.2 之间应有三个较大杂质峰,相对保留时间分别约为 0.87、0.95 与1.1。特比萘芬峰与相对保留时间约 0.95、1.1处杂质峰间的分离度均应大于2.0。灵敏度溶液色谱图中,主成分峰峰高的信噪比应大于 5。

测定法 精密量取供试品溶液与对照溶液,分别注入液相色谱仪,记录色谱图。

限度 供试品溶液色谱图中如有杂质峰,单个杂质峰面积不得大于对照溶液主峰面积(0.1%),各杂质峰面积的和不得大于对照溶液主峰面积的 5 倍(0.5%),小于灵敏度溶液主峰面积的峰忽略不计。

残留溶剂 照残留溶剂测定法(通则0861第二法)测定。

内标溶液 取正丙醇适量,用二甲基亚砜稀释制成每1ml中约含 0.2mg的溶液。

供试品溶液 取本品约 0.1g,精密称定,置顶空瓶中,精密加入内标溶液 1.0ml,振摇,密封。

对照品溶液 分别取甲醇、乙醇、二氯甲烷、乙酸乙酯与甲苯各适量,精密称定,用内标溶液定量稀释制成每 1ml中约含甲醇 300μg、乙醇 500μg、二氯甲烷 60μg、乙酸乙酯500μg与甲苯 89μg的混合溶液,精密量取 1.0ml置顶空瓶中,密封。

色谱条件 以 6%氰丙基苯基-94%二甲基聚硅氧烷(或极性相近)为固定液的毛细管柱为色谱柱;起始温度为 45℃,维持 7 分钟,以每分钟 55℃速率升至 200℃,维持 2 分钟;进样口温度为 200℃;检测器温度为 250℃;顶空瓶平衡温度为85℃,平衡时间为 30 分钟。

系统适用性要求 对照品溶液色谱图中,出峰顺序依次为甲醇、乙醇、二氯甲烷、正丙醇(内标)、乙酸乙酯、甲苯,相邻各色谱峰间的分离度均应符合要求。

测定法 取供试品溶液与对照品溶液分别顶空进样,记录色谱图。

限度 按内标法以峰面积计算,甲醇、乙醇、二氯甲烷、乙酸乙酯与甲苯的残留量均应符合规定。

干燥失重 取本品,在105℃干燥至恒重,减失重量不得过 0.5%(通则0831)。

炽灼残渣 取本品 1.0g,依法检查(通则0841),遗留残渣不得过 0.1%。

重金属 取炽灼残渣项下遗留残渣,依法检查(通则0821第二法),含重金属不得过百万分之十。

【含量测定】 照高效液相色谱法(通则0512)测定。

供试品溶液 取本品约 20mg,精密称定,置 100ml 量瓶中,加溶剂溶解并稀释至刻度,摇匀。

对照品溶液 取盐酸特比萘芬对照品适量,精密称定,加溶剂溶解并定量稀释制成每 1ml中约含 0.2mg的溶液。

溶剂、系统适用性溶液与色谱条件 见有关物质项下。

系统适用性要求 除灵敏度要求外,其他见有关物质项下。

测定法 精密量取供试品溶液与对照品溶液,分别注入液相色谱仪,记录色谱图。按外标法以峰面积计算。

【类别】 抗真菌药。

【贮藏】 遮光,密封保存。

【制剂】 (1)盐酸特比萘芬片 (2)盐酸特比萘芬乳膏

盐酸倍他司汀片
Yansuan Beitasiting Pian
Betahistine Hydrochloride Tablets

本品含盐酸倍他司汀($C_8H_{12}N_2 \cdot 2HCl$)应为标示量的 90.0%～110.0%。

【性状】 本品为糖衣片,除去包衣后,显白色或类白色。

【鉴别】 ▪(1)取本品的细粉适量(约相当于盐酸倍他司汀10mg),加亚硝基铁氰化钠试液1滴与5%碳酸钠溶液2滴,混匀,放入滤纸一条,备用。另取试管一支,加硫酸氢钾约0.5g,甘油1～2滴,管口放上述滤纸,小心直接加热,滤纸条应显蓝色;取滤纸条,加2%氢氧化钠溶液数滴,即显红色。▪[删除]

(2)取含量均匀度项下的供试品溶液,照紫外-可见分光光度法(通则0401)测定,在261nm的波长处有最大吸收。

(3)取本品的细粉,加水使盐酸倍他司汀溶解,滤过,滤液显氯化物鉴别(1)的反应(通则0301)。

【检查】 含量均匀度 取本品1片,除去包衣后,置50ml(4mg、5mg规格)或100ml(10mg规格)量瓶中,加盐酸溶液(9→1000)适量,振摇,使盐酸倍他司汀溶解,用盐酸溶液(9→1000)稀释至刻度,摇匀,滤过,精密量取续滤液20ml,置100ml量瓶中,用盐酸溶液(9→1000)稀释至刻度,摇匀,作为供试品溶液,照紫外-可见分光光度法(通则0401),在261nm的波长处测定吸光度,按$C_8H_{12}N_2 \cdot 2HCl$的吸收系数($E_{1cm}^{1\%}$)为352计算含量,应符合规定(通则0941)。

其他 应符合片剂项下有关的各项规定(通则0101)。

【含量测定】 照高效液相色谱法(通则0512)测定。

供试品溶液 取本品20片,除去包衣后,精密称定,研细,精密称取适量(约相当于盐酸倍他司汀4mg),置100ml量瓶中,加流动相适量,超声使盐酸倍他司汀溶解,用流动相稀释至刻度,摇匀,滤过,取续滤液。

对照品溶液 取盐酸倍他司汀对照品适量,精密称定,加流动相溶解并定量稀释制成每1ml中约含40μg的溶液。

色谱条件 用十八烷基硅烷键合硅胶为填充剂;以0.01mol/L醋酸钠缓冲液(含0.004mol/L庚烷磺酸钠,0.2%三乙胺,用冰醋酸调节pH值至3.3)-甲醇(70:30)为流动相;检测波长为261nm;进样体积20μl。

系统适用性要求 对照品溶液色谱图中,理论板数按倍他司汀峰计算不低于3000。

测定法 精密量取供试品溶液与对照品溶液,分别注入液相色谱仪,记录色谱图。按外标法以峰面积计算。

【类别】 同盐酸倍他司汀。

【规格】 (1)4mg (2)5mg (3)10mg

【贮藏】 密封,在干燥处保存。

盐酸黄酮哌酯
Yansuan Huangtongpaizhi
Flavoxate Hydrochloride

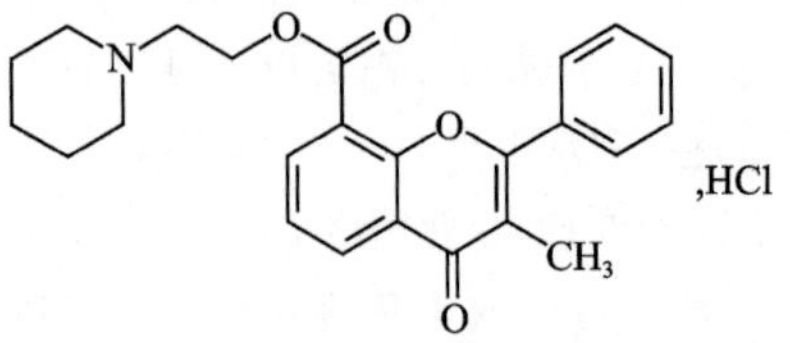

$C_{24}H_{25}NO_4 \cdot HCl$　427.93

本品为3-甲基-2-苯基-4-氧代-4H-1-苯并吡喃-8-羧酸-2-哌啶乙酯盐酸盐。按干燥品计算,含$C_{24}H_{25}NO_4 \cdot HCl$不得少于99.0%。

【性状】 本品为白色或类白色结晶性粉末;无臭。

本品▪在三氯甲烷中溶解,▪[删除]在水或甲醇中略溶,在丙酮或乙醚中几乎不溶;在冰醋酸中溶解。

吸收系数 取本品,精密称定,加0.01mol/L盐酸溶液溶解并定量稀释制成每1ml中约含20μg的溶液,照紫外-可见分光光度法(通则0401),在293nm的波长处测定吸光度,吸收系数($E_{1cm}^{1\%}$)为300～330。

【鉴别】 ▪(1)取本品约10mg,加甲醇3ml溶解后,加盐酸0.5ml,加镁粉50mg,振摇,放置10分钟,显橙黄色。▪[删除]

(2)取本品,加0.1mol/L盐酸溶液溶解并稀释制成每1ml中约含20μg的溶液,照紫外-可见分光光度法(通则0401)测定,在241nm、293nm与318nm的波长处有最大吸收。

(3)本品的红外光吸收图谱应与对照的图谱(光谱集1031图)一致。

(4)本品的水溶液(1→100)显氯化物鉴别(1)的反应(通则0301)。

【检查】 溶液的澄清度 取本品0.10g,加热水20ml,振摇溶解后,放冷,溶液应澄清。

有关物质 照薄层色谱法(通则0502)试验。

溶剂 三氯甲烷-甲醇(1:1)。

供试品溶液 取本品适量,精密称定,加溶剂溶解并定量稀释制成每1ml中约含20mg的溶液。

对照溶液 精密量取供试品溶液适量,用溶剂定量稀释制成每1ml中约含0.1mg的溶液。

对照品溶液 取杂质Ⅰ对照品适量,精密称定,加溶剂溶解并定量稀释制成每1ml中约含0.10mg的溶液。

色谱条件 采用硅胶GF$_{254}$薄层板,以环己烷-乙酸乙酯-甲醇-二乙胺(8:2:2:1)为展开剂。

测定法 吸取供试品溶液、对照溶液与对照品溶液各10μl,分别点于同一薄层板上,展开,晾干,置紫外光灯(254nm)下检视。

限度 供试品溶液如显杂质斑点,不得多于 2 个,其中在与对照品溶液相同位置上所显杂质斑点的颜色与对照品溶液的主斑点比较,不得更深,另一杂质斑点颜色与对照溶液的主斑点比较,不得更深。

干燥失重 取本品,在 105℃ 干燥至恒重,减失重量不得过 0.5%(通则 0831)。

炽灼残渣 取本品 1.0g,依法检查(通则 0841),遗留残渣不得过 0.1%。

重金属 取炽灼残渣项下遗留的残渣,依法检查(通则 0821 第二法),含重金属不得过百万分之十。

砷盐 取本品 2.0g,置瓷坩埚中,加硝酸镁 1.0g,乙醇 10ml,点火,缓缓燃烧至炭化,再用少量硝酸湿润,加热灼烧并在 500℃ 炽灼至灰化,放冷,加盐酸 3ml,置水浴上加热溶解残留物,用水 23ml 将残留物转移至砷瓶中,加盐酸 2ml,作为供试品溶液;另取标准砷溶液 2ml,置坩埚中,自"加硝酸镁 1.0g"起,与供试品溶液同法操作,依法检查(通则 0822 第一法),应符合规定(0.0001%)。

【含量测定】 取本品约 0.3g,精密称定,加冰醋酸 5ml 与乙腈 20ml 溶解后,加醋酐 25ml,照电位滴定法(通则 0701),用高氯酸滴定液(0.1mol/L)滴定,并将滴定结果用空白试验校正。每 1ml 高氯酸滴定液(0.1mol/L)相当于 42.79mg 的 $C_{24}H_{25}NO_4 \cdot HCl$。

【类别】 解痉药。

【贮藏】 遮光,密封保存。

【制剂】 (1)盐酸黄酮哌酯片 (2)盐酸黄酮哌酯胶囊

附:

杂质 I

$C_{17}H_{12}O_4$ 280.27

3-甲基黄酮-8-羧酸

盐酸黄酮哌酯片

Yansuan Huangtongpaizhi Pian

Flavoxate Hydrochloride Tablets

本品含盐酸黄酮哌酯($C_{24}H_{25}NO_4 \cdot HCl$)应为标示量的 90.0%~110.0%。

【性状】 本品为糖衣片或薄膜衣片,除去包衣后显白色。

【鉴别】 ■(1)取本品细粉适量(约相当于盐酸黄酮哌酯 0.1g),加甲醇 10ml,振摇,置 60℃ 水浴加热 5 分钟使盐酸黄酮哌酯溶解,放冷,滤过,取滤液,加盐酸 0.5ml,加镁粉约 50mg,振摇,放置 10 分钟,溶液显橙黄色。■[删除]

(2)取含量测定项下的溶液,照紫外-可见分光光度法(通则 0401)测定,在 241nm、293nm 与 318nm 的波长处有最大吸收。

【检查】 有关物质 照薄层色谱法(通则 0502)试验。

供试品溶液 取本品细粉适量,精密称定,加溶剂振摇使盐酸黄酮哌酯溶解并定量稀释制成每 1ml 中约含盐酸黄酮哌酯 20mg 的溶液,滤过,取续滤液。

对照溶液 精密量取供试品溶液适量,用溶剂定量稀释制成每 1ml 中约含盐酸黄酮哌酯 0.1mg 的溶液。

对照溶液 取杂质 I 对照品适量,加溶剂溶解并定量稀释制成每 1ml 中约含 0.20mg 的溶液。

溶剂、色谱条件与测定法 见盐酸黄酮哌酯有关物质项下。

限度 供试品溶液如显杂质斑点,不得多于 2 个,其中在对照品溶液相同位置上所显的斑点颜色与对照溶液的主斑点比较,不得更深,另一杂质斑点颜色与对照溶液的主斑点比较,不得更深。

溶出度 照溶出度与释放度测定法(通则 0931 第一法)。

溶出条件 以水 900ml 为溶出介质,转速为每分钟 100 转,依法操作,经 30 分钟时取样。

供试品溶液 取溶出液适量滤过,精密量取续滤液适量,用 0.1mol/L 盐酸溶液定量稀释制成每 1ml 中约含盐酸黄酮哌酯 20μg 的溶液。

对照品溶液 见含量测定项下。

测定法 见含量测定项下。计算每片的溶出量。

限度 标示量的 70%,应符合规定。

其他 应符合片剂项下有关的各项规定(通则 0101)。

【含量测定】 照紫外-可见分光光度法(通则 0401)测定。

供试品溶液 取本品 20 片,除去包衣后,精密称定,研细,精密称取适量(约相当于盐酸黄酮哌酯 0.2g),置 100ml 量瓶中,加 0.1mol/L 盐酸溶液适量,置 60℃ 水浴加热 20 分钟,并不断振摇使盐酸黄酮哌酯溶解,放冷,用 0.1mol/L 盐酸溶液稀释至刻度,摇匀,滤过,精密量取续滤液适量,用 0.1mol/L 盐酸溶液定量稀释制成每 1ml 中约含盐酸黄酮哌酯 20μg 的溶液。

对照品溶液 取盐酸黄酮哌酯对照品适量,精密称定,加 0.1mol/L 盐酸溶液溶解并定量稀释制成每 1ml 中约含 20μg 的溶液。

测定法 取供试品溶液与对照品溶液,在 293nm 的波长处分别测定吸光度,计算。

【类别】 同盐酸黄酮哌酯。

【规格】 (1)0.1g (2)0.2g

【贮藏】 遮光,密封保存。

盐酸黄酮哌酯胶囊

Yansuan Huangtongpaizhi Jiaonang

Flavoxate Hydrochloride Capsules

本品含盐酸黄酮哌酯（C$_{24}$H$_{25}$NO$_4$·HCl）应为标示量的 90.0%～110.0%。

【性状】 本品内容物为白色或类白色粉末。

【鉴别】 ■(1)取本品的内容物适量（约相当于盐酸黄酮哌酯 0.1g），加甲醇 10ml，振摇，置 60℃水浴上加热 5 分钟使盐酸黄酮哌酯溶解，放冷，滤过，取滤液，加盐酸 0.5ml，加镁粉约 50mg，振摇，放置 10 分钟，溶液显橙黄色。■[删除]

(2)取含量测定项下的供试品溶液，照紫外-可见分光光度法（通则 0401）测定，在 241nm、293nm 与 318nm 的波长处有最大吸收。

【检查】 有关物质 照薄层色谱法（通则 0502）试验。

供试品溶液 取本品内容物适量，精密称定，加溶剂振摇使盐酸黄酮哌酯溶解并定量稀释制成每 1ml 中约含盐酸黄酮哌酯 20mg 的溶液，滤过，取续滤液。

对照溶液 精密量取供试品溶液适量，用溶剂定量稀释制成每 1ml 中约含盐酸黄酮哌酯 0.1mg 的溶液。

对照品溶液 取杂质Ⅰ对照品适量，加溶剂溶解并定量稀释制成每 1ml 中约含 0.20mg 的溶液。

溶剂、色谱条件与测定法 见盐酸黄酮哌酯有关物质项下。

限度 供试品溶液如显杂质斑点，不得多于 2 个，其中在与对照品溶液相同位置上所显的斑点颜色与对照品溶液的主斑点比较，不得更深，另一杂质斑点颜色与对照溶液主斑点比较，不得更深。

溶出度 照溶出度与释放度测定法（通则 0931 第一法）。

溶出条件 以水 900ml 为溶出介质，转速为每分钟 100 转，依法操作，经 30 分钟时取样。

供试品溶液 取溶出液适量滤过，精密量取续滤液适量，用 0.1mol/L 盐酸溶液定量稀释制成每 1ml 中约含盐酸黄酮哌酯 20μg 的溶液。

对照品溶液 见含量测定项下。

测定法 见含量测定项下。计算每粒的溶出量。

限度 标示量的 80%，应符合规定。

其他 应符合胶囊剂项下有关的各项规定（通则 0103）。

【含量测定】 照紫外-可见分光光度法（通则 0401）测定。

供试品溶液 取装量差异项下的内容物，研细，精密称取适量（约相当于盐酸黄酮哌酯 0.2g），置 100ml 量瓶中，加 0.1mol/L 盐酸溶液适量，置 60℃水浴加热 20 分钟，并不断振摇使盐酸黄酮哌酯溶解，放冷，用 0.1mol/L 盐酸溶液稀释至刻度，摇匀，滤过，精密量取续滤液适量，用 0.1mol/L 盐酸

溶液定量稀释制成每 1ml 中约含盐酸黄酮哌酯 20μg 的溶液。

对照品溶液 取盐酸黄酮哌酯对照品适量，精密称定，加 0.1mol/L 盐酸溶液溶解并定量稀释制成每 1ml 中约含 20μg 的溶液。

测定法 取供试品溶液与对照品溶液，在 293nm 的波长处分别测定吸光度，计算。

【类别】 同盐酸黄酮哌酯。

【规格】 (1)0.1g (2)0.2g

【贮藏】 遮光，密封保存。

盐酸萘甲唑啉

Yansuan Naijiazuolin

Naphazoline Hydrochloride

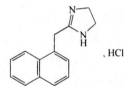

C$_{14}$H$_{14}$N$_2$·HCl 246.74

本品为 4,5-二氢-2-(1-萘甲基)-1H-咪唑盐酸盐。按干燥品计算，含 C$_{14}$H$_{14}$N$_2$·HCl■应为 98.0%～102.0%■[修订]。

【性状】 本品为白色或类白色结晶性粉末；无臭。

本品在水中易溶，在乙醇中溶解，■在三氯甲烷中极微溶解，■[删除]在乙醚中不溶。

【鉴别】 (1)取本品约 20mg，加稀盐酸数滴与水 5ml 溶解后，加硫氰酸铬铵试液数滴，即发生紫红色沉淀。

(2)本品的红外光吸收图谱应与对照的图谱（光谱集 385 图）一致。

■(3)在含量测定项下记录的色谱图中，供试品溶液主峰的保留时间应与对照品溶液主峰的保留时间一致。■[增订]

(4)本品显氯化物的鉴别反应（通则 0301）。

【检查】 酸度 取本品 0.20g，加水 20ml 溶解后，依法测定（通则 0631），pH 值应为 5.5～6.5。

溶液的澄清度与颜色 取本品 0.10g，加水 10ml 溶解后，溶液应澄清■无色■[修订]。

■有关物质 照高效液相色谱法（通则 0512）测定。

供试品溶液 取本品适量，精密称定，加流动相溶解并定量稀释制成每 1ml 中约含 0.5mg 的溶液。

对照溶液 精密量取供试品溶液适量，用流动相定量稀释制成每 1ml 中约含 0.5μg 的溶液。

对照品溶液 取杂质Ⅰ对照品适量，精密称定，加流动相溶解并定量稀释制成每 1ml 中约含 0.5μg 的溶液。

系统适用性溶液 分别取盐酸萘甲唑啉与杂质Ⅰ对照品各适量，加流动相溶解并稀释制成每 1ml 中约含盐酸萘甲唑

啉 0.5mg 与杂质Ⅰ 0.5μg 的混合溶液。

灵敏度溶液 精密量取对照溶液适量,用流动相定量稀释制成每 1ml 中约含 0.25μg 的溶液。

色谱条件 用辛基硅烷键合硅胶为填充剂(LiChrospher 60 RP-select B,250mm×4mm,5μm 或效能相当的色谱柱);以乙腈-水-冰醋酸(320:680:5,含 0.11%辛烷磺酸钠)为流动相;柱温为 25℃;检测波长为 280nm;进样体积 20μl。

系统适用性要求 系统适用性溶液色谱图中,萘甲唑啉峰与杂质Ⅰ峰之间的分离度应不小于 2.0。灵敏度溶液色谱图中,萘甲唑啉峰高的信噪比应不小于 10。

测定法 精密量取供试品溶液、对照溶液与对照品溶液,分别注入液相色谱仪,记录色谱图至主峰保留时间的 3 倍。

限度 供试品溶液色谱图中如有与对照品溶液中杂质Ⅰ峰保留时间一致的杂质峰,按外标法以峰面积计算,不得过 0.1%;其他单个杂质峰面积不得大于对照溶液的主峰面积(0.1%),杂质总量不得过 0.5%。小于灵敏度溶液主峰面积的峰忽略不计(0.05%)。■[修订]

干燥失重 取本品,在 105℃干燥至恒重,减失重量不得过 0.5%(通则 0831)。

■炽灼残渣 取本品 1.0g,依法测定(通则 0841),遗留残渣不得过 0.1%。■[修订]

■重金属 取炽灼残渣项下遗留的残渣,依法检查(通则 0821 第二法),含重金属不得过百万分之十。■[增订]

■【含量测定】 照高效液相色谱法(通则 0512)测定。

供试品溶液 取本品适量,精密称定,加流动相溶解并定量稀释制成每 1ml 中约含 0.1mg 的溶液。

对照品溶液 取盐酸萘甲唑啉对照品适量,精密称定,加流动相溶解并定量稀释制成每 1ml 中约含 0.1mg 的溶液。

系统适用性溶液、色谱条件与系统适用性要求 除灵敏度要求外,见有关物质项下。

测定法 精密量取供试品溶液与对照品溶液,分别注入液相色谱仪,记录色谱图。按外标法以峰面积计算。■[修订]

【类别】 血管收缩药。

【贮藏】 遮光,密封保存。

【制剂】 (1)盐酸萘甲唑啉滴眼液 (2)盐酸萘甲唑啉滴鼻液

■附:

杂质Ⅰ

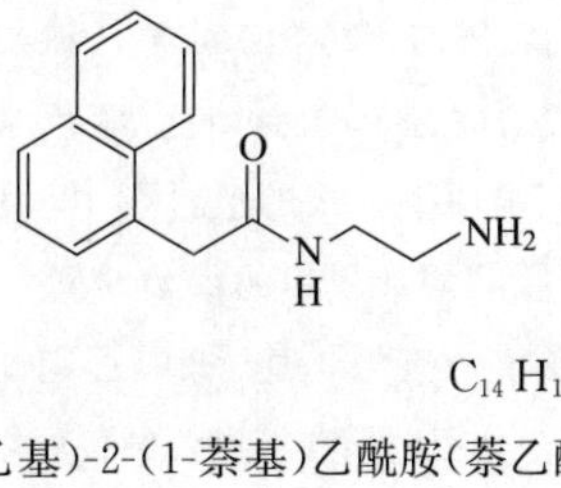

C₁₄H₁₆N₂O 228.3

N-(2-氨基乙基)-2-(1-萘基)乙酰胺(萘乙酰乙二胺)■[增订]

盐酸萘甲唑啉滴眼液
Yansuan Naijiazuolin Diyanye
Naphazoline Hydrochloride Eye Drops

本品含盐酸萘甲唑啉(C₁₄H₁₄N₂·HCl)应为标示量的 90.0%～110.0%。

【性状】 本品为无色的澄明液体。

【鉴别】 (1)取本品适量(约相当于盐酸萘甲唑啉 ■2mg■[修订]),置分液漏斗中,加氢氧化钠试液 5ml,加氯化钠饱和后,用乙醚提取 2 次,每次 25ml,合并乙醚液,用水 5ml 洗涤,滤过,蒸去乙醚,残渣照盐酸萘甲唑啉项下的鉴别(1)项试验,显相同的反应。

(2)在含量测定项下记录的色谱图中,供试品溶液主峰的保留时间应与对照品溶液主峰的保留时间一致。

【检查】 pH值 应为 ■5.0～6.5■[修订](通则 0631)。

■有关物质 照高效液相色谱法(通则 0512)测定。

供试品溶液 精密量取本品适量,用流动相定量稀释制成每 1ml 中约含 0.1mg 的溶液,摇匀。

对照溶液 精密量取供试品溶液适量,用流动相定量稀释制成每 1ml 中约含 1μg 的溶液。

对照品溶液 取杂质Ⅰ对照品适量,精密称定,加流动相溶解并定量稀释制成每 1ml 中约含 3μg 的溶液。

系统适用性溶液 分别取盐酸萘甲唑啉与杂质Ⅰ对照品各适量,加流动相溶解并稀释制成每 1ml 中约含盐酸萘甲唑啉 0.1mg 与杂质Ⅰ 3μg 的混合溶液。

灵敏度溶液 精密量取对照溶液适量,加流动相定量稀释制成每 1ml 中约含 0.05μg 的溶液。

色谱条件 除进样体积 100μl 外,见盐酸萘甲唑啉有关物质项下。

系统适用性要求 系统适用性溶液色谱图中,萘甲唑啉峰与杂质Ⅰ峰之间的分离度应符合要求。灵敏度溶液色谱图中,萘甲唑啉峰高的信噪比应不小于 10。

测定法 精密量取供试品溶液、对照溶液与对照品溶液,分别注入液相色谱仪,记录色谱图至主峰保留时间的 4 倍。

限度 供试品溶液色谱图中如有与对照品溶液中杂质Ⅰ峰保留时间一致的杂质峰,按外标法以峰面积计算,不得过标示量的 3.0%;其他单个杂质峰面积之和不得大于对照溶液主峰面积的 1.2 倍(1.2%)。小于灵敏度溶液主峰面积的峰忽略不计(0.05%)。■[增订]

渗透压摩尔浓度 取本品,依法检查(通则 0632),渗透压摩尔浓度比应为 0.9～1.1。

其他 应符合眼用制剂项下有关的各项规定(通则 0105)。

【含量测定】 照高效液相色谱法(通则 0512)测定。

■供试品溶液 精密量取本品适量,用水定量稀释制成

每 1ml 中约含 0.1mg 的溶液。■[修订]

对照品溶液 取盐酸萘甲唑啉对照品约 25mg,精密称定,置 50ml 量瓶中,加水溶解并稀释至刻度,摇匀,精密量取 5ml,置 25ml 量瓶中,用水稀释至刻度,摇匀。

色谱条件 用十八烷基硅烷键合硅胶为填充剂;以甲醇-水-三乙胺-磷酸(50:50:0.25:0.075)为流动相;检测波长为 280nm;进样体积 20µl。

系统适用性要求 对照品溶液色谱图中,理论板数按萘甲唑啉峰计算不低于 2000。

测定法 精密量取供试品溶液与对照品溶液,分别注入液相色谱仪,记录色谱图。按外标法以峰面积计算。

【类别】 同盐酸萘甲唑啉。

■【规格】 (1)0.012% (2)0.05% (3)0.1%■[修订]

■【贮藏】 遮光,在 25℃以下密封保存。■[修订]

■【标注】 本品标签或使用说明书中应注明抑菌剂的量。■[增订]

盐酸羟甲唑啉喷雾剂
Yansuan Qiangjiazuolin Penwuji
Oxymetazoline Hydrochloride Spray

本品为定量非吸入型喷雾剂,含盐酸羟甲唑啉($C_{16}H_{24}N_2O \cdot HCl$)应为标示量的 90.0%～110.0%。

【性状】 本品为无色的澄清液体。

【鉴别】 ■(1)取本品适量(约相当于盐酸羟甲唑啉 2.5mg),置分液漏斗中,加水 10ml,加碳酸钠试液 2ml,摇匀,加三氯甲烷 10ml,充分振摇提取,将三氯甲烷层移至另一个分液漏斗中,加 0.1mol/L 盐酸溶液 10ml,充分振摇提取,弃去三氯甲烷层,取此酸化水层 8ml,置试管中,用氢氧化钠试液调节至中性,再多加 1 滴,摇匀,加亚硝基铁氰化钠试液数滴和 15% 氢氧化钠溶液 2 滴,摇匀,放置 10 分钟,用 0.1mol/L 盐酸溶液调节 pH 值至 8～9,放置 10 分钟,即显紫色。■[删除]

(2)在含量测定项下记录的色谱图中,供试品溶液主峰的保留时间应与对照品溶液主峰的保留时间一致。

【检查】 pH 值 应为 4.0～6.5(通则 0631)。

每喷主药含量 照高效液相色谱法(通则 0512)测定。

供试品溶液 取供试品 1 瓶,除去帽盖,试喷数次,直至呈正常雾状喷量后,用水洗净喷头,取洁净干燥的小烧杯斜扣喷嘴上,连续喷射 20 次,用流动相将烧杯中的药液定量转移至 10ml 量瓶中,并用流动相稀释至刻度,摇匀。

对照品溶液 精密称取盐酸羟甲唑啉对照品适量,加流动相溶解并定量稀释制成与供试品溶液中盐酸羟甲唑啉浓度相当的溶液。

色谱条件与系统适用性要求 见含量测定项下。

测定法 精密量取对照品溶液和供试品溶液,分别注入液

相色谱仪,记录色谱图,按外标法以峰面积计算每喷主药含量。

限度 应为标示喷量的 80%～120%。

其他 应符合喷雾剂项下有关的各项规定(通则 0112)。

【含量测定】 照高效液相色谱法(通则 0512)测定。

供试品溶液 取本品,即得。

对照品溶液 精密称取盐酸羟甲唑啉对照品适量,加流动相溶解并定量稀释制成每 1ml 中含 0.5mg 或 0.25mg(5ml:1.25mg 规格)的溶液。

色谱条件 用十八烷基硅烷键合硅胶为填充剂;以甲醇-水-三乙胺-磷酸(550:450:5:1.5)(用磷酸或三乙胺调节 pH 值至 7.3)为流动相;检测波长为 279nm;进样体积 10µl。

系统适用性要求 理论板数按羟甲唑啉峰计算应不低于 2000,羟甲唑啉峰和相邻杂质峰的分离度应符合要求。

测定法 精密量取对照品溶液和供试品溶液,分别注入液相色谱仪,记录色谱图,按外标法以峰面积计算。

【类别】 同盐酸羟甲唑啉。

【规格】 (1)10ml:5mg,每瓶总喷次 80 次,每喷含盐酸羟甲唑啉 0.05mg (2)10ml:5mg,每瓶总喷次 150 次,每喷含盐酸羟甲唑啉 0.033mg (3)10ml:5mg,每瓶总喷次 120 次,每喷含盐酸羟甲唑啉 0.037mg (4)5ml:2.5mg,每瓶总喷次 75 次,每喷含盐酸羟甲唑啉 0.033mg (5)5ml:1.25mg,每瓶总喷次 75 次,每喷含盐酸羟甲唑啉 0.0167mg。

【贮藏】 遮光,密闭保存。

盐酸羟甲唑啉滴鼻液
Yansuan Qiangjiazuolin Dibiye
Oxymetazoline Hydrochloride Nasal Drops

本品含盐酸羟甲唑啉($C_{16}H_{24}N_2O \cdot HCl$)应为标示量的 90.0%～110.0%。

【性状】 本品为无色的澄明液体。

【鉴别】 ■(1)取本品适量(约相当于盐酸羟甲唑啉 2.5mg),置分液漏斗中,加水 10ml,加碳酸钠试液 2ml,摇匀,加三氯甲烷 10ml 充分振摇提取,将三氯甲烷层移至另一个分液漏斗中,加 0.1mol/L 盐酸溶液 10ml,充分振摇提取,弃去三氯甲烷层,取此酸化水层 8ml,置试管中,用氢氧化钠试液调节至中性,再多加 1 滴,摇匀,加亚硝基铁氰化钠试液数滴和 15% 氢氧化钠溶液 2 滴,摇匀,放置 10 分钟,用 0.1mol/L 盐酸溶液调节 pH 值至 8～9,放置 10 分钟,即显紫色。■[删除]

(2)在含量测定项下记录的色谱图中,供试品溶液主峰的保留时间应与对照品溶液主峰的保留时间一致。

【检查】 pH 值 应为 4.0～6.5(通则 0631)。

其他 应符合鼻用制剂项下有关的各项规定(通则 0106)。

【含量测定】 照高效液相色谱法(通则 0512)测定。

供试品溶液 取本品,即得。

对照品溶液 精密称定盐酸羟甲唑啉对照品适量,加流动相溶解并定量稀释制成每 1ml 中含 0.5mg 的溶液。

色谱条件 用十八烷基硅烷键合硅胶为填充剂;以甲醇-水-三乙胺-磷酸(550:450:5:1.5)(用磷酸或三乙胺调节 pH 值至 7.3)为流动相;检测波长为 279nm;进样体积 10μl。

系统适用性要求 理论板数按羟甲唑啉峰计算应不低于 2000。羟甲唑啉峰和相邻杂质峰的分离度应符合要求。

测定法 精密量取对照品溶液和供试品溶液,分别注入液相色谱仪,记录色谱图,按外标法以峰面积计算。

【类别】 同盐酸羟甲唑啉。

【规格】 (1)3ml:1.5mg (2)5ml:2.5mg (3)10ml:5mg

【贮藏】 遮光,密闭保存。

盐酸替扎尼定

Yansuan Tizhaniding

Tizanidine Hydrochloride

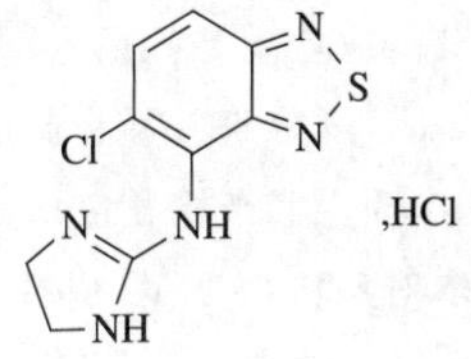

$C_9H_8ClN_5S \cdot HCl$ 290.17

本品为 5-氯-4-[(2-咪唑啉-2-基)氨基]-2,1,3-苯并噻二唑盐酸盐。按干燥品计算,含 $C_9H_8ClN_5S \cdot HCl$ 应为 98.5%~102.0%。

【性状】 本品为类白色至淡黄色结晶性粉末;无臭。

本品在水、甲醇和 0.1mol/L 盐酸溶液中溶解,在乙醇和 0.1mol/L 氢氧化钠溶液中极微溶解;在 ■三氯甲烷和■[删除]乙酸乙酯中几乎不溶。

【鉴别】 (1)取本品适量,加 0.1mol/L 盐酸溶液溶解并稀释制成每 1ml 中约含 10μg 的溶液,照紫外-可见分光光度法(通则 0401)测定,在 227nm 与 320nm 的波长处有最大吸收。

(2)本品的红外光吸收图谱应与对照品的图谱一致(通则 0402)。

(3)本品的水溶液显氯化物鉴别(1)的反应(通则 0301)。

【检查】 ■**酸度** 取本品适量,加水溶解并稀释制成每 1ml 中约含 10mg 的溶液,依法测定(通则 0631),pH 值应为 3.7~5.0。■[修订]

■**有关物质** 照高效液相色谱法(通则 0512)测定。

溶剂 流动相 A-流动相 B(8:2)。

供试品溶液 取本品适量,加溶剂溶解并稀释制成每 1ml 中约含 1mg 的溶液。

对照溶液 精密量取供试品溶液适量,用溶剂定量稀释制成每 1ml 中约含 2μg 的溶液。

系统适用性溶液 取盐酸替扎尼定、杂质Ⅰ对照品和杂质Ⅱ对照品各适量,加溶剂溶解并稀释制成每 1ml 中约含盐酸替扎尼定 1mg、杂质Ⅰ和杂质Ⅱ各 2μg 的溶液。

灵敏度溶液 精密量取对照溶液适量,用溶剂定量稀释制成每 1ml 中约含 0.5μg 的溶液。

色谱条件 用十八烷基硅烷键合硅胶为填充剂(4.6mm×250mm,5μm 或效能相当的色谱柱);以戊烷磺酸钠溶液(取戊烷磺酸钠 3.5g,加水 1000ml 使溶解,用磷酸或氢氧化钠试液调节 pH 值至 3.0±0.05)为流动相 A,乙腈为流动相 B,按下表进行梯度洗脱;检测波长为 230nm;进样体积 20μl。

时间(分钟)	流动相 A(%)	流动相 B(%)
0	90	10
30	80	20
35	60	40
50	60	40
51	90	10
60	90	10

系统适用性要求 系统适用性溶液色谱图中,替扎尼定峰与杂质Ⅰ峰、杂质Ⅱ峰之间的分离度均应不小于 4.0。灵敏度溶液色谱图中,主成分峰峰高的信噪比应不小于 10。

测定法 精密量取供试品溶液与对照溶液,分别注入液相色谱仪,记录色谱图。

限度 供试品溶液色谱图中如有与杂质Ⅰ峰和杂质Ⅱ峰保留时间一致的色谱峰,杂质Ⅰ峰和杂质Ⅱ峰的峰面积均不得大于对照溶液主峰面积的 0.5 倍(0.1%),其他单个杂质峰面积不得大于对照溶液主峰面积的 0.5 倍(0.1%),各杂质峰面积的和不得大于对照溶液的主峰面积(0.2%)。小于灵敏度溶液主峰面积的色谱峰忽略不计。■[修订]

残留溶剂 照残留溶剂测定法(通则 0861 第二法)测定。

供试品溶液 取本品约 0.1g,精密称定,置 20ml 顶空瓶中,精密加水 1ml 使溶解,密封。

对照品溶液 分别取四氢呋喃、甲醇、乙醇与三氯甲烷各适量,精密称定,加水定量稀释制成每 1ml 中分别约含四氢呋喃 72μg、甲醇 0.3mg、乙醇 0.5mg 与三氯甲烷 6μg 的混合溶液,精密量取 1ml,置 20ml 顶空瓶中,密封。

色谱条件 以聚乙二醇(PEG-20M)(或极性相近)为固定液;起始温度为 40℃,维持 8 分钟,以每分钟 20℃的速率升温至 120℃,维持 3 分钟;进样口温度为 220℃;检测器温度为 250℃;顶空瓶平衡温度为 80℃,平衡时间为 30 分钟。

系统适用性要求 对照品溶液色谱图中,各成分峰之间的分离度均应符合要求。

测定法 取供试品溶液与对照品溶液,分别顶空进样,记录色谱图。

限度 按外标法以峰面积计算,四氢呋喃、甲醇、乙醇与三氯甲烷的残留量均应符合规定。

■**干燥失重** 取本品,在 105℃ 干燥 3 小时,减失重量不得过 0.5%(通则 0831)。■[修订]

炽灼残渣 取本品 1.0g,依法检查(通则 0841),遗留残渣不得过 0.1%。

重金属 取炽灼残渣项下遗留的残渣,依法检查(通则 0821 第二法),含重金属不得过百万分之二十。

■**【含量测定】** 照高效液相色谱法(通则 0512)测定。

供试品溶液 取本品适量,精密称定,加流动相溶解并定量稀释制成每 1ml 中约含 20μg 的溶液。

对照品溶液 取盐酸替扎尼定对照品适量,精密称定,加流动相溶解并定量稀释制成每 1ml 中约含 20μg 的溶液。

色谱条件 用十八烷基硅烷键合硅胶为填充剂;以戊烷磺酸钠溶液(取戊烷磺酸钠 3.5g,加水 1000ml 使溶解,用磷酸或氢氧化钠试液调节 pH 值至 3.0±0.05)-乙腈(80∶20)为流动相;检测波长为 230nm;进样体积 20μl。

系统适用性要求 理论板数按替扎尼定峰计算不低于 2000。

测定法 精密量取供试品溶液与对照品溶液,分别注入液相色谱仪,记录色谱图。按外标法以峰面积计算。■[修订]

【类别】 解痉药。

【贮藏】 密封保存。

【制剂】 盐酸替扎尼定片

■**附:**

杂质Ⅰ

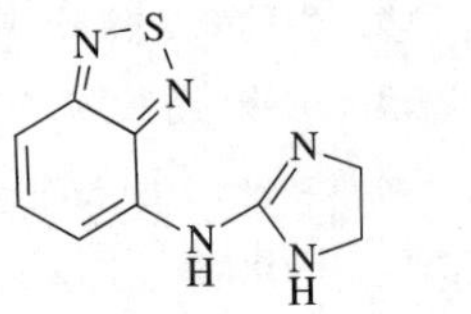

C₉H₉N₅S 219.27

$C_9H_9N_5S$ 219.27

4-[(2-咪唑啉-2-基)氨基]-2,1,3-苯并噻二唑

杂质Ⅱ

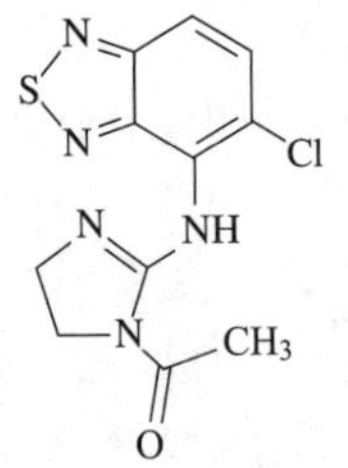

$C_{11}H_{10}ClN_5OS$ 295.7

5-氯-4-[(1-乙酰基-2-咪唑啉-2-基)氨基]-2,1,3-苯并噻二唑■[增订]

盐酸替扎尼定片

Yansuan Tizhaniding Pian

Tizanidine Hydrochloride Tablets

本品含盐酸替扎尼定按替扎尼定($C_9H_8ClN_5S$)计算,应为标示量的 90.0%～110.0%。

【性状】 本品为白色至类白色片。

【鉴别】 (1)在含量测定项下记录的色谱图中,供试品溶液主峰的保留时间应与对照品溶液主峰的保留时间一致。

(2)取本品细粉适量,加水 10ml,振摇使盐酸替扎尼定溶解,滤过,滤液显氯化物鉴别(1)的反应(通则 0301)。

【检查】 ■**有关物质** 照高效液相色谱法(通则 0512)测定。

供试品溶液 取本品细粉适量,加溶剂溶解并稀释制成每 1ml 中约含替扎尼定 0.1mg 的溶液,滤过,取续滤液。

对照溶液 精密量取供试品溶液适量,用溶剂定量稀释制成每 1ml 中约含替扎尼定 0.2μg 的溶液。

系统适用性溶液 取盐酸替扎尼定、杂质Ⅰ对照品和杂质Ⅱ对照品各适量,加溶剂溶解并稀释制成每 1ml 中约含盐酸替扎尼定 0.1mg、杂质Ⅰ和杂质Ⅱ各 0.2μg 的溶液。

灵敏度溶液 取对照溶液适量,用溶剂稀释制成每 1ml 中约含替扎尼定 0.1μg 的溶液。

溶剂、色谱条件、系统适用性要求与测定法 见盐酸替扎尼定有关物质项下,进样体积 50μl。

限度 供试品溶液色谱图中如有与杂质Ⅰ峰和杂质Ⅱ峰保留时间一致的色谱峰,杂质Ⅰ峰和杂质Ⅱ峰的峰面积均不得大于对照溶液的主峰面积(0.2%),其他单个杂质峰面积不得大于对照溶液的主峰面积(0.2%),各杂质峰面积的和不得大于对照溶液主峰面积的 2.5 倍(0.5%)。小于灵敏度溶液主峰面积的色谱峰忽略不计。■[修订]

含量均匀度 取本品 1 片,置 50ml 量瓶(1mg 规格)、100ml 量瓶(2mg 规格)或 200ml 量瓶(4mg 规格)中,加流动相适量,超声使盐酸替扎尼定溶解,用流动相稀释至刻度,摇匀,滤过,取续滤液作为供试品溶液;另取盐酸替扎尼定对照品,精密称定,加流动相溶解并定量稀释制成每 1ml 中约含替扎尼定 20μg 的溶液,作为对照品溶液。照含量测定项下的方法测定含量,应符合规定(通则 0941)。

溶出度 照溶出度与释放度测定法(通则 0931 第二法)测定。

溶出条件 以盐酸溶液(9→1000)900ml 为溶出介质,转速为每分钟 50 转,依法操作,经 15 分钟时取样。

供试品溶液 取溶出液 10ml,滤过,取续滤液。

对照品溶液 取盐酸替扎尼定对照品,精密称定,加盐酸溶液(9→1000)溶解并定量稀释制成每 1ml 中约含替扎尼定

1μg（1mg 规格）、2μg（2mg 规格）或 4μg（4mg 规格）的溶液。

色谱条件与系统适用性要求　见含量测定项下。

测定法　见含量测定项下。计算每片的溶出量。

限度　标示量的 80%，应符合规定。

其他　应符合片剂项下有关的各项规定（通则 0101）。

【含量测定】　照高效液相色谱法（通则 0512）测定。

供试品溶液　取本品 20 片，精密称定，研细，精密称取适量（约相当于替扎尼定 2mg），置 100ml 量瓶中，加流动相溶解并稀释至刻度，摇匀，滤过，取续滤液。

对照品溶液　取盐酸替扎尼定对照品，精密称定，加流动相溶解并定量稀释制成每 1ml 中约含替扎尼定 20μg 的溶液。

色谱条件、系统适用性要求与测定法　见盐酸替扎尼定含量测定项下。

【类别】　同盐酸替扎尼定。

【规格】　按 $C_9H_8ClN_5S$ 计　（1）1mg　（2）2mg　（3）4mg

【贮藏】　密封保存。

盐 酸 氮 芥

Yansuan Danjie

Chlormethine Hydrochloride

$$C_5H_{11}Cl_2N \cdot HCl \qquad 192.52$$

本品为 N-甲基-N-(2-氯乙基)-2-氯乙胺盐酸盐。按干燥品计算，含 $C_5H_{11}Cl_2N \cdot HCl$ 不得少于 98.5%。

【性状】　本品为白色结晶性粉末；有引湿性与腐蚀性。

本品在水中极易溶解，在乙醇中易溶。

熔点　本品的熔点（通则 0612）为 108～111℃。

【鉴别】　（1）取本品约 50mg，加硫代硫酸钠滴定液（0.1mol/L）0.5ml 与碳酸氢钠 50mg，小心加热，放冷，加稀盐酸使成酸性后，再加碘滴定液（0.05mol/L）1 滴，黄色不得消失。

（2）本品的红外光吸收图谱应与对照的图谱（光谱集 ■1255■[修订] 图）一致。

（3）本品显氯化物的鉴别反应（通则 0301）。

【检查】　酸度　取本品 50mg，加水 25ml 溶解后，依法测定（通则 0631），pH 值应为 3.0～5.0。

干燥失重　取本品，置五氧化二磷干燥器中，减压干燥至恒重，减失重量不得过 0.5%（通则 0831）。

【含量测定】　取本品约 0.2g，精密称定，加 1mol/L 氢氧化钾的乙醇溶液 15ml，加水 15ml，摇匀，加热回流 2 小时，在水浴上蒸发使溶液体积减少一半，用水稀释至约 150ml，加硝酸 3ml，精密加硝酸银滴定液（0.1mol/L）50ml，剧烈振摇，滤过，用水洗涤滤渣，合并滤液与洗液，

加 10% 硫酸铁铵 1ml，用硫氰酸铵滴定液（0.1mol/L）滴定至溶液显淡红棕色，并将滴定的结果用空白试验校正。每 1ml 硝酸银滴定液（0.1mol/L）相当于 6.418mg 的 $C_5H_{11}Cl_2N \cdot HCl$。

【类别】　抗肿瘤药。

【贮藏】　遮光，密封保存。

【制剂】　盐酸氮芥注射液

盐酸奥昔布宁

Yansuan Aoxibuning

Oxybutynin Hydrochloride

$$C_{22}H_{31}NO_3 \cdot HCl \qquad 393.95$$

本品为 α-环己基-α-羟基-苯乙酸-4-二乙氨基-2-丁炔酯盐酸盐。按干燥品计算，含 $C_{22}H_{31}NO_3 \cdot HCl$ 不得少于 98.0%。

【性状】　本品为白色结晶或结晶性粉末；无臭。

本品在甲醇■或三氯甲烷■[删除]中易溶，在水中溶解，在正己烷中几乎不溶；在冰醋酸中溶解。

熔点　本品的熔点（通则 0612）为 124～129℃。

【鉴别】　■（1）取本品约 0.2g，加乙醇 20ml 与水 5ml 使溶解，加硫酸汞约 30mg 与 0.5mol/L 硫酸溶液 10ml，搅拌使溶解，放冷，用 2mol/L 氢氧化钠溶液调节 pH 值至 6.0，用乙醚 20ml 振摇提取，乙醚提取液置水浴上蒸干，取残渣置试管中，加乙醇 3ml 使溶解，加二硝基苯肼试液 3ml，振摇，置水浴中煮沸 1 分钟，即显橙色。■[删除]

（2）取本品适量，加流动相溶解并稀释制成每 1ml 中约含 0.1mg 的溶液，作为供试品溶液；另取盐酸奥昔布宁对照品适量，同法制备，作为对照品溶液。照有关物质项下的方法试验，供试品溶液主峰的保留时间应与对照品溶液主峰的保留时间一致。

（3）本品的红外光吸收图谱应与对照的图谱（光谱集 1032 图）一致。

（4）本品显氯化物的鉴别反应（通则 0301）。

【检查】　旋光度　取本品，精密称定，加水溶解并定量稀释制成每 1ml 中含 0.10g 的溶液，依法测定（通则 0621），旋光度为 -0.10°至 +0.10°。

有关物质　照高效液相色谱法（通则 0512）测定。

供试品溶液　取本品，加流动相溶解并稀释制成每 1ml 中约含 1mg 的溶液。

对照溶液　精密量取供试品溶液 1ml，置 100ml 量瓶中，用流动相稀释至刻度，摇匀。

色谱条件　用十八烷基硅烷键合硅胶为填充剂；以磷酸盐缓冲液（取磷酸二氢钾 1.94g 与磷酸氢二钾 2.48g，加水 1000ml 使溶解，用 1mol/L 磷酸调节 pH 值至 6.8）-甲醇（15∶85）为流动相；检测波长为 220nm；进样体积 10μl。

系统适用性要求　理论板数按奥昔布宁峰计算不低于 2000，奥昔布宁峰与相邻杂质峰的分离度应符合要求。

测定法　精密量取供试品溶液与对照溶液，分别注入液相色谱仪，记录色谱图至主成分峰保留时间的 3 倍。

限度　供试品溶液色谱图中如有杂质峰，各杂质峰面积的和不得大于对照溶液的主峰面积（1.0%）。

干燥失重　取本品，在 105℃ 干燥至恒重，减失重量不得过 3.0%（通则 0831）。

炽灼残渣　取本品 1.0g，依法检查（通则 0841），遗留残渣不得过 0.1%。

重金属　取炽灼残渣项下遗留的残渣，依法检查（通则 0821），含重金属不得过百万分之十。

含氯量　取本品约 0.6g，精密称定，加水 5ml 与冰醋酸 5ml 使溶解，加甲醇 50ml 与曙红指示液 5 滴，用硝酸银滴定液（0.1mol/L）滴定至红色。每 1ml 硝酸银滴定液（0.1mol/L）相当于 3.54mg 的氯，按干燥品计算，含氯量应为 8.0%～10.0%。

【含量测定】　取本品约 0.3g，精密称定，加无水冰醋酸 20ml 使溶解，加醋酐 30ml，照电位滴定法（通则 0701），用高氯酸滴定液（0.1mol/L）滴定，并将滴定的结果用空白试验校正。每 1ml 高氯酸滴定液（0.1mol/L）相当于 39.40mg 的 $C_{22}H_{31}NO_3 \cdot HCl$。

【类别】　解痉药。

【贮藏】　密封保存。

【制剂】　盐酸奥昔布宁片

盐酸奥昔布宁片

Yansuan Aoxibuning Pian

Oxybutynin Hydrochloride Tablets

本品含盐酸奥昔布宁（$C_{22}H_{31}NO_3 \cdot HCl$）应为标示量的 90.0%～110.0%。

【性状】　本品为白色或类白色片。

【鉴别】　(1)照薄层色谱法（通则 0502）试验。

供试品溶液　取本品细粉适量（约相当于盐酸奥昔布宁 50mg），加三氯甲烷 10ml，研磨使盐酸奥昔布宁溶解，滤过，取滤液。

对照品溶液　取盐酸奥昔布宁对照品 50mg，加三氯甲烷 10ml 使溶解。

色谱条件　采用硅胶 G 薄层板，以甲醇为展开剂。

测定法　吸取供试品溶液与对照品溶液各 10μl，分别点于同一薄层板上，展开，晾干，置饱和碘蒸气中显色。

结果判定　供试品溶液所显主斑点的位置和颜色应与对照品溶液的主斑点相同。[删除]

(2)在含量测定项下记录的色谱图中，供试品溶液主峰的保留时间应与对照品溶液主峰的保留时间一致。

以上(1)、(2)项可选做一项。[删除]

【检查】　有关物质　照高效液相色谱法（通则 0512）测定。

供试品溶液　取本品细粉适量（约相当于盐酸奥昔布宁 25mg），置 25ml 量瓶中，加流动相适量，振摇使盐酸奥昔布宁溶解，用流动相稀释至刻度，摇匀，滤过，取续滤液。

对照溶液　精密量取供试品溶液 1ml，置 100ml 量瓶中，用流动相稀释至刻度，摇匀。

色谱条件、系统适用性要求与测定法　见盐酸奥昔布宁有关物质项下。

限度　供试品溶液色谱图中如有杂质峰，各杂质峰面积的和不得大于对照溶液主峰面积的 2 倍（2.0%）。

含量均匀度　取本品 1 片，置 25ml 量瓶中，加甲醇 7.5ml，振摇使盐酸奥昔布宁溶解，用流动相稀释至刻度，摇匀，滤过，作为供试品溶液，照含量测定项下的方法测定含量，应符合规定（通则 0941）。

溶出度　照溶出度与释放度测定法（通则 0931 第一法）。

溶出条件　以水 500ml 为溶出介质，转速为每分钟 50 转，依法操作，经 45 分钟时取样。

供试品溶液　取溶出液 10ml，滤过，取续滤液。

对照品溶液　取盐酸奥昔布宁对照品，精密称定，加水溶解并定量稀释制成每 1ml 中约含 10μg 的溶液。

色谱条件　见含量测定项下。进样体积 20μl。

系统适用性要求　见含量测定项下。

测定法　见含量测定项下。计算每片的溶出量。

限度　标示量的 80%，应符合规定。

其他　应符合片剂项下有关的各项规定（通则 0101）。

【含量测定】　照高效液相色谱法（通则 0512）测定。

供试品溶液　取本品 20 片，精密称定，研细，精密称取适量（约相当于盐酸奥昔布宁 10mg），置 50ml 量瓶中，加甲醇 15ml，振摇使盐酸奥昔布宁溶解，用流动相稀释至刻度，摇匀，滤过，取续滤液。

对照品溶液　取盐酸奥昔布宁对照品 10mg，精密称定，置 50ml 量瓶中，加甲醇 15ml，振摇使溶解，用流动相稀释至刻度，摇匀。

色谱条件与系统适用性要求　见有关物质项下。

测定法　精密量取供试品溶液与对照品溶液，分别注入液相色谱仪，记录色谱图。按外标法以峰面积计算。

【类别】　同盐酸奥昔布宁。

【规格】　5mg

【贮藏】　密封保存。

盐酸雷尼替丁

Yansuan Leinitiding

Ranitidine Hydrochloride

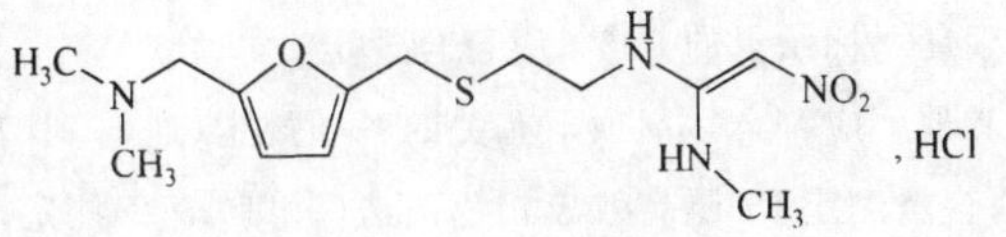

C_{13}H_{22}N_4O_3S·HCl 350.87

本品为 N'-甲基-N-[2-[[[5-[(二甲氨基)甲基]-2-呋喃基]甲基]硫基]乙基]-2-硝基-1,1-乙烯二胺盐酸盐。按干燥品计算，含 $C_{13}H_{22}N_4O_3S·HCl$ 应为 97.5%～102.0%。

■【生产要求】 应对生产工艺等进行评估以确定形成遗传毒性杂质 N-亚硝基二甲胺等的可能性。必要时，应采用适宜的分析方法对产品进行分析，以确认 N-亚硝基二甲胺等的含量符合我国药品监管部门相关指导原则或 ICH M7 指导原则的要求。■[增订]

【性状】 本品为类白色至淡黄色结晶性粉末；有异臭；极易潮解，吸潮后颜色变深。

本品在水或甲醇中易溶，在乙醇中略溶，在丙酮中几乎不溶。

【鉴别】 ■(1)取本品约 0.2g，置试管中，用小火缓缓加热，产生的气体能使湿润的醋酸铅试纸显黑色。■[删除]

(2)在含量测定项下记录的图谱中，供试品溶液主峰的保留时间应与对照品溶液主峰的保留时间一致。

(3)取本品，加水制成每 1ml 中含 $10\mu g$ 的溶液，照紫外-可见分光光度法(通则 0401)测定，在 228nm 与 314nm 的波长处有最大吸收。

(4)本品的红外光吸收图谱应与对照的图谱(光谱集 401 图)一致。

(5)本品的水溶液显氯化物鉴别(1)的反应(通则 0301)。

可选做(2)、(4)和(5)项或■(1)、■[删除](2)、(3)和(5)项。

【检查】 酸度 取本品 0.20g，加水 10ml 溶解后，依法测定(通则 0631)，pH 值应为 4.5～6.5。

溶液的澄清度与颜色 取本品 1.0g，加水溶解使成 100ml，溶液应澄清无色；如显色，与黄色 3 号标准比色液(通则 0901 第一法)比较，不得更深。

有关物质 照高效液相色谱法(通则 0512)测定。

供试品溶液 取本品，加水溶解并稀释制成每 1ml 中约含 1mg 的溶液。

对照溶液 精密量取供试品溶液 1ml，置 100ml 量瓶中，用水稀释至刻度，摇匀。

系统适用性溶液 取盐酸雷尼替丁约 0.1g，置 100ml 量瓶中，加 50%氢氧化钠溶液 1ml，加水约 60ml，振摇使溶解，用水稀释至刻度，摇匀，室温放置 1 小时。

色谱条件 用十八烷基硅烷键合硅胶为填充剂(Kromasil C18，4.6mm×150mm，5μm 或效能相当的色谱柱)；以磷酸盐缓冲液(取磷酸 6.8ml 置 1900ml 水中，加入 50%氢氧化钠溶液 8.6ml，加水至 2000ml，用磷酸或 50%氢氧化钠溶液调节 pH 值至 7.1±0.05)-乙腈(98：2)为流动相 A，以磷酸盐缓冲液-乙腈(78：22)为流动相 B；按下表进行梯度洗脱；流速为每分钟 1.5ml；柱温为 35℃；检测波长为 230nm；进样体积 10μl。

时间(分钟)	流动相 A(%)	流动相 B(%)
0	100	0
15	0	100
23	0	100
24	100	0
30	100	0

系统适用性要求 系统适用性溶液色谱图中，调节流速或流动相比例，使主成分色谱峰的保留时间约为 12 分钟，杂质Ⅰ的相对保留时间约为 0.85，雷尼替丁峰与杂质Ⅰ峰的分离度应大于 4.0。

测定法 精密量取供试品溶液与对照溶液，分别注入液相色谱仪，记录色谱图。

限度 供试品溶液色谱图中如有杂质峰，相对保留时间约为 1.75 的杂质峰面积不得大于对照溶液主峰面积的 0.5 倍(0.5%)，其他单个杂质峰面积不得大于对照溶液主峰面积的 0.2 倍(0.2%)，其他各杂质峰面积的和不得大于对照溶液主峰面积的 0.5 倍(0.5%)，小于对照溶液主峰面积 0.05 倍的色谱峰忽略不计。

干燥失重 取本品，以五氧化二磷为干燥剂，在 60℃减压干燥 4 小时，减失重量不得过 0.75%(通则 0831)。

炽灼残渣 取本品 1.0g，依法检查(通则 0841)，遗留残渣不得过 0.1%。

重金属 取炽灼残渣项下遗留的残渣，依法检查(通则 0821 第二法)，含重金属不得过百万分之二十。

【含量测定】 照高效液相色谱法(通则 0512)测定。

供试品溶液 取本品约 22mg，精密称定，置 200ml 量瓶中，加水溶解并稀释至刻度，摇匀。

对照品溶液 取盐酸雷尼替丁对照品约 22mg，精密称定，置 200ml 量瓶中，加水溶解并稀释至刻度，摇匀。

系统适用性溶液、色谱条件与系统适用性要求 见有关物质项下。

测定法 精密量取供试品溶液与对照品溶液，分别注入液相色谱仪，记录色谱图。按外标法以峰面积计算。

【类别】 H_2 受体拮抗药。

【贮藏】 遮光，密封，在凉暗干燥处保存。

【制剂】 (1)盐酸雷尼替丁片 (2)盐酸雷尼替丁泡腾颗粒 (3)盐酸雷尼替丁注射液 (4)盐酸雷尼替丁胶囊

附：

杂质 I

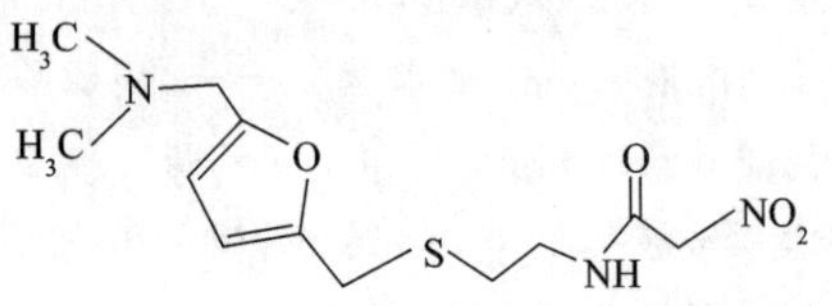

$C_{12}H_{19}N_3O_4S$ 301

N-[2-[[[5-[(二甲基氨基)甲基]呋喃-2-基]甲基]硫基]乙基]-2-硝基乙酰胺

盐酸雷尼替丁片

Yansuan Leinitiding Pian

Ranitidine Hydrochloride Tablets

本品含盐酸雷尼替丁按雷尼替丁($C_{13}H_{22}N_4O_3S$)计算，应为标示量的93.0%～107.0%。

■【生产要求】 应对生产工艺等进行评估以确定形成遗传毒性杂质 N-亚硝基二甲胺等的可能性。必要时，应采用适宜的分析方法对产品进行分析，以确认 N-亚硝基二甲胺等的含量符合我国药品监管部门相关指导原则或 ICH M7 指导原则的要求。■[增订]

【性状】 本品为糖衣片或薄膜衣片，除去包衣后显类白色至微黄色。

【鉴别】 ■(1)取本品，除去包衣，研细，称取适量（约相当于雷尼替丁0.2g），照盐酸雷尼替丁项下的鉴别(1)项试验，显相同的反应。■[删除]

(2)在含量测定项下记录的色谱图中，供试品溶液主峰的保留时间应与对照品溶液主峰的保留时间一致。

(3)取鉴别(1)项下的细粉适量，加水振摇，滤过，滤液显氯化物鉴别(1)的反应（通则0301）。

【检查】 有关物质 照高效液相色谱法（通则0512）测定。

供试品溶液 取本品细粉适量（约相当于雷尼替丁100mg），置100ml量瓶中，加水使盐酸雷尼替丁溶解并稀释至刻度，摇匀，滤过，取续滤液。

对照溶液 精密量取供试品溶液1ml，置100ml量瓶中，用水稀释至刻度，摇匀。

系统适用性溶液、色谱条件、系统适用性要求与测定法见盐酸雷尼替丁有关物质项下。

限度 供试品溶液色谱图中如有杂质峰，单个杂质峰面积不得大于对照溶液主峰面积(1.0%)，各杂质峰面积的和不得大于对照溶液主峰面积的2倍(2.0%)，小于对照溶液主峰面积0.05倍的色谱峰忽略不计。

溶出度 照溶出度与释放度测定法（通则0931第二法）测定。

溶出条件 以水900ml为溶出介质，转速为每分钟50转，依法操作，经45分钟时取样。

测定法 取溶出液20ml，滤过，精密量取续滤液5ml，置50ml量瓶中，用水稀释至刻度，摇匀。照紫外-可见分光光度法（通则0401），在314nm的波长处测定吸光度，按$C_{13}H_{22}N_4O_3S$的吸收系数($E_{1cm}^{1\%}$)为495计算每片的溶出量。

限度 标示量的80%，应符合规定。

其他 应符合片剂项下有关的各项规定（通则0101）。

【含量测定】 照高效液相色谱法（通则0512）测定。

供试品溶液 取本品20片，糖衣片除去包衣后，精密称定，研细，精密称取细粉适量（约相当于雷尼替丁20mg），置200ml量瓶中，加水使盐酸雷尼替丁溶解并稀释至刻度，摇匀，滤过，取续滤液。

对照品溶液、系统适用性溶液、色谱条件与系统适用性要求 见盐酸雷尼替丁含量测定项下。

测定法 精密量取供试品溶液与对照品溶液，分别注入液相色谱仪，记录色谱图。按外标法以峰面积计算，并将结果乘以0.8961。

【类别】 同盐酸雷尼替丁。

【规格】 按$C_{13}H_{22}N_4O_3S$计 (1)75mg (2)150mg

【贮藏】 遮光，密封，在干燥处保存。

盐酸雷尼替丁泡腾颗粒

Yansuan Leinitiding Paoteng Keli

Ranitidine Hydrochloride Effervescent Granules

本品含盐酸雷尼替丁按雷尼替丁($C_{13}H_{22}N_4O_3S$)计算，应为标示量的90.0%～110.0%。

■【生产要求】 应对生产工艺等进行评估以确定形成遗传毒性杂质 N-亚硝基二甲胺等的可能性。必要时，应采用适宜的分析方法对产品进行分析，以确认 N-亚硝基二甲胺等的含量符合我国药品监管部门相关指导原则或 ICH M7 指导原则的要求。■[增订]

【性状】 本品为淡黄色颗粒，气芳香，味微甜；遇水即呈泡腾状。

【鉴别】 ■(1)取本品适量（约相当于雷尼替丁0.2g），置试管中，用小火缓缓加热，产生的气体能使湿润的醋酸铅试纸显黑色。■[删除]

(2)在含量测定项下记录的色谱图中，供试品溶液主峰的保留时间应与对照品溶液主峰的保留时间一致。

(3)取本品适量，加水振摇，滤过，滤液显氯化物鉴别(1)的反应（通则0301）。

【检查】 有关物质 照高效液相色谱法（通则0512）测定。

供试品溶液　取本品适量(约相当于雷尼替丁100mg)，置100ml量瓶中，加水振摇使盐酸雷尼替丁溶解，用水稀释至刻度，摇匀，滤过，取续滤液。

对照溶液　精密量取供试品溶液1ml，置100ml量瓶中，用水稀释至刻度，摇匀。

定位溶液　取阿司帕坦适量，加水溶解并稀释制成每1ml约含0.37mg的溶液。

系统适用性溶液、色谱条件、系统适用性要求与测定法见盐酸雷尼替丁有关物质项下。

限度　供试品溶液色谱图中如有杂质峰，扣除相对保留时间0.15之前的辅料峰与阿司帕坦峰，单个杂质峰面积不得大于对照溶液主峰面积(1.0%)，各杂质峰面积的和不得大于对照溶液主峰面积的2倍(2.0%)，小于对照溶液主峰面积0.05倍的色谱峰忽略不计。

干燥失重　取本品，以五氧化二磷为干燥剂，在80℃减压干燥4小时，减失重量不得过2.0%(通则0831)。

其他　应符合颗粒剂项下有关的各项规定(通则0104)。

【含量测定】　照高效液相色谱法(通则0512)测定。

供试品溶液　取本品适量(约相当于雷尼替丁20mg)，精密称定，置200ml量瓶中，加水振摇使盐酸雷尼替丁溶解并稀释至刻度，摇匀，滤过，取续滤液。

对照品溶液、系统适用性溶液、色谱条件与系统适用性要求　见盐酸雷尼替丁含量测定项下。

测定法　精密量取供试品溶液与对照品溶液，分别注入液相色谱仪，记录色谱图。按外标法以峰面积计算，并将结果乘以0.8961。

【类别】　同盐酸雷尼替丁。

【规格】　每袋1.5g(含$C_{13}H_{22}N_4O_3S$ 0.15g)

【贮藏】　遮光，密封，在阴凉干燥处保存。

盐酸雷尼替丁注射液
Yansuan Leinitiding Zhusheye
Ranitidine Hydrochloride Injection

本品为盐酸雷尼替丁的灭菌水溶液。含盐酸雷尼替丁按雷尼替丁($C_{13}H_{22}N_4O_3S$)计算，应为标示量的93.0%～107.0%。

■【生产要求】　应对生产工艺等进行评估以确定形成遗传毒性杂质N-亚硝基二甲胺等的可能性。必要时，应采用适宜的分析方法对产品进行分析，以确认N-亚硝基二甲胺等的含量符合我国药品监管部门相关指导原则或ICH M7指导原则的要求。■[增订]

【性状】　本品为无色至淡黄色的澄明液体。

【鉴别】　■(1)取本品2ml，置试管中，在水浴上蒸干，用小火缓缓加热，产生的气体能使湿润的醋酸铅试纸显黑色。■[删除]

(2)取本品，照盐酸雷尼替丁项下的鉴别(3)、(5)项试验，显相同的结果。

(3)在含量测定项下记录的图谱中，供试品溶液主峰的保留时间应与对照品溶液主峰的保留时间一致。

【检查】　pH值　应为6.5～7.5(通则0631)。

颜色　取本品，与黄色4号标准比色液(通则0901第一法)比较，不得更深。

有关物质　照高效液相色谱法(通则0512)测定。

供试品溶液　取本品适量，用水稀释制成每1ml约含雷尼替丁1mg的溶液。

对照溶液　精密量取供试品溶液1ml，置100ml量瓶中，用水稀释至刻度，摇匀。

系统适用性溶液、色谱条件、系统适用性要求与测定法见盐酸雷尼替丁有关物质项下。

限度　供试品溶液色谱图中如有杂质峰，单个杂质峰面积不得大于对照溶液主峰面积的1.5倍(1.5%)，各杂质峰面积的和不得大于对照溶液主峰面积的2.5倍(2.5%)，小于对照溶液主峰面积0.05倍的色谱峰忽略不计。

细菌内毒素　取本品，依法检查(通则1143)，每1mg雷尼替丁中含内毒素的量应小于1.0EU。

无菌　取本品，经薄膜过滤法处理，用0.1%无菌蛋白胨水溶液冲洗(每膜不少于100ml)，以金黄色葡萄球菌为阳性对照菌，依法检查(通则1101)，应符合规定。

其他　应符合注射剂项下有关的各项规定(通则0102)。

【含量测定】　照高效液相色谱法(通则0512)测定。

供试品溶液　精密量取本品适量，用水定量稀释制成每1ml约含雷尼替丁0.1mg的溶液。

对照品溶液、系统适用性溶液、色谱条件与系统适用性要求　见盐酸雷尼替丁含量测定项下。

测定法　精密量取供试品溶液与对照品溶液，分别注入液相色谱仪，记录色谱图。按外标法以峰面积计算，并将结果乘以0.8961。

【类别】　同盐酸雷尼替丁。

【规格】　按$C_{13}H_{22}N_4O_3S$计　(1)2ml：50mg　(2)5ml：50mg

【贮藏】　遮光，密闭保存。

盐酸雷尼替丁胶囊
Yansuan Leinitiding Jiaonang
Ranitidine Hydrochloride Capsules

本品含盐酸雷尼替丁按雷尼替丁($C_{13}H_{22}N_4O_3S$)计算，应为标示量的93.0%～107.0%。

■【生产要求】 应对生产工艺等进行评估以确定形成遗传毒性杂质 N-亚硝基二甲胺等的可能性。必要时,应采用适宜的分析方法对产品进行分析,以确认 N-亚硝基二甲胺等的含量符合我国药品监管部门相关指导原则或 ICH M7 指导原则的要求。■[增订]

【性状】 本品内容物为类白色至黄色的粉末或颗粒。

【鉴别】 ■(1)取本品的内容物适量(约相当于雷尼替丁 0.2g),照盐酸雷尼替丁项下的鉴别(1)项试验,显相同的反应。■[删除]

(2)在含量测定项下记录的色谱图中,供试品溶液主峰的保留时间应与对照品溶液主峰的保留时间一致。

(3)取本品的内容物适量,加水振摇,滤过,滤液显氯化物鉴别(1)的反应(通则 0301)。

【检查】 有关物质 照高效液相色谱法(通则 0512)测定。

供试品溶液 取本品内容物适量(约相当于雷尼替丁 100mg),置 100ml 量瓶中,加水使盐酸雷尼替丁溶解并稀释至刻度,摇匀,滤过,取续滤液。

对照溶液 精密量取供试品溶液 1ml,置 100ml 量瓶中,用水稀释至刻度,摇匀。

系统适用性溶液、色谱条件、系统适用性要求与测定法见盐酸雷尼替丁有关物质项下。

限度 供试品溶液色谱图中如有杂质峰,单个杂质峰面积不得大于对照溶液主峰面积(1.0%),各杂质峰面积的和不得大于对照溶液主峰面积的 2 倍(2.0%),小于对照溶液主峰面积 0.05 倍的色谱峰忽略不计。

干燥失重 取本品内容物适量,以五氧化二磷为干燥剂,在 60℃减压干燥 4 小时,减失重量不得过 4.0%(通则 0831)。

其他 应符合胶囊剂项下有关的各项规定(通则 0103)。

【含量测定】 照高效液相色谱法(通则 0512)测定。

供试品溶液 取装量差异项下的内容物,混匀,精密称取适量(约相当于雷尼替丁 20mg),置 200ml 量瓶中,加水溶解并稀释至刻度,摇匀,滤过,取续滤液。

对照品溶液、系统适用性溶液、色谱条件与系统适用性要求 见盐酸雷尼替丁含量测定项下。

测定法 精密量取供试品溶液与对照品溶液,分别注入液相色谱仪,记录色谱图。按外标法以峰面积计算,并将结果乘以 0.8961。

【类别】 同盐酸雷尼替丁。

【规格】 按 $C_{13}H_{22}N_4O_3S$ 计 (1)75mg (2)100mg (3)150mg

【贮藏】 遮光,密封,在干燥处保存。

盐酸赛洛唑啉

Yansuan Sailuozuolin

Xylometazoline Hydrochloride

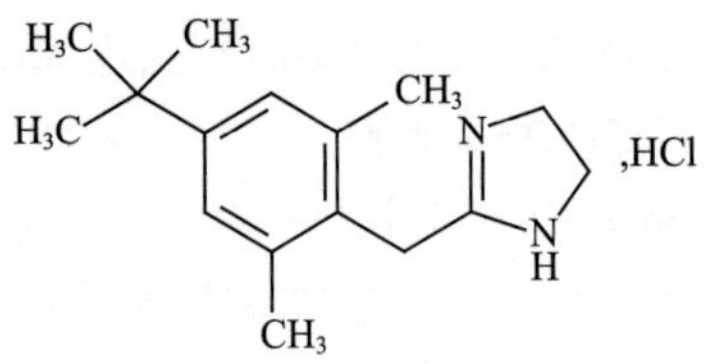

$C_{16}H_{24}N_2 \cdot HCl$ 280.84

本品为 2-(4-叔丁基-2,6-二甲苄基)-2-咪唑啉盐酸盐。按干燥品计算,含 $C_{16}H_{24}N_2 \cdot HCl$ 不得少于 99.0%。

【性状】 本品为白色或类白色结晶性粉末;无臭。

本品在乙醇中易溶,在水■或三氯甲烷■[删除]中溶解,在乙醚中几乎不溶。

【鉴别】 (1)取本品约 3mg,加水 3ml 溶解后,加亚硝基铁氰化钠试液 1ml 与氢氧化钠试液 0.5ml,放置 10 分钟,加碳酸氢钠试液 4ml,振摇后应显紫色。

(2)本品的红外光吸收图谱应与对照的图谱(光谱集 ■1279■[订正]图)一致。

(3)本品的水溶液显氯化物鉴别(1)的反应(通则 0301)。

【检查】 酸度 取本品 0.50g,加水 10ml,振摇使溶解,依法测定(通则 0631),pH 值应为 5.0~6.6。

有关物质 照高效液相色谱法(通则 0512)测定。

供试品溶液 取本品,加流动相溶解并稀释制成每 1ml 中约含 0.5mg 的溶液。

对照溶液 精密量取供试品溶液适量,用流动相定量稀释制成每 1ml 中含 $1\mu g$ 的溶液。

系统适用性溶液 取盐酸赛洛唑啉约 12.5mg,加 1mol/L 氢氧化钠溶液 10ml,摇匀,水浴加热约 5 分钟使产生杂质Ⅰ,放冷,加 1mol/L 盐酸溶液 10ml 中和后,用水稀释至 25ml,摇匀。

灵敏度溶液 精密量取对照溶液适量,用流动相定量稀释制成每 1ml 中含 $0.25\mu g$ 的溶液。

色谱条件 用十八烷基硅烷键合硅胶为填充剂;以 0.1%三乙胺(用冰醋酸调节 pH 值至 5.0)-乙腈(45:55)为流动相;检测波长为 220nm;进样体积 $10\mu l$。

系统适用性要求 系统适用性溶液色谱图中,杂质Ⅰ峰(相对保留时间约为 0.8)与赛洛唑啉峰的分离度应大于 2.5。灵敏度溶液色谱图中,赛洛唑啉峰高的信噪比不小于 10。

测定法 精密量取供试品溶液与对照溶液,分别注入液相色谱仪,记录色谱图至主成分峰保留时间的 3 倍。

限度 供试品溶液色谱图中如有杂质峰,杂质Ⅰ峰面积乘以校正因子 1.55 不得大于对照溶液的主峰面积(0.2%),

其他单个杂质峰面积不得大于对照溶液的主峰面积(0.2%)，其他杂质峰面积的和不得大于对照溶液主峰面积的 2.5 倍(0.5%)，小于灵敏度溶液主峰面积的色谱峰忽略不计(0.05%)。

干燥失重　取本品，在 105℃干燥至恒重，减失重量不得过 0.5%(通则 0831)。

炽灼残渣　不得过 0.1%(通则 0841)。

【含量测定】　取本品约 0.22g，精密称定，加无水冰醋酸 60ml 溶解后，加醋酐 5ml，照电位滴定法(通则 0701)，以硝酸钾的饱和无水甲醇溶液为盐桥溶液，用高氯酸滴定液(0.1mol/L)滴定，并将滴定的结果用空白试验校正。每 1ml 高氯酸滴定液(0.1mol/L)相当于 28.08mg 的 $C_{16}H_{24}N_2 \cdot HCl$。

【类别】　血管收缩药。

【贮藏】　遮光，密封保存。

【制剂】　盐酸赛洛唑啉滴鼻液

附：

杂质 I

$C_{16}H_{26}N_2O$　262.39

N-(2-氨乙基)-2-[4-(1,1-二甲基乙基)-2,6-二甲基苯基]乙酰胺

桂　利　嗪
Guiliqin
Cinnarizine

$C_{26}H_{28}N_2$　368.52

本品为 1-二苯甲基-4-(3-苯基-2-丙烯基)哌嗪。按干燥品计算，含 $C_{26}H_{28}N_2$ 不得少于 98.0%。

【性状】　本品为白色或类白色结晶或结晶性粉末；无臭。

本品■在三氯甲烷中易溶，■[删除]在沸乙醇中溶解，在水中几乎不溶。

熔点　本品的熔点(通则 0612)为 117～121℃。

吸收系数　取本品，精密称定，加盐酸溶液(9→1000)溶解并定量稀释制成每 1ml 中约含 7.5μg 的溶液，照紫外-可见分光光度法(通则 0401)，在 253nm 的波长处测定吸光度，吸收系数($E_{1cm}^{1\%}$)为 558～592。

【鉴别】　(1)取本品约 20mg，加乙醇 5ml，加热溶解后，加氢氧化钾试液 2 滴，摇匀，加高锰酸钾试液 2～3 滴，紫色即消失。

(2)取本品约 10mg，加 2%甲醛的硫酸溶液数滴，即显红色。

■(3)取本品约 50mg，置试管中，管口覆以用 2%三氯醋酸溶液湿润并滴加 5%对二甲氨基苯甲醛的盐酸溶液 1 滴的滤纸，加热后，滤纸即显紫色。■[删除]

(4)本品的红外光吸收图谱应与对照的图谱(光谱集 306 图)一致。

【检查】　**碱度**　取本品 0.50g，加水 20ml，搅拌 5 分钟后，滤过，滤液加甲基橙指示液 1 滴与硫酸滴定液(0.01mol/L)0.50ml，应显红色。

氯化物　取本品 0.20g，加水 25ml，置水浴上加热 10 分钟，充分搅拌，滤过，滤液置 50ml 量瓶中，加水稀释至刻度，摇匀，精密量取 10ml，依法检查(通则 0801)，与标准氯化钠溶液 4.0ml 制成的对照液比较，不得更浓(0.1%)。

干燥失重　取本品，在 80℃干燥至恒重，减失重量不得过 0.5%(通则 0831)。

炽灼残渣　取本品 1.0g，依法检查(通则 0841)，遗留残渣不得过 0.1%。

重金属　取炽灼残渣项下遗留的残渣，依法检查(通则 0821 第二法)，含重金属不得过百万分之二十。

【含量测定】　取本品约 0.15g，精密称定，加冰醋酸 20ml 与醋酐 4ml 溶解后，加结晶紫指示液 1 滴，用高氯酸滴定液(0.1mol/L)滴定至溶液显绿色，并将滴定的结果用空白试验校正。每 1ml 高氯酸滴定液(0.1mol/L)相当于 18.43mg 的 $C_{26}H_{28}N_2$。

【类别】　血管扩张药。

【贮藏】　遮光，密封保存。

【制剂】　(1)桂利嗪片　(2)桂利嗪胶囊

桂　利　嗪　片
Guiliqin Pian
Cinnarizine Tablets

本品含桂利嗪($C_{26}H_{28}N_2$)应为标示量的 95.0%～105.0%。

【性状】　本品为白色或类白色片。

【鉴别】　取本品的细粉适量(约相当于桂利嗪 0.25g)，加乙醇 25ml，加热使桂利嗪溶解，滤过，滤液蒸干，残渣照桂利嗪项下的鉴别(1)、(2)■、(3)■[删除]项试验，显相同的反应。

【检查】　**溶出度**　照溶出度与释放度测定法(通则 0931 第一法)测定。

溶出条件　以盐酸溶液(9→1000)1000ml 为溶出介质，转速为每分钟 100 转，依法操作，经 45 分钟时取样。

测定法　取溶出液 10ml,滤过,精密量取续滤液 5ml,置 10ml 量瓶中,用溶出介质稀释至刻度,摇匀。照紫外-可见分光光度法(通则 0401),在 253nm 的波长处测定吸光度,按 $C_{26}H_{28}N_2$ 的吸收系数($E_{1cm}^{1\%}$)为 575 计算每片的溶出量。

限度　标示量的 70%,应符合规定。

其他　应符合片剂项下有关的各项规定(通则 0101)。

【含量测定】　照紫外-可见分光光度法(通则 0401)测定。

供试品溶液　取本品 20 片,精密称定,研细,精密称取适量(约相当于桂利嗪 30mg),置 200ml 量瓶中,加盐酸溶液(9→1000)约 150ml,振摇使桂利嗪溶解,用盐酸溶液(9→1000)稀释至刻度,摇匀,滤过,精密量取续滤液 5ml,置 100ml 量瓶中,用盐酸溶液(9→1000)稀释至刻度,摇匀。

测定法　取供试品溶液,在 253nm 的波长处测定吸光度,按 $C_{26}H_{28}N_2$ 的吸收系数($E_{1cm}^{1\%}$)为 575 计算。

【类别】　同桂利嗪。

【规格】　25mg

【贮藏】　遮光,密封保存。

桂利嗪胶囊

Guiliqin Jiaonang

Cinnarizine Capsules

本品含桂利嗪($C_{26}H_{28}N_2$)应为标示量的 93.0%～107.0%。

【鉴别】　取本品的细粉适量(约相当于桂利嗪 0.25g),加乙醇 25ml,加热使桂利嗪溶解,滤过,滤液蒸干,残渣照桂利嗪项下的鉴别(1)、(2)■、(3)■[删除]项试验,显相同的反应。

【检查】　溶出度　照溶出度与释放度测定法(通则 0931 第一法)测定。

溶出条件　以盐酸溶液(9→1000)1000ml 为溶出介质,转速为每分钟 100 转,依法操作,经 45 分钟时取样。

测定法　取溶出液 10ml 滤过,精密量取续滤液 5ml 置 10ml 量瓶中,用溶出介质稀释至刻度,摇匀。照紫外-可见分光光度法(通则 0401),在 253nm 的波长处测定吸光度,按 $C_{26}H_{28}N_2$ 的吸收系数($E_{1cm}^{1\%}$)为 575 计算每粒的溶出量。

限度　标示量的 70%,应符合规定。

其他　应符合胶囊剂项下有关的各项规定(通则 0103)。

【含量测定】　照紫外-可见分光光度法(通则 0401)测定。

供试品溶液　取装量差异项下的内容物,混合均匀,精密称取适量(约相当于桂利嗪 30mg),置 200ml 量瓶中,加盐酸溶液(9→1000)约 150ml,振摇使桂利嗪溶解,用盐酸溶液(9→1000)稀释至刻度,摇匀,滤过,精密量取续滤液 5ml,置 100ml 量瓶中,用盐酸溶液(9→1000)稀释至刻度,摇匀。

测定法　取供试品溶液,在 253nm 的波长处测定吸光度,按 $C_{26}H_{28}N_2$ 的吸收系数($E_{1cm}^{1\%}$)为 575 计算。

【类别】　同桂利嗪。

【规格】　25mg

【贮藏】　遮光,密封保存。

格列齐特片(Ⅱ)

Gelieqite Pian(Ⅱ)

Gliclazide Tablets(Ⅱ)

本品含格列齐特($C_{15}H_{21}N_3O_3S$)应为标示量的 93.0%～107.0%。

【性状】　本品为白色片。

【鉴别】■(1)取本品细粉适量(约相当于格列齐特 0.4g),用三氯甲烷振摇提取 2 次,每次 10ml,滤过,滤液置水浴上蒸干,残渣加乙醇溶解并稀释制成每 1ml 中约含 10μg 的溶液,照紫外-可见分光光度法(通则 0401)测定,在 228nm 的波长处有最大吸收。■[删除]

(2)在含量测定项下记录的色谱图中,供试品溶液主峰的保留时间应与对照品溶液主峰的保留时间一致。

(3)取本品细粉适量(约相当于格列齐特 400mg),加二氯甲烷 10ml,研磨溶解,滤过,滤液蒸干,残渣经减压干燥,依法测定(通则 0402)。本品的红外光吸收图谱应与对照的图谱(光谱集 629 图)一致。

【检查】　有关物质　照高效液相色谱法(通则 0512)测定。临用新制。

供试品溶液　取本品细粉适量(约相当于格列齐特 100mg),置 100ml 量瓶中,加乙腈约 40ml 使格列齐特溶解,用水稀释至刻度,摇匀,滤过,取续滤液。

对照溶液　精密量取供试品溶液 2ml,置 100ml 量瓶中,用 40%乙腈溶液稀释至刻度,摇匀,精密量取 5ml,置 50ml 量瓶中,用 40%乙腈溶液稀释至刻度,摇匀。

系统适用性溶液、色谱条件、系统适用性要求与测定法见格列齐特有关物质项下。

限度　供试品溶液色谱图中如有杂质峰,单个杂质峰面积不得大于对照溶液主峰面积(0.2%),各杂质峰面积的和不得大于对照溶液主峰面积的 2 倍(0.4%)。

溶出度　照溶出度与释放度测定法(通则 0931 第一法)测定。

溶出条件　以磷酸盐缓冲液(pH 8.6)1000ml 为溶出介质,转速为每分钟 150 转,依法操作,经 60 分钟、180 分钟时分别取溶出液 8ml,并即时在溶出杯中补充相同温度的磷酸盐缓冲液(pH 8.6)8ml。

供试品溶液　分别取 60 分钟、180 分钟时的溶出液,滤过,取续滤液。

对照品溶液　取格列齐特对照品约 20mg,精密称定,置 250ml 量瓶中,加溶出介质适量,置温水浴中振摇使溶解,放冷,用溶出介质稀释至刻度,摇匀。

测定法 精密量取供试品溶液与对照品溶液各5ml,分别置25ml量瓶中,用溶出介质稀释至刻度,摇匀,照紫外-可见分光光度法(通则0401),在226nm的波长处分别测定吸光度,分别计算每片在上述两时间的溶出量。

限度 在60分钟与180分钟时的溶出量应分别相应为不得多于标示量的50%与不得少于标示量的75%,照缓释制剂进行结果判定,应符合规定。

其他 应符合片剂项下有关的各项规定(通则0101)。

【含量测定】 照高效液相色谱法(通则0512)测定。临用新制。

供试品溶液 取本品20片,精密称定,研细,精密称取细粉适量(约相当于格列齐特20mg),置100ml量瓶中,加40%乙腈溶液约60ml,超声使格列齐特溶解,用40%乙腈溶液稀释至刻度,摇匀,滤过。

对照品溶液 取格列齐特对照品约10mg,精密称定,置50ml量瓶中,加乙腈20ml使溶解,用水稀释至刻度,摇匀。

色谱条件 见有关物质项下。

系统适用性要求 理论板数按格列齐特峰计算不低于3000,格列齐特峰与相邻杂质峰之间的分离度应符合要求。

测定法 精密量取供试品溶液与对照品溶液,分别注入液相色谱仪,记录色谱图,按外标法以峰面积计算。

【类别】 同格列齐特。

【规格】 80mg

【贮藏】 遮光,密封保存。

注:磷酸盐缓冲液(pH 8.6)的制备

溶液A:取氢氧化钠42.0g,加除气水至5000ml,摇匀。

溶液B:取磷酸二氢钾136.0g,加除气水至5000ml,摇匀。

取2300ml溶液A与2500ml溶液B,加乙醇3150ml(无水乙醇3000ml)摇匀,再加除气水至10 000ml,摇匀,测pH值应为8.60±0.05,即得。

格 列 吡 嗪

Geliebiqin

Glipizide

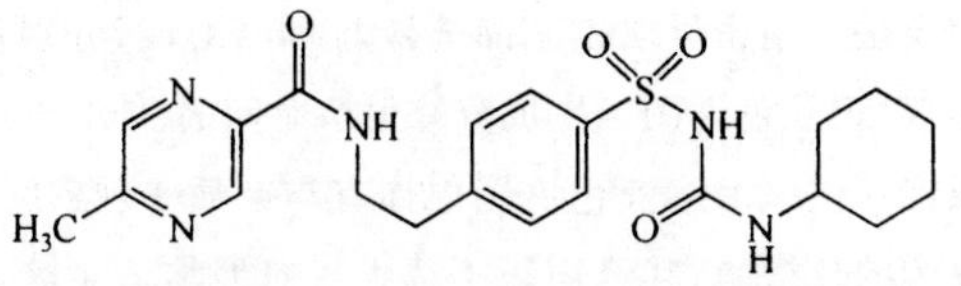

$C_{21}H_{27}N_5O_4S$ 445.54

本品为5-甲基-N-[2-[4-[[[(环己基氨基)羰基]氨基]磺酰基]苯基]乙基]-吡嗪甲酰胺。按干燥品计算,含$C_{21}H_{27}N_5O_4S$应为98.0%~102.0%。

【性状】 本品为白色或类白色的结晶性粉末;无臭。

本品在N,N-二甲基甲酰胺中易溶,在丙酮、■三氯甲烷、■[删除]二氧六环或甲醇中微溶,在乙醇中极微溶解,在水中几乎不溶;在稀氢氧化钠溶液中易溶。

熔点 本品的熔点(通则0612)为203~208℃。

【鉴别】 (1)取本品约50mg,加二氧六环5ml,置水浴中加热溶解,加0.5% 2,4-二硝基氟苯的二氧六环溶液1ml,煮沸2~3分钟,溶液显亮黄色。

(2)取本品适量,加甲醇溶解并稀释制成每1ml中约含20μg的溶液,照紫外-可见分光光度法(通则0401)测定,在226nm与274nm的波长处有最大吸收,两吸收峰的吸光度比值为2.0~2.4。

(3)本品的红外光吸收图谱应与对照的图谱(光谱集808图)一致。

(4)在含量测定项下记录的色谱图中,供试品溶液主峰的保留时间应与对照品溶液主峰的保留时间一致。

【检查】 有关物质 照高效液相色谱法(通则0512)测定。

供试品溶液 取本品约25mg,精密称定,置50ml量瓶中,加甲醇25ml使溶解,用0.1mol/L磷酸二氢钠溶液稀释至刻度,摇匀。

对照溶液 精密量取供试品溶液1ml,置100ml量瓶中,用流动相稀释至刻度,摇匀。

对照品溶液 取杂质Ⅰ对照品约12.5mg,精密称定,置50ml量瓶中,加甲醇溶解并稀释至刻度,摇匀,精密量取1ml,置100ml量瓶中,用流动相稀释至刻度,摇匀。

系统适用性溶液 取格列吡嗪对照品与杂质Ⅰ对照品适量,加甲醇溶解并稀释制成每1ml中分别含0.5mg与2.5μg的混合溶液。

色谱条件 用十八烷基硅烷键合硅胶为填充剂;以0.1mol/L磷酸二氢钠溶液(用2.0mol/L氢氧化钠溶液调节pH值至6.00±0.05)-甲醇(55:45)为流动相;检测波长为225nm;进样体积20μl。

系统适用性要求 系统适用性溶液色谱图中,理论板数按格列吡嗪峰计算不低于2000,格列吡嗪峰与杂质Ⅰ峰之间的分离度应符合要求。

测定法 精密量取供试品溶液、对照溶液与对照品溶液,分别注入液相色谱仪,记录色谱图至主成分峰保留时间的2倍。

限度 供试品溶液色谱图中如有与对照品溶液主峰保留时间一致的色谱峰,按外标法以峰面积计算,不得过0.5%;其他单个杂质峰面积不得大于对照溶液主峰面积的0.5倍(0.5%);其他各杂质峰面积的和不得大于对照溶液主峰面积(1.0%)。

干燥失重 取本品,在105℃干燥至恒重,减失重量不得过0.5%(通则0831)。

炽灼残渣 取本品1.0g,依法检查(通则0841),遗留残渣不得过0.1%。

重金属 取炽灼残渣项下遗留的残渣,依法检查(通则0821第二法),含重金属不得过百万分之二十。

【含量测定】 照高效液相色谱法(通则0512)测定。

供试品溶液 取本品约25mg,精密称定,置50ml量瓶中,加甲醇适量,振摇使溶解并稀释至刻度,摇匀,精密量取5ml,置50ml量瓶中,加甲醇20ml,用0.1mol/L磷酸二氢钠溶液稀释至刻度,摇匀。

对照品溶液 取格列吡嗪对照品约25mg,精密称定,制备方法同供试品溶液。

系统适用性溶液、色谱条件与系统适用性要求 见有关物质项下。

测定法 精密量取供试品溶液与对照品溶液,分别注入液相色谱仪,记录色谱图。按外标法以峰面积计算。

【类别】 降血糖药。

【贮藏】 遮光,密封保存。

【制剂】 (1)格列吡嗪片 (2)格列吡嗪胶囊 (3)格列吡嗪缓释胶囊

■**附:**

杂质Ⅰ

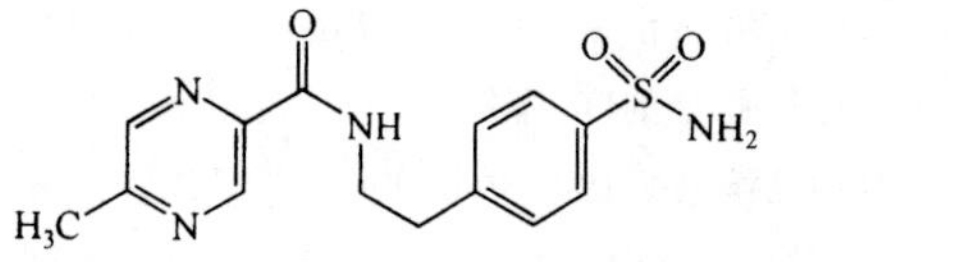

$C_{14}H_{16}N_4O_3S$ 320.37

4-[2-(5-甲基吡嗪-2-甲酰氨基)乙基]苯磺酰胺■[增订]

格 列 美 脲

Geliemeiniao

Glimepiride

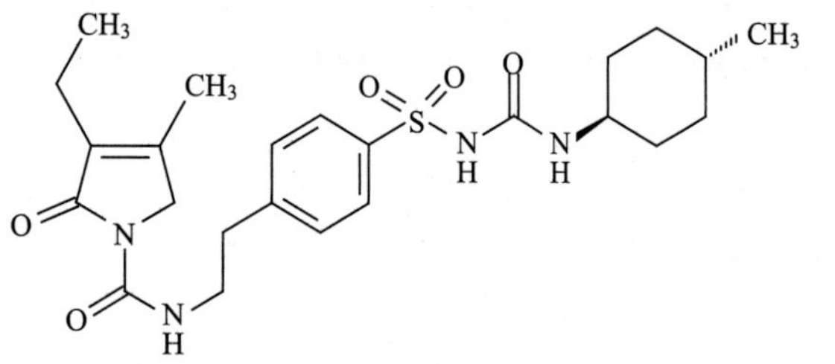

$C_{24}H_{34}N_4O_5S$ 490.62

本品为1-[[4-[2-(3-乙基-4-甲基-2-氧代-3-吡咯啉-1-甲酰氨基)乙基]苯基]磺酰基]-3-(反式-4-甲基环己基)脲。按干燥品计算,含$C_{24}H_{34}N_4O_5S$应为98.0%～102.0%。

【性状】 本品为白色或类白色粉末或结晶性粉末;无臭。

本品■在三氯甲烷中溶解,■[删除]在乙醇中极微溶解,在水或0.1mol/L盐酸溶液中几乎不溶;在0.1mol/L氢氧化钠溶液中极微溶解。

【鉴别】 (1)取本品适量,加乙醇溶解并稀释制成每1ml中约含10μg的溶液,照紫外-可见分光光度法(通则0401)测定,在228nm的波长处有最大吸收。

(2)本品的红外光吸收图谱应与对照的图谱(光谱集■1175■[修订]图)一致。

(3)取本品约0.1g与硝酸钾0.2g,混合,加热使炭化后灰化,放冷,残渣加水10ml使溶解,滤过,滤液显硫酸盐(通则0301)的鉴别反应。

【检查】 **氯化物** 取本品1.0g,加水50ml,煮沸,迅速放冷,滤过,滤液加水使成50ml,取25ml,依法检查(通则0801),与标准氯化钠溶液7.0ml制成的对照液比较,不得更浓(0.014%)。

硫酸盐 取本品0.50g,加水25ml,煮沸,迅速放冷,滤过,滤液加水使成25ml,依法检查(通则0802),与标准硫酸钾溶液2.0ml制成的对照液比较,不得更浓(0.040%)。

氰化物 取本品0.50g,依法检查(通则0806第一法),应符合规定。

有关物质 照高效液相色谱法(通则0512)测定。

供试品溶液 取本品适量,精密称定,加80%乙腈溶液溶解并稀释制成每1ml中含0.20mg的溶液。

对照溶液 精密量取供试品溶液1ml,置100ml量瓶中,用80%乙腈溶液稀释至刻度,摇匀。

杂质对照品贮备液 取杂质Ⅰ、杂质Ⅱ、杂质Ⅲ、杂质Ⅳ对照品各适量,加80%乙腈溶液溶解并稀释制成每1ml中各约含100μg的溶液。

系统适用性溶液 取格列美脲对照品约20mg,置100ml量瓶中,加杂质对照品贮备液2ml,加80%乙腈溶液溶解并稀释至刻度,摇匀。

灵敏度溶液 精密量取对照溶液1ml,置20ml量瓶中,用80%乙腈溶液稀释至刻度,摇匀。

色谱条件 用十八烷基硅烷键合硅胶为填充剂;以0.1%磷酸二氢钠溶液(用磷酸调节pH值至3.0±0.5)-乙腈(50：50)为流动相;检测波长为228nm;进样体积20μl。

系统适用性要求 系统适用性溶液色谱图中,出峰顺序依次为杂质Ⅲ、杂质Ⅱ、杂质Ⅰ、格列美脲与杂质Ⅳ,理论板数按格列美脲峰计算不低于2000,各色谱峰之间的分离度均应符合要求。灵敏度溶液色谱图中,格列美脲峰高的信噪比应不小于10。

测定法 精密量取供试品溶液与对照溶液,分别注入液相色谱仪,记录色谱图至主成分峰保留时间的3倍。

限度 供试品溶液色谱图中如有与杂质Ⅰ、杂质Ⅱ保留时间一致的色谱峰,其峰面积不得大于对照溶液主峰面积的0.1倍(0.1%);如有与杂质Ⅲ保留时间一致的色谱峰,其峰面积乘以校正因子0.77后不得大于对照溶液主峰面积的0.4倍(0.4%);如有与杂质Ⅳ保留时间一致的色谱峰,其峰面积不得大于对照溶液主峰面积的0.2倍(0.2%);其他单个杂质峰面积不得大于对照溶液主峰面积的 0.1 倍(0.1%);除杂质Ⅲ峰外,杂质峰面积的和不得大于对照溶液主峰面积的 0.5 倍(0.5%)。供试品溶液色谱图中小于灵敏度溶液色谱图中主成分峰面积的峰忽略不计(0.05%)。

顺式异构体(杂质Ⅴ) 照高效液相色谱法(通则0512)测定。

供试品溶液 取本品约 12.5mg,精密称定,置 25ml 量瓶中,加二氯甲烷 6ml,振摇使溶解,用流动相稀释至刻度,摇匀。

对照溶液 精密量取供试品溶液 1ml,置 100ml 量瓶中,用流动相稀释至刻度,摇匀。

系统适用性溶液 取杂质Ⅴ对照约 5mg,置 25ml 量瓶中,加二氯甲烷 5ml,振摇使溶解,用流动相稀释至刻度,摇匀,取 0.2ml,置 10ml 量瓶中,用供试品溶液稀释至刻度,摇匀。

色谱条件 用二羟基丙基键合硅胶为填充剂(Macherey-Nagel 100-5 OH,4.6mm×250mm■,5μm■[修订]或效能相当的色谱柱);以正庚烷-无水乙醇-冰醋酸(900∶100∶1)为流动相;检测波长为 228nm;进样体积 10μl。

系统适用性要求 系统适用性溶液色谱图中,格列美脲峰的保留时间约为 21 分钟,杂质Ⅴ峰的相对保留时间约为 0.9,杂质Ⅴ峰与格列美脲峰之间的分离度应符合要求。

测定法 精密量取供试品溶液与对照溶液,分别注入液相色谱仪,记录色谱图。

限度 供试品溶液色谱图中如有与系统适用性溶液色谱图中杂质Ⅴ保留时间一致的色谱峰,其峰面积不得大于对照溶液主峰面积的 0.5 倍(0.5%)。

干燥失重 取本品,在 105℃干燥至恒重,减失重量不得过 0.5%(通则0831)。

炽灼残渣 取本品 1.0g,依法检查(通则0841),遗留残渣不得过 0.1%。

重金属 取炽灼残渣项下遗留的残渣,依法检查(通则0821第二法),含重金属不得过百万分之十。

【含量测定】 照高效液相色谱法(通则0512)测定。

供试品溶液 取本品约 10mg,精密称定,置 50ml 量瓶中,加 80%乙腈溶液适量,超声使溶解,放冷,用 80%乙腈溶液稀释至刻度,摇匀,精密量取 5ml,置 25ml 量瓶中,用 80%乙腈溶液稀释至刻度,摇匀。

对照品溶液 取格列美脲对照品适量,精密称定,加 80%乙腈溶液溶解并定量稀释制成每 1ml 约含 40μg 的溶液。

系统适用性溶液 见有关物质项下。

色谱条件 见有关物质项下。进样体积 10μl。

系统适用性要求 除灵敏度要求外,其他见有关物质项下。

测定法 精密量取供试品溶液与对照品溶液,分别注入液相色谱仪,记录色谱图。按外标法以峰面积计算。

【类别】 降血糖药。

【贮藏】 密封,在阴凉处保存。

【制剂】 (1)格列美脲片 (2)格列美脲胶囊

附:

杂质Ⅰ

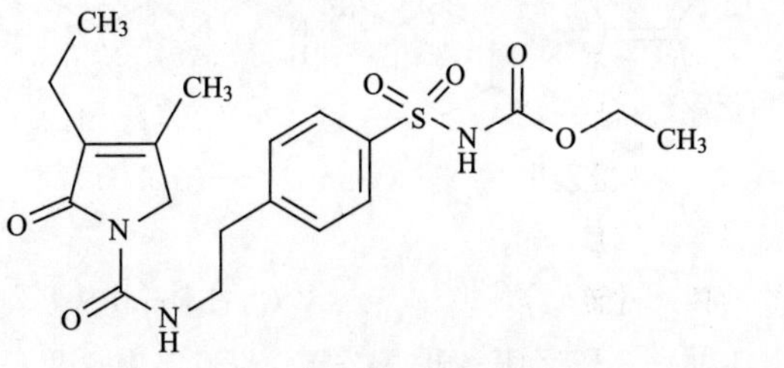

$C_{19}H_{25}N_3O_6S$ 423.48

N-[[4-[2-(3-乙基-4-甲基-2-氧代-3-吡咯啉-1-甲酰氨基)乙基]苯基]磺酰基]氨基甲酸乙酯

杂质Ⅱ

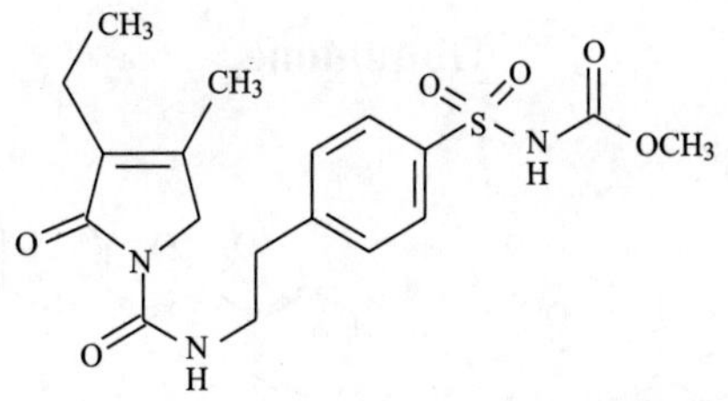

$C_{18}H_{23}N_3O_6S$ 409.46

1-[[4-[2-(3-乙基-4-甲基-2-氧代-3-吡咯啉-1-甲酰氨基)乙基]苯基]磺酰基]氨基甲酸甲酯

杂质Ⅲ

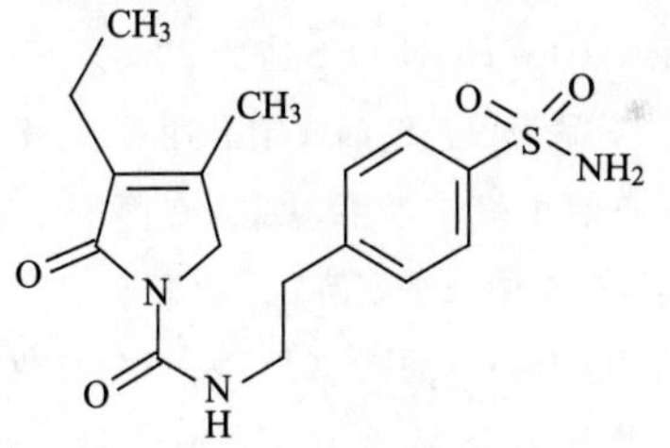

$C_{16}H_{21}N_3O_4S$ 351.42

4-[2-(3-乙基-4-甲基-2-氧代-3-吡咯啉-1-甲酰氨基)乙基]苯磺酰胺

杂质Ⅳ

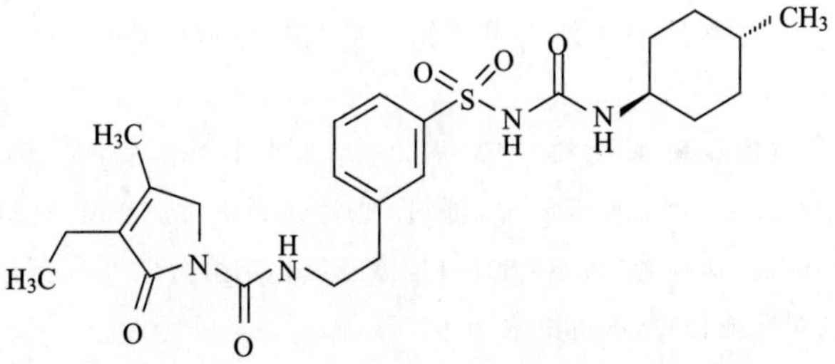

$C_{24}H_{34}N_4O_5S$ 490.62

1-[[[3-[2-(3-乙基-4-甲基-2-氧代-3-吡咯啉-1-甲酰氨基)乙基]苯基]磺酰基]-3-(反式-4-甲基环己基)脲

杂质 V

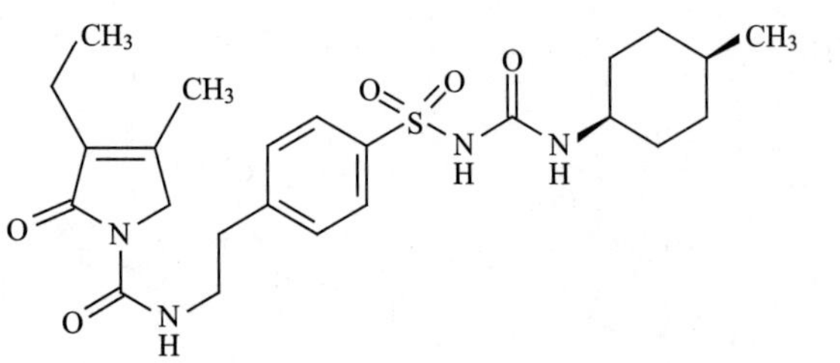

$C_{24}H_{34}N_4O_5S$　490.62

1-[[4-[2-(3-乙基-4-甲基-2-氧代-3-吡咯啉-1-甲酰氨基)乙基]苯基]磺酰基]-3-(顺式-4-甲基环己基)脲

格 列 喹 酮

Geliekuitong

Gliquidone

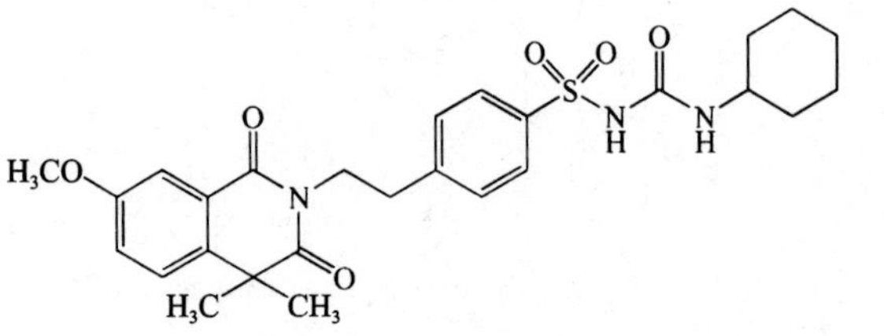

$C_{27}H_{33}N_3O_6S$　527.64

本品为 1-环己基-3-[[对-[2-(3,4-二氢-7-甲氧基-4,4-二甲基-1,3-二氧代-2(1H)-异喹啉基)乙基]苯基]磺酰基]脲。按干燥品计算,含 $C_{27}H_{33}N_3O_6S$ 应为 98.0%~102.0%。

【性状】 本品为白色结晶或结晶性粉末;无臭。

本品■在三氯甲烷中易溶,■[删除]在丙酮中略溶,在乙醇或甲醇中微溶,在水中几乎不溶。

熔点 本品的熔点(通则 0612)为 178~182℃。

【鉴别】 ■(1)取本品约 10mg,加苯肼 5 滴,加热至溶液变清,放冷,加氨试液 0.5ml、10%硫酸镍溶液 0.5ml 与三氯甲烷 1ml,剧烈振摇,静置,下层溶液应变成紫红色。■[删除]

(2)在含量测定项下记录的色谱图中,供试品溶液主峰的保留时间应与对照品溶液主峰的保留时间一致。

(3)本品的红外光吸收图谱应与对照的图谱(光谱集 1097 图)一致。

【检查】 **氯化物** 取本品 2.0g,加水 100ml,煮沸,至剩余约 50ml 时,迅速放冷,滤过,滤液加水使成 50ml,量取 25ml,依法检查(通则 0801),与标准氯化钠溶液 7.0ml 制成的对照液比较,不得更浓(0.007%)。

硫酸盐 取氯化物检查项下剩余的滤液 25ml,依法检查(通则 0802),与标准硫酸钾溶液 2.0ml 制成的对照液比较,不得更浓(0.02%)。

有关物质 照高效液相色谱法(通则 0512)测定。

供试品溶液 取本品适量,精密称定,加流动相超声使溶解并定量稀释制成每 1ml 中约含 2mg 的溶液,滤过,取续滤液。

对照溶液 精密量取供试品溶液 1ml,置 100ml 量瓶中,用流动相稀释至刻度,摇匀。

对照品溶液 取异喹啉物对照品适量,精密称定,加流动相溶解并定量稀释制成每 1ml 中约含 10μg 的溶液。

系统适用性溶液 取格列喹酮对照品与异喹啉物对照品各适量,加流动相超声使溶解并稀释制成每 1ml 中各约含 50μg 的溶液。

色谱条件 用十八烷基硅烷键合硅胶为填充剂;以磷酸二氢铵溶液(取磷酸二氢铵 1.725g,加水 300ml 溶解后,用磷酸调节 pH 值至 3.5±0.1)-乙腈(3：5)为流动相;检测波长为 310nm;进样体积 20μl。

系统适用性要求 系统适用性溶液色谱图中,理论板数按格列喹酮峰计算不低于 2000,格列喹酮峰与异喹啉物峰之间的分离度应符合要求。

测定法 精密量取供试品溶液、对照溶液与对照品溶液,分别注入液相色谱仪,记录色谱图至主成分峰保留时间的 2 倍。

限度 供试品溶液色谱图中如有与异喹啉物保留时间一致的杂质峰,按外标法以峰面积计算,含异喹啉物不得过 0.75%;其他杂质峰面积的和不得大于对照溶液主峰面积(1.0%)。

干燥失重 取本品,在 105℃干燥至恒重,减失重量不得过 0.5%(通则 0831)。

炽灼残渣 取本品 1.0g,依法检查(通则 0841),遗留残渣不得过 0.1%。

重金属 取炽灼残渣项下遗留的残渣,依法检查(通则 0821 第二法),含重金属不得过百万分之十。

【含量测定】 照高效液相色谱法(通则 0512)测定。

供试品溶液 取本品适量,精密称定,加流动相超声使溶解,放冷,用流动相定量稀释制成每 1ml 中约含 0.1mg 的溶液。

对照品溶液 取格列喹酮对照品适量,精密称定,加流动相超声使溶解,放冷,用流动相定量稀释制成每 1ml 中约含 0.1mg 的溶液。

系统适用性溶液、色谱条件与**系统适用性要求** 见有关物质项下。

测定法 精密量取供试品溶液与对照溶液,分别注入液相色谱仪,记录色谱图。按外标法以峰面积计算。

【类别】 降血糖药。

【贮藏】 密封保存。

【制剂】 格列喹酮片

附：

异喹啉物

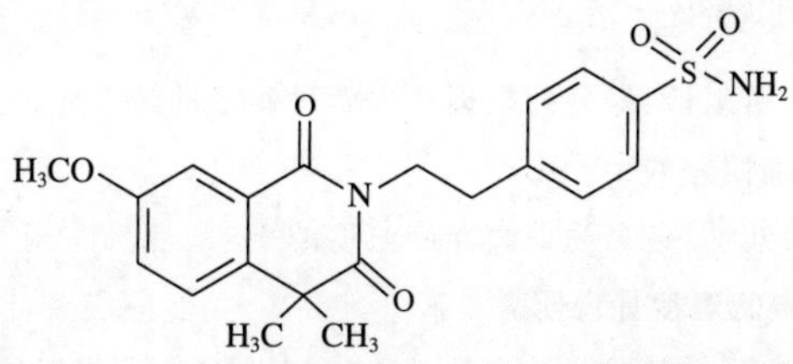

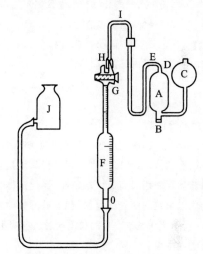

$C_{20}H_{22}N_2O_5S$　402.46

4-[2-(3,4-二氢-7-甲氧基-4,4-二甲基-1,3-二氧代-2(1H)异喹啉基)乙基]苯磺酰胺

氧

Yang

Oxygen

O_2　32.00

本品含 O_2 不得少于 99.5%(ml/ml)。

【性状】　■本品包括气态氧和液态氧；气态氧为无色气体，液态氧为低温液体，气化后为无色气体；无臭，无味。■[修订]

本品 1 容在常压 20℃时，能在乙醇 7 容或水 32 容中溶解。

【鉴别】　■取本品，照含量测定项下方法测定，氧含量应符合规定。■[修订]

【检查】　■酸碱度　取甲基红指示液与溴麝香草酚蓝指示液各 0.3ml，加水 400ml，煮沸 5 分钟，放冷，分取各 100ml，置甲、乙、丙 3 支比色管中，乙管中加盐酸滴定液(0.01mol/L) 0.20ml，丙管中加盐酸滴定液(0.01mol/L)0.40ml；再在乙管中通本品 2000ml(速度为每小时 4000ml)，乙管显出的颜色不得较丙管的红色或甲管的绿色更深。■[删除]

■一氧化碳　不得过 0.0005%(ml/ml)。

方法(1)　取本品，用一氧化碳检测管测定。

方法(2)　取本品，用红外分析仪测定。

标气 1　浓度为 99.999%(ml/ml)的高纯氧。

标气 2　氮中一氧化碳气体标准物质[一氧化碳浓度为 0.0005%(ml/ml)，氮气为平衡气]。

测定法　使用标气 1 和标气 2 校准仪器并进行灵敏度设置；取本品，通入红外分析仪，使气体以恒定流速通过仪器，直到获得恒定的读数。测定待检测气体中一氧化碳的含量。

以上方法(1)、(2)可选做一项。■[修订]

■二氧化碳　不得过 0.03%(ml/ml)。

方法(1)　取本品，用二氧化碳检测管测定。

方法(2)　取本品，用红外分析仪测定。

标气 1　浓度为 99.999%(ml/ml)的高纯氧。

标气 2　氮中二氧化碳气体标准物质[二氧化碳浓度为 0.03%(ml/ml)，氮气为平衡气]。

使用标气 1 和标气 2 校准仪器并进行灵敏度设置；取本品，通入红外分析仪，使气体以恒定流速通过仪器，直到获得恒定的读数。测定待检测气体中二氧化碳的含量。

以上方法(1)、(2)可选做一项。■[修订]

■其他气态氧化物质　取新制的碘化钾淀粉溶液(取碘化钾 0.5g，加淀粉指示液 100ml 溶解，即得)100ml，置比色管中，加醋酸 1 滴，通本品 2000ml(速度为每小时 4000ml)后，溶液应无色。■[删除]

■水分　不得过 0.0067%(ml/ml)。

方法(1)　取本品，用水蒸气检测管测定。

方法(2)　取本品，通入电解湿度计，依法测定。

以上方法(1)、(2)可选做一项。■[增订]

【含量测定】　方法(1)　仪器装置　如图：A、C 为总容量约 300ml 的吸收器，B 为适宜的塞子，D、E 及 I 为细玻璃导管，F 为刻度精密至 0.1ml，容量为 100ml 的量气管主体，G 为三通活塞，H 为气体进出口，J 为平衡瓶。临用前用橡胶管将吸收器与量气管连接，后者再与平衡瓶连接。

测定法　先将铜丝节(取直径约 0.8mm 的紫铜丝缠成直径约 4mm 的铜丝卷并剪成长约 10mm 的小节)装满于吸收器 A 中，用塞 B 塞紧，再将氨-氯化铵溶液(取氯化铵 150g，加水 200ml，随搅随小心加浓氨溶液 200ml，混匀)导入，使充满 A 并部分留于 C 中，再将饱和氯化钠溶液注入平衡瓶 J 中，提高平衡瓶，使饱和氯化钠溶液充满 F，多余溶液由 H 流出，转动 G 接通量气管与吸收器，下降平衡瓶使吸收器中的溶液全部充满导管 D、E、I 和活塞 G 的入口，立即关闭活塞，如有气体和部分氨-氯化铵溶液进入量气管时，可提高平衡瓶转动活塞，使由 H 排出。

■将供试品钢瓶预先在试验室温度下放置 6 小时以上，接上专供氧气用的减压阀，■[修订]后者出口接上橡胶管，小心微开钢瓶气阀，再开减压阀使氧气喷放 1 分钟后，调整至较弱的气流。

将橡胶管另一端连接在气体进出口 H 上，俟量气管装满本品后，关闭 G 并立即拆去气体进出口 H 上的橡胶管，静置数分钟，转动 G 接通气体进出口 H，将平衡瓶徐徐升降(为防止吸入外界空气,应注意使平衡瓶内的液面略高于量气管内的液面),使量气管内的液面恰达刻度 100ml 处。转动 G 接通量气管与吸收器,举起平衡瓶使供试品进入吸收器 A 中,当饱和氯化钠溶液流经导管 I 并充满导管 D 时,关闭 G 并将吸收器 A 小心充分振摇 5～10 分钟,俟气体被吸收近完毕时(所剩余为氮或其他不被吸收的气体),转动 G 接通量气管与吸收器,降低平衡瓶,将剩余气体由吸收器转入量气管中,当氨-氯化铵溶液充满吸收器 A 并经导管 D、E 与 I 通过活塞 G 时,关闭活塞。

约 5 分钟后,调节平衡瓶的液面使量气管内的气体压力与大气压力一致,读出量气管内的液面刻度,算出供试品的含量。

为了检查氧是否完全被吸收,应重复上述操作,自"转动 G 接通量气管与吸收器,举起平衡瓶"起,依法操作,至剩余的气体体积恒定为止(二次差不大于 0.05ml)。

■**方法(2)** 取本品,通入顺磁式氧分析仪,依法测定。

以上方法(1)、(2)可选做一项。

注:液态氧需减压至气态后再行检查或测定。■[增订]

【**类别**】 用于缺氧的预防和治疗。

■【**贮藏**】 气态氧置耐压无缝气瓶内,在 36℃ 以下保存;液态氧置低温液体储罐内保存。■[修订]

■**附:**

1.气体检测管说明

气体检测管系一种两端熔封的圆柱形透明管,内含涂有化学试剂的惰性载体,必要时还含有用于消除干扰物质的预处理层或过滤器。使用时将管两端割断,让规定体积的气体在一定时间内以恒定的流速通过检测管,被测气体立即与化学试剂反应,利用化学试剂变色的长度或者颜色变化的强度,测定气体种类或浓度。

水蒸气检测管:最小量程不大于 67ppm,RSD 不得过±20%。

一氧化碳检测管:最小量程不大于 5ppm,RSD 不得过±15%。

二氧化碳检测管:最小量程为 100ppm,RSD 不得过±15%。

2.红外分析仪说明

一氧化碳及二氧化碳在其他气体中的浓度可以使用红外分析仪测定。红外分析仪通常由发射宽带红外辐射的光源、光学装置、样品池和检测器组成。光学装置可以位于样品池之前或之后,并且其由一个或多个光学滤光器组成,宽带辐射通过该光学滤光器。在这种情况下对一氧化碳(或二氧化碳)选择光学装置。如果分析仪集成了这样的特征(一些使用电子系统而不是参考单元),则测量光束通过样品室并且还可以通过参考室。当一氧化碳(或二氧化碳)存在于样品池中时,根据比尔-朗伯定律将发生测量光束中的能量吸收,并且这将产生检测器信号的变化。将该测量信号与参考信号进行比较以产生与一氧化碳(或二氧化碳)浓度相关的输出。所产生的信号被线性化以获得一氧化碳(或二氧化碳)浓度。为了防止颗粒进入传感器引起杂散光现象,该装置需装配有合适

的过滤器。

当用于极限测试时,红外分析仪需满足以下技术规格:

— 检测限度:(一般定义为信噪比为 2)最多为最大允许浓度的 20%;

— 重复性:最多为根据 6 次测量确定的最大允许浓度的相对标准偏差的 10%;

— 线性:最多为最大允许浓度的 10%。

3.电解湿度计说明

原理 电解湿度计测量池由五氧化二磷薄膜组成,电极在 2 个卷绕的铂丝之间。待检测气体中的水蒸气被五氧化二磷吸收,被转化为磷酸,磷酸为电导体。连续施加在电极上的电压引起电解水的产生和五氧化二磷的再生。测量所产生的电流,与待检测气体中的水含量成正比。根据法拉第定律,该系统是自校准的。

测定法 取气体的样品测量,使气体在室温下稳定,连续吹扫电池,直到获得稳定的读数。测量待检测气体中的水含量,确保在用于将气体引入设备的装置中的温度是恒定的。

4.顺磁分析仪说明

原理 顺磁分析仪测定氧方法的原理是基于氧分子的高顺磁敏感性。氧气在磁场上产生强烈的相互作用,以电子方式测量,放大并转化为氧气浓度的读数。氧浓度的测量取决于压力和温度,如果分析仪不能自动补偿温度和压力的变化,则必须在使用前立即校准。氧的顺磁效应是线性的,因此仪器必须具有适当的范围,可读性为 0.1% 或更好。

检测仪器校准,建议按以下方式进行设置:

— 通过使氮气(平衡气)通过仪器直到获得恒定的读数来设置零点;

— 通过使氧气[标准气 高纯氧(99.999%)]以与氮气(平衡气)相同的流速通过仪器,直到获得恒定的读数将刻度设定为 100%。

测定法 使待检测气体以恒定流速通过仪器,直到获得恒定的读数。记录待检测气体中的氧气浓度。■[增订]

氨茶碱氯化钠注射液

Anchajian Lühuana Zhusheye

Aminophylline and Sodium Chloride Injection

本品为氨茶碱与氯化钠的灭菌水溶液。含无水茶碱($C_7H_8N_4O_2$)应为氨茶碱标示量的 74.0%～84.0%,含乙二胺($C_2H_8N_2$)应为氨茶碱标示量的 13.0%～20.0%,含氯化钠(NaCl)应为标示量的 95.0%～105.0%。

【**性状**】 本品为无色至微黄色的澄明液体。

【**鉴别**】 ■(1)取本品约 5ml,加氨-氯化铵缓冲液(pH 8.0)3ml,再加铜吡啶试液 1ml,摇匀后,加三氯甲烷 5ml,振摇,三氯甲烷层显绿色。■[删除]

（2）取本品约 5ml，加 1％硫酸铜溶液 2～3 滴，振摇，溶液显紫色；继续滴加硫酸铜溶液，渐变蓝紫色，最后成蓝色。

（3）本品显钠盐鉴别（1）与氯化物鉴别（1）的反应（通则 0301）。

【检查】 pH 值 应为 8.0～9.5（通则 0631）。

颜色 取本品，与黄色 1 号标准比色液（通则 0901 第一法）比较，不得更深。

有关物质 照高效液相色谱法（通则 0512）测定。

供试品溶液 取本品，即得。

对照溶液 精密量取供试品溶液 1ml，置 200ml 量瓶中，用流动相稀释至刻度，摇匀。

系统适用性溶液 取茶碱对照品与可可碱对照品各适量，加流动相溶解并稀释制成每 1ml 中各含 10μg 的溶液。

色谱条件 用十八烷基硅烷键合硅胶为填充剂；以醋酸盐缓冲液（取醋酸钠 1.36g，加水 100ml 使溶解，加冰醋酸 5ml，再用水稀释至 1000ml，摇匀）-乙腈（93：7）为流动相；检测波长为 271nm；进样量 20μl。

系统适用性要求 系统适用性溶液色谱图中，理论板数按茶碱峰计算不低于 5000，可可碱峰与茶碱峰之间的分离度应大于 2.0。

测定法 精密量取供试品溶液与对照溶液，分别注入液相色谱仪，记录色谱图至茶碱峰保留时间的 3 倍。

限度 供试品溶液色谱图中如有杂质峰，各杂质峰面积的和不得大于对照溶液主峰面积（0.5％）。

重金属 取本品 50ml，蒸发至约 20ml，放冷，加醋酸盐缓冲液（pH 3.5）2ml 与水适量使成 25ml，依法检查（通则 0821 第一法），含重金属不得过千万分之三。

渗透压摩尔浓度 取本品，依法测定（通则 0632），渗透压摩尔浓度应为 270～330mOsmol/kg。

细菌内毒素 取本品，依法检查（通则 1143），每 1ml 中含内毒素的量应小于 0.50 EU。

其他 应符合注射剂项下有关的各项规定（通则 0102）。

【含量测定】 无水茶碱 照紫外-可见分光光度法（通则 0401）测定。

供试品溶液 精密量取本品适量，用 0.01mol/L 氢氧化钠溶液定量稀释制成每 1ml 中约含氨茶碱 10μg 的溶液。

测定法 取供试品溶液，在 275nm 的波长处测定吸光度，按 $C_7H_8N_4O_2$ 的吸收系数（$E_{1cm}^{1\%}$）为 650 计算。

乙二胺 精密量取本品 50ml，加茜素磺酸钠指示液 8 滴，用盐酸滴定液（0.1mol/L）滴定至溶液显黄色。每 1ml 盐酸滴定液（0.1mol/L）相当于 3.005mg 的 $C_2H_8N_2$。

氯化钠 精密量取本品 10ml，加水 40ml，照电位滴定法（通则 0701），用硝酸银滴定液（0.1mol/L）滴定，所消耗的硝酸银滴定液（0.1mol/L）的毫升数减去用上法测得的无水茶碱所消耗的硝酸银滴定液（0.1mol/L）的毫升数，计算。每 1ml 硝酸银滴定液（0.1mol/L）相当于 18.02mg 的 $C_7H_8N_4O_2$；每 1ml 硝酸银滴定液（0.1mol/L）相当于 5.844mg 的 NaCl。

【类别】 同氨茶碱。

【规格】 100ml：氨茶碱［按 $C_2H_8N_2(C_7H_8N_4O_2)_2 \cdot 2H_2O$ 计］0.25g 与氯化钠 0.9g

【贮藏】 遮光，密闭保存。

氨酚待因片（Ⅰ）

Anfen Daiyin Pian（Ⅰ）

Paracetamol and Codeine Phosphate Tablets（Ⅰ）

本品每片中含对乙酰氨基酚（$C_8H_9NO_2$）应为 475～525mg；含磷酸可待因（$C_{18}H_{21}NO_3 \cdot H_3PO_4 \cdot 1\frac{1}{2}H_2O$）应为 7.56～9.24mg。

【处方】

对乙酰氨基酚	500g
磷酸可待因	8.4g
辅料	适量
制成	1000 片

【性状】 本品为白色片。

【鉴别】 （1）取本品细粉约 0.1g，加水 10ml，振摇使对乙酰氨基酚溶解，滤过，滤液加三氯化铁试液，即显蓝紫色。

（2）取本品细粉约 0.1g，加稀盐酸 5ml，置水浴上加热 30 分钟，放冷，取该溶液 0.5ml，滴加亚硝酸钠试液 5 滴，摇匀，加水 3ml 稀释后，加碱性 β-萘酚试液 2ml，振摇即显红色。

■（3）取本品细粉约 0.5g，加水 5ml，振摇使磷酸可待因溶解，滤过，滤液置分液漏斗中，滴加氨试液使成碱性，加三氯甲烷 10ml，振摇，分取三氯甲烷液，置水浴上蒸干，残渣中加含亚硒酸 2.5mg 的硫酸 0.5ml，立即显绿色，渐变为蓝色。■［删除］

（4）在含量测定项下记录的色谱图中，供试品溶液两主峰的保留时间应与对照品溶液相应两主峰的保留时间一致。

【检查】 含量均匀度 磷酸可待因 取本品 1 片，在乳钵中研细，加水分次转移至 250ml 量瓶中，照含量测定项下方法自"加水 200ml"起，依法测定磷酸可待因的含量，应符合规定（通则 0941）。

溶出度 照溶出度与释放度测定法（通则 0931 第一法）测定。

溶出条件 以水 900ml 为溶出介质，转速为每分钟 100 转，依法操作，经 30 分钟时取样。

供试品溶液 取溶出液适量，滤膜滤过，取续滤液。

对照品溶液 精密量取含量测定项下的对照品溶液 5ml，置 10ml 量瓶中，用水稀释至刻度，摇匀。

色谱条件 见含量测定项下。进样体积 20μl。

系统适用性要求 见含量测定项下。

测定法 见含量测定项下。计算每片的溶出量。

限度 标示量的 80％，应符合规定。

其他 应符合片剂项下有关的各项规定（通则 0101）。

【含量测定】 照高效液相色谱法(通则0512)测定。

供试品溶液 取本品 20 片,精密称定,研细,精密称取适量(约相当于磷酸可待因 8.4mg、对乙酰氨基酚 0.5g),置 250ml 量瓶中,加水 200ml,超声使磷酸可待因与对乙酰氨基酚溶解,放冷,用水稀释至刻度,摇匀,滤膜滤过,取续滤液。

对照品溶液 取磷酸可待因对照品与对乙酰氨基酚对照品各适量,精密称定,加水溶解并定量稀释制成每 1ml 中约含磷酸可待因 30μg 与对乙酰氨基酚 2mg 的混合溶液。

色谱条件 用十八烷基硅烷键合硅胶为填充剂;以 0.05mol/L 磷酸二氢钾溶液-甲醇-四氢呋喃(800∶100∶37.5)(用磷酸调节 pH 值至 4.0)为流动相;检测波长为 280nm;进样体积 10μl。

系统适用性要求 理论板数按磷酸可待因峰计不低于 2500,磷酸可待因峰与对乙酰氨基酚峰之间的分离度应符合要求。

测定法 精密量取供试品溶液与对照品溶液,分别注入液相色谱仪,记录色谱图。按外标法以峰面积计算。在计算磷酸可待因含量时,将结果乘以 1.068。

【类别】 镇痛药。

【贮藏】 遮光,密封保存。

氨酚待因片(Ⅱ)

Anfen Daiyin Pian(Ⅱ)

Paracetamol and Codeine Phosphate Tablets(Ⅱ)

本品每片中含对乙酰氨基酚($C_8H_9NO_2$)应为 270～330mg;含磷酸可待因($C_{18}H_{21}NO_3 \cdot H_3PO_4 \cdot 1\frac{1}{2}H_2O$)应为 13.5～16.5mg。

【处方】

对乙酰氨基酚	300g
磷酸可待因	15g
辅料	适量
制成	1000 片

【性状】 本品为白色片。

【鉴别】 (1)取本品细粉约 0.1g,加水 10ml,振摇使对乙酰氨基酚溶解,滤过,滤液加三氯化铁试液,即显紫色。

■(2)取本品细粉约 0.5g,加水 5ml,振摇使磷酸可待因溶解,滤过,滤液置分液漏斗中,滴加氨试液使成碱性,加三氯甲烷 10ml,振摇,分取三氯甲烷液,置水浴上蒸干,残渣中加含亚硒酸 2.5mg 的硫酸 0.5ml,立即显绿色,渐变为蓝色。■[删除]

(3)照薄层色谱法(通则0502)试验。

供试品溶液 取本品细粉约 0.2g,置具塞锥形瓶中,加甲醇 25ml,振摇使对乙酰氨基酚与磷酸可待因溶解,滤过,取续滤液。

对照品溶液 取对乙酰氨基酚对照品与磷酸可待因对照品各适量,加甲醇溶解并稀释制成每 1ml 中约含对乙酰氨基酚 6mg 与磷酸可待因 0.3mg 的混合溶液。

色谱条件 采用硅胶 GF$_{254}$ 薄层板,以乙酸乙酯-甲醇-浓氨溶液(85∶10∶5)为展开剂。

测定法 吸取供试品溶液与对照品溶液各 5μl,分别点于同一薄层板上,展开,晾干,先置紫外光灯(254nm)下检视,再喷以稀碘化铋钾试液显色。

结果判定 紫外光灯(254nm)下检视时,供试品溶液所显两种成分主斑点的位置应与对照品溶液的主斑点相同。显色后,供试品溶液应显一个与对照品溶液中磷酸可待因位置和颜色相同的斑点。

(4)在含量测定项下记录的色谱图中,供试品溶液两主峰的保留时间应与对照品溶液相应两主峰的保留时间一致。

以上(3)、(4)两项可选做一项。

【检查】 **含量均匀度** 磷酸可待因 取本品 1 片,置乳钵中,加水研磨溶解,用水分次洗入 50ml 量瓶中,超声 10 分钟,用水稀释至刻度,摇匀,经滤膜(孔径不得大于 0.45μm)滤过,精密量取续滤液 5ml,置 25ml 量瓶中,用流动相稀释至刻度,摇匀,作为供试品溶液;另取磷酸可待因对照品约 15mg,精密称定,置 50ml 量瓶中,加水溶解并稀释至刻度,摇匀,精密量取 5ml,置 25ml 量瓶中,用流动相稀释至刻度,摇匀,作为对照品溶液。照含量测定项下的方法测定含量,应符合规定(通则0941)。

溶出度 照溶出度与释放度测定法(通则0931 第一法)测定。

溶出条件 以水 900ml 为溶出介质,转速为每分钟 100 转,依法操作,经 30 分钟时取样。

供试品溶液 取溶出液适量,滤膜滤过,取续滤液。

对照品溶液 精密量取含量测定项下对照品溶液 5ml,置 10ml 量瓶中,用水稀释至刻度,摇匀。

色谱条件 见含量测定项下。进样体积 20μl。

系统适用性要求 见含量测定项下。

测定法 见含量测定项下,计算每片的溶出量。

限度 标示量的 80%,应符合规定。

其他 应符合片剂项下有关的各项规定(通则0101)。

【含量测定】 照高效液相色谱法(通则0512)测定。

供试品溶液 取本品 20 片,精密称定,研细,精密称取适量(约相当于磷酸可待因 15mg、对乙酰氨基酚 0.3g),置 250ml 量瓶中,加水 200ml,超声使磷酸可待因与对乙酰氨基酚溶解,放冷,用水稀释至刻度,摇匀,滤膜滤过,取续滤液。

对照品溶液 取磷酸可待因对照品与对乙酰氨基酚对照品各适量,精密称定,加水溶解并定量稀释制成每 1ml 中约含磷酸可待因 60μg 与对乙酰氨基酚 1.2mg 的混合溶液。

色谱条件 用十八烷基硅烷键合硅胶为填充剂;以 0.05mol/L 磷酸二氢钾溶液-甲醇-四氢呋喃(800∶100∶37.5)(用磷酸调节 pH 值至 4.0)为流动相;检测波长为 280nm;进样

体积 $10\mu l$。

系统适用性要求 理论板数按磷酸可待因峰计算不低于 2500，对乙酰氨基酚峰与磷酸可待因峰之间的分离度应符合要求。

测定法 精密量取供试品溶液与对照品溶液，分别注入液相色谱仪，记录色谱图。按外标法以峰面积计算。在计算磷酸可待因含量时，将结果乘以 1.068。

【类别】 镇痛药。

【贮藏】 遮光，密封保存。

特 非 那 定

Tefeinading

Terfenadine

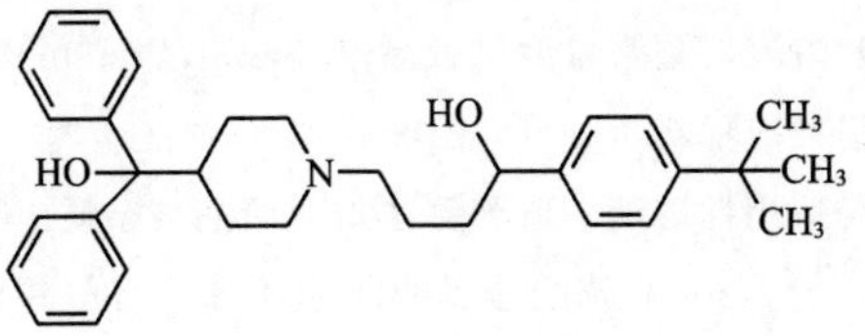

$C_{32}H_{41}NO_2$　471.68

本品为 α-(4-叔丁基苯基)-4-(羟基二苯甲基)-1-哌啶丁醇，按干燥品计算，含 $C_{32}H_{41}NO_2$ 不得少于 98.5%。

【性状】 本品为白色结晶性粉末；无臭。

本品■在三氯甲烷中易溶，■[删除]在丙酮中溶解，在甲醇或乙醇中略溶，在水中几乎不溶。

熔点 本品的熔点（通则 0612）为 147～151℃。

【鉴别】 （1）取本品约 60mg，加枸橼酸的饱和醋酐溶液（临用新制）2～3 滴，在水浴上加热 2～3 分钟，即显红色。

■（2）取本品 30mg，加硫的二硫化碳溶液（2→100）2 滴，加热，即发生硫化氢臭，能使湿润的醋酸铅试纸显黑色。■[删除]

（3）本品的红外光吸收图谱应与对照的图谱（光谱集 244 图）一致。

【检查】 **有关物质** 照薄层色谱法（通则 0502）试验。

供试品溶液 取本品适量，加甲醇溶解并稀释制成每 1ml 中含 10mg 的溶液。

对照溶液 精密量取供试品溶液适量，用甲醇定量稀释制成每 1ml 含 $50\mu g$ 的溶液。

色谱条件 采用硅胶 G 薄层板，以甲醇-三氯甲烷（8：1）为展开剂。

测定法 吸取供试品溶液与对照溶液各 $5\mu l$，分别点于同一薄层板上，展开，晾干，在碘蒸气中显色。

限度 供试品溶液如显杂质斑点，与对照溶液的主斑点比较，不得更深。

干燥失重 取本品，在 105℃ 干燥至恒重，减失重量不得过 0.5%（通则 0831）。

炽灼残渣 取本品 1.0g，依法检查（通则 0841），遗留残渣不得过 0.2%。

重金属 取炽灼残渣项下遗留的残渣，依法检查（通则 0821 第二法），含重金属不得过百万分之二十。

【含量测定】 取本品约 0.3g，精密称定，加醋酐 20ml，微温使溶解，放冷，加结晶紫指示液 1 滴，用高氯酸滴定液（0.1mol/L）滴定至溶液显蓝色，并将滴定的结果用空白试验校正。每 1ml 的高氯酸滴定液（0.1mol/L）相当于 47.17mg 的 $C_{32}H_{41}NO_2$。

【类别】 抗组胺药。

【贮藏】 遮光，密封保存。

【制剂】 特非那定片

特非那定片

Tefeinading Pian

Terfenadine Tablets

本品含特非那定（$C_{32}H_{41}NO_2$）应为标示量的 90.0%～110.0%。

【性状】 本品为白色片。

【鉴别】 （1）取本品细粉适量（约相当于特非那定 60mg），照特非那定鉴别项下的（1）■ 和（2）■[删除]项试验，显相同的反应。

（2）在含量测定项下记录的色谱图中，供试品溶液主峰的保留时间应与对照品溶液主峰的保留时间一致。

【检查】 **溶出度** 照溶出度与释放度测定法（通则 0931 第二法）测定。

溶出条件 以盐酸溶液（9→1000）900ml 为溶出介质，转速为每分钟 50 转，依法操作，经 45 分钟时取样。

供试品溶液 取溶出液适量，滤过，取续滤液。

对照品溶液 取特非那定对照品适量，精密称定，加冰醋酸适量（不多于 5ml），超声使特非那定溶解，用盐酸溶液（9→1000）定量稀释制成每 1ml 中约含 $65\mu g$ 的溶液。

色谱条件与系统适用性要求 见含量测定项下。

测定法 见含量测定项下。计算每片的溶出量。

限度 标示量的 70%，应符合规定。

其他 应符合片剂项下有关的各项规定（通则 0101）。

【含量测定】 照高效液相色谱法（通则 0512）测定。

供试品溶液 取本品 20 片，精密称定，研细，精密称取细粉适量（约相当于特非那定 60mg），置 100ml 量瓶中，加流动相约 80ml，超声使特非那定溶解，放冷，用流动相稀释至刻度，摇匀，滤过，取续滤液。

对照品溶液 取特非那定对照品适量，精密称定，加流动相适量，超声使溶解，并定量稀释制成每 1ml 中约含 0.6mg 的溶液。

色谱条件 用十八烷基硅烷键合硅胶为填充剂;以磷酸缓冲液(取磷酸 3.5ml,加水 450ml,混匀,加三乙胺 11ml,混匀,用三乙胺或磷酸调节 pH 值至 7.0,用水稀释至 500ml,混匀)-甲醇(20∶80)为流动相;检测波长为 235nm;进样体积 20μl。

系统适用性要求 理论板数按特非那定峰计算不低于 1500。

测定法 精密量取供试品溶液与对照品溶液,分别注入液相色谱仪,记录色谱图,按外标法以峰面积计算。

【类别】 同特非那定。

【规格】 60mg

【贮藏】 遮光,密封保存。

胸 腺 法 新

Xiongxianfaxin

Thymalfasin

N-Acetyl-Ser-Asp-Ala-Ala-Val-Asp-Thr-Ser-Ser-Glu-Ile-
Thr-Thr-Lys-Asp-Leu-Lys-Glu-Lys-Lys-Glu-Val-Val-
Glu-Glu-Ala-Glu-Asn-OH

$C_{129}H_{215}N_{33}O_{55}$　3108.28

本品为化学合成的由二十八个氨基酸组成的多肽。为 N-乙酰基-L-丝氨酰-L-α-天冬氨酰-L-丙氨酰-L-丙氨酰-L-缬氨酰-L-α-天冬氨酰-L-苏氨酰-L-丝氨酰-L-丝氨酰-L-α-谷氨酰-L-异亮氨酰-L-苏氨酰-L-苏氨酰-L-赖氨酰-L-α-天冬氨酰-L-亮氨酰-L-赖氨酰-L-α-谷氨酰-L-赖氨酰-L-赖氨酰-L-α-谷氨酰-L-缬氨酰-L-缬氨酰-L-α-谷氨酰-L-α-谷氨酰-L-丙氨酰-L-α-谷氨酰-L-天冬酰胺。按无水、无醋酸物计算,含胸腺法新($C_{129}H_{215}N_{33}O_{55}$)应为 95.0%~105.0%。

【性状】 本品为白色或类白色粉末或疏松块状物。

本品在三氟醋酸中溶解,在水中微溶,在乙腈和乙醚中不溶。

比旋度 取本品,精密称定,加 0.02mol/L 磷酸盐缓冲液(pH 7.0)(取磷酸二氢钾 2.72g,加 0.1mol/L 氢氧化钠溶液 116.4ml 溶解,用水稀释至 1000ml)溶解并定量稀释制成每 1ml 中约含 5mg 的溶液,依法测定(通则 0621),以无水、无醋酸物计算,比旋度为-100.0°至-110.0°。

【鉴别】 (1)取本品约 2mg,加水 1ml 溶解后,加碱性酒石酸铜试液 1ml,即显蓝紫色。

(2)在含量测定项下记录的色谱图中,供试品溶液主峰的保留时间应与对照品溶液主峰的保留时间一致。

【检查】 **氨基酸比值** 取本品适量,加盐酸溶液(1→2),于 110℃水解 24 小时后,照适宜的氨基酸分析方法测定。以门冬氨酸、谷氨酸、丙氨酸、亮氨酸、异亮氨酸、赖氨酸的摩尔数总和除以 19 作为 1,计算各氨基酸的相对比值,应符合以下规定:门冬氨酸 3.4~4.6,谷氨酸 5.4~6.6,丝氨酸 2.4~

3.6,苏氨酸 2.4~3.6,丙氨酸 2.7~3.3,缬氨酸 2.4~3.6,亮氨酸 0.8~1.2,异亮氨酸 0.8~1.2,赖氨酸 3.4~4.6。

溶液的澄清度与颜色 取本品适量,加 0.02mol/L 磷酸盐缓冲液(pH 7.0)(取磷酸二氢钾 2.72g,加 0.1mol/L 氢氧化钠溶液 116.4ml 溶解,用水稀释至 1000ml)溶解并稀释制成每 1ml 中含 1.6mg 的溶液,依法检查(通则 0901 第一法和通则 0902 第一法),溶液应澄清无色。如显浑浊,与 1 号浊度标准液比较,不得更浓。

醋酸 取本品适量,精密称定,加稀释液[0.02mol/L 磷酸盐缓冲液(pH 7.0)-甲醇(95∶5)]溶解并定量稀释制成每 1ml 中含 2.0mg 的溶液,作为供试品溶液。照合成多肽中的醋酸测定法(通则 0872)测定,含醋酸不得过 5.0%。

有关物质 照高效液相色谱法(通则 0512)测定。

供试品溶液 取本品适量,加 0.02mol/L 磷酸盐缓冲液(pH 7.0)溶解并稀释制成每 1ml 中含胸腺法新 0.5mg 的溶液。

对照溶液 精密量取供试品溶液 2ml,置 100ml 量瓶中,用上述缓冲液稀释至刻度,摇匀。

系统适用性溶液 取胸腺法新对照品与杂质 I 对照品各适量,加 0.02mol/L 磷酸盐缓冲液(pH 7.0)溶解并稀释制成每 1ml 中含胸腺法新 0.5mg 与杂质 I 50μg 的混合溶液。

色谱条件 用十八烷基硅烷键合硅胶为填充剂;以硫酸铵缓冲液(取硫酸铵 26.4g,磷酸 25ml 加水溶解并稀释至 2000ml)-乙腈(90∶10)为流动相 A,以硫酸铵缓冲液-乙腈(50∶50)为流动相 B;按下表进行梯度洗脱;柱温为 50℃;检测波长为 210nm;进样体积 20μl。

时间(分钟)	流动相 A(%)	流动相 B(%)
0	88	12
45	82	18
50	50	50
51	88	12
60	88	12

系统适用性要求 调节洗脱梯度表 45 分钟处的流动相 B 的比例使胸腺法新的保留时间约为 30 分钟。系统适用性溶液色谱图中,理论板数按胸腺法新峰计算不低于 2000,杂质 I 峰与胸腺法新峰之间的分离度应大于 1.2。

测定法 精密量取供试品溶液与对照溶液,分别注入液相色谱仪,记录色谱图。

限度 供试品溶液色谱图中如有杂质峰,除溶剂峰和醋酸峰外,单个杂质峰面积不得大于对照溶液主峰面积(2.0%),各杂质峰面积的和不得大于对照溶液主峰面积的 2 倍(4.0%),小于对照溶液主峰面积 0.05 倍的峰忽略不计。

水分 取本品,照水分测定法(通则 0832 第一法)测定,含水分不得过 5.0%。

【含量测定】 照高效液相色谱法(通则 0512)测定。

供试品溶液 取本品适量,精密称定,加 0.02mol/L 磷酸盐缓冲液(pH 7.0)溶解并定量稀释制成每 1ml 中含胸腺法新 0.5mg 的溶液。

对照品溶液 取■胸腺法新■[订正]对照品适量,精密称定,加 0.02mol/L 磷酸盐缓冲液(pH 7.0)溶解并定量稀释制成每 1ml 中约含 0.5mg 的溶液。

系统适用性溶液、色谱条件与系统适用性要求 见有关物质项下。

测定法 精密量取供试品溶液与对照品溶液,分别注入液相色谱仪,记录色谱图。按外标法以峰面积计算。

【类别】 免疫调节药。

【贮藏】 遮光,密封,2~8℃保存。

【制剂】 注射用胸腺法新

附:

杂质 I

N-Acetyl-D-Ser-Asp-Ala-Ala-Val-Asp-Thr-Ser-Ser-Glu-Ile-Thr-Thr-Lys-Asp-Leu-Lys-Glu-Lys-Lys-Glu-Val-Val-Glu-Glu-Ala-Glu-Asn-OH

$$C_{129}H_{215}N_{33}O_{55} \quad 3108.28$$

[D-Ser^1]-胸腺法新

精蛋白锌胰岛素注射液

Jingdanbaixin Yidaosu Zhusheye

Protamine Zinc Insulin Injection

本品为含有鱼精蛋白与氯化锌的胰岛素的无菌混悬液,其效价应为标示量的 90.0%~110.0%。

本品每 100 单位中含有鱼精蛋白 1.0~1.5mg 与锌 0.2~0.25mg;每 100ml 中可加甘油 1.4~1.8g,苯酚 0.25g。

【性状】 本品为白色或类白色的混悬液;振摇后应能均匀分散。

【鉴别】 取本品,照胰岛素项下的鉴别(1)项试验,显相同的结果。

【检查】 **pH 值** 应为 6.9~7.3(通则 0631)。

相关蛋白质 照高效液相色谱法(通则 0512)测定。

供试品溶液 取本品,每 1ml 中加 9.6mol/L 盐酸溶液 3μl,混匀,待混悬液澄清。

色谱条件 见胰岛素相关蛋白质项下。进样体积适量(约相当于胰岛素 2 单位)。

系统适用性溶液、系统适用性要求与测定法 见胰岛素相关蛋白质项下。

限度 扣除苯酚和鱼精蛋白峰,按峰面积归一化法计算,A$_{21}$ 脱氨胰岛素峰不得大于 5.0%;其他相关蛋白质峰的总和不得大于 6.0%。

高分子蛋白质 照分子排阻色谱法(通则 0514)测定。

供试品溶液 取本品适量,每 1ml 中加 9.6mol/L 盐酸溶液 3μl,混匀,待混悬液澄清。

系统适用性溶液、色谱条件、系统适用性要求与测定法 见胰岛素高分子蛋白质项下。

限度 扣除保留时间大于胰岛素主峰的其他峰,按峰面积归一化法计算,保留时间小于胰岛素峰的所有峰面积之和不得大于 3.0%。

锌 照原子吸收分光光度法(通则 0406 第一法)测定。

供试品溶液 精密量取本品适量,用 0.01mol/L 盐酸溶液定量稀释制成每 1ml 中含 0.4 单位的溶液。

对照品溶液与测定法 见胰岛素锌项下。

限度 每 100 单位中的含锌量■应为 0.20~0.25mg■[订正]。

上清液中的胰岛素 照高效液相色谱法(通则 0512)测定。

供试品溶液 取本品适量,1500g 离心 10 分钟,取上清液。

对照品溶液 取胰岛素对照品适量,精密称定,加 0.01mol/L 盐酸溶液溶解并定量稀释制成每 1ml 中约含 1 单位的溶液。

系统适用性溶液、色谱条件与系统适用性要求 见含量测定项下。

测定法 精密量取供试品溶液与对照品溶液,分别注入液相色谱仪,记录色谱图。

限度 按外标法以胰岛素峰面积与 A$_{21}$ 脱氨胰岛素峰面积之和计算,上清液中含胰岛素不得过 2.5%。

苯酚 照高效液相色谱法(通则 0512)测定。

供试品溶液 精密量取本品适量,用 0.01mol/L 盐酸溶液定量稀释制成每 1ml 中约含苯酚 0.25mg 的溶液。

对照品溶液 取苯酚(纯度≥99.5%)适量,精密称定,加 0.01mol/L 盐酸溶液溶解并定量稀释制成每 1ml 中约含苯酚 0.25mg 的溶液。

系统适用性溶液 取胰岛素对照品适量,加对照品溶液溶解并稀释制成每 1ml 中约含胰岛素 1mg 的溶液。

色谱条件 见含量测定项下。检测波长为 270nm。

系统适用性要求 系统适用性溶液色谱图中,苯酚峰与胰岛素主峰间的分离度应符合要求。

测定法 精密量取供试品溶液与对照品溶液,分别注入液相色谱仪,记录色谱图。

限度 按外标法以峰面积计算,每 1ml 中含苯酚的量应为 2.2~2.8mg。

无菌 取本品,加 1% 无菌抗坏血酸水溶液适量,振摇使溶液澄清后,经薄膜过滤法处理,用 pH 7.0 无菌氯化钠-蛋白胨缓冲液冲洗(每膜不少于 100ml),以金黄色葡萄球菌为阳性对照菌,依法检查(通则 1101),应符合规定。

细菌内毒素 取本品,依法检查(通则 1143),每 1 单位胰岛素中含内毒素的量应小于 0.80EU。

其他 应符合注射剂项下有关的各项规定(通则 0102)。

【含量测定】 照高效液相色谱法(通则 0512)测定。临用新制,或 2~4℃保存,48 小时内使用。

供试品溶液 取本品,每 1ml 中加 9.6mol/L 盐酸溶液

3～4μl使溶液完全澄清,精密量取适量,用0.01mol/L盐酸溶液定量稀释制成每1ml中含胰岛素40单位的溶液。

对照品溶液、系统适用性溶液、色谱条件、系统适用性要求与测定法 见胰岛素含量测定项下。

【类别】 同胰岛素。

【规格】 (1)10ml：400单位 (2)10ml：800单位

【贮藏】 密闭,在冷处保存,避免冰冻。

精蛋白锌胰岛素注射液(30R)

Jingdanbaixin Yidaosu Zhusheye(30R)

Isophane Protamine Insulin Injection(30R)

本品系由胰岛素制成的溶液与鱼精蛋白和胰岛素制成的混悬液按一定比例混合而成的无菌混悬液。总胰岛素效价应为标示量的90.0%～110.0%,其中可溶性胰岛素的效价应为总胰岛素含量的25.0%～35.0%。

本品可加入适量的苯酚作为抑菌剂。

【性状】 本品为白色或类白色的混悬液,振荡后应能均匀分散。在显微镜下观察,晶体呈棒状,且绝大多数晶体不得小于1μm,不得大于60μm,无聚合体存在。

【鉴别】 (1)取本品,每1ml中加9.6mol/L盐酸溶液3μl使其完全澄清,照胰岛素项下的鉴别(1)项试验,显相同的结果。

(2)在苯酚检查项下记录的色谱图中,供试品溶液中苯酚峰的保留时间应与对照品溶液中苯酚峰的保留时间一致。

【检查】 **pH值** 应为6.9～7.8(通则0631)。

相关蛋白质 照高效液相色谱法(通则0512)测定。

供试品溶液 取本品,每1ml中加9.6mol/L盐酸溶液3μl,混匀。

色谱条件 见胰岛素相关蛋白质项下。进样体积适量(约相当于胰岛素2单位)。

系统适用性溶液、系统适用性要求与测定法 见胰岛素相关蛋白质项下。

限度 除去苯酚峰及鱼精蛋白峰,按峰面积归一化法计算,A_{21}脱氨胰岛素不得过5.0%,其他杂质峰面积之和不得过6.0%。

高分子蛋白质 照分子排阻色谱法(通则0514)测定。

供试品溶液 取本品,每1ml中加9.6mol/L盐酸溶液3μl,混匀。

系统适用性溶液、色谱条件、系统适用性要求与测定法 见胰岛素高分子蛋白质项下。

限度 除去保留时间大于胰岛素主峰的其他峰面积,按面积归一化法计算,保留时间小于胰岛素峰的所有峰面积之和不得过3.0%。

锌 照原子吸收分光光度法(通则0406第一法)测定。

供试品溶液 取本品适量,每1ml中加9.6mol/L盐酸溶液3μl使其完全澄清,精密量取适量,用0.01mol/L盐酸溶液定量稀释制成每1ml中约含锌0.4～0.8μg的溶液。

对照品溶液与测定法 见胰岛素锌项下。

限度 每100单位中的含锌量■应为10～40μg■[订正]。

苯酚 照高效液相色谱法(通则0512)测定。

供试品溶液 取本品,按每1ml中加9.6mol/L盐酸溶液3μl使其完全澄清,精密量取适量,用0.01mol/L盐酸溶液定量稀释制成含苯酚适宜浓度的溶液。

对照品溶液 取苯酚适量,精密称定,加0.01mol/L盐酸溶液溶解并定量稀释制成适宜浓度的溶液。

系统适用性溶液 取胰岛素对照品适量,加对照品溶液溶解并稀释制成每1ml中约含胰岛素1mg的溶液。

色谱条件 见含量测定项下。检测波长为270nm。

系统适用性要求 系统适用性溶液色谱图中,苯酚峰与胰岛素峰之间的分离度应符合要求。

测定法 精密量取供试品溶液与对照品溶液,分别注入液相色谱仪,记录色谱图。

限度 按外标法以峰面积计算,含苯酚应为标示量的80%～110%。

无菌 取本品,加1%无菌抗坏血酸溶液100ml振摇使溶液澄清后,经薄膜过滤法处理,依法检查(通则1101),应符合规定。

细菌内毒素 取本品,依法检查(通则1143),每100单位胰岛素中含内毒素的量应小于80EU。

其他 应符合注射剂项下有关的各项规定(通则0102)。

【含量测定】 照高效液相色谱法(通则0512)测定。临用新制,或2～4℃保存,48小时内使用。

可溶性胰岛素供试品溶液 精密量取本品与0.1mol/L三羟甲基氨基甲烷-盐酸缓冲液(pH 8.2,25℃±1℃)适量,等体积混合,振摇,25℃±1℃放置1小时,用0.2μm滤膜滤过,取滤液,按每1ml加9.6mol/L盐酸溶液3μl使其酸化。

总胰岛素供试品溶液 精密量取本品适量,按每1ml加9.6mol/L盐酸溶液3μl,使其完全澄清,精密量取适量,用0.01mol/L盐酸溶液定量稀释制成与可溶性胰岛素供试品溶液中的胰岛素浓度相当的溶液。

对照品溶液 取胰岛素对照品适量,精密称定,加0.01mol/L盐酸溶液溶解并定量稀释制成与可溶性胰岛素供试品溶液中的胰岛素浓度相当的溶液。

系统适用性溶液、色谱条件与系统适用性要求 见胰岛素含量测定项下。

测定法 精密量取可溶性胰岛素供试品溶液、总胰岛素供试品溶液与对照品溶液,分别注入液相色谱仪,记录色谱图。按外标法以胰岛素峰面积与A_{21}脱氨胰岛素峰面积之和计算可溶性胰岛素与总胰岛素的量。

【类别】 同胰岛素。

【规格】 (1)3ml：300单位 (2)10ml：400单位

【贮藏】 密闭,在冷处保存,避免冰冻。

烟　酸

Yansuan

Nicotinic Acid

C$_6$H$_5$NO$_2$　123.11

本品为吡啶-3-羧酸。按干燥品计算，含 C$_6$H$_5$NO$_2$ 应不少于 99.0%。

【性状】　本品为白色结晶或结晶性粉末，无臭或有微臭。

本品在沸水或沸乙醇中溶解，在水中略溶，在乙醇中微溶，在乙醚中几乎不溶；在碳酸钠试液或氢氧化钠试液中易溶。

吸收系数　取本品，精密称定，加 0.1mol/L 氢氧化钠溶液溶解并定量稀释制成每 1ml 中约含 20μg 的溶液，照紫外-可见分光光度法（通则 0401），在 263nm 的波长处测定吸光度，吸收系数（$E_{1cm}^{1\%}$）为 248～264。

【鉴别】　■(1)取本品约 4mg，加 2,4-二硝基氯苯 8mg，研匀，置试管中，缓缓加热熔化后，再加热数秒钟，放冷，加乙醇制氢氧化钾试液 3ml，即显紫红色。■[删除]

(2)取本品约 50mg，加水 20ml 溶解后，滴加 0.4% 氢氧化钠溶液至遇石蕊试纸显中性反应，加硫酸铜试液 3ml，即缓缓析出淡蓝色沉淀。

(3)取本品，加水溶解并稀释制成每 1ml 中约含 20μg 的溶液，照紫外-可见分光光度法（通则 0401）测定，在 262nm 的波长处有最大吸收，在 237nm 的波长处有最小吸收；237nm 波长处的吸光度与 262nm 波长处的吸光度的比值应为 0.35～0.39。

(4)本品的红外光吸收图谱应与对照的图谱（光谱集 422 图）一致。

【检查】　溶液的颜色　取本品 1.0g，加氢氧化钠试液 10ml 溶解后，如显色，与同体积的对照液（取比色用氯化钴液 1.5ml、比色用重铬酸钾液 17ml 与比色用硫酸铜液 1.5ml，用水稀释至 1000ml）比较，不得更深。

氯化物　取本品 0.25g，依法检查（通则 0801），与标准氯化钠溶液 5.0ml 制成的对照液比较，不得更浓（0.02%）。

硫酸盐　取本品 0.50g，依法检查（通则 0802），与标准硫酸钾溶液 1.0ml 制成的对照液比较，不得更浓（0.02%）。

干燥失重　取本品，置五氧化二磷干燥器中，减压干燥至恒重，减失重量不得过 0.5%（通则 0831）。

炽灼残渣　不得过 0.1%（通则 0841）。

重金属　取本品 1.0g，加稀盐酸 1.5ml 与水使成 25ml，缓缓加温使完全溶解，放冷，依法检查（通则 0821 第一法），含重金属不得过百万分之二十。

【含量测定】　取本品约 0.3g，精密称定，加新沸过的冷水 50ml 溶解后，加酚酞指示液 3 滴，用氢氧化钠滴定液（0.1mol/L）滴定。每 1ml 氢氧化钠滴定液（0.1mol/L）相当于 12.31mg 的 C$_6$H$_5$NO$_2$。

【类别】　维生素类药。

【贮藏】　密封保存。

【制剂】　(1)烟酸片　(2)烟酸注射液

烟酸注射液

Yansuan Zhusheye

Nicotinic Acid Injection

本品含烟酸（C$_6$H$_5$NO$_2$）应为标示量的 95.0%～105.0%。

【性状】　本品为无色澄明液体。

【鉴别】　■(1)取本品适量（约相当于烟酸 4mg），加 2,4-二硝基氯苯 8mg，缓缓加热数分钟，放冷，加乙醇制氢氧化钾试液即显紫红色。■[删除]

(2)取含量测定项下的供试品溶液，照紫外-可见分光光度法（通则 0401）测定，在 263nm 的波长处有最大吸收。

(3)照薄层色谱法（通则 0502）试验。

供试品溶液　取本品适量，用乙醇稀释制成每 1ml 中约含烟酸 1mg 的溶液。

对照品溶液　取烟酸对照品适量，加 0.03% 氢氧化钠乙醇溶液溶解并稀释制成每 1ml 中约含 1mg 的溶液。

色谱条件　采用硅胶 GF$_{254}$ 薄层板，以三氯甲烷-乙醇-水（48∶45∶8）为展开剂。

测定法　吸取供试品溶液与对照品溶液各 5μl，分别点于同一薄层板上，展开，取出，晾干，置紫外光灯（254nm）下检视。

结果判定　供试品溶液所显主斑点的位置和颜色应与对照品溶液的主斑点相同。

【检查】　pH 值　应为 4.0～6.0（通则 0631）。

细菌内毒素　取本品，依法检查（通则 1143），每 1mg 烟酸中含内毒素的量应小于 0.60EU。

其他　应符合注射剂项下有关的各项规定（通则 0102）。

【含量测定】　照紫外-可见分光光度法（通则 0401）测定。

供试品溶液　精密量取本品适量（相当于烟酸 50mg），用 0.1mol/L 氢氧化钠溶液定量稀释制成每 1ml 含烟酸 25μg 的溶液，摇匀。

测定法　取供试品溶液，在 263nm 的波长处测定吸光度，按 C$_6$H$_5$NO$_2$ 的吸收系数（$E_{1cm}^{1\%}$）为 256 计算。

【类别】　同烟酸。

【规格】　(1)2ml∶20mg　(2)2ml∶100mg　(3)5ml∶50mg

【贮藏】　遮光，密闭保存。

酒石酸布托啡诺

Jiushisuan Butuofeinuo

Butorphanol Tartrate

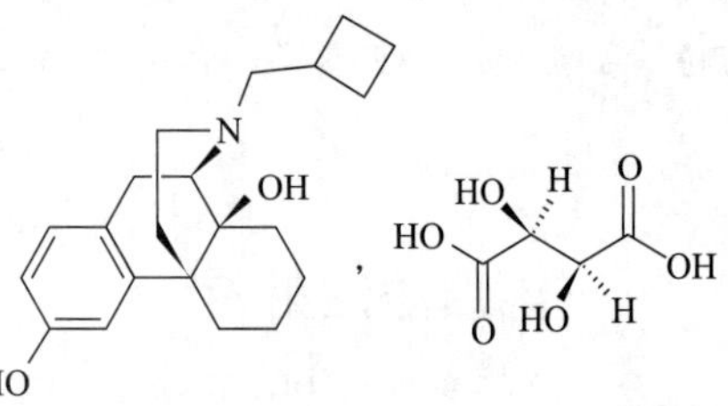

$C_{21}H_{29}NO_2 \cdot C_4H_6O_6$ 477.55

本品为（−）-17-环丁基甲基-3,14-二羟基吗啡喃D-（−）-酒石酸盐。按无水、无溶剂物计算，含$C_{21}H_{29}NO_2 \cdot C_4H_6O_6$应为98.0%～102.0%。

【性状】 本品为白色或类白色结晶性粉末；无臭。

本品在甲醇中略溶，在水或乙醚中微溶■，在三氯甲烷中不溶■[删除]；在0.1mol/L盐酸溶液中溶解。

比旋度 取本品，精密称定，加甲醇溶解并定量稀释制成每1ml中约含4mg的溶液，依法测定（通则0621），比旋度为−60°至−66°。

【鉴别】 (1)取本品约10mg，加甲醇2ml溶解后，加氨制硝酸银试液数滴，置水浴中加热，试管内壁形成银镜。

■(2)取本品约5mg，加入吡啶15ml及醋酐5ml，溶液显翠绿色，最后变成棕黑色。■[删除]

(3)本品的红外光吸收图谱应与酒石酸布托啡诺对照品的图谱一致（通则0402）。

【检查】 溶液的澄清度与颜色 取本品40mg，加水20ml溶解后，溶液应澄清无色；如显浑浊，与2号浊度标准液（通则0902第一法）比较，不得更浓。

有关物质 照高效液相色谱法（通则0512）测定。

供试品溶液 取本品约25mg，置25ml量瓶中，加0.5mol/L硫酸溶液1ml，振摇使溶解，用水稀释至刻度，摇匀。

对照溶液 精密量取供试品溶液1ml，置100ml量瓶中，用水稀释至刻度，摇匀。

色谱条件 用苯基键合硅胶为填充剂，以0.05mol/L乙酸铵溶液（用冰醋酸调节pH值至4.1）-乙腈（70∶30）为流动相；检测波长为280nm；进样体积20μl。

系统适用性要求 对照溶液色谱图中，理论板数按布托啡诺峰计算不低于2000。

测定法 精密量取供试品溶液与对照溶液，分别注入液相色谱仪，记录色谱图至主成分峰保留时间的2倍。

限度 供试品溶液色谱图中如有杂质峰，各杂质峰面积的和不得大于对照溶液主峰面积（1.0%）。

右旋异构体 照高效液相色谱法（通则0512）测定。

供试品溶液与对照溶液 见有关物质项下。

系统适用性溶液 取酒石酸布托啡诺与右旋异构体的混合对照品约25mg，置25ml量瓶中，加0.5mol/L硫酸溶液1ml，振摇使溶解，用水稀释至刻度，摇匀。

色谱条件 用环糊精为填充剂（Astec Cyclobond Ⅱ，4.6mm×250mm，5μm或效能相当的色谱柱）；以0.05mol/L乙酸铵溶液（用冰醋酸调节pH值至4.1）-乙腈（85∶15）为流动相；检测波长为280nm；进样体积20μl。

系统适用性要求 系统适用性溶液色谱图中，布托啡诺峰与右旋异构体峰之间的分离度应符合要求，理论板数按布托啡诺峰计算不低于2000。

测定法 精密量取供试品溶液与对照溶液，分别注入液相色谱仪，记录色谱图。

限度 供试品溶液色谱图中如有右旋异构体峰，其峰面积不得大于对照溶液主峰面积（1.0%）。

残留溶剂 照残留溶剂测定法（通则0861第二法）测定。

供试品溶液 取本品约1.0g，精密称定，置10ml量瓶中，加入二甲基亚砜2ml，再加0.2mol/L硫酸溶液使溶解并稀释至刻度，摇匀，精密量取2ml，置顶空瓶中，密封。

对照品溶液 取苯、甲苯、二甲苯、三氯甲烷、二氯甲烷与甲醇各适量，精密称定，用二甲基亚砜定量稀释制成每1ml中分别约含苯0.2μg、甲苯89μg、二甲苯0.217mg、三氯甲烷6μg、二氯甲烷60μg与甲醇0.3mg的混合溶液，精密量取2ml，置顶空瓶中，密封。

色谱条件 以100%二甲基聚硅氧烷（或极性相近）为固定液的毛细管柱为色谱柱；起始温度为40℃，维持5分钟，以每分钟8℃的速率升温至180℃，维持5分钟；进样口温度为200℃，检测器温度为250℃；顶空瓶平衡温度为80℃，平衡时间为30分钟。

系统适用性要求 对照品溶液色谱图中，各成分峰之间的分离度均应符合要求。

测定法 取供试品溶液与对照品溶液分别顶空进样，记录色谱图。

限度 按外标法以峰面积计算，苯、甲苯、二甲苯、三氯甲烷、二氯甲烷与甲醇的残留量均应符合规定。

水分 取本品，照水分测定法（通则0832第一法1)测定，含水分不得过2.0%。

炽灼残渣 取本品1.0g，依法检查（通则0841），遗留残渣不得过0.1%。

重金属 取炽灼残渣项下遗留的残渣，依法检查（通则0821第二法），含重金属不得过百万分之十。

【含量测定】 取本品约0.3g，精密称定，加冰醋酸40ml使溶解，加结晶紫指示剂1滴，用高氯酸滴定液（0.1mol/L）滴定至溶液显蓝色，并将滴定结果用空白试验校正，即得。每1ml高氯酸滴定液（0.1mol/L）相当于47.76mg的$C_{21}H_{29}NO_2 \cdot C_4H_6O_6$。

【类别】 镇痛药。

【贮藏】 遮光,密封保存。

【制剂】 酒石酸布托啡诺注射液

附:

右旋异构体

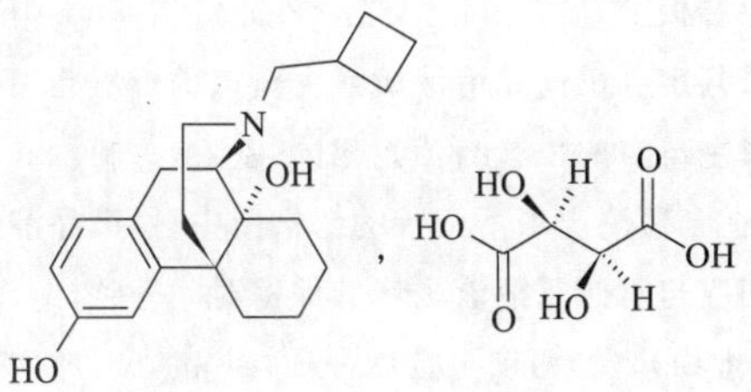

$$C_{21}H_{29}NO_2 \cdot C_4H_6O_6 \quad 477.55$$

(＋)-17-环丁基甲基-3,14-二羟基吗啡喃 D-(－)-酒石酸盐

消旋山莨菪碱片

Xiaoxuan Shanlangdangjian Pian

Raceanisodamine Tablets

本品含消旋山莨菪碱（$C_{17}H_{23}NO_4$）应为标示量的90.0%～110.0%。

【性状】 本品为白色或类白色片或薄膜衣片,除去包衣后显白色或类白色。

【鉴别】 ■(1)取本品细粉适量（约相当于消旋山莨菪碱10mg）,加乙醇 5ml,搅拌,滤过,取滤液置水浴上蒸干,残渣加发烟硝酸 5 滴,置水浴上蒸干,加乙醇制氢氧化钾试液 3滴,即显紫堇色。■[删除]

(2)在含量测定项下记录的色谱图中,供试品溶液顺、反异构体两主峰的保留时间应与对照品溶液相应两主峰的保留时间一致。

【检查】 含量均匀度 取本品 1 片,置 25ml(5mg 规格)或 50ml(10mg 规格)量瓶中,加 0.01mol/L 盐酸溶液适量,充分振摇,使消旋山莨菪碱溶解,用 0.01mol/L 盐酸溶液稀释至刻度,摇匀,滤过,取续滤液作为供试品溶液,照含量测定项下的方法测定含量,应符合规定(通则 0941)。

溶出度 照溶出度与释放度测定法(通则 0931 第三法)测定。

溶出条件 以 0.01mol/L 盐酸溶液 100ml(5mg 规格)或200ml(10mg 规格)为溶出介质,转速为每分钟 50 转,依法操作,经 45 分钟时取样。

供试品溶液 取溶出液 10ml,滤过,取续滤液。

对照品溶液 取消旋山莨菪碱对照品,精密称定,加溶出介质溶解并定量稀释制成每 1ml 约含 50μg 的溶液。

色谱条件与系统适用性要求 见含量测定项下。

测定法 见含量测定项下。计算每片的溶出量。

限度 标示量的 70%,应符合规定。

其他 应符合片剂项下有关的各项规定(通则 0101)。

【含量测定】 照高效液相色谱法(通则 0512)测定。

供试品溶液 取本品 20 片,精密称定,研细,精密称取适量（约相当于消旋山莨菪碱 10mg）,置 50ml 量瓶中,加 0.01mol/L 盐酸溶液适量,振摇使消旋山莨菪碱溶解,用 0.01mol/L 盐酸溶液稀释至刻度,摇匀,滤过,取续滤液。

对照品溶液 取消旋山莨菪碱对照品,精密称定,加 0.01mol/L 盐酸溶液溶解并定量稀释制成每 1ml 含 0.2mg 的溶液。

色谱条件 用十八烷基硅烷键合硅胶为填充剂;以 0.01mol/L 磷酸二氢钾溶液(含 0.15% 三乙胺溶液,用磷酸调节 pH 值 6.5)-甲醇（70：30）为流动相;检测波长为220nm;进样体积 20μl。

系统适用性要求 理论板数按山莨菪碱峰计算不低于2000,消旋山莨菪碱顺、反式异构体两色谱峰之间的分离度应符合要求。

测定法 精密量取供试品溶液与对照品溶液,分别注入液相色谱仪,记录色谱图。按外标法以消旋山莨菪碱顺、反式异构体峰面积的和计算。

【类别】 同消旋山莨菪碱。

【规格】 (1)5mg (2)10mg

【贮藏】 密封保存。

盐酸消旋山莨菪碱注射液

Yansuan Xiaoxuan Shanlangdangjian Zhusheye

Raceanisodamine Hydrochloride Injection

本品为消旋山莨菪碱加盐酸适量,并加氯化钠适量使成等渗的灭菌水溶液。含盐酸消旋山莨菪碱（$C_{17}H_{23}NO_4 \cdot$ HCl）应为标示量的 90.0%～110.0%。

【性状】 本品为无色的澄明液体。

【鉴别】 ■在含量测定项下记录的色谱图中,供试品溶液顺、反异构体两主峰的保留时间应与对照品溶液相应两主峰的保留时间一致。■[修订]

【检查】 pH值 应为 3.5～5.5(通则 0631)。

有关物质 照高效液相色谱法(通则 0512)测定。

供试品溶液 取本品适量,用 0.01mol/L 盐酸溶液稀释制成每 1ml 中约含盐酸消旋山莨菪碱 1.5mg 的溶液。

对照溶液 精密量取供试品溶液与对照品溶液各 1ml,置100ml 量瓶中,用 0.01mol/L 盐酸溶液稀释至刻度,摇匀。

对照品溶液、色谱条件、系统适用性要求与测定法 见消旋山莨菪碱有关物质项下。

限度 供试品溶液色谱图中如有杂质峰,单个杂质峰面积(杂质Ⅰ峰乘以校正因子 0.44 计)不得大于对照溶液中消旋山莨菪碱顺、反式异构体两峰面积之和的 1.5 倍

(1.5%),各杂质峰面积的和(杂质Ⅰ峰应乘以校正因子0.44计)不得大于对照溶液中消旋山莨菪碱顺、反式异构体两峰面积之和的2.5倍(2.5%)。

细菌内毒素 取本品,依法检查(通则1143),每1mg盐酸消旋山莨菪碱中含内毒素的量应小于0.40EU。

其他 应符合注射剂项下有关的各项规定(通则0102)。

【含量测定】 照高效液相色谱法(通则0512)测定。

供试品溶液 精密量取本品适量(约相当于盐酸消旋山莨菪碱10mg),置50ml量瓶中,用0.01mol/L盐酸溶液稀释至刻度,摇匀。

对照品溶液 取消旋山莨菪碱对照品适量,精密称定,加0.01mol/L盐酸溶液溶解并定量稀释制成每1ml含0.2mg的溶液。

色谱条件 见有关物质项下。

系统适用性要求 理论板数按山莨菪碱峰计算不低于2000。消旋山莨菪碱顺、反式异构体两色谱峰之间的分离度应符合要求。

测定法 精密量取供试品溶液与对照品溶液,分别注入液相色谱仪,记录色谱图。按外标法以顺、反式异构体峰面积之和计算,并将结果乘以1.1195。

【类别】 同消旋山莨菪碱。

【规格】 (1)1ml:2mg (2)1ml:5mg (3)1ml:10mg (4)1ml:20mg (5)2ml:10mg

【贮藏】 密闭保存。

诺 氟 沙 星

Nuofushaxing

Norfloxacin

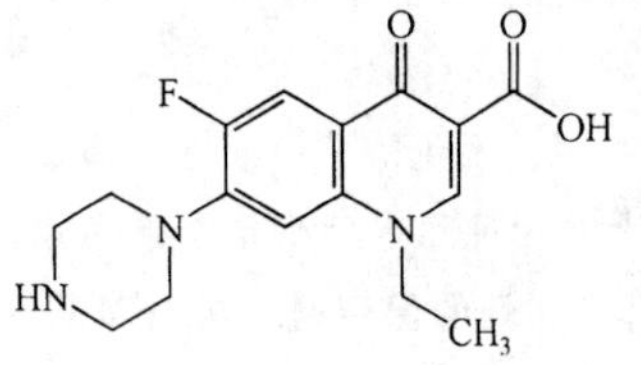

$C_{16}H_{18}FN_3O_3$ 319.24

本品为1-乙基-6-氟-1,4-二氢-4-氧代-7-(1-哌嗪基)-3-喹啉羧酸。按干燥品计算,含$C_{16}H_{18}FN_3O_3$应为98.5%～102.0%。

【性状】 本品为类白色至淡黄色结晶性粉末;无臭;有引湿性。

本品在N,N-二甲基甲酰胺中略溶,在水或乙醇中极微溶解;在醋酸、盐酸或氢氧化钠溶液中易溶。

熔点 本品的熔点为218～224℃(通则0612)。

【鉴别】 ■(1)照薄层色谱法(通则0502)试验。

供试品溶液 取本品适量,加三氯甲烷-甲醇(1:1)制成每1ml含2.5mg的溶液。

对照品溶液 取诺氟沙星对照品适量,加三氯甲烷-甲醇(1:1)制成每1ml含2.5mg的溶液。

色谱条件 采用硅胶G薄层板,以三氯甲烷-甲醇-浓氨溶液(15:10:3)为展开剂。

测定法 吸取供试品溶液与对照品溶液各10μl,分别点于同一薄层板上,展开,晾干,置紫外光灯(365nm)下检视。

结果判定 供试品溶液所显主斑点的位置与荧光应与对照品溶液主斑点的位置与荧光相同。■[删除]

(2)在含量测定项下记录的色谱图中,供试品溶液主峰的保留时间应与对照品溶液主峰的保留时间一致。

■以上(1)、(2)两项可选做一项。■[删除]

【检查】 溶液的澄清度 取本品5份,各0.50g,分别加氢氧化钠试液10ml溶解后,溶液应澄清;如显浑浊,与2号浊度标准液(通则0902第一法)比较,均不得更浓。

有关物质 照高效液相色谱法(通则0512)测定。

供试品溶液 取本品适量,精密称定,加0.1mol/L盐酸溶液适量(每12.5mg诺氟沙星加0.1mol/L盐酸溶液1ml)使溶解,用流动相A定量稀释制成每1ml中约含0.15mg的溶液。

对照溶液 精密量取供试品溶液适量,用流动相A定量稀释制成每1ml中含0.75μg的溶液。

杂质A对照品溶液 取杂质A对照品约15mg,精密称定,置200ml量瓶中,加乙腈溶解并稀释至刻度,摇匀,精密量取适量,用流动相A定量稀释制成每1ml中约含0.3μg的溶液。

系统适用性溶液 称取诺氟沙星对照品、环丙沙星对照品和依诺沙星对照品各适量,加0.1mol/L盐酸溶液适量使溶解,用流动相A稀释制成每1ml中含诺氟沙星0.15mg、环丙沙星和依诺沙星各3μg的混合溶液。

色谱条件 用十八烷基硅烷键合硅胶为填充剂;以0.025mol/L磷酸溶液(用三乙胺调节pH值至3.0±0.1)-乙腈(87:13)为流动相A,乙腈为流动相B,按下表进行线性梯度洗脱;检测波长为278nm和262nm;进样体积20μl。

时间(分钟)	流动相A(%)	流动相B(%)
0	100	0
10	100	0
20	50	50
30	50	50
32	100	0
42	100	0

系统适用性要求 系统适用性溶液色谱图(278nm)中,诺氟沙星峰的保留时间约为9分钟。诺氟沙星峰与环丙沙星峰和诺氟沙星峰与依诺沙星峰间的分离度均应大于2.0。

测定法 精密量取供试品溶液、对照溶液与杂质A对照品溶液,分别注入液相色谱仪,记录色谱图。

限度 供试品溶液色谱图中如有杂质峰,杂质A

(262nm)按外标法以峰面积计算,不得过 0.2%。其他单个杂质(278nm)峰面积不得大于对照溶液主峰面积(0.5%);其他各杂质峰面积的和(278nm)不得大于对照溶液主峰面积的2倍(1.0%);小于对照溶液主峰面积 0.1 倍的峰忽略不计。

干燥失重 取本品,在 105℃干燥至恒重,减失重量不得过 1.0%(通则 0831)。

炽灼残渣 取本品 1.0g,置铂坩埚中,依法检查(通则 0841),遗留残渣不得过 0.1%。

重金属 取炽灼残渣项下遗留的残渣,依法检查(通则 0821 第二法),含重金属不得过百万分之十五。

【含量测定】 照高效液相色谱法(通则 0512)测定。

供试品溶液 取本品约 25mg,精密称定,置 100ml 量瓶中,加 0.1mol/L 盐酸溶液 2ml 使溶解后,用水稀释至刻度,摇匀,精密量取 5ml,置 50ml 量瓶中,用流动相稀释至刻度,摇匀。

对照品溶液 取诺氟沙星对照品约 25mg,精密称定,置 100ml 量瓶中,加 0.1mol/L 盐酸溶液 2ml 使溶解后,用水稀释至刻度,摇匀,精密量取 5ml,置 50ml 量瓶中,用流动相稀释至刻度,摇匀。

系统适用性溶液 称取诺氟沙星对照品、环丙沙星对照品和依诺沙星对照品各适量,加 0.1mol/L 盐酸溶液适量使溶解,用流动相稀释制成每 1ml 中含诺氟沙星 25μg、环丙沙星和依诺沙星各 5μg 的混合溶液。

色谱条件 用十八烷基硅烷键合硅胶为填充剂;以 0.025mol/L 磷酸溶液(用三乙胺调节 pH 值至 3.0±0.1)-乙腈(87:13)为流动相;检测波长为 278nm;进样体积 20μl。

系统适用性要求 系统适用性溶液色谱图中,诺氟沙星峰的保留时间约为 9 分钟。诺氟沙星峰与环丙沙星峰和诺氟沙星峰与依诺沙星峰间的分离度均应大于 2.0。

测定法 精密量取供试品溶液与对照品溶液,分别注入液相色谱仪,记录色谱图。按外标法以峰面积计算。

【类别】 喹诺酮类抗菌药。

【贮藏】 遮光,密封,在干燥处保存。

【制剂】 (1)诺氟沙星片 (2)诺氟沙星软膏 (3)诺氟沙星乳膏 (4)诺氟沙星胶囊 (5)诺氟沙星滴眼液

附:

杂质 A

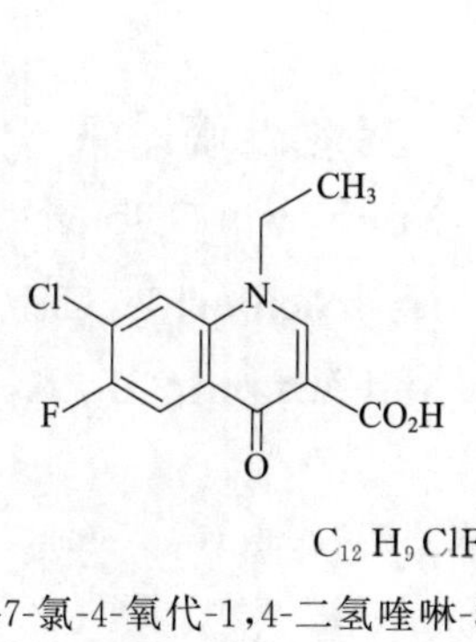

$C_{12}H_9ClFNO_3$ 269.66

1-乙基-6-氟-7-氯-4-氧代-1,4-二氢喹啉-3-羧酸

杂质 B

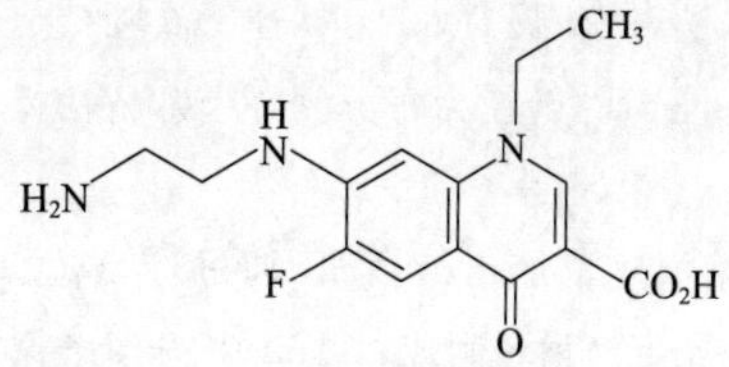

$C_{14}H_{16}FN_3O_3$ 293.30

1-乙基-6-氟-7-[(2-氨乙基)氨基]-4-氧代-1,4-二氢喹啉-3-羧酸

诺氟沙星片

Nuofushaxing Pian

Norfloxacin Tablets

本品含诺氟沙星($C_{16}H_{18}FN_3O_3$)应为标示量的90.0%~110.0%。

【性状】 本品为薄膜衣片,除去包衣后显类白色至淡黄色。

【鉴别】 ■(1)取本品的细粉适量,加三氯甲烷-甲醇(1:1)溶解并定量稀释制成每 1ml 中约含诺氟沙星 2.5mg 的溶液,滤过,取续滤液作为供试品溶液。照诺氟沙星项下的鉴别(1)试验,显相同的结果。■[删除]

(2)在含量测定项下记录的色谱图中,供试品溶液主峰的保留时间应与对照品溶液主峰的保留时间一致。

■以上(1)、(2)两项可选做一项。■[删除]

【检查】 有关物质 照高效液相色谱法(通则 0512)测定。

供试品溶液 取本品的细粉适量,精密称定,加 0.1mol/L 盐酸溶液适量(每 12.5mg 诺氟沙星加 0.1mol/L 盐酸溶液 1ml)使溶解,用流动相 A 定量稀释制成每 1ml 中约含诺氟沙星 0.15mg 的溶液,滤过,取续滤液。

对照溶液 精密量取供试品溶液适量,用流动相 A 定量稀释制成每 1ml 中约含诺氟沙星 0.75μg 的溶液。

杂质 A 对照品溶液、系统适用性溶液、色谱条件、系统适用性要求与测定法 见诺氟沙星有关物质项下。

限度 供试品溶液色谱图中如有杂质峰,杂质 A(262nm)按外标法以峰面积计算,不得过标示量的 0.2%。其他单个杂质(278nm)峰面积不得大于对照溶液主峰面积(0.5%);其他各杂质峰面积的和(278nm)不得大于对照溶液主峰面积的 2 倍(1.0%);小于对照溶液主峰面积 0.1 倍的峰忽略不计。

溶出度 照溶出度与释放度测定法(通则 0931 第二法)测定。

溶出条件　以醋酸盐缓冲液（取冰醋酸 2.86ml 与 50％氢氧化钠溶液 1ml,加水 900ml,振摇,用冰醋酸或 50％氢氧化钠溶液调节 pH 值至 4.0,加水至 1000ml）1000ml 为溶出介质,转速为每分钟 50 转,依法操作,经 30 分钟时取样。

供试品溶液　取溶出液适量,滤过,精密量取续滤液适量,用溶出介质定量稀释制成每 1ml 中约含诺氟沙星 5μg 的溶液。

对照品溶液　取诺氟沙星对照品适量,精密称定,加溶出介质溶解并定量稀释制成每 1ml 中含 5μg 的溶液。

测定法　取供试品溶液与对照品溶液,照紫外-可见分光光度法（通则 0401）,在 277nm 的波长处分别测定吸光度,计算每片的溶出量。

限度　标示量的 80％,应符合规定。

【含量测定】　照高效液相色谱法（通则 0512）测定。

供试品溶液　取本品的细粉适量（约相当于诺氟沙星 125mg）,精密称定,置 500ml 量瓶中,加 0.1mol/L 盐酸溶液 10ml 使溶解后,用水稀释至刻度,摇匀,精密量取续滤液 5ml,置 50ml 量瓶中,用流动相稀释至刻度,摇匀。

对照品溶液、系统适用性溶液、色谱条件、系统适用性要求与测定法　见诺氟沙星含量测定项下。

【类别】　同诺氟沙星。

【规格】　0.1g

【贮藏】　遮光,密封保存。

诺氟沙星胶囊

Nuofushaxing Jiaonang

Norfloxacin Capsules

本品含诺氟沙星（$C_{16}H_{18}FN_3O_3$）应为标示量的90.0％～110.0％。

【性状】　本品内容物为白色至淡黄色颗粒或粉末。

【鉴别】　■(1)取本品内容物,加三氯甲烷-甲醇（1:1）制成每 1ml 中约含诺氟沙星 2.5mg 的溶液,滤过,取续滤液作为供试品溶液,照诺氟沙星项下的鉴别(1)试验,显相同的结果。■[删除]

(2)在含量测定项下记录的色谱图中,供试品溶液主峰的保留时间应与对照品溶液主峰的保留时间一致。

　■以上(1)、(2)两项可选做一项。■[删除]

【检查】　有关物质　照高效液相色谱法（通则 0512）测定。

供试品溶液　取本品的内容物适量,精密称定,加 0.1mol/L 盐酸溶液适量（每 12.5mg 诺氟沙星加 0.1mol/L 盐酸溶液 1ml）使溶解,用流动相 A 定量稀释制成每 1ml 中约含诺氟沙星 0.15mg 的溶液,滤过,取续滤液。

对照溶液　精密量取供试品溶液适量,用流动相 A 定量稀释制成每 1ml 中约含诺氟沙星 0.75μg 的溶液。

杂质 A 对照品溶液、系统适用性溶液、色谱条件、系统适用性要求与测定法　见诺氟沙星有关物质项下。

限度　供试品溶液色谱图中如有杂质峰,杂质 A（262nm）按外标法以峰面积计算,不得过标示量的 0.2％。其他单个杂质（278nm）峰面积不得大于对照溶液主峰面积（0.5％）;其他各杂质峰面积的和（278nm）不得大于对照溶液主峰面积的 2 倍（1.0％）;小于对照溶液主峰面积 0.1 倍的峰忽略不计。

溶出度　照溶出度与释放度测定法（通则 0931 第二法）测定。

溶出条件　以醋酸盐缓冲液（取冰醋酸 2.86ml 与 50％氢氧化钠溶液 1ml,加水 900ml,振摇,用冰醋酸或 50％氢氧化钠溶液调节 pH 值至 4.0,加水至 1000ml）1000ml 为溶出介质,转速为每分钟 50 转,依法操作,经 30 分钟时取样。

供试品溶液　取溶出液适量,滤过,精密量取续滤液适量,用溶出介质定量稀释制成每 1ml 中约含诺氟沙星 5μg 的溶液。

对照品溶液　取诺氟沙星对照品适量,精密称定,加溶出介质溶解并定量稀释制成每 1ml 中约含 5μg 的溶液。

测定法　取供试品溶液与对照品溶液,照紫外-可见分光光度法（通则 0401）,在 277nm 的波长处分别测定吸光度,计算每粒的溶出量。

限度　标示量的 75％,应符合规定。

其他　应符合胶囊剂项下有关的各项规定（通则 0103）。

【含量测定】　照高效液相色谱法（通则 0512）测定。

供试品溶液　取本品的细粉适量（约相当于诺氟沙星 125mg）,精密称定,置 500ml 量瓶中,加 0.1mol/L 盐酸溶液 10ml 使溶解后,用水稀释至刻度,摇匀,精密量取续滤液 5ml,置 50ml 量瓶中,用流动相稀释至刻度,摇匀。

对照品溶液、系统适用性溶液、色谱条件、系统适用性要求与测定法　见诺氟沙星含量测定项下。

【类别】　同诺氟沙星。

【规格】　0.1g

【贮藏】　遮光,密封保存。

萘敏维滴眼液

Naiminwei Diyanye

Naphazoline Hydrochloride, Chlorphenamine Maleate and Vitamin B$_{12}$ Eye Drops

本品含盐酸萘甲唑啉（$C_{14}H_{14}N_2 \cdot HCl$）、马来酸氯苯那敏（$C_{16}H_{19}ClN_2 \cdot C_4H_4O_4$）与维生素 B$_{12}$（$C_{63}H_{88}CoN_{14}O_{14}P$）

均应为标示量的 90.0%～110.0%。

【处方】

盐酸萘甲唑啉	0.02g
马来酸氯苯那敏	0.2g
维生素 B$_{12}$	0.1g
辅料	适量
注射用水	适量
制成	1000ml

【性状】 本品为粉红色的澄明液体,具有特殊的气味。

【鉴别】 ■(1)照薄层色谱法(通则 0502)试验。

供试品溶液 取本品 5ml,加氢氧化钠试液 3ml 与乙醚 3ml,振摇,静置,分取乙醚层,挥发除去乙醚,残渣加三氯甲烷 0.5ml 溶解。

对照品溶液(1) 取盐酸萘甲唑啉对照品,加水溶解并稀释制成每 1ml 中约含 20μg 的溶液,量取 5ml,加氢氧化钠试液 3ml 与乙醚 3ml,振摇,静置,分取乙醚层,挥发除去乙醚,残渣加三氯甲烷 0.5ml 溶解。

对照品溶液(2) 取马来酸氯苯那敏对照品,加水溶解并稀释制成每 1ml 中约含 0.2mg 的溶液,量取 5ml,加氢氧化钠试液 3ml 与乙醚 3ml,振摇,静置,分取乙醚层,挥发除去乙醚,残渣加三氯甲烷 0.5ml 溶解。

色谱条件 采用硅胶 G 薄层板,以三氯甲烷-甲醇-丙酮-浓氨溶液(73∶15∶10∶2)为展开剂。

测定法 吸取上述三种溶液各 10μl,分别点于同一薄层板上,展开,晾干,喷以稀碘化铋钾试液使显色。

结果判定 供试品溶液所显两种成分主斑点的位置和颜色应分别与对照品溶液(1)与对照品溶液(2)的主斑点相同。■[删除]

(2)在盐酸萘甲唑啉与马来酸氯苯那敏含量测定项下记录的色谱图中,供试品溶液两主峰的保留时间应分别与对照品溶液中相应两个主峰的保留时间一致。

(3)取维生素 B$_{12}$ 含量测定项下的供试品溶液,照紫外-可见分光光度法(通则 0401)测定,在 550nm 与 361nm 的波长处有最大吸收,550nm 波长处的吸光度与 361nm 波长处的吸光度的比值应为 0.29～0.32。

■以上(1)、(2)两项可选做一项。■[删除]

【检查】 pH 值 应为 4.5～6.0(通则 0631)。

渗透压摩尔浓度 照渗透压摩尔浓度测定法(通则 0632)测定,渗透压摩尔浓度比应为 0.9～1.1。

其他 应符合眼用制剂项下有关的各项规定(通则 0105)。

【含量测定】 盐酸萘甲唑啉与马来酸氯苯那敏 照高效液相色谱法(通则 0512)测定。

供试品溶液 精密量取本品 5ml,置 10ml 量瓶中,用流动相稀释至刻度,摇匀。

对照品溶液(1) 取盐酸萘甲唑啉对照品,精密称定,加水溶解并定量稀释制成每 1ml 中约含 20μg 的溶液,精密量取 5ml,置 10ml 量瓶中,用流动相稀释至刻度,摇匀。

对照品溶液(2) 取马来酸氯苯那敏对照品,精密称定,加水溶解并定量稀释制成每 1ml 中约含 0.2mg 的溶液,精密量取 5ml,置 10ml 量瓶中,用流动相稀释至刻度,摇匀。

色谱条件 用辛基硅烷键合硅胶为填充剂;以辛烷磺酸钠溶液(取辛烷磺酸钠 2.16g 与无水枸橼酸 3.8g,加水 900ml 使溶解,用 1mol/L 氢氧化钠溶液调节 pH 值至 3.0,用水稀释至 1000ml,摇匀)-乙腈(130∶70)为流动相;检测波长为 280nm;进样体积 20μl。

系统适用性要求 理论板数按萘甲唑啉峰计算不低于 2500。萘甲唑啉峰与氯苯那敏峰之间的分离度应符合要求。

测定法 精密量取上述三种溶液,分别注入液相色谱仪,记录色谱图。按外标法以峰面积计算。

维生素 B$_{12}$ 照紫外-可见分光光度法(通则 0401)测定。

供试品溶液 精密量取本品 2ml,置 10ml 量瓶中,用水稀释至刻度,摇匀。

对照品溶液 取维生素 B$_{12}$ 对照品适量,精密称定,加水溶解并定量稀释制成每 1ml 中约含 20μg 的溶液。

测定法 取供试品溶液与对照品溶液,在 361nm 的波长处分别测定吸光度,计算。

【类别】 眼科用药。

【规格】 10ml

【贮藏】 密封保存。

萘 普 生

Naipusheng

Naproxen

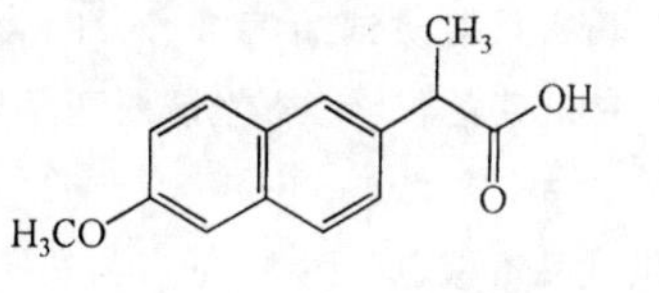

C$_{14}$H$_{14}$O$_3$ 230.26

本品为(＋)-(S)-α-甲基-6-甲氧基-2-萘乙酸。按干燥品计算,含 C$_{14}$H$_{14}$O$_3$ 不得少于 98.5%。

【性状】 本品为白色或类白色结晶性粉末;无臭或几乎无臭。

本品在甲醇或乙醇■[增]或三氯甲烷■[删除]中溶解,在乙醚中略溶,在水中几乎不溶。

熔点 本品的熔点(通则 0612)为 153～158℃。

■比旋度 取本品,精密称定,加乙醇溶解并定量稀释制成每 1ml 中约含 20mg 的溶液,依法测定(通则 0621),比旋度为＋59.0°至＋62.0°。■[修订]

【鉴别】 (1)取本品,加甲醇制成每 1ml 中含 30μg 的溶液,照紫外-可见分光光度法(通则0401)测定,在262nm、271nm、317nm与331nm的波长处有最大吸收。

(2)本品的红外光吸收图谱应与对照的图谱(光谱集432图)一致。

【检查】 氯化物 取本品0.50g,加水50ml,振摇10分钟,滤过(滤纸先用稀硝酸湿润),取续滤液25ml,依法检查(通则0801),与标准氯化钠溶液7.5ml制成的对照液比较,不得更浓(0.030%)。

■**有关物质** 照高效液相色谱法(通则0512)测定。避光操作。

供试品溶液 取本品适量,精密称定,加流动相适量,充分振摇使溶解,用流动相定量稀释制成每1ml中约含0.6mg的溶液。

对照溶液 精密量取供试品溶液适量,用流动相定量稀释制成每1ml中约含0.6μg的溶液。

对照品溶液 取杂质Ⅰ对照品适量,精密称定,加流动相溶解并定量稀释制成每1ml中约含0.6μg的溶液。

灵敏度溶液 精密量取对照溶液适量,用流动相定量稀释制成每1ml中约含0.3μg的溶液。

系统适用性溶液 取杂质Ⅰ对照品、杂质Ⅱ对照品、杂质Ⅲ对照品、杂质Ⅳ对照品、杂质Ⅴ对照品、杂质Ⅵ对照品与萘普生各适量,加流动相溶解并稀释制成每1ml中约含上述各杂质0.6μg与萘普生0.6mg的混合溶液。

色谱条件 用十八烷基硅烷键合硅胶为填充剂(4.6mm×100mm,3μm);以乙腈-1.36g/L磷酸二氢钾(用85%磷酸溶液调节pH值至2.0±0.05)(38:62)为流动相;检测波长为230nm;流速为每分钟2.0ml;柱温为50℃;进样体积20μl。

系统适用性要求 系统适用性溶液色谱图中,萘普生色谱峰及各已知杂质色谱峰之间的分离度均应符合要求。灵敏度溶液色谱图中,萘普生峰高的信噪比应不小于10。

测定法 精密量取供试品溶液、对照溶液与对照品溶液,分别注入液相色谱仪,记录色谱图至主峰保留时间的10倍。

限度 供试品溶液色谱图中,如有与杂质Ⅰ峰保留时间一致的色谱峰,按外标法以峰面积计算,不得过0.1%,杂质Ⅱ按校正后的峰面积计算(乘以校正因子1.4),不得大于对照溶液主峰面积(0.1%),杂质Ⅵ按校正后的峰面积计算(乘以校正因子2.0),不得大于对照溶液主峰面积(0.1%),其他单个杂质峰面积不得大于对照溶液主峰面积(0.1%),其他杂质峰面积的和不得大于对照溶液主峰面积的3倍(0.3%)。小于灵敏度溶液主峰面积的色谱峰忽略不计(0.05%)。■[修订]

■**L-萘普生** 照高效液相色谱法(通则0512)测定。避光操作。

供试品溶液 取本品适量,加四氢呋喃溶解并稀释制成每1ml中约含0.5mg的溶液,摇匀,精密量取5ml,置50ml

量瓶中,用流动相稀释至刻度,摇匀。

对照溶液 精密量取供试品溶液5ml,置200ml量瓶中,用流动相稀释至刻度,摇匀。

系统适用性溶液 取萘普生外消旋体对照品约5mg,置100ml量瓶中,加四氢呋喃10ml使溶解,用流动相稀释至刻度,摇匀。

色谱条件 以(S,S)-Whelk-O 1手性固定相硅胶为填充剂;以冰醋酸-乙腈-异丙醇-正己烷(5:50:100:845)为流动相;检测波长为263nm;进样体积20μl。

系统适用性要求 L-萘普生峰与萘普生峰之间的分离度应不小于3.0。

测定法 精密量取供试品溶液与对照溶液,分别注入液相色谱仪,记录色谱图。

限度 供试品溶液色谱图中,如有与L-萘普生峰保留时间一致的色谱峰,峰面积不得大于对照溶液主峰面积(2.5%)。■[增订]

■**残留溶剂** 照残留溶剂测定法(通则0861)测定,应符合规定。■[增订]

干燥失重 取本品,在105℃干燥3小时,减失重量不得过0.5%(通则0831)。

炽灼残渣 取本品1.0g,依法检查(通则0841),遗留残渣不得过0.1%。

重金属 取炽灼残渣项下遗留的残渣,依法检查(通则0821第二法),含重金属不得过百万分之二十。

【含量测定】 取本品约0.5g,精密称定,加甲醇45ml溶解后,再加水15ml与酚酞指示液3滴,用氢氧化钠滴定液(0.1mol/L)滴定,并将滴定的结果用空白试验校正。每1ml氢氧化钠滴定液(0.1mol/L)相当于23.03mg的$C_{14}H_{14}O_3$。

【类别】 解热镇痛、非甾体抗炎药。

【贮藏】 遮光,密封保存。

【制剂】 (1)萘普生片 (2)萘普生栓 (3)萘普生胶囊 (4)萘普生颗粒

附:

■**1.系统适用性溶液色谱图**

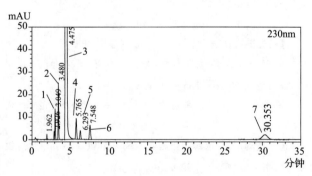

1.杂质Ⅵ 2.杂质Ⅲ 3.萘普生 4.杂质Ⅱ 5.杂质Ⅰ
6.杂质Ⅴ 7.杂质Ⅳ ■[增订]

2.杂质列表

杂质Ⅰ

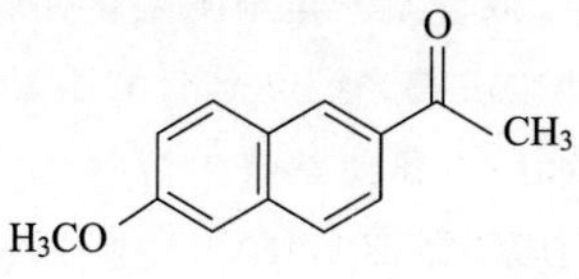

C$_{13}$H$_{12}$O$_2$ 200.2

6-甲氧基-2-萘乙酮

■杂质Ⅱ

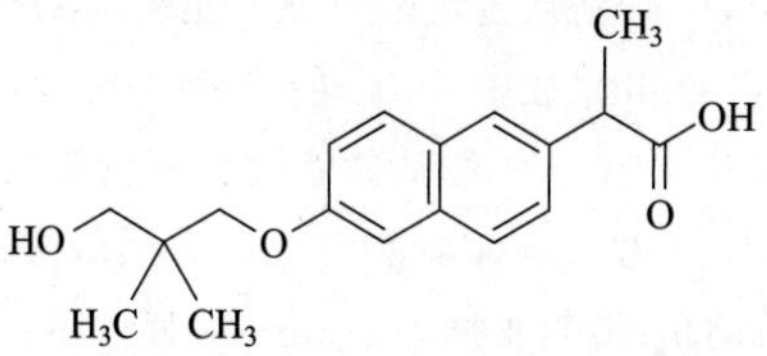

C$_{18}$H$_{22}$O$_4$ 302.4

2-[6-(3-羟基-2,2-二甲基)-丙氧基-2-萘基]-丙酸

杂质Ⅲ

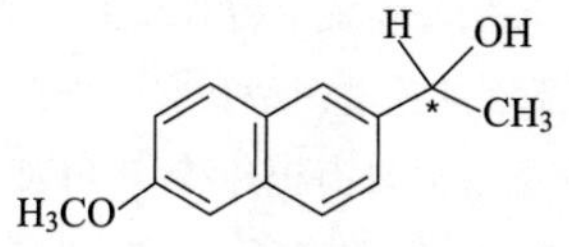

C$_{13}$H$_{14}$O$_2$ 202.2

(1RS)-1-(6-甲氧基萘-2-基)乙醇

杂质Ⅳ

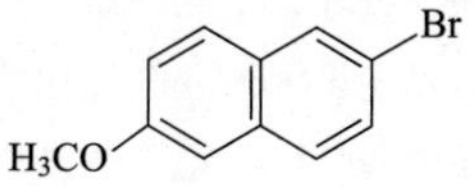

C$_{11}$H$_9$OBr 237.1

2-溴-6-甲氧基萘

杂质Ⅴ

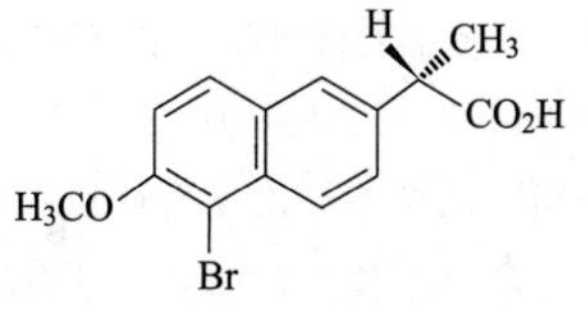

C$_{14}$H$_{11}$O$_3$Br 307.1

(2S)-2(5-溴-6-甲氧基萘-2-基)丙酸

杂质Ⅵ

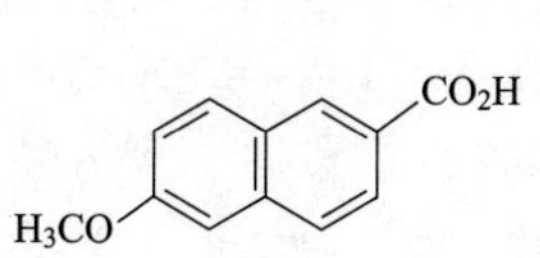

C$_{12}$H$_{10}$O$_3$ 202.2

6-甲氧基-2-萘甲酸

L-萘普生

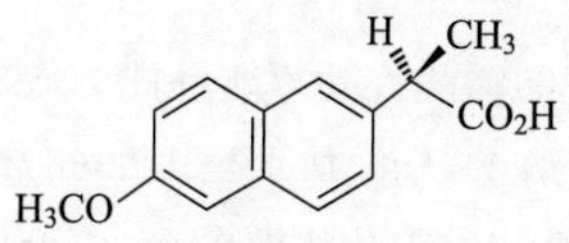

C$_{14}$H$_{14}$O$_3$ 230.3

(一)-(R)-α-甲基-6-甲氧基-2-萘乙酸■[增订]

萘 普 生 片

Naipusheng Pian

Naproxen Tablets

本品含萘普生（C$_{14}$H$_{14}$O$_3$）应为标示量的 93.0%～107.0%。

【性状】 本品为白色或类白色片。

【鉴别】（1）在含量测定项下记录的色谱图中,供试品溶液主峰的保留时间应与对照品溶液主峰的保留时间一致。

（2）取本品的细粉适量,加甲醇制成每 1ml 中含萘普生 30μg 的溶液,滤过,滤液照紫外-可见分光光度法(通则 0401)测定,在 262nm、271nm、317nm 与 331nm 的波长处有最大吸收。

（3）取本品(约相当于萘普生 0.2g),研细,加甲醇 10ml,使充分溶解后,滤过,滤液水浴蒸干,105℃干燥 1 小时,残渣经减压干燥,依法测定。本品的红外光吸收图谱应与对照的图谱(光谱集 432 图)一致。

【检查】 有关物质 照高效液相色谱法(通则 0512)测定。避光操作。

供试品溶液 取本品细粉适量(约相当于萘普生 25mg),精密称定,置 50ml 量瓶中,加流动相适量,振摇使萘普生溶解,用流动相稀释至刻度,摇匀,滤过,取续滤液。

■对照品溶液 取杂质Ⅰ对照品适量,精密称定,加流动相溶解并定量稀释制成每 1ml 中约含 50μg 的溶液。■[增订]

对照溶液 分别精密量取供试品溶液与对照品溶液各 1ml,置同一 100ml 量瓶中,用流动相稀释至刻度,摇匀。

■色谱条件 用十八烷基硅烷键合硅胶为填充剂;以甲醇-0.01mol/L 磷酸二氢钾溶液(75∶25,用磷酸调节 pH 值至 3.0)为流动相;检测波长为 240nm;进样体积 20μl。

系统适用性要求 理论板数按萘普生峰计算不低于 5000,萘普生峰与各相邻杂质峰之间的分离度均应符合要求。

测定法 精密量取供试品溶液与对照溶液,分别注入液相色谱仪,记录色谱图至主成分峰保留时间的 2.5 倍。■[修订]

限度 供试品溶液色谱图中如有与杂质Ⅰ峰保留时间一致的色谱峰,按外标法以峰面积计算,不得过萘普生标示量的 0.1%,其他单个杂质峰面积不得大于对照溶液中萘普生峰面积的 0.2 倍(0.2%),杂质总量不得过 1.0%。

溶出度 照溶出度与释放度测定法(通则0931第一法)测定。

溶出条件 以磷酸盐缓冲液(pH 7.4)(取磷酸二氢钠2.28g、磷酸氢二钠11.50g,加水至1000ml)900ml为溶出介质,转速为每分钟100转,依法操作,经45分钟时取样。

供试品溶液 取溶出液10ml,滤过,取续滤液。

对照品溶液 取萘普生对照品,精密称定,用溶出介质溶解并定量稀释制成每1ml中约含0.1mg(0.1g规格)或0.125mg(0.125g规格)或0.25mg(0.25g规格)的溶液。

测定法 取供试品溶液与对照品溶液,照紫外-可见分光光度法(通则0401),在331nm的波长处分别测定吸光度,计算每片的溶出量。

限度 标示量的80%,应符合规定。

其他 应符合片剂项下有关的各项规定(通则0101)。

【含量测定】 照高效液相色谱法(通则0512)测定。

供试品溶液 取本品20片,精密称定,研细,精密称取适量(约相当于萘普生0.1g),置100ml量瓶中,加流动相适量,超声使萘普生溶解,放冷,用流动相稀释至刻度,摇匀,滤过,精密量取续滤液5ml,置250ml量瓶中,用流动相稀释至刻度,摇匀。

对照品溶液 取萘普生对照品适量,精密称定,加流动相溶解并定量稀释成每1ml中约含20μg的溶液。

色谱条件 用十八烷基硅烷键合硅胶为填充剂;以甲醇-0.01mol/L磷酸二氢钾溶液(75∶25),用磷酸调节pH值至3.0为流动相;检测波长为272nm;进样体积20μl。

系统适用性要求 理论板数按萘普生峰计算不低于2000,萘普生峰与相邻杂质峰之间的分离度应符合要求。

测定法 精密量取供试品溶液与对照品溶液,分别注入液相色谱仪,记录色谱图。按外标法以峰面积计算。

【类别】 同萘普生。

【规格】 (1)0.1g (2)0.125g (3)0.25g

【贮藏】 遮光,密封保存。

萘 普 生 栓

Naipusheng Shuan

Naproxen Suppositories

本品含萘普生($C_{14}H_{14}O_3$)应为标示量的90.0%~110.0%。

【性状】 本品为乳白色或微黄色栓。

【鉴别】 (1)在含量测定项下记录的色谱图中,供试品溶液主峰的保留时间应与对照品溶液主峰的保留时间一致。

(2)取含量测定项下的供试品溶液,照紫外-可见分光光度法(通则0401)测定,在262nm、271nm、317nm与331nm的

波长处有最大吸收。

【检查】 **有关物质** 照高效液相色谱法(通则0512)测定。避光操作。

供试品溶液 取含量测定项下融化并放冷的样品适量(约相当于萘普生50mg),置50ml量瓶中,加甲醇稀释至刻度,置50~60℃水浴振摇使萘普生溶解,保持10分钟后取出,放冷,再放入冰箱冷冻(-18℃)1小时后立即过滤,精密量取放至室温的续滤液25ml,置50ml量瓶中,用流动相稀释至刻度,摇匀,经0.45μm微孔滤膜滤过,取续滤液。

■对照品溶液 取杂质Ⅰ对照品适量,精密称定,加流动相溶解并定量稀释制成每1ml中约含50μg的溶液。■[增订]

对照溶液 分别精密量取供试品溶液与对照品溶液各1ml,置同一100ml量瓶中,用流动相稀释至刻度,摇匀。

■色谱条件 用十八烷基硅烷键合硅胶为填充剂;以甲醇-0.01mol/L磷酸二氢钾溶液(75∶25,用磷酸调节pH值至3.0)为流动相;检测波长为240nm;进样体积20μl。

系统适用性要求 理论板数按萘普生峰计算不低于5000,萘普生峰与各相邻杂质峰之间的分离度均应符合要求。

测定法 精密量取供试品溶液与对照溶液,分别注入液相色谱仪,记录色谱图至主成分峰保留时间的2.5倍。■[修订]

限度 供试品溶液色谱图中如有与杂质Ⅰ峰保留时间一致的色谱峰,按外标法以峰面积计算,不得过萘普生标示量的0.1%,其他单个杂质峰面积不得大于对照溶液中萘普生峰面积的0.2倍(0.2%),杂质总量不得过1.0%。

其他 应符合栓剂项下有关的各项规定(通则0107)。

【含量测定】 照高效液相色谱法(通则0512)测定。

供试品溶液 取供试品10粒,精密称定,在水浴上融化,在不断搅拌下放冷,精密称取适量(约相当于萘普生0.2g),置100ml量瓶中,加甲醇70ml,置50~60℃水浴上振摇使萘普生溶解,保持10分钟后取出,放冷,用甲醇稀释至刻度,摇匀;再放入冰箱中冷冻1小时(-18℃)后立即滤过,精密量取放至室温的续滤液2ml,置200ml量瓶中,用流动相稀释至刻度,摇匀。

对照品溶液 取萘普生对照品,精密称定,加流动相溶解并定量稀释成每1ml中含20μg的溶液。

色谱条件 用十八烷基硅烷键合硅胶为填充剂;以甲醇-0.01mol/L磷酸二氢钾溶液(75∶25),用磷酸调节pH值至3.0为流动相;检测波长为272nm;进样体积20μl。

系统适用性要求 理论板数按萘普生峰计算不低于2000,萘普生峰与相邻杂质峰之间的分离度应符合要求。

测定法 精密量取供试品溶液与对照品溶液,分别注入液相色谱仪,记录色谱图。按外标法以峰面积计算。

【类别】 同萘普生。

【规格】 (1)0.25g (2)0.3g (3)0.4g

【贮藏】 遮光,密闭,在30℃以下保存。

萘普生胶囊

Naipusheng Jiaonang

Naproxen Capsules

本品含萘普生（$C_{14}H_{14}O_3$）应为标示量的 90.0% ～ 110.0%。

【鉴别】 取本品的内容物适量，照萘普生片项下的鉴别试验，显相同的结果。

【检查】 有关物质 照高效液相色谱法（通则 0512）测定。避光操作。

供试品溶液 取装量差异项下的内容物，混匀，精密称取适量（约相当于萘普生 25mg），置 50ml 量瓶中，加流动相适量，振摇使萘普生溶解，用流动相稀释至刻度，摇匀，滤过，取续滤液。

▪对照品溶液 取杂质Ⅰ对照品适量，精密称定，加流动相溶解并定量稀释制成每 1ml 中约含 50μg 的溶液。▪[增订]

对照溶液 分别精密量取供试品溶液与对照品溶液各 1ml，置同一 100ml 量瓶中，用流动相稀释至刻度，摇匀。

▪色谱条件 用十八烷基硅烷键合硅胶为填充剂；以甲醇-0.01mol/L 磷酸二氢钾溶液（75：25，用磷酸调节 pH 值至 3.0）为流动相；检测波长为 240nm；进样体积 20μl。

系统适用性要求 理论板数按萘普生峰计算不低于 5000，萘普生峰与各相邻杂质峰之间的分离度均应符合要求。

测定法 精密量取供试品溶液与对照溶液，分别注入液相色谱仪，记录色谱图至主成分峰保留时间的 2.5 倍。▪[修订]

限度 供试品溶液色谱图中如有与杂质Ⅰ峰保留时间一致的色谱峰，按外标法以峰面积计算，不得过萘普生标示量的 0.1%，其他单个杂质峰面积不得大于对照溶液中萘普生峰面积的 0.2 倍（0.2%），杂质总量不得过 1.0%。

溶出度 照溶出度与释放度测定法（通则 0931 第一法）测定。

溶出条件 以磷酸盐缓冲液（pH 7.4）（取磷酸二氢钠 2.28g、磷酸氢二钠 11.50g，加水至 1000ml）900ml 为溶出介质，转速为每分钟 100 转，依法操作，经 45 分钟时取样。

供试品溶液 取溶出液 10ml，滤过，取续滤液。

对照品溶液 取萘普生对照品，精密称定，用溶出介质溶解并定量稀释制成每 1ml 中约含 0.1mg（0.1g 规格）或 0.125mg（0.125g 规格）或 0.2mg（0.2g 规格）或 0.25mg（0.25g 规格）的溶液。

测定法 取供试品溶液与对照品溶液，照紫外-可见分光光度法（通则 0401），在 331nm 的波长处分别测定吸光度，计算每粒的溶出量。

限度 标示量的 80%，应符合规定。

其他 应符合胶囊剂项下有关的各项规定（通则 0103）。

【含量测定】 照高效液相色谱法（通则 0512）测定。

供试品溶液 取装量差异项下的内容物，混匀，精密称取适量（约相当于萘普生 0.1g），置 100ml 量瓶中，加流动相适量，超声使萘普生溶解，放冷，用流动相稀释至刻度，摇匀，滤过，精密量取续滤液 5ml，置 250ml 量瓶中，用流动相稀释至刻度，摇匀。

对照品溶液 取萘普生对照品适量，精密称定，加流动相溶解并定量稀释成每 1ml 中约含 20μg 的溶液。

色谱条件 用十八烷基硅烷键合硅胶为填充剂；以甲醇-0.01mol/L 磷酸二氢钾溶液（75：25），用磷酸调节 pH 值至 3.0 为流动相；检测波长为 272nm；进样体积 20μl。

系统适用性要求 理论板数按萘普生峰计算不低于 2000，萘普生峰与相邻杂质峰之间的分离度应符合要求。

测定法 精密量取供试品溶液与对照品溶液，分别注入液相色谱仪，记录色谱图。按外标法以峰面积计算。

【类别】 同萘普生。

【规格】 (1)0.1g (2)0.125g (3)0.2g (4)0.25g

【贮藏】 遮光，密封保存。

萘普生颗粒

Naipusheng Keli

Naproxen Granules

本品含萘普生（$C_{14}H_{14}O_3$）应为标示量的 90.0%～110.0%。

【性状】 本品为着色颗粒。

【鉴别】 (1)在含量测定项下记录的色谱图中，供试品溶液主峰的保留时间应与对照品溶液主峰的保留时间一致。

(2)取本品适量（约相当于萘普生 8mg），置 100ml 量瓶中，加无水乙醇适量振摇使溶解，并稀释至刻度，摇匀，滤过，取滤液，照紫外-可见分光光度法（通则 0401）测定，在 262nm、271nm、317nm 与 331nm 的波长处有最大吸收。

【检查】 有关物质 照高效液相色谱法（通则 0512）测定。避光操作。

供试品溶液 取本品细粉适量（约相当于萘普生 25mg），精密称定，置 50ml 量瓶中，加流动相适量，振摇使萘普生溶解，用流动相稀释至刻度，摇匀，取续滤液。

▪对照品溶液 取杂质Ⅰ对照品适量，精密称定，加流动相溶解并定量稀释制成每 1ml 中约含 50μg 的溶液。▪[增订]

对照溶液 分别精密量取供试品溶液与对照品溶液各 1ml，置同一 100ml 量瓶中，用流动相稀释至刻度，摇匀。

▪色谱条件 用十八烷基硅烷键合硅胶为填充剂；以甲醇-0.01mol/L 磷酸二氢钾溶液（75：25，用磷酸调节 pH 值至 3.0）为流动相；检测波长为 240nm；进样体积 20μl。

系统适用性要求 理论板数按萘普生峰计算不低于 5000，萘普生峰与各相邻杂质峰之间的分离度均应符合要求。

测定法　精密量取供试品溶液与对照溶液,分别注入液相色谱仪,记录色谱图至主成分峰保留时间的 2.5 倍。■[修订]

限度　供试品溶液色谱图中如有与杂质 I 峰保留时间一致的色谱峰,按外标法以峰面积计算,不得过萘普生标示量的 0.1%,其他单个杂质峰面积不得大于对照溶液中萘普生峰面积的 0.2 倍(0.2%),杂质总量不得过 1.0%。

其他　除溶化性外,其他应符合颗粒剂项下有关的各项规定(通则 0104)。

【含量测定】　照高效液相色谱法(通则 0512)测定。

供试品溶液　取装量差异项下的内容物,研细,精密称取适量(约相当于萘普生 0.1g),置 100ml 量瓶中,加流动相适量,超声使萘普生溶解,放冷,用流动相稀释至刻度,摇匀,滤过,精密量取续滤液 5ml,置 250ml 量瓶中,用流动相稀释至刻度,摇匀。

对照品溶液　取萘普生对照品,精密称定,加流动相溶解并定量稀释成每 1ml 中约含 20μg 的溶液。

色谱条件　用十八烷基硅烷键合硅胶为填充剂;以甲醇-0.01mol/L 磷酸二氢钾溶液(75:25),用磷酸调节 pH 值至 3.0 为流动相;检测波长为 272nm;进样体积 20μl。

系统适用性要求　理论板数按萘普生峰计算不低于 2000,萘普生峰与相邻杂质峰之间的分离度应符合要求。

测定法　精密量取供试品溶液与对照品溶液,分别注入液相色谱仪,记录色谱图。按外标法以峰面积计算。

【类别】　同萘普生。

【规格】　10g:0.25g

【贮藏】　遮光,密闭保存。

萘普待因片

Naipu Daiyin Pian

Naproxen and Codeine Phosphate Tablets

本品每片含萘普生($C_{14}H_{14}O_3$)应为标示量的 93.0%~107.0%,含磷酸可待因($C_{18}H_{21}NO_3 \cdot H_3PO_4 \cdot 1\frac{1}{2}H_2O$)应为标示量的 90.0%~110.0%。

【处方】

萘普生	150g
磷酸可待因	15g
辅料	适量
制成	1000 片

【性状】　本品为白色或类白色片。

【鉴别】　取本品细粉适量(约相当于磷酸可待因 0.1g、萘普生 1g),加水 15ml 与稀硫酸 5ml,超声 10 分钟,滤过,取续滤液作为鉴别用供试品溶液(1);滤渣用无水乙醇 25ml 全部转移至 50ml 锥形瓶中,超声 10 分钟,滤过,取续滤液作为鉴别用供试品溶液(2)。

■(1)取供试品溶液(1)适量,置分液漏斗中加氨试液使呈碱性(pH 值约为 10),用三氯甲烷 15ml 振摇提取 1 次,三氯甲烷用少量水洗涤 1 次,分取三氯甲烷层,减压蒸干,取残渣约 1mg,置白瓷板上,加含亚硒酸 2.5mg 的硫酸 0.5ml,立即显绿色,渐变蓝色。■[删除]

(2)在含量测定项下记录的色谱图中,供试品溶液两主峰的保留时间应与对照品溶液相应两主峰的保留时间一致。

(3)取供试品溶液(2)适量,加无水乙醇制成每 1ml 中约含萘普生 30μg 的溶液,照紫外-可见分光光度法(通则 0401)测定,在 262nm、271nm、317nm 与 331nm 的波长处有最大吸收。

(4)取供试品溶液(1)少量,用氢氧化钠试液调节 pH 值至中性,溶液应显磷酸盐的鉴别反应(通则 0301)。

【检查】　有关物质　照薄层色谱法(通则 0502)试验。

供试品溶液　取本品细粉适量(约相当于萘普生 1.0g),精密称定,加水 15ml 与稀硫酸 5ml,超声 10 分钟,滤过,滤渣用适量无水乙醇全部转移至 25ml 量瓶中,超声 10 分钟后,用无水乙醇稀释至刻度,摇匀,滤过,取续滤液。

对照溶液　精密量取供试品溶液适量,用无水乙醇定量稀释制成每 1ml 中约含 0.20mg 的溶液。

对照品溶液　取杂质 I 对照品适量,精密称定,加无水乙醇溶解并定量稀释制成每 1ml 中约含 40μg 的溶液。

色谱条件　采用硅胶 GF_{254} 薄层板,以甲苯-四氢呋喃-冰醋酸(90:9:3)为展开剂。

测定法　吸取上述三种溶液各 10μl,分别点于同一薄层板上,展开,晾干,置紫外光灯(254nm)下检视。

限度　供试品溶液如显杂质斑点,与对照溶液的主斑点比较,不得更深;供试品溶液如显荧光斑点,其荧光强度与对照品溶液的主斑点比较,不得更强。

含量均匀度　磷酸可待因　取本品 1 片,置 50ml 量瓶中,加 75% 甲醇溶液适量,照含量测定项下的方法自"超声 10 分钟"起依法测定含量,应符合规定(通则 0941)。

溶出度　照溶出度与释放度测定法(通则 0931 第一法)测定。

溶出条件　以磷酸盐缓冲液(pH 7.4)900ml 为溶出介质,转速为每分钟 100 转,依法操作,经 30 分钟时取样。

供试品溶液　取溶出液 10ml,滤过,取续滤液。

对照品溶液　取含量测定项下的对照品溶液 5ml,置 25ml 量瓶中,用溶出介质稀释至刻度,摇匀。

色谱条件　见含量测定项下。进样体积 10μl。

系统适用性要求　见含量测定项下。

测定法　见含量测定项下。计算每片的溶出量。

限度　磷酸可待因限度为标示量的 70%,萘普生限度为标示量的 80%,应符合规定。

其他　应符合片剂项下有关的各项规定(通则 0101)。

【含量测定】　照高效液相色谱法(通则 0512)测定。

供试品溶液　取本品 20 片,精密称定,研细,精密称取适量（约相当于萘普生 150mg、磷酸可待因 15mg），置 50ml 量瓶中，加 75％甲醇溶液适量，超声 10 分钟，用 75％甲醇溶液稀释至刻度，摇匀，滤过，精密量取续滤液 3ml，置 10ml 量瓶中，用 75％甲醇溶液稀释至刻度，摇匀。

对照品溶液 取萘普生、磷酸可待因对照品各适量，精密称定，加 75％甲醇溶解并定量稀释制成每 1ml 中约含萘普生 0.9mg 与磷酸可待因 0.09mg 的混合溶液。

色谱条件 用辛基硅烷键合硅胶为填充剂；以 0.05mol/L 磷酸二氢钾溶液-甲醇-四氢呋喃（4∶6∶0.04）为流动相；检测波长为 254nm；进样体积 $20\mu l$。

系统适用性要求 磷酸可待因峰与萘普生峰之间的分离度应大于 2.0。

测定法 精密量取供试品溶液与对照品溶液，分别注入液相色谱仪，记录色谱图。按外标法以各自的峰面积计算。在计算磷酸可待因含量时，应将结果乘以 1.068。

【**类别**】 镇痛药。

【**贮藏**】 遮光，密封，在阴凉处保存。

附：

杂质 I

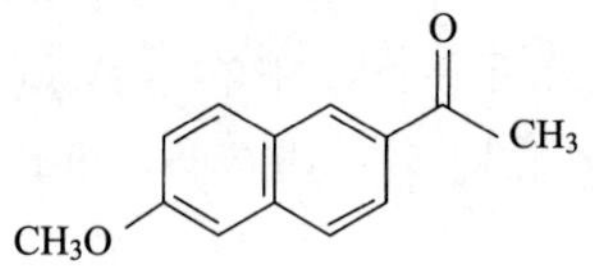

$C_{13}H_{12}O_2$ 200.23

6-甲氧基-2-萘乙酮

酞丁安乳膏

Taiding'an Rugao

Ftibamzone Cream

本品含酞丁安（$C_{14}H_{15}N_7O_2S_2$）应为标示量的 90.0％～110.0％。

【**性状**】 本品为黄色乳膏。

【**鉴别**】 ■（1）取本品 0.3g，加 0.4％氢氧化钠溶液 5ml，混匀后，置分液漏斗中，加三氯甲烷 10ml，振摇提取，静置分层，取水层加稀盐酸使呈微酸性，再加硫酸铜试液，即生成棕色沉淀。■[删除]

（2）取含量测定项下的溶液，照紫外-可见分光光度法（通则 0401）测定，在 349nm 的波长处有最大吸收。

【**检查**】 应符合乳膏剂项下有关的各项规定（通则 0109）。

【**含量测定**】 照紫外-可见分光光度法（通则 0401）测定。避光操作。

供试品溶液 取本品适量（约相当于酞丁安 25mg），精密

称定，置 50ml 量瓶中，加 N，N-二甲基甲酰胺约 30ml，微温约 5 分钟，使酞丁安溶解，放冷，用 N，N-二甲基甲酰胺稀释至刻度，摇匀，置冰浴中冷却 15 分钟，滤过，滤液放至室温。精密量取滤液 5ml，置 50ml 量瓶中，用乙醇稀释至刻度，摇匀。再精密量取 5ml，置 25ml 量瓶中，用稀乙醇稀释至刻度，摇匀。

对照品溶液 取酞丁安对照品约 25mg（按无二氧六环的干燥品计），精密称定，置 50ml 量瓶中，加 N，N-二甲基甲酰胺 5ml 溶解后，用稀乙醇稀释至刻度，摇匀，精密量取适量，用稀乙醇定量稀释制成每 1ml 中约含 $10\mu g$ 的溶液。

测定法 取供试品溶液与对照品溶液，在 349nm 的波长处分别测定吸光度，计算。

【**类别**】 同酞丁安。

【**规格**】 （1）10g∶0.1g （2）10g∶0.3g

【**贮藏**】 密闭保存。

辅　酶　Q_{10}

Fumei Q_{10}

Ubidecarenone

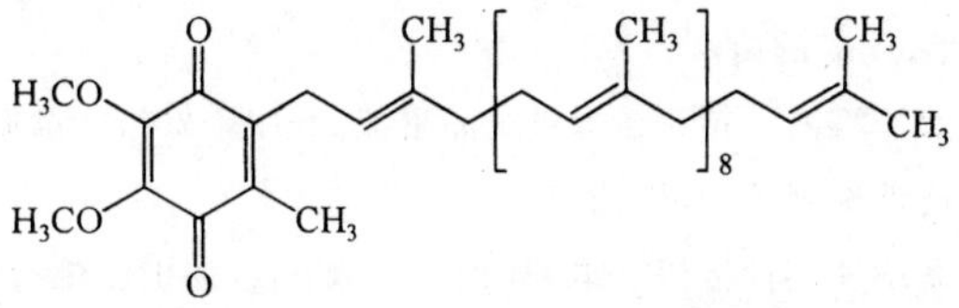

$C_{59}H_{90}O_4$ 863.36

本品为 2-[（全-E）3，7，11，15，19，23，27，31，35，39-十甲基-2，6，10，14，18，22，26，30，34，38-四十癸烯基]-5，6-二甲氧基-3-甲基-p-苯醌。含 $C_{59}H_{90}O_4$ 不得少于 98.0％。

【**性状**】 本品为黄色至橙黄色结晶性粉末；无臭无味；遇光易分解。

本品在正己烷中易溶，在丙酮中溶解，在乙醇中极微溶解，在水中不溶。

熔点 本品的熔点（通则 0612）为 48～52℃。

【**鉴别**】 ■（1）取含量测定项下的供试品溶液，加硼氢化钠 50mg，摇匀，溶液黄色消失。■[删除]

（2）在含量测定项下记录的色谱图中，供试品溶液主峰的保留时间应与对照品溶液主峰的保留时间一致。

（3）本品的红外光吸收图谱应与对照的图谱（光谱集 1046 图）一致。

【**检查**】 **有关物质** 照高效液相色谱法（通则 0512）测定。避光操作。

供试品溶液 取本品 20mg，精密称定，加无水乙醇约 40ml，在 50℃水浴中振摇溶解，放冷后，移至 100ml 量瓶中，用无水乙醇稀释至刻度，摇匀。

对照溶液 精密量取供试品溶液 1ml，置 100ml 量瓶中，

用无水乙醇稀释至刻度,摇匀。

系统适用性溶液　取辅酶 Q_{10} 对照品和辅酶 Q_9 对照品适量,用无水乙醇溶解并稀释制成每1ml中各约含0.2mg的混合溶液。

灵敏度溶液　精密量取对照溶液1ml,置20ml量瓶中,用无水乙醇稀释至刻度,摇匀。

色谱条件　用十八烷基硅烷键合硅胶为填充剂;以甲醇-无水乙醇(1∶1)为流动相;柱温35℃;检测波长为275nm;进样体积20μl。

系统适用性要求　系统适用性溶液色谱图中,辅酶 Q_9 峰与辅酶 Q_{10} 峰之间的分离度应大于6.5,理论板数按辅酶 Q_{10} 峰计算不低于3000;灵敏度溶液色谱图中,主成分色谱峰高的信噪比不小于10。

测定法　精密量取供试品溶液与对照溶液,分别注入液相色谱仪,记录色谱图至主成分峰保留时间的2倍。

限度　供试品溶液色谱图中如有杂质峰,单个杂质峰面积不得大于对照溶液主峰面积的0.5倍(0.5%),各杂质峰面积的和不得大于对照溶液的主峰面积(1.0%),小于灵敏度溶液主峰面积的峰忽略不计。

顺式异构体　照高效液相色谱法(通则0512)测定。避光操作,临用新制。

供试品溶液　取本品,加正己烷溶解并稀释制成每1ml中约含1mg的溶液。

对照溶液　精密量取供试品溶液1ml,置200ml量瓶中,用正己烷稀释至刻度,摇匀。

系统适用性溶液　取辅酶 Q_{10} 约10mg,加正己烷溶解并稀释制成每1ml中约含1mg的溶液,加入30%过氧化氢溶液2μl,置光照箱(温度30℃,lx2000)下放置4小时。

色谱条件　用硅胶为填充剂(4.6mm×250mm,5μm);以正己烷-乙酸乙酯(97∶3)为流动相;流速为每分钟2.0ml;检测波长为275nm;进样体积20μl。

系统适用性要求　系统适用性溶液色谱图中,辅酶 Q_{10} 峰的保留时间约为10分钟,色谱图中相对主峰保留时间约为0.9的色谱峰为顺式异构体峰,顺式异构体峰与辅酶 Q_{10} 峰之间的分离度应符合要求。理论板数按辅酶 Q_{10} 峰计算不低于3000。

测定法　精密量取供试品溶液与对照溶液,分别注入液相色谱仪,记录色谱图。

限度　供试品溶液中如有与顺式异构体保留时间一致的色谱峰,其峰面积不得大于对照溶液的主峰面积(0.5%)。

炽灼残渣　取本品1.0g,依法检查(通则0841),遗留残渣不得过0.1%。

重金属　取炽灼残渣项下遗留的残渣,依法检查(通则0821),含重金属不得过百万分之二十。

【含量测定】　照高效液相色谱法(通则0512)测定。避光操作。

供试品溶液　见有关物质项下。

对照品溶液　取辅酶 Q_{10} 对照品20mg,精密称定,加无

水乙醇约40ml,在50℃水浴中振摇溶解,放冷后,定量转移至100ml量瓶中,加无水乙醇稀释至刻度,摇匀。

系统适用性溶液、色谱条件与系统适用性要求　除灵敏度要求外,其他见有关物质项下。

测定法　精密量取供试品溶液与对照品溶液,分别注入液相色谱仪,记录色谱图。按外标法以峰面积计算。

【类别】　辅酶类药。

【贮藏】　遮光,密封,在阴凉处保存。

【制剂】　(1)辅酶 Q_{10} 片　(2)辅酶 Q_{10} 软胶囊　(3)辅酶 Q_{10} 注射液　(4)辅酶 Q_{10} 胶囊

附:

辅酶 Q_{10} 顺式异构体

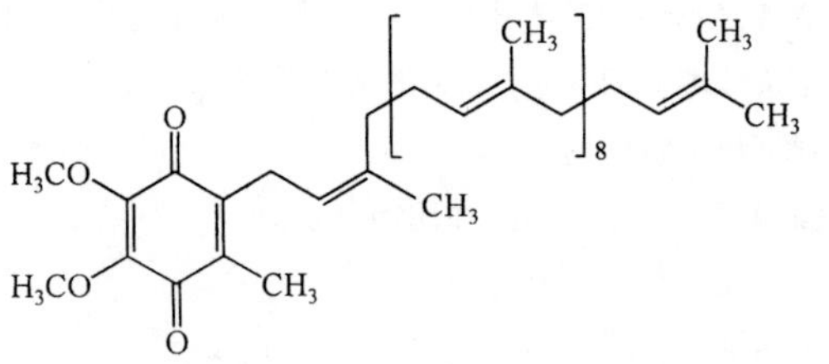

$$C_{59}H_{90}O_4 \quad 863.36$$

2-[(2Z,6E,10E,14E,18E,22E,26E,30E,34E,38E)-3,7,11,15,19,23,27,31,35,39-十甲基-2,6,10,14,18,22,26,30,34,38-四十癸烯基]-5,6二甲氧基3-甲基-p-苯醌

辅　酶　Q_{10}　片

Fumei Q_{10} Pian

Ubidecarenone Tablets

本品含辅酶 Q_{10}($C_{59}H_{90}O_4$)应为标示量的90.0%～110.0%。

【性状】　本品为黄色片或薄膜衣片或糖衣片,除去包衣后显黄色。

【鉴别】　照辅酶 Q_{10} 项下的鉴别■(1)、■[删除](2)项试验,显相同的结果。

【检查】　有关物质　照高效液相色谱法(通则0512)测定。避光操作。

供试品溶液　取本品20片,精密称定,研细,精密称取适量(约相当于辅酶 Q_{10} 20mg),加无水乙醇适量,置50℃水浴中振摇溶解,放冷后,移至100ml量瓶中,用无水乙醇稀释至刻度,摇匀,取上述溶液,置具塞离心管中,每分钟3000转离心5分钟,取上清液。

对照溶液　精密量取供试品溶液1ml,置100ml量瓶中,用无水乙醇稀释至刻度,摇匀。

灵敏度溶液　精密量取对照溶液1ml,置20ml量瓶中,用无水乙醇稀释至刻度,摇匀。

系统适用性溶液、色谱条件、系统适用性要求与测定法见辅酶 Q₁₀ 有关物质项下。

限度 供试品溶液色谱图中如有杂质峰,单个杂质峰面积不得大于对照溶液主峰面积的 0.5 倍(0.5%),各杂质峰面积的和不得大于对照溶液的主峰面积(1.0%),小于灵敏度溶液主峰面积的峰忽略不计。

含量均匀度 避光操作。取本品 1 片,置乳钵中研细,并迅速加无水乙醇适量,研磨,转移至 25ml 棕色量瓶中,置 50℃水浴中振摇使辅酶 Q₁₀ 溶解,放冷,用无水乙醇稀释至刻度,摇匀。精密量取适量,用无水乙醇定量稀释制成每 1ml 中约含 0.2mg 的溶液。取上述溶液,置具塞离心管中,每分钟 3000 转离心 5 分钟,取上清液作为供试品溶液,照含量测定项下的方法测定。除限度为 ±20% 外,应符合规定(通则 0941)。

其他 应符合片剂项下有关的各项规定(通则 0101)。

【含量测定】 照高效液相色谱法(通则 0512)测定。避光操作。

供试品溶液 见有关物质项下。

对照品溶液、系统适用性溶液、色谱条件、系统适用性要求与测定法 见辅酶 Q₁₀ 含量测定项下。

【类别】 同辅酶 Q₁₀。

【规格】 (1)5mg (2)10mg (3)15mg

【贮藏】 遮光,密封,在干燥处保存。

辅酶 Q₁₀ 软胶囊

Fumei Q₁₀ Ruanjiaonang

Ubidecarenone Soft Capsules

本品含辅酶 Q₁₀($C_{59}H_{90}O_4$)应为标示量的 90.0% ~ 110.0%。

【性状】 本品内容物为橙黄色的油状液体。

【鉴别】 照辅酶 Q₁₀ 项下的鉴别■(1)、■[删除](2)项试验,显相同的结果。

【检查】 有关物质 照高效液相色谱法(通则 0512)测定。避光操作,临用新制。

供试品溶液 取装量差异项下的内容物适量,加正己烷溶解并稀释制成每 1ml 中约含辅酶 Q₁₀ 1mg 的溶液。

对照溶液 精密量取供试品溶液 1ml,置 200ml 量瓶中,加正己烷稀释至刻度,摇匀。

系统适用性溶液 取辅酶 Q₁₀ 约 10mg,加正己烷溶解并稀释制成每 1ml 中约含 1mg 的溶液,加入 30% 过氧化氢溶液 2μl,置光照箱(温度 30℃,lx2000)下放置 24 小时。

色谱条件 用硅胶为填充剂(Agilent RX-SIL,4.6mm×250mm,5μm 或效能相当的色谱柱);以正己烷-乙酸乙酯(97:3)为流动相;流速为每分钟 2.0ml;检测波长为 275nm;

进样体积 20μl。

系统适用性要求 系统适用性溶液色谱图中,辅酶 Q₁₀ 峰的保留时间约为 10 分钟,降解杂质峰及顺式异构体峰相对主峰的保留时间分别约为 0.65 和 0.9,顺式异构体峰与辅酶 Q₁₀ 峰之间的分离度应符合要求,理论板数按辅酶 Q₁₀ 峰计算不低于 3000。

测定法 精密量取供试品溶液与对照溶液,分别注入液相色谱仪,记录色谱图。

限度 供试品溶液色谱图中如有相对保留时间约为 0.65 的杂质峰,其峰面积不得大于对照溶液的主峰面积(0.5%)。

其他 应符合胶囊剂项下有关的各项规定(通则 0103)。

【含量测定】 照高效液相色谱法(通则 0512)测定。避光操作。

供试品溶液 取装量差异项下的内容物适量,迅速加无水乙醇适量,置 50℃水浴中振摇使辅酶 Q₁₀ 溶解,放冷后,再用无水乙醇定量稀释制成每 1ml 中约含 0.2mg 的溶液,摇匀。

对照品溶液、系统适用性溶液、色谱条件、系统适用性要求与测定法 见辅酶 Q₁₀ 含量测定项下。

【类别】 同辅酶 Q₁₀。

【规格】 (1)5mg (2)10mg (3)15mg

【贮藏】 遮光,密封,在干燥处保存。

辅酶 Q₁₀ 注射液

Fumei Q₁₀ Zhusheye

Ubidecarenone Injection

本品为辅酶 Q₁₀ 的灭菌水溶液,含辅酶 Q₁₀($C_{59}H_{90}O_4$)应为标示量的 90.0% ~ 110.0%。

【性状】 本品为黄色澄明液体。

【鉴别】 照辅酶 Q₁₀ 项下的鉴别■(1)、■[删除](2)项试验,显相同的结果。

【检查】 pH 值 应为 3.2 ~ 5.5(通则 0631)。

有关物质 照高效液相色谱法(通则 0512)测定。避光操作。

供试品溶液 精密量取本品 2ml,置 25ml 量瓶中,用无水乙醇稀释至刻度,摇匀。

对照溶液 精密量取供试品溶液 1ml,置 100ml 量瓶中,用无水乙醇稀释至刻度,摇匀。

灵敏度溶液 精密量取对照溶液 1ml,置 20ml 量瓶中,用无水乙醇稀释至刻度,摇匀。

系统适用性溶液、色谱条件、系统适用性要求与测定法见辅酶 Q₁₀ 有关物质项下。

限度 供试品溶液色谱图中如有杂质峰,单个杂质峰面积不得大于对照溶液主峰面积的 0.5 倍(0.5%),各杂质峰面积的和不得大于对照溶液的主峰面积(1.0%),小于灵敏度溶液主峰面积的峰忽略不计。

其他 应符合注射剂项下有关的各项规定(通则 0102)。

【含量测定】 照高效液相色谱法(通则 0512)测定。避光操作。

供试品溶液 见有关物质项下。

对照品溶液、系统适用性溶液、色谱条件、系统适用性要求与测定法 见辅酶 Q₁₀含量测定项下。

【类别】 同辅酶 Q₁₀。

【规格】 2ml：5mg

【贮藏】 遮光,密闭,在阴凉处保存。

辅酶 Q₁₀胶囊

Fumei Q₁₀ Jiaonang

Ubidecarenone Capsules

本品含辅酶 Q₁₀($C_{59}H_{90}O_4$)应为标示量的 90.0% ～110.0%。

【性状】 本品内容物为黄色至橙黄色粉末或颗粒。

【鉴别】 照辅酶 Q₁₀项下的鉴别■(1)、■[删除](2)项试验,显相同的结果。

【检查】 **有关物质** 照高效液相色谱法(通则 0512)测定。避光操作。

供试品溶液 取本品 20 粒,精密称定,取内容物,混匀,精密称取适量(约相当于辅酶 Q₁₀ 20mg),加无水乙醇适量,置 50℃水浴中振摇溶解,放冷后,移至 100ml 量瓶中,用无水乙醇稀释至刻度,摇匀,取上述溶液,置具塞离心管中,每分钟 3000 转离心 5 分钟,取上清液。

对照溶液 精密量取供试品溶液 1ml,置 100ml 量瓶中,用无水乙醇稀释至刻度,摇匀。

灵敏度溶液 精密量取对照溶液 1ml,置 20ml 量瓶中,用无水乙醇稀释至刻度,摇匀。

系统适用性溶液、色谱条件、系统适用性要求与测定法 见辅酶 Q₁₀有关物质项下。

限度 供试品溶液色谱图中如有杂质峰,单个杂质峰面积不得大于对照溶液主峰面积的 0.5 倍(0.5%),各杂质峰面积的和不得大于对照溶液的主峰面积(1.0%),小于灵敏度溶液主峰面积的峰忽略不计。

含量均匀度 避光操作。取本品 1 粒的内容物,置 25ml 棕色量瓶中,加无水乙醇适量,在 50℃水浴中振摇使溶解,放冷,再用无水乙醇稀释至刻度,摇匀。精密量取适量,用无水乙醇定量稀释制成每 1ml 中约含 0.2mg 的溶液。取上述溶液,置具塞离心管中,每分钟 3000 转离心 5 分钟,取上清液作为供试品溶液,照含量测定项下的方法测定。除限度为±20% 外,应符合规定(通则 0941)。

其他 应符合胶囊剂项下有关的各项规定(通则 0103)。

【含量测定】 照高效液相色谱法(通则 0512)测定。避光操作。

供试品溶液 见有关物质项下。

对照品溶液、系统适用性溶液、色谱条件、系统适用性要求与测定法 见辅酶 Q₁₀含量测定项下。

【类别】 同辅酶 Q₁₀。

【规格】 (1)5mg (2)10mg (3)15mg

【贮藏】 遮光,密封,在干燥处保存。

羟苯磺酸钙

Qiangbenhuangsuangai

Calcium Dobesilate

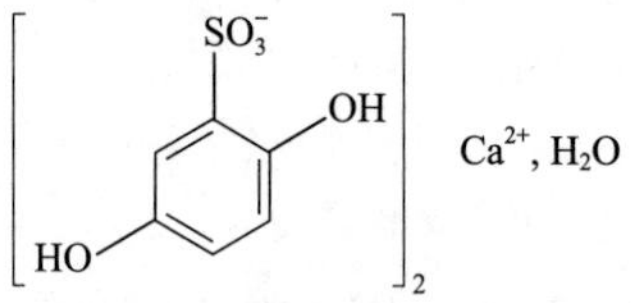

$C_{12}H_{10}CaO_{10}S_2 \cdot H_2O$ 436.42

本品为 2,5-二羟基苯磺酸钙一水合物,按无水与无溶剂物计算,含 $C_{12}H_{10}CaO_{10}S_2$ 应为 99.0%～102.0%。

【性状】 本品为白色或类白色粉末;无臭;遇光易变质,有吸湿性。

本品极易溶于水,易溶于乙醇或丙酮,极微溶于■三氯甲烷或■[删除]乙醚。

【鉴别】 (1)取本品约 0.1g,置试管中,加乙醇 2ml 溶解,滴加三氯化铁试液 2 滴,显蓝色,放置后变为蓝紫色。

(2)取本品约 0.1g,加水 2ml 溶解,将溶液分为 2 份,一份加硝酸 1ml,水浴中加热 15～20 分钟,放冷,加氯化钡试液 1ml,立即产生白色沉淀;另一份加硝酸 1 滴,再加氯化钡试液 1ml,无沉淀产生。

(3)取本品,加水溶解并稀释制成每 1ml 中约含 25µg 的溶液,照紫外-可见分光光度法(通则 0401)测定,在 221nm 与 301nm 的波长处有最大吸收。

■(4)本品的红外光吸收图谱应与对照的图谱(光谱集 1040 图)一致。■[增订]

(5)本品的水溶液显钙盐的鉴别反应(通则 0301)。

【检查】 **酸度** 取本品,加水溶解并稀释制成每 1ml 中含 0.1g 的溶液,依法测定(通则 0631),pH 值应为 4.5～6.0。

溶液的澄清度与颜色 取本品 1.0g,加水 10ml 溶解后,溶液应澄清无色;如显浑浊,与 1 号浊度标准液(通则 0902 第一法)比较,不得更浓;如显色,与黄色 1 号标准比色液(通则 0901 第一法)比较,不得更深。

硫酸盐 取本品 1.0g,依法检查(通则 0802),与标准硫酸钾溶液 3.0ml 制成的对照液比较,不得更浓(0.03%)。

有关物质 照高效液相色谱法(通则 0512)测定。避光操作。

供试品溶液 取本品,精密称定,加水溶解并定量稀释制成每1ml中约含1mg的溶液。

对照溶液 精密量取供试品溶液适量,用水定量稀释制成每1ml中约含1μg的溶液。

对照品溶液 取杂质Ⅰ对照品,精密称定,加水溶解并定量稀释制成每1ml中约含1μg的溶液。

系统适用性溶液 取羟苯磺酸钙与杂质Ⅰ对照品各适量,加水溶解制成每1ml中分别约含100μg与1μg的混合溶液。

色谱条件 用十八烷基硅烷键合硅胶为填充剂;以乙腈-0.05mol/L磷酸二氢铵溶液(2:98)为流动相;检测波长为300nm;进样体积10μl。

系统适用性要求 系统适用性溶液色谱图中,理论板数按羟苯磺酸钙峰计算不低于1000,羟苯磺酸钙峰与杂质Ⅰ峰之间的分离度应符合要求。

测定法 精密量取供试品溶液、对照溶液与对照品溶液,分别注入液相色谱仪,记录色谱图至主成分峰保留时间的4倍。

限度 供试品溶液色谱图中,如有与杂质Ⅰ峰保留时间一致的色谱峰,按外标法以峰面积计算,不得过0.1%;其他单个杂质峰面积不得大于对照溶液的主峰面积(0.1%);杂质总量不得过0.2%。

残留溶剂 照残留溶剂测定法(通则0861第二法)测定。

内标溶液 取正丙醇,用水稀释制成每1ml中约含120μg的溶液。

供试品溶液 取本品约0.2g,精密称定,置顶空瓶中,精密加入内标溶液2ml使溶解,密封。

对照品溶液 取乙醇、异丙醇和1,2-二氯乙烷各适量,精密称定,加内标溶液定量稀释制成每1ml中约含乙醇500μg、异丙醇500μg和1,2-二氯乙烷0.5μg的混合溶液,精密量取2ml,置顶空瓶中,密封。

色谱条件 以6%氰丙基苯基-94%二甲基聚硅氧烷(或极性相近)为固定液;起始温度为40℃,维持5分钟,以每分钟10℃的速率升温至150℃,保持2分钟,以每分钟20℃的速率升温至240℃,维持3分钟;进样口温度为230℃;检测器温度为250℃;顶空瓶平衡温度为70℃,平衡时间为30分钟。

系统适用性要求 对照品溶液色谱图中,各成分峰之间的分离度均应符合要求。

测定法 取供试品溶液与对照品溶液分别顶空进样,记录色谱图。

限度 按内标法以峰面积计算,乙醇、异丙醇与1,2-二氯乙烷的残留量均应符合规定。

水分 取本品,照水分测定法(通则0832第一法1)测定,含水分应为4.0%～6.0%。

铁盐 取本品1.0g,依法检查(通则0807),与标准铁溶液1.0ml制成的对照液比较,不得更深(0.001%)。

重金属 取本品1.0g,加水适量溶解后,加醋酸盐缓冲液(pH 3.5)2ml,用水稀释至25ml,依法检查(通则0821第一法),含重金属不得过百万分之十五。

【含量测定】 取本品约0.2g,精密称定,加水10ml使溶解,加稀硫酸40ml与邻二氮菲指示液2滴,用硫酸铈滴定液(0.1mol/L)滴定至溶液显黄绿色。每1ml硫酸铈滴定液(0.1mol/L)相当于10.46mg的$C_{12}H_{10}CaO_{10}S_2$。

【类别】 毛细血管保护药。

【贮藏】 密封,在凉暗、干燥处保存。

【制剂】 羟苯磺酸钙胶囊

附:

杂质Ⅰ(氢醌)

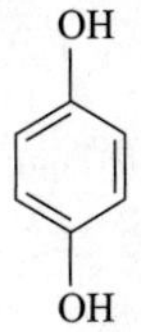

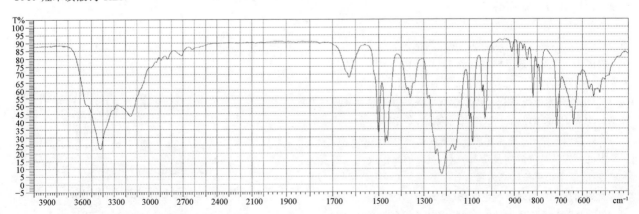

$C_6H_6O_2$　110.11

1,4-苯二醇

■1040-羟苯磺酸钙-KBr

羟 基 脲

Qiangjiniao

Hydroxycarbamide

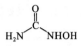

$CH_4N_2O_2$　76.06

本品按干燥品计算,含 $CH_4N_2O_2$ 应为 98.0%～102.0%。

【性状】　本品为白色结晶性粉末;无臭。

本品在水中易溶,在乙醇中微溶,在乙醚中不溶。

熔点　本品的熔点(通则 0612)为 138～145℃,熔融时同时分解。

【鉴别】　■(1)取本品约 0.5g,加氢氧化钠试液 5ml,煮沸,即发生氨臭。■[删除]

■(2)取本品约 0.5g,加水 10ml 溶解,缓缓滴入沸腾的碱性酒石酸铜试液中,继续加热 1～2 分钟,即生成氧化亚铜的红色沉淀。■[删除]

(1)取本品约 0.1g,加水 5ml 溶解,加三氯化铁试液 1 滴,即显蓝紫色。

■(2)在含量测定项下记录的色谱图中,供试品溶液主峰的保留时间应与对照品溶液主峰的保留时间一致。■[增订]

(3)本品的红外光吸收图谱应与对照的图谱(光谱集 663图)一致。

【检查】　**溶液的澄清度**　取本品 0.50g,加水 10ml 溶解后,溶液应澄清。

氯化物　取本品 0.2g,加水 20ml 溶解后,分取 10ml,依法检查(通则 0801),与标准氯化钠溶液 5.0ml 制成的对照液比较,不得更浓(0.05%)。

脲　照薄层色谱法(通则 0502)试验。

供试品溶液　取本品 0.10g,精密称定,置 5ml 量瓶中,加水溶解并稀释至刻度,摇匀。

对照品溶液　取脲对照品 5.0mg,精密称定,置 50ml 量瓶中,加水溶解并稀释至刻度,摇匀。

系统适用性溶液　取羟基脲与脲各 5mg,置同一 50ml 量瓶中,加水溶解并稀释至刻度,摇匀。

色谱条件　采用硅胶 G 薄层板,取溶剂[吡啶-水-乙酸乙酯(2:2:10)],振摇,静置使分层,取上层液为展开剂。

测定法　吸取上述三种溶液各 10μl,分别点于同一薄层板上,展开,取出,晾干,喷以对二甲氨基苯甲醛的盐酸溶液(取对二甲氨基苯甲醛,加 1mol/L 盐酸溶液溶解并稀释制成每 1ml 含 10mg 的溶液),在 90℃干燥 1～2 分钟。

系统适用性要求　系统适用性溶液应显两个清晰的斑点。

限度　供试品溶液如显杂质斑点,与对照品溶液所显的主斑点比较,不得更深(0.5%)。

有关物质　照高效液相色谱法(通则 0512)测定。

供试品溶液　取本品,加流动相溶解并稀释制成每 1ml中■约含■[修订]10mg 的溶液。

对照溶液　精密量取供试品溶液适量,用流动相定量稀释制成每 1ml 中■约含 10μg■[修订]的溶液。

系统适用性溶液　临用新制,放置 30 分钟使用。取羟基脲 5mg 与盐酸羟胺 0.1g,置 50ml 量瓶中,加流动相溶解并稀释至刻度,摇匀。

■灵敏度溶液　精密量取对照溶液适量,用流动相定量稀释制成每 1ml 中约含 5μg 的溶液。■[增订]

色谱条件　用十八烷基硅烷键合硅胶为填充剂;以甲醇-水(5:95)为流动相;■流速为每分钟 0.5ml;■[增订]检测波长为 214nm;进样体积 20μl。

系统适用性要求　系统适用性溶液色谱图中,理论板数按羟基脲峰计算不低于 3000,盐酸羟胺峰与羟基脲峰之间的分离度应■不小于■[修订]1.0。

测定法　精密量取供试品溶液与对照溶液,分别注入液相色谱仪,记录色谱图至主成分峰保留时间的 3 倍。

■限度　供试品溶液色谱图中如有杂质峰,单个杂质峰面积不得大于对照溶液的主峰面积(0.1%),各杂质峰面积的和不得大于对照溶液主峰面积的 2 倍(0.2%)。小于灵敏度溶液主峰面积的色谱峰忽略不计(0.05%)。■[修订]

干燥失重　取本品,以五氧化二磷为干燥剂,60℃减压干燥至恒重,减失重量不得过 1.0%(通则 0831)。

炽灼残渣　不得过 0.1%(通则 0841)。

重金属　取本品 1.0g,加水 23ml 溶解后,加醋酸盐缓冲液(pH 3.5)2ml,依法检查(通则 0821 第一法),含重金属不得过百万分之二十。

【含量测定】　照高效液相色谱法(通则 0512)测定。

供试品溶液　取本品约 100mg,精密称定,置 100ml 量瓶中,加流动相溶解并稀释至刻度,摇匀。

对照品溶液　取羟基脲对照品适量,精密称定,加流动相溶解并定量稀释制成每 1ml 中约含 1mg 的溶液。

系统适用性溶液、色谱条件与**系统适用性要求**　见有关物质项下。

测定法　精密量取供试品溶液与对照品溶液,分别注入液相色谱仪,记录色谱图。按外标法以峰面积计算。

【类别】　抗肿瘤药。

【贮藏】　遮光,密封保存。

【制剂】　羟基脲片

■**附:**

杂质Ⅰ(羟胺)

H₂N-OH

H_3NO　33.03■[增订]

羟 基 脲 片

Qiangjiniao Pian

Hydroxycarbamide Tablets

本品含羟基脲($CH_4N_2O_2$)应为标示量的 95.0%～105.0%。

【性状】 本品为白色片。

【鉴别】 ■(1)取本品细粉适量,照羟基脲项下的鉴别(1)试验,显相同的反应。■[修订]

■(2)在含量测定项下记录的色谱图中,供试品溶液主峰的保留时间应与对照品溶液主峰的保留时间一致。■[修订]

【检查】 **脲** 照薄层色谱法(通则0502)试验。

供试品溶液 取本品细粉适量(约相当于羟基脲0.10g),精密称定,置5ml量瓶中,加水适量,振摇使羟基脲溶解,用水稀释至刻度,摇匀,滤过,取续滤液。

对照品溶液、系统适用性溶液、色谱条件、测定法与系统适用性要求 见羟基脲项下。

限度 供试品溶液如显杂质斑点,与对照品溶液所显的主斑点比较,不得更深(0.5%)。

有关物质 照高效液相色谱法(通则0512)测定。

供试品溶液 取本品细粉适量,加流动相溶解并稀释制成每1ml中含羟基脲10mg的溶液,滤过,取续滤液。

对照溶液 精密量取供试品溶液适量,用流动相定量稀释制成每1ml中含羟基脲■10µg■[修订]的溶液。

■**灵敏度溶液** 精密量取对照溶液适量,用流动相定量稀释制成每1ml中约含5µg的溶液。■[增订]

系统适用性溶液、色谱条件、系统适用性要求与测定法 见羟基脲有关物质项下。

■**限度** 供试品溶液色谱图中如有杂质峰,杂质Ⅰ峰面积不得大于对照溶液主峰面积的2倍(0.2%),其他各杂质峰面积的和不得大于对照溶液的主峰面积(0.1%)。小于灵敏度溶液主峰面积的色谱峰忽略不计(0.05%)。■[修订]

■**溶出度** 照溶出度与释放度测定法(通则0931第二法)测定。

溶出条件 以水500ml为溶出介质,转速为每分钟50转,依法操作,经30分钟时取样。

供试品溶液 取溶出液适量,滤过,取续滤液。

对照品溶液 取羟基脲对照品适量,精密称定,加水溶解并定量稀释制成每1ml中约含1mg的溶液。

系统适用性溶液、色谱条件与系统适用性要求 见含量测定项下。

测定法 见含量测定项下。计算每片的溶出量。

限度 标示量的80%,应符合规定。■[增订]

其他 应符合片剂项下有关的各项规定(通则0101)。

【含量测定】 照高效液相色谱法(通则0512)测定。

供试品溶液 取本品20片,精密称定,研细,精密称取细粉适量(约相当于羟基脲100mg),置100ml量瓶中,加流动相溶解并稀释至刻度,摇匀,滤过,取续滤液。

对照品溶液、系统适用性溶液、色谱条件、系统适用性要求与测定法 见羟基脲含量测定项下。

【类别】 同羟基脲。

【规格】 0.5g

【贮藏】 遮光,密封保存。

维生素 AD 软胶囊

Weishengsu AD Ruanjiaonang

Vitamin A and D Soft Capsules

本品系取维生素A与维生素D₂或维生素D₃,加鱼肝油或精炼食用植物油(在0℃左右脱去固体脂肪)溶解并调整浓度后制成。含维生素A应为标示量的90.0%~120.0%;含维生素D应为标示量的85.0%以上。标签上应注明本品含维生素D₂或维生素D₃。

【性状】 本品内容物为黄色至深黄色油状液。

【鉴别】 ■(1)取本品内容物,用三氯甲烷稀释成每1ml中含维生素A 10~20单位的溶液,取1ml,加25%三氯化锑的三氯甲烷溶液2ml,即显蓝色至蓝紫色,放置后,色渐消褪。■[删除]

■(1)在含量测定维生素A项下记录的色谱图中,供试品溶液主峰的保留时间应与对照品溶液主峰的保留时间一致。■[增订]

(2)照高效液相色谱法(通则0512)测定。

供试品溶液 取维生素D测定法(通则0722第二法)中的供试品溶液B或收集净化用色谱柱系统中的维生素D流出液,用无氧氮气吹干,加流动相少许溶解。

对照品溶液 取等量的维生素D₂与维生素D₃对照品,用流动相稀释制成各约相当于5~10单位的混合溶液。

色谱条件 用十八烷基硅烷键合硅胶为填充剂,以甲醇-乙腈(3:97)为流动相;检测波长为254nm;进样体积20µl。

系统适用性要求 对照品溶液色谱图中,维生素D₂峰与维生素D₃峰之间的分离度应大于1.0。

测定法 取供试品溶液与对照品溶液,分别注入液相色谱仪,记录色谱图。

结果判定 供试品溶液色谱图中应有与对照品溶液相应的维生素D₂主峰或维生素D₃主峰保留时间一致的色谱峰。

【检查】 应符合胶囊剂项下有关的各项规定(通则0103)。

【含量测定】 **维生素A** 取装量差异项下的内容物,混合均匀,照维生素A测定法(通则0721)项下高效液相色谱法测定,即得。

维生素D 取装量差异项下的内容物,混合均匀,照维生素D测定法(通则0722)测定,即得。采用维生素D₂或维生素D₃对照品应与标签所注的相符。

【类别】 维生素类药。

【规格】 (1)维生素A 1500单位与维生素D 500单位 (2)维生素A 3000单位与维生素D 300单位 (3)维生素A 10 000单位与维生素D 1000单位

【贮藏】 遮光,密封,在阴凉干燥处保存。

维生素 AD 滴剂

Weishengsu AD Diji

Vitamin A and D Drops

本品系取维生素 A 与维生素 D_2 或维生素 D_3,加鱼肝油或精炼食用植物油(在 0℃左右脱去固体脂肪)溶解和调整浓度,并加稳定剂适量制成。含维生素 A 应为标示量的 90.0%~120.0%;含维生素 D 应为标示量的 85.0%以上。标签上应注明本品含维生素 D_2 或维生素 D_3。

【性状】 本品或本品内容物为黄色至橙红色的澄清油状液体;无败油臭或苦味。

【鉴别】 ■(1)取本品或本品内容物,用三氯甲烷稀释成每 1ml 中含维生素 A 10~20 单位的溶液;取 1ml,加 25%三氯化锑的三氯甲烷溶液 2ml,即显蓝色至蓝紫色,放置后,蓝色渐消褪。■[删除]

■(1)在含量测定维生素 A 项下记录的色谱图中,供试品溶液主峰的保留时间应与对照品溶液主峰的保留时间一致。■[增订]

(2)照高效液相色谱法(通则 0512)测定。

供试品溶液 取维生素 D 测定法(通则 0722 第二法)中的供试品溶液 B 或收集净化用色谱柱系统中的维生素 D 流出液,用无氧氮气吹干,加流动相少许溶解。

对照品溶液 取等量的维生素 D_2 与维生素 D_3 对照品,用流动相稀释制成各约相当于 5~10 单位的混合溶液。

色谱条件 用十八烷基硅烷键合硅胶为填充剂,以甲醇-乙腈(3:97)为流动相;检测波长为 254nm;进样体积 $20\mu l$。

系统适用性要求 对照品溶液色谱图中,维生素 D_2 峰与维生素 D_3 峰之间的分离度应大于 1.0。

测定法 取供试品溶液与对照品溶液,分别注入液相色谱仪,记录色谱图。

结果判定 供试品溶液色谱图中应有与对照品溶液相应的维生素 D_2 主峰或维生素 D_3 主峰保留时间一致的色谱峰。

【检查】 酸值 取乙醇与乙醚各 15ml,置锥形瓶中,加酚酞指示液 5 滴,滴加氢氧化钠滴定液(0.1mol/L)至微显粉红色,加本品 2.0g,加热回流 10 分钟,放冷,用氢氧化钠滴定液(0.1mol/L)滴定,酸值应不大于 2.8(通则 0713)。

装量或装量差异 照最低装量检查法(通则 0942)检查或照胶囊剂项下装量差异检查法(通则 0103)检查,应符合规定。

其他 应符合口服溶液剂项下有关的各项规定(通则 0123)。

【含量测定】 维生素 A 取装量或装量差异项下的内容物,混合均匀,照维生素 A 测定法(通则 0721)项下的高效液相色谱法测定,即得。

维生素 D 取装量或装量差异项下的内容物,混合均匀,照维生素 D 测定法(通则 0722)测定。采用维生素 D_2 或维生素 D_3 对照品应与标签所注的相符。

【类别】 维生素类药。

【规格】 (1)每 1g 含维生素 A 5000 单位与维生素 D 500 单位 (2)每 1g 含维生素 A 9000 单位与维生素 D 3000 单位 (3)每 1g 含维生素 A 50 000 单位与维生素 D 5000 单位 (4)每粒含维生素 A 1200 单位与维生素 D 400 单位(一次性包装) (5)每粒含维生素 A 1500 单位与维生素 D 500 单位(一次性包装) (6)每粒含维生素 A 1800 单位与维生素 D 600 单位(一次性包装) (7)每粒含维生素 A 2000 单位与维生素 D 700 单位(一次性包装)

【贮藏】 遮光,满装,密封,在阴凉干燥处保存。

维 生 素 B_{12}

Weishengsu B_{12}

Vitamin B_{12}

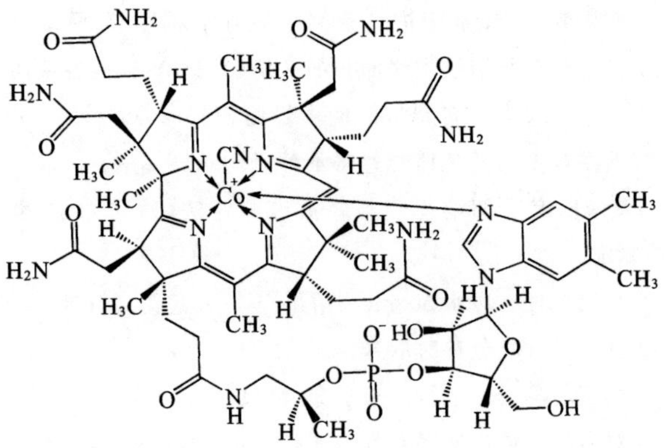

$C_{63}H_{88}CoN_{14}O_{14}P$ 1355.38

本品为 $Co\alpha$-[α-(5,6-二甲基苯并咪唑基)]-$Co\beta$ 氰钴酰胺。按干燥品计算,含 $C_{63}H_{88}CoN_{14}O_{14}P$ 不得少于 96.0%。

【性状】 本品为深红色结晶或结晶性粉末;无臭;引湿性强。

本品在水或乙醇中略溶,在丙酮■、三氯甲烷■[删除]或乙醚中不溶。

【鉴别】 ■(1)取本品约 1mg,加硫酸氢钾约 50mg,置坩埚中,灼烧至熔融,放冷,加水 3ml,煮沸使溶解,加酚酞指示液 1 滴,滴加氢氧化钠试液至显淡红色后,加醋酸钠 0.5g、稀醋酸 0.5ml 与 0.2% 1-亚硝基-2-萘酚-3,6-二磺酸钠溶液 0.5ml,即显红色或橙红色;加盐酸 0.5ml,煮沸 1 分钟,颜色不消失。■[删除]

(2)取含量测定项下的供试品溶液,照紫外-可见分光光度法(通则 0401)测定,在 278nm、361nm 与 550nm 的波长处有最大吸收。361nm 波长处的吸光度与 278nm 波长处的吸光度的比值应为 1.70～1.88。361nm 波长处的吸光度与 550nm 波长处的吸光度的比值应为 3.15～3.45。

(3)本品的红外光吸收图谱应与对照的图谱(光谱集 449 图)一致。

【检查】 **溶液的澄清度** 取本品 20mg,加水 10ml 溶解后,溶液应澄清。

有关物质 照高效液相色谱法(通则 0512)测定。避光操作,临用新制。

供试品溶液 取本品适量,加流动相溶解并稀释制成每 1ml 中含 1mg 的溶液。

对照溶液 精密量取供试品溶液 1ml,置 100ml 量瓶中,用流动相稀释至刻度,摇匀。

系统适用性溶液 取维生素 B_{12} 约 25mg,置 25ml 量瓶中,加水 10ml 使溶解,加 0.1%氯胺 T 溶液 5ml 与 0.05mol/L 盐酸溶液 0.5ml,用水稀释至刻度,摇匀,放置 5 分钟,精密量取 1ml,置 10ml 量瓶中,用流动相稀释至刻度,摇匀。

灵敏度溶液 精密量取对照溶液 1ml,置 10ml 量瓶中,用流动相稀释至刻度,摇匀。

色谱条件 用十八烷基硅烷键合硅胶为填充剂;以甲醇-0.028mol/L 磷酸氢二钠溶液(用磷酸调节 pH 值至 3.5)(26:74)为流动相;检测波长为 361nm;进样体积 $10\mu l$。

系统适用性要求 系统适用性溶液色谱图中,应出现维生素 B_{12} 峰与一个降解产物峰(相对保留时间约为 1.4),二峰之间的分离度应大于 2.5。灵敏度溶液色谱图中,主峰的信噪比应大于 3。

测定法 精密量取供试品溶液与对照溶液,分别注入液相色谱仪,记录色谱图至主成分峰保留时间的 3 倍。

限度 供试品溶液色谱图中如有杂质峰,各杂质峰面积的和不得大于对照溶液主峰面积的 2 倍(2.0%)。

假维生素 B_{12} 取本品 1.0mg,置分液漏斗中,加水 20ml 使溶解,加甲酚-四氯化碳(1:1)5ml,充分振摇 1 分钟;分取下层溶液,置另一分液漏斗中,加硫酸溶液(1→7)5ml,充分振摇,上层溶液应无色;如显色,与同体积的对照液[取高锰酸钾滴定液(0.02mol/L)0.15ml,加水至 250ml]比较,不得更深。

干燥失重 取本品约 50mg,在 105℃ 干燥至恒重,减失重量不得过 12.0%(通则 0831)。

【含量测定】 照紫外-可见分光光度法(通则 0401)测定。避光操作。

供试品溶液 取本品适量,精密称定,加水溶解并定量稀释制成每 1ml 中含 $25\mu g$ 的溶液。

测定法 取供试品溶液,在 361nm 的波长处测定吸光度,按 $C_{63}H_{88}CoN_{14}O_{14}P$ 的吸收系数($E_{1cm}^{1\%}$)为 207 计算。

【类别】 维生素类药。

【贮藏】 遮光,密封保存。

【制剂】 (1)维生素 B_{12} 注射液 (2)维生素 B_{12} 滴眼液

维 生 素 D_2

Weishengsu D_2

Vitamin D_2

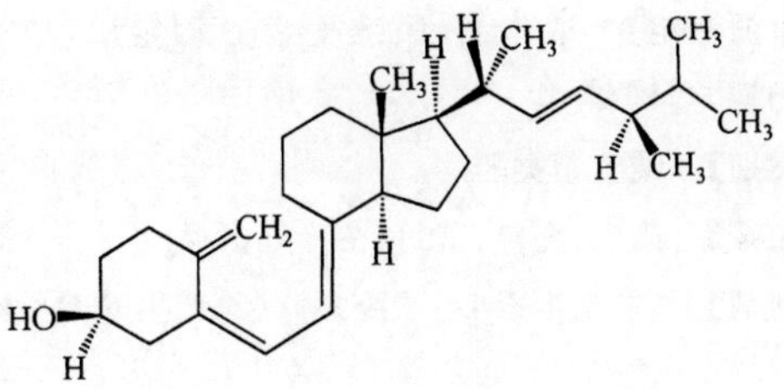

$$C_{28}H_{44}O \quad 396.66$$

本品为 9,10-开环麦角甾-5,7,10(19),22-四烯-3β-醇。含 $C_{28}H_{44}O$ 应为 97.0%～103.0%。

【性状】 本品为无色针状结晶或白色结晶性粉末;无臭;遇光或空气均易变质。

本品■在三氯甲烷中极易溶解,■[删除]在乙醇、丙酮或乙醚中易溶,在植物油中略溶,在水中不溶。

比旋度 取本品,精密称定,加无水乙醇溶解并定量稀释制成每 1ml 中约含 40mg 的溶液,依法测定(通则 0621),比旋度为+102.5°至+107.5°(应于容器开启后 30 分钟内取样,并在溶液配制后 30 分钟内测定)。

吸收系数 取本品,精密称定,加无水乙醇溶解并定量稀释制成每 1ml 中约含 $10\mu g$ 的溶液,照紫外-可见分光光度法(通则 0401),在 265nm 的波长处测定吸光度,吸收系数($E_{1cm}^{1\%}$)为 460～490。

【鉴别】 ■(1)取本品约 0.5mg,加三氯甲烷 5ml 溶解后,加醋酐 0.3ml 与硫酸 0.1ml,振摇,初显黄色,渐变红色,迅即变为紫色,最后成绿色。■[删除]

(2)在含量测定项下记录的色谱图中,供试品溶液主峰的保留时间应与对照品溶液主峰的保留时间一致。

(3)本品的红外光吸收图谱应与对照的图谱(光谱集 452 图)一致。

【检查】 **麦角甾醇** 取本品 10mg,加 90%乙醇 2ml 溶解后,加洋地黄皂苷溶液(取洋地黄皂苷 20mg,加 90%乙醇 2ml,加热溶解制成)2ml,混合,放置 18 小时,不得发生浑浊或沉淀。

有关物质 照高效液相色谱法(通则 0512)测定。

供试品溶液 取本品约 25mg,置 100ml 棕色量瓶中,加异辛烷 80ml,避免加热,超声使完全溶解,放冷,用异辛烷稀释至刻度,摇匀。

对照溶液 精密量取供试品溶液 1ml,置 100ml 棕色量瓶中,用异辛烷稀释至刻度,摇匀。

色谱条件 见含量测定项下。进样体积 $100\mu l$。

系统适用性溶液与系统适用性要求　见含量测定项下。

测定法　精密量取供试品溶液与对照溶液,分别注入液相色谱仪,记录色谱图至维生素 D$_2$ 峰保留时间的 2 倍。

限度　供试品溶液色谱图中如有杂质峰,除前维生素 D$_2$ 峰外,单个杂质峰面积不得大于对照溶液主峰面积的 0.5 倍(0.5%),各杂质峰面积的和不得大于对照溶液主峰面积(1.0%)。

【含量测定】　取本品,照维生素 D 测定法(通则 0722 第一法)测定,即得。

【类别】　维生素类药。

【贮藏】　遮光、充氮、密封,在冷处保存。

【制剂】　(1)维生素 D$_2$ 软胶囊　(2)维生素 D$_2$ 注射液

维生素 D$_2$ 软胶囊

Weishengsu D$_2$ Ruanjiaonang

Vitamin D$_2$ Soft Capsules

本品系取维生素 D$_2$ 加精炼食用植物油(在 0℃左右脱去固体脂肪)溶解并调整浓度后制成。含维生素 D$_2$(C$_{28}$H$_{44}$O)应为标示量的 90.0%～120.0%。

【性状】　本品内容物为淡黄色至黄色油状液体。

【鉴别】　■(1)取本品内容物适量(约相当于维生素 D$_2$ 0.5mg),加三氯甲烷 5ml 溶解后,加醋酐 0.3ml 与硫酸 0.1ml,振摇,初显黄色,渐变红色,迅即变为紫色,最后呈绿色。■[删除]

(2)在含量测定项下记录的色谱图中,供试品溶液主峰的保留时间应与对照品溶液主峰的保留时间一致。

【检查】　应符合胶囊剂项下有关的各项规定(通则 0103)。

【含量测定】　取装量差异项下混合均匀的内容物适量(约相当于维生素 D$_2$ 0.25mg),精密称定,置 10ml 棕色量瓶中,加正己烷溶解并稀释至刻度,摇匀,作为供试品溶液,照维生素 D 测定法(通则 0722 第一法)测定,即得。

【类别】　同维生素 D$_2$。

【规格】　(1)0.125mg(5000 单位)　(2)0.25mg(1 万单位)

【贮藏】　遮光,密封保存。

维生素 D$_2$ 注射液

Weishengsu D$_2$ Zhusheye

Vitamin D$_2$ Injection

本品为维生素 D$_2$ 的灭菌油溶液。含维生素 D$_2$(C$_{28}$H$_{44}$O)应为标示量的 90.0%～110.0%。

【性状】　本品为几乎无色至淡黄色的澄明油状液体。

【鉴别】　■(1)取本品适量(含维生素 D$_2$ 约 0.5mg),加三氯甲烷 5ml 溶解后,加醋酐 0.3ml 与硫酸 0.1ml,振摇,初显黄色,渐变红色,迅即变为紫色,最后呈绿色。■[删除]

(2)在含量测定项下记录的色谱图中,供试品溶液主峰的保留时间应与对照品溶液主峰的保留时间一致。

【检查】　应符合注射剂项下有关的各项规定(通则 0102)。

【含量测定】　用内容量移液管精密量取本品适量,加正己烷溶解并定量稀释制成每 1ml 中约含维生素 D$_2$ 0.25mg 的溶液,精密量取 5ml,置 50ml 棕色量瓶中,用正己烷稀释至刻度,摇匀,作为供试品溶液,照维生素 D 测定法(通则 0722 第一法)测定,即得。

【类别】　同维生素 D$_2$。

【规格】　(1)1ml:5mg(20 万单位)　(2)1ml:10mg(40 万单位)

【贮藏】　遮光,密封保存。

维生素 D$_3$

Weishengsu D$_3$

Vitamin D$_3$

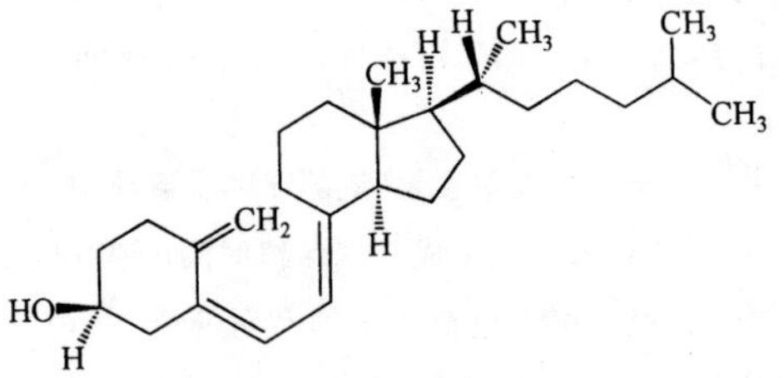

$$C_{27}H_{44}O \quad 384.65$$

本品为 9,10-开环胆甾-5,7,10(19)-三烯-3β-醇。含 C$_{27}$H$_{44}$O 应为 97.0%～103.0%。

【性状】　本品为无色针状结晶或白色结晶性粉末;无臭;遇光或空气均易变质。

本品在乙醇、丙酮■[删除]、三氯甲烷■[删除]或乙醚中极易溶解,在植物油中略溶,在水中不溶。

比旋度　取本品,精密称定,加无水乙醇溶解并定量稀释制成每 1ml 中约含 5mg 的溶液,依法测定(通则 0621),比旋度为+105°至+112°(应于容器开启后 30 分钟内取样,并在溶液配制后 30 分钟内测定)。

吸收系数　取本品,精密称定,加无水乙醇溶解并定量稀释制成每 1ml 中约含 10μg 的溶液,照紫外-可见分光光度法(通则 0401),在 265nm 的波长处测定吸光度,吸收系数($E_{1cm}^{1\%}$)为 465～495。

【鉴别】　■(1)取本品约 0.5mg,加三氯甲烷 5ml 溶解后,加醋酐 0.3ml 与硫酸 0.1ml 振摇,初显黄色,渐变红色,

迅即变为紫色、蓝绿色,最后变为绿色。■[删除]

(2)本品的红外光吸收图谱应与对照的图谱(光谱集453图)一致。

(3)在含量测定项下记录的色谱图中,供试品溶液主峰的保留时间应与对照品溶液主峰的保留时间一致。

【检查】 **有关物质** 照高效液相色谱法(通则0512)测定。

供试品溶液 取本品约25mg,置100ml棕色量瓶中,加异辛烷80ml,避免加热,超声1分钟使完全溶解,放冷,用异辛烷稀释至刻度,摇匀。

对照溶液 精密量取供试品溶液1ml,置100ml棕色量瓶中,用异辛烷稀释至刻度,摇匀。

色谱条件 见含量测定项下。进样体积100μl。

系统适用性溶液与系统适用性要求 见含量测定项下。

测定法 精密量取供试品溶液与对照溶液,分别注入液相色谱仪,记录色谱图至维生素D3峰保留时间的2倍。

限度 供试品溶液色谱图中如有杂质峰,除前维生素D3峰外,单个杂质峰面积不得大于对照溶液主峰面积的0.5倍(0.5%),各杂质峰面积的和不得大于对照溶液主峰面积(1.0%)。

【含量测定】 取本品,照维生素D测定法(通则0722第一法)测定,即得。

【类别】 维生素类药。

【贮藏】 遮光,充氮,密封,在冷处保存。

【制剂】 维生素D_3注射液

维生素 D_3 注射液

Weishengsu D_3 Zhusheye

Vitamin D_3 Injection

本品为维生素D_3的灭菌油溶液。含维生素D_3($C_{27}H_{44}O$)应为标示量的90.0%～110.0%。

【性状】 本品为淡黄色的澄明油状液体。

【鉴别】 ■(1)取本品0.1ml,照维生素D_3项下的鉴别(1)项试验,显相同的反应。■[删除]

(2)在含量测定项下记录的色谱图中,供试品溶液主峰的保留时间应与对照品溶液主峰的保留时间一致。

【检查】 应符合注射剂项下有关的各项规定(通则0102)。

【含量测定】 用内容量移液管精密量取本品适量,加正己烷溶解并定量稀释制成每1ml中约含维生素D_3 0.225mg的溶液,精密量取5ml,置50ml棕色量瓶中,用正己烷稀释至刻度,摇匀,作为供试品溶液。除精密称取维生素D_3对照品22.5mg外,照维生素D测定法(通则0722第一法)测定,即得。

【类别】 同维生素D_3。

【规格】 (1)0.5ml：3.75mg(15万单位) (2)1ml：

7.5mg(30万单位) (3)1ml：15mg(60万单位)

【贮藏】 遮光,密闭保存。

替加氟注射液

Tijiafu Zhusheye

Tegafur Injection

本品为替加氟的灭菌水溶液。含替加氟($C_8H_9FN_2O_3$)应为标示量的93.0%～107.0%。

【性状】 本品为几乎无色的澄明液体。

【鉴别】 ■(1)取本品适量(约相当于替加氟0.1g),置分液漏斗中,加水5ml,加稀盐酸1ml,用三氯甲烷振摇提取4次,每次15ml,合并三氯甲烷液,置80℃水浴上蒸干,残渣加无水乙醇溶解后,转移至100ml量瓶中,用无水乙醇稀释至刻度,摇匀,量取适量,用无水乙醇稀释制成每1ml中约含替加氟10μg的溶液,照紫外-可见分光光度法(通则0401)测定,在270nm的波长处有最大吸收。■[删除]

(2)在含量测定项下记录的色谱图中,供试品溶液主峰的保留时间应与对照品溶液主峰的保留时间一致。

【检查】 **pH值** 应为9.5～10.5(通则0631)。

有关物质 照高效液相色谱法(通则0512)测定。

供试品溶液 取本品,用流动相定量稀释制成每1ml中约含0.2mg的溶液。

对照溶液 精密量取供试品溶液适量,用流动相定量稀释制成每1ml中含2μg的溶液。

对照品溶液、色谱条件、系统适用性要求与测定法 见替加氟有关物质项下。

限度 供试品溶液色谱图中如有与对照品溶液色谱图中氟尿嘧啶峰保留时间一致的峰,按外标法以峰面积计算不得过替加氟标示量的1.0%;其他各杂质峰面积的和不得大于对照溶液主峰面积的0.5倍(0.5%)。

细菌内毒素 取本品,依法检查(通则1143),每1mg替加氟中含内毒素的量应小于0.25EU。

其他 应符合注射剂项下有关的各项规定(通则0102)。

【含量测定】 照高效液相色谱法(通则0512)测定。

供试品溶液 精密量取本品适量,用流动相定量稀释制成每1ml中替加氟20μg的溶液,摇匀。

对照品溶液 取替加氟对照品适量,精密称定,加流动相溶解并定量稀释制成每1ml中约含20μg的溶液。

色谱条件与系统适用性要求 见有关物质项下。

测定法 精密量取供试品溶液与对照品溶液,分别注入液相色谱仪,记录色谱图。按外标法以峰面积计算。

【类别】 同替加氟。

【规格】 5ml：0.2g

【贮藏】 遮光,密闭保存。

替 硝 唑

Tixiaozuo

Tinidazole

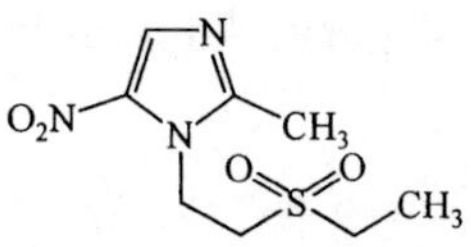

$C_8H_{13}N_3O_4S$ 247.28

本品为 2-甲基-1-[2-(乙基磺酰基)乙基]-5-硝基-1H 咪唑。■按干燥品计算，含 $C_8H_{13}N_3O_4S$ 不得少于 98.5%。■[修订]

【性状】 本品为白色至淡黄色结晶或结晶性粉末。

本品在丙酮中溶解，在水或乙醇中微溶。

熔点 本品的熔点(通则 0612)为 125~129℃。

吸收系数 取本品，精密称定，加水溶解并定量稀释制成每 1ml 中约含 12μg 的溶液，照紫外-可见分光光度法(通则 0401)，在 317nm 的波长处测定吸光度，吸收系数($E_{1cm}^{1\%}$)为352~378。

【鉴别】 ■(1)取本品约 0.1g，置试管中，小火加热熔融，即发生有刺激性的二氧化硫气体，能使硝酸亚汞试液润湿的滤纸变成黑色。■[删除]

■(2)取本品约 0.1g，加硫酸溶液(3→100)5ml 使溶解，加三硝基苯酚试液 2ml，即产生黄色沉淀。■[删除]

■(3)取有关物质下供试品溶液，加流动相稀释制成每 1ml 中约含 0.1mg 的溶液，作为供试品溶液；另取替硝唑对照品，加流动相溶解并稀释制成每 1ml 中约含 0.1mg 的溶液，作为对照品溶液。照有关物质项下的色谱条件试验，取上述两种溶液各 20μl 分别注入液相色谱仪，记录色谱图。供试品溶液主峰的保留时间应与对照品溶液主峰的保留时间一致。■[增订]

(4)本品的红外光吸收图谱应与对照的图谱(光谱集 665 图)一致。

【检查】 ■**溶液的澄清度与颜色** 取本品 1.0g，加丙酮 20ml 溶解后，溶液应澄清无色；如显浑浊，与 1 号浊度标准液(通则 0902 第一法)比较，不得更浓；如显色，与黄绿色 4 号标准比色液(通则 0901 第一法)比较，不得更深。■[修订]

■**有关物质** 照高效液相色谱法(通则 0512)测定。

供试品溶液 取本品适量，精密称定，加流动相溶解并定量稀释制成每 1ml 中约含 1mg 的溶液。

对照溶液 精密量取供试品溶液适量，用流动相定量稀释制成每 1ml 中约含 1μg 的溶液。

杂质Ⅰ对照品溶液 取杂质Ⅰ对照品适量，精密称定，加流动相溶解并定量稀释制成每 1ml 中约含 2μg 的溶液。

系统适用性溶液 取杂质Ⅰ对照品和杂质Ⅱ对照品各适量，加流动相溶解并稀释制成每 1ml 中各约含 10μg 的溶液。

灵敏度溶液 精密量取对照溶液适量，用流动相定量稀释制成每 1ml 中约含 0.5μg 的溶液。

色谱条件 用十八烷基硅烷键合硅胶为填充剂(4.6mm×250mm,5μm 或效能相当的色谱柱)；以 0.05mol/L 磷酸二氢钾溶液(用磷酸调节 pH 值至 3.5)-甲醇(86∶14)为流动相；检测波长为 310nm；进样体积 20μl。

系统适用性要求 系统适用性溶液色谱图中，杂质Ⅰ峰和杂质Ⅱ峰之间的分离度应不小于 6.0。灵敏度溶液色谱图中，主峰峰高的信噪比应不小于 10。

测定法 精密量取供试品溶液、对照溶液与杂质Ⅰ对照品溶液，分别注入液相色谱仪，记录色谱图至主成分峰保留时间的 3 倍。

限度 供试品溶液色谱图中，如有与杂质Ⅰ峰保留时间一致的色谱峰，按外标法以峰面积计算，不得过 0.2%，其他单个杂质峰面积不得大于对照溶液主峰面积(0.1%)，其他各杂质峰面积的和不得大于对照溶液主峰面积的 4 倍(0.4%)，小于灵敏度溶液主峰面积的峰忽略不计。■[修订]

■**残留溶剂** 照残留溶剂测定法(通则 0861)测定，应符合规定。■[增订]

■**干燥失重** 取本品，在 105℃ 干燥至恒重，减失重量不得过 0.5%(通则 0831)。■[修订]

炽灼残渣 取本品 1.0g，依法检查(通则 0841)，遗留残渣不得过 0.1%。

重金属 取炽灼残渣项下遗留的残渣，依法检查(通则 0821 第二法)，含重金属不得过百万分之二十(供口服用)或百万分之十(供注射用)。

【含量测定】 取本品约 0.2g，精密称定，加醋酐 10ml，微热使溶解，放冷，加孔雀绿指示液 1 滴，用高氯酸滴定液(0.1mol/L)滴定至溶液显黄绿色，并将滴定的结果用空白试验校正。每 1ml 高氯酸滴定液(0.1mol/L)相当于 24.73mg 的 $C_8H_{13}N_3O_4S$。

【类别】 抗厌氧菌、抗滴虫药。

【贮藏】 遮光，密封保存。

【制剂】 (1)替硝唑片 (2)替硝唑阴道片 (3)替硝唑阴道泡腾片 (4)替硝唑含片 (5)替硝唑栓 (6)替硝唑胶囊 (7)替硝唑葡萄糖注射液 (8)替硝唑氯化钠注射液

附：

杂质Ⅰ

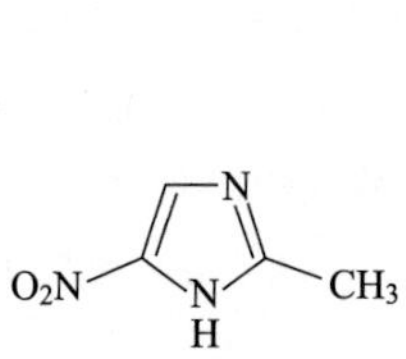

$C_4H_5N_3O_2$ 127.10

2-甲基-5-硝基咪唑

■杂质Ⅱ

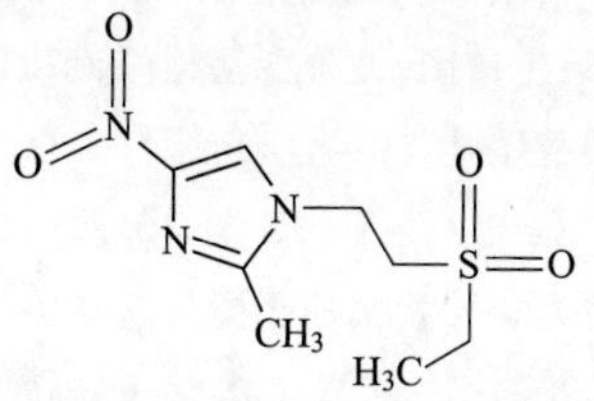

C₈H₁₃N₃O₄S　247.28

1-(2-乙基-磺酰乙基)-2-甲基-4-硝基咪唑■[增订]

替 硝 唑 片

Tixiaozuo Pian

Tinidazole Tablets

本品含替硝唑（$C_8H_{13}N_3O_4S$）应为标示量的 93.0%～107.0%。

【性状】　本品为类白色至淡黄色片或薄膜衣片,除去包衣后显类白色至淡黄色。

【鉴别】　■(1)取本品的细粉适量(约相当于替硝唑 0.1g),照替硝唑项下的鉴别(1)项试验,显相同反应。■[删除]

■(2)取本品的细粉适量(约相当于替硝唑 0.1g),加硫酸溶液(3→100)5ml,振摇,使替硝唑溶解,滤过,滤液中加三硝基苯酚试液 2ml,即产生黄色沉淀。■[删除]

(3)在含量测定项下记录的色谱图中,供试品溶液主峰的保留时间应与对照品溶液主峰的保留时间一致。

【检查】　溶出度　照溶出度与释放度测定法(通则 0931 第一法)测定。

溶出条件　以盐酸溶液(9→1000)或水(素片)900ml 为溶出介质,转速为每分钟 100 转,依法操作,经 30 分钟时取样。

供试品溶液　取溶出液适量,滤过,精密量取续滤液 2ml,置 100ml 量瓶中,用水稀释至刻度,摇匀。

对照品溶液　取替硝唑对照品适量,精密称定,加 0.002mol/L 的盐酸溶液或水(素片)溶解并定量稀释制成每 1ml 中约含 12μg 的溶液。

测定法　取供试品溶液与对照品溶液,照紫外-可见分光光度法(通则 0401),在 317nm 的波长处分别测定吸光度,计算每片的溶出量。

限度　标示量的 80%,应符合规定。

其他　应符合片剂项下有关的各项规定(通则 0101)。

【含量测定】　照高效液相色谱法(通则 0512)测定。

供试品溶液　取本品 10 片,精密称定,研细,精密称取适量(约相当于替硝唑 0.12g),置 100ml 量瓶中,加流动相适量,振摇使替硝唑溶解,用流动相稀释至刻度,摇匀,滤过,精密量取续滤液 5ml,置 50ml 量瓶中,用流动相稀释至刻度,

摇匀。

对照品溶液　取替硝唑对照品适量,精密称定,加流动相溶解并定量稀释制成每 1ml 中约含 0.12mg 的溶液。

色谱条件　用十八烷基硅烷键合硅胶为填充剂;以 0.05mol/L 磷酸二氢钾溶液(用磷酸调节 pH 值至 3.5)-甲醇(80:20)为流动相;检测波长为 310nm;进样体积 20μl。

系统适用性要求　理论板数按替硝唑峰计算不低于 2000,替硝唑峰与相邻杂质峰间的分离度应符合要求。

测定法　精密量取供试品溶液与对照品溶液,分别注入液相色谱仪,记录色谱图,按外标法以峰面积计算。

【类别】　同替硝唑。

【规格】　0.5g

【贮藏】　遮光,密封保存。

替硝唑阴道片

Tixiaozuo Yindaopian

Tinidazole Vaginal Tablets

本品含替硝唑（$C_8H_{13}N_3O_4S$）应为标示量的 95.0%～105.0%。

【性状】　本品为类白色至淡黄色片。

【鉴别】　■(1)取本品细粉适量(约相当于替硝唑 0.1g),置试管中,加热至炭化,即发生有刺激性的二氧化硫气体,能使硝酸亚汞试液湿润的滤纸变成黑色。■[删除]

■(2)取本品细粉适量(约相当于替硝唑 0.1g),加硫酸溶液(3→100)5ml 使替硝唑溶解,滤过,取滤液,加三硝基苯酚试液 2ml,即产生黄色沉淀。■[删除]

(3)在含量测定项下记录的色谱图中,供试品溶液主峰的保留时间应与对照品溶液主峰的保留时间一致。

【检查】　酸度　取本品细粉约 2.5g,加水 50ml,搅拌使替硝唑溶解,滤过,取续滤液,依法测定(通则 0631),pH 值应为 3.5～5.0。

其他　应符合片剂项下有关的各项规定(通则 0101)。

【含量测定】　照高效液相色谱法(通则 0512)测定。

供试品溶液　取本品 20 片,精密称定,研细,精密称取适量(约相当于替硝唑 0.12g),置 100ml 量瓶中,加流动相适量,振摇使替硝唑溶解,用流动相稀释至刻度,摇匀,滤过,精密量取续滤液 5ml,置 50ml 量瓶中,用流动相稀释至刻度,摇匀。

对照品溶液　取替硝唑对照品适量,精密称定,加流动相溶解并定量稀释制成每 1ml 中约含 0.12mg 的溶液。

色谱条件　用十八烷基硅烷键合硅胶为填充剂;以 0.05mol/L 磷酸二氢钾溶液(用磷酸调节 pH 值至 3.5)-甲醇(80:20)为流动相;检测波长为 310nm;进样体积 20μl。

系统适用性要求　理论板数按替硝唑峰计算不低于

2000,替硝唑峰与相邻杂质峰间的分离度应符合要求。

测定法 精密量取供试品溶液与对照品溶液,分别注入液相色谱仪,记录色谱图,按外标法以峰面积计算。

【类别】 同替硝唑。

【规格】 0.5g

【贮藏】 遮光,密封保存。

替硝唑阴道泡腾片

Tixiaozuo Yindao Paotengpian

Tinidazole Vaginal Effervescent Tablets

本品含替硝唑($C_8H_{13}N_3O_4S$)应为标示量的90.0%～110.0%。

【性状】 本品为类白色至微黄色片,表面可有轻微的隐斑。

【鉴别】 ■(1)取本品细粉适量(约相当于替硝唑0.1g),置试管中,小火加热熔融,即发生有刺激性的二氧化硫气体,能使硝酸亚汞试液湿润的滤纸变成黑色。■[删除]

■(2)取本品细粉适量(约相当于替硝唑0.1g),加硫酸溶液(3→100)5ml使替硝唑溶解,滤过,滤液中加三硝基苯酚试液2ml,即产生黄色沉淀。■[删除]

(3)在含量测定项下记录的色谱图中,供试品溶液主峰的保留时间应与对照品溶液主峰的保留时间一致。

【检查】 **酸度** 取本品5片,研细,投入50ml水中,搅拌使替硝唑溶解,依法测定(通则0631),pH值应为4.0～5.5。

发泡量 取25ml具塞刻度试管(内径约1.5cm)10支,各精密加水2ml,置37℃±1℃水浴中5分钟后,各管中分别投入本品1片,密塞20分钟,观察最大发泡量的体积,平均发泡体积应不少于10ml,且少于6ml的不得超过2片。

融变时限 取本品,照阴道片融变时限检查法(通则0922)检查,应符合规定。

其他 应符合片剂项下有关的各项规定(通则0101)。

【含量测定】 照高效液相色谱法(通则0512)测定。

供试品溶液 取本品20片,精密称定,研细,精密称取适量(约相当于替硝唑0.12g),置100ml量瓶中,加流动相适量,振摇使替硝唑溶解,用流动相稀释至刻度,摇匀,滤过,精密量取续滤液5ml,置50ml量瓶中,用流动相稀释至刻度,摇匀。

对照品溶液 取替硝唑对照品适量,精密称定,加流动相溶解并定量稀释制成每1ml中约含0.12mg的溶液。

色谱条件 用十八烷基硅烷键合硅胶为填充剂;以0.05mol/L磷酸二氢钾溶液(用磷酸调节pH值至3.5)-甲醇(80：20)为流动相;检测波长为310nm;进样体积20μl。

系统适用性要求 理论板数按替硝唑峰计算不低于

2000,替硝唑峰与相邻杂质峰间的分离度应符合要求。

测定法 精密量取供试品溶液与对照品溶液,分别注入液相色谱仪,记录色谱图,按外标法以峰面积计算。

【类别】 同替硝唑。

【规格】 0.2g

【贮藏】 遮光,密封,阴凉干燥处保存。

替硝唑含片

Tixiaozuo Hanpian

Tinidazole Buccal Tablets

本品含替硝唑($C_8H_{13}N_3O_4S$)应为标示量的90.0%～110.0%。

【性状】 本品为异形片。

【鉴别】 ■(1)取本品的细粉适量(约相当于替硝唑5mg),加硫酸溶液(3→100)5ml,振摇,使替硝唑溶解,滤过,滤液中加三硝基苯酚试液2ml,放置后产生黄色沉淀。■[删除]

(2)在含量测定项下记录的色谱图中,供试品溶液主峰的保留时间应与对照品溶液主峰的保留时间一致。

【检查】 **含量均匀度** 取本品1片,置研钵中研细,加水5ml研磨,使溶解,用流动相分次定量转移至25ml(2.5mg规格)或50ml(5mg规格)量瓶中,充分振摇,使替硝唑溶解,用流动相稀释至刻度,摇匀,滤过,取续滤液作为供试品溶液。照含量测定项下的方法测定含量,应符合规定(通则0941)。

其他 应符合片剂项下有关的各项规定(通则0101)。

【含量测定】 照高效液相色谱法(通则0512)测定。

供试品溶液 取本品20片,精密称定,研细,精密称取适量(约相当于替硝唑5mg),置50ml量瓶中,加流动相适量,振摇使替硝唑溶解,用流动相稀释至刻度,摇匀,滤过,取续滤液。

对照品溶液 取替硝唑对照品适量,精密称定,加流动相溶解并定量稀释制成每1ml中约含0.1mg的溶液。

色谱条件 用十八烷基硅烷键合硅胶为填充剂;以0.05mol/L磷酸二氢钾溶液(用磷酸调节pH值至3.5)-甲醇(80：20)为流动相;检测波长为310nm;进样体积20μl。

系统适用性要求 理论板数按替硝唑峰计算不低于2000,替硝唑峰与相邻杂质峰间的分离度应符合要求。

测定法 精密量取供试品溶液与对照品溶液,分别注入液相色谱仪,记录色谱图,按外标法以峰面积计算。

【类别】 同替硝唑。

【规格】 (1)2.5mg (2)5mg

【贮藏】 遮光,密封保存。

替硝唑胶囊

Tixiaozuo Jiaonang

Tinidazole Capsules

本品含替硝唑（$C_8H_{13}N_3O_4S$）应为标示量的 93.0%～107.0%。

【性状】 本品的内容物为微黄色颗粒或粉末。

【鉴别】 ■(1)取本品的内容物适量（约相当于替硝唑 0.1g），置试管中，小火加热熔融，即产生有刺激性的二氧化硫气体，能使硝酸亚汞试液湿润的滤纸变成黑色。■[删除]

■(2)取本品的内容物适量（约相当于替硝唑 0.1g），加硫酸溶液（3→100）5ml，振摇使替硝唑溶解，滤过，滤液中加三硝基苯酚试液 2ml，即产生黄色沉淀。■[删除]

(3)在含量测定项下记录的色谱图中，供试品溶液主峰的保留时间应与对照品溶液主峰的保留时间一致。

【检查】 溶出度 照溶出度与释放度测定法（通则 0931 第一法）测定。

溶出条件 以水 900ml 为溶出介质，转速为每分钟 100 转，依法操作，经 30 分钟时取样。

供试品溶液 取溶出液适量，滤过，精密量取续滤液适量，用水定量稀释制成每 1ml 中约含替硝唑 12μg 的溶液。

对照品溶液 取替硝唑对照品适量，精密称定，加水溶解并定量稀释制成每 1ml 中约含 12μg 的溶液。

测定法 取供试品溶液与对照品溶液，照紫外-可见分光光度法（通则 0401），在 317nm 的波长处分别测定吸光度，计算每粒的溶出量。

限度 标示量的 80%，应符合规定。

其他 应符合胶囊剂项下有关的各项规定（通则 0103）。

【含量测定】 照高效液相色谱法（通则 0512）测定。

供试品溶液 取装量差异项下的内容物，研细，精密称取适量（约相当于替硝唑 0.12g），置 100ml 量瓶中，加水适量，微温使替硝唑溶解，振摇 10 分钟，放冷，用水稀释至刻度，摇匀，滤过；精密量取续滤液 5ml，置 50ml 量瓶中，用水稀释至刻度，摇匀。

对照品溶液 取替硝唑对照品适量，精密称定，加水溶解并定量稀释制成每 1ml 中约含 0.12mg 的溶液。

色谱条件 用十八烷基硅烷键合硅胶为填充剂；以 0.05mol/L 磷酸二氢钾溶液（用磷酸调节 pH 值至 3.5）-甲醇（80：20）为流动相；检测波长为 310nm；进样体积 20μl。

系统适用性要求 理论板数按替硝唑峰计算不低于 2000，替硝唑峰与相邻杂质峰间的分离度应符合要求。

测定法 精密量取供试品溶液与对照品溶液，分别注入液相色谱仪，记录色谱图，按外标法以峰面积计算。

【类别】 同替硝唑。

【规格】 (1)0.2g (2)0.25g (3)0.5g

【贮藏】 遮光，密封保存。

替硝唑葡萄糖注射液

Tixiaozuo Putaotang Zhusheye

Tinidazole and Glucose Injection

本品为替硝唑与葡萄糖的灭菌水溶液。含替硝唑（$C_8H_{13}N_3O_4S$）与葡萄糖（$C_6H_{12}O_6 \cdot H_2O$）均应为标示量的 95.0%～105.0%。

【性状】 本品为无色至微黄绿色的澄明液体。

【鉴别】 ■(1)取本品适量（约相当于替硝唑 0.1g），置水浴上蒸干，残渣置试管中，小火加热熔融，即产生有刺激性的二氧化硫气体，能使硝酸亚汞试液湿润的滤纸变成黑色。■[删除]

■(2)取本品适量（约相当于替硝唑 0.1g），置水浴上蒸干，残渣加硫酸溶液（3→100）5ml 使溶解，加三硝基苯酚试液 10ml，即产生黄色沉淀。■[删除]

(3)取本品 10ml，缓缓加入温热的碱性酒石酸铜试液中，即生成氧化亚铜的红色沉淀。

(4)在含量测定项下记录的色谱图中，供试品溶液主峰的保留时间应与对照品溶液主峰的保留时间一致。

【检查】 pH 值 应为 3.5～5.5（通则 0631）。

颜色 取本品，与黄绿色 2 号标准比色液（通则 0901 第一法）比较，不得更深。

■亚硝酸盐 照紫外-可见分光光度法（通则 0401）测定。避光操作。

供试品溶液 取本品，即得。

对照品贮备液 精密称取 105℃ 干燥至恒重的亚硝酸钠 0.75g（约相当于亚硝酸根 0.5g），置 100ml 量瓶中，加水溶解并稀释至刻度，摇匀。精密量取 1ml，置 100ml 量瓶中，用水稀释至刻度，摇匀；再精密量取 1ml，置 50ml 量瓶中，用水稀释至刻度，摇匀。

标准曲线 精密量取对照品贮备液 0、0.1、1.0、2.0、3.0、4.0、5.0ml，分别置 10ml 棕色量瓶中，加入对氨基苯磺酰胺稀盐酸溶液（1→100）1ml 后，立即加入盐酸萘乙二胺稀盐酸溶液（0.1→100）1ml，混匀，加无亚硝酸盐的水稀释至刻度，摇匀，放置 5 分钟；以零号管为空白，在 540nm 的波长处分别测定吸光度，以测得的吸光度与其相应浓度计算线性回归方程，相关系数（r）应不小于 0.99。

测定法 精密量取供试品溶液 2ml（替硝唑浓度为 2mg/ml 规格或 1.6mg/ml 规格）或 1ml（替硝唑浓度为 4mg/ml 规格），置 10ml 棕色量瓶中，照标准曲线项下自"加入对氨基苯磺酰胺稀盐酸溶液（1→100）1ml 后"起，同法操作，测定吸光度。

限度 用线性回归方程计算供试品中亚硝酸根的含量，不得过替硝唑标示量的 0.1%。■[增订]

■**有关物质** 照高效液相色谱法（通则 0512）测定。

供试品溶液 精密量取本品适量，用流动相定量稀释制成每 1ml 中约含替硝唑 0.8mg 的溶液。

对照溶液 精密量取供试品溶液适量，用流动相定量稀释制成每 1ml 中约含替硝唑 0.8μg 的溶液。

杂质Ⅰ对照品溶液 取杂质Ⅰ对照品适量，精密称定，加流动相溶解并定量稀释制成每 1ml 中约含 4μg 的溶液。

系统适用性溶液 取杂质Ⅰ对照品与 5-羟甲基糠醛对照品各适量，加水溶解并稀释制成每 1ml 中各约含 10μg 的溶液。

灵敏度溶液 精密量取对照溶液适量，用流动相定量稀释制成每 1ml 中约含替硝唑 0.4μg 的溶液。

色谱条件 见替硝唑有关物质项下。

系统适用性要求 系统适用性溶液色谱图中，5-羟甲基糠醛峰与杂质Ⅰ峰之间的分离度应符合要求。灵敏度溶液色谱图中，主峰峰高的信噪比应不小于 10。

测定法 精密量取供试品溶液、对照溶液与杂质Ⅰ对照品溶液，分别注入液相色谱仪，记录色谱图至主成分峰保留时间的 3 倍。

限度 供试品溶液色谱图中，如有与杂质Ⅰ峰保留时间一致的色谱峰，按外标法以峰面积计算，不得过替硝唑标示量的 0.5%；除 5-羟甲基糠醛峰外，其他单个杂质峰面积不得大于对照溶液主峰面积（0.1%），其他各杂质峰面积的和不得大于对照溶液主峰面积的 5 倍（0.5%），小于灵敏度溶液主峰面积的峰忽略不计。■[修订]

5-羟甲基糠醛 照高效液相色谱法（通则 0512）测定。

供试品溶液 取本品，即得。

对照品溶液 取 5-羟甲基糠醛对照品适量，精密称定，加水溶解并定量稀释制成每 1ml 中约含 10μg 的溶液。

系统适用性溶液 取杂质Ⅰ对照品与 5-羟甲基糠醛对照品各适量，加水溶解并稀释制成每 1ml 中各含 10μg 的溶液。

色谱条件 见有关物质项下。检测波长为 284nm。

系统适用性要求 系统适用性溶液色谱图中，5-羟甲基糠醛峰与杂质Ⅰ峰间的分离度应符合要求。

测定法 精密量取供试品溶液与对照品溶液，分别注入液相色谱仪，记录色谱图。

限度 供试品溶液色谱图中如有与对照品溶液中 5-羟甲基糠醛峰保留时间一致的色谱峰，按外标法以峰面积计算，不得过葡萄糖标示量的 0.02%。

■**渗透压摩尔浓度** 取本品，依法检查（通则 0632），渗透压摩尔浓度应为 260～315mOsmol/kg（葡萄糖浓度 5% 规格），270～330mOsmol/kg（葡萄糖浓度 5.5% 规格）。■[修订]

■**重金属** 取本品 50ml，置水浴上蒸发至干，依法检查（通则 0821 第二法），含重金属不得过千万分之二。■[修订]

细菌内毒素 取本品，依法检查（通则 1143），每 1ml 中含内毒素的量应小于 0.50EU。

无菌 取本品，经薄膜过滤法处理，用 pH 7.0 无菌氯化钠-蛋白胨缓冲液分次冲洗（每膜不少于 500ml），以生孢梭菌为阳性对照菌，依法检查（通则 1101），应符合规定。

其他 应符合注射剂项下有关的各项规定（通则 0102）。

【含量测定】 替硝唑 照高效液相色谱法（通则 0512）测定。

供试品溶液 精密量取本品适量，用流动相定量稀释制成每 1ml 中约含替硝唑 0.1mg 的溶液。

对照品溶液 取替硝唑对照品适量，精密称定，加流动相溶解并定量稀释制成每 1ml 中约含 0.1mg 的溶液。

色谱条件与系统适用性要求 见有关物质项下。

测定法 精密量取供试品溶液与对照品溶液，分别注入液相色谱仪，记录色谱图，按外标法以峰面积计算。

葡萄糖 取本品适量，在 25℃ 时依法测定旋光度（通则 0621），与 2.0852 相乘，即得供试品中含有 $C_6H_{12}O_6 \cdot H_2O$ 的重量（g）。

【类别】 同替硝唑。

【规格】 （1）100ml：替硝唑 0.2g 与葡萄糖 5.0g
（2）100ml：替硝唑 0.4g 与葡萄糖 5.0g
（3）200ml：替硝唑 0.4g 与葡萄糖 10.0g
■（4）200ml：替硝唑 0.4g 与葡萄糖 11.0g■[增订]
（5）200ml：替硝唑 0.8g 与葡萄糖 10.0g
（6）250ml：替硝唑 0.4g 与葡萄糖 12.5g
（7）250ml：替硝唑 0.5g 与葡萄糖 12.5g

【贮藏】 遮光，密闭，在阴凉处保存。

替硝唑氯化钠注射液

Tixiaozuo Lühuana Zhusheye

Tinidazole and Sodium Chloride Injection

本品为替硝唑与氯化钠的灭菌水溶液。含替硝唑（$C_8H_{13}N_3O_4S$）与氯化钠（NaCl）均应为标示量的 95.0%～105.0%。

【性状】 本品为无色或几乎无色的澄明液体。

【鉴别】 ■（1）取本品适量（相当于替硝唑 0.1g），置水浴上蒸干，残渣置试管中，小火加热熔融，即产生有刺激性的二氧化硫气体，能使硝酸亚汞试液湿润的滤纸变成黑色。■[删除]

■（2）取本品适量（相当于替硝唑 0.1g），置水浴上蒸干，残渣加硫酸溶液（3→100）5ml 使溶解，加三硝基苯酚试液 10ml，即产生黄色沉淀。■[删除]

（3）在含量测定项下记录的色谱图中，供试品溶液主峰的保留时间应与对照品溶液主峰的保留时间一致。

（4）本品显钠盐鉴别（1）与氯化物鉴别（1）的反应（通则 0301）。

【检查】 **pH值** 应为3.5～5.5(通则0631)。

■**亚硝酸盐** 照紫外-可见分光光度法(通则0401)测定。避光操作。

供试品溶液 取本品,即得。

对照品贮备液 精密称取105℃干燥至恒重的亚硝酸钠0.75g(约相当于亚硝酸根0.5g),置100ml量瓶中,加水溶解并稀释至刻度,摇匀。精密量取1ml,置100ml量瓶中,用水稀释至刻度,摇匀;再精密量取1ml,置50ml量瓶中,用水稀释至刻度,摇匀。

标准曲线 精密量取对照品贮备液0、0.1、1.0、2.0、3.0、4.0、5.0ml,分别置10ml棕色量瓶中,加入对氨基苯磺酰胺稀盐酸溶液(1→100)1ml后,立即加入盐酸萘乙二胺稀盐酸溶液(0.1→100)1ml,混匀,加无亚硝酸盐的水至刻度,摇匀,放置5分钟;以零号管为空白,在540nm的波长处分别测定吸光度,以测得的吸光度与其相应浓度计算线性回归方程,相关系数(r)应不小于0.99。

测定法 精密量取供试品溶液2ml(替硝唑浓度为2mg/ml规格)或1ml(替硝唑浓度为4mg/ml规格),置10ml棕色量瓶中,照标准曲线项下自"加入对氨基苯磺酰胺稀盐酸溶液(1→100)1ml后"起,同法操作,测定吸光度。

限度 用线性回归方程计算供试品中亚硝酸根的含量,不得过替硝唑标示量的0.1%。■[增订]

■**有关物质** 照高效液相色谱法(通则0512)测定。

供试品溶液 精密量取本品适量,用流动相定量稀释制成每1ml中约含替硝唑0.8mg的溶液。

对照溶液 精密量取供试品溶液适量,用流动相定量稀释制成每1ml中约含替硝唑0.8μg的溶液。

杂质Ⅰ对照溶液 取杂质Ⅰ对照品适量,精密称定,加流动相溶解并定量稀释制成每1ml中约含4μg的溶液。

灵敏度溶液 精密量取对照溶液适量,用流动相定量稀释制成每1ml中约含替硝唑0.4μg的溶液。

系统适用性溶液、色谱条件、系统适用性要求与测定法见替硝唑有关物质项下。

限度 供试品溶液的色谱图中,如有与对照品溶液中杂质Ⅰ峰保留时间一致的色谱峰,按外标法以峰面积计算,不得过替硝唑标示量的0.5%,其他单个杂质峰面积不得大于对照溶液主峰面积(0.1%),其他各杂质峰面积的和不得大于对照溶液主峰面积的5倍(0.5%),小于灵敏度溶液主峰面积的峰忽略不计。■[修订]

渗透压摩尔浓度 取本品,依法检查(通则0632),渗透压摩尔浓度应为260～340mOsmol/kg。

■**重金属** 取本品50ml,置水浴上蒸发至干,依法检查(通则0821第二法),含重金属不得过千万分之二。■[增订]

细菌内毒素 取本品,依法检查(通则1143),每1ml中含内毒素的量应小于0.50EU。

无菌 取本品,经薄膜过滤法处理,用pH 7.0无菌氯化钠-蛋白胨缓冲液分次冲洗(每膜不少于500ml),以生孢梭菌

为阳性对照菌,依法检查(通则1101),应符合规定。

其他 应符合注射剂项下有关的各项规定(通则0102)。

【含量测定】 **替硝唑** 照高效液相色谱法(通则0512)测定。

供试品溶液 精密量取本品适量,用流动相定量稀释制成每1ml中约含替硝唑0.1mg的溶液。

对照品溶液 取替硝唑对照品适量,精密称定,加流动相溶解并定量稀释制成每1ml中约含替硝唑0.1mg的溶液。

色谱条件与系统适用性要求 见有关物质项下。

测定法 精密量取供试品溶液与对照品溶液,分别注入液相色谱仪,记录色谱图,按外标法以峰面积计算。

氯化钠 精密量取本品10ml,加水至50ml,加2%糊精溶液5ml、碳酸钙0.1g与荧光黄指示液5～8滴,摇匀,用硝酸银滴定液(0.1mol/L)滴定至浑浊液由黄绿色变为微红色。每1ml硝酸银滴定液(0.1mol/L)相当于5.844mg的NaCl。

【类别】 同替硝唑。

【规格】 (1)100ml：替硝唑0.2g与氯化钠0.9g
(2)100ml：替硝唑0.4g与氯化钠0.9g
(3)200ml：替硝唑0.4g与氯化钠1.8g
(4)200ml：替硝唑0.8g与氯化钠1.8g

【贮藏】 遮光,密闭,在阴凉处保存。

联 苯 苄 唑

Lianbenbianzuo

Bifonazole

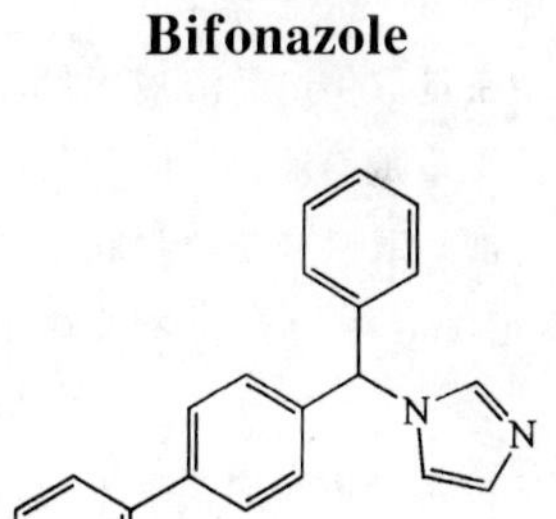

$C_{22}H_{18}N_2$ 310.40

本品为(±)1-(α-联苯-4-基苄基)-1H-咪唑。按干燥品计算,含$C_{22}H_{18}N_2$不得少于99.0%。

【性状】 本品为类白色至微黄色结晶性粉末;无臭。

本品在甲醇或无水乙醇中略溶,在水中几乎不溶。

熔点 本品的熔点(通则0612)为148～153℃。

【鉴别】 ■(1)取本品约0.1g,置试管中,加三氯甲烷2ml使溶解,沿管壁加无水三氯化铝粉末少量,无水三氯化铝粉末即显紫红色或紫色。■[删除]

(2)取本品约10mg,加枸橼酸醋酐试液10滴,混合后置水浴中,溶液由黄色变为紫色。

■(3)取本品与联苯苄唑对照品各适量,分别加乙腈溶解并稀释制成每1ml中约含联苯苄唑0.1mg的溶液,作为供试品溶液与对照品溶液,照有关物质项下方法试验,供试品溶液

主峰的保留时间应与对照品溶液主峰的保留时间一致。■[增订]

(4)取本品适量,加甲醇溶解并稀释制成每1ml约含10μg的溶液,照紫外-可见分光光度法(通则0401)测定,在254nm的波长处有最大吸收。

(5)本品的红外光吸收图谱应与对照的图谱(光谱集666图)一致。

【检查】 ■咪唑 照高效液相色谱法(通则0512)测定。

供试品溶液 取有关物质项下的供试品溶液。

对照品溶液 精密称取咪唑对照品适量,加乙腈溶解并定量稀释制成每1ml中约含2μg的溶液。

灵敏度溶液 精密量取对照品溶液适量,用乙腈定量稀释制成每1ml中约含0.2μg的溶液。

色谱条件 用十八烷基硅烷键合硅胶为填充剂(HILIC 4.6mm×150mm,3μm或效能相当的色谱柱);以磷酸溶液(取磷酸2.0ml,加水980ml,用三乙胺调节pH值至3.2±0.1,加水至1000ml)-乙腈(20∶80)为流动相;检测波长为210nm;进样体积10μl。

系统适用性要求 理论板数按咪唑峰计算不低于2000。灵敏度溶液色谱图中,主成分峰高的信噪比应不小于10。

测定法 精密量取供试品溶液与对照品溶液,分别注入液相色谱仪,记录色谱图。

限度 供试品溶液色谱图中如有与咪唑峰保留时间一致的色谱峰,按外标法以峰面积计算,不得过0.2%。■[增订]

■有关物质 照高效液相色谱法(通则0512)测定。

供试品溶液 取本品适量,精密称定,加乙腈溶解并定量稀释制成每1ml中约含1mg的溶液。

对照溶液 精密量取供试品溶液适量,用乙腈定量稀释制成每1ml中约含2μg的溶液。

系统适用性溶液 取联苯苄唑与联苯苄醇适量,加乙腈溶解并稀释制成每1ml中约含联苯苄唑1mg与联苯苄醇5μg的溶液。

灵敏度溶液 精密量取对照溶液5ml,置20ml量瓶中,用乙腈稀释至刻度,摇匀。

色谱条件 用十八烷基硅烷键合硅胶为填充剂(4.6mm×250mm,5μm或效能相当的色谱柱);以磷酸溶液(取磷酸2.0ml,加水980ml,用三乙胺调节pH值至3.2±0.1,加水至1000ml)为流动相A,乙腈为流动相B,甲醇为流动相C,按下表进行梯度洗脱;检测波长为254nm;进样体积10μl。

时间(分钟)	流动相A(%)	流动相B(%)	流动相C(%)
0	55	35	10
12	55	35	10
20	25	65	10
29	25	65	10
30	10	80	10
40	10	80	10
41	55	35	10
52	55	35	10

系统适用性要求 系统适用性溶液色谱图中,联苯苄唑峰的保留时间约为13~16分钟,联苯苄醇峰的相对保留时间约为1.5,联苯苄唑峰与相邻杂质峰之间的分离度应符合规定。灵敏度溶液色谱图中,主成分峰高的信噪比应不小于10。

测定法 精密量取供试品溶液与对照溶液,分别注入液相色谱仪,记录色谱图。

限度 供试品溶液色谱图中如有与联苯苄醇和杂质Ⅰ(相对保留时间约为2.5)保留时间一致的色谱峰,联苯苄醇峰面积不得大于对照溶液主峰面积(0.2%),杂质Ⅰ峰面积不得大于对照溶液主峰面积(0.2%),其他单个杂质峰面积不得大于对照溶液主峰面积的2.5倍(0.5%),各杂质峰面积的和不得大于对照溶液主峰面积的5倍(1.0%),小于灵敏度溶液主峰面积的峰忽略不计。■[修订]

■残留溶剂 照残留溶剂测定法(通则0861)测定,应符合规定。■[修订]

干燥失重 取本品,在105℃干燥至恒重,减失重量不得过0.5%(通则0831)。

炽灼残渣 取本品1.0g,依法检查(通则0841),遗留残渣不得过0.1%。

■重金属 取炽灼残渣项下遗留的残渣,依法检查(通则0821第二法),含重金属不得过百万分之十。■[增订]

■【含量测定】 取本品约0.25g,精密称定,加冰醋酸50ml溶解后,照电位滴定法(通则0701),用高氯酸滴定液(0.1mol/L)滴定,并将滴定的结果用空白试验校正。每1ml高氯酸滴定液(0.1mol/L)相当于31.04mg的C$_{22}$H$_{18}$N$_2$。■[修订]

【类别】 抗真菌药。

【贮藏】 遮光,密封保存。

【制剂】 (1)联苯苄唑乳膏 (2)联苯苄唑栓 (3)联苯苄唑溶液

■附:

咪唑

C$_3$H$_4$N$_2$　68.08

联苯苄醇

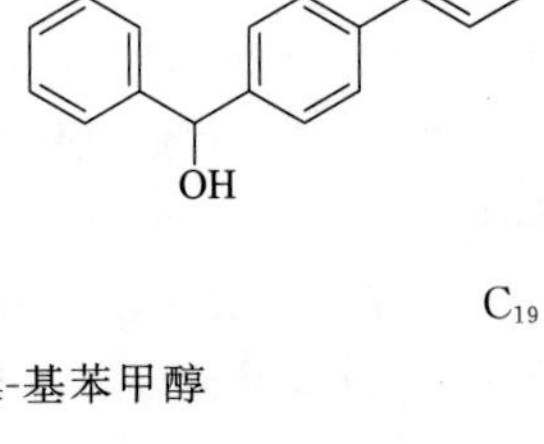

C$_{19}$H$_{16}$O　260.33

(±)-联苯-4-基苯甲醇

杂质 I

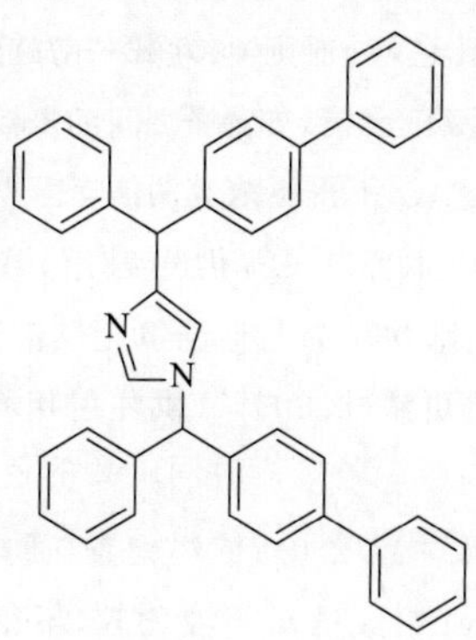

C$_{41}$H$_{32}$N$_2$ 552.71

1,4-双([1,1′-联苯]-4-基苯基甲基)-1H-咪唑■[增订]

葡 甲 胺

Pujia'an

Meglumine

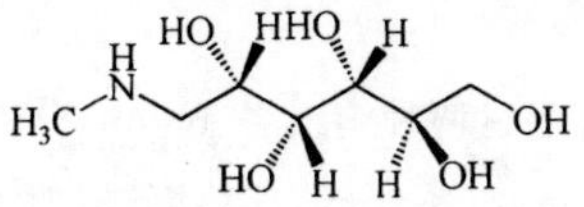

C$_7$H$_{17}$NO$_5$ 195.22

本品为1-脱氧-1-(甲氨基)-D-山梨醇。按干燥品计算，含 C$_7$H$_{17}$NO$_5$ 不得少于 99.0%。

【性状】 本品为白色结晶性粉末；几乎无臭。

本品在水中易溶，在乙醇中略溶■，在三氯甲烷中几乎不溶■[删除]。

熔点 本品的熔点(通则 0612)为 128～132℃。

比旋度 取本品，精密称定，加水溶解并定量稀释制成每 1ml 中含 0.10g 的溶液，在 25℃时，依法测定(通则 0621)，比旋度为 −15.5°至−17.5°。

【鉴别】 (1)取本品约 20mg，置洁净的试管中，加水 2ml 溶解后，加氨制硝酸银试液 1ml，摇匀，置水浴中加热，银即游离并附在管的内壁成银镜。

(2)取本品约 10mg，加三氯化铁试液 1ml，滴加 20%氢氧化钠溶液 2ml，初显棕红色沉淀，随即溶解成棕红色溶液。

■(3)取本品约 50mg，加二硫化碳的饱和水溶液 1ml 溶解后，加 4%硫酸镍溶液数滴，即显黄绿色，并生成黄绿色沉淀。■[删除]

(4)本品的红外光吸收图谱应与对照的图谱(光谱集 463 图)一致。

【检查】 **溶液的澄清度与颜色** 取本品 1.0g，加水 10ml 溶解后，溶液应澄清，照紫外-可见分光光度法(通则 0401)，在 420nm 的波长处测定吸光度，不得过 0.03。

有关物质 照高效液相色谱法(通则 0512)测定。

供试品溶液 取本品，加水溶解并稀释制成每 1ml 中约含 10mg 的溶液。

对照溶液 精密量取供试品溶液适量，用水定量稀释制成每 1ml 中约含 50μg 的溶液。

色谱条件 用磺酸基阳离子交换键合硅胶为填充剂；以三氟乙酸-甲酸-水(0.05：0.3：100)为流动相；采用示差折光检测器；柱温为 35℃；进样体积 10μl。

系统适用性要求 葡甲胺峰与相邻杂质峰之间的分离度应符合要求。

测定法 精密量取供试品溶液与对照溶液，分别注入液相色谱仪，记录色谱图至主成分峰保留时间的 2 倍。

限度 供试品溶液色谱图中如有杂质峰，单个杂质峰面积不得大于对照溶液主峰面积的 0.5 倍(0.25%)，各杂质峰面积的和不得大于对照溶液主峰面积(0.5%)。

还原性物质 取本品 2.0g，加水 20ml 溶解后，取溶液 2.5ml，加碱性酒石酸铜试液 2ml，水浴加热 10 分钟，流水冷却 1 分钟并超声 20 秒，立即用微孔滤膜(直径 25mm，孔径 0.45μm)滤过，用水 10ml 清洗容器及滤膜；另取葡萄糖 20mg，置 100ml 量瓶中，加水溶解并稀释至刻度，摇匀，取溶液 2.5ml，自上述"加碱性酒石酸铜试液"起同法操作，供试品滤膜的颜色不得深于对照滤膜的颜色(即含还原性物质以葡萄糖计，不得过 0.2%)。

干燥失重 取本品，在 105℃干燥至恒重，减失重量不得过 0.5%(通则 0831)。

镍盐 取本品 1.0g，炽灼灰化后，残渣中加硝酸 0.5ml，蒸干至氧化亚氮蒸气除尽后，放冷，加盐酸 2ml，置水浴上蒸干，加水 5ml 使溶解并移至纳氏比色管中，加溴试液 1 滴，振摇 1 分钟，加氨试液使成碱性，加丁二酮肟试液 1ml，摇匀，放置 5 分钟，如显色，与标准镍溶液(取含结晶水的硫酸镍适量，按干燥品计算，加水溶解并定量稀释制成每 1ml 中含 Ni 1.0μg 的溶液)5.0ml，自上述"加溴试液 1 滴"起，用同法制成的对照液比较，不得更深(0.0005%)。

炽灼残渣 取本品 1.0g，依法检查(通则 0841)，遗留残渣不得过 0.1%。

重金属 取炽灼残渣项下遗留的残渣，依法检查(通则 0821 第二法)，含重金属不得过百万分之十。

砷盐 取本品 2.0g，置坩埚中，加 2%硝酸镁乙醇溶液 10ml，点燃，燃尽后，先用小火炽灼使炭化，再在 500～600℃炽灼至灰化，如未灰化完全，加少量硝酸湿润，蒸干，至氧化亚氮蒸气除尽后，放冷，继续在 500～600℃炽灼至完全灰化，放冷后，加 5ml 盐酸，水浴加热使残渣溶解，加水 23ml，作为供试品溶液，依法检查(通则 0822 第一法)，应符合规定(0.0001%)。

细菌内毒素 取本品，依法检查(通则 1143)，每 1g 葡甲胺中含内毒素的量应小于 1.5EU。

【含量测定】 取本品约 0.4g，精密称定，加水 20ml 溶解后，加甲基红指示液 2 滴，用盐酸滴定液(0.1mol/L)滴定。每 1ml 盐酸滴定液(0.1mol/L)相当于 19.52mg 的 C$_7$H$_{17}$NO$_5$。

【类别】 诊断用药。

【贮藏】 遮光，密封保存。

【制剂】 (1)泛影葡胺注射液 (2)胆影葡胺注射液

葡萄糖酸钙

Putaotangsuangai

Calcium Gluconate

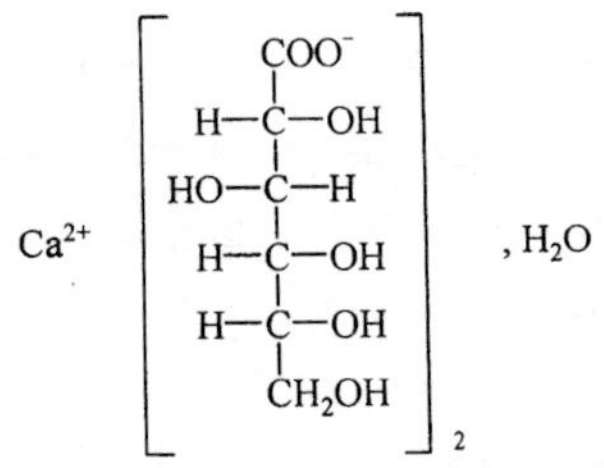

$$Ca^{2+} \left[\begin{array}{c} COO^- \\ H-C-OH \\ HO-C-H \\ H-C-OH \\ H-C-OH \\ CH_2OH \end{array}\right]_2 , H_2O$$

$C_{12}H_{22}CaO_{14} \cdot H_2O$ 448.40

■本品为 D-葡萄糖酸钙盐一水合物。含 $C_{12}H_{22}CaO_{14} \cdot H_2O$ 应为 99.0%～101.0%（供注射用），或 98.5%～102.0%（供口服用）。■[修订]

【性状】 本品为白色颗粒性粉末；无臭，无味。

■本品在沸水中易溶，在水中缓缓溶解，在无水乙醇或乙醚中不溶。■[修订]

■比旋度 取本品适量，精密称定，加水溶解并定量稀释制成每 1ml 中约含 20mg 的溶液，依法测定（通则 0621），比旋度为＋6°至＋11°。■[增订]

【鉴别】 (1)取本品约 0.1g，加水 5ml 溶解后，加三氯化铁试液 1 滴，显深黄色。

(2)照薄层色谱法（通则 0502）试验。

供试品溶液 取本品 50mg，加水 5ml，温水浴溶解，滤过，取滤液。

对照品溶液 取葡萄糖酸钙对照品，同法制成每 1ml 中含 10mg 的溶液。

色谱条件 采用硅胶 G 薄层板，以乙醇-水-浓氨溶液-乙酸乙酯（50：30：10：10）为展开剂。

测定法 吸取供试品溶液与对照品溶液各 5μl，分别点于同一薄层板上，展开，取出，晾干，置 110℃加热 20 分钟后，放冷，喷以钼酸铵-硫酸铈试液（取钼酸铵 2.5g，加 1mol/L 硫酸溶液 50ml 使溶解，再加硫酸铈 1.0g，加 1mol/L 硫酸溶解并稀释至 100ml，摇匀），再在 110℃加热 10 分钟后，取出放冷，10 分钟后检视。

结果判定 供试品溶液所显主斑点的位置和颜色应与对照品溶液的主斑点相同。

(3)本品的红外光吸收图谱应与对照的图谱（光谱集 465 图）一致。

(4)本品的水溶液显钙盐的鉴别反应（通则 0301）。

【检查】 ■酸碱度 取本品约 2.0g，加水 40ml，加热溶解，依法测定（通则 0631），pH 值应为 6.0～8.0。■[增订]

■溶液的澄清度与颜色 取本品 10.0g，加沸水溶解并稀释至 100ml（供注射用），或取本品 1.0g，加 60℃的水溶解并稀释至 50ml（供口服用）。在 60℃时溶液应无色，如显色，与黄色 0.5 号标准比色液（通则 0901 第一法）比较，不得更深；冷却至室温后溶液应澄清，如显浑浊，与 2 号浊度标准液（通则 0902 第一法）比较，不得更浓。■[修订]

■氯化物 取本品 1.0g（供注射用）或 0.25g（供口服用），依法检查（通则 0801），与标准氯化钠溶液 5.0ml 制成的对照液比较，不得更浓[0.005%（供注射用）或 0.02%（供口服用）]。■[修订]

■硫酸盐 取本品 2.0g，依法检查（通则 0802），与标准硫酸钾溶液 1.0ml 制成的对照液比较，不得更浓（0.005%）（供注射用）；与标准硫酸钾溶液 2.0ml 制成的对照液比较，不得更浓（0.01%）（供口服用）。■[修订]

■磷酸盐（供注射用） 供试品溶液 取本品 10.0g，精密加热水 90ml，煮沸 10 秒使溶液澄清，趁热精密量取 1ml，置 100ml 量瓶中，用水稀释至刻度，摇匀。

对照溶液 取磷酸二氢钾 71.6mg，置 100ml 量瓶中，加水溶解并稀释至刻度，精密量取 1ml，置 100ml 量瓶中，用水稀释至刻度，精密量取 2ml，置 100ml 量瓶中，用水稀释至刻度，摇匀。

测定法 取上述两种溶液各 100ml，分别加入硫钼酸试液（取钼酸铵 2.5g，加水 20ml，加热溶解，加 12mol/L 硫酸溶液 50ml，用水稀释至 100ml，摇匀。用聚乙烯容器贮存）4ml，混匀，分别加入临用新制的 3mol/L 盐酸溶液与酸性氯化亚锡试液的混合溶液（10：1）0.1ml，混匀。10 分钟后目视比色。

限度 供试品溶液生成的颜色不得深于对照溶液（0.01%）。■[增订]

■草酸盐（供注射用） 照离子色谱法（通则 0513）测定。

供试品溶液 取本品适量，精密称定，加盐酸溶液（1→1200）溶解并定量稀释制成每 1ml 中约含 20mg 的溶液。

对照品溶液 取草酸钠适量，精密称定，加盐酸溶液（1→1200）溶解并定量稀释制成每 1ml 中约含草酸钠 1.5μg[相当于每 1ml 中含草酸根（$C_2O_4^{2-}$）1μg]的溶液。

色谱条件 用阴离子交换色谱柱（IonPac AS4A-SC 柱，或效能相当的色谱柱），检测器为电导检测器，检测方式为抑制电导检测。以含 0.0017mol/L 碳酸氢钠和 0.0018mol/L 碳酸钠的溶液为流动相，流速为每分钟 2ml；进样体积 50μl。

系统适用性要求 理论板数按草酸根峰计算不低于 2500，拖尾因子不大于 1.2。

测定法 精密量取供试品溶液与对照品溶液，分别注入离子色谱仪，记录色谱图。

限度 供试品溶液色谱图中如显草酸根峰，按外标法以峰面积计算，不得过 0.01%。■[增订]

■蔗糖或还原糖类 取本品 0.50g，加水 10ml，加热溶解后，加稀盐酸 2ml，煮沸 2 分钟，放冷，加碳酸钠试液 5ml，静置 5 分钟，用水稀释使成 20ml，滤过；取滤液 5ml，加碱性酒石酸

铜试液 2ml,煮沸 1 分钟,2 分钟内不得生成红色沉淀。■[修订]

■**干燥失重** 取本品,在 105℃ 干燥 16 小时,减失重量不得过 1.0%(供注射用);减失重量不得过 2.0%(供口服用)。■[增订]

■**铁盐**(供注射用) 照电感耦合等离子体原子发射光谱法(通则 0411)测定。

空白溶剂 10%硝酸溶液。

供试品溶液 取本品适量,精密称定,加 10%硝酸溶液溶解并定量稀释制成每 1ml 中约含 40mg 的溶液。

对照品溶液 精密量取铁单元素标准溶液适量,用 10%硝酸溶液分别定量稀释制成每 1ml 中含铁 $0.05\mu g$、$0.1\mu g$、$0.2\mu g$、$0.3\mu g$、$0.4\mu g$ 的溶液。

内标溶液 精密量取钇单元素标准溶液适量,用 10%硝酸溶液定量稀释制成每 1ml 中含钇 $2\mu g$ 的溶液(内标可以在空白溶剂、对照品溶液与供试品溶液制备过程中分别加入,使每 1ml 中约含钇 $1\mu g$,也可以通过蠕动泵在线加入。可根据实际情况调节内标浓度)。

测定法 取空白溶剂、对照品溶液与供试品溶液,在 259.940nm(铁)和 371.029nm(钇)的波长处分别测定。线性回归方程的相关系数不得低于 0.999。

限度 不得过 0.0005%。■[增订]

■**镁盐与碱金属盐** 取本品 1.0g,加水 40ml 溶解后,加氯化铵 0.5g,煮沸,加过量草酸铵试液使钙完全沉淀,置水浴上加热 1 小时,放冷,用水稀释成 100ml,摇匀,滤过;分取滤液 50ml。加硫酸 0.5ml,蒸干后,700~800℃ 炽灼至恒重,遗留残渣不得过 4mg。■[修订]

■**重金属** 取本品 1.0g,加 1mol/L 盐酸溶液 2ml 与水适量使成 25ml,微温使溶解,放冷,依法检查(通则 0821 第一法),重金属含量不得过百万分之十。■[修订]

■**细菌内毒素**(供注射用) 取本品,依法检查(通则 1143),每 1mg 葡萄糖酸钙中含内毒素的量应小于 0.05EU。■[增订]

■**微生物限度**(供注射用) 取本品,照非无菌产品微生物限度检查:微生物计数法(通则 1105)检查。每 1g 供试品中需氧菌总数不得过 10^2 cfu。■[增订]

砷盐 取本品 1.0g,加盐酸 5ml 与水 23ml 溶解后,依法检查(通则 0822 第一法),应符合规定(0.0002%)。

【含量测定】 取本品 0.5g,精密称定,加水 100ml,微温使溶解,加氢氧化钠试液 15ml 与钙紫红素指示剂 0.1g,用乙二胺四醋酸二钠滴定液(0.05mol/L)滴定至溶液自紫色转变为纯蓝色。每 1ml 乙二胺四醋酸二钠滴定液(0.05mol/L)相当于 22.42mg 的 $C_{12}H_{22}CaO_{14} \cdot H_2O$。

【类别】 补钙药。

【贮藏】 密封保存。

【制剂】 (1)葡萄糖酸钙口服溶液 (2)葡萄糖酸钙片 (3)葡萄糖酸钙含片 (4)葡萄糖酸钙注射液 (5)葡萄糖酸钙氯化钠注射液 (6)葡萄糖酸钙颗粒 (7)复方葡萄糖酸钙口服溶液

葡萄糖酸钙口服溶液
Putaotangsuangai Koufurongye
Calcium Gluconate Oral Solution

■本品含葡萄糖酸钙($C_{12}H_{22}CaO_{14} \cdot H_2O$)应为标示量的 90.0%~110.0%。■[修订]

【性状】 本品为无色至淡黄色液体或黏稠液体。

【鉴别】 ■(1)在葡萄糖酸根检查项下记录的色谱图中,供试品溶液主峰的保留时间应与对照品溶液主峰的保留时间一致。

(2)本品显钙盐的鉴别反应(通则 0301)。■[修订]

【检查】 **相对密度** 应为 1.10~1.15(通则 0601)(无糖型不作此项检查)。

pH 值 ■应为 3.5~7.0■[修订](通则 0631)。

溶液的澄清度 取本品 10ml,用水稀释至 50ml,溶液应澄清。

■**5-羟甲基糠醛(有糖型)** 照高效液相色谱法(通则 0512)测定。

供试品溶液 取本品 5 支,内容物混匀,精密量取本品 5ml,置 50ml 量瓶中,用水稀释至刻度,摇匀。

对照品溶液 取 5-羟甲基糠醛对照品,精密称定,加水溶解并稀释制成每 1ml 中约含 $2.5\mu g$ 的溶液。

色谱条件 用十八烷基硅烷键合硅胶为填充剂;以水-乙腈(95:5)为流动相;柱温为 30℃;检测波长为 284nm;进样体积 $10\mu l$。

系统适用性要求 5-羟甲基糠醛峰与相邻色谱峰之间的分离度应符合要求。

测定法 精密量取供试品溶液与对照品溶液,分别注入液相色谱仪,记录色谱图。

限度 供试品溶液色谱图中如有与 5-羟甲基糠醛峰保留时间一致的色谱峰,按外标法以峰面积计算,每 1ml 中不得过 $25\mu g$。■[增订]

■**葡萄糖酸根** 照高效液相色谱法(通则 0512)测定。

供试品溶液 精密量取本品 5ml,置 50ml 量瓶中,用水稀释至刻度,摇匀,精密量取 5ml,置 50ml 量瓶中,用水稀释至刻度,摇匀。

对照品溶液 取葡萄糖酸钙对照品适量,精密称定,加水溶解并定量稀释制成每 1ml 中约含 1mg 的溶液。

系统适用性溶液 取葡萄糖酸钙与乳酸钙对照品各适量,精密称定,加水溶解并定量稀释制成每 1ml 中约含葡萄糖酸钙 1mg 和乳酸 0.05mg 的溶液。

色谱条件 用十八烷基硅烷键合硅胶为填充剂,以含 10mmol/L 磷酸氢二钾和 5mmol/L 四丁基硫酸氢铵的溶液(pH 7.0)-甲醇(98:2)为流动相;流速为每分钟 0.6ml;柱温为30℃;检测波长为210nm;进样体积25μl。

系统适用性要求　理论板数按葡萄糖酸峰计算不低于3000,葡萄糖酸峰与乳酸峰之间的分离度应符合要求。

测定法　精密量取供试品溶液与对照品溶液,分别注入液相色谱仪,记录色谱图。按外标法以峰面积计算,并将结果乘以0.8704。

限度　含葡萄糖酸根($C_6H_{11}O_7^-$)应为葡萄糖酸钙标示量的78%～96%。■[增订]

其他　应符合口服溶液剂项下有关的各项规定(通则0123)。

【含量测定】　精密量取本品5ml,置锥形瓶中,用水稀释使成100ml,加氢氧化钠试液15ml与钙紫红素指示剂0.1g,用乙二胺四醋酸二钠滴定液(0.05mol/L)滴定至溶液自紫色转变为纯蓝色。每1ml乙二胺四醋酸二钠滴定液(0.05mol/L)相当于22.42mg的$C_{12}H_{22}CaO_{14} \cdot H_2O$。

【类别】　同葡萄糖酸钙。

【规格】　10%

【贮藏】　密封保存。

葡萄糖酸钙注射液

Putaotangsuangai Zhusheye

Calcium Gluconate Injection

本品为葡萄糖酸钙的灭菌水溶液。含葡萄糖酸钙($C_{12}H_{22}CaO_{14} \cdot H_2O$)应为标示量的97.0%～107.0%。

本品中需添加钙盐或其他适宜的稳定剂,但加入的钙盐按钙(Ca)计算,不得超过葡萄糖酸钙中含有钙量的5.0%。

【性状】　本品为无色的澄明液体。

【鉴别】　取本品适量,照葡萄糖酸钙项下的鉴别(1)、(4)试验,显相同的反应。

【检查】　pH值　应为4.0～7.5(通则0631)。

蔗糖或还原糖类　取本品适量(约相当于葡萄糖酸钙0.5g),加水5ml,加稀盐酸2ml,煮沸2分钟,放冷,加碳酸钠试液5ml,静置5分钟,用水稀释使成20ml,滤过;分取滤液5ml,加碱性酒石酸铜试液2ml,煮沸1分钟,2分钟内不得生成红色沉淀。

■葡萄糖酸根　照高效液相色谱法(通则0512)测定。

供试品溶液　精密量取本品5ml,用水稀释制成每1ml中约含葡萄糖酸钙1mg的溶液。

对照品溶液　取葡萄糖酸钙对照品适量,精密称定,加水溶解并定量稀释制成每1ml中约含1mg的溶液。

系统适用性溶液　取葡萄糖酸钙与乳酸钙对照品,精密称定,加水溶解并定量稀释制成每1ml中约含葡萄糖酸钙1mg和乳酸0.05mg的溶液。

色谱条件　用十八烷基硅烷键合硅胶为填充剂;以含10mmol/L磷酸氢二钾和5mmol/L四丁基硫酸氢铵的溶液(pH 7.0)-甲醇(98∶2)为流动相;流速为每分钟0.6ml;柱温为30℃;检测波长为210nm;进样体积25μl。

系统适用性要求　理论板数按葡萄糖酸峰计算不低于3000,葡萄糖酸峰与乳酸峰之间的分离度应符合规定。

测定法　精密量取供试品溶液与对照品溶液,分别注入液相色谱仪,记录色谱图。按外标法以峰面积计算,并将结果乘以0.8704。

限度　含葡萄糖酸根($C_6H_{11}O_7^-$)应为葡萄糖酸钙标示量的83%～92%。■[增订]

重金属　取本品适量(约相当于葡萄糖酸钙1.0g),加醋酸盐缓冲液(pH 3.5)2ml与水适量使成25ml,依法检查(通则0821第一法),■含重金属不得过百万分之十■[修订]。

细菌内毒素　取本品,依法检查(通则1143),每1mg葡萄糖酸钙中含内毒素的量应小于0.17EU。

其他　应符合注射剂项下有关的各项规定(通则0102)。

【含量测定】　精密量取本品适量(约相当于葡萄糖酸钙0.5g),置锥形瓶中,用水稀释使成100ml,照葡萄糖酸钙含量测定项下的方法,自"加氢氧化钠试液15ml"起,依法测定。每1ml乙二胺四醋酸二钠滴定液(0.05mol/L)相当于22.42mg的$C_{12}H_{22}CaO_{14} \cdot H_2O$。

【类别】　同葡萄糖酸钙。

【规格】　(1)10ml∶0.5g　(2)10ml∶1g

【贮藏】　密闭保存。

葡萄糖酸钙氯化钠注射液

Putaotangsuangai Lühuana Zhusheye

Calcium Gluconate and Sodium
Chloride Injection

本品为葡萄糖酸钙与氯化钠的灭菌水溶液。含葡萄糖酸钙($C_{12}H_{22}CaO_{14} \cdot H_2O$)与氯化钠(NaCl)均应为标示量的95.0%～105.0%。

【性状】　本品为无色的澄明液体。

【鉴别】　(1)取本品适量,照葡萄糖酸钙鉴别(1)项试验,显相同的反应。

(2)本品显钙盐鉴别(2)、钠盐与氯化物的鉴别反应(通则0301)。

【检查】　pH值　应为4.5～7.5(通则0631)。

■蔗糖或还原糖类　取样品50ml(约相当于葡萄糖酸钙0.5g),蒸发至10ml,加稀盐酸2ml,煮沸2分钟,放冷,加碳酸钠试液5ml,静置5分钟,用水稀释使成20ml,滤过;分取滤液5ml,加碱性酒石酸铜试液2ml,煮沸1分钟,2分钟内不得生成红色沉淀。■[增订]

■葡萄糖酸根 照高效液相色谱法(通则0512)测定。

供试品溶液 精密量取本品 5ml,置 50ml 量瓶中,用水稀释至刻度,摇匀。

对照品溶液 取葡萄糖酸钙对照品适量,精密称定,加水溶解并定量稀释制成每 1ml 中约含 1mg 的溶液。

系统适用性溶液 取葡萄糖酸钙与氯化钠对照品,精密称定,加水溶解并定量稀释制成每 1ml 中含葡萄糖酸钙 1mg 和氯化钠 0.9mg 的溶液。

色谱条件 用十八烷基硅烷键合硅胶为填充剂;以含 10mmol/L 磷酸氢二钾和 5mmol/L 四丁基硫酸氢铵的溶液(pH 7.0)-甲醇(98:2)为流动相;流速为每分钟 0.6ml;柱温为 30℃;检测波长为 210nm;进样体积 25μl。

系统适用性要求 理论板数按葡萄糖酸峰计算不低于3000,葡萄糖酸峰与相邻峰之间的分离度应符合规定。

测定法 精密量取供试品溶液与对照品溶液,分别注入液相色谱仪,记录色谱图。按外标法以峰面积计算,并将结果乘以 0.8704。

限度 含葡萄糖酸根($C_6H_{11}O_7^-$)应为葡萄糖酸钙标示量的83%～92%。■[增订]

重金属 取本品 50ml,蒸发至约 20ml,放冷,加醋酸盐缓冲液(pH 3.5)2ml 与水适量使成 25ml,依法检查(通则0821第一法),含重金属不得过千万分之三。

渗透压摩尔浓度 取本品,依法检查(通则0632),其渗透压摩尔浓度应为 300～380mOsmol/kg。

细菌内毒素 取本品,依法检查(通则1143),每 1ml 含内毒素的量不得过 0.50EU。

其他 应符合注射剂项下有关的各项规定(通则0102)。

【含量测定】 葡萄糖酸钙 精密量取本品适量(约相当于葡萄糖酸钙0.5g),置锥形瓶中,用水稀释使成 100ml,加氢氧化钠试液 15ml 与钙紫红素指示剂 0.1g,用乙二胺四醋酸二钠滴定液(0.05mol/L)滴定至溶液由紫色转变为纯蓝色。每 1ml 的乙二胺四醋酸二钠滴定液(0.05mol/L)相当于 22.42mg 的 $C_{12}H_{22}CaO_{14} \cdot H_2O$。

氯化钠 对照品贮备液的制备 精密量取钠单元素标准溶液适量,用水稀释制成每 1ml 中含钠离子 100μg 的溶液。

供试品溶液的制备 精密量取本品 5ml,置 100ml 量瓶中,用水稀释至刻度,摇匀,精密量取 1ml,置 50ml 量瓶中,用水稀释至刻度,摇匀,即得。

测定法 精密量取对照品贮备液 0.5ml、1ml、2ml、3ml、4ml 分别置 100ml 量瓶中,用水稀释至刻度,摇匀。取上述各溶液及供试品溶液,照原子吸收分光光度法(通则0406第一法),在 589nm 的波长处测定,计算结果乘以换算系数 2.542,即得。

【类别】 同葡萄糖酸钙。

【规格】 100ml:葡萄糖酸钙 1g 与氯化钠 0.9g

【贮藏】 避光,密闭保存。

硬脂酸红霉素

Yingzhisuan Hongmeisu

Erythromycin Stearate

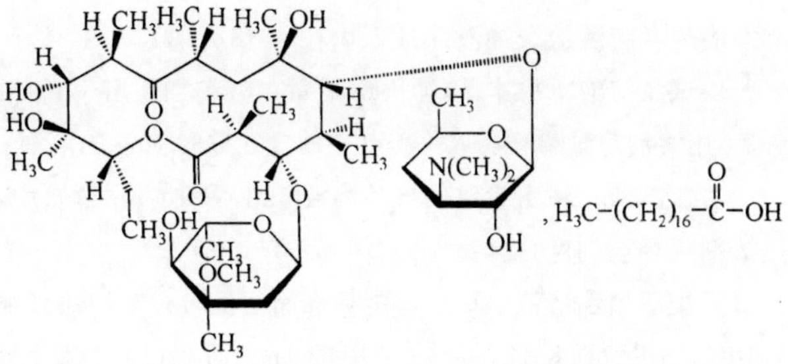

$C_{37}H_{67}NO_{13} \cdot C_{18}H_{36}O_2$　1018.42

本品为红霉素的硬脂酸盐及过量的硬脂酸。按无水物计算,每 1mg 的效价不得少于 550 红霉素单位。

【性状】 本品为白色或类白色的结晶或粉末;无臭。

本品在甲醇、乙醇中溶解,在丙酮中微溶,在水中几乎不溶。

【鉴别】 ■(1)取本品 3mg,加丙酮 2ml,溶解后,加盐酸 2ml,即显橙黄色,渐变为紫红色,再加三氯甲烷 2ml,振摇,三氯甲烷层显蓝色。■[删除]

(2)在红霉素 A 组分项下记录的色谱图中,供试品溶液主峰的保留时间应与标准品溶液主峰的保留时间一致。

(3)取本品约 0.1g,加 2mol/L 盐酸溶液 5ml 及水 10ml,缓缓加热至沸,表面有油珠浮起,冷却,取出脂肪层,加 0.1mol/L 氢氧化钠溶液 3ml,加热至沸,放冷,溶液成白色胶体。加沸水 10ml 使胶体溶解(必要时可加热),振摇产生泡沫。取此溶液约 1ml,滴加 10% 氯化钙溶液 3～4 滴,加热振摇产生粒状沉淀。此沉淀不溶于盐酸。

【检查】 游离硬脂酸 取本品约 0.4g,精密称定,加预先用氢氧化钠滴定液(0.1mol/L)中和至酚酞指示液刚显红色的乙醇 50ml 使溶解,加酚酞指示液 1～2 滴,用氢氧化钠滴定液(0.1mol/L)滴定,至溶液由无色变为微红色,计算出每 1g 供试品消耗氢氧化钠滴定液(0.1 mol/L)的量(ml),减去滴定硬脂酸红霉素时每 1g 供试品消耗高氯酸滴定液(0.1mol/L)的量(ml),每 1ml 差值相当于 28.45mg 的 $C_{18}H_{36}O_2$。按无水物计算,含硬脂酸($C_{18}H_{36}O_2$)不得过 14.0%。

硬脂酸红霉素 取本品约 0.5g,精密称定,加二氯甲烷 30ml,振摇使溶解,滤过,残渣用二氯甲烷提取 3 次,每次加二氯甲烷 25ml,提取液滤过,用二氯甲烷洗涤滤纸,合并滤液和洗液,置水浴上蒸发浓缩至约 30ml,加入预先用高氯酸滴定液(0.1mol/L)中和的无水冰醋酸 50ml,以结晶紫为指示液,再用高氯酸滴定液(0.1mol/L)滴定至溶液由紫色变为蓝绿色。每 1ml 高氯酸滴定液(0.1mol/L)按无水物计算,相当于 101.8mg 的 $C_{37}H_{67}NO_{13} \cdot C_{18}H_{36}O_2$,不得少于 77.0%。

硬脂酸钠 取本品 2.0g,照炽灼残渣项下的方法(通则0841)检查,每 1g 残渣相当于 4.317g 的 $C_{18}H_{35}NaO_2$,不得过 6.0%。

游离硬脂酸、硬脂酸红霉素与硬脂酸钠 三项总和,按无水物计算,应为 98.0%~103.0%。

红霉素 B、C 组分及有关物质 照高效液相色谱法(通则0512)测定。临用新制。

溶剂 磷酸盐缓冲液(pH 7.0)-甲醇(15:1)。

供试品溶液 取本品,加甲醇适量(10mg 加甲醇 1ml)溶解后,用溶剂定量稀释制成每 1ml 中约含红霉素 4mg 的溶液。

对照溶液 精密量取供试品溶液 5ml,置 100ml 量瓶中,用溶剂稀释至刻度,摇匀。

系统适用性溶液 取红霉素标准品适量,130℃加热破坏4 小时,加甲醇适量(每 10mg 加甲醇 1ml)溶解,用溶剂稀释制成每 1ml 中约含 4mg 的溶液。

色谱条件 用十八烷基硅烷键合硅胶为填充剂;以磷酸盐溶液(取磷酸氢二钾 8.7g,加水 1000ml,用 20%磷酸调节pH 值至 8.2)-乙腈(40:60)为流动相;柱温为 35℃;波长为215nm;进样体积 20μl。

系统适用性要求 系统适用性溶液色谱图中,按红霉素C、红霉素 A、杂质 I、红霉素 B、红霉素烯醇醚的顺序出峰(必要时,用红霉素 C、红霉素 B、红霉素烯醇醚对照品进行峰定位)。红霉素 A 峰与红霉素烯醇醚峰间的分离度应大于14.0,红霉素 A 峰的拖尾因子应小于 2.0。

测定法 精密量取供试品溶液与对照溶液,分别注入液相色谱仪,记录色谱图至红霉素 A 峰保留时间的 5 倍。

限度 供试品溶液色谱图中,红霉素 B 按校正后的峰面积计算(乘以校正因子 0.7)与红霉素 C 峰面积均不得大于对照溶液主峰面积(5.0%);如有杂质峰,除乳糖酸(约为 2 分钟)、硬脂酸与棕榈酸外(必要时可用乳糖酸、硬脂酸与棕榈酸进行定位),红霉素烯醇醚和杂质 I 按校正后的峰面积计算(分别乘以校正因子 0.09、0.15)和其他单个杂质峰面积均不得大于对照溶液主峰面积的 0.6 倍(3.0%);其他各杂质峰面积的和不得大于对照溶液主峰面积(5.0%),小于对照溶液主峰面积 0.01 倍的峰忽略不计。

水分 取本品适量(约相当于红霉素 0.2g),加 10%的咪唑无水甲醇溶液使溶解,照水分测定法(通则 0832 第一法 1)测定,含水分不得过 4.0%。

红霉素 A 组分 照高效液相色谱法(通则0512)测定。

供试品溶液 取本品约 0.2g,精密称定,加甲醇 5ml溶解,用溶剂定量稀释制成每 1ml 中约含红霉素 4mg 的溶液。

标准品溶液 取红霉素标准品约 0.1g,精密称定,加甲醇 5ml 溶解,用溶剂定量稀释制成每 1ml 中约含红霉素 4mg的溶液。

溶剂、系统适用性溶液、色谱条件与系统适用性要求 见红霉素 B、C 组分及有关物质项下。

测定法 精密量取供试品溶液与标准品溶液,分别注入液相色谱仪,记录色谱图。

限度 按外标法以峰面积计算供试品中红霉素 A 的含量。按无水物计算,不得少于硬脂酸红霉素含量的 63.4%。

【含量测定】 精密称取本品适量,加乙醇溶解并定量稀释制成每 1ml 中含 1000 单位的溶液,放置 2 小时以上,另取红霉素标准品适量,精密称定,加乙醇溶解并定量稀释制成每 1ml中含 1000 单位的溶液,照抗生素微生物检定法红霉素项下(通则1201)测定。1000 红霉素单位相当于 1mg 的 $C_{37}H_{67}NO_{13}$。可信限率不得大于 7%。

【类别】 大环内酯类抗生素。

【贮藏】 遮光,密封,在干燥处保存。

【制剂】 (1)硬脂酸红霉素片 (2)硬脂酸红霉素胶囊(3)硬脂酸红霉素颗粒

硬脂酸红霉素片

Yingzhisuan Hongmeisu Pian

Erythromycin Stearate Tablets

本品含硬脂酸红霉素按红霉素($C_{37}H_{67}NO_{13}$)计算,应为标示量的 90.0%~110.0%。

【性状】 本品为糖衣片或薄膜衣片,除去包衣后显白色或类白色。

【鉴别】 ■(1)取本品,研细,照硬脂酸红霉素项下的鉴别(1)试验,显相同的反应。■[删除]

(2)取本品细粉与红霉素标准品各适量,照红霉素 B、C组分及有关物质项下的方法溶解并稀释制成每 1ml 中约含红霉素 4mg 的溶液,滤过,分别作为供试品溶液与标准品溶液,并依法试验。在记录的色谱图中,供试品溶液主峰的保留时间应与标准品溶液主峰的保留时间一致。

(3)取本品,研细,加二氯甲烷 10ml,研磨,使硬脂酸红霉素溶解,滤过,滤液置水浴上蒸干,残渣照硬脂酸红霉素项下的鉴别(3)试验,显相同的反应。

【检查】 **红霉素 B、C 组分及有关物质** 照高效液相色谱法(通则0512)测定。临用新制。

供试品溶液 取本品,研细,精密称取适量,加甲醇使硬脂酸红霉素溶解并定量稀释制成每 1ml 中含红霉素 20mg 的溶液,滤过,精密量取续滤液适量,用溶剂定量稀释制成每1ml 中约含红霉素 4mg 的溶液。

对照溶液 精密量取供试品溶液 5ml,置 100ml 量瓶中,用溶剂稀释至刻度,摇匀。

溶剂、系统适用性溶液、色谱条件、系统适用性要求、测定法与限度 见硬脂酸红霉素中红霉素 B、C 组分及有关物质项下。

溶出度 照溶出度与释放度测定法(通则 0931 第一法)

测定。

溶出条件 以盐酸溶液(9→1000)900ml 为溶出介质,转速为每分钟 100 转,依法操作,经 45 分钟时取样。

供试品溶液 取溶出液适量,滤过,精密量取续滤液适量,用溶出介质定量稀释制成每 1ml 中约含红霉素 55μg 的溶液。

对照溶液 取本品 10 片,精密称定,研细,精密称取适量(约相当于平均片重),置 1000ml 量瓶中,加溶出介质使硬脂酸红霉素溶解并稀释至刻度,摇匀,滤过,精密量取续滤液适量,用溶出介质定量稀释制成每 1ml 中约含红霉素 55μg 的溶液。

测定法 精密量取供试品溶液与对照溶液各 5ml,分别精密加硫酸溶液(75→100)5ml,混匀,放置约 45 分钟,放冷,照紫外-可见分光光度法(通则 0401),在 482nm 的波长处分别测定吸光度,计算每片的溶出量。

限度 75%,应符合规定。

其他 应符合片剂项下有关的各项规定(通则 0101)。

【含量测定】 取本品 10 片,精密称定,研细,精密称取适量,加乙醇使硬脂酸红霉素溶解;如为糖衣片,取本品 4 片,研细,加乙醇分次研磨,使硬脂酸红霉素溶解,用乙醇定量稀释制成每 1ml 中约含 1000 单位的溶液,摇匀,静置 2 小时以上,精密量取上清液适量,照硬脂酸红霉素项下的方法测定,即得。

【类别】 同硬脂酸红霉素。

【规格】 按 $C_{37}H_{67}NO_{13}$ 计 (1)0.05g(5 万单位) (2)0.125g(12.5 万单位) (3)0.25g(25 万单位)

【贮藏】 遮光,密封,在干燥处保存。

硬脂酸红霉素胶囊

Yingzhisuan Hongmeisu Jiaonang

Erythromycin Stearate Capsules

本品含硬脂酸红霉素按红霉素($C_{37}H_{67}NO_{13}$)计算,应为标示量的 90.0%~110.0%。

【鉴别】 (1)取本品内容物与红霉素标准品各适量,照红霉素 B、C 组分及有关物质项下的方法溶解并稀释制成每 1ml 中约含红霉素 4mg 的溶液,滤过,分别作为供试品溶液与标准品溶液,并依法试验。在记录的色谱图中,供试品溶液主峰的保留时间应与标准品溶液主峰的保留时间一致。

(2)取本品的内容物,照硬脂酸红霉素项下的鉴别■(1)、■[删除](3)试验,显相同的反应。

【检查】 红霉素 B、C 组分及有关物质 照高效液相色谱法(通则 0512)测定。临用新制。

供试品溶液 取本品的内容物,精密称取适量,加甲醇使硬脂酸红霉素溶解并定量稀释制成每 1ml 中含红霉素 20mg 的溶液,滤过,精密量取续滤液适量,用溶剂定量稀释制成每 1ml 中约含红霉素 4mg 的溶液。

对照溶液 精密量取供试品溶液 5ml,置 100ml 量瓶中,用溶剂稀释至刻度,摇匀。

溶剂、系统适用性溶液、色谱条件、系统适用性要求、测定法与限度 见硬脂酸红霉素中红霉素 B、C 组分及有关物质项下。

水分 取本品的内容物适量(约相当于红霉素 0.2g),加 10%的咪唑无水甲醇溶液使硬脂酸红霉素溶解,照水分测定法(通则 0832 第一法 1)测定,含水分不得过 4.0%。

溶出度 照溶出度与释放度测定法(通则 0931 第一法)测定。

溶出条件 以盐酸溶液(9→1000)900ml 为溶出介质,转速为每分钟 100 转,依法操作,经 45 分钟时取样。

供试品溶液 取溶出液适量,滤过,精密量取续滤液适量,用溶出介质定量稀释制成每 1ml 中约含红霉素 55μg 的溶液。

对照溶液 取装量差异项下的内容物,混合均匀,精密称取适量(约相当于平均装量),置 1000ml 量瓶中,用溶出介质使硬脂酸红霉素溶解并稀释至刻度,摇匀,滤过,精密量取续滤液适量,用溶出介质定量稀释制成每 1ml 中约含红霉素 55μg 的溶液。

测定法 精密量取供试品溶液与对照溶液各 5ml,分别精密加硫酸溶液(75→100)5ml,混匀,放置约 45 分钟,放冷,照紫外-可见分光光度法(通则 0401),在 482nm 的波长处分别测定吸光度,计算每粒的溶出量。

限度 75%,应符合规定。

其他 应符合胶囊剂项下有关的各项规定(通则 0103)。

【含量测定】 取装量差异项下的内容物,混合均匀,精密称取适量(约相当于红霉素 0.1g),加乙醇使硬脂酸红霉素溶解并定量稀释制成每 1ml 中约含 1000 单位的溶液,摇匀,静置 2 小时以上,精密量取上清液适量,照硬脂酸红霉素项下的方法测定,即得。

【类别】 同硬脂酸红霉素。

【规格】 按 $C_{37}H_{67}NO_{13}$ 计 (1)0.1g(10 万单位) (2)0.125g(12.5 万单位)

【贮藏】 遮光,密封,在干燥处保存。

硬脂酸红霉素颗粒

Yingzhisuan Hongmeisu Keli

Erythromycin Stearate Granules

本品含硬脂酸红霉素按红霉素($C_{37}H_{67}NO_{13}$)计算,应为标示量的 90.0%~110.0%。

【性状】 本品为混悬颗粒;气芳香。

【鉴别】 ■(1)取本品细粉适量(约相当于红霉素 3mg),加丙酮 3ml 使硬脂酸红霉素溶解,滤过,滤液加盐酸 2ml,即显橙黄

色,渐变为紫红色,再加三氯甲烷 2ml,振摇,三氯甲烷层显紫色。■[删除]

(2)取本品细粉与红霉素标准品各适量,照红霉素 B、C 组分及有关物质项下的方法,溶解并稀释制成每 1ml 中约含红霉素 4mg 的溶液,滤过,分别作为供试品溶液与标准品溶液,并依法试验。在记录的色谱图中,供试品溶液主峰的保留时间应与标准品溶液主峰的保留时间一致。

(3)取本品约 3g,置离心管内,加适量水搅拌使成混悬液,离心,弃去上清液,沉淀加适量水洗涤离心 3 次,取沉淀,加稀盐酸 3.5ml 与水 10ml,混合,缓慢加热至沸,待有油珠浮起,放冷,取脂肪层,加 0.4％氢氧化钠溶液 3ml,加热至沸,放冷,则溶液成白色胶体,加沸水 10ml,振摇,即产生泡沫,分取 1ml,加氯化钙试液 3～4 滴,产生粒状沉淀,此沉淀不溶于盐酸。

【检查】 酸碱度 取本品适量,加水制成每 1ml 中约含 0.1mg 的混悬液,依法测定(通则 0631),pH 值应为 6.0～9.0。

红霉素 B、C 组分及有关物质 照高效液相色谱法(通则 0512)测定。临用新制。

供试品溶液 取本品内容物适量,研细,精密称取适量(约相当于红霉素 0.1g),置 100ml 量瓶中,加甲醇 50ml,超声使硬脂酸红霉素溶解,用溶剂定量稀释制成每 1ml 中约含红霉素 1mg 的溶液,滤过,取续滤液。

对照溶液 精密量取供试品溶液 5ml,置 100ml 量瓶中,用溶剂稀释至刻度,摇匀。

溶剂、系统适用性溶液、色谱条件、系统适用性要求、测定法与限度 见硬脂酸红霉素中红霉素 B、C 组分及有关物质项下。

干燥失重 取本品,在 105℃干燥至恒重,减失重量不得过 2.0％(通则 0831)。

其他 应符合颗粒剂项下有关的各项规定(通则 0104)。

【含量测定】 取装量差异项下的内容物,混合均匀,精密称取适量(约相当于红霉素 0.1g),加乙醇使硬脂酸红霉素溶解后,用灭菌水定量稀释制成每 1ml 中约含 1000 单位的溶液,摇匀,静置 2 小时以上,精密量取上清液适量,照硬脂酸红霉素项下的方法测定,即得。

【类别】 同硬脂酸红霉素。

【规格】 50mg(5 万单位)(按 $C_{37}H_{67}NO_{13}$ 计)

【贮藏】 遮光,密封,在干燥处保存。

硝 西 泮 片

Xiaoxipan Pian

Nitrazepam Tablets

本品含硝西泮($C_{15}H_{11}N_3O_3$)应为标示量的 90.0％～110.0％。

【性状】 本品为白色至微黄色片。

【鉴别】 ■(1)取本品的细粉适量(约相当于硝西泮 25mg),置具塞锥形瓶中,加三氯甲烷 10ml,振摇使硝西泮溶解,滤过,滤液置水浴上蒸干,残渣照硝西泮项下的鉴别(1)、(4)项试验,显相同的反应。■[删除]

■(2)取有关物质检查项下供试品溶液适量,用三氯甲烷-甲醇(1:1)溶液稀释制成每 1ml 中含硝西泮 2.5mg 的溶液作为供试品溶液;另取硝西泮对照品,用三氯甲烷-甲醇(1:1)溶液溶解并制成每 1ml 中含 2.5mg 的溶液,作为对照品溶液。照有关物质项下的方法试验,供试品溶液所显主斑点的位置和颜色应与对照品溶液的主斑点相同。■[删除]

(3)取含量测定项下的溶液,照紫外-可见分光光度法(通则 0401)测定,在 220nm、260nm 与 310nm 的波长处有最大吸收。

【检查】 有关物质 照薄层色谱法(通则 0502)试验。

供试品溶液 取本品的细粉适量(约相当于硝西泮 0.25g),精密称定,置具塞锥形瓶中,精密加溶剂 10ml,振摇使硝西泮溶解,离心,取上清液。

对照溶液 精密量取供试品溶液 0.5ml 与对照品溶液 1ml,置同一 100ml 量瓶中,用溶剂稀释至刻度,摇匀。

溶剂、对照品溶液、色谱条件、测定法、系统适用性要求与限度 见硝西泮有关物质项下。

含量均匀度 取本品 1 片,置乳钵中,研细,加无水乙醇适量分次移入 50ml(5mg 规格)或 100ml(10mg 规格)量瓶中,充分振摇使硝西泮溶解,用无水乙醇稀释至刻度,摇匀,用干燥滤纸滤过,精密量取续滤液 5ml,照含量测定项下的方法,自"置 50ml 量瓶中"起,依法测定含量,应符合规定(通则 0941)。

溶出度 照溶出度与释放度测定法(通则 0931 第二法)测定。

溶出条件 以 0.1mol/L 盐酸溶液 900ml 为溶出介质,转速为每分钟 50 转,依法操作,经 30 分钟时取样。

供试品溶液 取溶出液 10ml,滤过,取续滤液。

对照品溶液 取硝西泮对照品,精密称定,加溶出介质溶解并定量稀释制成每 1ml 中约含硝西泮 5μg(5mg 规格)或 10μg(10mg 规格)的溶液。

测定法 取供试品溶液与对照品溶液,照紫外-可见分光光度法(通则 0401),在 278nm 的波长处分别测定吸光度,计算每片的溶出量。

限度 标示量的 75％,应符合规定。

其他 应符合片剂项下有关的各项规定(通则 0101)。

【含量测定】 照紫外-可见分光光度法(通则 0401)测定。

供试品溶液 取本品 10 片,精密称定,研细,精密称取适量(约相当于硝西泮 4mg),置 100ml 量瓶中,加无水乙醇适量,充分振摇使硝西泮溶解,用无水乙醇稀释至刻度,摇匀,用干燥滤纸滤过,精密量取续滤液 10ml,置 50ml 量瓶中,用无水乙醇稀释至刻度,摇匀。

对照品溶液 取硝西泮对照品,精密称定,加无水乙醇溶解并定量稀释制成每 1ml 中约含 8μg 的溶液。

测定法 取供试品溶液与对照品溶液,在 260nm 的波长处分别测定吸光度,计算。

【类别】 同硝西泮。

【规格】 (1)5mg (2)10mg

【贮藏】 遮光,密封保存。

硝 苯 地 平

Xiaobendiping

Nifedipine

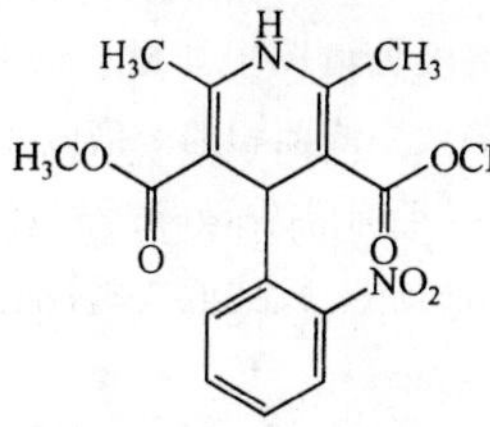

C$_{17}$H$_{18}$N$_2$O$_6$ 346.34

本品为 2,6-二甲基-4-(2-硝基苯基)-1,4-二氢-3,5-吡啶二甲酸二甲酯。按干燥品计算,含 C$_{17}$H$_{18}$N$_2$O$_6$ 应为 98.0%～102.0%。

【性状】 本品为黄色结晶性粉末;无臭;遇光不稳定。

本品在丙酮■或三氯甲烷■[删除]中易溶,在乙醇中略溶,在水中几乎不溶。

熔点 本品的熔点(通则 0612)为 171～175℃。

【鉴别】 (1)取本品约 25mg,加丙酮 1ml 溶解,加 20%氢氧化钠溶液 3～5 滴,振摇,溶液显橙红色。

■(2)取本品适量,加三氯甲烷 2ml 使溶解,加无水乙醇制成每 1ml 约含 15μg 的溶液,照紫外-可见分光光度法(通则 0401)测定,在 237nm 的波长处有最大吸收,在 320～355nm 的波长处有较大的宽幅吸收。■[删除]

(3)本品的红外光吸收图谱应与对照的图谱(光谱集 469 图)一致。

【检查】 有关物质 照高效液相色谱法(通则 0512)测定。避光操作。

供试品溶液 取本品,精密称定,加甲醇溶解并定量稀释制成每 1ml 中约含 1mg 的溶液。

对照品贮备液 取杂质Ⅰ对照品与杂质Ⅱ对照品,精密称定,加甲醇溶解并定量稀释制成每 1ml 中各约含 10μg 的混合溶液。

对照溶液 精密量取供试品溶液与对照品贮备液各适量,用流动相定量稀释制成每 1ml 中分别含硝苯地平 2μg、杂质Ⅰ 1μg 与杂质Ⅱ 1μg 的混合溶液。

系统适用性溶液 取硝苯地平、杂质Ⅰ对照品与杂质Ⅱ对照品各适量,精密称定,加甲醇溶解并稀释制成每 1ml 中分别约含 1mg、10μg 与 10μg 的混合溶液。

色谱条件 用十八烷基硅烷键合硅胶为填充剂;以甲醇-水(60∶40)为流动相;检测波长为 235nm;进样体积 20μl。

系统适用性要求 系统适用性溶液色谱图中,杂质Ⅰ峰、杂质Ⅱ峰与硝苯地平峰之间的分离度均应符合要求。

测定法 精密量取供试品溶液与对照溶液,分别注入液相色谱仪,记录色谱图至主成分峰保留时间的 2 倍。

限度 供试品溶液色谱图中如有与杂质Ⅰ峰、杂质Ⅱ峰保留时间一致的色谱峰,按外标法以峰面积计算,均不得过 0.1%;其他单个杂质峰面积不得大于对照溶液中硝苯地平峰面积(0.2%);杂质总量不得过 0.5%。

干燥失重 取本品,在 105℃干燥至恒重,减失重量不得过 0.5%(通则 0831)。

炽灼残渣 取本品 1.0g,依法检查(通则 0841),遗留残渣不得过 0.1%。

重金属 取炽灼残渣项下遗留的残渣,依法检查(通则 0821 第二法),含重金属不得过百万分之十。

【含量测定】 取本品约 0.4g,精密称定,加无水乙醇 50ml,微温使溶解,加高氯酸溶液(取 70%高氯酸 8.5ml,加水至 100ml)50ml,邻二氮菲指示液 3 滴,立即用硫酸铈滴定液(0.1mol/L)滴定,至近终点时,在水浴中加热至 50℃左右,继续缓缓滴定至橙红色消失,并将滴定的结果用空白试验校正。每 1ml 硫酸铈滴定液(0.1mol/L)相当于 17.32mg 的 C$_{17}$H$_{18}$N$_2$O$_6$。

【类别】 钙通道阻滞药。

【贮藏】 遮光,密封保存。

【制剂】 (1)硝苯地平片 (2)硝苯地平软胶囊 (3)硝苯地平胶囊

附:

杂质Ⅰ

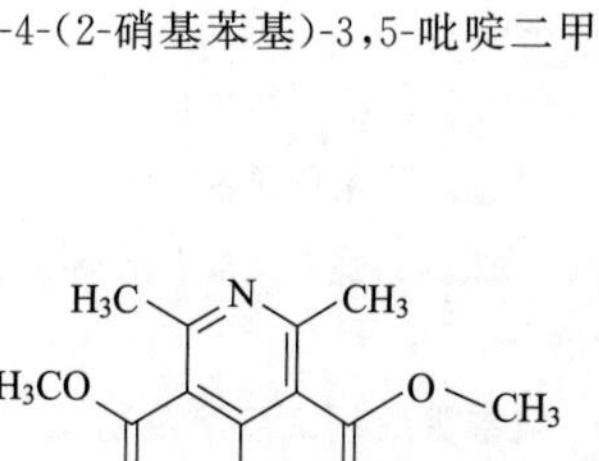

C$_{17}$H$_{16}$N$_2$O$_6$ 344.32

2,6-二甲基-4-(2-硝基苯基)-3,5-吡啶二甲酸二甲酯

杂质Ⅱ

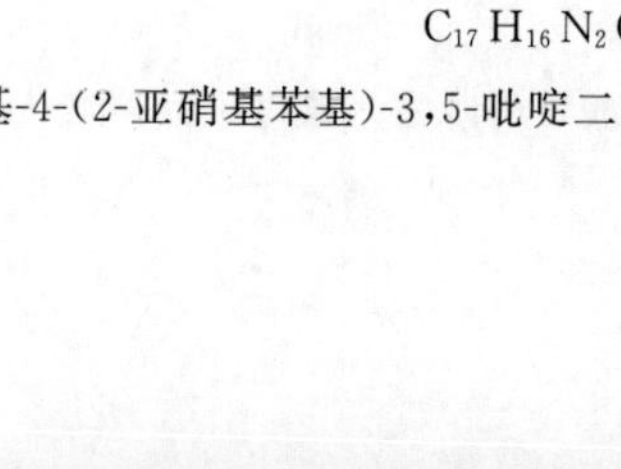

C$_{17}$H$_{16}$N$_2$O$_5$ 328.32

2,6-二甲基-4-(2-亚硝基苯基)-3,5-吡啶二甲酸二甲酯

硝酸毛果芸香碱

Xiaosuan Maoguoyunxiangjian

Pilocarpine Nitrate

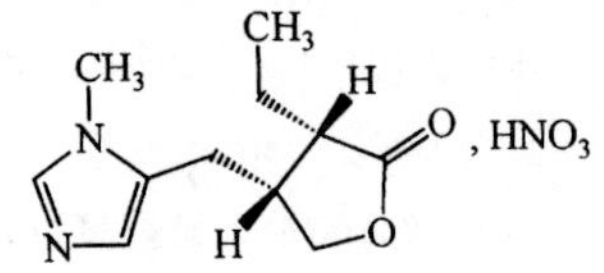

$C_{11}H_{16}N_2O_2 \cdot HNO_3$ 271.27

本品为 4-[（1-甲基-1H-咪唑-5-基）甲基]-3-乙基二氢-2(3H)-呋喃酮硝酸盐。按干燥品计算，含 $C_{11}H_{16}N_2O_2 \cdot HNO_3$ 不得少于 99.0%。

【性状】 本品为无色结晶或白色结晶性粉末；无臭；遇光易变质。

本品在水中易溶，在乙醇中微溶，在■三氯甲烷或■[删除]乙醚中不溶。

熔点 本品的熔点（通则 0612）为 174～178℃，熔融时同时分解。

比旋度 取本品，精密称定，加水溶解并定量稀释制成每 1ml 中约含 0.10g 的溶液，依法测定（通则 0621），比旋度为 +80°至+83°。

【鉴别】 ■(1)取本品约 10mg，加水 2ml 溶解后，依次加入重铬酸钾试液 2 滴、过氧化氢试液 1ml 与三氯甲烷 2ml，振摇，三氯甲烷层即显紫色。■[删除]

(2)本品的红外光吸收图谱应与对照的图谱（光谱集 472 图）一致。

(3)本品的水溶液显硝酸盐的鉴别反应（通则 0301）。

【检查】 **酸碱度** 取本品 1.0g，加水 20ml 溶解后，分成二份：一份中加甲基红指示液 1 滴，应显红色；另一份中加溴酚蓝指示液 2 滴，应显蓝色。

溶液的澄清度与颜色 取本品 0.50g，加新沸放冷的水 10ml 使溶解，溶液应澄清无色；如显浑浊，与 1 号浊度标准液（通则 0902 第一法）比较，不得更浓；如显色，与黄色 1 号标准比色液（通则 0901 第一法）比较，不得更深。

氯化物 取本品 0.10g，加水 5ml 溶解后，加稀硝酸使成酸性，再加硝酸银试液数滴，不得即时发生浑浊。

有关物质 照高效液相色谱法（通则 0512）测定。

供试品溶液 取本品适量，加水溶解并稀释制成每 1ml 中含 1mg 的溶液。

对照溶液 精密量取供试品溶液适量，用水定量稀释制成每 1ml 中含 5μg 的溶液。

系统适用性溶液 取硝酸毛果芸香碱与硝酸异毛果芸香碱对照品各适量，加水溶解并稀释制成每 1ml 中分别含 1mg 与 5μg 的溶液。

毛果芸香酸定位溶液 取供试品溶液 5ml，加浓氨溶液

0.1ml，水浴上加热 30 分钟，放冷，用水稀释至 25ml，摇匀，取 3ml，用水稀释至 25ml，摇匀。

色谱条件 用十八烷基硅烷键合硅胶为填充剂（建议含碳量不低于 19%）；以甲醇-乙腈-0.002mol/L 氢氧化四丁基铵溶液（55：60：885）（用 20%磷酸溶液调节 pH 值至 7.7）为流动相；检测波长 220nm；进样体积 20μl。

系统适用性要求 系统适用性溶液色谱图中，异毛果芸香碱峰与毛果芸香碱峰之间的分离度应符合要求。

测定法 精密量取供试品溶液、对照溶液与毛果芸香酸定位溶液，分别注入液相色谱仪，记录色谱图至主成分峰保留时间的 2 倍。

限度 供试品溶液色谱图中如显异毛果芸香碱峰，其峰面积不得大于对照溶液主峰面积的 2 倍（1.0%）；如显毛果芸香酸峰，其峰面积与异毛果芸香碱峰面积之和不得大于对照溶液主峰面积的 3 倍（1.5%）；其他杂质峰面积的和不得大于对照溶液主峰面积（0.5%）。

易炭化物 取本品 10mg，加硫酸 1ml 与硝酸 0.5ml 使溶解，溶液应无色。

干燥失重 取本品，在 105℃干燥至恒重，减失重量不得过 0.5%（通则 0831）。

炽灼残渣 不得过 0.1%（通则 0841）。

【含量测定】 取本品约 0.2g，精密称定，加冰醋酸 30ml，微热使溶解，放冷，照电位滴定法（通则 0701），用高氯酸滴定液（0.1mol/L）滴定，并将滴定的结果用空白试验校正。每 1ml 高氯酸滴定液（0.1mol/L）相当于 27.13mg 的 $C_{11}H_{16}N_2O_2 \cdot HNO_3$。

【类别】 缩瞳药。

【贮藏】 遮光，密封保存。

【制剂】 硝酸毛果芸香碱滴眼液

附：

硝酸异毛果芸香碱

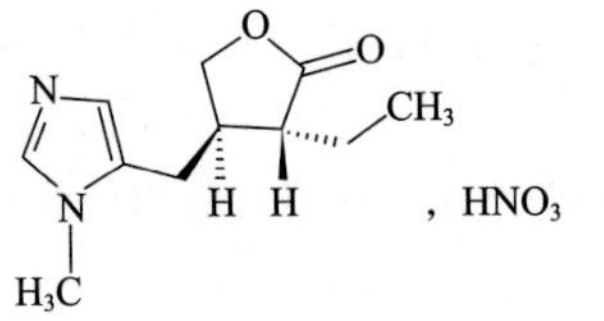

$C_{11}H_{16}N_2O_2 \cdot HNO_3$ 271.27

(3R,4R)-3-乙基-4-[（1-甲基-1H-咪唑-5-基）甲基]二氢呋喃-2(3H)-酮，硝酸盐

毛果芸香酸

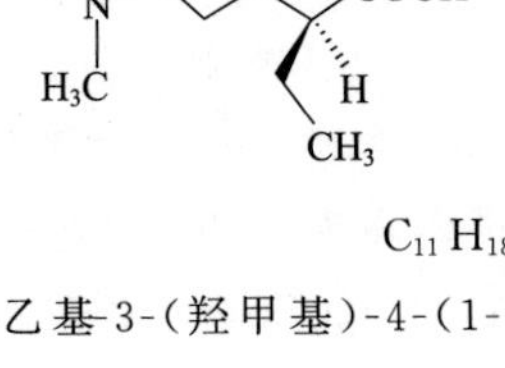

$C_{11}H_{18}N_2O_3$ 226.27

(2S,3R)-2-乙基-3-(羟甲基)-4-(1-甲基-1H-咪唑-5-基)丁酸

硝酸毛果芸香碱滴眼液

Xiaosuan Maoguoyunxiangjian Diyanye

Pilocarpine Nitrate Eye Drops

本品含硝酸毛果芸香碱($C_{11}H_{16}N_2O_2 \cdot HNO_3$)应为标示量的 90.0%～110.0%。

本品可加适量的抑菌剂。

【性状】 本品为无色的澄明液体。

【鉴别】 （1）取本品，照硝酸毛果芸香碱项下的鉴别■(1)、■[删除](3)项试验,显相同的反应。

（2）在含量测定项下记录的色谱图中,供试品溶液主峰的保留时间应与对照品溶液主峰的保留时间一致。

【检查】 pH值 应为 4.0～6.0(通则 0631)。

有关物质 照高效液相色谱法(通则 0512)测定。

供试品溶液 精密量取本品适量,用水定量稀释制成每 1ml 中含硝酸毛果芸香碱 1.0mg 的溶液。

对照溶液 精密量取供试品溶液 1ml,置 100ml 量瓶中,用水稀释至刻度,摇匀。

毛果芸香酸定位溶液 取含量测定项下对照品溶液 5ml,加浓氨溶液 0.1ml,水浴上加热 30 分钟,放冷,用水稀释至 25ml,摇匀,取 3ml,用水稀释至 25ml,摇匀。

色谱条件 见硝酸毛果芸香碱有关物质项下。

系统适用性要求 毛果芸香酸定位溶液色谱图中,毛果芸香酸峰与毛果芸香碱峰之间的分离度应符合要求。

测定法 精密量取供试品溶液与对照溶液,分别注入液相色谱仪,记录色谱图至主成分峰保留时间的 2 倍。

限度 供试品溶液色谱图中如显毛果芸香酸峰,其峰面积不得过对照溶液主峰面积的 4 倍(4.0%),其他杂质峰面积的和不得过对照溶液主峰面积的 1.5 倍(1.5%)。

渗透压摩尔浓度 取本品,依法检查(通则 0632),渗透压摩尔浓度应为 280～330mOsmol/kg。

其他 应符合眼用制剂项下有关的各项规定(通则 0105)。

【含量测定】 照高效液相色谱法(通则 0512)测定。

对照品溶液 取硝酸毛果芸香碱对照品适量,精密称定,加水溶解并定量稀释制成每 1ml 中含 1.0mg 的溶液。

供试品溶液、毛果芸香酸定位溶液、色谱条件与系统适用性要求 见有关物质项下。

测定法 精密量取供试品溶液与对照品溶液,分别注入液相色谱仪,记录色谱图。按外标法以峰面积计算。

【类别】 同硝酸毛果芸香碱。

【规格】 (1)5ml：25mg (2)5ml：100mg (3)10ml：50mg (4)10ml：100mg (5)10ml：200mg

【贮藏】 遮光,密封,在凉暗处保存。

硝酸甘油溶液

Xiaosuan Ganyou Rongye

Nitroglycerin Solution

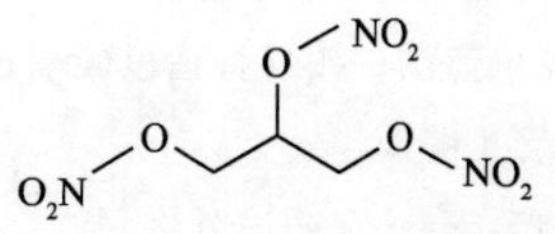

$C_3H_5N_3O_9$　227.09

本品为硝酸甘油的无水乙醇溶液。含硝酸甘油($C_3H_5N_3O_9$)应为 9.0%～11.0%(g/ml)。

【性状】 本品为无色的澄清液体;有乙醇的特臭。

相对密度 本品的相对密度(通则 0601)为 0.835～0.850。

【鉴别】 ■(1)取本品 1ml,置蒸发皿中,加氢氧化钠试液 0.5ml,混匀,置水浴上使乙醇挥发,并浓缩至约 0.2ml,放冷,分取约 0.1ml,加硫酸 1～2 滴,摇匀,加二苯胺试液 1 滴,即显深蓝色。■[删除]

（2）在含量测定项下记录的色谱图中,供试品溶液主峰的保留时间应与对照品溶液主峰的保留时间一致。

【检查】 pH值 取本品 1.0ml,加水至 20ml,加饱和氯化钾溶液 2 滴,混匀,依法测定(通则 0631),pH 值应为 4.5～6.5。

有关物质 照高效液相色谱法(通则 0512)测定。

供试品溶液 精密量取本品适量,用流动相稀释制成每 1ml 中约含硝酸甘油 1mg 的溶液。

对照溶液 精密量取供试品溶液 1ml,置 100ml 量瓶中,用流动相稀释至刻度,摇匀。

系统适用性溶液 取硝酸甘油对照品适量,加 0.1mol/L 盐酸溶液溶解并稀释制成每 1ml 中约含 0.5mg 的溶液,置水浴中加热 10 分钟,放冷,用 0.1mol/L 氢氧化钠溶液调节 pH 值至中性。

色谱条件 用十八烷基硅烷键合硅胶为填充剂(Venusil MP C18,4.6mm×250mm,5μm 或效能相当的色谱柱);以乙腈-水(50：50)为流动相;检测波长为 215nm;进样体积 20μl。

系统适用性要求 系统适用性溶液色谱图中,在相对保留时间约 0.4 处应出现两个降解产物峰(1,2-二硝酸甘油峰与 1,3-二硝酸甘油峰),两峰之间的分离度应大于 1.0。理论板数按硝酸甘油峰计算不低于 2000。

测定法 精密量取供试品溶液与对照溶液,分别注入液相色谱仪,记录色谱图至主成分峰保留时间的 3 倍。

限度 供试品溶液色谱图中如有杂质峰,单个杂质峰面积不得大于对照溶液的主峰面积(1.0%),各杂质峰面积的和不得大于对照溶液主峰面积的 3 倍(3.0%)。

【含量测定】 照高效液相色谱法(通则 0512)测定。

供试品溶液 精密量取本品适量,用流动相溶解并定量稀释制成每1ml中含硝酸甘油0.1mg的溶液。

对照品溶液 取硝酸甘油对照品适量，精密称定，加流动相溶解并定量稀释制成每1ml中含硝酸甘油0.1mg的溶液。

系统适用性溶液、色谱条件与系统适用性要求 见有关物质项下。

测定法 精密量取供试品溶液与对照品溶液，分别注入液相色谱仪，记录色谱图。按外标法以峰面积计算。

【类别】 血管扩张药。

【贮藏】 遮光，密封，在阴凉处保存。

【制剂】 (1)硝酸甘油气雾剂 (2)硝酸甘油片 (3)硝酸甘油注射液

附：

1,2-二硝酸甘油

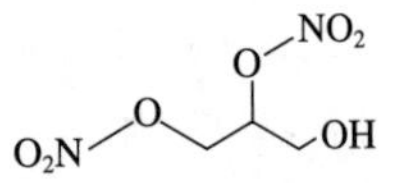

$C_3H_6N_2O_7$ 182.09

1,3-二硝酸甘油

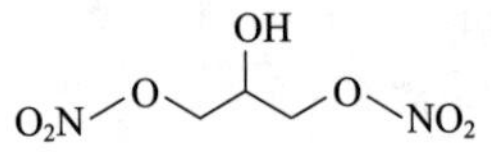

$C_3H_6N_2O_7$ 182.09

硝酸甘油气雾剂

Xiaosuan Ganyou Qiwuji

Nitroglycerin Aerosol

本品为硝酸甘油的溶液型定量非吸入气雾剂。前、中、后各10揿的平均每揿含硝酸甘油($C_3H_5N_3O_9$)应为标示量的80.0%～120.0%。

【性状】 本品内容物为含有乙醇的无色至淡黄绿色澄清液体。

【鉴别】 ▪(1)取本品1瓶，在铝盖上钻一小孔，插入注射针头(勿与液面接触)，待抛射剂气化挥尽，除去铝盖，将剩余药液置蒸发皿中，加氢氧化钾试液1ml，混匀，置水浴上使乙醇挥发后，分取残渣少量，加水2ml(内含稀硫酸1～3滴)溶解后，置试管中，加二苯胺试液数滴，混匀；小心沿管壁缓加入硫酸2ml，使成两液层，接界处即显深蓝色。▪[删除]

(2)在含量测定项下记录的色谱图中，供试品溶液主峰的保留时间应与对照品溶液主峰的保留时间一致。

【检查】 **溶液的颜色** 取本品2瓶，在铝盖上钻一小孔，插入注射针头(勿与液面接触)，待抛射剂气化挥尽后，除去铝盖，将剩余药液转移至比色管中，加同体积的乙醇稀释，混匀。如显色，与同体积的黄绿色2号标准比色液(通则0901第一法)比较，不得更深。如有1瓶超过规定，应另取3瓶进行复试，均应符合规定。

有关物质 照高效液相色谱法(通则0512)测定。

供试品溶液 取本品1瓶，在铝盖上钻一小孔，插入连有干燥橡皮管的注射针头(勿与液面接触)，橡皮管的一端通入盛有流动相50ml的100ml量瓶中，待抛射剂气化挥尽后，除去铝盖阀门，将剩余药液全部转移至上述量瓶中，用流动相稀释至刻度，摇匀。

对照溶液 精密量取供试品溶液1ml，置100ml量瓶中，用流动相稀释至刻度，摇匀。

系统适用性溶液、色谱条件、系统适用性要求与测定法 见硝酸甘油溶液有关物质项下。

限度 供试品溶液色谱图中如有杂质峰，单个杂质峰面积不得大于对照溶液的主峰面积(1.0%)，各杂质峰面积的和不得大于对照溶液主峰面积的3倍(3.0%)。

泄漏率 取供试品12瓶，去除外包装，用乙醇将表面清洗干净，室温垂直(直立)放置24小时，分别精密称定重量(W_1)，再在室温放置72小时(精确至30分钟)，再分别精密称定重量(W_2)，置2～8℃冷却后，迅速在阀上面钻一小孔，放置至室温，待抛射剂完全气化挥尽后，将瓶与阀分离，用乙醇洗净，在室温下干燥，分别精密称定重量(W_3)，按下式计算每瓶年泄漏率。平均年泄漏率应小于3.5%，并不得有1瓶大于5%。

$$年泄漏率 = 365 \times 24 \times (W_1 - W_2) / [72 \times (W_1 - W_3)] \times 100\%$$

其他 除每揿喷量与递送剂量均一性外，应符合气雾剂项下有关的各项规定(通则0112)。

【含量测定】 照高效液相色谱法(通则0512)测定。

供试品溶液 取本品2瓶，充分振摇，分别试喷5次，用流动相洗净喷头，充分干燥后，正立药瓶(呈垂直状)，喷于盛有流动相30ml的适宜容器内，揿压阀门，喷射10次(注意每次喷射间隔5秒并缓缓振摇)，吸收液转移至50ml量瓶中，容器及喷头用流动相洗涤数次，合并洗液于量瓶中，用流动相稀释至刻度，摇匀。

对照品溶液、系统适用性溶液、色谱条件与系统适用性要求 见硝酸甘油溶液含量测定项下。

测定法 精密量取供试品溶液与对照品溶液，分别注入液相色谱仪，记录色谱图。按外标法以峰面积计算，所得结果除以10，即为前10揿每揿主药含量。按上述方法，再分别测定标示揿数中的中(标示喷次中间值的±5揿之间)、后(标示喷次最末值的前10揿)各10揿的平均主药含量，即为中、后10揿每揿主药含量。两瓶的测定结果均应符合规定。

【类别】 同硝酸甘油溶液。

【规格】 每瓶含硝酸甘油0.1g，每瓶200揿，每揿含硝酸甘油0.5mg

【贮藏】 遮光,密闭,在阴凉处保存。

硝酸甘油片

Xiaosuan Ganyou Pian

Nitroglycerin Tablets

本品含硝酸甘油（$C_3H_5N_3O_9$）应为标示量的90.0%～115.0%。

【性状】 本品为白色片。

【鉴别】 ■(1)取本品细粉适量（约相当于硝酸甘油10mg），加无水乙醇10ml，振摇使硝酸甘油溶解，滤过，滤液照硝酸甘油溶液项下的鉴别(1)项试验，显相同的反应。■[删除]

(2)在含量测定项下记录的色谱图中，供试品溶液主峰的保留时间应与对照品溶液主峰的保留时间一致。

【检查】 有关物质 照高效液相色谱法（通则0512）测定。

供试品溶液 取本品细粉适量（约相当于硝酸甘油25mg），置25ml量瓶中，加流动相适量，超声处理3分钟，振摇约30分钟，使硝酸甘油溶解，用流动相稀释至刻度，摇匀，滤过，取续滤液。

对照溶液 精密量取供试品溶液1ml，置100ml量瓶中，用流动相稀释至刻度，摇匀。

系统适用性溶液、色谱条件、系统适用性要求与测定法 见硝酸甘油溶液有关物质项下。

限度 供试品溶液色谱图中如有杂质峰，单个杂质峰面积不得大于对照溶液的主峰面积（1.0%），各杂质峰面积的和不得大于对照溶液主峰面积的3倍（3.0%）。

含量均匀度 取本品1片，置5ml量瓶中，加流动相适量，超声约3分钟，振摇约30分钟，使硝酸甘油溶解，用流动相稀释至刻度，摇匀，滤过，精密量取续滤液，作为供试品溶液，照含量测定项下的方法测定，按外标法以峰面积计算每片的含量。除限度为±20%以外，应符合规定（通则0941）。

其他 除崩解时限应在2分钟内完全崩解外，应符合片剂项下有关的各项规定（通则0101）。

【含量测定】 照高效液相色谱法（通则0512）测定。

供试品溶液 取本品20片，精密称定，研细，精密称取适量（约相当于硝酸甘油2.5mg），置25ml量瓶中，加流动相适量，超声约3分钟，振摇约30分钟，使硝酸甘油溶解，用流动相稀释至刻度，摇匀，滤过，取续滤液。

对照品溶液、系统适用性溶液、色谱条件、系统适用性要求与测定法 见硝酸甘油溶液含量测定项下。

【类别】 同硝酸甘油溶液。

【规格】 0.5mg

【贮藏】 遮光,密封,在阴凉处保存。

硝酸甘油注射液

Xiaosuan Ganyou Zhusheye

Nitroglycerin Injection

本品为硝酸甘油的灭菌无水乙醇溶液。含硝酸甘油（$C_3H_5N_3O_9$）应为标示量的90.0%～110.0%。

【性状】 本品为无色的澄明液体。

【鉴别】 ■(1)取本品10ml，照硝酸甘油溶液项下的鉴别(1)试验，显相同的反应。■[删除]

(2)在含量测定项下记录的色谱图中，供试品溶液主峰的保留时间应与对照品溶液主峰的保留时间一致。

【检查】 pH值 取本品5ml，加水5ml与饱和氯化钾溶液1滴，混匀，依法测定（通则0631），pH值应为3.0～6.5。

乙醇量 应为90.0%～110.0%（ml/ml）（通则0711）。

有关物质 照高效液相色谱法（通则0512）测定。

供试品溶液 精密量取本品适量，用流动相稀释制成每1ml中约含硝酸甘油1mg的溶液。

对照溶液 精密量取供试品溶液1ml，置100ml量瓶中，用流动相稀释至刻度，摇匀。

系统适用性溶液、色谱条件、系统适用性要求与测定法 见硝酸甘油溶液有关物质项下。

限度 供试品溶液色谱图中如有杂质峰，除乙醇峰外，单个杂质峰面积不得大于对照溶液的主峰面积（1.0%），各杂质峰面积的和不得大于对照溶液主峰面积的3倍（3.0%）。

细菌内毒素 取本品，依法检查（通则1143），每1mg硝酸甘油中含内毒素的量应小于50EU。

其他 应符合注射剂项下有关的各项规定（通则0102）。

【含量测定】 照高效液相色谱法（通则0512）测定。

供试品溶液 精密量取本品适量，用流动相定量稀释制成每1ml中约含硝酸甘油0.1mg的溶液。

对照品溶液、系统适用性溶液、色谱条件、系统适用性要求与测定法 见硝酸甘油溶液含量测定项下。

【类别】 同硝酸甘油溶液。

【规格】 (1)1ml：1mg (2)1ml：2mg (3)1ml：5mg (4)1ml：10mg

【贮藏】 遮光,密闭,在阴凉处保存。

硝酸异山梨酯片

Xiaosuan Yishanlizhi Pian

Isosorbide Dinitrate Tablets

本品含硝酸异山梨酯（$C_6H_8N_2O_8$）应为标示量的90.0%～110.0%。

【性状】 本品为白色片。

【鉴别】 ■(1)取本品的细粉适量(约相当于硝酸异山梨酯20mg),加三氯甲烷10ml,充分振摇,滤过,滤液置60℃以下水浴上蒸去三氯甲烷,残渣置试管中,加水1ml与硫酸2ml,混匀,放冷,沿管壁缓缓加硫酸亚铁试液3ml,使成两液层,接界面显棕色。■[删除]

(2)在含量测定项下记录的色谱图中,供试品溶液主峰的保留时间应与对照品溶液主峰的保留时间一致。

【检查】 含量均匀度 取本品1片,置乳钵中,研细,加流动相适量,研磨,并用流动相分次转移至50ml量瓶(5mg规格)或100ml量瓶(10mg规格)中,振摇15分钟,使硝酸异山梨酯溶解,用流动相稀释至刻度,摇匀,滤过,取续滤液,作为供试品溶液,照含量测定项下的方法测定含量,应符合规定(通则0941)。

溶出度 照溶出度与释放度测定法(通则0931第二法)测定。

溶出条件 以水500ml为溶出介质,转速为每分钟75转,依法操作,经45分钟时取样。

供试品溶液 取溶出液适量,滤过,取续滤液。

对照品溶液 取硝酸异山梨酯对照品约10mg,精密称定,置100ml量瓶中,加甲醇5ml溶解后,用水稀释至刻度,摇匀,精密量取5ml,置50ml(5mg规格)或25ml(10mg规格)量瓶中,用水稀释至刻度,摇匀。

色谱条件 见含量测定项下。进样体积100μl。

系统适用性要求 见含量测定项下。

测定法 见含量测定项下。计算每片的溶出量。

限度 标示量的70%,应符合规定。

其他 应符合片剂项下有关的各项规定(通则0101)。

【含量测定】 照高效液相色谱法(通则0512)测定。

供试品溶液 取本品20片,精密称定,研细,精密称取适量(约相当于硝酸异山梨酯5mg),置50ml量瓶中,加流动相适量,振摇15分钟,使硝酸异山梨酯溶解,用流动相稀释至刻度,摇匀,滤过,取续滤液。

对照品溶液、色谱条件、系统适用性要求与测定法 见硝酸异山梨酯含量测定项下。

【类别】【贮藏】 同硝酸异山梨酯。

【规格】 (1)5mg (2)10mg

硝酸异山梨酯注射液
Xiaosuan Yishanlizhi Zhusheye
Isosorbide Dinitrate Injection

本品为硝酸异山梨酯的灭菌水溶液,含硝酸异山梨酯($C_6H_8N_2O_8$)应为标示量的95.0%～105.0%。

【性状】 本品为无色的澄明液体。

【鉴别】 ■(1)取本品适量(约相当于硝酸异山梨酯10mg),加三氯甲烷10ml,充分振摇,分取三氯甲烷层,滤过,滤液置水浴上蒸干,取残渣置试管中,加水1ml和硫酸2ml,混匀,溶解后放冷,沿管壁缓缓加硫酸亚铁试液3ml,使成两液层,接界面显棕色。■[删除]

(2)在含量测定项下记录的色谱图中,供试品溶液主峰的保留时间与对照品溶液主峰的保留时间一致。

(3)本品显钠盐与氯化物鉴别(1)的反应(通则0301)。

【检查】 pH值 应为5.0～7.0(通则0631)。

亚硝酸盐 照紫外-可见分光光度法(通则0401)测定。

供试品溶液 取本品40ml,加对氨基苯磺酸溶液(取对氨基苯磺酸0.5g,加冰醋酸30ml和水120ml,加热搅拌使溶解,放冷,滤过)2ml与氨基萘磺酸溶液(取8-氨基-2-萘磺酸0.5g,加冰醋酸30ml和水120ml,加热搅拌使溶解,放冷,滤过)2ml,用水稀释至50ml,放置1小时。

对照品溶液 取亚硝酸钠0.6g(按干燥品计算),精密称定,加水溶解并稀释至100ml,摇匀,精密量取1ml,用水稀释至200ml,取2ml,自供试品溶液配制项下"加对氨基苯磺酸溶液"起,制备方法同供试品溶液。

空白溶液 取水40ml,自供试品溶液配制项下"加对氨基苯磺酸溶液"起,制备方法同供试品溶液。

测定法 取上述三种溶液,在524nm的波长处分别测定吸光度。

限度 供试品溶液的吸光度不得大于对照品溶液的吸光度(0.0001%)。

有关物质 照高效液相色谱法(通则0512)测定。

供试品溶液 取本品,即得。

对照溶液 取杂质Ⅰ对照品与单硝酸异山梨酯对照品各适量,精密称定,加流动相溶解并定量稀释制成每1ml中各约含0.5mg的混合溶液,精密量取1ml,置100ml量瓶中,精密加入供试品溶液1ml,用流动相稀释至刻度,摇匀。

色谱条件与系统适用性要求 见硝酸异山梨酯有关物质项下。

测定法 精密量取供试品溶液与对照溶液,分别注入液相色谱仪,记录色谱图至主成分峰保留时间的2倍。

限度 供试品溶液色谱图中如有与杂质Ⅰ峰和单硝酸异山梨酯峰保留时间一致的色谱峰,按外标法以峰面积计算,均不得过硝酸异山梨酯标示量的0.5%;其他单个杂质峰的峰面积不得大于对照溶液中硝酸异山梨酯峰面积的0.5倍(0.5%),杂质总量不得过1.0%。

细菌内毒素 取本品,依法测定(通则1143),每1mg硝酸异山梨酯中含内毒素的量应小于15EU。

其他 应符合注射剂项下有关的各项规定(通则0102)。

【含量测定】 照高效液相色谱法(通则0512)测定。

供试品溶液 精密量取本品适量,用甲醇-水(25:75)定量稀释制成每1ml中约含硝酸异山梨酯0.1mg的溶液。

对照品溶液 取硝酸异山梨酯对照品约20mg,精密称定,置200ml量瓶中,加甲醇适量使溶解,用水稀释至刻度,

系统适用性溶液 取硝酸异山梨酯与单硝酸异山梨酯对照品各适量,加甲醇适量使溶解,用水稀释制成每 1ml 含硝酸异山梨酯 0.1mg 和单硝酸异山梨酯 5μg 的混合溶液。

色谱条件 用十八烷基硅烷键合硅胶为填充剂;以甲醇-水(50:50)为流动相;检测波长为 210nm;进样体积 20μl。

系统适用性要求 系统适用性溶液色谱图中,理论板数按硝酸异山梨酯峰计算不低于 5000;单硝酸异山梨酯峰与硝酸异山梨酯峰之间的分离度应大于 2.0。

测定法 精密量取供试品溶液与对照品溶液,分别注入液相色谱仪,记录色谱图。按外标法以峰面积计算。

【类别】 同硝酸异山梨酯。

【规格】 (1)5ml:5mg (2)10ml:10mg

【贮藏】 遮光,密闭保存。

硝酸咪康唑

Xiaosuan Mikangzuo

Miconazole Nitrate

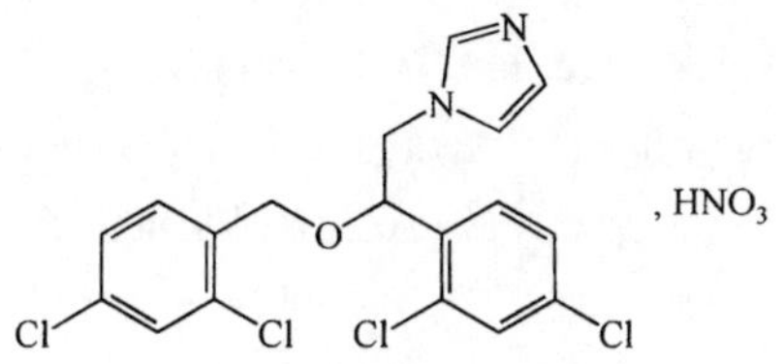

$C_{18}H_{14}Cl_4N_2O \cdot HNO_3$ 479.15

本品为 1-[2-(2,4-二氯苯基)-2-[(2,4-二氯苯基)甲氧基]乙基]-1H-咪唑的硝酸盐。按干燥品计算,含 $C_{18}H_{14}Cl_4N_2O \cdot HNO_3$ 应为 98.5%～101.5%。

【性状】 本品为白色或类白色的结晶或结晶性粉末;无臭或几乎无臭。

本品在甲醇中略溶,在乙醇中微溶,在水或乙醚中不溶。

熔点 本品的熔点(通则 0612)应为 178～184℃,熔融时同时分解。

【鉴别】 ■(1)取本品约 3mg,加二苯胺试液 1 滴,应显深蓝色。■[删除]

(2)取本品,加甲醇-0.1mol/L 盐酸溶液(9:1)制成每 1ml 中约含 0.4mg 的溶液,照紫外-可见分光光度法(通则 0401)测定,在 264nm、272nm 与 280nm 的波长处有最大吸收。

(3)本品的红外光吸收图谱应与对照的图谱(光谱集 474 图)一致。

【检查】 **甲醇溶液的澄清度与颜色** 取本品 0.10g,加甲醇 10ml 溶解,溶液应澄清无色。

有关物质 照高效液相色谱法(通则 0512)测定。

供试品溶液 取本品适量,加甲醇溶解并稀释制成每 1ml 中含 10mg 的溶液。

对照溶液 精密量取供试品溶液 1ml,置 200ml 量瓶中,用甲醇稀释至刻度,摇匀。

系统适用性溶液 取硝酸咪康唑与硝酸益康唑适量,加甲醇溶解并稀释制成每 1ml 中分别含 50μg 的混合溶液。

色谱条件 用十八烷基硅烷键合硅胶为填充剂;以甲醇-乙腈-1.5%醋酸铵溶液(40:40:20)为流动相;检测波长为 230nm;进样体积 10μl。

系统适用性要求 系统适用性溶液色谱图中,咪康唑峰与益康唑峰间的分离度应大于 10。

测定法 精密量取供试品溶液与对照溶液,分别注入液相色谱仪,记录色谱图至主成分峰保留时间的 2 倍。

限度 供试品溶液色谱图中如有杂质峰,单个杂质峰面积不得大于对照溶液主峰面积的 0.5 倍(0.25%),各杂质峰面积的和不得大于对照溶液主峰面积(0.5%),小于对照溶液主峰面积 0.1 倍的峰忽略不计。

干燥失重 取本品,在 105℃干燥至恒重,减失重量不得过 0.5%(通则 0831)。

炽灼残渣 不得过 0.2%(通则 0841)。

【含量测定】 取本品约 0.25g,精密称定,加冰醋酸-醋酐(1:1)35ml,使溶解,照电位滴定法(通则 0701),用高氯酸滴定液(0.1mol/L)滴定,并将滴定的结果用空白试验校正。每 1ml 高氯酸滴定液(0.1mol/L)相当于 47.92mg 的 $C_{18}H_{14}Cl_4N_2O \cdot HNO_3$。

【类别】 抗真菌药。

【贮藏】 遮光,密封保存。

【制剂】 (1)硝酸咪康唑阴道片 (2)硝酸咪康唑阴道软胶囊 (3)硝酸咪康唑阴道泡腾片 (4)硝酸咪康唑乳膏 (5)硝酸咪康唑栓 (6)硝酸咪康唑胶囊 (7)硝酸咪康唑搽剂 (8)咪康唑氯倍他索乳膏

硝酸咪康唑阴道片

Xiaosuan Mikangzuo Yindaopian

Miconazole Nitrate Vaginal Tablets

本品含硝酸咪康唑($C_{18}H_{14}Cl_4N_2O \cdot HNO_3$)应为标示量的 90.0%～110.0%。

【性状】 本品为白色或类白色片。

【鉴别】 ■(1)照薄层色谱法(通则 0502)试验。

供试品溶液 见有关物质项下。

对照品溶液 取硝酸咪康唑对照品适量,加甲醇溶解并稀释制成每 1ml 中约含 10mg 的溶液。

色谱条件 采用硅胶 G 薄层板,以正己烷-三氯甲烷-甲醇(54:28:18)为展开剂,另在展开缸中放一盛有浓氨溶液 5ml 的小烧杯。

测定法 吸取供试品溶液与对照品溶液各 2μl,分别点于同一薄层板上,展开,晾干,置碘蒸气中显色。

结果判定 供试品溶液所显主斑点的位置和颜色应与对照品溶液的主斑点相同。■[删除]

(2)在含量测定项下记录的色谱图中,供试品溶液主峰的保留时间应与对照品溶液主峰的保留时间一致。

(3)取含量测定项下的供试品溶液,照紫外-可见分光光度法(通则0401)测定,在264nm、272nm与280nm的波长处有最大吸收。

■以上(1)、(2)两项可选做一项。■[删除]

【检查】 有关物质 照高效液相色谱法(通则0512)测定。

供试品溶液 取本品细粉适量,加甲醇适量振摇使硝酸咪康唑溶解,用甲醇稀释制成每1ml中含硝酸咪康唑10mg的溶液,滤过,取续滤液。

对照溶液 精密量取供试品溶液1ml,置100ml量瓶中,用甲醇稀释至刻度,摇匀。

系统适用性溶液、色谱条件、系统适用性要求与测定法见硝酸咪康唑有关物质项下。

限度 供试品溶液色谱图中如有杂质峰,单个杂质峰面积不得大于对照溶液主峰面积的0.5倍(0.5%),各杂质峰面积的和不得大于对照溶液主峰面积的2倍(2.0%),小于对照溶液主峰面积0.05倍的峰忽略不计。

其他 应符合片剂项下有关的各项规定(通则0101)。

【含量测定】 照高效液相色谱法(通则0512)测定。

供试品溶液 取本品20片,精密称定,研细,精密称取适量(约相当于硝酸咪康唑0.1g),置100ml量瓶中,加甲醇适量,振摇使硝酸咪康唑溶解,用甲醇稀释至刻度,摇匀,滤过,精密量取续滤液5ml,置10ml量瓶中,用甲醇稀释至刻度,摇匀。

对照品溶液 取硝酸咪康唑对照品适量,精密称定,加甲醇溶解并定量稀释制成每1ml中约含0.5mg的溶液。

系统适用性溶液 见有关物质项下。

色谱条件 见有关物质项下。系统适用性溶液进样体积10μl,其他溶液进样体积20μl。

系统适用性要求 见有关物质项下。理论板数按咪康唑峰计算不低于7000。

测定法 精密量取供试品溶液与对照品溶液,分别注入液相色谱仪,记录色谱图。按外标法以峰面积计算。

【类别】 同硝酸咪康唑。

【规格】 0.1g

【贮藏】 密封,室温保存。

硝酸咪康唑阴道软胶囊

Xiaosuan Mikangzuo Yindao Ruanjiaonang

Miconazole Nitrate Vaginal Soft Capsules

本品含硝酸咪康唑($C_{18}H_{14}Cl_4N_2O \cdot HNO_3$)应为标示量的90.0%～110.0%。

【鉴别】 ■(1)照薄层色谱法(通则0502)试验。

供试品溶液 见有关物质项下。

对照品溶液 取硝酸咪康唑对照品适量,加甲醇溶解并稀释制成每1ml中约含5mg的溶液。

色谱条件 采用硅胶G薄层板,以正己烷-三氯甲烷-甲醇(54:28:18)为展开剂,另在展开缸中放一盛有浓氨溶液5ml的小烧杯。

测定法 吸取供试品溶液与对照品溶液各2μl,分别点于同一薄层板上,展开,晾干,置碘蒸气中显色。

结果判定 供试品溶液所显主斑点的位置和颜色应与对照品溶液的主斑点相同。■[删除]

(2)在含量测定项下记录的色谱图中,供试品溶液主峰的保留时间应与对照品溶液主峰的保留时间一致。

(3)取含量测定项下的供试品溶液,照紫外-可见分光光度法(通则0401)测定,在264nm、272nm与280nm的波长处有最大吸收。

■以上(1)、(2)两项可选做一项。■[删除]

【检查】 有关物质 照高效液相色谱法(通则0512)测定。

溶剂 甲醇-三氯甲烷(1:1)。

供试品溶液 取装量差异项下的内容物,混合均匀,精密称取适量(约相当于硝酸咪康唑0.5g),置100ml量瓶中,加溶剂适量,温水浴加热并时时振摇使油层澄清,放冷,用溶剂稀释至刻度,摇匀,冷冻1小时,迅速滤过,取续滤液放至室温。

对照溶液 精密量取供试品溶液1ml,置200ml量瓶中,用溶剂稀释至刻度,摇匀。

系统适用性溶液、色谱条件、系统适用性要求与测定法见硝酸咪康唑有关物质项下。

限度 供试品溶液色谱图中如有杂质峰,单个杂质峰面积不得大于对照溶液主峰面积的0.5倍(0.25%),各杂质峰面积的和不得大于对照溶液主峰面积的2倍(1.0%),小于对照溶液主峰面积0.1倍的峰忽略不计。

融变时限 照融变时限检查法(通则0922)中栓剂项下的规定检查,应符合规定。

微生物限度 取本品,照非无菌产品微生物限度检查:微生物计数法(通则1105)和控制菌检查法(通则1106)及非无菌药品微生物限度标准(通则1107)检查,应符合规定。

其他 应符合胶囊剂项下有关的各项规定(通则0103)。

【含量测定】 照高效液相色谱法(通则0512)测定。

供试品溶液 精密量取有关物质项下的供试品溶液5ml,置50ml量瓶中,用溶剂稀释至刻度,摇匀。

对照品溶液 取硝酸咪康唑对照品适量,精密称定,加溶剂溶解并定量稀释制成每1ml中约含0.5mg的溶液。

色谱条件 见有关物质项下。系统适用性溶液进样体积10μl,其他溶液进样体积20μl。

溶剂、系统适用性溶液与系统适用性要求 见有关物质项下。

测定法 精密量取供试品溶液与对照品溶液,分别注入液相色谱仪,记录色谱图。按外标法以峰面积计算。

【类别】 同硝酸咪康唑。

【规格】 0.4g

【贮藏】 遮光,密闭,在干燥处保存。

硝酸咪康唑阴道泡腾片

Xiaosuan Mikangzuo Yindao Paotengpian

Miconazole Nitrate Vaginal Effervescent Tablets

本品含硝酸咪康唑($C_{18}H_{14}Cl_4N_2O \cdot HNO_3$)应为标示量的 90.0%～110.0%。

【性状】 本品为白色或类白色片。

【鉴别】 ■(1)照薄层色谱法(通则0502)试验。

供试品溶液 见有关物质项下。

对照品溶液 取硝酸咪康唑对照品适量,加甲醇溶解并稀释制成每1ml中约含10mg的溶液。

色谱条件 采用硅胶G薄层板,以正己烷-三氯甲烷-甲醇(54∶28∶18)为展开剂,另在展开缸中放一盛有浓氨溶液5ml的小烧杯。

测定法 吸取供试品溶液与对照品溶液各2μl,分别点于同一薄层板上,展开,晾干,置碘蒸气中显色。

结果判定 供试品溶液所显主斑点的位置和颜色应与对照品溶液的主斑点相同。■[删除]

(2)在含量测定项下记录的色谱图中,供试品溶液主峰的保留时间应与对照品溶液主峰的保留时间一致。

(3)取含量测定项下的供试品溶液,照紫外-可见分光光度法(通则0401)测定,在264nm、272nm与280nm的波长处有最大吸收。

■以上(1)、(2)两项可选做一项。■[删除]

【检查】 有关物质 照高效液相色谱法(通则0512)测定。

供试品溶液 取本品细粉适量,加甲醇适量振摇使硝酸咪康唑溶解,并用甲醇稀释制成每1ml中含硝酸咪康唑10mg的溶液,滤过,取续滤液。

对照溶液 精密量取供试品溶液1ml,置100ml量瓶中,用甲醇稀释至刻度,摇匀。

系统适用性溶液、色谱条件、系统适用性要求与测定法见硝酸咪康唑有关物质项下。

限度 供试品溶液色谱图中如有杂质峰,单个杂质峰面积不得大于对照溶液主峰面积的0.5倍(0.5%),各杂质峰面积的和不得大于对照溶液主峰面积的2倍(2.0%),小于对照溶液主峰面积0.05倍的峰忽略不计。

其他 除崩解时限不检查外,应符合片剂项下有关的各项规定(通则0101)。

【含量测定】 照高效液相色谱法(通则0512)测定。

供试品溶液 取本品20片,精密称定,研细,精密称取适量(约相当于硝酸咪康唑0.1g),置100ml量瓶中,加甲醇适量,振摇使硝酸咪康唑溶解,用甲醇稀释至刻度,摇匀,滤过,精密量取续滤液5ml,置10ml量瓶中,用甲醇稀释至刻度,摇匀。

对照品溶液 取硝酸咪康唑对照品适量,精密称定,加甲醇溶解并定量稀释制成每1ml中约含0.5mg的溶液。

色谱条件 见有关物质项下。系统适用性溶液进样体积10μl,其他溶液进样体积20μl。

系统适用性溶液与系统适用性要求 见有关物质项下。

测定法 精密量取供试品溶液与对照品溶液,分别注入液相色谱仪,记录色谱图。按外标法以峰面积计算。

【类别】 同硝酸咪康唑。

【规格】 0.2g

【贮藏】 遮光,密闭保存。

硝酸咪康唑乳膏

Xiaosuan Mikangzuo Rugao

Miconazole Nitrate Cream

本品含硝酸咪康唑($C_{18}H_{14}Cl_4N_2O \cdot HNO_3$)应为标示量的 90.0%～110.0%。

【性状】 本品为白色或类白色乳膏。

【鉴别】 ■(1)照薄层色谱法(通则0502)试验。

供试品溶液 取本品适量(约相当于硝酸咪康唑10mg),加无水乙醇10ml,置热水浴中加热,使硝酸咪康唑溶解,冷却,离心,取上清液。

对照品溶液 取硝酸咪康唑对照品10mg,加无水乙醇10ml,使溶解。

色谱条件 采用硅胶G薄层板,以正己烷-三氯甲烷-甲醇(54∶28∶18)为展开剂,另在展开缸中放一盛有浓氨溶液5ml的小烧杯。

测定法 吸取供试品溶液与对照品溶液各10μl,分别点于同一薄层板上,展开,晾干,置碘蒸气中显色。

结果判定 供试品溶液所显主斑点的位置和颜色应与对照品溶液的主斑点相同。■[删除]

(2)在含量测定项下记录的色谱图中,供试品溶液主峰的保留时间应与对照品溶液主峰的保留时间一致。

■以上(1)、(2)两项可选做一项。■[删除]

【检查】 应符合乳膏剂项下有关的各项规定(通则0109)。

【含量测定】 照高效液相色谱法(通则0512)测定。

溶剂 甲醇-三氯甲烷(1:1)。

供试品溶液 取本品约 2.5g,精密称定,置 50ml 量瓶中,加溶剂约 25ml,温水浴并时时振摇使硝酸咪康唑溶解后,放冷,用溶剂稀释至刻度,摇匀,冷冻 1 小时,迅速滤过,取续滤液放至室温。

对照品溶液 取硝酸咪康唑对照品 50mg,精密称定,置 50ml 量瓶中,加溶剂溶解并稀释至刻度,摇匀。

系统适用性溶液 取硝酸咪康唑与硝酸益康唑适量,加甲醇溶解并稀释制成每 1ml 中分别含 50μg 的混合溶液。

色谱条件 用十八烷基硅烷键合硅胶为填充剂;以甲醇-乙腈-1.5%醋酸铵溶液(40:40:20)为流动相;检测波长为 230nm;进样体积 10μl。

系统适用性要求 系统适用性溶液色谱图中,咪康唑峰与益康唑峰之间的分离度应大于 10。

测定法 精密量取供试品溶液与对照品溶液,分别注入液相色谱仪,记录色谱图。按外标法以峰面积计算。

【类别】 同硝酸咪康唑。

【规格】 2%

【贮藏】 密封保存。

硝酸咪康唑栓

Xiaosuan Mikangzuo Shuan

Miconazole Nitrate Suppositories

本品含硝酸咪康唑($C_{18}H_{14}Cl_4N_2O \cdot HNO_3$)应为标示量的 90.0%~110.0%。

【性状】 本品为脂肪性基质制成的白色栓。

【鉴别】 ■(1)照薄层色谱法(通则 0502)试验。

供试品溶液 取本品适量(约相当于硝酸咪康唑 0.2g),置 100ml 离心管中,加正己烷 25ml,在水浴上加热至完全溶解,摇匀,以每分钟 2500 转离心 5 分钟,弃去上清液,加正己烷 25ml,再次离心分离,弃去上清液,加甲醇 20ml 溶解。

对照品溶液 取硝酸咪康唑对照品适量,加甲醇制成每 1ml 中约含 10mg 的溶液。

色谱条件 采用硅胶 G 薄层板,以正己烷-三氯甲烷-甲醇-浓氨溶液(60:30:10:1)为展开剂。

测定法 吸取供试品溶液与对照品溶液各 1μl,分别点于同一薄层板上,展开后,晾干,在碘蒸气中显色。

结果判定 供试品溶液所显主斑点的位置和颜色应与对照品溶液的主斑点相同。■[删除]

(2)在含量测定项下记录的色谱图中,供试品溶液主峰的保留时间应与对照品溶液主峰的保留时间一致。

■以上(1)、(2)两项可选做一项。■[删除]

【检查】 **有关物质** 照高效液相色谱法(通则 0512)测定。

溶剂 甲醇-三氯甲烷(1:1)。

供试品溶液 取本品 20 粒,精密称定,微温使熔化,混合均匀,冷凝后精密称取适量(约相当于硝酸咪康唑 0.5g),置 100ml 量瓶中,加溶剂适量,温水浴并时时振摇使油层澄清,放冷,用溶剂稀释至刻度,摇匀,冷冻 3 小时,迅速滤过,取续滤液放至室温。

对照溶液 精密量取供试品溶液适量,用溶剂定量稀释制成每 1ml 中约含硝酸咪康唑 50μg 的溶液。

系统适用性溶液、色谱条件、系统适用性要求与测定法 见硝酸咪康唑有关物质项下。

限度 供试品溶液色谱图中如有杂质峰,单个杂质峰面积不得大于对照溶液主峰面积的 0.25 倍(0.25%),各杂质峰面积的和不得大于对照溶液主峰面积(1.0%),小于对照溶液主峰面积 0.05 倍的峰忽略不计。

其他 应符合栓剂项下有关的各项规定(通则 0107)。

【含量测定】 照高效液相色谱法(通则 0512)测定。

供试品溶液 精密量取有关物质项下供试品溶液 5ml,置 50ml 量瓶中,用溶剂稀释至刻度,摇匀。

对照品溶液 取硝酸咪康唑对照品适量,精密称定,加溶剂溶解并定量稀释制成每 1ml 中约含 0.5mg 的溶液。

色谱条件 见有关物质项下。系统适用性溶液进样体积 10μl,其他溶液进样体积 20μl。

溶剂、系统适用性溶液与系统适用性要求 见有关物质项下。

测定法 精密量取供试品溶液与对照品溶液,分别注入液相色谱仪,记录色谱图。按外标法以峰面积计算。

【类别】 同硝酸咪康唑。

【规格】 (1)100mg (2)200mg

【贮藏】 遮光,密闭,在 30℃以下保存。

硝酸咪康唑胶囊

Xiaosuan Mikangzuo Jiaonang

Miconazole Nitrate Capsules

本品含硝酸咪康唑($C_{18}H_{14}Cl_4N_2O \cdot HNO_3$)应为标示量的 90.0%~110.0%。

【性状】 本品的内容物为白色或类白色的结晶性粉末;无臭或几乎无臭。

【鉴别】 ■(1)取本品少量,加二苯胺溶液(取二苯胺 0.1g,加硫酸 10ml 和水 2ml 的冷混合液溶解,即得)1 滴,应显深蓝色。■[删除]

(2)在含量测定项下记录的色谱图中,供试品溶液主峰的保留时间应与对照品溶液主峰的保留时间一致。

(3)取本品,加甲醇-0.1mol/L 盐酸溶液(9:1)溶解并稀释制成每 1ml 中含硝酸咪康唑 0.4mg 的溶液,照紫外-可见分光光度法(通则0401)测定,在264nm、272nm与280nm的波长处有最大吸收,其吸光度分别约为0.40、0.54与0.44。

【检查】 有关物质 照高效液相色谱法(通则0512)测定。

供试品溶液 取本品内容物适量,加甲醇适量,超声使硝酸咪康唑溶解,并稀释制成每1ml中含硝酸咪康唑10mg的溶液,滤过,取续滤液。

对照溶液 精密量取供试品溶液1ml,置200ml量瓶中,用甲醇稀释至刻度,摇匀。

系统适用性溶液、色谱条件、系统适用性要求与测定法 见硝酸咪康唑有关物质项下。

限度 供试品溶液色谱图中如有杂质峰,单个杂质峰面积不得大于对照溶液主峰面积的0.5倍(0.25%),各杂质峰面积的和不得大于对照溶液主峰面积的2倍(1.0%),小于对照溶液主峰面积0.1倍的峰忽略不计。

其他 应符合胶囊剂项下有关的各项规定(通则0103)。

【含量测定】 照高效液相色谱法(通则0512)测定。

供试品溶液 取装量差异项下的内容物,混合均匀,精密称取适量(约相当于硝酸咪康唑0.25g),置100ml量瓶中,加甲醇适量振摇使硝酸咪康唑溶解并稀释至刻度,摇匀,滤过,精密量取续滤液2ml,置10ml量瓶中,用甲醇稀释至刻度,摇匀。

对照品溶液 取硝酸咪康唑对照品适量,精密称定,加甲醇溶解并定量稀释制成每1ml中含0.5mg的溶液。

色谱条件 见有关物质项下。系统适用性溶液进样体积10μl,其他溶液进样体积20μl。

系统适用性溶液与系统适用性要求 见有关物质项下。

测定法 精密量取供试品溶液与对照品溶液,分别注入液相色谱仪,记录色谱图。按外标法以峰面积计算。

【类别】 同硝酸咪康唑。

【规格】 0.25g

【贮藏】 遮光,密封保存。

硝酸益康唑

Xiaosuan Yikangzuo

Econazole Nitrate

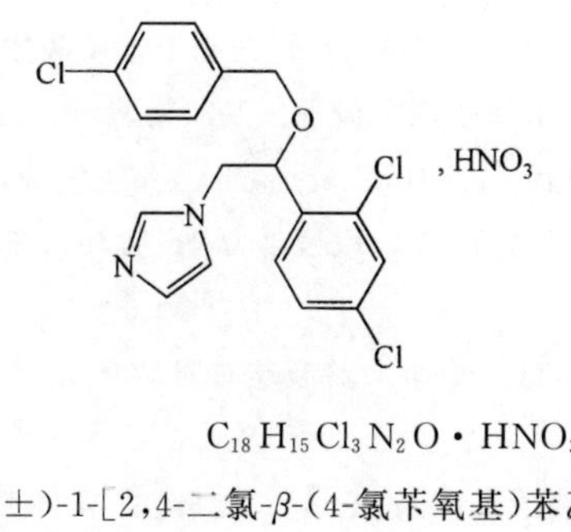

$C_{18}H_{15}Cl_3N_2O \cdot HNO_3$　　444.70

本品为(±)-1-[2,4-二氯-β-(4-氯苄氧基)苯乙基]咪唑硝酸盐。按干燥品计算,含$C_{18}H_{15}Cl_3N_2O \cdot HNO_3$不得少于98.5%。

【性状】 本品为白色至微黄色的结晶或结晶性粉末;无臭。

本品在甲醇中易溶,在水中极微溶解。

熔点 本品的熔点(通则0612)为163~167℃,熔融时同时分解。

【鉴别】 ■(1)取本品约3mg,加硫酸2滴与二苯胺试液1滴,应显深蓝色。■[删除]

(2)取本品,加0.1mol/L盐酸溶液-甲醇(1:9)溶解并稀释制成每1ml中约含0.4mg的溶液,照紫外-可见分光光度法(通则0401)测定,在265nm、272nm与280nm的波长处有最大吸收。

(3)本品的红外光吸收图谱应与对照的图谱(光谱集475图)一致。

【检查】 酸度 取本品1.0g,加水50ml,在70℃水浴中加热5分钟,立即放冷,滤过,滤液依法测定(通则0631),pH值应为3.0~4.5。

有关物质 照高效液相色谱法(通则0512)测定。

供试品溶液 取本品,加甲醇溶解并稀释制成每1ml中约含10mg的溶液。

对照溶液 精密量取供试品溶液适量,用甲醇定量稀释制成每1ml中约含20μg的溶液。

系统适用性溶液 取硝酸益康唑与硝酸咪康唑,加甲醇溶解并稀释制成每1ml中各含50μg的混合溶液。

色谱条件 用十八烷基硅烷键合硅胶为填充剂;以甲醇-0.077%醋酸铵溶液(20:80)为流动相A,甲醇-乙腈(40:60)为流动相B,按下表进行梯度洗脱;检测波长为225nm;柱温为35℃;进样体积10μl。

时间(分钟)	流动相A(%)	流动相B(%)
0	60	40
25	10	90
27	10	90
28	60	40
33	60	40

系统适用性要求 系统适用性溶液色谱图中,益康唑峰的保留时间约为15分钟,益康唑峰与咪康唑峰间的分离度应大于8.0。

测定法 精密量取供试品溶液与对照溶液,分别注入液相色谱仪,记录色谱图。

限度 供试品溶液色谱图中如有杂质峰,单个杂质峰面积不得大于对照溶液主峰面积(0.2%),各杂质峰面积的和不得大于对照溶液主峰面积的2.5倍(0.5%)。

干燥失重 取本品,在105℃干燥至恒重,减失重量不得过0.5%(通则0831)。

炽灼残渣 取本品1.0g,依法检查(通则0841),遗留残渣不得过0.1%。

重金属 取炽灼残渣项下遗留的残渣,依法检查(通则0821第二法),含重金属不得过百万分之二十。

【含量测定】 取本品约0.3g,精密称定,加冰醋酸30ml使溶解,照电位滴定法(通则0701),用高氯酸滴定液(0.1mol/L)滴定,并将滴定的结果用空白试验校正。每1ml高氯酸滴定液(0.1mol/L)相当于44.47mg的$C_{18}H_{15}Cl_3N_2O \cdot HNO_3$。

【类别】 抗真菌药。

【贮藏】 密封保存。

【制剂】 (1)硝酸益康唑阴道膨胀栓 (2)硝酸益康唑乳膏 (3)硝酸益康唑栓 (4)硝酸益康唑喷雾剂 (5)硝酸益康唑溶液 (6)曲安奈德益康唑乳膏

硝酸益康唑阴道膨胀栓

Xiaosuan Yikangzuo Yindao Pengzhangshuan

Econazole Nitrate Vaginal Swelling Suppositories

本品含硝酸益康唑($C_{18}H_{15}Cl_3N_2O \cdot HNO_3$)应为标示量的90.0%～110.0%。

【性状】 本品为乳白色至微黄色的栓,内含膨胀棉条。

【鉴别】 (1)照薄层色谱法(通则0502)试验。

供试品溶液 取本品(除去棉条)适量(约相当于硝酸益康唑0.2g),加环己烷15ml,置水浴上微温使基质溶解,放冷后,倾去环己烷,残渣再用环己烷10ml洗涤二次,弃去洗液,置水浴上加热至残余的环己烷挥尽,取残渣0.1g,加甲醇5ml使硝酸益康唑溶解。

对照品溶液 取硝酸益康唑对照品0.1g,加甲醇5ml使溶解。

色谱条件 采用硅胶G薄层板,以异丙醚为展开剂,并在展开缸中放入装有浓氨溶液的小烧杯,使氨蒸气在缸内饱和。

测定法 吸取供试品溶液与对照品溶液各5μl,分别点于同一薄层板上,展开,晾干,置碘蒸气中显色。

结果判定 供试品溶液所显主斑点的位置和颜色应与对照品溶液的主斑点相同。

■(2)取鉴别(1)项下的残渣,照硝酸益康唑项下的鉴别(1)、(2)项试验,显相同的结果。■[删除]

(3)在含量测定项下记录的色谱图中,供试品溶液主峰的保留时间应与对照品溶液主峰的保留时间一致。

以上(1)、(3)两项可选做一项。

【检查】 **重量差异** 取本品10粒,分别精密称定重量后,轻刮下含药基质(不得损失棉条),将棉条置于60～70℃的300ml乙醇中,并在80kHz频率超声清洗5分钟,使棉条表面残余的基质溶解脱除,取出棉条用力挤干,再用滤纸吸3遍,于105℃干燥2小时,取出,室温放置1小时后,分别精密称定棉条重量,求出每粒含药基质重量与平均含药基质

重量。每粒含药基质重量与平均含药基质重量比较,超出平均含药基质重量±10%的不得多于2粒,并不得有1粒超出限度1倍。

其他 应符合栓剂项下有关的各项规定(通则0107)。

【含量测定】 照高效液相色谱法(通则0512)测定。

磷酸盐缓冲液 取磷酸二氢钾与磷酸氢二钾各2.5g,加水溶解并稀释至1000ml。

供试品溶液 取本品重量差异项下的含药基质,切碎使混合均匀,精密称取适量(约相当于硝酸益康唑20mg),置200ml量瓶中,置温水浴中使熔融,加甲醇150ml,置温水浴中并振摇使硝酸益康唑溶解,放冷,■用磷酸盐缓冲液稀释至刻度,■[订正]摇匀,滤过,取续滤液。

对照品溶液 取硝酸益康唑对照品10mg,精密称定,置100ml量瓶中,加甲醇75ml使溶解,用磷酸盐缓冲液稀释至刻度,摇匀。

系统适用性溶液 取硝酸益康唑与硝酸咪康唑适量,加甲醇溶解并稀释制成每1ml中各含0.1mg的混合溶液。

色谱条件 用十八烷基硅烷键合硅胶为填充剂;以磷酸盐缓冲液-甲醇(10∶30)为流动相;检测波长为232nm;进样体积20μl。

系统适用性要求 系统适用性溶液色谱图中,益康唑峰与咪康唑峰的分离度应符合要求。

测定法 精密量取供试品溶液与对照品溶液,分别注入液相色谱仪,记录色谱图。按外标法以峰面积计算。

【类别】 同硝酸益康唑。

【规格】 150mg

【贮藏】 密闭,在阴凉处保存。

硝酸益康唑栓

Xiaosuan Yikangzuo Shuan

Econazole Nitrate Suppositories

本品含硝酸益康唑($C_{18}H_{15}Cl_3N_2O \cdot HNO_3$)应为标示量的90.0%～110.0%。

【性状】 本品为乳白色至微黄色的栓。

【鉴别】 (1)照薄层色谱法(通则0502)试验。

供试品溶液 取本品适量(约相当于硝酸益康唑0.2g),加环己烷15ml,置水浴上微温使基质溶解,放冷后,倾去环己烷,残渣再用环己烷10ml洗涤二次,弃去洗液,置水浴上加热至残余的环己烷挥尽,取残渣0.1g,加甲醇5ml使硝酸益康唑溶解。

对照品溶液 取硝酸益康唑对照品0.1g,加甲醇5ml使溶解。

色谱条件 采用硅胶G薄层板,以异丙醚为展开剂,并在展开缸中放入装有浓氨溶液的小烧杯,使氨蒸气在缸

内饱和。

测定法 吸取供试品溶液与对照品溶液各 5μl,分别点于同一薄层板上,展开,晾干,置碘蒸气中显色。

结果判定 供试品溶液所显主斑点的位置和颜色应与对照品溶液的主斑点相同。

■(2)取鉴别(1)项下的残渣,照硝酸益康唑项下的鉴别(1)、(2)项试验,显相同的结果。■[删除]

(3)在含量测定项下记录的色谱图中,供试品溶液主峰的保留时间应与对照品溶液主峰的保留时间一致。

以上(1)、(3)两项可选做一项。

【检查】 应符合栓剂项下有关的各项规定(通则 0107)。

【含量测定】 照高效液相色谱法(通则 0512)测定。

磷酸盐缓冲液 取磷酸二氢钾与磷酸氢二钾各 2.5g,加水溶解并稀释至 1000ml。

供试品溶液 取本品 10 粒,精密称定,切碎使混合均匀,精密称取适量(约相当于硝酸益康唑 20mg),置 200ml 量瓶中,置温水浴中微温使熔融,加甲醇 150ml,置温水浴中加热并振摇使硝酸益康唑溶解,放冷,用磷酸盐缓冲液稀释至刻度,摇匀,滤过,取续滤液。

对照品溶液 取硝酸益康唑对照品 10mg,精密称定,置 100ml 量瓶中,加甲醇 75ml 使溶解,用磷酸盐缓冲液稀释至刻度,摇匀。

系统适用性溶液 取硝酸益康唑与硝酸咪康唑适量,加甲醇溶解并稀释制成每 1ml 中各含 0.1mg 的混合溶液。

色谱条件 用十八烷基硅烷键合硅胶为填充剂;以磷酸盐缓冲液-甲醇(10:30)为流动相;检测波长为 232nm;进样体积 20μl。

系统适用性要求 系统适用性溶液色谱图中,益康唑峰与咪康唑峰间的分离度应符合要求。

测定法 精密量取供试品溶液与对照品溶液,分别注入液相色谱仪,记录色谱图。按外标法以峰面积计算。

【类别】 同硝酸益康唑。

【规格】 (1)50mg (2)150mg

【贮藏】 密闭,在阴凉处保存。

硝酸益康唑喷雾剂

Xiaosuan Yikangzuo Penwuji

Econazole Nitrate Spray

本品为多剂量、非定量外用喷雾剂,含硝酸益康唑($C_{18}H_{15}Cl_3N_2O \cdot HNO_3$)应为标示量的 90.0%～110.0%。

【性状】 本品为无色至微黄色的澄清液体,有芳香气味。

【鉴别】 ■(1)取本品 2ml,置试管中,沿管壁加二苯胺试液 1ml,两液层界面显蓝色。■[删除]

(2)在含量测定项下记录的色谱图中,供试品溶液主峰的

保留时间应与对照品溶液主峰的保留时间一致。

(3)取本品,加 0.1mol/L 盐酸溶液-甲醇(1:9)稀释制成每 1ml 中约含硝酸益康唑 0.4mg 的溶液,照紫外-可见分光光度法(通则 0401)测定,在 265nm、272nm 与 280nm 的波长处有最大吸收。

【检查】 应符合喷雾剂项下有关的各项规定(通则 0112)。

【含量测定】 照高效液相色谱法(通则 0512)测定。

磷酸盐缓冲液 取磷酸二氢钾与磷酸氢二钾各 2.5g,加水溶解并稀释至 1000ml。

供试品溶液 精密量取本品 2ml(相当于硝酸益康唑 20mg),置 200ml 量瓶中,加甲醇 150ml,摇匀,用磷酸盐缓冲液稀释至刻度,摇匀。

对照品溶液 取硝酸益康唑对照品 10mg,精密称定,置 100ml 量瓶中,加甲醇 75ml 使溶解,用磷酸盐缓冲液稀释至刻度,摇匀。

系统适用性溶液 取硝酸益康唑与硝酸咪康唑适量,加甲醇溶解并稀释制成每 1ml 中各含 0.1mg 的混合溶液。

色谱条件 用十八烷基硅烷键合硅胶为填充剂;以磷酸盐缓冲液-甲醇(10:30)为流动相;检测波长为 232nm;进样体积 20μl。

系统适用性要求 系统适用性溶液色谱图中,益康唑峰与咪康唑峰间的分离度应符合要求。

测定法 精密量取供试品溶液与对照品溶液,分别注入液相色谱仪,记录色谱图。按外标法以峰面积计算。

【类别】 同硝酸益康唑。

【规格】 1%

【贮藏】 密闭保存。

硝酸益康唑溶液

Xiaosuan Yikangzuo Rongye

Econazole Nitrate Solution

本品含硝酸益康唑($C_{18}H_{15}Cl_3N_2O \cdot HNO_3$)应为标示量的 90.0%～110.0%。

【性状】 本品为无色至微黄色的澄清液体。

【鉴别】 ■(1)取本品 2ml,置试管中,沿管壁加二苯胺试液 1ml,两液层界面显蓝色。■[删除]

(2)在含量测定项下记录的色谱图中,供试品溶液主峰的保留时间应与对照品溶液主峰的保留时间一致。

(3)取本品,用 0.1mol/L 盐酸溶液-甲醇(1:9)稀释制成每 1ml 中约含硝酸益康唑 0.4mg 的溶液,照紫外-可见分光光度法(通则 0401)测定,在 265nm、272nm 与 280nm 的波长处有最大吸收。

【检查】 应符合涂剂项下有关的各项规定(通则 0118)。

【含量测定】 照高效液相色谱法(通则0512)测定。

磷酸盐缓冲液 取磷酸二氢钾与磷酸氢二钾各2.5g,加水溶解并稀释至1000ml。

供试品溶液 精密量取本品2ml(相当于硝酸益康唑20mg),置200ml量瓶中,加甲醇150ml,摇匀,用磷酸盐缓冲液稀释至刻度,摇匀。

对照品溶液 取硝酸益康唑对照品10mg,精密称定,置100ml量瓶中,加甲醇75ml使溶解,用磷酸盐缓冲液稀释至刻度,摇匀。

系统适用性溶液 取硝酸益康唑与硝酸咪康唑适量,加甲醇溶解并稀释制成每1ml中各含0.1mg的混合溶液。

色谱条件 用十八烷基硅烷键合硅胶为填充剂;以磷酸盐缓冲液-甲醇(10:30)为流动相;检测波长为232nm;进样体积20μl。

系统适用性要求 系统适用性溶液色谱图中,益康唑峰与咪康唑峰间的分离度应符合要求。

测定法 精密量取供试品溶液与对照品溶液,分别注入液相色谱仪,记录色谱图。按外标法以峰面积计算。

【类别】 同硝酸益康唑。

【规格】 1%

【贮藏】 密闭保存。

硫鸟嘌呤

Liuniaopiaoling

Tioguanine

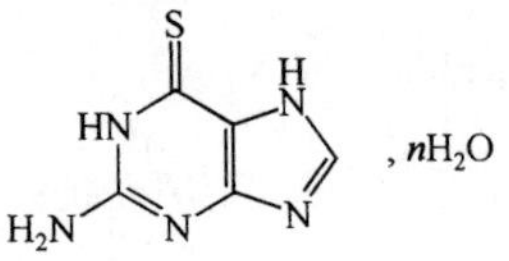

C₅H₅N₅S $\quad$ 167.19

本品为2-氨基嘌呤-6(1H)硫酮。按干燥品计算,含$C_5H_5N_5S$不得少于97.0%。

【性状】 本品为淡黄色结晶性粉末;无臭或几乎无臭。

本品在水、乙醇■[删除]或三氯甲烷■[删除]中不溶;在氢氧化钠试液中易溶。

【鉴别】 ■(1)取本品约10mg,加等量甲酸钠混匀,缓缓加热,所产生的气体能使湿润的醋酸铅试纸显黑色或灰色。■[删除]

(2)在含量测定项下记录的色谱图中,供试品溶液主峰的保留时间应与对照品溶液主峰的保留时间一致。

(3)取本品约20mg,加0.1mol/L氢氧化钠溶液10ml溶解后,用水稀释至100ml,摇匀,取2ml置100ml量瓶中,用盐酸溶液(9→1000)稀释至刻度,摇匀,照紫外-可见分光光度法(通则0401)测定,在257nm与348nm的波长处有最大吸收。

(4)本品的红外光吸收图谱应与对照的图谱(光谱集477图)一致。

【检查】 **氮** 取本品0.10g,精密称定,照氮测定法(通则0704第一法)测定,按干燥品计算,含氮应为40.6%~43.1%。

含磷物质 取本品50mg,置10ml凯氏烧瓶中,加50%硫酸溶液1ml,用小火缓缓加热约3分钟,冷却,小心滴加硝酸3~4滴,继续加热至溶液几乎无色后,冷却,转移至纳氏比色管中,用水10ml分次洗涤烧瓶,洗液并入比色管中,加钼酸铵硫酸试液2.5ml与1-氨基-2-萘酚-4-磺酸溶液(取亚硫酸氢钠94.3g,无水亚硫酸钠5g与1-氨基-2-萘酚-4-磺酸0.7g,充分混匀;临用时取此混合物1.5g,加水10ml使溶解,必要时滤过)1ml,用水稀释至25ml,摇匀。如显色,与标准磷酸盐溶液(精密称取经105℃干燥至恒重的磷酸二氢钾143.3mg,置1000ml量瓶中,加水使溶解并稀释至刻度,摇匀,精密量取10ml,置100ml量瓶中,用水稀释至刻度,摇匀,每1ml相当于10μg的PO_4)1.5ml,加水10ml,再加钼酸铵硫酸试液2.5ml与1-氨基-2-萘酚-4-磺酸溶液1ml,用水稀释使成25ml,摇匀制成的对照液比较,不得更深(0.03%)。

游离硫 取本品50mg,加氢氧化钠试液5ml,振摇溶解后,溶液应澄清。

有关物质 照高效液相色谱法(通则0512)测定。

供试品溶液 取本品,精密称定,加0.01mol/L氢氧化钠溶液适量使溶解,用流动相定量稀释制成每1ml中约含0.4mg的溶液。

对照溶液 精密量取供试品溶液1ml,置100ml量瓶中,用流动相稀释至刻度,摇匀。

对照品溶液 取鸟嘌呤对照品适量,精密称定,加0.01mol/L氢氧化钠溶液溶解并定量稀释制成每1ml中约含0.4mg的溶液,精密量取1ml,置100ml量瓶中,用流动相稀释至刻度,摇匀。

系统适用性溶液 取硫鸟嘌呤与鸟嘌呤,加0.01mol/L氢氧化钠溶液溶解并稀释制成每1ml中约含硫鸟嘌呤4mg与鸟嘌呤40μg的溶液,取10ml,置100ml量瓶中,用流动相稀释至刻度,摇匀。

色谱条件 用十八烷基硅烷键合硅胶为填充剂;以0.05mol/L磷酸二氢钠溶液(用磷酸调节pH值至3.0)为流动相;检测波长为248nm;进样体积10μl。

系统适用性要求 系统适用性溶液色谱图中,理论板数按硫鸟嘌呤峰计算不低于3000,硫鸟嘌呤峰与鸟嘌呤峰之间的分离度应符合要求。

测定法 精密量取供试品溶液、对照溶液与对照品溶液,分别注入液相色谱仪,记录色谱图至主成分峰保留时间的2倍。

限度 供试品溶液色谱图中如有与对照品溶液色谱图中鸟嘌呤峰保留时间一致的色谱峰,按外标法以峰面积计算,不得过2.5%,其他杂质峰面积的和不得大于对照溶液主峰面积(1.0%)。

干燥失重 取本品,在105℃减压干燥至恒重,减失重量不得过6.0%(通则0831)。

【含量测定】 照高效液相色谱法(通则0512)测定。

供试品溶液 取本品约 40mg,精密称定,置 100ml 量瓶中,加 0.01mol/L 氢氧化钠溶液溶解并稀释至刻度,摇匀,精密量取 10ml,置 100ml 量瓶中,用流动相稀释至刻度,摇匀。

对照品溶液 取硫鸟嘌呤对照品约 40mg,精密称定,置 100ml 量瓶中,加 0.01mol/L 氢氧化钠溶液溶解并稀释至刻度,摇匀,精密量取 10ml,置 100ml 量瓶中,用流动相稀释至刻度,摇匀。

系统适用性溶液、色谱条件与系统适用性要求 见有关物质项下。

测定法 精密量取供试品溶液与对照品溶液,分别注入液相色谱仪,记录色谱图。按外标法以峰面积计算。

【类别】 抗肿瘤药。

【贮藏】 遮光,密封保存。

【制剂】 硫鸟嘌呤片

硫鸟嘌呤片

Liuniaopiaoling Pian

Tioguanine Tablets

本品含硫鸟嘌呤($C_5H_5N_5S$)应为标示量的 90.0%～110.0%。

【性状】 本品为白色或类白色片。

【鉴别】 ■(1)取本品细粉适量(约相当于硫鸟嘌呤 10mg),照硫鸟嘌呤项下的鉴别(1)项试验,显相同的反应。■[删除]

(2)在含量测定项下记录的色谱图中,供试品溶液主峰的保留时间应与对照品溶液主峰的保留时间一致。

(3)取溶出度项下的溶液,照紫外-可见分光光度法(通则 0401)测定,在 257nm 与 348nm 的波长处有最大吸收。

【检查】 含量均匀度 取本品 1 片(25mg 规格),置 100ml 量瓶中,加 0.1mol/L 氢氧化钠溶液 10ml,振摇 15 分钟使硫鸟嘌呤溶解,用 0.1mol/L 盐酸溶液稀释至刻度,摇匀,滤过,精密量取续滤液 2ml,置 100ml 量瓶中,用 0.1mol/L 盐酸溶液稀释至刻度,摇匀,照紫外-可见分光光度法(通则 0401),在 348nm 的波长处测定吸光度,按 $C_5H_5N_5S$ 的吸收系数($E_{1cm}^{1\%}$)为 1240 计算每片的含量,应符合规定(通则 0941)。

溶出度 照溶出度与释放度测定法(通则 0931 第二法)测定。

溶出条件 以水 900ml 为溶出介质,转速为每分钟 50 转,依法操作,经 45 分钟时取样。

供试品溶液 取溶出液 10ml,滤过,精密量取续滤液适量,用盐酸溶液(9→1000)定量稀释制成每 1ml 中约含硫鸟嘌呤 5μg 的溶液。

测定法 取供试品溶液,照紫外-可见分光光度法(通则 0401),在 348nm 的波长处测定吸光度,按 $C_5H_5N_5S$ 的吸收

系数($E_{1cm}^{1\%}$)为 1240 计算每片的溶出量。

限度 标示量的 75%,应符合规定。

其他 应符合片剂项下有关的各项规定(通则 0101)。

【含量测定】 照高效液相色谱法(通则 0512)测定。

供试品溶液 取本品 20 片,精密称定,研细,精密称取适量(约相当于硫鸟嘌呤 40mg),置 100ml 量瓶中,加 0.1mol/L 氢氧化钠溶液 10ml,超声约 15 分钟使硫鸟嘌呤溶解,放冷,用水稀释至刻度,摇匀,滤过,精密量取 10ml,置 100ml 量瓶中,用流动相稀释至刻度,摇匀。

对照品溶液、系统适用性溶液、色谱条件、系统适用性要求与测定法 见硫鸟嘌呤含量测定项下。

【类别】 同硫鸟嘌呤。

【规格】 (1)25mg (2)50mg (3)100mg

【贮藏】 遮光,密封保存。

硫酸小诺霉素

Liusuan Xiaonuomeisu

Micronomicin Sulfate

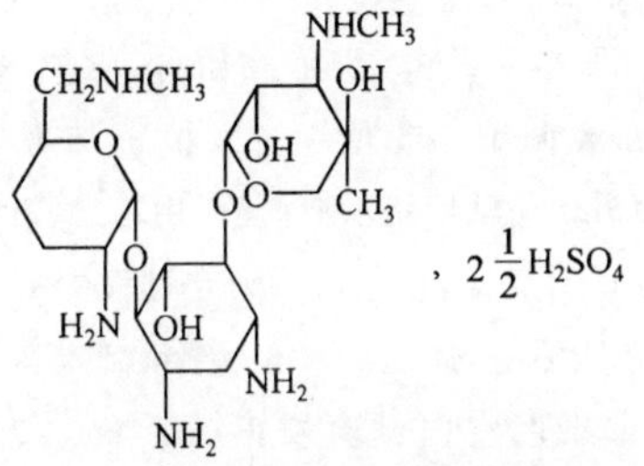

$$C_{20}H_{41}N_5O_7 \cdot 2\frac{1}{2}H_2SO_4 \quad 708.77$$

本品为 O-2-氨基-2,3,4,6-四脱氧-6-甲氨基-α-D-赤-己吡喃糖基-(1→4)-O-[3-脱氧-4-C-甲基-3-甲氨基-β-L-阿吡喃糖基-(1→6)]-2-脱氧-D-链霉胺硫酸盐。按无水物计算,每 1mg 的效价不得少于 590 小诺霉素单位。

【性状】 本品为白色或类白色的疏松固体或粉末;无臭,有引湿性。

本品在水中易溶,在甲醇、乙醇、丙酮或乙酸乙酯中几乎不溶。

比旋度 取本品,精密称定,加水溶解并定量稀释制成每 1ml 中约含 10mg 的溶液,依法测定(通则 0621),比旋度为 +110°至 +130°。

【鉴别】 ■(1)取本品约 5mg,加水溶解后,加 0.1% 茚三酮的水饱和正丁醇溶液 1ml 与吡啶 0.5ml,在水浴中加热 5 分钟,即显紫蓝色。■[删除]

■(2)照薄层色谱法(通则 0502)试验。

供试品溶液 取本品适量,加水制成每 1ml 中约含小诺霉素 5mg 的溶液。

标准品溶液 取小诺霉素标准品适量,加水制成每 1ml

中约含小诺霉素 5mg 的溶液。

色谱条件　采用硅胶 G 薄层板，以三氯甲烷-甲醇-氨水（4∶3∶2）混合振摇，冷藏 12 小时后的下层混合液为展开剂，用适宜容器装 60％硫酸溶液调节湿度。

测定法　吸取供试品溶液与标准品溶液各 5μl，分别点于同一薄层板上，展开，取出，于 20～25℃晾干，置碘蒸气中显色。

结果判定　供试品溶液所显主斑点的位置和颜色应与标准品溶液所显主斑点的位置和颜色相同。■[删除]

（3）取本品和小诺霉素标准品适量，分别加水溶解并稀释制成每 1ml 中约含小诺霉素 0.5mg 的溶液，作为供试品溶液与标准品溶液，照小诺霉素组分项下的色谱条件试验，供试品溶液主峰的保留时间应与标准品溶液主峰的保留时间一致。

（4）本品的水溶液显硫酸盐的鉴别反应（通则 0301）。

■以上（2）、（3）两项可选做一项。■[删除]

【检查】　酸度　取本品，加水制成每 1ml 中含 50mg 的溶液，依法测定（通则 0631），pH 值应为 4.0～6.5。

溶液的澄清度与颜色　取本品 5 份，各 1.0g，分别加水 10ml 溶解后，溶液应澄清无色；如显浑浊，与 1 号浊度标准液（通则 0902 第一法）比较，均不得更浓；如显色，与黄色或黄绿色 2 号标准比色液（通则 0901 第一法）比较，均不得更深（供注射用）。

硫酸盐　取本品约 0.125g，精密称定，加水 100ml 使溶解，用浓氨溶液调节 pH 值至 11，精密加氯化钡滴定液（0.1mol/L）10ml 及酞紫指示液 5 滴，用乙二胺四醋酸二钠滴定液（0.05mol/L）滴定，注意保持滴定过程中的 pH 值为 11，滴定至紫色开始消褪，加乙醇 50ml，继续滴定至紫蓝色消失，并将滴定的结果用空白试验校正。每 1ml 氯化钡滴定液（0.1mol/L）相当于 9.606mg 硫酸盐（SO_4），按无水物计算，含硫酸盐应为 32.0％～37.0％。

水分　取本品，照水分测定法（通则 0832 第一法 1）测定，含水分不得过 12.0％。

小诺霉素组分　照高效液相色谱法（通则 0512）测定。

供试品溶液　取本品适量，精密称定，加水溶解并定量稀释制成每 1ml 中约含小诺霉素 0.5mg 的溶液。

标准品溶液（1）　取小诺霉素标准品适量，精密称定，加水溶解并定量稀释制成每 1ml 中约含小诺霉素 0.2mg 的溶液。

标准品溶液（2）　取小诺霉素标准品适量，精密称定，加水溶解并定量稀释制成每 1ml 中约含小诺霉素 0.5mg 的溶液。

标准品溶液（3）　取小诺霉素标准品适量，精密称定，加水溶解并定量稀释制成每 1ml 中约含小诺霉素 1.0mg 的溶液。

系统适用性溶液　取庆大霉素 C_{1a} 对照品与小诺霉素标准品适量，加水溶解并稀释制成每 1ml 中各约含 0.2mg 的溶液。

色谱条件　用十八烷基硅烷键合硅胶为填充剂（pH 值

范围为 0.8～8.0）；以 0.2mol/L 三氟醋酸溶液-甲醇（94∶6）为流动相；流速为每分钟 0.6ml；用蒸发光散射检测器检测（参考条件：漂移管温度 110℃，载气流速为每分钟 2.8L）；进样体积 20μl。

系统适用性要求　系统适用性溶液色谱图中，庆大霉素 C_{1a} 峰与小诺霉素峰间的分离度应符合要求。标准品溶液（1）～（3）色谱图中，以标准品溶液浓度的对数值与相应峰面积的对数值计算线性回归方程，相关系数（r）应不小于 0.99。

测定法　精密量取供试品溶液与标准品溶液（1）、（2）、（3），分别注入液相色谱仪，记录色谱图。

限度　用线性回归方程计算供试品中 $C_{20}H_{41}N_5O_7$ 的含量，换算成 $C_{20}H_{41}N_5O_7 \cdot 2\frac{1}{2}H_2SO_4$ 的含量，按无水物计算，应不低于 85.0％（$C_{20}H_{41}N_5O_7 \cdot 2\frac{1}{2}H_2SO_4 : C_{20}H_{41}N_5O_7$ 为 1∶0.6540）。

炽灼残渣　取本品 1.0g，依法检查（通则 0841），遗留残渣不得过 0.5％。

细菌内毒素　取本品，依法检查（通则 1143），每 1mg 小诺霉素中含内毒素的量应小于 0.50EU。（供注射用）

【含量测定】　精密称取本品适量，加灭菌水溶解并定量稀释制成每 1ml 中约含 1000 单位的溶液，照抗生素微生物检定法（通则 1201）测定。可信限率不得大于 7％。1000 小诺霉素单位相当于 1mg 小诺霉素。

【类别】　氨基糖苷类抗生素。

【贮藏】　密封，干燥处保存。

【制剂】　（1）硫酸小诺霉素口服溶液　（2）硫酸小诺霉素片　（3）硫酸小诺霉素注射液

硫酸西索米星

Liusuan Xisuomixing

Sisomicin Sulfate

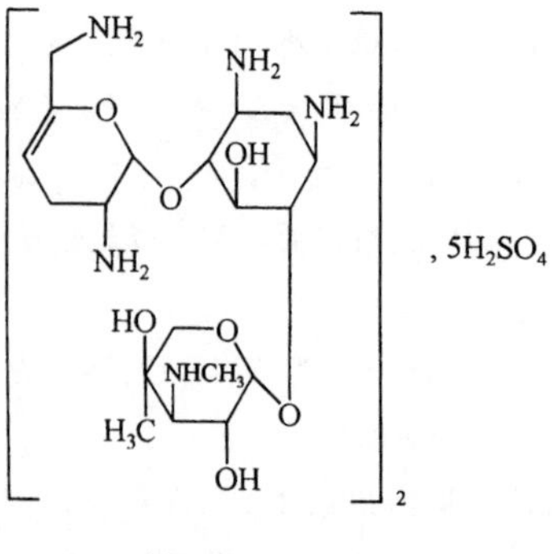

$(C_{19}H_{37}N_5O_7)_2 \cdot 5H_2SO_4$　1385.43

本品为 O-3-脱氧-4-C-甲基-3-甲氨基-β-L-阿拉伯糖吡喃糖基（1→4）-O-[2,6-二氨基-2,3,4,6-四脱氧-α-D-甘油型-4-己烯吡喃糖基-（1→6）]-2-脱氧-L-链霉胺硫酸盐。按无水物计算,含西索米星($C_{19}H_{37}N_5O_7$)不得少于 58.0%。

【性状】 本品为白色或类白色粉末;无臭;有引湿性。

本品在水中极易溶解,在乙醇、丙酮或乙醚中不溶。

比旋度 取本品,精密称定,加水溶解并定量稀释制成每 1ml 中约含 10mg 的溶液,依法测定(通则 0621),比旋度为 +100° 至 +110°。

【鉴别】 ■(1)照薄层色谱法(通则 0502)试验。

供试品溶液 取本品适量,加水溶解并稀释制成每 1ml 中约含西索米星 10mg 的溶液。

对照品溶液 取西索米星对照品适量,加水溶解并稀释制成每 1ml 中约含西索米星 10mg 的溶液。

系统适用性溶液 供试品溶液与对照品溶液等量混合。

色谱条件 采用硅胶 G 薄层板,以三氯甲烷-甲醇-浓氨溶液(5:12:6)为展开剂。

测定法 吸取上述三种溶液各 5μl,分别点于同一薄层板上,展开,取出,晾干,在 110℃ 干燥 15 分钟,放冷,喷以 1% 茚三酮正丁醇溶液(取茚三酮 1g,溶于含有 1ml 吡啶的 100ml 正丁醇中)显色。

系统适用性要求 系统适用性溶液应显单一斑点。

结果判定 供试品溶液所显主斑点的位置和颜色应与对照品溶液主斑点的位置和颜色相同。■[删除]

(2)在含量测定项下记录的色谱图中,供试品溶液主峰的保留时间应与对照品溶液主峰的保留时间一致。

(3)本品水溶液显硫酸盐的鉴别反应(通则 0301)。

■以上(1)、(2)两项可选做一项。■[删除]

【检查】 酸度 取本品,加水制成每 1ml 中约含 40mg 的溶液,依法测定(通则 0631),pH 值应为 3.5~5.5。

溶液的澄清度与颜色 取本品 5 份,各 0.70g,分别加水 5ml,使溶解,溶液应澄清无色;如显浑浊,与 1 号浊度标准液(通则 0902 第一法)比较,均不得更浓;如显色,与黄色或黄绿色 2 号标准比色液(通则 0901 第一法)比较,均不得更深。

硫酸盐 照高效液相色谱法(通则 0512)测定。

供试品溶液 取本品适量,精密称定,加水溶解并定量稀释制成每 1ml 中约含 0.5mg 的溶液。

对照品溶液(1) 精密量取硫酸滴定液适量,用水定量稀释制成每 1ml 中约含硫酸盐(SO_4)0.075mg 的溶液。

对照品溶液(2) 精密量取硫酸滴定液适量,用水定量稀释制成每 1ml 中约含硫酸盐(SO_4)0.15mg 的溶液。

对照品溶液(3) 精密量取硫酸滴定液适量,用水定量稀释制成每 1ml 中约含硫酸盐(SO_4)0.30mg 的溶液。

系统适用性溶液与色谱条件 见有关物质项下。

系统适用性要求 见有关物质项下。对照品溶液(1)~(3)色谱图中,以对照品溶液浓度的对数值与相应峰面积的对数值计算线性回归方程,相关系数(r)应不小于 0.99。

测定法 精密量取供试品溶液与对照品溶液(1)~(3),分别注入液相色谱仪,记录色谱图。

限度 用线性回归方程计算供试品中 SO_4 的含量。按无水物计算,应为 32.5%~36.0%。

有关物质 照高效液相色谱法(通则 0512)测定。

供试品溶液 取本品适量,精密称定,加水溶解并定量稀释制成每 1ml 中约含西索米星 3.0mg 的溶液。

对照溶液(1) 精密量取供试品溶液适量,用水定量稀释制成每 1ml 中约含西索米星 15μg 的溶液。

对照溶液(2) 精密量取供试品溶液适量,用水定量稀释制成每 1ml 中约含西索米星 60μg 的溶液。

对照溶液(3) 精密量取供试品溶液适量,用水定量稀释制成每 1ml 中约含西索米星 120μg 的溶液。

系统适用性溶液 分别称取庆大霉素 C_{1a} 对照品和西索米星对照品各适量,加水溶解并稀释制成每 1ml 中含庆大霉素 C_{1a} 0.1mg 和西索米星 3mg 的混合溶液。

色谱条件 用十八烷基硅烷键合硅胶为填充剂(pH 值范围 0.8~10),以 0.3mol/L 三氟醋酸溶液-甲醇-乙腈(96:3:1)为流动相,流速为每分钟 0.5ml,用蒸发光散射检测器检测(参考条件:漂移管温度 110℃,载气流速为每分钟 3.0L);进样体积 20μl。

系统适用性要求 系统适用性溶液色谱图中,西索米星峰保留时间约为 15 分钟,西索米星峰与庆大霉素 C_{1a} 峰间的分离度应大于 1.0;与相对保留时间 0.77 处杂质峰间的分离度应大于 3.0。对照溶液(1)~(3)色谱图中,以对照溶液浓度的对数值与相应峰面积的对数值计算线性回归方程,相关系数(r)应不小于 0.99。

测定法 精密量取供试品溶液与对照溶液(1)~(3),分别注入液相色谱仪,记录色谱图至主成分峰保留时间的 2 倍。

限度 供试品溶液色谱图中如有杂质峰,除硫酸盐外,用线性回归方程计算,单个杂质不得过 3.0%,杂质总量不得过 5.0%,小于对照溶液(1)主峰面积 0.1 倍的峰忽略不计。

水分 取本品,照水分测定法(通则 0832 第一法 1)测定,含水分不得过 15.0%。

炽灼残渣 取本品 1.0g,依法检查(通则 0841),遗留残渣不得过 1.0%。

重金属 取炽灼残渣项下遗留的残渣,依法检查(通则 0821 第二法),含重金属不得过百万分之二十。

细菌内毒素 取本品,依法检查(通则 1143),每 1mg 西索米星中含内毒素的量应小于 0.50EU。(供注射用)

【含量测定】 照高效液相色谱法(通则 0512)测定。

供试品溶液 取本品适量,精密称定,加水溶解并定量稀释制成每 1ml 中约含西索米星 0.5mg 的溶液。

对照品溶液 取西索米星对照品适量,精密称定,加水溶解并定量稀释制成每 1ml 中约含西索米星 0.5mg 的溶液。

系统适用性溶液 分别称取西索米星对照品和奈替米星对照品各适量,加水溶解并稀释制成每 1ml 中约含西索米星 0.5mg 和奈替米星 0.05mg 的混合溶液。

色谱条件 用十八烷基硅烷键合硅胶为填充剂;以庚烷

磺酸钠溶液(取庚烷磺酸钠 20.22g,加 0.07mol/L 的磷酸溶液溶解并稀释至 1000ml)-乙腈(62:38)为流动相;检测波长为 205nm;进样体积 10μl。

系统适用性要求 系统适用性溶液色谱图中,西索米星峰的拖尾因子应不大于 2.0,西索米星峰和奈替米星峰间的分离度应符合要求。

测定法 精密量取供试品溶液与对照品溶液,分别注入液相色谱仪,记录色谱图。按外标法以峰面积计算供试品中西索米星($C_{19}H_{37}N_5O_7$)的含量。

【类别】 氨基糖苷类抗生素。

【贮藏】 密封,在 -6℃ 以下冷冻保存。

【制剂】 硫酸西索米星注射液

硫酸沙丁胺醇

Liusuan Shading'anchun

Salbutamol Sulfate

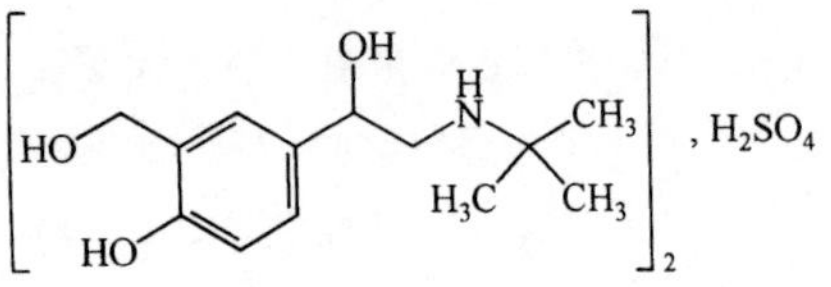

($C_{13}H_{21}NO_3$)$_2$ · H_2SO_4 576.70

本品为 4-羟基-α'-[(叔丁氨基)甲基]-1,3-苯二甲醇硫酸盐。按干燥品计算,含($C_{13}H_{21}NO_3$)$_2$ · H_2SO_4 不得少于 98.0%。

【性状】 本品为白色或类白色的粉末;无臭。

本品在水中易溶,在乙醇中极微溶解,在■三氯甲烷或■[删除]乙醚中几乎不溶。

【鉴别】 (1)取本品约 20mg,加水 2ml 溶解后,加三氯化铁试液 1 滴,振摇,溶液显紫色;加碳酸氢钠试液即生成橙黄色浑浊。

■(2)取本品约 10mg,加 0.4%硼砂溶液 20ml 使溶解,加 3% 4-氨基安替比林溶液 1ml 与 2%铁氰化钾溶液 1ml,加三氯甲烷 10ml 振摇,放置使分层,三氯甲烷层显橙红色。■[删除]

(3)取本品适量,加水溶解并稀释制成每 1ml 中约含 80μg 的溶液,照紫外-可见分光光度法(通则 0401)测定,在 276nm 的波长处有最大吸收。

(4)本品的红外光吸收图谱应与对照的图谱(光谱集 486 图)一致。

(5)本品的水溶液显硫酸盐的鉴别反应(通则 0301)。

【检查】 **旋光度** 取本品约 0.25g,精密称定,置 25ml 量瓶中,加水适量使溶解,用水稀释至刻度,摇匀,依法测定(通则 0621),旋光度为 -0.10°至 +0.10°。

溶液的澄清度与颜色 取本品 0.50g,加水 10ml 溶解后,溶液应澄清无色;如显浑浊,与 1 号浊度标准液(通则 0902 第一法)比较,不得更浓;如显色,与黄色 2 号标准比色液(通则 0901 第一法)比较,不得更深。

沙丁胺酮 照紫外-可见分光光度法(通则 0401)测定。

供试品溶液 取本品约 60mg,精密称定,置 25ml 量瓶中,加 0.01mol/L 盐酸溶液溶解并稀释至刻度,摇匀。

测定法 取供试品溶液,在 310nm 的波长处测定吸光度。

限度 吸光度不得过 0.10(0.2%)。

硼 照紫外-可见分光光度法(通则 0401)测定。

供试品溶液 取本品 50mg,加碳酸盐溶液(取无水碳酸钠 1.3g 与碳酸钾 1.7g,加水溶解制成 100ml)5ml,水浴蒸干,在 120℃ 干燥后,迅速炽灼进行有机破坏,破坏完全后,放冷,加水 0.5ml 与临用新制的 0.125%姜黄素冰醋酸溶液 3ml,微温使残渣溶解,放冷,加硫酸-冰醋酸(1:1)3ml,混匀,放置 30 分钟,转移至 100ml 量瓶中,用乙醇稀释至刻度,摇匀,滤过,取续滤液。

对照溶液 取硼酸适量,加水溶解并定量稀释制成每 1ml 中约含 5.72μg 的溶液,精密量取 2.5ml,自"加碳酸盐溶液 5ml"起,制备方法同供试品溶液。

测定法 取供试品溶液与对照溶液,在 555nm 的波长处分别测定吸光度。

限度 供试品溶液的吸光度不得大于对照溶液的吸光度(0.005%)。

■**有关物质** 照高效液相色谱法(通则 0512)测定。

供试品溶液 取本品适量,加流动相 A 溶解并稀释制成每 1ml 中约含 1mg 的溶液。

对照溶液 精密量取供试品溶液 1ml,置 100ml 量瓶中,用流动相 A 稀释至刻度,摇匀。

灵敏度溶液 精密量取对照溶液 1ml,置 20ml 量瓶中,用流动相 A 稀释至刻度,摇匀。

系统适用性溶液 取硫酸特布他林与硫酸沙丁胺醇适量,加流动相 A 溶解并稀释制成每 1ml 中各约含 0.2mg 的溶液。

色谱条件 用辛基硅烷键合硅胶为填充剂(4.6mm×250mm,5μm 或效能相当的色谱柱);以磷酸二氢钠的三乙胺溶液(取磷酸二氢钠 3.45g,加 0.05%三乙胺溶液 900ml 溶解,用稀磷酸调节 pH 值至 3.0,用 0.05%三乙胺溶液稀释至 1000ml)为流动相 A,甲醇为流动相 B,按下表进行梯度洗脱;柱温为 30℃;检测波长为 273nm;进样体积 20μl。

时间(分钟)	流动相A(%)	流动相B(%)
0	95	5
5	95	5
25	75	25
40	35	65
40.1	95	5
50	95	5

系统适用性要求 系统适用性溶液色谱图中,沙丁胺醇峰保留时间约为 15 分钟,沙丁胺醇峰与特布他林峰之间的分离度应符合要求。灵敏度溶液色谱图中,主峰峰高的信噪比应不小于 10。

测定法 精密量取供试品溶液与对照溶液,分别注入液相色谱仪,记录色谱图。

限度 供试品溶液色谱图中如有杂质峰,单个杂质峰面积不得大于对照溶液主峰面积的 0.3 倍(0.3%),各杂质峰面积的和不得大于对照溶液主峰面积(1.0%),小于灵敏度溶液主峰面积的峰忽略不计(0.05%)。■[修订]

干燥失重 取本品,在 60℃减压干燥至恒重,减失重量不得过 0.5%(通则 0831)。

炽灼残渣 不得过 0.1%(通则 0841)。

【含量测定】 取本品约 0.4g,精密称定,加冰醋酸 10ml,微温使溶解,放冷,加醋酐 15ml 与结晶紫指示液 1 滴,用高氯酸滴定液(0.1mol/L)滴定至溶液显蓝绿色,并将滴定的结果用空白试验校正。每 1ml 高氯酸滴定液(0.1mol/L)相当于 57.67mg 的 $(C_{13}H_{21}NO_3)_2 \cdot H_2SO_4$。

【类别】 β_2 肾上腺素受体激动药。

【贮藏】 遮光,密封保存。

【制剂】 (1)硫酸沙丁胺醇片 (2)硫酸沙丁胺醇吸入气雾剂 (3)硫酸沙丁胺醇吸入粉雾剂 (4)硫酸沙丁胺醇注射液 (5)硫酸沙丁胺醇胶囊 (6)硫酸沙丁胺醇缓释片 (7)硫酸沙丁胺醇缓释胶囊

硫酸沙丁胺醇片

Liusuan Shading'anchun Pian

Salbutamol Sulfate Tablets

本品含硫酸沙丁胺醇按沙丁胺醇($C_{13}H_{21}NO_3$)计算,应为标示量的 90.0%~110.0%。

【性状】 本品为白色片。

【鉴别】 (1)取本品 20 片,研细,加水 20ml 使硫酸沙丁胺醇溶解,滤过,滤液照硫酸沙丁胺醇项下的鉴别(1)、■(2)、■[删除](5)项试验,显相同的结果。

(2)在含量测定项下记录的色谱图中,供试品溶液主峰的保留时间应与对照品溶液主峰的保留时间一致。

【检查】 ■有关物质 照高效液相色谱法(通则 0512)测定。

供试品溶液 取本品细粉适量,加流动相 A 溶解并稀释制成每 1ml 中约含沙丁胺醇 0.8mg 的溶液,以每分钟 10 000 转离心约 5 分钟,取上清液滤过,取续滤液。

对照溶液 精密量取供试品溶液 1ml,置 100ml 量瓶中,用流动相 A 稀释至刻度,摇匀。

灵敏度溶液 精密量取对照溶液 1ml,置 20ml 量瓶中,用流动相 A 稀释至刻度,摇匀。

系统适用性溶液、色谱条件、系统适用性要求与测定法见硫酸沙丁胺醇有关物质项下。

限度 供试品溶液色谱图中如有杂质峰,单个杂质峰面积不得大于对照溶液主峰面积的 0.5 倍(0.5%),各杂质峰面积的和不得大于对照溶液主峰面积的 2 倍(2.0%),小于灵敏度溶液主峰面积的峰忽略不计(0.05%)。■[增订]

含量均匀度 取本品 1 片,置 10ml(0.5mg 规格)或 25ml(2mg 规格)量瓶中,加流动相适量,振摇使硫酸沙丁胺醇溶解,用流动相稀释至刻度,摇匀,滤过,取续滤液作为供试品溶液,照含量测定项下的方法测定含量,应符合规定(通则 0941)。

■溶出度 照溶出度与释放度测定法(通则 0931 第二法)测定。

溶出条件 以水 500ml 为溶出介质,转速为每分钟 50 转,依法操作,经 30 分钟时取样。

供试品溶液 取溶出液适量,滤过,取续滤液。

对照品溶液 取硫酸沙丁胺醇对照品适量,精密称定,加水溶解并定量稀释制成每 1ml 中约含 1.2μg(0.5mg 规格)或 4.8μg(2mg 规格)的溶液。

色谱条件与系统适用性要求 见含量测定项下,进样体积 100μl。

测定法 见含量测定项下。计算每片的溶出量。

限度 标示量的 80%,应符合规定。■[增订]

其他 应符合片剂项下有关的各项规定(通则 0101)。

【含量测定】 照高效液相色谱法(通则 0512)测定。

供试品溶液 取本品 20 片,精密称定,研细,精密称取适量(约相当于沙丁胺醇 4mg),置 50ml 量瓶中,加流动相适量,振摇使硫酸沙丁胺醇溶解,用流动相稀释至刻度,摇匀,滤过,取续滤液。

对照品溶液 取硫酸沙丁胺醇对照品适量,精密称定,加流动相溶解并定量稀释制成每 1ml 中约含 96μg 的溶液。

色谱条件 用十八烷基硅烷键合硅胶为填充剂;以 0.08mol/L 磷酸二氢钠溶液(用磷酸调节 pH 值至 3.10±0.05)-甲醇(85∶15)为流动相;检测波长为 276nm;进样体积 20μl。

系统适用性要求 理论板数按沙丁胺醇峰计算不低于 3000。

测定法 精密量取供试品溶液与对照品溶液,分别注入液相色谱仪,记录色谱图。按外标法以峰面积计算,并将结果与 0.8299 相乘。

【类别】 同硫酸沙丁胺醇。

【规格】 按 $C_{13}H_{21}NO_3$ 计 (1)0.5mg (2)2mg

【贮藏】 遮光,密封保存。

硫酸沙丁胺醇吸入气雾剂

Liusuan Shading'anchun Xiruqiwuji

Salbutamol Sulfate Inhalation Aerosol

本品为硫酸沙丁胺醇的混悬型吸入气雾剂,贮藏于有定量阀门系统的密封容器中。平均每揿含沙丁胺醇($C_{13}H_{21}NO_3$)应为标示量的 80.0%～120.0%。

【性状】 本品在耐压容器中的药液为白色或类白色混悬液;揿压阀门,药液即呈雾粒喷出。

【鉴别】 ■(1)取本品 1 罐,在铝盖上钻一小孔,插入注射针头(勿与液面接触),待抛射剂气化挥尽后,除去铝盖,加水 10ml 溶解,滤过,取续滤液适量(约相当于沙丁胺醇 5mg),加 0.4% 硼砂溶液 10ml、3% 4-氨基安替比林溶液 0.5ml 与 2% 铁氰化钾溶液 0.5ml,加三氯甲烷 5ml 振摇,放置使分层,三氯甲烷层显橙红色。■[删除]

(2)取本品 1 罐,在铝盖上钻一小孔,插入注射针头(勿与液面接触),待抛射剂气化挥尽后,除去铝盖,加无水乙醇适量,混匀并滤过,滤渣用无水乙醇 50ml 洗涤 3 次后,在 80℃ 干燥 2 小时,其红外光吸收图谱应与对照的图谱(光谱集 486 图)一致。

(3)在含量测定项下记录的色谱图中,供试品溶液主峰的保留时间应与对照品溶液主峰的保留时间一致。

■(4)鉴别(1)中的续滤液显硫酸盐的鉴别反应(通则 0301)。■[删除]

【检查】 沙丁胺酮 照高效液相色谱法(通则 0512)测定。

供试品溶液 见有关物质项下。

对照品溶液 取沙丁胺酮对照品适量,精密称定,加水溶解并定量稀释制成每 1ml 中约含 2.0μg 的溶液。

色谱条件 用辛基硅烷键合硅胶为填充剂;以异丙醇-0.1mol/L 醋酸铵缓冲液(pH 4.5)(1.5∶98.5)为流动相 A,异丙醇为流动相 B,按下表进行线性梯度洗脱;检测波长为 276nm;进样体积 20μl。

时间(分钟)	流动相 A(%)	流动相 B(%)
0	100	0
5	100	0
20	86	14
30	86	14

测定法 精密量取供试品溶液与对照品溶液,分别注入液相色谱仪,记录色谱图。

限度 供试品溶液色谱图中如有与沙丁胺酮保留时间一致的色谱峰,按外标法以峰面积计算,不得过标示量的 0.5%。

有关物质 照高效液相色谱法(通则 0512)测定。

供试品溶液 取本品 1 罐,用乙醇将表面淋洗干净,冷冻 10 分钟,取出,在铝盖上钻一小孔,插入注射针头(勿与液面接触),放至室温,待抛射剂气化挥尽后,除去铝盖,加流动相分次洗涤,合并洗液至 50ml 量瓶中,用流动相稀释至刻度,摇匀。

对照溶液 精密量取供试品溶液 1ml,置 100ml 量瓶中,用流动相稀释至刻度,摇匀。

系统适用性溶液、色谱条件、系统适用性要求与测定法 见硫酸沙丁胺醇有关物质项下。

限度 供试品溶液色谱图中如有杂质峰,单个杂质峰面积不得大于对照溶液主峰面积的 0.5 倍(0.5%),各杂质峰面积的和不得大于对照溶液主峰面积(1.0%)。

递送剂量均一性 照高效液相色谱法(通则 0512)测定。

供试品溶液 取本品,依法操作(通则 0111),用流动相作为淋洗液。合并洗液至 100ml 量瓶中,用流动相稀释至刻度,摇匀,即得第 2 揿的供试品溶液,同法制备第 3、4、101、102、103、104、198、199 与第 200 揿的供试品溶液,弃去其余各揿(每次揿射前振摇 5 秒钟)。

对照品溶液 取硫酸沙丁胺醇对照品适量,精密称定,加流动相溶解并定量稀释制成每 1ml 中约含 1μg 的溶液。

色谱条件与系统适用性要求 见含量测定项下。

测定法 见含量测定项下。分别计算上述 10 揿供试品的含量。

限度 含量的平均值应为 70～100μg,递送剂量均一性应符合规定。

微细粒子剂量 照吸入制剂微细粒子空气动力学特性测定法(通则 0951)测定。

供试品溶液 取本品,依法操作,下层锥形瓶中加流动相 30ml 作为吸收液,上层锥形瓶中加流动相 7ml 作为吸收液,充分振摇,试揿 5 次,揿射 10 次(注意每揿间隔 5 秒钟并缓缓振摇),用流动相适量清洗规定部件,合并洗液与下层锥形瓶中的吸收液,置 50ml 量瓶中,用流动相稀释至刻度,摇匀。

对照品溶液 取硫酸沙丁胺醇对照品适量,精密称定,加流动相溶解并定量稀释制成每 1ml 中约含 8.4μg 的溶液。

色谱条件、系统适用性要求与测定法 见含量测定项下。

限度 微细粒子药物量应不得低于每揿标示量的 35%。

泄漏率 取本品 12 罐,去除外包装,用乙醇将表面清洗干净,室温垂直放置 24 小时,分别精密称定重量(W_1),再在室温放置 72 小时(精确至 30 分钟),分别精密称定重量(W_2),置 2～8℃ 冷却后,迅速在铝盖上钻一小孔,放置至室温,待抛射剂完全气化挥尽后,将瓶与阀分离,用乙醇洗净,干燥,分别精密称定重量(W_3),按下式计算每瓶年泄漏率。平均年泄漏率应小于 3.5%,并不得有 1 瓶大于 5%。

$$年泄漏率 = 365 \times 24 \times (W_1 - W_2) / [72 \times (W_1 - W_3)] \times 100\%$$

其他 应符合气雾剂项下有关的各项规定(通则 0113)。

【含量测定】 照高效液相色谱法(通则 0512)测定。

供试品溶液 取本品,充分振摇,除去帽盖,试揿 5 次,用流动相淋洗套口,充分干燥后,倒置于已加入一定量流动相作为吸收液的适宜烧杯中,将套口浸入吸收液液面下(至少25mm),撅射10次(注意每次撅射间隔5秒钟并缓缓振摇),取出,用流动相淋洗套口内外,合并吸收液与洗液,定量转移至100ml量瓶中,用流动相稀释至刻度,摇匀。

对照品溶液 取硫酸沙丁胺醇对照品适量,精密称定,加流动相溶解并定量稀释制成每1ml中约含12μg的溶液。

色谱条件 用十八烷基硅烷键合硅胶为填充剂;以磷酸盐缓冲液(取0.08mol/L磷酸二氢钠溶液,用磷酸调节pH值至3.10±0.05)-甲醇(85:15)为流动相;检测波长为276nm;进样体积20μl。

系统适用性要求 理论板数按沙丁胺醇峰计算不低于3000。

测定法 精密量取供试品溶液与对照品溶液,分别注入液相色谱仪,记录色谱图。按外标法以峰面积计算,并将所得结果与0.8299相乘后除以10,即为平均每撅主药含量。

【类别】 同硫酸沙丁胺醇。

【规格】 每瓶200撅,每撅含$C_{13}H_{21}NO_3$ 0.1mg

【贮藏】 30℃下遮光保存,避免受冻和阳光直射。

硫酸沙丁胺醇注射液
Liusuan Shading'anchun Zhusheye
Salbutamol Sulfate Injection

本品为硫酸沙丁胺醇的灭菌水溶液。含硫酸沙丁胺醇按沙丁胺醇($C_{13}H_{21}NO_3$)计算,应为标示量的90.0%～110.0%。

【性状】 本品为无色澄明液体。

【鉴别】 (1)取本品适量(约相当于硫酸沙丁胺醇2mg),置水浴上浓缩至1ml,加三氯化铁试液2滴,摇匀,溶液显紫色;加碳酸氢钠试液,即成橙黄色浑浊液。

■(2)取本品适量(约相当于硫酸沙丁胺醇2mg),置水浴上浓缩至3ml,加0.4%硼砂溶液15ml、3%4-氨基安替比林溶液1ml、2%铁氰化钾溶液1ml与三氯甲烷5ml,振摇,放置使分层,三氯甲烷层显橙红色。■[删除]

(3)在含量测定项下记录的色谱图中,供试品溶液主峰的保留时间应与对照品溶液主峰的保留时间一致。

(4)本品显硫酸盐的鉴别反应(通则0301)。

【检查】 pH值 应为3.0～4.5(通则0631)。

其他 应符合注射剂项下有关的各项规定(通则0102)。

【含量测定】 照高效液相色谱法(通则0512)测定。

供试品溶液 精密量取本品10ml,置25ml量瓶中,用水稀释至刻度,摇匀。

对照品溶液 取硫酸沙丁胺醇对照品适量,精密称定,加水溶解并定量稀释制成每1ml中约含96μg的溶液。

色谱条件 用十八烷基硅烷键合硅胶为填充剂;以0.08mol/L磷酸二氢钠溶液(用磷酸调节pH值至3.10±0.05)-甲醇(85:15)为流动相;检测波长为276nm;进样体积20μl。

系统适用性要求 理论板数按沙丁胺醇峰计算不低于3000。

测定法 精密量取供试品溶液与对照品溶液,分别注入液相色谱仪,记录色谱图。按外标法以峰面积计算,并将结果与0.8299相乘。

【类别】 同硫酸沙丁胺醇。

【规格】 2ml:0.4mg(按$C_{13}H_{21}NO_3$计)

【贮藏】 遮光,密闭保存。

硫酸沙丁胺醇胶囊
Liusuan Shading'anchun Jiaonang
Salbutamol Sulfate Capsules

本品含硫酸沙丁胺醇按沙丁胺醇($C_{13}H_{21}NO_3$)计算,应为标示量的90.0%～110.0%。

【鉴别】 (1)取本品20粒的内容物,研细,加水20ml,振摇,使硫酸沙丁胺醇溶解,滤过,滤液照硫酸沙丁胺醇项下的鉴别(1)、■(2)、■[删除](5)项试验,显相同的结果。

(2)在含量测定项下记录的色谱图中,供试品溶液主峰的保留时间应与对照品溶液主峰的保留时间一致。

【检查】 干燥失重 取本品的内容物,置五氧化二磷的干燥器中,在60℃减压干燥至恒重,减失重量不得过7.0%(通则0831)。

含量均匀度 取本品1粒的内容物,研细,分次用流动相转移至25ml量瓶中,振摇使硫酸沙丁胺醇溶解,用流动相稀释至刻度,摇匀,滤过,取续滤液作为供试品溶液,照含量测定项下的方法测定含量,应符合规定(通则0941)。

其他 应符合胶囊剂项下有关的各项规定(通则0103)。

【含量测定】 照高效液相色谱法(通则0512)测定。

供试品溶液 取本品20粒,精密称定,倾出内容物,精密称定囊壳重量,计算平均装量。取内容物,混合均匀,研细,精密称取适量(约相当于沙丁胺醇8mg),置100ml量瓶中,加流动相适量,振摇使硫酸沙丁胺醇溶解,用流动相稀释至刻度,摇匀,滤过,取续滤液。

对照品溶液 取硫酸沙丁胺醇对照品适量,精密称定,加流动相溶解并定量稀释制成每1ml中含96μg的溶液。

色谱条件 用十八烷基硅烷键合硅胶为填充剂;以0.08mol/L磷酸二氢钠溶液(用磷酸调节pH值至3.10±0.05)-甲醇(85:15)为流动相;检测波长为276nm;进样体积20μl。

系统适用性要求 理论板数按沙丁胺醇峰计算不低于3000。

测定法 精密量取供试品溶液与对照品溶液,分别注入液相色谱仪,记录色谱图。按外标法以峰面积计算,并将结果与 0.8299 相乘。

【类别】 同硫酸沙丁胺醇。

【规格】 2mg(按 $C_{13}H_{21}NO_3$ 计)

【贮藏】 遮光,密封保存。

硫酸沙丁胺醇缓释片

Liusuan Shading'anchun Huanshipian

Salbutamol Sulfate Sustained-release Tablets

本品含硫酸沙丁胺醇按沙丁胺醇($C_{13}H_{21}NO_3$)计算,应为标示量的 90.0%～110.0%。

【性状】 本品为白色或类白色片。

【鉴别】 (1)取本品的细粉适量(约相当于沙丁胺醇 50mg),加水约 20ml,振摇使硫酸沙丁胺醇溶解,滤过,取滤液适量加三氯化铁试液 1 滴,振摇,溶液显紫色,滴加碳酸氢钠试液,即生成橙黄色浑浊。

■(2)取本品的细粉适量(约相当于沙丁胺醇 10mg),加 0.4%硼砂溶液 20ml,振摇使硫酸沙丁胺醇溶解,加 3%4-氨基安替比林溶液 1ml 与 2%铁氰化钾溶液 1ml,加三氯甲烷 10ml,振摇,放置使分层,三氯甲烷层显橙红色。■[删除]

(3)在含量测定项下记录的色谱图中,供试品溶液主峰的保留时间应与对照品溶液主峰的保留时间一致。

(4)鉴别(1)项下的滤液显硫酸盐的鉴别反应(通则 0301)。

【检查】 含量均匀度 取本品 1 片,研细,分次用水转移至 100ml 量瓶中,振摇使硫酸沙丁胺醇溶解,用水稀释至刻度,摇匀,滤过,取续滤液作为供试品溶液,照含量测定项下的方法测定含量,应符合规定(通则 0941)。

溶出度 照溶出度与释放度测定法(通则 0931 第三法)测定。

酸中溶出量 溶出条件 以盐酸溶液(9→1000)250ml 为溶出介质,转速为每分钟 100 转,依法操作,经 2 小时时取样。

供试品溶液 取溶出液 5ml,滤过,取续滤液。

对照品溶液 取硫酸沙丁胺醇对照品适量,精密称定,加盐酸溶液(9→1000)溶解并定量稀释制成每 1ml 中约含 32μg 的溶液。

色谱条件与系统适用性要求 见含量测定项下。

测定法 见含量测定项下。计算每片的溶出量。

限度 标示量的 35%～55%,应符合规定。

缓冲液中溶出量 溶出条件 取酸中溶出量项下 2 小时后的供试片,以磷酸盐缓冲液(pH 6.8)250ml 为溶出介质,转速为每分钟 100 转,依法操作,再经 2 小时与 6 小时时分别取样,并即时补充相同温度相同体积的溶出介质。

供试品溶液 分别取 2 小时与 6 小时的溶出液 5ml,滤过,取续滤液。

对照品溶液 取硫酸沙丁胺醇对照品适量,精密称定,加磷酸盐缓冲液(pH 6.8)溶解并定量稀释制成每 1ml 中约含 32μg 的溶液。

色谱条件与系统适用性要求 见含量测定项下。

测定法 见含量测定项下。计算每片在不同时间的溶出量。

限度 每片在 2 小时与 6 小时时的溶出量应分别为标示量的 55%～75%与 75%以上,均应符合规定。

其他 应符合片剂项下有关的各项规定(通则 0101)。

【含量测定】 照高效液相色谱法(通则 0512)测定。

供试品溶液 取本品 20 片,精密称定,研细,精密称取适量(约相当于沙丁胺醇 8mg),置 100ml 量瓶中,加水适量,振摇使硫酸沙丁胺醇溶解,用水稀释至刻度,摇匀,滤过,取续滤液。

对照品溶液 取硫酸沙丁胺醇对照品适量,精密称定,加水溶解并定量稀释制成每 1ml 中含 96μg 的溶液。

色谱条件 用十八烷基硅烷键合硅胶为填充剂;以 0.08mol/L 磷酸二氢钠溶液(用磷酸调节 pH 值至 3.10±0.05)-甲醇(85∶15)为流动相;检测波长为 276nm;进样体积 20μl。

系统适用性要求 理论板数按沙丁胺醇峰计算不低于 3000。

测定法 精密量取供试品溶液与对照品溶液,分别注入液相色谱仪,记录色谱图。按外标法以峰面积计算,并将结果与 0.8299 相乘。

【类别】 同硫酸沙丁胺醇。

【规格】 8mg(按 $C_{13}H_{21}NO_3$ 计)

【贮藏】 遮光、密封,在阴凉干燥处保存。

硫酸依替米星

Liusuan Yitimixing

Etimicin Sulfate

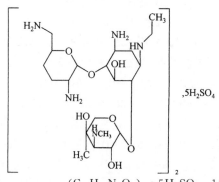

$(C_{21}H_{43}N_5O_7)_2 \cdot 5H_2SO_4$　1445.58

本品为 O-2-氨基-2,3,4,6-四脱氧-6-氨基-α-D-赤型-己吡喃糖基-(1→4)-O-[3-脱氧-4-C-甲基-3-(甲氨基)-β-L-阿拉伯吡喃糖基-(1→6)]-2-脱氧-N-乙基-L-链霉胺硫酸盐。按无水物计算,含依替米星($C_{21}H_{43}N_5O_7$)不得少于 59.0%。

【性状】 本品为白色或类白色粉末或疏松固体;无臭;极具引湿性。

本品在水中极易溶解,在甲醇、丙酮和冰醋酸中几乎不溶。

比旋度 取本品,精密称定,加水溶解并定量稀释制成每1ml中约含50mg的溶液,依法测定(通则0621),比旋度为+100°至+115°。

【鉴别】 ■(1)照薄层色谱法(通则0502)试验。

供试品溶液 取本品适量,加水溶解并稀释制成每1ml中约含依替米星50mg的溶液。

对照品溶液 取依替米星对照品适量,加水溶解并稀释制成每1ml中约含依替米星50mg的溶液。

系统适用性溶液 取庆大霉素 C₁ₐ 适量,加供试品溶液溶解并稀释制成每1ml中含庆大霉素 C₁ₐ 约2mg的溶液。

色谱条件 采用硅胶 G 薄层板,以三氯甲烷-甲醇-氨水(5:3:1.5)为展开剂。

测定法 吸取上述三种溶液各2μl,分别点于同一薄层板上,展开后,晾干,于110℃加热约10分钟,放冷,置碘蒸气中显色至斑点清晰。

系统适用性要求 系统适用性溶液应显两个完全分离的清晰斑点。

结果判定 供试品溶液所显主斑点的位置和颜色应与对照品溶液主斑点的位置和颜色相同。■[删除]

(2)在含量测定项下记录的色谱图中,供试品溶液主峰的保留时间应与对照品溶液主峰的保留时间一致。

(3)本品的水溶液显硫酸盐的鉴别反应(通则0301)。

■以上(1)、(2)两项可选做一项。■[删除]

【检查】 **酸度** 取本品,加水制成每1ml中含50mg的溶液,依法测定(通则0631),pH值应为4.0~6.5。

溶液的澄清度与颜色 取本品5份,分别加水制成每1ml中含75mg的溶液,溶液应澄清无色;如显浑浊,与1号浊度标准液(通则0902第一法)比较,均不得更浓;如显色,与黄色或黄绿色2号标准液(通则0901第一法)比较,均不得更深。

硫酸盐 照高效液相色谱法(通则0512)测定。

供试品溶液 取本品适量,精密称定,加水溶解并定量稀释制成每1ml中约含0.5mg的溶液。

对照品溶液(1) 精密量取硫酸滴定液适量,用水定量稀释制成每1ml中约含硫酸盐(SO₄)0.075mg的溶液。

对照品溶液(2) 精密量取硫酸滴定液适量,用水定量稀释制成每1ml中约含硫酸盐(SO₄)0.15mg的溶液。

对照品溶液(3) 精密量取硫酸滴定液适量,用水定量稀释制成每1ml中约含硫酸盐(SO₄)0.30mg的溶液。

系统适用性溶液与色谱条件 见有关物质(第二法)项下。

系统适用性要求 见有关物质(第二法)项下。对照品溶液(1)~(3)色谱图中,以对照品溶液浓度的对数值与相应峰面积的对数值计算线性回归方程,相关系数(r)应不小于0.99。

测定法 精密量取供试品溶液与对照品溶液(1)~(3),分别注入液相色谱仪,记录色谱图。

限度 用线性回归方程计算供试品中硫酸盐(SO₄)的含量。按无水物计算应为31.5%~35.0%。

有关物质 第一法 照高效液相色谱法(通则0512)测定。

供试品溶液 取本品适量,加流动相溶解并稀释制成每1ml中约含依替米星0.25mg的溶液。

对照溶液 精密量取供试品溶液1ml,置100ml量瓶中,用流动相稀释至刻度,摇匀。

系统适用性溶液 取依替米星对照品和奈替米星标准品各适量,加流动相溶解并稀释制成每1ml中各约含0.025mg的混合溶液。

灵敏度溶液 精密量取对照溶液适量,用流动相定量稀释制成每1ml中约含依替米星0.25μg的溶液。

色谱条件 用十八烷基硅烷键合硅胶为填充剂(4.6mm×250mm,5μm或效能相当的色谱柱),以0.2mol/L三氟醋酸溶液(含0.05%五氟丙酸,1.5g/L无水硫酸钠,0.8%(V/V)的50%氢氧化钠溶液,用50%氢氧化钠溶液调节pH值至3.5)-乙腈(96:4)为流动相,流速为每分钟1.0ml,柱温为35℃,用积分脉冲安培电化学检测器检测,检测电极为金电极(推荐使用3mm直径),参比电极为Ag/AgCl复合电极,钛合金对电极,四波形检测电位(见下表),柱后加碱(50%氢氧化钠溶液1→25,推荐流速每分钟0.5ml);进样体积25μl。

时间(秒钟)	电位(V)	积分
0.00	+0.10	
0.20	+0.10	开始
0.40	+0.10	结束
0.41	−2.00	
0.42	−2.00	
0.43	+0.60	
0.44	−0.10	
0.50	−0.10	

系统适用性要求 系统适用性溶液色谱图中,依替米星峰和奈替米星峰之间的分离度应大于4.0。灵敏度溶液色谱图中,依替米星峰峰高的信噪比应大于10。

测定法 精密量取供试品溶液与对照溶液,分别注入液相色谱仪,记录色谱图至主成分峰保留时间的3倍。

限度 供试品溶液色谱图中如有杂质峰,奈替米星按校正后的峰面积计算(乘以校正因子0.8),不得大于对照溶液主峰面积的2.5倍(2.5%),其他单个杂质峰面积不得大于对照溶液主峰面积的2.5倍(2.5%),各杂质校正后峰面积的和不得大于对照溶液主峰面积的5倍(5.0%),小于灵敏度溶液主峰面积的峰忽略不计。

第二法 照高效液相色谱法(通则0512)测定。

供试品溶液 取本品适量,精密称定,加水溶解并定量稀释制成每1ml中约含依替米星2.0mg的溶液。

对照溶液 取依替米星对照品适量,精密称定,加水溶解并定量稀释制成每1ml中约含依替米星2.0mg的溶液。

对照溶液(1) 精密量取对照溶液适量,用水定量稀释制成每 1ml 中含依替米星 20μg 的溶液。

对照溶液(2) 精密量取对照溶液适量,用水定量稀释制成每 1ml 中含依替米星 50μg 的溶液。

对照溶液(3) 精密量取对照溶液适量,用水定量稀释制成每 1ml 中含依替米星 0.1mg 的溶液。

系统适用性溶液 取依替米星对照品与奈替米星标准品各适量,加水溶解并稀释制成每 1ml 中各含 0.2mg 的混合溶液。

色谱条件 用十八烷基硅烷键合硅胶为填充剂(pH 值范围 0.8~8.0);以 0.2mol/L 三氟醋酸溶液-甲醇(84:16)为流动相;流速为每分钟 0.5ml;用蒸发光散射检测器检测(参考条件:漂移管温度100℃,载气流速为每分钟2.6L);进样体积20μl。

系统适用性要求 系统适用性溶液色谱图中,依替米星峰与奈替米星峰之间的分离度应大于 1.2。对照溶液(1)~(3)色谱图中,以对照溶液浓度的对数值与相应峰面积的对数值计算线性回归方程,相关系数(r)应不小于 0.99。

测定法 精密量取供试品溶液与对照溶液(1)~(3),分别注入液相色谱仪,记录色谱图至主成分峰保留时间的 2 倍。

限度 供试品溶液色谱图中如有杂质峰(硫酸峰除外),用线性回归方程计算,单个杂质不得过 2.5%,杂质总量不得过 5.0%,小于对照溶液(1)主峰面积 0.02 倍的峰忽略不计。

残留溶剂 照残留溶剂测定法(通则 0861 第二法)测定。

供试品溶液 取本品约 0.12g,精密称定,置顶空瓶中,精密加水 3ml 使溶解,密封。

对照品溶液 取二氯甲烷适量,精密称定,用甲醇定量稀释制成每 1ml 中约含 1.0mg 的溶液,精密量取适量,用水定量稀释制成每 1ml 中含 24μg 的溶液,精密量取 3ml,置顶空瓶中,密封。

色谱条件 以 5% 二苯基-95% 二甲基聚硅氧烷(或极性相近)为固定液的毛细管柱为色谱柱,初始温度为50℃,保持5 分钟,以每分钟 35℃ 的速率升至 200℃;检测器温度为260℃;进样口温度为120℃。顶空瓶平衡温度为85℃,平衡时间为 30 分钟。

测定法 取供试品溶液与对照品溶液分别顶空进样,记录色谱图。

限度 按外标法以峰面积计算,二氯甲烷的残留量应符合规定。

水分 取本品,照水分测定法(通则 0832 第一法 1)测定,含水分不得过 10.0%。

炽灼残渣 取本品 1.0g,依法测定(通则 0841),遗留残渣不得过 0.5%。

重金属 取炽灼残渣项下遗留的残渣,依法检查(通则 0821 第二法),含重金属不得过百万分之二十。

可见异物 取本品 5 份,用微粒检查用水溶解,依法检查(通则 0904),应符合规定。(供无菌分装用)

不溶性微粒 取本品 3 份,用微粒检查用水制成每 1ml 中含 60mg 的溶液,依法检查(通则 0903),每 1g 样品中,含

10μm 及 10μm 以上的微粒不得过 6000 粒,含 25μm 及 25μm 以上的微粒不得过 600 粒。(供无菌分装用)

细菌内毒素 取本品,依法检查(通则 1143),每 1mg 依替米星中含内毒素的量应小于 0.50EU。(供注射用)

【含量测定】 **第一法** 照高效液相色谱法(通则 0512)测定。

供试品溶液 取本品适量,精密称定,加流动相溶解并定量稀释制成每 1ml 中约含依替米星 0.025mg 的溶液。

对照品溶液 取依替米星对照品适量,精密称定,加流动相溶解并定量稀释制成每 1ml 中约含依替米星 0.025mg 的溶液。

系统适用性溶液、色谱条件与系统适用性要求 见有关物质(第一法)项下。

测定法 精密量取供试品溶液与对照品溶液,分别注入液相色谱仪,记录色谱图。按外标法以峰面积计算供试品中 $C_{21}H_{43}N_5O_7$ 的含量。

第二法 照高效液相色谱法(通则 0512)测定。

供试品溶液 取本品适量,精密称定,加水溶解并定量稀释制成每 1ml 中约含依替米星 0.5mg 的溶液。

对照品溶液(1) 取依替米星对照品适量,精密称定,加水溶解并定量稀释制成每 1ml 中约含依替米星 1.0mg 的溶液。

对照品溶液(2) 取依替米星对照品适量,精密称定,加水溶解并定量稀释制成每 1ml 中约含依替米星 0.5mg 的溶液。

对照品溶液(3) 取依替米星对照品适量,精密称定,加水溶解并定量稀释制成每 1ml 中约含依替米星 0.25mg 的溶液。

系统适用性溶液与色谱条件 见有关物质(第二法)项下。

系统适用性要求 见有关物质(第二法)项下。对照品溶液(1)~(3)色谱图中,以对照溶液浓度的对数值与相应峰面积的对数值计算线性回归方程,相关系数(r)应不小于 0.99。

测定法 精密量取供试品溶液与对照品溶液(1)~(3),分别注入液相色谱仪,记录色谱图。用线性回归方程计算供试品中 $C_{21}H_{43}N_5O_7$ 的含量。

【类别】 氨基糖苷类抗生素。

【贮藏】 严封,在干燥处保存。

【制剂】 (1)硫酸依替米星注射液 (2)注射用硫酸依替米星

附:

杂质

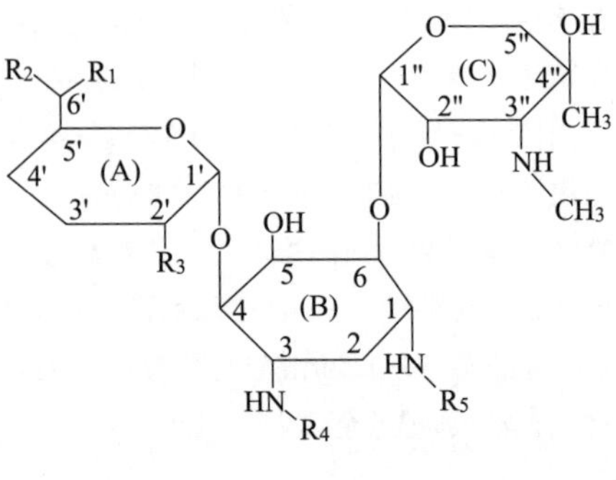

杂质编号	名称	(A)环			(B)环		(C)环
		R_1	R_2	R_3	R_4	R_5	
	依替米星	NH_2	H	NH_2	H	C_2H_5	+
A	1-N-乙基-加洛糖胺	脱去 A 环			H	C_2H_5	+
B	1,3-N-二乙基-加洛糖胺	脱去 A 环			C_2H_5	C_2H_5	+
C		NH_2	H	NH_2	H	C_2H_5	脱去 C 环
D	西索米星*	NH_2	H	NH_2	H	H	+
E	庆大霉素 C_{1a}	NH_2	H	NH_2	H	H	+
F	小诺霉素	CH_3NH	H	NH_2	H	H	+
G		OH	H	NH_2	H	C_2H_5	+
H	奈替米星*	NH_2	H	NH_2	H	H	+
I	1-N-乙基小诺霉素	CH_3NH	H	NH_2	H	C_2H_5	+
J	6'-N-乙基庆大霉素 C_{1a}	C_2H_5NH	H	NH_2	H	H	+
K	3-N-乙基依替米星	NH_2	H	NH_2	C_2H_5	C_2H_5	+
L	中间体 P1	CH_3CONH	H	CH_3CONH	CH_3CO	H	+

* 表示 4′,5′之间为双键

硫 酸 锌

Liusuanxin

Zinc Sulfate

$$ZnSO_4 \cdot 7H_2O \quad 287.56$$

本品含 $ZnSO_4 \cdot 7H_2O$ 应为 99.0%～103.0%。

【性状】 本品为无色的棱柱状或细针状结晶或颗粒状的结晶性粉末;无臭;有风化性。

■本品在水中极易溶解,在乙醇中不溶。■[修订]

【鉴别】 本品的水溶液显锌盐与硫酸盐的鉴别反应(通则 0301)。

【检查】 酸度 取本品 0.50g,加水 10ml 溶解后,加甲基橙指示液 1 滴,不得显橙红色。

溶液的澄清度 取本品 2.5g,加水 10ml 溶解后,溶液应澄清。

碱金属与碱土金属盐 取本品 2.0g,置 200ml 量瓶中,加水 150ml 溶解后,加氯化铵试液适量,使锌盐沉淀完全,再用水稀释至刻度,摇匀,滤过;分取滤液 100ml,加硫酸 0.5ml,蒸干并炽灼至恒重,遗留残渣不得过 5mg(0.5%)。

铅盐 取本品 0.50g,加水 5ml 溶解后,加氰化钾试液 10ml,摇匀,放置使溶液澄清,加硫化钠试液 5 滴,静置 2 分钟;如显色,与标准铅溶液 0.50ml 用同法制成的对照液比较,不得更深(0.001%)。

铝、铁、铜盐与其他重金属 取本品 1.0g,加水 10ml 溶解后,加浓氨溶液 10ml,放置 30 分钟,溶液应澄清无色,加硫化钠试液适量,只许生成白色沉淀。

【含量测定】 取本品约 0.3g,精密称定,加水 30ml 溶解后,加氨-氯化铵缓冲液(pH 10.0)10ml 与铬黑 T 指示剂少许,用乙二胺四醋酸二钠滴定液(0.05mol/L)滴定至溶液由紫红色转变为纯蓝色。每 1ml 乙二胺四醋酸二钠滴定液(0.05mol/L)相当于 14.38mg 的 $ZnSO_4 \cdot 7H_2O$。

【类别】 补锌药、收敛药。

【贮藏】 密封保存。

【制剂】 (1)硫酸锌口服溶液 (2)硫酸锌片 (3)硫酸锌颗粒

硫酸普拉睾酮钠

Liusuan Pulagaotongna

Sodium Prasterone Sulfate

$$C_{19}H_{27}NaO_5S \cdot 2H_2O \quad 426.51$$

本品为 3β-羟基-5-雄甾烯-17-酮硫酸钠二水合物。按干燥品计算,含 $C_{19}H_{27}NaO_5S$ 应为 98.0%～102.0%。

【性状】 本品为白色结晶或结晶性粉末;无臭。

本品在甲醇中溶解,在水中略溶,在无水乙醇中微溶,在丙酮■、三氯甲烷■[删除]或乙醚中几乎不溶。

比旋度 取本品,精密称定,加甲醇溶解并定量稀释制成每 1ml 中约含 40mg 的溶液,依法测定(通则 0621),比旋度为 +10.7°至+12.1°。

【鉴别】 ■(1)取本品约 10mg,加乙醇 1ml 溶解后,加间二硝基苯约 10mg 使溶解,加氢氧化钠试液数滴,即显紫红色。■[删除]

(2)取本品,加水溶解并稀释制成每 1ml 含 5mg 的溶液,照紫外-可见分光光度法(通则 0401)测定,在 289nm 的波长处有最大吸收,在241nm的波长处有最小吸收。

(3)本品的红外光吸收图谱应与对照的图谱(光谱集874图)一致。

(4)取本品约50mg,加水5ml溶解后,加2mol/L盐酸溶液2ml,置水浴中加热10分钟,放冷,滤过,滤液分成两份:一份显硫酸盐的鉴别反应(通则0301),另一份中加浓氨溶液中和,再加醋酸酸化后,显钠盐鉴别(1)的反应(通则0301)。

【检查】 **酸度** 取本品0.10g,加水10ml溶解后,依法测定(通则0631),pH值应为5.0～7.0。

溶液的澄清度与颜色 取本品0.10g,加水10ml,充分振摇使溶解,溶液应澄清无色。

氯化物 取本品0.30g,置50ml纳氏比色管中,加丙酮-水(1:1)40ml溶解后,加稀硝酸2ml,摇匀,加水稀释至刻度,依法检查(通则0801),与标准氯化钠溶液3.0ml同法制成的对照液比较,不得更浓(0.01%)。

硫酸盐 取本品0.50g,置50ml纳氏比色管中,加丙酮-水(1:1)40ml溶解后,加稀盐酸2ml,摇匀,加25%氯化钡溶液5ml,用水稀释至刻度,摇匀,置30～40℃水浴中放置10分钟,依法检查(通则0802),与标准硫酸钾溶液1.5ml制成的对照液比较,不得更浓(0.03%)。

有关物质 照高效液相色谱法(通则0512)测定。

供试品溶液 取本品50mg,置10ml量瓶中,加流动相溶解并稀释至刻度,摇匀。

对照溶液 精密量取供试品溶液1ml,置100ml量瓶中,用流动相稀释至刻度,摇匀。

系统适用性溶液 取硫酸普拉睾酮钠对照品约25mg,加浓过氧化氢溶液(30%)1ml,在25～30℃放置24小时,加流动相50ml,摇匀。

色谱条件 用十八烷基硅烷键合硅胶为填充剂;以甲醇-水-三乙胺-4mol/L硫酸溶液(650:350:50:40)(用4mol/L硫酸溶液调节pH值至5.3±0.1)为流动相;检测波长为210nm;进样体积10μl。

系统适用性要求 系统适用性溶液色谱图中,硫酸普拉睾酮钠峰前应检出2个相对保留时间分别为0.4～0.6与0.7～0.9的降解产物峰,降解产物峰与主成分峰之间的分离度应符合要求,理论板数按硫酸普拉睾酮钠峰计算不低于2000。

测定法 精密量取供试品溶液与对照溶液,分别注入液相色谱仪,记录色谱图至主峰保留时间的2倍。

限度 供试品溶液色谱图中如有杂质峰,各杂质峰面积的和不得大于对照溶液主峰面积的0.5倍(0.5%)。

干燥失重 取本品约0.50g,以五氧化二磷为干燥剂,在60℃减压干燥至恒重,减失重量应为8.0%～9.3%(通则0831)。

重金属 取本品2.0g,依法检查(通则0821第二法),含重金属不得过百万分之十。

细菌内毒素 取本品,依法检查(通则1143),每1mg硫酸普拉睾酮钠中含内毒素的量应小于1.5EU。

无菌 取本品,加0.1%无菌蛋白胨水溶液溶解并稀释制成每1ml中含20mg的溶液,经薄膜过滤法处理,用0.1%无菌蛋白胨水溶液分次冲洗(每膜不少于300ml),以金黄色葡萄球菌为阳性对照菌,依法检查(通则1101),应符合规定。(供无菌分装用)

【含量测定】 照高效液相色谱法(通则0512)测定。

供试品溶液 取本品约50mg,精密称定,置100ml量瓶中,加流动相溶解并稀释至刻度,摇匀。

对照品溶液 取硫酸普拉睾酮钠对照品约50mg,精密称定,置100ml量瓶中,加流动相溶解并稀释至刻度,摇匀。

系统适用性溶液、色谱条件与系统适用性要求 见有关物质项下。

测定法 精密量取供试品溶液与对照品溶液,分别注入液相色谱仪,记录色谱图。按外标法以峰面积计算。

【类别】 雄激素,同化激素药。

【贮藏】 遮光,严封保存。

【制剂】 注射用硫酸普拉睾酮钠

注射用硫酸普拉睾酮钠

Zhusheyong Liusuan Pulagaotongna

Sodium Prasterone Sulfate for Injection

本品为硫酸普拉睾酮钠的无菌粉末或无菌冻干品。按平均装量计算,含硫酸普拉睾酮钠(按$C_{19}H_{27}NaO_5S$计)应为标示量的90.0%～110.0%。

【性状】 本品为白色结晶或结晶性粉末(无菌粉末),或为白色疏松块状物或粉末(冻干品)。

【鉴别】 (1)取本品,照硫酸普拉睾酮钠项下的鉴别■(1)、■[删除](4)项试验,显相同的反应。

(2)在含量测定项下记录的色谱图中,供试品溶液主峰的保留时间应与对照品溶液主峰的保留时间一致。

【检查】 **酸度** 取本品1瓶,加水10ml溶解后,依法测定(通则0631),pH值应为5.0～7.0。

溶液的澄清度与颜色 取本品1瓶,加水10ml,充分振摇使溶解,溶液应澄清无色。

有关物质 照高效液相色谱法(通则0512)测定。

空白辅料溶液(冻干品) 取甘氨酸50mg,置10ml量瓶中,加流动相溶解并稀释至刻度,摇匀。

供试品溶液 取本品1瓶,加流动相20ml使溶解。

对照溶液 精密量取供试品溶液1ml,置100ml量瓶中,用流动相稀释至刻度,摇匀。

系统适用性溶液、色谱条件与系统适用性要求 见硫酸普拉睾酮钠有关物质项下。

测定法 精密量取供试品溶液、对照溶液与空白辅料溶液,分别注入液相色谱仪,记录色谱图至主峰保留时间的2倍。

限度 供试品溶液色谱图中如有杂质峰,扣除空白辅料峰(冻干品),各杂质峰面积的和不得大于对照溶液主峰面积(1.0%)。

干燥失重 取本品,以五氧化二磷为干燥剂,在 60℃减压干燥至恒重,减失重量不得过 9.3%(通则 0831)。

细菌内毒素 取本品,依法检查(通则 1143),每 1mg 硫酸普拉睾酮钠中含内毒素的量应小于 1.5EU。

无菌 取本品,加 0.1% 无菌蛋白胨水溶液溶解并稀释制成每 1ml 含 20mg 的溶液,经薄膜过滤法处理,用 0.1% 无菌蛋白胨水溶液分次冲洗(每膜不少于 300ml),以金黄色葡萄球菌为阳性对照菌,依法检查(通则 1101),应符合规定。

其他 应符合注射剂项下有关的各项规定(通则 0102)。

【含量测定】 照高效液相色谱法(通则 0512)测定。

供试品溶液 取本品 5 瓶内容物,加水溶解并定量转移至 100ml 量瓶中,用水稀释至刻度,摇匀,精密量取 5ml,置 50ml 量瓶中,用流动相稀释至刻度,摇匀。

对照品溶液、系统适用性溶液、色谱条件、系统适用性要求与测定法 见硫酸普拉睾酮钠含量测定项下。

【类别】 同硫酸普拉睾酮钠。

【规格】 0.1g(按 $C_{19}H_{27}NaO_5S$ 计)

【贮藏】 避光,密闭保存。

硫酸镁注射液

Liusuanmei Zhusheye

Magnesium Sulfate Injection

本品为硫酸镁的灭菌水溶液。含硫酸镁($MgSO_4 \cdot 7H_2O$)应为标示量的 95.0%~105.0%。

【性状】 本品为无色的澄明液体。

【鉴别】 本品显镁盐与硫酸盐的鉴别反应(通则 0301)。

【检查】 pH 值 应为 5.0~7.0(通则 0631)。

苯甲醇 ■如处方中含有苯甲醇,■[增订]照高效液相色谱法(通则 0512)测定。

供试品溶液 取本品,即得。

对照品溶液 取苯甲醇适量,精密称定,用水定量稀释制成每 1ml 中含 10mg 的溶液。

色谱条件 用十八烷基硅烷键合硅胶为填充剂;以甲醇-水(50:50)为流动相;检测波长为 257nm;进样体积 20μl。

系统适用性要求 理论板数按苯甲醇计算不低于 3000。

测定法 精密量取供试品溶液与对照品溶液,分别注入液相色谱仪,记录色谱图。

限度 供试品溶液色谱图中如有苯甲醇峰,按外标法以峰面积计算,不得过 1.0%(g/ml,限度是以硫酸镁注射液体积计算,即每 100ml 硫酸镁注射液中含苯甲醇不得过 1.0g)。

重金属 取本品(约相当于硫酸镁 2.0g),加醋酸盐缓冲液(pH 3.5)2ml 与水适量使成 25ml,加抗坏血酸 0.5g 溶解后,依法检查(通则 0821 第一法),5 分钟时比色,含重金属不得过百万分之十。

硒 取本品蒸干,取蒸干后粉末(约相当于硫酸镁 0.1g),精密称定,依法检查(通则 0804),应符合规定(0.005%)。

细菌内毒素 取本品,依法检查(通则 1143),每 1mg 硫酸镁中含内毒素的量应小于 0.03EU。

无菌 取本品,经薄膜过滤法处理后,以金黄色葡萄球菌为阳性对照菌,依法检查(通则 1101),应符合规定。

其他 应符合注射剂项下有关的各项规定(通则 0102)。

【含量测定】 精密量取本品适量(约相当于硫酸镁 0.5g),置 50ml 量瓶中,用水稀释至刻度,摇匀,精密量取 25ml,照硫酸镁含量测定项下的方法,自"加氨-氯化铵缓冲液(pH 10.0)10ml"起,依法测定。每 1ml 乙二胺四醋酸二钠滴定液(0.05mol/L)相当于 12.32mg 的 $MgSO_4 \cdot 7H_2O$。

【类别】 抗惊厥药,糖类、盐类与酸碱调节药。

【规格】 (1)10ml:1g (2)10ml:2.5g

【贮藏】 遮光,密闭保存。

氯化钾缓释片

Lühuajia Huanshipian

Potassium Chloride Sustained-release Tablets

本品含氯化钾(KCl)应为标示量的 93.0%~107.0%。

【性状】 本品为糖衣片或薄膜衣片,除去包衣后显白色或类白色。

【鉴别】 取本品,除去包衣,研细,取细粉适量,加水使氯化钾溶解,滤过,滤液显钾盐与氯化物鉴别(1)的反应(通则 0301)。

【检查】 溶出度 方法一 照溶出度与释放度测定法(通则 0931 第二法)测定。

溶出条件 以水 900ml 为溶出介质,转速为每分钟 50 转,依法操作,在 2 小时、4 小时和 8 小时时分别取溶出液 25ml,并即时补充相同温度、相同体积的溶出介质。

供试品溶液 分别取 2 小时、4 小时和 8 小时时的溶出液,滤过,取续滤液。

测定法 精密量取供试品溶液 20ml,加铬酸钾指示液 4 滴,用硝酸银滴定液(0.01mol/L)滴定至溶液显橙黄色,每 1ml 硝酸银滴定液(0.01mol/L)相当于 0.7455mg 的 KCl。

限度 每片在 2 小时、4 小时和 8 小时时的溶出量应分别为标示量的 10%~35%、30%~70% 和 80% 以上,均应符合规定。

方法二 照溶出度与释放度测定法(通则 0931 第二法)测定。

溶出条件 以水 900ml 为溶出介质,转速为每分钟 50 转,依法操作,在 1 小时、2 小时、4 小时和 8 小时时分别取溶出液 25ml,并即时补充相同温度、相同体积的溶出介质。

供试品溶液　分别取 1 小时、2 小时、4 小时和 8 小时时的溶出液,滤过,取续滤液。

测定法　精密量取供试品溶液 10ml(当供试品溶液的氯化钾浓度低于 0.15g/ml 时,量取 20ml),照电位滴定法(通则 0701),用硝酸银滴定液(0.01mol/L)滴定至电位突跃点,每 1ml 硝酸银滴定液(0.01mol/L)相当于 0.7455mg 的 KCl。

限度　每片在 1 小时、2 小时、4 小时和 8 小时时的溶出量应分别为标示量的 25%～45%、39%～59%、55%～75% 和 75% 以上,均应符合规定。

■方法三　照溶出度与释放度测定法(通则 0931 第二法)测定。

溶出条件　以水 900ml 为溶出介质,转速为每分钟 50 转,依法操作,在 1 小时、2 小时和 8 小时时分别取溶出液适量,并即时补充相同温度、相同体积的溶出介质。

供试品溶液　分别取 1 小时、2 小时和 8 小时时的溶出液,滤过,精密量取续滤液 1ml,置 20ml 量瓶中,用盐酸溶液(2.7→100)稀释至刻度,摇匀,精密量取 8ml,置 100ml 量瓶中,加 0.2mg/ml 氯化钠溶液 2.0ml,用盐酸溶液(2.7→100)稀释至刻度,摇匀。

对照品溶液　取氯化钾对照品约 14mg,精密称定,置 25ml 量瓶中,加水溶解并稀释至刻度,摇匀,精密量取 5ml,置 100ml 量瓶中,用盐酸溶液(2.7→100)稀释至刻度,摇匀,精密量取 0.5ml、1.0ml、2.0ml、4.0ml、8.0ml、10.0ml 及 11.0ml,分别置 100ml 量瓶中,各加 0.2mg/ml 氯化钠溶液 2.0ml,用盐酸溶液(2.7→100)稀释至刻度,摇匀。

空白溶液　取 0.2mg/ml 氯化钠溶液 2.0ml,用盐酸溶液(2.7→100)稀释至 100ml。

测定法　精密量取供试品溶液、对照品溶液与空白溶液,照原子吸收分光光度法(通则 0406 第一法),在 766.5nm 的波长处测定,计算每片的溶出量。

限度　每片在 1 小时、2 小时和 8 小时时的溶出量应分别为标示量的 15%～45%、40%～70% 和 85% 以上,均应符合规定。

方法四　照溶出度与释放度测定法(通则 0931 第二法)测定。

溶出条件　以水 900ml 为溶出介质,转速为每分钟 50 转,依法操作,在 1 小时、2 小时、4 小时和 8 小时时分别取溶出液 5ml,并即时补充相同温度、相同体积的溶出介质。

供试品溶液　分别取 1 小时、2 小时、4 小时和 8 小时时的溶出液,滤过,取续滤液。

对照品溶液　取氯化钾对照品适量,精密称定,加水溶解并定量稀释制成每 1ml 中约含 0.56mg 的溶液。

色谱条件　用阳离子交换柱(4mm×250mm);以 20mmol/L 甲烷磺酸溶液为洗脱液;检测器为电导检测器,检测方式为抑制电流检测;柱温为 30℃;流速为每分钟 1.0ml;进样体积 10μl。

测定法　精密量取供试品溶液与对照品溶液,照离子色谱法(通则 0513),分别注入液相色谱仪,记录色谱图。按外标法以峰面积计算每片的溶出量。

限度　每片在 1 小时、2 小时、4 小时和 8 小时时的溶出量应分别为标示量的 25%～45%、39%～55%、55%～71% 和 75% 以上,均应符合规定。

方法五　照溶出度与释放度测定法(通则 0931 第二法)测定。

溶出条件　以水 900ml 为溶出介质,转速为每分钟 50 转,依法操作,在 1 小时、4 小时和 8 小时时分别取溶出液适量,并即时补充相同温度、相同体积的溶出介质。

供试品溶液　分别取 1 小时、4 小时和 8 小时时的溶出液,滤过,取续滤液。

对照品溶液　取氯化钾对照品约 22.5mg,精密称定,置 25ml 量瓶中,加水溶解并稀释至刻度,摇匀。

色谱条件　以硅胶键合聚丁二烯/马来酸共聚物为填充剂的阳离子色谱柱(Waters IC-Pak C M/D,3.9mm×150mm,5μm 或效能相当的色谱柱);以乙二胺四醋酸溶液(取乙二胺四醋酸 29mg,加水稀释至 1000ml,加硝酸 200μl,混匀)为流动相;电导检测器(温度为 35℃);流速为每分钟 1.2ml;柱温为 35℃;进样体积 5μl。

系统适用性要求　对照品溶液重复进样 5 次,氯化钾峰面积的相对标准偏差应不大于 2.0%,理论板数不小于 1000,拖尾因子应不大于 2.0。

测定法　精密量取供试品溶液与对照品溶液,照高效液相色谱法(通则 0512),分别注入液相色谱仪,记录色谱图。按外标法以峰面积计算每片的溶出量。

限度　每片(0.6g 规格)在 1 小时、4 小时和 8 小时时的溶出量应分别为标示量的 23%～43%、60%～80% 和 80% 以上;每片(0.75g 规格)在 1 小时、4 小时和 8 小时时的溶出量应分别为标示量的 18%～38%、51%～71% 和 80% 以上,均应符合规定。

方法六　照溶出度与释放度测定法(通则 0931 第二法)测定。

溶出条件　以水 900ml 为溶出介质,转速为每分钟 50 转,依法操作,在 1 小时、4 小时和 10 小时时分别取溶出液 10ml,并即时补充相同温度、相同体积的溶出介质。

供试品溶液　分别取 1 小时、4 小时和 10 小时时的溶出液,滤过,精密量取续滤液适量,用溶出介质定量稀释制成每 1ml 中约含氯化钾 60μg 的溶液,精密量取 5ml,置 100ml 量瓶中,精密加 20% 氯化钠溶液 2ml,盐酸 1ml,用溶出介质稀释至刻度,摇匀。

对照品溶液　取氯化钾对照品适量,精密称定,加溶出介质溶解并定量稀释制成每 1ml 中约含 19.07μg 的溶液,精密量取 10ml、12ml、15ml、17ml 及 20ml,分别置 100ml 量瓶中,各精密加 20% 氯化钠溶液 2ml,盐酸 1ml,用溶出介质稀释至刻度,摇匀。

空白溶液　精密量取 20% 氯化钠溶液 2ml,盐酸 1ml,置

100ml 量瓶中,用溶出介质稀释至刻度,摇匀。

测定法 精密量取供试品溶液、对照品溶液与空白溶液,照原子吸收分光光度法(通则 0406 第一法),在 766.5nm 的波长处测定,计算每片的溶出量。

限度 每片在 1 小时、4 小时和 10 小时时的溶出量应分别为标示量的 15%～40%、45%～70% 和 70% 以上,均应符合规定。■[增订]

其他 应符合片剂项下有关的各项规定(通则 0101)。

■**【含量测定】** 供试品溶液 取本品 20 片(糖衣片用水洗去包衣,用滤纸吸去残余的水,晾干,并于硅胶干燥器中干燥 24 小时),精密称定,研细,精密称取适量(约相当于氯化钾 0.5g),置 500ml 量瓶中,加水适量,超声使氯化钾溶解,放冷,用水稀释至刻度,摇匀,滤过,精密量取续滤液 5ml,置 100ml 量瓶中,用盐酸溶液(2.7→100)稀释至刻度,摇匀,精密量取 2ml,置 50ml 量瓶中,加 20%氯化钠溶液 1.0ml,用盐酸溶液(2.7→100)稀释至刻度,摇匀。

对照品溶液 取氯化钾对照品约 25mg,精密称定,置 25ml 量瓶中,加水溶解并稀释至刻度,摇匀,精密量取 5ml,置 100ml 量瓶中,用盐酸溶液(2.7→100)稀释至刻度,摇匀,精密量取 2.0ml、3.0ml、4.0ml、5.0ml 及 6.0ml,分别置 100ml 量瓶中,各加 20%氯化钠溶液 2.0ml,用盐酸溶液(2.7→100)稀释至刻度,摇匀。

空白溶液 取 20%氯化钠溶液 2.0ml,用盐酸溶液(2.7→100)稀释至 100ml。

测定法 精密量取供试品溶液、对照品溶液与空白溶液,照原子吸收分光光度法(通则 0406 第一法),在 766.5nm 的波长处测定,计算。■[修订]

【类别】 同氯化钾。

■**【规格】** (1)0.5g (2)0.6g (3)0.75g■[修订]

【贮藏】 密封,在干燥处保存。

■**【标注】** 应在说明书执行标准项下注明溶出度方法。■[修订]

氯化琥珀胆碱

Lühua Hupodanjian

Suxamethonium Chloride

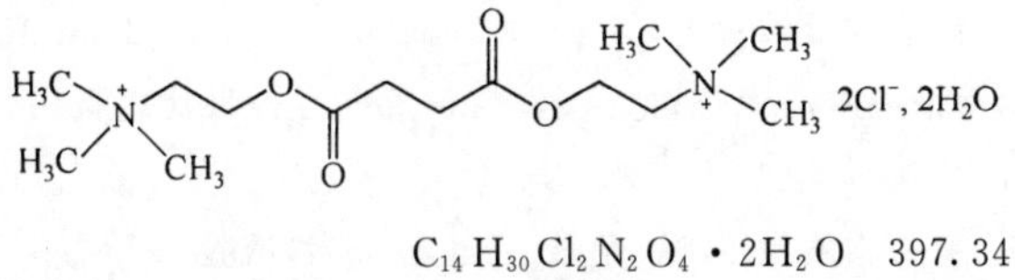

$C_{14}H_{30}Cl_2N_2O_4 \cdot 2H_2O$　397.34

本品为二氯化 2,2′-[(1,4-二氧代-1,4-亚丁基)双(氧)]双[N,N,N-三甲基乙铵]二水合物。按无水物计算,含 $C_{14}H_{30}Cl_2N_2O_4$ 不得少于 98.0%。

【性状】 本品为白色或类白色的结晶性粉末;无臭。

本品在水中极易溶解,在乙醇■或三氯甲烷■[删除]中微溶,在乙醚中不溶。

熔点 取本品,不经干燥,依法测定(通则 0612),熔点为 157～163℃。

【鉴别】 (1)取本品约 0.1g,加水 10ml 溶解后,加稀硫酸 10ml 与硫氰酸铬铵试液 30ml,生成淡红色沉淀。

■(2)取本品约 20mg,加水 1ml 溶解后,再加 1%氯化钴溶液与亚铁氰化钾试液各 0.1ml,即显持久的翠绿色。■[删除]

(3)本品的红外光吸收图谱应与对照的图谱(光谱集 496 图)一致。

(4)本品的水溶液显氯化物鉴别(1)的反应(通则 0301)。

【检查】 酸度 取本品 0.10g,加水 10ml 溶解后,依法测定(通则 0631),pH 值应为 3.5～5.0。

氯化胆碱 照薄层色谱法(通则 0502)试验。

供试品溶液 取本品,加甲醇溶解并定量稀释制成每 1ml 中含 20mg 的溶液。

对照品溶液 取氯化琥珀胆碱对照品与氯化胆碱对照品适量,加甲醇溶解并定量稀释制成每 1ml 中约含氯化琥珀胆碱 20mg 与氯化胆碱 0.10mg 的溶液。

色谱条件 采用微晶纤维素薄层板,以正丁醇-水-无水甲酸(67:20:17)为展开剂。

系统适用性要求 对照品溶液应显示两个完全分离的斑点。

测定法 吸取供试品溶液与对照品溶液各 10μl,分别点于同一薄层板上,展开,晾干,喷以稀碘化铋钾试液,在 105℃加热 10 分钟使显色。

限度 供试品溶液如显与氯化胆碱相应的杂质斑点,其颜色与对照品溶液中相应的斑点比较,不得更深(0.5%)。

水分 取本品,照水分测定法(通则 0832 第一法 1)测定,含水分应为 8.0%～10.0%。

炽灼残渣 不得过 0.1%(通则 0841)。

【含量测定】 取本品约 0.15g,精密称定,加冰醋酸 20ml 溶解后,加醋酸汞试液 5ml 与结晶紫指示液 1 滴,用高氯酸滴定液(0.1mol/L)滴定至溶液显蓝色,并将滴定的结果用空白试验校正。每 1ml 高氯酸滴定液(0.1mol/L)相当于 18.07mg 的 $C_{14}H_{30}Cl_2N_2O_4$。

【类别】 骨骼肌松弛药。

【贮藏】 密封保存。

【制剂】 氯化琥珀胆碱注射液

附:

氯化胆碱

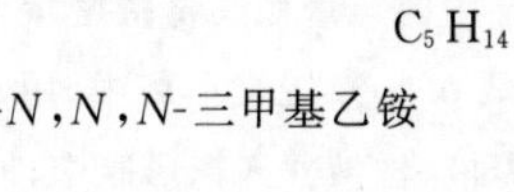

$C_5H_{14}ClNO$　139.62

氯化 2-羟基-N,N,N-三甲基乙铵滴,滴加稀醋酸至溶液显黄色,用硝酸银滴定液(0.1mol/L)滴定至沉淀变为蓝紫色。每 1ml 硝酸银滴定液(0.1mol/L)相当于 19.87mg 的 $C_{14}H_{30}Cl_2N_2O_4 \cdot 2H_2O$。

【类别】 同氯化琥珀胆碱。

【规格】 (1)1ml：50mg　(2)2ml：100mg

【贮藏】 密闭保存。

氯化琥珀胆碱注射液

Lühua Hupodanjian Zhusheye

Suxamethonium Chloride Injection

本品为氯化琥珀胆碱的灭菌溶液。含氯化琥珀胆碱($C_{14}H_{30}Cl_2N_2O_4 \cdot 2H_2O$)应为标示量的 95.0%～105.0%。

【性状】 本品为无色或几乎无色的澄明黏稠液体。

【鉴别】 照氯化琥珀胆碱项下的鉴别(1)、■(2)、■[删除](4)项试验,显相同的反应。

【检查】 **pH 值** 取本品 2.0ml,加水 8ml,依法测定(通则 0631),pH 值应为 3.0～5.0。

氯化胆碱 照薄层色谱法(通则 0502)试验。

供试品溶液 取本品适量,用甲醇定量稀释制成每 1ml 中含氯化琥珀胆碱 10mg 的溶液。

对照品溶液 取氯化琥珀胆碱对照品与氯化胆碱对照品各适量,加甲醇溶解并定量稀释制成每 1ml 中含氯化琥珀胆碱 10mg 与氯化胆碱 0.20mg 的溶液。

测定法 吸取供试品溶液与对照品溶液各 5µl,分别点于同一薄层板上,展开,晾干,喷以稀碘化铋钾试液,在 105℃加热至斑点显色清晰。

色谱条件与系统适用性要求 见氯化琥珀胆碱氯化胆碱项下。

限度 供试品溶液如显与氯化胆碱相应的斑点,其颜色与对照品溶液中相应的斑点比较,不得更深(2.0%)。

水解产物 精密量取本品适量(相当于氯化琥珀胆碱 0.2g),加新沸放冷的蒸馏水 30ml,摇匀,用乙醚提取 5 次,每次 20ml,合并乙醚液,水溶液备用;用新沸放冷的蒸馏水洗涤乙醚液 2 次,每次 10ml,弃去乙醚液,再用乙醚回洗水液 2 次,每次 10ml,弃去乙醚液,合并水溶液,加溴麝香草酚蓝指示液,用氢氧化钠滴定液(0.1mol/L)滴定至中性;再精密加氢氧化钠滴定液(0.1mol/L)25ml,加热回流 40 分钟,放冷,加溴麝香草酚蓝指示液,用盐酸滴定液(0.1mol/L)滴定。同时用新沸放冷的蒸馏水 50ml,自"精密加氢氧化钠滴定液(0.1mol/L)25ml"起,同法操作,进行空白试验校正。初次中和所需氢氧化钠滴定液(0.1mol/L)的体积不得大于初次中和与水解后所需氢氧化钠滴定液(0.1mol/L)体积总和的十分之一(10%)。

细菌内毒素 取本品,依法检查(通则 1143),每 1mg 氯化琥珀胆碱中含内毒素的量应小于 2.0EU。

其他 应符合注射剂项下有关的各项规定(通则 0102)。

【含量测定】 用内容量移液管精密量取本品适量(约相当于氯化琥珀胆碱 0.4g),置锥形瓶中,用水 10ml 分次洗出移液管内壁的附着液,洗液并入锥形瓶中,加溴酚蓝指示液数

氯化筒箭毒碱

Lühua Tongjiandujian

Tubocurarine Chloride

$C_{37}H_{41}ClN_2O_6 \cdot HCl \cdot 5H_2O$　771.73

本品为 2,2′,2′-三甲基-6,6′-二甲氧基-7′,12′-二羟基-氯化筒箭毒鎓盐酸盐五水合物。按无水物计算,含 $C_{37}H_{41}ClN_2O_6 \cdot HCl$ 不得少于 98.0%。

【性状】 本品为白色至微黄色结晶性粉末。

本品在水中溶解,在乙醇中略溶,在■三氯甲烷或■[删除]乙醚中几乎不溶;在氢氧化钠溶液中溶解。

比旋度 取本品,精密称定,加水溶解并定量稀释制成每 1ml 中约含 10mg 的溶液,放置 3 小时,依法测定(通则 0621),比旋度为+210°至+224°。

【鉴别】 ■(1)取本品约 10mg,加水 1ml 溶解后,加硝酸汞试液 1ml,渐产生红色。■[删除]

(2)取本品,加水溶解并制成每 1ml 中约含 50µg 的溶液,照紫外-可见分光光度法(通则 0401)测定,在 280nm 的波长处有最大吸收,在 255nm 的波长处有最小吸收。

(3)本品显氯化物的鉴别反应(通则 0301)。

【检查】 **酸度** 取本品 0.10g,加水 10ml,依法测定(通则 0631),pH 值应为 4.0～6.0。

溶液的澄清度与颜色 取本品 0.25g,加水 25ml 溶解后,溶液应澄清无色;如显色,与黄色 3 号标准比色液(通则 0901 第一法)比较,不得更深。

有关物质 照薄层色谱法(通则 0502)试验。

供试品溶液 取本品,加水溶解并制成每 1ml 中约含 25mg 的溶液。

对照溶液(1) 精密量取供试品溶液适量,用水定量稀释制成每 1ml 中约含 0.4mg 的溶液。

对照溶液(2) 精密量取供试品溶液适量,用水定量稀释

制成每1ml中约含0.2mg的溶液。

色谱条件 采用硅胶 G 薄层板,以三氯甲烷-甲醇-12.5%三氯醋酸(1:1:1)为展开剂。

测定法 吸取上述三种溶液各5μl,分别点于同一薄层板上,展开,晾干,喷以六氰络铁氢钾试液-水-三氯化铁试液(1:1:2)(临用新制),使显色。

限度 供试品溶液如显杂质斑点,与对照溶液(1)主斑点比较,均不得更深;深于对照溶液(2)主斑点的杂质斑点不得多于1个。

总氯量 取本品约0.3g,精密称定,加水5ml,微温使溶解,加冰醋酸5ml与甲醇50ml,放冷至室温,加曙红指示液1滴,用硝酸银滴定液(0.1mol/L)滴定。每1ml硝酸银滴定液(0.1mol/L)相当于3.545mg的Cl。按无水物计算,含总氯(Cl)量应为9.9%~10.7%。

三氯甲烷中溶解物 取本品0.25g,加水150ml溶解,加饱和碳酸氢钠溶液5ml,用三氯甲烷提取3次,每次20ml,合并提取液,用水10ml洗涤,滤过,用三氯甲烷10ml分次洗涤滤器,合并滤液,置经105℃恒重的容器中,在水浴上蒸干,在105℃干燥至恒重,遗留残渣不得过5mg(2%)。

水分 取本品,照水分测定法(通则0832 第一法1)测定,含水分应为9.0%~12.0%。

炽灼残渣 不得过0.25%(通则0841)。

【含量测定】 取本品约0.3g,精密称定,加冰醋酸20ml,微热使溶解,放冷,加醋酐60ml,照电位滴定法(通则0701),用高氯酸滴定液(0.1mol/L)滴定,并将滴定的结果用空白试验校正。每1ml高氯酸滴定液(0.1mol/L)相当于34.08mg的$C_{37}H_{41}ClN_2O_6 \cdot HCl$。

【类别】 骨骼肌松弛药。

【贮藏】 遮光,密封保存。

【制剂】 氯化筒箭毒碱注射液

氯化筒箭毒碱注射液

Lühua Tongjiandujian Zhusheye

Tubocurarine Chloride Injection

本品为氯化筒箭毒碱的灭菌水溶液。含氯化筒箭毒碱($C_{37}H_{41}ClN_2O_6 \cdot HCl \cdot 5H_2O$)应为标示量的93.0%~107.0%。

【性状】 本品为无色的澄明液体。

【鉴别】 取本品适量,照氯化筒箭毒碱项下的鉴别(1)、■[删除](2)、(3)项试验,显相同的反应。

【检查】 pH值 应为3.0~5.5(通则0631)。

旋光度 取本品,在25℃时依法测定(通则0621),旋光度为+1.77°至+2.05°。

其他 应符合注射剂项下有关的各项规定(通则0102)。

【含量测定】 照紫外-可见分光光度法(通则0401)测定。

供试品溶液 精密量取本品适量,用水定量稀释制成每1ml中约含50μg的溶液。

测定法 取供试品溶液,在280nm的波长处测定吸光度,按$C_{37}H_{41}ClN_2O_6 \cdot HCl \cdot 5H_2O$的吸收系数($E_{1cm}^{1\%}$)为105计算。

【类别】 同氯化筒箭毒碱。

【规格】 1ml:10mg

【贮藏】 遮光,密闭保存。

氯芬待因片

Lüfendaiyin Pian

Diclofenac Sodium and Codeine Phosphate Tablets

本品含双氯芬酸钠($C_{14}H_{10}Cl_2NNaO_2$)与磷酸可待因($C_{18}H_{21}NO_3 \cdot H_3PO_4 \cdot 1\frac{1}{2}H_2O$)均应为标示量的90.0%~110.0%。

【处方】

双氯芬酸钠	25g
磷酸可待因($C_{18}H_{21}NO_3 \cdot H_3PO_4 \cdot 1\frac{1}{2}H_2O$)	15g
辅料	适量
制成	1000片

【性状】 本品为白色或类白色片。

【鉴别】 取本品细粉适量(约相当于双氯芬酸钠10mg,磷酸可待因6mg)置100ml分液漏斗中;加0.1mol/L氢氧化钠溶液5ml,摇匀,用三氯甲烷30ml提取1次,分取三氯甲烷液,用0.1mol/L氢氧化钠溶液洗涤,三氯甲烷层置锥形瓶中,减压蒸干,残留物作磷酸可待因鉴别用;将水层与洗涤液合并,滤入100ml量瓶中,用水稀释至刻度(约含双氯芬酸钠10mg),水溶液作双氯芬酸钠鉴别用。

(1)取上述水溶液,照紫外-可见分光光度法(通则0401)测定,在276nm的波长处有最大吸收。

■(2)取上述残渣,加含亚硒酸2.5mg的硫酸0.5ml,立即显绿色,渐变为蓝色。■[删除]

(3)照薄层色谱法(通则0502)试验。

供试品溶液 取本品细粉适量(约相当于双氯芬酸钠25mg,磷酸可待因15mg),置10ml量瓶中,加甲醇溶解并稀释至刻度,摇匀,滤过,取续滤液。

对照品溶液(1) 取双氯芬酸钠对照品适量,加甲醇溶解并稀释制成每1ml中约含双氯芬酸钠2.5mg的溶液。

对照品溶液(2) 取磷酸可待因对照品适量,加甲醇溶解并稀释制成每1ml中约含磷酸可待因1.5mg的溶液。

色谱条件 采用硅胶GF_{254}薄层板,以乙酸乙酯-甲醇-浓氨溶液(85∶10∶5)为展开剂。

测定法　吸取上述三种溶液各 10μl,分别点于同一薄层板上,展开,晾干,置紫外光灯(254nm)下检视,再喷以稀碘化铋钾试液显色。

结果判定　在紫外光灯(254nm)下检视,供试品溶液所显斑点的位置应与各对照品溶液的斑点一致;显色后,磷酸可待因应出现橙红色斑点。

【检查】　含量均匀度　取本品 1 片,置 50ml 量瓶中,加流动相适量,超声使溶解,放冷,用流动相稀释至刻度,摇匀,滤膜滤过,取续滤液作为供试品溶液,照含量测定项下的方法测定,分别计算双氯芬酸钠与磷酸可待因的含量,均应符合规定(通则 0941)。

溶出度　照溶出度与释放度测定法(通则 0931 第二法)测定。

溶出条件　以水 900ml 为溶出介质,转速为每分钟 75转,依法操作,经 45 分钟时取样。

供试品溶液　取溶出液 5ml,滤膜滤过,取续滤液。

对照品溶液　精密量取含量测定项下的对照品溶液 5ml,置 100ml 量瓶中,用水稀释至刻度,摇匀。

色谱条件　见含量测定项下。

测定法　见含量测定项下。计算每片中双氯芬酸钠与磷酸可待因的溶出量。

限度　均为标示量的 75%,均应符合规定。

其他　应符合片剂项下有关的各项规定(通则 0101)。

【含量测定】　照高效液相色谱法(通则 0512)测定。

供试品溶液　取本品 20 片,精密称定,研细,精密称取细粉适量(约相当于双氯芬酸钠 25mg),置 50ml 量瓶中,加流动相振摇使溶解并稀释至刻度,摇匀,滤膜滤过,取续滤液。

对照品溶液　取双氯芬酸钠对照品约 25mg 与磷酸可待因对照品约 15mg,精密称定,置同一 50ml 量瓶中,加流动相溶解并稀释至刻度,摇匀。

色谱条件　用辛基硅烷键合硅胶为填充剂;以乙腈-0.4%乙酸铵-三乙胺(30∶70∶0.2)为流动相;检测波长为250nm;进样体积 20μl。

系统适用性要求　磷酸可待因峰与双氯芬酸钠峰之间的分离度应大于 2.0。

测定法　精密量取供试品溶液与对照品溶液,分别注入液相色谱仪,记录色谱图。按外标法以各自峰面积计算。在计算磷酸可待因含量时,应将结果乘以 1.068。

【类别】　镇痛药。

【贮藏】　遮光,密封保存。

氯唑西林钠

Lüzuoxilinna

Cloxacillin Sodium

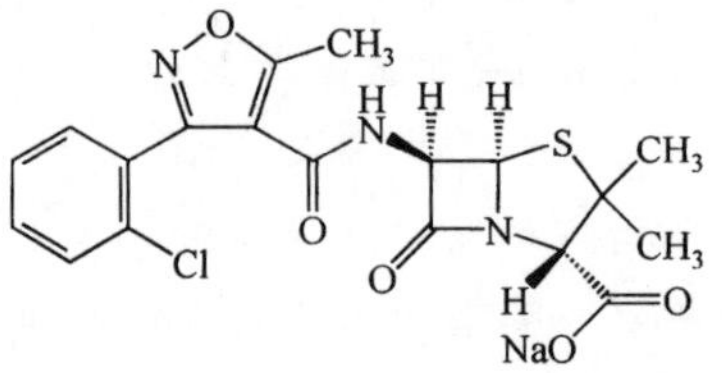

$C_{19}H_{17}ClN_3NaO_5S$　457.87

本品为(2S,5R,6R)-3,3-二甲基-6-[5-甲基-3-(2-氯苯基)-4-异噁唑甲酰氨基]-7-氧代-4-硫杂-1-氮杂双环[3.2.0]庚烷-2-甲酸钠盐。按无水物计算,含氯唑西林($C_{19}H_{18}ClN_3O_5S$)不得少于 90.0%。

【性状】　本品为白色粉末或结晶性粉末;微臭;有引湿性。

本品在水中易溶,在乙醇中溶解,在乙酸乙酯中几乎不溶。

比旋度　取本品,精密称定,加水溶解并定量稀释制成每 1ml 中约含 10mg 的溶液,依法测定(通则 0621),比旋度为 +163°至+172°。

【鉴别】　(1)在含量测定项下记录的色谱图中,供试品溶液主峰的保留时间应与对照品溶液主峰的保留时间一致。

(2)取本品约 30mg,加甲醇 0.1ml 使溶解,滴入蒸发皿上,待甲醇自然挥发完后,真空干燥,照红外分光光度法(通则 0402)测定,本品的红外光吸收图谱应与同法处理的氯唑西林对照品的图谱一致。

(3)本品显钠盐鉴别(1)的反应(通则 0301)。

【检查】　酸度　取本品 1.0g,加水 10ml 溶解后,依法测定(通则 0631),pH 值应为 5.0～7.0。

溶液的澄清度与颜色　取本品 5 份,各 0.60g,分别加水 5ml 溶解后,溶液应澄清无色;如显浑浊,与 1 号浊度标准液(通则 0902 第一法)比较,均不得更浓;如显色,与黄色或黄绿色 4 号标准比色液(通则 0901 第一法)比较,均不得更深。(供注射用)

有关物质　照高效液相色谱法(通则 0512)测定。临用新制。

供试品溶液　取本品适量,加流动相溶解并稀释制成每 1ml 中约含 1mg 的溶液。

对照溶液　精密量取供试品溶液适量,用流动相定量稀释制成每 1ml 中约含 10μg 的溶液。

系统适用性溶液　取氯唑西林对照品与氟氯西林对照品各适量,加流动相溶解并稀释制成每 1ml 中各约含 0.1mg 的溶液。

色谱条件　用十八烷基硅烷键合硅胶为填充剂;以 0.02mol/L 磷酸二氢钾溶液(用氢氧化钠试液调节 pH 值至

5.0)-乙腈(75∶25)为流动相;检测波长为225nm;进样体积20μl。

系统适用性要求 系统适用性溶液色谱图中,氯唑西林峰与氟氯西林峰之间的分离度应大于2.5,氯唑西林峰的拖尾因子不得过1.5。

测定法 精密量取供试品溶液与对照溶液,分别注入液相色谱仪,记录色谱图至主成分峰保留时间的5倍。

限度 供试品溶液色谱图中如有杂质峰,单个杂质峰面积不得大于对照溶液主峰面积(1.0%),各杂质峰面积的和不得大于对照溶液主峰面积的5倍(5.0%)。

氯唑西林聚合物 照分子排阻色谱法(通则0514)测定。临用新制。

供试品溶液 取本品约0.2g,精密称定,置10ml量瓶中,加水溶解并稀释至刻度,摇匀。

对照溶液 取氯唑西林对照品约25mg,精密称定,加水溶解并定量稀释制成每1ml中约含50μg的溶液。

系统适用性溶液(1) 取蓝色葡聚糖2000适量,加水溶解并稀释制成每1ml中约含0.1mg的溶液。

系统适用性溶液(2) 称取氯唑西林钠约0.2g,置10ml量瓶中,加0.05mg/ml[订正]的蓝色葡聚糖2000溶液溶解并稀释至刻度,摇匀。

色谱条件 用葡聚糖凝胶G-10(40～120μm)为填充剂;玻璃柱内径1.0～1.4cm,柱长30～40cm;以pH 7.0的0.01mol/L磷酸盐缓冲液[0.01mol/L磷酸氢二钠溶液-0.01mol/L磷酸二氢钠溶液(61∶39)]为流动相A,以水为流动相B;检测波长为254nm;进样体积100～200μl。

系统适用性要求 系统适用性溶液(1)分别在以流动相A与流动相B为流动相记录的色谱图中,按蓝色葡聚糖2000峰计算,理论板数均不低于400,拖尾因子均应小于2.0,蓝色葡聚糖2000峰的保留时间比值应在0.93～1.07之间。系统适用性溶液(2)在以流动相A为流动相记录的色谱图中,高聚体的峰高与单体和高聚体之间的谷高比应大于2.0。对照溶液色谱图中主峰与供试品溶液色谱图中聚合物峰,与相应色谱系统中蓝色葡聚糖2000峰的保留时间的比值均应在0.93～1.07之间。以流动相B为流动相,精密量取对照溶液连续进样5次,峰面积的相对标准偏差应不大于5.0%。

测定法 以流动相A为流动相,精密量取供试品溶液注入液相色谱仪,记录色谱图;以流动相B为流动相,精密量取对照溶液注入液相色谱仪,记录色谱图。

限度 按外标法以氯唑西林峰面积计算,氯唑西林聚合物的量不得过0.8%。

残留溶剂 照残留溶剂测定法(通则0861第二法)测定。

供试品贮备液 取本品约1g,精密称定,置10ml量瓶中,加水溶解并稀释至刻度,摇匀。

供试品溶液 精密量取供试品贮备液1ml置顶空瓶中,再精密加水1ml,摇匀,密封。

对照品贮备液 精密称取丙酮、乙酸乙酯与乙酸丁酯各约0.25g,置50ml量瓶中,用水稀释至刻度,摇匀,精密量取10ml,置100ml量瓶中,用水稀释至刻度,摇匀。

对照品溶液 精密量取对照品贮备液1ml置顶空瓶中,再精密加入供试品贮备液1ml,摇匀,密封。

系统适用性溶液 取对照品贮备液1ml置顶空瓶中,加水1ml,摇匀,密封。

色谱条件 以100%的二甲基聚硅氧烷(或极性相近)为固定液的毛细管柱为色谱柱;柱温为40℃,维持8分钟,再以每分钟30℃的速率升至100℃,维持5分钟;进样口温度为200℃;检测器温度为250℃;顶空瓶平衡温度为70℃,平衡时间为30分钟。

系统适用性要求 系统适用性溶液色谱图中,出峰顺序依次为:丙酮、乙酸乙酯与乙酸丁酯,各色谱峰之间的分离度均应符合要求。

测定法 取供试品溶液与对照品溶液分别顶空进样,记录色谱图。

限度 按标准加入法以峰面积计算,丙酮、乙酸乙酯与乙酸丁酯的残留量均应符合规定。

2-乙基己酸 取本品,依法测定(通则0873),不得过0.8%。

水分 取本品,照水分测定法(通则0832第一法1)测定,含水分不得过4.5%。

可见异物 取本品5份,每份各1g,加微粒检查用水溶解,依法检查(通则0904),应符合规定。(供无菌分装用)

不溶性微粒 取本品,加微粒检查用水制成每1ml中含50mg的溶液,依法检查(通则0903),每1g样品中,含10μm及10μm以上的微粒不得过6000粒,含25μm及25μm以上的微粒不得过600粒。(供无菌分装用)

细菌内毒素 取本品,依法检查(通则1143),每1mg氯唑西林中含内毒素的量应小于0.10EU。(供注射用)

无菌 取本品,用适宜溶剂溶解并稀释后,经薄膜过滤法处理,依法检查(通则1101),应符合规定。(供无菌分装用)

【含量测定】 照高效液相色谱法(通则0512)测定。

供试品溶液 取本品适量,精密称定,加流动相溶解并定量稀释制成每1ml中约含氯唑西林0.1mg的溶液。

对照品溶液 取氯唑西林对照品适量,精密称定,加流动相溶解并定量稀释制成每1ml中约含氯唑西林0.1mg的溶液。

系统适用性溶液、色谱条件与系统适用性要求 见有关物质项下。

测定法 精密量取供试品溶液与对照品溶液,分别注入液相色谱仪,记录色谱图。按外标法以峰面积计算供试品中$C_{19}H_{18}ClN_3O_5S$含量。

【类别】 β-内酰胺类抗生素,青霉素类。

【贮藏】 严封,在干燥处保存。

【制剂】 (1)氯唑西林钠胶囊 (2)氯唑西林钠颗粒 (3)注射用氯唑西林钠

氯 诺 昔 康

Lǚnuòxīkāng

Lornoxicam

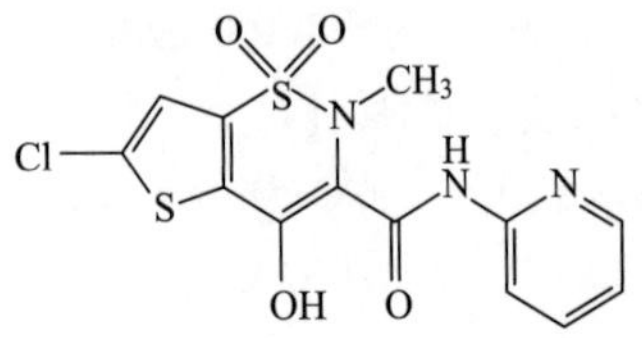

C₁₃H₁₀ClN₃O₄S₂　371.82

本品为 6-氯-4-羟基-2-甲基-3-(2-吡啶氨基甲酰基)-2H-噻吩并[2,3-e]-1,2-噻嗪-1,1-二氧化物。按干燥品计算,含 $C_{13}H_{10}ClN_3O_4S_2$ 不得少于 98.5%。

【性状】　本品为黄色结晶性粉末;无臭。

本品■在三氯甲烷中微溶,■[删除]在无水乙醇或丙酮中极微溶解,在甲醇或水中几乎不溶;在 0.1mol/L 氢氧化钠溶液中微溶。

【鉴别】　■(1)取本品约 5mg,加三氯甲烷 3ml,振摇使溶解后,加三氯化铁试液 1 滴,微热并振摇,溶液应显红棕色。■[删除]

(2)取本品有关物质项下的供试品溶液作为供试品溶液;另取氯诺昔康对照品适量,加流动相溶解并稀释制成每 1ml 中约含 0.2mg 的溶液,作为对照品溶液。照有关物质项下的方法试验,供试品溶液主峰的保留时间应与对照品溶液主峰的保留时间一致。

(3)取本品,用 0.1mol/L 氢氧化钠溶液溶解并稀释成每 1ml 中约含 15μg 的溶液,照紫外-可见分光光度法(通则 0401)测定,在 258nm、289nm 与 376nm 的波长处有最大吸收。

(4)本品的红外光吸收图谱应与对照品的图谱一致(通则 0402)。

【检查】　**氯化物**　取本品 1.0g,加水 20ml 充分振摇后,用稀硝酸洗涤过的滤纸滤过,取续滤液 5.0ml,依法检查(通则 0801),与标准氯化钠溶液 7.5ml 制成的对照液比较,不得更浓(0.03%)。

有关物质　照高效液相色谱法(通则 0512)测定。

供试品溶液　取本品约 10mg,精密称定,置 50ml 量瓶中,加流动相适量,超声使溶解,用流动相稀释至刻度,摇匀。

对照溶液　精密量取供试品溶液 1ml,置 100ml 量瓶中,用流动相稀释至刻度,摇匀。

对照品溶液　取杂质Ⅰ对照品适量,精密称定,加流动相溶解并定量稀释成每 1ml 中约含 0.2μg 的溶液。

系统适用性溶液　精密称取杂质Ⅰ对照品与氯诺昔康各适量,加流动相溶解并稀释制成每 1ml 中约含杂质Ⅰ 0.2μg 与氯诺昔康 2μg 的混合溶液。

色谱条件　用十八烷基硅烷键合硅胶为填充剂;以 0.025mol/L 磷酸二氢铵溶液(用三乙胺调节 pH 值至 7.3)-甲醇(58:42)为流动相;检测波长为 290nm;进样体积 20μl。

系统适用性要求　系统适用性溶液色谱图中,杂质Ⅰ峰与氯诺昔康峰之间的分离度应符合要求。

测定法　精密量取供试品溶液、对照溶液与对照品溶液,分别注入液相色谱仪,记录色谱图至主成分峰保留时间的 2 倍。

限度　供试品溶液色谱图中如有与对照品溶液中杂质Ⅰ保留时间一致的色谱峰,按外标法以峰面积计算,不得过 0.1%,其他单个杂质峰面积不得大于对照溶液主峰面积的 0.5 倍(0.5%),其他各杂质峰面积的和不得大于对照溶液主峰面积(1.0%)。

残留溶剂　二氯甲烷、三氯甲烷与四氯化碳　照残留溶剂测定法(通则 0861 第三法)测定。

供试品溶液　取本品约 0.1g,精密称定,置 10ml 量瓶中,加二甲基亚砜使溶解并稀释至刻度。

对照品溶液　取二氯甲烷、三氯甲烷与四氯化碳各适量,精密称定,加二甲基亚砜溶解并定量稀释制成每 1ml 中约含二氯甲烷 6μg,三氯甲烷 0.6μg 与四氯化碳 0.04μg 的混合溶液。

色谱条件　以 6% 氰丙基苯基-94% 二甲基聚硅氧烷(或极性相近)为固定液的毛细管柱为色谱柱;程序升温,起始温度为 40℃,维持 10 分钟,以每分钟 40℃ 的速率升温至 150℃,维持 10 分钟;进样口温度为 250℃;分流比为 30:1;检测器为电子捕获检测器(ECD),检测器温度为 250℃;进样体积 1μl。

系统适用性要求　对照品溶液色谱图中,各成分峰之间的分离度应符合要求。

测定法　精密量取供试品溶液与对照品溶液,分别注入气相色谱仪,记录色谱图。

限度　按外标法以峰面积计算,残留量均应符合规定。

甲醇、正己烷、四氢呋喃与二甲苯　照残留溶剂测定法(通则 0861 第二法)测定。

供试品溶液　取本品约 50mg,精密称定,置 20ml 顶空瓶中,精密加入二甲基亚砜 5ml,再加入氯化钠约 1g,密封。

对照品溶液　取甲醇、正己烷、四氢呋喃与二甲苯各适量,精密称定,加二甲基亚砜溶解并定量稀释制成每 1ml 中约含甲醇 30μg、正己烷 2.9μg、四氢呋喃 7.2μg 与二甲苯 21.7μg 的混合溶液,精密量取 5ml,置 20ml 顶空瓶中,加入氯化钠约 1g,密封。

色谱条件　以 6% 氰丙基苯基-94% 二甲基聚硅氧烷(或极性相近)为固定液的毛细管柱为色谱柱;程序升温,起始温度为 40℃,维持 10 分钟,以每分钟 20℃ 的速率升温至 150℃,维持 10 分钟;进样口温度为 250℃;分流比为 20:1;检测器为火焰离子化检测器(FID),检测器温度为250℃;顶空瓶平衡温度为85℃,平衡时间为25分钟。

系统适用性要求 对照品溶液色谱图中,各成分峰之间的分离度均应符合要求。

测定法 取供试品溶液与对照品溶液分别顶空进样,记录色谱图。

限度 按外标法以峰面积计算,残留量均应符合规定。

干燥失重 取本品1g,在105℃干燥至恒重,减失重量不得超过0.5%(通则0831)。

炽灼残渣 取本品1g,依法检查(通则0841),遗留残渣不得超过0.1%。

重金属 取炽灼残渣项下的遗留残渣,依法检查(通则0821第二法),含重金属不得过百万分之十。

【含量测定】 取本品约0.2g,精密称定,加三氯甲烷20ml,超声溶解,加冰醋酸45ml,加热使溶解,冷却,加醋酐20ml与结晶紫指示剂2滴,用高氯酸滴定液(0.1mol/L)滴定至溶液显黄色,并将滴定结果用空白试验校正。每1ml高氯酸滴定液(0.1mol/L)相当于37.18mg的$C_{13}H_{10}ClN_3O_4S_2$。

【类别】 解热镇痛、非甾体抗炎药。

【贮藏】 遮光,密封保存。

【制剂】 (1)氯诺昔康片 (2)注射用氯诺昔康

附:

杂质Ⅰ

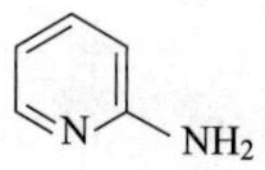

$$C_5H_6N_2 \quad 94.11$$

2-氨基吡啶

氯诺昔康片

Lünuoxikang Pian

Lornoxicam Tablets

本品含氯诺昔康($C_{13}H_{10}ClN_3O_4S_2$)应为标示量的90.0%~110.0%。

【性状】 本品为薄膜衣片,除去包衣后显黄色。

【鉴别】 ■(1)取本品细粉适量(约相当于氯诺昔康8mg),置试管中,加三氯甲烷6ml,振摇溶解后,加三氯化铁试液3滴,微热,振摇,下层即显棕黄色至玫瑰红色。■[删除]

(2)取有关物质项下的供试品溶液作为供试品溶液;另取氯诺昔康对照品适量,加流动相溶解并稀释制成每1ml中约含0.2mg的溶液,作为对照品溶液。照有关物质项下的方法试验,供试品溶液主峰的保留时间应与对照品溶液主峰的保留时间一致。

(3)取含量测定项下的供试品溶液,照紫外-可见分光光度法(通则0401)测定,在258nm、289nm与376nm的波长处有最大吸收。

【检查】 有关物质 照高效液相色谱法(通则0512)测定。

供试品溶液 取本品细粉适量(约相当于氯诺昔康10mg),精密称定,置50ml量瓶中,加流动相适量,超声使溶解,用流动相稀释至刻度,摇匀,滤过,取续滤液。

对照溶液 精密量取供试品溶液1ml,置100ml量瓶中,用流动相稀释至刻度,摇匀。

对照品溶液、系统适用性溶液、色谱条件、系统适用性要求与测定法 见氯诺昔康有关物质项下。

限度 供试品溶液色谱图中如有与对照品溶液中杂质Ⅰ保留时间一致的色谱峰,按外标法以峰面积计算,不得过氯诺昔康标示量的0.1%,其他单个杂质峰面积不得大于对照溶液主峰面积的0.5倍(0.5%),其他各杂质峰面积的和不得大于对照溶液主峰面积的1.5倍(1.5%)。

含量均匀度 以含量测定项下测得的每片含量计算,应符合规定(通则0941)。

溶出度 照溶出度与释放度测定法(通则0931第二法)测定。

溶出条件 以磷酸盐缓冲液(pH 7.4)900ml(8mg规格)或500ml(4mg规格)为溶出介质,转速为每分钟50转,依法操作,经45分钟时取样。

供试品溶液 取溶出液,滤过,取续滤液。

对照品溶液 取氯诺昔康对照品适量,精密称定,加溶出介质溶解并定量稀释制成每1ml中约含8μg的溶液。

测定法 取供试品溶液与对照品溶液,照紫外-可见分光光度法(通则0401),在376nm的波长处分别测定吸光度,计算每片的溶出量。

限度 标示量的80%,应符合规定。

其他 应符合片剂项下有关的各项规定(通则0101)。

【含量测定】 照紫外-可见分光光度法(通则0401)测定。

溶剂 磷酸盐缓冲液(pH 7.4)-甲醇(70:30)。

供试品溶液 取本品10片,分别置100ml(8mg规格)或50ml(4mg规格)量瓶中,加溶剂适量,超声使氯诺昔康溶解,用溶剂稀释至刻度,摇匀,滤过,精密量取续滤液5ml,置50ml量瓶中,用溶剂稀释至刻度,摇匀。

对照品溶液 取氯诺昔康对照品适量,精密称定,加溶剂溶解并定量稀释制成每1ml中约含8μg的溶液。

测定法 取供试品溶液与对照品溶液,在376nm的波长处分别测定吸光度。分别计算每片的含量,并求出10片的平均含量。

【类别】 同氯诺昔康。

【规格】 (1)4mg (2)8mg

【贮藏】 遮光,密封保存。

注射用氯诺昔康

Zhusheyong Lünuoxikang

Lornoxicam for Injection

本品为氯诺昔康的无菌冻干品。含氯诺昔康（$C_{13}H_{10}ClN_3O_4S_2$）应为标示量的 95.0%～110.0%。

【性状】 本品为黄色块状物。

【鉴别】 ■(1)取本品适量(约相当于氯诺昔康 8mg)，置试管中，加三氯甲烷 6ml，振摇溶解后，加三氯化铁试液 3 滴，微热，振摇，下层即显棕黄色至玫瑰红色。■[删除]

(2)取有关物质项下的供试品溶液作为供试品溶液；另取氯诺昔康对照品适量，加流动相溶解并稀释制成每 1ml 中约含 0.2mg 的溶液，作为对照品溶液。照有关物质项下的方法试验，供试品溶液主峰的保留时间应与对照品溶液主峰的保留时间一致。

(3)取含量测定项下的供试品溶液，照紫外-可见分光光度法(通则 0401)测定，在 258nm、289nm 与 376nm 的波长处有最大吸收。

【检查】 碱度 取本品适量，加水溶解制成每 1ml 中约含氯诺昔康 4mg 的溶液，依法测定(通则 0631)，pH 值应为 8.0～9.5。

溶液的澄清度 取本品，加水制成每 1ml 中约含氯诺昔康 4mg 的溶液，溶液应澄清，如显浑浊，与 1 号浊度标准液(通则 0902 第一法)比较，不得更浓。

溶解时间 取本品 1 瓶，注入注射用水 2ml，轻轻振摇，内容物应在 60 秒内溶解完全。

有关物质 照高效液相色谱法(通则 0512)测定。

供试品溶液 取本品适量(约相当于氯诺昔康 10mg)，精密称定，置 50ml 量瓶中，加流动相适量，超声使溶解，用流动相稀释至刻度，摇匀。

对照溶液 精密量取供试品溶液 1ml，置 100ml 量瓶中，用流动相稀释至刻度，摇匀。

对照品溶液、系统适用性溶液、色谱条件、系统适用性要求与测定法 见氯诺昔康有关物质项下。

限度 供试品溶液色谱图中如有与对照品溶液中杂质 I 保留时间一致的色谱峰，按外标法以峰面积计算，不得过氯诺昔康标示量的 0.1%，其他单个杂质峰面积不得大于对照溶液主峰面积的 0.5 倍(0.5%)，其他各杂质峰面积的和不得大于对照溶液主峰面积(1.0%)。

含量均匀度 以含量测定项下测得的每瓶含量计算，应符合规定(通则 0941)。

水分 取本品，照水分测定法(通则 0832 第一法 1)测定，含水分不得过 2.0%。

细菌内毒素 取本品，依法检查(通则 1143)，每 1mg 氯诺昔康中含内毒素的量应小于 12EU。

无菌 取本品，分别加 0.1%无菌蛋白胨水溶液适量使溶解，全部转移至 0.1%无菌蛋白胨水溶液 300ml 中，摇匀，经薄膜过滤法处理，以金黄色葡萄球菌为阳性对照菌，依法检查(通则 1101)，应符合规定。

其他 应符合注射剂项下有关的各项规定(通则 0102)。

【含量测定】 照紫外-可见分光光度法(通则 0401)测定。

溶剂 磷酸盐缓冲液(pH 7.4)-甲醇(70:30)。

供试品溶液 取本品 10 瓶，分别置 100ml 量瓶中，加溶剂适量，超声使溶解，用溶剂稀释至刻度，摇匀，精密量取 5ml，置 50ml 量瓶中，用溶剂稀释至刻度，摇匀。

对照品溶液 取氯诺昔康对照品适量，精密称定，加溶剂溶解并定量稀释制成每 1ml 中约含 8μg 的溶液。

测定法 取供试品溶液与对照品溶液，在 376nm 的波长处分别测定吸光度。分别计算每瓶的含量，并求出 10 瓶的平均含量。

【类别】 同氯诺昔康。

【规格】 8mg

【贮藏】 遮光，密闭，在阴凉干燥处保存。

氯硝西泮注射液

Lüxiaoxipan Zhusheye

Clonazepam Injection

本品为氯硝西泮的灭菌水溶液。含氯硝西泮（$C_{15}H_{10}ClN_3O_3$）应为标示量的 90.0%～110.0%。

【性状】 本品为无色至淡黄绿色的澄明液体。

【鉴别】 ■(1)取本品 10ml，加三氯甲烷提取 2 次，每次 5ml，合并三氯甲烷液，置水浴上挥干，取残渣，照氯硝西泮鉴别(1)项试验，显相同的反应。■[删除]

(2)取含量测定项下的供试品溶液，照紫外-可见分光光度法(通则 0401)测定，在 310nm 的波长处有最大吸收。

【检查】 pH 值 应为 4.0～6.0(通则 0631)。

颜色 取本品，与黄绿色 5 号标准比色液(通则 0901 第一法)比较，不得更深。

有关物质 照高效液相色谱法(通则 0512)测定。

供试品溶液 取本品，即得。

对照品溶液 取杂质 I 对照品适量，精密称定，加甲醇溶解并定量稀释制成每 1ml 中约含 0.1mg 的溶液。

对照溶液 精密量取供试品溶液 1ml 与对照品溶液 4ml，置同一 200ml 量瓶中，用流动相稀释至刻度，摇匀。

色谱条件 用十八烷基硅烷键合硅胶为填充剂；以甲醇-0.05mol/L 磷酸二氢铵溶液(55:45)为流动相(用氨水调节 pH 值为 8.0)；检测波长为 254nm；进样体积 5μl。

系统适用性要求 理论板数按氯硝西泮峰计算不低于

1500,氯硝西泮峰与杂质Ⅰ峰之间的分离度应符合要求。

测定法 精密量取供试品溶液与对照溶液,分别注入液相色谱仪,记录色谱图至主成分峰保留时间的3倍。

限度 供试品溶液色谱图中如有与杂质Ⅰ保留时间一致的色谱峰,按外标法以峰面积计算,不得过氯硝西泮标示量的0.2%,其他单个杂质峰面积不得大于对照溶液中氯硝西泮峰面积(0.5%),各杂质峰面积的和不得大于对照溶液中氯硝西泮峰面积的4倍(2.0%)。

细菌内毒素 取本品,依法检查(通则1143),每1mg氯硝西泮中含内毒素的量应小于15EU。

其他 应符合注射剂项下有关的各项规定(通则0102)。

【含量测定】 照紫外-可见分光光度法(通则0401)测定。

供试品溶液 精密量取本品适量(约相当于氯硝西泮10mg),用乙醇定量稀释制成每1ml中含10μg的溶液。

对照品溶液 取氯硝西泮对照品,精密称定,加乙醇溶解并定量稀释制成每1ml中约含10μg的溶液。

测定法 取供试品溶液与对照品溶液,在310nm的波长处分别测定吸光度,计算。

【类别】 同氯硝西泮。

【规格】 1ml:1mg

【贮藏】 遮光,密闭保存。

氯 氮 平 片

Lüdanping Pian

Clozapine Tablets

本品含氯氮平($C_{18}H_{19}ClN_4$)应为标示量的90.0%～110.0%。

【性状】 本品为淡黄色片。

【鉴别】 (1)取本品细粉适量(约相当于氯氮平100mg),加碳酸钠等量搅匀,置干燥试管中灼烧,管口覆以用1% 1,2-萘醌-4-磺酸钠溶液湿润的试纸,试纸显紫堇色。

■(2)取本品细粉适量(约相当于氯氮平50mg),加三氯甲烷10ml,振摇,滤过,滤液蒸干,残渣的红外光吸收图谱应与对照的图谱(光谱集504图)一致。■[删除]

(3)在含量测定项下记录的色谱图中,供试品溶液主峰的保留时间应与对照品溶液主峰的保留时间一致。

【检查】 **有关物质** 照高效液相色谱法(通则0512)测定。

供试品溶液 取本品细粉适量(约相当于氯氮平25mg),置50ml量瓶中,加甲醇10ml,超声使氯氮平溶解,用流动相稀释至刻度,摇匀,滤过;精密量取续滤液5ml,置25ml量瓶中,用流动相稀释至刻度,摇匀。

对照溶液 精密量取供试品溶液1ml,置200ml量瓶中,用流动相稀释至刻度,摇匀。

色谱条件与测定法 见氯氮平有关物质项下。

限度 供试品溶液色谱图中如有杂质峰,单个杂质峰面积不得大于对照溶液主峰面积(0.5%),各杂质峰面积的和不得大于对照溶液主峰面积的2倍(1.0%)。

溶出度 照溶出度与释放度测定法(通则0931第一法)测定。

溶出条件 以盐酸溶液(9→1000)1000ml为溶出介质,转速为每分钟100转,依法操作,经30分钟时取样。

供试品溶液 取溶出液10ml,滤过,精密量取续滤液适量,用溶出介质定量稀释制成每1ml中约含5μg的溶液,摇匀。

对照品溶液 取氯氮平对照品适量,精密称定,加溶出介质溶解并定量稀释制成每1ml中约含5μg的溶液。

测定法 取供试品溶液与对照品溶液,照紫外-可见分光光度法(通则0401),在240nm的波长处分别测定吸光度,计算每片的溶出量。

限度 标示量的80%,应符合规定。

其他 应符合片剂项下有关的各项规定(通则0101)。

【含量测定】 照高效液相色谱法(通则0512)测定。

供试品溶液 取本品20片,精密称定,研细,精密称取适量(约相当于氯氮平25mg),置100ml量瓶中,加甲醇10ml,超声使氯氮平溶解,用流动相稀释至刻度,摇匀,滤过,精密量取续滤液5ml,置25ml量瓶中,用流动相稀释至刻度,摇匀。

对照品溶液 取氯氮平对照品25mg,精密称定,置100ml量瓶中,加甲醇10ml,超声使溶解,用流动相稀释至刻度,摇匀,精密量取5ml,置25ml量瓶中,用流动相稀释至刻度,摇匀。

色谱条件 见有关物质项下。

系统适用性要求 理论板数按氯氮平峰计算不低于2000,氯氮平峰与相邻杂质峰之间的分离度应符合要求。

测定法 精密量取供试品溶液与对照品溶液,分别注入液相色谱仪,记录色谱图。按外标法以峰面积计算。

【类别】 同氯氮平。

【规格】 (1)25mg (2)50mg

【贮藏】 遮光,密封保存。

氯 氮 䓬 片

Lüdanzhuo Pian

Chlordiazepoxide Tablets

本品含氯氮䓬($C_{16}H_{14}ClN_3O$)应为标示量的90.0%～110.0%。

【性状】 本品为微黄色片。

【鉴别】 ■(1)取本品的细粉适量(约相当于氯氮䓬0.1g),用三氯甲烷30ml分次研磨使氯氮䓬溶解,滤过,滤液置水浴上蒸干,残渣照氯氮䓬项下的鉴别(1)、(2)项试验,显相同的结果。■[删除]

（2）取有关物质项下供试品溶液适量,用流动相稀释制成每1ml中约含氯氮䓬20μg的溶液,作为供试品溶液;另取氯氮䓬对照品,加流动相溶解并稀释制成每1ml中含20μg的溶液作为对照品溶液。照有关物质项下方法,取上述两种溶液各10μl,分别注入液相色谱仪,记录色谱图。供试品溶液主峰的保留时间应与对照品溶液主峰的保留时间一致。

【检查】 有关物质 照高效液相色谱法(通则0512)测定。避光操作。临用新制。

供试品溶液 取本品的细粉适量(约相当于氯氮䓬20mg),精密称定,置100ml量瓶中,加流动相适量,超声使氯氮䓬溶解,用流动相稀释至刻度,摇匀,滤过,取续滤液。

对照溶液 精密量取供试品溶液与对照品溶液各1ml,置同一100ml量瓶中,用流动相稀释至刻度,摇匀。

对照品溶液、系统适用性溶液、色谱条件、系统适用性要求与测定法 见氯氮䓬有关物质项下。

限度 供试品溶液色谱图中如有与杂质Ⅰ保留时间一致的色谱峰,按外标法以峰面积计算,不得过氯氮䓬标示量的0.1%,如有与杂质Ⅱ保留时间一致的色谱峰,其峰面积不得大于对照溶液中氯氮䓬峰面积的2倍(2.0%),其他单个杂质峰面积不得大于对照溶液中氯氮䓬峰面积的0.5倍(0.5%),各杂质峰面积的和不得大于对照溶液中氯氮䓬峰面积的3倍(3.0%)。

含量均匀度 取本品1片,置50ml量瓶中,加盐酸溶液(9→1000)约30ml,充分振摇使崩解后,用盐酸溶液(9→1000)稀释至刻度,摇匀,滤过,精密量取续滤液适量,用盐酸溶液(9→1000)稀释制成每1ml中约含氯氮䓬15μg的溶液作为供试品溶液,照含量测定项下的方法测定含量,应符合规定(通则0941)。

溶出度 照溶出度与释放度测定法(通则0931第一法)测定。

溶出条件 以盐酸溶液(9→1000)900ml为溶出介质,转速为每分钟100转,依法操作,经30分钟时取样。

供试品溶液 取溶出液,滤过,取续滤液。

对照品溶液 取氯氮䓬对照品,精密称定,加盐酸溶液(9→1000)溶解并定量稀释制成每1ml中约含6μg(5mg规格)或12μg(10mg规格)的溶液。

测定法 取供试品溶液与对照品溶液,照紫外-可见分光光度法(通则0401),在308nm的波长处分别测定吸光度,计算每片的溶出量。

限度 标示量的85%,应符合规定。

其他 应符合片剂项下有关的各项规定(通则0101)。

【含量测定】 照紫外-可见分光光度法(通则0401)测定。

供试品溶液 取本品20片,精密称定,研细,精密称取适量(约相当于氯氮䓬30mg),置100ml量瓶中,加盐酸溶液(9→1000)70ml,充分振摇使氯氮䓬溶解,用盐酸溶液(9→1000)稀释至刻度,摇匀,滤过,精密量取续滤液5ml,置100ml量瓶中,用盐酸溶液(9→1000)稀释至刻度,摇匀。

对照品溶液 取氯氮䓬对照品,精密称定,加盐酸溶液(9→1000)溶解并定量稀释制成每1ml中约含15μg的溶液。

测定法 取供试品溶液与对照品溶液,在308nm的波长处分别测定吸光度,计算。

【类别】 同氯氮䓬。

【规格】 (1)5mg (2)10mg

【贮藏】 遮光,密封保存。

氯雷他定颗粒

Lüleitading Keli

Loratadine Granules

本品含氯雷他定($C_{22}H_{23}ClN_2O_2$)应为标示量的90.0%～110.0%。

【性状】 本品为白色或类白色颗粒。

【鉴别】 (1)取本品细粉适量(约相当于氯雷他定10mg),用0.1mol/L盐酸溶液20ml振摇使溶解,滤过,取续滤液滴加磷钨酸试液3～5滴,应产生白色沉淀。

■(2)照薄层色谱法(通则0502)试验。

供试品溶液 取本品细粉适量,精密称定,用三氯甲烷溶解并稀释制成每1ml中约含氯雷他定1mg的溶液,滤过,取续滤液。

对照品溶液 取氯雷他定对照品适量,精密称定,用三氯甲烷溶解并稀释制成每1ml中含1mg的溶液。

色谱条件 采用硅胶GF_{254}薄层板,以苯-丙酮(4∶1)为展开剂。

测定法 吸取供试品溶液与对照品溶液各10μl,分别点于同一薄层板上,展开,晾干,置紫外光灯(254nm)下检视。

结果判定 供试品溶液所显主斑点的颜色和位置应与对照品溶液的主斑点相同。■[删除]

(3)在含量测定项下记录的色谱图中,供试品溶液主峰的保留时间应与对照品溶液主峰的保留时间一致。

(4)取本品细粉适量,加乙醇制成每1ml中约含氯雷他定10μg的溶液,滤过,照紫外-可见分光光度法(通则0401)测定,在247nm的波长处有最大吸收。

■以上(2)、(3)两项可选做一项。■[删除]

【检查】 有关物质 照高效液相色谱法(通则0512)测定。

供试品溶液 取本品细粉适量,加流动相使氯雷他定溶解并定量稀释制成每1ml中约含0.1mg的溶液,滤过,取续滤液。

对照溶液 精密量取供试品溶液1ml,置100ml量瓶中,用流动相稀释至刻度,摇匀。

色谱条件、系统适用性要求与测定法 见氯雷他定有关物质项下。

限度 供试品溶液色谱图中如有杂质峰,单个杂质峰面积不得大于对照溶液主峰面积的 0.5 倍(0.5%),各杂质峰面积的和不得大于对照溶液主峰面积(1.0%)。

含量均匀度 取本品 1 包,置 50ml(5mg 规格)或 100ml(10mg 规格)量瓶中,加流动相适量,振摇使氯雷他定溶解,并用流动相稀释至刻度,摇匀,滤过,取续滤液,作为供试品溶液,照含量测定项下的方法测定含量,应符合规定(通则 0941)。

溶出度 照溶出度与释放度测定法(通则 0931 第三法)测定。

溶出条件 以 0.1mol/L 盐酸溶液 100ml 为溶出介质,转速为每分钟 50 转,依法操作,经 30 分钟时取样。

供试品溶液 取溶出液 5ml,滤过,取续滤液。

对照品溶液 取氯雷他定对照品适量,精密称定,加流动相溶解并定量稀释制成与供试品溶液浓度相当的溶液。

色谱条件与系统适用性要求 见含量测定项下。

测定法 见含量测定项下。计算出每包的溶出量。

限度 标示量的 75%,应符合规定。

其他 应符合颗粒剂项下有关的各项规定(通则 0104)。

【含量测定】 照高效液相色谱法(通则 0512)测定。

供试品溶液 取本品 10 包,精密称定,研细,取细粉适量(约相当于氯雷他定 10mg),精密称定,置 100ml 量瓶中,加流动相适量,振摇使氯雷他定溶解,并用流动相稀释至刻度,摇匀,滤过,取续滤液。

对照品溶液 取氯雷他定对照品适量,精密称定,加流动相溶解并定量稀释制成每 1ml 中约含 0.1mg 的溶液。

色谱条件与系统适用性要求 见有关物质项下。

测定法 精密量取供试品溶液与对照品溶液,分别注入液相色谱仪,记录色谱图。按外标法以峰面积计算。

【类别】 同氯雷他定。

【规格】 (1)5mg (2)10mg

【贮藏】 遮光,密封保存。

氯 霉 素

Lümeisu

Chloramphenicol

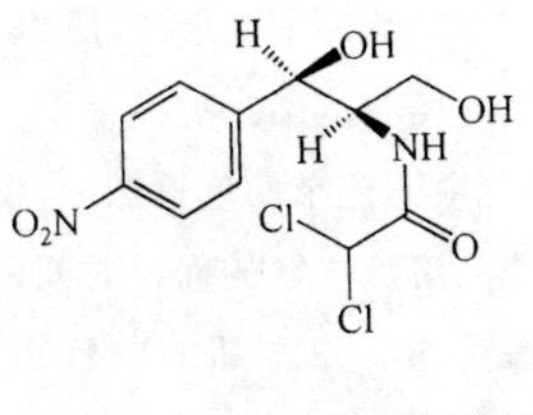

$C_{11}H_{12}Cl_2N_2O_5$ 323.13

本品为 D-苏式-(-)-N-[α-(羟基甲基)-β-羟基-对硝基苯乙基]-2,2-二氯乙酰胺。按干燥品计算,含氯霉素($C_{11}H_{12}Cl_2N_2O_5$)应为 98.0%~102.0%。

【性状】 本品为白色至微带黄绿色的针状、长片状结晶或结晶性粉末。

本品在甲醇、乙醇、丙酮或丙二醇中易溶,在水中微溶。

熔点 本品的熔点(通则 0612)为 149~153℃。

比旋度 取本品,精密称定,加无水乙醇溶解并定量稀释制成每 1ml 中约含 50mg 的溶液,依法测定(通则 0621),比旋度为 +18.5°至 +21.5°。

【鉴别】 ■(1)取本品 10mg,加稀乙醇 1ml 溶解后,加 1%氯化钙溶液 3ml 与锌粉 50mg,置水浴上加热 10 分钟,倾取上清液,加苯甲酰氯约 0.1ml,立即强力振摇 1 分钟,加三氯化铁试液 0.5ml 与三氯甲烷 2ml,振摇,水层显紫红色。如按同一方法,但不加锌粉试验,应不显色。■[删除]

(2)在含量测定项下记录的色谱图中,供试品溶液主峰的保留时间应与对照品溶液主峰的保留时间一致。

(3)本品的红外光吸收图谱应与对照的图谱(光谱集 507 图)一致。

【检查】 结晶性 取本品少许,依法检查(通则 0981),应符合规定。

酸碱度 取本品,加水制成每 1ml 中含 25mg 的混悬液,依法测定(通则 0631),pH 值应为 4.5~7.5。

有关物质 照高效液相色谱法(通则 0512)测定。

供试品溶液 取本品适量,精密称定,加甲醇适量(每 10mg 氯霉素加甲醇 1ml)使溶解后,用流动相定量稀释制成每 1ml 中含 0.5mg 的溶液。

杂质对照品溶液 取氯霉素二醇物对照品与对硝基苯甲醛对照品适量,精密称定,加甲醇适量(每 10mg 氯霉素二醇物加甲醇 1ml)使溶解,用流动相定量稀释制成每 1ml 中含氯霉素二醇物 5μg 与对硝基苯甲醛 3μg 的混合溶液。

系统适用性溶液 取氯霉素对照品、氯霉素二醇物对照品与对硝基苯甲醛对照品各适量,加甲醇适量(每 10mg 氯霉素加甲醇 1ml)使溶解,用流动相稀释制成每 1ml 中各含 50μg 的溶液。

色谱条件 用十八烷基硅烷键合硅胶为填充剂;以 0.01mol/L 庚烷磺酸钠缓冲溶液(取磷酸二氢钾 6.8g,用 0.01mol/L 庚烷磺酸钠溶液溶解并稀释至 1000ml,再加三乙胺 5ml,混匀,用磷酸调节 pH 值至 2.5)-甲醇(68:32)为流动相;检测波长为 277nm;进样体积为 10μl。

系统适用性要求 系统适用性溶液色谱图中,各相邻峰之间的分离度均应符合要求。

测定法 精密量取供试品溶液与杂质对照品溶液,分别注入液相色谱仪,记录色谱图。

限度 按外标法以峰面积计算,含氯霉素二醇物不得过 1.0%,含对硝基苯甲醛不得过 0.5%。

残留溶剂 照残留溶剂测定法(通则 0861 第二法)测定。

供试品贮备液 取本品约 0.5g,精密称定,置 10ml 量瓶中,加二甲基亚砜溶解并稀释至刻度,摇匀。

供试品溶液 精密量取供试品贮备液 2ml 置顶空瓶中,

再精密加二甲基亚砜 1ml,摇匀,密封。

对照品贮备液 取氯苯约 36mg、乙醇约 500mg,精密称定,置 100ml 量瓶中,加二甲基亚砜稀释至刻度,摇匀。

对照品溶液 精密量取对照品贮备液 1ml 置顶空瓶中,精密加供试品贮备液 2ml,摇匀,密封。

系统适用性溶液 精密量取对照品贮备液 1ml 置顶空瓶中,再精密加二甲基亚砜 2ml,摇匀,密封。

色谱条件 以 6% 氰丙基苯基-94% 二甲基聚硅氧烷(或极性相近)为固定液的毛细管柱为色谱柱,起始温度为 40℃,维持 10 分钟,再以每分钟 10℃ 的速率升至 200℃,维持 4 分钟;进样口温度为 250℃;检测器温度为 300℃;顶空瓶平衡温度为 85℃,平衡时间为 45 分钟。

系统适用性要求 系统适用性溶液色谱图中,洗脱顺序依次为:乙醇、氯苯,各色谱峰之间的分离度应符合要求;对照品溶液色谱图中,计算数次连续进样结果,相对标准偏差不得过 5.0%。

测定法 取供试品溶液与对照品溶液分别顶空进样,记录色谱图。

限度 按标准加入法以峰面积计算,乙醇与氯苯的残留量均应符合规定。

干燥失重 取本品,在 105℃ 干燥至恒重,减失重量不得过 0.5%(通则 0831)。

炽灼残渣 不得过 0.1%(通则 0841)。

【含量测定】 照高效液相色谱法(通则 0512)测定。

供试品溶液 取本品适量,精密称定,加甲醇适量(每 10mg 氯霉素加甲醇 1ml)使溶解,用流动相定量稀释制成每 1ml 中约含 0.1mg 的溶液,摇匀。

对照品溶液 取氯霉素对照品适量,精密称定,加甲醇适量(每 10mg 氯霉素加甲醇 1ml)使溶解,用流动相定量稀释制成每 1ml 中约含 0.1mg 的溶液,摇匀。

系统适用性溶液、色谱条件与系统适用性要求 见有关物质项下。

测定法 精密量取供试品溶液与对照品溶液,分别注入液相色谱仪,记录色谱图。按外标法以峰面积计算。

【类别】 酰胺醇类抗生素。

【贮藏】 密封保存。

【制剂】 (1)氯霉素片 (2)氯霉素胶囊 (3)氯霉素眼膏 (4)氯霉素滴耳液 (5)氯霉素滴眼液

氯 霉 素 片

Lümeisu Pian

Chloramphenicol Tablets

本品含氯霉素($C_{11}H_{12}Cl_2N_2O_5$)应为标示量的 90.0%～110.0%。

【性状】 本品为糖衣片或薄膜衣片,除去包衣后,显白色至微带黄绿色。

【鉴别】 ■(1)取本品 1 片,除去包衣后,研细,加乙醇 10ml,振摇,使氯霉素溶解,滤过,滤液蒸干。残渣照氯霉素项下的鉴别(1)项试验,显相同的反应。■[删除]

(2)在含量测定项下记录的色谱图中,供试品溶液主峰的保留时间应与对照品溶液主峰的保留时间一致。

【检查】 **溶出度** 照溶出度与释放度测定法(通则 0931 第一法)测定。

溶出条件 以盐酸溶液(9→1000)900ml 为溶出介质,转速为每分钟 100 转,依法操作,经 30 分钟时取样。

测定法 取溶出液适量,滤过,精密量取续滤液 5ml,置 50ml 量瓶中,用溶出介质稀释至刻度,摇匀,照紫外-可见分光光度法(通则 0401),在 278nm 的波长处测定吸光度,按 $C_{11}H_{12}Cl_2N_2O_5$ 的吸收系数($E_{1cm}^{1\%}$)为 298,计算每片的溶出量。

限度 标示量的 70%,应符合规定。

其他 应符合片剂项下有关的各项规定(通则 0101)。

【含量测定】 照高效液相色谱法(通则 0512)测定。

供试品溶液 取本品 10 片,精密称定,研细,精密称取适量(约相当于氯霉素 50mg),加甲醇适量(每 10mg 氯霉素加甲醇 1ml)使氯霉素溶解,再用流动相定量稀释制成每 1ml 中含氯霉素 0.1mg 的溶液,滤过,取续滤液。

对照品溶液、系统适用性溶液、色谱条件、系统适用性要求与测定法 见氯霉素含量测定项下。

【类别】 同氯霉素。

【规格】 (1)0.05g (2)0.125g (3)0.25g

【贮藏】 密封保存。

氯霉素胶囊

Lümeisu Jiaonang

Chloramphenicol Capsules

本品含氯霉素($C_{11}H_{12}Cl_2N_2O_5$)应为标示量的 90.0%～110.0%。

【性状】 本品内容物为白色至微带黄绿色粉末或颗粒。

【鉴别】 ■(1)取本品的内容物,照氯霉素项下的鉴别(1)项试验,显相同的反应。■[删除]

(2)在含量测定项下记录的色谱图中,供试品溶液主峰的保留时间应与对照品溶液主峰的保留时间一致。

【检查】 **干燥失重** 取本品的内容物,在 105℃ 干燥至恒重,减失重量不得过 1.0%(通则 0831)。

溶出度 照溶出度与释放度测定法(通则 0931 第一法)测定。

溶出条件 以盐酸溶液(9→1000)900ml 为溶出介质,转速为每分钟 100 转,依法操作,经 30 分钟时取样。

测定法 取溶出液适量,滤过,精密量取续滤液 5ml,置 50ml 量瓶中,用溶出介质稀释至刻度,摇匀,照紫外-可见分光光度法(通则 0401),在 278nm 的波长处测定吸光度,按 $C_{11}H_{12}Cl_2N_2O_5$ 的吸收系数($E_{1cm}^{1\%}$)为 298,计算每粒的溶出量。

限度 标示量的 70%,应符合规定。

其他 应符合胶囊剂项下有关的各项规定(通则 0103)。

【含量测定】 照高效液相色谱法(通则 0512)测定。

供试品溶液 取装量差异项下的内容物,混合均匀,精密称取适量(约相当于氯霉素 50mg),加甲醇适量(每 10mg 氯霉素加甲醇 1ml)使氯霉素溶解,再用流动相定量稀释制成每 1ml 中含氯霉素 0.1mg 的溶液,滤过,取续滤液。

对照品溶液、系统适用性溶液、色谱条件、系统适用性要求与测定法 见氯霉素含量测定项下。

【类别】 同氯霉素。

【规格】 (1)0.125g (2)0.25g

【贮藏】 密封保存。

氯霉素眼膏

Lümeisu Yangao

Chloramphenicol Eye Ointment

本品含氯霉素($C_{11}H_{12}Cl_2N_2O_5$)应为标示量的 90.0%～110.0%。

【性状】 本品为淡黄色或黄色的眼用油膏。

【鉴别】 ■(1)取本品约 2g,加稀乙醇 10ml,置水浴中微温搅拌,使氯霉素溶解,放冷,滤过,滤液照氯霉素项下的鉴别(1)项试验,显相同的反应。■[删除]

(2)在含量测定项下记录的色谱图中,供试品溶液主峰的保留时间应与对照品溶液主峰的保留时间一致。

【检查】 应符合眼用制剂项下有关的各项规定(通则 0105)。

【含量测定】 照高效液相色谱法(通则 0512)测定。

供试品溶液 取本品约 2g,精密称定,置分液漏斗中,加石油醚 30ml,振摇,使基质溶解,加磷酸盐缓冲液(pH 6.0)提取 3 次,每次 20ml,合并提取液,置 100ml 量瓶中,加磷酸盐缓冲液(pH 6.0)稀释至刻度,摇匀,精密量取适量,用流动相定量稀释制成每 1ml 中约含氯霉素 0.1mg 的溶液。

对照品溶液、系统适用性溶液、色谱条件、系统适用性要求与测定法 见氯霉素含量测定项下。

【类别】 同氯霉素。

【规格】 (1)1% (2)3%

【贮藏】 密封,在阴凉处保存。

氯霉素滴耳液

Lümeisu Di'erye

Chloramphenicol Ear Drops

本品含氯霉素($C_{11}H_{12}Cl_2N_2O_5$)应为标示量的 90.0%～130.0%。

本品可用甘油或丙二醇作助溶剂。

【性状】 本品为无色至微黄色的黏稠澄清液体。

【鉴别】 ■(1)取本品约 1ml,照氯霉素项下的鉴别(1)试验,显相同的反应。■[删除]

(2)在含量测定项下记录的色谱图中,供试品溶液主峰的保留时间应与对照品溶液主峰的保留时间一致。

【检查】 有关物质 照高效液相色谱法(通则 0512)测定。

供试品溶液 精密量取本品适量,用流动相定量稀释制成每 1ml 中含氯霉素 0.5mg 的溶液。

杂质对照品溶液 取氯霉素二醇物对照品与对硝基苯甲醛对照品适量,精密称定,加甲醇适量(每 10mg 氯霉素二醇物加甲醇 1ml)使溶解,用流动相定量稀释制成每 1ml 中含氯霉素二醇物 25μg 与对硝基苯甲醛 3μg 的混合溶液。

系统适用性溶液、色谱条件、系统适用性要求与测定法 见氯霉素有关物质项下。

限度 按外标法以峰面积计算,含氯霉素二醇物不得过标示量的 5.0%,含对硝基苯甲醛不得过标示量的 0.5%。

其他 应符合耳用制剂项下有关的各项规定(通则 0126)。

【含量测定】 照高效液相色谱法(通则 0512)测定。

供试品溶液 精密量取本品适量,用流动相定量稀释制成每 1ml 中约含氯霉素 0.1mg 的溶液。

对照品溶液、系统适用性溶液、色谱条件、系统适用性要求与测定法 见氯霉素含量测定项下。

【类别】 同氯霉素。

【规格】 (1)5ml：0.125g (2)10ml：0.25g

【贮藏】 密封保存。

氯霉素滴眼液

Lümeisu Diyanye

Chloramphenicol Eye Drops

本品含氯霉素($C_{11}H_{12}Cl_2N_2O_5$)应为标示量的 90.0%～120.0%。

本品含有适量的缓冲剂与防腐剂。

【性状】 本品为无色至微黄绿色的澄明液体。

【鉴别】 ■(1)取本品 4ml,照氯霉素项下的鉴别(1)试验,显相同的反应。■[删除]

(2)在含量测定项下记录的色谱图中,供试品溶液主峰的保留时间应与对照品溶液主峰的保留时间一致。

【检查】 **pH 值** 应为 6.0～7.0(通则 0631)。

有关物质 照高效液相色谱法(通则 0512)测定。

供试品溶液 精密量取本品适量,用流动相 A-流动相 B(68:32)定量稀释制成每 1ml 中约含氯霉素 0.5mg 的溶液。

对照品溶液 取氯霉素对照品、氯霉素二醇物对照品、对硝基苯甲醛对照品、羟苯甲酯对照品、羟苯乙酯对照品与羟苯丙酯对照品各适量,加甲醇适量(每 10mg 氯霉素加甲醇 1ml)使溶解,用流动相 A-流动相 B(68:32)定量稀释制成每 1ml 中约含氯霉素 0.5mg、氯霉素二醇物 40μg、对硝基苯甲醛 3μg、羟苯甲酯 40μg、羟苯乙酯 50μg 和羟苯丙酯 20μg 的混合溶液。

色谱条件 用十八烷基硅烷键合硅胶为填充剂;流动相 A 为 0.01mol/L 庚烷磺酸钠缓冲溶液(取磷酸二氢钾 6.8g,用 0.01mol/L 庚烷磺酸钠溶液溶解并稀释至 1000ml,再加三乙胺 5ml,混匀,用磷酸调节 pH 值至 2.5);流动相 B 为甲醇,按下表进行线性梯度洗脱;检测波长为 277nm;进样体积为 10μl。

时间(分钟)	流动相 A(%)	流动相 B(%)
0	68	32
15	68	32
40	35	65
50	68	32
60	68	32

系统适用性要求 对照品溶液色谱图中,各相邻峰之间的分离度均应符合要求。

测定法 精密量取供试品溶液与对照品溶液,分别注入液相色谱仪,记录色谱图。

限度 按外标法以峰面积计算,含氯霉素二醇物不得过标示量的 8.0%,含对硝基苯甲醛不得过标示量的 0.5%。

羟苯甲酯、羟苯乙酯与羟苯丙酯 如使用羟苯甲酯、羟苯乙酯、羟苯丙酯作为防腐剂,在有关物质项下记录的色谱图中,按外标法以峰面积分别计算含量,均应为标示量的 80.0%～120.0%。

渗透压摩尔浓度 应为 250～350mOsmol/kg(通则 0632)。

其他 应符合眼用制剂项下有关的各项规定(通则 0105)。

【含量测定】 照高效液相色谱法(通则 0512)测定。

供试品溶液 精密量取本品适量,用流动相 A-流动相 B

(68:32)定量稀释制成每 1ml 中约含氯霉素 0.1mg 的溶液,摇匀。

对照品溶液 取氯霉素对照品适量,精密称定,加流动相 A-流动相 B(68:32)溶解并定量稀释制成每 1ml 中约含 0.1mg 的溶液,摇匀。

系统适用性溶液 取有关物质项下的对照品溶液。

色谱条件 见有关物质项下。

系统适用性要求 系统适用性溶液色谱图中,各相邻峰之间的分离度均应符合要求。

测定法 精密量取供试品溶液与对照品溶液,分别注入液相色谱仪,记录色谱图。按外标法以峰面积计算。

【类别】 同氯霉素。

【规格】 (1)5ml:12.5mg (2)8ml:20mg (3)10ml:25mg

【贮藏】 遮光,密封,在阴凉处保存。

奥 卡 西 平

Aokaxiping

Oxcarbazepine

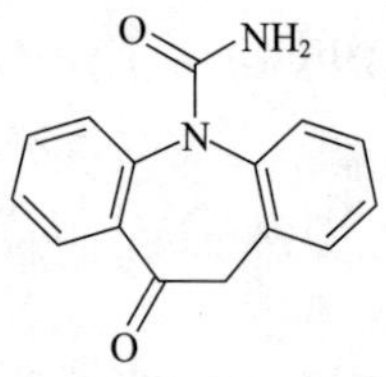

$C_{15}H_{12}N_2O_2$ 252.27

本品为 10,11-二氢-10-氧代-5H-二苯并[b,f]氮杂䓬-5-甲酰胺。按干燥品计算,含 $C_{15}H_{12}N_2O_2$ 应为 98.0%～102.0%。

【性状】 本品为白色至微黄色的结晶性粉末;几乎无臭。

本品■在三氯甲烷中略溶,■[删除]在甲醇、丙酮或二氯甲烷中微溶,在水或乙醇中几乎不溶;在 0.1mol/L 盐酸溶液或 0.1mol/L 氢氧化钠溶液中几乎不溶。

【鉴别】 (1)取本品约 0.1g,加硝酸 2ml,置水浴上加热,即显橙红色。

■(2)在含量测定项下记录的色谱图中,供试品溶液主峰的保留时间应与对照品溶液主峰的保留时间一致。■[修订]

(3)本品的红外光吸收图谱应与对照品的图谱一致(通则 0402)。

【检查】 **酸碱度** 取本品 1.0g,加水 20ml,搅拌 15 分钟,滤过,取续滤液 10ml,加酚酞指示液 1 滴,用氢氧化钠滴定液(0.01mol/L)滴定,消耗氢氧化钠滴定液(0.01mol/L)不得过 0.7ml;再加甲基红指示液 3 滴,用盐酸滴定液(0.01mol/L)滴定,消耗盐酸滴定液(0.01mol/L)不得过 1.2ml。

甲醇溶液的澄清度与颜色 取本品,加甲醇溶解并稀释制成每1ml含0.50mg的溶液,溶液应澄清无色;如显浑浊,与1号浊度标准液(通则0902第一法)比较,不得更浓;如显色,与黄色2号或黄绿色2号标准比色液(通则0901第一法)比较,不得更深。

氯化物 取本品1.0g,加水100ml,煮沸,放冷,滤过,取续滤液25ml,依法检查(通则0801),与标准氯化钠溶液3.5ml制成的对照液比较,不得更浓(0.014%)。

硫酸盐 取本品1.0g,加水100ml,煮沸,放冷,滤过,取续滤液40ml,依法检查(通则0802),与标准硫酸钾溶液1.2ml制成的对照液比较,不得更浓(0.03%)。

■**有关物质** 照高效液相色谱法(通则0512)测定。避光操作,临用新制。

溶剂 流动相A-流动相B(40∶60)。

供试品溶液 取本品50mg,置100ml量瓶中,加溶剂适量,超声5分钟使溶解,用溶剂稀释至刻度,摇匀。

对照溶液 精密量取供试品溶液1ml,置100ml量瓶中,用溶剂稀释至刻度,摇匀,再精密量取1ml,置10ml量瓶中,用溶剂稀释至刻度,摇匀。

杂质Ⅰ对照品贮备液 取杂质Ⅰ对照品10mg,精密称定,置100ml量瓶中,加溶剂适量超声使溶解并稀释至刻度,摇匀。

杂质Ⅰ对照品溶液 精密量取杂质Ⅰ对照品贮备液1ml,置100ml量瓶中,用溶剂稀释至刻度,摇匀。

灵敏度溶液 精密量取对照溶液5ml,置10ml量瓶中,用溶剂稀释至刻度,摇匀。

系统适用性溶液 取奥卡西平对照品12mg,精密称定,置25ml量瓶中,加3mol/L氢氧化钠溶液2ml,置80℃水浴加热30分钟,加3mol/L盐酸溶液2ml,放冷,加杂质Ⅰ对照品贮备液5ml,用溶剂稀释至刻度,摇匀。

色谱条件 用十八烷基硅烷键合硅胶为填充剂(150mm×4.6mm,3μm或效能相当的色谱柱);以6.8g/L磷酸二氢钾溶液(每1000ml加三乙胺2ml,用磷酸调节pH值至6.0)为流动相A,乙腈-甲醇(11∶8)为流动相B;按下表进行梯度洗脱;检测波长为240nm;柱温为45℃;流速为每分钟1.0ml;进样体积15μl。

时间(分钟)	流动相A(%)	流动相B(%)
0	67	33
8	67	33
8.1	60	40
38.0	20	80
38.1	67	33
43	67	33

系统适用性要求 系统适用性溶液色谱图中,理论板数按奥卡西平峰计算应不低于5000,奥卡西平峰与杂质Ⅰ峰之间的分离度应不小于10,杂质Ⅰ峰与相邻杂质峰之间的分离

度应不小于1.5。灵敏度溶液色谱图中,主成分峰高的信噪比应大于10。

测定法 精密量取供试品溶液与对照溶液,分别注入液相色谱仪,记录色谱图。

限度 供试品溶液色谱图中如有与杂质Ⅰ峰保留时间一致的色谱峰,按外标法以峰面积计算,不得过0.1%,其他单个杂质峰面积不得大于对照溶液主峰面积(0.1%),其他各杂质峰面积的和不得大于对照溶液主峰面积的3倍(0.3%)。小于灵敏度溶液主峰面积的色谱峰忽略不计(0.05%)。■[修订]

干燥失重 取本品,在105℃干燥至恒重,减失重量不得过0.5%(通则0831)。

炽灼残渣 取本品1.0g,依法检查(通则0841),遗留残渣不得过0.1%。

重金属 取炽灼残渣项下遗留的残渣,依法检查(通则0821第二法),含重金属不得过百万分之二十。

■**【含量测定】** 照高效液相色谱法(通则0512)测定。

供试品溶液 取本品,加有关物质项下的溶剂适量,超声5分钟使溶解,放冷,用溶剂定量稀释制成每1ml中约含0.1mg的溶液。

对照品溶液 取奥卡西平对照品适量,精密称定,加有关物质项下的溶剂溶解并定量稀释制成每1ml中约含0.1mg的溶液。

色谱条件 用十八烷基硅烷键合硅胶为填充剂(150mm×4.6mm,3μm或效能相当的色谱柱);以有关物质项下流动相A-流动相B(67∶33)为流动相;柱温为45℃;检测波长为254nm;进样体积15μl。

系统适用性要求 理论板数按奥卡西平峰计算不低于5000,奥卡西平峰与相邻杂质峰之间的分离度应不小于1.5。

测定法 精密量取供试品溶液与对照品溶液,分别注入液相色谱仪,记录色谱图。按外标法以峰面积计算。■[修订]

【类别】 抗癫痫药。

【贮藏】 遮光,密封保存。

【制剂】 奥卡西平片

■**附:**

杂质Ⅰ(卡马西平)

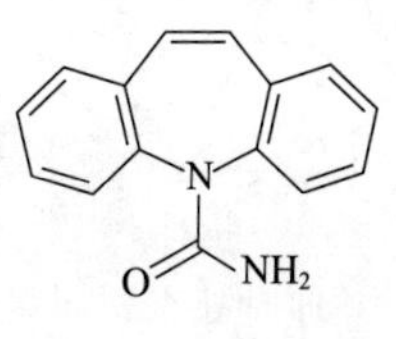

$C_{15}H_{12}N_2O$ 236.27

5H-二苯并[b,f]氮杂䓬-5-甲酰胺■[增订]

奥卡西平片

Aokaxiping Pian

Oxcarbazepine Tablets

本品含奥卡西平（$C_{15}H_{12}N_2O_2$）应为标示量的95.0%～105.0%。

【性状】 本品为薄膜衣片，除去包衣后显白色至淡黄色。

【鉴别】 （1）取本品的细粉适量（约相当于奥卡西平0.1g），加硝酸2ml，置水浴上加热，即显橙红色。

（2）在含量测定项下记录的色谱图中，供试品溶液主峰的保留时间应与对照品溶液主峰的保留时间一致。

（3）取本品细粉适量，用甲醇制成每1ml中含奥卡西平20μg的溶液，滤过，取续滤液，照紫外-可见分光光度法（通则0401）测定，在254nm与305nm的波长处有最大吸收，在248nm与281nm的波长处有最小吸收。

【检查】 ■有关物质 照高效液相色谱法（通则0512）测定。避光操作，临用新制。

供试品溶液 取本品细粉适量（约相当于奥卡西平50mg），精密称定，置100ml量瓶中，加溶剂适量，超声5分钟使奥卡西平溶解，用溶剂稀释至刻度，摇匀，滤过，取续滤液。

对照溶液 精密量取供试品溶液1ml，置100ml量瓶中，用溶剂稀释至刻度，摇匀，再精密量取1ml，置10ml量瓶中，用溶剂稀释至刻度，摇匀。

灵敏度溶液 精密量取对照溶液5ml，置10ml量瓶中，用溶剂稀释至刻度，摇匀。

溶剂、杂质Ⅰ对照品贮备液、杂质Ⅰ对照品溶液、系统适用性溶液、色谱条件、系统适用性要求与测定法 见奥卡西平有关物质项下。

限度 供试品溶液色谱图中如有与杂质Ⅰ峰保留时间一致的色谱峰，按外标法以峰面积计算，不得过奥卡西平标示量的0.2%，其他单个杂质峰面积不得大于对照溶液主峰面积的2倍（0.2%），其他各杂质峰面积的和不得大于对照溶液主峰面积的5倍（0.5%）。小于灵敏度溶液主峰面积的色谱峰忽略不计（0.05%）。■[修订]

■溶出度 照溶出度与释放度测定法（通则0931第二法）测定。避光操作。

溶出条件 以0.6%十二烷基硫酸钠溶液900ml为溶出介质，转速为每分钟60转，依法操作，分别在30分钟时和60分钟时取样10ml，并即时补充相同温度、相同体积的溶出介质。

供试品溶液 取溶出液，滤过，精密量取续滤液适量，用溶出介质定量稀释制成每1ml中约含奥卡西平16.6μg的溶液。

对照品溶液 取奥卡西平对照品16.6mg，置100ml量瓶中，加甲醇8ml，超声使溶解，用溶出介质稀释至刻度，摇匀，精密量取适量，用溶出介质定量稀释制成每1ml中约含奥卡西平16.6μg的溶液。

测定法 取供试品溶液与对照品溶液，照紫外-可见分光光度法（通则0401），在256nm的波长处分别测定吸光度，计算每片的溶出量。

限度 30分钟时为标示量的75%，60分钟时为标示量的85%，应符合规定。■[修订]

■【含量测定】 照高效液相色谱法（通则0512）测定。避光操作。

供试品溶液 取本品20片，精密称定，研细，精密称取细粉适量（约相当于奥卡西平50mg），置100ml量瓶中，加有关物质项下的溶剂适量，超声5分钟使溶解，用溶剂稀释至刻度，摇匀，滤过，精密量取续滤液5ml，置25ml量瓶中，用溶剂稀释至刻度，摇匀。

对照品溶液、色谱条件、系统适用性要求与测定法 见奥卡西平含量测定项下。■[修订]

【类别】 同奥卡西平。

【规格】 0.3g

【贮藏】 遮光，密封保存。

奥沙西泮片

Aoshaxipan Pian

Oxazepam Tablets

本品含奥沙西泮（$C_{15}H_{11}ClN_2O_2$）应为标示量的90.0%～110.0%。

【性状】 本品为白色片。

【鉴别】 ■（1）取本品的细粉适量（约相当于奥沙西泮15mg），置分液漏斗中，加水2ml，用三氯甲烷约15ml振摇提取，分取三氯甲烷层，滤过，滤液在水浴上蒸干，残渣照奥沙西泮项下的鉴别（1）项试验，显相同的反应。■[删除]

（2）取含量测定项下的供试品溶液，照紫外-可见分光光度法（通则0401）测定，在229nm的波长处有最大吸收，在315nm的波长处有较弱的最大吸收。

【检查】 有关物质 照高效液相色谱法（通则0512）测定。

供试品溶液 取本品细粉适量（约相当于奥沙西泮25mg），精密称定，置50ml量瓶中，加乙腈适量，振摇使奥沙西泮溶解，用乙腈稀释至刻度，摇匀，滤过，取续滤液。

对照溶液 精密量取供试品溶液与对照品溶液各适量，用乙腈定量稀释制成每1ml中各约含1μg的溶液。

对照品溶液、色谱条件、系统适用性要求与测定法 见奥沙西泮有关物质项下。

限度 供试品溶液色谱图中如有与对照溶液中杂质Ⅰ、

杂质Ⅱ保留时间一致的色谱峰,按外标法以峰面积计算,含杂质Ⅰ不得过奥沙西泮标示量的0.5%,含杂质Ⅱ不得过奥沙西泮标示量的0.2%,其他单个杂质峰面积不得大于对照溶液中奥沙西泮峰面积(0.2%),杂质总量不得过1.0%。

含量均匀度 以含量测定项下测定的每片含量计算,应符合规定(通则0941)。

溶出度 照溶出度与释放度测定法(通则0931第二法)测定。

溶出条件 以盐酸溶液(9→1000)1000ml为溶出介质,转速为每分钟50转,依法操作,经60分钟时取样。

供试品溶液 取溶出液适量,滤过,取续滤液。

对照品溶液 取奥沙西泮对照品约15mg,精密称定,置100ml量瓶中,加乙醇10ml使溶解,用溶出介质稀释至刻度,摇匀,精密量取5ml,置50ml量瓶中,用溶出介质稀释至刻度,摇匀。

测定法 取供试品溶液与对照品溶液,照紫外-可见分光光度法(通则0401),在283nm的波长处分别测定吸光度,计算每片的溶出量。

限度 标示量的70%,应符合规定。

其他 应符合片剂项下有关的各项规定(通则0101)。

【含量测定】 照紫外-可见分光光度法(通则0401)测定。

供试品溶液 取本品10片,分别置200ml量瓶中,加乙醇150ml,超声使奥沙西泮溶解,放冷,用乙醇稀释至刻度,摇匀,滤过,精密量取续滤液5ml,置100ml量瓶中,用乙醇稀释至刻度,摇匀。

对照品溶液 取奥沙西泮对照品约15mg,精密称定,置200ml量瓶中,加乙醇150ml,超声使溶解,放冷,用乙醇稀释至刻度,摇匀,精密量取5ml,置100ml量瓶中,用乙醇稀释至刻度,摇匀。

测定法 取供试品溶液与对照品溶液,在229nm的波长处分别测定吸光度,计算每片的含量,并求得10片的平均含量。

【类别】 同奥沙西泮。

【规格】 15mg

【贮藏】 遮光,密封保存。

奥沙普秦肠溶片

Aoshapuqin Changrongpian

Oxaprozin Enteric-coated Tablets

本品含奥沙普秦($C_{18}H_{15}NO_3$)应为标示量的90.0%～110.0%。

【性状】 本品为肠溶片,除去包衣后显白色或类白色。

【鉴别】 (1)取本品,除去包衣后,研细,称取细粉适量(约相当于奥沙普秦0.1g),加乙醇20ml,置水浴中加热使

奥沙普秦溶解,滤过,滤液置水浴上蒸干,取残渣约20mg,溶于温热的稀硫酸中,滴加碘化铋钾试液,即生成橘红色沉淀。

■(2)照薄层色谱法(通则0502)试验。避光操作。

供试品溶液 取本品细粉适量(约相当于奥沙普秦0.1g),加甲醇8ml,搅拌使奥沙普秦溶解,滤过,滤液置10ml量瓶中,用甲醇稀释至刻度,摇匀。

对照品溶液 取奥沙普秦对照品适量,加甲醇溶解并稀释制成每1ml中约含10mg的溶液。

色谱条件 采用GF_{254}薄层板,以三氯甲烷-冰醋酸(40:0.5)为展开剂。

测定法 吸取供试品溶液与对照品溶液各5μl,分别点于同一薄层板上,展开,晾干,置紫外光灯(254nm)下检视。

结果判定 供试品溶液主斑点的位置和颜色应与对照品溶液的主斑点一致。■[删除]

(3)取含量测定项下的供试品溶液,照紫外-可见分光光度法(通则0401)测定,在222nm与286nm的波长处有最大吸收。

【检查】 **有关物质** 照高效液相色谱法(通则0512)测定。避光操作。

供试品溶液 取含量测定项下细粉适量,加乙腈使奥沙普秦溶解并稀释制成每1ml中约含奥沙普秦2mg的溶液,滤过,取续滤液。

对照溶液 精密量取供试品溶液适量,用乙腈定量稀释制成每1ml中约含20μg的溶液。

色谱条件、系统适用性要求与测定法 见奥沙普秦有关物质项下。

限度 供试品溶液色谱图中如有杂质峰,各杂质峰面积的和不得大于对照溶液主峰面积的1.5倍(1.5%)。

溶出度 照溶出度与释放度测定法(通则0931第一法方法2)测定。避光操作。

酸中溶出量 **溶出条件** 以盐酸溶液(9→1000)1000ml为溶出介质,转速为每分钟100转,依法操作,经2小时时,立即将转篮升出液面。

限度 供试片均不得有裂缝或崩解等现象。

缓冲液中溶出量 **溶出条件** 取酸中溶出量项下2小时后的转篮,随即浸入预热至37℃±0.5℃的磷酸盐缓冲液(pH 6.8)1000ml溶出介质中,转速不变,继续依法操作,经45分钟时取样。

供试品溶液 取溶出液适量,滤过,精密量取续滤液5ml,加乙醇0.5ml,置100ml量瓶中,用磷酸盐缓冲液(pH 6.8)稀释至刻度,摇匀。

对照品溶液 取奥沙普秦对照品10mg,精密称定,置100ml量瓶中,加乙醇5ml,充分振摇使溶解,用磷酸盐缓冲液(pH 6.8)稀释至刻度,摇匀,精密量取5ml,置50ml量瓶中,用磷酸盐缓冲液(pH 6.8)稀释至刻度,摇匀。

测定法 取供试品溶液与对照品溶液,照紫外-可见分光

光度法(通则0401),在285nm的波长处分别测定吸光度,计算每片的溶出量。

限度 标示量的70%,应符合规定。

其他 应符合片剂项下有关的各项规定(通则0101)。

【含量测定】 照紫外-可见分光光度法(通则0401)测定。避光操作。

供试品溶液 取本品10片,除去包衣后,精密称定,研细,精密称取适量(约相当于奥沙普秦50mg),置100ml量瓶中,加乙醇适量,充分振摇使奥沙普秦溶解,用乙醇稀释至刻度,摇匀,滤过,精密量取续滤液2ml,置100ml量瓶中,用乙醇稀释至刻度,摇匀。

对照品溶液 取奥沙普秦对照品,精密称定,加乙醇溶解并定量稀释成每1ml中约含10μg的溶液。

测定法 取供试品溶液与对照品溶液,在286nm的波长处分别测定吸光度,计算。

【类别】 同奥沙普秦。

【规格】 0.2g

【贮藏】 遮光,密封保存。

奥沙普秦肠溶胶囊

Aoshapuqin Changrongjiaonang

Oxaprozin Enteric Capsules

本品含奥沙普秦($C_{18}H_{15}NO_3$)应为标示量的90.0%~110.0%。

【性状】 本品内容物为白色或类白色粉末或颗粒。

【鉴别】 (1)取本品内容物,研细,称取细粉适量(约相当于奥沙普秦0.1g),加乙醇20ml,置水浴上加热使奥沙普秦溶解,滤过,滤液置水浴上蒸干,取残渣约20mg,溶于温热的稀硫酸中,滴加碘化铋钾试液,即生成橘红色沉淀。

■(2)照薄层色谱法(通则0502)试验。避光操作。

供试品溶液 取本品的内容物适量(约相当于奥沙普秦0.1g),加甲醇8ml,振摇使奥沙普秦溶解,滤过,滤液置10ml量瓶中,用甲醇稀释至刻度,摇匀。

对照品溶液 取奥沙普秦对照品适量,加甲醇溶解并稀释制成每1ml中约含10mg的溶液。

色谱条件 采用GF$_{254}$薄层板,以三氯甲烷-冰醋酸(40:0.5)为展开剂。

测定法 吸取供试品溶液与对照品溶液各5μl,分别点于同一薄层板上,展开,晾干,置紫外光灯(254nm)下检视。

结果判定 供试品溶液主斑点的位置和颜色应与对照品溶液的主斑点一致。■[删除]

(3)取含量测定项下的供试品溶液,照紫外-可见分光光度法(通则0401)测定,在222nm与286nm的波长处有最大吸收。

【检查】 **有关物质** 照高效液相色谱法(通则0512)测定。避光操作。

供试品溶液 取本品内容物适量,混匀,研细,加乙腈溶解并稀释制成每1ml中约含奥沙普秦2mg的溶液,滤过,取续滤液。

对照溶液 精密量取供试品溶液适量,用乙腈定量稀释制成每1ml中约含20μg的溶液。

色谱条件、系统适用性要求与测定法 见奥沙普秦有关物质项下。

限度 供试品溶液色谱图中如有杂质峰,各杂质峰面积的和不得大于对照溶液主峰面积的1.5倍(1.5%)。

溶出度 照溶出度与释放度测定法(通则0931第二法方法2)测定。避光操作。

酸中溶出量 **溶出条件** 以盐酸溶液(9→1000)1000ml为溶出介质,转速为每分钟100转,依法操作,经2小时时,立即将搅拌桨升出液面,弃去各溶出杯中的酸液。

限度 供试品的囊壳均不得有裂缝或崩解现象。

缓冲液中溶出量 **溶出条件** 在弃去酸液后的各溶出杯中,随即加入预热至37℃±0.5℃的磷酸盐缓冲液(pH 6.8)1000ml作为溶出介质,转速不变,继续依法操作,经45分钟时取样。

供试品溶液 取溶出液滤过,精密量取续滤液5ml,加乙醇0.5ml,置100ml量瓶中,用磷酸盐缓冲液(pH 6.8)稀释至刻度,摇匀。

对照品溶液 取奥沙普秦对照品10mg,精密称定,置100ml量瓶中,加乙醇5ml,充分振摇使溶解,用磷酸盐缓冲液(pH 6.8)稀释至刻度,摇匀,精密量取5ml,置50ml量瓶中,用磷酸盐缓冲液(pH 6.8)稀释至刻度,摇匀。

测定法 取供试品溶液与对照品溶液,照紫外-可见分光光度法(通则0401),在285nm的波长处分别测定吸光度,计算每粒的溶出量。

限度 标示量的70%,应符合规定。

其他 应符合胶囊剂项下有关的各项规定(通则0103)。

【含量测定】 照紫外-可见分光光度法(通则0401)测定。避光操作。

供试品溶液 取装量差异项下的内容物,混匀,研细,精密称取适量(约相当于奥沙普秦50mg),置100ml量瓶中,加乙醇适量,充分振摇使奥沙普秦溶解,用乙醇稀释至刻度,摇匀,滤过,精密量取续滤液2ml,置100ml量瓶中,用乙醇稀释至刻度,摇匀。

对照品溶液 取奥沙普秦对照品适量,精密称定,加乙醇溶解并定量稀释制成每1ml中约含10μg的溶液。

测定法 取供试品溶液与对照品溶液,在286nm的波长处分别测定吸光度,计算。

【类别】 同奥沙普秦。

【规格】 0.2g

【贮藏】 遮光,密封保存。

奥 美 拉 唑

Aomeilazuo

Omeprazole

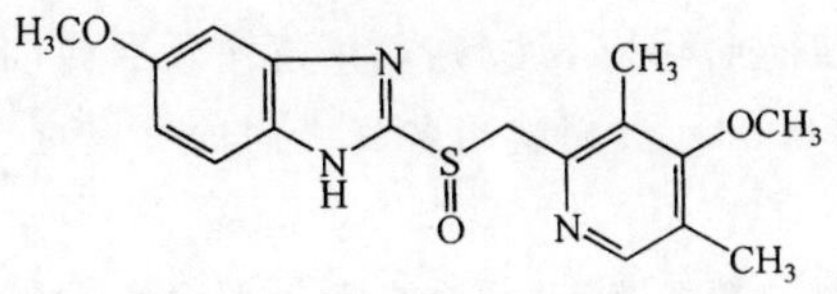

$C_{17}H_{19}N_3O_3S$ 345.42

本品为5-甲氧基-2-[[(4-甲氧基-3,5-二甲基-2-吡啶基)甲基]亚硫酰基]-1H-苯并咪唑。按干燥品计算,含$C_{17}H_{19}N_3O_3S$不得少于98.5%。

【性状】 本品为白色或类白色结晶性粉末;无臭;遇光易变色。

本品在二氯甲烷中易溶,在甲醇或乙醇中略溶,在丙酮中微溶,在水中不溶;在0.1mol/L氢氧化钠溶液中溶解。

【鉴别】 (1)取本品约3mg,加0.1mol/L氢氧化钠溶液3ml溶解后,加硅钨酸试液1ml,摇匀,滴加稀盐酸数滴,即产生白色絮状沉淀。

(2)取本品,加0.1mol/L氢氧化钠溶液溶解并稀释制成每1ml中约含15μg的溶液,照紫外-可见分光光度法(通则0401)测定,在276nm与305nm的波长处有最大吸收,在256nm与281nm的波长处有最小吸收。

(3)本品的红外光吸收图谱应与对照的图谱(光谱集■1050■[修订]图)一致。

【检查】 **二氯甲烷溶液的澄清度与颜色** 取本品0.50g,加二氯甲烷25ml溶解,溶液应澄清无色;如显色,立即照紫外-可见分光光度法(通则0401),在440nm的波长处测定吸光度,不得过0.10。

有关物质 照高效液相色谱法(通则0512)测定。避光操作。

供试品溶液 取本品适量,加流动相溶解并稀释制成每1ml中约含0.2mg的溶液。

对照溶液 精密量取供试品溶液适量,用流动相定量稀释制成每1ml中约含2μg的溶液。

系统适用性溶液 取奥美拉唑与杂质Ⅰ对照品各约1mg,置10ml量瓶中,加流动相溶解并稀释至刻度,摇匀。

色谱条件 用辛基硅烷键合硅胶为填充剂;以0.01mol/L磷酸氢二钠溶液(用磷酸调节pH值至7.6)-乙腈(75:25)为流动相;检测波长为280nm;进样体积20μl。

系统适用性要求 理论板数按奥美拉唑峰计算不低于2000。奥美拉唑峰与杂质Ⅰ峰之间的分离度应大于2.0。

测定法 精密量取供试品溶液与对照溶液,分别注入液相色谱仪,记录色谱图至主成分峰保留时间的3倍。

限度 供试品溶液色谱图中如有杂质峰,单个杂质峰面积不得大于对照溶液主峰面积的0.3倍(0.3%),各杂质峰面积的和不得大于对照溶液主峰面积(1.0%)。

残留溶剂 照残留溶剂测定法(通则0861第二法)测定。

供试品溶液 取本品约0.3g,精密称定,置10ml顶空瓶中,精密加N,N-二甲基甲酰胺3ml使溶解,密封。

对照品溶液 取甲醇、丙酮、乙腈、二氯甲烷与甲苯各适量,精密称定,加N,N-二甲基甲酰胺溶解并定量稀释制成每1ml中分别约含甲醇0.3mg、丙酮0.5mg、乙腈41μg、二氯甲烷60μg与甲苯89μg的混合溶液,精密量取3ml,置10ml顶空瓶中,密封。

色谱条件 以6%氰丙基苯基-94%二甲基聚硅氧烷(或极性相近)为固定液的毛细管柱为色谱柱;起始温度为50℃,维持7分钟,以每分钟15℃的速率升温至110℃,再以每分钟20℃的速率升温至190℃,维持5分钟;进样口温度为150℃;检测器温度为220℃;顶空瓶平衡温度为95℃,平衡时间为45分钟。

系统适用性要求 对照品溶液色谱图中,各成分峰之间的分离度均应符合要求。

测定法 取供试品溶液与对照品溶液,分别顶空进样,记录色谱图。

限度 按外标法以峰面积计算,甲醇、丙酮、乙腈、二氯甲烷与甲苯的残留量均应符合规定。

干燥失重 取本品,在60℃减压干燥4小时,减失重量不得过0.5%(通则0831)。

炽灼残渣 取本品1.0g,依法检查(通则0841),遗留残渣不得过0.1%。

重金属 取炽灼残渣项下遗留的残渣,依法检查(通则0821第二法),含重金属不得过百万分之二十。

【含量测定】 取本品约0.2g,精密称定,加乙醇-水(4:1)50ml使溶解,照电位滴定法(通则0701),用氢氧化钠滴定液(0.1mol/L)滴定。每1ml氢氧化钠滴定液(0.1mol/L)相当于34.54mg的$C_{17}H_{19}N_3O_3S$。

【类别】 质子泵抑制药。

【贮藏】 遮光,密封,在干燥、冷处保存。

【制剂】 (1)奥美拉唑肠溶片 (2)奥美拉唑肠溶胶囊

附:

杂质Ⅰ

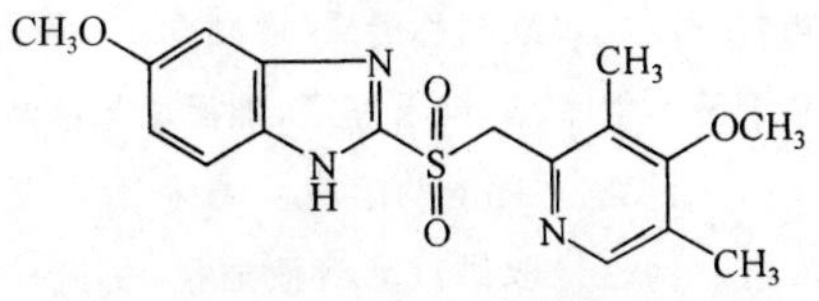

$C_{17}H_{19}N_3O_4S$ 361.42

5-甲氧基-2-[[(4-甲氧基-3,5-二甲基-2-吡啶基)甲基]磺酰基]-1H-苯并咪唑

奥 硝 唑

Aoxiaozuo

Ornidazole

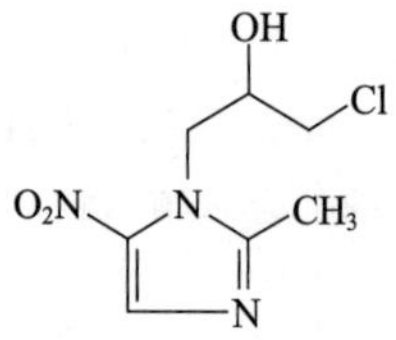

$C_7H_{10}ClN_3O_3$ 219.63

本品为 1-(3-氯-2-羟丙基)-2-甲基-5-硝基咪唑。按干燥品计算,含 $C_7H_{10}ClN_3O_3$ 不得少于 99.0%。

【性状】 本品为白色至微黄色结晶性粉末;无臭;遇光色渐变黄。

本品在乙醇中易溶,在水中略溶。

熔点 本品的熔点(通则 0612)为 86～90℃。

【鉴别】 ■(1)取本品约 0.1g,加硫酸溶液(3→100)5ml 溶解后,加三硝基苯酚试液 2ml,即产生黄色沉淀。■[删除]

(2)取本品约 0.1g,加水 10ml 与氢氧化钠试液 2ml,加热煮沸 5 分钟,放冷,加稀硝酸 2ml,滴加硝酸银试液即生成白色沉淀。

(3)取本品,加乙醇溶解并稀释制成每 1ml 中约含 20μg 的溶液,照紫外-可见分光光度法(通则 0401)测定,在 230nm 与 312nm 的波长处有最大吸收,在 262nm 的波长处有最小吸收。

(4)本品的红外光吸收图谱应与对照品的图谱一致(通则 0402)。

【检查】 乙醇溶液的澄清度与颜色 取本品 0.50g,加乙醇 10ml,振摇使溶解后,溶液应澄清无色;如显色,与黄色或黄绿色 3 号标准比色液(通则 0901 第一法)比较,不得更深。

氯化物 取本品 0.30g,依法检查(通则 0801),与标准氯化钠溶液 6.0ml 制成的对照液比较,不得更浓(0.02%)。

硫酸盐 取本品 1.0g,依法检查(通则 0802),与标准硫酸钾溶液 2.0ml 制成的对照液比较,不得更浓(0.02%)。

铵盐 取本品 67mg,依法检查(通则 0808),应符合规定(0.03%)。

有关物质 照高效液相色谱法(通则 0512)测定。

供试品溶液 取本品,精密称定,加流动相溶解并定量稀释制成每 1ml 中约含 0.1mg 的溶液。

对照溶液 精密量取供试品溶液适量,用流动相定量稀释制成每 1ml 中含 0.5μg 的溶液,摇匀。

对照品溶液 取杂质Ⅰ对照品适量,精密称定,加流动相溶解并定量稀释制成每 1ml 中含 0.2μg 的溶液。

系统适用性溶液 取供试品溶液适量,加热回流 1 小时,放冷,取此溶液与上述对照品溶液 1∶1 混合,摇匀。

色谱条件 用十八烷基硅烷键合硅胶为填充剂(4.6mm×250mm,5μm 或效能相当的色谱柱);以甲醇-水(20∶80)为流动相;检测波长为 318nm;进样体积为 20μl。

系统适用性要求 系统适用性溶液色谱图中,奥硝唑峰的保留时间约为 24 分钟,杂质Ⅰ峰、热降解产物 1 峰(相对保留时间约为 0.28)、热降解产物 2 峰(相对保留时间约为 0.56)、奥硝唑峰各峰之间的分离度均应符合要求。

测定法 精密量取供试品溶液、对照溶液与对照品溶液,分别注入液相色谱仪,记录色谱图至主成分峰保留时间的 1.5 倍。

限度 供试品溶液色谱图中如有与杂质Ⅰ峰保留时间一致的色谱峰,按外标法以峰面积计算,不得过 0.2%,其他各杂质峰面积的和不得大于对照溶液主峰面积(0.5%)。

干燥失重 取本品,在 60℃减压干燥至恒重,减失重量不得过 0.5%(通则 0831)。

炽灼残渣 取本品 1.0g,依法检查(通则 0841),遗留残渣不得过 0.1%。

铁盐 取炽灼残渣项下遗留的残渣,加硝酸 0.5ml,水浴蒸干,再加稀盐酸 4ml,微热溶解后,用水 30ml 分次洗入 50ml 纳氏比色管中,再加过硫酸铵 50mg,依法检查(通则 0807),与标准铁溶液 2.0ml 用同法制成的对照液比较,不得更深(0.002%)。

重金属 取炽灼残渣项下遗留的残渣,依法检查(通则 0821 第二法),含重金属不得过百万分之十。

【含量测定】 取本品约 0.2g,精密称定,加醋酐 30ml 溶解后,加萘酚苯甲醇指示液 2 滴,用高氯酸滴定液(0.1mol/L)滴定至溶液显绿色,并将滴定的结果用空白试验校正,每 1ml 的高氯酸滴定液(0.1mol/L)相当于 21.96mg 的 $C_7H_{10}ClN_3O_3$。

【类别】 抗厌氧菌、阿米巴虫、滴虫、贾第虫感染药。

【贮藏】 遮光,密封保存。

【制剂】 (1)奥硝唑片 (2)奥硝唑阴道泡腾片 (3)奥硝唑阴道栓 (4)奥硝唑注射液 (5)奥硝唑胶囊

附:

杂质Ⅰ

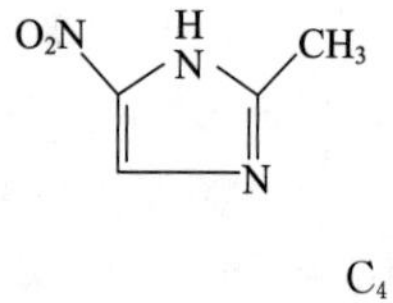

$C_4H_5N_3O_2$ 127.10

2-甲基-5-硝基咪唑

奥 硝 唑 片

Aoxiaozuo Pian

Ornidazole Tablets

本品含奥硝唑（C$_7$H$_{10}$ClN$_3$O$_3$）应为标示量的 93.0％～107.0％。

【性状】　本品为白色或类白色片或薄膜衣片，除去包衣后显白色或类白色。

【鉴别】　■(1)取本品细粉适量（约相当于奥硝唑 0.1g），加硫酸溶液（3→100）5ml，振摇使奥硝唑溶解，滤过，取滤液，加三硝基苯酚试液 2ml，即产生黄色沉淀。■[删除]

(2)在含量测定项下记录的色谱图中，供试品溶液主峰的保留时间应与对照品溶液主峰的保留时间一致。

(3)取本品细粉适量，加 0.1mol/L 盐酸溶液制成每 1ml 中约含奥硝唑 20μg 的溶液，滤过，取续滤液照紫外-可见分光光度法（通则 0401）测定，在 277nm 的波长处有最大吸收，在 242nm 的波长处有最小吸收。

【检查】　有关物质　照高效液相色谱法（通则 0512）测定。

供试品溶液　取本品 20 片，精密称定，研细，精密称取适量（约相当于奥硝唑 100mg），置 100ml 量瓶中，加流动相振摇使奥硝唑溶解并稀释至刻度，摇匀，滤过，精密量取续滤液 5ml，置 50ml 量瓶中，用流动相稀释至刻度，摇匀。

对照溶液　精密量取供试品溶液 1ml，置 100ml 量瓶中，用流动相稀释至刻度，摇匀。

对照品溶液、系统适用性溶液、色谱条件、系统适用性要求与测定法　见奥硝唑有关物质项下。

限度　供试品溶液色谱图中如有杂质峰，各杂质峰面积的和不得大于对照溶液主峰面积（1.0％）。

溶出度　照溶出度与释放度测定法（通则 0931 第二法）测定。

溶出条件　以 0.1mol/L 盐酸溶液 1000ml 为溶出介质，转速为每分钟 50 转，依法操作，经 30 分钟时取样。

供试品溶液　取溶出液适量，滤过，精密量取续滤液适量，用溶出介质定量稀释制成每 1ml 中约含奥硝唑 15μg 的溶液。

对照品溶液　取奥硝唑对照品适量，精密称定，加溶出介质溶解并定量稀释制成每 1ml 中约含 15μg 的溶液。

测定法　取供试品溶液与对照品溶液，照紫外-可见分光光度法（通则 0401），在 277nm 的波长处分别测定吸光度，计算每片的溶出量。

限度　标示量的 80％，应符合规定。

其他　应符合片剂项下有关的各项规定（通则 0101）。

【含量测定】　照高效液相色谱法（通则 0512）测定。

对照品溶液　取奥硝唑对照品适量，精密称定，加流动相溶解并定量稀释制成每 1ml 中约含 0.1mg 的溶液。

系统适用性要求　系统适用性溶液色谱图中，热降解产物 2 峰（相对保留时间约为 0.56）与奥硝唑峰之间的分离度应符合要求。

供试品溶液、系统适用性溶液与色谱条件　见有关物质项下。

测定法　精密量取供试品溶液与对照品溶液，分别注入液相色谱仪，记录色谱图。按外标法以峰面积计算。

【类别】　同奥硝唑。

【规格】　(1)0.1g　(2)0.25g　(3)0.5g

【贮藏】　遮光，密封保存。

奥硝唑阴道泡腾片

Aoxiaozuo Yindao Paotengpian

Ornidazole Vaginal Effervescent Tablets

本品含奥硝唑（C$_7$H$_{10}$ClN$_3$O$_3$）应为标示量的 93.0％～107.0％。

【性状】　本品为白色或类白色片，表面有轻微的隐斑。

【鉴别】　■(1)取本品细粉适量（约相当于奥硝唑 0.1g），加硫酸溶液（3→100）5ml，振摇使奥硝唑溶解，滤过，取滤液，加三硝基苯酚试液 2ml，即产生黄色沉淀。■[删除]

(2)在含量测定项下记录的色谱图中，供试品溶液主峰的保留时间应与对照品溶液主峰的保留时间一致。

(3)取本品细粉适量，加 0.1mol/L 盐酸溶液溶解并稀释制成每 1ml 中约含奥硝唑 20μg 的溶液，滤过，取续滤液照紫外-可见分光光度法（通则 0401）测定，在 277nm 的波长处有最大吸收，在 242nm 的波长处有最小吸收。

【检查】　酸度　取本品 5 片，投入 50ml 水中，搅拌使奥硝唑溶解，依法测定（通则 0631），pH 值应为 4.0～5.5。

有关物质　照高效液相色谱法（通则 0512）测定。

供试品溶液　取本品 10 片，精密称定，研细，精密称取适量（约相当于奥硝唑 100mg），置 100ml 量瓶中，加流动相振摇使奥硝唑溶解并稀释至刻度，摇匀，滤过，精密量取续滤液 5ml，置 50ml 量瓶中，用流动相稀释至刻度，摇匀。

对照溶液　精密量取供试品溶液 1ml，置 100ml 量瓶，用流动相稀释至刻度，摇匀。

对照品溶液、系统适用性溶液、色谱条件、系统适用性要求与测定法　见奥硝唑有关物质项下。

限度　供试品溶液色谱图中如有杂质峰，各杂质峰面积的和不得大于对照溶液主峰面积（1.0％）。

其他　除崩解时限不检查外，应符合片剂项下有关的各项规定（通则 0101）。

【含量测定】 照高效液相色谱法(通则0512)测定。

对照品溶液 取奥硝唑对照品适量,精密称定,加流动相溶解并定量稀释制成每1ml中约含0.1mg的溶液。

系统适用性要求 系统适用性溶液色谱图中,热降解产物2峰(相对保留时间约为0.56)与奥硝唑峰之间的分离度应符合要求。

供试品溶液、系统适用性溶液与色谱条件 见有关物质项下。

测定法 精密量取供试品溶液与对照品溶液,分别注入液相色谱仪,记录色谱图。按外标法以峰面积计算。

【类别】 同奥硝唑。

【规格】 0.5g

【贮藏】 遮光,密封,在阴凉干燥处保存。

奥硝唑阴道栓

Aoxiaozuo Yindaoshuan

Ornidazole Vaginal Suppositories

本品含奥硝唑($C_7H_{10}ClN_3O_3$)应为标示量的93.0%~107.0%。

【性状】 本品为类白色至淡黄色的栓剂。

【鉴别】 ■(1)取本品1粒,加硫酸溶液(3→100)10ml,水浴加热并振摇使奥硝唑溶解,放冷,滤过,取滤液,加三硝基苯酚试液2ml,即产生黄色沉淀。■[删除]

(2)在含量测定项下记录的色谱图中,供试品溶液主峰的保留时间应与对照品溶液主峰的保留时间一致。

(3)取本品,切成碎末,称取适量(约相当于奥硝唑0.1g),加乙醇20ml,水浴加热并振摇使奥硝唑溶解,放冷,滤过,取滤液用乙醇稀释制成每1ml中约含奥硝唑20μg的溶液,照紫外-可见分光光度法(通则0401)测定,在230nm与312nm的波长处有最大吸收,在262nm的波长处有最小吸收。

【检查】 应符合栓剂项下有关的各项规定(通则0107)。

【含量测定】 照高效液相色谱法(通则0512)测定。

供试品溶液 取本品10粒,精密称定,切成碎末,精密称取适量(约相当于奥硝唑100mg),置200ml量瓶中,加流动相适量,温水浴加热并振摇使奥硝唑溶解,放冷,用流动相稀释至刻度,置冰浴中冷却1小时,取出后立即滤过,精密量取放置至室温的续滤液5ml,置25ml量瓶中,用流动相稀释至刻度,摇匀。

对照品溶液 取奥硝唑对照品适量,精密称定,加流动相溶解并定量稀释制成每1ml中约含0.1mg的溶液。

系统适用性溶液 取奥硝唑,加流动相溶解并稀释制成每1ml中约含0.1mg的溶液,取适量加热回流1小时,放冷。

色谱条件 用十八烷基硅烷键合硅胶为填充剂;以甲醇-水(20:80)为流动相;检测波长为318nm;进样体积为20μl。

系统适用性要求 系统适用性溶液色谱图中,热降解产物2峰(相对保留时间约为0.56)与奥硝唑峰之间的分离度应符合要求。

测定法 精密量取供试品溶液与对照品溶液,分别注入液相色谱仪,记录色谱图。按外标法以峰面积计算。

【类别】 同奥硝唑。

【规格】 0.5g

【贮藏】 遮光,密封,在阴凉处保存。

奥硝唑注射液

Aoxiaozuo Zhusheye

Ornidazole Injection

本品为奥硝唑的灭菌水溶液。含奥硝唑($C_7H_{10}ClN_3O_3$)应为标示量的93.0%~107.0%。

【性状】 本品为微黄绿色至淡黄绿色的澄明液体。

【鉴别】 ■(1)取本品适量(约相当于奥硝唑0.1g),加硫酸溶液(3→100)5ml及三硝基苯酚试液2ml,即产生黄色沉淀。■[删除]

(2)在含量测定项下记录的色谱图中,供试品溶液主峰的保留时间应与对照品溶液主峰的保留时间一致。

(3)取本品,用0.1mol/L盐酸溶液稀释制成每1ml中约含奥硝唑20μg的溶液,照紫外-可见分光光度法(通则0401)测定,在277nm的波长处有最大吸收,在242nm的波长处有最小吸收。

【检查】 pH值 应为2.5~4.0(通则0631)。

颜色 取本品,用水稀释制成每1ml中约含奥硝唑50mg的溶液,与黄绿色3号标准比色液(通则0901第一法)比较,不得更深。

有关物质 照高效液相色谱法(通则0512)测定。

供试品溶液 精密量取本品适量,用流动相定量稀释制成每1ml中约含奥硝唑0.1mg的溶液。

对照溶液 精密量取供试品溶液1ml,置100ml量瓶,用流动相稀释至刻度,摇匀。

对照品溶液、系统适用性溶液、色谱条件、系统适用性要求与测定法 见奥硝唑有关物质项下。

限度 供试品溶液色谱图中如有杂质峰,单个杂质峰面积不得大于对照溶液主峰面积的0.5倍(0.5%),各杂质峰面积的和不得大于对照溶液主峰面积(1.0%)。

细菌内毒素 取本品,依法检查(通则1143),每1mg奥硝唑中含内毒素的量应小于0.30EU。

其他 应符合注射剂项下有关的各项规定(通则0102)。

【含量测定】 照高效液相色谱法(通则0512)测定。

对照品溶液 取奥硝唑对照品适量,精密称定,加流动相溶解并定量稀释制成每 1ml 中约含 0.1mg 的溶液。

系统适用性要求 系统适用性溶液色谱图中,热降解产物 2 峰(相对保留时间约为 0.56)与奥硝唑峰之间的分离度应符合要求。

供试品溶液、系统适用性溶液与色谱条件 见有关物质项下。

测定法 精密量取供试品溶液与对照品溶液,分别注入液相色谱仪,记录色谱图。按外标法以峰面积计算。

【类别】 同奥硝唑。

【规格】 (1)5ml:0.25g (2)5ml:0.5g (3)10ml:0.5g

【贮藏】 遮光,密闭,在凉暗处保存。

奥硝唑胶囊

Aoxiaozuo Jiaonang

Ornidazole Capsules

本品含奥硝唑(C_7H_10ClN_3O_3)应为标示量的 93.0%～107.0%。

【性状】 本品内容物为白色至微黄色颗粒或粉末。

【鉴别】 ■(1)取本品内容物适量(约相当于奥硝唑 0.1g),加硫酸溶液(3→100)5ml,振摇使奥硝唑溶解,滤过,取滤液,加三硝基苯酚试液 2ml,即产生黄色沉淀。■[删除]

(2)在含量测定项下记录的色谱图中,供试品溶液主峰的保留时间应与对照品溶液主峰的保留时间一致。

(3)取本品内容物适量,加 0.1mol/L 盐酸溶液制成每 1ml 中约含奥硝唑 20μg 的溶液,滤过,取续滤液照紫外-可见分光光度法(通则 0401)测定,在 277nm 的波长处有最大吸收,在 242nm 的波长处有最小吸收。

【检查】 **有关物质** 照高效液相色谱法(通则 0512)测定。

供试品溶液 取装量差异项下的内容物,研细,混合均匀,精密称取适量(约相当于奥硝唑 100mg),置 100ml 量瓶中,加流动相振摇使奥硝唑溶解并稀释至刻度,摇匀,滤过,精密量取续滤液 5ml,置 50ml 量瓶中,用流动相稀释至刻度,摇匀。

对照溶液 精密量取供试品溶液 1ml,置 100ml 量瓶,用流动相稀释至刻度,摇匀。

对照品溶液、系统适用性溶液、色谱条件、系统适用性要求与测定法 见奥硝唑有关物质项下。

限度 供试品溶液色谱图中如有杂质峰,各杂质峰面积的和不得大于对照溶液主峰面积(1.0%)。

溶出度 照溶出度与释放度测定法(通则 0931 第二法)测定。

溶出条件 以 0.1mol/L 盐酸溶液 1000ml 为溶出介质,转速为每分钟 50 转,依法操作,经 30 分钟时取样。

供试品溶液 取溶出液 10ml 滤过,精密量取续滤液适量,用溶出介质定量稀释制成每 1ml 中约含奥硝唑 15μg 的溶液。

对照品溶液 取奥硝唑对照品适量,精密称定,加溶出介质溶解并定量稀释制成每 1ml 中约含 15μg 的溶液。

测定法 取供试品溶液与对照品溶液,照紫外-可见分光光度法(通则 0401),在 277nm 的波长处分别测定吸光度,计算每粒的溶出量。

限度 标示量的 80%,应符合规定。

其他 应符合胶囊剂项下有关的各项规定(通则 0103)。

【含量测定】 照高效液相色谱法(通则 0512)测定。

对照品溶液 取奥硝唑对照品适量,精密称定,加流动相溶解并定量稀释制成每 1ml 中约含 0.1mg 的溶液。

系统适用性要求 系统适用性溶液色谱图中,热降解产物 2 峰(相对保留时间约为 0.56)与奥硝唑峰之间的分离度应符合要求。

供试品溶液、系统适用性溶液与色谱条件 见有关物质项下。

测定法 精密量取供试品溶液与对照品溶液,分别注入液相色谱仪,记录色谱图。按外标法以峰面积计算。

【类别】 同奥硝唑。

【规格】 (1)0.1g (2)0.125g (3)0.25g

【贮藏】 遮光,密封保存。

奥　氮　平

Aodanping

Olanzapine

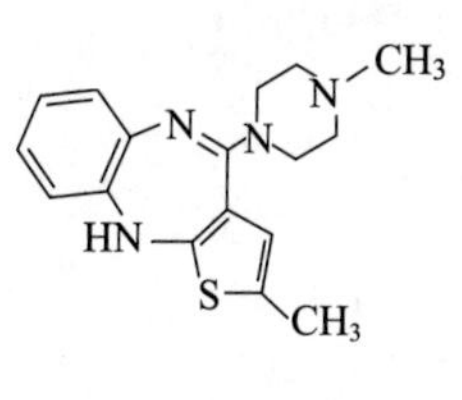

$C_{17}H_{20}N_4S$　312.43

本品为 2-甲基-4-(4-甲基-1-哌嗪基)-10H-噻吩并[2,3-b][1,5]苯二氮杂䓬。按干燥品计算,含 $C_{17}H_{20}N_4S$ 应为 98.0%～102.0%。

【性状】 本品为黄色结晶性粉末。

本品在丙酮■或三氯甲烷■[删除]中略溶,在甲醇中微溶,在水中几乎不溶。

熔点 本品的熔点(通则 0612)为 191～196℃。

吸收系数 取本品适量,精密称定,加 0.1mol/L 盐酸溶液溶解并定量稀释制成每 1ml 中约含 8μg 的溶液,照紫外-可见分光光度法(通则0401),在259nm的波长处测定吸光度,吸收系数($E_{1cm}^{1\%}$)为723～767。

【鉴别】 ■(1)取本品适量,置试管中加热,产生的气体能使湿润的醋酸铅试纸变黑。■[删除]

(2)在含量测定项下记录的色谱图中,供试品溶液主峰的保留时间应与对照品溶液主峰的保留时间一致。

(3)本品的红外光吸收图谱应与对照品的图谱一致(通则0402)。

【检查】 有关物质 照高效液相色谱法(通则0512)测定。临用新制。

溶剂 乙二胺四醋酸二钠溶液(取乙二胺四醋酸二钠约18.6mg,加1000ml十二烷基硫酸钠溶液使溶解)-乙腈(60:40)。

供试品溶液 取本品约10mg,精密称定,置25ml量瓶中,加溶剂适量,充分振摇使溶解,用溶剂稀释至刻度,摇匀。

对照溶液 精密量取供试品溶液1ml,置200ml量瓶中,用溶剂稀释至刻度,摇匀。

杂质Ⅰ对照品溶液 取杂质Ⅰ对照品适量,精密称定,加溶剂溶解并定量稀释制成每1ml中约含0.6μg的溶液。

灵敏度溶液 精密量取对照溶液1ml,置10ml量瓶中,用溶剂稀释至刻度,摇匀。

色谱条件 用辛基硅烷键合硅胶(Agilent Eclipse XDB C8,4.6mm×250mm,5μm或效能相当的色谱柱)为填充剂;以十二烷基硫酸钠溶液(取磷酸3.3ml,置1000ml水中,用50%氢氧化钠溶液调节pH值至2.5,加十二烷基硫酸钠8.7g,搅拌使溶解)-乙腈(55:45)为流动相A,上述十二烷基硫酸钠溶液-乙腈(30:70)为流动相B;检测波长为220nm;流速为每分钟1.5ml;按下表进行梯度洗脱;进样体积20μl。

时间(分钟)	流动相A(%)	流动相B(%)
0	100	0
10	100	0
20	0	100
25	0	100
27	100	0
35	100	0

系统适用性要求 调节流动相A中乙腈比例,使主成分色谱峰的保留时间为18～20分钟。灵敏度溶液色谱图中,主成分峰高信噪比应大于10。

测定法 精密量取供试品溶液、对照溶液与杂质Ⅰ对照品溶液,分别注入液相色谱仪,记录色谱图。

限度 供试品溶液色谱图中如有与杂质Ⅰ保留时间一致的色谱峰,按外标法以峰面积计算,不得过0.15%,其他单个杂质峰面积不得大于对照溶液主峰面积的0.3倍(0.15%),其他各杂质峰面积与杂质Ⅰ峰面积乘以0.44的和不得大于对照溶液主峰面积的0.8倍(0.4%),小于灵敏度溶液主峰面积的色谱峰忽略不计(0.05%)。

残留溶剂 照残留溶剂测定法(通则0861第二法)测定。

供试品溶液 取本品约0.5g,精密称定,置顶空瓶中,精密加N,N-二甲基甲酰胺5ml使溶解,密封。

对照品溶液 取乙醇、丙酮、二氯甲烷与甲苯各适量,精密称定,用N,N-二甲基甲酰胺定量稀释制成每1ml中约含乙醇500μg、丙酮500μg、二氯甲烷60μg与甲苯89μg的混合溶液,精密量取5ml,置顶空瓶中,密封。

色谱条件 以6%氰丙基苯基-94%二甲基聚硅氧烷(或极性相近)为固定液的毛细管柱为色谱柱;起始温度为40℃,维持5分钟,以每分钟20℃的速率升温至180℃,维持2分钟;进样口温度为200℃;检测器温度为300℃;顶空瓶平衡温度为85℃,平衡时间为30分钟。

系统适用性要求 对照品溶液色谱图中,各成分峰之间的分离度均应符合要求。

测定法 取供试品溶液与对照品溶液分别顶空进样,记录色谱图。

限度 按外标法以峰面积计算,乙醇、丙酮、二氯甲烷与甲苯的残留量均应符合规定。

干燥失重 取本品,在105℃干燥至恒重,减失重量不得过1.0%(通则0831)。

炽灼残渣 取本品1.0g,依法检查(通则0841),遗留残渣不得过0.1%。

重金属 取炽灼残渣项下遗留的残渣,依法检查(通则0821第二法),含重金属不得过百万分之二十。

【含量测定】 照高效液相色谱法(通则0512)测定。

供试品溶液 取本品约10mg,精密称定,置50ml量瓶中,加流动相适量,超声使溶解,放冷,用流动相稀释至刻度,摇匀,精密量取5ml,置50ml量瓶中,用流动相稀释至刻度,摇匀。

对照品溶液 取奥氮平对照品适量,精密称定,加流动相溶解并定量稀释制成每1ml中约含20μg的溶液。

色谱条件 用十八烷基硅烷键合硅胶为填充剂;以磷酸盐缓冲液(取磷酸二氢钠6.8g,加水800ml使溶解,加三乙胺10ml,用磷酸调节pH值至6.0,加水至1000ml)-甲醇-乙腈(25:10:10)为流动相,检测波长为254nm;进样体积20μl。

系统适用性要求 理论板数按奥氮平峰计算不低于3000。

测定法 精密量取供试品溶液与对照品溶液,分别注入液相色谱仪,记录色谱图。按外标法以峰面积计算。

【类别】 抗精神病药。

【贮藏】 遮光,密封保存。

【制剂】 奥氮平片

附：

杂质 I

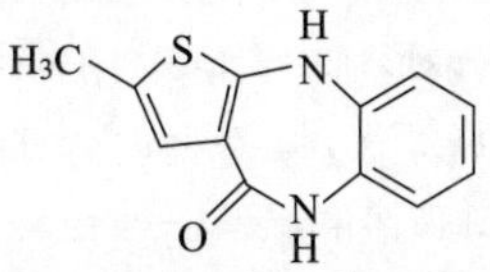

C$_{12}$H$_{10}$N$_2$OS 230.29

2-甲基-5,10-二氢-4H-噻吩并[2,3-b][1,5]苯二氮杂草-4-酮

奥氮平片

Aodanping Pian

Olanzapine Tablets

本品含奥氮平(C$_{17}$H$_{20}$N$_4$S)应为标示量的 90.0%～110.0%。

【性状】 本品为薄膜衣片,除去包衣后显淡黄色至黄色。

【鉴别】 ■(1)取本品细粉适量,置试管中加热,产生的气体能使湿润醋酸铅试纸变黑。■[删除]

(2)在含量测定项下记录的色谱图中,供试品溶液主峰的保留时间应与对照品溶液主峰的保留时间一致。

【检查】 有关物质 照高效液相色谱法(通则 0512)测定。临用新制。

供试品溶液 取本品细粉适量(约相当于奥氮平 10mg),精密称定,置 25ml 量瓶中,加溶剂适量,充分振摇使奥氮平溶解,用溶剂稀释至刻度,摇匀,滤过,取续滤液。

对照溶液 精密量取供试品溶液 1ml,置 200ml 量瓶中,用溶剂稀释至刻度,摇匀。

杂质 I 对照品溶液 取杂质 I 对照品适量,精密称定,加溶剂溶解并定量稀释制成每 1ml 中约含 4μg 的溶液。

灵敏度溶液 精密量取对照溶液 1ml,置 10ml 量瓶中,用溶剂稀释至刻度,摇匀。

溶剂、色谱条件、系统适用性要求与测定法 见奥氮平有关物质项下。

限度 供试品溶液色谱图中如有与杂质 I 保留时间一致的色谱峰,按外标法以峰面积计算,不得过奥氮平标示量的 1.0%,其他单个杂质峰面积不得大于对照溶液主峰面积(0.5%),其他各杂质峰面积与杂质 I 峰面积乘以 0.44 的和不得大于对照溶液主峰面积的 4 倍(2.0%),小于灵敏度溶液主峰面积的色谱峰忽略不计(0.05%)。

含量均匀度 以含量测定项下测定的每片含量计算,应符合规定(通则 0941)。

溶出度 照溶出度与释放度测定法(通则 0931 第二法)测定。

溶出条件 以 0.1mol/L 盐酸溶液 1000ml 为溶出介质,转速为每分钟 50 转,依法操作,经 30 分钟时取样。

供试品溶液 取溶出液,滤过,取续滤液。

对照品溶液 取奥氮平对照品适量,精密称定,加 0.1mol/L 盐酸溶液溶解并定量稀释制成每 1ml 中约含 8μg 的溶液。

测定法 取供试品溶液与对照品溶液,照紫外-可见分光光度法(通则 0401),在 259nm 的波长处分别测定吸光度,计算每片的溶出量。

限度 标示量的 80%,应符合规定。

■其他 应符合片剂项下有关的各项规定(通则 0101)。■[增订]

【含量测定】 照高效液相色谱法(通则 0512)测定。

供试品溶液 取本品 10 片,分别置 50ml 量瓶中,加流动相适量,超声使溶解,放冷,用流动相稀释至刻度,摇匀,滤过,精密量取续滤液 5ml,置 50ml 量瓶(10mg 规格)或 25ml 量瓶(5mg 规格)中,用流动相稀释至刻度,摇匀。

对照品溶液、色谱条件、系统适用性要求与测定法 见奥氮平含量测定项下。

【类别】 同奥氮平。

【规格】 (1)5mg (2)10mg

【贮藏】 遮光,密封,在阴凉处保存。

富马酸氯马斯汀干混悬剂

Fumasuan Lümasiting Ganhunxuanji

Clemastine Fumarate for Suspension

本品含富马酸氯马斯汀(C$_{21}$H$_{26}$ClNO·C$_4$H$_4$O$_4$)应为标示量的 90.0%～110.0%。

【性状】 本品为白色或类白色粉末和颗粒;味甜。

【鉴别】 ■(1)照薄层色谱法(通则 0502)试验。

溶剂 三氯甲烷-甲醇(1:1)。

供试品溶液 取本品内容物适量(约相当于富马酸氯马斯汀 2.5mg),置具塞锥形瓶中,加溶剂 10ml,振摇 20 分钟使富马酸氯马斯汀溶解,滤过,滤渣用溶剂洗涤 2 次,每次 5ml,合并滤液,减压蒸发至干,取残渣加溶剂 1ml 使溶解。

对照品溶液 取富马酸氯马斯汀对照品适量,加溶剂溶解并稀释制成每 1ml 中约含 2.5mg 的溶液。

色谱条件 采用硅胶 G 薄层板,以三氯甲烷-甲醇-浓氨溶液(90:10:1)为展开剂。

测定法 吸取供试品溶液与对照品溶液各 5μl,分别点于同一薄层板上,展开,取出,晾干,喷稀碘化铋钾试液后,再喷过氧化氢试液。

结果判定 供试品溶液所显主斑点的位置和颜色应与对照品溶液的主斑点相同。■[删除]

(2)在含量测定项下记录的色谱图中,供试品溶液主峰的保留时间应与对照品溶液主峰的保留时间一致。

■以上(1)、(2)两项可选做一项。■[删除]

【检查】 有关物质 照高效液相色谱法(通则0512)测定。

供试品溶液 取本品细粉适量,加流动相适量,振摇使富马酸氯马斯汀溶解并用流动相稀释制成每1ml中约含富马酸氯马斯汀0.1mg的溶液,滤过,取续滤液。

对照溶液 精密量取供试品溶液1ml,置50ml量瓶中,用流动相稀释至刻度,摇匀。

色谱条件、系统适用性要求与测定法 见富马酸氯马斯汀有关物质项下。

限度 供试品溶液色谱图中如有杂质峰,单个杂质峰面积不得大于对照溶液中氯马斯汀峰面积的0.5倍(1.0%),各杂质峰面积的和不得大于对照溶液中氯马斯汀峰面积(2.0%)。

含量均匀度 取本品1袋,将内容物倾入50ml量瓶中,包装袋内壁用流动相10ml分次洗涤,洗液合并至上述同一量瓶中,加流动相适量,振摇使富马酸氯马斯汀溶解,用流动相稀释至刻度,摇匀,滤过,取续滤液作为供试品溶液。照含量测定项下的方法,测定含量,除限度为±20%外,应符合规定(通则0941)。

其他 应符合口服混悬剂项下有关的各项规定(通则0123)。

【含量测定】 照高效液相色谱法(通则0512)测定。

供试品溶液 取本品20袋,精密称定内容物,研细混匀,精密称取适量(约相当于富马酸氯马斯汀0.5mg),置50ml量瓶中,加流动相适量,振摇使富马酸氯马斯汀溶解,用流动相稀释至刻度,摇匀,滤过,取续滤液。

对照品溶液 取富马酸氯马斯汀对照品适量,精密称定,加流动相溶解并定量稀释制成每1ml中约含$10\mu g$的溶液。

色谱条件 见有关物质项下。

系统适用性要求 理论板数按氯马斯汀峰计算不低于3000,氯马斯汀峰与相邻峰之间的分离度应符合要求。

测定法 精密量取供试品溶液与对照品溶液,分别注入液相色谱仪,记录色谱图。按外标法以氯马斯汀峰面积计算。

【类别】 同富马酸氯马斯汀。

【规格】 0.67mg

【贮藏】 避光,密封保存。

富马酸氯马斯汀片
Fumasuan Lümasiting Pian
Clemastine Fumarate Tablets

本品含富马酸氯马斯汀($C_{21}H_{26}ClNO \cdot C_4H_4O_4$)应为标示量的90.0%～110.0%。

【性状】 本品为白色片。

【鉴别】 ■(1)照薄层色谱法(通则0502)试验。

溶剂 三氯甲烷-甲醇(1:1)。

供试品溶液 取本品细粉适量(约相当于富马酸氯马斯汀2.5mg),置具塞锥形瓶中,加溶剂10ml,振摇20分钟,滤过,滤液用溶剂洗涤2次,每次5ml,合并滤液,减压蒸发至干,残渣加溶剂1ml使溶解,摇匀。

对照品溶液 取富马酸氯马斯汀对照品适量,加溶剂溶解并稀释制成每1ml中约含2.5mg的溶液。

色谱条件 采用硅胶G薄层板,以三氯甲烷-甲醇-浓氨溶液(90:10:1)为展开剂。

测定法 吸取供试品溶液与对照品溶液各$5\mu l$,分别点于同一薄层板上,展开,取出,晾干,喷以稀碘化铋钾试液后,再喷以过氧化氢试液。

结果判定 供试品溶液所显主斑点的位置和颜色应与对照品溶液的主斑点相同。■[删除]

(2)在含量测定项下记录的色谱图中,供试品溶液主峰的保留时间应与对照品溶液主峰的保留时间一致。

■以上(1)、(2)两项可选做一项。■[删除]

【检查】 有关物质 照高效液相色谱法(通则0512)测定。

供试品溶液 取本品细粉适量,加流动相适量,振摇使富马酸氯马斯汀溶解并用流动相稀释制成每1ml中约含富马酸氯马斯汀0.1mg的溶液,滤过,取续滤液。

对照溶液 精密量取供试品溶液1ml,置50ml量瓶中,用流动相稀释至刻度,摇匀。

色谱条件、系统适用性要求与测定法 见富马酸氯马斯汀有关物质项下。

限度 供试品溶液色谱图中如有杂质峰,单个杂质峰面积不得大于对照溶液中氯马斯汀峰面积的0.5倍(1.0%),各杂质峰面积的和不得大于对照溶液中氯马斯汀峰面积(2.0%)。

含量均匀度 取本品1片,置50ml量瓶中,加流动相适量,振摇使富马酸氯马斯汀溶解,用流动相稀释至刻度,摇匀,滤过,取续滤液作为供试品溶液。照含量测定项下的方法,依法测定含量,应符合规定(通则0941)。

溶出度 照溶出度与释放度测定法(通则0931第二法)测定。

溶出条件 以枸橼酸缓冲液(pH 4.0)[取枸橼酸20.0g,加水1000ml使溶解,加氢氧化钠溶液(3→10)22ml与盐酸9ml,用水稀释至2000ml的溶液,调节pH值至4.0]500ml为溶出介质,转速为每分钟50转,依法操作,经30分钟时取样。

供试品溶液 取溶出液适量,滤过,取续滤液。

对照品溶液 取富马酸氯马斯汀对照品适量,精密称定,加溶出介质溶解并定量稀释制成每1ml中约含$2.5\mu g$的溶液。

空白溶液 取溶出介质。

测定法 精密量取供试品溶液、对照品溶液与空白溶液各50ml,分别置分液漏斗中,各加甲基橙溶液(取甲基橙指示液20ml,加水稀释至100ml)10ml与三氯甲烷20ml,振摇10分钟,分取三氯甲烷层,滤过,分别取续滤液,照紫外-可见分光光度法(通则0401),在420nm的波长处分别测定吸光度,计算每片的溶出量。

限度 标示量的75%,应符合规定。

其他 应符合片剂项下有关的各项规定(通则0101)。

【含量测定】 照高效液相色谱法(通则0512)测定。

供试品溶液 取本品20片,精密称定,研细,精密称取细粉适量(约相当于富马酸氯马斯汀1.34mg),置50ml量瓶中,加流动相适量,振摇使富马酸氯马斯汀溶解,用流动相稀释至刻度,摇匀,滤过,取续滤液。

对照品溶液 取富马酸氯马斯汀对照品适量,精密称定,加流动相溶解并定量稀释制成每1ml中约含27μg的溶液。

色谱条件 见有关物质项下。进样体积10μl。

系统适用性要求 理论板数格氯马斯汀峰计算不低于3000,氯马斯汀峰与相邻峰之间的分离度应符合要求。

测定法 精密量取供试品溶液与对照品溶液,分别注入液相色谱仪,记录色谱图。按外标法以氯马斯汀峰面积计算。

【类别】 同富马酸氯马斯汀。

【规格】 1.34mg

【贮藏】 遮光,密封保存。

富马酸酮替芬

Fumasuan Tongtifen

Ketotifen Fumarate

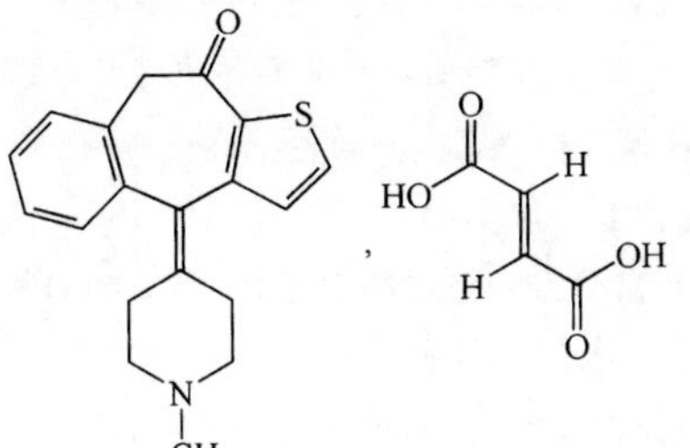

$C_{19}H_{19}NOS \cdot C_4H_4O_4$ 425.50

本品为4,9-二氢-4-(1-甲基-4-亚哌啶基)-10H-苯并[4,5]环庚[1,2-b]噻吩-10-酮反丁烯二酸盐。按干燥品计算,含$C_{19}H_{19}NOS \cdot C_4H_4O_4$不得少于98.5%。

【性状】 本品为类白色结晶性粉末;无臭。

本品在甲醇中溶解,在水或乙醇中微溶,在丙酮■或三氯甲烷■[删除]中极微溶解。

熔点 本品的熔点(通则0612)为191～195℃,熔融时同时分解。

【鉴别】 (1)取本品约5mg,加硫酸1滴,即显橙黄色,加水1ml,橙黄色消失。

(2)取本品约5mg,加二硝基苯肼试液1ml,置水浴中加热,溶液产生红色絮状沉淀。

(3)取本品约0.1g,加碳酸钠试液5ml,振摇,滤过,取滤液,滴加高锰酸钾试液4滴,红色即褪去,产生棕色沉淀。

(4)取本品,加水溶解并稀释制成每1ml中约含10μg的溶液,照紫外-可见分光光度法(通则0401)测定,在301nm的波长处有最大吸收。

(5)本品的红外光吸收图谱应与对照的图谱(光谱集515图)一致。

【检查】 有关物质 照高效液相色谱法(通则0512)测定。

溶剂 甲醇-水(50:50)溶液。

供试品溶液 取本品适量,加溶剂溶解并稀释制成每1ml中约含0.3mg的溶液。

对照溶液 精密量取供试品溶液适量,用溶剂定量稀释制成每1ml中约含0.6μg的溶液。

■系统适用性溶液 取富马酸酮替芬杂质Ⅰ对照品适量,加供试品溶液溶解并稀释制成每1ml中约含富马酸酮替芬0.3mg与富马酸酮替芬杂质Ⅰ0.6μg的溶液。

灵敏度溶液 精密量取对照溶液适量,用溶剂定量稀释制成每1ml中约含0.15μg的溶液。

色谱条件 用十八烷基硅烷键合硅胶为填充剂(Xterra C18,250mm×4.6mm,5μm或效能相当的色谱柱);以水-三乙胺(500:0.175)为流动相A,甲醇-三乙胺(500:0.175)为流动相B,按下表进行梯度洗脱;检测波长为297nm;进样体积20μl。

时间(分钟)	流动相A(%)	流动相B(%)
0	40	60
12	40	60
20	10	90
25	10	90
26	40	60
31	40	60

系统适用性要求 系统适用性溶液色谱图中,酮替芬峰与富马酸酮替芬杂质Ⅰ峰之间的分离度应符合要求。灵敏度溶液色谱图中,酮替芬峰的信噪比应不小于10。

测定法 精密量取供试品溶液与对照溶液,分别注入液相色谱仪,记录色谱图。

限度 供试品溶液的色谱图中如有杂质峰,单个杂质峰面积不得大于对照溶液中酮替芬峰面积(0.2%),各杂质峰面积的和不得大于对照溶液中酮替芬峰面积的1.5倍(0.3%)。小于灵敏度溶液主峰面积的色谱峰忽略不计。■[修订]

■残留溶剂 照残留溶剂测定法(通则0861)测定。■[增订]

干燥失重 取本品,在105℃干燥至恒重,减失重量不得过0.5%(通则0831)。

炽灼残渣 不得过 0.1%（通则 0841）。

【含量测定】 取本品约 0.3g，精密称定，加冰醋酸 10ml 溶解后，加结晶紫指示液 1 滴，用高氯酸滴定液（0.1mol/L）滴定至溶液显蓝色，并将滴定的结果用空白试验校正。每 1ml 高氯酸滴定液（0.1mol/L）相当于 42.55mg 的 $C_{19}H_{19}NOS \cdot C_4H_4O_4$。

【类别】 抗组胺药。

【贮藏】 密封，在凉暗处保存。

【制剂】 （1）富马酸酮替芬口服溶液 （2）富马酸酮替芬片 （3）富马酸酮替芬胶囊 （4）富马酸酮替芬滴眼液 （5）富马酸酮替芬滴鼻液

■附：

杂质 I

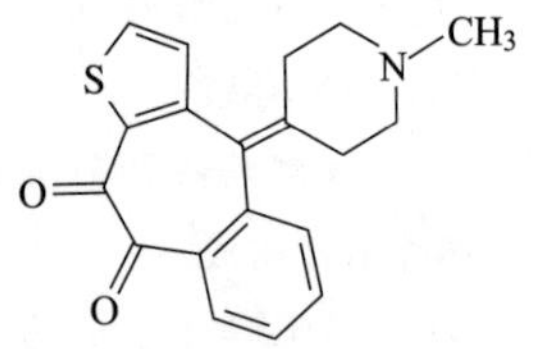

$C_{19}H_{17}NO_2S$　323.42

4-(1-甲基-4-哌啶基)-4H-苯并(4,5)环庚(1,2-b)噻吩-9,10-酮■〔增订〕

富马酸酮替芬片
Fumasuan Tongtifen Pian
Ketotifen Fumarate Tablets

本品含富马酸酮替芬以酮替芬（$C_{19}H_{19}NOS$）计，应为标示量的 90.0%～110.0%。

【性状】 本品为白色或类白色片。

■【鉴别】 （1）取本品细粉适量（约相当于酮替芬 10mg），加氢氧化钠试液 10ml 与正己烷 30ml，充分振摇，离心，取正己烷层 10ml，置水浴上蒸干，放冷，加硫酸 1ml，溶液显黄色，加水 2ml 稀释，颜色即消失。

（2）取鉴别（1）项下的正己烷层 10ml，置水浴上蒸干，放冷，加水 2ml，加二硝基苯肼试液 1ml，置水浴中加热，逐渐生成红色絮状沉淀。

（3）在含量测定项下记录的色谱图中，供试品溶液主峰的保留时间应与对照品溶液主峰的保留时间一致。

（4）取含量测定项下的供试品溶液，照紫外-可见分光光度法（通则 0401）测定，在 301nm 的波长处有最大吸收。■〔修订〕

【检查】 **■有关物质** 照高效液相色谱法（通则 0512）测定。

供试品溶液 取本品适量，加溶剂适量，超声使富马酸酮替芬溶解并稀释制成每 1ml 中约含酮替芬 0.3mg 的溶液，离心，取上清液（必要时用滤头滤过）。

对照溶液 精密量取供试品溶液 1ml，置 100ml 量瓶中，加溶剂稀释至刻度，摇匀。

系统适用性溶液 取富马酸酮替芬杂质 I 对照品适量，加供试品溶液溶解并稀释制成每 1ml 中约含酮替芬 0.3mg 与富马酸酮替芬杂质 I 0.6μg 的溶液。

灵敏度溶液 精密量取对照溶液适量，用溶剂定量稀释制成每 1ml 中约含酮替芬 0.15μg 的溶液。

溶剂、色谱条件、系统适用性要求与测定法 见富马酸酮替芬有关物质项下。

限度 供试品溶液色谱图中如有杂质峰（扣除溶剂峰之前的色谱峰），单个杂质峰面积不得大于对照溶液中主峰面积的 0.5 倍（0.5%），各杂质峰面积的和不得大于对照溶液中主峰面积（1.0%）。小于灵敏度溶液主峰面积的色谱峰忽略不计。■〔增订〕

■含量均匀度 以含量测定项下测得的每片含量计算，应符合规定（通则 0941）。■〔修订〕

■溶出度 照溶出度与释放度测定法（通则 0931 第二法）测定。

溶出条件 以水 900ml 为溶出介质，转速为每分钟 50 转，依法操作，经 30 分钟时取样。

供试品溶液 取溶出液滤过，取续滤液。

对照品溶液 取富马酸酮替芬对照品适量，精密称定，加水溶解并定量稀释制成每 1ml 中约含 1μg 的溶液。

系统适用性溶液、色谱条件与系统适用性要求 见含量测定项下。

测定法 见含量测定项下。计算每片的溶出量。

限度 标示量的 70%，应符合规定。■〔修订〕

其他 应符合片剂项下有关的各项规定（通则 0101）。

■【含量测定】 照高效液相色谱法（通则 0512）测定。

供试品溶液 取本品 10 片，分别置 100ml 量瓶中，加水适量，超声使富马酸酮替芬溶解，用水稀释至刻度，摇匀，离心（10 000 转/分）10 分钟，取上清液。

对照品溶液 取富马酸酮替芬对照品适量，精密称定，加水溶解并定量稀释制成每 1ml 中约含 14μg 的溶液。

系统适用性溶液 见有关物质项下。

色谱条件 用十八烷基硅烷键合硅胶为填充剂（Xterra C18，250mm×4.6mm，5μm 或效能相当的色谱柱）；以〔水-三乙胺（500∶0.175）〕-〔甲醇-三乙胺（500∶0.175）〕（40∶60）为流动相；检测波长为 300nm；进样体积 20μl。

系统适用性要求 系统适用性溶液色谱图中，酮替芬峰与富马酸酮替芬杂质 I 峰之间的分离度应符合要求。

测定法 精密量取供试品溶液与对照品溶液，分别注入液相色谱仪，记录色谱图。按外标法以峰面积计算每片的含量，并求得 10 片的平均含量，将结果乘以 0.7272，即得。■〔修订〕

【类别】 同富马酸酮替芬。

【规格】 1mg(按 $C_{19}H_{19}NOS$ 计)

【贮藏】 遮光,密封保存。

富马酸酮替芬胶囊

Fumasuan Tongtifen Jiaonang

Ketotifen Fumarate Capsules

本品含富马酸酮替芬以酮替芬($C_{19}H_{19}NOS$)计,应为标示量的 90.0%～110.0%。

【性状】 本品内容物为白色或类白色粉末。

■【鉴别】 (1)取本品内容物适量(约相当于酮替芬10mg),加氢氧化钠试液 10ml 与正己烷 30ml,充分振摇,离心,取正己烷层 10ml,置水浴上蒸干,放冷,加硫酸 1ml,溶液显黄色,加水 2ml 稀释,颜色即消失。

(2)取鉴别(1)项下的正己烷层 10ml,置水浴上蒸干,放冷,加水 2ml,加二硝基苯肼试液 1ml,置水浴中加热,逐渐生成红色絮状沉淀。

(3)在含量测定项下记录的色谱图中,供试品溶液主峰的保留时间应与对照品溶液主峰的保留时间一致。

(4)取含量测定项下的供试品溶液,照紫外-可见分光光度法(通则 0401)测定,在 301nm 的波长处有最大吸收。■[修订]

【检查】 ■有关物质 照高效液相色谱法(通则 0512)测定。

供试品溶液 取本品内容物适量,加溶剂适量,超声使富马酸酮替芬溶解并稀释制成每 1ml 中约含酮替芬 0.3mg 的溶液,离心,取上清液(必要时用滤头滤过)。

对照溶液 精密量取供试品溶液 1ml,置 100ml 量瓶中,用溶剂稀释至刻度,摇匀。

系统适用性溶液 取富马酸酮替芬杂质Ⅰ对照品适量,加供试品溶液溶解并稀释制成每 1ml 中约含酮替芬 0.3mg 与富马酸酮替芬杂质Ⅰ 0.6μg 的溶液。

灵敏度溶液 精密量取对照溶液适量,用溶剂定量稀释制成每 1ml 中约含酮替芬 0.15μg 的溶液。

溶剂、色谱条件、系统适用性要求与测定法 见富马酸酮替芬有关物质项下。

限度 供试品溶液色谱图中如有杂质峰(扣除溶剂峰之前的色谱峰),单个杂质峰面积不得大于对照溶液主峰面积的 0.5 倍(0.5%),各杂质峰面积的和不得大于对照溶液主峰面积(1.0%)。小于灵敏度溶液主峰面积的色谱峰忽略不计。■[增订]

■含量均匀度 以含量测定项下测得的每粒含量计算,应符合规定(通则 0941)。■[修订]

■溶出度 照溶出度与释放度测定法(通则 0931 第二法)测定。

溶出条件 以水 900ml 为溶出介质,转速为每分钟 50 转,依法操作,经 30 分钟时取样。

供试品溶液 取溶出液滤过,取续滤液。

对照品溶液 取富马酸酮替芬对照品适量,精密称定,加水溶解并定量稀释制成每 1ml 中约含 1μg 的溶液。

系统适用性溶液、色谱条件与系统适用性要求 见含量测定项下。

测定法 见含量测定项下。计算每粒的溶出量。

限度 标示量的 70%,应符合规定。■[修订]

其他 应符合胶囊剂项下有关的各项规定(通则 0103)。

■【含量测定】 照高效液相色谱法(通则 0512)测定。

供试品溶液 取本品 10 粒,分别将内容物倾入 100ml 量瓶中,囊壳用水分次洗净,洗液并入量瓶中,加水适量,超声使富马酸酮替芬溶解,用水稀释至刻度,摇匀,离心(10 000 转/分)10 分钟,取上清液。

对照品溶液 取富马酸酮替芬对照品适量,精密称定,加水溶解并定量稀释制成每 1ml 中约含 14μg 的溶液。

系统适用性溶液 见有关物质项下。

色谱条件 用十八烷基硅烷键合硅胶为填充剂(Xterra C18,250mm×4.6mm,5μm 或效能相当的色谱柱);以[水-三乙胺(500∶0.175)]-[甲醇-三乙胺(500∶0.175)](40∶60)为流动相;检测波长为 300nm;进样体积 20μl。

系统适用性要求 系统适用性溶液色谱图中,酮替芬峰与富马酸酮替芬杂质Ⅰ峰之间的分离度应符合要求。

测定法 精密量取供试品溶液与对照品溶液,分别注入液相色谱仪,记录色谱图。按外标法以峰面积计算每粒的含量,并求得 10 粒的平均含量,将结果乘以 0.7272,即得。■[修订]

【类别】 同富马酸酮替芬。

【规格】 1mg(按 $C_{19}H_{19}NOS$ 计)

【贮藏】 遮光,密封保存。

巯 嘌 呤

Qiupiaoling

Mercaptopurine

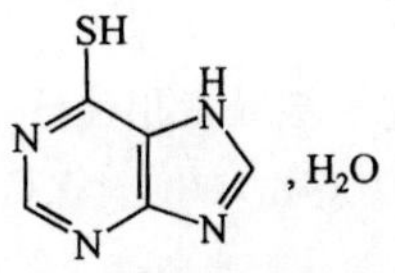

$C_5H_4N_4S \cdot H_2O$ 170.19

本品为 6-嘌呤硫醇一水合物。按无水物计算,含 $C_5H_4N_4S$ 应为 ■98.0%～102.0%■[修订]。

【性状】 本品为黄色结晶性粉末;无臭。

本品在水或乙醇中极微溶解,在乙醚中几乎不溶。

【鉴别】 ■(1)取本品约 20mg,加硝酸数滴,置水浴上蒸干,遗留物为黄色,放冷后,加氢氧化钠试液 1～2 滴,即变为黄棕色。

(2)取本品约 10mg,加氨试液 10ml 溶解后,溶液应澄清;加硝酸银试液 1ml,即生成白色絮状沉淀;加硝酸共热,沉淀不溶解。■[修订]

■(3)在含量测定项下记录的色谱图中,供试品溶液主峰的保留时间应与对照品溶液主峰的保留时间一致。■[增订]

(4)本品的红外光吸收图谱应与对照的图谱(光谱集 516 图)一致。

【检查】 ■溶液的澄清度 取本品 0.20g 溶解于 10ml 氨试液中,溶液应澄清,如显浑浊,与 1 号浊度标准液(通则 0902 第一法)比较,不得更浓。■[增订]

■有关物质 照高效液相色谱法(通则 0512)测定。临用新制。

供试品溶液 取本品约 12mg,置 100ml 量瓶中,加甲醇 2.5ml,超声使溶解,用 0.1%甲酸溶液稀释至刻度,摇匀。

对照溶液 精密量取供试品溶液适量,用流动相 A 定量稀释制成每 1ml 中约含 0.12μg 的溶液。

系统适用性溶液 取巯嘌呤系统适用性对照品(含巯嘌呤、杂质Ⅰ及杂质Ⅱ各适量)适量,加流动相 A 溶解并稀释制成每 1ml 中约含巯嘌呤 0.12mg 的溶液。

灵敏度溶液 精密量取对照溶液适量,用流动相 A 定量稀释制成每 1ml 中约含 0.06μg 的溶液。

色谱条件 用十八烷基硅烷键合硅胶为填充剂(YMC-PACK ODS-AQ,4.6mm×100mm,3μm 或效能相当的色谱柱);以甲醇-0.1%甲酸溶液(2∶98)为流动相 A,甲醇-0.1%甲酸溶液(50∶50)为流动相 B,按下表进行梯度洗脱;流速为每分钟 1.0ml;检测波长为 260nm;柱温为 30℃;进样温度为 4℃;进样体积 50μl。

时间(分钟)	流动相 A(%)	流动相 B(%)
0	100	0
8	100	0
20	0	100
25	0	100
27	100	0
30	100	0

系统适用性要求 系统适用性溶液色谱图中,按杂质Ⅰ、巯嘌呤与杂质Ⅱ顺序出峰(相对保留时间依次约为 0.5、1.0 与 2.9),杂质Ⅰ峰与巯嘌呤峰之间的分离度应不小于 7.0。灵敏度溶液色谱图中,主成分峰高的信噪比应不小于 10。

测定法 精密量取供试品溶液与对照溶液,分别注入液相色谱仪,记录色谱图。

限度 供试品溶液色谱图中如有杂质峰,杂质Ⅰ峰面积

乘以校正因子 0.16,不得大于对照溶液主峰面积的 1.5 倍(0.15%);杂质Ⅱ峰面积乘以校正因子 0.23,不得大于对照溶液的主峰面积(0.1%);其他单个杂质峰面积不得大于对照溶液的主峰面积(0.1%),各杂质校正后峰面积的和不得大于对照溶液主峰面积的 5 倍(0.5%)。小于灵敏度溶液主峰面积的色谱峰忽略不计(0.05%)。■[增订]

硫酸盐 取本品 0.25g,加水 25ml,振摇 5 分钟,滤过,滤液加稀盐酸 1ml 与氯化钡试液 2ml,摇匀后,不得发生浑浊。

6-羟基嘌呤 取含量测定项下的供试品溶液,照紫外-可见分光光度法(通则 0401)测定,在 255nm 与 325nm 波长处的吸光度比值不得过 0.06。

水分 取本品,照水分测定法(通则 0832 第一法 1)测定,含水分应为 10.0%～12.0%。

■炽灼残渣 取本品 1.0g,依法检查(通则 0841),遗留残渣不得过 0.1%。■[增订]

重金属 取本品 1.0g,依法检查(通则 0821 第二法),含重金属不得过百万分之十。

■【含量测定】 照高效液相色谱法(通则 0512)测定。

稀释剂 0.1mol/L 盐酸溶液。

供试品溶液 精密称取本品适量,加稀释剂适量,水浴加热溶解,冷却至室温,用稀释剂定量稀释制成每 1ml 中约含 0.12mg 的溶液。

对照品溶液 精密称取巯嘌呤对照品适量,加稀释剂适量,水浴加热溶解,冷却至室温,用稀释剂定量稀释制成每 1ml 中约含 0.12mg 的溶液。

色谱条件 用十八烷基硅烷键合硅胶为填充剂;以甲醇-醋酸铵缓冲液(取醋酸铵 0.77g,加水 1000ml 溶解,即得)(10∶90)为流动相;流速为每分钟 1.0ml;检测波长为 260nm;进样体积 10μl。

系统适用性要求 理论板数按巯嘌呤峰计算不低于 3000。

测定法 精密量取供试品溶液与对照品溶液,分别注入液相色谱仪,记录色谱图。按外标法以峰面积计算。■[修订]

【类别】 抗肿瘤药。

【贮藏】 遮光,密封保存。

【制剂】 巯嘌呤片

■附:

杂质Ⅰ(次黄嘌呤)

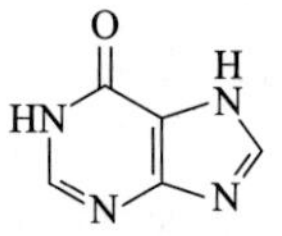

$C_5H_4N_4O$ 136.11

1,7-二氢-6H-嘌呤-6-酮

杂质Ⅱ（双硫化物）

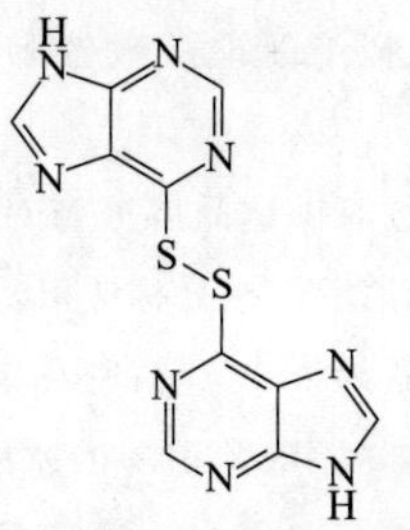

$C_{10}H_6N_8S_2$ 302.33

1,2-二(9H-嘌呤-6-基)二硫■[增订]

巯 嘌 呤 片

Qiupiaoling Pian

Mercaptopurine Tablets

本品含巯嘌呤（$C_5H_4N_4S \cdot H_2O$）应为标示量的90.0%～110.0%。

【性状】　本品为淡黄色片。

【鉴别】　(1)取本品细粉适量（约相当于巯嘌呤30mg），加乙醇30ml，置水浴中加热使巯嘌呤溶解，放冷，滤过，滤液照巯嘌呤项下的鉴别(1)■、(2)■[删除]项试验，显相同的反应。

(2)取本品细粉适量（约相当于巯嘌呤10mg），加氨试液10ml，搅拌使溶解，滤过，滤液照巯嘌呤项下的鉴别(2)项试验，显相同的反应。

■(3)在含量测定项下记录的色谱图中，供试品溶液主峰的保留时间应与对照品溶液主峰的保留时间一致。■[增订]

【检查】　■有关物质　照高效液相色谱法（通则0512）测定。临用新制。

供试品溶液　取本品细粉适量（约相当于巯嘌呤50mg），置100ml量瓶中，加甲醇25ml，超声10分钟使巯嘌呤溶解，用0.1%甲酸溶液稀释至刻度，摇匀，滤过，取续滤液适量，用0.1%甲酸溶液定量稀释成每1ml中含0.12mg的溶液。

对照溶液　精密量取供试品溶液适量，用流动相A定量稀释制成每1ml中约含0.24μg的溶液。

灵敏度溶液　精密量取对照溶液适量，用流动相A定量稀释制成每1ml中约含0.06μg的溶液。

系统适用性溶液、色谱条件、系统适用性要求与测定法见巯嘌呤有关物质项下。

限度　供试品溶液色谱图中如有杂质峰，杂质Ⅰ峰面积乘以校正因子0.16，不得大于对照溶液主峰面积的1.5倍（0.3%）；杂质Ⅱ峰面积乘以校正因子0.23，不得大于对照溶液主峰面积的2倍（0.4%）；其他单个杂质峰面积不得大于对照溶液的主峰面积（0.2%），各杂质校正后峰面积的和不得大于对照溶液主峰面积的3倍（0.6%）。小于灵敏度溶液主峰面积的色谱峰忽略不计（0.05%）。■[增订]

■溶出度　照溶出度与释放度测定法（通则0931第二法）测定。

溶出条件　以盐酸溶液（9→1000）900ml为溶出介质，转速为每分钟50转，依法操作，经60分钟时，取溶出液滤过。

供试品溶液　取续滤液。

对照品溶液　取巯嘌呤对照品约10mg，精密称定，加甲醇5ml超声使溶解，用溶出介质溶解并定量稀释制成每1ml中约含巯嘌呤28μg（25mg规格）或56μg（50mg规格）或110μg（100mg规格）的溶液。

色谱条件与系统适用性要求　见含量测定项下。

测定法　按外标法以峰面积计算每片中巯嘌呤的溶出量。

限度　标示量的70%，应符合规定。■[修订]

其他　应符合片剂项下有关的各项规定（通则0101）。

■【含量测定】　照高效液相色谱法（通则0512）测定。

供试品溶液　取本品10片，精密称定，研细，精密称取适量（约相当于巯嘌呤50mg），置100ml量瓶中，加稀释剂50ml置水浴中加热使巯嘌呤溶解，放冷，用稀释剂稀释至刻度，摇匀，滤过，精密量取续滤液适量，用稀释剂定量稀释制成每1ml中约含巯嘌呤0.12mg的溶液。

稀释剂、对照品溶液、色谱条件、系统适用性要求与测定法　见巯嘌呤含量测定项下。■[修订]

【类别】　同巯嘌呤。

【规格】　(1)25mg　(2)50mg　(3)100mg

【贮藏】　遮光，密封保存。

赖 氨 匹 林

Lai'anpilin

Lysine Acetylsalicylate

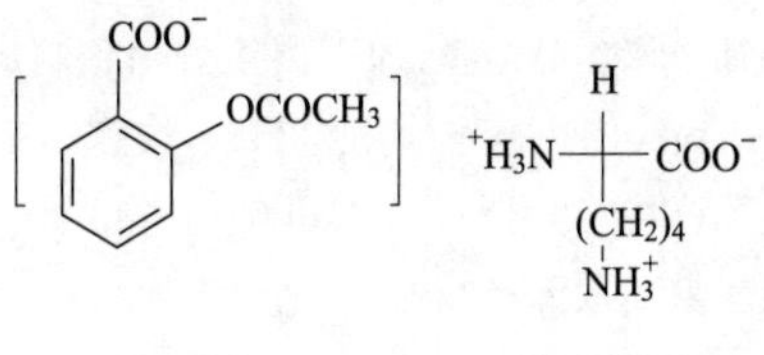

$C_{15}H_{22}N_2O_6$ 326.36

本品为DL-赖氨酸乙酰水杨酸盐。按干燥品计算，含阿司匹林（$C_9H_8O_4$）应为54.1%～56.3%，含赖氨酸（$C_6H_{14}N_2O_2$）应为43.9%～45.7%。

【性状】　本品为白色结晶或结晶性粉末；无臭；遇湿、热均不稳定。

本品在水中易溶，在甲醇中微溶，在乙醇■、三氯甲烷■[删除]或无水乙醇中几乎不溶。

【鉴别】　(1)取本品的水溶液（1→500）5ml，煮沸，放冷，加茚三酮试液1ml，置水浴中加热数分钟，即显蓝紫色。

(2)在阿司匹林含量测定项下记录的色谱图中，供试品溶液主峰的保留时间应与对照品溶液主峰的保留时间一致。

(3)取本品适量,加 0.05mol/L 硫酸溶液溶解并稀释制成每 1ml 中约含 80μg 的溶液,照紫外-可见分光光度法(通则0401)测定,在 276nm 的波长处有最大吸收。

【检查】 **酸度** 取本品 0.90g,加水 50ml 溶解后,依法测定(通则0631),pH 值应为 4.5~6.5。

溶液的澄清度与颜色 取本品 0.90g,加水 5ml 溶解后,溶液应澄清无色;如显色,与黄色 3 号标准比色液(通则0901第一法)比较,不得更深。

氯化物 取本品 0.50g,加水 25ml 使溶解,依法检查(通则0801),与标准氯化钠溶液 6.0ml 制成的对照液比较,不得更浓(0.012%)。

游离水杨酸 照高效液相色谱法(通则0512)测定。临用新制。

供试品溶液 取本品约 10mg,精密称定,置 25ml 量瓶中,加冰醋酸 2ml 使溶解,用乙腈稀释至刻度,摇匀。

对照品溶液 取水杨酸对照品适量,精密称定,加 8%冰醋酸乙腈溶液溶解并定量稀释制成每 1ml 中约含 3.2μg 的溶液。

色谱条件 用十八烷基硅烷键合硅胶为填充剂;以甲醇-水-冰醋酸(40∶60∶1)为流动相;检测波长为 300nm;进样体积 10μl。

测定法 精密量取供试品溶液与对照品溶液,分别注入液相色谱仪,记录色谱图。

限度 供试品溶液色谱图中如有与水杨酸峰保留时间一致的色谱峰,按外标法以峰面积计算,不得过 0.8%。

干燥失重 取本品,置五氧化二磷干燥器中,减压干燥至恒重,减失重量不得过 0.5%(通则0831)。

炽灼残渣 取本品 1.0g,依法检查(通则0841),遗留残渣不得过 0.1%。

重金属 取炽灼残渣项下遗留的残渣,依法检查(通则0821 第二法),含重金属不得过百万分之十。

异常毒性 取本品适量,加灭菌注射用水制成每 1ml 中含 2.2mg 的溶液,依法检查(通则1141),按静脉注射法给药,应符合规定。(供注射用)

细菌内毒素 取本品,依法检查(通则1143),每 1mg 赖氨匹林中含内毒素的量应小于 0.14EU。(供注射用)

无菌 取本品,用 0.9%无菌氯化钠溶液制成每 1ml 中约含 180mg 的溶液,经薄膜过滤法处理,以金黄色葡萄球菌为阳性对照菌,依法检查(通则1101),应符合规定。(供无菌分装用)

【含量测定】 **阿司匹林** 照高效液相色谱法(通则0512)测定。临用新制。

供试品溶液 ■取本品约 18mg,精密称定,置 25ml 量瓶中,加冰醋酸 2ml 使溶解,用乙腈稀释至刻度,摇匀。■[修订]

对照品溶液 取阿司匹林对照品约 10mg,精密称定,置 25ml 量瓶中,加冰醋酸 2ml 使溶解,用乙腈稀释至刻度,摇匀。

色谱条件 见游离水杨酸项下。检测波长为 276nm。

系统适用性要求 理论板数按阿司匹林峰计算不低于 2000。

测定法 精密量取供试品溶液与对照品溶液,分别注入液相色谱仪,记录色谱图。按外标法以峰面积计算。

赖氨酸 取本品约 0.13g,精密称定,加冰醋酸 20ml 与甲酸 1ml 使溶解,加 α-萘酚苯甲醇的冰醋酸溶液(0.2→100)5 滴,用高氯酸滴定液(0.1mol/L)滴定至溶液显黄绿色,并将滴定结果用空白试验校正。每 1ml 高氯酸滴定液(0.1mol/L)相当于 7.310mg 的 $C_6H_{14}N_2O_2$。

【类别】 解热镇痛、非甾体抗炎药。

【贮藏】 密封,在阴凉干燥处保存。

【制剂】 注射用赖氨匹林

注射用赖氨匹林

Zhusheyong Lai'anpilin

Lysine Acetylsalicylate for Injection

本品为赖氨匹林的无菌粉末。按平均装量计算,含赖氨匹林($C_{15}H_{22}N_2O_6$)以阿司匹林($C_9H_8O_4$)计应为标示量的 49.7%~60.7%,以赖氨酸($C_6H_{14}N_2O_2$)计应为标示量的 40.3%~49.3%。

【性状】 本品为白色结晶或结晶性粉末。

【鉴别】 (1)取本品的水溶液(1→500)5ml,煮沸,放冷,加茚三酮试液 1ml,置水浴中加热数分钟,即显蓝紫色。

(2)在阿司匹林含量测定项下记录的色谱图中,供试品溶液主峰的保留时间应与对照品溶液主峰的保留时间一致。

(3)在赖氨酸含量测定项下记录的色谱图中,供试品溶液主峰的保留时间应与对照品溶液主峰的保留时间一致。

(4)取本品适量,加 0.05mol/L 硫酸溶液溶解并稀释制成每 1ml 中约含 80μg 的溶液,照紫外-可见分光光度法(通则0401)测定,在 276nm 的波长处有最大吸收。

【检查】 **酸度** 取本品 0.90g,加水 50ml 溶解后,依法测定(通则0631),pH 值应为 4.5~6.5。

溶液的澄清度与颜色 取本品 0.90g,加水 5ml 溶解后,溶液应澄清无色;如显色,与黄色 3 号标准比色液(通则0901第一法)比较,不得更深。

游离水杨酸 照高效液相色谱法(通则0512)测定。临用新制。

供试品溶液 取装量差异项下内容物,混匀,精密称取适量(约相当于赖氨匹林 10mg),置 25ml 量瓶中,加冰醋酸 2ml 使溶解,用乙腈稀释至刻度,摇匀。

对照品溶液 取水杨酸对照品适量,精密称定,加 8%冰醋酸乙腈溶液溶解并定量稀释制成每 1ml 中约含 4.0μg 的溶液。

色谱条件与测定法　见赖氨匹林游离水杨酸项下。

限度　供试品溶液色谱图中如有与水杨酸峰保留时间一致的色谱峰,按外标法以峰面积计算,不得过赖氨匹林标示量的1.0%。

干燥失重　取本品,置五氧化二磷干燥器中,减压干燥至恒重,减失重量不得过0.8%(通则0831)。

异常毒性　取本品适量,加灭菌注射用水制成每1ml中含2.2mg的溶液,依法检查(通则1141),按静脉注射法给药,应符合规定。

细菌内毒素　取本品,依法检查(通则1143),每1mg赖氨匹林中含内毒素的量应小于0.14EU。

无菌　取本品,用0.9%无菌氯化钠溶液制成每1ml中约含180mg的溶液,经薄膜过滤法处理,以金黄色葡萄球菌为阳性对照菌,依法检查(通则1101),应符合规定。

其他　应符合注射剂项下有关的各项规定(通则0102)。

【含量测定】　阿司匹林　照高效液相色谱法(通则0512)测定。临用新制。

供试品溶液　■取本品适量(约相当于赖氨匹林18mg),精密称定,置25ml量瓶中,加醋酸2ml使溶解,用乙腈稀释至刻度,摇匀。■[修订]

对照品溶液、色谱条件、系统适用性要求与测定法　见赖氨匹林含量测定阿司匹林项下。

赖氨酸　取装量差异项下内容物,混匀,精密称取适量,加0.02mol/L盐酸溶液溶解并定量稀释制成一定浓度的供试品溶液,用适宜的氨基酸分析仪或高效液相色谱仪进行分离测定;另取盐酸赖氨酸对照品适量,精密称定,制成相应浓度的对照品溶液,同法测定。按外标法以峰面积计算赖氨酸的含量,即得。

【类别】　同赖氨匹林。

【规格】　按赖氨匹林($C_{15}H_{22}N_2O_6$)计　(1)0.25g
(2)0.5g　(3)0.9g　(4)1.8g

【贮藏】　密闭,在阴凉干燥处保存。

碘

Dian

Iodine

$$I_2 \quad 253.81$$

本品含碘(按I计)不得少于99.5%。

【性状】　本品为灰黑色或蓝黑色、有金属光泽的片状结晶或块状物,质重、脆;有特臭;在常温中能挥发。

本品在乙醇、乙醚■或二硫化碳■[删除]中易溶,■在四氯化碳中略溶,■[删除]在水中几乎不溶;在碘化钾或碘化钠的水溶液中溶解。

【鉴别】　(1)本品的乙醇溶液或含有碘化钾或碘化钠的

水溶液均显红棕色,在三氯甲烷中显紫堇色。

(2)取本品的饱和水溶液,加淀粉指示液即显蓝色;煮沸,蓝色即消失,放冷,仍显蓝色;但经较长时间煮沸,蓝色即不重显。

【检查】　氯化物与溴化物　取本品1.0g,置乳钵中,分次加水40ml研细后,滤过,滤液中加少量锌粉使褪色;分取溶液10ml,依次缓缓加氨试液5ml与硝酸银试液5ml,放置5分钟,滤过,滤液移至50ml纳氏比色管中,加水使成40ml,滴加硝酸使遇石蕊试纸显中性反应后,再加硝酸1ml与水适量使成50ml;如发生浑浊,与对照液(取标准氯化钠溶液3.5ml加水至40ml,再加硝酸1ml、硝酸银试液1ml与水适量使成50ml)比较,不得更浓(0.014%)。

硫酸盐　取本品1.0g,置水浴上加热使挥发,残留物用水40ml分次洗涤,洗液移至50ml纳氏比色管中(必要时滤过),依法检查(通则0802),与标准硫酸钾溶液3.0ml制成的对照液比较,不得更浓(0.03%)。

不挥发物　取本品,置105℃恒重的蒸发皿中,在水浴上加热使挥发,并在105℃干燥至恒重,遗留残渣不得过0.05%。

【含量测定】　取本品研细的粉末约0.4g,置贮有20%碘化钾溶液5ml并称定重量的称量瓶中,精密称定,轻轻摇动,俟完全溶解后,移至具塞锥形瓶中,加水稀释使成约50ml,加稀盐酸1ml,用硫代硫酸钠滴定液(0.1mol/L)滴定,至近终点时,加淀粉指示液2ml,继续滴定至蓝色消失。每1ml硫代硫酸钠滴定液(0.1mol/L)相当于12.69mg的I_2。

【类别】　消毒防腐药。

【贮藏】　遮光,密封,在阴凉处保存。

【制剂】　(1)碘甘油　(2)碘酊

雷贝拉唑钠

Leibeilazuona

Rabeprazole Sodium

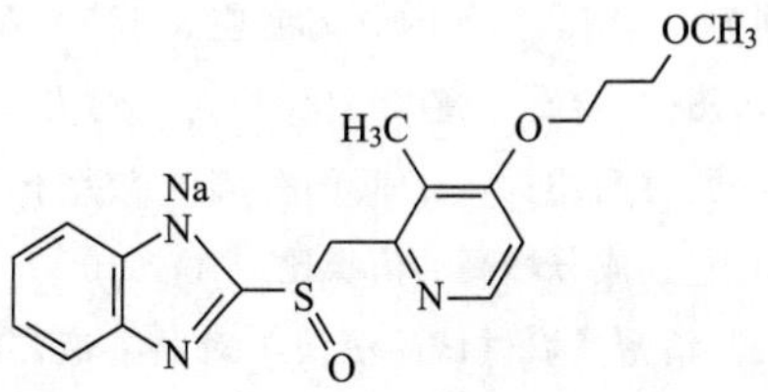

$$C_{18}H_{20}N_3NaO_3S \quad 381.43$$

本品为2-[[4-(3-甲氧基丙氧基)-3-甲基-2-吡啶基]甲基亚硫酰基]-1H-苯并咪唑钠盐。按无水与无溶剂物计算,含$C_{18}H_{20}N_3NaO_3S$应为98.0%~102.0%。

【性状】　本品为白色至微黄色的粉末;极具引湿性。

本品在水或甲醇中极易溶解,在乙醇或二氯甲烷中易溶,在乙醚中几乎不溶。

【鉴别】　(1)取本品约10mg,加冰醋酸5ml使溶解,放置

5 分钟,溶液显橙红色。

(2)取本品,加 0.01mol/L 氢氧化钠溶液制成每 1ml 中约含 10μg 的溶液,照紫外-可见分光光度法(通则 0401)测定,在 292nm 的波长处有最大吸收。

(3)本品的红外光吸收图谱应与对照品的图谱一致(通则 0402)。

(4)本品的水溶液显钠盐鉴别(1)的反应(通则 0301)。

【检查】 碱度 取本品 0.10g,加水 10ml 溶解后,依法测定(通则 0631),pH 值应为 9.5～11.5。

溶液的澄清度与颜色 取本品 0.10g,加水 10ml 溶解后,溶液应澄清无色;如显色,立即照紫外-可见分光光度法(通则 0401)测定,在 440nm 的波长处测定吸光度,不得过 0.06。

有关物质 照高效液相色谱法(通则 0512)测定。临用新制。

溶剂 乙腈-0.01mol/L 氢氧化钠溶液(2∶3)。

供试品溶液 取本品约 50mg,精密称定,置 50ml 量瓶中,加溶剂溶解并稀释至刻度,摇匀。

对照溶液 精密量取供试品溶液 1ml,置 100ml 量瓶中,用溶剂稀释至刻度,摇匀。

系统适用性溶液(1) 取雷贝拉唑钠对照品约 10mg,加水 1ml,充分振摇,置 90℃水浴中加热 1 小时,加溶剂 9ml,摇匀。

系统适用性溶液(2) 取雷贝拉唑钠对照品约 10mg,加浓过氧化氢溶液 1ml,摇匀使溶解,放置 1 小时,加溶剂 9ml,摇匀,置 60℃水浴中加热 2 小时。

灵敏度溶液 取对照溶液适量,用溶剂定量稀释制成每 1ml 中约含 0.5μg 的溶液。

色谱条件 用十八烷基硅烷键合硅胶为填充剂(Agilent ZORBAX,4.6mm×250mm,5μm 或效能相当的色谱柱),以 0.015mol/L 磷酸氢二钠溶液(用磷酸调节 pH 值至 6.0)-乙腈(60∶40)为流动相;检测波长为 290nm;柱温为 30℃;进样体积 10μl。

系统适用性要求 雷贝拉唑色谱峰的保留时间约为 7 分钟,系统适用性溶液(1)色谱图中,雷贝拉唑峰与杂质Ⅲ峰(相对保留时间为 2.4～3.1)间的分离度应大于 20;系统适用性溶液(2)色谱图中,杂质Ⅰ峰(相对保留时间约为 0.7)与杂质Ⅱ峰(相对保留时间约为 1.3)间的分离度应大于 10;灵敏度溶液色谱图中,主成分峰高的信噪比应大于 10。

测定法 精密量取供试品溶液与对照溶液,分别注入液相色谱仪,记录色谱图至主成分峰保留时间的 5 倍。

限度 供试品溶液色谱图中如有杂质峰,单个杂质峰面积不得大于对照溶液主峰面积的 0.5 倍(0.5%),各杂质峰面积的和不得大于对照溶液主峰面积(1.0%),小于灵敏度溶液主成分峰面积的色谱峰忽略不计。

残留溶剂 照残留溶剂测定法(通则 0861 第二法)测定。

供试品溶液 取本品约 0.1g,精密称定,置顶空瓶中,精密加 N,N-二甲基乙酰胺 2ml 使溶解,密封。

对照品溶液 取甲醇、丙酮、乙腈、二氯甲烷、叔丁基甲基醚、乙酸乙酯、三氯甲烷、正庚烷与甲苯适量,精密称定,加 N,N-二甲基乙酰胺溶解并定量稀释制成每 1ml 中各含 150μg、250μg、20.5μg、30μg、250μg、250μg、3μg、250μg 与 44.5μg 的混合溶液,精密量取 2ml 置顶空瓶中,密封。

色谱条件 以 6%氰丙基苯基-94%二甲基聚硅氧烷(或极性相近)为固定液的毛细管柱为色谱柱;起始温度为 40℃,维持 3.5 分钟,以每分钟 10℃的速率升温至 125℃,维持 0.5 分钟,再以每分钟 50℃的速率升温至 220℃,维持 2.6 分钟;进样口温度为 200℃,检测器温度为 250℃。顶空瓶平衡温度为 90℃,平衡时间为 30 分钟。

系统适用性要求 对照品溶液色谱图中,各成分峰间的分离度均应符合要求。

测定法 取供试品溶液与对照品溶液,分别顶空进样,记录色谱图。

限度 按外标法以峰面积计算,甲醇、丙酮、乙腈、二氯甲烷、叔丁基甲基醚、乙酸乙酯、三氯甲烷、正庚烷与甲苯的残留量均应符合规定。

水分 取本品,照水分测定法(通则 0832 第一法 1)测定,含水分不得过 5.0%。

重金属 取本品 1.0g,依法检查(通则 0821 第二法),含重金属不得过百万分之十。

【含量测定】 照高效液相色谱法(通则 0512)测定。

供试品溶液 取本品适量,精密称定,加溶剂溶解并定量稀释制成每 1ml 中含 0.05mg 的溶液。

对照品溶液 取雷贝拉唑钠对照品适量,精密称定,加溶剂溶解并定量稀释制成每 1ml 中含 0.05mg 的溶液。

溶剂、系统适用性溶液(1)、系统适用性溶液(2)、色谱条件与系统适用性要求 除灵敏度要求外,见有关物质项下。

测定法 精密量取供试品溶液与对照品溶液,分别注入液相色谱仪,记录色谱图。按外标法以峰面积计算。

【类别】 质子泵抑制药。

【贮藏】 遮光,密封保存。

【制剂】 (1)雷贝拉唑钠肠溶片 (2)雷贝拉唑钠肠溶胶囊

附:

杂质Ⅰ

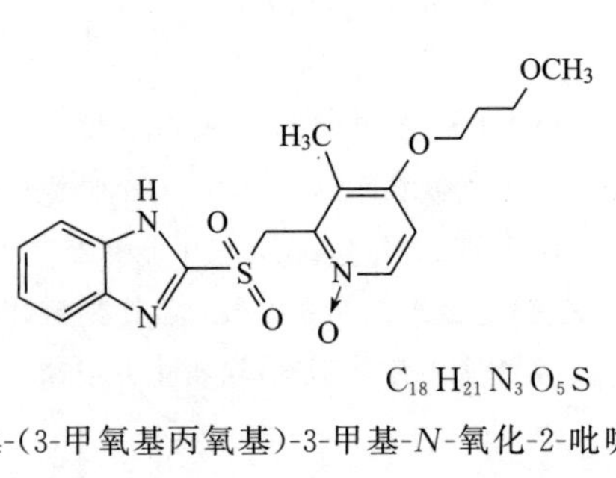

$C_{18}H_{21}N_3O_5S$ 391.44

2-[[4-(3-甲氧基丙氧基)-3-甲基-N-氧化-2-吡啶基]甲基磺酰基]-1H-苯并咪唑

杂质Ⅱ

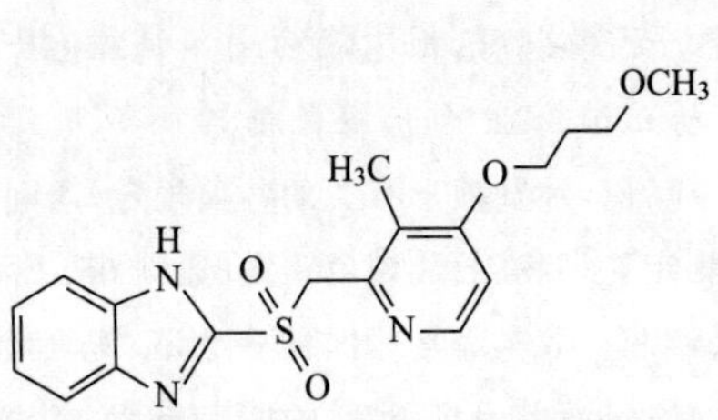

$C_{18}H_{21}N_3O_4S$　375.44

2-[[4-(3-甲氧基丙氧基)-3-甲基-2-吡啶基]甲基磺酰基]-1H-苯并咪唑

杂质Ⅲ
■

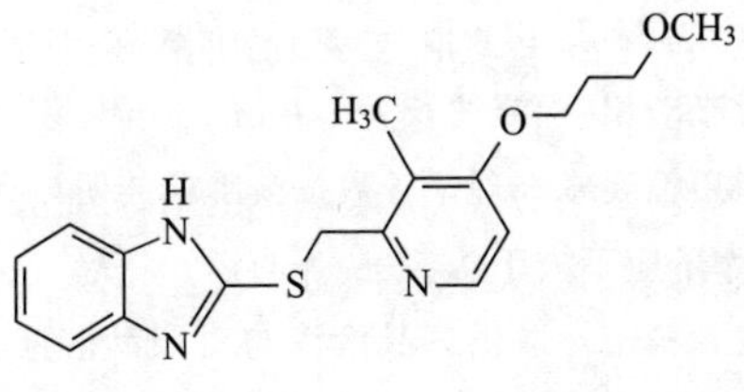

■[订正]

$C_{18}H_{21}N_3O_2S$　343.44

2-[[4-(3-甲氧基丙氧基)-3-甲基-2-吡啶基]甲硫基]-1H-苯并咪唑

羧 甲 司 坦

Suojiasitan

Carbocysteine

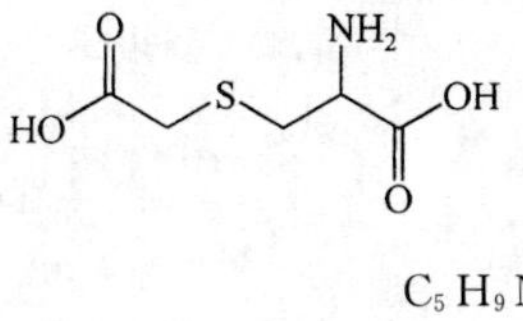

$C_5H_9NO_4S$　179.19

本品为 S-(羧甲基)半胱氨酸。按干燥品计算,含$C_5H_9NO_4S$不得少于98.5%。

【性状】 本品为白色结晶性粉末;无臭。

本品在热水中略溶,在水中极微溶解,在乙醇或丙酮中不溶;在酸或碱溶液中易溶。

比旋度 取本品约 5g,精密称定,加水与 5mol/L 氢氧化钠溶液各 10ml 使溶解完全,用 2mol/L 盐酸溶液中和至 pH 值为 6.0,全量转移至 50ml 量瓶中,用水稀释至刻度,摇匀,依法测定(通则 0621),比旋度为－32.5°至－36.0°。

【鉴别】 ■(1)取本品约 0.1g,加氢氧化钠试液 2ml,加热煮沸,放冷,加醋酸铅试液,即生成黑色沉淀。■[删除]

(2)取本品与羧甲司坦对照品各适量,分别加 0.2mol/L 盐酸溶液溶解并稀释制成每 1ml 中约含 1mg 的溶液,作为供

试品溶液与对照品溶液。照其他氨基酸项下的方法试验,供试品溶液所显主斑点的位置和颜色应与对照品溶液的主斑点相同。

(3)本品的红外光吸收图谱应与对照的图谱(光谱集 885图)一致。

【检查】 酸度 取本品,加水制成 1%的混悬液,依法测定(通则 0631),pH 值应为 2.8～3.0。

溶液的透光率 取本品 0.50g,加 1mol/L 氢氧化钠溶液10ml 溶解后,照紫外-可见分光光度法(通则 0401),在 430nm的波长处测定,透光率不得少于 95.0%。

氯化物 取本品 0.20g,加稀硝酸 10ml 使溶解,用水稀释至 50ml,取 10ml,依法检查(通则 0801),与标准氯化钠溶液 6.0ml 制成的对照液比较,不得更浓(0.15%)。

半胱氨酸 取本品 0.20g,加 5%浓氨溶液 3ml 使溶解,加水 3ml,摇匀,置冰水中放置约 10 分钟,加 1%亚硝基铁氰化钠溶液 0.5ml,摇匀,立即比色,溶液所显的颜色与半胱氨酸对照品溶液(每 1ml 中含半胱氨酸 50μg)1ml,加本品 0.1g 与水 3ml,同法操作制成的对照液比较,不得更深(0.05%)。

其他氨基酸 照薄层色谱法(通则 0502)试验。

供试品溶液 取本品 100mg,加 2mol/L 盐酸溶液 1ml溶解,用水稀释至 10ml,摇匀。

对照溶液 精密量取供试品溶液 1ml,置 200ml 量瓶中,用水稀释至刻度,摇匀。

系统适用性溶液 取羧甲司坦对照品与胱氨酸对照品各10mg,加 2mol/L 盐酸溶液 1ml 溶解,用水稀释至 10ml。

色谱条件 采用硅胶 G 薄层板,以正丁醇-冰醋酸-水(3∶1∶1)为展开剂。

测定法 吸取上述三种溶液各 2μl,分别点于同一薄层板上,展开,晾干,喷以茚三酮溶液(取茚三酮 0.2g,加正丁醇95ml,2mol/L 醋酸溶液 5ml,振摇使溶解),在 100℃加热至斑点出现,立即检视。

系统适用性要求 对照溶液应显一个清晰的斑点,系统适用性溶液应显两个完全分离的斑点。

限度 供试品溶液如显杂质斑点,其颜色与对照溶液的主斑点比较,不得更深(0.5%)。

干燥失重 取本品,在 105℃干燥 3 小时,减失重量不得过 0.5%(通则 0831)。

炽灼残渣 取本品 1.0g,依法检查(通则 0841),遗留残渣不得过 0.2%。

铁盐 取本品 1.0g,加稀盐酸 10ml 溶解后,移至 50ml纳氏比色管中,加水至 25ml,加过硫酸铵 50mg,用水稀释至35ml 后,依法检查(通则 0807),与标准铁溶液 1ml 制成的对照液比较,不得更深(0.001%)。

重金属 取炽灼残渣项下遗留的残渣,依法检查(通则0821 第二法),含重金属不得过百万分之二十。

【含量测定】 取本品约 0.15g,精密称定,加无水甲酸

10ml溶解,加冰醋酸40ml,照电位滴定法(通则0701),用高氯酸滴定液(0.1mol/L)滴定,并将滴定的结果用空白试验校正。每1ml高氯酸滴定液(0.1mol/L)相当于17.92mg的$C_5H_9NO_4S$。

【类别】 祛痰药。

【贮藏】 遮光,密封保存。

【制剂】 (1)羧甲司坦口服溶液 (2)羧甲司坦片 (3)羧甲司坦颗粒

溴吡斯的明片

Xiubisidiming Pian

Pyridostigmine Bromide Tablets

本品含溴吡斯的明($C_9H_{13}BrN_2O_2$)应为标示量的93.0%～107.0%。

【性状】 本品为糖衣片,除去包衣后显白色。

【鉴别】 ■(1)取本品,除去包衣后,研细,称取适量(约相当于溴吡斯的明0.15g),加三氯甲烷20ml,振摇,分取三氯甲烷层,滤过,滤液蒸干,提取物照溴吡斯的明项下的鉴别(1)、(3)项试验,显相同的反应。■[删除]

(2)取本品的细粉适量(约相当于溴吡斯的明15mg),加水25ml,充分振摇使溴吡斯的明溶解,滤过,取续滤液适量,用水稀释制成每1ml中含溴吡斯的明30μg的溶液,照紫外-可见分光光度法(通则0401)测定,在269nm的波长处有最大吸收。

■(3)照薄层色谱法(通则0502)试验。

供试品溶液 取本品的细粉适量(约相当于溴吡斯的明10mg),加乙醇10ml,振摇10分钟,离心,取上清液。

对照品溶液 取溴吡斯的明对照品适量,加乙醇溶解并稀释制成每1ml中含1mg的溶液。

色谱条件 采用硅胶GF$_{254}$薄层板,以甲醇-三氯甲烷-氯化铵试液(5∶4∶1)为展开剂。

测定法 吸取供试品溶液与对照品溶液各10μl,分别点于同一薄层板上,展开后,晾干,置紫外光灯(254nm)下检视。

结果判定 供试品溶液所显主斑点的位置和颜色应与对照品溶液的主斑点相同。■[删除]

(4)在含量测定项下记录的色谱图中,供试品溶液主峰的保留时间应与对照品溶液主峰的保留时间一致。

■以上(3)、(4)两项可选做一项。■[删除]

【检查】 溶出度 照溶出度与释放度测定法(通则0931第二法)测定。

溶出条件 以水900ml为溶出介质,转速为每分钟100转,依法操作,经60分钟时取样。

测定法 取溶出液,滤过,精密量取续滤液适量,用水定量稀释制成每1ml中约含溴吡斯的明26.7μg的溶液。照紫外-

可见分光光度法(通则0401),在269nm的波长处测定吸光度,按$C_9H_{13}BrN_2O_2$的吸收系数($E_{1cm}^{1\%}$)为186计算每片的溶出量。

限度 标示量的80%,应符合规定。

其他 应符合片剂项下有关的各项规定(通则0101)。

【含量测定】 照高效液相色谱法(通则0512)测定。

供试品溶液 取本品20片,除去包衣,精密称定,研细,精密称取适量(约相当于溴吡斯的明50mg),置200ml量瓶中,加水适量,振摇使溴吡斯的明溶解,用水稀释至刻度,摇匀,滤过,取续滤液。

对照品溶液 取溴吡斯的明对照品25mg,精密称定,置100ml量瓶中,加水溶解并稀释至刻度,摇匀。

色谱条件 用十八烷基硅烷键合硅胶为填充剂;以庚烷磺酸钠溶液(取庚烷磺酸钠1.0g,加水900ml溶解,加三乙胺5.0ml,用磷酸调节pH值至3.0,加水至1000ml)-乙腈(90∶10)为流动相;检测波长为270nm;进样体积20μl。

系统适用性要求 理论板数按溴吡斯的明峰计算不低于2000,拖尾因子应不大于1.5。

测定法 精密量取供试品溶液与对照品溶液,分别注入液相色谱仪,记录色谱图。按外标法以峰面积计算。

【类别】 同溴吡斯的明。

【规格】 60mg

【贮藏】 遮光,密封保存。

塞 克 硝 唑

Saikexiaozuo

Secnidazole

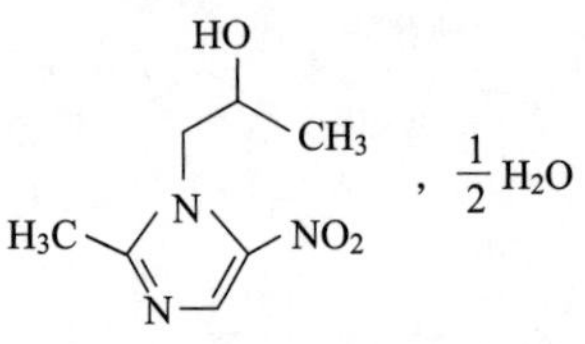

$$C_7H_{11}N_3O_3 \cdot \frac{1}{2}H_2O \quad 194.19$$

本品为1-(2-羟基丙基)-2-甲基-5-硝基咪唑半水合物。按干燥品计算,含$C_7H_{11}N_3O_3$不得少于98.5%。

【性状】 本品为类白色或微黄色结晶或结晶性粉末;无臭。

在甲醇、乙醇或丙酮中易溶,在乙醚中略溶,在水中微溶;在0.1mol/L盐酸溶液中溶解。

熔点 本品的熔点(通则0612)为73～78℃。

吸收系数 取本品,精密称定,加0.1mol/L盐酸溶液溶解并定量稀释制成每1ml中约含12μg的溶液,照紫外-可见分光光度法(通则0401),在277nm波长处测定吸光度,吸收系数($E_{1cm}^{1\%}$)为331～349。

【鉴别】 (1)取本品约10mg,加氢氧化钠试液2ml,温热,溶液即显紫红色,滴加稀盐酸使成酸性后,即变成黄色,再滴加过量的氢氧化钠试液,溶液变成橙红色。

■(2)取本品约 0.1g,加硫酸溶液(3→100)4ml 溶解后,加三硝基苯酚试液 10ml,放置后生成黄色沉淀。■[删除]

(3)取本品,加 0.1mol/L 盐酸溶液溶解并稀释制成每 1ml 中约含 12μg 的溶液,照紫外-可见分光光度法(通则 0401)测定,在 277nm 的波长处有最大吸收,在 241nm 的波长处有最小吸收。

(4)本品的红外光吸收图谱应与对照品的图谱一致(通则 0402)。

【检查】 **酸碱度** 取本品 0.10g,加水 10ml 使溶解,依法测定(通则 0631),pH 值应为 5.5~7.5。

乙醇溶液的澄清度与颜色 取本品,加乙醇溶解并稀释制成每 1ml 中含 20mg 的溶液,溶液应澄清无色;如显浑浊,与 1 号浊度标准液(通则 0902 第一法)比较,不得更浓;如显色,与黄色或黄绿色 2 号标准比色液(通则 0901 第一法)比较,不得更深。

硫酸盐 取本品 1.0g,加水 100ml 使溶解,滤过,取续滤液 40ml,依法检查(通则 0802),与标准硫酸钾溶液 2.0ml 制成的对照液比较,不得更浓(0.05%)。

有关物质 照高效液相色谱法(通则 0512)测定。

供试品溶液 取本品适量,精密称定,加流动相溶解并定量稀释制成每 1ml 中约含 0.3mg 的溶液。

对照品溶液 取杂质Ⅰ对照品约 15mg,精密称定,置 100ml 量瓶中,加流动相溶解并稀释至刻度,摇匀,精密量取 2ml,置 10ml 量瓶中,用流动相稀释至刻度,摇匀。

对照溶液 分别精密量取供试品溶液 1ml 与对照品溶液 1ml,置同一 100ml 量瓶中,用流动相稀释至刻度,摇匀。

色谱条件 用十八烷基硅烷键合硅胶为填充剂;以甲醇-水(20∶80)为流动相;检测波长为 318nm;进样体积 20μl。

系统适用性要求 理论板数按塞克硝唑峰计算不低于 2000,塞克硝唑峰与相邻杂质峰之间的分离度应符合要求。

测定法 精密量取供试品溶液与对照溶液,分别注入液相色谱仪,记录色谱图至主成分峰保留时间的 2 倍。

限度 供试品溶液色谱图中如有与对照溶液中杂质Ⅰ峰保留时间一致的色谱峰,其峰面积不得大于对照溶液中塞克硝唑峰面积的 0.1 倍(0.1%);其他单个杂质峰面积不得大于对照溶液中塞克硝唑峰面积的 0.3 倍(0.3%),其他杂质峰面积之和不得大于对照溶液中塞克硝唑峰面积的 0.5 倍(0.5%)。

残留溶剂 照残留溶剂测定法(通则 0861 第三法)测定。

供试品溶液 取本品适量,精密称定,加二甲基亚砜溶解并定量稀释制成每 1ml 中约含 20mg 的溶液。

对照品溶液 分别取甲苯、乙酸乙酯与二氯甲烷各适量,精密称定,加二甲基亚砜溶解并定量稀释制成每 1ml 中约含甲苯 0.0178mg、乙酸乙酯 0.1mg 与二氯甲烷 0.012mg 的溶液。

色谱条件 以 6% 氰丙基苯基-94% 二甲基聚硅氧烷为固定液的毛细管柱为色谱柱;起始柱温为 90℃,维持 5 分钟,以每分钟 20℃ 的速率升温至 170℃,维持 5 分钟;检测器温度为 200℃;进样口温度为 220℃;进样体积 0.5μl。

系统适用性要求 对照品溶液色谱图中,各峰之间的分离度应符合要求。

测定法 精密量取供试品溶液与对照品溶液,分别注入气相色谱仪,记录色谱图。

限度 按外标法以峰面积计算,含甲苯不得过 0.089%,乙酸乙酯不得过 0.5%,二氯甲烷不得过 0.06%。

干燥失重 取本品,在 60℃ 减压干燥至恒重(通则 0831),减失重量应为 4.0%~6.0%。

炽灼残渣 取本品 1.0g,依法检查(通则 0841),遗留残渣不得过 0.1%。

重金属 取炽灼残渣项下遗留的残渣,依法检查(通则 0821 第二法),含重金属不得过百万分之十。

【含量测定】 取本品约 0.13g,精密称定,加冰醋酸 20ml 溶解后,加结晶紫指示液 1 滴,用高氯酸滴定液(0.1mol/L)滴定至溶液显亮绿色,并将滴定的结果用空白试验校正。每 1ml 的高氯酸滴定液(0.1mol/L)相当于 18.52mg 的 $C_7H_{11}N_3O_3$。

【类别】 抗厌氧菌、抗滴虫药。

【贮藏】 遮光、密封保存。

【制剂】 (1)塞克硝唑片 (2)塞克硝唑胶囊

附:

杂质Ⅰ

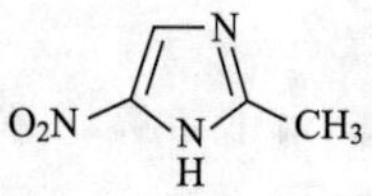

$$C_4H_5N_3O_2 \quad 127.10$$

2-甲基-5-硝基咪唑

福尔可定片

Fu'erkeding Pian

Pholcodine Tablets

本品含福尔可定($C_{23}H_{30}N_2O_4 \cdot H_2O$)应为标示量的 90.0%~110.0%。

【性状】 本品为白色或类白色片。

【鉴别】 (1)取本品的细粉适量(约相当于福尔可定 0.2g),加无水乙醇 20ml,振摇 5 分钟使福尔可定溶解,滤过,滤液置水浴上蒸干,取部分残渣,照福尔可定项下的鉴别(1)、(2)项试验,显相同的结果。

■(2)照薄层色谱法(通则 0502)试验。

供试品溶液 取上述剩余的残渣适量,加三氯甲烷溶解并稀释制成每 1ml 中含 25mg 的溶液。

对照品溶液 取福尔可定对照品,加三氯甲烷溶解并稀释制成每1ml中含25mg的溶液。

色谱条件 采用硅胶G薄层板,以乙醇-甲苯-丙酮-浓氨溶液(70:70:65:5)为展开剂。

测定法 吸取供试品溶液与对照品溶液各10μl,分别点于同一薄层板上,展开,晾干,置碘蒸气中显色。

结果判定 供试品溶液所显主斑点的位置和颜色应与对照品溶液主斑点一致。■[删除]

【检查】 含量均匀度 取本品1片,置50ml量瓶中,加盐酸溶液(9→1000)25ml,振摇使福尔可定溶解,用水稀释至刻度,摇匀,滤过,精密量取续滤液适量,用水定量稀释制成每1ml中含福尔可定30μg的溶液作为供试品溶液。照含量测定项下的方法测定含量,应符合规定(通则0941)。

其他 应符合片剂项下有关的各项规定(通则0101)。

【含量测定】 照紫外-可见分光光度法(通则0401)测定。

供试品溶液 取本品30片,精密称定,研细,精密称取适量(约相当于福尔可定30mg),置50ml量瓶中,加盐酸溶液(9→1000)25ml,振摇使福尔可定溶解,用水稀释至刻度,摇匀,滤过,精密量取续滤液5ml,置100ml量瓶中,用水稀释至刻度,摇匀。

对照品溶液 取福尔可定对照品约30mg,精密称定,置50ml量瓶中,加盐酸溶液(9→1000)25ml使溶解,用水稀释至刻度,摇匀;精密量取5ml,置100ml量瓶中,用水稀释至刻度,摇匀。

测定法 精密量取供试品溶液与对照品溶液各2ml,分别置预先精密加入三氯甲烷10ml的分液漏斗中,各加溴甲酚绿溶液(取溴甲酚绿50mg与邻苯二甲酸氢钾1.021g,加0.2mol/L盐酸溶液1.6ml使溶解,用水稀释至100ml,必要时滤过)6.0ml,振摇提取2分钟后,静置使分层,三氯甲烷液加无水硫酸钠0.5g,振摇脱水后,在420nm的波长处分别测定吸光度,计算。

【类别】 同福尔可定。

【规格】 (1)5mg (2)10mg (3)15mg

【贮藏】 遮光,密封保存。

碱式碳酸铋

Jianshi Tansuanbi

Bismuth Subcarbonate

本品为一种组成不定的碱式盐。按干燥品计算,含铋(Bi)应为80.0%~82.5%。

【性状】 本品为白色至微黄色的粉末;无臭;遇光即缓缓变质。

本品在水或乙醇中不溶。

【鉴别】 ■(1)取本品约0.2g,加稀盐酸2ml,即发生泡

沸并溶解。溶液分为二等份:一份中加水稀释,即生成白色沉淀,再加硫化钠试液,沉淀变为棕褐色;另一份中加10%硫脲溶液1ml,即显深黄色。■[删除]

(2)取本品约50mg,加硝酸1ml溶解后,加水10ml;分取2ml,滴加碘化钾试液,即生成棕黑色沉淀,再加过量的碘化钾试液,沉淀即溶解成黄橙色的溶液。

【检查】 制酸力 取本品约0.50g,精密称定,置具塞锥形瓶中,精密加盐酸滴定液(0.1mol/L)50ml,密塞,在37℃不断振摇1小时,放冷,加水50ml,加溴酚蓝指示液8滴,用氢氧化钠滴定液(0.1mol/L)滴定剩余的盐酸。按干燥品计算,每1g消耗盐酸滴定液(0.1mol/L)不得少于38ml。

氯化物 取本品0.20g,加硝酸4ml溶解后,加水适量使成20ml;精密量取5ml,依法检查(通则0801),与标准氯化钠溶液7.0ml制成的对照液比较,不得更浓(0.14%)。

硫酸盐 取本品1.0g,加盐酸2ml溶解后,倾入40ml水中,即产生多量白色沉淀,滴加氨试液至对石蕊试纸显中性,加水使成50ml,摇匀,滤过;分取滤液25ml,依法检查(通则0802),与标准硫酸钾溶液1.0ml制成的对照液比较,不得更浓(0.02%)。

硝酸盐 取本品0.10g,加水8ml与靛胭脂试液2ml,注意加硫酸10ml,待泡沸停止,煮沸,放置1分钟,溶液的蓝色不得完全消失。

干燥失重 取本品,在105℃干燥至恒重,减失重量不得过1.0%(通则0831)。

碱金属与碱土金属盐 取本品1.0g,加醋酸-水(1:1)20ml,煮沸2分钟,放冷,滤过,滤渣用水洗净,洗液与滤液合并,加稀盐酸2ml,通入硫化氢气体,使铋完全沉淀,滤过,滤液中加硫酸5滴,蒸干,炽灼至恒重,遗留残渣不得过5mg。

铜盐 取本品2.0g两份,分别置50ml量瓶中,各加硝酸6ml溶解后,一份用水稀释至刻度,摇匀,作为供试品溶液;另一份加标准铜溶液[精密量取铜单元素标准溶液适量,用水定量稀释制成每1ml含铜(Cu)10μg的溶液]5.0ml,同法操作,作为对照品溶液。照原子吸收分光光度法(通则0406第二法),在324.7nm的波长处分别测定,应符合规定(0.0025%)。

银盐 取本品2.0g,加水1ml和硝酸4ml,缓缓加热使溶解,加水至11ml,放冷,加1mol/L盐酸溶液2ml,暗处放置5分钟,与标准银溶液[精密称取硝酸银0.7874g,置1000ml量瓶中,加水溶解并稀释至刻度,摇匀,精密量取10ml,置100ml量瓶中,用水稀释至刻度,摇匀,精密量取10ml,置100ml量瓶中,用水稀释至刻度,摇匀,即得,每1ml相当于5μg的银(Ag)]10.0ml加硝酸1ml和1mol/L盐酸溶液2ml同法制成的对照溶液比较,不得更浓(0.0025%)。

铅盐 取本品3.0g两份,分别置50ml量瓶中,各加硝酸10ml溶解后,一份中用水稀释至刻度,摇匀,作为供试品溶液;另一份中加标准铅溶液6.0ml,用水稀释至刻度,摇匀,作为对照品溶液。照原子吸收分光光度法(通则

0406 第二法),在 283.3nm 的波长处分别测定,应符合规定(0.002%)。

砷盐 取本品 1.0g,加盐酸 5ml 与水 23ml 溶解后,依法检查(通则 0822 第一法),应符合规定(0.0002%)。

【含量测定】 取本品约 0.2g,精密称定,加硝酸溶液(3→10)5ml 使溶解,再加水 100ml 与二甲酚橙指示液 3 滴,用乙二胺四醋酸二钠滴定液(0.05mol/L)滴定至淡黄色。每 1ml 乙二胺四醋酸二钠滴定液(0.05mol/L)相当于 10.45mg 的 Bi。

【类别】 抗酸药,收敛药。

【贮藏】 遮光,密封保存。

【制剂】 碱式碳酸铋片

碱式碳酸铋片

Jianshi Tansuanbi Pian

Bismuth Subcarbonate Tablets

本品含碱式碳酸铋以铋(Bi)计算,应为标示量的 75.0%～85.0%。

【性状】 本品为白色至微黄色片。

【鉴别】 ■(1)取本品的细粉适量(约相当于碱式碳酸铋 0.3g),加稀盐酸 3ml,即发生泡沸,再加水 10ml,滤过,滤液分为二份:一份中加水稀释,即生成白色沉淀,再加硫化钠试液,沉淀变为棕褐色;一份中加 10% 硫脲溶液 1ml,即显深黄色。■[删除]

(2)取本品的细粉适量(约相当于碱式碳酸铋 50mg),加硝酸 1ml 溶解后,加水 10ml,滤过,取滤液 2ml,滴加碘化钾试液,即生成棕黑色沉淀,再加过量的碘化钾试液,沉淀即溶解成黄橙色的溶液。

【检查】 **制酸力** 取本品细粉适量(约相当于碱式碳酸铋 0.30g),精密称定,置 250ml 具塞锥形瓶中,精密加入盐酸滴定液(0.1mol/L)50ml,密塞,在 37℃不断振摇 1 小时,放冷,加水 50ml,加溴酚蓝指示液 8 滴,用氢氧化钠滴定液(0.1mol/L)滴定剩余的盐酸。每片消耗盐酸滴定液(0.1mol/L)不得少于 10ml(0.3g 规格)或 17ml(0.5g 规格)。

其他 应符合片剂项下有关的各项规定(通则 0101)。

【含量测定】 取本品 20 片,精密称定,研细,精密称取适量(约相当于碱式碳酸铋 0.2g),照碱式碳酸铋项下的方法,自"加硝酸溶液(3→10)5ml 使溶解"起,依法测定。每 1ml 乙二胺四醋酸二钠滴定液(0.05mol/L)相当于 10.45mg 的 Bi。

【类别】 同碱式碳酸铋。

【规格】 含碱式碳酸铋 (1)0.3g (2)0.5g

【贮藏】 遮光,密封,在干燥处保存。

碳酸利多卡因注射液

Tansuan Liduokayin Zhusheye

Lidocaine Carbonate Injection

本品为盐酸利多卡因与碳酸氢钠在 CO_2 饱和条件下制成的碳酸利多卡因灭菌水溶液。含碳酸利多卡因按利多卡因($C_{14}H_{22}N_2O$)计算,应为标示量的 95.0%～105.0%。

【性状】 本品为无色的澄明液体。

【鉴别】 ■(1)取本品 2ml,加硫酸铜试液 0.2ml 与碳酸钠试液 1ml,即显蓝紫色;加三氯甲烷 2ml,振摇后放置,三氯甲烷层显黄色。■[删除]

(2)在含量测定项下记录的色谱图中,供试品溶液主峰的保留时间应与对照品溶液主峰的保留时间一致。

(3)本品显碳酸盐与碳酸氢盐的鉴别反应(通则 0301)。

【检查】 **pH 值** 应为 6.0～7.5(通则 0631)。

有关物质 照高效液相色谱法(通则 0512)测定。

供试品溶液 取本品,用流动相稀释制成每 1ml 中约含利多卡因 8.6mg 的溶液。

对照溶液 精密量取供试品溶液 1ml,置 100ml 量瓶中,用流动相稀释至刻度,摇匀。

色谱条件 用十八烷基硅烷键合硅胶为填充剂(耐碱性填料适宜);以磷酸盐缓冲液(pH 8.0)-乙腈(40:60)为流动相;检测波长为 254nm;进样体积 10μl。

系统适用性要求 理论板数按利多卡因峰计算不低于 5000。

测定法 精密量取供试品溶液与对照溶液,分别注入液相色谱仪,记录色谱图至主成分峰保留时间的 2 倍。

限度 供试品溶液色谱图中如有杂质峰,各杂质峰面积的和不得大于对照溶液主峰面积的 0.5 倍(0.5%)。

细菌内毒素 取本品,依法检查(通则 1143),每 1mg 利多卡因中含内毒素的量应小于 0.57EU。

其他 应符合注射剂项下有关的各项规定(通则 0102)。

【含量测定】 照高效液相色谱法(通则 0512)测定。

供试品溶液 精密量取本品适量,用水定量稀释制成每 1ml 中约含利多卡因 0.86mg 的溶液。

对照品溶液 取利多卡因对照品适量,精密称定,加水溶解并定量稀释制成每 1ml 中约含 0.86mg 的溶液。

色谱条件与系统适用性要求 见有关物质项下。

测定法 精密量取供试品溶液与对照品溶液,分别注入液相色谱仪,记录色谱图。按外标法以峰面积计算。

【类别】 局麻药。

【规格】 按 $C_{14}H_{22}N_2O$ 计 (1)5ml:86.5mg (2)10ml:0.173g

【贮藏】 密闭保存。

醋酸可的松注射液

Cusuan Kedisong Zhusheye

Cortisone Acetate Injection

本品为醋酸可的松的灭菌水混悬液。含醋酸可的松($C_{23}H_{30}O_6$)应为标示量的90.0%～110.0%。

【性状】 本品为微细颗粒的混悬液,静置后微细颗粒下沉,振摇后成均匀的乳白色混悬液。

【鉴别】 ■(1)取本品3ml,用三氯甲烷振摇提取2次,每次10ml,分取三氯甲烷液,滤过,滤液置水浴上蒸干,残渣照醋酸可的松项下鉴别(1)、(2)项试验,显相同的反应。■[删除]

(2)在含量测定项下记录的色谱图中,供试品溶液主峰的保留时间应与对照品溶液主峰的保留时间一致。

【检查】 pH值 应为4.5～7.0(通则0631)。

其他 应符合注射剂项下有关的各项规定(通则0102)。

【含量测定】 照高效液相色谱法(通则0512)测定。

供试品溶液 取本品,摇匀,用内容量移液管精密量取适量(约相当于醋酸可的松50mg),置50ml量瓶中,用乙腈分次洗涤移液管内壁,洗液并入量瓶中,加乙腈适量,振摇1小时使醋酸可的松溶解,用乙腈稀释至刻度,摇匀,滤过,精密量取续滤液5ml,置50ml量瓶中,用乙腈稀释至刻度,摇匀。

对照品溶液、系统适用性溶液、色谱条件、系统适用性要求与测定法 见醋酸可的松含量测定项下。

【类别】 同醋酸可的松。

【规格】 (1)2ml：50mg　(2)5ml：125mg　(3)10ml：250mg

【贮藏】 遮光,密闭保存。

醋酸丙氨瑞林

Cusuan Bing'anruilin

Alarelin Acetate

5-oxoPro-His-Trp-Ser-Tyr-D-Ala-Leu-Arg-Pro-
NHCH$_2$CH$_3$,CH$_3$COOH

$$C_{56}H_{78}N_{16}O_{12} \cdot nC_2H_4O_2 \quad 1227.39$$

本品系由九个氨基酸组成的合成多肽,为5-氧代脯氨酰-组氨酰-色氨酰-丝氨酰-酪氨酰-D-丙氨酰-亮氨酰-精氨酰-脯氨酰-乙胺的醋酸盐。按无水、无醋酸物计算,含$C_{56}H_{78}N_{16}O_{12}$应为95.0%～103.0%。

【性状】 本品为白色或类白色粉末;无臭,有引湿性。

本品在水中溶解,在甲醇中略溶,在1%醋酸溶液中溶解。

比旋度 取本品,精密称定,加1%醋酸溶液溶解并定量稀释制成每1ml中含5mg的溶液,依法测定(通则0621),按无水、无醋酸物计算,比旋度为-46°至-56°。

吸收系数 取本品,精密称定,加水溶解并定量稀释制成每1ml中含0.1mg的溶液,照紫外-可见分光光度法(通则0401),在279nm的波长处测定吸光度,按无水、无醋酸物计算,吸收系数($E_{1cm}^{1\%}$)为52～57。

【鉴别】 (1)在含量测定项下记录的色谱图中,供试品溶液主峰的保留时间应与对照品溶液主峰的保留时间一致。

■(2)照薄层色谱法(通则0502)试验。

供试品溶液 取本品,加水溶解并稀释制成每1ml中约含2mg的溶液。

对照品溶液 取醋酸丙氨瑞林对照品,加水溶解并稀释制成每1ml中约含2mg的溶液。

色谱条件 采用硅胶G薄层板,以三氯甲烷-甲醇-冰醋酸-水(60：45：6：14)为展开剂。

测定法 吸取供试品溶液与对照品溶液各2μl,分别点于同一薄层板上,展开,晾干,熏氯气(在一容器底部,放一烧杯,加入5%高锰酸钾溶液10ml,再加盐酸3ml,密闭),晾干,再喷以碘化钾淀粉指示液使显色。

结果判定 供试品溶液所显主斑点的位置和颜色应与对照品溶液的斑点相同。■[删除]

【检查】 氨基酸比值 取本品,加6mol/L盐酸溶液,于110℃水解24小时后,照适宜的氨基酸分析方法测定,供试品中各氨基酸与丙氨酸摩尔比应符合以下规定:丝氨酸为0.7～1.0,谷氨酸为0.9～1.1,脯氨酸为0.8～1.0,亮氨酸为0.9～1.1,酪氨酸为0.9～1.1,组氨酸为0.9～1.1,精氨酸为0.9～1.1。

溶液的澄清度与颜色 取本品20mg,加水2ml溶解后,依法检查(通则0901第一法和通则0902第一法),溶液应澄清无色;如显色,与黄色2号标准比色液比较,不得更深。

醋酸 取本品适量,精密称定,加稀释液[流动相A(通则0872)-流动相B(95：5)]溶解并定量稀释制成每1ml中约含10mg的溶液,作为供试品溶液。照合成多肽中的醋酸测定法(通则0872)测定,含醋酸不得过7.5%。

有关物质 照高效液相色谱法(通则0512)测定。

供试品溶液 取本品,加水溶解并稀释制成每1ml中含0.5mg的溶液。

对照溶液 精密量取供试品溶液1ml,置100ml量瓶中,用水稀释至刻度,摇匀。

色谱条件 用十八烷基硅烷键合硅胶为填充剂;以0.1mol/L磷酸溶液(用三乙胺调节pH值至3.0)-乙腈(80：20)为流动相;检测波长为220nm;进样体积20μl。

系统适用性要求 理论板数按醋酸丙氨瑞林峰计算不低于2000。

测定法 精密量取供试品溶液与对照溶液,分别注入液相色谱仪,记录色谱图至主成分峰保留时间的2倍。

限度 供试品溶液色谱图中如有杂质峰,单个杂质峰面积不得大于对照溶液主峰面积的 2 倍(2.0%),各杂质峰面积的和不得大于对照溶液主峰面积的 5 倍(5.0%),小于对照溶液主峰面积 0.05 倍的峰忽略不计。

水分 取本品,依法测定(通则 0832 第一法 1),含水分不得过 7.0%。

【含量测定】 照高效液相色谱法(通则 0512)测定。

供试品溶液 取本品适量,精密称定,加流动相溶解并定量稀释制成每 1ml 中约含 0.5mg 的溶液。

对照品溶液 取醋酸丙氨瑞林对照品,精密称定,加流动相溶解并定量稀释制成每 1ml 中约含 0.5mg 的溶液。

色谱条件 见有关物质项下。进样体积 10μl。

系统适用性要求 见有关物质项下。

测定法 精密量取供试品溶液与对照品溶液,分别注入液相色谱仪,记录色谱图。按外标法以峰面积计算。

【类别】 促性腺激素药。

【贮藏】 遮光、密封,在干燥处保存。

【制剂】 注射用醋酸丙氨瑞林

醋酸甲羟孕酮片

Cusuan Jiaqiangyuntong Pian

Medroxyprogesterone Acetate Tablets

本品含醋酸甲羟孕酮($C_{24}H_{34}O_4$)应为标示量的90.0%~110.0%。

【性状】 本品为白色片。

【鉴别】 ■(1)取本品细粉适量(约相当于醋酸甲羟孕酮60mg),加三氯甲烷 30ml,搅拌使醋酸甲羟孕酮溶解,滤过,滤液置水浴上蒸干,残渣照醋酸甲羟孕酮项下的鉴别(1)项试验,显相同的反应。■[删除]

■(2)照薄层色谱法(通则 0502)试验。

供试品溶液 取本品细粉适量(约相当于醋酸甲羟孕酮10mg),加三氯甲烷 20ml,振摇提取,滤过,取滤液。

对照品溶液 取醋酸甲羟孕酮对照品适量,加三氯甲烷溶解并稀释制成每 1ml 中约含 5mg 的溶液。

色谱条件 采用硅胶 G 薄层板,以三氯甲烷-乙酸乙酯(10:1)为展开剂。

测定法 吸取上述两种溶液各 10μl,分别点于同一薄层板上,展开,取出,晾干,在 120℃加热 30 分钟,放冷,喷以硫酸-无水乙醇(1:1),再在 120℃加热 10 分钟,放冷,置紫外光灯(365nm)下检视。

结果判定 供试品溶液所显主斑点的位置和颜色应与对照品溶液的主斑点相同。■[删除]

(3)在含量测定项下记录的色谱图中,供试品溶液主峰的保留时间应与对照品溶液主峰的保留时间一致。

(4)取本品细粉适量(约相当于醋酸甲羟孕酮100mg),加

三氯甲烷 10ml,研磨溶解,滤过,滤液置水浴上蒸干,残渣经减压干燥后,依法测定(通则 0402)。本品的红外光吸收图谱除 750cm^{-1}外应与对照的图谱(光谱集 160 图)一致。

■以上(2)、(3)两项可选做一项。■[删除]

【检查】 **含量均匀度** 取本品 1 片,置乳钵中,研细,加甲醇适量分次定量转移至 20ml 量瓶(2mg 规格)或 50ml 量瓶(4mg 规格)或 100ml 量瓶(10mg 规格)中,超声 15 分钟使醋酸甲羟孕酮溶解,放冷,加甲醇稀释至刻度,摇匀,滤过,取续滤液作为供试品溶液,照含量测定项下的方法测定含量,应符合规定(通则 0941)。

溶出度 2mg、4mg 与 10mg 规格 照溶出度与释放度测定法(通则 0931 第二法)测定。

溶出条件 以 0.5%十二烷基硫酸钠溶液 500ml(2mg、4mg 规格)或 900ml(10mg 规格)为溶出介质,转速为每分钟 50 转,依法操作,经 45 分钟时取样。

供试品溶液 取溶出液适量,滤过,取续滤液。

对照品溶液 取醋酸甲羟孕酮对照品约 10mg,精密称定,置 100ml 量瓶中,加甲醇 10ml,超声使醋酸甲羟孕酮溶解,放冷,用溶出介质稀释至刻度,摇匀,精密量取适量,用溶出介质定量稀释制成每 1ml 中约含 10μg 的溶液(4mg、10mg 规格)或 4μg 的溶液(2mg 规格)。

色谱条件 见含量测定项下。进样体积 20μl。

测定法 见含量测定项下。计算出每片的溶出量。

系统适用性要求 见含量测定项下。

限度 标示量的 60%,应符合规定。

250mg 规格 照溶出度与释放度测定法(通则 0931 第二法)测定。

溶出条件 以异丙醇-水(40:60)900ml 为溶出介质,转速为每分钟 100 转,依法操作,经 45 分钟时取样。

供试品溶液 取溶出液适量,滤过,取续滤液,用溶出介质定量稀释制成每 1ml 中约含醋酸甲羟孕酮 10μg 的溶液。

对照品溶液 取醋酸甲羟孕酮对照品约 10mg,精密称定,加溶出介质溶解并定量稀释制成每 1ml 中约含 10μg 的溶液。

色谱条件 见含量测定项下。进样体积 20μl。

系统适用性要求 见含量测定项下。

测定法 见含量测定项下。计算出每片的溶出量。

限度 标示量的 70%,应符合规定。

其他 应符合片剂项下有关的各项规定(通则 0101)。

【含量测定】 照高效液相色谱法(通则 0512)测定。

供试品溶液 取本品 20 片(4mg、10mg 和 250mg 规格)或 30 片(2mg 规格),精密称定,研细,精密称取细粉适量(约相当于醋酸甲羟孕酮10mg),置 100ml 量瓶中,加甲醇约 60ml,超声 15 分钟使醋酸甲羟孕酮溶解,放冷,用甲醇稀释至刻度,摇匀,滤过,取续滤液。

对照品溶液 取醋酸甲羟孕酮对照品适量,精密称定,加甲醇溶解并定量稀释制成每 1ml 中约含 0.1mg 的溶液。

色谱条件 见醋酸甲羟孕酮含量测定项下。

系统适用性要求 理论板数按醋酸甲羟孕酮峰计算不低

于 2000,醋酸甲羟孕酮峰前的杂质峰与醋酸甲羟孕酮峰的分离度应符合要求。

测定法 精密量取供试品溶液与对照品溶液,分别注入液相色谱仪,记录色谱图。按外标法以峰面积计算。

【类别】 同醋酸甲羟孕酮。

【规格】 (1)2mg (2)4mg (3)10mg (4)250mg

【贮藏】 遮光,密封保存。

醋酸甲羟孕酮分散片

Cusuan Jiaqiangyuntong Fensanpian

Medroxyprogesterone Acetate Dispersible Tablets

本品含醋酸甲羟孕酮($C_{24}H_{34}O_4$)应为标示量的90.0%~110.0%。

【性状】 本品为白色片。

【鉴别】 ■(1)取本品细粉适量(约相当于醋酸甲羟孕酮60mg),加三氯甲烷 30ml,搅拌使醋酸甲羟孕酮溶解,滤过,滤液置水浴上蒸干,残渣照醋酸甲羟孕酮项下的鉴别(1)项试验,显相同的反应。■[删除]

■(2)照薄层色谱法(通则 0502)试验。

供试品溶液 取本品细粉适量(约相当于醋酸甲羟孕酮10mg),加三氯甲烷 20ml,振摇提取,滤过,取滤液。

对照品溶液 取醋酸甲羟孕酮对照品适量,加三氯甲烷溶解并稀释制成每 1ml 中约含 5mg 的溶液。

色谱条件 采用硅胶 G 薄层板,以三氯甲烷-乙酸乙酯(10:1)为展开剂。

测定法 吸取上述两种溶液各 10μl,分别点于同一薄层板上,展开,取出,晾干,在 120℃加热 30 分钟,放冷,喷以硫酸-无水乙醇(1:1),再在 120℃加热 10 分钟,放冷,置紫外光灯(365nm)下检视。

结果判定 供试品溶液所显主斑点的位置和颜色应与对照品溶液的主斑点相同。■[删除]

(3)在含量测定项下记录的色谱图中,供试品溶液主峰的保留时间应与对照品溶液主峰的保留时间一致。

■以上(2)、(3)两项可选做一项。■[删除]

【检查】 溶出度 照溶出度与释放度测定法(通则 0931第二法)测定。

溶出条件 以 0.5%十二烷基硫酸钠溶液 900ml 为溶出介质,转速为每分钟 50 转,依法操作,经 45 分钟时取样。

供试品溶液 取溶出液 10ml,滤过,精密量取续滤液适量,用溶出介质定量稀释制成每 1ml 中约含醋酸甲羟孕酮10μg 的溶液。

对照品溶液 取醋酸甲羟孕酮对照品约 10mg,精密称定,置 100ml 量瓶中,加甲醇 10ml,超声使醋酸甲羟孕酮溶解,放冷,用溶出介质稀释至刻度,摇匀,精密量取适量,用溶出介质定量稀释制成每 1ml 中约含 10μg 的溶液。

色谱条件 见含量测定项下。进样体积 20μl。

系统适用性要求 见含量测定项下。

测定法 见含量测定项下。计算出每片的溶出量。

限度 标示量的 70%,应符合规定。

其他 应符合片剂项下有关的各项规定(通则 0101)。

【含量测定】 照高效液相色谱法(通则 0512)测定。

供试品溶液 取本品 10 片,精密称定,研细,精密称取细粉适量(约相当于醋酸甲羟孕酮 10mg),置 100ml 量瓶中,加甲醇约 60ml,超声 15 分钟使醋酸甲羟孕酮溶解,放冷,用甲醇稀释至刻度,摇匀,滤过,取续滤液。

对照品溶液 取醋酸甲羟孕酮对照品适量,精密称定,加甲醇溶解并定量稀释制成每 1ml 中约含 0.1mg 的溶液。

色谱条件 见醋酸甲羟孕酮含量测定项下。

系统适用性要求 理论板数按醋酸甲羟孕酮峰计算不低于 2000,醋酸甲羟孕酮峰前的杂质峰与醋酸甲羟孕酮峰的分离度应符合要求。

测定法 精密量取供试品溶液与对照品溶液,分别注入液相色谱仪,记录色谱图。按外标法以峰面积计算。

【类别】 同醋酸甲羟孕酮。

【规格】 (1)0.1g (2)0.25g

【贮藏】 遮光,密封保存。

醋酸甲羟孕酮胶囊

Cusuan Jiaqiangyuntong Jiaonang

Medroxyprogesterone Acetate Capsules

本品含醋酸甲羟孕酮($C_{24}H_{34}O_4$)应为标示量的90.0%~110.0%。

【性状】 本品的内容物为白色颗粒或粉末。

【鉴别】 ■(1)取本品内容物适量(约相当于醋酸甲羟孕酮 60mg),加三氯甲烷 30ml,搅拌使醋酸甲羟孕酮溶解,滤过,滤液置水浴上蒸干,残渣照醋酸甲羟孕酮项下的鉴别(1)项试验,显相同的反应。■[删除]

■(2)照薄层色谱法(通则 0502)试验。

供试品溶液 取本品内容物适量(约相当于醋酸甲羟孕酮10mg),加三氯甲烷 20ml,振摇提取,滤过,取滤液。

对照品溶液 取醋酸甲羟孕酮对照品适量,加三氯甲烷溶解并稀释制成每 1ml 中约含 5mg 的溶液。

色谱条件 采用硅胶 G 薄层板,以三氯甲烷-乙酸乙酯(10:1)为展开剂。

测定法 吸取上述两种溶液各 10μl,分别点于同一薄层板上,展开,取出,晾干,在 120℃加热 30 分钟,放冷,喷以硫酸-无水乙醇(1:1),再在 120℃加热 10 分钟,放冷,置紫外光灯(365nm)下检视。

结果判定　供试品溶液所显主斑点的位置和颜色应与对照品溶液的主斑点相同。■[删除]

(3)在含量测定项下记录的色谱图中，供试品溶液主峰的保留时间应与对照品溶液主峰的保留时间一致。

■以上(2)、(3)两项可选做一项。■[删除]

【检查】　溶出度　照溶出度与释放度测定法(通则0931第二法)测定。

溶出条件　以0.5％十二烷基硫酸钠溶液900ml为溶出介质，转速为每分钟50转，依法操作，经45分钟时取样。

供试品溶液　取溶出液10ml，滤过，精密量取续滤液适量，用溶出介质定量稀释制成每1ml中约含醋酸甲羟孕酮10μg的溶液。

对照品溶液　取醋酸甲羟孕酮对照品约10mg，精密称定，置100ml量瓶中，加甲醇10ml，超声使醋酸甲羟孕酮溶解，放冷，用溶出介质稀释至刻度，摇匀，精密量取适量，用溶出介质定量稀释制成每1ml中约含10μg的溶液。

色谱条件　见含量测定项下。进样体积20μl。

系统适用性要求　见含量测定项下。

测定法　见含量测定项下。计算出每粒的溶出量。

限度　标示量的50％，应符合规定。

其他　应符合胶囊剂项下有关的各项规定(通则0103)。

【含量测定】　照高效液相色谱法(通则0512)测定。

供试品溶液　取装量差异项下的内容物，研细混匀，精密称取适量(约相当于醋酸甲羟孕酮10mg)，置100ml量瓶中，加甲醇约60ml，超声15分钟使醋酸甲羟孕酮溶解，放冷，用甲醇稀释至刻度，摇匀，滤过，取续滤液。

对照品溶液　取醋酸甲羟孕酮对照品适量，精密称定，加甲醇溶解并定量稀释制成每1ml中约含0.1mg的溶液。

色谱条件　见醋酸甲羟孕酮含量测定项下。

系统适用性要求　理论板数按醋酸甲羟孕酮峰计算不低于2000，醋酸甲羟孕酮峰前的杂质峰与醋酸甲羟孕酮峰的分离度应符合要求。

测定法　精密量取供试品溶液与对照品溶液，分别注入液相色谱仪，记录色谱图。按外标法以峰面积计算。

【类别】　同醋酸甲羟孕酮。

【规格】　0.1g

【贮藏】　遮光，密封保存。

【性状】　本品为白色乳膏。

【鉴别】　(1)取本品约14g，置烧杯中，加无水乙醇50ml，在水浴上加热使融化，置冰浴中冷却后，滤过，滤液蒸干，残渣照醋酸地塞米松项下的鉴别(1)项试验，显相同的反应。

■(2)照薄层色谱法(通则0502)试验。

供试品溶液　取本品约5g，加无水乙醇30ml，在水浴上加热使溶解，放冷，置冰浴中约30分钟，滤过，取滤液，用无水乙醇稀释至20ml。

对照品溶液　取醋酸地塞米松对照品约12.5mg，加无水乙醇溶解并稀释至100ml。

色谱条件　采用硅胶G薄层板，以三氯甲烷-丙酮(4：1)为展开剂。

测定法　吸取上述两种溶液各4μl，分别点于同一薄层板上，展开，取出，晾干，喷以硫酸-无水乙醇(4：1)，在105℃加热至对照品溶液有斑点显出。

结果判定　供试品溶液所显主斑点的位置和颜色应与对照品溶液的主斑点相同。■[删除]

(3)在含量测定项下记录的色谱图中，供试品溶液主峰的保留时间应与对照品溶液主峰的保留时间一致。

■以上(2)、(3)两项可选做一项。■[删除]

【检查】　应符合乳膏剂项下有关的各项规定(通则0109)。

【含量测定】　照高效液相色谱法(通则0512)测定。

供试品溶液　取本品适量(约相当于醋酸地塞米松0.5mg)，精密称定，精密加甲醇50ml，用匀浆机以每分钟9500转搅拌30秒，置冰浴中放置1小时，经有机相滤膜(0.45μm)滤过，弃去初滤液5ml，取续滤液。

对照品溶液　取醋酸地塞米松对照品适量，精密称定，加甲醇溶解并定量稀释制成每1ml中约含10μg的溶液。

色谱条件　用十八烷基硅烷键合硅胶为填充剂；以甲醇-水(66：34)为流动相；检测波长为240nm；进样体积20μl。

系统适用性要求　理论板数按醋酸地塞米松峰计算不低于3500。

测定法　精密量取供试品溶液与对照品溶液，分别注入液相色谱仪，记录色谱图。按外标法以峰面积计算。

【类别】　同醋酸地塞米松。

【规格】　(1)4g：2mg　(2)5g：2.5mg　(3)10g：5mg

【贮藏】　密封，在凉处保存。

醋酸地塞米松乳膏

Cusuan Disaimisong Rugao

Dexamethasone Acetate Cream

本品含醋酸地塞米松($C_{24}H_{31}FO_6$)应为标示量的90.0％～110.0％。

醋酸曲安奈德注射液

Cusuan Qu'annaide Zhusheye

Triamcinolone Acetonide Acetate Injection

本品为醋酸曲安奈德的灭菌混悬液。含醋酸曲安奈德($C_{26}H_{33}FO_7$)应为标示量的90.0％～110.0％。

【性状】 本品为微细颗粒的混悬液,静置后微细颗粒下沉,振摇后成均匀的乳白色混悬液。

【鉴别】 ■(1)取本品约 20ml,用三氯甲烷提取,分取三氯甲烷液,滤过,滤液置水浴上蒸干,残渣照醋酸曲安奈德项下的鉴别(1)试验,显相同的结果。■[删除]

(2)在含量测定项下记录的色谱图中,供试品溶液主峰的保留时间应与对照品溶液主峰的保留时间一致。

【检查】 pH 值 应为 5.0～7.5(通则 0631)。

有关物质 照高效液相色谱法(通则 0512)测定。

供试品溶液 临用新制。取本品,充分摇匀,精密量取适量,加流动相超声使醋酸曲安奈德溶解并稀释制成每 1ml 中约含醋酸曲安奈德 0.5mg 的溶液,摇匀,滤过,取续滤液。

对照溶液 取曲安奈德对照品约 25mg,精密称定,置 50ml 量瓶中,加甲醇 30ml,振摇使溶解,用甲醇稀释至刻度,摇匀,精密量取 1ml 与供试品溶液 1ml,置同一 100ml 量瓶中,用流动相稀释至刻度,摇匀。

色谱条件、系统适用性要求与测定法 见醋酸曲安奈德有关物质项下。

限度 供试品溶液色谱图中如有与对照溶液中曲安奈德峰保留时间一致的杂质峰,按外标法以峰面积计算,不得过醋酸曲安奈德标示量的 1.0%;其他单个杂质峰面积(扣除相对保留时间 0.15 之前的色谱峰)不得大于对照溶液中醋酸曲安奈德峰面积(1.0%),其他各杂质峰面积的和不得大于对照溶液中醋酸曲安奈德峰面积的 1.5 倍(1.5%),小于对照溶液醋酸曲安奈德峰面积 0.01 倍(0.01%)的色谱峰忽略不计。

细菌内毒素 取本品,依法检查(通则 1143),每 1mg 醋酸曲安奈德中含内毒素的量应小于 3.0EU。

其他 应符合注射剂项下有关的各项规定(通则 0102)。

【含量测定】 照高效液相色谱法(通则 0512)测定。

供试品溶液 取本品数支,充分摇匀后,并入同一具塞试管中,再充分摇匀,用内容量移液管精密量取适量,加流动相超声使醋酸曲安奈德溶解,放冷,并用流动相定量稀释制成每 1ml 中约含醋酸曲安奈德 20μg 的溶液(必要时滤过)。

对照品溶液 取醋酸曲安奈德对照品,精密称定,加流动相超声使溶解,放冷,并用流动相定量稀释制成每 1ml 中约含 20μg 的溶液。

对照溶液、色谱条件、系统适用性要求与测定法 见醋酸曲安奈德含量测定项下。

【类别】 同醋酸曲安奈德。

【规格】 (1)1ml：5mg (2)1ml：10mg (3)1ml：40mg (4)5ml：50mg

【贮藏】 遮光,密闭保存。

醋酸泼尼松片
Cusuan Ponisong Pian
Prednisone Acetate Tablets

本品含醋酸泼尼松($C_{23}H_{28}O_6$)应为标示量的 90.0%～110.0%。

【性状】 本品为白色片。

【鉴别】 ■取本品的细粉适量(约相当于醋酸泼尼松 0.1g),加三氯甲烷 50ml,搅拌使醋酸泼尼松溶解,滤过,滤液照下述方法(1)、(2)试验。

(1)取滤液,置水浴上蒸干,残渣照醋酸泼尼松项下的鉴别(2)项试验,显相同的反应。

(2)照薄层色谱法(通则 0502)试验。

供试品溶液 取滤液,即得。

对照品溶液 取醋酸泼尼松对照品适量,加三氯甲烷溶解并稀释制成每 1ml 中约含 2mg 的溶液。

色谱条件 采用硅胶 G 薄层板,以二氯甲烷-乙醚-甲醇-水(385：60：15：2)为展开剂。

测定法 吸取上述两种溶液各 5μl,分别点于同一薄层板上,展开,取出,晾干,在 105℃ 干燥 10 分钟,放冷,喷以碱性四氮唑蓝试液,立即检视。

结果判定 供试品溶液所显主斑点的位置和颜色应与对照品溶液的主斑点相同。■[删除]

(3)在含量测定项下记录的色谱图中,供试品溶液主峰的保留时间应与对照品溶液主峰的保留时间一致。

(4)取本品细粉适量(约相当于醋酸泼尼松 50mg),加乙醇 10ml 研磨使溶解,滤过,滤液室温挥干,残渣经减压干燥,依法测定。本品的红外光吸收图谱应与对照的图谱(光谱集 549 图)一致。

■以上(2)、(3)两项可选做一项。■[删除]

【检查】 含量均匀度 取本品 1 片,置 50ml 量瓶中,加甲醇适量,超声使醋酸泼尼松溶解,放冷,用甲醇稀释至刻度,摇匀,滤过,取续滤液作为供试品溶液,照含量测定项下的方法测定,按外标法以峰面积计算每片的含量,应符合规定(通则 0941)。

溶出度 照溶出度与释放度测定法(通则 0931 第二法)测定。

溶出条件 以 0.25% 十二烷基硫酸钠溶液 600ml 为溶出介质,转速为每分钟 100 转,依法操作,经 45 分钟时取样。

供试品溶液 取溶出液适量,滤过,取续滤液。

对照品溶液 取醋酸泼尼松对照品约 10mg,精密称定,置 100ml 量瓶中,加无水乙醇 10ml,振摇使溶解,用溶出介质稀释至刻度,摇匀,精密量取 2ml,置 25ml 量瓶中,用溶出介质稀释至刻度,摇匀。

对照溶液、色谱条件与系统适用性要求 见含量测定项下。

测定法 见含量测定项下。计算出每片的溶出量。

限度 标示量的 70%,应符合规定。

其他 应符合片剂项下有关的各项规定(通则 0101)。

【含量测定】 照高效液相色谱法(通则 0512)测定。

供试品溶液 取本品 20 片,精密称定,研细,精密称取适量(约相当于醋酸泼尼松 5mg),置 50ml 量瓶中,加甲醇 30ml,充分振摇使醋酸泼尼松溶解,用甲醇稀释至刻度,摇匀,滤过,取续滤液。

对照品溶液、对照溶液、色谱条件、系统适用性要求与测定法 见醋酸泼尼松含量测定项下。

【类别】 同醋酸泼尼松。

【规格】 5mg

【贮藏】 遮光,密封保存。

醋酸氢化可的松注射液

Cusuan Qinghua Kedisong Zhusheye

Hydrocortisone Acetate Injection

本品为醋酸氢化可的松的灭菌混悬液。含醋酸氢化可的松($C_{23}H_{32}O_6$)应为标示量的 90.0%~110.0%。

【性状】 本品为微细颗粒的混悬液。静置后微细颗粒下沉,振摇后成均匀的乳白色混悬液。

【鉴别】 ■(1)取本品约 3ml,用三氯甲烷振摇提取 2 次,每次 10ml,分取三氯甲烷液,滤过,滤液置水浴上蒸干,残渣照醋酸氢化可的松项下的鉴别(1)、(2)项试验,显相同的反应。■[删除]

(2)在含量测定项下记录的色谱图中,供试品溶液主峰的保留时间应与对照品溶液主峰的保留时间一致。

【检查】 pH 值 应为 5.0~7.0(通则 0631)。

有关物质 照高效液相色谱法(通则 0512)测定。

供试品溶液 12 小时内使用。用内容量移液管精密量取本品 2ml,置 100ml 量瓶中,加乙腈 40ml,超声使醋酸氢化可的松溶解,放冷,用水稀释至刻度,摇匀。

对照溶液 精密量取供试品溶液 1ml,置 100ml 量瓶中,用流动相稀释至刻度,摇匀。

系统适用性溶液、色谱条件、系统适用性要求与测定法 见醋酸氢化可的松有关物质项下。

限度 供试品溶液色谱图中如有杂质峰,扣除相对保留时间为 0.15 以前的峰,峰面积在对照溶液主峰面积 0.5~1.0 倍之间的杂质峰不得超过 1 个,其他单个杂质峰面积不得大于对照溶液主峰面积的 0.5 倍(0.5%),各杂质峰面积的和不得大于对照溶液主峰面积的 2 倍(2.0%),小于对照溶液主峰面积 0.01 倍(0.01%)的色谱峰忽略不计。

细菌内毒素 取本品,依法检查(通则 1143),每 1mg 醋

酸氢化可的松中含内毒素的量应小于 0.50EU。

其他 应符合注射剂项下有关的各项规定(通则 0102)。

【含量测定】 照高效液相色谱法(通则 0512)测定。

供试品溶液 取本品数支,充分摇匀后,并入同一具塞试管中,再充分摇匀,用内容量移液管精密量取 2ml,置 200ml 量瓶中,加甲醇适量,振摇使醋酸氢化可的松溶解,用甲醇稀释至刻度,摇匀,精密量取 5ml,置 25ml 量瓶中,用流动相稀释至刻度,摇匀。

对照品溶液、系统适用性溶液、色谱条件、系统适用性要求与测定法 见醋酸氢化可的松含量测定项下。

【类别】 同醋酸氢化可的松。

【规格】 (1)1ml:25mg (2)5ml:125mg

【贮藏】 遮光,密闭保存。

醋酸氯地孕酮

Cusuan Lüdiyuntong

Chlormadinone Acetate

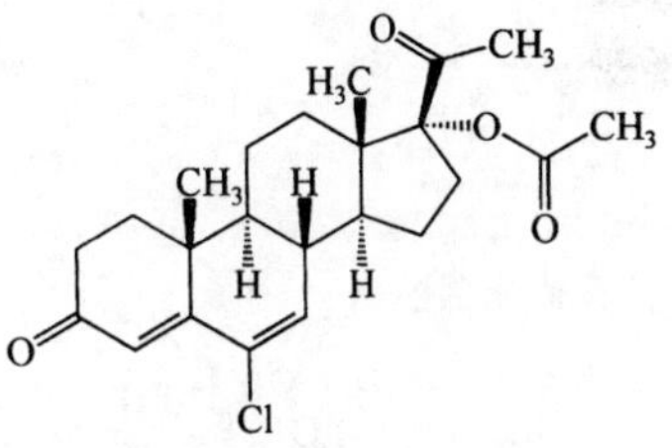

$C_{23}H_{29}ClO_4$ 404.93

本品为 17α-羟基-6-氯孕甾-4,6-二烯-3,20-二酮醋酸酯。按干燥品计算,含 $C_{23}H_{29}ClO_4$ 应为 97.0%~102.0%。

【性状】 本品为白色至微黄色结晶性粉末;无臭。

本品■在三氯甲烷中易溶,■[删除]在甲醇中略溶,在乙醇中微溶,在水中不溶。

熔点 本品的熔点(通则 0612)为 206~214.5℃。

比旋度 取本品,精密称定,加乙腈溶解并定量稀释制成每 1ml 中约含 20mg 的溶液,依法测定(通则 0621),比旋度应为 -10°至 -14°。

【鉴别】 (1)取铜片或铜丝一小条,置火焰上燃烧至不显绿色火焰,放冷,蘸取本品约 1mg,再置火焰上燃烧,火焰即显绿色。

(2)取本品约 0.1mg,加异烟肼约 1mg 与甲醇 1ml,溶解后,加稀盐酸 1 滴,即显黄色。

■(3)照薄层色谱法(通则 0502)试验。

供试品溶液 取本品适量,加三氯甲烷溶解并稀释制成每 1ml 中约含 20mg 的溶液。

对照品溶液 取醋酸氯地孕酮对照品适量,加三氯甲烷溶解并稀释制成每 1ml 中约含 20mg 的溶液。

色谱条件 采用硅胶 G 薄层板,以苯-无水乙醇(95:5)为展开剂。

测定法　吸取上述两种溶液各 5μl,分别点于同一薄层板上,展开,取出,晾干,喷以硫酸-无水乙醇(1:1),在 105℃加热使显色。

结果判定　供试品溶液所显主斑点的位置和颜色应与对照品溶液的主斑点相同。■[删除]

(4)本品的红外光吸收图谱应与对照的图谱(光谱集 555 图)一致。

【检查】　**6α-氯-17α-羟基黄体酮醋酸酯**　取含量测定项下的供试品溶液,照紫外-可见分光光度法(通则 0401),在 240nm 与 285nm 的波长处测定吸光度,240nm 波长处的吸光度与 285nm 波长处的吸光度的比值应不大于 0.23。

干燥失重　取本品,在 105℃干燥至恒重,减失重量不得过 0.5%(通则 0831)。

炽灼残渣　不得过 0.2%(通则 0841)。

【含量测定】　照紫外-可见分光光度法(通则 0401)测定。

供试品溶液　取本品适量,精密称定,加乙醇溶解并定量稀释制成每 1ml 中约含 10μg 的溶液。

测定法　取供试品溶液,在 285nm 的波长处测定吸光度,按 $C_{23}H_{29}ClO_4$ 的吸收系数($E_{1cm}^{1\%}$)为 550 计算。

【类别】　孕激素类药。

【贮藏】　遮光,密封保存。

附:

6α-氯-17α-羟基黄体酮醋酸酯

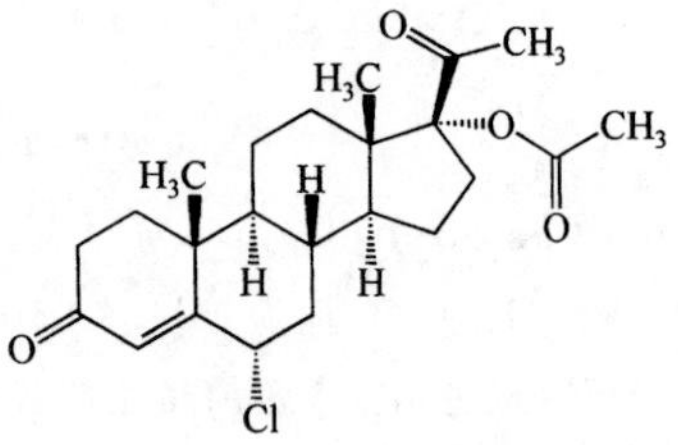

$C_{23}H_{31}ClO_4$　406.94

缬　沙　坦

Xieshatan

Valsartan

■

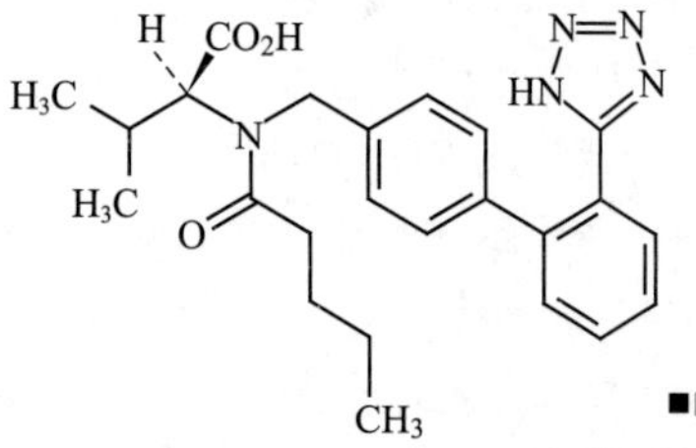

$C_{24}H_{29}N_5O_3$　435.52

本品为 N-戊酰基-N-[[2′-(1H-四氮唑-5-基)联苯-4-基]甲基]-L-缬氨酸。■按无水与无溶剂物计算,含 $C_{24}H_{29}N_5O_3$

不得少于 98.5%。■[修订]

【生产要求】　应对生产工艺等进行评估以确定形成遗传毒性杂质 N,N-二甲基亚硝胺和 N,N-二乙基亚硝胺等的可能性。必要时,应采用适宜的分析方法对产品进行分析,以确认 N,N-二甲基亚硝胺和 N,N-二乙基亚硝胺等的含量符合我国药品监管部门相关指导原则或 ICH M7 指导原则的要求。

【性状】　■本品为白色或类白色粉末;有吸湿性。■[修订]

本品在乙醇中极易溶解,在甲醇中易溶,在乙酸乙酯中略溶,在水中几乎不溶。

比旋度　取本品,精密称定,加甲醇溶解并定量稀释制成每 1ml 中约含 10mg 的溶液,依法测定(通则 0621),比旋度为 -64.0°至 -69.0°。

【鉴别】　■(1)在对映异构体检查项下记录的色谱图中,供试品溶液主峰的保留时间应与系统适用性溶液中缬沙坦峰的保留时间一致。■[修订]

(2)本品的红外光吸收图谱应与对照的图谱(光谱集 1227 图)一致。

【检查】　酸度　取本品 0.10g,加水 25ml,充分振摇 10 分钟,滤过,取续滤液,依法测定(通则 0631),pH 值应为 3.0~4.5。

■对映异构体　照高效液相色谱法(通则 0512)测定。

供试品溶液　取本品适量,精密称定,加流动相溶解并定量稀释制成每 1ml 中约含 1mg 的溶液。

对照品溶液　取缬沙坦对映异构体对照品适量,加流动相溶解并定量稀释制成每 1ml 中约含 10μg 的溶液。

系统适用性溶液　取缬沙坦与缬沙坦对映异构体对照品各适量,加流动相溶解并稀释制成每 1ml 中约含缬沙坦 1mg 与缬沙坦对映异构体 10μg 的溶液。

灵敏度溶液　精密量取对照品溶液 1ml,置 10ml 量瓶中,用流动相稀释至刻度,摇匀。

色谱条件　用纤维素衍生物手性固定相作为填充剂(Chiralcel OD 柱,4.6mm×250mm,10μm 或效能相当的色谱柱);以正己烷-异丙醇-三氟乙酸(850:150:1)为流动相;检测波长为 230nm;流速为每分钟 0.8ml;进样体积 10μl。

系统适用性要求　系统适用性溶液色谱图中,缬沙坦对映异构体与缬沙坦峰之间的分离度应不小于 2.0。灵敏度溶液色谱图中,缬沙坦对映异构体峰的信噪比应不小于 10。对照品溶液连续进样 5 次,缬沙坦对映异构体峰面积的相对标准偏差不得过 5.0%。

测定法　精密量取供试品溶液与对照品溶液,分别注入液相色谱仪,记录色谱图。

限度　供试品溶液色谱图中如有与缬沙坦对映异构体峰保留时间一致的色谱峰,按外标法以峰面积计算,不得过 1.0%。■[修订]

■有关物质　照高效液相色谱法(通则 0512)测定。

供试品溶液　取本品适量,加流动相溶解并稀释制成每 1ml 中约含 0.5mg 的溶液。

对照溶液　精密量取供试品溶液适量,用流动相定量稀释制成每1ml中约含0.5μg的溶液。

系统适用性溶液　取缬沙坦与杂质Ⅰ对照品各适量,加流动相溶解并定量稀释制成每1ml中约含缬沙坦0.5mg与杂质Ⅰ1μg的溶液。

灵敏度溶液　精密量取对照溶液适量,用流动相定量稀释制成每1ml中约含0.25μg的溶液。

色谱条件　用十八烷基硅烷键合硅胶为填充剂;以乙腈-水-冰醋酸(500∶500∶1)为流动相;检测波长为225nm;进样体积10μl。

系统适用性要求　系统适用性溶液色谱图中,缬沙坦峰与杂质Ⅰ峰之间的分离度应不小于3.0,理论板数按缬沙坦峰计算不低于4000。灵敏度溶液色谱图中,主成分峰高的信噪比应不小于10。

测定法　精密量取供试品溶液与对照溶液,分别注入液相色谱仪,记录色谱图至主成分峰保留时间的6倍。

限度　供试品溶液色谱图中如有与杂质Ⅰ峰保留时间一致的色谱峰,杂质Ⅰ峰面积不得大于对照溶液主峰面积的2倍(0.2%),其他单个杂质峰面积不得大于对照溶液的主峰面积(0.1%),各杂质峰面积的和不得大于对照溶液主峰面积的3倍(0.3%)。小于灵敏度溶液主峰面积的色谱峰忽略不计。■[修订]

残留溶剂　照残留溶剂测定法(通则0861第二法)测定。

供试品溶液　取本品适量,精密称定,用N,N-二甲基乙酰胺溶解并定量稀释制成每1ml中约含0.2g的溶液,精密量取5ml,置20ml顶空瓶中,密封。

对照品溶液　取三氯甲烷、正己烷、二氯甲烷、甲苯、二甲苯、甲醇、环己烷、乙酸乙酯各适量,精密称定,用N,N-二甲基乙酰胺定量稀释制成每1ml中约含三氯甲烷12μg、正己烷58μg、二氯甲烷0.12mg、甲苯0.17mg、二甲苯0.43mg、甲醇0.6mg、环己烷0.77mg、乙酸乙酯1.0mg的混合溶液,精密量取5ml,置20ml顶空瓶中,密封。

色谱条件　以6%氰丙基苯基-94%二甲基聚硅氧烷(或极性相近)为固定液的毛细管柱为色谱柱;起始温度为40℃,维持2分钟,以每分钟4℃的速率升温至100℃,再以每分钟30℃的速率升温至200℃,维持2分钟;进样口温度为200℃;检测器温度为250℃;顶空瓶平衡温度为85℃,平衡时间为40分钟。

系统适用性要求　对照品溶液色谱图中,各成分峰间的分离度均应符合要求。

测定法　取供试品溶液与对照品溶液分别顶空进样,记录色谱图。

限度　按外标法以峰面积计算,三氯甲烷、正己烷、二氯甲烷、甲苯、二甲苯、甲醇、环己烷与乙酸乙酯的残留量均应符合规定。

■水分　取本品,照水分测定法(通则0832第一法1)测定,含水分不得过2.0%。■[增订]

■干燥失重　取本品,以五氧化二磷为干燥剂,在60℃减压干燥至恒重,减失重量不得过1.5%(通则0831)。■[删除]

炽灼残渣　取本品1.0g,依法检查(通则0841),遗留残渣不得过0.1%。

■重金属　取炽灼残渣项下遗留的残渣,依法检查(通则0821第二法),含重金属不得过百万分之十。■[修订]

【含量测定】　取本品约0.4g,精密称定,加乙醇25ml溶解,加麝香草酚蓝指示液5滴,用氢氧化钠滴定液(0.1mol/L)滴定至蓝色,并将滴定的结果用空白试验校正。每1ml氢氧化钠滴定液(0.1mol/L)相当于21.78mg的$C_{24}H_{29}N_5O_3$。

【类别】　血管紧张素Ⅱ受体AT1拮抗药。

【贮藏】　遮光,密封保存。

【制剂】　(1)缬沙坦片　(2)缬沙坦胶囊

■附:

缬沙坦对映异构体

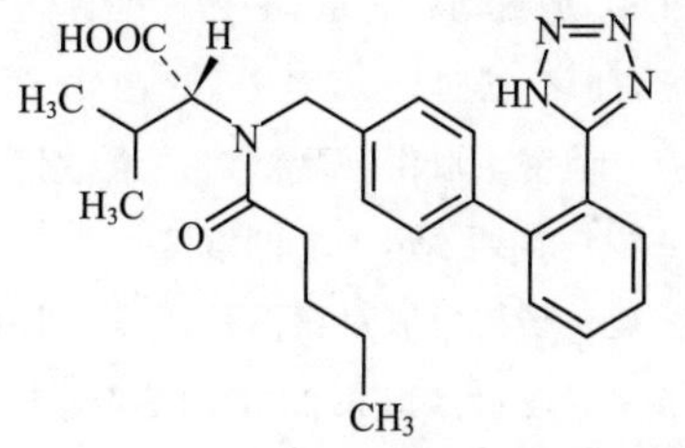

$C_{24}H_{29}N_5O_3$　435.52

杂质Ⅰ

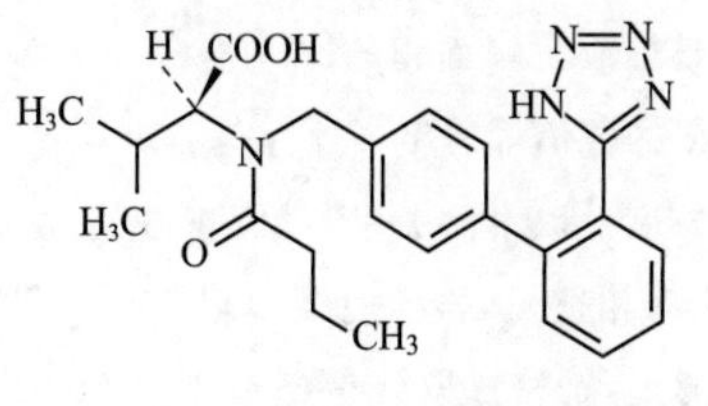

$C_{23}H_{27}N_5O_3$　421.49

N-丁酰基-N-[[2′-(1H-四氮唑-5-基)联苯-4-基]甲基]-L-缬氨酸■[增订]

缬　沙　坦　片

Xieshatan Pian

Valsartan Tablets

■本品含缬沙坦($C_{24}H_{29}N_5O_3$)应为标示量的95.0%～105.0%。■[修订]

【性状】　■本品为白色片或薄膜衣片,除去包衣后显白色。■[修订]

【鉴别】　(1)在含量测定项下记录的色谱图中,供试品溶液主峰的保留时间应与对照品溶液主峰的保留时间一致。

■(2)取本品细粉适量,加溶出度项下的溶出介质溶解并稀释制成每 1ml 中约含缬沙坦 16μg 的溶液,滤过,取续滤液,照紫外-可见分光光度法(通则 0401)测定,在 250nm 的波长处有最大吸收。■[增订]

【检查】 ■对映异构体 照高效液相色谱法(通则 0512)测定。

供试品溶液 取本品细粉适量(约相当于缬沙坦 50mg),精密称定,置 50ml 量瓶中,加流动相适量,振摇使缬沙坦溶解,用流动相稀释至刻度,摇匀,滤过,取续滤液。

对照品溶液、系统适用性溶液、灵敏度溶液、色谱条件、系统适用性要求与测定法 见缬沙坦对映异构体项下。

限度 供试品溶液色谱图中如有与缬沙坦对映异构体峰保留时间一致的色谱峰,按外标法以峰面积计算,不得过 1.0%。■[增订]

■有关物质 照高效液相色谱法(通则 0512)测定。

供试品溶液 取本品细粉适量(约相当于缬沙坦 50mg),置 100ml 量瓶中,加流动相适量,振摇使缬沙坦溶解,用流动相稀释至刻度,摇匀,滤过,取续滤液。

对照溶液 精密量取供试品溶液适量,用流动相定量稀释制成每 1ml 中约含缬沙坦 1μg 的溶液。

灵敏度溶液 精密量取对照溶液适量,用流动相定量稀释制成每 1ml 中约含缬沙坦 0.25μg 的溶液。

系统适用性溶液、色谱条件、系统适用性要求与测定法 见缬沙坦有关物质项下。

限度 供试品溶液色谱图中如有杂质峰,单个杂质峰面积不得大于对照溶液的主峰面积(0.2%),各杂质峰面积的和不得大于对照溶液主峰面积的 3.5 倍(0.7%)。小于灵敏度溶液主峰面积的色谱峰忽略不计。■[修订]

含量均匀度 取本品 1 片■(40mg 规格)■[修订],置 100ml 量瓶中,加流动相适量,振摇使缬沙坦溶解,用流动相稀释至刻度,摇匀,滤过,精密量取续滤液 5ml,置 50ml 量瓶中,用流动相稀释至刻度,摇匀,作为供试品溶液。照含量测定项下的方法测定,计算每片的含量,应符合规定(通则 0941)。

■溶出度 照溶出度与释放度测定法(通则 0931 第二法)测定。

溶出条件 以磷酸盐缓冲液(取磷酸二氢钾 6.80g 与氢氧化钠 0.90g,加水溶解并稀释至 1000ml,摇匀,用 0.2mol/L 氢氧化钠溶液或 1mol/L 磷酸溶液调节 pH 值至 6.8±0.05)1000ml 为溶出介质,转速为每分钟 50 转,依法操作,经 30 分钟时取样。

供试品溶液 取溶出液适量,滤过,精密量取续滤液适量,用溶出介质定量稀释制成每 1ml 中约含缬沙坦 16μg 的溶液。

对照品溶液 取缬沙坦对照品适量,精密称定,加溶出介质溶解并定量稀释制成每 1ml 中约含 16μg 的溶液。

测定法 取供试品溶液与对照品溶液,照紫外-可见分光光度法(通则 0401),在 250nm 的波长处分别测定吸光度,计

算出每片的溶出量。

限度 标示量的 80%,应符合规定。■[修订]

其他 应符合片剂项下有关的各项规定(通则 0101)。

■【含量测定】 照高效液相色谱法(通则 0512)测定。

供试品溶液 取本品 10 片(40mg 和 80mg 规格)或 5 片(160mg 规格),置同一 200ml 量瓶中,加水 20ml,振摇使崩解后,加乙腈 120ml,振摇 30 分钟,超声 10 分钟使缬沙坦溶解,放冷,用乙腈稀释至刻度,摇匀,滤过,精密量取续滤液适量,用流动相定量稀释制成每 1ml 中约含缬沙坦 40μg 的溶液。

对照品溶液 取缬沙坦对照品适量,精密称定,加流动相溶解并定量稀释制成每 1ml 中约含 40μg 的溶液。

色谱条件 用十八烷基硅烷键合硅胶为填充剂;以乙腈-水-冰醋酸(500∶500∶1)为流动相;检测波长为 230nm;进样体积 20μl。

系统适用性要求 理论板数按缬沙坦峰计算不低于 4000,缬沙坦峰与相邻杂质峰之间的分离度应符合要求。

测定法 精密量取供试品溶液与对照品溶液,分别注入液相色谱仪,记录色谱图。按外标法以峰面积计算。■[修订]

【类别】 同缬沙坦。

■【规格】 (1)40mg (2)80mg (3)160mg■[修订]

■【贮藏】 遮光,密封,在 30℃ 以下保存。■[修订]

缬沙坦胶囊

Xieshatan Jiaonang

Valsartan Capsules

■本品含缬沙坦($C_{24}H_{29}N_5O_3$)应为标示量的 95.0%～105.0%。■[修订]

【性状】 本品内容物为白色或类白色颗粒或粉末。

【鉴别】 (1)在含量测定项下记录的色谱图中,供试品溶液主峰的保留时间应与对照品溶液主峰的保留时间一致。

■(2)取装量差异项下的内容物适量,加溶出度项下的溶出介质溶解并稀释制成每 1ml 中约含缬沙坦 16μg 的溶液,滤过,取续滤液,照紫外-可见分光光度法(通则 0401)测定,在 250nm 的波长处有最大吸收。■[修订]

【检查】 ■对映异构体 照高效液相色谱法(通则 0512)测定。

供试品溶液 取装量差异项下的内容物适量(约相当于缬沙坦 50mg),精密称定,置 50ml 量瓶中,加流动相适量,振摇使缬沙坦溶解,用流动相稀释至刻度,摇匀,滤过,取续滤液。

对照品溶液、系统适用性溶液、灵敏度溶液、色谱条件、系统适用性要求与测定法 见缬沙坦对映异构体项下。

限度 供试品溶液色谱图中如有与缬沙坦对映异构体峰保留时间一致的色谱峰,按外标法以峰面积计算,不得过 1.0%。■[增订]

■有关物质 照高效液相色谱法(通则 0512)测定。

供试品溶液 取装量差异项下的内容物适量(约相当于缬沙坦 50mg),置 100ml 量瓶中,加流动相适量,振摇使缬沙坦溶解,用流动相稀释至刻度,摇匀,滤过,取续滤液。

对照溶液 精密量取供试品溶液适量,用流动相定量稀释制成每 1ml 中约含缬沙坦 1μg 的溶液。

灵敏度溶液 精密量取对照溶液适量,用流动相定量稀释制成每 1ml 中约含缬沙坦 0.25μg 的溶液。

系统适用性溶液、色谱条件、系统适用性要求与测定法 见缬沙坦有关物质项下。

限度 供试品溶液色谱图中如有杂质峰,单个杂质峰面积不得大于对照溶液的主峰面积(0.2%),各杂质峰面积的和不得大于对照溶液主峰面积的 3.5 倍(0.7%)。小于灵敏度溶液主峰面积的色谱峰忽略不计。■[修订]

溶出度 照溶出度与释放度测定法(通则 0931 第一法)测定。

■溶出条件 以磷酸盐缓冲液(取磷酸二氢钾 6.80g 与氢氧化钠 0.90g,加水溶解并稀释至 1000ml,摇匀,用 0.2mol/L 氢氧化钠溶液或 1mol/L 磷酸溶液调节 pH 值至 6.8±0.05)1000ml 为溶出介质,转速为每分钟 100 转,依法操作,经 30 分钟时取样。■[修订]

供试品溶液 取溶出液适量,滤过,精密量取续滤液适量,用溶出介质定量稀释制成每 1ml 中约含缬沙坦 16μg 的溶液。

对照品溶液 取缬沙坦对照品适量,精密称定,加溶出介质溶解并定量稀释制成每 1ml 中约含 16μg 的溶液。

测定法 取供试品溶液与对照品溶液,照紫外-可见分光光度法(通则 0401),在 250nm 的波长处分别测定吸光度,计算出每粒的溶出量。

限度 标示量的 80%,应符合规定。

其他 应符合胶囊剂项下有关的各项规定(通则 0103)。

【含量测定】 照高效液相色谱法(通则 0512)测定。

供试品溶液 取装量差异项下的内容物混合均匀,精密称取适量(约相当于缬沙坦 40mg),置 100ml 量瓶中,加流动相使缬沙坦溶解并稀释至刻度,摇匀,滤过,精密量取续滤液 5ml,置 50ml 量瓶中,用流动相稀释至刻度,摇匀。

对照品溶液 取缬沙坦对照品适量,精密称定,加流动相溶解并定量稀释制成每 1ml 中含 40μg 的溶液。

■色谱条件 用十八烷基硅烷键合硅胶为填充剂;以乙腈-水-冰醋酸(500:500:1)为流动相;检测波长为 230nm;进样体积 20μl。■[修订]

■系统适用性要求 理论板数按缬沙坦峰计算不低于 4000,缬沙坦峰与相邻杂质峰之间的分离度应符合要求。■[修订]

测定法 精密量取供试品溶液与对照品溶液,分别注入液相色谱仪,记录色谱图。按外标法以峰面积计算。

【类别】 同缬沙坦。

【规格】 (1)40mg (2)80mg (3)160mg

【贮藏】 遮光,密封,在 30℃以下保存。

噻 苯 唑

Saibenzuo

Tiabendazole

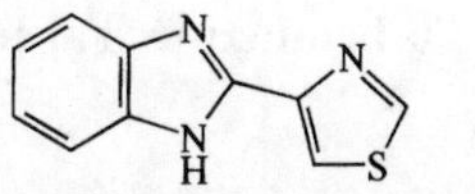

C$_{10}$H$_7$N$_3$S 201.25

本品为 2-(4-噻唑基)-1H-苯并咪唑。按干燥品计算,含 C$_{10}$H$_7$N$_3$S 不得少于 98.0%。

【性状】 本品为白色或类白色粉末;无臭。

本品在水中微溶■,在三氯甲烷中几乎不溶■[删除]。

【鉴别】 ■(1)取本品约 10mg,加锌粉 0.1g 与稀盐酸 1ml,放出的气体能使湿润的醋酸铅试纸显黑色。■[删除]

(2)取本品约 20mg,加 0.1mol/L 盐酸溶液 2ml 溶解后,加 0.5% 对苯二胺的 0.1mol/L 盐酸溶液 1 滴与锌粉约 20mg,振摇 5 分钟,倾取上清液,加正丁醇 1ml 与 8% 硫酸铁铵溶液 2 滴,摇匀,静置使分层,正丁醇层显蓝色。

(3)取本品,加 0.1mol/L 盐酸溶液制成每 1ml 中含 4.0μg 的溶液,照紫外-可见分光光度法(通则 0401)测定,在 243nm 与 302nm 的波长处有最大吸收,其吸光度分别约为 0.23 与 0.49。

【检查】 **有关物质** 照薄层色谱法(通则 0502)试验。

供试品溶液 取本品约 0.10g,置 10ml 量瓶中,加冰醋酸 1ml 使溶解,用甲醇稀释至刻度。

对照溶液 精密量取供试品溶液适量,用甲醇定量稀释制成每 1ml 中含 0.15mg 的溶液。

色谱条件 采用硅胶 GF$_{254}$ 薄层板,以甲苯-冰醋酸-丙酮-水(50:20:8:2)为展开剂。

测定法 吸取供试品溶液与对照溶液各 10μl,分别点于同一薄层板上,展开,晾干,置紫外光灯(254nm)下检视。

限度 供试品溶液如显杂质斑点,与对照溶液的主斑点比较,不得更深。

干燥失重 取本品,在 105℃干燥至恒重,减失重量不得过 0.5%(通则 0831)。

炽灼残渣 取本品 1.0g,依法检查(通则 0841),遗留残渣不得过 0.1%。

重金属 取炽灼残渣项下遗留的残渣,依法检查(通则 0821 第二法),含重金属不得过百万分之二十。

【含量测定】 取本品约 0.15g,精密称定,加冰醋酸 10ml、醋酐 50ml 与醋酸汞试液 1ml 溶解后,加结晶紫指示液 1 滴,用高氯酸滴定液(0.1mol/L)滴定至溶液显蓝绿色,并将滴定的结果用空白试验校正。每 1ml 高氯酸滴定液(0.1mol/L)相当于 20.13mg 的 C$_{10}$H$_7$N$_3$S。

【类别】 驱肠虫药。

【贮藏】 密封保存。

【制剂】 噻苯唑片

噻 苯 唑 片

Saibenzuo Pian

Tiabendazole Tablets

本品含噻苯唑($C_{10}H_7N_3S$)应为标示量的95.0%～105.0%。

【性状】 本品为白色片。

【鉴别】 (1)取本品的细粉适量,照噻苯唑项下的鉴别■(1)、■[删除](2)项试验,显相同的反应。

(2)取含量测定项下的溶液,照紫外-可见分光光度法(通则0401)测定,在243nm与302nm的波长处有最大吸收。

【检查】 应符合片剂项下有关的各项规定(通则0101)。

【含量测定】 照紫外-可见分光光度法(通则0401)测定。

供试品溶液 取本品10片,精密称定,研细,精密称取适量(约相当于噻苯唑50mg),置100ml量瓶中,加0.1mol/L盐酸溶液70ml,置60℃水浴中时时振摇15分钟,使噻苯唑溶解,放冷,用0.1mol/L盐酸溶液稀释至刻度,摇匀,滤过,精密量取续滤液5ml,置500ml量瓶中,用0.1mol/L盐酸溶液稀释至刻度,摇匀。

测定法 取供试品溶液,在302nm的波长处测定吸光度,按$C_{10}H_7N_3S$的吸收系数($E_{1cm}^{1\%}$)为1230计算。

【类别】 同噻苯唑。

【规格】 0.25g

【贮藏】 密封保存。

■ 凝 血 酶 散

Ningxuemei San■[修订]

Lyophilizing Thrombin Powder

本品为牛血或猪血中提取的凝血酶原,经激活而得的供口服或局部止血用凝血酶的无菌冻干制品。按无水物计算,每1mg凝血酶的活力不得少于10单位。含凝血酶应为标示量的80%～150%。

【制法要求】 本品应从检疫合格的牛血或猪血中提取,生产过程应符合现行版《药品生产质量管理规范》的要求。本品为动物来源,工艺中应有病毒安全性控制的方法和措施,所用动物的种属应明确。

【性状】 本品为白色或类白色的冻干块状物或粉末。每1ml中含500单位的0.9%氯化钠溶液可微显浑浊。

【检查】 水分 取本品,照水分测定法(通则0832第一法1)测定,含水分不得过5.0%。

装量差异 应符合注射剂项下的有关装量差异的规定(通则0102)。

无菌 取本品,用适宜溶剂溶解后,依法检查(通则1101),应符合规定。

■其他 除粒度与干燥失重外,应符合散剂项下有关的各项规定(通则0115)。■[增订]

【效价测定】 纤维蛋白原溶液 取纤维蛋白原,加0.9%氯化钠溶液适量溶解,用0.05mol/L磷酸氢二钠溶液或0.05mol/L磷酸二氢钠溶液调节pH值至7.0～7.4,再用0.9%氯化钠溶液稀释制成含0.1%凝固物的溶液。

标准品溶液 取凝血酶标准品,加0.9%氯化钠溶液溶解并分别定量稀释制成每1ml中含5.0单位、6.4单位、8.0单位与10.0单位的溶液。

供试品溶液 取本品5瓶,分别加适量0.9%氯化钠溶液溶解,并全量转移至同一量瓶中,用上述氯化钠溶液稀释至刻度,摇匀。精密量取适量,用上述氯化钠溶液定量稀释制成每1ml中约含7单位的溶液。

测定法 取内径1cm、长10cm的试管4支,各精密加入纤维蛋白原溶液0.9ml,置37℃±0.5℃水浴中保温5分钟,再分别精密量取上述4种浓度的标准品溶液各0.1ml,迅速加入各试管中,立即计时、摇匀,置37℃±0.5℃水浴中,观察纤维蛋白的初凝时间。每种浓度测5次,求平均值(5次测定之最大值与最小值的差不得超过平均值的10%,否则重测)。标准品溶液的浓度应控制凝结时间在14～60秒为宜。以标准品效价(单位)的对数为横坐标,凝结时间(秒)的对数为纵坐标,进行直线回归。精密量取供试品溶液0.1ml,按上述方法平行测定5次,求出凝结时间的平均值(误差要求同标准曲线),用直线回归方程求得单位数,计算,即得。

【类别】 局部止血药。

【规格】 (1)200单位 (2)500单位 (3)1000单位 (4)2000单位 (5)5000单位 (6)10 000单位

【贮藏】 密封,10℃以下贮存。

■曾用名:凝血酶冻干粉■[增订]

磷酸苯丙哌林

Linsuan Benbingpailin

Benproperine Phosphate

$C_{21}H_{27}NO \cdot H_3PO_4$ 407.44

本品为1-[2-(2-苄基苯氧基)-1-甲基乙基]哌啶磷酸盐。按干燥品计算,含$C_{21}H_{27}NO \cdot H_3PO_4$不得少于98.5%。

【性状】 本品为白色或类白色粉末;微带特臭。

本品在水中易溶,在乙醇中略溶,在丙酮或乙醚中不溶。

熔点 本品的熔点(通则0612)为148～153℃。

【鉴别】 (1)取本品约20mg,加水5ml溶解后,加稀盐酸1ml,加硫氰酸铬铵试液3～5滴(或少许颗粒),产生粉红色沉淀。

■(2)取本品少量,加水0.5ml溶解后,加对二甲氨基苯甲醛试液3ml,振摇,数分钟后显粉红色至红色。■[修订]

■(3)取本品适量,加水溶解并稀释制成每1ml中约含0.1mg的溶液,照紫外-可见分光光度法(通则0401)测定,在270nm与276nm的波长处有最大吸收。■[修订]

(4)本品的红外光吸收图谱应与对照的图谱(光谱集1285图)一致。

【检查】 溶液的澄清度与颜色 取本品0.50g,加水25ml溶解后,溶液应澄清无色;如显浑浊,与1号浊度标准液(通则0902第一法)比较,不得更浓;如显色,与对照液(取黄色3号标准比色液12.5ml,加水至25ml)比较(通则0901第一法),不得更深。

氯化物 取本品0.50g,依法检查(通则0801),与标准氯化钠溶液5.0ml制成的对照液比较,不得更浓(0.01%)。

■有关物质 照高效液相色谱法(通则0512)测定。

溶剂 甲醇-水(1:1)。

供试品溶液 取本品适量,加溶剂溶解并稀释制成每1ml中约含2mg的溶液。

对照溶液 精密量取供试品溶液适量,用溶剂定量稀释制成每1ml中约含4μg的溶液。

系统适用性溶液 取磷酸苯丙哌林对照品适量,加溶剂溶解并稀释制成每1ml中约含5mg的溶液,置石英杯中,在距离紫外光灯(254nm)下5cm处,放置4小时。

灵敏度溶液 精密量取对照溶液适量,用溶剂定量稀释制成每1ml中约含1μg的溶液。

色谱条件 用十八烷基硅烷键合硅胶为填充剂(4.6mm×250mm,5μm或效能相当的色谱柱),以醋酸盐缓冲液(取醋酸铵7.7g,加水800ml使溶解,用冰醋酸调节pH值至3.3,用水稀释至1000ml)为流动相A,甲醇为流动相B,按下表进行梯度洗脱;检测波长为270nm;进样体积20μl。

系统适用性要求 苯丙哌林峰的保留时间约为22分钟,苯丙哌林峰与杂质Ⅰ峰(相对保留时间为0.4)之间的分离度应不小于8。灵敏度溶液色谱图中,苯丙哌林峰峰高的信噪比应不小于10。

时间(分钟)	流动相A(%)	流动相B(%)
0	50	50
15	50	50
40	20	80
50	20	80
51	50	50
60	50	50

测定法 精密量取供试品溶液与对照溶液,分别注入液相色谱仪,记录色谱图。

限度 供试品溶液色谱图中如有杂质峰,单个杂质峰面积不得大于对照溶液主峰面积(0.2%),各杂质峰面积的和不得大于对照溶液主峰面积的2.5倍(0.5%),小于灵敏度溶液主峰面积的峰忽略不计。■[修订]

■残留溶剂 取本品,依法检查(通则0861),应符合规定。■[修订]

钡盐 取本品2.0g,加水8ml与稀盐酸2ml溶解后[必要时用盐酸溶液(1→40)洗过的滤纸滤过],加稀硫酸1ml与标准钡溶液[取0.178%氯化钡(BaCl₂·2H₂O)溶液1ml,用水稀释至100ml,摇匀。每1ml中含有10μg的Ba]5.0ml,加水至10ml,加稀硫酸1ml,放置30分钟,比较,不得更浓(0.0025%)。

干燥失重 取本品,在105℃干燥至恒重,减失重量不得过2.0%(通则0831)。

铁盐 取本品1.0g,置分液漏斗中,加水30ml使溶解,加稀盐酸4ml与过硫酸铵50mg,溶解后,加30%硫氰酸铵溶液3ml,摇匀,加正丁醇50ml,振摇,静置分层,取醇层25ml,置纳氏比色管中,如显色,与标准铁溶液2.0ml用同一方法制成的对照液比较,不得更深(0.002%)。

重金属 取本品1.0g,加水适量使溶解,加抗坏血酸0.5g,依法检查(通则0821第一法),含重金属不得过百万分之十。

【含量测定】 取本品约0.3g,精密称定,加冰醋酸20ml与醋酐4ml溶解后,加结晶紫指示液1滴,用高氯酸滴定液(0.1mol/L)滴定至溶液显绿色,并将滴定的结果用空白试验校正。每1ml高氯酸滴定液(0.1mol/L)相当于40.74mg的$C_{21}H_{27}NO·H_3PO_4$。

【类别】 镇咳药。

【贮藏】 遮光,密封保存。

【制剂】 (1)磷酸苯丙哌林口服溶液 (2)磷酸苯丙哌林片 (3)磷酸苯丙哌林胶囊 (4)磷酸苯丙哌林颗粒

磷酸苯丙哌林口服溶液

Linsuan Benbingpailin Koufurongye

Benproperine Phosphate Oral Solution

本品含磷酸苯丙哌林按苯丙哌林($C_{21}H_{27}NO$)计算,应为标示量的90.0%～110.0%。

【性状】 本品为微黄色至淡棕黄色的黏稠液体。

【鉴别】 ■(1)取本品适量(约相当于苯丙哌林2mg),加水3ml与稀盐酸1ml,滴加硫氰酸铬铵试液即生成粉红色沉淀。■[修订]

(2)在含量测定项下记录的色谱图中,供试品溶液主峰的保留时间应与对照品溶液主峰的保留时间一致。

【检查】 pH值 应为3.0～5.0(通则0631)。

相对密度 本品的相对密度不小于1.08(通则0601)。

■**有关物质** 照高效液相色谱法(通则0512)测定。

供试品溶液 取本品适量[规格(2)、(5)],用溶剂稀释制成每1ml中约含苯丙哌林1mg的溶液,或取本品适量[规格(1)、(3)、(4)、(6)、(7)]。

对照溶液 精密量取供试品溶液适量,用溶剂定量稀释制成每1ml中约含苯丙哌林5μg的溶液。

灵敏度溶液 精密量取对照溶液适量,用溶剂定量稀释制成每1ml中约含苯丙哌林0.5μg的溶液。

溶剂、系统适用性溶液、色谱条件、系统适用性要求与测定法 见磷酸苯丙哌林有关物质项下。

限度 供试品溶液色谱图中如有杂质峰,单个杂质峰面积不得大于对照溶液主峰面积(0.5%),各杂质峰面积的和不得大于对照溶液主峰面积的2倍(1.0%),小于灵敏度溶液主峰面积的峰忽略不计。■[增订]

其他 应符合口服溶液剂项下有关的各项规定(通则0123)。

■**【含量测定】** 照高效液相色谱法(通则0512)测定。

供试品溶液 精密量取本品适量(约相当于苯丙哌林20mg),置50ml量瓶中,用流动相溶解并稀释至刻度,摇匀。

对照品溶液 取磷酸苯丙哌林对照品适量,精密称定,加流动相溶解并定量稀释制成每1ml中约含苯丙哌林0.4mg的溶液。

色谱条件 用十八烷基硅烷键合硅胶为填充剂;以0.1mol/L醋酸铵缓冲液(取醋酸铵7.7g,加水800ml溶解后,用冰醋酸调节pH值至3.3,用水稀释至1000ml)-甲醇(35∶65)为流动相;检测波长为270nm;进样体积10μl。

系统适用性要求 理论板数按磷酸苯丙哌林峰计算不低于2000。

测定法 精密量取供试品溶液与对照品溶液,分别注入液相色谱仪,记录色谱图。按外标法以峰面积计算。■[修订]

【类别】 同磷酸苯丙哌林。

【规格】 按$C_{21}H_{27}NO$计 (1)10ml∶10mg (2)10ml∶20mg (3)80ml∶80mg (4)100ml∶100mg (5)100ml∶200mg (6)120ml∶120mg (7)160ml∶160mg

【贮藏】 遮光,密封保存。

磷酸苯丙哌林片

Linsuan Benbingpailin Pian

Benproperine Phosphate Tablets

本品含磷酸苯丙哌林按苯丙哌林($C_{21}H_{27}NO$)计算,应为标示量的90.0%~110.0%。

【性状】 本品为白色片或糖衣片或薄膜衣片,除去包衣后显白色。

【鉴别】 ■(1)取本品(包衣片除去包衣),研细,取细粉适量,照磷酸苯丙哌林项下的鉴别(1)、(2)项试验,显相同的反应。■[修订]

(2)在含量测定项下记录的色谱图中,供试品溶液主峰的保留时间应与对照品溶液主峰的保留时间一致。

■(3)取本品的细粉适量(约相当于苯丙哌林10mg),置100ml量瓶中,加水使磷酸苯丙哌林溶解并稀释至刻度,摇匀,滤过,取滤液,照紫外-可见分光光度法(通则0401)测定,在270nm与276nm的波长处有最大吸收。■[修订]

【检查】 ■**有关物质** 照高效液相色谱法(通则0512)测定。

供试品溶液 取本品(包衣片除去包衣),研细,取细粉适量(约相当于苯丙哌林20mg),置10ml量瓶中,加溶剂适量,超声使磷酸苯丙哌林溶解,放冷,用溶剂稀释至刻度,摇匀,滤过,取续滤液。

对照溶液 精密量取供试品溶液适量,用溶剂定量稀释制成每1ml中约含苯丙哌林10μg的溶液。

灵敏度溶液 精密量取对照溶液适量,用溶剂定量稀释制成每1ml中约含苯丙哌林1μg的溶液。

溶剂、系统适用性溶液、色谱条件、系统适用性要求与测定法 见磷酸苯丙哌林有关物质项下。

限度 供试品溶液色谱图中如有杂质峰,单个杂质峰面积不得大于对照溶液主峰面积(0.5%),各杂质峰面积的和不得大于对照溶液主峰面积的2倍(1.0%),小于灵敏度溶液主峰面积的峰忽略不计。■[增订]

含量均匀度 取本品1片,置50ml量瓶中,照含量测定项下的方法,自"加水20ml使磷酸苯丙哌林溶解"起依法测定含量,应符合规定(通则0941)。

■**溶出度** 照溶出度与释放度测定法(通则0931第二法)测定。

溶出条件 以0.1mol/L盐酸溶液900ml为溶出介质,转速为每分钟50转,依法操作,经30分钟时取样。

供试品溶液 取溶出液适量,滤过,取续滤液。

对照品溶液 取磷酸苯丙哌林对照品适量,精密称定,加水溶解并定量稀释制成每1ml中约含苯丙哌林22μg的溶液。

色谱条件 见含量测定项下,进样体积20μl。

系统适用性要求 见含量测定项下。

测定法 见含量测定项下。计算每片的溶出量。

限度 标示量的85%,应符合规定。■[修订]

其他 应符合片剂项下有关的各项规定(通则0101)。

■**【含量测定】** 照高效液相色谱法(通则0512)测定。

供试品溶液 取本品20片,精密称定,研细,精密称取适量(约相当于苯丙哌林20mg),置50ml量瓶中,加水20ml使磷酸苯丙哌林溶解,加2%氢氧化钠溶液2.5ml,振摇1分钟生成白色浑浊液后,加4%磷酸溶液10ml并加水稀释至刻度,摇匀,滤过,取续滤液。

对照品溶液 取磷酸苯丙哌林对照品适量,精密称定,照供试品溶液同法制备,制成每 1ml 中约含苯丙哌林 0.4mg 的溶液。

色谱条件 用十八烷基硅烷键合硅胶为填充剂;以 0.1mol/L 醋酸铵缓冲液(取醋酸铵 7.7g,加水 800ml 使溶解,用冰醋酸调节 pH 值至 3.3,用水稀释至 1000ml)-甲醇(35:65)为流动相;检测波长为 270nm;进样体积 10μl。

系统适用性要求 理论板数按苯丙哌林峰计算不低于 2000。

测定法 精密量取供试品溶液与对照品溶液,分别注入液相色谱仪,记录色谱图。按外标法以峰面积计算。■[修订]

【类别】 同磷酸苯丙哌林。

【规格】 20mg(按 $C_{21}H_{27}NO$ 计)

【贮藏】 遮光,密封保存。

磷酸苯丙哌林胶囊

Linsuan Benbingpailin Jiaonang

Benproperine Phosphate Capsules

本品含磷酸苯丙哌林按苯丙哌林($C_{21}H_{27}NO$)计算,应为标示量的 90.0%～110.0%。

■【性状】 本品为胶囊剂,内容物为白色或类白色粉末。■[增订]

【鉴别】 (1)取本品的细粉适量,照磷酸苯丙哌林项下的鉴别(1)、(2)项试验,显相同的反应。

(2)在含量测定项下记录的色谱图中,供试品溶液主峰的保留时间应与对照品溶液主峰的保留时间一致。

■(3)取本品的内容物适量(约相当于苯丙哌林 10mg),置 100ml 量瓶中,加水使磷酸苯丙哌林溶解并稀释至刻度,摇匀,滤过,取滤液,照紫外-可见分光光度法(通则 0401 测定)测定,在 270nm 与 276nm 的波长处有最大吸收。■[修订]

【检查】 ■**有关物质** 照高效液相色谱法(通则 0512)测定。

供试品溶液 取本品内容物适量(约相当于苯丙哌林 20mg),置 10ml 量瓶中,加溶剂适量,超声使磷酸苯丙哌林溶解,放冷,用溶剂稀释至刻度,摇匀,滤过,取续滤液。

对照溶液 精密量取供试品溶液适量,用溶剂定量稀释制成每 1ml 中约含苯丙哌林 10μg 的溶液。

灵敏度溶液 精密量取对照溶液适量,用溶剂定量稀释制成每 1ml 中约含苯丙哌林 1μg 的溶液。

溶剂、系统适用性溶液、色谱条件、系统适用性要求与测定法 见磷酸苯丙哌林有关物质项下。

限度 供试品溶液色谱图中如有杂质峰,单个杂质峰面积不得大于对照溶液主峰面积(0.5%),各杂质峰面积的和不得大于对照溶液主峰面积的 2 倍(1.0%),小于灵敏度溶液主

峰面积的色谱峰忽略不计。■[增订]

含量均匀度 取本品 1 粒,将内容物倾入 50ml 量瓶中,照含量测定项下的方法,自"加水 20ml 使磷酸苯丙哌林溶解"起,依法测定含量,应符合规定(通则 0941)。

■溶出度 取本品,将胶囊置于沉降篮内,照溶出度与释放度测定法(通则 0931 第二法)测定。

溶出条件 以 0.1mol/L 盐酸溶液 900ml 为溶出介质,转速为每分钟 50 转,依法操作,经 30 分钟时取样。

供试品溶液 取溶出液适量,滤过,取续滤液。

对照品溶液 取磷酸苯丙哌林对照品适量,精密称定,加水溶解并定量稀释制成每 1ml 中约含苯丙哌林 22μg 的溶液。

色谱条件 见含量测定项下,进样体积 20μl。

系统适用性要求 见含量测定项下。

测定法 见含量测定项下。计算每粒的溶出量。

限度 标示量的 85%,应符合规定。■[修订]

其他 应符合胶囊剂项下有关的各项规定(通则 0103)。

■【含量测定】 照高效液相色谱法(通则 0512)测定。

供试品溶液 取本品 20 粒,精密称定,倾出内容物,精密称定囊壳重量,计算平均装量。内容物混合均匀,精密称取适量(约相当于苯丙哌林 20mg),置 50ml 量瓶中,加水 20ml 使磷酸苯丙哌林溶解,加 2% 氢氧化钠溶液 2.5ml,振摇 1 分钟生成白色浑浊液后,加 4% 磷酸溶液 10ml 并加水稀释至刻度,摇匀,滤过,取续滤液。

对照品溶液 取磷酸苯丙哌林对照品适量,精密称定,照供试品溶液同法制备,制成每 1ml 中约含苯丙哌林 0.4mg 的溶液。

色谱条件 用十八烷基硅烷键合硅胶为填充剂;以 0.1mol/L 醋酸铵缓冲液(取醋酸铵 7.7g,加水 800ml 使溶解,用冰醋酸调节 pH 值至 3.3,用水稀释至 1000ml)-甲醇(35:65)为流动相;检测波长为 270nm;进样体积 10μl。

系统适用性要求 理论板数按苯丙哌林峰计算不低于 2000。

测定法 精密量取供试品溶液与对照品溶液,分别注入液相色谱仪,记录色谱图。按外标法以峰面积计算。■[修订]

【类别】 同磷酸苯丙哌林。

【规格】 20mg(按 $C_{21}H_{27}NO$ 计)

【贮藏】 遮光,密封保存。

磷酸苯丙哌林颗粒

Linsuan Benbingpailin Keli

Benproperine Phosphate Granules

本品含磷酸苯丙哌林按苯丙哌林($C_{21}H_{27}NO$)计算,应为标示量的 90.0%～110.0%。

【性状】 本品为可溶颗粒。

【鉴别】 (1)取本品的细粉适量,照磷酸苯丙哌林项下的鉴别(1)、(2)项试验,显相同的反应。

(2)在含量测定项下记录的色谱图中,供试品溶液主峰的保留时间应与对照品溶液主峰的保留时间一致。

【检查】 ■有关物质 照高效液相色谱法(通则0512)测定。

供试品溶液 取本品适量(约相当于苯丙哌林20mg),置10ml量瓶中,加溶剂适量,超声使磷酸苯丙哌林溶解,放冷,用溶剂稀释至刻度,摇匀,滤过,取续滤液。

对照溶液 精密量取供试品溶液适量,用溶剂定量稀释制成每1ml中约含苯丙哌林10μg的溶液。

灵敏度溶液 精密量取对照溶液适量,用溶剂定量稀释制成每1ml中约含苯丙哌林1μg的溶液。

溶剂、系统适用性溶液、色谱条件、系统适用性要求与测定法 见磷酸苯丙哌林有关物质项下。

限度 供试品溶液色谱图中如有杂质峰,单个杂质峰面积不得大于对照溶液主峰面积(0.5%),各杂质峰面积的和不得大于对照溶液主峰面积的2倍(1.0%),小于灵敏度溶液主峰面积的峰忽略不计。■[增订]

含量均匀度 取本品1袋,置50ml量瓶中,照含量测定项下的方法,自"加水20ml使磷酸苯丙哌林溶解"起依法测定含量,应符合规定(通则0941)。

干燥失重 取本品,以五氧化二磷为干燥剂,在80℃减压干燥至恒重,减失重量不得过2.0%(通则0831)。

其他 应符合颗粒剂项下有关的各项规定(通则0104)。

■【含量测定】 照高效液相色谱法(通则0512)测定。

供试品溶液 取本品20袋,除去包装,精密称定内容物重量,计算平均装量。内容物混合均匀,精密称取适量(约相当于苯丙哌林20mg),置50ml量瓶中,加水20ml使磷酸苯丙哌林溶解,加2%氢氧化钠溶液2.5ml,振摇1分钟生成白色浑浊液后,加4%磷酸溶液10ml使浑浊消失,用水稀释至刻度,摇匀,滤过,取续滤液。

对照品溶液 取磷酸苯丙哌林对照品适量,精密称定,照供试品溶液同法制备,制成每1ml中约含苯丙哌林0.4mg的溶液。

色谱条件 用十八烷基硅烷键合硅胶为填充剂;以0.1mol/L醋酸铵缓冲液(取醋酸铵7.7g,加水800ml溶解后,用冰醋酸调节pH值至3.3,用水稀释至1000ml)-甲醇(35:65)为流动相;检测波长为270nm;进样体积10μl。

系统适用性要求 理论板数按苯丙哌林峰计算不低于2000。

测定法 精密量取供试品溶液与对照品溶液,分别注入液相色谱仪,记录色谱图。按外标法以峰面积计算。■[修订]

【类别】 同磷酸苯丙哌林。

【规格】 20mg(按$C_{21}H_{27}NO$计)

【贮藏】 密封,在干燥处保存。

磷酸氟达拉滨

Linsuan Fudalabin

Fludarabine Phosphate

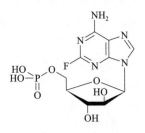

$C_{10}H_{13}FN_5O_7P$　365.21

本品为9-β-D-呋喃阿拉伯糖基-2-氟腺嘌呤5'-(磷酸二氢酯)。按无水与无溶剂物计算,含$C_{10}H_{13}FN_5O_7P$应为98.0%～102.0%。

【性状】 本品为白色或类白色粉末或结晶性粉末。

本品在二甲基甲酰胺中易溶,在水中微溶,在乙醇、乙醚中几乎不溶。

本品具有潜在的细胞毒性,避免吸入粉尘或皮肤直接接触。

比旋度 取本品,精密称定,加水溶解并定量稀释制成每1ml中约含5mg的溶液,依法测定(通则0621),比旋度为+10.0°至+14.0°。

【鉴别】 (1)在含量测定项下记录的色谱图中,供试品溶液主峰的保留时间应与对照品溶液主峰的保留时间一致。

(2)本品的红外光吸收图谱应与对照品的图谱一致(通则0402)。

【检查】 酸度 取本品0.10g,加水20ml溶解后,依法测定(通则0631),pH值应为1.5～2.5。

溶液的澄清度与颜色 取本品0.10g,加水20ml溶解后,溶液应澄清;如显色,与黄色1号标准比色液(通则0901第一法)比较,不得更深。

氯化物 取本品30mg,依法检查(通则0801),与标准氯化钠溶液6.0ml制成的对照溶液比较,不得更浓(0.2%)。

游离磷酸盐 取本品约10mg,精密称定,置10ml纳氏比色管中,加水2ml,微热使溶解,作为供试品溶液;精密量取水2ml,置10ml纳氏比色管中,作为空白溶液;精密量取对照溶液(精密称取磷酸二氢钾适量,加水溶解并定量稀释制成每1ml中含0.716mg的溶液,精密量取1ml,置100ml量瓶中,加水稀释至刻度,摇匀)2ml,置10ml纳氏比色管中,作为标准溶液。分别在标准溶液、空白溶液与供试品溶液中加入钒钼试剂(称取钼酸铵4g和钒酸铵0.1g,置150ml烧杯中,加水70ml,搅拌使溶解,加硝酸20ml,混匀,放冷,加水稀释至100ml,摇匀)2ml,摇匀,放置2分钟,以白色为背景,自上向下观察,标准溶液的颜色应比空白溶液的颜色深,供试品溶液如显色,其颜色与标准液比较,不得更深(0.1%)。

钠盐 取本品 50mg,置 100ml 量瓶中,加水溶解并稀释至刻度,摇匀,作为供试品溶液;另量取标准氯化钠溶液(精密称取在 105℃ 干燥 2 小时的氯化钠 127mg,置 1000ml 量瓶中,加水溶解并稀释至刻度,摇匀)1.0ml,置 50ml 量瓶中,加供试品溶液稀释至刻度,摇匀,作为对照品溶液。照原子吸收分光光度法(通则 0406 第二法)在 589.0nm 的波长处分别测定,应符合规定(0.2%)。

有关物质 照高效液相色谱法(通则 0512)测定。临用新制。

有关物质Ⅰ(测定相对保留时间小于 1.0 的杂质) **供试品溶液** 取本品适量,加流动相溶解并定量稀释制成每 1ml 中约含 1mg 的溶液。

对照溶液 精密量取供试品溶液适量,用流动相定量稀释制成每 1ml 中约含 2μg 的溶液。

系统适用性溶液 取本品约 10mg,加 0.1mol/L 盐酸溶液 10ml 使溶解,置 80℃ 水浴中加热 15 分钟,使产生降解产物杂质Ⅰ和杂质Ⅱ,取出,放冷。

灵敏度溶液 精密量取对照溶液适量,用流动相定量稀释制成每 1ml 中约含 0.2μg 的溶液。

色谱条件 用十八烷基硅烷键合硅胶(Diamonsil C18 色谱柱,4.6mm×150mm,5μm 或效能相当的色谱柱)为填充剂,以 0.01mol/L 磷酸二氢钾溶液-甲醇(94:6)为流动相,检测波长为 260nm;进样体积 10μl。

系统适用性要求 系统适用性溶液色谱图中,氟达拉滨峰的保留时间约为 10 分钟,按杂质Ⅰ、杂质Ⅱ与氟达拉滨顺序出峰(相对保留时间依次约为 0.26、0.34 与 1.0),杂质Ⅰ峰与杂质Ⅱ峰之间的分离度应不小于 2.0。灵敏度溶液色谱图中,主成分色谱峰峰高的信噪比应大于 10。

测定法 精密量取供试品溶液与对照溶液,分别注入液相色谱仪,记录色谱图至主成分峰保留时间的 4 倍。

限度 供试品溶液色谱图中如有杂质峰,杂质Ⅰ校正后的峰面积(乘以校正因子 4.0)不得大于对照溶液主峰面积的 4 倍(0.8%)、杂质Ⅱ校正后的峰面积(乘以校正因子 2.5)不得大于对照溶液的主峰面积(0.2%),相对保留时间约为 0.42 的杂质校正后的峰面积(乘以校正因子 1.9)不得大于对照溶液主峰面积的 2 倍(0.4%),其他单个未知杂质峰面积均不得大于对照溶液主峰面积的 0.5 倍(0.1%)。供试品溶液色谱图中小于灵敏度溶液主峰面积的峰忽略不计(0.02%)。

有关物质Ⅱ(测定相对保留时间大于 1.0 的杂质) **供试品溶液、对照溶液与灵敏度溶液** 见有关物质Ⅰ项下。

系统适用性溶液 取磷酸氟达拉滨系统适用对照品(含磷酸氟达拉滨和杂质Ⅲ适量)适量,加流动相溶解并稀释制成每 1ml 中含磷酸氟达拉滨约 1mg 的溶液。

色谱条件 用十八烷基硅烷键合硅胶(ZORBAX EclipseXDB-C18色谱柱,4.6mm×250mm,5μm 或效能相当的色谱柱)为填充剂,以 0.01mol/L 磷酸二氢钾溶液-甲醇(80:20)为流动相,检测波长为 260nm;进样体积 10μl。

系统适用性要求 ■**系统适用性**■[修订]溶液色谱图中,氟达拉滨峰的保留时间约为 3 分钟,氟达拉滨峰与杂质Ⅲ峰(相对保留时间约为 1.5)的分离度应不小于 5.0。灵敏度溶液色谱图中,主成分色谱峰峰高的信噪比应大于 10。

测定法 精密量取供试品溶液与对照溶液,分别注入液相色谱仪,记录色谱图至主成分峰保留时间的 5 倍。

限度 供试品溶液色谱图中如有杂质峰,杂质Ⅲ校正后的峰面积(乘以校正因子 0.5)不得大于对照溶液主峰面积的 0.5 倍(0.1%),相对保留时间约为 1.9 的杂质校正后的峰面积(乘以校正因子 0.6)不得大于对照溶液的主峰面积(0.2%),相对保留时间约为 2.5 的杂质校正后的峰面积(乘以校正因子 1.8)不得大于对照溶液的主峰面积(0.2%),其他单个未知杂质峰面积均不得大于对照溶液主峰面积的 0.5 倍(0.1%),供试品溶液色谱图中小于灵敏度溶液主峰面积的峰忽略不计(0.02%)。

限度(包括有关物质Ⅰ和有关物质Ⅱ) 供试品溶液色谱图中,各未知杂质峰面积之和不得大于对照溶液主峰面积的 2.5 倍(0.5%),各杂质校正后的峰面积之和不得大于对照溶液主峰面积的 7.5 倍(1.5%),供试品溶液色谱图中小于灵敏度溶液主峰面积的峰忽略不计(0.02%)。

残留溶剂 照残留溶剂测定法(通则 0861)测定,应符合规定。

水分 取本品,照水分测定法(通则 0832 第一法 1)测定,含水分不得过 3.0%。

重金属 取本品 0.5g,置 50ml 比色管中,加水 20ml 和醋酸盐缓冲液(pH 3.5)2ml,加热使溶解,放冷,加水至 25ml,依法检查(通则 0821 第一法),含重金属不得过百万分之二十。

【含量测定】 照高效液相色谱法(通则 0512)测定。

供试品溶液 取本品适量,精密称定,加流动相溶解并定量稀释制成每 1ml 中约含 20μg 的溶液。

对照品溶液 取磷酸氟达拉滨对照品适量,精密称定,加流动相溶解并定量稀释制成每 1ml 中约含 20μg 的溶液。

系统适用性溶液、色谱条件与系统适用性要求 除灵敏度要求外,见有关物质Ⅰ项下。

测定法 精密量取供试品溶液与对照品溶液,分别注入液相色谱仪,记录色谱图。按外标法以峰面积计算。

【类别】 抗肿瘤药。

【贮藏】 遮光,密封,冷处保存。

【制剂】 注射用磷酸氟达拉滨

附：

杂质 I

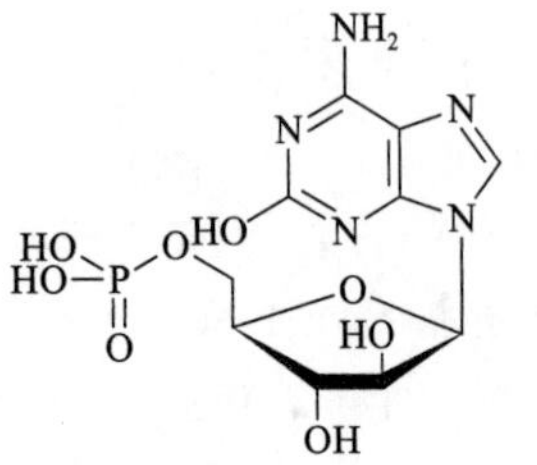

$C_{10}H_{14}N_5O_8P$　363.21

9-β-D-呋喃阿拉伯糖基-2-羟基腺嘌呤 5′-(磷酸二氢酯)

杂质 II

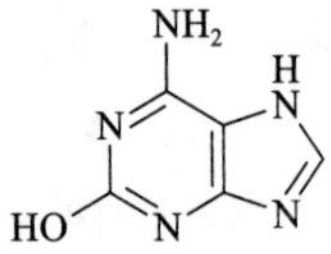

$C_5H_5N_5O$　151.13

6-氨基-7H-嘌呤-2-醇

杂质 III

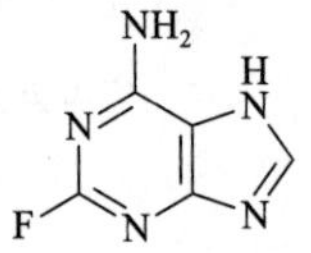

$C_5H_4N_5F$　153.13

2-氟-7H-嘌呤-6-胺

磷霉素氨丁三醇

Linmeisu Andingsanchun

Fosfomycin Trometamol

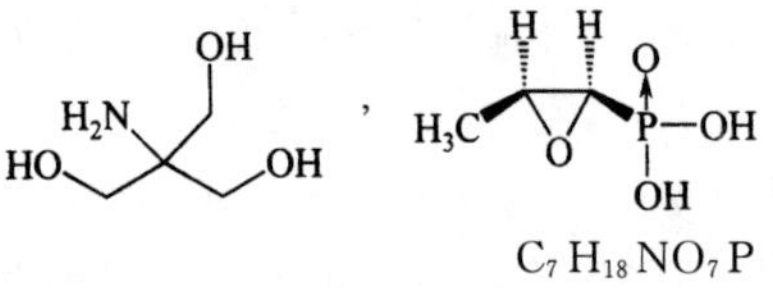

$C_7H_{18}NO_7P$　259.20

本品为磷霉素与氨丁三醇的盐。按无水物计算，每 1mg 中含 $C_7H_{18}NO_7P$ 不得少于 490 磷霉素单位。

【性状】　本品为白色或类白色结晶性粉末；无臭；有引湿性。

本品在水中极易溶解，在甲醇中溶解，在乙醇中极微溶解。

比旋度　取本品，精密称定，加水溶解并定量稀释制成每 1ml 中约含 50mg 的溶液，依法测定（通则 0621），比旋度为 -2.0° 至 -4.0°。

【鉴别】　■(1)取本品约 50mg，加高碘酸钠试液 2ml，钼酸铵试液数滴与硝酸数滴后，加热即发生黄色沉淀，分离，沉淀能在氨试液中溶解。■[删除]

(2)照薄层色谱法（通则 0502）试验。

供试品溶液　取本品适量，加 0.2mol/L 乙二胺四醋酸二钠溶液制成每 1ml 中约含磷霉素 20mg 的溶液。

标准品溶液　取磷霉素标准品适量，加 0.2mol/L 乙二胺四醋酸二钠溶液制成每 1ml 中约含磷霉素 20mg 的溶液。

色谱条件　采用硅胶 G 薄层板，以异丙醇-乙酸乙酯-水-冰醋酸(4:2:3:1)为展开剂。

测定法　吸取供试品溶液与标准品溶液各 2μl，分别点于同一薄层板上，展开，晾干，喷以显色液（取磷钼酸 5g，加醋酸 100ml，再加硫酸 5ml），置 105℃加热 20 分钟后检视。

结果判定　供试品溶液所显主斑点的位置和颜色应与标准品溶液主斑点的位置和颜色相同。

(3)本品的红外光吸收图谱应与磷霉素氨丁三醇标准品的图谱一致（通则 0402）。

如果已做(3)项，则■(1)、■[删除](2)项可不做。

【检查】　**结晶性**　取本品少许，依法检查（通则 0981）应符合规定。

酸度　取本品 1.0g，加水 20ml 溶解后，依法测定（通则 0631），pH 值应为 3.5～5.5。

有关物质　照高效液相色谱法（通则 0512）测定。临用新制。

供试品溶液　取本品适量，精密称定，加流动相溶解并稀释制成每 1ml 中约含 0.12g 的溶液。

对照溶液　精密量取供试品溶液 1ml，置 100ml 量瓶中，用流动相稀释至刻度，摇匀，再精密量取 3ml，置 10ml 量瓶中，用流动相稀释至刻度，摇匀。

溶液(1)　取磷霉素氨丁三醇 0.3g，加水 60μl 使润湿，置 60℃烘箱中加热 24 小时，加流动相溶解并稀释至 20ml，摇匀。

系统适用性溶液　取磷霉素氨丁三醇 0.6g，加溶液(1)溶解并稀释至 5ml（此降解溶液中含杂质 A，B，C）。

灵敏度溶液　精密量取供试品溶液适量，用流动相定量稀释制成每 1ml 中约含 60μg 的溶液。

色谱条件　用氨丙基硅烷键合硅胶为填充剂（Zorbax-NH_2，4.6mm×250mm，5μm 或效能相当的色谱柱）；以磷酸二氢钾溶液（取磷酸二氢钾 10.89g，加水 1000ml 使溶解）为流动相；流速为每分钟 1.0ml；以示差折光检测器测定，温度为 35℃；进样体积 10μl。

系统适用性要求　系统适用性溶液色谱图中，磷霉素峰的保留时间约为 9～12 分钟，氨丁三醇（裂分峰）、杂质 B、杂质 C、杂质 A 的相对保留时间分别约为 0.3、0.48、0.54、0.88，杂质 A 峰与磷霉素峰之间的分离度应符合要求，杂质 C 峰的高与杂质 C 峰和杂质 B 峰之间的谷高比应不小于 1.5。灵敏度溶液色谱图中，磷霉素峰高的信噪比应大于 10。

测定法　精密量取供试品溶液与对照溶液，分别注入液相色谱仪,记录色谱图至磷霉素峰保留时间的2倍。

限度 供试品溶液色谱图中如有杂质峰,除氨丁三醇(裂分峰)外,杂质A与杂质B峰面积均不得大于对照溶液主峰面积(0.3%);杂质C峰面积不得大于对照溶液主峰面积的0.33倍(0.1%);其他单个杂质峰面积不得大于对照溶液主峰面积的0.33倍(0.1%);各杂质峰面积的和不得大于对照溶液主峰面积的1.67倍(0.5%),小于对照溶液主峰面积0.17倍的峰忽略不计。

残留溶剂 照残留溶剂测定法(通则0861第二法)测定。

内标溶液 取正丙醇约0.1g,置100ml量瓶中,加水至刻度,摇匀。

供试品溶液 取本品约0.5g,精密称定,置10ml量瓶中,精密加入内标溶液2ml,用水稀释至刻度,摇匀,精密量取5ml,置顶空瓶中,密封。

对照品溶液 取甲醇约30mg、无水乙醇约50mg与异丙醇50mg,精密称定,置100ml量瓶中,加水稀释至刻度,摇匀,精密量取5ml,置10ml量瓶中,精密加入内标溶液2ml,加水稀释至刻度,摇匀,精密量取5ml,置顶空瓶中,密封。

色谱条件 以5%二苯基-95%甲基聚硅氧烷(或极性相近)为固定液的毛细管柱为色谱柱;起始温度为40℃,维持10分钟,以每分钟20℃的速率升温至200℃,维持5分钟;检测器温度为250℃;进样口温度为210℃;顶空瓶平衡温度为85℃,平衡时间为30分钟。

测定法 取供试品溶液与对照品溶液,分别顶空进样,记录色谱图。

限度 按内标法以峰面积比值计算,甲醇、乙醇与异丙醇的残留量均应符合规定。

水分 取本品适量,照水分测定法(通则0832第一法1)测定,含水分不得过1.0%。

重金属 取本品1.0g,依法检查(通则0821第一法),重金属不得过百万分之十。

【含量测定】 精密称取本品适量,加灭菌水溶解并定量稀释制成每1ml中约含500单位的溶液,照抗生素微生物检定法(通则1201)测定。1000磷霉素单位相当于1mg的$C_3H_7O_4P$。

【类别】 抗生素类药。

【贮藏】 密封,在干燥处保存。

【制剂】 磷霉素氨丁三醇散

附:

杂质A

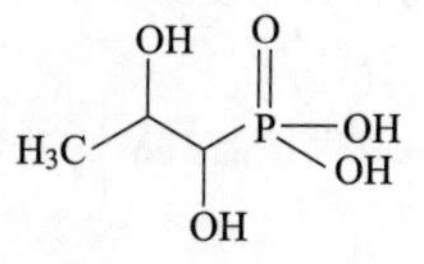

$C_3H_9O_5P$　156.07

(1,2-二羟基丙基)磷酸

杂质B

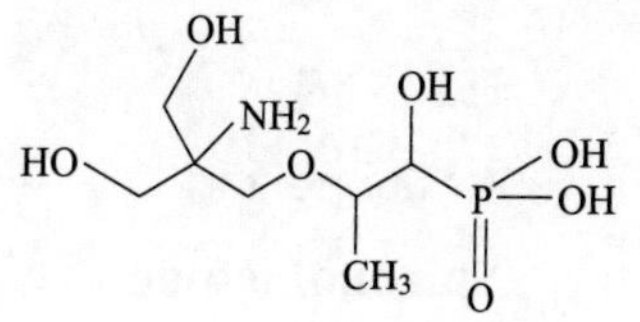

$C_7H_{18}NO_7P$　259.19

[2-[2-氨基-3-羟基-2-(羟甲基)丙氧基]-1-羟丙基]磷酸

杂质C

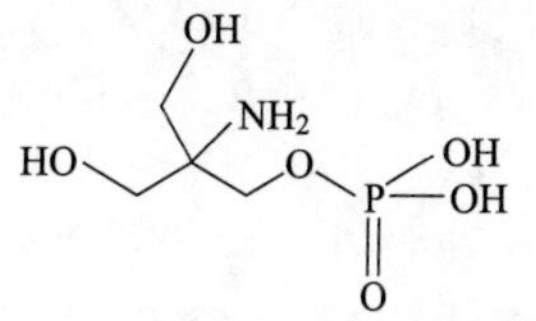

$C_4H_{12}NO_6P$　201.11

2-氨基-3-羟基-2-(羟甲基)磷酸丙酯(磷酸氨丁三醇酯)

磷霉素氨丁三醇散

Linmeisu Andingsanchun San

Fosfomycin Trometamol Powder

本品含磷霉素氨丁三醇按磷霉素($C_3H_7O_4P$)计算,应为标示量的90.0%~110.0%。

【性状】 本品为粉末。

【鉴别】 ■(1)取本品适量(约相当于磷霉素氨丁三醇15mg),照磷霉素氨丁三醇项下鉴别(1)试验,显相同的反应。■[删除]

(2)取本品及磷霉素标准品,分别加0.2mol/L乙二胺四醋酸二钠溶液溶解并稀释制成每1ml中含磷霉素20mg的溶液,滤过,取续滤液作为供试品溶液,照磷霉素氨丁三醇鉴别(2)项下的方法试验,显相同的结果。

【检查】 酸度 取本品适量(约相当于磷霉素1.0g),加水20ml溶解后,依法测定(通则0631),pH值应为3.5~5.5。

水分 取本品,照水分测定法(通则0832第一法1)测定,含水分不得过1.0%。

其他 应符合散剂项下有关的各项规定(通则0115)。

【含量测定】 取装量差异项下的内容物,混合均匀,精密称取适量,加灭菌水溶解并定量稀释制成每1ml中约含500单位的溶液,照磷霉素氨丁三醇项下的方法测定,即得。

【类别】 同磷霉素氨丁三醇。

【规格】 3g(300万单位)(按$C_3H_7O_4P$计)

【贮藏】 密封,在干燥处保存。

螺 内 酯

Luoneizhi

Spironolactone

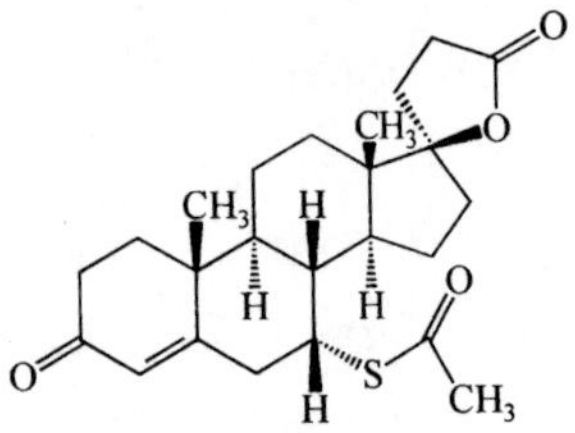

C$_{24}$H$_{32}$O$_4$S 416.57

本品为17β-羟基-3-氧代-7α-(乙酰硫基)-17α-孕甾-4-烯-21-羧酸 γ-内酯。按干燥品计算,含 C$_{24}$H$_{32}$O$_4$S 应为97.0%～103.0%。

【性状】 本品为白色或类白色的细微结晶性粉末;有轻微硫醇臭。

本品■在三氯甲烷中极易溶解,■[删除]在■苯或■[删除]乙酸乙酯中易溶,在乙醇中溶解,在水中不溶。

熔点 本品的熔点(通则0612)为203～209℃,熔融时同时分解。

比旋度 取本品,精密称定,加三氯甲烷溶解并定量稀释制成每1ml中约含10mg的溶液,依法测定(通则0621),比旋度为-33°至-37°。

【鉴别】 ■(1)取本品约10mg,加硫酸2ml,摇匀,溶液显橙黄色,有强烈黄绿色荧光,缓缓加热,溶液即变为深红色,并有硫化氢气体产生,遇湿润的醋酸铅试纸显暗黑色;将此溶液倾入约10ml的水中,成为黄绿色的乳状液。■[删除]

(2)在含量测定项下记录的色谱图中,供试品溶液主峰的保留时间应与对照品溶液主峰的保留时间一致。

(3)本品的红外光吸收图谱应与对照的图谱(光谱集582图)一致。

【检查】 **结晶细度** 取本品适量,置载玻片上,加水1滴,盖上盖玻片并适当压紧,置具有测微尺的显微镜视野下检查,首先上下左右移动,在晶体分布均匀的视野下计数,先计10μm以上的,再计10μm以下的。计数结果,10μm以下的结晶应不少于90%。

硫基化合物 取本品2.0g,加水30ml,振摇后,滤过,取滤液15ml,加淀粉指示液2ml,用碘滴定液(0.005mol/L)滴定,并将滴定的结果用空白试验校正。消耗碘滴定液(0.005mol/L)不得过0.10ml。

有关物质 照高效液相色谱法(通则0512)测定。

供试品溶液 取本品约62.5mg,精密称定,置25ml量瓶中,加四氢呋喃2.5ml溶解后,用流动相稀释至刻度,摇匀。

对照溶液(1) 精密量取供试品溶液1ml,置100ml量瓶中,用流动相稀释至刻度,摇匀。

对照溶液(2) 精密量取对照溶液(1)0.5ml,置10ml量瓶中,用流动相稀释至刻度,摇匀。

对照品溶液(1) 取坎利酮对照品约25mg,精密称定,置10ml量瓶中,加四氢呋喃1.0ml溶解后,用流动相稀释至刻度,摇匀。

对照品溶液(2) 精密量取对照品溶液(1)1ml,置100ml量瓶中,用流动相稀释至刻度,摇匀。

系统适用性溶液 取供试品溶液与对照品溶液(1)各1ml,置100ml量瓶中,用流动相稀释至刻度,摇匀。

色谱条件 用辛基硅烷键合硅胶为填充剂;以乙腈-四氢呋喃-水(8:18:74)为流动相;流速为每分钟1.8ml;检测波长为254nm和283nm;进样体积20μl。

系统适用性要求 系统适用性溶液色谱图中(254nm),螺内酯峰与坎利酮峰之间的分离度应大于1.4。对照溶液(2)色谱图中(254nm)主峰的信噪比应大于6。

测定法 精密量取供试品溶液、对照溶液(1)、对照溶液(2)与对照品溶液(2),分别注入液相色谱仪,记录色谱图至供试品溶液主成分峰保留时间的2倍。

限度 供试品溶液色谱图中如有杂质峰(254nm),除坎利酮峰与小于对照溶液(2)主峰面积的色谱峰外,各杂质峰面积的和不得大于对照溶液(1)主峰面积(1.0%);供试品溶液色谱图中如有与对照溶液(2)色谱图中坎利酮峰保留时间一致的峰(283nm),按外标法以峰面积计算,不得过1.0%;在254nm和283nm波长处检出的杂质总量不得大于1.0%。

残留溶剂 照残留溶剂测定法(通则0861)测定。

内标溶液 取正丙醇适量,精密称定,用二甲基亚砜稀释制成每1ml中约含1mg的溶液。

供试品溶液 取本品约1g,精密称定,置20ml顶空瓶中,精密加入内标溶液1ml,用二甲基亚砜定量稀释至10ml,加盖密闭,振摇使溶解。

对照品溶液 分别取甲醇、乙醇、丙酮、乙酸乙酯、四氢呋喃、吡啶与 N,N-二甲基甲酰胺对照品,精密称定,用二甲基亚砜定量稀释制成每1ml中含甲醇、乙醇、丙酮与乙酸乙酯均约为1mg,含四氢呋喃、吡啶、N,N-二甲基甲酰胺分别约为0.07mg、0.02mg与0.09mg的溶液;精密量取5ml,置20ml顶空瓶中,精密加入内标溶液1ml,用二甲基亚砜定量稀释至10ml,加盖密闭,摇匀。

色谱条件 以6%氰丙基苯基-94%二甲基聚硅氧烷(或极性相近)为固定液的毛细管柱为色谱柱;柱温为40℃,维持8分钟,以每分钟45℃的速率升温至200℃,维持3分钟;检测器温度为250℃;进样口温度为200℃;顶空瓶平衡温度为80℃,平衡时间为30分钟。

测定法 精密量取供试品溶液与对照品溶液,分别顶空进样,记录色谱图。

限度 按内标法以峰面积计算,含甲醇、乙醇、丙酮、乙酸乙酯、四氢呋喃、吡啶与 N,N-二甲基甲酰胺的残留量均应符合规定。

干燥失重 取本品,在105℃干燥至恒重,减失重量不得过0.5%(通则0831)。

炽灼残渣 不得过0.1%(通则0841)。

【含量测定】 照高效液相色谱法(通则0512)测定。

供试品溶液 取本品适量,精密称定,加流动相溶解并定量稀释制成每1ml中约含25μg的溶液。

对照品溶液 取螺内酯对照品适量,精密称定,加流动相溶解并定量稀释制成每1ml中约含25μg的溶液。

色谱条件 用十八烷基硅烷键合硅胶为填充剂;以乙腈-水(50∶50)为流动相;检测波长为238nm;进样体积20μl。

系统适用性要求 理论板数按螺内酯峰计算不低于3000,螺内酯峰与相邻杂质峰之间的分离度应符合要求。

测定法 精密量取供试品溶液与对照品溶液,分别注入液相色谱仪,记录色谱图。按外标法以峰面积计算。

【类别】 利尿药。

【贮藏】 密封保存。

【制剂】 (1)螺内酯片 (2)螺内酯胶囊

附:

坎利酮

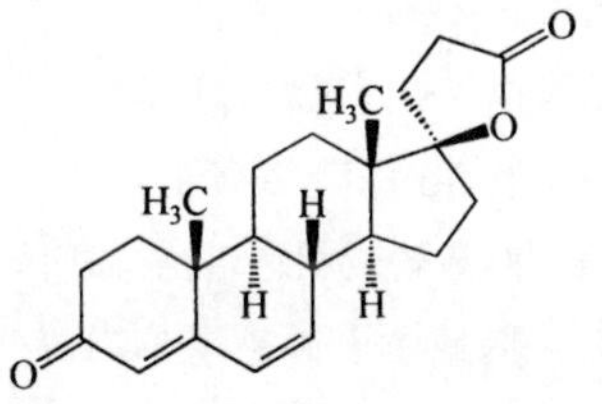

$C_{22}H_{28}O_3$ 340.46

(2′R)-3′,4′-二氢-5′H-螺[雄甾-4,6-二烯-17,2′-呋喃]-3,5′-二酮

螺 内 酯 片

Luoneizhi Pian

Spironolactone Tablets

本品含螺内酯($C_{24}H_{32}O_4S$)应为标示量的95.0%～105.0%。

【性状】 本品为白色片。

【鉴别】 ■(1)取本品细粉适量(约相当于螺内酯0.1g),加三氯甲烷5ml振摇提取,滤过,滤液置水浴上蒸干,残渣在105℃干燥,照螺内酯项下的鉴别(1)、(3)项试验,显相同的结果。■[删除]

(2)在含量测定项下记录的色谱图中,供试品溶液主峰的保留时间应与对照品溶液主峰的保留时间一致。

【检查】 **有关物质** 照高效液相色谱法(通则0512)测定。

供试品溶液 取本品细粉适量(相当于螺内酯约

62.5mg),加三氯甲烷25ml,超声约5分钟,振摇10～15分钟,离心,取上清液滤过,残渣用三氯甲烷25ml重复上述操作。合并三氯甲烷提取液,置旋转蒸发器上蒸干。残渣加四氢呋喃2.5ml与流动相22.5ml溶解后,摇匀。

对照溶液(1) 精密量取供试品溶液1ml,置100ml量瓶中,用流动相稀释至刻度,摇匀。

对照溶液(2) 精密量取对照溶液(1)0.5ml,置10ml量瓶中,用流动相稀释至刻度,摇匀。

系统适用性溶液 取供试品溶液与对照品溶液(1)各1ml,置100ml量瓶中,用流动相稀释至刻度,摇匀。

对照品溶液(1)、对照品溶液(2)、色谱条件、系统适用性要求与测定法 见螺内酯有关物质项下。

限度 供试品溶液色谱图中如有杂质峰(254nm),除坎利酮峰与小于对照溶液(2)主峰面积的色谱峰外,各杂质峰面积的和不得大于对照溶液(1)主峰面积(1.0%);供试品溶液色谱图中如有与对照品溶液(2)色谱图中坎利酮峰保留时间一致的峰(283nm),按外标法以峰面积计算,不得过螺内酯标示量的1.0%;在254nm和283nm波长处检出的杂质总量不得大于1.0%。

含量均匀度 取本品1片,置50ml量瓶中,加流动相适量,振摇使螺内酯溶解,用流动相稀释至刻度,摇匀,滤过,精密量取续滤液3ml(20mg规格)或5ml(12mg规格),置50ml量瓶中,用流动相稀释至刻度,摇匀,作为供试品溶液,照含量测定项下的方法测定含量,应符合规定(通则0941)。

溶出度 照溶出度与释放度测定法(通则0931 第二法)测定。

溶出条件 以0.1%十二烷基硫酸钠的0.1mol/L盐酸溶液1000ml为溶出介质,转速为每分钟75转,依法操作,经60分钟时取样。

供试品溶液 取溶出液适量,滤过,精密量取续滤液5ml,置10ml量瓶中,用溶出介质稀释至刻度,摇匀。

对照品溶液 取螺内酯对照品约20mg,精密称定,置200ml量瓶中,加乙醇2ml使溶解,用溶出介质稀释至刻度,摇匀,精密量取5ml,置50ml量瓶中,用溶出介质稀释至刻度,摇匀。

测定法 取供试品溶液与对照品溶液,照紫外-可见分光光度法(通则0401),在242nm的波长处分别测定吸光度,计算每片的溶出量。

限度 标示量的80%,应符合规定。

其他 应符合片剂项下有关的各项规定(通则0101)。

【含量测定】 照高效液相色谱法(通则0512)测定。

供试品溶液 取本品20片,精密称定,研细,精密称取适量(约相当于螺内酯12.5mg),置100ml量瓶中,加流动相适量,振摇使螺内酯溶解,用流动相稀释至刻度,摇匀,滤过,精密量取续滤液5ml,置25ml量瓶中,用流动相稀释至刻度,摇匀。

对照品溶液、色谱条件、系统适用性要求与测定法 见螺内酯含量测定项下。

【类别】 同螺内酯。

【规格】 (1)12mg (2)20mg

【贮藏】 密封,在干燥处保存。

螺内酯胶囊

Luoneizhi Jiaonang

Spironolactone Capsules

本品含螺内酯($C_{24}H_{32}O_4S$)应为标示量93.0%～107.0%。

【鉴别】 ■(1)取本品的内容物适量(约相当于螺内酯0.1g),加三氯甲烷5ml,振摇提取,滤过,滤液置水浴上蒸干,残渣照螺内酯项下的鉴别(1)、(3)项试验,显相同的结果。■[删除]

(2)在含量测定项下记录的色谱图中,供试品溶液主峰的保留时间应与对照品溶液主峰的保留时间一致。

【检查】 有关物质 照高效液相色谱法(通则0512)测定。

供试品溶液 取本品内容物适量(相当于螺内酯约62.5mg),加三氯甲烷25ml,超声约5分钟,振摇10～15分钟,离心,取上清液滤过,残渣用三氯甲烷25ml重复上述操作。合并三氯甲烷提取液,置旋转蒸发器上蒸干。残渣加四氢呋喃2.5ml与流动相22.5ml溶解后,摇匀。

对照溶液(1) 精密量取供试品溶液1ml,置100ml量瓶中,用流动相稀释至刻度,摇匀。

对照溶液(2) 精密量取对照溶液(1)0.5ml,置10ml量瓶中,用流动相稀释至刻度,摇匀。

系统适用性溶液 取供试品溶液与对照品溶液(1)各1ml,置100ml量瓶中,用流动相稀释至刻度,摇匀。

对照品溶液(1)、对照品溶液(2)、色谱条件、系统适用性要求与测定法 见螺内酯有关物质项下。

限度 供试品溶液色谱图中如有杂质峰(254nm),除坎利酮峰与小于对照溶液(2)主峰面积的色谱峰外,各杂质峰面积的和不得大于对照溶液(1)主峰面积(1.0%);供试品溶液色谱图中如有与对照溶液(2)色谱图中坎利酮峰保留时间一致的峰(283nm),按外标法以峰面积计算,不得过螺内酯标示量的1.0%;在254nm和283nm波长处检出的杂质总量不得大于1.0%。

含量均匀度 取本品1粒,将内容物倾入50ml量瓶中,用流动相洗涤胶囊壳,将洗液并入量瓶中,加流动相适量,振摇使螺内酯溶解,用流动相稀释至刻度,摇匀,滤过,精密量取续滤液3ml,置50ml量瓶中,用流动相稀释至刻度,摇匀,作为供试品溶液,照含量测定项下的方法测定含量,应符合规定(通则0941)。

溶出度 照溶出度与释放度测定法(通则0931第二法)测定。

溶出条件 以0.1%十二烷基硫酸钠的0.1mol/L盐酸溶液1000ml为溶出介质,转速为每分钟100转,依法操作,经60分钟时取样。

供试品溶液 取溶出液适量滤过,精密量取续滤液5ml,置10ml量瓶中,用溶出介质稀释至刻度,摇匀。

对照品溶液 取螺内酯对照品约20mg,精密称定,置200ml量瓶中,加乙醇2ml使溶解,用溶出介质稀释至刻度,摇匀,精密量取5ml,置50ml量瓶中,用溶出介质稀释至刻度,摇匀。

测定法 取供试品溶液与对照品溶液,照紫外-可见分光光度法(通则0401),在242nm的波长处分别测定吸光度,计算每粒的溶出量。

限度 标示量的80%,应符合规定。

其他 应符合胶囊剂项下有关的各项规定(通则0103)。

【含量测定】 照高效液相色谱法(通则0512)测定。

供试品溶液 取装量差异项下的内容物,混合均匀,研细,精密称取适量(约相当于螺内酯12.5mg),置100ml量瓶中,加流动相适量,振摇使螺内酯溶解,用流动相稀释至刻度,摇匀,滤过,精密量取续滤液5ml,置25ml量瓶中,用流动相稀释至刻度,摇匀。

对照品溶液、色谱条件、系统适用性要求与测定法 见螺内酯含量测定项下。

【类别】 同螺内酯。

【规格】 20mg

【贮藏】 密封,在干燥处保存。

三　部

修订生物制品通则

生物制品生产用原材料
及辅料质量控制

生物制品是采用生物技术制备而成的具有活性的药品,其生产工艺复杂且易受多种因素影响;生产过程中使用的各种材料来源复杂,可能引入外源因子或毒性化学材料;制品组成成分复杂且一般不能进行终端灭菌,制品的质量控制仅靠成品检定难以保证其安全性和有效性。因此,对生物制品生产用原材料和辅料进行严格的质量控制,是降低制品中外源因子或有毒杂质污染风险,保证生物制品安全有效的必要措施。

本通则是对生物制品生产企业在生物制品生产过程中使用的原材料和辅料质量控制的通用性要求。

一、生物制品生产用原材料

生物制品生产用原材料系指生物制品生产过程中使用的所有生物原材料和化学原材料。本通则所述原材料不包括用于生物制品生产的起始原材料(如细胞基质、菌毒种、生产用人血浆和动物免疫血清等)。

1.分类

按照来源可将生物制品生产用原材料分为两大类:一类为生物原材料,主要包括来源于微生物,人和动物细胞、组织、体液成分,以及采用重组技术或生物合成技术生产的生物原材料等;另一类为化学原材料,包括无机和有机化学材料。

2.风险等级分级及用于生产的质量控制要求

根据原材料的来源、生产以及对生物制品潜在的毒性和外源因子污染风险等将生物制品生产用原材料按风险级别从低到高分为以下四级,不同风险等级生物制品生产用原材料至少应进行的质量控制要求见表1。

表 1 不同风险等级生物制品生产用原材料的质量控制要求

原材料等级	上市许可证明(如药品注册批件、生产许可证)	供应商■通过药品GMP符合性检查*[修订]	供应商出厂检验报告	国家批签发合格证	按照国家药品标准或生物制品生产企业内控质量标准全检	关键项目检测(如鉴别、微生物限度、细菌内毒素、异常毒性检查等)	外源因子检查	进一步加工、纯化	来源证明	符合原产国和中国相关动物源性疾病的安全性要求,包括TSE	供应商审计
第1级	√	√	√	如有应提供	—	√	—	—	—	—	√
第2级	√	√	√	抽检(批)	√	√	—	—	—	—	√
第3级	—	—	√	√	√	—	—	如需要	—	—	—
第4级	—	—	√	—	√	—	动物原材料应检测	如需要	动物原材料应提供	动物原材料应提供	√

注:"√"为对每批原材料使用前的质控要求;"—"为不要求项目;"■*"为也可提供药品生产GMP证书(证书尚在有效期内)。■[增订]

对于不同风险级别原材料的质量控制,应充分考虑来源于动物(或人)的生物原材料可能带来的外源因子污染的安全性风险。生产过程中应避免使用毒性较大的化学原材料,有机溶剂的使用应符合本版药典通则"残留溶剂测定法"的相关要求。

第1级为较低风险的原材料。这类原材料为已获得上市许可的生物制品或药品无菌制剂,如人血白蛋白、各种氨基酸、抗生素注射剂等。

第2级为低风险的原材料。这类原材料为已有国家药品标准、取得国家药品批准文号并按照中国现行《药品生产质量管理规范》生产的用于生物制品培养基成分以及提取、纯化、灭活等过程的化学原料药和药用级非动物来源的蛋白水解酶等。

第3级为中等风险的原材料。这类原材料非药用,包括生物制品生产用培养基成分、非动物来源蛋白水解酶、用于靶向纯化的单克隆抗体,以及用于生物制品提取、纯化、灭活的化学试剂等。这类生物制品原材料的质量控制要求应高于前两个等级的原材料,为使其符合生产用原材料的要求,使用时可能需进一步加工、纯化处理或增加病毒灭活和(或)去除步骤等。

第4级为高风险的原材料。这类原材料主要包括已知具有生物作用机制的毒性化学物质,如甲氨蝶呤、霍乱毒素、金黄色葡萄菌素孔道溶血素、金黄色葡萄菌素肠毒素 A 和 B 以及中毒性休克综合征毒素,以及大部分成分复杂的动物源性组织和体液,如用于细胞培养的培养基中的成分牛血清、用于细胞消化或蛋白质水解的动物来源的酶以及用于选择或去除免疫靶向性成分的腹水来源的抗体或蛋白质。这类原材料用于生物制品生产前,应进行严格的全面质量检定,或需要采取进一步的处理措施,包括:(1)改进原材料的生产工艺;(2)对原材料进行处理,以灭活或去除外源因子、致病物质或特定的污染物(如动物病毒、朊蛋白等)。

对于高风险等级的原材料,应在产品研发的早期评价使用这些原材料的必要性,并寻找其他替代物或替代来源。

3.残留物的去除及限度要求

生产用原材料在生物制品中的残留物可能因其直接的毒性反应、外源因子污染或有害的免疫应答,引发受者产生不良反应或影响产品效力。生产过程中应尽可能采用经去除和(或)灭活外源因子的生物原材料,或采取相应措施对这些原材料中可能存在的外源因子、致病物质或与该材料相关的特定污染物予以去除和(或)灭活,去除和(或)灭活工艺应进行验证。应通过验证结果评价生产工艺对已知毒性原材料去除的一致性,或采用批放行检测,以证实所去除的毒性原材料已达到安全水平,残留有机溶剂应符合本版药典"残留溶剂测定法"的相关要求。

二、生物制品生产用辅料

生物制品生产用辅料系指生物制品配方中所使用的辅助材料,如佐剂、稳定剂、赋形剂等。生物制品生产用辅料的使用应经国家药品监督管理部门批准,并符合国家相关技术要求和管理规范。

1.生物制品生产用常用辅料及分类

根据用途,生物制品生产用常用辅料包括以下几类。

佐剂:是与一种疫苗抗原结合以增强[如加强、加快、延长和(或)可能的定向]其特异性免疫反应和疫苗临床效果的一种或多种成分混合的物质。

稳定剂或保护剂:用于稳定或保护生物制品有效成分、防止其降解或失去活性的物质。

抑菌剂:用于抑制微生物生长、防止微生物污染的物质。

赋形剂:用于冻干制品中使药品成型、起支架作用的物质。

助溶剂:用于增加药品溶解性的物质。

矫味剂:用于改善口服药品口感的物质。

稀释剂、缓冲剂:用于溶解、稀释制品,调整制品酸碱度的溶剂,如注射用水、氯化钠注射液、磷酸盐缓冲生理氯化钠溶液(PBS)等。

2.风险等级分级及用于生产的质量控制要求

根据辅料的来源、生产以及对生物制品潜在的毒性和安全性的影响等,将辅料按风险等级从低到高分为四级,不同风险等级生物制品生产用辅料至少应进行的质量控制要求见表2。

表2 不同风险等级生物制品生产用辅料的质量控制要求

辅料等级	上市许可证明（如药品或辅料注册批件,生产许可证）	供应商■通过药品GMP符合性检查*■【修订】	辅料注册或备案证明	供应商出厂检验报告	国家批签发合格证	按照国家药品标准或生物制品生产企业内控质量标准全检	关键项目检测（如鉴别、微生物限度、细菌内毒素、异常毒性检查等）	外源因子检查	进一步加工、纯化	来源证明	符合原产国和中国相关动物源性疾病的安全性要求,包括TSE	供应商审计
第1级	√	√	—	√	如有应提供	—	√	—	—	—	—	√
第2级	√	√	—	√	—	抽检(批)	√	—	—	—	—	√
第3级	—	—	如为注册管理或备案的辅料,应提供	√	—	√	—	—	如需要	—	—	√
第4级	非注射用的原料药用作注射剂的辅料,应提供	—	注册管理或备案的非注射用的药用辅料用作注射剂的辅料,应提供	√	—	√	—	如为动物来源应检测	如需要	如为动物来源应提供	如为动物来源应提供	√

注:"√"为对每批辅料使用前的质控要求;"—"为不要求项目;■"*"为也可提供药品生产GMP证书(证书尚在有效期内)。■【增订】

生物制品生产企业用于生物制品注射剂生产的药用辅料,其全检的质量标准中除理化、含量/活性等项目外,应包括常规的安全性检查,如微生物限度或无菌检查、热原和(或)细菌内毒素检查、异常毒性检查等。

第1级为较低风险的辅料。这类辅料是已获得上市许可的生物制品或药品无菌制剂,如人血白蛋白、肝素钠和氯化钠注射液等。

第2级为低风险的辅料。这类辅料为已有国家药品标准、取得国家药品批准文号并按照中国现行《药品生产质量管理规范》生产的化学原料药,如各种无机和有机化学原料药。

第3级为中等风险的辅料。这类辅料是按照《药用辅料生产质量管理规范》规范生产,取得国家药用辅料批准文号,或按照国家备案管理的非动物源性药用辅料。如用作稀释剂、缓冲剂配制的各种化学材料,用作保护剂/稳定剂的各种糖类,用作抑菌剂的硫柳汞及软膏基质的单、双硬脂酸甘油酯等。其质量控制要求应高于前两个等级的材料。

第4级为高风险的辅料。这类辅料包括除上述1~3级以外的其他辅料,如用作疫苗赋形剂的动物来源的明胶等。非化学原料药或非药用辅料用作生物制品辅料、非注射用的化学原料药或药用辅料用作生物制品注射剂辅料时,应按风险等级第4级的辅料进行质量控制。这类辅料用于生物制品生产前,应进行严格的全面质量检定,必要时应采取进一步的处理措施,包括:(1)改进辅料的生产工艺;(2)对辅料进行处理,提高辅料纯度,灭活和(或)去除外源因子、致病物质或特定污染物(如动物病毒、朊蛋白等)。

同时存在几种风险等级的同一种辅料,应根据生物制品产品特性和生产工艺特性选用风险等级低的辅料。

对于高风险等级的辅料,应在产品研发的早期评价使用这些辅料的必要性,并寻找其他替代物或替代来源。

3.辅料限度的控制

应根据生物制品制剂工艺和产品的安全性、有效性研究结果,以发挥有效作用的最小加量确定制剂配方中辅料的加量。具有明确功能且可采用适宜方法进行性能测试的辅料,还应结合辅料性能测试结果综合考虑配方中辅料的加量,如抑菌剂抑菌效力检查、疫苗佐剂抗原吸附效果检测等。

具有毒副作用或特定功能的辅料以及其他需要在生物制品中控制含量的辅料,应在成品检定或适宜的中间产物阶段设定辅料含量检查项并规定限度要求。

生物制品生产检定用菌毒种管理及质量控制

一、总则

1. 本通则所称之菌毒种,系指直接用于制造和检定生物制品的细菌、真菌、支原体、放线菌、衣原体、立克次体或病毒

等,包括各种经过基因工程修饰的菌毒种,以下简称菌毒种。菌毒种以中国《人间传染的病原微生物名录》为基础,结合生物制品生产和检定用菌毒种的特殊性分类。

2. 生产和检定用菌毒种,来源途径应合法,并经国家药品监督管理部门批准。

3. 生物制品生产用菌毒种应采用种子批系统,并应尽量减少传代次数,以降低发生遗传变异的风险。原始种子应验明其历史、来源(包括重组工程菌毒种的构建过程)和生物学特性。从原始种子传代和扩增后保存的为主种子批。从主种子批传代和扩增后保存的为工作种子批,工作种子批用于生产产品。工作种子批的生物学特性应与原始种子一致,每批主种子批和工作种子批均应按各论要求保管、检定和使用。由主种子批或工作种子批移出使用的菌毒种无论开瓶与否,均不得再返回贮存。生产过程中应规定各级种子批允许传代的代次,并经国家药品监督管理部门批准。

4.菌毒种的传代及检定实验室应符合国家生物安全的相关规定。

5.各生产单位对本单位的菌毒种施行统一管理。

6.治疗性产品可参照相关要求执行。

二、菌毒种登记程序

1. 由国家菌毒种保藏机构统一编号的菌毒种,使用单位不得更改及仿冒。

2. 保管菌毒种应有严格的登记制度,建立详细的总账及分类账和档案。收到菌毒种后应立即进行编号登记,详细记录菌毒种的学名、株名、历史、来源、特性、用途、批号、传代冻干冻存日期和数量。在保管过程中,凡传代、冻干冻存及分发,记录均应清晰,可追溯,并定期核对库存数量。

3. 收到菌毒种后一般应及时进行检定。用培养基保存的菌种应立即检定。

三、生物制品生产检定用菌毒种生物安全分类(见本通则附录)

以《人间传染的病原微生物名录》为基础,根据病原微生物的传染性、感染后对个体或者群体的危害程度,将生物制品生产检定用菌毒种分为四类。

1.第一类病原微生物,是指能够引起人类或者动物非常严重疾病的微生物,以及中国尚未发现或者已经宣布消灭的微生物。

2.第二类病原微生物,是指能够引起人类或者动物严重疾病,比较容易直接或者间接在人与人、动物与人、动物与动物间传播的微生物。

3.第三类病原微生物,是指能够引起人类或者动物疾病,但一般情况下对人、动物或者环境不构成严重危害,传播风险有限,实验室感染后很少引起严重疾病,并且具备有效治疗和预防措施的微生物。

4.第四类病原微生物,是指在通常情况下不会引起人类或者动物疾病的微生物。

四、菌毒种的检定

1.生产用菌毒种应进行生物学特性、生化特性、血清学试验和分子遗传特性等的检定。生产用菌毒种的检定应符合各论要求。建立生产用菌毒种种子批全基因序列的背景资料，生产用菌毒种主种子批应进行全基因序列测定。应对生产用菌毒种已知的主要抗原表位的遗传稳定性进行检测，并证明在规定的使用代次内其遗传性状是稳定的。减毒活疫苗所含病毒或细菌的遗传性状应与主种子批一致。

细菌性疫苗生产用菌种主种子批检定

生产用菌种的种、属、型分类鉴定，包括形态、生长代谢特性和遗传特性。活菌制剂还应进行抗生素敏感性测定。细菌性疫苗生产用菌种主种子批检定一般应包括培养特性、革兰氏等染色方法镜检、生化反应、血清学试验、毒力试验、免疫效价测定、培养物纯度、活菌数测定、16S rRNA 序列测定、全基因序列测定等项目。

病毒性疫苗生产用毒种主种子批检定

一般应包括鉴别试验、病毒滴度、外源污染因子检查(无菌、分枝杆菌、支原体、外源病毒因子检查)，主要功能基因和遗传标志物测定，免疫原性检查，动物神经毒力试验，动物组织致病力或感染试验，全基因序列测定等项目。

重组工程菌生产用菌种主种子批检定

一般应包括培养特性、菌落形态大小、革兰氏等染色方法镜检、对抗生素的抗性、生化反应、培养物纯度、全基因序列测定、目的产物表达量、透射电镜检查、目的基因序列测定、外源基因与宿主基因的检定、外源基因整合于宿主染色体的检定、外源基因拷贝数检定、整合基因稳定性试验、目标产物的鉴别、质粒的酶切图谱等项目。

重组工程毒种生产用主种子批检定

一般应包括全基因序列测定，目的基因序列测定，病毒滴度检测，目的蛋白表达量，细菌、真菌、分枝杆菌、支原体、内外源病毒因子检查等项目。

2.检定用菌毒种是生物制品质量控制的关键因素之一，应确保其生物学特性稳定，并且适用于检定要求。

五、菌毒种的保存

1.菌毒种经检定后，应根据其特性，选用冻干、液氮、≤−60℃冻存或其他适当方法及时保存。

2.不能冻干、液氮、≤−60℃冻存的菌毒种，应根据其特性，置适宜环境至少保存2份或保存于两种培养基。

3.保存的菌毒种传代、冻干、液氮、≤−60℃冻存均应填写专用记录。

4.保存的菌毒种应贴有牢固的标签，标明菌毒种编号、名称、代次、批号和制备日期等内容。

5.非生产用菌毒种应与生产用菌毒种严格分开存放。工作种子批与主种子批应分别存放。每批种子批应有备份，并应在不同地方保存。

六、菌毒种的销毁

无保存价值的菌毒种可以销毁。销毁一、二类菌毒种的原始种子、主种子批和工作种子批时，须经本单位领导批准，并报请国家卫生行政主管部门或省、自治区、直辖市卫生行政主管部门认可。销毁三、四类菌毒种须经单位领导批准。销毁后应在账上注销，作出专项记录，写明销毁原因、方式和日期。

七、菌毒种的索取、分发与运输

应符合中国《病原微生物实验室生物安全管理条例》等国家相关管理规定。

附录　常用生物制品生产检定用菌毒种生物安全分类

1.细菌活疫苗生产用菌种

疫苗品种	生产用菌种	分类
皮内注射用卡介苗	卡介菌 BCG D₂ PB 302 菌株	四类
皮上划痕用鼠疫活疫苗	鼠疫杆菌弱毒 EV 菌株	四类
皮上划痕人用布氏菌活疫苗	布氏杆菌牛型 104M 菌株	四类
皮上划痕人用炭疽活疫苗	炭疽杆菌 A16R 菌株	三类

2.微生态活菌制品生产用菌种

生产用菌种	分类	生产用菌种	分类
青春型双歧杆菌	四类	屎肠球菌 R-026	四类
长型双歧杆菌	四类	凝结芽孢杆菌 TBC 169	四类
嗜热链球菌	四类	枯草芽孢杆菌 BS-3, R-179	四类
婴儿型双歧杆菌	四类	酪酸梭状芽孢杆菌 CGMCC 0313-1, RH-2	四类
保加利亚乳杆菌	四类	地衣芽孢杆菌 CMCC 63516	四类
嗜酸乳杆菌	四类	蜡样芽孢杆菌 CGMCC 04060.4, CMCC 63305	四类
粪肠球菌 CGMCC 04060.3, YIT 0072 株	四类		

3.细菌灭活疫苗、纯化疫苗及治疗用细菌制品生产用菌种

疫苗品种	生产用菌种	分类
伤寒疫苗	伤寒菌	三类
伤寒甲型副伤寒联合疫苗	伤寒菌,甲型副伤寒菌	三类
伤寒甲型乙型副伤寒联合疫苗	伤寒菌,甲型、乙型副伤寒菌	三类
伤寒 Vi 多糖疫苗	伤寒菌	三类
霍乱疫苗	霍乱弧菌 O1 群, EL-Tor 型菌	三类

续表

疫苗品种	生产用菌种	分类
A 群脑膜炎球菌多糖（结合）疫苗及其相关联合疫苗	A、C、Y、W135 群脑膜炎球菌	三类
23 价肺炎球菌多糖疫苗	肺炎球菌	三类
吸附百日咳疫苗及其相关联合疫苗	百日咳杆菌，破伤风杆菌，白喉杆菌	三类
钩端螺旋体疫苗	钩端螺旋体	三类
b 型流感嗜血杆菌结合疫苗	b 型流感嗜血杆菌	三类
注射用母牛分枝杆菌	母牛分枝杆菌	三类
短棒杆菌注射液	短棒杆菌	三类
注射用 A 群链球菌	A 群链球菌	三类
注射用红色诺卡氏菌细胞壁骨架	红色诺卡菌	三类
铜绿假单胞菌注射液	铜绿假单胞菌	三类
卡介菌多糖核酸注射液	卡介菌 BCG D_2 PB 302 菌株	四类
肉毒抗毒素	肉毒杆菌	三类
肉毒毒素	肉毒杆菌	三类

4.体内诊断制品生产用菌种

制品品种	生产用菌种	分类
结核菌素纯蛋白衍生物	结核杆菌	二类
锡克试验毒素	白喉杆菌 PW8 菌株	三类
布氏菌纯蛋白衍生物	猪布氏杆菌 I 型(S 2)菌株	四类
卡介菌纯蛋白衍生物	卡介菌 BCG D_2 PB 302 菌株	四类

5.病毒活疫苗生产用毒种

疫苗品种	生产用毒种	分类
麻疹减毒活疫苗	沪-191,长-47 减毒株	四类
风疹减毒活疫苗	BRD II 减毒株,松叶减毒株	四类
腮腺炎减毒活疫苗	S_{79},Wm_{84} 减毒株	四类
水痘减毒活疫苗	Oka 株	四类
乙型脑炎减毒活疫苗	SA 14-14-2 减毒株	四类
甲型肝炎减毒活疫苗	H_2,L-A-1 减毒株	四类
脊髓灰质炎减毒活疫苗	Sabin 减毒株,中 III $_2$ 株	四类
口服轮状病毒疫苗	LLR 弱毒株	四类
黄热疫苗	17D 减毒株	四类
天花疫苗	天坛减毒株	四类

6.病毒灭活疫苗生产用毒种

疫苗品种	生产用毒种	分类
乙型脑炎灭活疫苗	P_3 实验室传代株	三类
双价肾综合征出血热灭活疫苗	啮齿类动物分离株（未证明减毒）	二类
人用狂犬病疫苗	狂犬病病毒(固定毒)	三类
甲型肝炎灭活疫苗	减毒株	三类
流感全病毒灭活疫苗	鸡胚适应株	三类
流感病毒裂解疫苗	鸡胚适应株	三类
森林脑炎灭活疫苗	森张株（未证明减毒）	二类

7.重组产品:重组产品生产用工程菌株的生物安全按第四类管理。

8.其他产品:基因治疗等以病毒为载体的生物技术制品参考相应病毒分类进行管理。

9.生物制品检定用菌毒种

检定用菌毒种	分类	检定用菌毒种	分类
百日咳杆菌 18323	三类	脊髓灰质炎病毒	二类
鼠疫杆菌	二类	短小芽孢杆菌 CMCC 63202	四类
炭疽杆菌	二类	藤黄微球菌 CMCC 28001	四类
羊布氏菌	二类	啤酒酵母菌	四类
结核分枝杆菌强毒株	二类	缺陷假单胞菌	四类
结核分枝杆菌减毒株（H37Ra）	三类	金黄色葡萄球菌 CMCC 26003	三类
草分枝杆菌 CMCC 95024	四类	铜绿假单胞菌 CMCC 10104	三类
乙型脑炎病毒 P3 株/SA14 株	二类	枯草芽孢杆菌 CMCC 63501	四类
森林脑炎病毒森张株	二类	生孢梭菌 CMCC 64941	四类
出血热病毒 76-118 株和 UR 株	二类	白色念珠菌 CMCC 98001	三类
狂犬病病毒 CVS-11 株	■三类■[订正]	黑曲霉 CMCC 98003	四类

检定用菌毒种	分类	检定用菌毒种	分类
大肠埃希菌 CMCC 44102/44103	三类	肺炎克雷伯菌 CMCC 46117	三类
乙型副伤寒沙门菌 CMCC 50094	三类	支气管炎鲍特菌 CMCC 58403	三类
肺炎支原体	三类	黏质沙雷菌	三类
口腔支原体	三类	蜡样芽孢杆菌 CMCC 63301	三类
嗜热脂肪芽孢杆菌	四类		

修订生物制品总论

人用重组 DNA 蛋白制品总论

1 概述

人用重组 DNA 蛋白制品是采用重组 DNA 技术,对编码所需蛋白质的基因进行遗传修饰,利用质粒或病毒载体将目的基因导入适当的宿主细胞,表达并翻译成蛋白质,经过提取和纯化等步骤制备而成的具有生物学活性的蛋白质制品,用于疾病的预防和治疗。

本总论是对治疗用人用重组 DNA 蛋白制品生产和质量控制的通用性技术要求,具体品种还应符合本版药典各论的要求。

2 制造

2.1 基本要求

人用重组 DNA 蛋白制品的制造主要包括工程细胞的制备、发酵或细胞培养,目的蛋白质的提取和纯化、制剂等过程。工程细胞的来源、管理及检定应符合"生物制品生产检定用菌毒种管理及质量控制"和"生物制品生产检定用动物细胞基质制备及质量控制"的相关要求。生产过程中使用的原材料和辅料应符合相关要求。应采用经过验证的生产工艺进行生产,并对生产工艺全过程进行控制。

2.2 工程细胞的控制

应建立细胞种子、主细胞库及工作细胞库。一般情况下主细胞库来自细胞种子,工作细胞库来自主细胞库。主细胞库和工作细胞库均应有详细的制备过程、检定情况及管理规定,并应符合"生物制品生产检定用动物细胞基质制备及质量控制"的相关要求。

2.2.1 表达载体和宿主细胞

应描述宿主细胞和表达载体的起源、来源、遗传背景,包括克隆基因的来源和特性、构建和鉴定情况,以及表达载体遗传特性和结构等详细资料,同时应说明表达载体来源和各部分的功能。

应详细描述表达载体扩增、对宿主细胞的转化方法、生产用细胞克隆的筛选标准及其在宿主细胞中的位置、物理状态和遗传稳定性资料。应明确克隆基因、表达载体控制区及其两侧、与表达或产品质量相关的核苷酸序列,以及在生产过程中控制、提高表达水平的各种措施。

2.2.2 细胞库系统

通常包括主细胞库和工作细胞库。主细胞库是由含目的基因表达载体转化的细胞种子经传代扩增制成的均一悬液,分装于单独容器中用于贮存。工作细胞库是从主细胞库经有限传代扩增制成的均一悬液,并分装于单独容器中用于贮存。

所有的贮藏容器应在相同条件下妥善保管,一旦取出使用,不得再返回库内保存。

应详细记录细胞库类型、容量、预期使用频率下的寿命、保存容器、冻存剂、培养基、冷冻保存步骤和贮存条件等信息,并提供库存细胞稳定性的证据。

2.2.3 细胞库的质量控制

应对主细胞库的表型和基因型标记进行鉴定。应采用分子生物学或其他适合的技术对表达载体基因拷贝数、基因插入或缺失、整合位点数量等情况进行分析。核苷酸序列应与表达载体一致,并与所预期的表达蛋白质的序列吻合。

应对细胞库进行支原体、外源病毒因子等相关微生物污染的检测,并确认细胞基质没有被污染。已知携带内源逆转录病毒的啮齿类细胞株,如 CHO 细胞等,已广泛用于生产时,应采取风险控制策略,在工艺中采用物理、化学等手段对其进行去除/灭活。

主细胞库应进行全面检定,并符合要求;工作细胞库可根据主细胞库的检定情况确定应检定的项目,并符合要求。

2.2.4 细胞基质的遗传稳定性

应评估细胞基质的稳定性。应基于宿主细胞经长时间培养后表达产物分子的完整性,以及细胞基质表型和基因型特征的综合情况,确定生产用细胞的最高限定代次。

长期发酵的多次收获物会导致一些质量属性的漂移,例如糖基化等。出现的"新"的变体可能会影响制品的质量、安全和有效性。这类漂移应在工艺验证的研究中充分鉴定并明确控制策略。

2.3 生产过程的控制

生产工艺应稳定可控,并有明确的过程控制参数,以确保制品安全有效、质量可控。生产工艺的确定应建立在对目标制品的质量属性、生产工艺的深入理解和全面设计的基础上。应根据研发早期到规模化生产的整个工艺周期的相关信息,确定原液和成品生产的关键步骤并制定可接受标准进行控制,同时对其他确保工艺一致性的环节进行控制。适当的工艺过程控制能够减少对原液和(或)成品常规检测的需求。

2.3.1 细胞培养

应对生产过程中使用的各种原材料进行质量控制,以保证这些原材料符合既定用途质量标准的要求。

2.3.1.1 有限传代水平的生产

应限定生产过程中表达载体细菌或细胞传代(或细胞群体倍增)的最高次数,最高限定代次的确定应基于细胞表型、基因型特性及其所表达基因的分子完整性、一致性,以及生产末期宿主细胞/载体的一致性研究,如质粒拷贝数及其在宿主细胞内的状态,证明上述特征的试验所涉及的传代范围应等于或超过规定的细胞最高限定代次。

应根据生产过程中培养、增殖和表达量一致性的研究资料,确定终止培养、废弃培养物以及摒弃收获物的技术参数。

2.3.1.2 连续培养生产

采用细胞连续培养生产时应根据系统特点和稳定性以及

培养期间产品一致性的研究资料,确定连续培养的最长周期以及培养周期全过程的监测要求,包括生产过程中制品变异体或其他培养参数未超过标准限度的数据。应对收获阶段的微生物污染进行常规检测,收获物后续加工中批次的确定应清晰并易于追溯。

应根据宿主载体系统的稳定性和制品特性等确定对细胞、制品进行再评估的时间间隔。

2.3.2 提取和纯化

制品的提取、纯化主要依赖于各种蛋白质分离技术。采用的分离纯化方法或技术,应能适用于规模化生产并保持稳定。应对纯化工艺中可能残存的有害物质进行严格检测,这些组分包括固定相或者流动相中的化学试剂、各类亲和色谱柱的脱落抗体或配基以及可能对目标制品关键质量属性造成影响的各种物质等。

采用细胞培养或酵母等真核表达系统时,其蛋白质产物多为分泌性蛋白质,通常只需去除细胞或酵母即可初步获得较高纯度的目的蛋白;采用大肠埃希菌等原核表达系统时,菌体裂解后应尽快进行蛋白质纯化。

纯化工艺应保证对制品中的一些特定工艺杂质,包括来自表达载体的核酸、宿主细胞蛋白质、病毒等外源因子污染、细菌内毒素以及源自培养液的各种其他残留物,必要时可采用特定的工艺将其去除或降低至可接受的水平。

生产工艺的优化应考虑残留宿主 DNA 片段的大小、残留量和对生物活性的影响。应采用适宜的方式将残留宿主 DNA 总量降至可接受的水平,并就降低残留宿主 DNA 片段的大小或者灭活 DNA 活性的方式进行说明。

对于人和动物源的细胞基质,病毒去除/灭活工艺均应充分显示能去除/灭活任何可能污染的病毒,确保原液的安全性。灭活工艺应经验证并符合要求。

2.3.3 原液

收获液经提取、纯化分装于中间贮存容器中即为原液。如需加入稳定剂或赋形剂,应不影响质量检定,否则应在添加辅料前取样进行原液检定。原液的检测项目取决于工艺的验证、一致性的确认和预期产品相关杂质与工艺相关杂质的水平。应采用适当方法对原液质量进行检测,必要时应与标准物质进行比较。原液贮存应通过稳定性验证确定贮存条件和时间。

2.3.4 半成品

可由一批或多批原液合并生产半成品。拟混合的每批原液应在有效期内且应符合拟制备制剂的有效期要求,每批原液应按规定的工艺生产、单独检验,并符合相应质量标准;不得将不合格批次与其他合格批次原液进行混合制备半成品;混合的各批原液应可有效追溯;应对混合工艺进行验证。

除另有规定外,制备成品前,如需对原液进行稀释或加入其他辅料制成半成品,应确定半成品的质量控制要求,包括检定项目和可接受的标准。

2.3.5 成品制剂

制剂生产应符合本版药典和中国现行《药品生产质量管理规范》的相关要求。

2.4 生产工艺变更

生产工艺变更应符合国家药品注册管理等相关要求。涉及重大生产工艺的变更,应对变更前后的制品质量、安全性和有效性进行比较和评估,以证明变更前后制品特性的高度相似,并确保任何质量属性方面的改变对制品安全性和有效性无负面影响。

3 质量控制

人用重组 DNA 蛋白制品的质量控制与分子大小、结构特征、质量属性复杂程度以及生产工艺相关。质量控制体系主要包括原辅料质量控制、包材、生产工艺和过程控制及制品检定等。应通过终产品检测、过程控制和工艺验证结合的方法,确保各类杂质已去除或降低至可接受水平。制品质量控制包括采用标准物质和经验证的方法评估已知和(或)潜在制品相关物质和工艺相关物质,以及采用适宜的方法对制品鉴别、生物学活性、纯度和杂质等检测进行分析。

3.1 特性分析

研发阶段以物理、化学和生物学方法对重组 DNA 蛋白制品的理化特性、生物学活性、免疫学特性、纯度和杂质等进行严格的特性分析鉴定是确保产品安全有效,建立并确定制品质量标准的基础。需采用广泛的分析技术来展示目标分子的理化性质(分子大小、电荷、等电点、氨基酸组成、疏水性等),以及对糖基化等各种翻译后修饰进行充分鉴定,并纳入适当的检测,以确认制品具有预期的构象、聚集和(或)降解状态及其高级结构。必要时,应采用新型分析技术用于特性分析。特性分析至少应包括以下范畴。

3.1.1 理化特性

3.1.1.1 一级结构

一级结构,即包括二硫键连接方式的氨基酸序列(包含二硫键的完整性和正确性、游离巯基)。应尽可能采用综合的方法测定目标制品的氨基酸序列,并与其基因序列推断的理论氨基酸序列进行比较。

■氨基酸序列测定还应考虑可能存在的 N 端甲硫氨酸(如大肠埃希菌来源的制品),信号肽或前导序列和其他可能的 N 端、C 端修饰(如乙酰化、酰胺化或者由于外肽酶导致的部分降解以及 C 端加工、N 端焦谷氨酸等),以及各种其他异质性(如脱酰胺化、氧化、异构化、碎片化、二硫键错配、N-连接和 O-连接的寡糖、糖基化、聚集等)。■[删除]

■3.1.1.2 异质性

异质性是重组蛋白的固有属性,产生原因是结构的修饰/改变(如糖基化、脱酰胺化、氧化、异构化、碎片化、二硫键错配、聚集等),可表现为蛋白理化性质的不均一性,并导致制品安全性、有效性的改变。应结合多种手段对制品的异质性成分进行分析鉴定,为进行相应质量控制提供依据。■[修订]

3.1.1.3 高级结构

应通过适合的理化方法分析高级结构,并且通过生物学功能来确认。生物学活性是对高级结构的确证,也可采用体外或体内证实其治疗功能的活性分析方法,作为高级结构确证的补充。

■聚乙二醇修饰蛋白质的分析不仅限于平均修饰率,还应包括修饰位点等分析。■[删除]

3.1.2 生物学活性

生物学活性测定应基于制品实现确定的生物学效应的特定能力或潜力。可采用体外或体内方法或生物化学(包括免疫化学试验)方法和(或)适宜的物理化学分析方法进行评估,如效价测定(以单位或国际单位表示)和(或)含量(以质量/重量表示)测定。

3.1.3 免疫化学特性

需全面说明制品的相关免疫学特性。应采用纯化的抗原和抗原确定的区域进行结合实验测定免疫学特性。必要时应确定亲和力和免疫反应性(包括与其他类似结构蛋白的交叉反应性)。应对目标分子中与相应表位作用的部分进行分析确证,包括对这些结构的生物化学鉴别(如蛋白质、低聚糖、糖蛋白、糖脂)和相关适合的特征研究(如氨基酸序列和糖型)。

糖基化和聚乙二醇化可能影响制品的药理学性质和免疫原性,应进行适当的特性研究。

3.1.4 纯度、杂质和污染物

生物技术制品杂质主要包括制品相关杂质、工艺相关杂质以及外源污染物。应尽可能地对杂质进行分析鉴定,并采用适宜的方法评价其对生物学活性的影响。

■3.1.4.1 制品相关物质/杂质

制品相关物质/杂质主要源于生物技术制品的异质性,可能导致其组成中存在几种分子或变异体,应对目标制品的分子变异体进行鉴别和分析,如变异体的活性、有效性和安全性方面与目标制品类似,可不作为杂质。但应考虑在生产和(或)贮存期间产品降解形成的变异体是否显著增加及其与免疫原性或活性变化的相关性。■[修订]

3.1.4.2 工艺相关杂质

工艺相关杂质包括来源于生产工艺本身,主要涉及细胞基质来源、细胞培养来源和下游工艺三个阶段。应对潜在的工艺相关杂质(如宿主细胞蛋白质、宿主细胞 DNA、细胞培养残留物、下游工艺的残留物等)进行鉴别、评估,并进行定性和(或)定量分析。

3.1.4.3 污染物

污染物系指所有引入且并非生产过程所需的物质(如各种微生物、细菌内毒素)。应严格避免引入污染物并对其进行相应控制。此外,还应考虑采用其他适宜检测方法,对可能污染的包括肽聚糖等在内的"非细菌内毒素促炎性污染物"进行控制。

3.1.5 含量

应采用适宜的物理化学和(或)免疫化学方法进行含量测定。以适宜的参考品为对照,蛋白质含量(以质量或重量/体积表示)可通过合适的方法进行测定(如 HPLC)。蛋白质含量也能通过一个绝对定量的方法测定,可采用第二种绝对定量的含量测定方法进行溯源和验证,如果偏差太大,应考虑采用其他方法重新测定。

3.1.6 标准物质

应选择已证明足够稳定且适合临床试验的一个(多个)批次,或用一个代表批次作为标准物质,用于鉴别、理化和生物学活性等各种分析,根据重组 DNA 蛋白制品特性,应采用现有最先进的方法对标准物质做全面深入的表征/特性分析。标准物质的建立和制备可参照"生物制品国家标准物质制备和标定"的相关要求。

用于理化测定等方面的对照品,如用于肽图或等电点测定的对照品,可用原液直接分装制得,一般−70℃ 以下保存。根据重组 DNA 蛋白制品特性应对对照品进行必要的分析鉴定,包括蛋白质含量、比活性、等电点、纯度、N 端氨基酸序列、质谱分子量、液质肽图、二硫键分析、糖基分析(真核表达)等。

3.2 制品检定

应根据制品特性确定制品检定中需要进行的特性分析检测项目。建立或验证制品生产过程的有效性或可接受性的特性分析检测项目可不纳入常规质量控制中,但应对某一特定质量属性是否放入常规放行标准予以说明。

应根据一定数量的连续批次分析数据确定的批内和批间一致性分析数据,综合临床和非临床研究,以及稳定性评价数据建立制品的质量标准,包括各种分析方法及具体数值限度、可接受标准范围,以保证原液、成品或原材料在其生产的各阶段符合其预期的质量要求。可接受标准的范围确定应该考虑到所使用的分析方法的灵敏度。常规放行质量控制至少应包括以下方面。

3.2.1 鉴别

鉴别试验应高度特异,并应基于分子结构和(或)其他特有的专属性进行分析(如肽图、抗独特型免疫或其他适宜的方法)。根据制品特性,选择理化、生物和(或)免疫化学中的一种或一种以上的检测方法进行鉴别试验。

3.2.2 纯度和杂质

应采用类似正交组合的方法来评估制品纯度/杂质,并为制品相关的变异体建立单独和(或)总体的可接受标准。质量控制中包括的工艺相关杂质的质量控制(如蛋白 A、宿主细胞蛋白质、DNA,其他潜在的培养或纯化残留物等)通常在原液阶段进行。如经充分验证证明生产工艺对工艺相关杂质的去除已达到高水平时,工艺相关杂质的质量控制可在恰当工艺步骤的中间产物进行,可不列入常规放行检定中。

3.2.3 效价

效价测定是以制品生物学特性相关属性为基础的生物学活性定量分析,原则上效价测定方法应尽可能反映或模拟其作用机制。比活性(每毫克制品具有的生物学活性单位)对证明制品的一致性具有重要的价值。

应采用适宜的国家或国际标准品或参考品对每批原液和

成品进行效价测定。尚未建立国际标准品/国家标准品或参考品的,应采用经批准的内控参比品。标准品和参考品的建立或制备应符合"生物制品国家标准物质制备和标定"。

3.2.4　含量

采用适宜方法和参考品作为对照,测定原液和成品的含量。

3.2.5　安全性试验

应根据相关制品的各论视情况而定。检测应至少包括无菌、细菌内毒素、异常毒性检查等。

3.2.6　其他检测项目

应根据相关制品的特性而定。检测应包括外观(例如性状、颜色)、可见异物及不溶性微粒检查,溶解度、pH 值、渗透压摩尔浓度、装量、稳定剂和水分测定等。

3.3　包装及密闭容器系统

应对原液和成品与容器的相容性、容器吸附、制品和包装材料之间的浸出进行检测和确认,以避免蛋白质和制剂辅料和(或)容器包装系统发生相互作用,导致对制品的安全性和有效性带来潜在风险。此外,应采用适宜方法对容器完整性进行检测,防止容器泄漏导致产品无菌状态的破坏。

4　贮存、有效期和标签

制品贮存应符合"生物制品分包装及贮运管理"规定,成品应在适合的环境条件下贮存和运输。自生产之日起,按批准的有效期执行。

标签应符合"生物制品分包装及贮运管理"要求和国家相关规定,标示内容至少应包括:

(1)每瓶或每 1ml 的活性单位(如必要);

(2)每瓶有效成分含量和(或)蛋白质含量;

(3)每瓶标示体积;

(4)冻干制剂复溶液体的名称、体积及复溶后的使用期限;

(5)使用前进行适量稀释(如果需要);

(6)有效期。

修 订 品 种

23 价肺炎球菌多糖疫苗

23 Jia Feiyanqiujun Duotang Yimiao

**23-valent Pneumococcal
Polysaccharide Vaccine**

本品系采用 1、2、3、4、5、6B、7F、8、9N、9V、10A、11A、12F、14、15B、17F、18C、19A、19F、20、22F、23F 和 33F 型肺炎链球菌分别进行液体培养,经提取和纯化获得荚膜多糖抗原后稀释合并制成。用于预防由上述 23 种血清型肺炎链球菌引起的肺炎、脑膜炎、中耳炎和菌血症等疾病。

1 基本要求

生产和检定用设施、原材料及辅料、水、器具、动物等应符合"凡例"的有关要求。

2 制造

2.1 菌种

生产用菌种应符合"生物制品生产检定用菌毒种管理及质量控制"的有关规定。

2.1.1 名称及来源

生产用菌种为 23 种血清型肺炎链球菌菌种(1、2、3、4、5、6B、7F、8、9N、9V、10A、11A、12F、14、15B、17F、18C、19A、19F、20、22F、23F 和 33F 型),来自中国医学细菌保藏管理中心或其他经批准的菌种。

2.1.2 种子批的建立

应符合"生物制品生产检定用菌毒种管理及质量控制"的有关规定。

2.1.3 种子批的传代

主种子批启开后至工作种子批,传代应不超过 5 代;工作种子批启开后至接种发酵罐培养,传代应不超过 5 代。

2.1.4 种子批的检定

2.1.4.1 培养特性

菌种接种于适宜的培养基上,于 35～38℃二氧化碳环境中培养 16～24 小时,长出圆形、湿润、灰白色或灰色的菌落,并且有 α 溶血现象。菌苔易取下,在 0.85%～0.90%氯化钠溶液中呈现均匀混悬液。

2.1.4.2 染色镜检

应为革兰氏阳性球菌,有荚膜,可呈链状排列。

2.1.4.3 生化反应

■应发酵葡萄糖、菊糖、棉子糖、蜜二糖,不发酵山梨醇;或按另行批准的进行。■[修订]

2.1.4.4 胆汁溶菌试验

加数滴 10%脱氧胆酸钠溶液于菌液中,肺炎链球菌应被

溶解。

2.1.4.5 奥普托欣试验

奥普托欣纸片周围应出现抑菌圈,且直径大于 14mm。

2.1.4.6 荚膜肿胀试验

将菌苔分别加入到对照区的 0.85%～0.90%氯化钠溶液和阳性区的对应型特异性肺炎链球菌抗血清中,与对照区菌体相比较,阳性区菌体周围应可见明显无色荚膜。

2.1.5 种子批的保存

种子批保存应符合批准的要求。

2.2 原液

2.2.1 生产用种子

启开工作种子批菌种,经适当传代、染色镜检合格后接种于培养基上,制备数量适宜的生产用种子。

2.2.2 生产用培养基

采用肺炎球菌半综合液体培养基或经批准的其他适宜培养基。培养基不应含有对人体有害或过敏原物质。

2.2.3 培养

采用培养罐液体培养。在培养过程中取样涂片做革兰氏染色镜检,如发现污染杂菌,应废弃。

2.2.4 收获及杀菌

于对数生长期的后期收获,取样进行菌液浓度测定及纯菌检查,在收获的培养液中加入脱氧胆酸钠杀菌,杀菌条件以确保杀菌完全又不损伤其多糖抗原为宜。

2.2.5 多糖的粗制

2.2.5.1 超滤浓缩

离心去菌体后的上清,超滤浓缩。

2.2.5.2 收集上清液

■根据不同血清型多糖特点,在超滤浓缩液中加入适宜试剂,调 pH 值,加入乙醇至适宜浓度,离心收集上清液;或按另行批准的执行。■[修订]

2.2.5.3 沉淀粗糖

根据不同血清型多糖特点,■除另有规定外,■[删除]取上清液或超滤浓缩液,加入乙酸钠至适宜浓度,调 pH 值,加乙醇至适宜浓度,沉淀多糖;离心收集沉淀;经有机溶剂洗涤、真空干燥后收获粗制多糖■;或按另行批准的工艺沉淀粗糖。■[修订]

2.2.6 多糖的精制

2.2.6.1 去除蛋白质

采用冷酚法或经批准的方法去除蛋白质。

2.2.6.2 去除核酸

■除另有规定的血清型别外,■[删除]采用乙醇沉淀法或经批准的方法去除核酸。

2.2.6.3 沉淀精糖

经有机溶剂洗涤,真空干燥,收获精制多糖,或经批准的方法进行精糖沉淀。

2.2.7 精制多糖检定

按 3.1 项进行。

2.2.8 保存及有效期

于−20℃以下保存。自收获杀菌之日起,疫苗总有效期应不超过60个月。

2.3 半成品

2.3.1 配制

分别取各单价精制多糖或各单价多糖原液适量,合并稀释配制成23价肺炎球菌多糖疫苗,使各单型精制多糖终浓度为50μg/ml,除菌过滤后分装。

2.3.2 检定

按3.2项进行。

2.4 成品

2.4.1 分批

应符合"生物制品分包装及贮运管理"的有关规定。

2.4.2 分装

应符合"生物制品分包装及贮运管理"的有关规定。

2.4.3 规格

每1次人用剂量0.5ml,含23价肺炎球菌荚膜多糖各25μg。

2.4.4 包装

应符合"生物制品分包装及贮运管理"的有关规定。

3 检定

3.1 单型精制多糖检定

3.1.1 鉴别试验

采用免疫双扩散法(通则3403),各单型多糖应与其相应的特异性抗血清产生明显沉淀线;或用速率比浊法(3.3.2),应可测出各单型多糖含量。

3.1.2 化学检定

3.1.2.1 固体总量

依法测定(通则3101),各型精制多糖干燥至恒重。

3.1.2.2 蛋白质含量

依法测定(通则0731),各型蛋白质含量限度见附表。

3.1.2.3 核酸含量

依法测定(通则0401),核酸在260nm波长处的吸收系数($E_{1cm}^{1\%}$)为200,各型核酸含量限度见附表。

3.1.2.4 O-乙酰基含量

依法测定(通则3117)1型和11A型精制多糖的O-乙酰基含量,含量限度见附表。

3.1.2.5 磷含量

依法测定(通则3103)或采用经批准的其他方法,各型磷含量限度见附表。

3.1.2.6 糖醛酸含量

依法测定(通则0401)或采用经批准的其他方法。

精确称定D-糖醛酸10mg,加水溶解并定容至200ml,制备■50μg/ml■[订正]糖醛酸对照品溶液。取供试品,用水稀释成糖醛酸浓度低于50μg/ml的供试品溶液。

精确量取糖醛酸对照品溶液0ml、0.2ml、0.4ml、0.6ml、0.8ml和1.0ml分别于玻塞试管中,加水补至1ml/管(糖醛

酸含量分别为0μg、10μg、20μg、30μg、40μg和50μg),在搅拌状态下滴加0.955%硼酸盐-硫酸溶液5ml,加塞,于100℃水浴15分钟,冷却至室温后,加0.2ml 0.125%的咔唑-乙醇溶液,加塞,于100℃水浴15分钟,冷却至室温后,于530nm波长处读取各管的吸光度值,同时以空白管(糖醛酸含量为0)作为对照。

精确量取供试品溶液1ml于玻塞试管中,平行测定两管,自"在搅拌状态下滴加0.955%硼酸盐-硫酸溶液5ml"起同法操作。

以糖醛酸对照品溶液系列浓度(μg/ml)对其相应的吸光度值作直线回归,求得直线回归方程。将供试品溶液的吸光度值带入直线回归方程中,根据稀释倍数计算求出供试品的糖醛酸含量,再以多糖干重计算出糖醛酸的百分含量。

1、2、3、5、8、9N、9V、22F型精制多糖的糖醛酸含量限度见附表。

3.1.2.7 甲基戊糖含量

依法测定(通则0401)或采用经批准的其他方法。

精确称定甲基戊糖(鼠李糖)0.1g,加水溶解定容至100ml,摇匀,制备1mg/ml甲基戊糖对照品贮备液(−20℃保存,有效期3个月,临用前50倍稀释,制得20μg/ml甲基戊糖对照品溶液)。

精确量取20μg/ml甲基戊糖对照品溶液0ml、0.2ml、0.4ml、0.6ml、0.8ml和1.0ml分别于玻塞试管中,补水至1ml,以对照品管中的空白管(甲基戊糖含量为0)作为对照,于冰浴中,在连续搅拌下滴加预冷的硫酸溶液4.5ml,加塞,温暖试管至室温后,于100℃水浴至少5分钟,冷却至室温,于各管中加3%巯基丙氨酸(半胱氨酸)盐酸溶液0.1ml,混合均匀,加塞,置室温放置1~2小时,各管于396nm和430nm波长处测定吸光度A值,同时以空白管作为对照。

取供试品,用水稀释成甲基戊糖浓度低于20μg/ml的溶液。精确量取1.0ml供试品溶液于玻塞试管中,平行测定两管,自"于冰浴中,在连续搅拌下滴加预冷的硫酸溶液4.5ml"起同法操作。

以对照品溶液系列浓度(μg/ml)对其相应的校正吸光度值($A396~A430nm$)作直线回归,求得直线回归方程。将供试品溶液的校正吸光度值($A396~A430nm$)带入直线回归方程中,根据稀释倍数计算求出供试品的甲基戊糖含量,再以多糖干重计算出甲基戊糖的百分含量。

2、6B、7F、17F、18C、19A、19F、22F、23F型精制多糖的甲基戊糖含量限度见附表。

3.1.2.8 氨基己糖含量

依法测定(通则0401)或采用经批准的其他方法。

精密称定D-盐酸氨基葡萄糖或葡糖胺对照品适量,制成氨基己糖含量为500μg/ml的溶液。精密量取500μg/ml葡糖胺对照品溶液0ml、0.2ml、0.4ml、0.6ml、0.8ml和1.0ml,分别置20ml具塞玻璃试管中。

水解 加适当浓度HCl溶液1ml,加塞并于100℃水浴加

热。冷却水解溶液至室温,加指示液(0.5%酚酞乙醇溶液或0.5%麝香草酚酞乙醇溶液),混合均匀,用 4mol/L NaOH 溶液中和水解溶液至变色,然后滴加 1mol/L HCl 溶液,直至溶液无色,加水至 10ml,此为中性水解溶液。精密量取 1ml 中性水解溶液于玻塞试管中,平行测定两管,于各管中分别加 1ml 乙酰丙酮试剂或 1ml 的 1:50(体积比)乙酰丙酮-碳酸钠溶液,加塞,于 90℃水浴加热 45 分钟,冷却溶液至室温,各管中加入无水乙醇 2.5ml,混匀,各管缓慢加入 1.0ml 对二甲氨基苯甲醛溶液,混匀,补加无水乙醇至 10ml,混匀,加塞,于室温避光放置 1~1.5 小时,于 530nm 波长处测定吸光度值,同时以标准管中的空白管作为对照。

精密量取 1.0ml 供试品溶液于玻塞试管中,自"加适当浓度 HCl 溶液 1ml"起同法操作。

以对照品溶液系列浓度(μg/ml)对其相应的吸光度值作直线回归,求得直线回归方程。将供试品溶液的吸光度值带入直线回归方程中,根据稀释倍数计算求出供试品的氨基己糖含量,再以多糖干重计算出氨基己糖的百分含量。

4、5、9N、9V、10A、12F、14、15B、19A、19F、20 型精制多糖的氨基己糖含量限度见附表。

3.1.2.9 总氮含量

依法测定(通则 0704)或采用经批准的其他方法,各型总氮含量限度见附表。

3.1.2.10 分子大小测定

第一法 仪器法

本法用于测定细菌荚膜多糖在色谱柱中的分配系数(K_D)。1、2、3、4、7F、8、9N、12F、14、18C、19A、19F 和 23F 型多糖采用琼脂糖 4B 或琼脂糖 CL-4B 凝胶过滤法测定;5、6B、9V、10A、11A、15B、17F、20、22F 和 33F 型多糖采用琼脂糖 2B 或琼脂糖 CL-2B 凝胶过滤法测定。

试剂、色谱柱的制备与色谱柱标定同通则 3419 第二法。

测定法 取供试品约 1ml(含多糖抗原 2~5mg),加于已标定的色谱柱中,用流动相洗脱,流速为每小时 15~20ml,用示差折光检测器检测,记录色谱图,即得。

按下式计算:

$$K_D = (V_e - V_0)/(V_i - V_0)$$

式中 K_D 为供试品分配系数;
　　V_e 为供试品洗脱液体积,ml;
　　V_0 为空流体积,ml;
　　V_i 为柱床体积,ml。

第二法 糖含量测定法(蒽酮硫酸法)

试剂、色谱柱的制备与色谱柱标定同通则 3419 第一法。

测定法 取供试品约 1ml(含多糖抗原 2~5mg),加于已标定的色谱柱中,用流动相洗脱,流速为每小时 15~20ml,用组分收集器收集洗脱液,每管收集 3~5ml,照下述方法测定每管洗脱液的糖含量。以供试品每管洗脱液的糖含量为纵坐标,洗脱液体积(ml)为横坐标,主峰峰顶洗脱液体积为 V_e。

按下式计算:

$$K_D = (V_e - V_0)/(V_i - V_0)$$

式中 K_D 为供试品分配系数;
　　V_e 为供试品洗脱液体积,ml;
　　V_0 为空流体积,ml;
　　V_i 为柱床体积,ml。

糖含量测定(蒽酮硫酸法)以 0.85%~0.90%氯化钠溶液稀释无水葡萄糖标准品,制备 0~100μg/ml 葡萄糖标准品溶液。将硫酸 225ml 加入 75ml 0.85%~0.90%氯化钠溶液中,另称取蒽酮 0.3g 加入 10ml 乙醇中,将上述溶液混合,配制成蒽酮混合液。分别精确量取 1.0ml 不同浓度葡萄糖标准品溶液以及各管洗脱液,加入 4.0ml 蒽酮混合液,混匀,置沸水浴 20 分钟后再于 40℃水浴 10 分钟后,在波长 620nm 处测定吸光度,以葡萄糖标准品溶液浓度对应其吸光度,用直线回归法计算糖含量。

【附注】过柱操作在 10~20℃进行。

各型多糖分子 K_D 值见附表。

3.1.2.11 有机溶剂残留量

依法检查(通则 0861)或采用经批准的其他方法,应符合批准的要求。

也可在 3.3"成品检定"项下进行。

3.1.3 细菌内毒素检查

依法检查(通则 1143),各型多糖细菌内毒素含量应不高于 1EU/μg。

附表 单型多糖原液检定各相关项目限度要求

编号	蛋白质(%)	核酸(%)	总氮(%)	磷(%)	分子大小(K_D) CL-4B	分子大小(K_D) CL-2B	糖醛酸(%)	氨基己糖(%)	甲基戊糖(%)	O-乙酰基(%)
1	≤2	≤2	3.5~6.0	0~1.5	≤0.15		≥45			≥1.8
2	≤2	≤2	0~1.0	0~1.0	≤0.15			≥15	≥38	
3	≤5	≤2	0~1.0	0~1.0	≤0.15		≥40			
4	≤3	≤2	4.0~6.0	0~1.5	≤0.15			≥40		
5	≤7.5	≤2	2.5~6.0	≤2.0		≤0.60	≥12	≥20		
6B	≤2	≤2	0~2.0	2.5~5.0		≤0.50		≥15		
7F	≤5	≤2	1.5~4.0	0~1.0	≤0.20			≥13		

续表

编号	蛋白质（%）	核酸（%）	总氮（%）	磷（%）	分子大小（K_D）CL-4B	CL-2B	糖醛酸（%）	氨基己糖（%）	甲基戊糖（%）	O-乙酰基（%）
8	≤2	≤2	0～1.0	0～1.0	≤0.15			≥25		
9N	≤2	≤1	2.2～4.0	0～1.0	≤0.20			≥20	≥28	
9V	≤2	≤2	0.5～3.0	0～1.0		≤0.45		≥15	≥13	
10A	≤7	≤2	0.5～3.5	1.5～3.5		≤0.65		≥12		
11A	≤3	≤2	0～2.5	2.0～5.0		≤0.40				≥9
12F	≤3	≤2	3.0～5.0	0～1.0	≤0.25			≥25		
14	≤5	≤2	1.5～4.0	0～1.0	≤0.30			≥20		
15B	≤3	≤2	1.0～3.0	2.0～4.5		≤0.55		≥15		
17F	≤2	≤2	0～1.5	3.0～3.5		≤0.45			≥20	
18C	≤3	≤2	0～1.0	2.4～4.9	≤0.15				≥14	
19A	≤2	≤2	0.6～3.5	3.0～7.0		≤0.45		≥12	≥20	
19F	≤3	≤2	1.4～3.5	3.0～5.5	≤0.20			≥12.5	≥20	
20	≤2	≤2	0.5～2.5	1.5～4.0		≤0.60		≥12		
22F	≤2	≤2	0～2.0	0～1.0		≤0.55	≥15		≥25	
23F	≤2	≤2	0～1.0	3.0～4.5	≤0.15				≥37	
33F	≤2.5	≤2	0～2.0	0～1.0		≤0.50				

3.2 半成品检定

无菌检查

依法检查（通则 1101），应符合规定。

3.3 成品检定

3.3.1 鉴别试验

按 3.1.1 项方法进行。

3.3.2 各型多糖含量测定

采用免疫化学法（通则 3429）速率散射比浊法测定。取多糖标准品制备标准品溶液，与多糖特异性血清反应，通过浊度仪获取标准曲线，CV 应小于 15%，R 值应大于 0.985。将供试品稀释至适宜浓度，与多糖特异性血清反应，通过浊度仪检测各型多糖含量，CV 应小于 15%。各型多糖含量应为（50±15）μg/ml（或应为标示量的 70%～130%）。

3.3.3 物理检查

3.3.3.1 外观

应为无色透明液体。

3.3.3.2 装量

依法检查（通则 0102），应不低于标示量。

3.3.4 化学检定

3.3.4.1 pH 值

依法测定（通则 0631），应符合批准的要求。

3.3.4.2 渗透压摩尔浓度

依法测定（通则 0632），应符合批准的要求。

■3.3.4.3 苯酚含量

如添加苯酚作抑菌剂，依法测定（通则 3113），应符合批准的要求。■[删除]

3.3.5 无菌检查

依法检查（通则 1101），应符合规定。

3.3.6 异常毒性检查

依法检查（通则 1141），应符合规定。注射剂量为每只小鼠 0.5ml，含 1 次人用剂量；每只豚鼠 5ml，含 10 次人用剂量。

3.3.7 热原检查

依法检查（通则 1142）。注射剂量按家兔体重每 kg 注射 1ml，含每型多糖 2.5μg，应符合规定。

3.3.8 细菌内毒素检查

依法检查（通则 1143），每 1 次人用剂量应不高于 25EU。

4 保存、运输及有效期

于 2～8℃避光保存和运输。自生产之日起，有效期为 24 个月。

5 使用说明

应符合"生物制品分包装及贮运管理"规定和批准的内容。

皮内注射用卡介苗

Pinei Zhusheyong Kajiemiao

BCG Vaccine for Intradermal Injection

本品系用卡介菌经培养后，收集菌体，加入稳定剂冻干制成。用于预防结核病。

1 基本要求

生产和检定用设施、原材料及辅料、水、器具、动物等应符合"凡例"的有关要求。

卡介苗生产车间必须与其他生物制品生产车间及实验室分开。所需设备及器具均须单独设置并专用。卡介苗制造、包装及保存过程均须避光。

从事卡介苗制造的工作人员及经常进入卡介苗制造室的人员,必须身体健康,经 X 射线检查无结核病,且每年经 X 射线检查 1～2 次,可疑者应暂离卡介苗的制造。

2 制造

2.1 菌种

生产用菌种应符合"生物制品生产检定用菌毒种管理及质量控制"规定。

2.1.1 名称及来源

采用卡介菌 D_2 PB 302 菌株。严禁使用通过动物传代的菌种制造卡介苗。

2.1.2 种子批的建立

应符合"生物制品生产检定用菌毒种管理及质量控制"规定。

2.1.3 种子批的传代

工作种子批启开至菌体收集传代应不超过 12 代。

2.1.4 种子批的检定

2.1.4.1 鉴别试验

(1)培养特性

卡介菌在苏通培养基上生长良好,培养温度在 37～39℃之间。抗酸染色应为阳性。在苏通马铃薯培养基上培养的卡介菌应是干皱成团略呈浅黄色。在鸡蛋培养基上有突起的皱型和扩散型两类菌落,且带浅黄色。在苏通培养基上卡介菌应浮于表面,为多皱、微带黄色的菌膜。

(2)多重 PCR 法

采用多重 PCR 法检测卡介菌基因组特异的缺失区 RD1,应无 RD1 序列存在,供试品 PCR 扩增产物大小应与参考品一致。

多重 PCR 鉴别试验:采用 ET1(5′-AAGCGGTTGCCGC-CGACCGACC-3′)、ET2(5′-CTGGCTATATTCCTGGGC-CCGG-3′)、ET3(5′-GAGGCGATCTGGCGGTTTGGGG-3′)三条引物,分别以灭菌超纯水稀释至终浓度为 10μmol/L。DNA 分子量标记物为 50bp DNA ladder。

取供试品 1 支,加入灭菌水 1ml 复溶,将内容物移入 1.5ml EP 管中,12 000r/min,离心 5 分钟,弃上清,留 40～50μl 液体重悬供试品沉淀物,沸水浴 10 分钟,8000r/min 离心 5 分钟,取上清作为多重 PCR 检测模板。

取供试品 PCR 检测模板 5μl,加至 45μl 反应试剂中[10倍 PCR 缓冲液(pH8.3 100mmol/L Tris-HCl,500mmol/L KCl,15mmol/L $MgCl_2$)5μl,dNTP Mixture 2μl,5U/μl Taq DNA 聚合酶 0.3μl,引物 ET1 2μl,引物 ET2 4μl,引物 ET3 2μl,灭菌超纯水 29.7μl],共 50μl 反应体系。检测参考品同法操作。每个供试品平行做 2 管。

反应体系于 94℃预变性 10 分钟,然后 94℃变性 1 分钟,64℃退火 1 分钟,72℃延伸 30 秒,循环 30 次后,72℃再延伸 7 分钟。取 PCR 产物 10μl 加 6 倍 loading buffer[配方为:①吸取 2ml EDTA(500mmol/L pH8.0)加入约 40ml 双蒸水;②称量加入 250mg 溴酚蓝;③量取加入 50ml 丙三醇;④定容至 100ml,4℃保存]2μl 混匀后上样于 3% 的琼脂糖凝胶泳道,50bp DNA ladder 直接上样 6μl。于 100mA 电泳 50 分钟。采用凝胶成像仪,以 50bp DNA ladder 为分子量标记,观察供试品与参考品 PCR 扩增片段分子量大小。

2.1.4.2 纯菌检查

按通则 1101 的方法进行,生长物做涂片镜检,不得有杂菌。

2.1.4.3 毒力试验

用结核菌素纯蛋白衍生物皮肤试验(皮内注射 0.2ml,含 10IU)阴性、体重 300～400g 的同性豚鼠 4 只,各腹腔注射 1ml 菌液(5mg/ml),每周称体重,观察 5 周动物体重不应减轻;同时解剖检查,大网膜上可出现脓疱,肠系膜淋巴结及脾可能肿大,肝及其他脏器应无肉眼可见的病变。

2.1.4.4 无有毒分枝杆菌试验

用结核菌素纯蛋白衍生物皮肤试验(皮内注射 0.2ml,含 10IU)阴性、体重 300～400g 的同性豚鼠 6 只,于股内侧皮下各注射 1ml 菌液(10mg/ml),注射前称体重,注射后每周观察 1 次注射部位及局部淋巴结的变化,每 2 周称体重 1 次,豚鼠体重不应降低。6 周时解剖 3 只豚鼠,满 3 个月时解剖另 3 只,检查各脏器应无肉眼可见的结核病变。若有可疑病灶时,应做涂片和组织切片检查,并将部分病灶磨碎,加少量 0.85%～0.90% 氯化钠溶液混匀后,由皮下注射 2 只豚鼠,若证实系结核病变,该菌种即应废弃。当试验未满 3 个月时,豚鼠死亡则应解剖检查,若有可疑病灶,即按上述方法进行,若证实系结核病变,该菌种即应废弃。若证实属非特异性死亡,且豚鼠死亡 1 只以上时应复试。

2.1.4.5 免疫力试验

用体重 300～400g 豚鼠 8 只,分成两组各 4 只,免疫组经皮下注射 0.2ml(1/10 人用剂量)用种子批菌种制备的疫苗,对照组注射 0.2ml 0.85%～0.90% 氯化钠溶液。豚鼠免疫后 4～5 周,经皮下攻击 10^3～10^4 强毒人型结核分枝杆菌,攻击后 5～6 周解剖动物,免疫组与对照组动物的病变指数及脾脏毒菌分离数的对数值经统计学处理,应有显著差异。

2.1.5 种子批的保存

种子批应冻干保存于 8℃及以下。

2.2 原液

2.2.1 生产用种子

启开工作种子批菌种,在苏通马铃薯培养基、胆汁马铃薯培养基或液体苏通培养基上每传 1 次为 1 代。在马铃薯培养基培养的菌种置冰箱保存,不得超过 2 个月。

2.2.2 生产用培养基

生产用培养基为苏通马铃薯培养基、胆汁马铃薯培养基或液体苏通培养基。

2.2.3 接种与培养

挑取生长良好的菌膜,移种于改良苏通综合培养基或经批准的其他培养基的表面静止培养。

2.2.4 收获和合并

培养结束后,应逐瓶检查,若有污染、湿膜、浑浊等情况应废弃。收集菌膜压干,移入盛有不锈钢珠瓶内,钢珠与菌体的比例应根据研磨机转速控制在一适宜的范围,并尽可能在低温下研磨。加入适量无致敏原稳定剂稀释,制成原液。

2.2.5 原液检定

按3.1项进行。

2.3 半成品

2.3.1 配制

用稳定剂将原液稀释成1.0mg/ml或0.5mg/ml,即为半成品。

2.3.2 半成品检定

按3.2项进行。

2.4 成品

2.4.1 分批

应符合"生物制品分包装及贮运管理"规定。

2.4.2 分装与冻干

应符合"生物制品分包装及贮运管理"规定。分装过程中应使疫苗液混合均匀。疫苗分装后应立即冻干,冻干后应立即封口。

2.4.3 规格

按标示量复溶后每瓶1ml(10次人用剂量),含卡介菌0.5mg;按标示量复溶后每瓶0.5ml(5次人用剂量),含卡介菌0.25mg。每1mg卡介菌含活菌数应不低于$1.0×10^6$CFU。

2.4.4 包装

应符合"生物制品分包装及贮运管理"规定。

3 检定

3.1 原液检定

3.1.1 纯菌检查

按通则1101的方法进行,生长物做涂片镜检,不得有杂菌。

3.1.2 浓度测定

用国家药品检定机构分发的卡介苗参考比浊标准,以分光光度法测定原液浓度。

3.2 半成品检定

3.2.1 纯菌检查

按3.1.1项进行。

3.2.2 浓度测定

按3.1.2项进行。应不超过配制浓度的110%。

3.2.3 沉降率测定

将供试品置室温下静置2小时,采用分光光度法测定供试品放置前后的吸光度值(A_{580}),计算沉降率,应≤20%。

3.2.4 活菌数测定

应不低于$1.0×10^7$CFU/mg。

3.2.5 活力测定

采用XTT法测定,将供试品和参考品稀释至0.5mg/ml,取100μl分别加到培养孔中,于37~39℃避光培养24小时,检测吸光度(A_{450}),供试品吸光度应大于参考品吸光度。

3.3 成品检定

除装量差异、水分测定、活菌数测定和热稳定性试验外,按标示量加入灭菌注射用水,复溶后进行其余各项检定。

3.3.1 鉴别试验

3.3.1.1 抗酸染色法

抗酸染色涂片检查,细菌形态与特性应符合卡介菌特征。

3.3.1.2 多重PCR法

按2.1.4.1项进行,采用多重PCR法检测卡介菌基因组特异的缺失区RD1,应无RD1序列存在,供试品PCR扩增产物大小应与检测参考品一致。

3.3.2 物理检查

3.3.2.1 外观

应为白色疏松体或粉末状,按标示量加入注射用水,应在3分钟内复溶至均匀悬液。

3.3.2.2 装量差异

依法检查(通则0102),应符合规定。

3.3.2.3 渗透压摩尔浓度

依法测定(通则0632),应符合批准的要求。

3.3.3 水分

应不高于3.0%(通则0832)。

3.3.4 纯菌检查

按3.1.1项进行。

3.3.5 效力测定

用结核菌素皮肤试验(皮内注射0.2ml,含10IU)阴性、体重300~400g的同性豚鼠4只,每只皮下注射0.5mg供试品,注射5周后皮内注射TB-PPD或BCG-PPD 10IU/0.2ml,并于24小时后观察结果,局部硬结反应直径应不小于5mm。

3.3.6 活菌数测定

每亚批疫苗均应做活菌数测定。抽取5支疫苗稀释并混合后进行测定,培养4周后含活菌数应不低于$1.0×10^6$CFU/mg。本试验可与热稳定性试验同时进行。

3.3.7 无有毒分枝杆菌试验

选用结核菌素纯蛋白衍生物皮肤试验(皮内注射0.2ml,含10IU)阴性、体重300~400g的同性豚鼠6只,每只皮下注射相当于50次人用剂量的供试品,每2周称重一次,观察6周,动物体重不应减轻;同时解剖检查每只动物,若肝、脾、肺等脏器无结核病变,即为合格。若动物死亡或有可疑病灶时,应按■2.1.4.4■[订正]项进行。

3.3.8 热稳定性试验

取每亚批疫苗于37℃放置28天测定活菌数,并与2~8℃保存的同批疫苗进行比较,计算活菌率;放置37℃的

本品活菌数应不低于置 2～8℃本品的 25%，且不低于 2.5×
10^5 CFU/mg。

4　稀释剂

稀释剂为灭菌注射用水，稀释剂的生产应符合批准的要
求，灭菌注射用水应符合本版药典（二部）的相关规定。

5　保存、运输及有效期

于 2～8℃避光保存和运输。自生产之日起，按批准的有
效期执行。

6　使用说明

应符合"生物制品分包装及贮运管理"规定和批准的
内容。

乙型脑炎减毒活疫苗

Yixing Naoyan Jiandu Huoyimiao

Japanese Encephalitis Vaccine，Live

本品系用乙型脑炎（简称乙脑）病毒减毒株接种于原代地
鼠肾细胞，经培养、收获病毒液，加入适宜稳定剂冻干制成。
用于预防乙型脑炎。

1　基本要求

生产和检定用设施、原材料及辅料、水、器具、动物等应符
合"凡例"的有关要求。

2　制造

2.1　生产用细胞

生产用细胞为原代地鼠肾细胞或连续传代不超过 5 代
的地鼠肾细胞。SPF 地鼠特定病毒检查除应符合生物制品
生产及检定用实验动物质量控制（通则 3601）外，亦不得检
出小鼠肝炎病毒、小鼠细小病毒、小鼠脊髓灰质炎病毒、仙
台病毒、汉坦病毒、猴病毒 5、淋巴脉络丛脑膜炎病毒、大鼠
K 病毒、吐兰病毒、地鼠多瘤病毒、逆转录病毒。

2.1.1　细胞管理及检定

应符合"生物制品生产检定用动物细胞基质制备及质量
控制"规定。

2.1.2　细胞制备

选用 10～14 日龄地鼠，无菌取肾，剪碎，经胰蛋白酶消
化，用培养液分散细胞，制备细胞悬液，置适宜温度下培养。
细胞生长成致密单层后接种病毒。来源于同一批地鼠、同一
容器内消化制备的地鼠肾细胞为一个细胞消化批；源自同一
批地鼠、于同一天制备的多个细胞消化批为一个细胞批。

2.2　毒种

2.2.1　名称及来源

生产用毒种为乙脑病毒 SA14-14-2 减毒株或其他经批准
的减毒株。

2.2.2　种子批的建立

应符合"生物制品生产检定用菌毒种管理及质量控制"

规定。

原始种子传代应不超过第 6 代，主种子批应不超过第 8
代，工作种子批应不超过第 9 代，生产的疫苗应不超过第
10 代。

2.2.3　种子批毒种的检定

主种子批应进行以下全面检定，工作种子批应至少进行
2.2.3.1～2.2.3.5 项检定。

2.2.3.1　鉴别试验

将毒种做 10 倍系列稀释，取适宜稀释度分别与非同源性
乙脑特异性免疫血清和乙脑阴性血清混合，置 37℃水浴 90
分钟，接种地鼠肾单层细胞或 BHK$_{21}$ 细胞进行中和试验，观
察 5～7 天判定结果。中和指数应大于 1000。

2.2.3.2　病毒滴定

将毒种做 10 倍系列稀释，至少取 3 个稀释度的病毒液，
分别接种 BHK$_{21}$ 细胞，用蚀斑法进行滴定。冻干种子批病毒
滴度应不低于 5.7 lg PFU/ml；液体种子批病毒滴度应不低
于 7.2 lg PFU/ml。

2.2.3.3　无菌检查

依法检查（通则 1101），应符合规定。

2.2.3.4　分枝杆菌检查

以草分枝杆菌（CMCC 95024）或牛分枝杆菌菌株 BCG 作
为阳性对照菌。取阳性对照菌接种于罗氏固体培养基，于
37℃培养 3～5 天收集培养物，以 0.9%氯化钠溶液制成菌
悬液，采用细菌浊度法确定菌含量，该菌液浊度与中国细菌
浊度标准一致时活菌量约为 2×10^7 CFU/ml。稀释菌悬液，
取不高于 100CFU 的菌液作为阳性对照。

供试品小于 1ml 时采用直接接种法，将供试品全部接种
于适宜固体培养基（如罗氏培养基或 Middlebrook 7H10 培养
基），每种培养基做 3 个重复。并同时设置阳性对照。将接种
后的培养基置于 37℃培养 56 天，阳性对照应有菌生长，接种
供试品的培养基未见分枝杆菌生长，则判为合格。

供试品大于 1ml 时采用薄膜过滤法集菌后接种培养基。
将供试品以 0.22μm 滤膜过滤后，取滤膜接种于适宜固体培
养基，同时设阳性对照。所用培养基、培养时间及结果判定
同上。

2.2.3.5　支原体检查

依法检查（通则 3301），应符合规定。

2.2.3.6　外源病毒因子检查

依法检查（通则 3302），应符合规定。

2.2.3.7　E 蛋白基因稳定性试验

以 E 蛋白基因区核苷酸序列测定验证其遗传稳定性。
编码 E 蛋白基因区的 8 个关键位点氨基酸不能发生改变（E-
107：苯丙氨酸，E-138：赖氨酸，E-176：缬氨酸，E-177：丙氨
酸，E-264：组氨酸，E-279：甲硫氨酸，E-315：缬氨酸，E-439：
精氨酸）。

与基因库中登录号为 D90195 的乙型脑炎减毒株 SA14-
14-2 株的 E 蛋白基因区核苷酸序列的同源性应不低于

99.6%。

2.2.3.8 免疫原性检查

用主种子批毒种制备疫苗,取 10^{-3}、10^{-4}、10^{-5} 至少 3 个稀释度,分别免疫体重为 10~12g 小鼠 10 只,每只皮下注射 0.1ml,免疫 1 次。免疫后 14 天用 P_3 株乙脑强毒腹腔攻击,每只注射 0.3ml,其病毒量应不低于 500 腹腔滴定的 LD_{50}。同时每只小鼠脑内接种稀释液 0.03ml,接种后 3 天内死亡者不计(动物死亡数量应不得超过试验动物总数的 20%),攻击后 14 天判定结果。ED_{50} 应不高于 3.0 lg PFU,攻击对照组小鼠死亡率应不低于 80%。

2.2.3.9 猴体神经毒力试验

用冻干主种子批进行猴体神经毒力试验(病毒滴度不低于 5.7 lg PFU/ml),分别注射 2~3.5 岁 10 只恒河猴的两侧丘脑各 0.5ml、腰部脊髓内 0.2ml。对照组用强毒 SA_{14} 株稀释成 10^2 PFU/ml 和 10^3 PFU/ml 病毒量,以同法接种恒河猴,每个稀释度注射 4 只恒河猴。试验用恒河猴乙脑抗体应为阴性。

对 SA14-14-2 减毒组的 10 只恒河猴观察至少 21 天,应无任何特异性乙脑发病症状,组织学检查仅表现为注射部位、脑和脊髓有轻微的炎症反应。而对照组 SA_{14} 株在注射后在观察期内病毒量 10^3 PFU/ml 组 4 只恒河猴应全部特异性死亡;病毒量为 10^2 PFU/ml 组的 4 只恒河猴,至少应有 2 只死亡。组织学检查表现主要特征为神经细胞坏死,较少炎症反应。

2.2.3.10 脑内致病力试验

用种子批毒种接种 17~19 日龄小鼠,至少 10 只,每只脑内注射 0.03ml,观察 14 天应存活。接种后 3 天内死亡者不计(动物死亡数量应不得超过试验动物总数的 20%)。3 天后如有小鼠发病,应处死后取脑,测定致病力。小鼠脑内毒力应不高于 3.0 lg LD_{50}/0.03ml,同时以 10^{-1} 病鼠脑悬液皮下注射 17~19 日龄小鼠 10 只,每只 0.1ml,观察 14 天,应全部健存。

2.2.3.11 皮下感染入脑试验

用种子批毒种接种 17~19 日龄小鼠 10 只,每只皮下注射 0.1ml,同时右侧脑内空刺,观察 14 天,应全部健存。

2.2.3.12 乳鼠传代返祖试验

用病毒滴度不低于 7.2 lg PFU/ml(液体毒种)或不低于 5.7 lg PFU/ml(冻干毒种)的种子批毒种接种 3~5 日龄乳鼠 10 只,每只脑内注射 0.02ml。取最早发病的 3 只乳鼠处死,解剖取脑,用 17~19 日龄小鼠测其致病力,脑内毒力应不高于 3.0 lg LD_{50}/0.03ml,同时以 10^{-1} 的发病乳鼠脑悬液皮下注射 17~19 日龄小鼠 10 只,每只 0.1ml,观察 14 天,应全部健存。

2.2.4 毒种保存

毒种应于 −60℃ 以下保存。

2.3 原液

新制备的种子批用于生产时,连续制备的前三批疫苗原液应对 E 蛋白基因区核苷酸序列进行测定,与基因库中登录号为 D90195 的乙型脑炎减毒株 SA14-14-2 株的 E 蛋白基因区核苷酸序列的同源性应不低于 99.6%,8 个关键位点氨基酸的核苷酸序列不能改变。

2.3.1 细胞制备

按 2.1.2 项进行。

2.3.2 培养液

采用适宜的培养液进行培养。如培养液含新生牛血清,其质量应符合要求(通则 3604),且乙脑抗体应为阴性。

2.3.3 对照细胞外源病毒因子检查

依法检查(通则 3302),应符合规定。

2.3.4 病毒接种和培养

挑选生长致密的单层细胞,接种病毒进行培养,病毒接种量及培养条件按批准的执行。

2.3.5 病毒收获

种毒后经培养至病毒增殖的适宜阶段收获病毒液。检定合格的同一细胞批的同一次病毒收获液可合并为单次病毒收获液。

2.3.6 单次病毒收获液保存

于 2~8℃ 保存不超过 30 天。

2.3.7 单次病毒收获液合并

检定合格的同一细胞批生产的多个单次病毒收获液,经澄清过滤,合并为 1 批原液。

2.3.8 原液检定

按 3.2 项进行。

2.4 半成品

2.4.1 配制

将原液按规定的同一病毒滴度适当稀释,加入适宜稳定剂即为半成品,每批半成品总量不得超过 150L。

2.4.2 半成品检定

按 3.3 项进行。

2.5 成品

2.5.1 分批

应符合"生物制品分包装及贮运管理"规定。

2.5.2 分装及冻干

应符合"生物制品分包装及贮运管理"规定。

2.5.3 规格

按标示量复溶后每瓶 0.5ml、1.5ml、2.5ml。每 1 次人用剂量为 0.5ml,含乙脑活病毒应不低于 5.4 lg PFU。

2.5.4 包装

应符合"生物制品分包装及贮运管理"规定。

3 检定

3.1 单次病毒收获液检定

3.1.1 病毒滴定

按 2.2.3.2 项进行,病毒滴度应不低于 7.0 lg PFU/ml。

3.1.2 无菌检查

依法检查(通则 1101),应符合规定。

3.1.3　支原体检查

依法检查(通则 3301),应符合规定。

3.2　原液检定

3.2.1　病毒滴定

按 2.2.3.2 项进行,病毒滴度应不低于 7.0 lg PFU/ml。

3.2.2　无菌检查

依法检查(通则 1101),应符合规定。

3.2.3　支原体检查

依法检查(通则 3301),应符合规定。

3.2.4　逆转录酶活性检查

按本品种附录进行,应为阴性。

3.3　半成品检定

3.3.1　病毒滴定

按 2.2.3.2 项进行,病毒滴度应不低于 6.8 lg PFU/ml。

3.3.2　无菌检查

依法检查(通则 1101),应符合规定。

3.4　成品检定

除水分测定外,按标示量加入所附疫苗稀释剂,复溶后进行以下各项检定。

3.4.1　鉴别试验

按 2.2.3.1 项进行。

3.4.2　外观

应为淡黄色或淡粉色疏松体,复溶后为橘红色或淡粉红色澄明液体,无异物。

3.4.3　水分

应不高于 3.0%(通则 0832)。

3.4.4　pH 值

依法检查(通则 0631),应符合批准的要求。

3.4.5　渗透压摩尔浓度

依法检查(通则 0632),应符合批准的要求。

3.4.6　病毒滴定

■取疫苗 3 支,可单支或混合后按 2.2.3.2 项进行,单支的病毒滴度或混合样品的病毒滴度应不低于 5.7 lg PFU/ml。■[修订]

3.4.7　热稳定性试验

应由生产单位在成品入库前取样测定,应与病毒滴定同时进行。于 37℃放置 7 天,按 2.2.3.2 项进行,病毒滴度应不低于 5.7 lg PFU/ml,病毒滴度下降应不高于 1.0 lg。

3.4.8　牛血清白蛋白残留量

应不高于 50ng/剂(通则 3411)。

3.4.9　抗生素残留量

生产过程中加入抗生素的应进行该项检查。采用酶联免疫吸附法(通则 3429),应不高于 50ng/剂。

3.4.10　安全试验

3.4.10.1　脑内致病力试验

按 2.2.3.10 项进行。

3.4.10.2　乳鼠传代返祖试验

按 2.2.3.12 项进行。

3.4.11　无菌检查

依法检查(通则 1101),应符合规定。

3.4.12　异常毒性检查

依法检查(通则 1141),应符合规定。

3.4.13　细菌内毒素检查

应不高于 50EU/剂(通则 1143 凝胶限度试验)。

4　疫苗稀释剂

疫苗稀释剂为灭菌注射用水或灭菌 PBS,稀释剂的生产应符合批准的要求。灭菌注射用水应符合本版药典(二部)的相关规定。

灭菌 PBS 的检定

4.1　外观

应为无色澄明液体。

4.2　可见异物检查

依法检查(通则 0904),应符合规定。

4.3　pH 值

应为 7.2～8.0(通则 0631)。

4.4　无菌检查

依法检查(通则 1101),应符合规定。

4.5　细菌内毒素检查

应不高于 0.25EU/ml(通则 1143 凝胶限度试验)。

5　保存、运输及有效期

于 2～8℃避光保存和运输。自生产之日起,有效期为 18 个月。

6　附录

逆转录酶活性检查法。

7　使用说明

应符合"生物制品分包装及贮运管理"规定和批准的内容。

附录　逆转录酶活性检查法

本法系采用 PERT 法通过以噬菌体 MS2 RNA 为模板,在外源逆转录酶作用时产生 cDNA,再经 PCR 法扩增后,以电泳法分析扩增产物,检查供试品中逆转录酶活性。

试剂

1. 噬菌体 MS2 RNA 寡核苷酸引物

RT-1:5′-d(CATAGGTCAAACCTCGTAGGAATG)-3′

RT-2:5′-d(TCCTGCTCAACTTCCTGTCGAG)-3′

2. 模板　噬菌体 MS2 RNA。

3. 逆转录体系

(1)模板引物基本反应体系

0.28pmol/μl 的噬菌体 MS2 RNA	0.5μl
10pmol/μl 引物 RT-1	0.5μl
焦碳酸二乙酯(DEPC)处理的水	0.4μl

(2)逆转录反应体系

逆转录缓冲液	5μl
供试品(或不同灵敏度标准逆转录酶或阳性对照、阴性对照)	2μl
2.5mmol/ml 脱氧核糖核苷酸(dNTPs)	0.5μl
25mmol/ml 氯化镁	0.5μl
二硫苏糖醇(DTT)	0.5μl

DEPC 处理的水 15.1μl 至总量为 23.6μl。

4. PCR 扩增体系

PCR 缓冲液	10μl
2.5mmol/ml dNTPs	2μl
10pmol/μl 引物 RT-1	2μl
10pmol/μl 引物 RT-2	3μl
RNA 酶 H	1μl

DEPC 处理的水至 75μl

加入 *Taq* DNA 聚合酶 0.2μl。

5. 甲基氨基甲烷-硼酸(TBE)电泳缓冲液

甲基氨基甲烷	54g
硼酸	27.5g

加入 0.5mol/L 四甲基乙二胺(pH8.0) 20ml

定容至 1000ml,使用时 1:5 倍稀释。

供试品、灵敏度标准及阳性对照品的制备

1. 按标示量复溶供试品。

2. 取 1U 逆转录酶用 DEPC 处理的水做 10 倍系列稀释,取 10^{-6}、10^{-7} 和 10^{-8} 稀释度各 2μl 作为灵敏度标准。

3. 阳性对照:用 SP2/0 细胞培养上清液作为阳性对照。

4. 阴性对照:用 2μl DEPC 处理的水代替。

检查法

1. 逆转录

1.1 将模板引物基本反应体系 1.4μl 依次置于 95℃ 反应 5 分钟,37℃ 反应 30 分钟,4℃ 反应 5 分钟后,加入逆转录反应体系 23.6μl(总体积为 25μl),置 37℃ 作用 30 分钟。

1.2 分别将供试品、阳性对照、阴性对照及稀释度为 10^{-6}～10^{-8} 灵敏度标准的逆转录酶 2μl 加入上述逆转录反应体系,分别置 37℃ 作用 30 分钟。

2. PCR 扩增

取 PCR 扩增体系 75μl,加入上述经各逆转录后的样品,混匀后,按下列条件进行扩增:94℃ 30 秒,55℃ 100 秒,72℃ 110 秒,共 35 个循环周期,72℃ 延伸 10 分钟。产物作琼脂糖凝胶电泳分析,如不能立即进行琼脂糖凝胶电泳分析,PCR 扩增产物应于 2～8℃ 保存。

3. PCR 扩增产物的电泳

将适量的 PCR 扩增产物加到 2% 琼脂糖凝胶板上进行电泳分析(通则 0541 第三法),同时加 DNA 分子量标准,电泳后紫外灯下观察 DNA 条带结果。

结果判定

阳性对照于 112bp 处呈现条带,阴性对照不出现任何条带,供试品于 112bp 处呈现条带判为阳性。

【附注】

逆转录酶灵敏度标准应大于等于 10^{-7}。

森林脑炎灭活疫苗

Senlinnaoyan Miehuoyimiao

Tick-borne Encephalitis Vaccine,Inactivated

本品系用森林脑炎病毒接种原代地鼠肾细胞,经培养、病毒收获、灭活、纯化后,加入稳定剂和氢氧化铝佐剂制成。用于预防森林脑炎。

1 基本要求

生产和检定用设施、原材料及辅料、水、器具、动物等应符合"凡例"的有关要求。

2 制造

2.1 生产用细胞

生产用细胞为原代地鼠肾细胞。

2.1.1 细胞管理及检定

应符合"生物制品生产检定用动物细胞基质制备及质量控制"规定。

2.1.2 细胞制备

选用 10～14 日龄地鼠,无菌取肾,剪碎,经胰蛋白酶消化,用培养液分散细胞,制备细胞悬液,置适宜温度下培养成致密单层细胞。来源于同一批地鼠、同一容器内消化制备的地鼠肾细胞为一个细胞消化批;源自同一批地鼠、于同一天制备的多个细胞消化批为一个细胞批。

2.2 毒种

2.2.1 名称及来源

生产用毒种为分离自森林脑炎患者脑组织的"森张"株。

2.2.2 种子批的建立

应符合"生物制品生产检定用菌毒种管理及质量控制"规定。

"森张"株原始种子应不超过第 3 代;主种子批应不超过第 6 代;工作种子批应不超过第 10 代。

2.2.3 种子批毒种的检定

主种子批应进行以下全面检定,工作种子批应至少进行 2.2.3.1～2.2.3.6 项检定。

2.2.3.1 鉴别试验

采用小鼠脑内中和试验法。将毒种做 10 倍系列稀释,取 10^{-3}～10^{-6} 稀释度,每个稀释度加入等量的森林脑炎病毒特异性免疫血清作为试验组;取 10^{-6}～10^{-9} 稀释度,每个稀释度加入等量的稀释液作为对照组,试验组和对照组同时置 37℃ 水浴 30 分钟,每个稀释度分别脑内接种 7～9g 小鼠 10 只,每只 0.03ml;3 天内死亡者不计(动物死亡数量应不得超过试验动物总数的 20%),逐日观察 14 天。中和指数应不低于 500。

2.2.3.2 病毒滴定

采用小鼠脑内滴定法。将毒种做 10 倍系列稀释,取适宜稀释度,每个稀释度脑内接种 7～9g 小鼠 6 只,每只 0.03ml,3 天内死亡者不计(动物死亡数量应不得超过试验动物总数的 20%),逐日观察 14 天。病毒滴度应不低于 $9.0 \lg LD_{50}/ml$。

2.2.3.3 无菌检查

依法检查(通则 1101),应符合规定。

2.2.3.4 分枝杆菌检查

以草分枝杆菌(CMCC 95024)或牛分枝杆菌菌株 BCG 作为阳性对照菌。取阳性对照菌接种于罗氏固体培养基,于 37℃ 培养 3～5 天后收集培养物,以 0.85%～0.90% 氯化钠溶液制成菌悬液,采用细菌浊度法确定菌含量,该菌液浊度与中国细菌浊度标准一致时菌量约为 $2×10^7$ CFU/ml。稀释菌悬液,取不高于 100CFU 的菌液作为阳性对照。

供试品小于 1ml 时采用直接接种法,将供试品全部接种于适宜固体培养基(如罗氏培养基或 Middlebrook 7H10 培养基),每种培养基做 3 个重复;并同时设置阳性对照。将接种后的培养基置于 37℃ 培养 56 天,阳性对照应有菌生长,接种供试品的培养基未见分枝杆菌生长,则判为合格。

供试品大于 1ml 时采用薄膜过滤法集菌后接种培养基。将供试品以 $0.22\mu m$ 滤膜过滤后,取滤膜接种于适宜固体培养基,同时设阳性对照。所用培养基、培养时间及结果判定同上。

2.2.3.5 支原体检查

依法检查(通则 3301),应符合规定。

2.2.3.6 外源病毒因子检查

依法检查(通则 3302),应符合规定。

2.2.3.7 免疫原性检查

取主种子批毒种制备疫苗,免疫 10～12g 小鼠 35 只作为试验组,每只腹腔注射 0.3ml,同时设未经免疫小鼠 30 只作为对照组。分别于第 1 天、第 3 天、第 5 天免疫,于第 10 天用"森张"株病毒进行腹腔攻击,每只腹腔注射 0.3ml。试验组的病毒稀释度取 $10^{-2}～10^{-6}$,对照组的病毒稀释度取 $10^{-6}～10^{-10}$,每个病毒稀释度分别攻击 6 只,攻击后 3 天内死亡者不计(动物死亡数量应不得超过试验动物总数的 20%),观察 21 天判定结果。对照组病毒滴度应不低于 $7.5 \lg LD_{50}/0.3ml$,毒种的免疫保护指数应大于 10^5。

2.2.4 毒种保存

冻干毒种应于 −20℃ 以下保存;鼠脑毒种和液体毒种应于 −60℃ 以下保存。

2.3 原液

2.3.1 细胞制备

按 2.1.2 项进行。

2.3.2 培养液

采用适宜的培养液进行培养。如培养液含新生牛血清,其质量应符合要求(通则 3604)。

2.3.3 对照细胞外源病毒因子检查

依法检查(通则 3302),应符合规定。

2.3.4 病毒接种和培养

选择细胞生长良好的细胞瓶,接种病毒进行培养。病毒接种量及培养条件按批准的执行。

2.3.5 病毒收获

选择有典型细胞病变的培养瓶,进行病毒收获。根据细胞生长情况,可换以维持液继续培养,检定合格的同一细胞批生产的同一次病毒收获液可合并为单次病毒收获液。

2.3.6 单次病毒收获液保存

于 2～8℃ 保存不超过 90 天。

2.3.7 病毒灭活

各单次病毒收获液加入甲醛灭活病毒,具体工艺参数,包括收获液蛋白质含量和甲醛浓度等按批准的执行。病毒灭活到期后,每个病毒灭活容器应立即取样,分别进行病毒灭活验证试验。

2.3.8 病毒灭活验证试验

取灭活后病毒液接种 12～14g 小鼠 8 只,每只脑内接种 0.03ml,同时每只腹腔接种 0.5ml,为第 1 代;接种后第 7 天将第 1 代小鼠处死 3 只,取脑后制成 10% 悬液,脑内接种 6 只小鼠,为第 2 代;接种后第 7 天将第 2 代小鼠处死 3 只,取脑后制成 10% 悬液,同法脑内接种 6 只小鼠,为第 3 代;每代小鼠自接种之日起,接种后 3 天内死亡者不计(动物死亡数量应不得超过试验动物总数的 20%),逐日观察 14 天,动物应全部健存。

2.3.9 合并、离心、超滤浓缩

同一细胞批生产的单次病毒收获液经病毒灭活后可进行合并。合并的病毒收获液经离心后,进行适宜倍数的超滤浓缩至规定的蛋白质含量范围。

2.3.10 纯化

采用柱色谱法将超滤浓缩后的病毒液进行纯化。

2.3.11 除菌过滤

纯化后的病毒液经除菌过滤后,即为原液。

2.3.12 原液检定

按 3.2 项进行。

2.4 半成品

■2.4.1 配制

将原液按抗原含量为 1:16 进行配制,且蛋白质含量应不高于 $40\mu g/ml$,加入适宜的稳定剂和适量的氢氧化铝佐剂,即为半成品。■[修订]

2.4.2 半成品检定

按 3.3 项进行。

2.5 成品

2.5.1 分批

应符合"生物制品分包装及贮运管理"。

2.5.2 分装

应符合"生物制品分包装及贮运管理"。

2.5.3 规格

每瓶 1.0ml。每 1 次人用剂量为 1.0ml。

2.5.4 包装

应符合"生物制品分包装及贮运管理"。

3 检定

3.1 单次病毒收获液检定

3.1.1 病毒滴定

按 2.2.3.2 项进行,病毒滴度应不低于 7.0 lg LD$_{50}$/ml。

3.1.2 无菌检查

依法检查(通则 1101),应符合规定。

3.1.3 支原体检查

依法检查(通则 3301),应符合规定。

3.2 原液检定

3.2.1 无菌检查

依法检查(通则 1101),应符合规定。

3.2.2 抗原含量

采用酶联免疫吸附法(通则 3429),应不低于 1∶32。

3.2.3 蛋白质含量

应不高于 80μg/ml(通则 0731 第二法)。

3.2.4 牛血清白蛋白残留量

应不高于 50ng/ml(通则 3411)。

3.2.5 地鼠肾细胞蛋白质残留量

采用酶联免疫吸附法(通则 3429),应不高于 12μg/ml。

3.3 半成品检定

无菌检查

依法检查(通则 1101),应符合规定。

3.4 成品检定

3.4.1 鉴别试验

按 3.4.6 项进行,应符合规定。效价测定不合格,鉴别试验不成立。

3.4.2 外观

应为微乳白色混悬液体,久置形成可摇散的沉淀,无异物。

3.4.3 装量

依法检查(通则 0102),应不低于标示量。

3.4.4 渗透压摩尔浓度

依法检查(通则 0632),应符合批准的要求。

3.4.5 化学检定

3.4.5.1 pH 值

应为 7.2～8.0(通则 0631)。

3.4.5.2 游离甲醛含量

应不高于 100μg/ml(通则 3207 第一法)。

■3.4.5.3 硫柳汞含量

应不高于 70μg/ml(通则 3115)。■[删除]

3.4.5.3 铝含量

应不高于 0.24mg/ml(通则 3106)。

3.4.6 效价测定

将供试品腹腔免疫体重 10～12g 小鼠 30 只,免疫 2 次,间隔 7 天,每只小鼠每次腹腔注射 0.3ml。另取同批小鼠 30 只作为空白对照。初次免疫后第 14 天以适宜稀释度的"森张"株病毒悬液分别进行小鼠腹腔攻击,每个病毒稀释度分别攻击 6 只,每只 0.3ml,攻击后 3 天内死亡者不计(动物死亡数量应不得超过试验动物总数的 20%),观察 21 天判定结果。对照组病毒滴度应不低于 7.5 lg LD$_{50}$/0.3ml,免疫保护指数应大于 5.0×10^5。

3.4.7 热稳定性试验

应由生产单位在成品入库前取样测定。于 37℃放置 7 天后,按 3.4.6 项进行效价测定。如合格,视为效价测定合格。

3.4.8 抗生素残留量

生产过程中加入抗生素的应进行该项检查。采用酶联免疫吸附法(通则 3429),应不高于 50ng/剂。

3.4.9 无菌检查

依法检查(通则 1101),应符合规定。

3.4.10 异常毒性检查

依法检查(通则 1141),应符合规定。

3.4.11 细菌内毒素检查

应不高于 100EU/ml(通则 1143 凝胶限度试验)。

4 保存、运输及有效期

于 2～8℃避光保存和运输。自生产之日起,有效期为 21 个月。

5 使用说明

应符合"生物制品分包装及贮运管理"规定和批准的内容。

双价肾综合征出血热灭活疫苗
(Vero 细胞)

Shuangjia Shenzonghezheng Chuxuere

Miehuoyimao(Vero Xibao)

Haemorrhagic Fever with Renal Syndrome Bivalent Vaccine(Vero Cell),Inactivated

本品系用Ⅰ型和Ⅱ型肾综合征出血热(简称出血热)病毒分别接种 Vero 细胞,经培养、收获、病毒灭活、纯化,混合后加入氢氧化铝佐剂制成。用于预防Ⅰ型和Ⅱ型肾综合征出血热。

1 基本要求

生产和检定用设施、原材料及辅料、水、器具、动物等应符合"凡例"的有关要求。

2 制造

2.1 生产用细胞

生产用细胞为 Vero 细胞。

2.1.1 细胞管理及检定

应符合"生物制品生产检定用动物细胞基质制备及质量控制"规定。各级细胞库细胞代次应不超过批准的限定代次。

每批原液的生产应来自复苏扩增后的同一细胞批。

2.1.2　细胞制备

取工作细胞库的1支或多支细胞，经复苏、扩增至接种病毒的细胞为一批。将复苏后的单层细胞消化，分散成均匀的细胞，加入培养液混合均匀后置适宜温度下培养成单层细胞。

2.2　毒种

2.2.1　名称及来源

生产用毒种为分离自肾综合征出血热病人血清的Ⅰ型出血热病毒 SD9805 株和Ⅱ型出血热病毒 HB9908 株，或其他经批准的出血热病毒Ⅰ型和Ⅱ型毒株。

2.2.2　种子批的建立

应符合"生物制品生产检定用菌毒种管理及质量控制"规定。

出血热毒种 SD9805 株和 HB9908 株的原始种子为鼠脑第3代。原始种子毒种经 Vero 细胞传代分别建立主种子批和工作种子批。Ⅰ型出血热毒种 SD9805 株主种子批应不超过第9代，工作种子批应不超过第14代；Ⅱ型出血热毒种 HB9908 株主种子批不超过第8代，工作种子批不超过第13代。

2.2.3　种子批毒种的检定

主种子批应进行以下全面检定，工作种子批应至少进行2.2.3.1～2.2.3.4项检定。

2.2.3.1　鉴别试验

将各型毒种做 10 倍系列稀释，每个稀释度分别与已知相应型别的出血热病毒免疫血清参考品和阴性兔血清等量混合，分别置 37℃ 水浴 90 分钟，接种于 Vero-E$_6$ 单层细胞，于 37℃ 培养 10～14 天，以免疫荧光法测定，中和指数应大于 1000。同时设病毒阳性对照、细胞阴性对照。

2.2.3.2　病毒滴定

将各型毒种做 10 倍系列稀释，取适宜稀释度接种 Vero-E$_6$ 细胞，于 33℃ 培养 10～12 天，采用免疫荧光法进行测定，病毒滴度均应不低于 7.0 lg CCID$_{50}$/ml。

2.2.3.3　无菌检查

依法检查（通则 1101），应符合规定。

2.2.3.4　支原体检查

依法检查（通则 3301），应符合规定。

2.2.3.5　外源病毒因子检查

依法检查（通则 3302），应符合规定。

2.2.3.6　免疫原性检查

取主种子批毒种制备双价疫苗，接种 2kg 左右的白色家兔 4 只（家兔出血热病毒抗体应为阴性），免疫 2 次，间隔 7 天，每只后肢肌内注射 1.0ml。第 1 次免疫后 4 周采血分离血清，用蚀斑减少中和试验检测中和抗体，中和用病毒为出血热病毒 76-118 株和 UR 株，同时用血清参考品作对照（参考血清应符合规定）。4 只家兔的Ⅰ型和Ⅱ型出血热中和抗体滴度均应不低于 1：10。

2.2.4　毒种保存

冻干毒种应于 −20℃ 以下保存；液体毒种应于 −60℃ 以下保存。

2.3　单价原液

2.3.1　细胞制备

按 2.1.2 项进行。

2.3.2　培养液

采用适宜的培养液进行培养。如培养液含新生牛血清，其质量应符合要求（通则 3604）。

2.3.3　对照细胞外源病毒因子检查

依法检查（通则 3302），应符合规定。

2.3.4　病毒接种和培养

当细胞培养成致密单层后，将出血热病毒Ⅰ型和Ⅱ型毒分别接种细胞进行培养，病毒接种量及培养条件按批准的执行。

2.3.5　病毒收获

继续培养一定时间后，收获病毒液。根据细胞生长情况，可换以维持液继续培养，进行多次病毒收获。检定合格的同一细胞批生产的同一次病毒收获液可合并为单次病毒收获液。

2.3.6　单次病毒收获液保存

于 2～8℃ 保存不超过 30 天。

2.3.7　病毒灭活

病毒收获液加入 β-丙内酯灭活病毒，具体工艺参数，包括收获液蛋白质含量和 β-丙内酯浓度等按批准的执行。灭活结束后于适宜的温度放置一定时间，以确保 β-丙内酯完全水解。病毒灭活到期后，每个病毒灭活容器应立即取样，分别进行病毒灭活验证试验。

2.3.8　病毒灭活验证试验

按灭活后的单次病毒收获液总量的 0.1% 抽取供试品，透析后接种于 Vero-E$_6$ 细胞，盲传 3 代，每 10～14 天传 1 代，每代以免疫荧光法检查病毒，结果应均为阴性。

2.3.9　合并、超滤浓缩

检定合格的同一细胞批生产的单次病毒收获液可合并为单价病毒收获液，并进行适宜倍数的超滤浓缩至规定的蛋白质含量范围。

2.3.10　纯化

采用柱色谱法或其他适宜的方法进行纯化。纯化后取样进行抗原含量及蛋白质含量测定，加入适宜的稳定剂，即为单价原液。

2.3.11　单价原液检定

按 3.2 项进行。

2.3.12　单价原液保存

于 2～8℃条件下保存不超过 90 天。

2.4 半成品

■2.4.1 配制

将Ⅰ型和Ⅱ型出血热病毒单价原液分别按抗原含量为 1∶128 稀释后等量混合,且各型总蛋白质含量应不超过 40μg/剂,加入适宜的稳定剂和适量的氢氧化铝佐剂后,即为半成品。■[修订]

2.4.2 半成品检定

按 3.3 项进行。

2.5 成品

2.5.1 分批

应符合"生物制品分包装及贮运管理"规定。

2.5.2 分装

应符合"生物制品分包装及贮运管理"规定。

2.5.3 规格

每瓶 1.0ml。每 1 次人用剂量为 1.0ml。

2.5.4 包装

应符合"生物制品分包装及贮运管理"规定。

3 检定

3.1 单次病毒收获液检定

3.1.1 病毒滴定

按 2.2.3.2 项进行,病毒滴度应不低于 $6.5 \lg CCID_{50}/ml$。

3.1.2 无菌检查

依法检查(通则 1101),应符合规定。

3.1.3 支原体检查

依法检查(通则 3301),应符合规定。

3.1.4 抗原含量

采用酶联免疫吸附法(通则 3429),应不低于 1∶64。

3.2 单价原液检定

3.2.1 蛋白质含量

应不高于 160μg/ml(通则 0731 第二法)。

3.2.2 抗原含量

采用酶联免疫吸附法(通则 3429),应不低于 1∶512。

3.2.3 无菌检查

依法检查(通则 1101),应符合规定。

3.2.4 牛血清白蛋白残留量

应不高于 50ng/剂(通则 3411)。

3.2.5 Vero 细胞 DNA 残留量

应不高于 100pg/剂(通则 3407 第一法)。

3.2.6 Vero 细胞蛋白质残留量

采用酶联免疫吸附法(通则 3429),应不高于 2μg/剂。

3.3 半成品检定

无菌检查

依法检查(通则 1101),应符合规定。

3.4 成品检定

3.4.1 鉴别试验

可选择下列方法进行鉴别试验。

3.4.1.1 效价测定

按 2.2.3.6 项进行,效价测定符合规定,鉴别试验判为合格。效价测定不合格,采用 RT-PCR 方法进行鉴别试验。

3.4.1.2 RT-PCR 方法

可采用商业试剂盒进行,按试剂盒要求操作。阳性对照为Ⅰ型和Ⅱ型阳性质粒,空白对照为无菌(注射用)水。

引物序列为:

HTNF1:5′-ATAACAACGATGGCAACTATGGAG-3′;

HTNR1:5′-CTCATCTGGATCCTTTTCATATTGT-3′;

SEOF1:5′-GCACTGCATGATCGGGAGAGT-3′;

SEOR1:5′-ATCCTGTCGGCAAGTTGGC-3′。

探针序列为:

HTNP:5′-FAM-ATAGCCAGGCAGAAGG-MGB-3′;

SEOP:5′-HEX-TCGCAGCTTCAATACAA-MGB-3′。

样品、阳性对照和空白对照均重复 3 个孔进行试验。结果判定按试剂盒说明书进行,结果为阳性者,鉴别试验判为合格。

3.4.2 外观

应为微乳白色混悬液体,久置形成可摇散的沉淀,无异物。

3.4.3 装量

依法检查(通则 0102),应不低于标示量。

3.4.4 渗透压摩尔浓度

依法检查(通则 0632),应符合批准的要求。

3.4.5 化学检定

3.4.5.1 pH 值

应为 7.2～8.0(通则 0631)。

■3.4.5.2 硫柳汞含量

应不高于 50μg/ml(通则 3115)。■[删除]

■3.4.5.2 铝含量

应不高于 0.21mg/ml(通则 3106)。■[修订]

3.4.6 效价测定

按 2.2.3.6 项进行,4 只家兔的Ⅰ型和Ⅱ型出血热中和抗体滴度均应不低于 1∶10。

3.4.7 热稳定性试验

应由生产单位在成品入库前取样测定,于 37℃放置 7 天,按 3.4.6 项进行效价测定,如合格,视为效价测定合格。

3.4.8 抗生素残留量

生产过程中加入抗生素的应进行该项检查。采用酶联免疫吸附法(通则 3429),应不高于 50ng/剂。

3.4.9 无菌检查

依法检查(通则 1101),应符合规定。

3.4.10 异常毒性检查

依法检查(通则 1141),应符合规定。

3.4.11 细菌内毒素检查

应不高于 50EU/剂(通则 1143 凝胶限度试验)。

4 保存、运输及有效期

于 2～8℃ 避光保存和运输。自生产之日起,有效期为 20 个月。

5 使用说明

应符合"生物制品分包装及贮运管理"规定和批准的内容。

双价肾综合征出血热灭活疫苗
(地鼠肾细胞)

Shuangjia Shenzonghezheng Chuxuere

Miehuoyimiao(Dishushen Xibao)

Haemorrhagic Fever with Renal Syndrome Bivalent Vaccine(Hamster Kidney Cell),Inactivated

本品系用Ⅰ型和Ⅱ型肾综合征出血热(简称出血热)病毒分别接种原代地鼠肾细胞,经培养、收获病毒液、病毒灭活、纯化,混合后加入氢氧化铝佐剂制成。用于预防Ⅰ型和Ⅱ型肾综合征出血热。

1 基本要求

生产和检定用设施、原材料及辅料、水、器具、动物等应符合"凡例"的有关要求。

2 制造

2.1 生产用细胞

生产用细胞为原代地鼠肾细胞。

2.1.1 细胞管理及检定

应符合"生物制品生产检定用动物细胞基质制备及质量控制"规定。

2.1.2 细胞制备

选用 12～14 日龄的地鼠,无菌取肾,剪碎,经消化,用培养液分散细胞,制备成细胞悬液,置适宜温度下培养成致密单层细胞。来源于同一批地鼠、同一容器内消化制备的地鼠肾细胞为一个细胞消化批;源自同一批地鼠、于同一天制备的多个细胞消化批为一个细胞批。

2.2 毒种

2.2.1 名称及来源

生产用毒株为Ⅰ型出血热病毒 PS-6 株和Ⅱ型出血热病毒 L_{99} 株,或经批准的其他适应地鼠肾细胞的Ⅰ型和Ⅱ型出血热毒株。

2.2.2 种子批的建立

应符合"生物制品生产检定用菌毒种管理及质量控制"规定。

Ⅰ型和Ⅱ型出血热病毒分别接种原代地鼠肾细胞制备原始种子、主种子批和工作种子批。PS-6 株原始种子为第 5 代,主种子批应不超过第 8 代,工作种子批应不超过第 10 代;

生产的疫苗应不超过第 11 代;L_{99} 株原始种子为第 13 代,主种子批 L_{99} 株应不超过第 16 代,工作种子批应不超过第 18 代,生产的疫苗应不超过第 19 代。

2.2.3 种子批毒种的检定

主种子批应进行以下全面检定,工作种子批应至少进行 2.2.3.1～2.2.3.5 项检定。

2.2.3.1 鉴别试验

将各型毒种做 10 倍系列稀释,每个稀释度分别与已知相应型别的出血热病毒免疫血清参考品和阴性兔血清等量混合,置 37℃ 水浴 90 分钟,接种于单层 Vero-E6 细胞或地鼠肾细胞,于适宜条件下培养,观察 10～14 天。以免疫荧光法测定,中和指数应大于 1000。同时设病毒阳性对照、细胞阴性对照。

2.2.3.2 病毒滴定

将各型毒种做 10 倍系列稀释,接种地鼠肾细胞,于 33℃ 培养 10～12 天,用免疫荧光法测定,主种子批病毒滴度应不低于 7.5 lg CCID$_{50}$/ml,工作种子批病毒滴度应不低于 7.0 lg CCID$_{50}$/ml。

2.2.3.3 无菌检查

依法检查(通则 1101),应符合规定。

2.2.3.4 分枝杆菌检查

以草分枝杆菌(CMCC 95024)或牛分枝杆菌菌株 BCG 作为阳性对照菌。取阳性对照菌接种于罗氏固体培养基,于 37℃ 培养 3～5 天收集培养物,以 0.85%～0.90% 氯化钠溶液制成菌悬液,采用细菌浊度法确定菌含量,该菌液浊度与中国细菌浊度标准一致时活菌量约为 $2×10^7$ CFU/ml。稀释菌悬液,取不高于 100CFU 的菌液作为阳性对照。

供试品小于 1ml 时采用直接接种法,将供试品全部接种于适宜固体培养基(如罗氏培养基或 Middlebrook 7H10 培养基),每种培养基做 3 个重复;并同时设置阳性对照。将接种后的培养基置于 37℃ 培养 56 天,阳性对照应有菌生长,接种供试品的培养基未见分枝杆菌生长,则判为合格。

供试品大于 1ml 时采用薄膜过滤法集菌后接种培养基。将供试品以 0.22μm 滤膜过滤后,取滤膜接种于适宜固体培养基,同时设阳性对照。所用培养基、培养时间及结果判定同上。

2.2.3.5 支原体检查

依法检查(通则 3301),应符合规定。

2.2.3.6 外源病毒因子检查

依法检查(通则 3302),应符合规定。

2.2.3.7 免疫原性检查

取主种子批毒种制备双价疫苗,接种体重为 2kg 左右的白色家兔 4 只(家兔出血热病毒抗体应为阴性),免疫 2 次,间隔 14 天。每只后肢肌内注射 1.0ml。第 1 次免疫后 4 周采血分离血清,用蚀斑减少中和试验测中和抗体,中和用病毒为出血热病毒 76-118 株和 UR 株;同时用参考血清作对照(参考血清应符合规定),4 只家兔的Ⅰ型和Ⅱ型出血热病毒中和抗体滴度均应不低于 1:10。

2.2.4 毒种保存

种子批毒种应于−60℃以下保存。

2.3 单价原液

2.3.1 细胞制备

按2.1.2项进行。

2.3.2 培养液

采用适宜的培养液进行培养。如培养液含新生牛血清,其质量应符合要求(通则3604)。

2.3.3 对照细胞外源病毒因子检查

依法检查(通则3302),应符合规定。

2.3.4 病毒接种和培养

当细胞培养成致密单层后,将出血热病毒Ⅰ型和Ⅱ型毒种分别接种细胞进行培养,病毒接种量及培养条件按批准的执行。

2.3.5 病毒收获

培养适宜天数后,收获病毒液。根据细胞生长情况,可换以维持液继续培养,进行多次病毒收获。检定合格的同一细胞批生产的同一次病毒收获液可合并为单次病毒收获液。

2.3.6 单次病毒收获液保存

于2~8℃保存不超过30天。

2.3.7 病毒灭活

单次病毒收获液加入甲醛灭活病毒,具体工艺参数,包括收获液蛋白质含量和甲醛浓度等按批准的执行。病毒灭活到期后,每个病毒灭活容器应立即取样,分别进行病毒灭活验证试验。

2.3.8 病毒灭活验证试验

按灭活后的单次病毒收获液总量的0.1%抽取供试品。透析后接种地鼠肾细胞,连续盲传3代,每10~14天为1代,每代用免疫荧光法检查病毒抗原,结果均应为阴性。

2.3.9 合并、离心、超滤浓缩

检定合格的同一细胞批生产的单次病毒收获液可合并为单价病毒收获液。经离心去除细胞碎片后,进行适当倍数的超滤浓缩至规定的蛋白质含量范围。

2.3.10 纯化

采用柱色谱法或其他适宜的方法将浓缩后的单价病毒收获液进行纯化。

2.3.11 除菌过滤

纯化后的单价病毒收获液经除菌过滤后,即为单价病毒原液。

2.3.12 单价原液检定

按3.2项进行。

2.3.13 单价原液保存

于2~8℃保存不超过90天。

2.4 半成品

■2.4.1 配制

将Ⅰ型和Ⅱ型出血热病毒单价原液分别按抗原含量为1∶128稀释后等量混合,且各型总蛋白质含量应不超过40µg/剂,加入适宜的稳定剂和适量的氢氧化铝佐剂后,即为半成品。■[修订]

2.4.2 半成品检定

按3.3项进行。

2.5 成品

2.5.1 分批

应符合"生物制品分包装及贮运管理"规定。

2.5.2 分装

应符合"生物制品分包装及贮运管理"规定。

2.5.3 规格

每瓶为1.0ml。每1次人用剂量为1.0ml。

2.5.4 包装

应符合"生物制品分包装及贮运管理"规定。

3 检定

3.1 单次病毒收获液检定

3.1.1 无菌检查

依法检查(通则1101),应符合规定。

3.1.2 支原体检查

依法检查(通则3301),应符合规定。

3.1.3 病毒滴定

按2.2.3.2项进行病毒滴定。各型单次病毒收获液的病毒滴度应不低于$6.5 \lg CCID_{50}/ml$。

3.1.4 抗原含量

采用酶联免疫吸附法(通则3429),应不低于1∶64。

3.2 单价原液检定

3.2.1 无菌检查

依法检查(通则1101),应符合规定。

3.2.2 抗原含量

采用酶联免疫吸附法(通则3429),应不低于1∶512。

3.2.3 蛋白质含量

应不高于80µg/ml(通则0731第二法)。

3.2.4 牛血清白蛋白残留量

应不高于50ng/ml(通则3411)。

3.2.5 地鼠肾细胞蛋白质残留量

采用酶联免疫吸附法(通则3429),应不高于12µg/剂。

3.3 半成品检定

无菌检查

依法检查(通则1101),应符合规定。

3.4 成品检定

3.4.1 鉴别试验

可选择下列方法进行鉴别试验。

3.4.1.1 效价测定

按2.2.3.7项进行,效力测定符合规定,鉴别试验判为合格。效价测定不合格,采用RT-PCR方法进行鉴别试验。

3.4.1.2 RT-PCR方法

可采用商业试剂盒进行,按试剂盒要求操作。阳性对照为Ⅰ型和Ⅱ型阳性质粒,空白对照为无菌(注射用)水。

引物序列为：

HTNF1:5′-ATAACAACGATGGCAACTATGGAG-3′；

HTNR1:5′-CTCATCTGGATCCTTTTCATATTGT-3′；

SEOF1:5′-GCACTGCATGATCGGGAGAGT-3′；

SEOR1:5′-ATCCTGTCGGCAAGTTGGC-3′。

探针序列为：

HTNP:5′-FAM-ATAGCCAGGCAGAAGG-MGB-3′；

SEOP:5′-HEX-TCGCAGCTTCAATACAA-MGB-3′。

样品、阳性对照和空白对照均重复3个孔进行试验。结果判定按试剂盒说明书进行,结果为阳性者,鉴别试验判为合格。

3.4.2 外观
应为微乳白色混悬液体,久置形成可摇散的沉淀,无异物。

3.4.3 装量
依法检查(通则0102),应不低于标示量。

3.4.4 渗透压摩尔浓度
依法检查(通则0632),应符合批准的要求。

3.4.5 化学定定
3.4.5.1 pH值
应为7.2～8.0(通则0631)。

■3.4.5.2 硫柳汞含量
应不高于70μg/ml(通则3115)。■[删除]

■3.4.5.2[修订] 铝含量
应不高于0.24mg/ml(通则3106)。

■3.4.5.3■[修订] 游离甲醛含量
应不高于100μg/ml(通则3207第一法)。

3.4.6 效价测定
按2.2.3.7项进行。4只家兔的Ⅰ型和Ⅱ型出血热病毒的中和抗体滴度均应不低于1∶10。

3.4.7 热稳定性试验
应由生产单位在成品入库前取样测定。于37℃放置7天,按2.2.3.7项进行效价测定,如合格,视为效价测定合格。

3.4.8 抗生素残留量
生产过程中加入抗生素的应进行该项检查。采用酶联免疫吸附法(通则3429),应不高于50ng/剂。

3.4.9 无菌检查
依法检查(通则1101),应符合规定。

3.4.10 异常毒性检查
依法检查(通则1141),应符合规定。

3.4.11 细菌内毒素检查
应小于50EU/ml(通则1143凝胶限度试验)。

4 保存、运输及有效期
于2～8℃避光保存和运输。自生产之日起,有效期为18个月。

5 使用说明
应符合"生物制品分包装及贮运管理"规定和批准的内容。

双价肾综合征出血热灭活疫苗
(沙鼠肾细胞)

Shuangjia Shenzonghezheng Chuxuere Miehuoyimiao(Shashushen Xibao)

Haemorrhagic Fever with Renal Syndrome Bivalent Vaccine(Gerbil Kidney Cell),Inactivated

本品系用Ⅰ型和Ⅱ型肾综合征出血热(简称出血热)病毒分别接种原代沙鼠肾细胞,经培养、收获病毒液,病毒灭活、纯化,混合后加入氢氧化铝佐剂制成。用于预防Ⅰ型和Ⅱ型肾综合征出血热。

1 基本要求
生产和检定用设施、原材料及辅料、水、器具、动物等应符合"凡例"的有关要求。

2 制造
2.1 生产用细胞
生产用细胞为原代沙鼠肾细胞。

2.1.1 细胞管理及检定
应符合"生物制品生产检定用动物细胞基质制备及质量控制"规定。

2.1.2 细胞制备
选用10～20日龄沙鼠,无菌取肾,剪碎,经消化,用培养液分散细胞,制成细胞悬液,置适宜温度下培养成致密单层细胞。来源于同一批沙鼠、同一容器内消化制备的沙鼠肾细胞为一个细胞消化批;源自同一批沙鼠、于同一天制备的多个细胞消化批为一个细胞批。

2.2 毒种
2.2.1 名称及来源
生产用毒株为Ⅰ型出血热病毒Z10株和Ⅱ型出血热病毒Z37株,或经批准的其他适应沙鼠肾细胞的Ⅰ型和Ⅱ型出血热毒株。

2.2.2 种子批的建立
应符合"生物制品生产检定用菌毒种管理及质量控制"规定。

Ⅰ型和Ⅱ型出血热病毒分别接种乳鼠脑制备原始种子和主种子批,主种子批毒种接种原代沙鼠肾细胞制备工作种子批。Ⅰ型出血热毒种Z10株原始种子应不超过第12代;主种子批应不超过第13代;工作种子批应不超过第14代;Ⅱ型出血热毒种Z37株原始种子应不超过第10代,主种子批应不超过第11代;工作种子批应不超过第12代。

2.2.3 种子批毒种的检定
主种子批应进行以下全面检定,工作种子批应至少进行

2.2.3.1~2.2.3.5项检定。

2.2.3.1　鉴别试验

将各型毒种做10倍系列稀释,每个稀释度分别与已知的相应型别的出血热病毒免疫血清参考品和阴性兔血清等量混合,置37℃水浴90分钟,接种于单层Vero-E$_6$细胞,于34.5℃±1℃培养,观察10~14天。以免疫荧光法测定,中和指数应大于1000;同时设病毒阳性对照、细胞阴性对照。

2.2.3.2　病毒滴定

将各型毒种做10倍系列稀释,取适宜稀释度接种Vero-E$_6$细胞,于34.5℃±1℃培养10~12天,以免疫荧光法测定,病毒滴度应不低于6.0 lg CCID$_{50}$/ml。

2.2.3.3　无菌检查

依法检查(通则1101),应符合规定。

2.2.3.4　分枝杆菌检查

以草分枝杆菌(CMCC 95024)或牛分枝杆菌菌株BCG作为阳性对照菌。取阳性对照菌接种于罗氏固体培养基,于37℃培养3~5天收集培养物,以0.85%~0.90%氯化钠溶液制成菌悬液,采用细菌浊度法确定菌含量,该菌液浊度与中国细菌浊度标准一致时活菌量约为2×10^{7}CFU/ml。稀释菌悬液,取不高于100CFU的菌液作为阳性对照。

供试品小于1ml时采用直接接种法,将供试品全部接种于适宜固体培养基(如罗氏培养基或Middlebrook 7H10培养基),每种培养基做3个重复;并同时设置阳性对照。将接种后的培养基置于37℃培养56天,阳性对照应有菌生长,接种供试品的培养基未见分枝杆菌生长,则判为合格。

供试品大于1ml时采用薄膜过滤法集菌后接种培养基。将供试品以0.22μm滤膜过滤后,取滤膜接种于适宜固体培养基,同时设阳性对照。所用培养基、培养时间及结果判定同上。

2.2.3.5　支原体检查

依法检查(通则3301),应符合规定。

2.2.3.6　外源病毒因子检查

依法检查(通则3302),应符合规定。

2.2.3.7　免疫原性检查

取主种子批毒种制备双价疫苗,接种体重为2kg左右的白色家兔4只(家兔出血热病毒抗体应为阴性),免疫2次,间隔7天,每只后肢肌内注射1.0ml。第1次免疫后4周采血分离血清,用蚀斑减少中和试验测中和抗体,中和用病毒为出血热病毒76-118株和UR株;同时用参考血清作对照(参考血清应符合规定),4只家兔的Ⅰ型和Ⅱ型出血热病毒中和抗体滴度均应不低于1∶10。

2.2.4　毒种保存

冻干毒种应于-20℃以下保存;液体种子批毒种应于-60℃以下保存。

2.3　单价原液

2.3.1　细胞制备

按2.1.2项进行。

2.3.2　培养液

采用适宜的培养液进行培养。如培养液含新生牛血清,其质量应符合要求(通则3604)。

2.3.3　对照细胞外源病毒因子检查

依法检查(通则3302),应符合规定。

2.3.4　病毒接种和培养

当细胞培养成致密单层后,将出血热病毒Ⅰ型和Ⅱ型毒种分别接种细胞进行培养,病毒接种量及培养条件按批准的执行。

2.3.5　病毒收获

培养适宜天数,收获病毒液。根据细胞生长情况,可换以维持液继续培养,进行多次病毒收获。检定合格的同一细胞批生产的同一次病毒收获液可合并为单次病毒收获液。

2.3.6　单次病毒收获液保存

于2~8℃保存不超过30天。

2.3.7　病毒灭活

单次病毒收获液加入β-丙内酯灭活病毒,具体工艺参数,包括收获液蛋白质含量和β-丙内酯浓度等按批准的执行。灭活结束后于适宜的温度放置一定时间,以确保β-丙内酯完全水解。病毒灭活到期后,每个病毒灭活容器应立即取样,分别进行病毒灭活验证试验。

2.3.8　病毒灭活验证试验

按灭活后的单次病毒收获液总量的0.1%抽取供试品,透析后接种Vero-E$_6$细胞,连续盲传3代,每10~14天为1代,每代以免疫荧光法检查病毒,结果均应为阴性。

2.3.9　合并、离心、超滤浓缩

检定合格的同一细胞批生产的单次病毒收获液可合并为单价病毒收获液。经离心去除细胞碎片后,再进行适当倍数的超滤浓缩至规定的蛋白质含量范围。

2.3.10　纯化

采用柱色谱法或其他适宜的方法将浓缩后的单价病毒收获液进行纯化。

2.3.11　除菌过滤

纯化后的单价病毒收获液经除菌过滤后,即为单价病毒原液。

2.3.12　单价原液检定

按3.2项进行。

2.3.13　单价原液保存

于2~8℃保存不超过90天。

2.4　半成品

■2.4.1　配制

将Ⅰ型和Ⅱ型出血热病毒单价原液分别按抗原含量为1∶128稀释后等量混合,且各型总蛋白质含量应不超过40μg/剂,加入适宜的稳定剂和适量的氢氧化铝佐剂后,即为半成品。■[修订]

2.4.2　半成品检定

按 3.3 项进行。

2.5 成品

2.5.1 分批

应符合"生物制品分包装及贮运管理"规定。

2.5.2 分装

应符合"生物制品分包装及贮运管理"规定。

2.5.3 规格

每瓶为 1.0ml。每 1 次人用剂量为 1.0ml。

2.5.4 包装

应符合"生物制品分包装及贮运管理"规定。

3 检定

3.1 单次病毒收获液检定

3.1.1 无菌检查

依法检查(通则 1101),应符合规定。

3.1.2 支原体检查

依法检查(通则 3301),应符合规定。

3.1.3 病毒滴定

按 2.2.3.2 项进行病毒滴定。各型单次病毒收获液的病毒滴度应不低于 6.0 lg CCID$_{50}$/ml。

3.1.4 抗原含量

采用酶联免疫吸附法(通则 3429),应不低于 1:64。

3.2 单价原液检定

3.2.1 无菌检查

依法检查(通则 1101),应符合规定。

3.2.2 抗原含量

采用酶联免疫吸附法(通则 3429),应不低于 1:512。

3.2.3 蛋白质含量

应不高于 80μg/ml(通则 0731 第二法)。

3.2.4 牛血清白蛋白残留量

应不高于 50ng/ml(通则 3411)。

3.3 半成品检定

无菌检查

依法检查(通则 1101),应符合规定。

3.4 成品检定

3.4.1 鉴别试验

可选择下列方法进行鉴别试验。

3.4.1.1 效价测定

按 2.2.3.7 项进行,效价测定符合规定,鉴别试验判为合格。效价测定不合格,采用 RT-PCR 方法进行鉴别试验。

3.4.1.2 RT-PCR 方法

可采用商业试剂盒进行,按试剂盒要求操作。阳性对照为 I 型和 II 型阳性质粒,空白对照为无菌(注射用)水。

引物序列为:

HTNF1:5′-ATAACAACGATGGCAACTATGGAG-3′;

HTNR1:5′-CTCATCTGGATCCTTTTCATATTGT-3′;

SEOF1:5′-GCACTGCATGATCGGGAGAGT-3′;

SEOR1:5′-ATCCTGTCGGCAAGTTGGC-3′。

探针序列为:

HTNP:5′-FAM-ATAGCCAGGCAGAAGG-MGB-3′;

SEOP:5′-HEX-TCGCAGCTTCAATACAA-MGB-3′。

样品、阳性对照和空白对照均重复 3 个孔进行试验。结果判定按试剂盒说明书进行,结果为阳性者,鉴别试验判为合格。

3.4.2 外观

应为微乳白色混悬液体,久置形成可摇散的沉淀,无异物。

3.4.3 装量

依法检查(通则 0102),应不低于标示量。

3.4.4 渗透压摩尔浓度

依法检查(通则 0632),应符合批准的要求。

3.4.5 化学检定

3.4.5.1 pH 值

应为 7.2～8.0(通则 0631)。

■3.4.5.2 硫柳汞含量

应不高于 70μg/ml(通则 3115)。■[删除]

■3.4.5.2■[修订] 铝含量

应不高于 0.24mg/ml(通则 3106)。

3.4.6 效价测定

按 2.2.3.7 项进行。4 只家兔的 I 型和 II 型出血热病毒的中和抗体滴度均应不低于 1:10。

3.4.7 热稳定性试验

应由生产单位在成品入库前取样测定。于 37℃放置 7 天,按 2.2.3.7 项进行效价测定,如合格,视为效价测定合格。

3.4.8 抗生素残留量

生产过程中加入抗生素的应进行该项检查。采用酶联免疫吸附法(通则 3429),应不高于 50ng/剂。

3.4.9 无菌检查

依法检查(通则 1101),应符合规定。

3.4.10 异常毒性检查

依法检查(通则 1141),应符合规定。

3.4.11 细菌内毒素检查

应小于 50EU/ml(通则 1143 凝胶限度试验)。

4 保存、运输及有效期

于 2～8℃避光保存和运输。自生产之日起,有效期为 24 个月。

5 使用说明

应符合"生物制品分包装及贮运管理"规定和批准的内容。

黄热减毒活疫苗

Huangre Jiandu Huoyimiao

Yellow Fever Vaccine,Live

本品系用黄热病毒减毒株接种鸡胚,经培养、收获组织、研磨、离心收获病毒上清液,加入适宜稳定剂冻干制成。用于预防黄热病。

1 基本要求

生产和检定用设施、原材料及辅料、水、器具、动物等应符合"凡例"的有关要求。

2 制造

2.1 生产用鸡胚

毒种传代和制备及疫苗生产用鸡胚应来源于 SPF 鸡群。

2.2 毒种

2.2.1 名称及来源

生产用毒种为黄热病毒 17D-204 减毒株。

2.2.2 种子批的建立

应符合"生物制品生产检定用菌毒种管理及质量控制"规定。

2.2.3 种子批毒种的检定

主种子批应进行以下全面检定,工作种子批应至少进行 2.2.3.1~2.2.3.8 项检定。

2.2.3.1 鉴别试验

采用蚀斑法进行鉴别试验。将病毒稀释到 50~100PFU/0.4ml,分别与黄热病毒特异性免疫血清和非免疫血清等量混合,37℃±1℃水浴中和 60 分钟,置 35℃±1℃培养 7 天,免疫血清组的蚀斑数比非免疫血清组的减少率应不低于 80%。同时应设血清和细胞对照,均应为阴性;病毒对照(病毒量应为 50~100PFU/0.4ml)应为阳性。

新制备的种子批用于生产时,连续制备的前三批疫苗原液应进行病毒关键基因序列测定,测定结果应与主种子批保持一致。

2.2.3.2 病毒滴度

采用蚀斑法进行病毒滴定。将形成致密单层的 Vero 细胞经胰酶消化,制备成细胞浓度为约 $1.0×10^5$ 个/ml 的悬液,接种于 6 孔培养板内培养。两天后形成单层,移去 6 孔板内的培养液。取毒种进行 10 倍稀释,再进行 4 倍系列稀释,取 3~4 个适宜稀释度接种 Vero 细胞,每个稀释度病毒接种 2 孔,0.4ml/孔,另设细胞对照 2 孔;将培养板置 36℃±1℃孵箱吸附 1 小时(每隔 15 分钟摇板 1 次),然后每孔加入 0.75% 羧甲基纤维素 4ml,于孵箱 35℃±1℃继续培养 7 天后倾去覆盖物,加入 1% 结晶紫色液 15 分钟,漂洗、晾干,计算每孔 30 个以内的蚀斑数,以各稀释度的平均蚀斑对应的稀释度计算 PFU,应不低于 5.8 lg PFU/ml。根据国家参考品计算

IU 值,应不低于批准的要求。

病毒滴度(IU/ml)=国家参考品 IU 值×供试品 PFU 值/国家参考品 PFU 值。

2.2.3.3 无菌检查

依法检查(通则 1101),应符合规定。

2.2.3.4 分枝杆菌检查

以草分枝杆菌(CMCC 95024)或牛分枝杆菌菌株 BCG 作为阳性对照菌。取阳性对照菌接种于罗氏固体培养基,于 37℃培养 3~5 天收集培养物,以 0.85%~0.90% 氯化钠溶液制成菌悬液,采用细菌浊度法确定细菌含量,该菌液浊度与中国细菌浊度标准一致时活菌量约 $2×10^7$ CFU/ml。稀释菌悬液,取不高于 100 CFU 的菌液作为阳性对照。

采用直接接种法,将供试品全部接种于适宜固体培养基[如罗氏培养基(Löwenstein Jensen medium)或 Middlebrook 7H10 培养基],每种培养基做 3 个重复;并同时设置阳性对照(草分枝杆菌)。将接种后的培养基置于 37℃培养 56 天,阳性对照应有菌生长,接种供试品的培养基未见分枝杆菌生长,则判为合格。

2.2.3.5 支原体检查

依法检查(通则 3301),应符合规定。

2.2.3.6 外源病毒因子检查

依法检查(通则 3302),应符合规定。

2.2.3.7 外源性禽白血病病毒检测

将供试品接种 SPF 鸡胚,经培养后采用酶联免疫吸附法(通则 3429)检查培养物,结果应为阴性。

2.2.3.8 外源性禽腺病毒检测

将供试品接种 SPF 鸡胚肝细胞培养,分别用适宜的血清学方法检测培养物中的 I 型和 III 型腺病毒,结果应为阴性。

2.2.3.9 猴体试验

主种子批应进行猴体试验。依法检查(通则 3307),应符合规定。

2.2.4 毒种保存

种子批毒种于 -60℃ 以下保存。

2.3 原液

2.3.1 接种鸡胚

将工作种子批毒种进行适当稀释,接种鸡胚卵黄囊进行培养。病毒接种量及培养条件按批准的执行。

2.3.2 病毒收获

培养 70~80 小时收获感染鸡胚。同一批鸡胚、同一天收获的鸡胚可合并为单一病毒收获物。

2.3.3 单一病毒收获物检定

按 3.1 项进行。

2.3.4 单一病毒收获物保存

于 -60℃ 下冻存,保存时间按批准的执行。

2.3.5 对照鸡胚外源病毒因子检查

每批生产用鸡胚保留 2% 或至少 20 枚未接种病毒的鸡胚作为对照,与接种病毒的鸡胚在相同培养条件下培养,至鸡胚

收获时,取对照鸡胚组织混合匀浆后,按"外源病毒因子检查法"项下"细胞培养法"和"鸡胚法"进行检查,结果均应为阴性。

2.3.6　研磨、离心

将冻存的鸡胚融化后进行合并,加入适宜的稳定剂研磨后离心。

2.3.7　合并

收取离心后上清液,来源于同一批鸡胚、同一天收获的多个单一收获物收集的病毒上清液可合并为一批原液。

2.3.8　原液检定

按 3.2 项进行。

2.3.9　原液保存

于−60℃以下冻存,保存时间按批准的执行。

2.4　半成品

2.4.1　配制

将原液按规定的同一病毒滴度进行稀释,按比例加入适宜稳定剂后即为半成品。一批或多批检定合格的原液可制成一批半成品。

2.4.2　半成品检定

按 3.3 项进行。

2.5　成品

2.5.1　分批

应符合"生物制品分包装及贮运管理"规定。

2.5.2　分装及冻干

应符合"生物制品分包装及贮运管理"规定。分装过程中的半成品疫苗应于 2～8℃放置。

2.5.3　规格

按标示量复溶后每瓶 0.5ml。每 1 次人用剂量为 0.5ml,含黄热活病毒应不低于 4.2lg PFU,根据国家参考品计算 IU 值。

2.5.4　包装

应符合"生物制品分包装及贮运管理"规定。

3　检定

3.1　单一病毒收获物检定

无菌检查

依法检查(通则 1101),应符合规定。

3.2　原液检定

3.2.1　病毒滴度

按 2.2.3.2 项进行,计算 PFU,应不低于 6.3lg PFU/ml。根据国家参考品计算 IU 值,应不低于批准的要求。

3.2.2　无菌检查

依法检查(通则 1101),应符合规定。

3.2.3　支原体检查

依法检查(通则 3301),应符合规定。

3.2.4　蛋白质含量

加稳定剂前取样测定,依法测定(通则 0731 第一法),蛋白质含量应不超过 0.25mg/剂。

3.3　半成品检定

无菌检查

依法检查(通则 1101),应符合规定。

3.4　成品检定

3.4.1　鉴别试验

按 2.2.3.1 项进行。

3.4.2　外观

为白色疏松体,应按标示量加入所附氯化钠注射液,复溶后应为微浊澄明液体,无异物。

3.4.3　pH 值

应为 7.0～8.5(通则 0631)。

3.4.4　水分

应不高于 3.0%(通则 0832)。

3.4.5　渗透压摩尔浓度

应为 450～800 mOsmol/kg(通则 0632)。

3.4.6　病毒滴度

■取疫苗 3～5 瓶,分别溶解后可单瓶或混合后按 2.2.3.2 项进行,计算 PFU,单瓶的病毒滴度或混合样品的病毒滴度应不低于 4.5 lg PFU/ml。根据国家参考品计算 IU 值,应不低于批准的要求。■[修订]

3.4.7　热稳定性试验

热稳定性试验应由生产单位在成品入库前取样测定,应与病毒滴定同时进行。于 37℃±1℃放置 14 天后,按 2.2.3.2 项进行,计算 PFU,应不低于 4.5 lg PFU/ml。根据国家参考品计算 IU 值,应不低于批准的要求。

3.4.8　无菌检查

依法检查(通则 1101),应符合规定。

3.4.9　异常毒性检查

依法检查(通则 1141),应符合规定。

3.4.10　卵清蛋白残留量

采用 ELISA 法,应不高于 5μg/剂。

3.4.11　细菌内毒素含量

应不高于 5EU/剂(通则 1143 凝胶限度试验)。

4　疫苗稀释剂

疫苗稀释剂为氯化钠注射液,应符合本版药典(二部)的相关要求。稀释剂的生产应符合批准的要求。

5　保存、运输及有效期

于−20℃以下避光保存,运输过程可在 2～8℃冷藏条件下进行。自生产之日起,有效期为 24 个月。

6　使用说明

应符合"生物制品分包装及贮运管理"规定和批准的内容。

冻干甲型肝炎减毒活疫苗

Donggan Jiaxing Ganyan Jiandu Huoyimiao

Hepatitis A(Live)Vaccine,Freeze-dried

本品系用甲型肝炎(简称甲肝)病毒减毒株接种人二倍体细胞,经培养、收获、提取病毒后,加入适宜稳定剂冻干制成。用于预防甲型肝炎。

1 基本要求

生产和检定用设施、原材料及辅料、水、器具、动物等应符合"凡例"的有关要求。

2 制造

2.1 生产用细胞

生产用细胞为人二倍体细胞(2BS 株、KMB$_{17}$株或其他批准的细胞株)。

2.1.1 细胞管理及检定

应符合"生物制品生产检定用动物细胞基质制备及质量控制"规定。每批原液的生产应来自复苏扩增后的同一细胞批。

各级细胞库代次应不超过批准的限定代次。

2.1.2 细胞制备

取工作细胞库的细胞,经复苏、消化、置适宜温度下培养制备的一定数量并用于接种病毒的细胞为一个细胞批。

2.2 毒种

2.2.1 名称及来源

生产用毒种为甲肝病毒 H$_2$ 减毒株或 L-A-1 减毒株。

2.2.2 种子批的建立

应符合"生物制品生产检定用菌毒种管理及质量控制"规定。

H$_2$ 减毒株原始种子传代应不超过第 7 代,主种子批应不超过第 8 代,工作种子批应不超过第 14 代,生产的疫苗病毒代次应不超过第 15 代;L-A-1 减毒株原始种子传代应不超过第 22 代,主种子批应不超过第 25 代,工作种子批应不超过第 26 代,生产的疫苗病毒代次应不超过第 27 代。

2.2.3 种子批毒种的检定

主种子批应进行以下全面检定,工作种子批应至少进行 2.2.3.1～2.2.3.4 项检定。

2.2.3.1 鉴别试验

用甲肝病毒特异性免疫血清及甲肝病毒抗体阴性血清分别与500～1000CCID$_{50}$/ml甲肝病毒等量混合,置37℃水浴60分钟,接种人二倍体细胞,置35℃培养至病毒增殖高峰期,提取甲肝病毒后用酶联免疫吸附法(通则3429)测定,经中和的病毒液检测结果应为阴性,证明甲肝病毒被完全中和;未经中和的病毒液检测结果应为阳性,证明为甲肝病毒。

2.2.3.2 病毒滴定

将毒种做 10 倍系列稀释,取至少 3 个稀释度,分别接种人二倍体细胞,置35℃培养至病毒增殖高峰期,收获后提取甲肝病毒,用酶联免疫吸附法(通则3429)测定,病毒滴度应不低于 6.50 lg CCID$_{50}$/ml。

2.2.3.3 无菌检查

依法检查(通则1101),应符合规定。

2.2.3.4 支原体检查

依法检查(通则3301),应符合规定。

2.2.3.5 外源病毒因子检查

依法检查(通则3302),应符合规定。供试品可不经甲肝病毒特异性免疫血清中和,直接接种小鼠和细胞观察。

2.2.3.6 免疫原性检查

建立或变更主种子批时应确认主种子批的免疫原性,必要时应根据药品注册管理的相关要求开展相应的临床试验。

2.2.3.7 猴体安全及免疫原性试验

用主种子批毒种制备疫苗进行猴体试验。取甲肝病毒抗体阴性、丙氨酸氨基转移酶指标正常、体重为 1.5～4.5kg 的健康恒河猴或红面猴 5 只,于下肢静脉注射 1 次人用剂量的疫苗,病毒滴度应不低于 6.50 lg CCID$_{50}$/剂。试验猴于第 0 周、第 4 周、第 8 周肝穿刺做组织病理检查。于第 0 周、第 2 周、第 3 周、第 4 周、第 6 周、第 8 周采血测定丙氨酸氨基转移酶及甲肝病毒抗体。应设 2 只猴为阴性对照。

试验组符合下列情况者判定合格:

(1)至少 4 只猴抗体阳转;

(2)血清丙氨酸氨基转移酶有一过性(1 周次)升高者不超过 2 只猴;

(3)肝组织无与接种供试品有关的病理改变。

有下列情况之一者可重试:

(1)接种猴抗体阳转率低于 4/5;

(2)抗体阳转前后 2 周内血清丙氨酸氨基转移酶异常升高超过 2 次;

(3)试验猴不能排除其他原因所致的肝组织病理改变。

重试后仍出现上述情况之一者,判为不合格。

2.2.4 毒种保存

毒种应于-60℃以下保存。

2.3 原液

2.3.1 细胞制备

按 2.1.2 项进行。

2.3.2 培养液

采用适宜的培养液进行培养。如培养液含新生牛血清,其质量应符合要求(通则3604),且甲肝抗体检测应为阴性。

2.3.3 对照细胞外源病毒因子检查

依法检查(通则3302),应符合规定。

2.3.4 病毒接种和培养

将毒种接种细胞进行培养,病毒接种量及培养条件按批准的执行。

2.3.5　病毒收获物

于病毒增殖高峰期,采用适宜浓度的胰蛋白酶或其他适宜方法消化含甲肝病毒的细胞,并经离心或其他适宜的方法收集含甲肝病毒的细胞为病毒收获物。检定合格的同一细胞批生产的同一次病毒收获物可合并为单次病毒收获物。

2.3.6　病毒收获物检定

按3.1项进行。

2.3.7　病毒收获物保存

于－20℃以下保存,保存时间按批准的执行。

2.3.8　病毒提取

检定合格的病毒收获物经冻融和(或)超声波处理后,用适宜浓度的三氯甲烷抽提以提取病毒。

2.3.9　合并

检定合格的同一细胞批生产的单次病毒收获液可合并为一批。

2.3.10　原液检定

按3.2项进行。

2.3.11　原液保存

保存条件及时间按批准的执行。

2.4　半成品

2.4.1　配制

将原液按规定的同一病毒滴度进行配制,并加入适宜稳定剂,即为半成品。

2.4.2　半成品检定

按3.3项进行。

2.5　成品

2.5.1　分批

应符合"生物制品分包装及贮运管理"规定。

2.5.2　分装及冻干

应符合"生物制品分包装及贮运管理"规定。

2.5.3　规格

按标示量复溶后每瓶 0.5ml 或 1.0ml。每 1 次人用剂量为 0.5ml 或 1.0ml,含甲型肝炎活病毒应不低于 6.50 lg $CCID_{50}$。

2.5.4　包装

应符合"生物制品分包装及贮运管理"规定。

3　检定

3.1　病毒收获物检定

3.1.1　病毒滴定

按2.2.3.2项进行,病毒滴度应不低于 7.00 lg $CCID_{50}$/ml。

3.1.2　无菌检查

依法检查(通则1101),应符合规定。

3.1.3　支原体检查

依法检查(通则3301),应符合规定。

3.2　原液检定

3.2.1　病毒滴定

按2.2.3.2项进行,病毒滴度应不低于 7.00 lg $CCID_{50}$/ml。

3.2.2　无菌检查

依法检查(通则1101),应符合规定。

3.2.3　支原体检查

依法检查(通则3301),应符合规定。

3.3　半成品检定

无菌检查

依法检查(通则1101),应符合规定。

3.4　成品检定

除水分测定外,应按标示量加入所附灭菌注射用水,复溶后进行以下各项检定。

3.4.1　鉴别试验

采用酶联免疫吸附法(通则3429)进行检测,应证明含有甲肝病毒抗原。

3.4.2　外观

应为乳酪色疏松体,复溶后为澄明液体,无异物。

3.4.3　水分

应不高于3.0%(通则0832)。

3.4.4　pH 值

依法检查(通则0631),应符合批准的要求。

3.4.5　渗透压摩尔浓度

依法检查(通则0632),应符合批准的要求。

3.4.6　三氯甲烷残留量

应不高于 0.006%(通则0861)。

3.4.7　病毒滴定

■取疫苗 3～5 瓶,可单瓶或混合后按 2.2.3.2 项进行,单瓶的病毒滴度或混合样品的病毒滴度应不低于 6.50 lg $CCID_{50}$/剂。■[修订]

3.4.8　热稳定性试验

应由生产单位在成品入库前取样测定,应与病毒滴定同时进行。于37℃放置72小时后,按2.2.3.2项进行,病毒滴度应不低于 6.50 lg $CCID_{50}$/剂,病毒滴度下降应不高于 0.50 lg。

3.4.9　牛血清白蛋白残留量

应不高于 50ng/剂(通则3411)。

3.4.10　抗生素残留量

生产过程中加入抗生素的应进行该项检查。采用酶联免疫吸附法(通则3429)检测,应不高于 50ng/剂。

3.4.11　无菌检查

依法检查(通则1101),应符合规定。

3.4.12　异常毒性检查

依法检查(通则1141),应符合规定。

3.4.13　细菌内毒素检查

应不高于 50EU/剂(通则1143 凝胶限度试验)。

4　疫苗稀释剂

疫苗稀释剂为灭菌注射用水,稀释剂的生产应符合批准的要求。灭菌注射用水应符合本版药典(二部)的相关规定。

5 保存、运输及有效期

于 2～8℃避光保存和运输。自生产之日起,按批准的有效期执行。

6 使用说明

应符合"生物制品分包装及贮运管理"规定和批准的内容。

甲型肝炎灭活疫苗(人二倍体细胞)

Jiaxing Ganyan Miehuoyimiao (Ren Erbeiti Xibao)

Hepatitis A Vaccine(Human Diploid Cell),Inactivated

本品系用甲型肝炎(简称甲肝)病毒接种人二倍体细胞,经培养、收获、病毒纯化、灭活后,加入铝佐剂制成。用于预防甲型肝炎。

1 基本要求

生产和检定用设施、原材料及辅料、水、器具、动物等应符合"凡例"的有关要求。

2 制造

2.1 生产用细胞

生产用细胞为人二倍体细胞(2BS 株、KMB$_{17}$株或其他经批准的细胞株)。

2.1.1 细胞管理及检定

应符合"生物制品生产检定用动物细胞基质制备及质量控制"的有关规定。每批原液的生产应来自复苏扩增后的同一细胞批。

各级细胞库代次应不超过批准的限定代次。

2.1.2 细胞制备

取工作细胞库的细胞,经复苏、消化、置适宜温度下培养制备的一定数量并用于接种病毒的细胞为一个细胞批。

2.2 毒种

2.2.1 名称及来源

生产用毒种为甲肝病毒 TZ84 株、吕 8 株或其他批准的人二倍体细胞适应的甲肝病毒株。

2.2.2 种子批的建立

应符合"生物制品生产检定用菌毒种管理及质量控制"的有关规定。

甲肝病毒 TZ84 株原始种子应不超过第 20 代,主种子批应不超过第 22 代,工作种子批应不超过第 23 代,生产的疫苗应不超过第 24 代。吕 8 株原始种子应不超过第 24 代,主种子批不超过第 25 代,工作种子批不超过第 30 代,生产的疫苗应不超过第 31 代。

2.2.3 种子批毒种的检定

主种子批应进行以下全面检定,工作种子批进行 2.2.3.1～2.2.3.4项检定。

2.2.3.1 鉴别试验

用甲肝病毒特异性免疫血清和甲肝病毒抗体阴性血清分别与 500～1000CCID$_{50}$/ml 甲肝病毒等量混合,置 37℃水浴 60 分钟,接种人二倍体细胞 2BS 株或 KMB$_{17}$株,置 35℃培养至病毒增殖高峰期,提取甲肝病毒后用酶联免疫吸附法(通则 3429)测定,经中和的病毒液检测结果应为阴性,证明甲肝病毒被完全中和;未经中和的病毒液检测结果应为阳性,证明为甲肝病毒。

2.2.3.2 病毒滴定

将毒种做 10 倍系列稀释,取至少 3 个稀释度,分别接种人二倍体细胞,置 35℃培养至病毒增殖高峰期,收获后提取甲肝病毒,用酶联免疫吸附法(通则 3429)测定,病毒滴度应不低于 6.50 lg CCID$_{50}$/ml。

2.2.3.3 无菌检查

依法检查(通则 1101),应符合规定。

2.2.3.4 支原体检查

依法检查(通则 3301),应符合规定。

2.2.3.5 外源病毒因子检查

依法检查(通则 3302),应符合规定。供试品可不经甲肝病毒特异性免疫血清中和,直接接种小鼠和细胞观察。

2.2.3.6 免疫原性检查

用主种子批毒种制备疫苗。取甲肝病毒抗体阴性、肝功能指标正常、体重为 1.5～4.5kg 的健康恒河猴 7 只,其中试验组 5 只,肌内注射 1.0ml(甲肝病毒抗原含量应不低于一个成人剂量),另设 2 只为对照。免疫后 28 天采血,采用酶联免疫吸附法(通则 3429)检测甲肝病毒抗体。对照组甲肝病毒抗体应全部为阴性,试验组至少有 4 只血清抗体阳转为合格。

2.2.4 毒种保存

毒种应于−60℃以下保存。

2.3 原液

2.3.1 细胞制备

按 2.1.2 项进行。

2.3.2 培养液

采用适宜的培养液进行培养。如培养液含新生牛血清,其质量应符合要求(通则 3604),且甲肝抗体检测应为阴性。

2.3.3 对照细胞外源病毒因子检查

依法检查(通则 3302),应符合规定。

2.3.4 病毒接种和培养

将毒种接种细胞进行培养,病毒接种量及培养条件按批准的执行。

2.3.5 病毒收获

培养至病毒增殖高峰期后,采用适宜浓度的胰蛋白酶或其他适宜方法消化含甲肝病毒的细胞,经离心或过滤的方法收集后为病毒收获物。

2.3.6 病毒收获物检定

按 3.1 项进行。

2.3.7 病毒提取

检定合格的病毒收获物经冻融和(或)超声波或其他适宜方法处理收获病毒后,用三氯甲烷抽提以提取甲肝病毒。

2.3.8 合并

检定合格的同一细胞批生产的单次病毒收获物经提取病毒后可进行合并。

2.3.9 病毒纯化

采用柱色谱法或其他适宜的方法进行纯化。纯化前或纯化后超滤浓缩至规定蛋白质含量范围内,纯化后取样进行抗原含量测定。

2.3.10 病毒灭活

纯化后甲肝病毒液除菌过滤后加入甲醛灭活病毒,具体工艺参数,包括收获液蛋白质含量和甲醛浓度等按批准的执行。病毒灭活到期后,每个病毒灭活容器应立即取样,分别进行病毒灭活验证试验。灭活后的病毒液即为原液。

2.3.11 病毒灭活验证试验

取灭活后病毒液,接种人二倍体细胞,置 33～35℃ 培养适宜时间(TZ84 株不少于 21 天,吕 8 株不少于 12 天)收获,同法盲传 2 代,用酶联免疫吸附法(通则 3429)检测甲肝病毒,应为阴性。

2.3.12 原液检定

按 3.2 项进行。

2.3.13 原液保存

于 2～8℃ 保存。

2.4 半成品

2.4.1 配制

病毒原液经铝吸附后,按规定的抗原含量进行稀释,可加入适宜浓度的 2-苯氧乙醇作为抑菌剂及其他适宜稳定剂,即为半成品。

2.4.2 半成品检定

按 3.3 项进行。

2.5 成品

2.5.1 分批

应符合"生物制品分包装及贮运管理"规定。

2.5.2 分装

应符合"生物制品分包装及贮运管理"规定。

2.5.3 规格

每支 0.5ml 或 1.0ml,每 1 次成人用剂量为 1.0ml,儿童剂量为 0.5ml,成人剂量和儿童剂量含甲肝病毒抗原含量按批准的执行。

2.5.4 包装

应符合"生物制品分包装及贮运管理"规定。

3 检定

3.1 病毒收获物检定

3.1.1 无菌检查

依法检查(通则 1101),应符合规定。

3.1.2 支原体检查

依法检查(通则 3301),应符合规定。

3.1.3 抗原含量

采用酶联免疫吸附法(通则 3429)测定,应符合批准的要求。

3.1.4 蛋白质含量

依法测定(通则 0731 第二法),应符合批准的要求。

3.2 原液检定

3.2.1 无菌检查

依法检查(通则 1101),应符合规定。

3.2.2 抗原含量

采用酶联免疫吸附法(通则 3429)测定,应符合批准的要求。

3.2.3 蛋白质含量

依法测定(通则 0731 第二法),应符合批准的要求。

3.2.4 牛血清白蛋白残留量

应不高于 100ng/ml(通则 3411)。

3.2.5 去氧胆酸钠残留量

采用去氧胆酸钠作为细胞裂解剂的,按本品种附录 1 进行检测,残留量应不高于 20μg/ml。

3.2.6 聚山梨酯 80 残留量

生产过程中使用聚山梨酯 80 的,残留量应不高于 20μg/ml(通则 3203)。

3.3 半成品检定

3.3.1 无菌检查

依法检查(通则 1101),应符合规定。

3.3.2 pH 值

应为 5.5～7.0(通则 0631)。

3.3.3 铝吸附效果测定

取吸附后上清液,用酶联免疫吸附法(通则 3429)检测甲肝病毒抗原含量,上清液中甲肝病毒抗原含量应不高于吸附前抗原总量的 5%。

3.3.4 铝含量

应不高于 0.62mg/ml(通则 3106)。

3.3.5 聚乙二醇 6000 残留量

生产过程中加入聚乙二醇 6000 的,残留量应小于 10μg/ml(通则 3202)。

3.4 成品检定

3.4.1 鉴别试验

采用酶联免疫吸附法(通则 3429)检查,应证明含有甲肝病毒抗原。

3.4.2 外观

应为微乳白色混悬液体,可因沉淀而分层,易摇散,不应有摇不散的块状物。

3.4.3 装量

依法检查(通则 0102),应不低于标示量。

3.4.4 pH 值

应为 5.5～7.0(通则 0631)。

3.4.5 渗透压摩尔浓度

依法检查(通则 0632),应符合批准的要求。

3.4.6 铝含量

■应不高于 0.62mg/ml(通则 3106)。■[修订]

3.4.7 游离甲醛含量

应不高于 50μg/ml(通则 3207 第二法)。

3.4.8 三氯甲烷残留量

应不高于 0.006%(通则 0861)。

3.4.9 2-苯氧乙醇含量

采用 2-苯氧乙醇作为抑菌剂的进行该项检测,按本品种附录 2 进行检测,应为 4.0～6.0mg/ml。

3.4.10 体外相对效力测定

应不低于 0.75(通则 3502)。

3.4.11 抗生素残留量

生产过程中加入抗生素的应进行该项检查。采用酶联免疫吸附法(通则 3429),应不高于 50ng/剂。

3.4.12 无菌检查

依法检查(通则 1101),应符合规定。

3.4.13 细菌内毒素检查

应不高于 10EU/ml(通则 1143 凝胶限度试验)。

3.4.14 异常毒性检查

依法检查(通则 1141),应符合规定。

4 保存、运输及有效期

于 2～8℃避光保存和运输。自生产之日起,按批准的有效期执行。

5 附录

附录 1 去氧胆酸钠残留量测定法
附录 2 2-苯氧乙醇含量测定法

6 使用说明

应符合"生物制品分包装及贮运管理"规定和批准的内容。

附录 1 去氧胆酸钠残留量测定法

本法系依据去氧胆酸钠在酸性条件下生成有色化合物,用比色法测定供试品中去氧胆酸钠的残留量。

试剂

(1)去氧胆酸钠对照品溶液(100μg/ml)

精密称取干燥至恒重的去氧胆酸钠 0.05g 于烧杯内,加入醋酸 30ml 使溶解,转入 50ml 量瓶内,用适量水冲洗烧杯洗液转入量瓶,再补加水至 50ml。临用前 10 倍稀释即为 100μg/ml。

(2)60% 醋酸溶液

取醋酸 150ml,加水 100ml,混匀。

(3)43.5% 硫酸溶液

量取浓硫酸 453ml,缓慢加入 500ml 水中,边加边搅拌,补水至 1000ml。

测定法

取供试品 1.0ml 于 50ml 比色管中,加 43.5% 硫酸溶液 14.0ml,摇匀,于 70℃ 加热 20 分钟,冷却至室温,照紫外-可见分光光度法(通则 0401)在波长 387nm 处测定吸光度。

精密吸取去氧胆酸钠对照品溶液(100μg/ml)0ml、0.1ml、0.2ml、0.4ml、0.8ml 于 50ml 比色管中,各加 60% 醋酸溶液至 1.0ml,使去氧胆酸钠浓度分别为 0μg/ml、10μg/ml、20μg/ml、40μg/ml、80μg/ml,自"加 43.5% 硫酸溶液 14.0ml"起,同法操作,测定各管吸光度。

以去氧胆酸钠对照品溶液的浓度对其相应的吸光度作直线回归,将供试品溶液的吸光度代入回归方程,计算供试品中去氧胆酸钠含量。

附录 2 2-苯氧乙醇含量测定法

本法系采用高效液相色谱法测定 2-苯氧乙醇含量。

照高效液相色谱法(通则 0512)测定。

色谱条件 采用 C_{18} 柱,粒度 10μm;流动相为水-乙腈(50/50),检测波长为 270nm,流速为每分钟 1ml。

对照品溶液的制备

准确称取 2-苯氧乙醇对照品 50mg 于 10ml 量瓶中,用流动相定容至 10ml,用 0.45μm 滤膜过滤。

供试品溶液的制备

取供试品 1ml,用 0.45μm 滤膜过滤。

测定法

精密量取同体积的对照品溶液和供试品溶液,分别注入液相色谱仪,记录色谱图;上样量为 10μl。

按下式计算:

$$2\text{-苯氧乙醇含量}(mg/ml) = \frac{供试品峰面积}{对照品峰面积} \times 供试品稀释倍数 \times 对照品浓度(mg/ml)$$

麻疹减毒活疫苗

Mazhen Jiandu Huoyimiao

Measles Vaccine, Live

本品系用麻疹病毒减毒株接种原代鸡胚细胞,经培养、收获病毒液后,加入适宜稳定剂冻干制成。用于预防麻疹。

1 基本要求

生产和检定用设施、原材料及辅料、水、器具、动物等应符合"凡例"的有关要求。

2 制造

2.1 生产用细胞

毒种制备及疫苗生产用细胞为原代鸡胚细胞。

2.1.1 细胞管理及检定

应符合"生物制品生产检定用动物细胞基质制备及质量控制"规定。

2.1.2 细胞制备

选用 9～11 日龄鸡胚,经胰蛋白酶消化、分散细胞,用适宜的培养液进行培养。来源于同一批鸡胚、同一容器内消化制备的鸡胚细胞为一个细胞消化批;源自同一批鸡胚、于同一天制备的多个细胞消化批为一个细胞批。

2.2　毒种

2.2.1　名称及来源

生产用毒种为麻疹病毒沪-191 株、长-47 株或经批准的其他麻疹病毒减毒株。

2.2.2　种子批的建立

应符合"生物制品生产检定用菌毒种管理及质量控制"规定。

沪-191 主种子批应不超过第 28 代,工作种子批应不超过第 32 代;长-47 主种子批应不超过第 34 代,工作种子批应不超过第 40 代。采用沪-191 生产的疫苗应不超过第 33 代,采用长-47 生产的疫苗应不超过第 41 代。

2.2.3　种子批毒种的检定

主种子批应进行以下全面检定,工作种子批应至少进行 2.2.3.1～2.2.3.5 项检定。

2.2.3.1　鉴别试验

将稀释至 500～2000 CCID$_{50}$/ml 的病毒液与适当稀释的麻疹病毒特异性免疫血清等量混合后,置 37℃ 水浴 60 分钟,接种 Vero 细胞或 FL 细胞,在适宜的温度下培养 7～8 天判定结果。麻疹病毒应被完全中和(无细胞病变);同时设血清和细胞对照,均应为阴性;病毒对照的病毒滴度应不低于 500 CCID$_{50}$/ml。

2.2.3.2　病毒滴定

将毒种做 10 倍系列稀释,每稀释度病毒液接种 Vero 细胞或 FL 细胞,置适宜温度下培养 7～8 天判定结果。病毒滴度应不低于 4.5 lg CCID$_{50}$/ml。应同时进行病毒参考品滴定。

2.2.3.3　无菌检查

依法检查(通则 1101),应符合规定。

2.2.3.4　分枝杆菌检查

以草分枝杆菌(CMCC 95024)或牛分枝杆菌菌株 BCG 作为阳性对照菌。取阳性对照菌接种于罗氏固体培养基,于 37℃ 培养 3～5 天收集培养物,以 0.85%～0.90% 氯化钠溶液制成菌悬液,采用细菌浊度法确定菌含量,该菌液浊度与中国细菌浊度标准一致时活菌量约为 2×10^7 CFU/ml。稀释菌悬液,取不高于 100CFU 的菌液作为阳性对照。

供试品小于 1ml 时采用直接接种法,将供试品全部接种于适宜固体培养基(如罗氏培养基或 Middlebrook 7H10 培养基),每种培养基做 3 个重复;并同时设置阳性对照。将接种后的培养基置 37℃ 培养 56 天,阳性对照应有菌生长,接种供试品的培养基未见分枝杆菌生长,则判为合格。

供试品大于 1ml 时采用薄膜过滤法集菌后接种培养基。将供试品以 0.22μm 滤膜过滤后,取滤膜接种于适宜固体培养基,同时设阳性对照。所用培养基、培养时间及结果判定同上。

2.2.3.5　支原体检查

依法检查(通则 3301),应符合规定。

2.2.3.6　外源病毒因子检查

依法检查(通则 3302),应符合规定。

2.2.3.7　免疫原性检查

建立或变更主种子批时应确认主种子批的免疫原性,必要时应根据药品注册管理的相关要求开展相应的临床试验。

2.2.3.8　猴体神经毒力试验

主种子批或工作种子批的毒种应进行猴体神经毒力试验,以证明无神经毒力。每次至少用 10 只麻疹抗体阴性的易感猴,每侧丘脑注射 0.5ml(应不低于 1 个人用剂量的病毒量),观察 17～21 天,不应有麻痹及其他神经症状出现。注射后 48 小时内猴死亡数不超过 2 只可以更换;如死亡超过 20%,即使为非特异性死亡,试验也不能成立,应重试。观察期末,每只猴采血测麻疹病毒抗体,阳转率应不低于 80%,并处死解剖,对大脑和脊髓的适当部位做病理组织学检查,应为阴性。每次试验同时有 4 只易感猴作为对照,待试验猴处死后 10 天,第 2 次采血,对照猴麻疹抗体应仍为阴性。

2.2.4　毒种保存

冻干毒种应于 −20℃ 以下保存;液体毒种应于 −60℃ 以下保存。

2.3　原液

2.3.1　细胞制备

按 2.1.2 项进行。

2.3.2　培养液

采用适宜的培养液进行培养。如培养液含新生牛血清,其质量应符合要求(通则 3604)。

2.3.3　对照细胞外源病毒因子检查

依法检查(通则 3302),应符合规定。

2.3.4　病毒接种和培养

毒种和细胞混合后,置适宜温度下进行培养,病毒接种量及培养条件按批准的执行。当细胞出现一定程度病变时,倾去培养液,用不少于原培养液量的洗液洗涤细胞表面,并换以维持液继续培养。

2.3.5　病毒收获

观察细胞病变达到适宜程度时,收获病毒液。根据细胞生长情况,可换以维持液继续培养,进行多次病毒收获。检定合格的同一细胞批生产的同一次病毒收获液可合并为单次病毒收获液。

2.3.6　单次病毒收获液保存

按批准的执行。

2.3.7　单次病毒收获液合并

检定合格的同一细胞批生产的多个单次病毒收获液可合并为一批原液。

2.3.8　原液检定

按 3.2 项进行。

2.3.9 原液保存

按批准的执行。

2.4 半成品

2.4.1 配制

将原液按规定的同一病毒滴度进行配制,加入适宜稳定剂,即为半成品。多批检定合格的原液可制备成一批半成品。

2.4.2 半成品检定

按 3.3 项进行。

2.5 成品

2.5.1 分批

应符合"生物制品分包装及贮运管理"规定。

2.5.2 分装及冻干

应符合"生物制品分包装及贮运管理"规定。

2.5.3 规格

按标示量复溶后每瓶 0.5ml、1.0ml 或 2.0ml。每 1 次人用剂量为 0.5ml,含麻疹活病毒应不低于 3.0 lg $CCID_{50}$。

2.5.4 包装

应符合"生物制品分包装及贮运管理"规定。

3 检定

3.1 单次病毒收获液检定

3.1.1 病毒滴定

按 2.2.3.2 项进行。病毒滴度应不低于 4.5 lg $CCID_{50}/ml$。

3.1.2 无菌检查

依法检查(通则 1101),应符合规定。

3.1.3 支原体检查

依法检查(通则 3301),应符合规定。

3.2 原液检定

3.2.1 病毒滴定

按 2.2.3.2 项进行。病毒滴度应不低于 4.5 lg $CCID_{50}/ml$。

3.2.2 无菌检查

依法检查(通则 1101),应符合规定。

3.2.3 支原体检查

依法检查(通则 3301),应符合规定。

3.3 半成品检定

无菌检查

依法检查(通则 1101),应符合规定。

3.4 成品检定

除水分测定外,应按标示量加入所附灭菌注射用水,复溶后进行以下各项检定。

3.4.1 鉴别试验

按 2.2.3.1 项进行。

3.4.2 外观

应为乳酪色疏松体,复溶后应为橘红色或淡粉红色澄明液体,无异物。

3.4.3 水分

应不高于 3.0%(通则 0832)。

3.4.4 pH 值

依法检查(通则 0631),应符合批准的要求。

3.4.5 渗透压摩尔浓度

依法检查(通则 0632),应符合批准的要求。

3.4.6 病毒滴定

■取疫苗 3～5 瓶,可单瓶或混合后按 2.2.3.2 项进行,单瓶的病毒滴度或混合样品的病毒滴度应不低于 3.3 lg $CCID_{50}/ml$。■[修订]

3.4.7 热稳定性试验

应由生产单位在成品入库前取样测定,应与病毒滴定同时进行。于 37℃ 放置 7 天后,按 2.2.3.2 项进行,病毒滴度应不低于 3.3 lg $CCID_{50}/ml$,病毒滴度下降应不高于 1.0 lg。

3.4.8 牛血清白蛋白残留量

应不高于 50ng/剂(通则 3411)。

3.4.9 抗生素残留量

生产过程中加入抗生素的应进行该项检查。采用酶联免疫吸附法(通则 3429),应不高于 50ng/剂。

3.4.10 无菌检查

依法检查(通则 1101),符合规定。

3.4.11 异常毒性检查

依法检查(通则 1141),应符合规定。

3.4.12 细菌内毒素检查

应不高于 50EU/剂(通则 1143 凝胶限度试验)。

4 疫苗稀释剂

疫苗稀释剂为灭菌注射用水,稀释剂的生产应符合批准的要求。灭菌注射用水应符合本版药典(二部)的相关规定。

5 保存、运输及有效期

于 2～8℃ 避光保存和运输。自生产之日起,有效期为 18 个月。

6 使用说明

应符合"生物制品分包装及贮运管理"规定和批准的内容。

腮腺炎减毒活疫苗

Saixianyan Jiandu Huoyimiao

Mumps Vaccine, Live

本品系用腮腺炎病毒减毒株接种原代鸡胚细胞,经培养、收获病毒液后,加适宜稳定剂冻干制成。用于预防流行性腮腺炎。

1 基本要求

生产和检定用设施、原材料及辅料、水、器具、动物等应符合"凡例"的有关要求。

2 制造

2.1 生产用细胞

毒种制备及疫苗生产用细胞为原代鸡胚细胞。

2.1.1 细胞管理及检定

应符合"生物制品生产检定用动物细胞基质制备及质量控制"规定。

2.1.2 细胞制备

选用9～11日龄鸡胚,经胰蛋白酶消化,分散细胞,用适宜的培养液进行培养。来源于同一批鸡胚、同一容器内消化制备的鸡胚细胞为一个细胞消化批;源自同一批鸡胚、于同一天制备的多个细胞消化批为一个细胞批。

2.2 毒种

2.2.1 名称及来源

生产用毒种为腮腺炎病毒 S_{79} 株、Wm_{84} 株或经批准的其他腮腺炎病毒减毒株。

2.2.2 种子批的建立

应符合"生物制品生产检定用菌毒种管理及质量控制"规定。

S_{79} 株主种子批应不超过第3代,工作种子批应不超过第6代;Wm_{84} 株主种子批应不超过第8代,工作种子批应不超过第10代。S_{79} 株生产的疫苗应不超过第7代,Wm_{84} 株生产的疫苗应不超过第11代。

2.2.3 种子批毒种的检定

主种子批应进行以下全面检定,工作种子批应至少进行2.2.3.1～2.2.3.5项检定。

2.2.3.1 鉴别试验

将稀释至 $500～2000$ $CCID_{50}/ml$ 的病毒液与腮腺炎病毒特异性免疫血清等量混合后,置37℃水浴60分钟,接种 Vero 细胞或 FL 细胞,在适宜的温度下培养8～10天判定结果。腮腺炎病毒应被完全中和(无细胞病变);同时设血清和细胞对照,均应为阴性;病毒对照的病毒滴度应不低于500 $CCID_{50}/ml$。

2.2.3.2 病毒滴定

将毒种做10倍系列稀释,每稀释度病毒液接种 Vero 细胞或 FL 细胞,置适宜温度下培养8～10天判定结果,病毒滴度应不低于 5.5 lg $CCID_{50}/ml$。应同时进行病毒参考品滴定。

2.2.3.3 无菌检查

依法检查(通则1101),应符合规定。

2.2.3.4 分枝杆菌检查

以草分枝杆菌(CMCC 95024)或牛分枝杆菌菌株 BCG 作为阳性对照菌。取阳性对照菌接种于罗氏固体培养基,于37℃培养3～5天收集培养物,以 $0.85\%～0.90\%$ 氯化钠溶液制成菌悬液,采用细菌浊度法确定菌含量,该菌液浊度与中国细菌浊度标准一致时活菌量约为 $2×10^7 CFU/ml$。稀释菌悬液,取不高于 100CFU 的菌液作为阳性对照。

供试品小于1ml时采用直接接种法,将供试品全部接种于适宜固体培养基(如罗氏培养基或 Middlebrook 7H10 培养基),每种培养基各3个重复;并同时设置阳性对照。将接种后的培养基置于37℃培养56天,阳性对照应有菌生长,接种供试品的培养基未见分枝杆菌生长,则判为合格。

供试品大于1ml时采用薄膜过滤法集菌后接种培养基。将供试品以 $0.22\mu m$ 滤膜过滤后,取滤膜接种于适宜固体培养基,同时设阳性对照。所用培养基、培养时间及结果判定同上。

2.2.3.5 支原体检查

依法检查(通则3301),应符合规定。

2.2.3.6 外源病毒因子检查

依法检查(通则3302),应符合规定。

2.2.3.7 免疫原性检查

建立或变更主种子批时应确认主种子批的免疫原性,必要时应根据药品注册管理的相关要求开展相应的临床试验。

2.2.3.8 猴体神经毒力试验

主种子批或工作种子批的毒种应进行猴体神经毒力试验,以证明无神经毒力。每次至少用 10 只腮腺炎抗体阴性的易感猴,每侧丘脑接种 0.5ml(应不低于 1 个人用剂量的病毒量),观察 17～21 天,不应有麻痹及其他神经症状出现。注射后 48 小时内猴死亡数不超过 2 只可以更换,如超过 20%,即使为非特异性死亡,试验也不能成立,应重试。观察期末,每只猴采血测腮腺炎病毒抗体,阳转率应不低于 80%,并处死解剖,对大脑和脊髓的适当部位做病理组织学检查,应为阴性。每次试验同时有 2 只易感猴作为对照,待试验猴处死后 10 天,第 2 次采血,对照猴腮腺炎抗体应仍为阴性。

2.2.4 毒种保存

冻干毒种应于−20℃以下保存;液体毒种应于−60℃以下保存。

2.3 原液

2.3.1 细胞制备

按 2.1.2 项进行。

2.3.2 培养液

采用适宜的培养液进行培养。如培养液含新生牛血清,其质量应符合要求(通则3604)。

2.3.3 对照细胞外源病毒因子检查

依法检查(通则3302),应符合规定。

2.3.4 病毒接种和培养

毒种和细胞混合后,置适宜温度下进行培养,病毒接种量及培养条件按批准的执行。当细胞出现一定程度病变时,倾去培养液,用不少于原培养液量的洗液洗涤细胞表面,并换以维持液继续培养。

2.3.5 病毒收获

观察细胞病变达到适宜程度时,收获病毒液。根据细胞生长情况,可换以维持液继续培养,进行多次病毒收获。检定合格的同一细胞批生产的同一次病毒收获液可合并为单次病毒收获液。

2.3.6 单次病毒收获液保存

按批准的执行。

2.3.7 单次病毒收获液合并

检定合格的同一细胞批生产的多个单次病毒收获液可合

并为一批原液。

2.3.8 原液检定

按 3.2 项进行。

2.3.9 原液保存

按批准的执行。

2.4 半成品

2.4.1 配制

将原液按同一病毒滴度进行配制,并加入适量稳定剂,即为半成品。多批检定合格的原液可制备成一批半成品。

2.4.2 半成品检定

按 3.3 项进行。

2.5 成品

2.5.1 分批

应符合"生物制品分包装及贮运管理"规定。

2.5.2 分装及冻干

应符合"生物制品分包装及贮运管理"规定。

2.5.3 规格

按标示量复溶后每瓶 0.5ml 或 1.0ml。每 1 次人用剂量为 0.5ml,含腮腺炎活病毒应不低于 $3.7\ \lg\ CCID_{50}$。

2.5.4 包装

应符合"生物制品分包装及贮运管理"规定。

3 检定

3.1 单次病毒收获液检定

3.1.1 病毒滴定

按 2.2.3.2 项进行。病毒滴度应不低于 $5.0\ \lg\ CCID_{50}/ml$。

3.1.2 无菌检查

依法检查(通则 1101),应符合规定。

3.1.3 支原体检查

依法检查(通则 3301),应符合规定。

3.2 原液检定

3.2.1 病毒滴定

按 2.2.3.2 项进行。病毒滴度应不低于 $5.0\ \lg\ CCID_{50}/ml$。

3.2.2 无菌检查

依法检查(通则 1101),应符合规定。

3.2.3 支原体检查

依法检查(通则 3301),应符合规定。

3.3 半成品检定

无菌检查

依法检查(通则 1101),应符合规定。

3.4 成品检定

除水分测定外,按标示量加入所附灭菌注射用水,复溶后进行以下各项检定。

3.4.1 鉴别试验

按 2.2.3.1 项进行。

3.4.2 外观

应为乳酪色疏松体,复溶后应为橘红色或淡粉红色澄明液体,无异物。

3.4.3 水分

应不高于 3.0%(通则 0832)。

3.4.4 pH 值

依法检查(通则 0631),应符合批准的要求。

3.4.5 渗透压摩尔浓度

依法检查(通则 0632),应符合批准的要求。

3.4.6 病毒滴定

■取疫苗 3～5 瓶,可单瓶或混合后按 2.2.3.2 项进行,单瓶的病毒滴度或混合样品的病毒滴度应不低于 $4.0\ \lg\ CCID_{50}/ml$。■[修订]

3.4.7 热稳定性试验

热稳定性试验应由生产单位在成品入库前取样测定,应与病毒滴定同时进行。于 37℃放置 7 天后,按 2.2.3.2 项进行,病毒滴度应不低于 $4.0\ \lg\ CCID_{50}/ml$,病毒滴度下降应不高于 $1.0\ \lg$。

3.4.8 牛血清白蛋白残留量

应不高于 50ng/剂(通则 3411)。

3.4.9 抗生素残留量

生产过程中加入抗生素的应进行该项检查。采用酶联免疫吸附法(通则 3429),应不高于 50ng/剂。

3.4.10 无菌检查

依法检查(通则 1101),应符合规定。

3.4.11 异常毒性检查

依法检查(通则 1141),应符合规定。

3.4.12 细菌内毒素检查

应不高于 50EU/剂(通则 1143 凝胶限度试验)。

4 疫苗稀释剂

疫苗稀释剂为灭菌注射用水,稀释剂的生产应符合批准的要求。灭菌注射用水应符合本版药典(二部)的相关规定。

5 保存、运输及有效期

于 2～8℃避光保存和运输。自生产之日起,有效期为 18 个月。

6 使用说明

应符合"生物制品分包装及贮运管理"规定和批准的内容。

风疹减毒活疫苗(人二倍体细胞)

Fengzhen Jiandu Huoyimiao

(Ren Erbeiti Xibao)

Rubella Vaccine(Human Diploid Cell),Live

本品系用风疹病毒减毒株接种人二倍体细胞,经培养、收获病毒液后,加入适宜稳定剂冻干制成。用于预防风疹。

1 基本要求

生产和检定用设施、原材料及辅料、水、器具、动物等应符合"凡例"的有关要求。

2 制造

2.1 生产用细胞

生产用细胞为人二倍体细胞 2BS 株、MRC-5 株或经批准的其他细胞株。

2.1.1 细胞管理及检定

应符合"生物制品生产检定用动物细胞基质制备及质量控制"规定。

每批原液的生产应来自复苏扩增后的同一细胞批。

各级细胞库代次应不超过批准的限定代次。

2.1.2 细胞制备

取工作细胞库中的细胞,经复苏、消化,置适宜温度下静置或旋转培养制备的一定数量并用于接种病毒的细胞为一个细胞批。

2.2 毒种

2.2.1 名称及来源

生产用毒株为风疹病毒 BRD Ⅱ 减毒株或经批准的其他经人二倍体细胞适应的减毒株。

2.2.2 种子批的建立

应符合"生物制品生产检定用菌毒种管理及质量控制"规定。

BRD Ⅱ 株原始种子为第 25 代,主种子批应不超过第 28 代,工作种子批不超过第 31 代。生产疫苗的病毒代次应不超过第 32 代。

2.2.3 种子批毒种的检定

主种子批应进行以下全面检定,工作种子批应至少进行 2.2.3.1~2.2.3.4 项检定。

2.2.3.1 鉴别试验

将稀释至 $100\sim500$ $CCID_{50}$/ml 的病毒液与适当稀释的风疹病毒特异性免疫血清等量混合后,置 37℃水浴 60 分钟,接种 RK-13 细胞,置 32℃培养 7~10 天判定结果。风疹病毒应被完全中和(无细胞病变);同时设血清和细胞对照,均应为阴性;病毒对照的病毒滴度应不低于 100 $CCID_{50}$/ml。

2.2.3.2 病毒滴定

将毒种做 10 倍系列稀释,每稀释度病毒液接种 RK-13 细胞,置 32℃培养 7~10 天判定结果。病毒滴度应不低于 4.8 lg $CCID_{50}$/ml。应同时进行病毒参考品滴定。

2.2.3.3 无菌检查

依法检查(通则 1101),应符合规定。

2.2.3.4 支原体检查

依法检查(通则 3301),应符合规定。

2.2.3.5 外源病毒因子检查

依法检查(通则 3302),应符合规定。

2.2.3.6 免疫原性检查

建立或变更主种子批时应确认主种子批的免疫原性,必要时应根据药品注册管理的相关要求开展相应的临床试验。

2.2.3.7 猴体神经毒力试验

主种子批或工作种子批的毒种应进行猴体神经毒力试验,以证明无神经毒力。每次至少用 10 只风疹抗体阴性的易感猴,每侧丘脑接种 0.5ml(应不低于 1 个人用剂量的病毒量),观察 17~21 天,不应有麻痹及其他神经症状出现。注射后 48 小时内猴死亡数不超过 2 只可以更换;如超过 20%,即使为非特异性死亡,试验也不能成立,应重试。观察期末,每只猴采血测风疹病毒抗体,阳转率应不低于 80%,并处死解剖,对大脑和脊髓的适当部位做病理组织学检查,应为阴性。每次试验同时有 2 只易感猴作为对照,待试验猴处死后 10 天,第 2 次采血,对照猴风疹抗体应仍为阴性。

2.2.4 毒种保存

冻干毒种应于−20℃以下保存;液体毒种应于−60℃以下保存。

2.3 原液

2.3.1 细胞制备

按 2.1.2 项进行。

2.3.2 培养液

采用适宜的培养液进行培养。如培养液含新生牛血清,其质量应符合要求(通则 3604)。

2.3.3 对照细胞外源病毒因子检查

依法检查(通则 3302),应符合规定。

2.3.4 病毒接种和培养

将毒种接种细胞进行培养,病毒接种量及培养条件按批准的执行。

2.3.5 病毒收获

观察细胞病变达到适宜程度时,收获病毒液。根据细胞的生长情况,可换以维持液继续培养,进行多次病毒收获。检定合格的同一细胞批生产的同一次病毒收获液可合并为单次病毒收获液。

2.3.6 单次病毒收获液保存

按批准的执行。

2.3.7 单次病毒收获液合并

检定合格的同一细胞批生产的多个单次病毒收获液可合并为一批原液。

2.3.8 原液检定

按 3.2 项进行。

2.3.9 原液保存

按批准的执行。

2.4 半成品

2.4.1 配制

将原液按规定的同一病毒滴度进行适当稀释,加入适宜稳定剂,即为半成品。多批检定合格的原液可制成一批半成品。

2.4.2 半成品检定

按 3.3 项进行。

2.5 成品

2.5.1 分批

应符合"生物制品分包装及贮运管理"规定。

2.5.2 分装及冻干

应符合"生物制品分包装及贮运管理"规定。

2.5.3 规格

按标示量复溶后每瓶 0.5ml 或 1.0ml。每 1 次人用剂量为 0.5ml,含风疹活病毒应不低于 3.2 lg $CCID_{50}$。

2.5.4 包装

应符合"生物制品分包装及贮运管理"规定。

3 检定

3.1 单次病毒收获液检定

3.1.1 病毒滴定

按 2.2.3.2 项进行,病毒滴度应不低于 4.8 lg $CCID_{50}$/ml。

3.1.2 无菌检查

依法检查(通则 1101),应符合规定。

3.1.3 支原体检查

依法检查(通则 3301),应符合规定。

3.2 原液检定

3.2.1 病毒滴定

按 2.2.3.2 项进行,病毒滴度应不低于 4.8 lg $CCID_{50}$/ml。

3.2.2 无菌检查

依法检查(通则 1101),应符合规定。

3.2.3 支原体检查

依法检查(通则 3301),应符合规定。

3.3 半成品检定

无菌检查

依法检查(通则 1101),应符合规定。

3.4 成品检定

除水分测定外,应按标示量加入所附灭菌注射用水,复溶后进行以下各项检定。

3.4.1 鉴别试验

按 2.2.3.1 项进行。

3.4.2 外观

应为乳酪色疏松体,复溶后为橘红色澄明液体,无异物。

3.4.3 水分

应不高于 3.0%(通则 0832)。

3.4.4 pH 值

依法检查(通则 0631),应符合批准的要求。

3.4.5 渗透压摩尔浓度

依法检查(通则 0632),应符合批准的要求。

3.4.6 病毒滴定

■取疫苗 3~5 瓶,可单瓶或混合后按 2.2.3.2 项进行,单瓶的病毒滴度或混合样品的病毒滴度应不低于 3.5 lg $CCID_{50}$/ml。■[修订]

3.4.7 热稳定性试验

热稳定性试验应由生产单位在成品入库前取样测定,应与病毒滴定同时进行。于 37℃ 放置 7 天后,按 2.2.3.2 项进行,病毒滴度应不低于 3.5 lg $CCID_{50}$/ml,病毒滴度下降应不高于 1.0 lg。

3.4.8 牛血清白蛋白残留量

应不高于 50ng/剂(通则 3411)。

3.4.9 抗生素残留量

生产过程中加入抗生素的应进行该项检查。采用酶联免疫吸附法(通则 3429),应不高于 50ng/剂。

3.4.10 无菌检查

依法检查(通则 1101),应符合规定。

3.4.11 异常毒性检查

依法检查(通则 1141),应符合规定。

3.4.12 细菌内毒素检查

应不高于 50EU/剂(通则 1143 凝胶限度试验)。

4 疫苗稀释剂

疫苗稀释剂为灭菌注射用水,稀释剂的生产应符合批准的要求。灭菌注射用水应符合本版药典(二部)的相关规定。

5 保存、运输及有效期

于 2~8℃ 避光保存和运输。自生产之日起,有效期为 18 个月。

6 使用说明

应符合"生物制品分包装及贮运管理"规定和批准的内容。

水痘减毒活疫苗

Shuidou Jiandu Huoyimiao

Varicella Vaccine,Live

本品系用水痘-带状疱疹病毒接种人二倍体细胞,经培养,收获病毒,加入适宜稳定剂冻干制成。用于预防水痘。

1 基本要求

生产和检定用设施、原材料及辅料、水、器具、动物等应符合"凡例"的有关要求。

2 制造

2.1 生产用细胞

生产用细胞为人二倍体细胞 2BS 株、MRC-5 株或经批准的其他细胞株。

2.1.1 细胞库管理及检定

应符合"生物制品生产检定用动物细胞基质制备及质量控制"规定。

每批原液的生产应来自复苏扩增后的同一细胞批。

各级细胞库代次应不超过批准的限定代次。

2.1.2 细胞制备

取工作细胞库中的细胞,经复苏、消化,置适宜温度下静置或旋转培养制备的一定数量并用于接种病毒的细胞为一个细胞批。

2.2 毒种

2.2.1 名称及来源

生产用毒株为水痘-带状疱疹病毒减毒株 Oka 株或经批准的其他经人二倍体细胞适应的减毒株。

2.2.2 种子批的建立

应符合"生物制品生产检定用菌毒种管理及质量控制"规定。各级种子批代次应不超过批准的限定代次。

2.2.3 种子批毒种的检定

主种子批应进行以下全面检定,工作种子批应至少进行2.2.3.1~2.2.3.5项检定。

2.2.3.1 鉴别试验

将稀释至 500~1000PFU/ml 的病毒液与适当稀释的水痘病毒特异性免疫血清等量混合后,置 37℃ 水浴中和 60 分钟,接种人二倍体细胞 2BS 株或 MRC-5 株,置 37℃±1℃、5% 二氧化碳培养 7~10 天判定结果,水痘病毒应完全被中和;同时设血清和细胞对照,均应为阴性,病毒对照的病毒滴度应不低于 500PFU/ml。

2.2.3.2 病毒滴定

采用蚀斑法进行病毒滴定。取供试品做适宜倍数系列稀释。每个稀释度接种人二倍体细胞 2BS 株或 MRC-5 株,置 37℃±1℃、5% 二氧化碳培养 7~10 天判定结果,病毒滴度应不低于 3.7 lg PFU/ml。应同时用病毒参考品进行滴定。

2.2.3.3 无菌检查

依法检查(通则 1101),应符合规定。

2.2.3.4 支原体检查

依法检查(通则 3301),应符合规定。

2.2.3.5 外源病毒因子检查

依法检查(通则 3302),应符合规定。

2.2.3.6 免疫原性检查

建立或变更主种子批时应确认主种子批的免疫原性,必要时应根据药品注册管理的相关要求开展相应的临床试验。

2.2.3.7 猴体神经毒力试验

主种子批应进行神经毒力试验,以证明无神经毒力,每次至少用 10 只水痘抗体阴性的易感猴,每侧丘脑注射 0.5ml(应不低于 1 个人用剂量的病毒量),观察 17~21 天,不应有麻痹及其他神经症状出现,注射后 48 小时内猴死亡数不超过 2 只时可以更换;如死亡超过 20%,即使为非特异性死亡,试验也不能成立,应重试。观察期末,每只猴处死解剖,对大脑及脊髓适当部位做病理组织学检查,应无病理改变。试验应设立 2 只易感猴作为阴性对照,分别于观察期末和试验猴处死后 10 天采血,对照猴两次血清样品的水痘抗体均应为阴性。

2.2.4 毒种保存

冻干毒种置 −20℃ 以下保存,液体毒种置 −60℃ 以下保存。

2.3 原液

2.3.1 细胞制备

同 2.1.2 项。

2.3.2 培养液

采用适宜的培养液进行培养。如培养液含新生牛血清,其质量应符合要求(通则 3604)。

2.3.3 对照细胞外源病毒因子检查

依法检查(通则 3302),应符合规定。

2.3.4 病毒接种和培养

将毒种接种细胞进行培养,病毒接种量及培养条件按批准的执行。当出现一定程度的病变时,弃去培养液,用不少于原倍培养液量的洗涤液洗涤细胞表面,可换维持液继续培养。

2.3.5 病毒收获

采用适当方法收集感染细胞,并加入适宜的稳定剂为病毒收获物。

2.3.6 病毒收获物检定

按 3.1 项进行。

2.3.7 病毒收获物保存

于 −60℃ 以下保存,保存时间应按批准的执行。

2.3.8 细胞破碎、离心

将感染细胞冻融后,采用超声波或其他适宜的方法破碎感染细胞,经离心或其他适宜方法去除细胞碎片,收集含有病毒的上清液。

2.3.9 合并

检定合格的来源于同一细胞批的病毒上清液合并后即为原液。

2.3.10 原液检定

按 3.2 项进行。

2.3.11 原液保存

置 −60℃ 以下保存,保存时间应按批准的执行。

2.4 半成品

2.4.1 配制

将原液按规定的同一病毒滴度进行适当稀释,加入适宜稳定剂即为半成品。

2.4.2 半成品检定

按 3.3 项进行。

2.5 成品

2.5.1 分批

应符合"生物制品分包装及贮运管理"规定。

2.5.2 分装及冻干

应符合"生物制品分包装及贮运管理"规定。

2.5.3 规格

按标示量复溶后每瓶为 0.5ml。每 1 次人用剂量为 0.5ml,含水痘-带状疱疹活病毒应不低于 3.3 lg PFU。

2.5.4 包装

应符合"生物制品分包装及贮运管理"规定。

3 检定

3.1 病毒收获物检定

无菌检查

依法检查(通则1101),应符合规定。

3.2 原液检定

3.2.1 病毒滴定

按2.2.3.2项进行。病毒滴度应不低于4.0 lg PFU/ml。

3.2.2 无菌检查

依法检查(通则1101),应符合规定。

3.2.3 支原体检查

依法检查(通则3301),应符合规定。

3.3 半成品检定

无菌检查

依法检查(通则1101),应符合规定。

3.4 成品检定

除水分测定外,按标示量加入所附灭菌注射用水,复溶后进行以下各项检定。

3.4.1 鉴别试验

按2.2.3.1项进行。

3.4.2 外观

应为乳白色或白色疏松体,复溶后为澄明液体,可微带乳光,无异物。

3.4.3 pH值

依法检查(通则0631),应符合批准的要求。

3.4.4 渗透压摩尔浓度

依法检查(通则0632),应符合批准的要求。

3.4.5 水分

应不高于3.0%(通则0832)。

3.4.6 病毒滴定

■取疫苗3~5瓶,可单瓶或混合后按2.2.3.2项进行,单瓶的病毒滴度或混合样品的病毒滴度应不低于3.6 lg PFU/ml。■[修订]

3.4.7 热稳定性试验

热稳定性试验应由生产单位在成品入库前取样测定,应与病毒滴定同时进行。于37℃放置7天后,按2.2.3.2项进行,病毒滴度应不低于3.6 lg PFU/ml,病毒滴度下降应不高于1.0 lg。

3.4.8 牛血清白蛋白残留量

应不高于50ng/剂(通则3411)。

3.4.9 抗生素残留量

生产过程中加入抗生素的应进行该项检查。采用酶联免疫吸附法(通则3429),应不高于50ng/剂。

3.4.10 无菌检查

依法检查(通则1101),应符合规定。

3.4.11 异常毒性检查

依法检查(通则1141),应符合规定。

3.4.12 细菌内毒素含量

应不高于50EU/剂(通则1143凝胶限度试验)。

4 疫苗稀释剂

疫苗稀释剂为灭菌注射用水,稀释剂的生产应符合批准的要求。灭菌注射用水应符合本版药典(二部)的相关规定。

5 保存、运输及有效期

于2~8℃避光保存和运输。自生产之日起,按批准的有效期执行。

6 使用说明

应符合"生物制品分包装及贮运管理"规定和批准的内容。

麻疹腮腺炎联合减毒活疫苗

Mazhen Saixianyan Lianhe Jiandu Huoyimiao

Measles and Mumps Combined Vaccine,Live

本品系用麻疹病毒减毒株和腮腺炎病毒减毒株分别接种鸡胚细胞,经培养、收获病毒液,按比例混合配制,加适宜稳定剂冻干制成。用于预防麻疹和流行性腮腺炎。

1 基本要求

生产和检定用设施、原材料及辅料、水、器具、动物等应符合"凡例"的有关要求。

2 制造

2.1 单价原液

2.1.1 麻疹病毒原液制备

应符合"麻疹减毒活疫苗"中2.1~2.3.9项的规定。

2.1.2 腮腺炎病毒原液制备

应符合"腮腺炎减毒活疫苗"中2.1~2.3.9项的规定。

2.2 单价原液检定

2.2.1 麻疹病毒原液检定

除按"麻疹减毒活疫苗"中3.2项进行外,并应按本品种3.1.1项进行检定。

2.2.2 腮腺炎病毒原液检定

除按"腮腺炎减毒活疫苗"中3.2项进行外,并应按本品种3.1.2项进行检定。

2.3 单价原液保存

各单价原液的保存应按批准的执行。

2.4 半成品

2.4.1 配制

将麻疹及腮腺炎单价原液按一定比例进行混合,且腮腺炎病毒滴度至少是麻疹病毒滴度的5倍,加入适量稳定剂后,即为半成品。

2.4.2 半成品检定

按3.2项进行。

2.5 成品

2.5.1　分批

应符合"生物制品分包装及贮运管理"规定。

2.5.2　分装及冻干

应符合"生物制品分包装及贮运管理"规定。

2.5.3　规格

复溶后每瓶 0.5ml。每 1 次人用剂量为 0.5ml,含麻疹活病毒应不低于 3.0 lg $CCID_{50}$,含腮腺炎活病毒应不低于 3.7 lg $CCID_{50}$。

2.5.4　包装

应符合"生物制品分包装及贮运管理"规定。

3　检定

3.1　原液检定

3.1.1　麻疹病毒原液检定

3.1.1.1　鉴别试验

将稀释至 500～2000 $CCID_{50}$/ml 的麻疹病毒原液与麻疹病毒特异性免疫血清等量混合后,置 37℃水浴 60 分钟,接种 Vero 细胞或 FL 细胞,在适宜的温度下培养 7～8 天判定结果。麻疹病毒应被完全中和(无细胞病变);同时设血清和细胞对照,应均为阴性,病毒对照的病毒滴度应不低于 500 $CCID_{50}$/ml。

3.1.1.2　牛血清白蛋白残留量

应不高于 50ng/ml(通则 3411)。

3.1.2　腮腺炎病毒原液检定

3.1.2.1　鉴别试验

将稀释至 500～2000 $CCID_{50}$/ml 的腮腺炎病毒原液与腮腺炎病毒特异性免疫血清等量混合后,置 37℃水浴 60 分钟,接种 Vero 细胞或 FL 细胞,在适宜的温度下培养 7～8 天判定结果。腮腺炎病毒应被完全中和(无细胞病变);同时设血清和细胞对照,均应为阴性;病毒对照的病毒滴度应不低于 500 $CCID_{50}$/ml。

3.1.2.2　牛血清白蛋白残留量

应不高于 50ng/ml(通则 3411)。

3.2　半成品检定

无菌检查

依法检查(通则 1101),应符合规定。

3.3　成品检定

除水分测定外,应按标示量加入所附灭菌注射用水,复溶后进行以下各项检定。

3.3.1　鉴别试验

鉴别试验应与病毒滴定同时进行。将适当稀释的麻疹病毒和腮腺炎病毒特异性免疫血清分别与经适当稀释的疫苗供试品混合后,20～25℃中和 90 分钟,接种 Vero 细胞或 FL 细胞,37℃培养 7～8 天后判定结果。麻疹和腮腺炎病毒应被完全中和,不得出现任何其他细胞病变;同时设血清和细胞对照,均应为阴性;病毒对照应为阳性。

3.3.2　外观

应为乳酪色疏松体,复溶后应为橘红色澄明液体,无异物。

3.3.3　水分

应不高于 3.0%(通则 0832)。

3.3.4　pH 值

依法检查(通则 0631),应符合批准的要求。

3.3.5　渗透压摩尔浓度

依法检查(通则 0632),应符合批准的要求。

3.3.6　病毒滴定

■取疫苗 3～5 瓶,可单瓶分别滴定或混合后滴定,并应同时进行病毒参考品滴定。

麻疹疫苗病毒滴定:疫苗供试品经腮腺炎病毒特异性免疫血清中和腮腺炎病毒后,在 Vero 细胞或 FL 细胞上滴定麻疹病毒。单瓶或混合样品的病毒滴度应不低于 3.3 lg $CCID_{50}$/ml。

腮腺炎疫苗病毒滴定:疫苗供试品经麻疹病毒特异性免疫血清中和麻疹病毒后,在 Vero 细胞或 FL 细胞上滴定腮腺炎病毒。单瓶或混合样品的病毒滴度应不低于 4.0 lg $CCID_{50}$/ml。■[修订]

3.3.7　热稳定性试验

热稳定性试验应由生产者在成品入库前取样测定,应与病毒滴定同时进行。于 37℃放置 7 天后,按 3.3.6 项进行,麻疹疫苗病毒滴度应不低于 3.3 lg $CCID_{50}$/ml,腮腺炎疫苗病毒滴度应不低于 4.0 lg $CCID_{50}$/ml,两种疫苗病毒滴度下降均应不高于 1.0 lg。

3.3.8　牛血清白蛋白残留量

应不高于 50ng/剂(通则 3411)。

3.3.9　抗生素残留量

生产过程中加入抗生素的应进行该项检查。采用酶联免疫吸附法(通则 3429),应不高于 50ng/剂。

3.3.10　无菌检查

依法检查(通则 1101),应符合规定。

3.3.11　异常毒性检查

依法检查(通则 1141),应符合规定。

3.3.12　细菌内毒素检查

应不高于 50EU/剂(通则 1143 凝胶限度试验)。

4　疫苗稀释剂

疫苗稀释剂为灭菌注射用水,稀释剂的生产应符合批准的要求。灭菌注射用水应符合本版药典(二部)的相关规定。

5　保存、运输及有效期

于 2～8℃避光保存和运输。自生产之日起,有效期为 18 个月。

6　使用说明

应符合"生物制品分包装及贮运管理"规定和批准的内容。

麻疹风疹联合减毒活疫苗

Mazhen Fengzhen Lianhe Jiandu Huoyimiao

Measles and Rubella Combined Vaccine，Live

本品系用麻疹病毒减毒株接种原代鸡胚细胞和风疹病毒减毒株接种人二倍体细胞，经培养、收获病毒液后，按比例混合配制，加入适宜稳定剂冻干制成。用于预防麻疹和风疹。

1　基本要求

生产和检定用设施、原材料及辅料、水、器具、动物等应符合"凡例"的有关要求。

2　制造

2.1　单价原液

2.1.1　麻疹病毒原液制备

应符合"麻疹减毒活疫苗"中 2.1～2.3.9 项的规定。

2.1.2　风疹病毒原液制备

应符合"风疹减毒活疫苗（人二倍体细胞）"中 2.1～2.3.9 项的规定。

2.2　单价原液检定

2.2.1　麻疹病毒原液检定

除按"麻疹减毒活疫苗"中 3.2 项进行外，并应按本品种 3.1.1 项进行检定。

2.2.2　风疹病毒原液检定

除按"风疹减毒活疫苗（人二倍体细胞）"中 3.2 项进行外，并应按本品种 3.1.2 项进行检定。

2.3　单价原液保存

各单价原液的保存应按批准的执行。

2.4　半成品

2.4.1　配制

将检定合格的麻疹和风疹病毒单价原液分别按规定的同一病毒滴度进行稀释后，等比例混合，加入适宜的稳定剂配制，即为半成品。

2.4.2　半成品检定

按 3.2 项进行。

2.5　成品

2.5.1　分批

应符合"生物制品分包装及贮运管理"规定。

2.5.2　分装及冻干

应符合"生物制品分包装及贮运管理"规定。

2.5.3　规格

复溶后每瓶 0.5ml。每 1 次人用剂量为 0.5ml，含麻疹和风疹活病毒均应不低于 3.0 lg CCID$_{50}$。

2.5.4　包装

应符合"生物制品分包装及贮运管理"规定。

3　检定

3.1　原液检定

3.1.1　麻疹病毒原液检定

3.1.1.1　鉴别试验

将稀释至 500～2000 CCID$_{50}$/ml 的病毒液与适当稀释的麻疹病毒特异性免疫血清等量混合后，置 37℃水浴 60 分钟，接种 Vero 细胞或 FL 细胞，在适宜温度下培养 7～8 天判定结果。麻疹病毒应被完全中和（无细胞病变）；同时设血清和细胞对照，均应为阴性；病毒对照的病毒滴度应不低于 500 CCID$_{50}$/ml。

3.1.1.2　牛血清白蛋白残留量

应不高于 50ng/ml（通则 3411）。

3.1.2　风疹病毒原液检定

3.1.2.1　鉴别试验

将稀释至 100～500 CCID$_{50}$/ml 的病毒液与适当稀释的风疹病毒特异性免疫血清等量混合后，置 37℃水浴 60 分钟，接种 RK-13 细胞，置 32℃培养 7～10 天判定结果。风疹病毒应被完全中和（无细胞病变）；同时设血清和细胞对照，均应为阴性；病毒对照的病毒滴度应不低于 100 CCID$_{50}$/ml。

3.1.2.2　牛血清白蛋白残留量

应不高于 50ng/ml（通则 3411）。

3.2　半成品检定

无菌检查

依法检查（通则 1101），应符合规定。

3.3　成品检定

除水分测定外，应按标示量加入所附灭菌注射用水，复溶后进行以下各项检定。

3.3.1　鉴别试验

鉴别试验应和病毒滴定同时进行。将适当稀释的麻疹病毒和风疹病毒特异性免疫血清混合后，与经适当稀释的疫苗供试品（稀释至风疹病毒含量为 100～500 CCID$_{50}$/ml）混合，于适宜温度中和一定时间后，分别接种 Vero 细胞和 RK-13 细胞，再分别于 37℃±1℃ 和 32℃±1℃ 培养 7～10 天判定结果。麻疹病毒和风疹病毒应被完全中和，不应出现任何细胞病变。同时设血清和细胞对照，均应为阴性；病毒对照应为阳性。

3.3.2　外观

应为乳酪色疏松体，复溶后为橘红色或淡粉红色澄明液体，无异物。

3.3.3　水分

应不高于 3.0%（通则 0832）。

3.3.4　pH 值

依法检查（通则 0631），应符合批准的要求。

3.3.5　渗透压摩尔浓度

依法检查（通则 0632），应符合批准的要求。

3.3.6　病毒滴定

■取疫苗 3～5 瓶复溶后，可单瓶分别滴定或混合滴定，并应同时进行病毒参考品滴定。

麻疹疫苗病毒滴定:供试品经风疹病毒特异性免疫血清中和风疹病毒后,在 Vero 细胞上滴定麻疹病毒。单瓶或混合样品的麻疹病毒滴度应不低于 3.3 lg CCID$_{50}$/ml。

风疹疫苗病毒滴定:供试品经麻疹病毒特异性免疫血清中和麻疹病毒后,在 RK-13 细胞上进行风疹病毒滴定。单瓶或混合样品的风疹病毒滴度应不低于 3.3 lg CCID$_{50}$/ml。■[修订]

3.3.7 热稳定性试验

热稳定性试验应由生产者在成品入库前取样测定,应与病毒滴定同时进行。于 37℃ 放置 7 天后,按 3.3.6 项进行,麻疹和风疹病毒滴度均应不低于 3.3 lg CCID$_{50}$/ml。病毒滴度下降均应不高于 1.0 lg。

3.3.8 牛血清白蛋白残留量

应不高于 50ng/剂(通则 3411)。

3.3.9 抗生素残留量

生产过程中加入抗生素的应进行该项检查。采用酶联免疫吸附法(通则 3429),应不高于 50ng/剂。

3.3.10 无菌检查

依法检查(通则 1101),应符合规定。

3.3.11 异常毒性检查

依法检查(通则 1141),应符合规定。

3.3.12 细菌内毒素检查

应不高于 50EU/剂(通则 1143 凝胶限度试验)。

4 疫苗稀释剂

疫苗稀释剂为灭菌注射用水,稀释剂的生产应符合批准的要求。灭菌注射用水应符合本版药典(二部)的相关规定。

5 保存、运输及有效期

于 2~8℃ 避光保存和运输。自生产之日起,有效期为 18 个月。

6 使用说明

应符合"生物制品分包装及贮运管理"规定和批准的内容。

麻腮风联合减毒活疫苗

Ma Sai Feng Lianhe Jiandu Huoyimiao

Measles, Mumps and Rubella Combined Vaccine, Live

本品系用麻疹病毒减毒株和腮腺炎病毒减毒株分别接种原代鸡胚细胞、风疹病毒减毒株接种人二倍体细胞,经培养、收获病毒液,按比例混合配制,加入适宜稳定剂冻干制成。用于预防麻疹、腮腺炎和风疹。

1 基本要求

生产和检定用设施、原材料及辅料、水、器具、动物等应符合"凡例"的有关要求。

2 制造

2.1 单价原液

2.1.1 麻疹病毒原液制备

应符合"麻疹减毒活疫苗"中 2.1~2.3.9 项的规定。

2.1.2 腮腺炎病毒原液制备

应符合"腮腺炎减毒活疫苗"中 2.1~2.3.9 项的规定。

2.1.3 风疹病毒原液制备

应符合"风疹减毒活疫苗(人二倍体细胞)"中 2.1~2.3.9 项的规定。

2.2 单价原液检定

2.2.1 麻疹病毒原液检定

除按"麻疹减毒活疫苗"中 3.2 项进行外,并应按本品种 3.1.1 项进行检定。

2.2.2 腮腺炎病毒原液检定

除按"腮腺炎减毒活疫苗"中 3.2 项进行外,并应按本品种 3.1.2 项进行检定。

2.2.3 风疹病毒原液检定

除按"风疹减毒活疫苗(人二倍体细胞)"中 3.2 项进行外,并应按本品种 3.1.3 项进行检定。

2.3 单价原液保存

各单价原液的保存应按批准的执行。

2.4 半成品

2.4.1 配制

将检定合格的麻疹病毒、腮腺炎病毒和风疹病毒单价原液根据病毒滴度按一定比例进行配制,其中麻疹和风疹病毒滴度比例应为 1:1,腮腺炎病毒滴度至少是麻疹或风疹病毒滴度的 5 倍。加入适宜的稳定剂后即为半成品。

2.4.2 半成品检定

按 3.2 项进行。

2.5 成品

2.5.1 分批

应符合"生物制品分包装及贮运管理"规定。

2.5.2 分装及冻干

应符合"生物制品分包装及贮运管理"规定。

2.5.3 规格

复溶后每瓶 0.5ml。每 1 次人用剂量为 0.5ml,含麻疹和风疹活病毒均应不低于 3.0 lg CCID$_{50}$,含腮腺炎活病毒应不低于 3.7 lg CCID$_{50}$。

2.5.4 包装

应符合"生物制品分包装及贮运管理"规定。

3 检定

3.1 原液检定

3.1.1 麻疹病毒原液检定

3.1.1.1 鉴别试验

将稀释至 500~2000 CCID$_{50}$/ml 的病毒液与适当稀释的麻疹病毒特异性免疫血清等量混合后,置 37℃ 水浴 60 分钟,接种 Vero 细胞或 FL 细胞,在适宜温度下培养 7~8 天判定结果。麻疹病毒应被完全中和(无细胞病变);同时设血清和细胞对照,均应为阴性;病毒对照的病毒滴度应不低于 500 $CCID_{50}/ml$。

3.1.1.2　牛血清白蛋白残留量

应不高于 50ng/ml(通则 3411)。

3.1.2　腮腺炎病毒原液检定

3.1.2.1　鉴别试验

将稀释至 500~2000 $CCID_{50}/ml$ 的病毒液与腮腺炎病毒特异性免疫血清等量混合后,置 37℃ 水浴 60 分钟,接种 Vero 细胞或 FL 细胞,在适宜温度下培养 8~10 天判定结果。腮腺炎病毒应被完全中和(无细胞病变);同时设血清和细胞对照,均应为阴性;病毒对照的病毒滴度应不低于 500 $CCID_{50}/ml$。

3.1.2.2　牛血清白蛋白残留量

应不高于 50ng/ml(通则 3411)。

3.1.3　风疹病毒原液检定

3.1.3.1　鉴别试验

将稀释至 100~500 $CCID_{50}/ml$ 病毒原液与适当稀释的风疹病毒特异性免疫血清等量混合后,置 37℃ 水浴 60 分钟,接种 RK-13 细胞,置 32℃ 培养 7~10 天判定结果。风疹病毒应被完全中和(无细胞病变);同时设血清和细胞对照,均应为阴性;病毒对照的病毒滴度应不低于 100$CCID_{50}/ml$。

3.1.3.2　牛血清白蛋白残留量

应不高于 50ng/ml(通则 3411)。

3.2　半成品检定

无菌检查

依法检查(通则 1101),应符合规定。

3.3　成品检定

除水分测定外,应按标示量加入所附灭菌注射用水,复溶后进行以下各项检定。

3.3.1　鉴别试验

鉴别试验应与病毒滴定同时进行。将适当稀释的麻疹病毒、腮腺炎病毒和风疹病毒特异性免疫血清混合后,与经适当稀释的疫苗供试品(稀释至风疹病毒含量为 100~500 $CCID_{50}/ml$)混合,于适宜温度中和一定时间后,分别接种 Vero 细胞和 RK-13 细胞,再分别于 37℃±1℃ 和 32℃±1℃ 培养 7~10 天判定结果。麻疹、腮腺炎和风疹病毒应被完全中和,不应出现任何细胞病变。同时设血清和细胞对照,均应为阴性;病毒对照应为阳性。

3.3.2　外观

应为乳酪色疏松体,复溶后为橘红色澄明液体,无异物。

3.3.3　水分

应不高于 3.0%(通则 0832)。

3.3.4　pH 值

依法检查(通则 0631),应符合批准的要求。

3.3.5　渗透压摩尔浓度

依法检查(通则 0632),应符合批准的要求。

3.3.6　病毒滴定

■取疫苗 3~5 瓶复溶后,可单瓶分别滴定或混合滴定,并应同时进行病毒参考品滴定。

麻疹疫苗病毒滴定:供试品经腮腺炎病毒和风疹病毒特异性免疫血清中和腮腺炎病毒和风疹病毒后,在 Vero 细胞上滴定麻疹病毒。单瓶或混合样品的麻疹病毒滴度应不低于 3.3 lg $CCID_{50}/ml$。

腮腺炎疫苗病毒滴定:供试品经麻疹病毒和风疹病毒特异性免疫血清中和麻疹病毒和风疹病毒后,在 Vero 细胞上滴定腮腺炎病毒。单瓶或混合样品的腮腺炎病毒滴度应不低于 4.0 lg $CCID_{50}/ml$。

风疹疫苗病毒滴定:供试品经腮腺炎病毒和麻疹病毒特异性免疫血清中和腮腺炎病毒和麻疹病毒后,在 RK-13 细胞上进行风疹病毒滴定。单瓶或混合样品的风疹病毒滴度应不低于 3.3 lg $CCID_{50}/ml$。■[修订]

3.3.7　热稳定性试验

热稳定性试验应由生产单位在成品入库前取样测定,应与病毒滴定同时进行。于 37℃ 放置 7 天后,按 3.3.6 项进行,麻疹病毒滴度应不低于 3.3 lg $CCID_{50}/ml$,腮腺炎病毒滴度应不低于 4.0 lg $CCID_{50}/ml$,风疹病毒滴度应不低于 3.3 lg $CCID_{50}/ml$,各病毒滴度下降均应不高于 1.0 lg。

3.3.8　牛血清白蛋白残留量

应不高于 50ng/剂(通则 3411)。

3.3.9　抗生素残留量

生产过程中加入抗生素的应进行该项检查。采用酶联免疫吸附法(通则 3429),应不高于 50ng/剂。

3.3.10　无菌检查

依法检查(通则 1101),应符合规定。

3.3.11　异常毒性检查

依法检查(通则 1141),应符合规定。

3.3.12　细菌内毒素检查

应不高于 50EU/剂(通则 1143 凝胶限度试验)。

4　疫苗稀释剂

疫苗稀释剂为灭菌注射用水,稀释剂的生产应符合批准的要求。灭菌注射用水应符合本版药典(二部)的相关规定。

5　保存、运输及有效期

于 2~8℃ 避光保存和运输。自生产之日起,有效期为 18 个月。

6　使用说明

应符合"生物制品分包装及贮运管理"规定和批准的内容。

流感全病毒灭活疫苗

Liugan Quanbingdu Miehuoyimiao

Influenza Vaccine（Whole Virion），Inactivated

本品系用世界卫生组织（WHO）推荐的并经国家药品监督管理部门批准的甲型和乙型流行性感冒（简称流感）病毒株分别接种鸡胚，经培养、收获病毒液、灭活病毒、浓缩和纯化后制成。用于预防本株病毒引起的流行性感冒。

1　基本要求

生产和检定用设施、原材料及辅料、水、器具、动物等应符合"凡例"的有关要求。

2　制造

2.1　生产用鸡胚

毒种传代和制备用鸡胚应来源于 SPF 鸡群；疫苗生产用鸡胚应来源于封闭式房舍内饲养的健康鸡群，并选用 9～11 日龄无畸形、血管清晰、活动的鸡胚。

2.2　毒种

2.2.1　名称及来源

生产用毒种为 WHO 推荐并提供的甲型和乙型流感病毒株。

2.2.2　种子批的建立

应符合"生物制品生产检定用菌毒种管理及质量控制"规定。以 WHO 推荐并提供的流感毒株代次为基础，传代建立主种子批和工作种子批，至成品疫苗病毒总传代不得超过 5 代。

2.2.3　种子批毒种的检定

主种子批应进行以下全面检定，工作种子批应至少进行 2.2.3.1～2.2.3.5 项检定。

2.2.3.1　鉴别试验

血凝素型别鉴定：应用相应（亚）型流感病毒特异性免疫血清进行血凝抑制试验或单向免疫扩散试验，结果应证明其抗原性与推荐的病毒株相一致。

2.2.3.2　病毒滴度

采用鸡胚半数感染剂量法（EID_{50}）检查，病毒滴度应不低于 6.5 lg EID_{50}/ml。

2.2.3.3　血凝滴度

采用血凝法检测，应不低于 1∶160。

2.2.3.4　无菌检查

依法检查（通则 1101），应符合规定。

2.2.3.5　支原体检查

依法检查（通则 3301），应符合规定。

2.2.3.6　外源性禽白血病病毒检测

用相应（亚）型的流感病毒特异性免疫血清中和毒种后，接种 SPF 鸡胚细胞，经培养，用酶联免疫吸附法（通则 3429）检测培养物，结果应为阴性。

2.2.3.7　外源性禽腺病毒检测

用相应（亚）型流感病毒特异性免疫血清中和毒种后，接种 SPF 鸡胚肝细胞，经培养，分别用适宜的血清学方法检测其培养物中的 I 型和Ⅲ型禽腺病毒，结果均应为阴性。

2.2.4　毒种保存

冻干毒种应于 −20℃以下保存；液体毒种应于 −60℃以下保存。

2.3　单价原液

2.3.1　病毒接种和培养

于鸡胚尿囊腔接种工作种子批毒种，置适宜温度下培养。一次未使用完的工作种子批毒种，不得再回冻继续使用。

2.3.2　病毒收获

筛选活鸡胚，置 2～8℃冷胚一定时间后，收获尿囊液于容器内。逐容器取样进行尿囊收获液检定。

2.3.3　尿囊收获液合并

每个收获容器检定合格的含单型流感病毒的尿囊液可合并为单价病毒合并液。

2.3.4　病毒灭活

单价病毒合并液加入甲醛灭活病毒，具体工艺参数，包括收获液蛋白质含量和甲醛浓度等按批准的执行。病毒灭活到期后，每个病毒灭活容器应立即取样，分别进行病毒灭活验证试验，并进行细菌内毒素含量测定（也可在纯化后加入适宜浓度的甲醛溶液进行病毒灭活）。

2.3.5　病毒灭活验证试验

将病毒灭活后的尿囊液样品做 10 倍系列稀释，取原倍、10^{-1} 及 10^{-2} 倍稀释的病毒液分组接种鸡胚尿囊腔，每组接种 10 枚 9～11 日龄鸡胚，每胚接种 0.2ml，置 33～35℃培养 72 小时。24 小时内死亡的不计数，每组鸡胚须至少存活 80%。自存活的鸡胚中每胚取 0.5ml 尿囊液，按组混合后，再盲传一代，每组各接种 10 枚胚，每胚接种 0.2ml，经 33～35℃培养 72 小时后，取尿囊液进行血凝试验，结果应不出现血凝反应。

2.3.6　浓缩和纯化

2.3.6.1　超滤浓缩

单价病毒合并液经离心或其他适宜的方法澄清后，采用超滤法将病毒液浓缩至适宜蛋白质含量范围。超滤浓缩后病毒液应取样进行细菌内毒素含量测定。

2.3.6.2　纯化

超滤浓缩后的病毒液可采用柱色谱法或蔗糖密度梯度离心法进行纯化，采用蔗糖密度梯度离心法进行纯化的应用超滤法去除蔗糖。超滤后的病毒液取样进行细菌内毒素含量测定和微生物限度检查，微生物限度检查菌数应小于 10CFU/ml。

■2.3.7　除菌过滤

纯化后的病毒液经除菌过滤，即为单价原液。■[修订]

2.3.8 单价原液检定

按 3.2 项进行。

2.3.9 单价原液保存

应于 2～8℃保存。

2.4 半成品

■2.4.1 配制

根据各单价原液血凝素含量,将各型流感病毒按同一血凝素含量进行半成品配制(血凝素配制量可在 15～18μg/剂范围内,每年各型别流感病毒株应按同一血凝素含量进行配制),即为半成品。■[修订]

2.4.2 半成品检定

按 3.3 项进行。

2.5 成品

2.5.1 分批

应符合"生物制品分包装及贮运管理"规定。

2.5.2 分装

应符合"生物制品分包装及贮运管理"规定。

2.5.3 规格

每瓶 0.5ml 或 1.0ml。每 1 次人用剂量为 0.5ml 或 1.0ml,含各型流感病毒株血凝素应为 15μg。

2.5.4 包装

应符合"生物制品分包装及贮运管理"规定。

3 检定

3.1 尿囊收获液检定

3.1.1 微生物限度检查

按微生物计数法检测,菌数应小于 10^5 CFU/ml,沙门菌检测应为阴性(通则 1105、通则 1106 与通则 1107)。

3.1.2 血凝滴度

按 2.2.3.3 项进行,应不低于 1∶160。

3.2 单价原液检定

3.2.1 鉴别试验

用相应(亚)型流感病毒特异性免疫血清进行血凝抑制试验或单向免疫扩散试验(方法见 3.1.2 项),结果证明抗原性与推荐病毒株相一致。

3.2.2 血凝素含量

采用单向免疫扩散试验测定血凝素含量。

将抗原参考品和供试品分别加至含有抗体参考品的 1.5% 琼脂糖凝胶板上,20～25℃放置至少 18 小时。用 PBS 浸泡 1 小时后,干燥、染色、脱色。准确测量抗原参考品和供试品形成的沉淀环直径,以抗原参考品形成的沉淀环的直径对其相应抗原浓度作直线回归,求得直线回归方程,代入供试品的沉淀环直径,即可得到供试品的血凝素含量,应不低于 90μg/(株·ml)。

3.2.3 无菌检查

依法检查(通则 1101),应符合规定。

3.2.4 蛋白质含量

应不高于血凝素含量的 4.5 倍(通则 0731 第二法)。

3.3 半成品检定

3.3.1 游离甲醛含量

应不高于 50μg/剂(通则 3207 第一法)。

3.3.2 硫柳汞含量

应不高于 50μg/剂(通则 3115)。

3.3.3 血凝素含量

按 3.2.2 项进行,每剂中各型流感病毒株血凝素含量应为配制量的 80%～120%。

3.3.4 无菌检查

依法检查(通则 1101),应符合规定。

3.4 成品检定

3.4.1 鉴别试验

用相应(亚)型流感病毒特异性免疫血清进行单向免疫扩散试验,结果应证明抗原性与推荐病毒株相一致。

3.4.2 外观

应为微乳白色液体,无异物。

3.4.3 装量

依法检查(通则 0102),应不低于标示量。

3.4.4 渗透压摩尔浓度

依法检查(通则 0632),应符合批准的要求。

3.4.5 化学检定

3.4.5.1 pH 值

应为 6.8～8.0(通则 0631)。

■3.4.5.2 硫柳汞含量

应不高于 50μg/剂(通则 3115)。■[删除]

■3.4.5.2■[修订] 蛋白质含量

应不高于 200μg/剂(通则 0731 第二法),并不得超过疫苗中血凝素含量的 4.5 倍。

3.4.6 血凝素含量

按 3.2.2 项进行,每剂中各型流感病毒株血凝素含量应不低于标示量的 80%。

3.4.7 卵清蛋白含量

采用酶联免疫吸附法(通则 3429)检测,卵清蛋白含量应不高于 250ng/剂。

3.4.8 抗生素残留量

生产过程中加入抗生素的应进行该项检查。采用酶联免疫吸附法(通则 3429),应不高于 50ng/剂。

3.4.9 无菌检查

依法检查(通则 1101),应符合规定。

3.4.10 异常毒性检查

依法检查(通则 1141),应符合规定。

3.4.11 细菌内毒素检查

应不高于 10EU/剂(通则 1143 凝胶限度试验)。

4 保存、运输及有效期

于 2～8℃避光保存和运输。自生产之日起,有效期为 12 个月。

5 使用说明

应符合"生物制品分包装及贮运管理"规定和批准的内容。

流感病毒裂解疫苗

Liugan Bingdu Liejie Yimiao

Influenza Vaccine(Split Virion),Inactivated

本品系用世界卫生组织(WHO)推荐的并经国家药品监督管理部门批准的甲型和乙型流行性感冒(简称流感)病毒株分别接种鸡胚,经培养、收获病毒液、病毒灭活、纯化、裂解后制成。用于预防本株病毒引起的流行性感冒。

1 基本要求

生产和检定用设施、原材料及辅料、水、器具、动物等应符合"凡例"的有关要求。

2 制造

2.1 生产用鸡胚

毒种传代和制备用鸡胚应来源于 SPF 鸡群。疫苗生产用鸡胚应来源于封闭式房舍内饲养的健康鸡群,并选用 9～11 日龄无畸形、血管清晰、活动的鸡胚。

2.2 毒种

2.2.1 名称及来源

生产用毒种为 WHO 推荐并提供的甲型和乙型流感毒株。

2.2.2 种子批的建立

应符合"生物制品生产检定用菌毒种管理及质量控制"规定。以 WHO 推荐并提供的流感毒株代次为基础,传代建立主种子批和工作种子批,至成品疫苗病毒总传代不得超过 5 代。

2.2.3 种子批的检定

主种子批应做以下全面检定,工作种子批应至少进行 2.2.3.1～2.2.3.5 项检定。

2.2.3.1 鉴别试验

血凝素型别鉴定:应用相应(亚)型流感病毒特异性免疫血清进行血凝抑制试验,结果应证明其抗原性与推荐的病毒株相一致。

2.2.3.2 病毒滴度

采用鸡胚半数感染剂量法(EID_{50})检查,病毒滴度应不低于 $6.5\ \lg EID_{50}/ml$。

2.2.3.3 血凝滴度

采用血凝法检测,应不低于 1:160。

2.2.3.4 无菌检查

依法检查(通则 1101),应符合规定。

2.2.3.5 支原体检查

依法检查(通则 3301),应符合规定。

2.2.3.6 外源性禽白血病病毒检测

用相应(亚)型的流感病毒特异性免疫血清中和病毒后,接种 SPF 鸡胚细胞,经培养,用酶联免疫吸附法(通则 3429)检测培养物,结果应为阴性。

2.2.3.7 外源性禽腺病毒检测

用相应(亚)型的流感病毒特异性免疫血清中和病毒后,接种 SPF 鸡胚肝细胞,经培养,分别用适宜的血清学方法检测其培养物中的Ⅰ型和Ⅲ型禽腺病毒,结果均应为阴性。

2.2.4 毒种保存

冻干毒种应于 -20℃ 及以下保存;液体毒种应于 -60℃ 及以下保存。

2.3 单价原液

2.3.1 病毒接种和培养

于鸡胚尿囊腔接种经适当稀释的工作种子批毒种,置适宜温度下进行培养。一次未使用完的工作种子批毒种,不得再回冻继续使用。

2.3.2 病毒收获

筛选活鸡胚,置 2～8℃ 冷胚一定时间后,收获尿囊液于容器内。逐容器取样进行尿囊收获液检定。

2.3.3 尿囊收获液合并

每个收获容器检定合格的含单型流感病毒的尿囊液可合并为单价病毒合并液。

2.3.4 病毒灭活

单价病毒合并液加入甲醛灭活病毒,具体工艺参数,包括收获液蛋白质含量和甲醛浓度等按批准的执行。灭活到期后,每个病毒灭活容器应立即取样,分别进行病毒灭活验证试验,并进行细菌内毒素含量测定(也可在纯化后或纯化过程中加入适宜浓度的甲醛溶液进行病毒灭活)。

2.3.5 病毒灭活验证试验

将病毒灭活后的样品做 10 倍系列稀释,取原倍、10^{-1} 及 10^{-2} 倍稀释的病毒液分组接种鸡胚尿囊腔,每组接种 10 枚 9～11 日龄鸡胚,每胚接种 0.2ml,置 33～35℃ 培养 72 小时。24 小时内死亡的不计数,每组鸡胚须至少存活 80%。自存活的鸡胚中每胚取 0.5ml 尿囊液,按组混合后,再盲传一代,每组各接种 10 枚胚,每胚接种 0.2ml,经 33～35℃ 培养 72 小时后,取尿囊液进行血凝试验,结果应不出现血凝反应。

2.3.6 浓缩及纯化

2.3.6.1 超滤浓缩

单价病毒合并液经离心或其他适宜的方法澄清后,采用超滤法将病毒液浓缩至适宜蛋白质含量范围。浓缩后的病毒液应取样进行细菌内毒素含量测定。

2.3.6.2 纯化

超滤浓缩后的单价病毒合并液可采用柱色谱法或蔗糖密度梯度离心法进行纯化,采用蔗糖密度梯度离心法进行纯化的应用超滤法去除蔗糖。纯化后取样进行蛋白质含量测定。

2.3.7 病毒裂解

应在规定的蛋白质含量范围内进行病毒裂解。将纯化后的单价病毒合并液中加入适宜浓度的裂解剂,在适宜条件下进行病毒裂解。

2.3.8 裂解后纯化

采用柱色谱法或蔗糖密度梯度离心法以及其他适宜的方法进行病毒裂解后的再纯化,采用蔗糖密度梯度离心法进行纯化的应用超滤法去除蔗糖。超滤后的病毒液取样进行细菌内毒素含量测定和微生物限度检查,微生物限度检查菌数应小于10CFU/ml。

2.3.9 除菌过滤

■纯化后的病毒裂解液经除菌过滤后,即为单价原液。■[修订]

2.3.10 单价原液检定

按3.2项进行。

2.3.11 保存

于2～8℃保存。

2.4 半成品

■2.4.1 配制

根据各单价原液的血凝素含量,将各型流感病毒按同一血凝素含量进行半成品配制(血凝素配制量可在30～36μg/ml范围内,每年每型流感病毒株应按同一血凝素含量进行配制),即为半成品。■[修订]

2.4.2 半成品检定

按3.3项进行。

2.5 成品

2.5.1 分批

应符合"生物制品分包装及贮运管理"规定。

2.5.2 分装

应符合"生物制品分包装及贮运管理"规定。

2.5.3 规格

每瓶(支)0.25ml或0.5ml。每1次人用剂量为0.25ml(6个月至3岁儿童用),含各型流感病毒株血凝素应为7.5μg;或0.5ml(成人及3岁以上儿童),含各型流感病毒株血凝素应为15μg。

2.5.4 包装

应符合"生物制品分包装及贮运管理"规定。

3 检定

3.1 尿囊收获液检定

3.1.1 微生物限度检查

按微生物计数法检测,菌数应小于10^5CFU/ml,沙门菌检测应为阴性(通则1105、通则1106与通则1107)。

3.1.2 血凝滴度

按2.2.3.3项进行,应不低于1∶160。

3.2 单价原液检定

3.2.1 鉴别试验

用相应(亚)型流感病毒特异性免疫血清进行血凝抑制试验或单向免疫扩散试验(方法见■3.2.2■[订正]项),结果应证

明抗原性与推荐流感病毒株相一致。

3.2.2 血凝素含量

采用单向免疫扩散试验测定血凝素含量。

将抗原参考品和供试品分别加至含有抗体参考品的1.5%琼脂糖凝胶板上,于20～25℃放置至少18个小时。用PBS浸泡1小时后,干燥、染色、脱色。准确测量抗原参考品和供试品形成的沉淀环的直径,以抗原参考品形成的沉淀环的直径对其相应抗原浓度作直线回归,求得直线回归方程,代入供试品的沉淀环直径,即可得到供试品的血凝素含量,应不低于90μg/(株·ml)。

3.2.3 无菌检查

依法检查(通则1101),应符合规定。

3.2.4 蛋白质含量

应不高于血凝素含量的4.5倍(通则0731第二法)。

3.3 半成品检定

3.3.1 血凝素含量

按3.2.2项进行,每1ml中各型流感病毒株血凝素含量应为配制量的80%～120%。

3.3.2 裂解剂残留量

采用聚山梨酯80为裂解剂的,其残留量应小于80μg/ml(通则3203);采用Triton X-100为裂解剂的,其残留量应小于300μg/ml;采用Triton N$_{101}$为裂解剂的,其残留量应小于300μg/ml。

3.3.3 无菌检查

依法检查(通则1101),应符合规定。

3.4 成品检定

3.4.1 鉴别试验

用相应(亚)型流感病毒特异性免疫血清进行单向免疫扩散试验,结果应证明抗原性与推荐病毒株相一致。

3.4.2 外观

应为微乳白色液体,无异物。

3.4.3 装量

依法检查(通则0102),应不低于标示量。

3.4.4 渗透压摩尔浓度

依法测定(通则0632),应符合批准的要求。

3.4.5 pH值

应为6.5～8.0(通则0631)。

3.4.6 游离甲醛含量

应不高于50μg/ml(通则3207第一法)。

■3.4.7 硫柳汞含量

应不高于100μg/ml(通则3115)。■[删除]

■3.4.7■[修订] 血凝素含量

按3.2.2项进行,每1ml中各型流感病毒株血凝素含量应不低于标示量的80%。

■3.4.8■[修订] 蛋白质含量

应不高于400μg/ml(通则0731第二法),并不得超过疫苗中血凝素总含量的4.5倍。

■3.4.9■[修订]　卵清蛋白含量

采用酶联免疫吸附法(通则3429)检测,卵清蛋白含量应不高于200ng/ml。

■3.4.10■[修订]　抗生素残留量

生产过程中加入抗生素的应进行该项检查。采用酶联免疫吸附法(通则3429),应不高于50ng/剂。

■3.4.11■[修订]　无菌检查

依法检查(通则1101),应符合规定。

■3.4.12■[修订]　异常毒性检查

依法检查(通则1141),应符合规定。

■3.4.13■[修订]　细菌内毒素含量

应小于20EU/ml(通则1143凝胶限度试验)。

4　保存、运输和有效期

于2~8℃避光保存和运输。自生产之日起,有效期为12个月。

5　使用说明

应符合"生物制品分包装及贮运管理"规定和批准的内容。

口服脊髓灰质炎减毒活疫苗
(猴肾细胞)

Koufu Jisuihuizhiyan Jiandu Huoyimiao

(Houshen Xibao)

Poliomyelitis(Live)　Vaccine

(Monkey Kidney Cell),Oral

本品系用脊髓灰质炎病毒Ⅰ、Ⅱ、Ⅲ型减毒株分别接种于原代猴肾细胞,经培养、收获病毒液制成单价或三价液体疫苗。用于预防脊髓灰质炎。

1　基本要求

生产和检定用设施、原材料及辅料、水、器具、动物等应符合"凡例"的有关要求。

2　制造

2.1　生产用细胞

生产用细胞为原代猴肾细胞。

2.1.1　细胞管理及检定

应符合"生物制品生产检定用动物细胞基质制备及质量控制"规定。

生产用猴肾细胞应来源于未做任何试验的健康猕猴,所用动物必须经不少于6周的隔离检疫,应无结核、B病毒感染及其他急性传染病,血清中无泡沫病毒。凡有严重化脓灶、赘生物以及明显的肝、肾病理改变者不得使用。

2.1.2　细胞制备

取符合2.1.1项要求的健康猕猴肾脏,经消化、用培养液分散细胞,置适宜温度下培养成单层细胞。来源于同一只猕猴、同一容器内消化制备的细胞为一个细胞消化批,同一天制备的不同细胞消化批为一个细胞批。

2.2　毒种

2.2.1　名称及来源

生产用毒种为脊髓灰质炎病毒Ⅰ、Ⅱ、Ⅲ型减毒株,可用Ⅰ、Ⅱ、Ⅲ型Sabin株;Ⅰ、Ⅱ、Ⅲ型Sabin纯化株,中Ⅲ₂株病毒或经批准的其他毒株。各型Sabin毒株和Pfizer株来源于世界卫生组织(WHO)。

2.2.2　种子批的建立

应符合"生物制品生产检定用菌毒种管理及质量控制"规定。

2.2.2.1　原始种子

Sabin株原始毒种Ⅰ、Ⅱ、Ⅲ型及中Ⅲ₂株均由毒种研制单位制备和保存。

2.2.2.2　主种子批

主种子批Sabin株Ⅰ、Ⅱ型的传代水平应不超过SO+2,Sabin株Ⅲ型应不超过SO+1;中Ⅲ₂株由原始毒种在胎猴肾细胞或人二倍体细胞上传1~2代制成的成分均一的一批病毒悬液称为主种子批,传代水平应不超过中Ⅲ₂2代;Ⅲ型Pfizer株主种子批为RSO 1。

2.2.2.3　工作种子批

主种子批毒种在原代胎猴肾细胞上传1代制备成的成分均一的一批病毒悬液称为工作种子批。原始种子至工作种子批Sabin Ⅰ、Ⅱ型传代不得超过3代(SO+3),Sabin Ⅲ型及其他纯化株包括Pfizer株传代不得超过2代;从原始种子至工作种子批中Ⅲ₂株传代次数不得超过3代。

2.2.3　种子批毒种的检定

■主种子批及工作种子批应进行以下全面检定,或按另行批准的进行。■[修订]

2.2.3.1　鉴别试验

取适量Ⅰ型、Ⅱ型或Ⅲ型单价脊髓灰质炎病毒特异性免疫血清与适量病毒液混合,置37℃水浴2小时,接种猴肾细胞、Hep-2细胞或其他敏感细胞,置35~36℃培养,7天判定结果,病毒型别应准确无误。同时设血清和细胞对照,均应为阴性。病毒对照应为阳性。

2.2.3.2　病毒滴定

采用微量细胞病变法。将毒种做10倍系列稀释,每稀释度病毒液接种猴肾细胞、Hep-2细胞或其他敏感细胞,置35~36℃培养,7天判定结果。病毒滴度均应不低于6.5 lg CCID₅₀/ml。应同时进行病毒参考品滴定。

2.2.3.3　无菌检查

依法检查(通则1101),应符合规定。

2.2.3.4　分枝杆菌检查

以草分枝杆菌(CMCC 95024)或牛分枝杆菌菌株BCG作为阳性对照菌。取阳性对照菌接种于罗氏固体培养基,于37℃培养3~5天收集培养物,以0.85%~0.90%氯化钠溶液制成菌悬液,采用细菌浊度法确定菌含量,该菌液浊度与中国细菌浊度标准一致时活菌量约为$2×10^7$CFU/ml。稀释菌悬液,取不高于100CFU的菌液作为阳性对照。

供试品小于1ml时采用直接接种法,将供试品全部接种于适宜固体培养基(如罗氏培养基或Middlebrook 7H10培养基),每种培养基做3个重复;并同时设置阳性对照。将接种后的培养基置于37℃培养56天,阳性对照应有菌生长,接种供试品的培养基未见分枝杆菌生长,则判为合格。

供试品大于1ml时采用薄膜过滤法集菌后接种培养基。将供试品以$0.22\mu m$滤膜过滤后,取滤膜接种于适宜固体培养基,同时设阳性对照。所用培养基、培养时间及结果判定同上。

2.2.3.5 支原体检查

依法检查(通则3301),应符合规定。

2.2.3.6 外源病毒因子检查

依法检查(通则3302),应符合规定。

2.2.3.7 家兔检查

取体重1.5~2.5kg的健康家兔至少5只,每只注射10ml,其中1.0ml皮内多处注射,其余皮下注射,观察3周。到期处死时存活动物数应不低于80%,无B病毒和其他病毒感染判为合格。家兔在24小时以后死亡,疑有B病毒感染者应尸检,须留神经组织和脏器标本待查,用脑组织做10%悬液,用同样方法接种5只健康家兔进行检查,观察到期后动物应全部健存。

2.2.3.8 免疫原性检查

建立或变更主种子批时应确认主种子批的免疫原性,必要时应根据药品注册管理的相关要求开展相应的临床试验。

2.2.3.9 猴体神经毒力试验

依法检查(通则3305),应符合规定。

2.2.3.10 rct特征试验

将单价病毒液分别于36.0℃±0.1℃及40.0℃±0.1℃进行病毒滴定,试验设t-对照(生产毒种或已知对人安全的疫苗)。如果病毒液和t-对照在36.0℃±0.1℃的病毒滴度与40.0℃±0.1℃的滴度差不低于5.0 lg,则rct特征试验合格。

2.2.3.11 SV40核酸序列检查

依法检查(通则3304),应为阴性。

2.2.4 毒种保存

液体毒种需加终浓度为1mol/L的氯化镁溶液,置-60℃以下保存。

2.3 单价原液

2.3.1 细胞制备

同2.1.2项。

2.3.2 培养液

采用适宜的培养液进行培养。如培养液含新生牛血清,其质量应符合要求(通则3604)。维持液为不含新生牛血清和乳蛋白水解物的Earle's液或其他适宜的维持液。

2.3.3 对照细胞外源病毒因子检查

依法检查(通则3302),应符合规定。

2.3.4 病毒接种和培养

将毒种接种细胞,培养至细胞出现完全病变后收获。病毒接种量及培养条件按批准的执行。

2.3.5 病毒收获

检定合格的同一细胞消化批收获的病毒液,经澄清过滤收集于大瓶中,为单一病毒收获液。

2.3.6 单一病毒收获液检定

按3.1项进行。

2.3.7 单一病毒收获液保存

于2~8℃保存不超过30天,-20℃保存不超过6个月。

2.3.8 单一病毒收获液合并或浓缩

检定合格的同一细胞批制备的多个单一病毒收获液直接或适当浓缩后进行合并,即为单价原液。

2.3.9 单价原液检定

按3.2项进行。

2.3.10 单价原液保存

于2~8℃保存不超过30天,-20℃保存不超过6个月。

2.4 半成品

2.4.1 配制

单价原液加入终浓度为1mol/L的氯化镁,经除菌过滤后即为单价疫苗半成品。取适量Ⅰ、Ⅱ、Ⅲ型单价疫苗半成品,按一定比例进行配制,即为三价疫苗半成品。

2.4.2 半成品检定

按3.3项进行。

2.5 成品

2.5.1 分批

应符合"生物制品分包装及贮运管理"规定。

2.5.2 分装

应符合"生物制品分包装及贮运管理"规定。

2.5.3 规格

每瓶1.0ml。每1次人用剂量为2滴(相当于0.1ml),含脊髓灰质炎活病毒总量应不低于6.15 lg $CCID_{50}$,其中Ⅰ型应不低于6.0 lg $CCID_{50}$,Ⅱ型应不低于5.0 lg $CCID_{50}$,Ⅲ型应不低于5.5 lg $CCID_{50}$。

2.5.4 包装

应符合"生物制品分包装及贮运管理"规定。

3 检定

3.1 单一病毒收获液检定

3.1.1 病毒滴定

按2.2.3.2项进行。病毒滴度应不低于6.5 lg $CCID_{50}$/ml。

3.1.2 无菌检查

依法检查(通则1101),应符合规定。

3.1.3 支原体检查

依法检查(通则3301),应符合规定。

3.2 单价原液检定

3.2.1 鉴别试验

按 2.2.3.1 项进行。

3.2.2 病毒滴定

按 2.2.3.2 项进行。病毒滴度均应不低于 6.5 lg $CCID_{50}$/ml。

3.2.3 猴体神经毒力试验

依法检查(通则 3305),应符合规定。

3.2.4 SV40 核酸序列检查

依法检查(通则 3304),结果应为阴性。

3.2.5 无菌检查

依法检查(通则 1101),应符合规定。

3.2.6 支原体检查

依法检查(通则 3301),应符合规定。

3.3 半成品检定

3.3.1 病毒滴定

按 2.2.3.2 项进行。单价疫苗半成品病毒滴度应不低于 6.5 lg $CCID_{50}$/ml。三价疫苗半成品病毒滴度应不低于 7.15 lg $CCID_{50}$/ml,其中Ⅰ型应不低于 7.0 lg $CCID_{50}$/ml,Ⅱ型应不低于 6.0 lg $CCID_{50}$/ml,Ⅲ型应不低于 6.5 lg $CCID_{50}$/ml。

3.3.2 无菌检查

依法检查(通则 1101),应符合规定。

3.4 成品检定

3.4.1 鉴别试验

取适量Ⅰ、Ⅱ、Ⅲ型三价混合脊髓灰质炎病毒特异性免疫血清与适量本品混合,置 37℃ 水浴 2 小时,接种 Hep-2 细胞或其他敏感细胞,置 35~36℃ 培养,7 天判定结果,应无病变出现。同时设血清和细胞对照,均应为阴性。病毒对照应为阳性。

3.4.2 外观

应为澄清无异物的橘红色液体。

3.4.3 装量

依法检查(通则 0102),应不低于标示量。

3.4.4 病毒滴定

按 2.2.3.2 项进行。三价疫苗每 1 次人用剂量 0.1ml,病毒滴度应不低于 6.15 lg $CCID_{50}$,其中Ⅰ型应不低于 6.0 lg $CCID_{50}$,Ⅱ型应不低于 5.0 lg $CCID_{50}$,Ⅲ型应不低于 5.5 lg $CCID_{50}$。

3.4.5 热稳定性试验

热稳定性试验应由生产单位在成品入库前取样测定,应与病毒滴定同时进行。37℃ 放置 48 小时后,按 2.2.3.2 项进行,每 1 次人用剂量病毒滴度下降应不高于 0.5 lg。

3.4.6 抗生素残留量

生产细胞制备过程中加入抗生素的应进行该项检查。采用酶联免疫吸附法(通则 3429),应不高于 50ng/剂。

3.4.7 无菌检查

依法检查(通则 1101),应符合规定。

4 保存、运输及有效期

自生产之日起,于 -20℃ 以下保存,有效期为 24 个月;于 2~8℃ 保存,有效期为 12 个月。生产日期为半成品配制日期。运输应在冷藏条件下进行。标签上只能规定一种保存温度及有效期。

5 使用说明

应符合"生物制品分包装及贮运管理"规定和批准的内容。

脊髓灰质炎减毒活疫苗糖丸
(人二倍体细胞)

Jisuihuizhiyan Jiandu Huoyimiao Tangwan

(Ren Erbeiti Xibao)

Poliomyelitis Vaccine in Dragee Candy
(Human Diploid Cell),Live

本品系用脊髓灰质炎病毒Ⅰ、Ⅱ、Ⅲ型减毒株分别接种于人二倍体细胞,经培养、收获后制成糖丸。用于预防脊髓灰质炎。

1 基本要求

生产和检定用设施、原材料及辅料、水、器具、动物等应符合"凡例"的有关要求。

2 制造

2.1 生产用细胞

生产用细胞为人二倍体细胞(2BS 株或经批准的其他人二倍体细胞)。

2.1.1 细胞管理及检定

应符合"生物制品生产检定用动物细胞基质制备及质量控制"规定。

每批原液的生产应来自复苏扩增后的同一细胞批。

各级细胞库代次应不超过批准的限定代次。

2.1.2 细胞制备

取工作细胞库中的细胞,经复苏、消化、置适宜温度下静置或旋转培养制备的一定数量并用于接种病毒的细胞为一个细胞批。

2.2 毒种

2.2.1 名称及来源

生产用毒种为脊髓灰质炎病毒Ⅰ、Ⅱ、Ⅲ型减毒株;可用Ⅰ、Ⅱ、Ⅲ型 Sabin 株,Ⅰ、Ⅱ、Ⅲ型 Sabin 纯化株,中Ⅲ$_2$ 株或经批准的其他毒株。各型 Sabin 毒株和 Pfizer 株来源于世界卫生组织(WHO)。

2.2.2 种子批的建立

应符合"生物制品生产检定用菌毒种管理及质量控制"规定。

2.2.2.1 原始种子

Sabin 株原始毒种Ⅰ、Ⅱ、Ⅲ型及中Ⅲ$_2$ 株均由毒种研制者制备和保存。

2.2.2.2 主种子批

主种子批 Sabin 株 I、II 型的传代水平应不超过 SO＋2，Sabin 株 III 型应不超过 SO＋1；中 III$_2$ 株由原始毒种在胎猴肾细胞或人二倍体细胞上传 1～2 代制成的成分均一的一批病毒悬液称为主种子批，传代水平应不超过中 III$_2$ 2 代；III 型 Pfizer 株主种子批为 RSO 1。

2.2.2.3 工作种子批

取主种子批毒种在人二倍体细胞上传 1～2 代制备的组成均一的一批病毒悬液称为工作种子批。原始种子至工作种子批 Sabin I、II 型传代不得超过 3 代(SO＋3)，Sabin III 型及其纯化株包括 Pfizer 株传代不得超过 2 代；从原始种子至工作种子批中 III$_2$ 株传代次数不得超过 3 代。

2.2.3 种子批毒种的检定

■主种子批及工作种子批应进行以下全面检定，或按另行批准的进行。■[修订]

2.2.3.1 鉴别试验

取适量 I 型、II 型或 III 型单价脊髓灰质炎病毒特异性免疫血清与适量病毒供试品混合，置 37℃水浴 2 小时，接种 Hep-2 细胞或其他敏感细胞，置 35～36℃培养，7 天判定结果，病毒型别应准确无误。同时设血清和细胞对照，均应为阴性。病毒对照应为阳性。

2.2.3.2 病毒滴定

采用微量细胞病变法。将毒种做 10 倍系列稀释，每稀释度病毒液接种 Hep-2 细胞或其他敏感细胞，置 35～36℃培养，7 天判定结果。病毒滴度应不低于 6.5 lg CCID$_{50}$/ml。应同时进行病毒参考品滴定。

2.2.3.3 无菌检查

依法检查(通则 1101)，应符合规定。

2.2.3.4 分枝杆菌检查

以草分枝杆菌(CMCC 95024)或牛分枝杆菌菌株 BCG 作为阳性对照菌。取阳性对照菌接种于罗氏固体培养基，于 37℃培养 3～5 天收集培养物，以 0.85％～0.90％氯化钠溶液制成菌悬液，采用细菌浊度法确定菌含量，该菌液浊度与中国细菌浊度标准一致时活菌量约为 2×10^7 CFU/ml。稀释菌悬液，取不高于 100CFU 的菌液作为阳性对照。

供试品小于 1ml 时采用直接接种法，将供试品全部接种于适宜固体培养基(如罗氏培养基或 Middlebrook 7H10 培养基)，每种培养基做 3 个重复；并同时设置阳性对照。将接种后的培养基置于 37℃培养 56 天，阳性对照应有菌生长，接种供试品的培养基未见分枝杆菌生长，则判为合格。

供试品大于 1ml 时采用薄膜过滤法集菌后接种培养基。将供试品以 0.22μm 滤膜过滤后，取滤膜接种于适宜固体培养基，同时设阳性对照。所用培养基、培养时间及结果判定同上。

2.2.3.5 支原体检查

依法检查(通则 3301)，应符合规定。

2.2.3.6 外源病毒因子检查

依法检查(通则 3302)，应符合规定。

2.2.3.7 家兔检查

取体重为 1.5～2.5kg 的家兔至少 5 只，每只注射 10ml，其中 1.0ml 皮内多处注射，其余皮下注射，观察 3 周，到期存活动物数应不低于 80％，无 B 病毒和其他病毒感染判为合格。家兔在 24 小时以后死亡，疑有 B 病毒感染者应尸检，须留神经组织和脏器标本待查，用脑组织做 10％悬液，用同样方法接种 5 只家兔进行检查，观察到期后动物应全部健存。

2.2.3.8 免疫原性检查

建立或变更主种子批时应确认主种子批的免疫原性，必要时应根据药品注册管理的相关要求开展相应的临床试验。

2.2.3.9 猴体神经毒力试验

依法检查(通则 3305)，应符合规定。

2.2.3.10 rct 特征试验

将单价病毒液分别于 36.0℃±0.1℃及 40.0℃±0.1℃进行病毒滴定，试验设 t-对照(生产毒种或已知对人安全的疫苗)。如果病毒液和 t-对照在 36.0℃±0.1℃的病毒滴度与 40.0℃±0.1℃的滴度差不低于 5.0 lg，则 rct 特征试验合格。

2.2.3.11 SV40 核酸序列检查

依法检查(通则 3304)，应为阴性。

2.2.4 毒种保存

液体毒种需加入终浓度为 1mol/L 的氯化镁溶液，于 -60℃以下保存。

2.3 单价原液

2.3.1 细胞制备

按 2.1.2 项进行。

2.3.2 培养液

采用适宜的培养液进行培养。如培养液含新生牛血清，其质量应符合要求(通则 3604)。维持液为不含新生牛血清的 MEM 液或其他适宜维持液。

2.3.3 对照细胞外源病毒因子检查

依法检查(通则 3302)，应符合规定。

2.3.4 病毒接种和培养

将毒种接种细胞，培养至细胞出现完全病变后收获。病毒接种量及培养条件按批准的执行。

2.3.5 病毒收获

病毒液经澄清过滤，收集于大瓶中，为单一病毒收获液。

2.3.6 单一病毒收获液检定

按 3.1 项进行。

2.3.7 单一病毒收获液保存

于 2～8℃保存不超过 30 天，-20℃保存不超过 6 个月。

2.3.8 单一病毒收获液合并或浓缩

同一细胞批制备的单一病毒收获液检定合格可适当浓缩进行合并，经澄清过滤即为单价原液。

2.3.9 单价原液检定

按3.2项进行。

2.3.10 单价原液保存

于−20℃保存不超过6个月。

2.4 半成品

2.4.1 配制

单价原液加入终浓度为1mol/L的氯化镁,即为单价疫苗半成品。取适量Ⅰ、Ⅱ、Ⅲ型单价疫苗半成品,按一定比例进行配制,即为三价疫苗半成品。

2.4.2 半成品检定

按3.3项进行。

2.5 成品

2.5.1 疫苗糖丸制备

三价疫苗半成品及赋形剂按一定比例混合后制成糖丸。赋形剂成分包括还原糖浆、糖浆、脂肪性混合糖粉和糖粉。滚制糖丸时,操作室内温度应在18℃以下。

2.5.2 分批

应符合"生物制品分包装及贮运管理"规定。同一次混合的三价疫苗半成品制备的糖丸为一批,非同容器滚制的糖丸分为不同亚批。

2.5.3 分装

应符合"生物制品分包装及贮运管理"规定。

2.5.4 规格

每粒1g。每1次人用剂量为1粒,含脊髓灰质炎活病毒总量应不低于5.95 lg $CCID_{50}$,其中Ⅰ型应不低于5.8 lg $CCID_{50}$、Ⅱ型应不低于4.8 lg $CCID_{50}$、Ⅲ型应不低于5.3 lg $CCID_{50}$。

2.5.5 包装

应符合"生物制品分包装及贮运管理"规定。

3 检定

3.1 单一病毒收获液检定

3.1.1 病毒滴定

按2.2.3.2项进行。病毒滴度应不低于6.5 lg $CCID_{50}$/ml。

3.1.2 无菌检查

依法检查(通则1101),应符合规定。

3.1.3 支原体检查

依法检查(通则3301),应符合规定。

3.2 单价原液检定

3.2.1 鉴别试验

按2.2.3.1项进行。

3.2.2 病毒滴定

按2.2.3.2项进行。病毒滴度应不低于6.5 lg $CCID_{50}$/ml。

3.2.3 猴体神经毒力试验

依法检查(通则3305),应符合规定。

3.2.4 无菌检查

依法检查(通则1101),应符合规定。

3.2.5 支原体检查

依法检查(通则3301),应符合规定。

3.3 半成品检定

3.3.1 病毒滴定

按2.2.3.2项进行。三价疫苗病毒滴度应不低于7.15 lg $CCID_{50}$/ml,其中Ⅰ型应不低于7.0 lg $CCID_{50}$/ml,Ⅱ型应不低于6.0 lg $CCID_{50}$/ml,Ⅲ型应不低于6.5 lg $CCID_5$/ml。

3.3.2 无菌检查

依法检查(通则1101),应符合规定。

3.4 成品检定

每个糖丸滚制容器取200~300粒。

3.4.1 鉴别试验

取适量Ⅰ、Ⅱ、Ⅲ型三价混合脊髓灰质炎病毒特异性免疫血清与适量供试品混合,置37℃水浴2小时,接种Hep-2细胞或其他敏感细胞,置35~36℃培养,7天判定结果,应无病变出现。同时设血清和细胞对照,均应为阴性。病毒对照应为阳性。

3.4.2 外观

应为白色固体糖丸。

3.4.3 丸重差异

取糖丸20粒测定,每1粒重量为1g±0.15g。

3.4.4 病毒滴定

每3~4亚批合并为1个检定批,取100粒糖丸,加Earle′s液至1000ml,即为1:10稀释度,采用细胞病变法进行病毒滴定。

三价疫苗糖丸以混合法测定病毒含量,同时应以中和法检测各型病毒含量。采用中和法需预先精确测定异型抗体的交叉抑制值,以校正滴定结果。按2.2.3.2项测定病毒滴度,每剂三价疫苗糖丸病毒总量应不低于5.95 lg $CCID_{50}$,其中Ⅰ型应不低于5.8 lg $CCID_{50}$;Ⅱ型应不低于4.8 lg $CCID_{50}$;Ⅲ型应不低于5.3 lg $CCID_{50}$。

3.4.5 热稳定性试验

热稳定性试验应由生产单位在成品入库前取样测定,应与病毒滴定同时进行。37℃放置48小时后,按2.2.3.2项进行病毒滴定,病毒滴度应不低于5.0 lg $CCID_{50}$,病毒滴度下降应不高于1.0 lg。

3.4.6 病毒分布均匀度

每批抽查糖丸10粒以上,测定疫苗糖丸的病毒分布均匀度。逐粒滴定病毒含量,各粒之间的病毒含量差不得超过0.5 lg。

3.4.7 微生物限度检查

同一天滚制的糖丸为1个供试品,每个糖丸滚制容器中取样不得少于10粒,按微生物计数法检测,每粒菌数不得超过300个(通则1105、通则1106与通则1107)。

3.4.8 致病菌检查

不得含有乙型溶血性链球菌、肠道致病菌以及大肠埃希菌。

3.4.8.1 乙型溶血性链球菌检查

取经10倍稀释供试品0.5ml,接种肉汤培养基1支,置

37℃培养24小时,再用划线法移种血平皿1个,37℃培养24小时,应无乙型溶血性链球菌生长(如原材料、辅料已做过此项检查并合格,成品可不再做)。

3.4.8.2　肠道致病菌检查

取经10倍稀释的供试品1.0ml,接种GN或肉汤增菌培养基1管,置37℃培养,于20~24小时内用划线法转种鉴别培养基平皿1个,37℃培养24小时,如有革兰氏阴性杆菌,应进一步鉴定是否为肠道致病菌。

3.4.8.3　大肠埃希菌检查

取经10倍稀释的供试品,接种普通克斯列或麦康凯肉汤培养基3管,每管2ml,置37℃培养48小时,不应有产酸、产气现象。如有产酸、产气现象,应进一步鉴别是否为大肠埃希菌。

4　保存、运输及有效期

自生产之日起,于−20℃以下保存,有效期为24个月;于2~8℃保存,有效期为5个月。生产日期为糖丸制造日期。运输应在冷藏条件下进行。标签上只能规定一种保存温度和有效期。

5　使用说明

应符合"生物制品分包装及贮运管理"规定和批准的内容。

脊髓灰质炎减毒活疫苗糖丸(猴肾细胞)

Jisuihuizhiyan Jiandu Huoyimiao Tangwan

(Houshen Xibao)

Poliomyelitis Vaccine in Dragee Candy
(Monkey Kidney Cell),Live

本品系用脊髓灰质炎病毒Ⅰ、Ⅱ、Ⅲ型减毒株分别接种于原代猴肾细胞,经培养、收获病毒液后制成糖丸。用于预防脊髓灰质炎。

1　基本要求

生产和检定用设施、原材料及辅料、水、器具、动物等应符合"凡例"的有关要求。

2　制造

2.1　生产用细胞

生产用细胞为原代猴肾细胞。

2.1.1　细胞管理及检定

应符合"生物制品生产检定用动物细胞基质制备及质量控制"规定。

生产用猴肾细胞应来源于未做过任何试验的健康猕猴,所用动物必须经不少于6周的隔离检疫,应无结核、B病毒感染及其他急性传染病,血清中无泡沫病毒。凡有严重化脓灶、赘生物以及明显的肝、肾病理改变者不得使用。

2.1.2　细胞制备

取符合2.1.1项要求的健康猕猴肾脏,经消化、用培养液分散细胞,置适宜温度下培养成单层细胞。来源于同一只猕猴、同一容器内消化制备的细胞为一个细胞消化批,同一天制备的多个细胞消化批为一个细胞批。

2.2　毒种

2.2.1　名称及来源

生产用毒种为脊髓灰质炎病毒Ⅰ、Ⅱ、Ⅲ型减毒株;可用Ⅰ、Ⅱ、Ⅲ型Sabin株,Ⅰ、Ⅱ、Ⅲ型Sabin纯化株,中Ⅲ$_2$株或经批准的其他毒株。各型Sabin毒株和Pfizer株来源于世界卫生组织(WHO)。

2.2.2　种子批的建立

应符合"生物制品生产检定用菌毒种管理及质量控制"规定。

2.2.2.1　原始种子

Sabin株原始毒种Ⅰ、Ⅱ、Ⅲ型及中Ⅲ$_2$株均由毒种研制单位制备和保存。

2.2.2.2　主种子批

主种子批Sabin株Ⅰ、Ⅱ型的传代应不超过SO＋2,Sabin株Ⅲ型应不超过SO＋1;中Ⅲ$_2$株由原始毒种在胎猴肾细胞或人二倍体细胞上传1~2代制成的成分均一的一批病毒悬液称为主种子批,传代水平应不超过中Ⅲ$_2$2代;Ⅲ型Pfizer株主种子批为RSO 1。

2.2.2.3　工作种子批

主种子批毒种在原代胎猴肾细胞或人二倍体细胞上传1代制成的成分均一的一批病毒悬液称为工作种子批。原始种子至工作种子批Sabin Ⅰ、Ⅱ型传代不得超过3代(SO＋3),SabinⅢ型及其他纯化株包括Pfizer株传代不得超过2代;从原始种子至工作种子批中Ⅲ$_2$株传代次数不得超过3代。

2.2.3　种子批毒种的检定

■主种子批及工作种子批应进行以下全面检定,或按另行批准的进行。■[修订]

2.2.3.1　鉴别试验

取适量Ⅰ型、Ⅱ型或Ⅲ型单价脊髓灰质炎病毒特异性免疫血清与适量病毒液混合,置37℃水浴2小时,接种猴肾细胞、Hep-2细胞或其他敏感细胞,置35~36℃培养,7天判定结果,病毒型别应准确无误。同时设血清和细胞对照,均应为阴性。病毒对照应为阳性。

2.2.3.2　病毒滴定

采用微量细胞病变法。将毒种做10倍系列稀释,每稀释度病毒液接种猴肾细胞、Hep-2细胞或其他敏感细胞,置35~36℃培养,7天判定结果。病毒滴度均应不低于6.5 lg CCID$_{50}$/ml。应同时进行病毒参考品滴定。

2.2.3.3　无菌检查

依法检查(通则1101),应符合规定。

2.2.3.4　分枝杆菌检查

以草分枝杆菌(CMCC 95024)或牛分枝杆菌菌株BCG作

为阳性对照菌。取阳性对照菌接种于罗氏固体培养基,于37℃培养3～5天收集培养物,以 0.85%～0.90% 氯化钠溶液制成菌悬液,采用细菌浊度法确定菌含量,该菌液浊度与中国细菌浊度标准一致时活菌量约为 2×10^7 CFU/ml。稀释菌悬液,取不高于100CFU的菌液作为阳性对照。

供试品小于 1ml 时采用直接接种法,将供试品全部接种于适宜固体培养基(如罗氏培养基或 Middlebrook 7H10 培养基),每种培养基做 3 个重复;并同时设置阳性对照。将接种后的培养基置于 37℃ 培养 56 天,阳性对照应有菌生长,接种供试品的培养基未见分枝杆菌生长,则判为合格。

供试品大于 1ml 时采用薄膜过滤法集菌后接种培养基。将供试品以 0.22μm 滤膜过滤后,取滤膜接种于适宜固体培养基,同时设阳性对照。所用培养基、培养时间及结果判定同上。

2.2.3.5 支原体检查

依法检查(通则3301),应符合规定。

2.2.3.6 外源病毒因子检查

依法检查(通则3302),应符合规定。

2.2.3.7 家兔检查

取体重为 1.5～2.5kg 的健康家兔至少 5 只,每只注射 10ml,用其中 1.0ml 皮内多处注射,其余皮下注射,观察 3 周。到期存活动物数应不低于 80%,无 B 病毒和其他病毒感染判为合格。家兔在 24 小时以后死亡,疑有 B 病毒感染者应尸检,须留神经组织和脏器标本待查,用脑组织做 10% 悬液,用同样方法接种 5 只健康家兔进行检查,观察到期后动物应全部健存。

2.2.3.8 免疫原性检查

建立或变更主种子批时应确认主种子批的免疫原性,必要时应根据药品注册管理的相关要求开展相应的临床试验。

2.2.3.9 猴体神经毒力试验

依法检查(通则3305),应符合规定。

2.2.3.10 rct 特征试验

将单价病毒液分别于 36.0℃±0.1℃ 及 40.0℃±0.1℃ 进行病毒滴定,试验设 t-对照(生产毒种或已知对人安全的疫苗)。如果病毒液和 t-对照在 36.0℃±0.1℃ 的病毒滴度与 40.0℃±0.1℃ 的滴度差不低于 5.0 lg,则 rct 特征试验合格。

2.2.3.11 SV40 核酸序列检查

依法检查(通则3304),应为阴性。

2.2.4 毒种保存

液体毒种需加终浓度为 1mol/L 的氯化镁溶液,于 −60℃ 以下保存。

2.3 单价原液

2.3.1 细胞制备

同 2.1.2 项。

2.3.2 培养液

采用适宜的培养液进行培养。如培养液含新生牛血清,其质量应符合要求(通则3604)。

2.3.3 对照细胞外源病毒因子检查

依法检查(通则3302),应符合规定。

2.3.4 病毒接种和培养

将毒种接种细胞培养至细胞出现完全病变后收获。病毒接种量及培养条件按批准的执行。

2.3.5 病毒收获

检定合格的同一细胞消化批收获的病毒液,经澄清过滤合并为单一病毒收获液。

2.3.6 单一病毒收获液检定

按 3.1 项进行。

2.3.7 单一病毒收获液保存

于 2～8℃ 保存不超过 30 天,−20℃ 保存不超过 6 个月。

2.3.8 单一病毒收获液合并或浓缩

检定合格的同一细胞批制备的多个单一病毒收获液可适当浓缩进行合并,经澄清过滤即为单价原液。

2.3.9 单价原液检定

按 3.2 项进行。

2.3.10 单价原液保存

于 2～8℃ 保存不超过 30 天,−20℃ 保存不超过 6 个月。

2.4 半成品

2.4.1 配制

单价原液加入终浓度为 1mol/L 的氯化镁,经除菌过滤后即为单价疫苗半成品。取适量Ⅰ、Ⅱ、Ⅲ型单价疫苗半成品,按一定比例进行配制,即为三价疫苗半成品。

2.4.2 半成品检定

按 3.3 项进行。

2.5 成品

2.5.1 疫苗糖丸制备

三价疫苗半成品及赋形剂按一定比例混合后制成糖丸。赋形剂成分包括还原糖浆、糖浆、脂肪性混合糖粉和糖粉。滚制糖丸时,操作室内温度应在 18℃ 以下。

2.5.2 分批

应符合"生物制品分包装及贮运管理"规定。同一次混合的三价疫苗半成品制备的糖丸为一批,非同容器滚制的糖丸分为不同亚批。

2.5.3 分装

应符合"生物制品分包装及贮运管理"规定。

2.5.4 规格

每粒1g。每次人用剂量为 1 粒,含脊髓灰质炎活病毒总量应不低于 5.95 lg CCID$_{50}$,其中Ⅰ型应不低于 5.8 lg CCID$_{50}$,Ⅱ型应不低于 4.8 lg CCID$_{50}$,Ⅲ型应不低于 5.3 lg CCID$_{50}$。

2.5.5 包装

应符合"生物制品分包装及贮运管理"规定。

3 检定

3.1 单一病毒收获液检定

3.1.1 病毒滴定

按2.2.3.2项进行。病毒滴度应不低于6.5 lg $CCID_{50}$/ml。

3.1.2 无菌检查

依法检查(通则1101),应符合规定。

3.1.3 支原体检查

依法检查(通则3301),应符合规定。

3.2 单价原液检定

3.2.1 鉴别试验

按2.2.3.1项进行。

3.2.2 病毒滴定

按2.2.3.2项进行。病毒滴度均应不低于6.5 lg $CCID_{50}$/ml。

3.2.3 猴体神经毒力试验

依法检查(通则3305),应符合规定。

3.2.4 SV40核酸序列检查

依法检查(通则3304),结果应为阴性。

3.2.5 无菌检查

依法检查(通则1101),应符合规定。

3.2.6 支原体检查

依法检查(通则3301),应符合规定。

3.3 半成品检定

3.3.1 病毒滴定

按2.2.3.2项进行。单价疫苗半成品病毒滴度应不低于6.5 lg $CCID_{50}$/ml。三价疫苗半成品病毒滴度应不低于7.15 lg $CCID_{50}$/ml,其中I型应不低于7.0 lg $CCID_{50}$/ml,II型应不低于6.0 lg $CCID_{50}$/ml,III型应不低于6.5 lg $CCID_{50}$/ml。

3.3.2 无菌检查

依法检查(通则1101),应符合规定。

3.4 成品检定

每个糖丸滚制容器取200～300粒。

3.4.1 鉴别试验

取适量Ⅰ、Ⅱ、Ⅲ型三价混合脊髓灰质炎病毒特异性免疫血清与适量病毒供试品混合,置37℃水浴2小时,接种Hep-2细胞或其他敏感细胞,置35～36℃培养,7天判定结果,应无病变出现。同时设血清和细胞对照,均应为阴性。病毒对照应为阳性。

3.4.2 外观

应为白色固体糖丸。

3.4.3 丸重差异

取糖丸20粒测定,每1粒重量为1g±0.15g。

3.4.4 病毒滴定

每3～4亚批合并为1个检定批,取100粒糖丸,加Earle's液至1000ml,即为1∶10稀释度,采用细胞病变法进行病毒滴定。

三价疫苗糖丸以混合法测定病毒含量,同时应以中和法检测各型病毒含量。采用中和法需预先精确测定异型抗体的交叉抑制值,以校正滴定结果。按2.2.3.2项测定病毒滴度,每剂三价疫苗糖丸病毒总量应不低于5.95 lg $CCID_{50}$,其中Ⅰ型应不低于5.8 lg $CCID_{50}$,Ⅱ型应不低于4.8 lg $CCID_{50}$,Ⅲ型应不低于5.3 lg $CCID_{50}$。

3.4.5 热稳定性试验

热稳定性试验应由生产单位在成品入库前取样测定,应与病毒滴定同时进行。37℃放置48小时后,按2.2.3.2项进行病毒滴定,病毒滴度应不低于5.0 lg $CCID_{50}$,病毒滴度下降应不高于1.0 lg。

3.4.6 病毒分布均匀度

每批抽查糖丸10粒以上,测定疫苗糖丸的病毒分布均匀度。逐粒滴定病毒含量,各粒之间的病毒含量差不得超过0.5 lg。

3.4.7 微生物限度检查

同一天滚制的糖丸为1个供试品,每个糖丸滚制容器取样不得少于10粒,按微生物计数法检测,每粒菌数不得超过300个(通则1105、通则1106与通则1107)。

3.4.8 致病菌检查

不得含有乙型溶血性链球菌、肠道致病菌以及大肠埃希菌。

3.4.8.1 乙型溶血性链球菌检查

取10倍稀释疫苗供试品0.5ml,接种肉汤培养基1支,37℃培养24小时,再用划线法移种血平皿1个,37℃培养24小时,应无乙型溶血性链球菌生长(如原材料、辅料已做过此项检查并合格,成品可不再做)。

3.4.8.2 肠道致病菌检查

取10倍稀释疫苗供试品1.0ml,接种GN或肉汤增菌培养基1管,37℃培养,于20～24小时内用划线法转种鉴别培养基平皿1个,37℃培养24小时,如有革兰氏阴性杆菌,应进一步鉴定是否为肠道致病菌。

3.4.8.3 大肠埃希菌检查

取经10倍稀释疫苗供试品接种普通克斯列或麦康凯肉汤培养基3管,每管2ml,37℃培养48小时,不应有产酸、产气现象。如有产酸、产气现象,应进一步鉴别是否为大肠埃希菌。

4 保存、运输及有效期

自生产之日起,于−20℃以下保存,有效期为24个月;于2～8℃保存,有效期为5个月。生产日期为糖丸制造日期。运输应在冷藏条件下进行。标签上只能规定一种保存温度及有效期。

5 使用说明

应符合"生物制品分包装及贮运管理"规定和批准的内容。

Sabin 株脊髓灰质炎灭活疫苗
(Vero 细胞)

Sabinzhu Jisuihuizhiyan Miehuoyimiao

(Vero Xibao)

Poliomyelitis Vaccine(Vero Cell),

Inactivated,Sabin Strains

本品系用脊髓灰质炎病毒Ⅰ、Ⅱ、Ⅲ型减毒株分别接种于 Vero 细胞,经病毒培养、收获、浓缩、纯化、灭活、按比例混合后制成。用于预防脊髓灰质炎。

1 基本要求

生产和检定用设施、原材料及辅料、水、器具、动物等应符合"凡例"的有关要求。

2 制造

2.1 生产用细胞

生产用细胞为 Vero 细胞。

2.1.1 细胞管理及检定

应符合"生物制品生产检定用动物细胞基质制备及质量控制"规定。

每批原液的生产应来自复苏扩增后的同一细胞批。

各级细胞库代次应不超过批准的限定代次。

2.1.2 细胞制备

取工作细胞库中的细胞,经复苏、消化、置适宜温度下培养后,逐级放大,制备的一定数量并用于接种病毒的细胞为一个细胞批。在反应器培养过程中对温度、溶氧浓度、pH 值及搅拌速度等培养条件进行监控。

2.2 毒种

2.2.1 名称及来源

生产用毒种为脊髓灰质炎病毒Ⅰ、Ⅱ、Ⅲ型 Sabin 株或Ⅲ型 Sabin 纯化株(Pfizer 株)。毒株应来源于世界卫生组织(WHO)或其认定机构。

2.2.2 种子批的建立

应符合"生物制品生产检定用菌毒种管理及质量控制"规定。

2.2.2.1 原始种子

Ⅰ、Ⅱ、Ⅲ型病毒 Sabin 株及 Pfizer 株的原始毒种均由毒种研制者制备和保存。

2.2.2.2 主种子批和亚主种子批

主种子批Ⅰ、Ⅱ、Ⅲ型病毒 Sabin 株的传代为 SO+1,Ⅲ型病毒 Pfizer 株的传代水平为 RSO1,均来源于 WHO 主种子库。可取主种子批毒种在 Vero 细胞上传一代制备的成分均一的一批病毒悬液称为亚主种子批。亚主种子批Ⅰ、Ⅱ、Ⅲ型病毒 Sabin 株的传代水平为 SO+2,Ⅲ型病毒 Pfizer 株的传

代水平为 RSO2。

2.2.2.3 工作种子批

取主种子或亚主种子批毒种在 Vero 细胞上传一代制备的成分均一的一批病毒悬液称为工作种子批。Ⅰ、Ⅱ、Ⅲ型病毒 Sabin 株工作种子批的传代水平为 SO+3,Ⅲ型病毒 Pfizer 株传代水平不超过 RSO3。

2.2.3 种子批毒种的检定

■工作种子批应进行以下全面检定,或按另行批准的进行。■[修订]

2.2.3.1 鉴别试验

取适量Ⅰ、Ⅱ、Ⅲ型单价脊髓灰质炎病毒特异性免疫血清与适量病毒供试品混合,置 35℃～37.5℃中和 2～3 小时,接种 Hep-2 细胞或其他敏感细胞,置 36℃±1℃培养,7 天判定结果,病毒型别应准确无误;同时设血清和细胞对照,均应为阴性。病毒对照应为阳性。

2.2.3.2 病毒滴定

采用微量细胞病变法。取毒种做 10 倍系列稀释,取适宜的至少 3 个稀释度病毒液接种 Hep-2 细胞或其他敏感细胞,置 36℃±1℃培养,7 天判定结果。病毒滴度均应不低于 6.5lg $CCID_{50}$/ml。应同时进行病毒参考品滴定。

2.2.3.3 无菌检查

依法检查(通则 1101),应符合规定。

2.2.3.4 分枝杆菌检查

以草分枝杆菌(CMCC95024)或牛分枝杆菌菌株 BCG 作为阳性对照菌。取阳性对照菌接种于罗氏固体培养基,于 37℃培养 3～5 天收集培养物,以 0.85%～0.90%氯化钠溶液制成菌悬液,采用细菌浊度法确定菌含量,该菌液浊度与中国细菌浊度标准一致时活菌量约为 $2×10^7$ CFU/ml。稀释菌悬液,取不高于 100CFU 的菌液作为阳性对照。

供试品小于 1ml 时采用直接接种法,将供试品全部接种于适宜固体培养基(如罗氏培养基或 Middlebrook7H10 培养基),每种培养基做 3 个重复;并同时设置阳性对照。将接种后的培养基置于 37℃培养 56 天,阳性对照应有菌生长,接种供试品的培养基未见分枝杆菌生长,则判为合格。

供试品大于 1ml 时采用薄膜过滤法集菌后接种培养基。将供试品以 0.22μm 滤膜过滤后,取滤膜接种于适宜固体培养基,同时设阳性对照。所用培养基、培养时间及结果判定同上。

也可采用经过验证的分枝杆菌核酸检测法替代培养法。

2.2.3.5 支原体检查

依法检查(通则 3301),应符合规定。

2.2.3.6 外源病毒因子检查

依法检查(通则 3302),应符合规定。

2.2.3.7 家兔检查

经原代猴肾细胞制备毒种应做该项检查。

取体重为 1.5～2.5kg 的健康家兔至少 5 只,每只注射 10ml,用其中 1.0ml 皮内多处注射,其余皮下注射,观察 3

周。到期时存活动物数应不低于 80%,无 B 病毒和其他病毒感染判为合格。家兔在 24 小时以后死亡,疑有 B 病毒感染者应尸检,需留神经组织和脏器标本待查,用脑组织做 10%悬液,用同样方法接种 5 只健康家兔进行检查,观察到期后动物应全部健存。

2.2.3.8 免疫原性检查

建立或变更主种子批(或亚主种子批)时应确认其免疫原性,必要时应根据药品注册管理的相关要求开展相应的临床试验。

2.2.3.9 猴体神经毒力试验

依法检查(通则 3305),应符合规定。

2.2.3.10 SV40 核酸序列检查

依法检查(通则 3304),应为阴性。

2.2.3.11 Sabin 株基因鉴定试验

采用基因测序或经批准的方法,测定毒株的 VP1 基因序列,应证明为 Sabin 株Ⅰ、Ⅱ、Ⅲ型病毒或 Pfizer 株Ⅲ型病毒。

2.2.4 毒种保存

液体毒种可加入终浓度为 1mol/L 的氯化镁溶液,置-60℃以下保存。

2.3 单价原液

2.3.1 细胞制备

按 2.1.2 项进行。

2.3.2 细胞培养液和维持液

采用适宜的培养液进行培养。如培养液含新生牛血清,其质量应符合要求(通则 3604)。

维持液为不含新生牛血清的培养液。

2.3.3 对照细胞外源病毒因子检查

依法检查(通则 3302),应符合规定。

2.3.4 病毒接种、培养和收获

采用反应器培养细胞,接种毒种后继续培养,根据细胞病变情况进行收获,即为病毒收获物。病毒接种量及培养条件按批准的执行。

2.3.5 收获液检定

按 3.1 项进行。

2.3.6 病毒浓缩

收获液经过滤澄清后,进行超滤浓缩至适宜倍数。

2.3.7 病毒纯化

浓缩后的病毒液经凝胶过滤色谱处理或其他经批准的适宜方法收集病毒,再采用离子交换色谱进一步纯化病毒。

2.3.8 纯化液检定

按 3.2 项进行。

2.3.9 病毒灭活

纯化液灭活前应控制病毒液蛋白质浓度或 D 抗原浓度。纯化液经过滤后 72 小时内应加入甲醛溶液进行病毒灭活处理,甲醛浓度、灭活温度、灭活时间等条件按批准的执行。灭活过程中应适时进行再过滤处理。病毒液灭活至不超过全过程 3/4 时和灭活过程结束时,每个灭活容器分别取样,取样量至少含 1500 剂 D 抗原含量,取样后分别进行病毒灭活验证试验。灭活后的病毒液即为单价原液。

2.3.10 病毒灭活验证试验

采用细胞培养法进行病毒灭活验证。取至少含 1500 剂 D 抗原量的供试品接种 Hep-2 细胞或其他适宜的细胞,供试品与培养液之比不超过 1:4,每 1ml 供试品至少接种 3cm² 细胞单层,于 35.5℃±1℃培养观察至规定时间(原代细胞至少培养 3 周)。至少留取 1 瓶细胞,作为试验对照细胞(只加细胞培养液)。接种供试品的每个容器的细胞培养物至少盲传 2 次,分别在更换培养液前(换液应不早于样品接种后 5～7 天)和观察结束时,取上述细胞培养上清液进行盲传接种,操作同前,培养物至少观察 2 周。初始细胞培养和 2 次盲传细胞培养均应无细胞病变发生。

观察结束后,应在初始细胞培养物上接种与单价病毒灭活液同型别的 Sabin 株病毒进行攻击,攻击病毒量应为接近检测限的低剂量病毒,攻击后的细胞应出现细胞病变。

为避免单价病毒灭活液中的甲醛对细胞培养的干扰,通常在供试品中加入亚硫酸氢钠进行中和,如中和后不能完全消除其毒性作用,可将供试品进行透析处理,但应保证透析后的供试品中至少含 1500 剂 D 抗原含量。

2.3.11 单价原液检定

按 3.3 项进行。

2.3.12 单价原液保存

于 2～8℃保存,保存时间按批准的执行。

2.4 半成品

2.4.1 配制

按批准的抗原含量进行原液配制。可以加入适宜的抑菌剂,即为半成品。

2.4.2 半成品检定

按 3.4 项进行。

2.4.3 半成品保存

于 2～8℃保存,保存时间按批准的执行。

2.5 成品

2.5.1 分批

应符合"生物制品分包装及贮运管理"规定。

2.5.2 分装

应符合"生物制品分包装及贮运管理"规定。

2.5.3 规格

每瓶(支)0.5ml。每 1 人次用剂量为 0.5ml,各型脊灰病毒 D 抗原含量按批准的执行。

2.5.4 包装

应符合"生物制品分包装及贮运管理"规定。

3 检定

3.1 收获液检定

3.1.1 无菌检查

依法检查(通则 1101),应符合规定。

3.1.2　支原体检查

依法检查(通则 3301),应符合规定。

3.1.3　病毒滴定

按 2.2.3.2 项进行,病毒滴度应不低于 6.5 lg CCID$_{50}$/ml。

3.1.4　鉴别试验

按 2.2.3.1 项进行,病毒型别应准确无误。

3.2　纯化液检定

3.2.1　病毒滴定

按 2.2.3.2 项进行,病毒滴度应不低于 7.0 lg CCID$_{50}$/ml。

3.2.2　鉴别试验

按 2.2.3.1 项进行,病毒型别应准确无误。

3.2.3　D 抗原含量

采用酶联免疫吸附法(通则 3429),经系列稀释的标准品和供试品与包被抗体反应后,加入检测抗体。反应结束后加入底物显色,测定吸光度值。以系列稀释的标准品 D 抗原浓度及其对应的吸光度值作标准曲线,样品吸收值与标准曲线比较而确定 D 抗原含量。Ⅰ、Ⅱ、Ⅲ型纯化液 D 抗原含量应符合批准的要求。

3.2.4　比活性测定

依法测定蛋白质含量(通则 0731 第二法),依据 D 抗原含量计算各型病毒纯化液比活性,应不低于 10DU/μg 蛋白质。

3.3　单价原液检定

3.3.1　无菌检查

依法检查(通则 1101),应符合规定。

3.3.2　D 抗原含量

按 3.2.3 项进行,Ⅰ、Ⅱ、Ⅲ型原液 D 抗原含量应符合批准的要求。

3.4　半成品检定

3.4.1　无菌检查

依法检查(通则 1101),应符合规定。

3.4.2　D 抗原含量

按 3.2.3 项进行,Ⅰ、Ⅱ、Ⅲ型 D 抗原含量应符合批准的要求。

3.4.3　大鼠效力试验

供试品各型 ED$_{50}$ 不显著低于参考疫苗(通则 3534)。

3.5　成品检定

3.5.1　鉴别试验

采用酶联免疫吸附法(通则 3429),应证明含有脊髓灰炎病毒Ⅰ、Ⅱ、Ⅲ型 D 抗原。

3.5.2　外观

应为橘红色、橘黄色澄明或无色澄明液体,无异物。

3.5.3　装量

依法检查(通则 0102),应不低于标示量。

3.5.4　pH 值

应为 6.5～7.5(通则 0631)。

3.5.5　渗透压摩尔浓度

依法测定(通则 0632),应符合批准的要求。

3.5.6　2-苯氧乙醇含量

如添加 2-苯氧乙醇,应采用高效液相色谱法(通则 0512)或其他适宜方法测定,含量应为 4.0～6.0mg/ml。

3.5.7　游离甲醛含量

应不高于 30μg/剂(通则 3207)。

3.5.8　蛋白质含量

应不高于 10μg/剂(通则 0731 第二法)。

3.5.9　D 抗原含量

按 3.2.3 项进行,每剂量Ⅰ、Ⅱ、Ⅲ型 D 抗原含量应符合批准的要求。

3.5.10　牛血清白蛋白残留量

应不高于 50ng/剂(通则 3411)。

3.5.11　抗生素残留量

采用酶联免疫吸附法(通则 3429),应不高于 50ng/剂。

3.5.12　Vero 细胞 DNA 残留量

应不高于 50pg/剂(■通则 3407 第三法■[订正])。

3.5.13　Vero 细胞蛋白质残留量

采用酶联免疫吸附法(通则 3429),应不高于 200ng/剂。

3.5.14　无菌检查

依法检查(通则 1101),应符合规定。

3.5.15　异常毒性检查

依法检查(通则 1141),应符合规定。

3.5.16　细菌内毒素检查

应小于 10EU/剂(通则 1143)。

4　保存、运输及有效期

于 2～8℃避光保存和运输,避免冻结。自生产之日起,按批准的有效期执行。

5　使用说明

应符合"生物制品分包装及贮运管理"规定和批准的内容。

口服Ⅰ型Ⅲ型脊髓灰质炎减毒活疫苗(人二倍体细胞)

Koufu Ⅰ Xing Ⅲ Xing Jisuihuizhiyan Jiandu

Huoyimiao(Ren Erbeiti Xibao)

Poliomyelitis(Live)Vaccine Type Ⅰ Type Ⅲ (Human Diploid Cell),Oral

本品系用脊髓灰质炎病毒Ⅰ、Ⅲ型减毒株分别接种于人二倍体细胞,经培养、收获病毒液制成的二价液体疫苗,用于预防Ⅰ和Ⅲ型脊髓灰质炎。

1　基本要求

生产和检定用设施、原材料及辅料、水、器具、动物等应符合"凡例"的有关要求。

2 制造

2.1 生产用细胞

生产用细胞为人二倍体细胞(2BS株、KMB_{17}株或经批准的其他人二倍体细胞)。

2.1.1 细胞管理及检定

应符合"生物制品生产检定用动物细胞基质制备及质量控制"规定。

每批原液的生产应来自复苏扩增后的同一细胞批。

各级细胞库代次应不超过批准的限定代次。

2.1.2 细胞制备

取工作细胞库中的细胞,经复苏、消化、置适宜温度下静置或旋转培养制备的一定数量并用于接种病毒的细胞为一个细胞批。

2.2 毒种

2.2.1 名称及来源

生产用毒种为脊髓灰质炎病毒Ⅰ、Ⅲ型减毒株;可用Ⅰ、Ⅲ型Sabin株,Ⅰ、Ⅲ型Sabin纯化株,中Ⅲ₂株或经批准的其他毒株。各型Sabin毒株和Pfizer株来源于世界卫生组织(WHO),中Ⅲ₂株来源于中国医学科学院医学生物学研究所。

2.2.2 种子批的建立

应符合"生物制品生产检定用菌毒种管理及质量控制"规定。

2.2.2.1 原始种子

原始毒种Ⅰ、Ⅲ型Sabin株及中Ⅲ₂株均由毒种研制者制备和保存。

2.2.2.2 主种子批

主种子批Ⅰ型Sabin株的传代应不超过SO+2,Ⅲ型Sabin株应不超过SO+1;中Ⅲ₂株传代水平应不超过中Ⅲ₂2代;Ⅲ型Pfizer株主种子批为RSO 1。

2.2.2.3 工作种子批

原始种子至工作种子批Ⅰ型Sabin株传代不得超过3代,Ⅲ型Sabin株及其他纯化株包括Pfizer株传代不得超过2代,中Ⅲ₂株传代不得超过3代。

2.2.3 种子批毒种的检定

■主种子批应进行以下全面检定,工作种子批进行2.2.3.1~2.2.3.10项检定,或按另行批准的进行。■[修订]

2.2.3.1 鉴别试验

取适量Ⅰ型或Ⅲ型单价脊髓灰质炎病毒特异性免疫血清与适量病毒供试品混合,置37℃±0.5℃孵育2小时,接种Hep-2细胞或其他敏感细胞,置35.5℃±0.5℃培养,7天判定结果,病毒型别应准确无误。同时设血清和细胞对照,均应为阴性。病毒对照应为阳性。

2.2.3.2 病毒滴定

采用微量细胞病变法。取毒种做10倍系列稀释,取适宜的至少3个稀释度病毒液接种Hep-2细胞或其他敏感细胞,置35.5℃±0.5℃培养,7天判定结果。病毒滴度应不低于6.50 lg $CCID_{50}$/ml。应同时进行病毒参考品滴定。

2.2.3.3 无菌检查

依法检查(通则1101),应符合规定。

2.2.3.4 分枝杆菌检查

以草分枝杆菌(CMCC 95024)或牛分枝杆菌菌株BCG作为阳性对照菌。取阳性对照菌接种于罗氏固体培养基,于37℃培养3~5天收集培养物,以0.85%~0.90%氯化钠溶液制成菌悬液,采用细菌浊度法确定菌含量,该菌液浊度与中国细菌浊度标准一致时活菌量约为$2×10^7$CFU/ml。稀释菌悬液,取不高于100CFU的菌液作为阳性对照。

供试品小于1ml时采用直接接种法,将供试品全部接种于适宜固体培养基(如罗氏培养基或Middlebrook 7H10培养基),每种培养基做3个重复;并同时设置阳性对照。将接种后的培养基置37℃培养56天,阳性对照应有菌生长,接种供试品的培养基未见分枝杆菌生长,则判为合格。

供试品大于1ml时采用薄膜过滤法集菌后接种培养基。将供试品以0.22μm滤膜过滤后,取滤膜接种于适宜固体培养基,同时设阳性对照。所用培养基、培养时间及结果判定同上。

2.2.3.5 支原体检查

依法检查(通则3301),应符合规定。

2.2.3.6 外源病毒因子检查

依法检查(通则3302),应符合规定。

2.2.3.7 家兔检查

取体重为1.5~2.5kg的家兔至少5只,每只注射10ml,其中1.0ml皮内多处注射,其余皮下注射,观察3周,到期存活动物数应不低于80%,无B病毒和其他病毒感染判为合格。家兔在24小时以后死亡,疑有B病毒感染者应尸检,须留神经组织和脏器标本待查,用脑组织做10%悬液,用同样方法接种5只健康家兔进行检查,观察到期后动物应全部健存。

2.2.3.8 猴体神经毒力试验

依法检查(通则3305),应符合规定。

2.2.3.9 rct特征试验

将单价病毒液分别于36.0℃±0.1℃及40.0℃±0.1℃进行病毒滴定,试验设t-对照(生产毒种或已知对人安全的疫苗)。如果病毒液和t-对照在36.0℃±0.1℃的病毒滴度与40.0℃±0.1℃的滴度差不低于5.0 lg,则rct特征试验合格。

2.2.3.10 SV40核酸序列检查

依法检查(通则3304),应为阴性。

2.2.3.11 免疫原性检查

建立或变更主种子批时应确认主种子批的免疫原性,必要时应根据药品注册管理的相关要求开展相应的临床试验。

2.2.4 毒种保存

液体毒种需加入终浓度为1mol/L的氯化镁溶液,于−60℃以下保存。

2.3 单价原液

2.3.1　细胞制备

按2.1.2项进行。

2.3.2　培养液

采用适宜的培养液进行培养。如培养液含新生牛血清,其质量应符合要求(通则3604)。

2.3.3　对照细胞外源病毒因子检查

依法检查(通则3302),应符合规定。

2.3.4　病毒接种和培养

将毒种接种细胞,培养至细胞出现完全病变后收获。病毒接种量及培养条件按批准的执行。

2.3.5　病毒收获

同一细胞批收获的病毒液经澄清过滤,为单一病毒收获液。

2.3.6　单一病毒收获液检定

按3.1项进行。

2.3.7　单一病毒收获液保存

于2~8℃保存不超过30天,于-20℃及以下保存不超过6个月。

2.3.8　单一病毒收获液合并或浓缩

同一细胞批制备的单一病毒收获液检定合格后可合并,即为单价原液,合并可在浓缩前或浓缩后进行。

2.3.9　单价原液检定

按3.2项进行。

2.3.10　单价原液保存

于2~8℃保存不超过30天,于-20℃及以下保存不超过6个月。

2.4　半成品

2.4.1　配制

单价原液加入终浓度为1mol/L的氯化镁溶液,经除菌过滤后即为单价半成品。取适量Ⅰ型、Ⅲ型单价半成品,按一定比例进行配制,即为二价疫苗半成品。

2.4.2　半成品检定

按3.3项进行。

2.5　成品

2.5.1　分批

应符合"生物制品分包装及贮运管理"规定。

2.5.2　分装

应符合"生物制品分包装及贮运管理"规定。

2.5.3　规格

每瓶0.5ml(5人份)、1.0ml(10人份)或2.0ml(20人份)。每1次人用剂量为2滴(相当于0.1ml),含脊髓灰质炎活病毒总量应不低于$6.12 \lg CCID_{50}$,其中Ⅰ型应不低于$6.00 \lg CCID_{50}$,Ⅲ型应不低于$5.50 \lg CCID_{50}$。

2.5.4　包装

应符合"生物制品分包装及贮运管理"规定。

3　检定

3.1　单一病毒收获液检定

3.1.1　病毒滴定

按2.2.3.2项进行。病毒滴度应不低于$6.50 \lg CCID_{50}/ml$。

3.1.2　无菌检查

依法检查(通则1101),应符合规定。

3.1.3　支原体检查

依法检查(通则3301),应符合规定。

3.2　单价原液检定

3.2.1　鉴别试验

按2.2.3.1项进行。

3.2.2　病毒滴定

按2.2.3.2项进行,病毒滴度应不低于$6.50 \lg CCID_{50}/ml$。

3.2.3　猴体神经毒力试验

依法检查(通则3305),应符合规定。

3.2.4　无菌检查

依法检查(通则1101),应符合规定。

3.2.5　支原体检查

依法检查(通则3301),应符合规定。

3.3　半成品检定

3.3.1　病毒滴定

按2.2.3.2项进行。单价半成品病毒滴度应不低于$6.50 \lg CCID_{50}/ml$。二价疫苗半成品病毒滴度应不低于$7.12 \lg CCID_{50}/ml$,其中Ⅰ型应不低于$7.00 \lg CCID_{50}/ml$,Ⅲ型应不低于$6.50 \lg CCID_{50}/ml$。

3.3.2　无菌检查

依法检查(通则1101),应符合规定。

3.4　成品检定

3.4.1　鉴别试验

取适量Ⅰ型、Ⅲ型混合脊髓灰质炎病毒特异性免疫血清与适量本品混合,置37℃±0.5℃中和2小时,接种Hep-2细胞或其他敏感细胞,置35.5℃±0.5℃培养,7天判定结果,应无病变出现。同时设血清和细胞对照,均应为阴性。病毒对照应为阳性。

3.4.2　外观

应为澄清无异物的橘红色液体。

3.4.3　装量

依法检查(通则0102),应不低于标示量。

3.4.4　病毒滴定

■取疫苗3瓶,可单瓶分别滴定或混合后滴定,按2.2.3.2项进行,二价疫苗每1次人用剂量0.1ml,单瓶或混合样品的总病毒滴度应不低于$6.12 \lg CCID_{50}/ml$,其中Ⅰ型应不低于$6.00 \lg CCID_{50}/ml$,Ⅲ型应不低于$5.50 \lg CCID_{50}/ml$。■[修订]

3.4.5　热稳定性试验

热稳定性试验应当由生产单位在成品入库前取样测定,应与病毒滴定同时进行。37℃放置48小时后,按2.2.3.2项进行病毒滴定,每1次人用剂量病毒滴度下降应不高于0.5 lg。

3.4.6 抗生素残留量

生产细胞制备过程中加入抗生素的应进行该项检查。采用酶联免疫吸附法(通则3429),应不高于50ng/剂。

3.4.7 无菌检查

依法检查(通则1101),应符合规定。

3.4.8 pH值

依法检查(通则0631),pH应在6.5～7.5。

4 保存、运输及有效期

自生产之日起,于−20℃及以下保存,运输应在批准的条件下进行,有效期为24个月。生产日期为半成品配制日期。

5 使用说明

应符合"生物制品分包装及贮运管理"规定和批准的内容。

人纤维蛋白粘合剂

Ren Xianwei Danbai Nianheji

Human Fibrin Sealant Kit

本品系由健康人血浆,经分别分离、提纯人纤维蛋白原和人凝血酶,并经病毒去除和灭活处理、冻干制成。本品由外用人纤维蛋白原及其稀释剂、外用人凝血酶及其稀释剂四种成分组成,不含抑菌剂和抗生素。

1 基本要求

生产和检定用设施、原材料及辅料、水、器具、动物等均符合"凡例"的有关要求。生产过程中不得加入抑菌剂和抗生素。

2 制造

2.1 原料血浆

血浆的采集和质量应符合"血液制品生产用人血浆"的规定。

2.2 各组分原液

2.2.1 外用人纤维蛋白原

应符合"人纤维蛋白原"中2.1～2.2项的规定。

2.2.2 外用人凝血酶

采用低温乙醇蛋白分离法或经批准的其他方法制备人凝血酶原复合物,经氯化钙活化、纯化,并经病毒灭活处理、超滤浓缩后即为人凝血酶原液。

2.2.3 原液检定

2.2.3.1 外用人纤维蛋白原

按"人纤维蛋白原"中3.1项进行。

2.2.3.2 外用人凝血酶

按3.1.2项进行。

以上检定项目亦可在半成品进行。

2.3 半成品

2.3.1 配制

按成品规格配制,可加适宜稳定剂。

2.3.2 半成品检定

按3.2项进行。

2.4 成品

2.4.1 分批

应符合"生物制品分包装及贮运管理"规定。

2.4.2 分装及冻干

应符合"生物制品分包装及贮运管理"及通则0102有关规定。分装后应立即冻结。冻干过程制品温度不得超过35℃,真空封口。

2.4.3 规格

0.5ml/套、1ml/套、2ml/套、5ml/套、10ml/套。

2.4.4 包装

应符合"生物制品分包装及贮运管理"及通则0102有关规定。

2.5 病毒去除和灭活

生产过程中应采用经批准的方法去除和灭活脂包膜和非脂包膜病毒。如用灭活剂(如有机溶剂、去污剂)灭活病毒,则应规定对人安全的灭活剂残留量限值。

3 检定

3.1 原液检定

3.1.1 外用人纤维蛋白原

按2.2.3.1项进行。

3.1.2 外用人凝血酶

3.1.2.1 pH值

应为6.3～7.6(通则0631)。

3.1.2.2 人凝血酶效价

将人凝血酶国家标准品按标示量用注射用水复溶后,用含1%人血白蛋白生理氯化钠溶液稀释成不同的浓度(例如20IU/ml、10IU/ml、5IU/ml、2.5IU/ml),取不同稀释度的标准品各0.1ml,37℃保温2分钟,加入2mg/ml人纤维蛋白原溶液0.3ml,平行检测二管,用自动血凝仪记录凝集时间。将供试品按标示量用注射用水复溶后,用含1%人血白蛋白生理氯化钠溶液稀释成不同的浓度,取适宜稀释度的供试品溶液0.1ml替代标准品溶液,同法操作。以人凝血酶国家标准品溶液效价(IU/ml)的对数对应相应凝固时间(秒)的对数作直线回归,求得直线回归方程。计算供试品溶液人凝血酶的效价,再乘以稀释倍数,即为供试品人凝血酶效价(IU/ml)。原液中人凝血酶效价应大于成品规格。

3.1.2.3 蛋白质含量

依法测定(通则0731第二法方法2)。

3.1.2.4 比活性

应符合批准的要求。

以上检定项目亦可在半成品进行。

3.2 半成品检定

3.2.1 热原检查

外用人纤维蛋白原应依法进行热原检查(通则1142),注射剂量按家兔体重每 1kg 注射纤维蛋白原 30mg,应符合规定。

3.2.2 无菌检查

依法检查(通则 1101),应符合规定。

3.3 成品检定

3.3.1 外用人纤维蛋白原

除真空度、复溶时间、水分测定、装量差异检查外,应按标示量加入外用人纤维蛋白原稀释剂,复溶后进行其余各项检定。

3.3.1.1 鉴别试验

依法检查(通则 3403),仅与抗人的血清或血浆产生沉淀线,与抗马、抗牛、抗猪、抗羊的血清或血浆不产生沉淀线。

3.3.1.2 物理检查

(1) 外观

应为灰白色或淡黄色疏松体。复溶后应为澄明溶液,可带轻微乳光。允许有少量絮状物或蛋白颗粒。

(2)真空度

用高频火花真空测定器检测,瓶内应出现蓝紫色辉光。

(3)复溶时间

将供试品平衡至 30～37℃,按标示量加入 30～37℃外用人纤维蛋白原稀释剂,于 30～37℃水浴中摇动,应于 30 分钟内完全溶解。

(4)装量差异

依法检查(通则 0102),应符合规定。

(5) 稳定性试验

将供试品复溶后置 30～37℃水浴中保温 60 分钟,应无凝块或纤维蛋白析出。

3.3.1.3 化学检定

(1)水分

应不高于 5.0%(通则 0832)。

(2)pH 值

用 0.85%～0.90%氯化钠溶液将供试品蛋白质含量稀释成 10g/L,依法测定(通则 0631),pH 值应为 6.5～7.5。

(3)纯度

按"人纤维蛋白原"中 3.1.2 项进行,应不低于 70.0%。

(4)纤维蛋白原总量

根据 3.3.1.3(3)项测得的可凝固蛋白质含量及标示装量计算每瓶纤维蛋白原总量,应不低于标示量。

(5)枸橼酸离子含量

应符合批准要求(通则 3108)。

(6)糖含量

如制品中加葡萄糖或蔗糖,其含量应符合批准的要求(通则 3120)。

(7)氯离子含量

依法测定(通则 3107)测定,应符合批准的要求。

(8)氨基酸含量

如制品中加氨基酸,其含量应符合批准的要求(通则

3123)。

3.3.1.4 凝固活力

按"人纤维蛋白原"中 3.1.3 项进行,应不超过 60 秒。

3.3.1.5 人凝血因子ⅩⅢ效价

■采用乏凝血因子ⅩⅢ血浆或其他适宜缓冲液将标准品(国际标准品或溯源于国际标准品的标准物质)和供试品分别进行稀释,至少制备 3 个适宜浓度的标准品溶液和供试品溶液,取上述每个稀释度标准品溶液和供试品溶液适量,加入适量的活化试剂[含氯化钙、凝血酶、纤维蛋白聚合抑制剂(如 Gly-Pro-Arg-Pro-Ala-NH$_2$)和缓冲液]、检测试剂[含凝血因子ⅩⅢa 特异性肽底物(例如 Leu-Gly-Pro-Gly-Glu-Ser-Lys-Val-Ile-Gly-NH$_2$ 及其二级底物甘氨酸乙酯)和缓冲液]、烟酰胺腺嘌呤二核苷酸/烟酰胺腺嘌呤二核苷磷酸[NAD(P)H]相关试剂[含谷氨酸脱氢酶、α-酮戊二酸和 NAD(P)H 和缓冲液],混合后,于 37℃反应达到线性状态后,置于波长 340nm 处测定每分钟吸光度值变化(ΔA/min)。标准品和供试品至少分别设两组平行试验。以标准品溶液浓度(活性值)与其相应的 ΔA/min 进行线性拟合,代入供试品溶液的吸光度值获得活性值,乘以相应的稀释倍数,计算供试品中凝血因子ⅩⅢ活性。

标准品、供试品及各试剂加量和反应时间按相应试剂盒要求进行。■[修订]

3.3.1.6 HBsAg

用经批准的试剂盒检测,应为阴性。

3.3.1.7 无菌检查

依法检查(通则 1101),应符合规定。

3.3.1.8 异常毒性检查

用 0.85%～0.90%氯化钠溶液将供试品蛋白质含量稀释成 10g/L,依法检查(通则 1141),应符合规定。

3.3.1.9 热原检查

依法检查(通则 1142),注射剂量按家兔体重每 1kg 注射纤维蛋白原 30mg,应符合规定。

3.3.1.10 根据病毒灭活方法,应增加相应的检定项目。如采用磷酸三丁酯和聚山梨酯 80 灭活病毒,则应检测磷酸三丁酯和聚山梨酯 80 残留量。

(1)磷酸三丁酯残留量

应不高于 10μg/ml(通则 3205)。

(2)聚山梨酯 80 残留量

应不高于 100μg/ml(通则 3203)。

3.3.2 外用人凝血酶

除真空度、复溶时间、水分测定、装量差异检查、人凝血酶效价测定外,应按标示量加入外用人凝血酶稀释剂,复溶后进行其余各项检定。

3.3.2.1 鉴别试验

依法检查(通则 3403),仅与抗人的血清或血浆产生沉淀线,与抗马、抗牛、抗猪、抗羊的血清或血浆不产生沉淀线。

3.3.2.2 物理检查

（1）外观

应为白色、灰白色或淡黄色疏松体，无融化迹象。复溶后应为无色、淡黄色或淡黄绿色澄明溶液，可带轻微乳光。

（2）真空度

用高频火花真空测定器检测，瓶内应出现蓝紫色辉光。

（3）复溶时间

将供试品平衡至 20～25℃，按标示量加入 20～25℃外用人凝血酶稀释剂，轻轻摇动，应于 15 分钟内完全溶解。

（4）装量差异

依法检查（通则 0102），应符合规定。

3.3.2.3　化学检定

（1）水分

应不高于 3.0%（通则 0832）。

（2）pH 值

应为 6.5～7.5（通则 0631）。

（3）钠离子含量

依法测定（通则 3110），应符合批准的要求。

（4）糖含量

如制品中加葡萄糖或蔗糖，其含量应符合批准的要求（通则 3120）。

（5）氨基酸含量

如制品中加氨基酸，其含量应符合批准的要求（通则 3123）。

（6）钙离子含量

按试剂盒说明书测定，应符合批准的要求。

3.3.2.4　人凝血酶效价测定

按 3.1.2.2 项进行。根据每 1ml 人凝血酶效价及标示装量计算每瓶人凝血酶效价，应为标示量的 80%～140%。

3.3.2.5　无菌检查

依法检查（通则 1101），应符合规定。

3.3.2.6　HBsAg

用经批准的试剂盒检测，应为阴性。

3.3.2.7 根据病毒灭活方法，应增加相应的检定项目。如采用磷酸三丁酯和聚山梨酯 80 灭活病毒，则应检测磷酸三丁酯和聚山梨酯 80 残留量。

（1）磷酸三丁酯（TNBP）残留量

应不高于 10μg/ml（通则 3205）。

（2）聚山梨酯 80 残留量

应不高于 100μg/ml（通则 3203）。

4　稀释剂

4.1　外用人纤维蛋白原稀释剂

生产和检定应符合批准的要求。

4.2　外用人凝血酶稀释剂

生产和检定应符合批准的要求。

5　保存、运输及有效期

于 2～8℃避光保存和运输。自生产之日起，按批准的各组分中最短有效期执行。

6　使用说明

应符合"生物制品分包装及贮运管理"规定和批准内容。

注射用红色诺卡氏菌细胞壁骨架

Zhusheyong Hongse Nuokashijun Xibaobi Gujia

Nocardia Rubra Cell Wall Skeleton for Injection

本品系用红色诺卡氏菌经发酵、破碎、提取获得细胞壁骨架（N-CWS），加入适量乳化剂后冻干制成，主要含该细胞壁的组分霉菌酸、阿拉伯半乳聚糖和黏肽等。不含防腐剂和抗生素。

1　基本要求

生产和检定用设施、原材料及辅料、水、器具、动物等应符合"凡例"的有关要求。

2　制造

2.1　菌种

生产用菌种应符合"生物制品生产检定用菌毒种管理及质量控制"的有关规定。

2.1.1　名称及来源

采用红色诺卡氏菌 PO-8 株。

2.1.2　种子批的建立

应符合"生物制品生产检定用菌毒种管理及质量控制"的有关规定。

2.1.3　种子批的传代

主种子批启开后传代次数不得超过 5 代。工作种子批启开后至生产，传代不超过 5 代。

2.1.4　种子批检定

主种子批和工作种子批的菌种应进行以下各项检定。

2.1.4.1　生长特性

在营养琼脂培养基上生长良好，菌落为橙红色至红色。马铃薯块上生长良好，菌落小，隆起，不整齐，橙红色至红色。在营养肉汤培养基中培养 7 天，液面边缘有菌环，橙红色至红色，液体应澄清，有颗粒状菌落沉淀。

2.1.4.2　生化反应

淀粉水解试验呈阴性，明胶液化试验呈阴性。

2.1.5　菌种保存

主种子批菌种应冻干保存于 8℃以下或 20% 甘油中低温保存于 -20℃以下。

2.2　原粉

2.2.1　生产用种子

将检定合格的工作种子批菌种在葡萄糖-酵母浸粉培养基中于 26～30℃振荡培养不超过 48 小时。涂片镜检，无污染杂菌者方可用于接种。

2.2.2　生产用培养基

葡萄糖-酵母浸粉培养基。

2.2.3 培养

在灭菌培养基中接种适量种子液,振荡通气培养,培养物于对数生长期后期收获,在培养结束后涂片镜检,如发现污染杂菌,应废弃。

2.2.4 收获

收集培养液,离心收获湿菌体。

2.2.5 破壁及粗提

2.2.5.1 湿菌体加灭菌纯化水,采用超声波或其他经批准的适宜方法破碎菌体。

2.2.5.2 分别加胰蛋白酶-糜蛋白酶和链霉蛋白酶水解16～24 小时,离心,获细胞壁粗提物。

2.2.6 提取

以乙醇、乙醚、三氯甲烷、甲醇单独或混合分步提取。

2.2.7 干燥研磨

溶媒提取后的细胞壁骨架于 60℃减压干燥,研磨,■获得的 N-CWS 原粉置 −20℃ 以下(−30～−20℃)干燥保存,■[修订]有效期为 24 个月。

2.2.8 原粉检定

按 3.1 项进行。

2.3 半成品

2.3.1 配制

检定合格的 N-CWS 原粉,加入角鲨烯、甘露醇、聚山梨酯 80 和注射用水乳化成均匀的白色混悬液,经除菌过滤后供灌装。根据所测阿拉伯糖含量,使每瓶含 N-CWS 200μg。

2.3.2 检定

按 3.2 项进行。

2.4 成品

2.4.1 分批

应符合"生物制品分包装及贮运管理"规定。

2.4.2 分装及冻干

应符合"生物制品分包装及贮运管理"及通则 0102 有关规定。

2.4.3 规格

每瓶含 N-CWS 200μg。

2.4.4 包装

应符合"生物制品分包装及贮运管理"及通则 0102 有关规定。

3 检定

3.1 原粉检定

3.1.1 外观

应为类白色粉末,不溶于水与有机溶剂。

3.1.2 定性检定

取本品适量,按 3.3.1 项进行。

3.1.3 干燥失重

取本品 50mg,在 105℃ 干燥至恒重,减失重量应不高于5%(通则 0831)。

3.1.4 微生物限度

依法检查(通则 1105 与通则 1107),应符合规定。

3.2 半成品检定

无菌检查

依法检查(通则 1101),应符合规定。

3.3 成品检定

3.3.1 鉴别试验

3.3.1.1 细胞壁糖

取本品 1 瓶,加水 1.0ml,溶解后吸取 0.5ml 于试管中,滴加 0.05%蒽酮硫酸溶液 1.0ml,摇匀即呈黄绿色至蓝绿色。

3.3.1.2 细胞壁内消旋二氨基庚二酸

取二氨基庚二酸、丙氨酸适量,分别加入 50%乙醇配制成 0.05mg/ml 二氨基庚二酸对照品溶液和 0.1mg/ml 丙氨酸对照品溶液。取本品 5 瓶,混合,加 6mol/L 的盐酸溶液 0.5ml,密封,在蒸汽灭菌器中 120℃水解 3～6 小时,水解液蒸干,残渣加 50%乙醇 1ml 使溶解,作为供试品溶液。

照薄层色谱法(通则 0502)取丙氨酸对照品溶液和供试品溶液各 2μl,以正丁醇-冰醋酸-水(8：3：1)为展开剂,取二氨基庚二酸对照品溶液和供试品溶液各 5μl,以十二烷基硫酸钠-正丁醇-正己烷-水(6：25：6：20)为展开剂,分别点样于硅胶 G 薄层板上,展开,取出,晾干,喷以茚三酮试液,在 105℃加热至斑点显色清晰。供试品溶液所显主斑点的位置和颜色应与对照品溶液主斑点一致。

3.3.2 物理检查

3.3.2.1 外观

为白色疏松体。复溶后应成白色均匀的混悬液。

3.3.2.2 复溶时间

加入注射用水后,复溶时间应不超过 1 分钟。

3.3.2.3 可见异物

依法检查(通则 0904),应符合规定。

3.3.2.4 装量差异

依法检查(通则 0102),应符合规定。

3.3.3 化学检定

3.3.3.1 pH 值

应为 5.0～7.0(通则 0631)。

3.3.3.2 水分

应不高于 3.0%(通则 0832)。

3.3.3.3 甲醇及三氯甲烷残留量测定

精密称取甲醇 1g、三氯甲烷 0.1g,同置于 5ml 容量瓶中,用 N,N-二甲基甲酰胺稀释至刻度,再加适量水制成每 1ml 中约含甲醇 20μg、三氯甲烷 2μg 的混合溶液,精密量取混合液 3.0ml 置 10ml 顶空瓶中作为对照品溶液。取本品 10 瓶,分别精密加入 3.0ml 水使溶解,混合,摇匀,精密量取 3.0ml 置 10ml 顶空瓶中作为供试品溶液。照残留溶剂测定法(通则 0861),以 6%氰丙基苯基-94%二甲基聚硅氧烷为固定液(或极性相近)的毛细管柱为色谱柱,起始温度为 40℃,维持 11 分钟,再以每分钟 25℃的速率升温至 180℃,维持 6 分钟,进样口温度 180℃,检测器温度 220℃,顶空瓶平衡温度为

70℃,平衡时间为30分钟。取对照品和供试品溶液气液平衡后的液上气体500μl,分别注入气相色谱仪,记录色谱图,按外标法以峰面积计算,甲醇残留量应不高于0.2%,三氯甲烷残留量应不高于0.003%。

3.3.3.4 聚山梨酯80含量测定

取本品10瓶,分别加入适量水,溶解并稀释至100ml,精密量取1.0ml,按聚山梨酯80残留量测定法(通则3203)进行测定,每瓶含聚山梨酯80应小于1mg。

3.3.4 无菌检查

依法检查(通则1101),应符合规定。

3.3.5 异常毒性检查

依法检查(通则1141),应符合规定。

3.3.6 细胞壁骨架(N-CWS)含量测定

细胞壁骨架(N-CWS)由霉菌酸、阿拉伯半乳聚糖和黏肽等成分组成,其中含33%阿拉伯糖,本检测是通过测定阿拉伯糖含量推算N-CWS含量。

精密称取在60℃减压干燥1小时的阿拉伯糖和半乳糖(用于排除干扰)适量,分别加水制成20mg/ml的溶液。精密量取阿拉伯糖溶液2.5ml和半乳糖溶液1.2ml,置10ml容量瓶中,加水至刻度,摇匀,制成5mg/ml阿拉伯糖的对照品溶液。再精密吸取对照品溶液适量,加水稀释成40μg/ml、60μg/ml、80μg/ml、100μg/ml及120μg/ml的阿拉伯糖系列溶液。以水做空白,精密量取上述系列溶液和水各2.0ml,置具塞试管中,在冰水浴中,分别缓慢滴加2%蒽酮乙酸乙酯溶液0.5ml,浓硫酸4.0ml,小心摇匀,于80℃水浴保温30分钟,立即用流水冲冷至室温,按紫外-可见分光光度法(通则0401)于625nm波长处测定吸光度。以吸光度为纵坐标,以阿拉伯糖浓度为横坐标,绘制标准曲线。

取供试品10瓶,分别精密加入1.0ml水,混合,摇匀,作为供试品溶液。以水为空白,精密量取供试品溶液2.0ml,同法于625nm波长处测定吸光度,代入标准曲线。计算供试品溶液中阿拉伯糖含量,阿拉伯糖含量应为66～104μg/瓶,折算成N-CWS含量应不低于200μg/瓶。

3.3.7 抑瘤试验

将S_{180}腹水瘤细胞与本品混合均匀,皮下接种于实验小鼠,2周后解剖动物,称瘤重,计算抑瘤率应不低于50%。

取体重为18～20gBALB/c小鼠20只,试验组及对照组各10只,抽取S_{180}腹水瘤,计数后稀释成$2×10^7$个细胞/ml,将N-CWS溶于0.9%氯化钠溶液,制成2000μg/ml。取1.0ml瘤细胞与1.0ml N-CWS液混合均匀,作为试验组样品。同时取1.0ml 0.9%氯化钠溶液与1.0ml瘤细胞混合作为对照组注射用。分别对小鼠皮下注射,每只0.2ml(200μg N-CWS/只),接种后14天解剖动物,取瘤并称重,按下式计算抑瘤率。

$$治疗组抑瘤率(\%)=\frac{对照组平均瘤重-试验组平均瘤重}{对照组平均瘤重}×100$$

4 保存、运输及有效期

■于阴凉处避光保存和运输。自生产之日起,有效期为24个月。■[修订]

5 使用说明

应符合"生物制品分包装及贮运管理"规定和批准的内容。

注射用人促红素

Zhusheyong Ren Cuhongsu

Human Erythropoietin for Injection

APPRLICDSR	VLERYLLEAK	EAENITTGCA	EHCSLNENIT
VPDTKVNFYA	WKRMEVGQQA	VEVWQGLALL	SEAVLRGQAL
LVNSSQPWEP	LQLHVDKAVS	GLRSLTTLLR	ALGAQKEAIS
PPDAASAAPL	RTITADTFRK	LFRVYSNFLR	GKLKLYTGEA
CRTGD			

$C_{809}H_{1301}O_{240}N_{229}S_5$ 　　　　　　Mr　18235.70 Da

糖基化位点:Asn24、Asn38、Asn83、Ser126

本品系由高效表达人红细胞生成素(简称人促红素)基因的中国仓鼠卵巢(CHO)细胞,经细胞培养、分离和高度纯化后获得的人促红素冻干制成。含适宜稳定剂,不含抑菌剂和抗生素。

1 基本要求

生产和检定用设施、原材料及辅料、水、器具、动物等应符合"凡例"的有关要求。

2 制造

2.1 工程细胞

2.1.1 名称及来源

人促红素工程细胞系由带有人促红素基因的重组质粒转染的CHO-dhfr⁻(二氢叶酸还原酶基因缺陷型细胞)细胞系。

2.1.2 细胞库建立、传代及保存

由原始细胞库的细胞传代,扩增后冻存于液氮中,作为主细胞库;从主细胞库的细胞传代,扩增后冻存于液氮中,作为工作细胞库。各级细胞库细胞传代应不超过批准的代次。细胞冻存于液氮中,检定合格后方可用于生产。

2.1.3 主细胞库及工作细胞库细胞的检定

应符合"生物制品生产检定用动物细胞基质制备及质量控制"规定。

2.1.3.1 外源因子检查

细菌和真菌、支原体、病毒检查均应为阴性。

2.1.3.2 细胞鉴别试验

应用同工酶分析、生物化学、免疫学、细胞学和遗传标记物等任一方法进行鉴别,应为典型CHO细胞。

2.1.3.3 人促红素表达量

应不低于原始细胞库细胞的表达量。

2.1.3.4 目的基因核苷酸序列检查（工作种子批可免做）

目的基因核苷酸序列应与批准的序列相符。

2.2 原液

2.2.1 细胞的复苏与扩增

从工作细胞库来源的细胞复苏后，于含灭能新生牛血清培养液中进行传代、扩增，供转瓶或细胞培养罐接种用。新生牛血清的质量应符合规定（通则3604）。

2.2.2 生产用细胞培养液

生产用细胞培养液应不含牛血清和抗生素。

2.2.3 细胞培养

细胞培养全过程应严格按照无菌操作。细胞培养时间可根据细胞生长情况而定。

2.2.4 分离纯化

收集的培养液采用经批准的超滤法或其他适宜方法进行浓缩，多步色谱纯化后得得高纯度的人促红素，除菌过滤后即为人促红素原液。如需存放，应规定时间和温度。

2.2.5 原液检定

按3.1项进行。

2.3 半成品

2.3.1 配制与除菌

原液加入适宜稳定剂，并用缓冲液稀释。除菌过滤后即为半成品。

2.3.2 半成品检定

按3.2项进行。

2.4 成品

2.4.1 分批

应符合"生物制品分包装及贮运管理"规定。

2.4.2 分装及冻干

应符合"生物制品分包装及贮运管理"与通则0102有关规定。半成品应及时分装、冷冻。冻干的全过程中，制品温度应不高于30℃。

2.4.3 规格

1000IU/瓶；2000IU/瓶；3000IU/瓶；4000IU/瓶

2.4.4 包装

应符合"生物制品分包装及贮运管理"与通则0102有关规定。

3 检定

3.1 原液检定

3.1.1 蛋白质含量

用4g/L碳酸氢铵溶液将供试品稀释至0.5～2mg/ml，作为供试品溶液。以4g/L碳酸氢铵溶液作为空白，测定供试品溶液在320nm、325nm、330nm、335nm、340nm、345nm和350nm的吸光度。用读出的吸光度的对数与其对应波长的对数作直线回归，求得回归方程。照紫外-可见分光光度法（通则0401），在波长276～280nm处，测定供试品溶液最大吸光度A_{max}，将A_{max}对应波长代入回归方程求得供试品溶液由于光散射产生的吸光度$A_{光散射}$。按下式计算供试品蛋白质含量，应不低于0.5mg/ml。

$$\text{蛋白质含量}_{(mg/ml)}=\frac{A_{max}-A_{光散射}}{7.43}\times\text{供试品稀释倍数}\times10$$

3.1.2 生物学活性

3.1.2.1 体内法

依法测定（通则3522）。

3.1.2.2 体外法

按酶联免疫吸附法试剂盒说明书测定。

3.1.3 体内比活性

每1mg蛋白质应不低于1.0×10^5IU。

3.1.4 纯度

3.1.4.1 电泳法

依法测定（通则0541第五法）。用非还原型SDS-聚丙烯酰胺凝胶电泳法，考马斯亮蓝染色，分离胶的胶浓度为12.5%，加样量应不低于10μg，经扫描仪扫描，纯度应不低于98.0%。

3.1.4.2 高效液相色谱法

依法测定（通则0512）。亲水硅胶体积排阻色谱柱，排阻极限300kD，孔径24nm，粒度10μm，直径7.5mm，长30cm；流动相为3.2mmol/L磷酸氢二钠-1.5mmol/L磷酸二氢钾-400.4mmol/L氯化钠，pH 7.3；上样量应为20～100μg，在波长280nm处检测，以人促红素色谱峰计算的理论板数应不低于1500。按面积归一化法计算人促红素纯度，应不低于98.0%。

3.1.5 分子量

依法测定（通则0541第五法）。用还原型SDS-聚丙烯酰胺凝胶电泳法，考马斯亮蓝R250染色，分离胶的胶浓度为12.5%，加样量应不低于1μg，分子质量应为36～45kD。

3.1.6 紫外光谱

依法测定（通则0401），用水或0.85%～0.90%氯化钠溶液将供试品稀释至0.5～2mg/ml，在光路1cm、波长230～360nm下进行扫描，最大吸收峰应为279nm±2nm；最小吸收峰应为250nm±2nm；在320～360nm处应无吸收峰。

3.1.7 等电聚焦

取尿素9g、30%丙烯酰胺单体溶液6.0ml、40% pH 3～5的两性电解质溶液1.05ml、40% pH 3～10的两性电解质溶液0.45ml、水13.5ml，充分混匀后，加入N，N，N′，N′-四甲基乙二胺15μl和10%过硫酸铵溶液0.3ml，脱气后制成凝胶，加供试品溶液20μl（浓度应在每1ml含0.5mg以上），照等电聚焦电泳法（通则0541第六法）进行，同时做对照。电泳图谱应与对照品一致。

3.1.8 唾液酸含量

每1mol人促红素应不低于10.0mol（通则3102）。

3.1.9 外源性DNA残留量

每10 000IU 人促红素应不高于100pg(通则3407)。

3.1.10 CHO 细胞蛋白质残留量

采用双抗体夹心酶联免疫法检测,应不高于蛋白质总量的0.05%。

3.1.11 细菌内毒素检查

依法检查(通则1143),每10 000IU 人促红素应小于2EU。

3.1.12 牛血清白蛋白残留量

依法测定(通则3411),应不高于蛋白质总量的0.01%。

3.1.13 肽图

供试品经透析、冻干后,用1%碳酸氢铵溶液溶解并稀释至1.5mg/ml,依法测定(通则3405),其中加入胰蛋白酶(序列分析纯),37℃±0.5℃保温6小时,色谱柱为反相C$_8$柱(25cm×4.6mm,粒度5μm,孔径30nm),柱温为45℃±0.5℃;流速为每分钟0.75ml;进样量为20μl;按下表进行梯度洗脱(表中A为0.1%三氟乙酸水溶液,B为0.1%三氟乙酸-80%乙腈水溶液)。

编号	时间(分钟)	流速(ml)	A(%)	B(%)
1	0.00	0.75	100.0	0.0
2	30.00	0.75	85.0	15.0
3	75.00	0.75	65.0	35.0
4	115.00	0.75	15.0	85.0
5	120.00	0.75	0.0	100.0
6	125.00	0.75	100.0	0.0
7	145.00	0.75	100.0	0.0

肽图应与人促红素对照品一致。

3.1.14 N端氨基酸序列(至少每年测定1次)

用氨基酸序列分析仪测定,N端序列应为:

Ala-Pro-Pro-Arg-Leu-Ile-Cys-Asp-Ser-Arg-Val-Leu-Glu-Arg-Tyr。

3.2 半成品检定

3.2.1 细菌内毒素检查

依法检查(通则1143),每1000IU 人促红素应小于2EU。

3.2.2 无菌检查

依法检查(通则1101),应符合规定。

3.3 成品检定

除复溶时间、水分测定和装量差异检查外,应按标示量加入灭菌注射用水,复溶后进行其余各项检定。

3.3.1 鉴别试验

按免疫印迹法(通则3401)或免疫斑点法(通则3402)测定,应为阳性。

3.3.2 物理检查

3.3.2.1 外观

应为白色疏松体,复溶后应为无色澄明液体。

3.3.2.2 复溶时间

加入标示量的灭菌注射用水,复溶时间应不超过2分钟。

3.3.2.3 可见异物

依法检查(通则0904),应符合规定。

3.3.2.4 装量差异

依法检查(通则0102),应符合规定。

3.3.3 化学检定

3.3.3.1 水分

应不高于3.0%(通则0832)。

3.3.3.2 pH 值

依法测定(通则0631),应符合批准的要求。

3.3.3.3 ■总蛋白质含量■[修订]

若制品中加入人血白蛋白作稳定剂,则应符合批准的要求(通则0731第二法)。

3.3.3.4 渗透压摩尔浓度

依法测定(通则0632),应符合批准的要求。

3.3.4 生物学活性

3.3.4.1 体外法

按酶联免疫吸附法试剂盒说明书测定,应为标示量的80%~120%。

3.3.4.2 体内法

依法测定(通则3522),应为标示量的80%~140%。

3.3.5 无菌检查

依法检查(通则1101),应符合规定。

3.3.6 细菌内毒素检查

依法检查(通则1143),每1000IU 人促红素应小于2EU;5000IU/支以上规格的人促红素,每支应小于10EU。

3.3.7 异常毒性检查

依法检查(通则1141小鼠试验法),应符合规定。

4 稀释剂

稀释剂应为灭菌注射用水,稀释剂的生产应符合批准的要求。

灭菌注射用水应符合本版药典(二部)的相关要求。

5 保存、运输及有效期

于2~8℃避光保存和运输。自生产之日起,按批准的有效期执行。

6 使用说明

应符合"生物制品分包装及贮运管理"规定和批准的内容。

人促红素注射液

Ren Cuhongsu Zhusheye

Human Erythropoietin Injection

APPRLICDSR	VLERYLLEAK	EAENITTGCA	EHCSLNENIT
VPDTKVNFYA	WKRMEVGQQA	VEVWQGLALL	SEAVLRGQAL
LVNSSQPWEP	LQLHVDKAVS	GLRSLTTLLR	ALGAQKEAIS
PPDAASAAPL	RTITADTFRK	LFRVYSNFLR	GKLKLYTGEA
CRTGD			

$C_{809}H_{1301}O_{240}N_{229}S_5$ Mr   18235.70 Da

糖基化位点：Asn24、Asn38、Asn83、Ser126

本品系由高效表达人红细胞生成素(简称人促红素)基因的中国仓鼠卵巢(CHO)细胞,经细胞培养、分离和高度纯化后获得的人促红素制成。含适宜稳定剂,不含抑菌剂和抗生素。

1　基本要求

生产和检定用设施、原材料及辅料、水、器具、动物等应符合"凡例"的有关要求。

2　制造

2.1　工程细胞

2.1.1　名称及来源

人促红素工程细胞系由带有人促红素基因的重组质粒转染的 CHO-dhfr⁻(二氢叶酸还原酶基因缺陷型细胞)细胞系。

2.1.2　细胞库建立、传代及保存

由原始细胞库的细胞传代,扩增后冻存于液氮中,作为主细胞库;从主细胞库的细胞传代,扩增后冻存于液氮中,作为工作细胞库。各级细胞库细胞传代应不超过批准的代次。细胞冻存于液氮中,检定合格后方可用于生产。

2.1.3　主细胞库及工作细胞库细胞的检定

应符合"生物制品生产检定用动物细胞基质制备及质量控制"规定。

2.1.3.1　外源因子检查

细菌和真菌、支原体、病毒检查均应为阴性。

2.1.3.2　细胞鉴别试验

应用同工酶分析、生物化学、免疫学、细胞学和遗传标记物等任一方法进行鉴别,应为典型 CHO 细胞。

2.1.3.3　人促红素表达量

应不低于原始细胞库细胞的表达量。

2.1.3.4　目的基因核苷酸序列检查(工作种子批可免做)

目的基因核苷酸序列应与批准的序列相符。

2.2　原液

2.2.1　细胞的复苏与扩增

从工作细胞库来源的细胞复苏后,于含灭能新生牛血清培养液中进行传代、扩增,供转瓶或细胞培养罐接种用。新生牛血清的质量应符合规定(通则 3604)。

2.2.2　生产用细胞培养液

生产用细胞培养液应不含牛血清和任何抗生素。

2.2.3　细胞培养

细胞培养全过程应严格按照无菌操作。细胞培养时间可根据细胞生长情况而定。

2.2.4　分离纯化

收集的培养液按经批准的纯化工艺进行,采用经批准的超滤法或其他适宜方法进行浓缩,多步色谱纯化后制得高纯度的人促红素,除菌过滤后即为人促红素原液。如需存放,应规定时间和温度。

2.2.5　原液检定

按 3.1 项进行。

2.3　半成品

2.3.1　配制与除菌

原液加入适宜稳定剂,并用缓冲液稀释。除菌过滤后即为半成品。

2.3.2　半成品检定

按 3.2 项进行。

2.4　成品

2.4.1　分批

应符合"生物制品分包装及贮运管理"规定。

2.4.2　分装

应符合"生物制品分包装及贮运管理"与通则 0102 有关规定。

2.4.3　规格

2000IU/瓶;3000IU/瓶;10 000IU/瓶

2.4.4　包装

应符合"生物制品分包装及贮运管理"与通则 0102 有关规定。

3　检定

3.1　原液检定

3.1.1　蛋白质含量

用 4g/L 碳酸氢铵溶液将供试品稀释至 0.5～2mg/ml,作为供试品溶液。以 4g/L 碳酸氢铵溶液作为空白,测定供试品溶液在 320nm、325nm、330nm、335nm、340nm、345nm 和 350nm 的吸光度。用读出的吸光度的对数与其对应波长的对数作直线回归,求得回归方程。照紫外-可见分光光度法(通则 0401),在波长 276～280nm 处,测定供试品溶液最大吸光度 A_{max},将 A_{max} 对应波长代入回归方程求得供试品溶液由于光散射产生的吸光度 $A_{光散射}$。按下式计算供试品蛋白质含量,应不低于 0.5mg/ml。

蛋白质含量 $=\dfrac{A_{\max}-A_{光散射}}{7.43}\times$供试品稀释倍数$\times10$
（mg/ml）

3.1.2 生物学活性

3.1.2.1 体内法

依法测定（通则 3522）。

3.1.2.2 体外法

按酶联免疫吸附法试剂盒说明书测定。

3.1.3 体内比活性

每 1mg 蛋白质应不低于 1.0×10^5 IU。

3.1.4 纯度

3.1.4.1 电泳法

依法测定（通则 0541 第五法）。用非还原型 SDS-聚丙烯酰胺凝胶电泳法，考马斯亮蓝染色，分离胶的胶浓度为 12.5%，加样量应不低于 $10\mu g$，经扫描仪扫描，纯度应不低于 98.0%。

3.1.4.2 高效液相色谱法

依法测定（通则 0512）。亲水硅胶体积排阻色谱柱，排阻极限 300kD，孔径 24nm，粒度 $10\mu m$，直径 7.5mm，长 30cm；流动相为 3.2mmol/L 磷酸氢二钠-1.5mmol/L 磷酸二氢钾-400.4mmol/L 氯化钠，pH 7.3；上样量应为 $20\sim100\mu g$，在波长 280nm 处检测，以人促红素色谱峰计算的理论板数应不低于 1500。按面积归一化法计算人促红素纯度，应不低于 98.0%。

3.1.5 分子量

依法测定（通则 0541 第五法）。用还原型 SDS-聚丙烯酰胺凝胶电泳法，考马斯亮蓝 R250 染色，分离胶的胶浓度为 12.5%，加样量应不低于 $1\mu g$，分子质量应为 $36\sim45kD$。

3.1.6 紫外光谱

依法测定（通则 0401），用水或 0.85%～0.90% 氯化钠溶液将供试品稀释至 0.5～2mg/ml，在光路 1cm、波长 230～360nm 下进行扫描，其最大吸收峰应为 279nm±2nm；最小吸收峰应为 250nm±2nm；在 320～360nm 处应无吸收峰。

3.1.7 等电聚焦

取尿素 9g、30% 丙烯酰胺单体溶液 6.0ml、40% pH 3～5 的两性电解质溶液 1.05ml、40% pH 3～10 的两性电解质溶液 0.45ml、水 13.5ml，充分混匀后，加入 N,N,N',N'-四甲基乙二胺 $15\mu l$ 和 10% 过硫酸铵溶液 0.3ml，脱气后制成凝胶，加供试品溶液 $20\mu l$（浓度应在每 1ml 含 0.5mg 以上），照等电聚焦电泳法（通则 0541 第六法）进行，同时做对照。电泳图谱应与对照品一致。

3.1.8 唾液酸含量

每 1mol 人促红素应不低于 10.0mol（通则 3102）。

3.1.9 外源性 DNA 残留量

每 10 000IU 人促红素应不高于 100pg（通则 3407）。

3.1.10 CHO 细胞蛋白质残留量

用双抗体夹心酶联免疫法检测，应不高于蛋白质总量的 0.05%。

3.1.11 细菌内毒素检查

依法检查（通则 1143），每 10 000IU 人促红素应小于 2EU。

3.1.12 牛血清白蛋白残留量

依法测定（通则 3411），应不高于蛋白质总量的 0.01%。

3.1.13 肽图

供试品经透析、冻干后，用 1% 碳酸氢铵溶液溶解并稀释至 1.5mg/ml，依法测定（通则 3405），其中加入胰蛋白酶（序列分析纯），37℃±0.5℃ 保温 6 小时，色谱柱为反相 C_8 柱（25cm×4.6mm，粒度 $5\mu m$，孔径 30nm），柱温为 45℃±0.5℃；流速为每分钟 0.75ml；进样量为 $20\mu l$；按下表进行梯度洗脱（表中 A 为 0.1% 三氟乙酸水溶液，B 为 0.1% 三氟乙酸-80% 乙腈水溶液）。

编号	时间（分钟）	流速（ml）	A(%)	B(%)
1	0.00	0.75	100.0	0.0
2	30.00	0.75	85.0	15.0
3	75.00	0.75	65.0	35.0
4	115.00	0.75	15.0	85.0
5	120.00	0.75	0.0	100.0
6	125.00	0.75	100.0	0.0
7	145.00	0.75	100.0	0.0

肽图应与人促红素对照品一致。

3.1.14 N 端氨基酸序列（至少每年测定 1 次）

用氨基酸序列分析仪测定，N 端序列应为：

Ala-Pro-Pro-Arg-Leu-Ile-Cys-Asp-Ser-Arg-Val-Leu-Glu-Arg-Tyr。

3.2 半成品检定

3.2.1 细菌内毒素检查

依法检查（通则 1143），每 1000IU 人促红素应小于 2EU。

3.2.2 无菌检查

依法检查（通则 1101），应符合规定。

3.3 成品检定

3.3.1 鉴别试验

按免疫印迹法（通则 3401）或免疫斑点法（通则 3402）测定，应为阳性。

3.3.2 物理检查

3.3.2.1 外观

应为无色澄明液体。

3.3.2.2 可见异物

依法检查（通则 0904），应符合规定。

3.3.2.3 装量

依法检查（通则 0102），应不低于标示量。

3.3.3 化学检定

3.3.3.1 pH 值

依法测定（通则 0631），应符合批准的要求。

3.3.3.2 ■总蛋白质含量■[修订]

若制品中加入人血白蛋白作稳定剂,则应符合经批准的要求(通则 0731 第二法)。

3.3.3.3 渗透压摩尔浓度

依法测定(通则 0632),应符合批准的要求。

3.3.4 生物学活性

3.3.4.1 体外法

按酶联免疫吸附法试剂盒说明书测定,应为标示量的 80%～120%。

3.3.4.2 体内法

依法测定(通则 3522),应为标示量的 80%～140%。

3.3.5 无菌检查

依法检查(通则 1101),应符合规定。

3.3.6 细菌内毒素检查

依法检查(通则 1143),每 1000IU 人促红素应小于 2EU;5000IU/支以上规格的人促红素,每支应小于 10EU。

3.3.7 异常毒性检查

依法检查(通则 1141 小鼠试验法),应符合规定。

4 保存、运输及有效期

于 2～8℃避光保存和运输。自生产之日起,按批准的有效期执行。

5 使用说明

应符合"生物制品分包装及贮运管理"规定和批准的内容。

人干扰素 α2a 注射液

Ren Ganraosu α2a Zhusheye

Human Interferon α2a Injection

CDLPQTHSLG	SRRTLMLLAQ	MRKISLFSCL	KDRHDFGFPQ
EEFGNQFQKA	ETIPVLHEMI	QQIFNLFSTK	DSSAAWDETL
LDKFYTELYQ	QLNDLEACVI	QGVGVTETPL	MKEDSILAVR
KYFQRITLYL	KEKKYSPCAW	EVVRAEIMRS	FSLSTNLQES
LRSKE			

$C_{860}H_{1349}O_{255}N_{227}S_9$ Mr 19236.87 Da

(含 Met)$C_{865}H_{1358}O_{256}N_{228}S_{10}$ Mr 19368.06 Da

本品系由高效表达人干扰素 α2a 基因的大肠埃希菌,经发酵、分离和高度纯化后获得的人干扰素 α2a 制成。含适宜稳定剂,不含抗生素。

1 基本要求

生产和检定用设施、原材料及辅料、水、器具、动物等应符合"凡例"的有关要求。

2 制造

2.1 工程菌菌种

2.1.1 名称及来源

人干扰素 α2a 工程菌株系由带有人干扰素 α2a 基因的重组质粒转化的大肠埃希菌菌株。

2.1.2 种子批的建立

应符合"生物制品生产检定用菌毒种管理及质量控制"的规定。

2.1.3 菌种检定

主种子批和工作种子批的菌种应进行以下各项全面检定。

2.1.3.1 划种 LB 琼脂平板

应呈典型大肠埃希菌集落形态,无其他杂菌生长。

2.1.3.2 染色镜检

应为典型的革兰氏阴性杆菌。

2.1.3.3 对抗生素的抗性

应与原始菌种相符。

2.1.3.4 电镜检查(工作种子批可免做)

应为典型大肠埃希菌形态,无支原体、病毒样颗粒及其他微生物污染。

2.1.3.5 生化反应

应符合大肠埃希菌生化反应特性。

2.1.3.6 干扰素表达量

在摇床中培养,应不低于原始菌种的表达量。

2.1.3.7 表达的干扰素型别

应用抗 α2a 型干扰素血清做中和试验,证明型别无误。

2.1.3.8 质粒检查

该质粒的酶切图谱应与原始重组质粒的相符。

2.1.3.9 目的基因核苷酸序列检查(工作种子批可免做)

目的基因核苷酸序列应与批准的序列相符。

2.2 原液

2.2.1 种子液制备

将检定合格的工作种子批菌种接种于适宜培养基(可含适量抗生素)中培养。

2.2.2 发酵用培养基

采用适宜的不含抗生素的培养基。

2.2.3 种子液接种及发酵培养

2.2.3.1 在灭菌培养基中接种适量种子液。

2.2.3.2 在适宜的温度下进行发酵,应根据经批准的发酵工艺进行,并确定相应的发酵条件,如温度、pH 值、溶解氧、补料、发酵时间等。发酵液应定期进行质粒丢失率检查(通则 3406)。

2.2.4 发酵液处理

用适宜的方法收集、处理菌体。

2.2.5 初步纯化

采用经批准的纯化工艺进行初步纯化,使其纯度达到规定的要求。

2.2.6 高度纯化

经初步纯化后,采用经批准的纯化工艺进行高度纯化,使其达到 3.1 项要求，加入适宜稳定剂，除菌过滤后即为人干扰素 α2a 原液。如需存放，应规定时间和温度。

2.2.7　原液检定

按 3.1 项进行。

2.3　半成品

2.3.1　配制与除菌

按经批准的配方配制稀释液。配制后应立即用于稀释。

将原液用稀释液稀释至所需浓度，除菌过滤后即为半成品，保存于 2～8℃。

2.3.2　半成品检定

按 3.2 项进行。

2.4　成品

2.4.1　分批

应符合"生物制品分包装及贮运管理"规定。

2.4.2　分装

应符合"生物制品分包装及贮运管理"与通则 0102 有关规定。

2.4.3　规格

300 万 IU/瓶；500 万 IU/瓶。

2.4.4　包装

应符合"生物制品分包装及贮运管理"与通则 0102 有关规定。

3　检定

3.1　原液检定

3.1.1　生物学活性

依法测定（通则 3523）。

3.1.2　蛋白质含量

依法测定（通则 0731 第二法）。

3.1.3　比活性

为生物学活性与蛋白质含量之比，每 1mg 蛋白质应不低于 1.0×10^8 IU。

3.1.4　纯度

3.1.4.1　电泳法

依法测定（通则 0541 第五法）。用非还原型 SDS-聚丙烯酰胺凝胶电泳法，分离胶的胶浓度为 15%，加样量应不低于 10μg（考马斯亮蓝 R250 染色法）或 5μg（银染法）。经扫描仪扫描，纯度应不低于 95.0%。

3.1.4.2　高效液相色谱法

依法测定（通则 0512）。色谱柱以适合分离分子质量为 5～60kD 蛋白质的色谱用凝胶为填充剂；流动相为 0.1mol/L 磷酸盐-0.1mol/L 氯化钠缓冲液，pH 7.0；上样量应不低于 20μg，在波长 280nm 处检测，以干扰素色谱峰计算的理论板数应不低于 1000。按面积归一化法计算，干扰素主峰面积应不低于总面积的 95.0%。

3.1.5　相关蛋白

依法测定（通则 0512），色谱柱采用十八烷基硅烷键合硅胶为填充剂（如：C_{18} 柱，4.6mm×25cm，粒径 5μm 或其他适宜的色谱柱），柱温为室温；以 0.2% 三氟乙酸-30% 乙腈的水溶液为流动相 A，以 0.2% 三氟乙酸-80% 乙腈的水溶液为流动相 B；流速为 1.0ml/min；在波长 210nm 处检测；按下表进行梯度洗脱。

时间（分钟）	A（%）	B（%）
0	72	28
1	72	28
5	67	33
20	63	37
30	57	43
40	40	60
42	40	60
50	72	28
60	72	28

用超纯水将供试品稀释至每 1ml 中约含 1.0mg，作为供试品溶液；取供试品溶液和过▪氧▪[订正]化氢溶液混合，使过氧化氢终浓度为 0.005%（m/m），室温放置 1 小时或 1 小时以上，使得干扰素约 5% 发生氧化，再向每毫升该溶液中加入 L-甲硫氨酸 12.5mg，作为对照品溶液（2～8℃放置不超过 24 小时）。取供试品溶液和对照品溶液各 50μl 注入液相色谱仪。

对照品溶液及供试品溶液图谱中，干扰素主峰的保留时间约为 20 分钟。对照品溶液图谱中，氧化型峰相对于主峰的保留时间约为 0.9，氧化型峰与主峰的分离度应不小于 1.0。

按面积归一化法只计算相对于主峰保留时间为 0.7～1.4 的相关蛋白峰面积，单个相关蛋白峰面积应不大于总面积的 3.0%，所有相关蛋白峰面积应不大于总面积的 5.0%。

3.1.6　分子量

依法测定（通则 0541 第五法）。用还原型 SDS-聚丙烯酰胺凝胶电泳法，分离胶的胶浓度为 15%，加样量应不低于 1.0μg，制品的分子质量应为 19.2kD±1.9kD。

3.1.7　外源性 DNA 残留量

每 1 支/瓶应不高于 10ng（通则 3407）。

3.1.8　鼠 IgG 残留量

如采用单克隆抗体亲和色谱法纯化，应进行本项检定。每 1 次人用剂量鼠 IgG 残留量应不高于 100ng（通则 3416）。

3.1.9　宿主菌蛋白质残留量

应不高于蛋白质总量的 0.10%（通则 3412）。

3.1.10　残余抗生素活性

依法测定（通则 3408），不应有残余氨苄西林或其他抗生素活性。

3.1.11　细菌内毒素检查

依法检查（通则 1143），每 300 万 IU 应小于 10EU。

3.1.12　等电点

主区带应为 5.5～6.8，且供试品的等电点图谱应与对照品的一致（通则 0541 第六法）。

3.1.13　紫外光谱

用水或 0.85%～0.90%氯化钠溶液将供试品稀释至 100～500μg/ml,在光路 1cm、波长 230～360nm 下进行扫描,最大吸收峰波长应为 278nm±3nm(通则 0401)。

3.1.14　肽图

依法测定(通则 3405),应与对照品图形一致。

3.1.15　N 端氨基酸序列(至少每年测定 1 次)

用氨基酸序列分析仪测定,N 端序列应为:

(Met)-Cys-Asp-Leu-Pro-Gln-Thr-His-Ser-Leu-Gly-Ser-Arg-Arg-Thr-Leu。

3.2　半成品检定

3.2.1　细菌内毒素检查

依法检查(通则 1143),每 300 万 IU 应小于 10EU。

3.2.2　无菌检查

依法检查(通则 1101),应符合规定。

3.3　成品检定

3.3.1　鉴别试验

按免疫印迹法(通则 3401)或免疫斑点法(通则 3402)测定,应为阳性。

3.3.2　物理检查

3.3.2.1　外观

应为澄明液体。

3.3.2.2　可见异物

依法检查(通则 0904),应符合规定。

3.3.2.3　装量

依法检查(通则 0102),应不低于标示量。

3.3.3　化学检定

3.3.3.1　pH 值

应为 6.5～7.5(通则 0631)。

3.3.3.2　渗透压摩尔浓度

依法测定(通则 0632),应符合批准的要求。

3.3.3.3　聚山梨酯 80 含量

如制剂中含有聚山梨酯 80,应进行本项检定。其含量应为配制量的 50%～150%(通则 3203)。

3.3.3.4　对羟基苯甲酸甲酯及对羟基苯甲酸丙酯含量

如制剂中含有对羟基苯甲酸甲酯,其含量应为 0.04%～0.10%;如制剂中含有对羟基苯甲酸丙酯,其含量应为 0.004%～0.010%(通则 3116)。

3.3.4　生物学活性

应为标示量的 80%～150%(通则 3523)。

3.3.5　残余抗生素活性

依法测定(通则 3408),不应有残余氨苄西林或其他抗生素活性。

3.3.6　无菌检查

依法检查(通则 1101),应符合规定。

3.3.7　细菌内毒素检查

依法检查(通则 1143),每 1 支/瓶应小于 10EU。

3.3.8　异常毒性检查

依法检查(通则 1141 小鼠试验法),应符合规定。

4　保存、运输及有效期

于 2～8℃避光保存和运输。自生产之日起,按批准的有效期执行。

5　使用说明

应符合"生物制品分包装及贮运管理"规定和批准的内容。

注射用人干扰素 α2b

Zhusheyong Ren Ganraosu α2b

Human Interferon α2b
for Injection

CDLPQTHSLG　SRRTLMLLAQ　MRRISLFSCL　KDRHDFGFPQ
EEFGNQFQKA　ETIPVLHEMI　QQIFNLFSTK　DSSAAWDETL
LDKFYTELYQ　QLNDLEACVI　QGVGVTETPL　MKEDSILAVR
KYFQRITLYL　KEKKYSPCAW　EVVRAEIMRS　FSLSTNLQES
LRSKE

C_{860}H_{1349}O_{255}N_{229}S_9　　　　　　　　　Mr　19264.88 Da

(含 Met)C_{865}H_{1358}O_{256}N_{230}S_{10}　　　　　Mr　19396.08 Da

本品系由高效表达人干扰素 α2b 基因的大肠埃希菌、酿酒酵母或腐生型假单胞菌,经发酵、分离和高度纯化后获得的人干扰素 α2b 冻干制成。含适宜稳定剂,不含抑菌剂和抗生素。

1　基本要求

生产和检定用设施、原材料及辅料、水、器具、动物等应符合"凡例"的有关要求。

2　制造

2.1　工程菌菌种

2.1.1　名称及来源

人干扰素 α2b 工程菌株系由带有人干扰素 α2b 基因的重组质粒转化的大肠埃希菌、酿酒酵母或假单胞菌菌株。

2.1.2　种子批的建立

应符合"生物制品生产检定用菌毒种管理及质量控制"的规定。

2.1.3　菌种检定

主种子批和工作种子批的菌种应进行以下各项全面检定。

2.1.3.1　划种琼脂平板

应分别呈典型大肠埃希菌、酿酒酵母集落或腐生型假单胞菌集落形态,无其他杂菌生长。

2.1.3.2　染色镜检

采用大肠埃希菌为载体的,其菌株应为典型的革兰氏阴性杆菌;采用酿酒酵母为载体的,其菌株应为典型的酵母菌形态;采用腐生型假单胞菌为载体的,其菌株应呈棒状,可运动,有荚膜,无芽孢,涂片染色后应呈典型的革兰氏阴性。

2.1.3.3 对抗生素的抗性

采用大肠埃希菌■或假单胞菌■[增订]为载体的,其抗生素抗性应与原始菌种相符。

2.1.3.4 电镜检查(工作种子批可免做)

采用大肠埃希菌为载体的,其菌种应为典型大肠埃希菌形态;采用腐生型假单胞菌为载体的,其菌种应为腐生型假单胞菌形态,无支原体、病毒样颗粒及其他微生物污染。

2.1.3.5 生化反应

采用大肠埃希菌为载体的,其菌种应符合大肠埃希菌生化反应特性;采用腐生型假单胞菌为载体的,其菌种的生化反应须不液化明胶,不水解淀粉和聚 β-羟基丁酸酯(通则3605),不能利用反硝化作用进行厌氧呼吸,能够合成荧光色素。

2.1.3.6 干扰素表达量

在摇床中培养,应不低于原始菌种的表达量。

2.1.3.7 表达的干扰素型别

应用抗 α2b 型干扰素血清做中和试验,证明型别无误。

2.1.3.8 质粒检查

采用大肠埃希菌或腐生型假单胞菌为载体的,其菌种中转化质粒的酶切图谱应分别与原始重组质粒的相符。

2.1.3.9 目的基因核苷酸序列检查(工作种子批可免做)

采用大肠埃希菌■或假单胞菌■[增订]为载体的,其菌种的目的基因核苷酸序列应与批准的序列相符。

2.1.3.10 干扰素基因稳定性检查

采用酿酒酵母为载体的,将菌种涂 SD 琼脂平板,挑选至少 50 个克隆,用 PCR 检测干扰素基因,阳性率应不低于 95%。

2.2 原液

2.2.1 种子液制备

将检定合格的工作种子批菌种接种于适宜的培养基(大肠埃希菌培养基和假单胞菌培养基可含适量抗生素)中培养。

2.2.2 发酵用培养基

采用适宜的不含抗生素的培养基。

2.2.3 种子液接种及发酵培养

2.2.3.1 在灭菌培养基中接种适量种子液。

2.2.3.2 在适宜的温度下进行发酵,应根据经批准的发酵工艺进行,并确定相应的发酵条件,如温度、pH 值、溶解氧、补料、发酵时间等。发酵液应定期进行质粒丢失率检查(通则3406)。

2.2.4 发酵液处理

用适宜的方法收集、处理菌体。收集到的菌体可在 −20℃ 以下保存,保存时间应不超过 1 年。

2.2.5 初步纯化

采用经批准的纯化工艺进行初步纯化,使其纯度达到规

定的要求。

2.2.6 高度纯化

经初步纯化后,采用经批准的纯化工艺进行高度纯化,使其达到 3.1 项要求,■根据产品具体情况,可■[增订]加入适宜稳定剂,除菌过滤后即为人干扰素 α2b 原液。如需存放,应规定时间和温度。

2.2.7 原液检定

按 3.1 项进行。

2.3 半成品

2.3.1 配制与除菌

按经批准的配方配制稀释液。配制后应立即用于稀释。

将原液用稀释液稀释至所需浓度,除菌过滤后即为半成品,保存于 2～8℃。

2.3.2 半成品检定

按 3.2 项进行。

2.4 成品

2.4.1 分批

应符合"生物制品分包装及贮运管理"规定。

2.4.2 分装及冻干

应符合"生物制品分包装及贮运管理"与通则 0102 有关规定。

2.4.3 规格

300 万 IU/瓶;500 万 IU/瓶

2.4.4 包装

应符合"生物制品分包装及贮运管理"与通则 0102 有关规定。

3 检定

3.1 原液检定

3.1.1 生物学活性

依法测定(通则3523)。

3.1.2 蛋白质含量

依法测定(通则0731第二法)。

3.1.3 比活性

为生物学活性与蛋白质含量之比,每 1mg 蛋白质应不低于 1.0×10^8 IU。

3.1.4 纯度

3.1.4.1 电泳法

依法测定(通则0541第五法)。用非还原型 SDS-聚丙烯酰胺凝胶电泳法,分离胶的胶浓度为 15%,加样量应不低于 10μg(考马斯亮蓝 R250 染色法)或 5μg(银染法)。经扫描仪扫描,纯度应不低于 95.0%。

3.1.4.2 高效液相色谱法

依法测定(通则0512)。色谱柱以适合分离分子质量为 5～60kD 蛋白质的色谱用凝胶为填充剂;流动相为 0.1mol/L 磷酸盐-0.1mol/L 氯化钠缓冲液,pH 7.0;上样量应不低于 20μg,在波长 280nm 处检测,以干扰素色谱峰计算的理论板数应不低于 1000。按面积归一化法计算,干扰素主峰面积应

不低于总面积的 95.0%。

3.1.5 相关蛋白

依法测定(通则 0512)。色谱柱采用十八烷基硅烷键合硅胶为填充剂(如:C_{18}柱,4.6mm×25cm,粒径 5μm 或其他适宜的色谱柱);柱温为室温;以 0.2%三氟乙酸-30%乙腈的水溶液为流动相 A,以 0.2%三氟乙酸-80%乙腈的水溶液为流动相 B;流速为 1.0ml/min;在波长 210nm 处检测;按下表进行梯度洗脱。

时间(分钟)	A(%)	B(%)
0	72	28
1	72	28
5	67	33
20	63	37
30	57	43
40	40	60
42	40	60
50	72	28
60	72	28

用超纯水将供试品稀释至每 1ml 中约含 1.0mg,作为供试品溶液;取供试品溶液和过氧化氢溶液混合,使过氧化氢终浓度为 0.005%(m/m),室温放置 1 小时或 1 小时以上,使得干扰素约 5%发生氧化,再向每毫升该溶液中加入 L-甲硫氨酸 12.5mg,作为对照品溶液(2~8℃放置不超过 24 小时)。取供试品溶液和对照品溶液各 50μl 注入液相色谱仪。

对照品溶液及供试品溶液图谱中,干扰素主峰的保留时间约为 20 分钟。对照品溶液图谱中,氧化型峰相对于主峰的保留时间约为 0.9,氧化型峰与主峰的分离度应不小于 1.0。

按面积归一化法只计算相对于主峰保留时间为 0.7~1.4 的相关蛋白峰面积,单个相关蛋白峰面积应不大于总面积的 3.0%,所有相关蛋白峰面积应不大于总面积的 5.0%。

3.1.6 分子量

依法测定(通则 0541 第五法)。用还原型 SDS-聚丙烯酰胺凝胶电泳法,分离胶的胶浓度为 15%,加样量应不低于 1.0μg,制品的分子质量应为 19.2kD±1.9kD。

3.1.7 外源性 DNA 残留量

每 1 支/瓶应不高于 10ng(通则 3407)。

3.1.8 鼠 IgG 残留量

如采用单克隆抗体亲和色谱法纯化,应进行本项检定。每 1 次人用剂量鼠 IgG 残留量应不高于 100ng(通则 3416)。

3.1.9 宿主菌蛋白质残留量

采用大肠埃希菌表达的制品应不高于蛋白质总量的 0.10%(通则 3412)。采用酵母菌表达的制品应不高于蛋白质总量的 0.050%(通则 3414)。采用假单胞菌表达的制品蛋白残留量应不高于蛋白质总量的 0.02%(通则 3413)。

3.1.10 残余抗生素活性

依法测定(通则 3408),采用大肠埃希菌或假单胞菌表达的制品,不应有残余氨苄西林或其他抗生素活性。

3.1.11 细菌内毒素检查

依法检查(通则 1143),每 300 万 IU 应小于 10EU。

3.1.12 等电点

采用大肠埃希菌表达的制品主区带应为 4.0~6.7;采用酵母菌或假单胞菌表达的制品,主区带应为 5.7~6.7。供试品的等电点图谱应与对照品的一致(通则 0541 第六法)。

3.1.13 紫外光谱

用水或 0.85%~0.90%氯化钠溶液将供试品稀释至 100~500μg/ml,在光路 1cm、波长 230~360nm 下进行扫描,最大吸收峰波长应为 278nm±3nm(通则 0401)。

3.1.14 肽图

依法测定(通则 3405),应与对照品图形一致。

3.1.15 N 端氨基酸序列(至少每年测定 1 次)

用氨基酸序列分析仪测定,N 端序列应为:

(Met)-Cys-Asp-Leu-Pro-Gln-Thr-His-Ser-Leu-Gly-Ser-Arg-Arg-Thr-Leu。

3.2 半成品检定

3.2.1 细菌内毒素检查

依法检查(通则 1143),每 300 万 IU 应小于 10EU。

3.2.2 无菌检查

依法检查(通则 1101),应符合规定。

3.3 成品检定

除水分测定、装量差异检查外,应按标示量加入灭菌注射用水,复溶后进行其余各项检定。

3.3.1 鉴别试验

按免疫印迹法(通则 3401)或免疫斑点法(通则 3402)测定,应为阳性。

3.3.2 物理检查

3.3.2.1 外观

应为白色或微黄色薄壳状疏松体。按标示量加入灭菌注射用水后应迅速复溶为澄明液体。

3.3.2.2 可见异物

依法检查(通则 0904),应符合规定。

3.3.2.3 装量差异

依法检查(通则 0102),应符合规定。

3.3.3 化学检定

3.3.3.1 水分

应不高于 3.0%(通则 0832)。如含葡萄糖,则水分应不高于 4.0%。

3.3.3.2 pH 值

应为 6.5~7.5(通则 0631)。

3.3.3.3 渗透压摩尔浓度

依法测定(通则 0632),应符合批准的要求。

3.3.4 生物学活性

应为标示量的 80%~150%(通则 3523)。

3.3.5 残余抗生素活性

依法测定(通则 3408),采用大肠埃希菌或假单胞菌表达的制品,不应有残余氨苄西林或其他抗生素活性。

3.3.6　无菌检查

依法检查(通则 1101),应符合规定。

3.3.7　细菌内毒素检查

依法检查(通则 1143),每 1 支/瓶应小于 10EU。

3.3.8　异常毒性检查

依法检查(通则 1141 小鼠试验法),应符合要求。

4　稀释剂

稀释剂应为灭菌注射用水,稀释剂的生产应符合批准的要求。

灭菌注射用水应符合本版药典(二部)的相关要求。

5　保存、运输及有效期

于 2~8℃避光保存和运输。自生产之日起,按批准的有效期执行。

6　使用说明

应符合"生物制品分包装及贮运管理"规定和批准的内容。

人干扰素 α2b 注射液

Ren Ganraosu α2b Zhusheye

Human Interferon α2b Injection

CDLPQTHSLG	SRRTLMLLAQ	MRRISLFSCL	KDRHDFGFPQ
EEFGNQFQKA	ETIPVLHEMI	QQIFNLFSTK	DSSAAWDETL
LDKFYTELYQ	QLNDLEACVI	QGVGVTETPL	MKEDSILAVR
KYFQRITLYL	KEKKYSPCAW	EVVRAEIMRS	FSLSTNLQES
LRSKE			

$C_{860}H_{1349}O_{255}N_{229}S_9$　　　　　　　　Mr　19264.88 Da

(含 Met)$C_{865}H_{1358}O_{256}N_{230}S_{10}$　　　Mr　19396.08 Da

本品系由高效表达人干扰素 α2b 基因的大肠埃希菌或腐生型假单胞菌,经发酵、分离和高度纯化后获得的人干扰素 α2b ■冻干■[删除]制成。含适宜稳定剂,不含抑菌剂和抗生素。

1　基本要求

生产和检定用设施、原材料及辅料、水、器具、动物等应符合"凡例"的有关要求。

2　制造

2.1　工程菌菌种

2.1.1　名称及来源

人干扰素 α2b 工程菌株系由带有人干扰素 α2b 基因的重组质粒转化的大肠埃希菌或腐生型假单胞菌菌株。

2.1.2　种子批的建立

应符合"生物制品生产检定用菌毒种管理及质量控制"的规定。

2.1.3　菌种检定

主种子批和工作种子批的菌种应进行以下各项全面检定。

2.1.3.1　划种 LB 琼脂平板

应呈典型大肠埃希菌■或腐生型假单胞菌■[增订]集落形态,无其他杂菌生长。

2.1.3.2　染色镜检

采用大肠埃希菌为载体的,其菌株应为典型的革兰氏阴性杆菌;采用腐生型假单胞菌为载体的,其菌株应呈棒状,可运动,有荚膜,无芽孢,涂片染色后应呈典型的革兰氏阴性。

2.1.3.3　对抗生素的抗性

应与原始菌种相符。

2.1.3.4　电镜检查(工作种子批可免做)

采用大肠埃希菌为载体的,其菌种应为典型大肠埃希菌形态;采用腐生型假单胞菌为载体的,其菌种应为腐生型假单胞菌形态,无支原体、病毒样颗粒及其他微生物污染。

2.1.3.5　生化反应

采用大肠埃希菌为载体的,其菌种应符合大肠埃希菌生化反应特性;采用腐生型假单胞菌为载体的,其菌种的生化反应须不液化明胶,不水解淀粉和聚β-羟基丁酸酯(通则 3605),不能利用反硝化作用进行厌氧呼吸,能够合成荧光色素。

2.1.3.6　干扰素表达量

在摇床中培养,应不低于原始菌种的表达量。

2.1.3.7　表达的干扰素型别

应用抗 α2b 型干扰素血清做中和试验,证明型别无误。

2.1.3.8　质粒检查

该质粒的酶切图谱应与原始重组质粒的相符。

2.1.3.9　目的基因核苷酸序列检查(工作种子批可免做)

目的基因核苷酸序列应与批准的序列相符。

2.2　原液

2.2.1　种子液制备

将检定合格的工作种子批菌种接种于适宜的培养基(可含适量抗生素)中培养。

2.2.2　发酵用培养基

采用适宜的不含抗生素的培养基。

2.2.3　种子液接种及发酵培养

2.2.3.1　在灭菌培养基中接种适量种子液。

2.2.3.2　在适宜的温度下进行发酵,应根据经批准的发酵工艺进行,并确定相应的发酵条件,如温度、pH 值、溶解氧、补料、发酵时间等。发酵液应定期进行质粒丢失率检查(通则 3406)。

2.2.4　发酵液处理

用适宜的方法收集、处理菌体。收集到的菌体可在 -20℃以下保存,保存时间应不超过 1 年。

2.2.5　初步纯化

采用经批准的纯化工艺进行初步纯化,使其纯度达到规定的要求。

2.2.6　高度纯化

经初步纯化后,采用经批准的纯化工艺进行高度纯化,使其达到 3.1 项要求，■根据产品具体情况，可■[增订]加入适宜稳定剂，除菌过滤后即为人干扰素 α2b 原液。如需存放，应规定时间和温度。

2.2.7　原液检定

按 3.1 项进行。

2.3　半成品

2.3.1　配制与除菌

按经批准的配方配制稀释液。配制后应立即用于稀释。

将原液用稀释液稀释至所需浓度，除菌过滤后即为半成品，保存于 2~8℃。

2.3.2　半成品检定

按 3.2 项进行。

2.4　成品

2.4.1　分批

应符合"生物制品分包装及贮运管理"规定。

2.4.2　分装

应符合"生物制品分包装及贮运管理"与通则 0102 有关规定。

2.4.3　规格

300 万 IU/瓶；500 万 IU/瓶

2.4.4　包装

应符合"生物制品分包装及贮运管理"与通则 0102 有关规定。

3　检定

3.1　原液检定

3.1.1　生物学活性

依法测定(通则 3523)。

3.1.2　蛋白质含量

依法测定(通则 0731 第二法)。

3.1.3　比活性

为生物学活性与蛋白质含量之比，每 1mg 蛋白质应不低于 1.0×10^8 IU。

3.1.4　纯度

3.1.4.1　电泳法

依法测定(通则 0541 第五法)。用非还原型 SDS-聚丙烯酰胺凝胶电泳法，分离胶的胶浓度为 15%，加样量应不低于 10μg(考马斯亮蓝 R250 染色法)或 5μg(银染法)。经扫描仪扫描，纯度应不低于 95.0%。

3.1.4.2　高效液相色谱法

依法测定(通则 0512)。色谱柱以适合分离分子质量为 5~60kD 蛋白质的色谱用凝胶为填充剂；流动相为 0.1mol/L 磷酸盐-0.1mol/L 氯化钠缓冲液，pH 7.0；上样量应不低于 20μg，在波长 280nm 处检测，以干扰素色谱峰计算的理论板数应不低于 1000。按面积归一化法计算，干扰素主峰面积应不低于总面积的 95.0%。

3.1.5　相关蛋白

依法测定(通则 0512)。色谱柱采用十八烷基硅烷键合硅胶为填充剂(如：C$_{18}$柱，4.6mm×25cm，粒径 5μm 或其他适宜的色谱柱)；柱温为室温；以 0.2%三氟乙酸-30%乙腈的水溶液为流动相 A，以 0.2%三氟乙酸-80%乙腈的水溶液为流动相 B；流速为 1.0ml/min；在波长 210nm 处检测；按下表进行梯度洗脱。

时间(分钟)	A(%)	B(%)
0	72	28
1	72	28
5	67	33
20	63	37
30	57	43
40	40	60
42	40	60
50	72	28
60	72	28

用超纯水将供试品稀释至每 1ml 中约含 1.0mg，作为供试品溶液；取供试品溶液和过氧化氢溶液混合，使过氧化氢终浓度为 0.005%(m/m)，室温放置 1 小时或 1 小时以上，使得干扰素约 5%发生氧化，再向每毫升该溶液中加入 L-甲硫氨酸 12.5mg，作为对照品溶液(2~8℃放置不超过 24 小时)。取供试品溶液和对照品溶液各 50μl 注入液相色谱仪。

对照品溶液及供试品溶液图谱中，干扰素主峰的保留时间约为 20 分钟。对照品溶液图谱中，氧化型峰相对于主峰的保留时间约为 0.9，氧化型峰与主峰的分离度应不小于 1.0。

按面积归一化法只计算相对于主峰保留时间为 0.7~1.4 的相关蛋白峰面积，单个相关蛋白峰面积应不大于总面积的 3.0%，所有相关蛋白峰面积应不大于总面积的 5.0%。

3.1.6　分子量

依法测定(通则 0541 第五法)。用还原型 SDS-聚丙烯酰胺凝胶电泳法，分离胶的胶浓度为 15%，加样量应不低于 1.0μg，制品的分子质量应为 19.2kD±1.9kD。

3.1.7　外源性 DNA 残留量

每 1 支/瓶应不高于 10ng(通则 3407)。

3.1.8　鼠 IgG 残留量

如采用单克隆抗体亲和色谱法纯化，应进行本项检定。每 1 次人用剂量鼠 IgG 残留量应不高于 100ng(通则 3416)。

3.1.9　宿主菌蛋白质残留量

采用大肠埃希菌表达的制品应不高于蛋白质总量的 0.10%(通则 3412)。采用腐生型假单胞菌表达的制品应不高于蛋白质总量的 0.02%(通则 3413)。

3.1.10　残余抗生素活性

依法测定(通则 3408)，不应有残余氨苄西林或其他抗生素活性。

3.1.11　细菌内毒素检查

依法检查(通则 1143)，每 300 万 IU 应小于 10EU。

3.1.12　等电点

采用大肠埃希菌表达的制品主区带应为 4.0～6.7,采用腐生型假单胞菌表达的制品主区带应为 5.7～6.7。供试品的等电点图谱应与对照品的一致(通则 0541 第六法)。

3.1.13 紫外光谱

用水或 0.85%～0.90%氯化钠溶液将供试品稀释至 100～500μg/ml,在光路 1cm、波长 230～360nm 下进行扫描,最大吸收峰波长应为 278nm±3nm(通则 0401)。

3.1.14 肽图

依法测定(通则 3405),应与对照品图形一致。

3.1.15 N 端氨基酸序列(至少每年测定 1 次)

用氨基酸序列分析仪测定,N 端序列应为:

(Met)-Cys-Asp-Leu-Pro-Gln-Thr-His-Ser-Leu-Gly-Ser-Arg-Arg-Thr-Leu。

3.2 半成品检定

3.2.1 细菌内毒素检查

依法检查(通则 1143),每 300 万 IU 应小于 10EU。

3.2.2 无菌检查

依法检查(通则 1101),应符合规定。

3.3 成品检定

3.3.1 鉴别试验

按免疫印迹法(通则 3401)或免疫斑点法(通则 3402)测定,应为阳性。

3.3.2 物理检查

3.3.2.1 外观

应为澄明液体。

3.3.2.2 可见异物

依法检查(通则 0904),应符合规定。

3.3.2.3 装量

依法检查(通则 0102),应不低于标示量。

3.3.3 化学检定

3.3.3.1 pH 值

应为 6.5～7.5 或应符合批准的要求(通则 0631)。

3.3.3.2 渗透压摩尔浓度

依法测定(通则 0632),应符合批准的要求。

3.3.4 生物学活性

应为标示量的 80%～150%(通则 3523)。

3.3.5 残余抗生素活性

依法测定(通则 3408),不应有残余氨苄西林或其他抗生素活性。

3.3.6 无菌检查

依法检查(通则 1101),应符合规定。

3.3.7 细菌内毒素检查

依法检查(通则 1143),每 1 支/瓶应小于 10EU。

3.3.8 异常毒性检查

依法检查(通则 1141 小鼠试验法),应符合规定。

4 保存、运输及有效期

于 2～8℃避光保存和运输。自生产之日起,按批准的有效期执行。

5 使用说明

应符合"生物制品分包装及贮运管理"规定和批准的内容。

注射用人白介素-11

Zhusheyong Ren Baijiesu-11

Human Interleukin-11 for Injection

GPPPGPPRVS	PDPRAELDST	VLLTRSLLAD	TRQLAAQLRD
KFPADGDHNL	DSLPTLAMSA	GALGALQLPG	VLTRLRADLL
SYLRHVQWLR	RAGGSSLKTL	EPELGTLQAR	LDRLLRRLQL
LMSRLALPQP	PPDPPAPPLA	PPSSAWGGIR	AAHAILGGLH
LTLDWAVRGL	LLLKTRL		

$C_{854}H_{1411}O_{235}N_{253}S_2$ Mr 19047.03 Da

(含 MP)$C_{864}H_{1427}O_{237}N_{255}S_3$ Mr 19275.34 Da

本品系由高效表达■人白细胞介素-11(简称人白介素-11)■[修订]基因的大肠埃希菌或甲醇酵母,经发酵、分离和高度纯化后获得的人白介素-11 冻干制成。含适宜稳定剂,不含抑菌剂和抗生素。

1 基本要求

生产和检定用设施、原材料及辅料、水、器具、动物等应符合"凡例"的有关要求。

2 制造

2.1 工程菌菌种

2.1.1 名称及来源

人白介素-11 工程菌株系由带有人白介素-11 基因的重组质粒转化的大肠埃希菌或甲醇酵母菌株。

2.1.2 种子批的建立

种子批的建立应符合"生物制品生产检定用菌毒种管理及质量控制"的规定,各级种子批的传代应符合批准的要求。

2.1.3 菌种检定

主种子批和工作种子批的菌种应进行以下各项全面检定。

2.1.3.1 划种平板

采用大肠埃希菌为载体的,其菌种划种 LB 琼脂平板,应呈典型大肠埃希菌集落形态;采用甲醇酵母为载体的,其菌种划种 YPD 平板,应呈典型甲醇酵母集落形态。须无其他杂菌生长。

2.1.3.2 染色镜检

采用大肠埃希菌为载体的,其菌种应为典型的革兰氏阴性杆菌。

2.1.3.3 His$^+$表型检查

甲醇酵母菌种应呈 His$^+$表型,与原始菌种相符。

2.1.3.4　对抗生素的抗性

采用大肠埃希菌为载体的,其对抗生素的抗性应与原始菌种相符。

2.1.3.5　电镜检查(工作种子批可免做)

应分别为典型大肠埃希菌或甲醇酵母形态,无支原体、病毒样颗粒及其他微生物污染。

2.1.3.6　生化反应

采用大肠埃希菌为载体的,其菌种应符合大肠埃希菌生化反应特性。

2.1.3.7　人白介素-11表达量

在摇床中培养,应不低于原始菌种的表达量。

2.1.3.8　质粒检查

采用大肠埃希菌为载体的,其菌种中转化质粒的酶切图谱应与原始重组质粒的相符。

2.1.3.9　目的基因核苷酸序列检查(工作种子批可免做)

采用大肠埃希菌为载体的,其菌种中目的基因核苷酸序列应与批准的序列相符。

2.1.3.10　人白介素-11基因稳定性检查

采用甲醇酵母为载体的,菌种涂 YPD 平板,挑选至少50个克隆,用聚合酶链反应检测人白介素-11基因,阳性率应不低于95%。

2.1.3.11　表达物鉴定

采用甲醇酵母为载体的,菌种采用免疫印迹法检测,应与人白介素-11对照品一致。

2.2　原液

2.2.1　种子液制备

将检定合格的工作种子批菌种接种于适宜的培养基(大肠埃希菌培养基可含适量抗生素)中培养。

2.2.2　发酵用培养基

采用适宜的不含抗生素的培养基。

2.2.3　种子液接种及发酵培养

2.2.3.1　在灭菌培养基中接种适宜种子液。

2.2.3.2　在适宜的温度下进行发酵,应根据经批准的发酵工艺进行,并确定相应的发酵条件,如温度、pH 值、溶解氧、补料、发酵时间等。发酵液应定期进行质粒丢失率检查(通则3406)。

2.2.4　发酵液处理

采用大肠埃希菌为载体的,用适宜的方法收集、处理菌体;采用甲醇酵母为载体的,用适宜的方法收集、发酵上清液。

2.2.5　初步纯化

采用经批准的纯化工艺进行初步纯化,使其纯度达到规定的要求。

2.2.6　高度纯化

经初步纯化后,采用经批准的纯化工艺进行高度纯化,使其达到3.1项要求,加入适宜稳定剂,除菌过滤后即为人白介素-11原液。如需存放,应规定保存温度和时间。

2.2.7　原液检定

按3.1项进行。

2.3　半成品

2.3.1　配制与除菌

按经批准的配方配制稀释液,配制后应立即用于稀释。将原液用稀释液稀释至所需浓度,除菌过滤后即为半成品,保存于2~8℃。

2.3.2　半成品检定

按3.2项进行。

2.4　成品

2.4.1　分批

应符合"生物制品分包装及贮运管理"规定。

2.4.2　分装及冻干

应符合"生物制品分包装及贮运管理"与通则0102有关规定。

2.4.3　规格

600 万 U(0.75mg)/瓶;800 万 U(1mg)/瓶;1200 万 U(1.5mg)/瓶;1600 万 U(2mg)/瓶;2400 万 U(3mg)/瓶;4000万 U(5mg)/瓶

2.4.4　包装

应符合"生物制品分包装及贮运管理"与通则0102有关规定。

3　检定

3.1　原液检定

3.1.1　生物学活性

依法测定(通则3532)。

3.1.2　蛋白质含量

采用 Lowry 法(通则0731第二法)或高效液相色谱法(通则0512)测定。

采用高效液相色谱法,色谱柱采用十八烷基硅烷键合硅胶为填充剂,柱温30℃±5℃,供试品保存温度为2~8℃;以0.1%三氟乙酸的水溶液为流动相 A,以 0.1%三氟乙酸的乙腈溶液为流动相B;流速为1.0ml/min;检测波长214nm;按下表进行梯度洗脱。

时间(分钟)	A(%)	B(%)
0	100	0
2	70	30
40	30	70
42	70	30
50	100	0

检测法　取标准品和供试品,用流动相 A 复溶或稀释至相同蛋白浓度,将供试品与标准品以相同体积分别注入液相色谱仪(进样体积不小于10μl,进样量 4~6μg),按上表进行梯度洗脱。标准品溶液、供试品溶液均进样3次,记录色谱图并计算峰面积。按外标法以峰面积计算供试品中白介素-11的含量。

3.1.3　比活性

为生物学活性与蛋白质含量之比。采用大肠埃希菌表达的产物,每 1mg 蛋白质应不低于 8.0×10^6 U;采用甲醇酵母表达的产物,每 1mg 蛋白质应不低于 7.0×10^6 U。

3.1.4 纯度

3.1.4.1 电泳法

依法测定(通则 0541 第五法)。取供试品溶液(不进行水浴加热处理),用非还原型 SDS-聚丙烯酰胺凝胶电泳法,分离胶的胶浓度为 15%,加样量应不低于 $10\mu g$(考马斯亮蓝 R250 染色法)。经扫描仪扫描,纯度应不低于 95.0%。

3.1.4.2 高效液相色谱法(反相色谱法)

(1)方法一(采用大肠埃希菌表达的制品)

依法测定(通则 0512)。色谱柱采用十八烷基硅烷键合硅胶为填充剂;配制流动相 A(三氟乙酸-水溶液:量取 1.0ml 三氟乙酸加水至 1000ml,充分混匀)、流动相 B(三氟乙酸-乙腈溶液:量取 1.0ml 三氟乙酸加入 100ml 水再加入色谱纯乙腈至 1000ml,充分混匀),在室温条件下,进行梯度洗脱(55%~80%流动相 B,0~40 分钟)。上样量约为 $20\mu g$,检测波长为 214nm,理论板数按人白介素-11 峰计算不低于 1500。按面积归一化法计算,人白介素-11 主峰面积应不低于总面积的 95.0%。

时间(分钟)	A(%)	B(%)
0	45	55
40	20	80
45	0	100
50	0	100
52	45	55
60	45	55

(2)方法二(采用甲醇酵母表达的制品)

依法测定(通则 0512)。色谱柱采用十八烷基硅烷键合硅胶为填充剂;配制流动相 A(三氟乙酸-水溶液:量取 1.0ml 三氟乙酸加水至 1000ml,充分混匀)、流动相 B(三氟乙酸-乙腈溶液:量取 1.0ml 三氟乙酸加入色谱纯乙腈至 1000ml,充分混匀),在室温条件下,进行梯度洗脱(0~30%流动相 B,0~2 分钟;30%~70%流动相 B,2~40 分钟)。上样量约为 $20\mu g$,检测波长为 214nm,理论板数按人白介素-11 峰计算不低于 1500。按面积归一化法计算,人白介素-11 主峰面积应不低于总面积的 95.0%。

时间(分钟)	A(%)	B(%)
0	100	0
2	70	30
40	30	70
42	70	30

3.1.4.3 高效液相色谱法(分子排阻色谱法)

采用大肠埃希菌的制品依法测定(通则 0512)。色谱柱以适合分离分子质量为 5~150kD 蛋白质的色谱用凝胶为填充剂;流动相为 0.1mol/L 磷酸盐-0.1mol/L 氯化钠缓冲液,pH 7.0;上样量应不低于 $20\mu g$,检测波长为 280nm。理论板数按人白介素-11 峰计算不低于 1500。按面积归一化法计算,人白介素-11 主峰面积应不低于总面积的 95.0%。

3.1.5 分子量

依法测定(通则 0541 第五法)。取供试品溶液(不进行水浴加热处理),用还原型 SDS-聚丙烯酰胺凝胶电泳法,分离胶的胶浓度为 15%,加样量应不低于 1.0μg,制品的表观分子量应与对照品的一致,经对照品分子量校正,制品的分子质量应为 19.0kD±1.9kD。

3.1.6 外源性 DNA 残留量

每 1 支/瓶应不高于 10ng(通则 3407)。

3.1.7 宿主菌蛋白质残留量

应不高于蛋白质总量的 0.05%(通则 3412、通则 3414)。

3.1.8 残余抗生素活性

依法测定(通则 3408),采用大肠埃希菌表达的制品不应有残余氨苄西林或其他抗生素活性。

3.1.9 细菌内毒素检查

依法检查(通则 1143),每 1 支/瓶应小于 10EU。

3.1.10 羟胺残留量

如制品工艺中采用羟胺,则照羟胺残留量测定法(通则 3209)进行。每 1.0mg 蛋白质应小于 100nmol。

3.1.11 等电点

依法测定(通则 0541 第六法),等电点图谱应与对照品一致。

3.1.12 紫外光谱

用水或 0.85%~0.90%氯化钠溶液将供试品稀释至 0.1~0.7mg/ml,在光路 1cm、波长 230~360nm 下进行扫描,最大吸收峰波长应为 280nm±3nm(通则 0401)。

3.1.13 肽图

依法测定(通则 3405),肽图图谱应与对照品图形一致。

3.1.14 N 端氨基酸序列(至少每年测定 1 次)

用氨基酸序列分析仪测定,N 端序列应为:

(Met-Pro)-Gly-Pro-Pro-Pro-Gly-Pro-Pro-Arg-Val-Ser-Pro-Asp-Pro-Arg-Ala。

3.2 半成品检定

3.2.1 细菌内毒素检查

依法检查(通则 1143),每 1 支/瓶应小于 10EU。

3.2.2 无菌检查

依法检查(通则 1101),应符合规定。

3.3 成品检定

除水分测定、装量差异检查外,应按标示量加入灭菌注射用水,复溶后进行其余各项检定。

3.3.1 鉴别试验

按免疫印迹法(通则 3401)或免疫斑点法(通则 3402)测定,应为阳性。

3.3.2 物理检查

3.3.2.1 外观

应为白色或类白色/微黄色疏松体。

3.3.2.2 溶液的澄清度

取本品,按标示量加入灭菌注射用水,复溶后溶液应澄清。如显浑浊,应与1号浊度标准液(通则0902)比较,不得更浓。

3.3.2.3 可见异物

依法检查(通则0904),除允许有少量细小蛋白质絮状物或蛋白质颗粒外,其余应符合规定。

3.3.2.4 装量差异

依法检查(通则0102),应符合规定。

3.3.3 化学检定

3.3.3.1 水分

应不高于3.0%(通则0832第一法)。

3.3.3.2 pH值

应为6.5~7.5(通则0631)。

3.3.3.3 渗透压摩尔浓度

依法测定(通则0632),应符合批准的要求。

3.3.4 甘氨酸含量

如制品中加甘氨酸,则依法测定(通则0512),应符合批准的要求。

3.3.5 蛋白质含量

按3.1.2项进行,应为标示量的80%~120%。

3.3.6 生物学活性

依法测定(通则3532),应为标示量的80%~150%。

3.3.7 残余抗生素活性

依法测定(通则3408),采用大肠埃希菌表达的制品不应有残余氨苄西林或其他抗生素活性。

3.3.8 无菌检查

依法检查(通则1101),应符合规定。

3.3.9 细菌内毒素检查

依法检查(通则1143),每1支/瓶应小于10EU。

3.3.10 异常毒性检查

依法检查(通则1141小鼠试验法),应符合规定。

3.3.11 甲醇残留量

如工艺中使用甲醇,则依法测定(通则0521)。色谱柱采用石英毛细管柱,柱温40℃,进样口温度200℃,检测器温度250℃,顶空瓶平衡温度为85℃,平衡时间为30分钟,载气为氮气,流速为每分钟4.0ml。用水稀释甲醇标准溶液使其浓度为0.003%,分别吸取5.0ml上述标准溶液和供试品溶液顶空进样相同体积,通过比较标准品溶液和供试品溶液的峰面积判定供试品溶液甲醇含量。甲醇残留量应不高于0.003%。

4 稀释剂

稀释剂应为灭菌注射用水,稀释剂的生产应符合批准的要求。

灭菌注射用水应符合本版药典(二部)的相关要求。

5 保存、运输及有效期

于2~8℃避光保存和运输。自生产之日起,按批准的有效期执行。

6 使用说明

应符合"生物制品分包装及贮运管理"规定和批准的内容。

外用人表皮生长因子

Waiyong Ren Biaopi Shengzhangyinzi

Human Epidermal Growth Factor for External Use

NSDSECPLSH DGYCLHDGVC MYIEALDKYA CNCVVGYIGE RCQYRDLKWWE (LR)

$C_{258}H_{372}O_{81}N_{68}S_7$(C端不含LR)   Mr 5946.58 Da
$C_{270}H_{395}O_{83}N_{73}S_7$(C端含LR)   Mr 6215.92 Da

本品系由高效表达人表皮生长因子基因的大肠埃希菌,经发酵、分离和高度纯化后获得的人表皮生长因子冻干制成。含适宜稳定剂,不含抑菌剂和抗生素。

1 基本要求

生产和检定用设施、原材料及辅料、水、器具、动物等应符合"凡例"的有关要求。

2 制造

2.1 工程菌菌种

2.1.1 名称及来源

人表皮生长因子工程菌株系由带有人工合成人表皮生长因子基因的重组质粒转化的大肠埃希菌菌株。

2.1.2 种子批的建立

应符合"生物制品生产检定用菌毒种管理及质量控制"的规定。

2.1.3 菌种检定

主种子批和工作种子批的菌种应进行以下各项全面检定。

2.1.3.1 划种LB琼脂平板

应呈典型大肠埃希菌集落形态,无其他杂菌生长。

2.1.3.2 染色镜检

应为典型的革兰氏阴性杆菌。

2.1.3.3 对抗生素的抗性

应与原始菌种相符。

2.1.3.4 电镜检查(工作种子批可免做)

应为典型大肠埃希菌形态,无支原体、病毒样颗粒及其他微生物污染。

2.1.3.5 生化反应

应符合大肠埃希菌生化反应特性。

2.1.3.6 人表皮生长因子表达量

在摇床中培养,应不低于原始菌种的表达量。

2.1.3.7 质粒检查

该质粒的酶切图谱应与原始重组质粒的相符。

2.1.3.8 目的基因核苷酸序列检查(工作种子批可免做)

目的基因核苷酸序列应与批准的序列相符。

2.2 原液

2.2.1 种子液制备

将检定合格的工作种子批菌种接种于适宜的培养基(可含适量抗生素)中培养。

2.2.2 发酵用培养基

采用适宜的不含抗生素的培养基。

2.2.3 种子液接种及发酵培养

2.2.3.1 在灭菌培养基中接种适量种子液。

2.2.3.2 在适宜的温度下进行发酵,应根据经批准的发酵工艺进行,并确定相应的发酵条件,如温度、pH 值、溶解氧、补料、发酵时间等。发酵液应定期进行质粒丢失率检查(通则 3406)。

2.2.4 发酵液处理

用适宜的方法收集、处理菌体。

2.2.5 纯化

采用经批准的纯化工艺进行初步纯化和高度纯化,除菌过滤,使其达到 3.1 项要求,加入稳定剂,除菌过滤后即为人表皮生长因子原液。如需存放,应规定时间和温度。

2.2.6 原液检定

按 3.1 项进行。

2.3 半成品

2.3.1 配制与除菌

按经批准的配方配制稀释液。配制后应立即用于稀释。

将原液用稀释液稀释至所需浓度,除菌过滤后即为半成品,保存于 2~8℃。

2.3.2 半成品检定

按 3.2 项进行。

2.4 成品

2.4.1 分批

应符合"生物制品分包装及贮运管理"规定。

2.4.2 分装及冻干

应符合"生物制品分包装及贮运管理"规定。

2.4.3 规格

2 万 IU/支;5 万 IU/支;7.5 万 IU/支;10 万 IU/支

2.4.4 包装

应符合"生物制品分包装及贮运管理"规定。

3 检定

3.1 原液检定

3.1.1 生物学活性

依法测定(通则 3528)。

3.1.2 蛋白质含量

依法测定(通则 0731 第二法)。

3.1.3 比活性

为生物学活性与蛋白质含量之比,每 1mg 蛋白质应不低于 5.0×10^5 IU。

3.1.4 纯度

3.1.4.1 电泳法

依法测定(通则 0541 第五法)。用非还原型 SDS-聚丙烯酰胺凝胶电泳法,分离胶的胶浓度为 17.5%,加样量应不低于 $10\mu g$(考马斯亮蓝 R250 染色法)或 $5\mu g$(银染法)。经扫描仪扫描,纯度应不低于 95.0%。

3.1.4.2 高效液相色谱法

依法测定(通则 0512)。色谱柱采用十八烷基硅烷键合硅胶为填充剂;以 A(三氟乙酸-水溶液:量取 1.0ml 三氟乙酸加水至 1000ml,充分混匀)、B(三氟乙酸-乙腈溶液:量取 1.0ml 三氟乙酸加入色谱纯乙腈至 1000ml,充分混匀)为流动相,在室温条件下,进行梯度洗脱(0~70% 流动相 B),上样量应不低于 $10\mu g$,在波长 280nm 处检测。以人表皮生长因子色谱峰计算的理论板数应不低于 500。按面积归一化法计算,人表皮生长因子主峰面积应不低于总面积的 95.0%。

3.1.5 分子量

依法测定(通则 0541 第五法)。用还原型 SDS-聚丙烯酰胺凝胶电泳法,分离胶的胶浓度为 17.5%,加样量应不低于 $1.0\mu g$。供试品的分子质量用人表皮生长因子对照品校正后应为 $6.0kD \pm 0.6kD$。

3.1.6 外源性 DNA 残留量

每 1 支/瓶应不高于 10ng(通则 3407)。

3.1.7 等电点

主区带应为 4.0~5.0,且供试品的等电点图谱应与对照品的一致(通则 0541 第六法)。

3.1.8 紫外光谱

用水或 0.85%~0.90% 氯化钠溶液将供试品稀释至 100~500μg/ml,在光路 1cm、波长 230~360nm 下进行扫描,最大吸收峰波长应为 275nm±3nm(通则 0401)。

3.1.9 肽图

依法测定(通则 3405),应与对照品图形一致。

3.1.10 N 端氨基酸序列(至少每年测定 1 次)

用氨基酸序列分析仪测定,N 端序列应为:

(Met)-Asn-Ser-Asp-Ser-Glu-Cys-Pro-Leu-Ser-His-Asp-Gly-Tyr-Cys-Leu。

3.1.11 鉴别试验

按免疫印迹法(通则 3401)或免疫斑点法(通则 3402)测定,应为阳性。

3.1.12 残余抗生素活性

依法测定(通则 3408),不应有残余氨苄西林或其他抗生素活性。

3.2 半成品检定

无菌检查

依法检查(通则 1101),应符合规定。

3.3 成品检定

除水分测定、装量差异检查外,应按标示量加入灭菌注射用水,复溶后进行其余各项检定。

3.3.1 鉴别试验

按免疫印迹法(通则 3401)或免疫斑点法(通则 3402)测定,应为阳性。

3.3.2 物理检查

3.3.2.1 外观

应为白色或微黄色疏松体,按标示量加入灭菌注射用水,复溶后应为澄明液体,不得含有肉眼可见的不溶物。

3.3.2.2 装量差异

依法检查(通则 0118),应符合规定。

3.3.3 化学检定

3.3.3.1 水分

应不高于 3.0%(通则 0832)。

3.3.3.2 pH 值

应为 6.5～7.5(通则 0631)。

3.3.4 生物学活性

应为标示量的 70%～200%(通则 3528)。

3.3.5 无菌检查

依法检查(通则 1101),应符合规定。

4 稀释剂

■稀释剂应为灭菌注射用水,■[删除]稀释剂的生产应符合批准的要求。

■灭菌注射用水应符合本版药典(二部)的相关要求。■[删除]

5 保存、运输及有效期

于 2～8℃避光保存和运输。自生产之日起,按批准的有效期执行。

6 使用说明

应符合"生物制品分包装及贮运管理"规定和批准的内容。

人表皮生长因子凝胶

Ren Biaopi Shengzhangyinzi Ningjiao

Human Epidermal Growth Factor Gel

NSDSECPLSH DGYCLHDGVC MYIEALDKYA CNCVVGYIGE
RCQYRDLKWWE

$C_{258}H_{372}O_{81}N_{68}S_7$　　　　Mr　5946.58 Da

本品系由高效表达人表皮生长因子基因的毕赤酵母,经发酵、分离和高度纯化后获得的人表皮生长因子,加入凝胶基质制成。含适宜稳定剂、抑菌剂,不含抗生素。

1 基本要求

生产和检定用设施、原材料及辅料、水、器具、动物等应符合"凡例"的有关要求。

2 制造

2.1 工程菌菌种

2.1.1 名称及来源

人表皮生长因子工程菌株系由带有人工合成的人表皮生长因子基因的重组质粒转化的毕赤酵母菌株。

2.1.2 种子批的建立

应符合"生物制品生产检定用菌毒种管理及质量控制"的规定。

2.1.3 菌种检定

主种子批和工作种子批的菌种应进行以下各项全面检定。

2.1.3.1 划种 BMG1 琼脂平板

应呈典型酵母菌菌落形态,无其他杂菌生长。

2.1.3.2 染色镜检

呈典型的酵母菌形态,应形状规则,用亚甲蓝染色,无死亡细胞。

2.1.3.3 筛选标志检查

应符合该基因表型特征。

2.1.3.4 人表皮生长因子表达量

在摇床中培养,应不低于原始菌种的表达量。

2.1.3.5 人表皮生长因子基因稳定性检查

涂 BMG1 琼脂平板,挑选至少 50 个克隆,用 PCR 检测人表皮生长因子基因,阳性率应不低于 95%。

2.2 原液

2.2.1 种子液制备

将检定合格的工作种子批菌种接种于适宜的培养基中培养。

2.2.2 发酵用培养基

采用适宜的不含抗生素的培养基。

2.2.3 种子液接种及发酵培养

2.2.3.1 在灭菌培养基中接种适量种子液。

2.2.3.2 在适宜温度下进行发酵,应根据经批准的发酵工艺进行,并确定相应的发酵条件,如温度、pH 值、溶解氧、补料、发酵时间等。

2.2.4 发酵液处理

用适宜的方法收集、处理上清液。

2.2.5 纯化

采用经批准的纯化工艺进行纯化,使其达到 3.1 项要求,除菌过滤即为人表皮生长因子原液。如需存放,应规定时间和温度。

2.2.6 原液检定

按 3.1 项进行。

2.3 半成品

采用的基质应符合凝胶剂基质要求(通则0114)。

2.3.1 配制

按经批准的配方进行配制。

2.3.2 凝胶制备

按经批准的工艺进行。凝胶应均匀、细腻,在常温时保持胶状,不干涸或液化。

2.3.3 半成品检定

按3.2项进行。

2.4 成品

2.4.1 分批

符合"生物制品分包装及贮运管理"规定。

2.4.2 分装

符合"生物制品分包装及贮运管理"与通则0114有关规定。

2.4.3 规格

■5万IU(100μg)/10g/支;10万IU(200μg)/20g/支■[修订]

2.4.4 包装

应符合"生物制品分包装及贮运管理"与通则0114有关规定。

3 检定

3.1 原液检定

3.1.1 生物学活性

依法测定(通则3528)。

3.1.2 蛋白质含量

依法测定(通则0731第二法)。

3.1.3 比活性

为生物学活性与蛋白质含量之比,每1mg蛋白质应不低于$5.0×10^5$IU。

3.1.4 纯度

3.1.4.1 电泳法

依法测定(通则0541第五法)。用非还原型SDS-聚丙烯酰胺凝胶电泳法,分离胶的胶浓度为15%,加样量应不低于10μg(考马斯亮蓝R250染色法)或5μg(银染法)。经扫描仪扫描,纯度应不低于95.0%。

3.1.4.2 高效液相色谱法

依法测定(通则0512)。色谱柱采用丁基硅烷键合硅胶为填充剂;以A(三氟乙酸-水溶液:量取0.5ml三氟乙酸加水至1000ml,充分混匀)、B(三氟乙酸-乙腈溶液:量取0.5ml三氟乙酸加入色谱纯乙腈至1000ml,充分混匀)为流动相,在室温条件下,进行梯度洗脱(22%～37%流动相B),上样量应不低于5μg,在波长280nm处检测。以人表皮生长因子色谱峰计算的理论板数应不低于500。按面积归一化法计算,人表皮生长因子主峰面积应不低于总面积的95.0%。

3.1.5 分子量

依法测定(通则0541第五法)。用还原型SDS-聚丙烯酰胺凝胶电泳法,分离胶的胶浓度为15%,加样量应不低于1.0μg,供试品的分子质量应为5.9kD±0.6kD。

3.1.6 外源性DNA残留量

每1支/瓶应不高于10ng(通则3407)。

3.1.7 宿主菌蛋白质残留量

应不高于蛋白质总量的0.1%(通则3414)。

3.1.8 甲醇含量

应不高于0.002%(通则0521)。

3.1.9 等电点

主区带应为4.0～5.0,且供试品的等电点图谱应与对照品的一致(通则0541第六法)。

3.1.10 紫外光谱

用水或0.85%～0.90%氯化钠溶液将供试品稀释至100～500μg/ml,在光路1cm、波长230～360nm下进行扫描,最大吸收峰波长应为277nm±3nm(通则0401)。

3.1.11 肽图

依法测定(通则3405),应与对照品图形一致。

3.1.12 N端氨基酸序列(至少每年测定1次)

用氨基酸序列分析仪测定,N端序列应为:

Asn-Ser-Asp-Ser-Glu-Cys-Pro-Leu-Ser-His-Asp-Gly-Tyr-Cys-Leu。

3.1.13 鉴别试验

按免疫印迹法(通则3401)或免疫斑点法(通则3402)测定,应为阳性。

3.2 半成品检定

3.2.1 生物学活性

应按经批准的方法预处理供试品,依法测定(通则3528),应符合要求。

3.2.2 无菌检查

应按经批准的方法预处理供试品,依法检查(通则1101),应符合规定。

3.3 成品检定

除外观、装量检查外,应按经批准的方法预处理供试品后,进行其余各项检定。

3.3.1 鉴别试验

按免疫印迹法(通则3401)或免疫斑点法(通则3402)测定,应为阳性。

3.3.2 物理检查

3.3.2.1 外观

应为无色透明凝胶,无颗粒,不析水。

3.3.2.2 装量

依法检查(通则0114),应符合规定。

3.3.3 化学检定

pH值 应为6.5～8.0(通则0631)。

3.3.4 生物学活性

应为标示量的70%～200%(通则3528)。

3.3.5 无菌检查

依法检查(通则1101),应符合规定。

4 保存、运输及有效期

于4～25℃避光保存和运输。自生产之日起,按批准的有效期执行。

5 使用说明

应符合"生物制品分包装及贮运管理"规定和批准的内容。

人表皮生长因子滴眼液

Ren Biaopi Shengzhangyinzi Diyanye

Human Epidermal Growth
Factor Eye Drops

NSDSECPLSH DGYCLHDGVC MYIEALDKYA CNCVVGYIGE
RCQYRDLKWWE

$C_{258}H_{372}O_{81}N_{68}S_7$ Mr 5946.58 Da

本品系由高效表达人表皮生长因子基因的酵母,经发酵、分离和高度纯化后制成。含适宜稳定剂,不含抑菌剂和抗生素。

1 基本要求

生产和检定用设施、原料及辅料、水、器具、动物等应符合"凡例"的有关要求。

2 制造

2.1 工程菌菌种

2.1.1 名称及来源

人表皮生长因子工程菌株,系由带有人工合成的人表皮生长因子基因的DNA片段整合到酵母菌染色体基因组中构建而成。

2.1.2 种子批的建立

应符合"生物制品生产检定用菌毒种管理及质量控制"的规定。

2.1.3 菌种检定

主种子批和工作种子批的菌种应进行以下各项全面检定。

2.1.3.1 划种BMG1琼脂平板

应呈典型酵母菌菌落形态,无其他杂菌生长。

2.1.3.2 染色镜检

在光学显微镜下观察,应形状规则,用次甲蓝染色,无死亡细胞。

2.1.3.3 筛选标志检查

应符合该基因表型特征。

2.1.3.4 人表皮生长因子表达量

在摇床中培养,应不低于原始菌种的表达量。

2.1.3.5 人表皮生长因子基因稳定性检查

涂BMG1琼脂平板,挑选至少50个克隆,用PCR检测人表皮生长因子基因,阳性率应不低于95%。

2.2 原液

2.2.1 种子液制备

将检定合格的工作种子批菌种接种于适宜的培养基中培养,供发酵罐接种用。

2.2.2 发酵用培养基

采用适宜的不含任何抗生素的培养基。

2.2.3 种子液接种及发酵培养

2.2.3.1 在灭菌培养基中接种适量种子液。

2.2.3.2 在适宜温度下进行发酵,应采用经批准的发酵工艺,并确定相应的发酵条件,如温度、pH值、溶解氧、补料、发酵时间等。

2.2.4 发酵液处理

用适宜的方法收集上清液。

2.2.5 纯化

采用经批准的纯化工艺进行纯化,使其达到3.1项要求,除菌过滤后即为人表皮生长因子原液。如需存放,应规定时间和温度。

2.2.6 原液检定

按3.1项进行。

2.3 半成品

2.3.1 配制与除菌

按经批准的配方配制稀释液,配制后应立即用于稀释。

原液用稀释液稀释至所需浓度,除菌过滤后即为半成品,应立即分装或保存于2～8℃。

2.3.2 半成品检定

按3.2项进行。

2.4 成品

2.4.1 分批

应符合"生物制品分包装及贮运管理"规定。

2.4.2 分装

应符合"生物制品分包装及贮运管理"规定。

2.4.3 规格

■20 000IU(40μg)/2ml/支;30 000IU(60μg)/3ml/支;40 000IU(80μg)/4ml/支。■[修订]同品种用于眼内注射、眼内插入、外科手术和急救时,均不得添加抑菌剂或抗氧剂或不适当的缓冲剂,且应包装于无菌容器内供一次性使用。

2.4.4 包装

应符合"生物制品分包装及贮运管理"和通则0105的有关规定。

3 检定

3.1 原液检定

3.1.1 生物学活性

依法测定(通则3528)。

3.1.2 蛋白质含量

依法测定(通则0731第二法)。

3.1.3 比活性

为生物学活性与蛋白质含量之比,每 1mg 蛋白质应不低于 5.0×10^5 IU。

3.1.4 纯度

3.1.4.1 电泳法

依法测定(通则 0541 第五法)。用非还原型 SDS-聚丙烯酰胺凝胶电泳法,分离胶的胶浓度为 15%,加样量应不低于 10μg(考马斯亮蓝 R250 染色法)或 5μg(银染法)。经扫描仪扫描,纯度应不低于 95.0%。

3.1.4.2 高效液相色谱法

依法测定(通则 0512)。色谱柱采用丁基硅烷键合硅胶为填充剂;以 A(三氟乙酸-水溶液:取 0.5ml 三氟乙酸加水至 1000ml,充分混匀)、B(三氟乙酸-乙腈溶液:取 0.5ml 三氟乙酸加入色谱纯乙腈至 1000ml,充分混匀)为流动相,在室温条件下,进行梯度洗脱(22%～37%流动相 B);上样量应不低于 5μg,在波长 280nm 处检测。以人表皮生长因子色谱峰计算理论板数,应不低于 500;按面积归一化法计算,人表皮生长因子主峰面积应不低于总面积的 95.0%。

3.1.5 分子量

依法测定(通则 0541 第五法)。用还原型 SDS-聚丙烯酰胺凝胶电泳法,分离胶的胶浓度为 15.0%,加样量应不低于 1.0μg,供试品的分子质量应为 5.90kD±0.59kD。

3.1.6 外源性 DNA 残留量

每 100μg 蛋白质应不高于 10ng(通则 3407)。

3.1.7 宿主菌蛋白质残留量

应不高于总蛋白质的 0.1%(通则 3414)。

3.1.8 甲醇含量

甲醇含量应不高于 0.002%(通则 0521)。

3.1.9 等电点

主区带应为 4.0～5.0(通则 0541 第六法)。

3.1.10 紫外光谱

最大吸收峰波长应为 277nm±3nm(通则 0401)。

3.1.11 肽图(至少每半年测定 1 次)

依法测定(通则 3405),应与对照品图形一致。

3.1.12 N 端氨基酸序列(至少每年测定 1 次)

用氨基酸序列分析仪测定,N 端序列应为:

Asn-Ser-Asp-Ser-Glu-Cys-Pro-Leu-Ser-His-Asp-Gly-Tyr-Cys-Leu。

3.1.13 鉴别试验

按免疫印迹法(通则 3401)或免疫斑点法(通则 3402)测定,应为阳性。

3.2 半成品检定

无菌检查

依法检查(通则 1101),应符合规定。

3.3 成品检定

3.3.1 鉴别试验

按免疫印迹法(通则 3401)或免疫斑点法(通则 3402)测定,应为阳性。

3.3.2 物理检查

3.3.2.1 外观

应为无色澄清液体。

3.3.2.2 可见异物

依法检查(通则 0904),应符合规定。

3.3.2.3 装量

依法检查(通则 0942),应符合规定。

3.3.3 化学检定

3.3.3.1 pH 值

应为 6.9～7.3(通则 0631)。

3.3.3.2 渗透压摩尔浓度

依法测定(通则 0632),应符合批准的要求。

3.3.4 生物学活性

应为标示量的 70%～200%(通则 3528)。

3.3.5 无菌检查

依法检查(通则 1101),应符合规定。

4 保存、运输及有效期

于 4～25℃避光保存和运输。自分装之日起,按批准的有效期执行。

5 使用说明

应符合"生物制品分包装及贮运管理"规定和批准的内容。

人胰岛素注射液

Ren Yidaosu Zhusheye

Human Insulin Injection

本品系由人胰岛素原料药与适量的抑菌剂、渗透压调节剂等配制而成。

1 基本要求

生产和检定用设施、原材料及辅料、水、器具等应符合"凡例"的有关要求。

2 制造

2.1 原料

应符合"人胰岛素"2.1～2.2 项下的规定。

2.2 半成品

2.2.1 配制与除菌

按照经批准的配方进行稀释、配制,除菌过滤后即为半成品,保存于适宜的温度。

2.2.2 半成品检定

按 3.1 项进行。

2.3 成品

2.3.1 分批

应符合"生物制品分包装及贮运管理"规定。

2.3.2 分装

应符合"生物制品分包装及贮运管理"与通则0102有关规定。

2.3.3 规格

3ml：300单位；10ml：400单位

2.3.4 包装

应符合"生物制品分包装及贮运管理"与通则0102有关规定。

3 检定

■3.1 半成品检定

如需对原液进行稀释或加入其他辅料配制半成品，应确定半成品的质量控制要求，按如下检项或经批准的检项进行。■[修订]

3.1.1 无菌检查

按薄膜过滤法处理，依法检查（通则1101），应符合规定。

3.1.2 细菌内毒素

依法检查（通则1143），每100单位人胰岛素中含细菌内毒素的量应小于80EU。

3.2 成品检定

3.2.1 性状

本品为无色澄明液体。

3.2.2 鉴别

3.2.2.1 取本品，照"人胰岛素"3.2.1项进行。

3.2.2.2 在苯酚或间甲酚检查项下记录的色谱图中，供试品溶液中苯酚峰或间甲酚峰的保留时间应与对照溶液中苯酚峰或间甲酚峰的保留时间一致。

3.2.3 检查

3.2.3.1 pH值

应为6.9～7.8（通则0631）。

3.2.3.2 有关物质

取本品，每1ml中加9.6mol/L盐酸溶液3μl，作为供试品溶液；取供试品溶液适量（约相当于人胰岛素70μg），照"人胰岛素"项下的色谱条件与系统适用性试验，除去苯酚峰或间甲酚峰，按峰面积归一化法计算，A_{21}脱氨人胰岛素不得过2.0%，其他有关物质总量不得过6.0%。

3.2.3.3 高分子蛋白质

取本品，每1ml加9.6mol/L盐酸溶液3μl，作为供试品溶液；取供试品溶液100μl，照"人胰岛素"项下的方法检查，除去保留时间大于人胰岛素主峰的其他峰面积，按峰面积归一化法计算，规格为"3ml：300单位"的产品，保留时间小于人胰岛素主峰的所有峰面积之和不得大于1.7%；规格为"10ml：400单位"的产品，保留时间小于人胰岛素主峰的所有峰面积之和不得大于2.0%。

3.2.3.4 锌

取本品适量，用0.01mol/L盐酸溶液稀释制成每1ml含锌0.4～0.8μg的溶液作为供试品溶液，照"人胰岛素"项下的方法检查，每100单位中含锌量应为10～40μg。

3.2.3.5 苯酚或间甲酚

取苯酚或间甲酚（纯度≥99.5%），精密称定，用0.01mol/L盐酸溶液定量稀释制成每1ml中约含苯酚或间甲酚0.25mg的溶液，作为苯酚或间甲酚对照溶液；精密量取本品适量，用0.01mol/L盐酸溶液定量稀释成每1ml约含苯酚或间甲酚0.25mg的溶液，作为供试品溶液。照"人胰岛素"含量测定项下方法检查，检测波长为270nm。取人胰岛素对照品适量，用苯酚对照溶液或间甲酚对照溶液制成每1ml中含人胰岛素1mg的溶液，取20μl注入液相色谱仪，苯酚峰或间甲酚峰与人胰岛素峰的分离度应符合要求。精密量取苯酚对照溶液或间甲酚对照溶液及供试品溶液各20μl，分别注入液相色谱仪，记录色谱图，按外标法以峰面积计算，每1ml含苯酚及间甲酚应为标示量的90.0%～110.0%。

3.2.3.6 无菌检查

取本品，经薄膜过滤法处理，依法检查（通则1101），应符合规定。

3.2.3.7 细菌内毒素

取本品，依法检查（通则1143），每100单位人胰岛素中含细菌内毒素应小于80EU。

3.2.3.8 不溶性微粒

取本品，依法检查（通则0903），每个供试品容器中含10μm及10μm以上的微粒不得过6000粒，含25μm及25μm以上的微粒不得过600粒。

3.2.3.9 装量

取本品，依法检查（通则0102），每支（瓶）的装量均不得少于其标示量。

3.2.3.10 可见异物

取本品，依法检查（通则0904），应符合规定。

3.2.4 含量测定

精密量取本品适量，加0.01mol/L盐酸溶液定量稀释制成每1ml中含0.35mg（约10单位）的溶液（临用新配），照"人胰岛素"3.4项进行，含人胰岛素应为标示量的95.0%～105.0%。

4 保存、运输及有效期

于2～8℃避光保存及运输，避免冰冻。自生产之日起，按批准的有效期执行。

5 使用说明

应符合"生物制品分包装及贮运管理"规定和批准的内容。

精蛋白人胰岛素注射液

Jingdanbai Ren Yidaosu Zhusheye

Isophane Protamine Human Insulin Injection

本品系由人胰岛素原料药与适量的硫酸鱼精蛋白、抑菌剂、渗透压调节剂等配制而成。

1 基本要求

生产和检定用设施、原材料及辅料、水、器具等应符合"凡例"的有关要求。

2 制造

2.1 原料

应符合"人胰岛素"2.1～2.2项下的规定。

2.2 半成品

2.2.1 配制与除菌

按照经批准的配方进行稀释、配制,除菌过滤后即为半成品,保存于适宜的温度。

2.2.2 半成品检定

按3.1项进行。

2.3 成品

2.3.1 分批

应符合"生物制品分包装及贮运管理"规定。

2.3.2 分装

应符合"生物制品分包装及贮运管理"与通则0102有关规定。

2.3.3 规格

3ml:300单位;10ml:400单位

2.3.4 包装

应符合"生物制品分包装及贮运管理"与通则0102有关规定。

3 检定

■**3.1 半成品检定**

如需对原液进行稀释或加入其他辅料配制半成品,应确定半成品的质量控制要求,按如下检项或经批准的检项进行。■[修订]

3.1.1 无菌检查

按薄膜过滤法处理,依法检查(通则1101),应符合规定。

3.1.2 细菌内毒素

依法检查(通则1143),每100单位人胰岛素中含细菌内毒素的量应小于80EU。

3.2 成品检定

3.2.1 性状

本品为白色或类白色的混悬液,振荡后应能均匀分散。在显微镜下观察,晶体呈棒状,且绝大多数晶体不得小于$1\mu m$并不得大于$60\mu m$,无聚合体存在。

3.2.2 鉴别

3.2.2.1 取本品,每1ml中加9.6mol/L盐酸溶液$3\mu l$使其完全澄清,照"人胰岛素"3.2.1项进行。

3.2.2.2 在苯酚和间甲酚检查项下记录的色谱图中,供试品溶液中苯酚峰或间甲酚峰的保留时间应与对照溶液中苯酚峰或间甲酚峰的保留时间一致。

3.2.3 检查

3.2.3.1 pH值

应为6.9～7.8(通则0631)。

3.2.3.2 有关物质

取本品,每1ml中加9.6mol/L盐酸溶液$3\mu l$,作为供试品溶液;取供试品溶液适量(约相当于人胰岛素$70\mu g$),照"人胰岛素"3.3.1项下的色谱条件与系统适用性试验,除去苯酚峰或间甲酚峰与鱼精蛋白峰,按峰面积归一化法计算,A_{21}脱氨人胰岛素不得过2.0%,其他有关物质总量不得过6.0%。

3.2.3.3 高分子蛋白质

取本品,每1ml加9.6mol/L盐酸溶液$3\mu l$,作为供试品溶液;取供试品溶液$100\mu l$,照"人胰岛素"3.3.2项进行,除去保留时间大于人胰岛素主峰的其他峰面积,按峰面积归一化法计算,保留时间小于人胰岛素主峰的所有峰面积之和不得大于3.0%。

3.2.3.4 锌

取本品适量,每1ml中加9.6mol/L盐酸溶液$3\mu l$使其完全澄清。精密量取适量,用0.01mol/L盐酸溶液稀释制成每1ml含锌0.4～$0.8\mu g$的溶液作为供试品溶液,照"人胰岛素"3.3.3项进行,每100单位中含锌量应为10～$40\mu g$。

3.2.3.5 上清液中的人胰岛素

取本品10ml,1500g离心10分钟,取上清液,每1ml加9.6mol/L盐酸溶液$3\mu l$,作为供试品溶液;另精密称取人胰岛素对照品适量,用0.01mol/L盐酸溶液定量稀释制成每1ml中约含$50\mu g$的溶液,作为对照品溶液。照"人胰岛素"3.4项进行,上清液中含人胰岛素的量不得过1IU/ml。

3.2.3.6 苯酚和间甲酚

取苯酚和间甲酚(纯度≥99.5%),精密称定,用0.01mol/L盐酸溶液定量稀释制成每1ml中各约含苯酚0.06mg与间甲酚0.15mg的溶液,作为苯酚和间甲酚混合对照溶液;取本品,每1ml加9.6mol/L盐酸溶液$3\mu l$使其完全澄清,精密量取适量,用0.01mol/L盐酸溶液定量稀释成每1ml约含苯酚0.06mg、间甲酚0.15mg的溶液,作为供试品溶液。照"人胰岛素"3.4项下的色谱条件,检测波长为270nm。取人胰岛素对照品适量,用苯酚和间甲酚混合对照溶液溶解并稀释制成每1ml中含人胰岛素1mg的溶液,取$20\mu l$注入液相色谱仪,苯酚峰、间甲酚峰与人胰岛素峰的分离度应符合要求。精密量取苯酚和间甲酚混合对照溶液与供试品溶液各$20\mu l$,分别注入液相色谱仪,记录色谱图,按外标法以峰面积计算,每1ml含苯酚及间甲酚应为标示量的90.0%～110.0%。

3.2.3.7 无菌检查

取本品,加1%抗坏血酸无菌水溶液100ml(或其他经验证的溶剂),振摇使溶液澄清后,按薄膜过滤法进行,依法检查(通则1101),应符合规定。

3.2.3.8 细菌内毒素

取本品,依法检查(通则1143),每100单位人胰岛素中含细菌内毒素的量应小于80 EU。

3.2.3.9 装量

取本品,依法检查(通则0102),每支(瓶)的装量均不得少于其标示量。

3.2.3.10　可见异物

取本品，依法检查（通则0904），应符合规定。

3.2.4　含量测定

取本品，每1ml中加9.6mol/L盐酸溶液3μl，使其完全澄清，精密量取适量，加0.01mol/L盐酸溶液稀释制成每1ml含0.35mg（约10单位）的溶液（临用新配），照"人胰岛素"3.4项进行，含人胰岛素应为标示量的95.0%～105.0%。

4　保存、运输及有效期

于2～8℃避光保存及运输，避免冰冻。自生产之日起，按批准的有效期执行。

5　使用说明

应符合"生物制品分包装及贮运管理"规定和批准的内容。

精蛋白人胰岛素混合注射液（30R）

Jingdanbai Ren Yidaosu Hunhe

Zhusheye（30R）

Mixed Protamine Human Insulin

Injection（30R）

本品为常规人胰岛素与精蛋白人胰岛素在灌装前混合而成的预混型制剂。其中常规人胰岛素占30%，精蛋白人胰岛素占70%。

1　基本要求

生产和检定用设施、原材料及辅料、水、器具等应符合"凡例"的有关要求。

2　制造

2.1　原料

应符合"人胰岛素"2.1～2.2项下的规定。

2.2　半成品

2.2.1　配制与除菌

按照经批准的配方进行稀释、配制，除菌过滤后即为半成品，保存于适宜的温度。

2.2.2　半成品检定

按3.1项进行。

2.3　成品

2.3.1　分批

应符合"生物制品分包装及贮运管理"规定。

2.3.2　分装

应符合"生物制品分包装及贮运管理"与通则0102有关规定。

2.3.3　规格

3ml：300单位；10ml：400单位

2.3.4　包装

应符合"生物制品分包装及贮运管理"与通则0102有关规定。

3　检定

■3.1　半成品检定

如需对原液进行稀释或加入其他辅料配制半成品，应确定半成品的质量控制要求，按如下检项或经批准的检项进行。■[修订]

3.1.1　无菌检查

按薄膜过滤法进行，依法检查（通则1101），应符合规定。

3.1.2　细菌内毒素

依法检查（通则1143），每100单位人胰岛素中含细菌内毒素的量应小于80EU。

3.2　成品检定

3.2.1　性状

本品为白色或类白色的混悬液，振荡后应能均匀分散。在显微镜下观察，晶体呈棒状，且绝大多数晶体不得小于1μm并不得大于60μm，无聚合体存在。

3.2.2　鉴别

3.2.2.1　取本品，每1ml中加9.6mol/L盐酸溶液3μl使其完全澄清，照"人胰岛素"项下的鉴别3.2.1项试验，显相同的结果。

3.2.2.2　在苯酚和间甲酚检查项下记录的色谱图中，供试品溶液中苯酚峰及间甲酚峰的保留时间应与对照溶液中苯酚峰及间甲酚峰的保留时间一致。

3.2.3　检查

3.2.3.1　pH值

应为6.9～7.8（通则0631）。

3.2.3.2　有关物质

取本品，每1ml加9.6mol/L盐酸溶液3μl，混匀后作为供试品溶液；取供试品溶液适量（约相当于人胰岛素2单位），照"人胰岛素"项下色谱条件，除去苯酚峰、间甲酚峰及鱼精蛋白峰，按峰面积归一化法计算，A_{21}脱氨人胰岛素不得过2.0%，其他杂质峰面积之和不得过6.0%。

3.2.3.3　高分子蛋白质

取本品，每1ml加9.6mol/L盐酸溶液3μl，混匀后作为供试品溶液；取供试品溶液100μl，照"人胰岛素"项下方法检查，除去保留时间大于人胰岛素主峰的其他峰面积，按面积归一化法计算，保留时间小于人胰岛素主峰的所有峰面积之和不得过3.0%。

3.2.3.4　锌

取本品适量，每1ml加9.6mol/L盐酸溶液3μl使其完全澄清。精密量取适量，用0.01mol/L盐酸溶液定量稀释制成每1ml含锌0.4～0.8μg的溶液作为供试品溶液，照"人胰岛素"项下的方法检查，每100单位中含锌量应为10～40μg。

3.2.3.5　可溶性人胰岛素

采用经批准的方法，并符合下列要求。

方法一　精密量取本品与0.1mol/L三羟甲基氨基甲烷

缓冲液(取三羟甲基氨基甲烷 12.14g,加水溶解并稀释至 900ml,用 6mol/L 盐酸溶液调节 pH 值至 8.2,并用水稀释至 1000ml)等体积混合,振摇,室温(25℃)放置 1 小时,用 0.2μm 滤膜滤过,取滤液,每 1ml 加 9.6mol/L 盐酸溶液 3μl 酸化后作为可溶性人胰岛素供试品溶液;另取本品,每 1ml 加 9.6mol/L 盐酸溶液 3μl,待溶液澄清后,用 0.01mol/L 盐酸溶液稀释至浓度与可溶性人胰岛素供试品溶液相当的人胰岛素量作为总人胰岛素供试品溶液。照含量测定项下的方法测定,可溶性人胰岛素含量应为人胰岛素总量的 25.0%~35.0%。

方法二 取本品 5ml,加入 1mol/L 氢氧化钠溶液 20μl,用 0.05mol/L 氢氧化钠溶液或盐酸溶液调节 pH 值至 8.35±0.02,以"μl"记录加入的氢氧化钠溶液或盐酸溶液的量(计入总稀释体积),放置 1 小时,以 1500g 离心 10 分钟,取上清液,再以 1500g 离心 10 分钟,再取上清液。每 1ml 加 9.6mol/L 的盐酸溶液 3μl,混匀,作为可溶性人胰岛素供试品溶液,整个实验过程保持温度在室温。另取本品,每 1ml 加 9.6mol/L 盐酸溶液 3μl 混匀,待溶液澄清后,用 0.01mol/L 盐酸溶液稀释到浓度与可溶性人胰岛素供试品溶液相当的人胰岛素量作为总人胰岛素供试品溶液。照含量测定项下的方法测定,可溶性人胰岛素含量应为人胰岛素总量的 25.0%~35.0%。

3.2.3.6 苯酚和间甲酚

取苯酚和间甲酚(纯度≥99.5%)适量,精密称定,用 0.01mol/L 盐酸溶液定量稀释制成每 1ml 中各约含苯酚 0.06mg 与间甲酚 0.15mg 的溶液,作为苯酚和间甲酚混合对照溶液;取本品,每 1ml 中加 9.6mol/L 盐酸溶液 3μl 使其完全澄清,精密量取适量,用 0.01mol/L 盐酸溶液定量稀释制成每 1ml 约含苯酚 0.06mg、间甲酚 0.15mg 的溶液,作为供试品溶液。照"人胰岛素"3.4 项下的色谱条件,检测波长为 270nm。取人胰岛素对照品适量,用苯酚和间甲酚混合对照溶液制成每 1ml 含人胰岛素 1mg 的溶液,取 20μl 注入液相色谱仪,苯酚峰、间甲酚峰与人胰岛素峰的分离度应符合要求。精密量取苯酚和间甲酚混合对照溶液及供试品溶液各 20μl,分别注入液相色谱仪,记录色谱图,按外标法以峰面积计算,每 1ml 含苯酚及间甲酚含量应为标示量的 90.0%~110.0%。

如产品采用单一抑菌剂,对照溶液及供试品溶液应按经验证并批准的方法配制。

3.2.3.7 无菌检查

取本品,加 1% 抗坏血酸无菌水溶液 100ml(或其他经验证的溶剂),待溶液澄清后,按薄膜过滤法进行,依法检查(通则 1101),应符合规定。

3.2.3.8 细菌内毒素

取本品,依法检查(通则 1143),每 100 单位人胰岛素中含细菌内毒素的量应小于 80EU。

3.2.3.9 装量

取本品,依法检查(通则 0102),每支(瓶)的装量均不得少于其标示量。

3.2.3.10 可见异物

取本品,依法检查(通则 0904),应符合规定。

3.2.4 含量测定

取本品,每 1ml 中加 9.6mol/L 盐酸溶液 3μl,使其完全澄清,精密量取适量,加 0.01mol/L 盐酸溶液制成每 1ml 含 0.35mg(约 10 单位)的溶液(临用新配),照"人胰岛素"项下方法测定,含人胰岛素应为标示量的 95.0%~105.0%。

4 保存、运输及有效期

于 2~8℃避光保存及运输,避免冰冻。自生产之日起,按批准的有效期执行。

5 使用说明

应符合"生物制品分包装及贮运管理"规定和批准的内容。

精蛋白人胰岛素混合注射液(50R)

Jingdanbai Ren Yidaosu Hunhe
Zhusheye(50R)

Mixed Protamine Human Insulin
Injection(50R)

本品为常规人胰岛素与精蛋白人胰岛素在灌装前混合而成的预混型制剂。其中常规人胰岛素占 50%,精蛋白人胰岛素占 50%。

1 基本要求

生产和检定用设施、原材料及辅料、水、器具等应符合"凡例"的有关要求。

2 制造

2.1 原料

应符合"人胰岛素"2.1~2.2 项下的规定。

2.2 半成品

2.2.1 配制与除菌

按照经批准的配方进行稀释、配制,除菌过滤后即为半成品,保存于适宜的温度。

2.2.2 半成品检定

按 3.1 项进行。

2.3 成品

2.3.1 分批

应符合"生物制品分包装及贮运管理"规定。

2.3.2 分装

应符合"生物制品分包装及贮运管理"与通则 0102 有关规定。

2.3.3 规格

3ml:300 单位

2.3.4 包装

应符合"生物制品分包装及贮运管理"与通则 0102 有关规定。

3 检定

■3.1 半成品检定

如需对原液进行稀释或加入其他辅料配制半成品,应确定半成品的质量控制要求,按如下检项或经批准的检项进行。■[修订]

3.1.1 无菌检查

按薄膜过滤法处理,依法检查(通则1101),应符合规定。

3.1.2 细菌内毒素

依法检查(通则1143),每100单位人胰岛素中含细菌内毒素的量应小于80EU。

3.2 成品检定

3.2.1 性状

本品为白色或类白色的混悬液,振荡后应能均匀分散。在显微镜下观察,晶体呈棒状,且绝大多数晶体不得小于1μm并不得大于60μm,无聚合体存在。

3.2.2 鉴别

3.2.2.1 取本品,每1ml中加9.6mol/L盐酸溶液3μl使其完全澄清,照"人胰岛素"3.2.1项试验,显相同的结果。

3.2.2.2 在苯酚和间甲酚检查项下记录的色谱图中,供试品溶液中苯酚峰及间甲酚峰的保留时间应与对照溶液中苯酚峰及间甲酚峰的保留时间一致。

3.2.3 检查

3.2.3.1 pH值

应为6.9~7.8(通则0631)。

3.2.3.2 有关物质

取本品,每1ml加9.6mol/L盐酸溶液3μl混匀后作为供试品溶液;取供试品溶液适量(约相当于人胰岛素2单位),照"人胰岛素"3.3.1项下色谱条件,除去苯酚峰、间甲酚峰及鱼精蛋白峰,按峰面积归一化法计算,A_{21}脱氨人胰岛素不得过2.0%,其他杂质峰面积之和不得过6.0%。

3.2.3.3 高分子蛋白质

取本品,每1ml加9.6mol/L盐酸溶液3μl,混匀后作为供试品溶液;取供试品溶液100μl,照"人胰岛素"3.3.2项下方法检查,除去保留时间大于人胰岛素主峰的其他峰面积,按面积归一化法计算,保留时间小于人胰岛素主峰的所有峰面积之和不得过3.0%。

3.2.3.4 锌

取本品适量,每1ml加9.6mol/L盐酸溶液3μl使其完全澄清。精密量取适量,用0.01mol/L盐酸溶液定量稀释制成每1ml含锌0.4~0.8μg的溶液作为供试品溶液,照"人胰岛素"3.3.3项下的方法检查,每100单位中含锌量应为10~40μg。

3.2.3.5 可溶性人胰岛素

采用经批准的方法,并符合下列要求。

方法一 精密量取本品与0.1mol/L三羟甲基氨基甲烷缓冲液(取三羟甲基氨基甲烷12.14g,加水溶解并稀释至900ml,用6mol/L盐酸溶液调节pH值至8.2,并用水稀释至1000ml)等体积混合,振摇,室温(25℃)放置1小时,用0.2μm

滤膜滤过,取滤液,每1ml用9.6mol/L盐酸溶液3μl酸化后作为可溶性人胰岛素供试品溶液;另取本品,每1ml加9.6mol/L盐酸溶液3μl,待溶液澄清后,用0.01mol/L盐酸溶液稀释至浓度与可溶性人胰岛素供试品溶液相当的人胰岛素量作为总人胰岛素供试品溶液。照含量测定项下的方法测定,可溶性人胰岛素含量应为人胰岛素总量的45.0%~55.0%。

方法二 取本品5ml,加入1mol/L氢氧化钠溶液20μl,用0.05mol/L氢氧化钠溶液或盐酸溶液调节pH值至8.35±0.02,以"μl"记录加入的氢氧化钠溶液或盐酸溶液的量(计入总稀释体积),放置1小时,以1500g离心10分钟,取上清液,再以1500g离心10分钟,再取上清液。每1ml加9.6mol/L的盐酸溶液3μl,混匀,作为可溶性人胰岛素供试品溶液,整个实验过程保持温度在室温。另取本品,每1ml加9.6mol/L盐酸溶液3μl混匀,待溶液澄清后,用0.01mol/L盐酸溶液稀释到浓度与可溶性人胰岛素供试品溶液相当的人胰岛素量作为总人胰岛素供试品溶液。照含量测定项下的方法测定,可溶性人胰岛素含量应为人胰岛素总量的45.0%~55.0%。

3.2.3.6 苯酚和间甲酚

取苯酚和间甲酚(纯度≥99.5%)适量,精密称定,用0.01mol/L盐酸溶液定量稀释制成每1ml中各约含苯酚0.06mg与间甲酚0.15mg的溶液,作为苯酚和间甲酚混合对照溶液;取本品,每1ml中加9.6mol/L盐酸溶液3μl使其完全澄清,精密量取适量,用0.01mol/L盐酸溶液定量稀释制成每1ml约含苯酚0.06mg、间甲酚0.15mg的溶液,作为供试品溶液。照"人胰岛素"含量测定项下的色谱条件,检测波长为270nm。取人胰岛素对照品适量,用苯酚和间甲酚混合对照溶液制成每1ml含人胰岛素1mg的溶液,取20μl注入液相色谱仪,苯酚峰、间甲酚峰与人胰岛素峰的分离度应符合要求。精密量取苯酚和间甲酚混合对照溶液及供试品溶液各20μl,分别注入液相色谱仪,记录色谱图,按外标法以峰面积计算,每1ml含苯酚及间甲酚含量应为标示量的90.0%~110.0%。

如产品采用单一抑菌剂,对照溶液及供试品溶液应按经验证并批准的方法配制。

3.2.3.7 无菌检查

取本品,加1%抗坏血酸无菌水溶液100ml(或其他经验证的溶剂),待溶液澄清后,按薄膜过滤法进行,依法检查(通则1101),应符合规定。

3.2.3.8 细菌内毒素

取本品,依法检查(通则1143),每100单位人胰岛素中含细菌内毒素的量应小于80EU。

3.2.3.9 装量

取本品,依法检查(通则0102),每支(瓶)的装量均不得少于其标示量。

3.2.3.10 可见异物

取本品,依法检查(通则0904),应符合规定。

3.2.4 含量测定

取本品,每1ml中加9.6mol/L盐酸溶液3μl,使其完全澄清,精密量取适量,加 0.01mol/L 盐酸溶液制成每 1ml 含 0.35mg(约 10 单位)的溶液(临用新配),照"人胰岛素"项下方法测定,含人胰岛素应为标示量的 95.0%～105.0%。

4 保存、运输及有效期

于 2～8℃避光保存及运输,避免冰冻。自生产之日起,按批准的有效期执行。

5 使用说明

应符合"生物制品分包装及贮运管理"规定和批准的内容。

甘精胰岛素注射液

Ganjing Yidaosu Zhusheye

Insulin Glargine Injection

本品系由甘精胰岛素原料药与适量的抑菌剂、渗透压调节剂配制而成。

1 基本要求

生产和检定用设施、原材料及辅料、水、器具等应符合"凡例"的有关要求。

2 制造

2.1 原料

应符合"甘精胰岛素"2.1～2.2 项下的规定。

2.2 半成品

2.2.1 配制与除菌

按照经批准的配方配制制剂溶液,除菌过滤后即为半成品,保存于适宜的温度。

2.2.2 半成品检定

按 3.1 项进行。

2.3 成品

2.3.1 分批

应符合"生物制品分包装及贮运管理"规定。

2.3.2 分装

应符合"生物制品分包装及贮运管理"与通则 0102 有关规定。

2.3.3 规格

3ml：300 单位(笔芯);3ml：300 单位(预填充)

2.3.4 包装

应符合"生物制品分包装及贮运管理"与通则 0102 有关规定。

3 检定

■3.1 半成品检定

如需对原液进行稀释或加入其他辅料配制半成品,应确定半成品的质量控制要求,按如下检项或经批准的检项进行。■[修订]

3.1.1 无菌检查

按薄膜过滤法处理,依法检查(通则 1101),应符合规定。

3.1.2 细菌内毒素

依法检查(通则 1143),每 1ml 中含细菌内毒素的量应小于 80EU。

3.2 成品检定

3.2.1 性状

应为无色或几乎无色的澄明液体。

3.2.2 鉴别

3.2.2.1 含量测定项下记录的色谱图中,供试品溶液主峰的保留时间应与对照品溶液主峰的保留时间一致。

3.2.2.2 在间甲酚检查项下记录的色谱图中,供试品溶液间甲酚峰的保留时间应与对照溶液间甲酚峰的保留时间一致。

3.2.3 检查

3.2.3.1 pH 值

取本品,依法检查(通则 0631),pH 值应为 3.5～4.5。

3.2.3.2 溶液的澄清度

取本品,溶液应澄清,如显浑浊,与 1 号浊度标准液(通则 0902)比较,不得更浓。

3.2.3.3 有关物质

照含量测定项下的方法,记录色谱图,除去间甲酚峰和溶剂峰,按面积归一化法计算,最大有关物质不得过 1.0%,有关物质总和不得过 3.0%。

3.2.3.4 高分子蛋白质

取本品 50μl 注入液相色谱仪,照"甘精胰岛素"项下方法检查,除去保留时间大于甘精胰岛素主峰的其他峰面积,按峰面积归一化法计算,保留时间小于甘精胰岛素主峰的所有峰面积之和不得大于 0.3%。

3.2.3.5 锌

取本品适量,用 0.01mol/L 盐酸溶液制成每 1ml 中含锌 0.4～0.8μg 的溶液作为供试品溶液,照"甘精胰岛素"项下的方法检查,每 100 单位中含锌量应为 20～40μg。

3.2.3.6 间甲酚

取间甲酚(纯度≥99.5%),精密称定,用 0.01mol/L 盐酸溶液定量稀释制成每 1ml 中约含间甲酚 0.27mg 的溶液,作为间甲酚对照溶液;精密量取本品 1.0ml,置 10ml 量瓶中,用 0.01mol/L 盐酸溶液稀释至刻度,作为供试品溶液。照含量测定项下的色谱条件,检测波长为 270nm。精密量取间甲酚对照溶液和供试品溶液各 20μl,分别注入液相色谱仪,记录色谱图,按外标法以峰面积计算。含间甲酚应为标示量的 90.0%～110.0%。

3.2.3.7 无菌检查

取本品,依法检查(通则 1101),应符合规定。

3.2.3.8 细菌内毒素

取本品,依法检查(通则 1143),每 100 单位中含细菌内毒素应小于 80EU。

3.2.3.9 不溶性微粒

取本品,依法检查(通则 0903),含 10μm 及 10μm 以上的微粒不得过 6000 个/容器；含 25μm 及 25μm 以上的微粒不得过 600 个/容器。

3.2.3.10 装量

取本品，依法检查（通则 0102），每支（瓶）的装量均不得少于其标示量。

3.2.3.11 可见异物

取本品，依法检查（通则 0904），应符合规定。

3.2.4 含量测定

精密量取本品适量，加 0.01mol/L 盐酸溶液制成每 1ml 中约含 10 单位的溶液（临用新配），作为供试品溶液。取供试品溶液 20μl，照"甘精胰岛素"项下的方法测定，含甘精胰岛素应为标示量的 95.0%～105.0%。

4 保存、运输及有效期

于 2～8℃避光保存及运输，避免冰冻。自生产之日起，按批准的有效期执行。

5 使用说明

应符合"生物制品分包装及贮运管理"规定和批准的内容。

赖脯胰岛素注射液

Laipu Yidaosu Zhusheye

Insulin Lispro Injection

本品系由赖脯胰岛素原料药与适量的抑菌剂、渗透压调节剂配制而成。

1 基本要求

生产和检定用设施、原材料及辅料、水、器具等应符合"凡例"的有关要求。

2 制造

2.1 原料

应符合"赖脯胰岛素"2.1～2.2 项下的规定。

2.2 半成品

2.2.1 配制与除菌

按照经批准的配方进行稀释、配制，除菌过滤后即为半成品，保存于适宜的温度。

2.2.2 半成品检定

按 3.1 项进行。

2.3 成品

2.3.1 分批

应符合"生物制品分包装及贮运管理"规定。

2.3.2 分装

应符合"生物制品分包装及贮运管理"与通则 0102 有关规定。

2.3.3 规格

3ml：300 单位（笔芯）；3ml：300 单位（预填充）

2.3.4 包装

应符合"生物制品分包装及贮运管理"与通则 0102 有关规定。

3 检定

■3.1 半成品检定

如需对原液进行稀释或加入其他辅料配制半成品，应确定半成品的质量控制要求，按如下检项或经批准的检项进行。■[修订]

3.1.1 无菌检查

按薄膜过滤法处理，依法检查（通则 1101），应符合规定。

3.1.2 细菌内毒素

依法检查（通则 1143），每 1ml 中含细菌内毒素的量应小于 80EU。

3.2 成品检定

3.2.1 性状

应为无色或几乎无色的澄明液体。

3.2.2 鉴别

3.2.2.1 含量测定项下记录的色谱图中，供试品溶液主峰的保留时间应与对照品溶液主峰的保留时间一致。

3.2.2.2 在间甲酚检查项下记录的色谱图中，供试品溶液间甲酚峰的保留时间应与对照溶液间甲酚峰的保留时间一致。

3.2.3 检查

3.2.3.1 pH 值

取本品，依法检查（通则 0631），pH 值应为 7.0～7.8。

3.2.3.2 有关物质

取本品，每 1ml 中加 9.6mol/L 盐酸溶液 3μl，混匀，作为供试品溶液；取供试品溶液 20μl，照"赖脯胰岛素"3.3.1 项下的方法，记录色谱图，除去间甲酚峰和溶剂峰，按峰面积归一化法计算，A_{21} 脱酰胺赖脯胰岛素峰不得大于 1.50%，其他有关物质峰面积之和不得大于 4.00%。

3.2.3.3 高分子蛋白质

取本品，每 1ml 加 9.6mol/L 盐酸溶液 3μl，混匀，作为供试品溶液；取供试品溶液 100μl，照"赖脯胰岛素"3.3.2 项下的方法检查，除去保留时间大于赖脯胰岛素主峰的其他峰面积，按峰面积归一化法计算，保留时间小于赖脯胰岛素主峰的所有峰面积之和不得大于 1.5%。

3.2.3.4 锌

取本品适量，用 0.01mol/L 盐酸溶液制成每 1ml 中含锌 0.4～0.8μg 的溶液作为供试品溶液，照"赖脯胰岛素"3.3.3 项下的方法检查，每 100 单位中含锌量应为 14～35μg。

3.2.3.5 间甲酚

取间甲酚（纯度≥99.5%），精密称定，用 0.01mol/L 盐酸溶液定量稀释制成每 1ml 中约含间甲酚 0.3mg 的溶液，作为间甲酚对照溶液；精密量取本品适量，用 0.01mol/L 盐酸溶液定量稀释制成每 1ml 约含间甲酚 0.3mg 的溶液，作为供试品溶液。照"赖脯胰岛素"3.4 项下的色谱条件，检测波长为 270nm。取赖脯胰岛素对照品适量，用间甲酚对照溶液制成每 1ml 中含赖脯胰岛素 1mg 的溶液,取 20μl 注入液相色谱仪,间甲酚峰与赖脯胰岛素主峰的分离度应符合要求。精密量取间甲酚对照溶液和供试品溶液各 20μl,分别注入液相色谱仪,记录色谱图,按外标法以峰面积计算。含间甲酚应为标示量的 90.0%～110.0%。

3.2.3.6　无菌

取本品,依法检查(通则 1101),应符合规定。

3.2.3.7　细菌内毒素

取本品,依法检查(通则 1143),每 100 单位中含细菌内毒素应小于 80EU。

3.2.3.8　不溶性微粒

取本品,依法检查(通则 0903),含 10μm 及 10μm 以上的微粒不得过 6000 个/容器;含 25μm 及 25μm 以上的微粒不得过 600 个/容器。

3.2.3.9　装量

取本品,依法检查(通则 0102),每支(瓶)的装量均不得少于其标示量。

3.2.3.10　可见异物

取本品,依法检查(通则 0904),应符合规定。

3.2.4　含量测定

精密量取本品适量,加 0.01mol/L 盐酸溶液定量制成每 1ml 中含 10 单位的溶液(临用新配),精密量取 20μl,照"赖脯胰岛素"项下的方法测定。含赖脯胰岛素应为标示量的 95.0%～105.0%。

4　保存、运输及有效期

于 2～8℃ 避光保存及运输,避免冰冻。自生产之日起,按批准的有效期执行。

5　使用说明

应符合"生物制品分包装及贮运管理"规定和批准的内容。

注射用人生长激素

Zhusheyong Ren Shengzhangjisu

Human Growth Hormone for Injection

```
FPTIPLSRLF     DNAMLRAHRL     HQLAFDTYQE
FEEAYIPKEQ     KYSFLQNPQT     SLCFSESIPT
PSNREETQQK     SNLELLRISL     LLIQSWLEPV
QFLRSVFANS     LVYGASDSNV     YDLLKDLEEG
IQTLMGRLED     GSPRTGQIFK     QTYSKFDTNS
HNDDALLKNY     GLLYCFRKDM     DKVETFLRIV
QCRSVEGSCG     F
```

分子式:$C_{990}H_{1528}N_{262}O_{300}S_7$　分子量:22 125Da

本品系由含有可高效表达人生长激素基因的工程化细胞,经过发酵、分离和高度纯化后获得的人生长激素冻干制

成。加入适宜稳定剂和保护剂,不含抗生素和抑菌剂。每 1mg 无水人生长激素相当于 3.0 单位。

1.基本要求

生产和检定用设施、原材料及辅料、水、器具、动物等应符合"凡例"的有关要求。

2.制造

2.1　工程细胞

人生长激素工程化细胞名称、来源及种子批检定应符合批准的要求。

2.2　原液

2.2.1　种子液制备

将检定合格的工作种子批细胞接种于适宜的培养基(可含适量抗生素)中培养。

2.2.2　发酵用培养基

采用适宜的不含抗生素的培养基。

2.2.3　种子液接种及发酵培养

2.2.3.1　在灭菌培养基中接种适量种子液。

2.2.3.2　在适宜的温度下进行发酵,应根据经批准的发酵工艺进行,并确定相应的发酵条件,如温度、pH 值、溶解氧、补料、发酵时间等。发酵液应定期进行质粒丢失率检查(通则 3406)。

2.2.4　发酵液处理

用适宜的方法收集、处理菌体。

2.2.5　初步纯化

采用经批准的纯化工艺进行初步纯化,使其纯度达到规定的要求。

2.2.6　高度纯化

经初步纯化后,采用经批准的纯化工艺进行高度纯化,过滤后使其达到 3.1 项要求,即为人生长激素原液。如需存放,应规定时间和温度。

2.2.7　原液检定

按 3.1 项进行。

2.3　半成品

2.3.1　配制与除菌

按经批准的配方配制稀释液。配制后应立即用于稀释。将原液用稀释液稀释至所需浓度,过滤后即为半成品,保存于适宜的温度。

2.3.2　半成品检定

按 3.2 项进行。

2.4　成品

2.4.1　分批

应符合"生物制品分包装及贮运管理"规定。

2.4.2　分装及冻干

应符合"生物制品分包装及贮运管理"与通则 0102 有关规定。

2.4.3　规格

■0.85mg;1.0mg;1.2mg;1.33mg;1.6mg;2.0mg;

3.7mg；4.0mg。■[修订]

2.4.4 包装

应符合"生物制品分包装及贮运管理"与通则0102有关规定。

3.检定

3.1 原液检定

3.1.1 外观

应为无色澄明或微浊液体。

3.1.2 鉴别

3.1.2.1 反相色谱法

取人生长激素原液适量，加0.05mol/L三羟甲基氨基甲烷缓冲液(用1mol/L盐酸溶液调节pH值至7.5)制成每1ml中含人生长激素2mg的溶液，作为供试品溶液；另取人生长激素对照品适量，同法制备，作为对照品溶液。照3.1.3.1项色谱条件与系统适用性试验，供试品溶液主峰的保留时间应与对照品溶液主峰的保留时间一致。

3.1.2.2 肽图

色谱条件 依法检查(通则0512)。取人生长激素对照品，加0.05mol/L三羟甲基氨基甲烷缓冲液(用1mol/L盐酸溶液调节pH值至7.5)溶解并制成每1ml中含人生长激素2mg的溶液。取此液300μl、胰蛋白酶溶液[取经甲苯磺酰苯丙氨酰氯甲酮(TPCK)处理的胰蛋白酶适量，加0.05mol/L三羟甲基氨基甲烷缓冲液溶解并制成每1ml含2mg的溶液]20μl与0.05mol/L三羟甲基氨基甲烷缓冲液300μl混匀，置37℃水浴4小时，立即置−20℃终止反应，作为对照品溶液；取人生长激素原液，按对照品溶液的方法制备，作为供试品溶液；另取不加胰蛋白酶溶液的供试品溶液作为空白溶液。用辛基硅烷键合硅胶为填充剂(5～10μm)；以0.1%三氟乙酸溶液为流动相A，以含0.1%三氟乙酸的90%乙腈溶液为流动相B；流速为每分钟1.0ml；柱温35℃；检测波长为214nm。按下表进行梯度洗脱。

时间(分钟)	流动相A(%)	流动相B(%)
0	100	0
20	80	20
45	75	25
70	50	50
75	20	80

测定法 取空白溶液、对照品溶液和供试品溶液各100μl，分别注入液相色谱仪，记录色谱图。排除空白溶液色谱峰后，供试品溶液肽图应与对照品溶液一致。

3.1.2.3 高分子蛋白质保留时间

在3.1.4项下记录的色谱图中，供试品溶液主峰的保留时间应与对照品溶液主峰的保留时间一致。

3.1.2.4 等电聚焦

取人生长激素原液，用水稀释成每1ml含人生长激素

1mg的溶液，取此溶液90μl，加两性电解质10μl和甲基红试液2μl，混匀得供试品溶液；另取人生长激素对照品，同法制备，作为对照品溶液。取供试品溶液和对照品溶液各10μl加至上样孔，依法测定(通则0541第六法)，供试品溶液主区带应与对照品溶液一致。

3.1.2.5 N末端氨基酸序列(至少每年测定1次)

采用氨基酸序列分析仪或其他适宜的方法测定。

N端序列应为：Phe-Pro-Thr-Ile-Pro-Leu-Ser-Arg-Leu-Phe-Asp-Asn-Ala-Met-Leu。

3.1.3 检查

3.1.3.1 相关蛋白质

色谱条件与系统适用性试验 依法测定(通则0512)，用丁基硅烷键合硅胶为填充剂(5～10μm)；以0.05mol/L三羟甲基氨基甲烷缓冲液(用1mol/L盐酸溶液调节pH值至7.5)-正丙醇(71：29)为流动相，调节流动相中正丙醇比例使人生长激素主峰保留时间为30～36分钟；流速为每分钟0.5ml；柱温45℃；检测波长为220nm。取人生长激素对照品，加0.05mol/L三羟甲基氨基甲烷缓冲液溶解并制成每1ml中含2mg的溶液，过滤除菌，室温放置24小时，作为系统适用性溶液。取系统适用性溶液20μl，注入液相色谱仪，人生长激素主峰与脱氨的人生长激素峰之间的分离度应不小于1.0，人生长激素主峰的拖尾因子应为0.9～1.8。

测定法 取人生长激素原液适量，加0.05mol/L三羟甲基氨基甲烷缓冲液制成每1ml中含人生长激素2mg的溶液，作为供试品溶液。取供试品溶液20μl，注入液相色谱仪，记录色谱图，按峰面积归一化法计算，总相关蛋白质不得大于6.0%。

3.1.3.2 高分子蛋白质

按3.1.4项下测定，除去保留时间大于人生长激素主峰的其他峰面积，按峰面积归一化法计算，保留时间小于人生长激素主峰的所有峰面积之和不得大于4.0%。

3.1.3.3 宿主菌DNA残留量

依法测定(通则3407)或采用经验证并批准的其他适宜方法，每1mg人生长激素中含宿主菌DNA残留量不得过1.5ng。

3.1.3.4 宿主菌蛋白质残留量

依法检查(通则3412、3413或3414)或采用经验证并批准的其他适宜方法，每1mg人生长激素中宿主菌体蛋白质残留量不得过10ng。

3.1.3.5 残余抗生素活性

如在生产(例如种子液制备)中使用抗生素，应依法检查(通则3408)，或按照经验证并批准的方法检查，不应有残余氨苄西林或其他抗生素活性。

3.1.3.6 细菌内毒素检查

依法检查(通则1143)，每1mg人生长激素中含细菌内毒素的量应小于5.0EU。

3.1.3.7 生物学活性(每年至少测定一次)

依法测定(通则1219),每1mg人生长激素的活性不得少于2.5单位。

3.1.4 含量

色谱条件与系统适用性试验 依法测定(通则0514),以适合分离分子量为5000~60 000Da球状蛋白的亲水改性硅胶为填充剂;以异丙醇-0.063mol/L磷酸盐缓冲液(取无水磷酸氢二钠5.18g、磷酸二氢钠3.65g,加水950ml,用磷酸或氢氧化钠试液调节pH值至7.0,用水制成1000ml)(3:97)为流动相;流速为每分钟0.6ml;检测波长为214nm。取人生长激素单体与二聚体混合物对照品,加0.025mol/L磷酸盐缓冲液(pH 7.0)[取0.063mol/L磷酸盐缓冲液(1→2.5)]制成每1ml中约含1.0mg的溶液,取20μl注入液相色谱仪,人生长激素单体峰与二聚体峰之间的分离度应符合要求。

测定法 取人生长激素原液适量,加0.025mol/L磷酸盐缓冲液(pH 7.0)制成每1ml中约含人生长激素1.0mg的溶液,作为供试品溶液,精密量取供试品溶液20μl注入液相色谱仪,记录色谱图;另取人生长激素对照品,同法测定。按外标法以峰面积计算,即得。

■3.2 半成品检定

如需对原液进行稀释或加入其他辅料配制半成品,应确定半成品的质量控制要求,包括检定项目和可接受的标准,按如下检项或经批准的检项进行。■[修订]

3.2.1 细菌内毒素检查

依法检查(通则1143),每1mg人生长激素含细菌内毒素的量应小于5.0EU。

3.2.2 无菌检查

依法检查(通则1101薄膜过滤法),应符合规定。

3.3 成品检定

3.3.1 性状

本品为白色冻干粉末。

3.3.2 鉴别

3.3.2.1 反相色谱法

按3.3.3.3项下进行,供试品溶液主峰的保留时间应与对照品溶液主峰的保留时间一致。

3.3.2.2 等电聚焦

按3.1.2.4项下进行,供试品溶液主区带位置应与对照品溶液主区带位置一致。

3.3.3 检查

3.3.3.1 pH值

取本品,每瓶按说明书标示量加适量注射用水或附带溶剂溶解,依法测定(通则0631),pH值应为6.5~8.5。

3.3.3.2 溶液的澄清度与颜色

取本品,用水溶解并稀释制成每1ml中含人生长激素1.6mg的溶液,依法检查(通则0901第一法与0902第一法),溶液应澄清无色;如显浑浊,与2号浊度标准液比较,不得更浓。

3.3.3.3 相关蛋白质

取本品,照3.1.3.1项下的方法检查,相关蛋白质不得大于12.0%。

3.3.3.4 高分子蛋白质

取本品,照3.1.3.2项下的方法检查,除去保留时间大于主峰的其他峰面积,按峰面积归一化法计算,保留时间小于人生长激素主峰的所有峰面积之和不得大于6.0%。

3.3.3.5 水分

取本品,照水分测定法(通则0832第一法2库仑滴定法)或经批准的其他方法,含水分不得过3.0%。

3.3.3.6 可见异物

取本品,每瓶按说明书标示量加适量注射用水或附带溶剂溶解,依法检查(通则0904第一法),不得检出金属屑、玻璃屑或最大粒径超过2mm纤毛和块状物等明显外来的可见异物。

3.3.3.7 异常毒性检查

取本品,加氯化钠注射液制成每1ml中含人生长激素1.6mg的溶液,依法检查(通则1141小鼠实验法),按腹腔注射给药,应符合规定。

3.3.3.8 无菌检查

取本品,依法检查(通则1101薄膜过滤法),应符合规定。

3.3.3.9 细菌内毒素检查

取本品,依法检查(通则1143),每1mg人生长激素中含细菌内毒素的量应小于5.0EU。

3.3.3.10 装量差异

依法检查(通则0102),应符合规定。

3.3.3.11 不溶性微粒

取本品,依法检查(通则0903),每份容器中含10μm及10μm以上的微粒数不得过6000粒;含25μm及25μm以上的微粒数不得过600粒。

3.3.4 含量

取本品5瓶,分别加0.025mol/L磷酸盐缓冲液(pH 7.0)适量,使内容物溶解,5瓶全量混合,摇匀并定量稀释制成每1ml中约1.0mg的溶液,作为供试品溶液。按3.1.4项下测定。含人生长激素($C_{990}H_{1528}N_{262}O_{300}S_7$)应为标示量的90.0%~110.0%。

4 附带溶剂

如产品有附带溶剂,应符合批准的生产工艺及质量标准要求。

5 保存、运输及有效期

于2~8℃遮光、密闭保存和运输。自生产之日起,按批准的有效期执行。

6 使用说明

应符合"生物制品分包装及贮运管理"规定和批准的内容。

注射用鼠神经生长因子

Zhusheyong Shu Shenjing Shengzhangyinzi

Mouse Nerve Growth Factor for Injection

本品系由健康小鼠颌下腺提取的生物活性蛋白质,经分离、纯化后加入适宜稳定剂后冻干制成。不含抑菌剂。

1 基本要求

生产和检定用设施、原材料及辅料、水、器具、动物等应符合"凡例"的有关要求。

2 制造

2.1 小鼠颌下腺来源及采集

2.1.1 采用体重为 20g 以上 60～90 日龄健康雄性小鼠,■小鼠应符合检定用清洁级动物相关要求(通则 3601)。■[修订]

2.1.2 采用适宜方法处死小鼠,经局部消毒处理后摘取颌下腺,剔除其他组织后备用。如需存放应冻存于−20℃以下,并规定保存时间。

2.2 原液

2.2.1 提取

采用适宜的方法将小鼠颌下腺破碎匀浆,离心取上清。

2.2.2 纯化

采用经批准的方法进行纯化、病毒去除或灭活后即为鼠神经生长因子原液。

2.2.3 原液检定

按 3.1 项进行。

2.3 半成品

2.3.1 配制

按成品规格配制,并加入适宜稳定剂。

2.3.2 半成品检定

按 3.2 项进行。

2.4 成品

2.4.1 分批

应符合"生物制品分包装及贮运管理"规定。

2.4.2 分装及冻干

应符合"生物制品分包装及贮运管理"及通则 0102 有关规定。

2.4.3 规格

18μg(9000U)/瓶或 20μg(9000U)/瓶,30μg(15 000U)/瓶。

2.4.4 包装

应符合"生物制品分包装及贮运管理"及通则 0102 有关规定。

2.5 病毒去除和灭活

生产过程中应采用经批准的方法去除和灭活病毒。如用灭活剂(如有机溶剂、去污剂)灭活病毒,则应规定对人安全的灭活剂残留量限值。

3 检定

3.1 原液检定

3.1.1 生物学活性

依法测定(通则 3530)。

3.1.2 蛋白质含量

依法测定(通则 0731 第二法),应不低于 0.1mg/ml。

3.1.3 比活性

为生物学活性与蛋白质含量之比。每 1mg 蛋白质应不低于■4.0×10^{5}U■[订正]。

3.1.4 纯度

3.1.4.1 电泳法

依法测定(通则 0541 第五法)。用非还原型 SDS-聚丙烯酰胺凝胶电泳法,分离胶胶浓度为 15%,加样量应不低于 10μg(考马斯亮蓝 R250 染色法)。经扫描仪扫描,纯度应不低于 98.0%。

3.1.4.2 高效液相色谱法

依法测定(通则 0512)。色谱柱以适合分离分子质量为5～60kD 蛋白质的色谱用凝胶为填充剂;流动相为 0.25mol/L 磷酸盐缓冲液(含 0.15mol/L 磷酸氢二钠溶液和 0.1mol/L 磷酸二氢钠溶液)-乙腈(85∶15);上样量应不低于 20μg,在波长 280nm 处检测,以鼠神经生长因子色谱峰计算的理论板数应不低于 1000。按面积归一化法计算,鼠神经生长因子主峰面积应不低于总面积的 95.0%。

3.1.5 分子量

依法测定(通则 0541 第五法)。用还原型 SDS-聚丙烯酰胺凝胶电泳法,分离胶胶浓度为 15%,加样量应不低于 1.0μg,供试品的分子质量应为 11.0～15.0kD。

3.1.6 等电点

主区带应为 8.4～9.4,且供试品的等电点图谱应与对照品的一致(通则 0541 第六法)。

3.1.7 紫外光谱

用水或 0.85%～0.90%氯化钠溶液将供试品稀释至 100～500μg/ml,在光路 1cm、波长 230～360nm 下进行扫描,最大吸收峰波长应为 280nm±3nm(通则 0401)。

3.1.8 细菌内毒素检查

依法检查(通则 1143),每 1 支应小于 10EU。

3.1.9 磷酸三丁酯残留量

如工艺中采用磷酸三丁酯,则每 1ml 中磷酸三丁酯应不大于 10μg(通则 3205)。

3.1.10 聚山梨酯 80 残留量

如工艺中采用聚山梨酯 80,则每 1ml 中聚山梨酯 80 应不大于 100μg(通则 3203)。

3.1.11 鼠源性病毒检查

依法检查(通则 3303),至少每半年一次,应无任何特定的鼠源性病毒。

3.2 半成品检定

3.2.1 细菌内毒素检查

依法检查(通则 1143),每 1 支应小于 10EU。

3.2.2 无菌检查

依法检查(通则 1101),应符合规定。

3.3 成品检定

除水分测定、装量差异检查、不溶性微粒检查、生物学活性、含量测定外,应按标示量加入灭菌注射用水,复溶后进行其余各项检定。

3.3.1 鉴别试验

按免疫印迹法(通则 3401)或免疫斑点法(通则 3402)测定,应为阳性。

3.3.2 物理检查

3.3.2.1 外观

应为白色或类白色的疏松体或粉末,按标示量加入灭菌注射用水后迅速复溶为无色澄明液体。

3.3.2.2 可见异物

依法检查(通则 0904),应符合规定。

3.3.2.3 不溶性微粒检查

依法检查(通则 0903),应符合规定。

3.3.2.4 装量差异

依法检查(通则 0102),应符合规定。

3.3.3 化学检定

3.3.3.1 水分

应不高于 3.0%(通则 0832 第一法)。

3.3.3.2 pH 值

应为 6.0～7.4(通则 0631)。

3.3.3.3 渗透压摩尔浓度

依法测定(通则 0632),应符合批准的要求。

3.3.3.4 辛酸钠含量

如制品中加入辛酸钠,则每 1 支中辛酸钠应不大于 0.1mmol(通则 3111)。

3.3.4 生物学活性

依法测定,应不低于标示量■的 80%。■[增订](通则 3530)。

3.3.5 含量测定

采用 ELISA 或 HPLC 法,应为标示量的 80%～120%。

酶联免疫吸附法按试剂盒说明书进行。

采用高效液相色谱法(通则 0512)。

色谱条件:以适合分离分子质量为 5～60kD 蛋白质的色谱用凝胶为填充剂;以 0.25mol/L 磷酸盐缓冲液(含 0.15mol/L 磷酸氢二钠溶液和 0.1mol/L 磷酸二氢钠溶液)-乙腈(85:15)为流动相;检测波长为 214nm。供试品溶液中鼠神经生长因子与人血白蛋白的分离度应符合要求。

测定法:取供试品和标准品适量,用流动相分别稀释制成每 1ml 中含鼠神经生长因子 50μg 的溶液,精密量取 20μl 注入液相色谱仪,记录 30 分钟。标准品溶液、供试品溶液均进样 3 次,记录色谱图并计算峰面积。按外标法以峰面积计算供试品中鼠神经生长因子的含量。

3.3.6 无菌检查

依法检查(通则 1101),应符合规定。

3.3.7 细菌内毒素检查

依法检查(通则 1143),每 1 支应小于 10EU。

3.3.8 异常毒性检查

依法检查(通则 1141 小鼠试验法),应符合规定。

3.3.9 外源病毒污染检查

采用动物病毒敏感细胞(如 BHK$_{21}$),每瓶(25cm^2)培养细胞中加入供试品 1ml,37℃ 培养 7 天为一代,连续盲传 3 代,细胞应生长良好,不应出现病毒感染引起的病变,判为合格。

4 保存、运输及有效期

于 2～8℃ 避光保存和运输。自生产之日起,按批准的有效期执行。

5 使用说明

应符合"生物制品分包装及贮运管理"规定和批准的内容。

结核菌素纯蛋白衍生物

Jiehejunsu Chundanbai Yanshengwu

Purified Protein Derivative of Tuberculin
(TB-PPD)

本品系用结核分枝杆菌经培养、杀菌、过滤除去菌体后纯化制成的纯蛋白衍生物,用于结核病的临床诊断、卡介苗接种对象的选择及卡介苗接种后机体免疫反应的监测。

1 基本要求

生产和检定用设施、原材料及辅料、水、器具、动物等应符合"凡例"的有关要求。

结核菌素纯蛋白衍生物(TB-PPD)生产车间必须符合国家生物安全防护等级的要求,必须与其他生物制品生产车间及实验室分开。原液生产全部过程,包括结核分枝杆菌的灭活,应在完全隔离的区域内进行,所需设备及器具均须单独设置并专用。直接用于生产的金属或玻璃等器具,应经过严格清洗及灭菌处理。从事 TB-PPD 生产的工作人员必须身体健康,经 X 射线检查无结核病,且每年经 X 射线检查 1～2 次,可疑者应暂离该制品的制造。

2 制造

2.1 菌种

生产用菌种应符合"生物制品生产检定用菌毒种管理及质量控制"的有关规定。

2.1.1 名称及来源

采用人型结核分枝杆菌 CMCC 93009(H37Rv)菌株。

2.1.2 种子批的建立

应符合"生物制品生产检定用菌毒种管理及质量控制"的有关规定。

2.1.3 种子批的传代

自工作种子批启开至菌体收集,传代应不超过 12 代。

2.1.4 种子批的检定

2.1.4.1 染色镜检

应为短粗杆菌,微弯曲两端圆,抗酸染色阳性。

2.1.4.2 生化反应

硝酸盐还原反应、尿素酶反应应为阳性,耐热触酶、聚山梨酯 80 水解应为阴性(通则 3605)。

2.1.5 种子批的保存

冻干菌种保存于 8℃以下,液体菌种保存于－70℃以下。

2.2 原液

2.2.1 生产用种子

取工作种子批菌种于 L-J 培养基、苏通马铃薯培养基或改良苏通综合培养基或其他适宜培养基中传代培养,作为生产用种子。

2.2.2 培养基

工作种子批菌种首次复苏可用 L-J 培养基,生产用培养基采用苏通马铃薯培养基、改良苏通综合培养基或经批准的其他培养基。

2.2.3 接种和培养

启开菌种后接种于苏通马铃薯培养基,置 37℃培养 2～3 周,可在苏通马铃薯培养基上再传 1 代或直接挑取生长良好的菌膜,移种于改良苏通综合培养基或其他适宜培养基的表面,于 37℃静置培养 1～2 周,挑取发育良好的菌膜移种于改良苏通综合培养基或其他培养基的表面,于 37℃静置培养 8～10 周。凡在培养期间或培养终止时,有菌膜下沉、发育异常或污染杂菌者,应废弃。

2.2.4 收获及杀菌

培养终止,将培养物于 121℃、30 分钟杀菌后,过滤除去菌膜及菌体。如滤液需保存,应加入 3.0g/L 苯酚或其他适宜的抑菌剂,于 2～8℃保存,保存期不超过 30 天。

2.2.5 纯化

收集滤液进行纯化。用三氯乙酸和饱和硫酸铵法分别沉淀蛋白质,或采用经批准的方法纯化,除菌过滤后即为原液。

2.2.6 合并与分装及冻干

2.2.6.1 合并

同批分次纯化的原液可以合并,但不得超过 5 次。

2.2.6.2 分装及冻干

原液检定合格后,可根据蛋白质含量将原液稀释至规定浓度,定量分装,分装后立即冻干。

2.2.7 原液检定

按 3.1 项进行。

2.2.8 保存及有效期

原液应于 2～8℃保存。液体原液自效价测定合格之日起,有效期为 5 年;原液冻干品自效价测定合格之日起,每隔 5 年应按 3.1 项进行检定,合格后可继续使用。

2.3 半成品

2.3.1 配制

经检定合格的原液,用 0.01mol/L PBS(pH7.2～7.4 含 0.0005％聚山梨酯 80 及 3.0g/L 苯酚)稀释至 20IU/ml 或 50IU/ml。

2.3.2 半成品检定

按 3.2 项进行。

2.4 成品

2.4.1 分批

应符合"生物制品分包装及贮运管理"规定。

2.4.2 分装

应符合"生物制品分包装及贮运管理"规定。

2.4.3 规格

每瓶 1ml、2ml。每 1 次人用剂量为 0.1ml,含 TB-PPD 5IU、2IU。

2.4.4 包装

应符合"生物制品分包装及贮运管理"规定。

3 检定

3.1 原液检定

3.1.1 外观

原液冻干品应为白色疏松体。液体原液及冻干品复溶后应呈棕黄色澄明液体,无不溶物或杂质。

3.1.2 复溶时间

冻干品按标示量加入注射用水后,应于 3 分钟内完全溶解。

3.1.3 水分

冻干品水分应不高于 3.0％(通则 0832)。

3.1.4 纯度

3.1.4.1 蛋白质含量

依法测定(通则 0731 第二法)。

3.1.4.2 多糖与核酸含量

每 1mg 蛋白质含多糖与核酸总量应不高于 0.1mg。

(1)多糖含量测定　以 0.85％～0.90％氯化钠溶液稀释无水葡萄糖标准品,制备 0～100μg/ml 葡萄糖标准品溶液。将硫酸 225ml 加入 75ml 0.85％～0.90％氯化钠溶液中,另称取蒽酮 0.6g 加入 10ml 乙醇中,将上述溶液混合,配制成蒽酮混合液。分别精确量取 1.0ml 不同浓度葡萄糖标准品溶液以及本品,加入 4.0ml 蒽酮混合液,混匀,置沸水浴 20 分钟后在波长 620nm 处测定吸光度,以葡萄糖标准品溶液浓度对应其吸光度,用 Minitab 或其他统计学方法求回归方程,代入本品吸光度,计算多糖含量。

■(2)核酸含量测定　取供试品适量,加水稀释蛋白质浓度至 0.5mg/ml,即为供试品溶液。取供试品溶液 2.0ml 加入供试品管,共 3 管,每管加入 1.0ml 100％饱和度硫酸铵溶液。充分混匀后,室温静置 30 分钟,以 1840～1850g 离心 30

分钟,取上清液,照紫外-可见分光光度法(通则0401),在波长260nm处测定吸光度;同时以2.0ml水替代供试品溶液,同法操作,即为空白对照。按$E_{1cm}^{1\%}=200$计算核酸含量,每1mg蛋白质中的核酸含量按下式计算:

$$每1mg蛋白质中核酸含量(\mu g)=$$

$$\frac{A_{260}均值\times50\mu g/ml\times反应体系体积(ml)}{蛋白质溶液加样体积(ml)}\times$$

$$\frac{1mg}{蛋白质溶液浓度(mg/ml)}■_{[修订]}$$

3.1.5 效价测定

3.1.5.1 动物法

将标准品及本品分别稀释3个不同稀释度,至少取4只已经结核分枝杆菌致敏的体重为400～600g的白色雌性豚鼠,去毛后于背部脊柱两侧相对部位,分别皮内注射上述稀释度本品各0.1ml或0.2ml,于注射后24小时、48小时观察局部硬结的纵径与横径(可根据48小时的反应结果判定)。计算每个稀释度注射后2天的硬结反应总和或平均面积,并求其比值,每个稀释度本品与相应浓度标准品的比值应为0.8～1.2。如不符合上述要求,可调整稀释度后再测定效价,直至符合要求。

3.1.5.2 稀释度选择

稀释度的选择应能使本品注射后24小时所产生的局部硬结反应直径为8～25mm;本品和标准品的硬结反应直径大小应相似,且本品和标准品的3个稀释度的剂量对数反应曲线应基本平行。如本品效价与标准品效价不一致,可用同样方法复试1次,并算出相当于标准品的效价,进行调整,调整后再重新抽样测定效价,直至符合要求。

3.1.6 无菌检查

依法检查(通则1101),应符合规定。

3.1.7 无分枝杆菌试验

量取1.0ml本品,分别接种于10支罗氏鸡蛋培养基,于37℃培养4周,应无分枝杆菌生长。

3.1.8 致敏效应试验

试验组与对照组分别选用体重300～400g未做过任何试验的豚鼠各3只,试验组每只豚鼠皮内注射0.1ml含500IU本品,共3次,每次间隔5天。在第3次注射后15天,试验组与对照组每只豚鼠各皮内注射0.1ml含500IU本品,连续观察3天,两组动物反应无明显区别。

3.2 半成品检定

■3.2.1 无菌检查

依法检查(通则1101),应符合规定。

3.2.2 聚山梨酯80含量测定

量取供试品6.0ml于离心管中,准确加入二氯甲烷2.0ml、硫氰钴胺溶液2.0ml,加塞,混匀,室温静置1.5小时,每15分钟振荡1次,测定前静置半小时,弃上层液,照紫外-可见分光光度法(通则0401),在波长620nm处测定吸光度值。用二氯甲烷作空白对照。

离心管中预先加入0.01mol/L含苯酚的PBS 20ml,精密量取聚山梨酯80对照品溶液(取聚山梨酯80约100mg,精密称定,加水定容至100ml容量瓶)0μl、40μl、80μl、120μl、160μl、200μl、240μl,加入离心管中混匀,再以6.0ml/管进行分装,每个浓度做两管,每管准确加入二氯甲烷2.0ml、硫氰钴胺溶液2.0ml加塞,混匀,自"室温静置1.5小时"起,同法操作。

以聚山梨酯80对照品溶液浓度(μg/ml)对其相应的吸光度值作直线回归,相关系数应不低于0.98,将供试品吸光度值带入直线回归方程,求得供试品聚山梨酯80含量(μg/ml),应为配制量的80%～120%。■_{[修订]}

3.3 成品检定

3.3.1 鉴别试验

取经结核分枝杆菌致敏的豚鼠至少4只,皮内注射0.2ml本品,24小时后豚鼠的平均硬结反应直径(纵、横直径相加除以2)均应不小于5mm。

3.3.2 物理检查

3.3.2.1 外观

应为无色澄明液体,无不溶物或异物。

3.3.2.2 装量

依法检查(通则0102),应不低于标示量。

3.3.3 化学检定

3.3.3.1 pH值

应为6.8～7.4(通则0631)。

3.3.3.2 苯酚含量

应不高于3.0g/L(通则3113)。

3.3.4 效价测定

取经致敏的体重为400～600g豚鼠,皮内注射0.2ml标准品与本品,至少各4只,注射后24小时、48小时各观察结果1次(可根据48小时的反应结果判定),计算本品和TB-PPD标准品的平均硬结反应直径,计算累计值,并求其比值,应为0.8～1.2。

3.3.5 无菌检查

依法检查(通则1101),应符合规定。

3.3.6 异常毒性检查

依法检查(通则1141),应符合规定。

4 保存、运输及有效期

于2～8℃避光保存和运输。自生产之日起,有效期为12个月。

5 使用说明

应符合"生物制品分包装及贮运管理"规定和批准的内容。

卡介菌纯蛋白衍生物

Kajiejun Chundanbai Yanshengwu

Purified Protein Derivative of BCG
（BCG-PPD）

本品系用卡介菌经培养、杀菌、过滤除去菌体后纯化制成的纯蛋白衍生物,用于结核病的临床诊断、卡介苗接种对象的选择及卡介苗接种后机体免疫反应的监测。

1 基本要求

生产和检定用设施、原材料及辅料、水、器具、动物等应符合"凡例"的有关要求。

卡介菌纯蛋白衍生物(BCG-PPD)生产车间必须与其他非卡介菌生物制品生产车间及实验室分开。原液生产全部过程,包括卡介菌的灭活,应在完全隔离的区域内进行,所需设备及器具均须单独设置并专用。直接用于生产的金属或玻璃等器具,应经过严格清洗及灭菌处理。从事 BCG-PPD 生产的工作人员必须身体健康,经 X 射线检查无结核病,且每年经 X 射线检查 1～2 次,可疑者应暂离该制品的制造。

2 制造

2.1 菌种

生产用菌种应符合"生物制品生产检定用菌毒种管理及质量控制"的有关规定。

2.1.1 名称及来源

采用卡介菌 $D_2PB\ 302$ 菌株。

2.1.2 种子批的建立

应符合"生物制品生产检定用菌毒种管理及质量控制"的有关规定。

2.1.3 种子批的传代

自工作种子批启开至菌体收集,传代应不超过 12 代。

2.1.4 种子批的检定

2.1.4.1 染色镜检

应为短粗杆菌,微弯曲两端圆,抗酸染色阳性。

2.1.4.2 培养特性

于 37～39℃培养时,在苏通马铃薯培养基发育成干皱成团略呈浅黄色的菌苔。在牛胆汁马铃薯琼脂培养基为浅灰色黏膏状菌苔。在苏通培养基卡介菌应浮于表面,为多皱、微黄色的菌膜。

2.1.4.3 毒力试验

用 TB-PPD 皮肤试验(皮内注射 0.2ml,含 10IU)阴性的、体重 300～400g 的同性豚鼠 4 只,各腹腔注射 1ml 菌液(5mg/ml),每周称体重,4～5 周后解剖检查,大网膜上可出现脓疱,肠系膜淋巴结可能肿大,肝及其他脏器应无肉眼可见的结核病变。

2.1.4.4 无有毒分枝杆菌试验

用 TB-PPD 皮肤试验(皮内注射 0.2ml,含 10IU)阴性的、体重为 300～400g 的同性豚鼠 6 只,于股内侧皮下各注射 1ml 菌液(10mg/ml),注射前称体重,注射后每周观察 1 次注射部位及局部淋巴结的变化,每 2 周称体重 1 次,豚鼠体重不应降低。6 周时解剖 3 只豚鼠,满 3 个月时解剖另 3 只,检查各脏器应无肉眼可见的结核病变。若有可疑病灶时,应做涂片和组织切片检查,并将部分病灶磨碎,加少量 0.85%～0.90%氯化钠溶液混匀后,皮下注射 2 只豚鼠,若证实系结核病变,该菌种即应废弃。当试验未满 3 个月时,豚鼠死亡则应解剖检查,若有可疑病灶,即按上述方法进行;若证实系结核病变,该菌种即应废弃。若证实属非特异性死亡,且豚鼠死亡 1 只以上时应复试。

2.1.5 种子批的保存

冻干菌种保存于 8℃以下,液体菌种保存于−70℃以下。

2.2 原液

2.2.1 生产用种子

启开工作种子批菌种,在 L-J 培养基、苏通马铃薯培养基、胆汁马铃薯培养基或液体苏通培养基每传 1 次为 1 代。在马铃薯培养基培养的菌种置冰箱保存,不得超过 2 个月。

2.2.2 培养基

工作种子批菌种首次复苏可用 L-J 培养基,生产用培养基采用苏通马铃薯培养基、改良苏通综合培养基或经批准的其他培养基。

2.2.3 接种和培养

挑取发育良好的菌膜移种于改良苏通综合培养基或其他培养基的表面,于 37～39℃静置培养 8～10 周。凡在培养期间或培养终止时,有菌膜下沉、发育异常或污染杂菌者,应废弃。

2.2.4 收获及杀菌

培养终止,将培养物于 121℃、30 分钟杀菌,过滤除去菌膜及菌体。如滤液需保存,应加入 3.0g/L 苯酚或其他适宜的抑菌剂,于 4～8℃保存,保存期不超过 30 天。

2.2.5 纯化

收集滤液进行纯化。用三氯乙酸和饱和硫酸铵法分别沉淀蛋白质,或采用经批准的方法纯化,除菌过滤后即为原液。

2.2.6 合并与分装及冻干

2.2.6.1 合并

同批分次纯化的原液可以合并,但不得超过 5 次。

2.2.6.2 分装及冻干

原液检定合格后,可根据蛋白质含量,将原液稀释至规定浓度,定量分装,分装后立即冻干。

2.2.7 原液检定

按 3.1 项进行。

2.2.8 保存及有效期

原液应于 2～8℃保存。液体原液自效价测定合格之日起,有效期为 5 年;原液冻干品自效价测定合格之日起,每隔 5 年应按 3.1 项进行检定,合格后可继续使用。

2.3 半成品

2.3.1 配制

经检定合格的原液,用 0.01mol/L PBS(pH7.2～7.4,含 0.0005％聚山梨酯 80 及 3.0g/L 苯酚)稀释至 50IU/ml。

2.3.2 半成品检定

按 3.2 项进行。

2.4 成品

2.4.1 分批

应符合"生物制品分包装及贮运管理"规定。

2.4.2 分装

应符合"生物制品分包装及贮运管理"规定。

2.4.3 规格

每瓶 1ml、2ml。每 1 次人用剂量为 0.1ml,含 BCG-PPD 5IU。

2.4.4 包装

应符合"生物制品分包装及贮运管理"规定。

3 检定

3.1 原液检定

3.1.1 外观

原液冻干品应为白色疏松体。液体原液及冻干品复溶后应呈棕黄色澄明液体,无不溶物或杂质。

3.1.2 复溶时间

冻干品按标示量加入注射用水后,应于 3 分钟内完全溶解。

3.1.3 水分

冻干品水分应不高于 3.0％(通则 0832)。

3.1.4 纯度

3.1.4.1 蛋白质含量

依法测定(通则 0731 第二法)。

3.1.4.2 多糖与核酸含量

每 1mg 蛋白质含多糖与核酸总量应不高于 0.1mg。

(1)多糖含量测定 以 0.85％～0.90％氯化钠溶液稀释无水葡萄糖标准品,制备 0～100μg/ml 葡萄糖标准品溶液。取硫酸 225ml 加入 75ml 0.85％～0.90％氯化钠溶液中,另称取蒽酮 0.6g 加入 10ml 乙醇中,将上述溶液混合,配制成蒽酮混合液。分别精确量取 1.0ml 不同浓度葡萄糖标准品溶液及本品,加入 4.0ml 蒽酮混合液,混匀,置沸水浴 20 分钟后在波长 620nm 处测定吸光度,以葡萄糖标准品溶液浓度对应其吸光度,用 Minitab 或其他统计学方法求回归方程,代入本品吸光度,计算多糖含量。

■(2)核酸含量测定 取供试品适量,加水稀释蛋白质浓度至 0.5mg/ml,即为供试品溶液。取供试品溶液 2.0ml 加入供试品管中,共 3 管,每管加入 1.0ml 100％饱和度硫酸铵溶液。充分混匀后,室温静置 30 分钟,以 1840～1850g 离心 30 分钟,取上清液,照紫外-可见分光光度法(通则 0401),在波长 260nm 处测定吸光度;同时以 2.0ml 水替代供试品溶液,同法操作,即为空白对照。按 $E_{1cm}^{1\%}=200$ 计算核酸含量,

每 1mg 蛋白质中的核酸含量按下式计算:

$$每 1mg 蛋白质中核酸含量(\mu g)=$$

$$\frac{A_{260}均值\times50\mu g/ml\times反应体系体积(ml)}{蛋白质溶液加样体积(ml)}\times$$

$$\frac{1mg}{蛋白质溶液浓度(mg/ml)}$$ ■[修订]

3.1.5 效价测定

3.1.5.1 动物法

将标准品及本品分别稀释 3 个不同的适宜稀释度,至少取 4 只已经卡介菌致敏的、体重为 400～600g 的白色雌性豚鼠,去毛后于背部脊柱两侧相对部位,分别皮内注射上述稀释度本品各 0.1ml 或 0.2ml,于注射后 24 小时、48 小时各观察局部硬结的纵径与横径(可根据 48 小时的反应结果判定),计算每个稀释度 2 天的硬结反应总和或平均面积,并求其比值,每个稀释度本品与相应浓度标准品的比值应为 0.8～1.2,如不符合上述要求,可调整稀释度后再测定效价,直至符合要求。

3.1.5.2 稀释度选择

稀释度的选择应能使本品注射后 24 小时所产生的局部硬结反应直径为 8～25mm;本品和标准品的反应直径大小应相似,且本品和标准品的 3 个稀释度的剂量对数反应曲线应基本平行。若本品效价与标准品效价不一致,可用同样方法复试 1 次,并算出相当于标准品的效价,进行调整,调整后再重新抽样测定效价,直至符合要求。

3.1.6 无菌检查

依法检查(通则 1101),应符合规定。

3.1.7 无分枝杆菌试验

量取 1.0ml 本品,分别接种于 10 支罗氏鸡蛋培养基,于 37℃培养 4 周,应无分枝杆菌生长。

3.1.8 致敏效应试验

试验组与对照组分别选用体重 300～400g 未做过任何试验的豚鼠各 3 只,试验组每只豚鼠皮内注射 0.1ml 含 500IU 的本品,共 3 次,每次间隔 5 天。在第 3 次注射后 15 天,试验组与对照组豚鼠各皮内注射 0.1ml 含 500IU 的本品,连续观察 3 天,两组动物反应应无明显区别。

3.2 半成品检定

■3.2.1 无菌检查

依法检查(通则 1101),应符合规定。

3.2.2 聚山梨酯 80 含量测定

量取供试品 6.0ml 于离心管中,准确加入二氯甲烷 2.0ml、硫氰钴胺溶液 2.0ml,加塞,混匀,室温静置 1.5 小时,每 15 分钟振荡 1 次,测定前静置半小时,弃上层液,照紫外-可见分光光度法(通则 0401),在波长 620nm 处测定吸光度值。用二氯甲烷做空白对照。

离心管中预先加入 0.01mol/L 含苯酚的 PBS 20ml,精密量取聚山梨酯 80 对照品溶液(取聚山梨酯 80 约 100mg,精密称定,加水定容至 100ml 容量瓶)0μl、40μl、80μl、120μl、

160μl、200μl、240μl，加入离心管中混匀，再以 6.0ml/管进行分装，每个浓度做两管，每管准确加入二氯甲烷 2.0ml、硫氰钴胺溶液 2.0ml，加塞，混匀，自"室温静置 1.5 小时"起，同法操作。

以聚山梨酯 80 对照品溶液浓度（μg/ml）对其相应的吸光度值做直线回归，相关系数应不低于 0.98，将供试品吸光度值带入直线回归方程，求得供试品聚山梨酯 80 含量（μg/ml），应为配制量的 80%～120%。■[修订]

3.3 成品检定

3.3.1 鉴别试验

取经卡介菌致敏的豚鼠至少 4 只，皮内注射 0.2ml 本品，24 小时后豚鼠的平均硬结反应直径（纵、横直径相加除以 2）均应不小于 5mm。

3.3.2 物理检查

3.3.2.1 外观

应为无色澄明液体，无不溶物或异物。

3.3.2.2 装量

依法检查（通则 0102），应不低于标示量。

3.3.3 化学检定

3.3.3.1 pH 值

应为 6.8～7.4（通则 0631）。

3.3.3.2 苯酚含量

应不高于 3.0g/L（通则 3113）。

3.3.4 效价测定

取经卡介菌致敏的、体重为 400～600g 豚鼠，皮内注射 0.2ml 标准品与本品，至少各 4 只，注射后 24 小时、48 小时各观察结果 1 次（可根据 48 小时的反应结果判定），计算本品和 BCG-PPD 标准品的平均硬结反应直径，计算累计值，并求其比值，应为 0.8～1.2。

3.3.5 无菌检查

依法检查（通则 1101），应符合规定。

3.3.6 异常毒性检查

依法检查（通则 1141），应符合规定。

4 保存、运输及有效期

于 2～8℃ 避光保存和运输。自生产之日起，有效期为 12 个月。

5 使用说明

应符合"生物制品分包装及贮运管理"规定和批准的内容。

新增通则和指导原则

3309　体外热原检查法(报告基因法)

本法系依据表达热原相关受体的转基因细胞受热原(如革兰阴性菌来源的内毒素,革兰阳性菌来源的脂壁酸,酵母来源的酵母多糖等)刺激后,产生的相关热原标志物的信号量与热原浓度呈一定的量效关系,通过检测并比较标准品与供试品作用于转基因细胞所产生的相关热原标志物的信号量,定量或定性检测供试品中的热原含量。

本法可作为热原检查的补充方法,操作过程应防止微生物和热原的污染。本法不适用于本身能刺激或抑制热原标志物(如 NF-κB)活化的供试品。

实验材料

转基因细胞　可采用 THP-1/NF-κB、HL60/NF-κB 或其他适宜的转基因细胞。转基因细胞的构建及质量应符合"基于基因修饰细胞系的生物检定法指导原则"(指导原则 9404)和"生物制品生产检定用动物细胞基质制备及质量控制"的要求。建立的转基因细胞其热原相关受体(如 Toll 样受体 2,4,6)应表达丰富,且具有相应的稳定性。转基因细胞稳定性研究应至少包括细胞倍增时间、药物刺激后细胞产生的最大信号响应值、信噪比和受体(如 Toll 样受体 2,4,6)表达情况等内容。

试剂　根据转基因细胞的建立及验证的方法选择适宜的细胞培养液、维持培养液和显色剂。

试验所用的所有耗材均须无热原污染。耐热器皿常用干热灭菌法(250℃,30 分钟以上),也可采用其他确证不干扰热原检查的适宜方法去除热原。若使用塑料器具,如微孔板和与微量加样器配套的吸头等,应选用标明无热原并对试验无干扰的器具。

热原污染物限值的确定

供试品的热原污染物限值(contaminant limit concentration,CLC)可用内毒素量表示,按以下公式确定:

$$CLC=K/M$$

式中　CLC 为供试品的热原污染物限值,一般以 EU/ml、EU/mg 或 EU/U 表示;

K 为人每千克体重每小时最大可接受的内毒素剂量,以 EU/(kg·h)表示,注射剂 $K=5EU/(kg·h)$,放射性药品注射剂 $K=2.5EU/(kg·h)$,鞘内用注射剂 $K=0.2EU/(kg·h)$;

M 为人用每千克体重每小时的最大供试品剂量,以 ml/(kg·h)、mg/(kg·h)或 U/(kg·h)表示,中国人均体重按 60kg 计算,人体表面积按 1.62m² 计算。注射时间若不足 1 小时,按 1 小时计算。

确定最大有效稀释倍数

最大有效稀释倍数(maximum validation dilution,MVD)是指在试验中供试品溶液被允许达到稀释的最大倍数,在不超过此稀释倍数的浓度下进行污染物限值的检测。用以下公式确定 MVD:

$$MVD=CLC×C/LOD$$

式中　CLC 为供试品的热原污染物限值;

C 为供试品溶液浓度,当 CLC 以 EU/ml 表示时,则 C 等于 1.0ml/ml,当 CLC 以 EU/mg 或 EU/U 表示时,C 的单位为 mg/ml 或 U/ml;

LOD(limit of detection)为最低检测限,即所制备标准曲线的最低浓度,该检测限所至信号值应不小于阈值(阴性对照的平均值加上其 3 倍的标准偏差);若小于阈值,则将阈值代入标准曲线中,获得的浓度值即为最低检测限。

溶液的配制

按表 1 制备标准品、供试品溶液。取细菌内毒素标准品作为本法的标准品。将细菌内毒素标准品用细菌内毒素检查用水溶解,在旋涡混合器上混匀 15 分钟或参照标准品说明书中要求的混匀时间进行操作。然后用维持培养液制成所需内毒素浓度的标准品溶液,每稀释一步均应在旋涡混合器上混匀 30 秒,将此系列溶液作为标准品溶液。

表 1　体外热原检查法(报告基因法)溶液的制备

编号	溶液	内毒素含量 (EU/ml)	平行孔数 (n)
A	供试品溶液	无	4
B	供试品溶液/2	无	4
C	供试品溶液/4	无	4
D	供试品溶液	标准曲线的中点 (或附近点)的浓度	4
E	供试品溶液/2	标准曲线的中点 (或附近点)的浓度	4
F	供试品溶液/4	标准曲线的中点 (或附近点)的浓度	4
R₀	维持培养液	无	4
R₁~Rₙ	标准品溶液	不少于 4 个浓度的 标准品溶液	4

注:A 为稀释倍数不超过最大有效稀释倍数(MVD)的供试品溶液(如内毒素回收率在 50%～200%之间的最大浓度供试品溶液)。

B 为溶液 A 的 2 倍稀释液,不能超过供试品的 MVD。

C 为溶液 A 的 4 倍稀释液,不能超过供试品的 MVD。

D 为加入了标准曲线中点或靠近中点的一个已知浓度内毒素,且与溶液 A 有相同稀释倍数的供试品溶液。

E 为加入了标准曲线中点或靠近中点的一个已知浓度内毒素,且与溶液 B 有相同稀释倍数的供试品溶液。

F 为加入了标准曲线中点或靠近中点的一个已知浓度内毒素,且与溶液 C 有相同稀释倍数的供试品溶液。

R₀ 为阴性对照。

R₁~Rₙ 为各浓度标准品溶液($n≥4$)。

供试品干扰试验

首次应用本法进行供试品热原检测时,须进行供试品干扰试验;当供试品的处方、生产工艺改变或试验环境中发生了任何有可能影响试验结果的变化时,须重新进行供试品的干扰试验。

按表1配制干扰试验供试品溶液(溶液 D-F),按检查法项下进行试验,将干扰试验供试品溶液(溶液 D-F)测得的内毒素值(C_{D-F}),供试品溶液(溶液 A-C)测得内毒素值(C_{A-C}),带入下式,计算本试验条件下内毒素回收率(R)。

$$R=(C_{D-F}-C_{A-C})\div 加入的内毒素浓度\times 100\%$$

当供试品在不大于 MVD 的至少一个稀释倍数下的回收率在 $50\%\sim200\%$ 之间,则认为此试验条件下供试品溶液不存在干扰作用。使用本法前,要求采用该品种至少 3 批供试品进行干扰试验。当该品种在不大于 MVD 的稀释倍数下不干扰时(包括采用某种方法能消除干扰),可采用本法进行热原测定。

检查法

因不同报告基因法的试验参数不同,应在试验前建立测定法并加以验证。转基因细胞用细胞培养液于 37℃,5%二氧化碳条件下培养,取生长状态良好的细胞用于试验。无菌条件下,用维持培养液制备适宜浓度的细胞悬液,接种于 96 孔板。加入不同浓度标准品溶液、供试品溶液,每个浓度均设 4 个复孔,阴性对照(至少设 4 个复孔)加入维持培养液,置 37℃,5%二氧化碳条件下培养适宜时间后,每孔加入显色剂。具体试验参数(如加入的细胞悬液、标准品或供试品溶液和显色剂的浓度、体积,标准品或供试品溶液作用转基因细胞的时间,加入显色剂显色的时间等)均应根据所建立的方法确定。

以标准品溶液浓度为横坐标,相应的信号值为纵坐标,根据验证建立的方法,确定适宜的拟合模型拟合标准曲线。将供试品溶液测得的信号值带入标准曲线中,计算供试品溶液热原含量。

试验必须符合以下条件方为有效。

(1)标准曲线剂量与反应值(必要时可进行适当的数据转换)的回归应有显著差异($P<0.01$);对数剂量与反应值的回归不得显著偏离直线($P>0.05$),若用四参数拟合,所得曲线不得显著偏离理论曲线。

(2)标准曲线决定系数(R^2)应不低于 0.95。

(3)检测限应不大于 0.5EU/ml。

(4)不大于 MVD 的至少一个稀释倍数下的供试品干扰试验热原回收率须在 $50\%\sim200\%$ 范围内。

结果判断

供试品溶液 A、B、C 的各平均内毒素浓度乘以相对应的稀释倍数后,均小于规定的限值(CLC),则判供试品符合规定,否则判供试品不符合规定。

9403 人用疫苗杂质控制技术指导原则

疫苗杂质是指疫苗产品中的非目标成分,通常包括工艺相关杂质和产品相关物质/杂质。

工艺相关杂质包括来源于细胞基质、培养基成分、靶标合成以及灭活和提取、纯化等工艺过程中使用的生物、化学材料残留物等;产品相关物质/杂质包括与生产用菌毒种、抗原表达系统相关的除疫苗有效抗原成分以外的其他成分以及抗原成分的聚合或降解产物等。本指导原则是对人用疫苗产品杂质控制的基本考虑,旨在指导疫苗生产和研发过程中对杂质成分的分析、评估并制定相应的控制策略,以尽可能减少或消除杂质对疫苗安全性和有效性的影响,保证疫苗产品质量。本指导原则应基于具体疫苗品种的特点及相关知识参考使用。

一、疫苗杂质来源

(一)工艺相关杂质

工艺相关杂质主要来源于生产用物料,包括生产过程中使用的起始物料,生产过程中引入的原材料,制剂所用辅料以及直接接触药品的内包装材料的浸出物等。

1.起始物料

疫苗生产使用的起始物料,主要包括生产用细胞基质(宿主细胞)和菌毒种。宿主细胞蛋白和核酸是疫苗工艺杂质的主要来源,对于其中可能涉及安全性风险的杂质成分应予以特别关注,包括连续传代细胞的宿主细胞 DNA 和宿主细胞蛋白残留物,同时,还应考虑残留宿主细胞蛋白的免疫原性和蛋白水解活性。此外,对于细菌亚单位疫苗,还应关注细菌菌体来源的残余内毒素杂质。

2.工艺过程中所用原材料

工艺过程中引入的原材料包括细胞培养和细菌/病毒培养、抗原提取和纯化过程中所用的生物或化学原材料,如细菌发酵或细胞、病毒增殖过程中使用的培养基、牛血清、抗生素、消泡剂、螯合剂,细胞消化使用的胰蛋白酶、水解乳蛋白,基因工程疫苗抗原表达使用的诱导剂,以及灭活疫苗或裂解病毒疫苗使用的灭活剂和裂解剂,多糖结合疫苗活化剂或催化剂,纯化工艺过程中使用的有机溶剂、缓冲液,超滤或密度梯度离心用介质,多糖纯化使用的有机溶剂等,这些生物或化学材料的残留物是疫苗工艺相关杂质的主要来源。

此外,还应关注疫苗制剂所用辅料自身所含杂质的引入,以及随着疫苗产品放置时间的延长,辅料本身可能发生氧化、降解或聚合等反应产生的相关杂质,引入疫苗产品中。

3.直接接触药品的容器和包装系统

应关注直接接触药品的容器和包装系统与产品的相容性,避免容器内表面的浸(析)出物在疫苗产品中引入相应杂质。

(二)产品相关杂质

疫苗生产、贮存和运输过程中,可能因各种因素影响其有效成分的结构、分布、形式等,导致有效成分的降解、聚合等,使其失去活性。

二、疫苗杂质控制的原则及策略

疫苗杂质控制应基于"质量源于设计"的原则,在研发期间特别是工艺开发阶段,从杂质来源入手进行分析和验证,评估、预测产品中可能存在的或潜在的杂质概况,按照相关技术要求建立适宜的杂质分析方法,通过临床前和临床研究对杂质的安全性进行评估、判断,并在此基础上制定杂质控制的策略并对限度要求进行综合分析。

(一)风险评估

不同种类疫苗其起始物料、原材料和辅料、生产工艺、质控策略以及有效成分的特性均不相同;即使同一疫苗品种还可因不同的生产商在菌毒种、工艺路线、质量控制、原材料和辅料、内包装材料供应商选择的不同,导致杂质来源、组成不尽相同。因此,应根据产品的特点,基于临床前、临床研究和上市后生产工艺知识的积累,并结合疫苗的接种途径、目标人群及年龄分布等因素,综合评估疫苗杂质风险并制定相应的控制策略。一般而言,相对口服给药的疫苗而言,对注射用疫苗的杂质控制应有更高的要求。

(二)全过程控制

应充分考虑各生产步骤可能引入或产生的杂质,以及杂质在后续工艺步骤中可能发生的变化,同时,还应评估各工艺步骤以及总体杂质的去除能力。通常上游工艺引入或产生的杂质,可经后续的纯化工艺和(或)稀释过程被去除或降低浓度,而下游工艺如制剂或灌装过程引入或产生的杂质则难以被去除,因此,应关注对生产工艺终末阶段使用的物料(包括内包材)的质量控制。

建立杂质检测方法,应确保可对相关杂质进行准确测定并制定合理的杂质限度。应选择合适的工艺节点取样进行杂质检测,以避免样品组分对检测方法和结果的干扰;对于与疫苗产品关键质量属性相关的工艺杂质(如细胞基质残留蛋白质和细胞基质残留 DNA、核酸酶等),如因产品特性无法在成品中检测时,应在适当的中间产物(如原液或半成品)取样检测,其检测结果应能准确反映每一成品剂量中的残留水平。

除影响疫苗产品关键质量属性相关的工艺杂质外,对于一般工艺杂质,如经充分验证证明生产工艺可对其有效、稳定地去除或控制,并持续达到可接受的水平或残留水平处于分析方法的检测限以下,相关残留物检测可不列入产品的常规放行检定项目中。

1.生产用物料的控制

生产用物料包括起始原材料、工艺过程中所用原材料及辅料,应符合"生物制品生产用原材料及辅料质量控制"及相关技术要求。直接接触产品的包装材料(容器/内包材),应符合国家 GMP 和药包材的相关要求,应充分评估容器/内包材浸(析)出物不会对疫苗安全性和有效性产生不良影响。此外,生产用物料供应商如发生变更,或相关物料生产工艺变更,应进一步评估对疫苗产品的风险。

2.生产工艺控制

生产工艺过程应尽可能避免引入已知对人体有害或环境污染的物质,尤其是具有致瘤或遗传毒性的物质,有机溶剂的使用应符合"残留溶剂测定法"(通则 0861)的相关要求。纯化工艺的选择或优化通常是基于杂质的安全性风险,以获得最适(包括质量和收率)疫苗产品和最少杂质为目标设定工艺步骤和参数;优化上游工艺减少杂质引入/产生,可降低下游工艺对杂质去除的负载,必要时,需采用原理不同的纯化工艺步骤进行分步处理。应对纯化工艺进行验证,以确保工艺的稳健性。

产品相关杂质的产生通常与疫苗生产、储存和运输相关。应对疫苗生产工艺,储存和运输条件对产品相关杂质的影响进行充分研究,采用适宜的制备工艺、制剂配方和质量控制,保证产品相关杂质在整个效期内不会对疫苗安全性和有效性产生不良影响。

3.杂质检测方法的建立

应采用或建立适宜的分析方法用于疫苗杂质检测,以保证测定结果的专属性与准确性。检测方法应参照"分析方法验证指导原则"(指导原则 9101)及其他相关技术要求,结合检测实验方法的特点进行验证,应重点关注方法的专属性和灵敏度,并确保所用分析方法的检测限符合质量标准中对杂质限度的要求。如适用,应建立杂质检测涉及的标准物质,标准物质的建立可参照本版药典相关要求。

对于具有生物活性的杂质,应基于其残余生物学活性考虑其残余含量的检测和限度要求。以单一标记物检测代替含多成分的残留物时,应评估其他成分对于产品质量的影响以及该单一标记物的代表性,必要时,应考虑增加该残留物中其他成分的检测。

4.杂质限度的设定原则

工艺相关杂质、产品相关杂质应分别制定可接受标准。杂质限度的可接受标准应基于临床前及临床研究批次的数据,并结合多批次的生产数据及分析方法变异度等综合考虑,并以连续生产批次的研究数据为基础,此外,还应结合原液和成品的稳定性研究数据综合考虑。

商业化规模生产的产品质量应与关键临床批次样品质量一致。产品上市后,可根据生产的多批次结果不断积累数据进一步优化杂质控制策略。

(三)全生命周期管理

疫苗产品上市后,可根据需要,利用产品商业化生产或其他相关平台技术积累的知识,定期对生产工艺性能和杂质控制策略进一步评估,以持续优化产品的杂质控制策略。如商业化生产的工艺改进和优化涉及的变更事项可能影响产品质量和杂质控制,应评估风险并制定相应的变更控制策略。

(四)不同类型疫苗杂质的控制要点

不同类别、剂型/接种途径的疫苗,对于接种者的风险可能存在差异,因此,对疫苗的杂质控制策略可有所不同。

采用人或动物细胞基质生产的病毒灭活疫苗,其工艺杂质控制应重点关注宿主细胞蛋白和核酸残留物,可参照本版药典"人用疫苗总论"的相关要求,选择疫苗生产用细胞基质,并基于风险效益综合评估。采用连续传代细胞系制备的疫苗,还应对宿主细胞 DNA 残留进行研究;若生产工艺中添加核酸酶对宿主细胞 DNA 进行降解处理的,应对核酸酶残留进行检测。此外,灭活/裂解剂、抗生素、牛血清等残留物也应作为重要的工艺杂质进行控制。

多糖疫苗和类毒素疫苗应关注并探索纯化工艺中使用的有机溶剂等残留杂质。基因工程重组蛋白疫苗应关注细菌/细胞发酵培养过程中使用的消泡剂、诱导剂等;纯化过程中使用的核酸酶、氧化还原试剂 DTT 以及甲醛等。此外,还应关注蛋白降解、多聚体以及化学修饰等产品相关杂质。

细菌多糖结合疫苗除重点关注菌体蛋白、C-多糖、核酸、内毒素等残留外,还应关注保护性抗原活化、载体蛋白结合过程中使用的化学试剂残留以及游离载体蛋白和游离多糖等。

减毒活疫苗大多无纯化工艺或纯化工艺较为简单,多数病毒减毒活疫苗生产过程中使用的培养液直接成为疫苗成分。因此,对所用培养基成分,应进行严格质量控制。此外,在生产和储存过程中,避免失活病毒或细菌的产生,必要时应对其进行质量控制。

联合疫苗除应对各单个抗原成分的杂质进行控制外,还应关注联合疫苗制剂生产过程中可能引入的相关杂质以及由于各抗原成分混合引起的特定杂质的叠加。

三、变更事项对疫苗杂质控制的影响

应定期评估上市疫苗的生产工艺性能和杂质控制策略的有效性,可利用产品商业化生产或平台技术积累的知识和数据,持续优化产品杂质控制策略。

已上市疫苗如涉及对疫苗杂质来源/分布、残留等情况产生影响或可能引入/产生新杂质等变更时,应参照相关要求,开展变更前后的可比性研究,评估变更对疫苗杂质控制的影响以及产品安全性风险,必要时,应制定相应的变更后杂质控制策略,以确保变更事项不会对疫苗质量产生不良影响;涉及杂质检测方法或关键试剂等变更时,应进一步确认方法的适用性。

9404　基于基因修饰细胞系的生物检定法指导原则

基于基因修饰细胞系的生物检定法系采用细胞与分子生物学技术,以药物的作用机制为基础,构建特定基因修饰细胞系,通过检测供试品作用于该细胞的反应信号或指示系统,用于相关产品生物检定的检测方法。本指导原则是对基于基因修饰细胞系的生物检定法的基本技术原则,用于指导具体方法的开发、验证以及数据分析等。

一、基因修饰细胞系的建立

基因修饰细胞系的建立包括细胞的构建、筛选及建库,应确保细胞库的遗传和功能稳定性。

(一)细胞的构建

1.构建策略

应基于待测物的主要效应机制及临床相关性,确定其作用位点(如受体或配体)、胞内信号通路及效应分子,选择响应值高、易检测的信号分子或效应分子作为检测指示物,常见策略及实例如下。

(1)建立细胞反应性

当初始细胞(拟用于基因修饰的细胞)存在适宜的检测指示物,但细胞对待测物反应不敏感(作用位点缺失或表达不足),可通过直接导入作用位点等方式建立其反应性,如,将脑利钠肽受体导入 HEK293 细胞,通过检测环鸟苷酸(cGMP)的含量,测定脑利钠肽生物学活性。

(2)导入检测指示物

当初始细胞缺少适宜的检测指示物,但待测物作用位点表达适量并存在特异性激活的转录因子时,可将相应的 DNA 反应元件与报告基因序列结合并导入初始细胞,建立反应性报告基因细胞系。通常选择导入的报告基因可表达易被检测的蛋白质或酶,如绿色荧光蛋白、荧光素酶等,作为检测指示物来反映待测物的活性。如,将干扰素刺激反应元件(ISRE)荧光素酶报告基因导入 HEK293 细胞,通过检测荧光素酶表达量,测定 I 型干扰素生物学活性。

(3)增强细胞反应性同时导入检测指示物

当初始细胞缺少适宜的检测指示物,且对待测物反应不敏感,但存在特异性激活的转录因子时,可同时将作用位点和相应的 DNA 反应元件报告基因导入初始细胞,建立反应性报告基因细胞系。如,将胰高血糖素样肽 1(GLP1)受体和 cAMP 反应元件(CRE)荧光素酶报告基因同时导入 CHO-K1 细胞,通过检测荧光素酶表达量来测定 GLP1 及其类似物的生物学活性。

当单一细胞无法满足检测需求,也可采用双细胞报告基因系统,例如抗体依赖的细胞介导的细胞毒作用(ADCC)活性检测。此外,也可根据待测物的作用特性,选用双报告基因、生物传感器、互补荧光素酶、基因编辑等其他构建策略。

2.构建过程

(1)初始细胞的选择

初始细胞的选择通常基于待测物的作用机制,综合考虑细胞来源、遗传特性、培养特性及待测物作用位点/临床相关性等因素,优先选择遗传背景清晰,容易进行遗传改造;易培养(生长速度、营养需求等),可获得足够的检测所需细胞量;传代稳定,能保持遗传和功能稳定;待测物作用位点表达量高,且具有临床相关性的初始细胞。初始细胞的来源控制可参照"生物制品生产检定用动物细胞基质制备及质量控制"的相关要求。

（2）载体及导入方式的选择

应确定目的基因和载体的来源、核酸序列和功能特性等。常用的病毒载体主要有逆转录病毒、慢病毒和腺病毒等；非病毒载体通常采用磷酸钙共沉淀法、转染试剂法（脂质体和阳离子聚合物等）、电穿孔法、显微注射法等方式将目的基因导入细胞。可根据需求选择合适的载体（商品化或自行构建）/转染方式。载体上可包含适宜的筛选标记，如潮霉素、新霉素、嘌呤霉素等抗性蛋白的编码基因，以筛选稳定的基因修饰细胞。

（3）反应性检测

初始细胞中导入目的基因后（瞬时表达），可采用适宜方法检测拟修饰基因的表达情况，并经过初步实验条件探索（包括待测物的浓度范围、作用时间、分析培养基的成分及含量等）检测细胞的反应性，为保证结果真实可靠，应设置合理的空白对照、阴性对照、阳性对照等。如瞬时表达效率低，可通过加压筛选等方法提高目的基因阳性的细胞比例后再进行反应性检测。

（二）细胞的筛选

将携带目的基因的载体导入初始细胞，在适宜的筛选体系中连续培养以提高目的基因阳性细胞的比例，然后采用有限稀释或流式细胞仪分选等方法进行克隆化分离培养，并根据细胞对待测物的剂量效应曲线，综合比较灵敏度、反应性（如信噪比）、稳定性（如修饰基因、细胞基因型及表型的稳定性）等因素，筛选最佳细胞克隆，作为细胞种子用于建立检测用细胞库。检定用基因修饰细胞系的名称应包括初始细胞、修饰基因等信息。

（三）细胞库的建立

细胞库的建立、管理和质量控制可参照"生物制品生产检定用动物细胞基质制备及质量控制"中检定用细胞的相关内容。如必要，在生长培养基中加入维持剂量的筛选试剂，以保证基因修饰细胞的稳定性。应建立细胞库的质量控制，检测项目及方法可依据细胞的特性而定，如，可采用PCR的方法检测外源基因的拷贝数，采用免疫印迹、流式免疫荧光等方法检测目的蛋白的表达情况等。应根据基因修饰细胞的特性及传代稳定性，确定其允许使用的最高限定代次，以及该细胞用于检测最适宜的使用代次范围。

二、基于基因修饰细胞系的生物检定法

基于基因修饰细胞系的生物检定法主要用于生物学活性、效价测定，也可用于某些杂质的含量测定。根据预期目的进行合理的方法设计、建立及优化，以确保所建方法的专属性/选择性、准确度、精密度等性能参数符合预期要求。

（一）定量检测方法设计

基于基因修饰细胞系的生物检定法如用于定量检测，通常可基于方法特性，通过比较供试品和标准品所产生的细胞效应，对供试品中的活性成分进行定量测定。与常规细胞法类似，可根据供试品中待测物的作用机制，选择特异性好、易检测的指示物及相应的检测方法，一般可采用直接法或竞争

抑制法进行测定。以最常用的报告基因法为例，直接法是待测物直接作用细胞后，经过一系列信号传导和级联反应，激活DNA反应元件，启动报告基因表达，通过检测报告基因表达量的变化来测定供试品的生物学活性，多用于细胞因子类药物；竞争抑制法是采用特定诱导物刺激细胞，激活报告基因表达，再加入待测物竞争性抑制报告基因的表达，多用于单抗类药物。

（二）方法建立

方法建立通常包括以下步骤：细胞制备、供试品和标准品的制备、加样并孵育、目标指示物的检测。

1.细胞制备

检测用细胞的制备通常在细胞板上进行，可根据细胞和待测物的作用特性，选择在细胞板孔中先接种细胞后加待测物或两者同时进行。某些情况下为降低本底效应需对细胞进行饥饿处理，此外，还应通过合理布局尽可能减少位置效应。

2.供试品和标准品的制备

供试品和标准品的制备应保证其稀释的浓度范围满足量-效反应曲线要求。可预先采用标准品或典型供试品找出其全反应域，然后调整所用剂量使之符合浓度分布点的最低要求。可采用系列稀释或独立稀释两种方式，每个浓度点至少设置两个复孔。

3.加样并孵育

将制备好的供试品、标准品加入细胞板，在适宜条件下孵育，使待测物与细胞充分作用。对于竞争抑制法，可根据具体情况提前或同时加入特定诱导物，某些情况下还需将诱导物与待测物孵育一段时间使其充分结合后再加入细胞板。

4.目标指示物的检测

除少部分可直接检测的目标指示物（如荧光蛋白）外，间接检测的目标指示物，通常需在细胞板中加入特定的染料或底物，必要时可同时加入裂解液，经充分反应后，进行信号采集，如光密度（OD）、化学发光或荧光信号。某些情况下，还需要采用酶联免疫吸附（ELISA）、PCR等更加复杂的方式检测目标指示物。

（三）方法优化

对方法参数进行优化，以达到预期性能要求，通常可采取两种策略：单因素轮换试验设计和多因素试验设计。前者是对每个试验参数进行独立优化；后者同时对多个试验参数进行优化，更加快速有效，首先通过流程分析、风险评估及初步试验筛选出关键试验参数，再采用合理的试验设计探索最佳试验参数组合及各实验参数可接受的波动范围。

（四）方法验证

优化后的方法应进行方法学验证，以证明所建方法适用于预期目的，具体原则可参照"生物制品生物活性/效价测定方法验证指导原则"（指导原则9401）、"分析方法验证指导原则"（指导原则9101）等。

三、数据分析

数据分析贯穿方法开发、验证和应用的全过程，应符合

"生物检定统计法"(通则1431)相关要求。

(一)数据要求

数据应具有独立性,并满足相应数学模型的统计学要求。如达不到要求,可进行适当的数据转换(对数转换、平方根转换等)。

(二)数学模型

在所用剂量范围内,采用合适的数学模型对量效关系进行线性拟合,如对数剂量与反应(或反应的函数)呈直线关系,统计模型为线性模型;如呈S形曲线关系,常用的统计模型为四参数模型。

(三)适用性测试

1.系统适用性

常用的两个指标是模型的拟合优度和数据的精密度。前者通常采用模型的决定系数(R^2)、失拟 F 检验等进行评价;后者用标准品模型拟合的均方误差,或标准品和供试品模型拟合的总均方误差进行评价。一般使用历史数据和灵敏度分析来设定可接受的阈值。

2.样品适用性

生物检定的模型要求供试品和标准品中的活性成分必须性质相同才能计算其相对效价,即两者需具有相似性,一般通过量效曲线的平行性来评价,可采用差异性检验(如 F 检验、卡方检验)或等效性检验(如双单侧 t 检验法)。此外,还应考虑样品基质是否对测试系统产生干扰。

(四)结果计算

根据数学模型采用合适的计算方式,通过比较供试品与标准品的量效关系计算供试品中待测物的生物学活性、效价或其他量值。

9405 糖蛋白的糖基化分析指导原则

糖蛋白的糖基化是通过糖基受体、糖基供体和糖基转移酶三类分子的协同作用将单糖或寡糖以糖苷键形式连接在蛋白质的氨基酸残基上,是蛋白质的一种翻译后修饰。糖蛋白的糖基化结构复杂,且在生物合成过程中可受多种因素影响产生异质性。糖基化对治疗类糖蛋白的功能、药代动力学、药效学、稳定性和免疫原性等可能具有显著的影响,因此,糖基化分析对于药物开发中活性成分鉴定及产品质量控制等具有重要意义。

本指导原则阐述了糖蛋白糖基化分析的理念、方法及应用和验证的相关要求,重点对治疗类糖蛋白的两种最常见的糖基化类型,即 N-糖基化和 O-糖基化分析方法进行阐述。本指导原则适用于糖蛋白产品结构与稳定性的表征、批次放行检测和过程控制检测以及产品间可比性评估等。

一、糖蛋白糖基化的类型、基本结构与异质性

(一)糖蛋白糖基化的类型与基本结构

糖基化修饰类型包括 N-糖基化(寡糖与天冬酰胺末端酰胺基的氮原子连接),O-糖基化(寡糖与丝氨酸、苏氨酸、羟脯氨酸或羟赖氨酸的羟基连接),糖基磷脂酰肌醇(GPI)锚(糖脂与蛋白质羧基连接)以及 C-糖基化(α-吡喃甘露糖与色氨酸吲哚环第二个碳原子连接)四种形式,以下重点阐述 N-糖基化和 O-糖基化两种类型。

1.N-糖基化

N-糖基化通常发生在保守序列天冬酰胺-氨基酸-苏氨酸/丝氨酸上,其中的氨基酸是除脯氨酸以外的任何氨基酸。N-糖基化所形成的糖链为 N-连接寡糖,均含有一个共同的五糖核心结构。根据分支结构的不同,N-连接寡糖可分为高甘露糖型、杂合型和复杂型。在复杂型寡糖(包括双天线、三天线和四天线等类型)天线结构的末端通常带有唾液酸残基。唾液酸化对许多治疗类糖蛋白的药代动力学和药效学有很大影响,并且一些非人源唾液酸结构的出现还会产生免疫原性反应。

2.O-糖基化

O-糖基化大多发生在丝氨酸或苏氨酸的残基上。与 N-连接寡糖相比,常见的 O-连接寡糖尺寸更小,但其单糖的序列和连接更复杂。目前,已鉴定到的 O-连接寡糖的核心结构有 8 种。半乳糖和乙酰葡糖胺以 β-1,4 糖苷键结合而成的二糖单元是最常见的 O-连接寡糖延伸模式。

(二)糖蛋白糖基化的异质性

糖基化异质性主要表现在糖基化位点的占有率(完全糖基化、部分糖基化、未糖基化)、糖基化类型(N-或 O-糖基化)和寡糖的结构(延伸、分支和连接方式)三个方面的差异,这使得一个特定糖蛋白具有一系列寡糖、同一个糖基化位点上有不同的寡糖结构,或蛋白质含有一个或多个 N-糖基位点或 O-糖基位点。

复杂的生物合成过程是形成糖基化异质性的主要原因,而生产工艺、蛋白结构、宿主-载体表达体系和细胞培养条件变化会进一步影响糖基化的异质性。

二、糖基化分析的决策框架及流程

糖基化分析技术的选择与应用取决于糖蛋白的复杂性、与药物安全有效的相关性,以及生产过程控制策略的总体设计等。即使在糖基化对生物活性无影响的情况下,糖基化控制也可作为监控生产一致性的措施之一。糖基化分析方法应根据确保糖蛋白产品质量所需的信息水平(如糖基化分布、糖基化结构、糖基化位点信息等)来选择,糖基化分析的决策框架可在产品开发阶段参考图1进行设置。

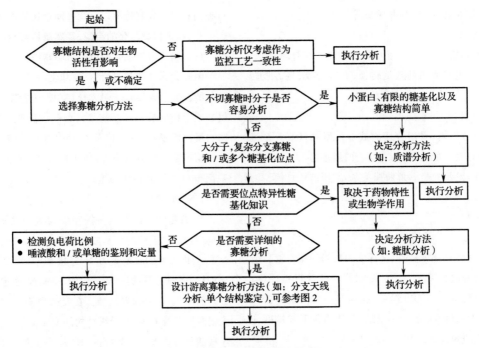

图 1 糖基化分析的决策框架图

糖基化分析流程通常为一个多步骤的过程,必要时,还需要进行前处理(糖蛋白分离和纯化)以去除干扰因素(如辅料、盐等)。按照完整糖蛋白分析、糖肽分析、寡糖分析、单糖分析等 4 种不同的互补分析方法,完成糖基化分析的全部流程。糖蛋白 N-糖基化和 O-糖基化分析流程可参见图 2。

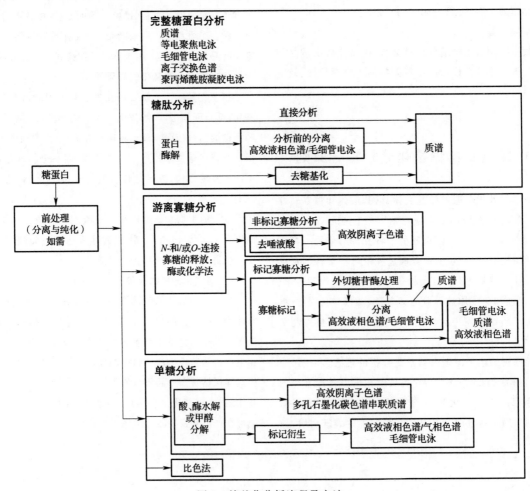

图 2 糖基化分析流程及方法

三、几种糖蛋白分析流程的具体考量

(一)完整糖蛋白分析

完整糖蛋白分析可提供关于糖蛋白糖基化的分布等总体信息。但当蛋白分子较大并含有多个糖基化位点时,该方法提供的信息有限。

采用毛细管电泳法和质谱法等可以测定糖基化分布、分子量等信息。基于分子大小进行分离的分析技术,如聚丙烯酰胺凝胶电泳法和毛细管电泳法,可以提供蛋白质因糖基化发生分子量迁移的信息。将蛋白还原和酶解成蛋白片段后利用质谱进行分析,可获得比完整蛋白分析更多蛋白片段的糖基化修饰信息。在进行唾液酸修饰程度的分析时,可根据唾液酸带负电荷的特点,选择高效液相色谱法、离子色谱法、等电聚焦电泳法或毛细管电泳法等。

(二)糖肽分析

糖肽分析是将糖蛋白进行酶解产生糖肽或去糖基化肽段后进行分析,以提供特定糖基化位点的糖基化类型、占有率、寡糖结构信息。蛋白的特异性裂解方法可参考肽图法(通则 3405)。糖肽分析更适合于连接寡糖不易释放且尺寸较小的 O-糖基化分析,可用于监测细胞培养工艺条件对特定位点上糖基化结构的影响。

可采用质谱直接分析糖肽,但由于糖肽占总肽混合物比例很小,且糖肽离子化效率比非糖肽低,因此应关注糖肽的质谱信号是否会被抑制。为提升分析效果,也可在质谱检测前对糖肽进行富集或分离,可采用高效液相色谱法(如,反相或亲水高效液相色谱)和毛细管电泳法等分离纯化手段。经串联质谱法获得的多肽质量及产生的碎片离子信息可鉴定糖基化位点及糖肽结构。

通过比较完整寡糖蛋白质的肽图与去糖基化[方法见(三)1.寡糖的释放]后的蛋白质肽图,可用于鉴定糖蛋白的不同糖基化位点。蛋白的特异性裂解可在去糖基化之前或之后进行。采用质谱技术测定去糖基化后多肽的分子量及产生的碎片离子可获得糖基化位点的信息,同时,还可通过计算完整糖肽和去糖基化糖肽分子量的差异获得寡糖分子量信息。比较糖基化肽与非糖基化肽信号进行位点占有率测定时,应考虑寡糖对蛋白剪切效率的影响。

(三)寡糖分析

寡糖分析是将寡糖从糖蛋白上释放,根据寡糖的性质和所需的信息水平来选择适合的分析方法,以获得多种寡糖类型的结构(如高甘露糖型、杂合型、复杂型、唾液酸化程度等)以及相对含量的信息,从而实现寡糖的鉴别与定量。由于分析技术的多样性,不同平台技术获得的结果可能存在差异。因此分析方法应经过良好的验证,保证结果可靠。

1.寡糖的释放

寡糖释放的常用方法有酶切和化学剪切。一般应根据糖基化的类型和所需信息选择合适的释放方式。

可通过改变酶和蛋白浓度的比率、酶解反应温度、反应时间曲线、酶解前的蛋白变性条件等对寡糖释放方法进行优化,以保证所有类型的寡糖都能被定量检测,并确认释放方法的可重复性。此外,应尽可能不改变寡糖的组成,如尽量不破坏唾液酸残基。

化学剪切可采用肼解或碱性 β 消除反应释放寡糖。采用肼试剂进行寡糖释放时,通过控制肼解反应条件,可选择性地释放 N-连接寡糖和/或 O-连接寡糖。应关注反应过程中可能发生的唾液酸丢失或 O-糖释放时还原末端发生的连续降解反应(即剥离反应)。碱性 β 消除反应主要用于 O-糖释放,采用碱性硼氢化物进行 β 消除反应释放 O-连接寡糖时,加入还原剂如四氢硼酸钠,可将 O-连接寡糖的还原端还原而避免发生剥离反应,但还原后无法再被衍生。

2.寡糖的分离与检测

可采用色谱法、毛细管电泳法和质谱法或上述方法联用进行寡糖分析。寡糖可直接进行分析,或经衍生后再进行分离与检测。

(1)非衍生寡糖的分离与检测

非衍生寡糖可采用高效阴离子色谱法(通则 3130 第三法)、多孔石墨化碳色谱法和质谱法进行分析。采用高效阴离子色谱法可避免样品制备中可能的唾液酸和寡糖的损失,同时还可分离一些连接异构体,具有较高的分离度和灵敏度,因此常用来分析唾液酸化的寡糖。不同的寡糖结构在高效阴离子色谱测定中具有不同的信号响应因子。

多孔石墨化碳色谱法比常规的非极性色谱具有更高的选择性,与电喷雾离子化质谱法串联可用于寡糖的直接分析。在多孔石墨化碳色谱串联质谱分析前,可采用酶切等方法去除唾液酸以提高寡糖的离子化效率。

(2)衍生寡糖的分离与检测

寡糖的衍生类型可分为荧光标记衍生、紫外标记衍生和全甲基化衍生。其中,荧光标记衍生和紫外标记衍生是一分子寡糖只标记一分子标记物,从而可实现摩尔定量。最常用的是荧光标记衍生,这类衍生是通过还原氨基化反应在寡糖还原末端标记荧光物质。

全甲基化衍生能够提高寡糖离子化效率、稳定寡糖中的唾液酸,从而分析中性和唾液酸化的游离寡糖。全甲基化寡糖可直接通过质谱检测。

可以通过优化衍生反应条件(包括标记试剂的用量、反应温度和时间等)来确保所有寡糖组分标记效率的可重复。

经衍生的寡糖可通过色谱法(通则 3130 第一法),毛细管电泳法(通则 3130 第二法)和质谱法等技术来进行分离与检测。

一些常用的色谱方法包括基于电荷分离的高效阴离子交换色谱法,基于亲水性分离的亲水作用色谱法以及基于疏水性分离的反相色谱法。基于寡糖的电荷、大小和形状进行分离的毛细管电泳方法也可用于衍生寡糖的分离。质谱法则通过测定寡糖分子量以及串级质谱中碎片离子分子量推导出寡糖结构。为了增加分离度和更好地区分寡糖结构,通常可将质谱法和色谱法或毛细管电泳法结合使用。这些串联技术可

在一次分析中提供寡糖结构以及百分含量信息,还可与糖苷酶联合使用,进行寡糖连接方式的鉴定。多级串联质谱也常用于已知和全新寡糖结构的鉴定、确认和测序。需要注意的是,采用质谱法测定时寡糖末端的唾液酸有可能丢失,并在分析单糖连接方式、支链分支方面存在不确定性。

3.寡糖数据的分析

(1)单一结构或者一类寡糖结构的鉴定

寡糖结构的鉴定是对一个特定的寡糖结构或者一类具有共同特征的寡糖家族(如含四唾液酸寡糖、三天线寡糖、含半乳糖的寡糖等)进行结构分析。单个寡糖结构的鉴定可使用高特异性外切糖苷酶或内切糖苷酶、酶切试剂、化学剪切等进行寡糖的释放,再采用分离技术和在线或离线检测方法进行分离与检测。其中通过高特异性外切糖苷酶或内切糖苷酶解,可以获得单糖组成、连接方式及类型的信息。由于质谱能够获得寡糖分子量、单糖组成等信息,因此通常使用合适的质谱来最终实现寡糖结构的鉴定。通过寡糖结构解析实现的寡糖鉴定通常在产品的开发阶段完成。

通过与系统适用性对照品的比较也可实现寡糖结构鉴定。系统适用性对照品的选择可参考"5.对照品"中的要求,一般可通过以下比较的方式来进行结构鉴定:①当保留时间具有高度重现性和选择性时,可用寡糖的绝对保留时间鉴定;②在测试序列的开始和结束时分别进样寡糖对照品,检查保留时间的漂移情况,在符合一定保留时间漂移要求的情况下,可参考这些图谱来鉴定供试品的寡糖结构;③当采用对照品也无法确认供试品中所有寡糖色谱峰的结构时,则可使用绝对保留时间或相对保留时间来监控和标记未知寡糖的色谱峰。

(2)供试品分析

可通过供试品与其同质对照品的平行测定数据对比和建立多种指标要求来实现供试品与对照品之间的比较,以证明供试品和对照品的图谱具有相似性,判断供试品测定结果是否符合质量标准。

寡糖图谱或者分布情况的定量分析可采用多种数据处理方式。如归一化方法,通过计算目标寡糖的响应值占总响应值的百分比来获得供试品中某一个寡糖的百分含量。在计算中应排除由溶剂峰或实验试剂引入的色谱峰,以及低于检测限的色谱峰造成的响应值。此外,也可通过以下公式计算 Z 值,用于反映供试品中带电荷寡糖的含量,该数值与所用方法和产品特异性有关。

$$Z = \sum_{i=1}^{n} (i \times \text{含 } i \text{ 个唾液酸的峰面积比例})$$

式中　含 i 个唾液酸的峰面积比例 $= \dfrac{\text{含 } i \text{ 个唾液酸峰面积}}{\sum_{n=0}^{n} (\text{含 } n \text{ 个唾液酸峰面积})}$

$n = 1 \sim 5$(参考供试品中唾液酸的个数)

4.供试品的可接受标准

可通过比较供试品与对照品的寡糖图谱一致性判定其是否符合规定,或设定某种寡糖相对于总峰面积的比值或某种寡糖相对峰响应值的可接受范围。供试品的可接受标准应基于寡糖与糖蛋白制品有效性、安全性的相关性设置。

5.对照品

对照品可用于验证系统的适用性和评估供试品是否符合规定要求。通常包括系统适用性对照品和空白对照品。

系统适用性对照品通常应为同质对照品、经充分表征的同质对照品释放的寡糖组分、由糖蛋白(如胎球蛋白、免疫球蛋白)中释放且经充分表征的寡糖组分或经鉴别和纯度检测的其他寡糖标志物等。空白对照品通常只含制剂缓冲液(不含供试品),可用于评估是否存在干扰峰。

对照品应经验证,在系统适用性参数的建立及分析方法的验证过程中,对照品的使用(如同质对照品,系统适用性寡糖标志物)是必不可少的。

6.系统适用性试验

应根据寡糖测定的目的来建立系统适用性试验。寡糖系统适用性试验可接受标准包括:与供试品采用相同处理的对照品中某些特定峰是否出现;两个相近峰之间的分离度;可检测到的峰的个数,和(或)与对照品寡糖图谱的一致性;单个寡糖峰的保留时间和百分含量的相对标准偏差是否在可接受范围内,以及在一定的保留时间内空白对照品应不存在干扰峰等。

(四)单糖分析

单糖分析是将寡糖解离为单糖进行分析,可提供单糖鉴别、含量及单糖组成信息。相对于寡糖分析,用于单糖组成分析的方法一般更简单,所获得的信息也相对较少。最常用的方法是唾液酸含量的测定。单糖分析主要包括单糖的释放和单糖的检测,单糖的检测包括比色法、色谱法和质谱法等。

1.单糖的释放

酸水解是最常用的释放中性糖和氨基糖的方法。酸水解条件应根据单糖种类、差向异构和糖苷键的连接等进行优化,对不同的供试品应分别进行验证确定其水解条件。

位于寡糖末端的单糖可使用外切糖苷酶进行酶解释放。由于唾液酸酶具有广谱特异性,一般采用酶解法释放唾液酸,酶解条件可根据唾液酸的特性、连接方式、O-乙酰化以及其他因素进行优化。利用高特异性的外切糖苷酶可区分不同类型的单糖连接方式。

甲醇分解是将干燥的样品在盐酸甲醇溶液中加热,以甲基糖苷的形式释放单糖,但释放出的单糖降解比例较酸水解方式略低。

2.单糖的定量分析

(1)比色法

比色法是基于化学显色反应的方法,对于不同种类的单糖,其专属性较差。目前常用的方法为唾液酸含量测定的间苯二酚显色法(通则3102)。

(2)色谱法和质谱法

可采用高效阴离子色谱法和多孔石墨化碳色谱法串联质

谱法,用于非衍生单糖(唾液酸、中性糖和糖醇)摩尔量的测定。由于单糖的酸解离常数(pKa)大约为 12～14,使其可在高 pH 条件下(pH 12～13)电离,可采用季铵基团聚合物为固定相的强阴离子色谱柱系统进行分离。

可采用反相色谱法、离子交换色谱法、气相色谱法或毛细管电泳法用于衍生后单糖的分离与摩尔量测定。

通过酸水解产生的中性糖和氨基糖应先将酸去除,必要时进行 N-乙酰化后进行衍生。衍生后的单糖可用反相色谱法、毛细管电泳法或形成硼酸盐复合物用阴离子交换色谱法分离,并使用荧光或者紫外检测器进行检测。应关注试剂的纯度,避免衍生试剂引入的杂质可能对分析产生的干扰,同时,还应避免过量的衍生试剂影响检测结果,必要时可选择适合的方法对衍生后的单糖进行纯化,去除衍生试剂。

通过温和酸水解或唾液酸酶释放出的唾液酸可以在酸性条件下,与 1,2-二胺-4,5-亚甲基二氧基苯或者 1,2-苯二胺发生特异性的反应,进而实现衍生。衍生后的唾液酸可使用反相液相色谱及荧光检测器进行分离和检测。也可采用气相色谱法用于单糖检测。在检测前需要对单糖进行衍生,常用的衍生方法包括硅醚化法和糖醇乙酰酯法。应关注三甲基硅醚化衍生方法中 α-和 β-端基异构和同分异构会造成每个单糖对应多个色谱峰,导致图谱复杂。气相色谱法还可对甲基化单糖进行分析,获得单个单糖的结构以及糖苷键的连接方式信息。

3.单糖数据的分析

(1)单糖结构鉴定

单糖(如唾液酸、岩藻糖)的鉴定可以通过分子结构验证或与适当的对照品进行比对来实现。

(2)定量分析

对于唾液酸或其他单糖的测定,通常以单糖与糖蛋白的摩尔比值报告结果。通过供试品中单糖响应值与单糖标准曲线的比较,结合对照品的浓度、单糖分子量、供试品体积得出供试品单糖的摩尔量,再通过测定蛋白质的摩尔量(测定方法应经验证),最终计算摩尔比值。

4.供试品可接受标准

设置可接受标准应考虑糖基化特性与产品活性和安全性之间的关系。可设定供试品单糖含量应在可接受的范围内等。

5.对照品

对照品可采用等比例或接近供试品比例的单糖混合物,或稀释成一定浓度梯度的单糖对照品。

6.系统适用性试验

系统适用性试验应采用单糖对照品配制的溶液进行。系统适用性试验可接受标准可包括但不限于两个目标单糖之间的分离度、单糖响应值的重复性、对照品标准曲线的相关系数及单糖色谱峰的塔板数等。由于单糖之间的性质很相似,很难将每一个单糖都分开。因此,应该合理地设置系统适用性试验要求。

9406 细胞类制品微生物检查指导原则

本指导原则适用于细胞类制品风险放行的快速微生物(细菌/真菌)检查。本原则所述细胞类制品主要指经过适当的体外操作(如分离、培养、扩增、基因修饰等)制备后回输人体,按药品批准上市的人体来源的活细胞制品。细胞类制品在无菌工艺下生产,生产过程中无法进行除菌和(或)灭菌,产品和工艺本身特性容易受到微生物污染。因此,微生物的污染检查是制品安全性质控的重要指标之一。

药品通常采用无菌检查法(通则 1101)进行微生物污染的评价,需要至少 14 天的培养观察微生物生长培养信号。细胞类制品由于效期短,产量小,可供检验的数量有限,生产与临床需求结合更为紧密,采用无菌检查法可能无法保证在制品使用前完成放行检查,且取样方案受限。因此在风险评估的基础上,细胞类制品有条件地采用快速微生物检查法替代经典无菌检查法已成为安全性质控的必要手段。

随着微生物分析技术的发展,制药领域引入了多类快速微生物检测方法,如药品微生物检验替代方法指导原则(指导原则 9201)中介绍的检测培养生长信号的技术(例如呼吸信号技术等)、直接检测微生物的技术(例如固相细胞术、核酸扩增等)、结合了预培养和直接检测的技术(例如生物发光技术等)。与传统方法相比,快速方法在检测速度、自动化、实时监测、信息化方面具有一定的优势,不仅可用于生产过程中的质量控制,也可基于风险评估有条件地应用于成品的放行检查。快速微生物检测方法在药品质量控制方面的应用历史较短,在检测的广谱性、灵敏度等方面积累的数据有限,因此应用前需进行充分的评估。

基 本 原 则

采用快速微生物检查法进行细胞类制品的微生物放行检查,应在充分考虑产品生产工艺、无菌保障水平、微生物污染风险、使用者获益/风险、检测方法原理、同行评议经验等因素的基础上,经风险评估后有条件地施行。微生物质控项目的放行决策应基于产品工艺整体的防污染控制策略及其结果,而非仅依赖于成品的快速微生物方法检查结果。

快速微生物检查法应先按照药品微生物检验替代方法验证指导原则(指导原则 9201)进行仪器的设计确认、安装确认、运行确认和性能确认,完成替代方法的方法学验证。如因产量、效期等因素限制,无法获得充分的细胞类制品用于方法学验证时,可在风险评估的基础上,采用不含制品成分的试验菌悬液,或者含有模拟基质的试验菌悬液进行方法学验证,并在应用于具体品种前,采用制品加标试验菌的方式进行方法适用性试验,用以考察方法是否适用于该制品的检查。采用本指导原则所述的呼吸信号法时,基于该方法在行业已开展的验证和应用实践情况,可在完成仪器确认后,直接进行方法适用性试验。

供试品应能代表产品的所有组分,并从最终成品中取样。如无法进行最终成品取样或最终成品取样存在局限时,需采用其他替代取样方案,应考虑工艺特点,充分评估取样点设计与产品质量控制之间的风险,并得到验证数据的支持。当采用本指导原则进行生产过程中间的质控时,应从相应质控点取样。

冷冻可能导致微生物活力受损,冷冻保存的细胞类制品建议在冷冻之前的最后工序后,完成取样和检验。

细胞类制品的微生物检查应在无菌条件下进行,检验的全过程应严格遵守无菌操作,防止微生物污染,防止污染的措施不得影响供试品中微生物的检出。试验环境应符合无菌检查法(通则1101)和药品微生物实验室质量管理指导原则(指导原则9203)的要求。

当制品检出污染菌时,应对污染菌进行鉴定,进一步评估其对产品质量的影响,鉴定方法可参考微生物鉴定指导原则(指导原则9204)。

当检查结果发生争议时,仲裁方法为无菌检查法(通则1101)。

推荐方法(呼吸信号法)

原理

本指导原则所述方法为快速微生物检查法,主要适用于效期短、批量小,采用现行无菌检查法(通则1101)无法保证在产品使用前完成放行检查的细胞类制品。此处列举目前行业较为普遍应用的呼吸信号法。

呼吸信号法系基于检测微生物生长信号的仪器方法,采用商品化全自动微生物培养系统,通过仪器实时监测微生物生长代谢产生的二氧化碳引起的培养瓶内反应底物的显色或荧光变化信号,或培养瓶顶空压力变化信号,结合目视观察,判定供试品中有无微生物生长。

呼吸信号法以往多应用于临床血液/体液标本的检测,系目前较为普遍应用于细胞类制品放行检验的一类快速微生物检查方法。

鉴于该方法使用仪器进行微生物培养和生长监测,为确保仪器的稳定可靠,应定期对其关键性能(例如培养箱的温控性能)进行验证;对关键传感器(例如温度探头、孔位传感器)的状态进行校准或确认。

培养基

本法所用培养基为商品化的仪器适配的培养基,应参照无菌检查法(通则1101)对每批培养基进行培养基适用性检查并符合产品相关规定。至少应有2种适宜培养基用于检测真菌、需氧细菌和厌氧细菌。培养基的适用性检查应包括无菌性检查和灵敏度检查。试验菌株的选择按照"方法适用性试验"项下的要求,检测真菌、需氧细菌和厌氧细菌的培养基应分别接种不大于100CFU的试验菌,置于系统确认的培

温度下培养。除痤疮丙酸杆菌外,接种细菌的培养基应在3天内生长良好,接种真菌的培养基应在5天内生长良好,接种痤疮丙酸杆菌的培养基应在7天内生长良好。

方法适用性试验

采用本法进行产品快速微生物检查时,应进行方法适用性试验,以确认所采用的方法适用于该产品。若检验程序或产品发生变化可能影响检验结果时,应重新进行方法适用性试验。

应采用至少2个批次的供试品进行方法适用性试验,每批供试品应至少平行进行3个重复的独立实验。

方法适用性试验按下列要求进行操作。对每一试验菌应逐一进行方法确认。

菌种及菌液制备　应至少包含表1中的试验菌种。必要时,根据产品的来源、特点及产品既往微生物污染情况,可增加相应的菌株。

金黄色葡萄球菌、大肠埃希菌、铜绿假单胞菌、生孢梭菌、枯草芽孢杆菌、白色念珠菌和黑曲霉的菌液制备方法见无菌检查法(通则1101)。接种酿脓链球菌的新鲜培养物至胰酪大豆胨液体培养基中,30~35℃培养2~3天;接种藤黄微球菌的新鲜培养物至胰酪大豆胨液体培养基,30~35℃培养3~4天;接种痤疮丙酸杆菌的新鲜培养物至硫乙醇酸盐流体培养基中,30~35℃培养6~7天,上述培养物用pH7.0无菌氯化钠-蛋白胨缓冲液或0.9%无菌氯化钠溶液,制成适宜浓度的菌悬液。除痤疮丙酸杆菌外,细菌悬液的计数采用胰酪大豆胨琼脂培养基,痤疮丙酸杆菌悬液的计数采用血琼脂培养基;真菌悬液的计数采用沙氏葡萄糖琼脂培养基。

表1　试验菌种

培养条件	菌种
需氧培养	金黄色葡萄球菌(*Staphylococcus aureus*),例如[CMCC(B)26003]
	大肠埃希菌(*Escherichia Coli*),例如[CMCC(B)44102]
	铜绿假单胞菌(*Pseudomonas aeruginosa*),例如[CMCC(B)10104]
	枯草芽孢杆菌(*Bacillus subtilis*),例如[CMCC(B)63501]
	酿脓链球菌(*Streptococcus pyogenes*),例如[CMCC(B)32067]
	微球菌(*Micrococcus* sp.),例如[CMCC(B)28020]
	白色念珠菌(*Candida albicans*),例如[CMCC(F)98001]
	黑曲霉(*Aspergillus niger*),例如[CMCC(F)98003]
厌氧培养	生孢梭菌(*Clostridium sporogenes*),例如[CMCC(B)64941]
	痤疮丙酸杆菌(*Cutibacterium acnes*),例如[CMCC(B)65111]

接种及培养 取仪器适配的培养基2组,其中1组按照"供试品的快速微生物检查"项下的方法,每个培养管分别加入供试品,再分别接种不大于100 cfu的各试验菌,另1组培养基,加入等量的各试验菌作为对照组。两组培养基均置于仪器内进行培养,除另有规定外,培养时间不得超过7天。

结果判断 与对照组相比,接种供试品和试验菌的培养基组在仪器内均应显示为阳性结果,且目视观察生长良好,不能出现因为生长微弱、缓慢而导致仪器报告阳性的时间明显滞后的现象。否则说明供试品存在抑菌作用,应采用适当方法消除供试品的抑菌作用,重新进行方法适用性试验。

供试品的快速微生物检查

取样及检验量 供试品取样按照基本原则的要求进行。

对于单个容器且总体积(V)在1~1000ml的单一批次细胞制剂,供试品的最少检验量不应低于表2中的体积要求;中间产品有多个容器时,每个容器应分别取样进行检测。取样后应尽快将供试品接种至培养基,如供试品需存放,应评估存放的潜在污染风险,以及存放对检出效果的影响。

表2 供试品的最少检验量

细胞类制品总体积(ml)	总接种体积(分别接种至需氧培养基和厌氧培养基)
10≤V≤1000	总体积的1%
1≤V<10	100μl
V<1	不适用

对于总量小于1ml的单一批次产品,上述取样方式不适用,可经评估后采用替代取样方案、过程检查或其他适宜方式。

供试品处理及接种培养基 用适宜的方法对供试品包装容器表面进行彻底消毒,在无菌条件下抽取规定量供试品,分别等量接种至仪器适配的每种培养基内,每个容器中接种的供试品体积、培养基的装量和高度同方法适用性试验。除另有规定外,每个容器接种的供试品与培养基体积的比例不应超过仪器说明书的规定。

阳性对照 应根据供试品特性和方法适用性试验的结果,选择至少一种阳性对照菌,并评估阳性对照瓶在仪器中培养后报告阳性结果的时间范围。应选择受供试品影响而导致仪器检出明显滞后的试验菌作为阳性对照菌,无抑菌现象的供试品以金黄色葡萄球菌作为阳性对照菌,阳性对照瓶加菌量不大于100 cfu,加入的供试品用量同供试品微生物检查时

每份培养基接种的样品量。阳性对照瓶在经验证的时间期限内培养,应为阳性结果。

阴性对照 供试品快速微生物检查时,应取相应溶剂、稀释液或冲洗液同法操作,作为阴性对照。阴性对照应为阴性结果。

培养及观察 将供试品接种至培养基后,应按照仪器说明书的时间要求尽快置于仪器中培养。培养时间应不少于7天,根据方法适用性试验结果及特殊相关微生物的情况,可延长至14天。

仪器的培养温度应依据方法适用性试验结果而定,应能检测到尽可能多的微生物,培养温度范围通常为30~37℃。根据产品的来源、特点、既往发生过的或与特定细胞类型相关的微生物污染情况具体考虑,对于存在较高环境污染风险的产品,可增加一个需氧条件的温度培养范围,如20~25℃,以便能覆盖更多的微生物。

结果判断 在培养期间定期及结束培养时,按照说明书对仪器进行检查,并同时进行目视观察。

若仪器判定各供试品管均为阴性结果,且目视观察判断无微生物生长迹象,则供试品可判为符合规定。

若仪器判定有供试品管为阳性结果,且目视观察判断有微生物生长迹象,则供试品判为不符合规定。

若仪器判定供试品管为阴性结果,但目视观察疑似微生物生长现象,或仪器判断为阳性结果,但目视观察未发现微生物生长迹象,出现以上两种情况时,取该培养物不少于1ml转种至同种新鲜培养基中,将原始培养物和新接种的培养基继续培养不少于4天,观察接种的同种培养基是否再出现微生物生长迹象;或培养液涂片,染色,镜检,判断是否存在微生物生长。如目视观察发现或涂片发现微生物生长迹象,判供试品不符合规定。

上述任何一种情况下如判供试品不符合规定,除非能充分证明试验结果无效,即生长的微生物非供试品所含,方可对供试品进行重试,重试时,应重新取同量供试品,依法检查,结果判定同上。

应至少符合下列条件之一,判为试验无效。

(1)试验所用的设备及环境的微生物监控结果不符合无菌检查法的要求。

(2)回顾试验过程,发现有可能引起微生物污染的因素。

(3)在阴性对照中观察到微生物生长。

(4)供试品管中生长的微生物经鉴定后,确证是因试验中所使用的物品和(或)无菌操作技术不当引起的。

修订通则和指导原则

3405　肽图检查法

本法系采用特定的化学试剂或酶,特异性将蛋白质裂解为肽段,经可靠方法分离和鉴定后与经同法处理的对照品图谱进行对比并判定结果。本法适用于产品放行检验中的鉴别试验、评价生产工艺的批间一致性和生产用细胞基质表达的稳定性;也可用于蛋白变异体的定性分析、二硫键定位、糖基化位点分析、蛋白修饰位点确定等。本法是用于表征蛋白质结构的高特异性鉴别方法,涉及具体品种时应基于其独特的结构特性,建立相应的肽图检查法。

本通则是对肽图检查法建立的常规步骤(供试品预处理、蛋白质特异性裂解、肽段分离和检测、结果分析和判定)、重要参数和验证的基本要求,具体品种的特异性肽图检查法应符合各论的相关要求。

供试品预处理

供试品预处理是为了消除其有关成分(如载体蛋白、赋形剂、稳定剂等)的干扰作用,所进行的必要的浓缩、分离或纯化处理;对于复杂的大分子蛋白,必要时还需进行变性、二硫键还原、游离巯基烷基化保护、亚基分离、甚至去除糖侧链等处理,以消除其高级结构对裂解剂的阻碍作用,并在此基础上去除上述处理过程中引入的变性剂、还原剂、酰化剂等试剂。必要时还需验证经过预处理后待测蛋白质的完整性和/或回收率。

蛋白质特异性裂解

1.裂解剂的选择

根据供试品蛋白质的结构特性选择特定的裂解方法。常用化学或酶裂解剂及其特异性示例见表1。根据具体品种的特定蛋白质结构特性,也可选择其他裂解剂,或联合使用两种以上裂解剂。

表 1　常用裂解剂示例

类型	试剂	特异性
蛋白酶	胰蛋白酶,EC 3.4.21.4	精氨酸、赖氨酸的 C-末端
	糜蛋白酶,EC 3.4.21.1	疏水性残基的 C-末端(例如亮氨酸、甲硫氨酸、丙氨酸、芳香族氨基酸)
	胃蛋白酶,EC 3.4.23.1 和 EC 3.4.23.2	非特异性酶切
	赖氨酰内肽酶,EC 3.4.21.50	赖氨酸的 C-末端

续表

类型	试剂	特异性
蛋白酶	谷氨酰内肽酶;(金黄色葡萄球菌菌株 V8),EC 3.4.21.19	谷氨酸、门冬氨酸的 C-末端
	门冬氨酸-N 内肽酶,EC 3.4.24.33	门冬氨酸的 N-末端
	梭状芽孢杆菌,EC 3.4.22.8	精氨酸的 C-末端
化学试剂	溴化氰	甲硫氨酸的 C-末端
	2-硝基-5-硫氰苯甲酸	半胱氨酸的 N-末端
	邻碘苯甲酸	色氨酸、酪氨酸的 C-末端
	稀酸	门冬氨酸、脯氨酸
	BNPS-粪臭素	色氨酸

2.最佳裂解反应条件的建立

对蛋白质裂解效率和重现性产生影响的因素,包括反应体系 pH、反应缓冲液、反应温度、反应时间和裂解剂与蛋白样品的比例等,具体如下。

pH 值:裂解反应的最适 pH 值通常由化学或酶裂解剂决定,如,以溴化氰作为裂解剂时,需要高酸性环境(例如 pH2 的甲酸溶液),以胰蛋白酶作为裂解剂时,最佳 pH 值为微碱性(如 pH8)。如供试品蛋白质不适于裂解剂的最佳 pH 条件时,应进一步研究确定裂解反应体系的 pH 值。通常裂解反应的 pH 值在整个反应过程中不得改变。

温度:裂解反应的最适温度通常也取决于裂解剂,如,大多数酶在 25～37℃ 之间活性最佳。但酶特异性和活性能够耐受一定程度的温度变化,因此必要时可依据供试品蛋白质的类型调整反应温度,使相关的化学副反应如脱氨、蛋白聚合、变性等最小化。

反应时间:足够的反应时间是获得稳定性高、重现性好的肽图谱的基本条件。如样品足够的条件下,应进行基于时间过程的动态裂解研究,以保证蛋白质特异性裂解完全,使裂解不完全产生的肽段含量降到最低,得到最佳反应时间。通常蛋白酶酶切反应时间在 2～30 小时,通过加入对肽图谱无干扰的酸或冷冻处理中止反应。

裂解剂用量:应使用足量的裂解剂,以得到在实际操作中比较理想的裂解时间(即 2～20 小时);同时,应使裂解剂的用量最小化,以避免其对肽图谱产生影响。使用蛋白酶作为裂解剂时,蛋白质与蛋白酶的含量比通常在20:1～200:1 之间。对于在裂解反应过程中自身不稳定的裂解剂,建议以少量多次的方式分阶段加入。将酶固定在固相支持物上,可提高局部酶浓度并减少蛋白酶自降解。

其他:如蛋白质的最佳反应浓度,可根据实际经验或实验摸索。蛋白质浓度过高会造成蛋白聚集或裂解不完全,浓度过低可能会使后续分离方法不能检测到所有的肽段。裂解反应结束后,反应溶液不应有沉淀现象。

3.肽段分离和检测

根据供试品蛋白质的特性以及后续表征研究目的,建立耐用性强、重现性高的分离方法来检测裂解所得的肽段。肽段分离可采用反相高效液相色谱(RP-HPLC)、离子交换高效液相色谱、疏水相互作用高效液相色谱、毛细管电泳等技术或方法,其中,RP-HPLC法最为常用。

采用 RP-HPLC 肽图分析方法,应基于供试品蛋白质的特性,选择并确定适宜的色谱柱、溶剂和流动相、洗脱梯度、柱温、流速、进样量和检测波长等。

色谱柱的选择

通常选择孔径为 100Å～300Å、粒径为 3～10μm 的辛烷基硅烷键合硅胶(C_8)或十八烷基硅烷键合硅胶(C_{18})为填充剂的色谱柱,能够达到满意的分离效果。

流动相的选择

常用流动相为含乙腈的水溶液,根据需要也可采用甲醇或异丙醇代替乙腈作为有机改性试剂,一般选择浓度不超过0.1%的三氟乙酸(TFA)作为离子对试剂;可在流动相中加入酸、碱、盐缓冲液以提高肽段的色谱分离效果。含酸性残基如谷氨酸和门冬氨酸的多肽在 pH3.0～5.0 范围内分离效果可增强,因此,使用含磷酸盐的缓冲流动相体系可增加 pH 条件选择性。缓冲液 pH 值在 2～7 范围内的磷酸钠或磷酸钾、醋酸铵、磷酸溶液也可与乙腈一同使用进行梯度洗脱。肽图分离通常使用梯度洗脱体系,可根据需要选择适宜的梯度类型,对于难分离的复杂肽段混合物,可选择使用变化较缓和的梯度进行分离,方法开发中应优化梯度以获得理想的图谱。通常不建议使用等度洗脱体系,如需使用,应避免采用轻微改变组分比例或 pH 值就会显著影响肽段峰保留时间的流动相。流速范围通常为 0.1～2.0ml/min。同时,还应控制色谱柱温度,以保证良好的重现性,并提高分离度。

检测器的选择

肽图检查法用于常规鉴别试验,肽段通过色谱柱分离后,通常采用紫外(UV)检测器在波长 200～230nm 范围内检测,最常用的检测波长是214nm。由于通过紫外(UV)检测的方法不能获得肽段的结构信息,需要时,应采用适宜方法如质谱法对各色谱峰对应的肽段进行定性,确定特征肽段并在肽图谱中进行归属,以支持该方法的常规紫外鉴别应用。如肽图鉴别中规定使用质谱检测器进行肽段检测,流动相可采用挥发性酸或盐以提高与质谱检测器的相容性。TFA 对质谱检测器有离子抑制作用,从而降低糖基化肽段的离子化效率,可采用甲酸、乙酸代替或与之联合使用降低离子抑制现象。

4.结果分析和判定

对照品

肽图分析使用的对照品,应与供试品蛋白质经相同方法处理。对照品资料应提供典型肽图谱信息。

系统适用性要求

应建立系统适用性要求,可选择以下列举的参数或其他适宜的参数进行设定。

分离度要求:可规定特征肽段之间的分离度要求。也可通过采用设置色谱峰参数要求的方式间接规定肽段分离度,如特征峰的最大峰宽、拖尾因子等。

特征肽段峰要求:应规定一个或多个特征肽段峰面积占总峰面积的比例。

裂解反应效果:色谱图中不得存在未酶切的完整蛋白色谱峰,或对未酶切的完整蛋白色谱峰峰面积比例进行规定。

混合样品肽图:可将供试品蛋白质溶液与对照品溶液等体积混合后进行肽图裂解分析,将混合样品肽图谱中特征肽段峰与对照品肽图谱中相应肽段峰进行比较,对其保留时间、峰面积或对称性进行规定。

对照反应:裂解反应应设立足够的对照进行平行反应,包括除供试品外,将加入的所有裂解反应试剂分别设立阴性对照,以及加入蛋白样品但不加裂解剂的对照等,以排除蛋白酶自身降解干扰以及确认蛋白质是否裂解完全。

结果判定:供试品的肽图谱应与对照品图谱一致。

第一法　胰蛋白酶裂解-反相高效液相色谱法

照高效液相色谱法(通则 0512)测定。

色谱条件 以蛋白质与多肽分析用辛烷基硅烷键合硅胶或十八烷基硅烷键合硅胶为填充剂;柱温为 30℃±5℃,对照品与供试品保存温度为 2～8℃;以 0.1%三氟乙酸的水溶液为流动相 A 液,以 0.1%三氟乙酸的乙腈溶液为流动相 B 液,流速为每分钟 1ml,梯度洗脱 70 分钟(A 液从 100%～30%,B液从 0～70%),检测波长为 214nm。

检查法 取供试品溶液及对照品溶液(均为每 1ml 含1mg 的溶液,如供试品和对照浓度不够,则应浓缩至相应的浓度),分别用 1%碳酸氢铵溶液充分透析,按 1∶50(mg/mg)加入胰蛋白酶溶液〔取甲苯磺酰苯丙氨酰氯甲酮处理过的(或序列分析纯)胰蛋白酶适量,加 1%碳酸氢铵溶液溶解,制成每 1ml 中含 0.1mg 的溶液〕到供试品溶液与对照品溶液中,于 37℃保温 16～24 小时后,按 1∶10 加入 50%醋酸溶液,以每分钟 10 000 转离心 5 分钟(或用 0.45μm 滤膜滤过),精密量取上清液 100μl,分别注入液相色谱仪,梯度洗脱,记录色谱图。将供试品溶液的图谱与对照品溶液的图谱进行比较,即得。

第二法　溴化氰裂解法

检查法 取供试品与对照品适量(约相当于蛋白质50μg),用水透析 16 小时,冷冻干燥,加溴化氰裂解液〔称取溴化▇氰▇[订正]0.3g,加甲酸(70→100)1ml 使溶解〕20μl 溶解,室温放置 24 小时,裂解物加水 180μl,再冷冻干燥。冻干的裂解物用水复溶至适当浓度。照 SDS-聚丙烯酰胺凝胶电泳法(通则 0541 第五法)(胶浓度 20%)进行电泳,用银染法染色。

将供试品图谱与对照品图谱进行比较,即得。

3530 鼠神经生长因子 生物学活性测定法

第一法 鸡胚背根神经节培养法

试剂 (1)鼠尾胶 大鼠鼠尾用75％乙醇消毒后,分离出尾腱,剪碎,浸泡于0.1％冰醋酸溶液中溶解48小时,4℃、每分钟4000转离心30分钟,取上清液,－20℃保存。

(2)DMEM培养液 取DMEM培养液,加入终浓度为100IU/ml青霉素、100IU/ml链霉素和2mmol/L L-谷氨酰胺,混匀。

(3)基础培养液 量取胎牛血清(FBS)10ml,加DMEM培养液90ml,4℃保存。

标准品溶液和供试品溶液的制备 取鼠神经生长因子生物学活性测定的国家标准品,用DMEM培养液做3倍系列稀释,共5～6个稀释度。取供试品做相同稀释。

测定法 取7～9天的鸡胚,洁净条件下取出背根神经节,分置于涂有鼠尾胶的培养瓶中,贴壁1～2小时后,加入不同稀释度的标准品溶液和供试品溶液,并设阴性对照瓶,于37℃、含5％二氧化碳、饱和湿度的培养箱中培养24小时,用倒置显微镜观察神经节轴突生长情况,以引起 ＋＋＋＋ 生长的最高稀释度为判定终点,按下式计算供试品的生物学活性单位。

供试品的活性单位(AU/ml)＝

标准品生物学活性$\times\dfrac{供试品终点稀释倍数}{标准品终点稀释倍数}$

【附注】 神经节轴突生长判定标准

"♯":神经生长过量抑制;

"＋＋＋＋":神经节突起长满四周,又长又密,呈树杈状;

"＋＋＋":神经节突起长满2/3周,呈树杈状;

"＋＋":神经节突起长满1/2周;

"＋":神经节突起只有几根;

"－":无突起生长。

第二法 TF-1细胞/MTS比色法

本法系依据人红细胞白血病细胞(简称TF-1细胞)的生长状况因鼠神经生长因子(NGF)生物学活性的不同而不同,以此检测NGF的生物学活性。本法为仲裁法。

试剂 (1)RPMI 1640培养液 取市售RPMI 1640培养液,加入终浓度为100IU/ml青霉素和100IU/ml链霉素。

(2)基础培养液 量取胎牛血清(FBS)100ml,加入RPMI 1640培养液900ml中。4℃保存。

(3)完全培养液 基础培养液添加鼠神经生长因子至终浓度为每1ml含12U。

(4)MTS溶液 取市售的MTS于4℃融化,1.2ml/支分

装到EP管中,并避光保存于－20℃。

(5)TF-1细胞 TF-1细胞株用完全培养基于37℃、5％二氧化碳培养箱中培养,控制细胞浓度为每1ml含 $1.0\times10^5\sim5.0\times10^5$ 个细胞,传代后24小时用于NGF生物学活性测定。

标准品溶液的制备 取鼠神经生长因子生物学活性测定的国家标准品,按说明书复溶后,用基础培养液稀释至每1ml含100U或适宜浓度(每步稀释不超过10倍)。在96孔细胞培养板中,做3倍系列稀释,共8个稀释度,每个稀释度做2孔,每孔分别留100μl标准品溶液,弃去孔中多余溶液。以上操作在洁净条件下进行。

供试品溶液的制备 将供试品按标示量复溶后,用基础培养液稀释至每1ml约含100U(每步稀释不超过10倍)。在96孔细胞培养板中,做3倍系列稀释,共8个稀释度,每个稀释度做2孔,每孔分别留100μl标准品溶液,弃去孔中多余溶液。以上操作在洁净条件下进行。

测定法 TF-1细胞株用完全培养液于37℃、5％二氧化碳条件下培养,控制细胞浓度为每1ml含 $1.0\times10^5\sim5.0\times10^5$ 个细胞,传代后24小时用于生物学活性测定。将试验所用溶液预温至37℃。取足量TF-1细胞培养物,离心收集TF-1细胞,用基础培养液洗涤3次,然后重悬于基础培养液配成每1ml含 6.0×10^4 个细胞的细胞悬液,置于37℃、5％二氧化碳条件下备用。在加有标准品溶液和供试品溶液的96孔细胞培养板中每孔加入细胞悬液100μl,于37℃、5％二氧化碳条件下培养66～72小时。每孔加入MTS溶液20μl,于37℃、5％二氧化碳条件下培养3小时。以上操作在无菌条件下进行。放入酶标仪,以■650nm■[订正]为参比波长,在波长490nm处测定吸光度,记录测定结果。

试验数据采用计算机程序或四参数回归计算法进行处理,并按下式计算结果:

$$供试品生物学活性(U/ml)=P_r\times\dfrac{D_s\times E_s}{D_r\times E_r}$$

式中 P_r 为标准品生物学活性,U/ml;

D_s 为供试品预稀释倍数;

D_r 为标准品预稀释倍数;

E_s 为供试品相当于标准品半效量的稀释倍数;

E_r 为标准品半效量的稀释倍数。

3601 生物制品生产及检定用 实验动物质量控制

本通则是对生物制品生产用和检定用实验动物的质量控制。生产用实验动物是指用于生物制品生产的实验动物,检定用动物则是用于生物制品检定的实验动物。

本通则是对生物制品生产用和检定用实验动物微生物与

寄生虫的质量控制要求。实验动物的管理应符合国家相关要求。

一、实验动物微生物学等级分类

按照实验动物携带微生物与寄生虫情况进行等级分类,实验动物分为普通级、清洁级、无特定病原体级和无菌级实验动物。

普通级实验动物[conventional(CV)animal]系指不携带所规定的重要人兽共患病和烈性传染病病原体的实验动物。

清洁级实验动物[clean(CL)animal]系指不携带普通级实验动物的病原体,并且不携带对动物危害大和对科学研究干扰大的病原体的实验动物。

无特定病原体级实验动物[specific pathogen free(SPF)animal]系指不携带普通级和清洁级实验动物的病原体,并且不携带主要潜在感染或条件致病和对科学研究干扰大的病原体的实验动物。

无菌级实验动物[Germ Free(GF)animal]系指无可检出的一切生命体的实验动物。

SPF鸡胚是指由SPF鸡所产的受精卵,在符合生物制品生产条件下,经孵化后所生成的鸡胚。

疫苗生产与检定应采用适宜级别的实验动物,具体应符合相关各论的要求。

二、检测要求

1. **外观要求**　实验动物应外观健康、无异常。

2. **微生物与寄生虫检测项目**　常用实验动物检测要求见表1～表8。必须检测项目,在日常检查时必须定期检测;必要时检测项目,在供应商评估或者怀疑有感染时进行检查,根据需要而定。

3. 实验动物质量检测频率一般不少于3个月,SPF鸡检测频率为每4～8周1次。

三、对实验动物供应商的要求

为了从源头对实验动物进行质量控制,应对供应商能够进行评估,选择符合要求的供应商,供应商应提供实验动物质量合格证明。

表1　生物制品生产用、检定用小鼠微生物与寄生虫检测项目

检测项目	检定用 清洁级	检定用 SPF级	生产用	检测项目	检定用 清洁级	检定用 SPF级	生产用
淋巴细胞脉络丛脑膜炎病毒 Lymphocytic choriomeningitis virus(LCMV)	○	○	○	支原体 Mycoplasma spp.	●	●	●
汉坦病毒 Hantavirus(HV)	○	○	○	鼠棒状杆菌 Corynebacterium kutscheri	●	●	●
鼠痘病毒 Ectromelia virus(Ect.)	●	●	●	泰泽菌 Clostridium piliforme	●	●	●
小鼠肝炎病毒 Mouse hepatitis virus(MHV)	●	●	●	大肠埃希菌 O115 a,c:K(B) Escherichia coli O115 a,c:K(B)	○	○	○
仙台病毒 Sendai virus(SV)	●	●	●	嗜肺巴斯德杆菌 Pasteurella pneumotropica	—	●	●
小鼠肺炎病毒 Pneumonia virus of mice(PVM)	—	●	●	肺炎克雷伯菌 Klebsiella pneumoniae	—	●	●
呼肠孤病毒3型 Reovirus type 3(Reo 3)	—	●	●	金黄色葡萄球菌 Staphylococcus aureus	—	●	●
小鼠微小病毒 Minute virus of mice(MVM)	—	●	●	肺炎链球菌 Streptococcus pneumoniae	—	○	○
小鼠脑脊髓炎病毒 Theiler's mouse encephalomyelitis virus(TMEV)	—	○	○	乙型溶血性链球菌 β-hemolytic streptococcus	—	●	●
小鼠腺病毒 Mouse adenovirus(Mad)	—	○	○	铜绿假单胞菌 Pseudomonas aeruginosa	—	●	●
多瘤病毒 Polyoma virus(POLY)	—	○	○	螺杆菌 Helicobacter spp.	—	●	●
小鼠诺如病毒 Murine norovirus(MNV)	—	—	○	牛棒状杆菌 Corynebacterium bovis(C. bovis)	—	—	○
沙门菌 Salmonella spp.	●	●	●	体外寄生虫 Ectoparasites	●	●	●
假结核耶尔森菌 Yersinia pseudotuberculosis	○	○	○	弓形虫 Toxoplasma gondii	●	●	●
小肠结肠炎耶尔森菌 Yersinia enterocolitica	○	○	○	兔脑原虫 Encephalitozoon cuniculi	○	○	○
皮肤病原真菌 Pathogenic dermal fungi	○	○	○	卡氏肺孢子虫 Pneumocystis carinii	○	○	○
念珠状链杆菌 Streptobacillus moniliformis	○	○	○	全部蠕虫 All Helminths	●	●	●
				鞭毛虫 Flagellates	—	●	●
				纤毛虫 Ciliates	—	●	●

注:●必须检测项目,要求阴性,○必要时检测项目,要求阴性,—不要求检测。

表2 生物制品生产用地鼠微生物与寄生虫检测项目

检测项目	清洁级	SPF 级	检测项目	清洁级	SPF 级
小鼠肝炎病毒 Mouse hepatitis virus(MHV)	—	●	支气管炎鲍特菌 Bordetella bronchiseptica	●	●
小鼠微小病毒 Minute virus of mice(MVM)	—	●	泰泽菌 Clostridium piliforme	●	●
小鼠脊髓灰质炎病毒 Mouse poliovirus(MPV)	—	●	嗜肺巴斯德杆菌 Pasteurella pneumotropica	—	●
仙台病毒 Sendai virus(SV)	●	●	肺炎克雷伯菌 Klebsiella pneumoniae	—	●
汉坦病毒 Hantavirus(HV)	—	●	金黄色葡萄球菌 Staphylococcus aureus	—	●
淋巴细胞脉络丛脑膜炎病毒 Lymphocytic choriomeningitis virus(LCMV)	●	●	铜绿假单胞菌 Pseudomonas aeruginosa	—	●
			支原体 Mycoplasmas spp.	—	●
猴病毒 5 Simian virus 5(SV5)	—	●	分枝杆菌 Mycobacterium spp.	—	○
大鼠 K 病毒 Kilham rat virus(KRV)	—	●	假结核耶尔森菌 Yersinia pseudotuberculosis	○	—
吐兰病毒 Toolans H-a virus(H-a V)	—	●	小肠结肠炎耶尔森菌 Yersinia enterocolitica	○	—
地鼠多瘤病毒 Hamster polyoma virus(HPV)	—	●	念珠状链球菌 Streptococcus moniliformis	○	—
逆转录病毒 Retroviruses	—	○	体外寄生虫 Ectoparasites	●	●
呼肠孤病毒 3 型 Reovirus type 3(Reo 3)	—	●	弓形虫 Toxoplasma gondii	●	●
小鼠肺炎病毒 Pneumonia virus of mice(PVM)	—	●	艾美耳球虫 Eimaria spp.	○	●
沙门菌 Salmonella spp.	●	●	全部蠕虫 All Helminths	●	●
皮肤病原真菌 Pathogenic dermal fungi	○	●	鞭毛虫 Flagellates	●	●
多杀巴斯德杆菌 Pasteurella multocida	●	●			

注:●必检项目,要求阴性;○必要时检测,要求阴性;—不要求检测。

表3 生物制品生产用长爪沙鼠微生物与寄生虫检测项目

检测项目	检测要求	检测项目	检测要求
淋巴细胞脉络丛脑膜炎病毒 Lymphocytic choriomeningitis virus(LCMV)	●	肺炎克雷伯菌 Klebsiella pneumoniae	●
		金黄色葡萄球菌 Staphylococcus aureus	●
汉坦病毒 Hantavirus(HV)	●	鼠棒状杆菌 Corynebacterium kutscheri	●
小鼠肝炎病毒 Mouse hepatitis virus(MHV)	●	铜绿假单胞菌 Pseudomonas aeruginosa	●
仙台病毒 Sendai virus(SV)	●	肺炎链球菌 Streptococcus pneumoniae	○
小鼠肺炎病毒 Pneumonia virus of mice(PVM)	●	乙型溶血性链球菌 β-Hemolytic Streptococcus	○
呼肠孤病毒 3 型 Reovirus type 3(Reo 3)	●	产酸克雷伯菌 Klebsiella oxytoca	○
小鼠脑脊髓炎病毒 Theiler's mouse encephalomyelitis virus(TMEV)	●	螺杆菌 Helicobacter spp.	○
		幽门螺杆菌 Helicobacter pylori	○
小鼠微小病毒 Mouse minute virus(MMV)	●	体外寄生虫 Ectroparasites	●
沙门菌 Salmonella spp.	●	弓形虫 Toxoplasma gondii	●
皮肤病原真菌 Pathogenic dermal fungi	○	全部蠕虫 All Helminths	●
泰泽菌 Clostridium piliforme	●	鼠三毛滴虫 Tritrichomonas muris	●
支原体 Mycoplasma spp.	●	兔脑原虫 Encephalitozoon cuniculi(ECUN)	○
多杀巴斯德杆菌 Pasteurellaceae multocida	●	卡氏肺孢子虫 Pneumocystis carinii(PCAR)	○
支气管炎鲍特菌 Bordetella bronchiseptica	●	鞭毛虫 Flagellates	●
大肠埃希菌 O115a,c:K(B) Escherichia coli O115a,c:K(B)	○	纤毛虫 Ciliates	●
嗜肺巴斯德杆菌 Pasteurella pneumotropica	●		

注:●必须检测项目,要求阴性;○必要时检测项目,要求阴性。

表4　生物制品检定用家兔微生物与寄生虫检测项目

检测项目	普通级	清洁级	检测项目	普通级	清洁级
沙门菌 *Salmonella* spp.	●	●	体外寄生虫 Ectroparasites	■●■[订正]	●
假结核耶尔森菌 *Yersinia pseudotuberculosis*	○	○	弓形虫 *Toxoplasma gondii*	■●■[订正]	●
小肠结肠炎耶尔森菌 *Yersinia enterocolitica*	○	○	兔脑原虫 Encephalitozoon cuniculi(ECUN)	—	○
皮肤病原真菌 Pathogenic dermal fungi	○	○	艾美耳球虫 *Eimaria* spp.	—	○
多杀巴斯德杆菌 *Pasteurella multocida*	—	●	卡氏肺孢子虫 Pneumocystis carinii(PCAR)	—	●
泰泽菌 *Clostridium piliforme*	—	●	全部蠕虫 All Helminths	—	●
兔出血症病毒 Rabbit hemorrhagic disease virus(RHDV)	▲	●			

注：●必须检测项目,要求阴性；○必要时检测项目,要求阴性；▲可以免疫,—不要求检测。

表5　生物制品生产用、检定用猴微生物与寄生虫检测项目

检测项目	检定用	生产用	检测项目	检定用	生产用
猕猴疱疹病毒1型（B病毒）Cercopithecine herpesvirus type 1(BV)	●	●	沙门菌 *Salmonella* spp.	●	●
麻疹病毒 Measles virus	—	○	皮肤病原真菌 Pathogenic dermal fungi	●	●
猿猴空泡病毒40 Simian vacuolating virus 40(SV40)	—	●	志贺菌 *Shigella* spp.	●	●
猴副流感病毒5型 Simian parainfluenza virus type 5(SV5)	—	○	结核分枝杆菌 *Mycobacterium tuberculosis*	●	●
猴泡沫病毒 Simian foamy virus	—	●	体外寄生虫 Ectoparasites	●	●
			弓形虫 *Toxoplasma gondii*	●	●

注：●必须检测项目,要求阴性；○必要时检测项目,要求阴性；—不要求检测。

表6　生物制品检定用豚鼠微生物与寄生虫检测项目

检测项目	普通级	清洁级	SPF级	检测项目	普通级	清洁级	SPF级
淋巴细胞脉络丛脑膜炎病毒 Lymphocytic choriomeningitis virus(LCMV)	●	●	●	泰泽菌 *Clostridium piliforme*	—	●	●
仙台病毒 Sendai virus(SV)	—	●	●	嗜肺巴斯德杆菌 *Pasteurella pneumotropica*	—	—	●
小鼠肺炎病毒 Pneumonia virus of mice(PVM)	—	—	●	肺炎克雷伯菌 *Klebsiella pneumoniae*	—	—	●
呼肠孤病毒3型 Reovirus type 3(Reo 3)	—	—	●	金黄色葡萄球菌 *Staphylococcus aureus*	—	—	●
沙门菌 *Salmonella* spp.	●	●	●	肺炎链球菌 *Streptococcus pneumoniae*	—	—	○
假结核耶尔森菌 *Yersinia pseudotuberculosis*	○	○	—	乙型溶血性链球菌 *β-Hemolytic Streptococcus*	—	—	●
小肠结肠炎耶尔森菌 *Yersinia enterocolitica*	○	○	—	铜绿假单胞菌 *Pseudomonas aeruginosa*	—	—	●
念珠状链球菌 *Streptococcus moniliformis*	○	—	—	体外寄生虫 Ectoparasites	●	●	●
皮肤病原真菌 Pathogenic dermal fungi	○	—	—	弓形虫 *Toxoplasma gondii*	●	●	●
多杀巴斯德杆菌 *Pasteurella multocida*	—	●	●	全部蠕虫 All Helminths	—	●	●
支气管炎鲍特菌 *Bordetella bronchiseptica*	—	●	●	鞭毛虫 Flagellates	—	●	●
				纤毛虫 Ciliates	—	—	●

注：●必须检测项目,要求阴性；○必要时检测,要求阴性；—不要求检测。

表7 生物制品生产用马微生物检测项目

检测项目	检测要求	检测项目	检测要求
马传染性贫血病毒 Equine infectious anemia virus	●	马流产沙门菌 *Salmonella abortus equi*	○
鼻疽杆菌 *Pseudomonas mallei*	●	马A型流感病毒 Equine influenza virus type A	●
布氏杆菌 *Brucella*	●	马疱疹病毒Ⅰ型 Equine herpesvirus type Ⅰ	●

注:●必须检测项目,要求阴性;○必要时检测项目,要求阴性。

表8 生物制品生产用SPF鸡胚微生物学检测项目

检验项目	检测要求	检验项目	检测要求
鸡白痢沙门菌 *Salmonella pullorum*	●	鸡毒支原体 *Mycoplasma gallisepticum*	●
禽流感病毒A型 Avian influenza virus type A	●	滑液囊支原体 *Mycoplasma synoviae*	●
传染性支气管炎病毒 Infectious bronchitis virus	●	禽脑脊髓炎病毒 Avian encephalomyelitis virus	●
传染性法氏囊病病毒 Infectious bursal disease virus	●	淋巴白血病病毒 Lymphoid leukosis virus(禽白血病病毒 Avian leukosis virus)	●
传染性喉气管炎病毒 Infectious laryngotracheitis virus	●		
新城疫病毒 Newcastle disease virus	●	网状内皮增生症病毒 Reticuloendotheliosis virus	●
禽痘病毒 Fowl pox virus	●	禽呼肠孤病毒 Avian reovirus	●
马立克病病毒 Marek's disease virus	●	禽腺病毒Ⅰ群 Avian adenovirus group I	●
副鸡嗜血杆菌 *Haemophilus paragallinarum*	●	鸡传染性贫血病毒 Chicken infectious anaemia virus	●
多杀巴斯德杆菌 *Pasteurella multocida*	○	鸟分枝杆菌 *Mycobacterium avium*	○
禽腺病毒Ⅲ群(EDS)Avian adenovirus group Ⅲ(含减蛋综合征病毒)	●		

注:●必须检测项目,要求阴性;○必要时检测项目,要求阴性。

3604 新生牛血清

本品系从出生14小时内未进食的新生牛采血分离血清,经除菌过滤后制成。牛血清生产过程中不得任意添加其他物质成分。新生牛血清应进行以下检查,符合规定后方可使用。

如采用经过验证的病毒灭活工艺处理的牛血清,大肠埃希菌噬菌体及病毒检测必须在灭活前取样进行。

pH值 应为7.00~8.50。

蛋白质含量 采用双缩脲法(通则0731第三法)或其他适宜方法测定,应为35~50g/L。

血红蛋白 用分光光度法或其他适宜的方法测定,应不高于200mg/L。

以蒸馏水为空白对照,使用光程1cm的比色杯,直接测定新生牛血清血红蛋白标准品和供试品在576nm、623nm及700nm波长下的吸光度值,每个新生牛血清血红蛋白标准品和供试品至少测定2次,计算平均测定值。按照下式分别计算新生牛血清血红蛋白标准品和供试品中血红蛋白含量:

$$血红蛋白含量(mg/L)=[(A_{576}\times115)-$$
$$(A_{623}\times102)-(A_{700}\times39.1)]\times10$$

式中 A_{576}、A_{623}、A_{700} 分别为新生牛血清血红蛋白标准品和供试品在576nm、623nm及700nm波长下的平均吸光度值。

如果新生牛血清血红蛋白标准品所测血红蛋白含量在量值规定范围内,则实验结果有效。

渗透压摩尔浓度 应为250~330mOsmol/kg(通则0632)。

细菌内毒素检查 应不高于10EU/ml(通则1143凝胶限度试验)。

支持细胞增殖检查 采用传代细胞(HFL1、Mv1 Lu、Vero和CHO)中的任意1种细胞及Sp2/0-Ag14细胞进行。细胞复苏后,用待测样品配制的培养液至少连续传3代后使用,取对数生长期的细胞用于试验。牛血清使用者■可■[订正]另选择产品适用的细胞进行试验。

(1)细胞生长曲线的测定 取供试品按10%浓度配制细胞培养液,Sp2/0-Ag14按每1ml含1×10^4的细胞浓度,其他贴壁细胞按2×10^4的细胞浓度接种细胞,每天计数活细胞,连续观察1周,并绘制生长曲线。

(2)细胞倍增时间的测定 按生长曲线计算细胞的倍增时间。取细胞峰值前一天的细胞计数(Y)、接种细胞数(X)及生长时间(T)计算。

$$倍增时间 = \frac{T}{A} \qquad A = \log_2 \frac{Y}{X}$$

Sp2/0-Ag14 细胞应不超过 20 小时;HFL1 细胞应不超过 22 小时;Mv1 Lu 细胞应不超过 24 小时;Vero 细胞应不超过 18 小时;CHO 细胞应不超过 22 小时。

(3)克隆率的测定 将细胞稀释至每 1ml 含 10 个活细胞的浓度,按每孔 1 个细胞接种于 96 孔细胞培养板,每板至少接种 60 孔,于 37℃、5%二氧化碳培养,定期观察细胞克隆生长情况,培养 1 周后计数每孔中的细胞克隆数,并计算克隆率,应不低于 70%。

$$克隆率 = \frac{A}{B} \times 100\%$$

式中 A 为细胞克隆数;
B 为接种细胞的总孔数。

无菌检查 依法检查(通则 1101),应符合规定。

支原体检查 依法检查(通则 3301),应符合规定。

大肠埃希菌噬菌体 采用噬斑法和增殖法检测。不得有噬菌体污染。

■**病毒检查** 细胞培养法及荧光抗体检测。

(1)样品制备 取约 250ml 的新生牛血清供试品用于检测,将其配制成含 15%供试品的培养液,用于检测全过程的细胞换液及传代。以检测合格的血清作为阴性对照血清。

(2)指示细胞制备 至少采用猴源(如 Vero 细胞)、2 种牛源细胞(BT 和 MDBK 细胞或无病毒污染的原代牛肾细胞)以及人二倍体细胞作为指示细胞。细胞复苏后至少传代 1 次后使用。根据所需量制备足够量的细胞。

(3)用含有供试品的培养液将 4 种指示细胞分别接种于 75cm² 细胞培养瓶中,接种量应使细胞在培养 7 天后可达到至少 80%~90%汇合。同时制备阴性对照血清培养瓶。将培养瓶置 37℃、5%CO₂ 培养箱中培养至少 7 天。可在第 5 天时换液一次。

(4)第 7 天进行第 1 次盲传,将接种供试品及阴性对照的每种指示细胞培养瓶分别传出至少 2 个 75cm² 培养瓶,继续培养至第 14 天,在第 12 天时可换液一次。

(5)在第 13 天时(或第 2 次传代前 1 天)或阴性对照瓶细胞达到至少 70%汇合时,制备阳性对照用细胞。即取 1 个阴性对照细胞瓶分别传至 6 孔板或其他适宜的细胞板中用于细胞病变观察(CPE)、血吸附检查(HAd)及荧光抗体检测(IF),次日接种阳性对照病毒。

(6)第 14 天时进行第 2 次盲传。将第 1 次传代后的细胞培养物分别传至 6 孔板或其他适宜的细胞板中,进行细胞病变观察及 HAd 检查时,接种于每种指示细胞上的待测样本至少接种 3 孔;进行荧光抗体检测时,接种于每种指示细胞上的待测样本进行每种病毒检测时至少接种 2 孔。继续培养至少至第 21 天。剩余细胞样本 −60℃ 或以下保存备用。

(7)在第 14 天接种阳性对照病毒 取(5)制备的指示细胞接种适量阳性对照病毒,置 36℃±1℃、5% CO₂ 培养箱吸附 2 小时,吸弃上清液,加入适量细胞维持液,置 36℃±1℃、5% CO₂ 培养箱培养 7 天。对于 BT 细胞,BVDV 可作为病变阳性对照,BPI3 可作为 HAd 阳性对照,牛副流感病毒 3 型(PI3)、牛腺病毒(BAV-3)、牛细小病毒(BPV)以及牛腹泻病毒(BVDV)可作为 IF 检测阳性对照;对于 MDBK 细胞,呼肠孤病毒 3 型(REO3)和 PI3 可分别作为细胞病变及 HAd 检查阳性对照,PI3、BAV-3、BVDV、REO-3 为 IF 检测阳性对照;对于 Vero 细胞,PI3 可作为细胞病变及 HAd 检查阳性对照,PI3 及 REO-3 作为 IF 检测阳性对照。可不设立狂犬病毒(Rabies)阳性对照。所有 IF 检测阳性对照病毒应接种 100~300CCID₅₀。

(8)接种阴性对照及供试品的细胞培养物在接种后每天观察细胞病变情况,在接种后至少 21 天或末次传代后至少 7 天时分别进行病变观察、HAd 检查及 IF 检测。阳性对照培养物在接种后第 7 天或 10%细胞出现 CPE 时可进行 IF 检测。

进行血吸附检查时,用鸡与豚鼠血红细胞在 2~8℃ 及 20~25℃ 进行检测。

进行荧光抗体检测时,将细胞固定后采用直接或间接免疫荧光抗体检查法,至少应对 BVDV、PI3、BAV-3、BPV、REO3 以及 Rabies 进行检查,结果均应为阴性。

(9)结果判定 阴性对照应无细胞病变,血吸附检查应为阴性,荧光抗体检测应为阴性;阳性对照应有明显的细胞病变,血吸附检查应为阳性,荧光抗体检测应为阳性,判为试验成立。供试品如无细胞病变,血吸附检查为阴性,且荧光抗体检测为阴性,判定为符合要求。待测样本如出现细胞病变,或血吸附检查为阳性,或任何一种荧光抗体为阳性,则判定为不符合要求。

经病毒灭活处理的牛血清,灭活前取样检测后若任何一项检测显示为阳性,不建议用于生产。除非可鉴别出污染的病毒,且病毒灭活工艺验证研究显示其污染量可被有效灭活时方可使用。如果灭活前 BVDV 病毒检测为阳性,灭活后还应取样采用敏感的方法检测 BVDV,结果阴性为符合要求。

未经病毒灭活处理的牛血清若任何一项检测显示为阳性,则不得用于生产。

不能用感染试验检测的牛源性病毒可采用核酸检测法,但应采用较大量的样品提取核酸(如 25~50ml 的血清样本),并计算合并血清的最低检出限。■[修订]

四　部

新增指导原则

9120 氨基酸分析指导原则

氨基酸分析系指采用适宜的方法测定蛋白质、多肽或其他药物制剂中氨基酸组成和（或）含量。蛋白质和多肽的氨基酸分析，需要将样品先水解成游离的氨基酸才能进行分析，游离氨基酸通常需要衍生化后才能测定。

游离氨基酸的测定方法主要有柱前衍生反相色谱法、柱后衍生离子交换色谱法、离子色谱-积分脉冲安培检测法、液相色谱-蒸发光散射检测法、柱前衍生气相色谱法、衍生化毛细管电泳法、液相色谱-质谱联用法、超临界流体色谱法等，其中柱前衍生反相色谱法和柱后衍生离子交换色谱法为药品中氨基酸测定常用方法。

本指导原则概述了药品中氨基酸分析的基本要求，介绍了蛋白质和多肽样品的水解方法、常用的衍生化氨基酸测定方法及有关数据处理的内容，为药品中氨基酸的分析提供指导。

1 基本要求

1.1 仪器

氨基酸分析使用的仪器通常是高效液相色谱仪或氨基酸分析仪。柱前衍生的氨基酸通常使用高效液相色谱法分离检测；对于柱后衍生的氨基酸，由于离子交换分离过程的复杂性和对柱后衍生化反应装置的特殊要求等，一般使用商品化的氨基酸分析仪。

1.2 内标物

为了减少实验误差，氨基酸分析常采用内标法，所使用的内标物应是非天然存在的一级氨基酸，易于获取且价格便宜，在水解过程保持稳定，其衍生物的色谱响应与浓度成线性关系，且与待测氨基酸能有效分离。

常用的内标物包括正亮氨酸、α-氨基丁酸、正缬氨酸、肌氨酸和硝基酪氨酸等。内标物应在水解或衍生化反应前添加到氨基酸混合物中，以消除由于水解、衍生化、取样、进样、溶液稳定性和色谱条件变化等导致的差异。

1.3 方法验证

本指导原则中列出的氨基酸测定方法是指导性的方法，用户可以根据自己的实验室条件及分析品种的特点，参考本指导原则所列举的方法建立针对具体品种的适宜的氨基酸测定方法，也可以建立本指导原则未列举的其他氨基酸测定方法。对建立的氨基酸测定方法，应根据分析方法验证指导原则（指导原则9101）进行方法学验证，证明方法对所分析样品的适用性。

2 蛋白质和多肽样品的水解

蛋白质或多肽样品中的氨基酸是以结合形式存在，必须经过水解处理，形成游离氨基酸后才能进行氨基酸测定。

蛋白质或多肽的水解方法主要采用酸水解，同时辅以碱水解。其中，酸水解中使用最广泛的是盐酸水解，其产生的氨基酸不消旋，但该方法会使一些氨基酸被全部破坏或部分破坏，如色氨酸被全部破坏，丝氨酸、苏氨酸和半胱氨酸被部分破坏，门冬酰胺和谷氨酰胺脱酰胺分别转化为门冬氨酸和谷氨酸。对于这些氨基酸可采用较特殊的处理方法或者使其转变为稳定的形式，然后再进行盐酸水解。

蛋白质或多肽样品的水解需在水解管或一次性使用的水解管中进行，常用的蛋白质和多肽的水解方法如下。

方法1 盐酸水解法

盐酸水解法又可分为液态和气态两种方式。液态水解时样品溶于水解溶液。气态水解时样品不接触水解溶液，而以水解加热过程中产生的气态酸来水解干粉或干燥后的样品，这可将来自水解溶液的污染降低至最小程度，适用于仅有少量样品的微量分析。该水解方法不适于蛋白质或多肽样品中色氨酸、含硫氨基酸（半胱氨酸、胱氨酸和甲硫氨酸）的定量。

在一定浓度的盐酸溶液中加入适量苯酚可用于防止酪氨酸的卤化。

水解溶液：6mol/L盐酸溶液（含0.1%～1.0%苯酚）。

液态酸解：取干燥后的蛋白质或多肽样品约3mg，置水解管中，加水解溶液1ml，用氮气置换水解管中的空气，封管。110℃水解24小时或150℃水解1小时，蒸干或减压干燥水解的样品，以除去残留的酸，供分析备用。

气态酸解：取干燥后的蛋白质或多肽样品约1mg，置水解管中，将含有样品的水解管放入装有约1ml水解溶液的容器中，用氮气置换容器中的空气，密封容器。110℃水解24小时。取出水解管减压干燥水解后的样品，以除去残留的酸，供分析备用。

如果蛋白质在上述条件下水解不完全，可延长水解时间至48小时或72小时。

方法2 氢氧化钠水解法

本方法仅适于蛋白质或多肽样品中色氨酸的测定。

水解溶液：5mol/L氢氧化钠溶液。

水解方法：取干燥的蛋白质或多肽样品约10mg，置聚四氟乙烯水解管中，准确加入5mol/L氢氧化钠溶液4.0ml，用氮气置换水解管中的空气后，封管，110℃水解20小时，加入6mol/L盐酸3.5ml中和至中性，用水或适宜的稀释剂适当稀释，供分析备用。

方法3 过氧甲酸氧化酸水解法

在蛋白质或多肽水解之前，用过氧甲酸氧化样品中的半胱氨酸或胱氨酸和甲硫氨酸，使其转化为稳定的磺基丙氨酸和甲硫氨酸砜，防止半胱氨酸或胱氨酸和甲硫氨酸在水解过程中被破坏，得到的转化产物按方法1再进行盐酸水解。该水解方法不适于蛋白质或多肽样品中色氨酸和酪氨酸的含量测定。

氧化溶液:无水甲酸-30%过氧化氢(9:1)(临用前制备并在制备后放置1小时后使用)。

水解方法:取蛋白质或多肽约500μg,置水解管中,减压干燥,加无水甲酸20μl,50℃加热5分钟,放冷,加氧化溶液100μl,混匀,放置10~30分钟。减压干燥去除样品中过量的试液,照方法1进行盐酸水解。

方法4 二硫代二乙酸或二硫代二丙酸还原酸水解法

半胱氨酸或胱氨酸与二硫代二乙酸或二硫代二丙酸反应后,转化为稳定的S-硫代乙酸-半胱氨酸或S-硫代丙酸-半胱氨酸,可防止半胱氨酸或胱氨酸在水解过程中被破坏,得到的转化产物按方法1再进行盐酸水解。该水解方法不适于蛋白质或多肽样品中色氨酸的含量测定。

还原溶液:取二硫代二乙酸(或二硫代二丙酸)适量,溶于0.2mol/L氢氧化钠溶液中,使每1ml含二硫代二乙酸(或二硫代二丙酸)约10mg的溶液。

水解方法:取蛋白质或多肽约20μg,置水解管中,减压干燥,加入还原溶液5μl,加异丙醇10μl,减压干燥除去所有液体,照方法1再进行盐酸水解。

方法5 双(1,1-三氟乙酰氧基)碘苯还原酸水解法

在蛋白质或多肽水解之前,用双(1,1-三氟乙酰氧基)碘苯(BTI)还原样品中的门冬酰胺和谷氨酰胺残基,使其分别转化为二氨基丙酸和二氨基丁酸残基,得到的转化产物按方法1再进行盐酸水解。该水解法适用于在门冬氨酸和谷氨酸存在下,蛋白质或多肽样品中门冬酰胺和谷氨酰胺的定量。

在离子交换色谱分离中,α,β-二氨基丙酸和α,γ-二氨基丁酸与赖氨酸间不能完全分离,因此本法测得的天冬酰胺和谷氨酰胺含量为未经BTI还原的样品与经BTI还原的样品水解后得到的天冬氨酸与谷氨酸含量之差。由于BTI还原反应影响苏氨酸、甲硫氨酸、半胱氨酸、酪氨酸的含量测定结果,如果要测定蛋白质或多肽中这些氨基酸组成,则必须通过水解未经BTI还原反应的样品来测定。

还原溶液:10mmol/L三氟乙酸溶液(溶液A)、5mol/L盐酸胍-10mmol/L三氟乙酸溶液(溶液B)、含36mg/ml BTI的二甲基甲酰胺溶液(溶液C,临用前制备)。

水解方法:取蛋白质或多肽约200μg,置水解管中,减压干燥,加还原溶液A或溶液B 2ml和溶液C 2ml,在减压状态下密封水解管,60℃避光加热4小时,溶液用水透析去除过量的试剂,再用相同体积的正丁基乙酯提取3次,冻干,得到的冻干粉末按方法1再进行盐酸水解。

3 氨基酸测定法

除苯丙氨酸、酪氨酸和色氨酸等少数氨基酸外,大部分氨基酸无发色基团或发光基团,在紫外检测器(UV)或荧光检测器(FLD)无响应,需要在特定条件下与衍生剂经化学反应,生成发色基团或发光基团,用紫外检测器(UV)或荧光检测器(FLD)检测。衍生化反应可分为柱前衍生和柱后衍生两

种:前者是先将氨基酸混合物衍生化,再用反相色谱法分离后检测;后者是先用离子交换色谱法将氨基酸混合物分离,再经在线衍生化后检测。

柱前衍生化通常每次分析需要的氨基酸总量为0.5~1.0μg。

柱后衍生化通常每次分析需要的氨基酸总量为5~10μg。

氨基酸测定方法的系统适用性要求,在各品种项下规定。常用的衍生化氨基酸测定方法如下。

方法一 柱前PITC衍生氨基酸测定法

原理 根据氨基酸与异硫氰酸苯酯(PITC)反应,生成有紫外吸收的苯氨基硫甲酰氨基酸衍生物(PTC-氨基酸),PTC-氨基酸经反相液相色谱分离后用紫外检测器在254nm波长处检测,在一定的浓度范围内(1~1250pmol)其响应值与氨基酸浓度成正比。

特点 该法具有仪器配置要求不高、实验成本低、分离效果好等优点,适用于含氨基酸种类较多的样品分析。胱氨酸或半胱氨酸衍生物不稳定,无法定量;色氨酸与鸟氨酸的分离困难,不适合同时含有色氨酸和鸟氨酸样品的含量测定;除PTC-胱氨酸不稳定外,其他PTC-氨基酸衍生物溶液在室温条件下至少可稳定24小时。

色谱条件 用十八烷基硅烷键合硅胶为填充剂(250mm×4.6mm,5μm);以乙腈-0.1mol/L醋酸钠溶液(取醋酸钠13.6g,加水900ml溶解,用醋酸调pH值至6.5,加水至1000ml)(7:93)为流动相A,以乙腈-水(80:20)为流动相B,按下表梯度洗脱,流速为每分钟1ml;检测波长为254nm;柱温40℃。

时间(分钟)	流动相A(%)	流动相B(%)
0	100	0
14	85	15
29	66	34
30	0	100
37	0	100
37.1	100	0
45	100	0

测定法 视供试品中待测氨基酸种类及其含量,取供试品及内标物(如正亮氨酸)适量,用水或0.1mol/L盐酸溶液制成含总氨基酸浓度不大于2.5mg/ml的供试品溶液和与供试品溶液浓度相当的对照品溶液。精密量取供试品溶液200μl,置离心管中,精密加入1mol/L三乙胺乙腈溶液100μl,混匀,精密加入0.1mol/L异硫氰酸苯酯乙腈溶液100μl,混匀,密封,放置1小时,加正己烷0.8ml,充分振摇20~30秒,静置分层,精密量取下层溶液2μl,注入液相色谱仪,记录色谱图;另精密量取对照品溶液200μl,自"置离心管中"起同法测定。按内标法计算供试品溶液中各氨基酸的含量。

方法二 柱前AQC衍生氨基酸测定法

原理 根据氨基酸与6-氨基喹啉-N-(羟基琥珀酰亚胺

基)氨基甲酸酯(AQC)反应,生成有紫外吸收的不对称尿素衍生物(AQC-氨基酸),AQC-氨基酸经反相高效液相色谱分离后用紫外检测器在 248nm 波长处检测,在一定的浓度范围内(2～100pmol)其响应值与氨基酸浓度成正比。

特点 该法具有分离效果好及衍生物稳定等优点,适用于含氨基酸种类较多的样品分析。该法的衍生试剂价格高,AQC-氨基酸衍生物在室温下至少可稳定 1 周。

色谱条件 用十八烷基硅烷键合硅胶为填充剂(250mm×4.6mm,5μm);以醋酸盐缓冲液(取醋酸铵 10.8g,加水 900ml溶解,用磷酸调 pH 值至 5.0,加水至 1000ml)为流动相 A,以乙腈-水(60∶40)为流动相 B,按下表梯度洗脱,流速为每分钟 1.4ml;检测波长为 248nm;柱温为 37℃。

时间(分钟)	流动相 A(%)	流动相 B(%)
0	88	12
14	88	12
17	80	20
34	59	41
37	59	41
38	88	12
46	88	12

测定法 视供试品中待测氨基酸种类及其含量,取供试品及内标物(如 γ-氨基丁酸)适量,用水或 0.1mol/L 盐酸溶液制成含总氨基酸浓度不大于 0.4mg/ml 的供试品溶液和与供试品溶液浓度相当的对照品溶液。精密量取供试品溶液 10μl,置一小试管中,精密加入 0.4mol/L pH 8.8 硼酸盐缓冲液(取硼酸 12.36g,加水 400ml 溶解,用 40%氢氧化钠溶液调 pH 值至 8.8,然后加水稀释至 500ml)70μl,在涡旋状态下,精密加入 AQC 溶液(取 AQC 适量,加乙腈适量,55℃加热 10 分钟使溶解并稀释制成每 1ml 含 1.6mg 的溶液)20μl,混匀,密封,55℃加热 10 分钟,放冷,精密量取 5μl,注入液相色谱仪,记录色谱图;另精密量取对照品溶液 10μl,自"置一小试管中"起同法测定。按内标法计算供试品溶液中各氨基酸的含量。

方法三 柱前 OPA 和 FMOC 衍生氨基酸测定法

原理 根据一级氨基酸(含伯氨基的氨基酸)在巯基试剂存在下,首先与邻苯二醛(OPA)反应,生成 OPA-氨基酸;反应完毕后,加入 9-芴甲基氯甲酸甲酯(FMOC),剩余的二级氨基酸(含仲氨基的氨基酸,如脯氨酸)与 FMOC 继续反应,生成 FMOC-氨基酸,两次反应生成的氨基酸衍生物经反相高效液相色谱分离后用紫外光检测器在 338nm 和 262nm 波长处分别检测,在一定的浓度范围(25～2500pmol)内,氨基酸衍生物的吸光度与氨基酸浓度成正比。

特点 该法具有可自动化柱前衍生、实验成本低、分离效果好等优点,适用于含氨基酸种类较多的样品分析。二级氨基酸的衍生重复性较差及色谱柱使用寿命较短;OPA-氨基酸衍生物不稳定,衍生反应结束后要立即进样分析;衍生化操作也可由具有自动衍生功能的进样器完成。

色谱条件 用十八烷基硅烷键合硅胶为填充剂(200mm×4.6mm,5μm);以醋酸盐缓冲液(取醋酸钠 6.0g,加水 4000ml溶解,加三乙胺 800μl,四氢呋喃 24ml,混匀,用 2%醋酸溶液调 pH 值至 7.2)为流动相 A,以醋酸盐缓冲液-乙腈-甲醇(4∶7∶9)(取醋酸钠 10.9g,加水 800ml 溶解,用 2%醋酸溶液调 pH 值至 7.2,加乙腈 1400ml,甲醇 1800ml,混匀)为流动相 B,按下表梯度洗脱;检测波长为 338nm(一级氨基酸)及 262nm(二级氨基酸);柱温为 35℃。

时间(分钟)	流动相 A(%)	流动相 B(%)	流速(ml/min)
0.0	100	0	1.0
17.0	70	30	1.0
35.0	22	78	1.0
35.1	0	100	1.2
46.0	0	100	1.2
46.1	100	0	1.0
49.1	100	0	1.0

测定法 视供试品中待测氨基酸种类及其含量,取供试品及内标物(如正缬氨酸和肌氨酸)适量,用水或 0.1mol/L 盐酸溶液制成含总氨基酸浓度不大于 5mg/ml 的供试品溶液和与供试品溶液浓度相当的对照品溶液。精密量取供试品溶液 10μl,置 1.5ml 塑料离心管中,精密加入 0.4mol/L pH 10.2 硼酸盐缓冲液(取硼酸 24.7g,加水 800ml 溶解,用 40%氢氧化钠溶液调 pH 值至 10.2,然后加水稀释至 1000ml)50μl,混匀,精密加入 OPA 溶液(取 OPA 80mg,加 0.4 mol/L pH 10.2 硼酸盐缓冲液 7ml,加乙腈 1ml,3-巯基丙酸 125μl,混匀)10μl,混匀,放置 30 秒,精密加入 FMOC 溶液(取 FMOC 40mg,加乙腈 8ml 溶解)10μl,混匀,放置 30 秒,加水 320μl,混匀,立即精密量取 40μl,注入液相色谱仪,记录色谱图;另精密量取对照品溶液 10μl,自"置 1.5ml 塑料离心管中"起同法测定。按内标法计算供试品溶液中各氨基酸的含量。

方法四 柱前 DNFB 衍生氨基酸测定法

原理 根据氨基酸与 2,4-二硝基氟苯(DNFB)反应,生成有紫外响应的二硝基苯-氨基酸(DNP-氨基酸),DNP-氨基酸经反相高效液相色谱分离,用紫外检测器在 360nm 波长处检测,在一定的浓度范围(8～1000pmol)内,DNP-氨基酸吸光度与氨基酸浓度成正比。

特点 该法具有仪器配置要求不高、实验成本低的优点,但分离效果一般,适用于含氨基酸种类较少的样品分析。DNP-氨基酸衍生物溶液在室温下至少可稳定 24 小时;2,4-二硝基氟苯属易爆剧毒物质,有强致癌性,实验过程中应做好防护措施。

色谱条件 用十八烷基硅烷键合硅胶为填充剂(250mm×4.6mm,5μm);以 0.05mol/L 醋酸钠溶液(取 6.8g 醋酸钠,加水 800ml 溶解,加二甲基甲酰胺 10ml,用醋酸调 pH 值至 6.4,用水稀释至 1000ml)为流动相 A,以乙腈-流动相 A

（1∶1）为流动相B，按下表梯度洗脱，流速为每分钟1ml；检测波长为360nm；柱温为40℃。

时间(分钟)	流动相A(%)	流动相B(%)
0	75	25
6	75	25
6.1	65	35
11	59	41
14	59	41
14.1	50	50
22	45	55
32	10	90
37	10	90
39	75	25
50	75	25

测定法　视供试品中待测氨基酸种类及其含量，取供试品适量，用水或0.1mol/L盐酸溶液制成含总氨基酸浓度不大于2.5mg/ml的供试品溶液和与供试品溶液浓度相当的对照品溶液。精密量取供试品溶液2ml，置50ml量瓶中，加0.5mol/L碳酸氢钠溶液2ml，加2,4-二硝基氟苯溶液（取2,4-二硝基氟苯1ml，用乙腈稀释至100ml）1ml，混匀，置60℃水浴中反应1小时，用pH 7.0磷酸盐缓冲液稀释至刻度，摇匀，精密量取20μl，注入液相色谱仪，记录色谱图；另精密量取对照品溶液2ml，自"置50ml量瓶中"起同法测定。按外标法计算供试品溶液中各氨基酸的含量。

方法五　柱后茚三酮衍生氨基酸锂离子交换系统测定法

原理　通过调节系统pH值及离子强度，采用锂离子交换系统，实现离子交换色谱柱对混合氨基酸的分离，经离子交换色谱分离的氨基酸与茚三酮反应，一级氨基酸生成紫色化合物，在570nm波长处有最大吸收。二级氨基酸（如脯氨酸）生成黄色化合物，在440nm波长处有最大吸收。在440nm和570nm波长处分别检测，在一定的浓度范围（20～500pmol）内，氨基酸衍生物的吸光度与氨基酸浓度成正比。

特点　该法使用氨基酸分析仪，具有自动化程度高、不易受基质干扰、重复性好等优点，适用于分析成分复杂样品。但色谱柱价格高、分析时间长、流动相制备复杂、部分氨基酸难于达到基线分离（如异亮氨酸和亮氨酸间的分离）；采用温度梯度可以改善分离效果；尽量使用稀释液作为最后一步制备供试品溶液和对照品溶液的溶剂。

溶液配制　流动相A： 取氢氧化锂5.0g，枸橼酸16.4g，加水700ml使溶解，加盐酸7.8ml，甲醇50ml，辛酸0.1ml，混匀，用盐酸或氢氧化锂溶液调节pH值至2.90±0.03，用水稀释定容至1L。**流动相B：** 取氢氧化锂8.4g，氯化锂4.2g，枸橼酸16.4g，加水700ml使溶解，加盐酸8.6ml，辛酸0.1ml，混匀，用盐酸或氢氧化锂溶液调节pH值至4.20±0.05，用水稀释定容至1L。**流动相C：** 取氢氧化锂8.4g，氯化锂4.2g，枸橼酸10.9g，硼酸10.0g，加水700ml使溶解，加盐酸3.3ml，辛

酸0.1ml，混匀，用盐酸或氢氧化锂溶液调节pH值至8.00±0.05，用水稀释定容至1L。**再生液：** 取氢氧化锂21.0g，乙二胺四乙酸二钠0.2g，加水使溶解，混匀，用水稀释定容至1L。

衍生溶液： 取茚三酮20g，加甲醇600ml，苯酚2g，搅拌使溶解，加入醋酸钾钠缓冲液（取醋酸钠272.0g，醋酸钾196.0g，加入水约500ml，冰醋酸200ml，使溶解，混匀，用醋酸溶液调pH值至5.55±0.05，用水稀释定容至1000ml）400ml，混匀，加入0.2g抗坏血酸（用少量甲醇溶解后加入），摇匀，即得。

稀释液： 取氢氧化锂5.04g，枸橼酸17.5g，加水700ml使溶解，加盐酸8.6ml，辛酸0.1ml，混匀，用盐酸或氢氧化锂溶液调节pH值至2.20±0.05，用水稀释定容至1L。

色谱条件　用锂离子型磺酸基强酸性阳离子交换树脂柱为填充剂（150mm×4.6mm）；流动相流速为每分钟0.45ml，衍生溶液流速为每分钟0.25ml，按下表进行梯度洗脱和程序升温；反应器温度为130℃；检测波长为570nm（一级氨基酸）和440nm（二级氨基酸）。

时间 (分钟)	流动相A (%)	流动相B (%)	流动相C (%)	再生液 (%)	柱温 (℃)
0.0	85	15	0	0	42
0.2	85	15	0	0	
1.2	79	21	0	0	
18.2	43	57	0	0	
22.2	43	57	0	0	
25					42
30.2	0	100	0	0	
36.2	0	0	100	0	
40.0					60
41.2	0	0	75	25	
46.0					74
56.0	0	0	75	25	
56.1	0	0	0	100	
62.0					74
61.1	0	0	0	100	
61.2	85	15	0	0	
68.0					42
74.5	85	15	0	0	

测定法　视供试品中待测氨基酸种类及其含量，取供试品适量，用稀释液制成含总氨基酸浓度不大于1.5mg/ml的供试品溶液和与供试品溶液浓度相当的对照品溶液。精密量取氨基酸对照品溶液与供试品溶液50μl，分别注入氨基酸分析仪，记录色谱图；按外标法计算供试品溶液中各氨基酸的含量。

方法六　柱后茚三酮衍生氨基酸钠离子交换系统测定法

原理　通过调节系统pH值及离子强度，采用钠离子交换系统，实现离子交换色谱柱对混合氨基酸的分离，经离子交换色谱分离的氨基酸与茚三酮反应，一级氨基酸生成紫色化合物，在570nm波长处有最大吸收。二级氨基酸（如脯氨酸）生

成黄色化合物,在 440nm 波长处有最大吸收。在 440nm 和 570nm 波长处分别检测,在一定的浓度范围(20~500pmol)内,氨基酸衍生物的吸光度与氨基酸浓度成正比。

特点　该法使用氨基酸分析仪,具有自动化程度高,不易受基质干扰、重复性好等优点,适用于分析比较简单的氨基酸混合物。

溶液配制　**流动相 A**:取枸橼酸钠 11.8g、枸橼酸 6.6g、苯酚 0.5g、甲醇 65ml、盐酸 5.6ml、辛酸 0.1ml,加水溶解并稀释至 1000ml,用 10%氢氧化钠溶液或盐酸调 pH 值至 3.45±0.03。**流动相 B**:取枸橼酸钠 19.6g、氢氧化钠 3.1g、硼酸 5.0g、辛酸 0.1ml,加水溶解并稀释至 1000ml,用 10%氢氧化钠溶液或盐酸调 pH 值至 10.86±0.05。**再生液**:取氢氧化钠 20.0g、乙二胺四乙酸二钠 0.2g,加水溶解并稀释至 1000ml。**稀释液**:取枸橼酸钠 11.8g、枸橼酸 6.6g、苯酚 2.0g、盐酸 10.4ml、辛酸 0.1ml,加水溶解并稀释至 1000ml,用 10%氢氧化钠溶液或盐酸调 pH 值至 2.20±0.05。**衍生溶液**:取茚三酮 20g,加甲醇 600ml、苯酚 2g,搅拌使溶解,加入醋酸钾钠缓冲液(取醋酸钠 272.0g、醋酸钾 196.0g,加入水约 500ml、冰醋酸 200ml,使溶解,混匀,用醋酸溶液调 pH 值至 5.55±0.05,用水稀释定容至 1000ml)400ml,混匀,加入 0.2g 抗坏血酸(用少量甲醇溶解后加入),摇匀,即得。

色谱条件　用钠离子型磺酸基强酸性阳离子交换树脂为填充剂(150mm×4.6mm);流动相流速为每分钟 0.45ml,衍生溶液流速为每分钟 0.25ml,按下表进行梯度洗脱和程序升温;反应器温度为 130℃;检测波长为 570nm(一级氨基酸)和 440nm(二级氨基酸)。

时间 (分钟)	流动相 A (%)	流动相 B (%)	再生液 (%)	柱温 (℃)
0.00	100	0	0	
3.50	100	0	0	
11.00	85	15	0	
17.00	80	20	0	
21.00				58
26.00				58
23.50	67	33	0	
26.00	20	80	0	
28.00	20	80	0	
29.00	0	100	0	
42.00	0	100	0	
42.01	0	0	100	
45.00	0	0	100	
45.01	100	0	0	
46.00				74
50.00				58
57.10	100	0	0	58

测定法　视供试品中待测氨基酸种类及其含量,取供试品适量,用稀释液制成含总氨基酸浓度不大于 2.5mg/ml 的供试品溶液和与供试品溶液浓度相当的对照品溶液。精密量取氨基酸对照品溶液与供试品溶液 20μl,分别注入氨基酸分析仪,记录色谱图;按外标法计算供试品溶液中各氨基酸的含量。

4　数据处理

氨基酸分析的数据处理涉及氨基酸含量、蛋白质或多肽的氨基酸比值及含量的计算等。

4.1　**氨基酸含量**　采用适宜的氨基酸测定法测定,按外标法或内标法以峰面积计算样品中的各种氨基酸含量,如复方氨基酸注射液、药物制剂中游离的氨基酸等。

4.2　**蛋白质或多肽含量及氨基酸比值**　用氨基酸分析数据可测定已知分子量及氨基酸组成的蛋白质或多肽样品的含量。

在水解处理中稳定的氨基酸常被选择用于蛋白质或多肽的定量。在水解处理中稳定的氨基酸主要有门冬氨酸或门冬酰胺、谷氨酸或谷氨酰胺、丙氨酸、亮氨酸、苯丙氨酸、赖氨酸和精氨酸。可以根据蛋白质或多肽样品的氨基酸序列及不同的氨基酸测定方法调整用于定量分析的氨基酸种类。

采用适宜的氨基酸测定法测定蛋白质或多肽中的各种水解氨基酸含量,通过将稳定的每种氨基酸含量(nmol)分别除以蛋白质或多肽中所含的该氨基酸残基的理论个数,即可获得该蛋白质或多肽的含量。

由每种稳定的氨基酸含量计算该蛋白质或多肽的平均含量。通常舍去与平均值偏差大于 5%的蛋白质或多肽含量值,并重新计算剩余各值的平均值。

蛋白质或多肽样品的氨基酸比值:将每种氨基酸的含量除以蛋白质或多肽平均含量,即得。

4.3　**蛋白质或多肽含量及氨基酸残基数的预测**　利用氨基酸分析数据可评估未知蛋白质或多肽样品中的蛋白质或多肽的含量。按下式计算蛋白质或多肽经水解后得到的每种氨基酸的含量(μg)。

$$每种氨基酸含量 = mM_W/1000$$

式中　m 为样品中每种氨基酸的实测含量(nmol);

M_W 为每一种氨基酸的分子量与水的分子量之差。

在对蛋白质或多肽水解过程中部分和完全被破坏的氨基酸进行适当校正后,根据测得的每种氨基酸含量的总和,即为所测蛋白质或多肽的估算含量。

如果能得到未知蛋白质或多肽的分子量,就可以预测未知蛋白质或多肽的氨基酸组成。按下式计算未知蛋白质或多肽中每种氨基酸残基的数量。

$$每种氨基酸残基个数 = m/(1000M/M_{WT})$$

式中　m 为样品中每种氨基酸的实测含量(nmol);

M 为蛋白质总含量(μg);

M_{WT} 是未知蛋白质或多肽的分子量。

修订通则与指导原则

0105　眼用制剂

眼用制剂系指直接用于眼部发挥治疗作用的无菌制剂。

眼用制剂可分为眼用液体制剂(滴眼剂、洗眼剂、眼内注射溶液等)、眼用半固体制剂(眼膏剂、眼用乳膏剂、眼用凝胶剂等)、眼用固体制剂(眼膜剂、眼丸剂、眼内插入剂等)。眼用液体制剂也可以固态形式包装,另备溶剂,在临用前配成溶液或混悬液。

滴眼剂　系指由原料药物与适宜辅料制成的供滴入眼内的无菌液体制剂。可分为溶液、混悬液或乳状液。

洗眼剂　系指由原料药物制成的无菌澄明水溶液,供冲洗眼部异物或分泌液、中和外来化学物质的眼用液体制剂。

眼内注射溶液　系指由原料药物与适宜辅料制成的无菌液体,供眼周围组织(包括球结膜下、筋膜下及球后)或眼内注射(包括前房注射、前房冲洗、玻璃体内注射、玻璃体内灌注等)的无菌眼用液体制剂。

眼膏剂　系指由原料药物与适宜基质均匀混合,制成溶液型或混悬型膏状的无菌眼用半固体制剂。

眼用乳膏剂　系指由原料药物与适宜基质均匀混合,制成乳膏状的无菌眼用半固体制剂。

眼用凝胶剂　系指原料药物与适宜辅料制成的凝胶状无菌眼用半固体制剂。

眼膜剂　系指原料药物与高分子聚合物制成的无菌药膜,可置于结膜囊内缓慢释放药物的眼用固体制剂。

眼丸剂　系指原料药物与适宜辅料制成的球形、类球形的无菌眼用固体制剂。

眼内插入剂　■系指原料药物与适宜辅料制成的适当大小和形状,供插入结膜囊、泪小管等部位内缓慢释放药物的无菌眼用固体制剂。■[修订]

眼用制剂在生产和贮藏期间应符合下列规定。

一、眼用制剂一般可用溶解、乳化、分散等方法制备。

二、滴眼剂中可加入调节渗透压、pH 值、黏度以及增加原料药物溶解度和制剂稳定的辅料,所用辅料不应降低药效或产生局部刺激。

三、除另有规定外,滴眼剂应与泪液等渗。混悬型滴眼剂的沉降物不应结块或聚集,经振摇应易再分散,并应检查沉降体积比。除另有规定外,每个容器的装量应不超过 10ml。

四、洗眼剂属用量较大的眼用制剂,应尽可能与泪液等渗并具有相近的 pH 值。除另有规定外,每个容器的装量应不超过 200ml。

五、多剂量眼用制剂一般应加适当抑菌剂,尽量选用安全

风险小的抑菌剂,产品标签应标明抑菌剂种类和示量。除另有规定外,在制剂确定处方时,该处方的抑菌效力应符合抑菌效力检查法(通则 1121)的规定。

六、眼用半固体制剂的基质应过滤并灭菌,不溶性原料药物应预先制成极细粉。眼膏剂、眼用乳膏剂、眼用凝胶剂应均匀、细腻、无刺激性,并易涂布于眼部,便于原料药物分散和吸收。除另有规定外,每个容器的装量应不超过 5g。

七、眼内注射溶液、眼内插入剂、供外科手术用和急救用的眼用制剂,均不得加抑菌剂或抗氧剂或不适当的附加剂,且应采用一次性使用包装。

八、包装容器应无菌、不易破裂,其透明度应不影响可见异物检查。

九、除另有规定外,眼用制剂还应符合相应剂型通则项下有关规定,如眼用凝胶剂还应符合凝胶剂的规定。

十、除另有规定外,眼用制剂应遮光密封贮存。

十一、眼用制剂在启用后最多可使用 4 周。

除另有规定外,眼用制剂应进行以下相应检查。

【可见异物】　除另有规定外,滴眼剂照可见异物检查法(通则 0904)中滴眼剂项下的方法检查,应符合规定;眼内注射溶液照可见异物检查法(通则 0904)中注射液项下的方法检查,应符合规定。

【粒度】　除另有规定外,含饮片原粉的眼用制剂和混悬型眼用制剂照下述方法检查,粒度应符合规定。

检查法　取液体型供试品强烈振摇,立即量取适量(或相当于主药 $10\mu g$)置于载玻片上,共涂 3 片;或取 3 个容器的半固体型供试品,将内容物全部挤于适宜的容器中,搅拌均匀,取适量(或相当于主药 $10\mu g$)置于载玻片上,涂成薄层,薄层面积相当于盖玻片面积,共涂 3 片;照粒度和粒度分布测定法(通则 0982 第一法)测定,每个涂片中大于 $50\mu m$ 的粒子不得过 2 个(含饮片原粉的除外),且不得检出大于 $90\mu m$ 的粒子。

【沉降体积比】　混悬型滴眼剂(含饮片细粉的滴眼剂除外)照下述方法检查,沉降体积比应不低于 0.90。

检查法　除另有规定外,用具塞量筒量取供试品 50ml,密塞,用力振摇 1 分钟,记下混悬物的开始高度 H_0,静置 3 小时,记下混悬物的最终高度 H,按下式计算:

$$沉降体积比 = H/H_0$$

【金属性异物】　除另有规定外,眼用半固体制剂照下述方法检查,应符合规定。

检查法　取供试品 10 个,分别将全部内容物置于底部平整光滑、无可见异物和气泡、直径为 6cm 的平底培养皿中,加盖,除另有规定外,在 85℃ 保温 2 小时,使供试品摊布均匀,室温放冷至凝固后,倒置于适宜的显微镜台上,用聚光灯从上方以 45° 角的入射光照射皿底,放大 30 倍,检视不小于 $50\mu m$ 且具有光泽的金属性异物数。10 个容器中每个含金属性异物超过 8 粒者,不得过 1 个,且其总数不得过 50 粒;如不符合上述规定,应另取 20 个复试;初、复试结果合并计算,30 个中

每个容器中含金属性异物超过8粒者，不得过3个，且其总数不得过150粒。

【装量差异】 除另有规定外，单剂量包装的眼用固体制剂或半固体制剂照下述方法检查，应符合规定。

检查法 取供试品20个，分别称定内容物重量，计算平均装量，每个装量与平均装量相比较（有标示装量的应与标示装量相比较）超过平均装量±10%者，不得过2个，并不得有超过平均装量±20%者。

凡规定检查含量均匀度的眼用制剂，一般不再进行装量差异检查。

【装量】 除另有规定外，单剂量包装的眼用液体制剂照下述方法检查，应符合规定。

检查法 取供试品10个，将内容物分别倒入经标化的量入式量筒（或适宜容器）内，检视，每个装量与标示装量相比较，均不得少于其标示量。

多剂量包装的眼用制剂，照最低装量检查法（通则0942）检查，应符合规定。

【渗透压摩尔浓度】 除另有规定外，水溶液型滴眼剂、洗眼剂和眼内注射溶液按各品种项下的规定，照渗透压摩尔浓度测定法（通则0632）测定，应符合规定。

【无菌】 除另有规定外，照无菌检查法（通则1101）检查，应符合规定。

0713 脂肪与脂肪油测定法

本法适用于供药用或药用辅料的脂类物质及类似物（不包括挥发油）的测定。

液体供试品如因析出硬脂发生浑浊时，应先置50℃的水浴上加热，使完全熔化成澄清液体；加热后如仍显浑浊，可离心沉降或用干燥的保温滤器滤过使澄清；将得到的澄清液体搅匀，趁其尚未凝固，用附有滴管的称量瓶或附有玻勺的称量杯，分别称取下述各项检验所需的供试品。固体供试品应先在不高于其熔点10℃的温度下熔化，离心沉降或滤过，再依法称取。

相对密度 照相对密度测定法（通则0601）测定。

折光率 照折光率测定法（通则0622）测定。

熔点 照熔点测定法（通则0612第二法）测定。

酸值 酸值系指■中和■[修订]供试品1g中含有的游离脂肪酸所需氢氧化钾的重量（mg），但在测定时可采用氢氧化钠滴定液（0.1mol/L）进行滴定。

酸值	称重(g)	酸值	称重(g)
0.5	10	100	1
1	5	200	0.5
10	4	300	0.4
50	2		

除另有规定外，按表中规定的重量，精密称取供试品，置250ml锥形瓶中，加乙醇-乙醚（1∶1）混合液[临用前加酚酞指示液1.0ml，用氢氧化钠滴定液（0.1mol/L）调至微显粉红色]50ml，振摇使完全溶解（如不易溶解，缓慢加热回流使溶解），用氢氧化钠滴定液（0.1mol/L）滴定，至粉红色持续30秒不褪。以供试品消耗氢氧化钠滴定液（0.1mol/L）的体积（ml）为A，供试品的重量（g）为W，照下式计算酸值：

$$供试品的酸值 = \frac{A \times 5.61}{W}$$

羟值 羟值系指供试品1g中含有的羟基，经用以下方法酰化后，所需氢氧化钾的重量（mg）。

羟值	称重(g)	羟值	称重(g)
10～100	2.0	200～250	0.75
100～150	1.5	250～300	0.60
150～200	1.0		

除另有规定外，按表中规定的重量，精密称取供试品，置250ml的干燥碘瓶中，精密加入酰化剂（取对甲苯磺酸14.4g，置500ml碘瓶中，加乙酸乙酯360ml，振摇溶解后，缓缓加入醋酐120ml，摇匀，放置3日后用）5ml，用吡啶少许湿润瓶塞，稍拧紧，轻轻摇动使完全溶解，置50℃±1℃水浴中25分钟（每10分钟轻轻摇动）后，放冷，加吡啶-水（3∶5）20ml，5分钟后加甲酚红-麝香草酚蓝混合指示液8～10滴，用氢氧化钾（或氢氧化钠）滴定液（1mol/L）滴定至溶液显灰蓝色或蓝色；同时做空白试验。以供试品消耗的氢氧化钾（或氢氧化钠）滴定液（1mol/L）的体积（ml）为A，空白试验消耗的体积（ml）为B，供试品的重量（g）为W，供试品的酸值为D，照下式计算羟值：

$$供试品的羟值 = \frac{(B-A) \times 56.1}{W} + D$$

碘值 碘值系指当供试品100g充分卤化时所需的碘量（g）。

除另有规定外，取供试品适量[其重量（g）约相当于25/供试品的最大碘值]，精密称定，置250ml的干燥碘瓶中，加三氯甲烷10ml，溶解后，精密加入溴化碘溶液25ml，密塞，摇匀，在暗处放置30分钟。加入新制的碘化钾试液10ml与水100ml，摇匀，用硫代硫酸钠滴定液（0.1mol/L）滴定剩余的碘，滴定时注意充分振摇，待混合液的棕色变为淡黄色，加淀粉指示液1ml，继续滴定至蓝色消失；同时做空白试验。以供试品消耗硫代硫酸钠滴定液（0.1mol/L）的体积（ml）为A，空白试验消耗的体积（ml）为B，供试品的重量（g）为W，照下式计算碘值：

$$供试品的碘值 = \frac{(B-A) \times 1.269}{W}$$

过氧化值　过氧化值系指供试品1000g中含有的其氧化力与一定量的氧相当的过氧化物量。

除另有规定外,取供试品5g,精密称定,置250ml碘瓶中,加三氯甲烷-冰醋酸(2∶3)混合液30ml,振摇溶解后,加入碘化钾试液0.5ml,准确振摇萃取1分钟,然后加水30ml,用硫代硫酸钠滴定液(0.01mol/L)滴定,滴定时,注意缓慢加入滴定液,并充分振摇直至黄色几乎消失,加淀粉指示液5ml,继续滴定并充分振摇至蓝色消失,同时做空白试验。空白试验中硫代硫酸钠滴定液(0.01mol/L)的消耗量不得过0.1ml。以供试品消耗硫代硫酸钠滴定液(0.01mol/L)的体积(ml)为A,空白试验消耗硫代硫酸钠滴定液(0.01mol/L)的体积(ml)为B,供试品的重量(g)为W,照下式计算过氧化值:

$$供试品的过氧化值 = \frac{10 \times (A - B)}{W}$$

皂化值　皂化值系指中和并皂化供试品1g中含有的游离酸类和酯类所需氢氧化钾的重量(mg)。

除另有规定外,取供试品适量[其重量(g)约相当于250/供试品的最大皂化值],精密称定,置250ml回流瓶中,精密加入0.5mol/L氢氧化钾乙醇溶液25ml,加热回流30分钟,然后用乙醇10ml冲洗冷凝器的内壁和塞的下部,加酚酞指示液1.0ml,用盐酸滴定液(0.5mol/L)滴定剩余的氢氧化钾,至溶液的粉红色刚好褪去,加热至沸,如溶液又出现粉红色,再滴定至粉红色刚好褪去;同时做空白试验。以供试品消耗的盐酸滴定液(0.5mol/L)的体积(ml)为A,空白试验消耗的体积(ml)为B,供试品的重量(g)为W,照下式计算皂化值:

$$供试品的皂化值 = \frac{(B - A) \times 28.05}{W}$$

不皂化物　除另有规定外,取供试品约5g,精密称定,置250ml回流瓶中,加氢氧化钾乙醇溶液(取氢氧化钾12g,加水10ml溶解,用乙醇稀释至100ml,摇匀)50ml,水浴加热回流1小时,放冷至25℃以下,移至带有聚四氟乙烯活塞的分液漏斗中,用水洗涤回流瓶2次,每次50ml,洗液并入分液漏斗中。用乙醚提取3次,每次100ml;合并乙醚提取液,用水洗涤乙醚提取液3次,每次40ml,静置分层,弃去水层,依次用3%氢氧化钾溶液与水洗涤乙醚层各3次,每次40ml,再用水40ml反复洗涤乙醚层直至最后洗液中加酚酞指示液2滴不显红色。转移乙醚提取液至已恒重的蒸发皿中,并用乙醚10ml洗涤分液漏斗,洗液并入蒸发皿中,置50℃水浴上蒸去乙醚,用丙酮6ml溶解残渣,空气流下挥去丙酮。在105℃干燥至连续两次称重之差不超过1mg,计算不皂化物。

取干燥后的残渣,用中性乙醇20ml溶解残渣,加酚酞指示液数滴,用乙醇制氢氧化钠滴定液(0.1mol/L)滴定至粉红色持续30秒不褪色,如果消耗乙醇制氢氧化钠滴定液

(0.1mol/L)超过0.2ml,残渣总量不能当作不皂化物重量,试验必须重做。

甾醇组成　取不皂化物项下经乙醇制氢氧化钠滴定液(0.1mol/L)滴定至终点且满足要求的溶液,水浴蒸干,残渣加丙酮6ml溶解,室温挥发至干,残渣在105℃干燥约15分钟,作为供试品。另取葵花籽油,同法制备不皂化物并同法处理,作为对照。

甾醇的分离　取供试品,用乙醚溶解3次,每次4ml,转移至试管中,氮气流下挥发至干,加流动相适量溶解残渣(必要时,可加异丙醇1~3滴以促溶),制成每1ml中约含残渣40mg的溶液,用0.45μm滤膜滤过,取续滤液作为供试品溶液;另取上述对照,同法操作,作为对照溶液;取胆固醇和β-谷甾醇各适量,分别加流动相溶解并稀释制成每1ml中约含40mg的溶液,作为胆固醇和β-谷甾醇定位用溶液。照高效液相色谱法(通则0512)试验,用硅胶为填充剂(250mm×4.6mm,5μm;预柱5mm×4.6mm,5μm),以异丙醇-正己烷(1∶99)为流动相,流速为每分钟1.0ml,检测波长为210nm。取对照溶液、供试品溶液、胆固醇和β-谷甾醇定位用溶液各50μl,分别注入液相色谱仪,记录色谱图,对照溶液应在23~32分钟显示两个主要的色谱峰,收集对照溶液、供试品溶液、胆固醇和β-谷甾醇定位用溶液约20分钟至32分钟间的洗脱液(注:收集起始时间以胆固醇的出峰时间为准),分别置试管中,每个试管收集两次进样所得的洗脱液,氮气流下挥发至干。

甾醇的测定　避免潮湿。取甾醇的分离项下供试品溶液制得残渣,加无水吡啶0.2ml,加N,O-双(三甲基硅烷)三氟乙酰胺(BSTFA)-三甲基氯硅烷(TMCS)(99∶1)混合液0.2ml,密封,混匀,80℃加热20分钟,取出,放冷,取液体层作为供试品衍生化溶液。另取甾醇的分离项下对照溶液、胆固醇与β-谷甾醇定位用溶液制得残渣,分别自"加无水吡啶0.2ml"起同法操作,取液体层分别作为对照衍生化溶液、胆固醇衍生化溶液和β-谷甾醇衍生化溶液。照气相色谱法(通则0521)测定,采用以5%苯基-95%甲基聚硅氧烷为固定液的毛细管色谱柱(30m×0.25mm,0.25μm),以氦气为载气,起始温度为260℃,维持50分钟,以每分钟5℃的速率升温至290℃,维持5分钟,进样口温度为290℃,检测器温度为290℃。取对照衍生化溶液1~3μl(视甾醇量而选择),注入气相色谱仪,记录的色谱图中,应显示4个主要的色谱峰,分别为菜油甾醇峰、豆甾醇峰、β-谷甾醇峰和Δ7-豆甾醇峰,菜油甾醇峰与豆甾醇峰的分离度应不小于4.0。另取与对照衍生化溶液相同进样体积的胆固醇衍生化溶液、β-谷甾醇衍生化溶液和供试品衍生化溶液,分别注入气相色谱仪,记录色谱图,按下表所附的相对β-谷甾醇峰的保留时间鉴别各甾醇峰,计算从胆固醇到Δ7-燕麦甾醇15个峰的总峰面积,按峰面积归一化法计算供试品中各甾醇的含量。

编号	英文名称	中文名称	相对保留时间
1	cholesterol	胆固醇	0.63
2	brassicasterol	菜籽甾醇	0.71
3	24-methylene cholesterol	24-亚甲基胆固醇	0.80
4	campesterol	菜油甾醇	0.81
5	campestanol	菜油甾烷醇	0.82
6	stigmasterol	豆甾醇	0.87
7	Δ7-campesterol	Δ7-菜油甾醇	0.92
8	Δ5,23-stigmastadienol	Δ5,23-豆甾二烯醇	0.95
9	clerosterol	赤桐甾醇	0.96
10	β-sitosterol	β-谷甾醇	1
11	sitostanol	谷甾烷醇	1.02
12	Δ5-avenasterol	Δ5-燕麦甾醇	1.03
13	Δ5,24-stigmastadienol	Δ5,24-豆甾二烯醇	1.08
14	Δ7-stigmasterol	Δ7-豆甾醇	1.12
15	Δ7-avenasterol	Δ7-燕麦甾醇	1.16
16	betulin	桦木醇	1.4

脂肪酸凝点 （1）脂肪酸的提取 取20%(g/g)氢氧化钾的甘油溶液75g，置800ml烧杯中，加供试品50g，于150℃在不断搅拌下皂化15分钟，放冷至约100℃，加入新沸的水500ml，搅匀，缓缓加入硫酸溶液（1→4）50ml，加热至脂肪酸明显分离为一个透明层；趁热将脂肪酸移入另一烧杯中，用新煮沸的水反复洗涤，至洗液加入甲基橙指示液显黄色，趁热将澄清的脂肪酸放入干燥的小烧杯中，加无水乙醇5ml，搅匀，用小火加热至无小气泡逸出，即得。

（2）凝点的测定 取按上法制得的干燥脂肪酸，照凝点测定法（通则0613）测定。

脂肪酸组成 除另有规定外，取供试品0.1g，置50ml回流瓶中，加0.5mol/L氢氧化钠甲醇溶液4ml，在水浴中加热回流直至油滴消失（通常约10分钟），放冷，加14%三氟化硼甲醇溶液5ml，再在水浴中加热回流2分钟，放冷，加正庚烷4ml，继续在水浴中加热回流1分钟后，放冷，加饱和氯化钠溶液10ml，摇匀，静置使分层，取上层液，经无水硫酸钠干燥，作为供试品溶液；分别取硬脂酸甲酯、棕榈酸甲酯和油酸甲酯适量，用正庚烷溶解并稀释制成每1ml中各约含0.1mg的溶液，作为系统适用性溶液。照气相色谱法（通则0521）试验，采用以聚乙二醇（或极性相近）为固定液的毛细管色谱柱（30m×0.53mm，1.0μm），起始温度为70℃，维持2分钟，以每分钟5℃的速率升温至240℃，维持24分钟；进样口温度为220℃；检测器温度为260℃。取系统适用性溶液1μl注入气相色谱仪，记录色谱图，棕榈酸甲酯峰和硬脂酸甲酯峰相对于油酸甲酯峰的保留时间分别约为0.87和0.99，理论板数按油酸甲酯峰计算不低于10 000，各色谱峰的分离度应符合要求。取供试品溶液1μl，注入气相色谱仪，记录色谱图，按峰面积归一化法计算各脂肪酸甲酯的含量。

加热试验 取供试品约50ml，置烧杯中，在砂浴上加热至280℃，升温速率为每分钟上升10℃，观察油的颜色和其他性状的变化。

杂质 取供试品约20g，精密称定，置锥形瓶中，加石油醚（沸程60～90℃）20ml使溶解，用干燥至恒重的垂熔玻璃坩埚滤过（如溶液不易滤过，可添加石油醚适量），用石油醚洗净残渣和滤器，在105℃干燥至恒重；精密称定，增加的重量即为供试品中杂质的重量。

水分与挥发物 取供试品约5g，置干燥至恒重的扁形称量瓶中，精密称定，在105℃干燥40分钟取出，置干燥器内放冷，精密称定重量；再在105℃干燥20分钟，放冷，精密称定重量，至连续两次干燥后称重的差异不超过0.001g，如遇重量增加的情况，则以增重前的一次重量为恒重。减失的重量，即为供试品中含有水分与挥发物的重量。

碱性杂质 取新蒸馏的丙酮10ml、水0.3ml和0.04%溴酚蓝乙醇溶液1滴，用0.01mol/L盐酸溶液或0.01mol/L氢氧化钠溶液调节至中性，精密加供试品10ml，摇匀，静置，用盐酸滴定液（0.01mol/L）滴定至上层液显黄色，计算消耗的盐酸滴定液（0.01mol/L）体积。

甲氧基苯胺值 避光快速操作。除另有规定外，取供试品0.5g，精密称定（W），置25ml量瓶中，加异辛烷溶解并稀释至刻度，作为供试品溶液，照紫外-可见分光光度法（通则0401），以异辛烷为空白，在350nm的波长处测定吸光度（A_1）；另取10ml具塞试管2支，供试品管加供试品溶液5.0ml，空白管加异辛烷5.0ml，再各加0.25%的4-甲氧基苯胺的冰醋酸溶液1.0ml，振摇，暗处放置10分钟，以空白管溶液作为空白，在350nm的波长处测定供试品管溶液的吸光度（A_2）。照下式计算甲氧基苯胺值：

$$供试品的甲氧基苯胺值 = \frac{25 \times (1.2 \times A_2 - A_1)}{W}$$

反式脂肪酸 除另有规定外，取供试品100mg，置50ml回流瓶中，加0.5mol/L氢氧化钠甲醇溶液4ml，在水浴中加热回流直至油滴消失（通常约10分钟），放冷，加14%三氟化硼甲醇溶液5ml，再在水浴中加热回流5分钟，放冷，加异辛烷2ml，继续在水浴中加热回流1分钟，放冷，加饱和氯化钠溶液10ml，摇匀，静置使分层，取上层液，经无水硫酸钠干燥，作为供试品溶液。分别取油酸甲酯、反式油酸甲酯、亚油酸甲酯顺反异构体混合溶液和亚麻酸甲酯顺反异构体混合溶液适量，加异辛烷溶解并稀释制成每1ml中约含油酸甲酯1mg、反式油酸甲酯1mg、亚油酸甲酯顺反异构体2.5mg、亚麻酸甲酯顺反异构体2.5mg的溶液，作为系统适用性溶液（脂肪酸甲酯分类信息和反式脂肪酸甲酯的参考保留时间见下表）。照气相色谱法（通则0521）试验，采用以聚二氰丙基硅氧烷（或极性相近）为固定液的毛细管色谱柱（100m×0.25mm，0.2μm），起始温度为163℃，维持85分钟，以每分钟30℃的速率升温至240℃，维持13分钟；分流比45：1；载气流速：恒压40psi；进样口温度为250℃；检测器温度为250℃。取系统适用性溶液1μl注入气相色谱仪，记录色谱图，顺-9,12-

反-15-十八碳三烯酸甲酯（C18：3c9c12t15）和亚麻酸甲酯（C18：3c9c12c15）的分离度应不小于1.0（必要时可适当调整色谱系统参数满足上述系统适用性要求，并确保供试品中相应顺反脂肪酸甲酯峰的分离度均不小于1.0；36种脂肪酸甲酯混合标准溶液和典型反式脂肪酸甲酯混合标准溶液的气相色谱图见下图）。取供试品溶液1μl注入气相色谱仪，记录色谱图，按峰面积归一化法计算供试品中各反式脂肪酸甲酯峰占所有脂肪酸甲酯总峰面积的百分含量。

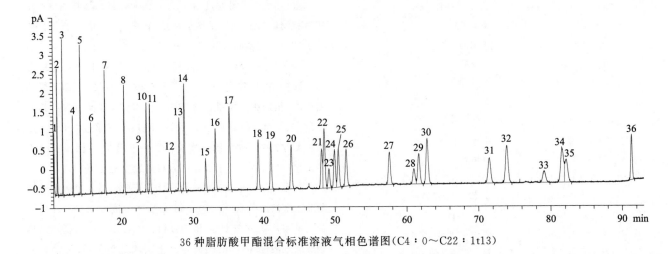

36种脂肪酸甲酯混合标准溶液气相色谱图（C4：0～C22：1t13）

编号	脂肪酸甲酯	参考保留时间（min）	编号	脂肪酸甲酯	参考保留时间（min）
1	C4：0	10.605	19	C17：1c10	41.079
2	C6：0	11.046	20	C18：0	43.967
3	C8：0	11.823	21	C18：1t6	48.190
4	C10：0	13.230	22	C18：1t9	48.550
5	C11：0	14.318	23	C18：1t11	49.187
6	C12：0	15.782	24	C18：1c6	49.964
7	C13：0	17.753	25	C18：1c9	50.500
8	C14：0	20.406	26	C18：1c11	51.577
9	C14：1t9	22.423	27	C18：2t9t12	57.587
10	C14：1c9	23.501	28	C19：1t7	61.001
11	C15：0	23.978	29	C19：1t10	61.681
12	C15：1t10	26.685	30	C18：2c9c12	62.857
13	C15：1c10	28.075	31	C20：0	71.517
14	C16：0	28.786	32	C18：3c6c9c12	73.943
15	C16：1t9	31.815	33	C20：1t11	79.082
16	C16：1c9	33.250	34	C18：3c9c12c15	81.577
17	C17：0	35.258	35	C20：1c11	82.147
18	C17：1t10	39.279	36	C22：1t13	91.323

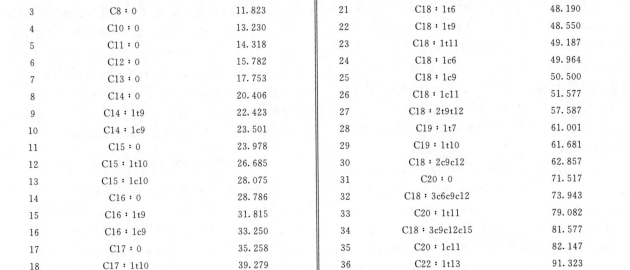

典型反式脂肪酸甲酯混合标准溶液气相色谱图

编号	反式脂肪酸甲酯	参考保留时间(min)
1	C16：1t9	31.750
2	C18：1t6	48.128
3	C18：1t9	48.489
4	C18：1t11	19.114
5	C18：2t9t12	57.675
6	C18：2c9t12	60.197
7	C18：2t9c12	61.461
8	C18：2c9c12	62.847
9	C18：3t9t12t15	70.814
10	C20：0	71.452
11	C18：3t9t12c15/t9c12t15	74.241
12	C18：3t9c12c15	75.926
13	C18：3c9t12t15	76.224
14	C18：3c9t12c15	79.009
15	C18：3c9c12t15	79.063
16	C18：3c9c12c15	81.527
17	C20：1c	81.996

【附注】

1.溴化碘溶液　取研细的碘 13.0g,置干燥的具塞玻瓶中,加冰醋酸 1000ml,微温使碘完全溶解;另用吸管插入法量取溴 2.5ml(或在通风橱中称取 7.8g),加入上述碘溶液中,摇匀,即得。为了确定加溴量是否合适,可在加溴前精密取出 20ml,用硫代硫酸钠滴定液(0.1mol/L)滴定,记录消耗的体积(ml);加溴后,摇匀,再精密取出 20ml,加新制的碘化钾试液 10ml,再用硫代硫酸钠滴定液(0.1mol/L)滴定,消耗的体积(ml)应略小于加溴前的 2 倍。

本液应置具塞玻瓶内,密塞,在暗处保存。

2.乙醇制氢氧化钠滴定液(0.1mol/L)　取 50％氢氧化钠溶液 2ml,加乙醇 250ml,摇匀,即得(如溶液浑浊,配制后放置过夜,取上清液)。取在五氧化二磷干燥器中减压干燥至恒重的基准苯甲酸约 0.2g,精密称定,加乙醇 10ml 与水 2ml溶解,加酚酞指示液 2 滴,用上述滴定液滴定至溶液显持续浅粉红色。每 1ml 乙醇制氢氧化钠滴定液(0.1mol/L)相当于12.21mg 的苯甲酸。

本液应置具橡皮塞的棕色玻瓶中,密闭保存,临用前应标定浓度。

0832　水分测定法

第一法(费休氏法)

1.容量滴定法

本法是根据碘和二氧化硫在吡啶和甲醇溶液中与水定量反应的原理来测定水分。所用仪器应干燥,并能避免空气中水分的侵入;测定应在干燥处进行。

费休氏试液的制备与标定

(1)制备　称取碘(置硫酸干燥器内 48 小时以上)110g,置干燥的具塞锥形瓶(或烧瓶)中,加无水吡啶 160ml,注意冷却,振摇至碘全部溶解,加无水甲醇 300ml,称定重量,将锥形瓶(或烧瓶)置冰浴中冷却,在避免空气中水分侵入的条件下,通入干燥的二氧化硫至重量增加 72g,再加无水甲醇使成 1000ml,密塞,摇匀,在暗处放置 24 小时。

也可以使用稳定的市售费休氏试液。市售的费休氏试液可以是不含吡啶的其他碱化试剂,或不含甲醇的其他伯醇类等制成;也可以是单一的溶液或由两种溶液临用前混合而成。

本试液应遮光,密封,阴凉干燥处保存。临用前应标定滴定度。

(2)标定　精密称取纯化水 10～30mg,用水分测定仪直接标定;或精密称取纯化水 10～30mg,置干燥的具塞锥形瓶中,除另有规定外,加无水甲醇适量,在避免空气中水分侵入的条件下,用费休氏试液滴定至溶液由浅黄色变为红棕色,或用电化学方法[如永停滴定法(通则 0701)等]指示终点;另做空白试验,按下式计算:

$$F = \frac{W}{A - B}$$

式中　F 为每 1ml 费休氏试液相当于水的重量,mg;

　　　W 为称取纯化水的重量,mg;

　　　A 为滴定所消耗费休氏试液的容积,ml;

　　　B 为空白所消耗费休氏试液的容积,ml。

测定法　精密称取供试品适量(约消耗费休氏试液 1～5ml),除另有规定外,溶剂为无水甲醇,用水分测定仪直接测定。或精密称取供试品适量,置干燥的具塞锥形瓶中,加溶剂适量,在不断振摇(或搅拌)下用费休氏试液滴定至溶液由浅黄色变为红棕色,或用永停滴定法(通则 0701)指示终点;另做空白试验,按下式计算:

$$供试品中水分含量（％）= \frac{(A - B)F}{W} \times 100\%$$

式中　A 为供试品所消耗费休氏试液的体积,ml;

　　　B 为空白所消耗费休氏试液的体积,ml;

　　　F 为每 1ml 费休氏试液相当于水的重量,mg;

　　　W 为供试品的重量,mg。

如供试品吸湿性较强,可称取供试品适量置干燥的容器中,密封(可在干燥的隔离箱中操作),精密称定,用干燥的注射器注入适量无水甲醇或其他适宜溶剂,精密称定总重量,振摇使供试品溶解,测定该溶液水分。洗净并烘干容器,精密称定其重量。同时测定溶剂的水分。按下式计算:

$$供试品中水分含量（％）= \frac{(W_1 - W_3)c_1 - (W_1 - W_2)c_2}{W_2 - W_3} \times 100\%$$

式中　W_1 为供试品、溶剂和容器的重量,g;

　　　W_2 为供试品、容器的重量,g;

W_3为容器的重量,g;

c_1为供试品溶液的水分含量,g/g;

c_2为溶剂的水分含量,g/g。

对热稳定的供试品,亦可将水分测定仪和市售卡氏干燥炉联用测定水分。即将一定量的供试品在干燥炉或样品瓶中加热,并用干燥气体将蒸发出的水分导入水分测定仪中测定。

2. 库仑滴定法

本法仍以卡尔-费休氏(Karl-Fischer)反应为基础,应用永停滴定法(通则0701)测定水分。与容量滴定法相比,库仑滴定法中滴定剂碘不是从滴定管加入,而是由含有碘离子的阳极电解液电解产生。一旦所有的水被滴定完全,阳极电解液中就会出现少量过量的碘,使铂电极极化而停止碘的产生。根据法拉第定律,产生碘的量与通过的电量成正比,因此可以通过测量电量总消耗的方法来测定水分总量。本法主要用于测定含微量水分(0.0001%~0.1%)的供试品,特别适用于测定化学惰性物质如烃类、醇类和酯类中的水分。所用仪器应干燥,并能避免空气中水分的侵入;测定操作应在干燥处进行。

在适当的情况下,供试品中的水可以通过与容器连接的烘箱中的热量解吸或释放出来,并借助干燥的惰性气体(例如纯氮气)转移到容器中。因气体转移造成的误差应考虑并进行校正,加热条件也应慎重选择,防止因供试品分解而产生水。

费休氏试液 按卡尔-费休氏库仑滴定仪的要求配制或使用市售费休氏试液,无需标定滴定度。

测定法 于滴定杯加入适量费休氏试液,先将试液和系统中的水分预滴定除去,然后精密量取供试品适量(含水量约为0.5~5mg或仪器建议的使用量),迅速转移至滴定杯中,或经适宜的■无水■[订正]溶剂溶解后,迅速注入至滴定杯中,以永停滴定法(通则0701)指示终点,从仪器显示屏上直接读取供试品中水分的含量,其中每1mg水相当于10.72库仑电量。

第二法(烘干法)

测定法 取供试品2~5g,如果供试品的直径或长度超过3mm,在称取前应快速制成直径或长度不超过3mm的颗粒或碎片平铺于干燥至恒重的扁形称量瓶中,厚度不超过5mm,疏松供试品不超过10mm,精密称定,开启瓶盖在100~105℃干燥5小时,将瓶盖盖好,移置干燥器中,放冷30分钟,精密称定,再在上述温度干燥1小时,放冷,称重,至连续两次称重的差异不超过5mg为止。根据减失的重量,计算供试品中含水量(%)。

本法适用于不含或少含挥发性成分的药品。

第三法(减压干燥法)

减压干燥器 取直径12cm左右的培养皿,加入五氧化二磷干燥剂适量,铺成0.5~1cm的厚度,放入直径30cm的减压干燥器中。

测定法 取供试品2~4g,混合均匀,分别取0.5~1g,置已在供试品同样条件下干燥并称重的称量瓶中,精密称定,打开瓶盖,放入上述减压干燥器中,抽气减压至2.67kPa(20mmHg)以下,并持续抽气半小时,室温放置24小时。在减压干燥器出口连接无水氯化钙干燥管,打开活塞,待内外压一致,关闭活塞,打开干燥器,盖上瓶盖,取出称量瓶迅速精密称定重量,计算供试品中的含水量(%)。

本法适用于含有挥发性成分的贵重药品。中药测定用的供试品,一般先破碎并需通过二号筛。

第四法(甲苯法)

仪器装置 如图所示。图中A为500ml的短颈圆底烧瓶;B为水分测定管;C为直形冷凝管,外管长40cm。使用前,全部仪器应清洁,并置烘箱中烘干。

测定法 取供试品适量(约相当于含水量1~4ml),精密称定,置A瓶中,加甲苯约200ml,必要时加入干燥、洁净的无釉小瓷片数片或玻璃珠数粒,连接仪器,自冷凝管顶端加入甲苯至充满B管的狭细部分。将A瓶置电热套中或用其他适宜方法缓缓加热,待甲苯开始沸腾时,调节温度,使每秒馏出2滴。待水分完全馏出,即测定管刻度部分的水量不再增加时,将冷凝管内部先用甲苯冲洗,再用饱蘸甲苯的长刷或其他适宜方法,将管壁上附着的甲苯推下,继续蒸馏5分钟,放冷至室温,拆卸装置,如有水黏附在B管的管壁上,可用蘸甲苯的铜丝推下,放置使水分与甲苯完全分离(可加亚甲蓝粉末少量,使水染成蓝色,以便分离观察)。检读水量,计算成供试品的含水量(%)。

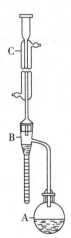

图 甲苯法仪器装置

【附注】 (1)测定用的甲苯须先加水少量充分振摇后放置,将水层分离弃去,经蒸馏后使用。

(2)中药测定用的供试品,一般先破碎成直径不超过3mm的颗粒或碎片;直径和长度在3mm以下的可不破碎。

第五法(气相色谱法)

色谱条件与系统适用性试验 用直径为0.18~0.25mm的二乙烯苯-乙基乙烯苯型高分子多孔小球作为载体,或采用极性与之相适应的毛细管柱,柱温为140~150℃,热导检测器检测。注入无水乙醇,照气相色谱法(通则0521)测定,应符合下列要求:

（1）理论板数按水峰计算应大于 1000，理论板数按乙醇峰计算应大于 150；

（2）水和乙醇两峰的分离度应大于 2；

（3）用无水乙醇进样 5 次，水峰面积的相对标准偏差不得大于 3.0%。

对照溶液的制备　取纯化水约 0.2g，精密称定，置 25ml 量瓶中，加无水乙醇至刻度，摇匀，即得。

供试品溶液的制备　取供试品适量（含水量约 0.2g），剪碎或研细，精密称定，置具塞锥形瓶中，精密加入无水乙醇 50ml，密塞，混匀，超声处理 20 分钟，放置 12 小时，再超声处理 20 分钟，密塞放置，待澄清后倾取上清液，即得。

测定法　取无水乙醇、对照溶液及供试品溶液各 1～5μl，注入气相色谱仪，测定，即得。

对照溶液与供试品溶液的配制须用新开启的同一瓶无水乙醇。

用外标法计算供试品中的含水量。计算时应扣除无水乙醇中的含水量，方法如下：

对照溶液中实际加入的水的峰面积＝对照溶液中总水峰面积－K×对照溶液中乙醇峰面积

供试品中水的峰面积＝供试品溶液中总水峰面积－K×供试品溶液中乙醇峰面积

$$K=\frac{无水乙醇中水峰面积}{无水乙醇中乙醇峰面积}$$

1421　灭　菌　法

本通则介绍的常用灭菌方法，可用于制剂、原料、辅料、医疗器械、药品包装材料以及设备表面等物品的灭菌，从而使物品残存活微生物的概率下降至预期水平。

灭菌（sterilization）系指用适当的物理或化学手段将物品中活的微生物杀灭或除去的过程。无菌物品是指物品中不含任何活的微生物，但对于任何一批无菌物品而言，绝对无菌既无法保证也无法用试验来证实。一批物品的无菌特性只能通过物品中活微生物的概率来表述，即非无菌概率（probability of a nonsterile unit，PNSU）或无菌保证水平（sterility assurance level，SAL）。已灭菌物品达到的非无菌概率可通过验证确定。

无菌物品的无菌保证不能依赖于最终产品的无菌检验，而是取决于生产过程中采用经过验证的灭菌工艺、严格的 GMP 管理和良好的无菌保证体系。

无菌药品的生产分为最终灭菌工艺和无菌生产工艺。经最终灭菌工艺处理的无菌物品的非无菌概率不得高于 10^{-6}。灭菌工艺控制涉及灭菌工艺的开发、灭菌工艺的验证和日常监控等阶段。

灭菌工艺的开发

灭菌工艺的开发应综合考虑被灭菌物品的性质、灭菌方法的有效性、灭菌后物品的完整性和稳定性，并兼顾经济性等因素。只要物品允许，应尽可能选用最终灭菌工艺灭菌。若物品不适合采用最终灭菌工艺，应选用无菌生产工艺达到无菌保证要求。

综合考虑灭菌工艺的灭菌能力和对灭菌物品的影响，灭菌工艺可以分为过度杀灭法、生物负载/生物指示剂法（也被称为残存概率法）和生物负载法。对耐受的灭菌物品，通常选用过度杀灭法。

物品的无菌保证与灭菌工艺、灭菌前物品的生物负载相关。灭菌工艺开发时，需要对物品污染的微生物种类、数目及其耐受性进行综合评估。

灭菌工艺的验证

灭菌工艺的验证是无菌保证的必要条件。灭菌工艺经验证后，方可交付正式使用。验证内容包括：①撰写验证方案及制定评估标准；②确认设备的设计与选型；③确认灭菌设备资料齐全、安装正确，并能正常运行；④确认灭菌设备、关键控制和记录系统能在规定的参数范围内正常运行；⑤采用被灭菌物品或模拟物品按预定灭菌程序进行重复试验，确认各关键工艺参数符合预定标准，确定经灭菌物品的无菌保证水平符合规定；⑥汇总并完善各种文件和记录，撰写验证报告。

灭菌工艺的日常监控

日常生产中，应对灭菌工艺的运行情况进行监控，确认关键参数（如温度、压力、时间、湿度、灭菌气体浓度及吸收的辐射剂量等）均在验证确定的范围内。同时应持续评估灭菌工艺的有效性及被灭菌物品的安全性和稳定性，并建立相应的变更和偏差控制程序，确保灭菌工艺持续处于受控状态。灭菌工艺应定期进行再验证。当灭菌设备或程序发生变更（包括灭菌物品装载方式和数量的改变）时，应进行重新验证。

验证及日常监控阶段，可根据风险评估的结果对微生物的种类、数目及耐受性进行监控。在生产的各个环节应采取各种措施降低生物负载，确保生物负载控制在规定的限度内。灭菌结束后，应采取措施防止已灭菌物品被再次污染。任何情况下，都应要求容器及其密封系统确保物品在有效期内符合无菌要求。

灭　菌　方　法

常用的灭菌方法有湿热灭菌法、干热灭菌法、辐射灭菌法、气体灭菌法、过滤除菌法、汽相灭菌法、液相灭菌法。可根据被灭菌物品的特性采用一种或多种方法组合灭菌。

湿热灭菌法

本法系指将物品置于灭菌设备内利用饱和蒸汽、蒸汽-空气混合物、蒸汽-空气-水混合物、过热水等手段使微生物菌体中的蛋白质、核酸发生变性而杀灭微生物的方法。该法灭菌能力强，为热力灭菌中最有效、应用最广泛的灭菌方法。药品、容器、培养基、无菌衣、胶塞以及其他遇高温和潮湿性能稳定的物品,均可采用本法灭菌。流通蒸汽不能有效杀灭细菌孢子,一般可作为不耐热无菌产品的辅助处理手段。

湿热灭菌工艺的开发应考虑被灭菌物品的热稳定性、热穿透性、生物负载等因素。湿热灭菌通常采用温度-时间参数或者结合 F_0 值(F_0 值为标准灭菌时间,系灭菌过程赋予被灭菌物品 121℃ 下的等效灭菌时间)综合考虑,无论采用何种控制参数,都必须证明所采用的灭菌工艺和监控措施在日常运行过程中能确保物品灭菌后的 PNSU≤10^{-6}。多孔或坚硬物品等可采用饱和蒸汽直接接触的方式进行灭菌,灭菌过程中应充分去除腔体和待灭菌物品中的空气和冷凝水,以避免残留空气阻止蒸汽到达所有暴露的表面,从而破坏饱和蒸汽的温度-压力关系。对装有液体的密闭容器进行灭菌,灭菌介质先将热传递到容器表面,再通过传导和对流的方式来实现内部液体的灭菌,必要时可采用空气过压的方式平衡容器内部和灭菌设备腔体之间的压差,避免影响容器的密闭完整性。

采用湿热灭菌时,被灭菌物品应有适当的装载方式。装载方式的确认应考虑被灭菌物品最大、最小和生产过程中典型的装载量和排列方式等,确保灭菌的有效性和重现性。装载热分布试验应尽可能使用被灭菌物品,如果采用类似物替代,应结合物品的热力学性质等进行适当的风险评估。热穿透试验应将足够数量的温度探头置于被灭菌物品内部的冷点。如有数据支持或有证据表明将探头置于物品外部也能反映出物品的热穿透情况,也可以考虑将探头置于物品外部。

微生物挑战试验用来进一步确认灭菌效果,生物指示剂的放置位置应结合被灭菌物品的特点、装载热分布以及热穿透试验结果来确定。应根据灭菌工艺选择适宜的生物指示剂。过度杀灭法常用的生物指示剂为嗜热脂肪地芽孢杆菌(Geobacillus stearothermophilus),热不稳定性物品灭菌常用的生物指示剂为生孢梭菌(Clostridium sporogenes),枯草芽孢杆菌(Bacillus subtilis)和凝结芽孢杆菌(Bacillus coagulans)。

对于采用生物负载/生物指示剂法和生物负载法的灭菌工艺,日常生产全过程应对物品中污染的微生物进行连续地、严格地监控,并采取各种措施降低微生物污染水平,特别是防止耐热菌的污染。

湿热灭菌在冷却阶段应采取措施防止已灭菌物品被再次污染。

干热灭菌法

本法系指将物品置于干热灭菌柜、隧道灭菌器等设备中,利用干热空气达到杀灭微生物或消除热原物质的方法。适用于耐高温但不宜用湿热灭菌法灭菌的物品灭菌,如玻璃器具、金属制容器、纤维制品、陶瓷制品、固体试药、液状石蜡等均可采用本法灭菌。

干热灭菌法的工艺开发应考虑被灭菌物品的热稳定性、热穿透力、生物负载(或内毒素污染水平)等因素。干热灭菌

条件采用温度-时间参数或者结合 F_H 值(F_H 值为标准灭菌时间,系灭菌过程赋予被灭菌物品 160℃ 下的等效灭菌时间)综合考虑。干热灭菌温度范围一般为 160～190℃,当用于除热原时,温度范围一般为 170～400℃,无论采用何种灭菌条件,均应保证灭菌后的物品的 PNSU≤10^{-6}。

装载方式的确认应考虑被灭菌物品最大和最小的装载量和排列方式等,对于连续干热灭菌设备还应考虑传送带运转时不同位置可能产生的温度差异,同时应关注热力难以穿透的物品,以保证灭菌的有效性和重现性。由于空气热导性较差,应通过热分布和热穿透试验确认冷点能够达到预期的灭菌效果。微生物挑战试验用生物指示剂通常选择萎缩芽孢杆菌(Bacillus astrophaeus)。细菌内毒素灭活验证试验是证明除热原过程有效性的试验。一般将不小于 1000 单位的细菌内毒素加入待去热原的物品中,证明该去热原工艺能使内毒素至少下降 3 个对数单位。细菌内毒素灭活验证试验所用的细菌内毒素一般为大肠埃希菌内毒素(Escherichia coli endoxin)。

灭菌设备内的空气应当循环并保持正压。进入干热灭菌生产设备的空气应当经过高效过滤器过滤,高效过滤器应定期进行检漏测试以确认其完整性。

辐射灭菌法

本法系指利用电离辐射杀灭微生物的方法。常用的辐射射线有 ^{60}Co 或 ^{137}Cs 衰变产生的 γ 射线、电子加速器产生的电子束和 X 射线装置产生的 X 射线。能够耐辐射的医疗器械、生产辅助用品、药品包装材料、原料药及成品等均可用本法灭菌。

辐射灭菌工艺的开发应考虑被灭菌物品对电离辐射的耐受性以及生物负载等因素。为保证灭菌过程不影响被灭菌物品的安全性、有效性及稳定性,应确定最大可接受剂量。辐射灭菌控制的参数主要是辐射剂量(指灭菌物品的吸收剂量),灭菌剂量的建立应确保物品灭菌后的 PNSU≤10^{-6}。辐射灭菌应尽可能采用低辐射剂量。

辐射灭菌验证的关键在于剂量分布测试,在开展剂量分布测试前,应规定灭菌物品的包装形式、密度以及装载模式等。通过剂量分布测试,确定灭菌过程的最大和最小剂量值及其位置,如果日常监测使用参照计量位置,还需确定其剂量值与最大和最小剂量值之间的关系。辐射灭菌一般不采用生物指示剂进行微生物挑战试验。

日常使用中,应进行生物负载监控和定期剂量审核,确保辐射灭菌效果及剂量的持续有效。灭菌时,应采用剂量计对灭菌物品吸收的辐射剂量进行监控,剂量计放置的位置应经验证确定,以充分证实灭菌物品吸收的剂量是在规定的限度内。剂量测量应溯源到国家标准或是国际标准。

气体灭菌法

本法系指用化学灭菌剂形成的气体杀灭微生物的方法。本法最常用的化学灭菌剂是环氧乙烷,一般与 80%～90% 的

惰性气体混合使用,在充有灭菌气体的高压腔室内进行。采用气体灭菌法时,应注意灭菌气体的可燃可爆性、致畸性和残留毒性。该法适用于不耐高温、不耐辐射物品的灭菌,如医疗器械、塑料制品和药品包装材料等,干粉类产品不建议采用本法灭菌。

采用本法灭菌需确认经过解析工艺后,灭菌气体和反应产物残留量不会影响被灭菌物品的安全性、有效性和稳定性。采用环氧乙烷灭菌时,腔室内的温度、湿度、灭菌气体浓度、灭菌时间是影响灭菌效果的重要因素。

气体灭菌工艺的验证,应考虑物品包装材料和灭菌腔室中物品的排列方式对灭菌气体的扩散和渗透的影响。环氧乙烷气体灭菌的生物指示剂一般采用萎缩芽孢杆菌(*Bacillus atrophaeus*)。

采用环氧乙烷灭菌时,应进行泄漏试验,以确认灭菌腔室的密闭性。灭菌后,可通过经验证的解析步骤,使残留环氧乙烷和其他易挥发性残留物消散,并对灭菌物品中的环氧乙烷残留物和反应产物进行监控,以证明其不超过规定的浓度,避免产生毒性。

过滤除菌法

本法系指采用物理截留去除气体或液体中微生物的方法。常用于气体、热不稳定溶液的除菌。

过滤除菌工艺开发时,应根据待过滤介质属性及工艺目的选择合适的过滤器。除菌级过滤器的滤膜孔径选用0.22μm(或更小孔径或相同过滤效力),过滤器的孔径定义来自过滤器对微生物的截留能力,而非平均孔径的分布系数。选择过滤器材质时,应充分考察其与待过滤介质的兼容性。过滤器不得因与待过滤介质发生反应、释放物质或吸附作用而对过滤产品质量产生不利影响,不得有纤维脱落,禁用含石棉的过滤器。为保证过滤除菌效果,可使用两个除菌级的过滤器串联过滤,主过滤器前增加的除菌级过滤器即为冗余过滤器,并须保证这两级过滤器之间的无菌性。

过滤除菌法常用的挑战微生物为缺陷短波单胞菌(*Brevundimonas diminuta*)。除菌级过滤器的截留试验要求是在规定条件下,在有效过滤面积内每平方厘米截留缺陷短波单胞菌的能力达到10^7cfu,但在有些情况下,缺陷短波单胞菌不能代表最差条件,则需要考虑采用生产中发现的最差条件细菌进行截留试验。

在每一次过滤除菌后应立即进行滤器的完整性试验,即起泡点试验、扩散流/前进流试验或水侵入法测试,确认滤膜在除菌过滤过程中的有效性和完整性。过滤除菌前是否进行完整性测试可根据风险评估确定。灭菌前进行完整性测试应考虑滤芯在灭菌过程中被损坏的风险;灭菌后进行完整性测试应采取措施保证过滤器下游的无菌性。

过滤除菌前,产品的生物负载应控制在规定的限度内。过滤器使用前必须经过灭菌处理(如在线或离线蒸汽灭菌,辐射灭菌等)。在线蒸汽灭菌的设计及操作过程应关注滤芯可耐受的最高压差及温度。

与过滤除菌相关的设备、包装容器及其他物品应采用适当的方法进行灭菌,并防止再污染。

汽相灭菌法

本法系指通过分布在空气中的灭菌剂杀灭微生物的方法。常用的灭菌剂包括过氧化氢(H_2O_2)、过氧乙酸(■CH_3COOOH■[订正])等。汽相灭菌适用于密闭空间的内表面灭菌。

汽相灭菌效果与灭菌剂量(一般是指注入量)、相对湿度和温度有关。装载方式的确认应考虑密闭空间内部物品的装载量和排列方式。微生物挑战试验用来确认灭菌效果,生物指示剂的放置位置应包括灭菌剂最难到达的位置。汽相用生物指示剂一般为嗜热脂肪地芽孢杆菌(*Geobacillus stearothermophilus*)、萎缩芽孢杆菌(*Bacillus atrophaeus*)、生孢梭菌(*Clostridium sporogenes*)等。

日常使用中,汽相灭菌前灭菌物品应进行清洁。灭菌时应最大限度地暴露表面,确保灭菌效果。灭菌后应将灭菌剂残留充分去除或灭活。

液相灭菌法

本法系将被灭菌物品完全浸泡于灭菌剂中达到杀灭物品表面微生物的方法。具备灭菌能力的灭菌剂包括:甲醛、过氧乙酸、氢氧化钠、过氧化氢、次氯酸钠等。

灭菌剂种类的选择应考虑灭菌物品的耐受性。灭菌剂浓度、温度、pH值、生物负载、灭菌时间、被灭菌物品表面的污染物等是影响灭菌效果的重要因素。

灭菌工艺验证时,应考虑灭菌物品表面积总和最大的装载方式,并确保灭菌剂能够接触到所有表面,如狭小孔径物品的内表面。微生物挑战试验常用的生物指示剂是萎缩芽孢杆菌(*Bacillus atrophaeus*)和枯草芽孢杆菌(*Bacillus subtilis*)。通过重复试验来验证灭菌剂浓度和灭菌时间等灭菌参数条件。灭菌后应将灭菌剂残留充分去除或灭活。

灭菌剂残留去除阶段,应采取措施防止已灭菌物品被再次污染。使用灭菌剂的全过程都应采取适当的安全措施。

2341 农药残留量测定法

本方法系用气相色谱法(通则0521)和质谱法(通则0431)测定药材、饮片及制剂中部分农药残留量。除另有规定外,按下列方法测定。

第一法 有机氯类农药残留量测定法(色谱法)

1. 9种有机氯类农药残留量测定法

色谱条件与系统适用性试验 以(14%-氰丙基-苯基)甲基聚硅氧烷或(5%苯基)甲基聚硅氧烷为固定液的弹性石

英毛细管柱(30m×0.32mm×0.25μm),⁶³Ni-ECD电子捕获检测器。进样口温度230℃,检测器温度300℃,不分流进样。程序升温:初始100℃,每分钟10℃升至220℃,每分钟8℃升至250℃,保持10分钟。理论板数按α-BHC峰计算应不低于1×10⁶,两个相邻色谱峰的分离度应大于1.5。

对照品贮备溶液的制备 精密称取六六六(BHC)(α-BHC,β-BHC,γ-BHC,δ-BHC)、滴滴涕(DDT)(p,p′-DDE,p,p′-DDD,o,p′-DDT,p,p′-DDT)及五氯硝基苯(PCNB)农药对照品适量,用石油醚(60～90℃)分别制成每1ml约含4～5μg的溶液,即得。

混合对照品贮备溶液的制备 精密量取上述各对照品贮备液0.5ml,置10ml量瓶中,用石油醚(60～90℃)稀释至刻度,摇匀,即得。

混合对照品溶液的制备 精密量取上述混合对照品贮备液,用石油醚(60～90℃)制成每1L分别含0μg、1μg、5μg、10μg、50μg、100μg、250μg的溶液,即得。

供试品溶液的制备 药材或饮片 取供试品,粉碎成粉末(过三号筛),取约2g,精密称定,置100ml具塞锥形瓶中,加水20ml浸泡过夜,精密加丙酮40ml,称定重量,超声处理30分钟,放冷,再称定重量,用丙酮补足减失的重量,再加氯化钠约6g,精密加二氯甲烷30ml,称定重量,超声15分钟,再称定重量,用二氯甲烷补足减失的重量,静置(使分层),将有机相迅速移入装有适量无水硫酸钠的100ml具塞锥形瓶中,放置4小时。精密量取35ml,于40℃水浴上减压浓缩至近干,加少量石油醚(60～90℃)如前反复操作至二氯甲烷及丙酮除净,用石油醚(60～90℃)溶解并转移至10ml具塞刻度离心管中,加石油醚(60～90℃)精密稀释至5ml,小心加入硫酸1ml,振摇1分钟,离心(3000r/min)10分钟,精密量取上清液2ml,置具刻度的浓缩瓶(图)中,连接旋转蒸发器,40℃下(或用氮气)将溶液浓缩至适量,精密稀释至1ml,即得。

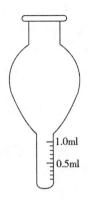

1.0ml
0.5ml

图 刻度浓缩瓶

制剂 取供试品,研成细粉(蜜丸切碎,液体直接量取),精密称取适量(相当于药材2g),以下按上述供试品溶液制备法制备,即得供试品溶液。

测定法 分别精密吸取供试品溶液和与之相对应浓度的混合对照品溶液各1μl,注入气相色谱仪,按外标法计算供试品中9种有机氯农药残留量。

2. 22种有机氯类农药残留量测定法

色谱条件及系统适用性试验 分析柱:以50%苯基-50%二甲基聚硅氧烷为固定液的弹性石英毛细管柱(30m×0.25mm×0.25μm),验证柱:以100%二甲基聚硅氧烷为固定液的弹性石英毛细管柱(30m×0.25mm×0.25μm),⁶³Ni-ECD电子捕获检测器。进样口温度240℃,检测器温度300℃,不分流进样,流速为恒压模式(初始流速为1.3ml/min)。程序升温:初始70℃,保持1分钟,每分钟10℃升至180℃,保持5分钟,再以每分钟5℃升至220℃,最后以每分钟100℃升至280℃,保持8分钟。理论板数按α-BHC计算应不低于1×10⁶,两个相邻色谱峰的分离度应大于1.5。

对照品贮备溶液的制备 精密称取表1中农药对照品适量,用异辛烷分别制成如表1中浓度,即得。

表1 22种有机氯类农药对照品贮备液浓度、相对保留时间及检出限参考值

序号	中文名	英文名	对照品贮备液(μg/ml)	相对保留时间(分析柱)	检出限(mg/kg)
1	六氯苯	Hexachlorobenzene	100	0.574	0.001
2	α-六六六	α-BHC	100	0.601	0.004
3	五氯硝基苯	Quintozene	100	0.645	0.007
4	γ-六六六	γ-BHC	100	0.667	0.003
5	β-六六六	β-BHC	200	0.705	0.008
6	七氯	Heptachlor	100	0.713	0.007
7	δ-六六六	δ-BHC	100	0.750	0.003
8	艾氏剂	Aldrin	100	0.760	0.006
9	氧化氯丹	oxy-Chlordane	100	0.816	0.007
10	顺式环氧七氯	Heptachlor-exo-epoxide	100	0.833	0.006
11	反式环氧七氯	Heptachlor-endo-epoxide	100	0.844	0.005
12	反式氯丹	*trans*-Chlordane	100	0.854	0.005

续表

序号	中文名	英文名	对照品贮备液(μg/ml)	相对保留时间(分析柱)	检出限(mg/kg)
13	顺式氯丹	cis-Chlordane	100	0.867	0.008
14	α-硫丹	α-Endosulfan	100	0.872	0.01
15	p,p'-滴滴伊	p,p'-DDE	100	0.892	0.006
16	狄氏剂	Dieldrin	100	0.901	0.005
17	异狄氏剂	Endrin	200	0.932	0.009
18	o,p'-滴滴涕	o,p'-DDT	200	0.938	0.018
19	p,p'-滴滴滴	p,p'-DDD	200	0.944	0.008
20	β-硫丹	β-Endosulfan	100	0.956	0.003
21	p,p'-滴滴涕	p,p'-DDT	100	0.970	0.005
22	硫丹硫酸盐	Endosulfan sulfate	100	1.000	0.004

注:各对照品的相对保留时间以硫丹硫酸盐为参照峰计算。

混合对照品贮备溶液的制备 精密量取上述对照品贮备溶液各1ml,置100ml量瓶中,用异辛烷稀释至刻度,摇匀,即得。

混合对照品溶液的制备 分别精密量取上述混合对照品贮备溶液,用异辛烷制成每1L分别含10μg、20μg、50μg、100μg、200μg、500μg的溶液,即得(其中β-六六六、异狄氏剂、p,p'-滴滴滴、o,p'-滴滴涕每1L分别含20μg、40μg、100μg、200μg、400μg、1000μg)。

供试品溶液的制备 取供试品,粉碎成粉末(过三号筛),取约1.5g,精密称定,置于50ml聚苯乙烯具塞离心管中,加入水10ml,混匀,放置2小时,精密加入乙腈15ml,剧烈振摇提取1分钟,再加入预先称好的无水硫酸镁4g与氯化钠1g的混合粉末,再次剧烈振摇1分钟后,离心(4000r/min)1分钟。精密吸取上清液10ml,40℃减压浓缩至近干,用环己烷-乙酸乙酯(1:1)混合溶液分次转移至10ml量瓶中,加环己烷-乙酸乙酯(1:1)混合溶液至刻度,摇匀,转移至预先加入1g无水硫酸钠的离心管中,振摇,放置1小时,离心(必要时滤过),取上清液5ml过凝胶渗透色谱柱[400mm×25mm,内装BIO-Beads S-X3填料;以环己烷-乙酸乙酯(1:1)混合溶液为流动相;流速为每分钟5.0ml]净化,收集18~30分钟的洗脱液,于40℃水浴减压浓缩至近干,加少量正己烷替换两次,加正己烷1ml使溶解,转移至弗罗里硅土固相萃取小柱[1000mg/6ml,用正己烷-丙酮(95:5)混合溶液10ml和正己烷10ml预洗]上,残渣用正己烷洗涤3次,每次1ml,洗液转移至同一弗罗里硅土固相萃取小柱上,再用正己烷-丙酮(95:5)混合溶液10ml洗脱,收集全部洗脱液,置氮吹仪上吹至近干,加异辛烷定容至1ml,涡旋使溶解,即得。

测定法 分别精密吸取供试品溶液和混合对照品溶液各1μl,注入气相色谱仪,按外标标准曲线法计算供试品中22种有机氯农药残留量。

【附注】 (1)当供试品中有农药检出时,可在验证柱中确认检出的结果,再进行定量。必要时,可对检出的结果用气相色谱-串联质谱法进行确证。

(2)加样回收率应在70%~120%之间。

第二法 有机磷类农药残留量测定法(色谱法)

色谱条件与系统适用性试验 以50%苯基-50%二甲基聚硅氧烷或(5%苯基)甲基聚硅氧烷为固定液的弹性石英毛细管柱(30m×0.25mm×0.25μm),氮磷检测器(NPD)或火焰光度检测器(FPD)。进样口温度220℃,检测器温度300℃,不分流进样。程序升温:初始120℃,每分钟10℃升至200℃,每分钟5℃升至240℃,保持2分钟,每分钟20℃升至270℃,保持0.5分钟。理论板数按敌敌畏峰计算应不低于6000,两个相邻色谱峰的分离度应大于1.5。

对照品贮备溶液的制备 精密称取对硫磷、甲基对硫磷、乐果、氧化乐果、甲胺磷、久效磷、二嗪磷、乙硫磷、马拉硫磷、杀扑磷、敌敌畏、乙酰甲胺磷农药对照品适量,用乙酸乙酯分别制成每1ml约含100μg的溶液,即得。

混合对照品贮备溶液的制备 分别精密量取上述各对照品贮备溶液1ml,置20ml棕色量瓶中,加乙酸乙酯稀释至刻度,摇匀,即得。

混合对照品溶液的制备 精密量取上述混合对照品贮备溶液,用乙酸乙酯制成每1ml含0.1μg、0.5μg、1μg、2μg、5μg的浓度系列,即得。

供试品溶液的制备 药材或饮片 取供试品,粉碎成粉末(过三号筛),取约5g,精密称定,加无水硫酸钠5g,加入乙酸乙酯50~100ml,冰浴超声处理3分钟,放置,取上层液滤过,药渣加入乙酸乙酯30~50ml,冰浴超声处理2分钟,放置,滤过,合并两次滤液,用少量乙酸乙酯洗涤滤纸及残渣,与上述滤液合并。取滤液于40℃以下减压浓缩至近干,用乙酸乙酯转移至5ml量瓶中,并稀释至刻度;精密吸取上述溶液1ml,置石墨化炭小柱(250mg/3ml用乙酸乙酯5ml预洗)上,用正己烷-乙酸乙酯(1:1)混合溶液5ml洗脱,收集洗脱液,置氮吹仪上浓缩至近干,加乙酸乙酯定容至 1ml,涡旋使溶解,即得。

测定法 分别精密吸取供试品溶液和与之相对应浓度的混合对照品溶液各 1μl,注入气相色谱仪,按外标法计算供试品中 12 种有机磷农药残留量。

第三法 拟除虫菊酯类农药残留量测定法(色谱法)

色谱条件与系统适用性试验 以(5%苯基)甲基聚硅氧烷为固定液的弹性石英毛细管柱(30m × 0.32mm × 0.25μm),⁶³Ni-ECD 电子捕获检测器。进样口温度270℃,检测器温度330℃。不分流进样(或根据仪器设置最佳的分流比)。程序升温:初始160℃,保持 1 分钟,每分钟10℃升至278℃,保持 0.5 分钟,每分钟 1℃升至290℃,保持 5 分钟。理论板数按溴氰菊酯峰计算应不低于10⁵,两个相邻色谱峰的分离度应大于1.5。

对照品贮备溶液的制备 精密称取氯氰菊酯、氰戊菊酯及溴氰菊酯农药对照品适量,用石油醚(60~90℃)分别制成每 1ml 含 20~25μg 的溶液,即得。

混合对照品贮备溶液的制备 精密量取上述各对照品贮备液 1ml,置 10ml 量瓶中,用石油醚(60~90℃)稀释至刻度,摇匀,即得。

混合对照品溶液的制备 精密量取上述混合对照品贮备液,用石油醚(60~90℃)制成每 1L 分别含 0μg、2μg、8μg、40μg、200μg 的溶液,即得。

供试品溶液的制备 药材或饮片 取供试品,粉碎成粉末(过三号筛),取约 1~2g,精密称定,置 100ml 具塞锥形瓶中,加石油醚(60~90℃)-丙酮(4:1)混合溶液 30ml,超声处理 15 分钟,滤过,药渣再重复上述操作 2 次后,合并滤液,滤液用适量无水硫酸钠脱水后,于40~45℃减压浓缩至近干,用少量石油醚(60~90℃)反复操作至丙酮除净,残渣用适量石油醚(60~90℃)溶解,置混合小柱[从上至下依

次为无水硫酸钠 2g、弗罗里硅土 4g、微晶纤维素 1g、氧化铝 1g、无水硫酸钠 2g,用石油醚(60~90℃)-乙醚(4:1)混合溶液 20ml 预洗]上,用石油醚(60~90℃)-乙醚(4:1)混合溶液 90ml 洗脱,收集洗脱液,于40~45℃减压浓缩至近干,再用石油醚(60~90℃)3~4ml 重复操作至乙醚除净,用石油醚(60~90℃)溶解并转移至 5ml 量瓶中,并稀释至刻度,摇匀,即得。

测定法 分别精密吸取供试品溶液和与之相对应浓度的混合对照品溶液各 1μl,注入气相色谱仪,按外标法计算供试品中 3 种拟除虫菊酯农药残留量。

第四法 农药多残留量测定法(质谱法)

一、定性测定方法

本法系用气相色谱-串联质谱法与液相色谱-串联质谱法对中药中农药残留的快速定性筛查,发现残留农药,便于农药定量测定。实验室应建立必要的质控手段,保证定性结果准确。

1. 气相色谱-串联质谱法

色谱条件 以(5%苯基)甲基聚硅氧烷为固定液的弹性石英毛细管柱(30m × 0.25mm × 0.25μm)。进样口温度240℃,不分流进样。载气为高纯氦气(He)。进样口为恒压模式,柱前压力为 146kPa(可依据表 2 中农药保留时间调整柱前压力)。程序升温:初始温度70℃,保持 2 分钟,先以每分钟25℃升温至150℃,再以每分钟 3℃升温至200℃,最后以每分钟 8℃升温至280℃,保持 10 分钟。

质谱条件 以三重四极杆串联质谱仪检测;离子源为电子轰击源(EI),离子源温度280℃。碰撞气为氮气或氩气,流速 1.5ml/min。质谱传输接口温度280℃。质谱监测模式为多反应监测(MRM),各化合物参考保留时间、监测离子对、碰撞电压(CE)与检出限参考值见表 2。为提高检测灵敏度,可根据保留时间分段监测各农药。

表 2 91 种农药及内标对照品的保留时间、监测离子对、碰撞电压(CE)与检出限参考值

编号	中文名	英文名	保留时间(min)	母离子	子离子	CE(V)	检出限(mg/kg)
1	氟丙菊酯	Acrinathrin	30.4	207.8	181.1	10	0.005
				181.0	152.0	30	
2	艾氏剂	Aldrin	18.5	262.9	192.9	35	0.01
				254.9	220.0	20	
				264.9	192.9	35	
				262.9	190.9	35	
3	氘代莠去津	Atrazine-d5(ethyl-d5)	13.1	205.0	127.0	10	—
				205.0	105.0	15	
4	α-六六六	α-BHC	12.1	216.9	181.1	5	0.005
				181.1	145.1	15	
				219.0	183.0	5	
5	β-六六六	β-BHC	13.2	219.0	183.0	5	0.005
				216.9	181.1	5	
				181.0	145.0	15	

续表

编号	中文名	英文名	保留时间(min)	母离子	子离子	CE(V)	检出限(mg/kg)
				219.0	183.0	5	
6	γ-六六六	γ-BHC(Lindane)	13.4	216.9	181.1	5	0.005
				181.1	145.1	15	
				216.9	181.1	5	
				181.1	145.1	15	
7	δ-六六六	δ-BHC	14.6	219.0	183.0	5	0.005
				217.0	145.0	20	
				219.0	147.0	15	
8	联苯菊酯	Bifenthrin	28.9	181.0	166.0	20	0.005
				181.0	165.0	25	
9	乙基溴硫磷	Bromophos-ethyl	22.6	358.7	302.8	15	0.005
				302.8	284.7	15	
10	溴硫磷	Bromophos-methyl	20.1	330.8	315.8	15	0.005
				328.8	313.8	15	
11	溴螨酯	Bromopropylate	28.6	341.0	185.0	30	0.005
				341.0	183.0	15	
12	#仲丁灵	#Butralin	20.2	266.0	220.2	10	0.05
				266.0	174.2	20	
13	顺式氯丹	Chlordane-cis	22.8	271.9	236.9	15	0.005
				372.9	265.9	20	
14	氧化氯丹	Chlordane-oxy	20.7	386.7	262.7	15	0.005
				184.9	85.0	30	
15	反式氯丹	Chlordane-trans	22.0	372.8	265.8	15	0.005
				374.8	265.8	15	
				195.9	181.0	5	
16	杀虫脒	Chlordimeform	11.2	151.9	117.1	10	0.025
				180.9	140.0	15	
				195.9	152.0	15	
17	溴虫腈	Chlorfenapyr	25.3	246.9	227.0	15	0.01
				327.8	246.8	15	
18	百菌清	Chlorothalonil	14.8	263.8	229.0	20	0.025
				263.8	168.0	25	
19	毒死蜱	Chlorpyrifos	19.3	313.8	285.8	5	0.005
				313.8	257.8	15	
20	**#甲基毒死蜱**	**#Chlorpyrifos-methyl**	**16.7**	**286.0**	**271.0**	**15**	**0.005**
				286.0	**93.0**	**20**	
21	氯酞酸二甲酯	Chlorthal-dimethyl	19.4	300.9	223.0	25	0.005
				298.9	221.0	25	
22	氟氯氰菊酯	Cyfluthrin	32.3	163.0	127.0	5	0.025
			32.4	226.0	206.0	12	
23	氯氟氰菊酯	Cyhalothrin	30.4	208.0	181.0	5	0.005
				197.0	141.0	10	
24	氯氰菊酯	Cypermethrin	32.7	181.0	152.0	10	0.025
			32.9	181.0	127.0	30	
25	o,p'-滴滴滴	o,p'-DDD	24.4	237.0	165.2	20	0.005
				235.0	165.2	20	

续表

编号	中文名	英文名	保留时间(min)	母离子	子离子	CE(V)	检出限(mg/kg)
26	p,p'-滴滴滴	p,p'-DDD	25.7	237.0	165.2	20	0.005
				235.0	165.2	20	
				234.9	199.1	15	
				199.0	163.1	30	
27	o,p'-滴滴伊	o,p'-DDE	22.5	248.0	176.2	30	0.005
				246.0	176.2	30	
28	p,p'-滴滴伊	p,p'-DDE	24.0	246.1	176.2	30	0.005
				315.8	246.0	15	
				317.8	248.0	15	
				317.8	246.0	15	
29	o,p'-滴滴涕	o,p'-DDT	25.8	237.0	165.2	20	0.005
				235.0	165.2	20	
				237.0	199.1	15	
				235.0	199.1	15	
				199.0	163.1	35	
30	p,p'-滴滴涕	p,p'-DDT	27.0	237.0	165.2	20	0.005
				235.0	165.2	20	
31	溴氰菊酯	Deltamethrin	36.0	181.0	152.1	25	0.025
				252.7	174.0	8	
32	氘代二嗪磷	Diazinon-d10(diethyl-d10)	14.3	314.9	184.2	15	—
				183.8	168.9	20	
33	苯氟磺胺	Dichlofluanid	18.4	223.9	123.1	10	0.01
				123.0	77.1	20	
34	敌敌畏	Dichlorvos	5.9	184.9	93.0	10	0.005
				109.0	79.0	5	
35	氯硝胺	Dicloran	12.6	206.1	176.0	10	0.005
				206.0	148.0	20	
36	三氯杀螨醇 (o,p'-,p,p'-)	Dicofol(o,p'-,p,p'-)	17.6 19.2	139.0	111.0	15	0.01
				251.0	139.0	10	
				250.0	215.0	3	
37	狄氏剂	Dieldrin	23.9	277.0	241.0	5	0.01
				262.9	193.0	35	
				345.0	262.7	5	
38	#苯醚甲环唑	# Difenoconazole	35.3	322.8	264.8	15	0.005
				264.9	202.0	20	
39	哌草丹	Dimepiperate	21.6	144.9	112.1	5	0.01
				144.9	69.1	15	
40	二苯胺	Diphenylamine	10.5	169.0	168.2	15	0.005
				169.0	140.0	35	

续表

编号	中文名	英文名	保留时间(min)	母离子	子离子	CE(V)	检出限(mg/kg)
41	α-硫丹	α-Endosulfan	22.6	194.9	159.0	5	0.01
				276.7	241.9	15	
				236.8	118.9	25	
				194.9	125.0	20	
				262.8	192.9	30	
				236.8	142.9	30	
42	β-硫丹	β-Endosulfan	25.2	206.9	172.0	15	0.01
				267.0	196.0	14	
				236.8	118.8	30	
				194.9	158.9	10	
				276.7	240.9	5	
43	硫丹硫酸盐	Endosulfan sulfate	26.8	271.9	237.0	15	0.01
				387.0	289.0	4	
				273.8	238.9	15	
44	异狄氏剂	Endrin	24.7	262.8	193.0	35	0.01
				244.8	173.0	30	
45	#皮蝇磷	# Fenchlorphos	17.4	286.0	271.0	15	0.005
				285.0	269.9	15	
46	#氧皮蝇磷	# Fenchlorphos oxon	15.8	268.9	254.0	15	0.01
				270.9	256.0	15	
47	杀螟硫磷	Fenitrothion	18.2	277.0	109.0	15	0.01
				260.0	125.0	10	
48	甲氰菊酯	Fenpropathrin	29.0	265.0	210.0	8	0.005
				208.0	181.0	5	
49	氘代倍硫磷	Fenthion-$d6$(O,O-dimethyl-$d6$)	19.0	284.0	169.0	15	—
				284.0	115.0	20	
50	氰戊菊酯	Fenvalerate	34.3	167.0	125.1	5	0.025
			34.7	225.0	119.0	18	
51	#氟虫腈	# Fipronil	21.9	366.8	212.8	35	0.005
				350.8	254.8	15	
				368.8	214.8	25	
				254.9	228.0	15	
52	#氟甲腈	# Fipronil desulfinyl	17.4	388.0	332.9	20	0.005
				388.0	281.0	32	
53	#氟虫腈亚砜	# Fipronil sulfide	21.4	351.0	254.9	20	0.005
				420.0	350.9	10	
				254.9	227.9	15	
				351.0	227.9	35	
54	#氟虫腈砜	# Fipronil sulfone	24.8	384.8	256.8	20	0.01
				382.8	254.9	20	
55	氟氰戊菊酯	Flucythrinate	33.1	198.9	157.0	10	0.025
			33.4	156.9	107.1	15	

续表

编号	中文名	英文名	保留时间(min)	母离子	子离子	CE(V)	检出限(mg/kg)
56	氟节胺	Flumetralin	23.3	143.0	117.0	20	0.005
				143.0	107.1	20	
57	#地虫硫磷	#Fonofos	13.9	136.9	109.0	5	0.005
				108.9	80.9	5	
				245.9	109.0	15	
				245.9	137.0	5	
58	七氯	Heptachlor	16.8	273.7	238.9	15	0.005
				271.7	236.9	15	
59	环氧七氯 A 异构体	Heptachlor endo epoxide	21.0	354.8	264.9	15	0.005
				352.8	262.9	15	
60	环氧七氯 B 异构体	Heptachlor exo epoxide	20.7	354.8	264.9	15	0.005
				352.8	262.9	15	
61	六氯苯	Hexachlorobenzene	12.4	283.8	248.8	15	0.005
				283.8	213.9	30	
62	#氯唑磷	#Isazofos	15.1	256.9	162.0	5	0.005
				256.9	118.9	15	
				207.9	165.9	10	
				161.0	146.0	5	
				161.0	119.1	5	
63	**#水胺硫磷**	**#Isocarbophos**	**19.6**	**120.0**	**92.0**	**10**	**0.01**
				135.9	**108.0**	**15**	
				229.9	**212.0**	**10**	
64	甲氧滴滴涕	Methoxychlor	28.9	227.0	212.0	18	0.005
				227.0	169.0	25	
65	甲基五氯苯硫醚	Methyl-pentachlorophenyl sulfide	18.0	296.0	281.0	20	0.005
				296.0	263.0	15	
66	灭蚁灵	Mirex	29.8	273.8	238.8	15	0.005
				271.8	236.8	15	
67	除草醚	Nitrofen	24.9	202.0	139.1	20	0.01
				282.9	253.0	10	
				282.9	245.9	10	
				282.9	202.0	10	
				282.9	161.9	20	
68	八氯二丙醚	Octachlorodipropyl ether(S421)	17.3	129.9	94.9	20	0.005
				108.9	83.0	10	
69	对硫磷	Parathion-ethyl	19.4	290.9	109.0	10	0.01
				290.9	80.9	25	
				186.0	140.0	25	
				138.9	109.0	5	
70	甲基对硫磷	Parathion-methyl	16.8	262.9	109.0	10	0.01
				262.9	79.0	30	
				232.9	109.0	10	
				125.0	47.0	10	

编号	中文名	英文名	保留时间(min)	母离子	子离子	CE(V)	检出限(mg/kg)
71	二甲戊乐灵	Pendimethalin	21.0	251.8	162.2	10	0.01
				251.8	161.1	15	
72	五氯苯胺	Pentachloraniline	15.5	265.0	230.0	15	0.005
				265.0	194.0	20	
73	五氯甲氧基苯	Pentachloranisole	12.6	280.0	265.0	12	0.005
				280.0	237.0	22	
74	氯菊酯	Permethrin	31.4	183.1	168.1	10	0.005
			31.6	183.1	165.1	10	
75	苯醚菊酯	Phenothrin	29.4	183.0	168.0	12	0.005
			29.6	183.0	153.0	12	
76	#甲拌磷	# Phorate	11.9	121.0	65.0	10	0.005
				121.0	47.0	30	
				260.0	75.0	5	
				230.9	128.9	25	
				230.9	174.8	10	
77	#氧甲拌磷砜	# Phorate oxon sulfone	16.5	108.9	80.9	10	0.01
				108.9	91.0	5	
				183.0	110.9	10	
78	#甲拌磷砜	# Phorate sulfone	18.9	153.0	97.0	10	0.01
				124.9	96.9	5	
				199.0	143.0	10	
				199.0	96.9	15	
79	#甲拌磷亚砜	# Phorate sulfoxide	18.4	153.0	96.9	10	0.01
				96.9	64.9	20	
				96.9	78.9	15	
				121.0	64.9	10	
80	腐霉利	Procymidone	22.0	282.8	96.0	10	0.01
				284.8	96.0	10	
81	五氯硝基苯	Quintozene	13.7	295.0	237.0	18	0.005
				237.0	143.0	30	
82	喹禾灵	Quizalofop-ethyl	33.0	163.0	136.0	10	0.01
				371.8	298.9	10	
83	四氯硝基苯	Tecnazene(TCNB)	10.3	260.9	203.0	10	0.005
				214.9	179.0	10	
84	七氟菊酯	Tefluthrin	15.1	197.0	141.1	10	0.005
				177.1	127.1	15	
85	#特丁硫磷	# Terbufos	13.8	230.9	175.0	10	0.005
				230.9	129.0	20	
				230.9	185.0	5	
				186.0	109.0	10	

续表

编号	中文名	英文名	保留时间(min)	母离子	子离子	CE(V)	检出限(mg/kg)
				152.9	96.9	10	
				198.9	143.0	10	
86	#特丁硫磷砜	# Terbufos sulfone	21.0	263.8	96.9	25	0.01
				124.9	96.9	5	
				263.8	171.0	5	
				198.9	143.0	10	
				186.0	97.0	20	
87	#特丁硫磷亚砜	# Terbufos sulfoxide	6.7	186.0	109.0	15	0.1
				186.0	124.9	10	
				214.0	186.0	5	
88	三唑酮	Triadimefon	19.4	208.0	181.1	5	0.01
				208.0	111.0	20	
89	三唑醇	Triadimenol	21.7	128.0	65.0	25	0.01
				168.0	70.0	10	
90	氟乐灵	Trifluralin	11.6	305.9	264.0	5	0.005
				264.0	160.1	15	
91	乙烯菌核利	Vinclozolin	16.6	212.0	145.0	30	0.005
				212.0	109.0	40	

注：1.表中化合物3、32与49为内标。

2.部分化合物含有多个异构体,表中提供了多个异构体峰的参考保留时间。

3.鉴于中药材基质的复杂性,为便于方法使用,部分化合物提供了多个监测离子对。依情况选择2个监测离子对用于测定。

4.标记"#"的化合物为气相色谱-串联质谱法与液相色谱-串联质谱法均有定性定量方法的化合物,一般情况下优先选择在表2或表4中字体被加粗的化合物所对应的测定方法,测定存在干扰时可选用另一测定方法。

定性用混合对照品溶液的制备 取本法"二、定量测定方法"中的基质混合对照品溶液作为定性用混合对照品溶液,即得。

供试品溶液的制备 取本法"二、定量测定方法"中的供试品溶液,即得。

测定法 分别精密吸取供试品溶液和定性用混合对照品溶液各1μl,注入气相色谱-串联质谱仪,按保留时间与定性离子相对丰度比对88种农药进行定性测定。

结果判断 供试品色谱中如检出与对照品保留时间相同的色谱峰,并且在扣除背景后的质谱图中,所选择的2对监测离子对均出现,供试品溶液的监测离子对峰面积比与浓度相当的对照品溶液的监测离子对峰面积比进行比较时,相对偏差不超过下列规定的范围,则可判定样品中存在该农药:相对比例＞50%,允许±20%偏差;相对比例20%～50%,允许±25%偏差;相对比例10%～20%,允许±30%偏差;相对比例≤10%,允许±50%偏差。

2.液相色谱-串联质谱法

色谱条件 以十八烷基硅烷键合核壳硅胶为填充剂(柱长15cm,内径为3mm,粒径为2.7μm);以0.05%甲酸溶液(含10mmol/L甲酸铵)为流动相A,以0.05%甲酸的甲醇溶液(含10mmol/L甲酸铵)为流动相B,按下表3进行梯度洗脱;柱温为35℃,流速为0.4ml/min。

表3 流动相梯度

时间(分钟)	流动相A(%)	流动相B(%)
0～1	95	5
1～4	95→40	5→60
4～8	40→36	60→64
8～8.5	36→32	64→68
8.5～9	32→25	68→75
9～16	25→5	75→95
16～20	5	95
20～20.1	5→95	95→5
20.1～25	95	5

质谱条件 以三重四极杆串联质谱仪检测;离子源为电喷雾(ESI)离子源,依据表4选择正离子或负离子扫描模式。监测模式为多反应监测(MRM),各化合物保留时间、监测离子对、碰撞电压(CE)和检出限的参考值见表4。为提高检测灵敏度,可根据保留时间分段监测各农药。

表4 526种农药及内标对照品的保留时间、监测离子对、碰撞电压(CE)与检出限参考值

编号	中文名	英文名	保留时间(min)	母离子	子离子	CE(V)	检出限(mg/kg)
1	乙酰甲胺磷	Acephate	4.2	184.0 184.0	143.0 125.0	13 24	0.05
2	啶虫脒	Acetamiprid	5.8	223.5 223.5	126.0 90.0	17 43	0.005
3	乙草胺	Acetochlor	11.7	270.1 270.1	224.1 148.1	14 30	0.005
4	活化酯	Acibenzolar-S-methyl	10.7	211.0 211.0	136.0 139.9	42 33	0.005
5	苯草醚	Aclonifen	12.4	265.0 265.0	248.0 182.1	22 39	0.005
6	解草达	AD 67	9.1	252.0 252.0	154.0 82.9	15 49	0.005
7	硫虫畏	Akton	15.1	375.0 375.0	153.0 346.8	18 15	0.005
8	甲草胺	Alachlor	12.0	270.1 270.1	238.1 162.1	15 26	0.005
9	涕灭威	Aldicarb	6.6	208.1 208.1	116.1 89.0	10 22	0.005
10	涕灭威砜	Aldicarb-sulfone	4.8	223.1 223.1	166.1 148.0	8 11	0.005
11	涕灭威亚砜	Aldicarb-sulfoxide	4.6	207.1 207.1	132.0 89.0	9 20	0.05
12	丙烯菊酯	Allethrin	15.0	303.2 303.2	135.0 169.0	15 12	0.25
13	*辛唑嘧菌胺	*Ametoctradin	13.7	276.2 276.2	176.0 149.0	48 48	0.005
14	莠灭净	Ametryn	9.7	228.1 228.1	186.1 96.1	26 34	0.005
15	酰嘧磺隆	Amidosulfuron	7.5	370.1 370.1	261.0 218.3	18 29	0.005
16	灭害威	Aminocarb	4.5	209.1 209.1	152.1 137.1	17 30	0.005
17	唑磺菌胺	Amisulbrom	14.1	466.0 466.0	227.0 385.9	26 14	0.005
18	环丙嘧啶醇	Ancymidol	7.2	257.2 257.2	135.0 81.1	30 29	0.005
19	莎稗磷	Anilofos	12.5	368.1 368.1	199.1 125.0	19 43	0.005
20	莠去通	Atratone	7.4	212.1 212.1	127.9 141.7	32 36	0.005
21	莠去津	Atrazine	8.9	216.1 216.1	174.1 104.0	23 38	0.005

续表

编号	中文名	英文名	保留时间(min)	母离子	子离子	CE(V)	检出限(mg/kg)
22	氘代莠去津	Atrazine-$d5$(ethyl-$d5$)	8.8	221.0 221.0	178.8 101.1	35 35	—
23	脱乙基阿特拉津	Atrazine-desethyl	6.1	188.1 188.1	145.9 110.0	23 28	0.005
24	脱异丙基莠去津	Atrazine-desisopropyl	5.5	174.1 174.1	131.9 103.9	24 32	0.005
25	氧环唑	Azaconazole	8.0 9.1	300.1 300.1	158.8 231.1	34 22	0.005
26	甲基吡噁磷	Azamethiphos	6.8	325.0 325.0	183.1 139.0	21 32	0.005
27	益棉磷	Azinphos-ethyl	11.7	346.0 346.0	289.0 261.0	8 11	0.05
28	保棉磷	Azinphos-methyl	9.7	318.0 318.0	160.1 132.0	9 20	0.05
29	叠氮津	Aziprotryne	11.1	226.1 226.1	198.0 124.7	13 18	0.005
30	嘧菌酯	Azoxystrobin	10.3	404.1 404.1	372.1 344.1	18 32	0.005
31	氟丁酰草胺	Beflubutamid	12.2	356.1 356.1	177.1 162.1	24 33	0.005
32	苯霜灵	Benalaxyl	12.9	326.2 326.2	294.2 208.1	14 21	0.005
33	草除灵	Benazolin-ethyl	10.2	272.1 272.1	198.0 170.0	22 31	0.005
34	噁虫威	Bendiocarb	7.0	224.2 224.2	108.9 167.0	23 11	0.005
35	麦锈灵	Benodanil	8.3	323.9 323.9	230.9 105.0	30 27	0.005
36	解草嗪	Benoxacor	9.8	260.0 260.0	149.1 134.1	24 39	0.005
37	地散磷	Bensulide	12.1	398.1 398.1	313.9 218.0	14 22	0.005
38	苯噻菌胺酯	Benthiavalicarb-isopropyl	10.9	382.4 382.4	196.8 115.9	26 27	0.005
39	苯螨特	Benzoximate	13.3	364.3 364.3	105.0 198.6	36 13	0.005
40	新燕灵	Benzoylprop-ethyl	12.7	366.1 366.1	104.9 320.0	22 11	0.005
41	*苄腺嘌呤	*Benzyladenine	6.6	226.1 226.1	90.5 148.1	50 25	0.005
42	联苯肼酯	Bifenazate	11.5	301.1 301.1	170.1 198.1	29 15	0.005

续表

编号	中文名	英文名	保留时间(min)	母离子	子离子	CE(V)	检出限(mg/kg)
43	联苯三唑醇	Bitertanol	13.4	338.2	269.2	10	0.05
				338.2	99.1	18	
44	啶酰菌胺	Boscalid	11.0	343.0	307.1	26	0.005
				343.0	140.0	25	
45	除草定	Bromacil	7.2	261.1	204.9	19	0.005
				261.1	187.9	37	
46	甲基溴苯烯磷	Bromfenvinphos-methyl	11.5	375.0	126.8	19	0.005
				375.0	170.0	51	
47	溴丁酰草胺	Bromobutide	11.6	312.2	194.1	18	0.005
				312.2	119.0	28	
48	糠菌唑	Bromuconazole	11.3	376.0	173.0	38	0.005
			12.3	376.0	159.0	37	
49	乙嘧酚磺酸酯	Bupirimate	11.9	317.1	272.1	25	0.005
				317.1	166.1	30	
50	噻嗪酮	Buprofezin	14.8	306.2	201.1	15	0.005
				306.2	116.1	20	
51	丁草胺	Butachlor	15.1	312.0	238.1	17	0.005
				312.0	162.2	33	
52	氟丙嘧草酯	Butafenacil	11.3	492.1	349.0	18	0.005
				492.1	331.0	31	
53	抑草磷	Butamifos	13.0	333.1	179.9	15	0.005
				333.1	152.0	24	
54	丁酮威	Butocarboxim	4.6	213.1	156.1	15	0.005
				213.1	75.0	22	
55	丁酮砜威	Butoxycarboxim	4.6	223.0	105.9	13	0.005
				223.0	165.9	11	
56	**# 仲丁灵**	**# Butralin**	**16.3**	**296.2**	**240.1**	**17**	**0.05**
				296.2	**222.1**	**28**	
57	炔草隆	Buturon	8.8	237.1	126.9	37	0.005
				237.1	98.8	58	
58	丁草敌	Butylate	14.2	218.2	156.1	14	0.005
				218.2	162.1	17	
59	硫线磷	Cadusafos	13.7	271.0	159.0	21	0.005
				271.0	97.0	51	
60	唑草胺	Cafenstrole	11.2	351.2	100.1	17	0.005
				351.2	72.0	42	
61	甲萘威	Carbaryl	7.8	202.1	145.1	13	0.005
				202.1	127.1	39	
62	多菌灵	Carbendazim	9.0	192.1	160.1	21	0.005
				192.1	132.1	40	
63	双酰草胺	Carbetamide	6.7	237.1	192.1	10	0.005
				237.1	118.1	16	

编号	中文名	英文名	保留时间(min)	母离子	子离子	CE(V)	检出限(mg/kg)
64	克百威	Carbofuran	7.3	222.1 222.1	165.1 123.0	16 27	0.005
65	3-羟基克百威	Carbofuran-3-hydroxy	5.8	238.1 238.1	181.1 163.1	14 23	0.005
66	丁硫克百威	Carbosulfan	17.5	381.2 381.2	118.1 160.1	26 18	0.005
67	萎锈灵	Carboxin	7.5	236.1 236.1	143.0 87.0	21 32	0.005
68	唑草酯	Carfentrazone-ethyl	12.3	412.1 412.1	345.9 366.1	31 23	0.005
69	环丙酰菌胺	Carpropamid	12.6	334.1 334.1	139.1 195.9	32 16	0.005
70	灭螨猛	Chinomethionat	15.0	235.0 235.0	207.0 163.0	25 38	0.05
71	氯虫酰胺	Chlorantraniliprole	9.7	483.9 483.9	453.0 286.0	25 24	0.005
72	氯溴隆	Chlorbromuron	10.8	293.3 293.3	203.9 182.1	25 21	0.005
73	氯炔灵	Chlorbufam	10.5	224.0 224.0	172.0 154.0	11 22	0.01
74	毒虫畏	Chlorfenvinphos	12.9	359.0 359.0	155.0 127.0	16 22	0.005
75	*氟啶脲	*Chlorfluazuron	16.1	540.1 540.1	382.9 158.0	33 24	0.005
76	氯草敏	Chloridazon	5.9	222.0 222.0	104.0 146.0	30 36	0.005
77	绿麦隆	Chlorotoluron	8.3	213.1 213.1	72.0 139.9	51 33	0.005
78	枯草隆	Chloroxuron	11.4	291.1 291.1	72.1 72.1	61 61	0.005
79	氯辛硫磷	Chlorphoxim	13.0	333.1 333.1	180.0 152.0	13 24	0.005
80	氯苯胺灵	Chlorpropham	11.1	214.2 214.2	172.0 154.0	13 23	0.01
81	#甲基毒死蜱	#Chlorpyrifos-methyl	13.6	321.9 321.9	125.0 289.9	27 20	0.005
82	氧毒死蜱	Chlorpyrifos-oxon	12.0	334.0 334.0	277.9 306.0	30 16	0.005
83	氯磺隆	Chlorsulfuron	7.5	358.0 358.0	167.0 141.0	22 24	0.005
84	环虫酰肼	Chromafenozide	11.4	395.2 395.2	175.1 339.2	23 9	0.005

编号	中文名	英文名	保留时间(min)	母离子	子离子	CE(V)	检出限(mg/kg)
85	*吲哚酮草酯	*Cinidon-ethyl	14.7	394.1 394.1	348.0 366.0	23 17	0.005
86	醚磺隆	Cinosulfuron	6.4	414.4 414.4	182.6 215.0	26 21	0.005
87	烯草酮	Clethodim	11.3 14.2	360.1 360.1	268.1 164.1	14 23	0.005
88	炔草酯	Clodinafop-propargyl	12.2	349.8 349.8	265.7 90.9	25 37	0.005
89	四螨嗪	Clofentezine	13.2	303.0 303.0	138.0 102.0	21 49	0.005
90	异噁草酮	Clomazone	9.8	240.2 240.2	125.0 99.0	27 68	0.005
91	*解毒酯	*Cloquintocet-mexyl	14.8	336.1 336.1	238.0 192.0	22 40	0.005
92	氯酯磺草胺	Cloransulam-methyl	7.2	430.0 430.0	398.0 370.0	17 27	0.005
93	噻虫胺	Clothianidin	5.5	250.0 250.0	169.1 132.0	17 20	0.005
94	蝇毒磷	Coumaphos	12.9	363.0 363.0 363.1 363.1	307.0 227.0 335.0 288.9	22 35 20 33	0.05
95	杀鼠醚	Coumatetralyl	11.3	292.7 292.7	175.0 131.3	32 28	0.005
96	鼠立死	Crimidine	6.3	172.0 172.0	135.9 106.6	36 35	0.005
97	育畜磷	Crufomate	12.1	292.1 292.1	236.0 108.0	25 35	0.005
98	苄草隆	Cumyluron	11.2	303.2 303.2	184.7 119.0	25 33	0.005
99	氰草津	Cyanazine	6.6	241.1 241.1	214.0 214.1	22 17	0.005
100	苯腈磷	Cyanofenphos	12.5	304.1 304.1	276.0 157.0	18 31	0.005
101	杀螟腈	Cyanophos	8.5	244.1 244.1	212.0 125.0	22 24	0.005
102	氰霜唑	Cyazofamid	11.8	325.0 325.0	107.8 260.9	29 15	0.005
103	环草敌	Cycloate	13.7	216.1 216.1	82.9 154.0	21 16	0.005
104	噻草酮	Cycloxydim	14.1	326.2 326.2	280.1 180.1	18 28	0.05

续表

编号	中文名	英文名	保留时间(min)	母离子	子离子	CE(V)	检出限(mg/kg)
105	环锈隆	Cycluron	9.2	198.8 198.8	88.9 71.9	21 37	0.005
106	氰氟草酯	Cyhalofop-butyl	13.8	375.2 375.2	358.1 256.1	10 22	0.05
107	螨蜱胺	Cymiazole	5.8	219.1 219.1	203.0 170.9	39 48	0.005
108	霜脲氰	Cymoxanil	6.0	199.1 199.1	110.9 128.0	22 13	0.005
109	苯醚氰菊酯	Cyphenothrin	16.3 16.6	376.3 376.3	151.2 123.0	15 28	0.005
110	环丙津	Cyprazine	8.7	228.1 228.1	186.0 108.1	24 32	0.005
111	环唑醇	Cyproconazole	11.1 11.4	292.1 292.1	125.0 70.0	42 50	0.005
112	嘧菌环胺	Cyprodinil	12.5	226.1 226.1	108.1 93.1	35 44	0.005
113	酯菌胺	Cyprofuram	7.6	280.1 280.1	252.2 183.8	14 23	0.005
114	环丙磺酰胺	Cyprosulfamide	6.5	375.1 375.1	254.1 135.0	17 28	0.005
115	杀草隆	Daimuron	11.1	269.2 269.2	151.0 119.3	17 26	0.005
116	内吸磷	Demeton(O+S)	10.3 12.4	259.0 259.0	88.9 60.9	20 50	0.005
117	甲基内吸磷	Demeton-S-methyl	7.2	231.2 231.2	89.0 60.8	12 41	0.005
118	砜吸磷	Demeton-S-methyl-sulfoxide	4.8	247.0 247.0	168.9 104.9	18 17	0.005
119	磺吸磷	Demeton-S-methylsulphon	5.0	263.0 263.0	169.0 109.0	21 38	0.005
120	敌草净	Desmetryn	8.1	214.1 214.1	90.9 124.0	45 45	0.005
121	丁醚脲	Diafenthiuron	16.0	385.2 385.2	328.9 278.2	28 41	0.005
122	氯亚胺硫磷	Dialifos	13.3	394.0 394.0	208.0 187.0	24 9	0.005
123	燕麦敌	Diallate	13.9	270.0 270.0	128.1 228.0	16 17	0.005
124	二嗪磷	Diazinon	13.0	305.1 305.1	277.1 169.1	19 29	0.005
125	氘代二嗪磷	Diazinon-d10(diethyl-d10)	12.9	315.6 315.6	169.9 154.0	47 47	—

续表

编号	中文名	英文名	保留时间(min)	母离子	子离子	CE(V)	检出限(mg/kg)
126	除线磷	Dichlofenthion	11.4 15.3	314.9 314.9	258.9 286.9	23 17	0.05
127	烯丙酰草胺	Dichlormid	7.3	208.1 208.1	139.9 98.1	17 19	0.005
128	苄氯三唑醇	Diclobutrazol	12.4	328.1 328.1	159.0 198.9	50 29	0.005
129	双氯氰菌胺	Diclocymet	11.7 12.1	313.1 313.1	172.6 137.3	20 47	0.005
130	禾草灵	Diclofop-methyl	14.6	341.2 341.2	281.0 281.0	17 17	0.05
131	双氯磺草胺	Diclosulam	7.6	406.0 406.0	161.0 378.0	35 22	0.005
132	百治磷	Dicrotophos	5.4	238.1 238.1	112.1 193.0	19 15	0.005
133	乙霉威	Diethofencarb	10.2	268.1 268.1	226.1 180.1	14 25	0.005
134	**#苯醚甲环唑**	**# Difenoconazole**	**13.7**	**406.1** **406.1**	**337.0** **251.0**	**24** **36**	**0.005**
135	枯莠隆	Difenoxuron	8.8	287.1 287.1	122.9 214.0	27 32	0.005
136	野燕枯硫酸二甲酯	Difenzoquat-methyl-sulfate	5.7	250.2 250.2	194.2 234.1	38 45	0.005
137	除虫脲	Diflubenzuron	12.3	311.0 311.0	158.0 141.0	21 45	0.005
138	噁唑隆	Dimefuron	9.6	338.7 338.7	166.9 256.1	28 21	0.005
139	二甲草胺	Dimethachlor	9.3	256.1 256.1	224.1 148.1	21 34	0.005
140	异戊乙净	Dimethametryn	12.1	256.1 256.1	186.1 138.1	28 37	0.005
141	二甲吩草胺	Dimethenamid	10.9	276.1 276.1	244.1 168.1	20 33	0.005
142	乐果	Dimethoate	5.9	230.0 230.0	199.0 125.0	13 29	0.005
143	烯酰吗啉	Dimethomorph	10.4 10.9	388.1 388.1	301.1 165.1	29 42	0.005
144	甲基毒虫畏	Dimethylvinphos	11.3	331.0 331.0	127.0 204.9	16 23	0.005
145	醚菌胺	Dimoxystrobin	12.3	327.2 327.2	205.1 116.0	15 32	0.005
146	烯唑醇	Diniconazole	13.7	326.1 326.1	159.0 70.0	42 53	0.05
147	氨氟灵	Dinitramine	13.1	323.1 323.1	305.1 247.0	20 24	0.005

编号	中文名	英文名	保留时间(min)	母离子	子离子	CE(V)	检出限(mg/kg)
148	呋虫胺	Dinotefuran	4.5	203.1 203.1	129.1 157.1	16 11	0.005
149	蔬果磷	Dioxabenzofos(Salithion)	8.6	217.0 217.0	107.2 123.0	28 24	0.005
150	二氧威	Dioxacarb	5.8	224.1 224.1	167.1 123.2	9 20	0.005
151	双苯酰草胺	Diphenamid	9.2	239.9 239.9	167.1 133.6	29 35	0.005
152	异丙净	Dipropetryn	12.2	256.2 256.2	214.0 143.9	27 39	0.005
153	乙拌磷	Disulfoton	17.1	275.0 275.0	89.0 61.0	18 49	0.1
154	乙拌磷砜	Disulfoton sulfone	8.6	307.0 307.0	261.0 153.0	14 17	0.1
155	乙拌磷亚砜	Disulfoton sulfoxide	8.3	291.0 291.0	213.0 185.0	13 20	0.005
156	灭菌磷	Ditalimfos	11.5	299.9 299.9	148.0 243.9	26 16	0.005
157	氟硫草定	Dithiopyr	13.8	402.1 402.1	354.0 271.9	22 37	0.005
158	敌草隆	Diuron	9.2	233.0 233.0	160.0 72.0	36 24	0.005
159	N,N-二甲基氨基-N-甲苯	DMST	7.3	215.1 215.1	106.0 151.0	20 11	0.005
160	十二环吗啉	Dodemorph	9.2	282.2 282.2	116.5 115.6	34 39	0.005
161	多拉菌素	Doramectin	17.9	916.6 916.6	331.2 593.2	35 21	0.005
162	敌瘟磷	Edifenphos	12.7	311.0 311.0	172.9 282.9	25 16	0.005
163	*甲氨基阿维菌素苯甲酸盐	*Emamectin-benzoate	14.9 15.4	886.3 886.3	157.8 302.1	51 38	0.005
164	苯硫膦	EPN(O-ethyl O-(4-nitrophenyl)phenylphosphonothioate)	13.9	324.1 324.1	296.0 157.0	18 30	0.005
165	氟环唑	Epoxiconazole	11.7	330.1 330.1	121.0 123.0	27 24	0.005
166	依普菌素	Eprinomectin	16.8	914.5 914.5	186.0 330.2	22 18	0.005
167	丙草丹	EPTC	12.3	190.1 190.1	128.1 86.1	15 18	0.005
168	戊草丹	Esprocarb	14.6	266.1 266.1	70.9 90.5	19 28	0.005

编号	中文名	英文名	保留时间(min)	母离子	子离子	CE(V)	检出限(mg/kg)
169	乙环唑	Etaconazole	11.7	328.1	158.9	34	0.005
				328.1	204.9	23	
170	胺苯磺隆	Ethametsulfuron-methyl	7.5	411.1	196.1	23	0.005
				411.1	168.1	39	
171	磺噻隆	Ethidimuron	5.5	264.7	207.9	19	0.005
				264.7	114.1	25	
172	乙硫苯威	Ethiofencarb	8.2	226.1	106.9	21	0.005
				226.1	164.1	11	
173	乙硫苯威砜	Ethiofencarb-sulfone	5.3	258.0	201.1	9	0.005
				258.0	107.0	21	
174	硫草敌	Ethiolate	9.3	162.0	71.9	22	0.005
				162.0	99.9	15	
175	乙硫磷	Ethion	15.1	385.0	199.0	14	0.005
				385.0	142.9	36	
176	乙虫腈	Ethiprole	10.6	397.1	350.9	27	0.005
				397.1	255.0	47	
177	* 乙嘧酚	* Ethirimol	7.2	210.2	182.1	28	0.005
				210.2	140.1	30	
178	乙氧呋草黄	Ethofumesate	10.3	287.1	259.1	14	0.005
				287.1	121.1	24	
179	灭线磷	Ethoprophos	11.9	243.1	215.0	17	0.005
				243.1	130.9	29	
				243.1	173.0	22	
				243.1	201.0	15	
				243.1	96.9	39	
180	* 乙氧磺隆	* Ethoxysulfuron	11.0	399.1	261.1	22	0.005
				399.1	218.1	34	
181	醚菊酯	Etofenprox	18.0	394.2	359.2	15	0.05
				394.2	177.1	21	
182	乙螨唑	Etoxazole	15.6	360.2	141.0	40	0.005
				360.2	304.1	26	
183	乙嘧硫磷	Etrimfos	12.8	293.1	265.0	24	0.005
				293.1	125.0	42	
184	噁唑菌酮	Famoxadone	12.7	392.2	331.1	13	0.005
				392.2	238.1	24	
185	伐灭磷	Famphur	8.0	326.0	217.0	27	0.005
				326.0	280.9	19	
186	咪唑菌酮	Fenamidone	10.5	312.1	236.1	21	0.005
				312.1	264.1	15	
187	苯线磷	Fenamiphos	12.2	304.1	276.1	19	0.005
				304.1	217.0	31	
				304.1	234.1	23	
188	苯线磷砜	Fenamiphos sulfone	7.3	336.1	308.1	21	0.005
				336.1	266.0	28	

续表

编号	中文名	英文名	保留时间(min)	母离子	子离子	CE(V)	检出限(mg/kg)
189	苯线磷亚砜	Fenamiphos sulfoxide	7.1	320.1 320.1	292.1 233.0	21 34	0.05
190	氯苯嘧啶醇	Fenarimol	11.8	331.0 331.0	268.1 139.0	32 48	0.005
191	喹螨醚	Fenazaquin	16.9	307.2 307.2	161.1 147.1	23 26	0.005
192	腈苯唑	Fenbuconazole	12.1	337.1 337.1	125.0 70.0	38 24	0.005
193	**# 皮蝇磷**	**# Fenchlorphos**	**15.3**	**320.9** **320.9**	**125.0** **288.8**	**25** **23**	**0.01**
194	**# 氧皮蝇磷**	**# Fenchlorphos oxon**	**11.9**	**304.9** **304.9**	**272.9** **109.0**	**30** **31**	**0.05**
195	甲呋酰胺	Fenfuram	7.7	202.1 202.1	108.6 119.9	35 21	0.005
196	环酰菌胺	Fenhexamid	11.5	302.1 302.1	97.1 143.0	31 43	0.01
197	仲丁威	Fenobucarb	10.2	208.2 208.2	94.6 152.1	23 10	0.005
198	苯硫威	Fenothiocarb	12.2	254.1 254.1	160.0 71.7	13 50	0.005
199	噁唑禾草灵	Fenoxaprop-ethyl	14.4	362.1 362.1	288.0 121.1	23 34	0.005
200	苯氧威	Fenoxycarb	12.1	302.1 302.1	116.1 256.1	16 19	0.005
201	拌种咯	Fenpiclonil	9.7	237.1 237.1	202.0 139.9	27 47	0.005
202	苯锈啶	Fenpropidin	9.5	274.3 274.3	86.1 147.1	28 28	0.005
203	丁苯吗啉	Fenpropimorph	10.5	304.3 304.3	130.1 116.1	29 31	0.005
204	唑螨酯	Fenpyroximate	16.2	422.2 422.2	366.1 215.1	24 35	0.005
205	丰索磷	Fensulfothion	8.9	309.0 309.0	281.0 253.0	20 25	0.005
206	氧丰索磷	Fensulfothion-oxon	6.2	293.1 293.1	265.0 237.0	20 21	0.005
207	氧丰索磷砜	Fensulfothion-oxon-sulfone	8.9	309.1 309.1	281.0 253.0	15 23	0.005
208	丰索磷砜	Fensulfothion-sulfone	9.3	325.0 325.0	297.0 269.0	16 23	0.05
209	倍硫磷	Fenthion	12.8	279.0 279.0	247.0 169.0	18 24	0.05
210	氘代倍硫磷	Fenthion-$d6$ (O,O-dimethyl-$d6$)	12.6	285.4 285.4	249.9 168.9	18 24	—

编号	中文名	英文名	保留时间(min)	母离子	子离子	CE(V)	检出限(mg/kg)
211	氧倍硫磷	Fenthion-oxon	10.0	263.1 263.1	231.0 216.0	22 32	0.05
212	氧倍硫磷砜	Fenthion-oxon-sulfone	5.8	295.0 295.0	217.1 104.1	26 34	0.1
213	氧倍硫磷亚砜	Fenthion-oxon-sulfoxide	5.7	279.0 279.0	264.0 247.0	26 36	0.005
214	倍硫磷砜	Fenthion-sulfone	7.7	311.0 311.0	279.0 125.0	25 28	0.1
215	倍硫磷亚砜	Fenthion-sulfoxide	7.4	295.0 295.0	280.0 109.0	26 40	0.05
216	非草隆	Fenuron	5.7	165.0 165.0	72.4 91.9	23 29	0.005
217	嘧菌腙	Ferimzone	10.3	255.1 255.1	116.6 131.7	38 38	0.005
218	**#氟虫腈**	**#Fipronil**	**12.3**	**434.9** **434.9**	**329.8** **249.8**	**−15** **−30**	**0.005**
219	**#氟甲腈**	**#Fipronil desulfinyl**	**12.0**	**386.9** **386.9**	**350.8** **281.8**	**−10** **−35**	**0.005**
220	**#氟虫腈砜**	**#Fipronil sulfone**	**12.8**	**450.9** **450.9**	**281.8** **243.8**	**−30** **−66**	**0.005**
221	**#氟虫腈亚砜**	**#Fipronil sulfoxide**	**12.4**	**418.9** **418.9**	**382.8** **261.8**	**−30** **−30**	**0.005**
222	麦草氟异丙酯	Flamprop-isopropyl	12.5	364.1 364.1	104.9 304.1	23 13	0.005
223	麦草氟甲酯	Flamprop-methyl	11.1	336.2 336.2	303.9 303.9	12 12	0.005
224	啶嘧磺隆	Flazasulfuron	9.4	408.0 408.0	182.1 301.1	24 20	0.005
225	氟啶虫酰胺	Flonicamid	5.0	230.1 230.1	202.8 174.0	26 27	0.005
226	双氟磺草胺	Florasulam	6.0	360.0 360.0	129.0 192.0	30 24	0.005
227	精吡氟禾草灵	Fluazifop-P-butyl	14.5	384.1 384.1	328.1 282.1	24 29	0.005
228	啶蜱脲	Fluazuron	15.2	506.0 506.0	348.9 158.0	26 26	0.005
229	氟酮磺隆	Flucarbazone	5.8	397.2 397.2	129.8 114.9	18 64	0.005
230	咯菌腈	Fludioxonil	10.7	266.0 266.0	228.9 185.3	25 31	0.005
231	氟噻草胺	Flufenacet	11.5	364.1 364.1	194.1 152.1	16 28	0.005
232	氟虫脲	Flufenoxuron	15.6	489.1 489.1	158.1 141.1	25 69	0.005

续表

编号	中文名	英文名	保留时间(min)	母离子	子离子	CE(V)	检出限(mg/kg)
233	氟哒嗪草酯	Flufenpyr-ethyl	12.0	409.1 409.1	335.0 307.0	29 40	0.005
234	唑嘧磺草胺	Flumetsulam	5.5	326.1 326.1	129.0 262.1	32 27	0.005
235	氟烯草酸	Flumiclorac-pentyl	14.4	441.2 441.2	354.1 308.0	20 32	0.005
236	丙炔氟草胺	Flumioxazin	9.5	355.2 355.2	327.1 299.1	25 35	0.005
237	氟草隆	Fluometuron	8.0	233.1 233.1	188.1 160.1	28 37	0.005
238	氟吡菌胺	Fluopicolide	10.9	383.0 383.0	173.0 145.0	32 70	0.005
239	氟吡菌酰胺	Fluopyram	11.3	396.6 396.6	207.9 173.0	41 54	0.005
240	乙羧氟草醚	Fluoroglycofen-ethyl	13.7	448.1 448.1	343.9 222.9	15 40	0.05
241	氟嘧菌酯	Fluoxastrobin	11.3	459.1 459.1	427.1 188.0	25 46	0.005
242	氟啶嘧磺隆	Flupyrsulfuron-methyl-sodium	10.4	488.0 488.0	178.0 333.1	28 27	0.005
243	氯喹唑	Fluquinconazole	11.4	376.1 376.1	306.9 348.8	37 27	0.005
244	氟啶草酮	Fluridone	9.7	330.0 330.0	308.8 290.1	56 43	0.005
245	氟咯草酮	Flurochloridone	11.2	312.0 312.0	292.0 212.1	31 42	0.005
246	氟草烟-1-甲庚酯	Fluroxypyr-1-methylheptylester	15.5	367.0 367.0	254.8 208.9	14 33	0.005
247	呋嘧醇	Flurprimidol	10.9	313.1 313.1	270.1 269.1	34 47	0.005
248	呋草酮	Flurtamone	10.3	334.1 334.1	247.1 178.1	37 58	0.005
249	氟硅唑	Flusilazole	12.2	316.1 316.1	247.1 165.1	25 37	0.005
250	嗪草酸甲酯	Fluthiacet-methyl	12.4	404.0 404.0	344.0 274.0	32 39	0.005
251	氟酰胺	Flutolanil	11.1	324.1 324.1	262.1 242.1	26 35	0.005
252	粉唑醇	Flutriafol	8.3	302.1 302.1	123.0 233.1	43 21	0.005
253	氟唑菌酰胺	Fluxapyroxad	10.9	382.1 382.1	362.1 342.1	18 27	0.005
254	#地虫硫磷	#Fonofos	13.0	247.0 247.0 247.0 247.0	137.0 109.0 63.1 80.9	15 25 53 40	0.005

续表

编号	中文名	英文名	保留时间(min)	母离子	子离子	CE(V)	检出限(mg/kg)
255	甲酰氨基嘧磺隆	Foramsulfuron	7.4	453.2 453.2	182.0 272.1	29 19	0.005
256	安硫磷	Formothion	6.5	258.1 258.1	198.9 170.8	11 19	0.01
257	噻唑磷	Fosthiazate	8.1	284.1 284.1	228.0 104.0	14 32	0.005
258	麦穗宁	Fuberidazole	6.1	185.1 185.1	157.1 156.1	31 39	0.005
259	呋霜灵	Furalaxyl	10.1	302.1 302.1	242.1 95.1	20 35	0.005
260	呋线威	Furathiocarb	14.6	383.2 383.2	252.1 195.0	17 25	0.005
261	拌种胺	Furmecyclox	12.6	252.1 252.1	170.0 138.0	19 20	0.005
262	灰黄霉素	Griseofulvin	8.1	353.0 353.0	165.0 214.9	25 25	0.005
263	氯虫酰肼	Halofenozide	10.6	331.1 331.1	275.1 104.9	7 23	0.005
264	氯吡嘧磺隆	Halosulfuron-methyl	11.7	435.0 435.0	181.9 138.9	25 64	0.005
265	氟吡甲禾磷	Haloxyfop-methyl	13.8	376.1 376.1	316.0 288.0	25 35	0.005
266	庚烯磷	Heptenophos	8.9	251.0 251.0	126.9 125.1	17 19	0.005
267	己唑醇	Hexaconazole	13.3	314.1 314.1	185.0 159.0	30 41	0.05
268	氟铃脲	Hexaflumuron	13.7	461.2 461.2	157.9 141.1	22 63	0.005
269	环嗪酮	Hexazinone	7.4	253.0 253.0	171.1 71.1	25 45	0.005
270	噻螨酮	Hexythiazox	15.3	353.1 353.1	228.0 168.1	22 35	0.005
271	烯虫乙酯	Hydroprene	19.4	267.2 267.2	108.9 123.0	23 20	0.005
272	抑霉唑	Imazalil	8.2	297.1 297.1	255.0 159.0	25 30	0.005
273	咪草酸	Imazamethabenz-methyl	7.1	288.8 288.8	257.1 215.0	26 32	0.005
274	*咪唑喹啉酸	*Imazaquin	6.8	312.1 312.1	267.1 199.1	30 39	0.005
275	*咪唑乙烟酸	*Imazethapyr	6.4	290.1 290.1	245.1 177.1	29 37	0.005
276	唑吡嘧磺隆	Imazosulfuron	10.7	413.0 413.0	153.0 257.8	17 37	0.005

续表

编号	中文名	英文名	保留时间(min)	母离子	子离子	CE(V)	检出限(mg/kg)
277	* 亚胺唑	* Imibenconazole	14.8	411.1 411.1	124.9 341.8	33 21	0.005
278	吡虫啉	Imidacloprid	5.6	256.0 256.0	209.1 175.1	23 28	0.005
279	* 抗倒胺	* Inabenfide	10.5	339.1 339.1	321.1 214.0	25 37	0.005
280	茚草酮	Indanofan	11.8	341.2 341.2	175.0 187.1	19 18	0.005
281	茚虫威	Indoxacarb	13.7	528.1 528.1	293.0 249.0	19 23	0.005
282	种菌唑	Ipconazole	13.7 13.9	334.1 334.1	125.0 70.0	60 60	0.005
283	异稻瘟净	Iprobenfos	12.2	289.1 289.1	205.1 90.8	15 26	0.005
284	异菌脲	Iprodione	12.3	330.0 332.0	244.9 247.0	20 20	0.005
285	缬霉威	Iprovalicarb	11.3	321.2 321.2	119.1 203.1	20 12	0.005
286	**# 氯唑磷**	**# Isazofos**	**11.4**	**313.8 313.8 313.8**	**162.2 97.0 120.2**	**24 45 34**	**0.005**
287	丁咪酰胺	Isocarbamid	6.1	186.1 186.1	87.1 130.1	21 15	0.005
288	# 水胺硫磷	# Isocarbophos	8.8	290.1 290.1	231.1 121.0	15 37	0.005
289	异柳磷	Isofenphos	13.3	346.1 346.1	287.1 245.0	8 19	0.005
290	甲基异柳磷	Isofenphos-methyl	12.5	332.0 332.0	273.0 231.0	10 30	0.005
291	丁嗪草酮	Isomethiozin	12.8	269.1 269.1	199.9 172.0	27 30	0.005
292	异丙威	Isoprocarb	8.8	194.0 194.0	152.0 137.0	11 13	0.005
293	异丙乐灵	Isopropalin	16.3	310.2 310.2	226.0 206.1	26 24	0.005
294	稻瘟灵	Isoprothiolane	11.1	290.9 290.9	188.9 231.0	30 15	0.005
295	异丙隆	Isoproturon	8.8	207.1 207.1	72.0 165.1	24 20	0.005
296	异噁隆	Isouron	7.4	212.0 212.0	169.9 114.1	24 31	0.005
297	异噁酰草胺	Isoxaben	10.8	333.2 333.2	165.1 150.0	27 55	0.005

续表

编号	中文名	英文名	保留时间(min)	母离子	子离子	CE(V)	检出限(mg/kg)
298	双苯嘧唑酸	Isoxadifen-ethyl	12.2	296.2	232.1	24	0.005
				296.2	263.2	15	
299	异噁唑草酮	Isoxaflutole	8.6	360.1	251.0	25	0.005
				360.1	220.0	54	
300	噁唑磷	Isoxathion	13.1	314.2	105.0	20	0.005
				314.2	296.2	13	
301	伊维菌素	Ivermectin	18.7	892.5	569.5	22	0.05
				892.5	307.4	34	
302	噻嗯菊酯	Kadethrin	13.8	397.1	170.9	17	0.005
			15.2	397.1	379.2	10	
303	特胺灵	Karbutilate	6.9	280.2	180.6	20	0.005
				280.2	224.0	14	
304	醚菌酯	Kresoxim-methyl	12.3	314.1	267.1	10	0.005
				314.1	116.0	20	
305	乳氟禾草灵	Lactofen	14.4	479.1	344.0	21	0.005
				479.1	223.0	48	
306	环草定	Lenacil	8.7	235.1	153.1	23	0.005
				235.1	136.0	45	
307	* 溴苯磷	* Leptophos	17.1	411.0	171.0	28	0.005
				411.0	379.0	24	
308	利谷隆	Linuron	10.5	249.0	182.0	22	0.005
				249.0	160.0	25	
309	氯芬奴隆	Lufenuron	14.8	511.0	158.3	25	0.005
				511.0	141.0	71	
310	马拉氧磷	Malaoxon	7.2	315.1	269.0	11	0.005
				315.1	127.0	17	
311	马拉硫磷	Malathion	11.1	331.0	285.0	10	0.005
				331.0	127.0	17	
312	双炔酰菌胺	Mandipropamid	10.7	412.1	328.1	20	0.005
				412.1	356.1	14	
313	灭蚜磷	Mecarbam	11.8	330.1	227.0	12	0.005
				330.1	199.0	21	
314	苯噻酰草胺	Mefenacet	11.2	299.1	147.6	19	0.005
				299.1	120.0	44	
315	吡唑解草酯	Mefenpyr-diethyl	12.9	373.1	327.0	18	0.005
				373.1	299.0	35	
316	地胺磷	Mephospholan	6.8	270.0	196.0	19	0.005
				270.0	139.6	42	
317	灭锈胺	Mepronil	11.2	270.1	228.1	20	0.005
				270.1	119.0	32	
318	甲基二磺隆	Mesosulfuron-methyl	8.1	504.1	182.1	31	0.005
				504.1	139.1	75	
319	* 甲基磺草酮	* Mesotrione	5.7	340.1	228.0	30	0.005
				340.1	104.1	30	

续表

编号	中文名	英文名	保留时间(min)	母离子	子离子	CE(V)	检出限(mg/kg)
320	*氰氟虫腙	*Metaflumizone	14.4	507.1	286.8	40	0.005
				507.1	178.0	33	
321	甲霜灵	Metalaxyl	9.0	280.2	248.1	14	0.05
				280.2	220.1	19	
				280.2	192.1	25	
322	苯嗪草酮	Metamitron	5.8	203.1	175.1	23	0.05
				203.1	145.0	23	
323	吡唑草胺	Metazachlor	8.5	278.1	210.1	15	0.005
				278.1	134.1	33	
324	叶菌唑	Metconazole	13.1	320.2	70.0	58	0.005
				320.2	125.0	55	
325	甲基苯噻隆	Methabenzthiazuron	8.6	222.1	165.0	22	0.005
				222.1	150.0	44	
326	虫螨畏	Methacrifos	9.8	241.0	209.0	12	0.1
				241.0	125.0	26	
327	甲胺磷	Methamidophos	3.8	142.0	125.0	19	0.005
				142.0	94.0	21	
				142.0	79.0	28	
				142.0	64.0	32	
328	敌枯双	Methanediamine	3.8	215.0	102.0	13	0.05
			4.3	215.0	114.0	25	
329	呋菌胺	Methfuroxam	9.6	230.1	136.9	30	0.005
				230.1	110.9	21	
330	杀扑磷	Methidathion	15.0	303.0	145.0	13	0.05
				303.0	85.0	30	
331	甲硫威	Methiocarb	10.9	226.1	169.1	14	0.005
				226.1	121.1	26	
332	灭多威	Methomyl	5.1	163.1	106.0	13	0.005
				163.1	88.0	12	
333	盖草津	Methoprotryne	9.8	272.1	240.2	26	0.005
				272.1	198.1	26	
334	甲氧虫酰肼	Methoxyfenozide	11.1	369.2	313.2	10	0.005
				369.2	149.1	24	
335	溴谷隆	Metobromuron	8.4	259.0	169.9	24	0.005
				259.0	148.1	19	
336	异丙甲草胺	Metolachlor	12.0	284.2	252.0	22	0.005
				284.2	176.2	36	
337	速灭威	Metolcarb	6.9	166.0	109.1	17	0.05
				166.0	94.0	43	
338	磺草唑胺	Metosulam	7.0	418.0	175.0	38	0.005
				418.0	140.0	70	
339	甲氧隆	Metoxuron	6.3	229.1	156.2	30	0.005
				229.1	192.1	15	
340	苯菌酮	Metrafenone	13.3	409.1	209.1	20	0.005
				409.1	227.0	29	

编号	中文名	英文名	保留时间(min)	母离子	子离子	CE(V)	检出限(mg/kg)
341	嗪草酮	Metribuzin	7.5	215.1	187.1	25	0.005
				215.1	84.1	28	
342	甲磺隆	Metsulfuron-methyl	6.7	382.1	167.1	30	0.005
				382.1	141.0	30	
				382.1	199.0	28	
343	速灭磷	Mevinphos	5.8	225.1	193.0	11	0.005
			6.2	225.1	127.0	22	
344	禾草敌	Molinate	11.5	188.1	126.1	19	0.05
				188.1	55.1	34	
345	庚酰草胺	Monalide	11.9	240.1	85.0	25	0.005
				240.1	92.8	48	
346	久效磷	Monocrotophos	5.3	224.1	193.0	11	0.005
				224.1	127.0	22	
347	绿谷隆	Monolinuron	7.9	215.1	148.1	25	0.005
				215.1	126.0	25	
348	灭草隆	Monuron	7.0	199.1	72.0	21	0.005
				199.1	126.0	34	
349	莫西维素	Moxidectin	17.9	640.4	528.3	11	0.005
				640.4	498.2	16	
350	腈菌唑	Myclobutanil	11.3	289.1	125.0	50	0.005
				289.1	70.0	24	
351	二溴磷	Naled	9.1	378.8	127.0	19	0.005
				378.8	109.0	54	
352	萘乙酰胺	1-Naphthyl-acetamide	6.7	186.1	141.1	26	0.005
				186.1	115.1	45	
353	敌草胺	Napropamide	11.9	272.2	199.1	26	0.005
				272.2	171.1	26	
354	N-去乙基甲基嘧啶磷	N-desethyl-pimiphos-methyl	13.4	278.0	245.8	24	0.005
				278.0	249.8	24	
355	草不隆	Neburon	12.3	275.1	114.0	20	0.005
				275.1	160.0	40	
356	烟嘧磺隆	Nicosulfuron	6.8	411.0	181.9	35	0.005
				411.0	213.1	25	
357	烯啶虫胺	Nitenpyram	4.8	271.1	225.0	16	0.005
				271.1	189.1	17	
358	甲磺乐灵	Nitralin	12.1	346.1	304.1	19	0.005
				346.1	262.0	26	
359	氟草敏	Norflurazon	9.1	304.0	284.0	33	0.005
				304.0	160.0	40	
360	氟酰脲	Novaluron	13.8	493.1	158.0	25	0.005
				493.1	141.0	71	
361	氟苯嘧啶醇	Nuarimol	10.4	315.1	252.1	29	0.005
				315.1	243.0	32	

续表

编号	中文名	英文名	保留时间(min)	母离子	子离子	CE(V)	检出限(mg/kg)
362	辛噻酮	Octhilinone	11.6	214.1 214.1	101.6 83.8	21 53	0.005
363	呋酰胺	Ofurace	7.0	282.0 282.0	254.1 160.0	17 37	0.05
364	氧乐果	Omethoate	4.4	214.0 214.0	183.0 155.0	15 21	0.05
365	坪草丹	Orbencarb	13.1	258.0 258.0	124.7 100.0	31 18	0.005
366	磺酰脲	Orthosulfamuron	8.6	425.2 425.2	227.0 182.0	19 34	0.005
367	解草腈	Oxabetrinil	10.1	233.2 233.2	146.9 189.1	13 11	0.05
368	丙炔噁草酮	Oxadiargyl	12.9	341.0 341.0	223.0 230.0	23 21	0.005
369	噁草酮	Oxadiazon	15.1	345.1 345.1	303.0 220.0	19 28	0.05
370	噁霜灵	Oxadixyl	6.6	279.1 279.1	219.1 132.1	16 43	0.005
371	杀线威	Oxamyl	4.8	237.1 237.1	220.1 90.1	7 12	0.05
372	环氧嘧磺隆	Oxasulfuron	6.5	407.0 407.0	150.1 210.0	27 34	0.005
373	氧化萎锈灵	Oxycarboxin	6.2	268.1 268.1	175.0 147.0	21 32	0.005
374	乙氧氟草醚	Oxyfluorfen	14.4	362.0 362.0	316.0 237.0	20 34	0.005
375	多效唑	Paclobutrazol	11.1	294.1 294.1	165.0 125.0	31 52	0.05
376	乙基对氧磷	Paraoxon-ethyl	8.5	276.0 276.0	248.0 220.0	14 22	0.05
377	甲基对氧磷	Paraoxon-methyl	6.6	248.0 248.0	231.0 202.0	24 27	0.05
378	克草敌	Pebulate	13.5	204.0 204.0	127.9 176.1	22 24	0.005
379	戊菌唑	Penconazole	12.5	284.1 284.1	159.0 173.0	42 26	0.005
380	戊菌隆	Pencycuron	13.3	329.1 329.1	218.1 125.0	22 35	0.005
381	五氟磺草胺	Penoxsulam	7.3	484.1 484.1	444.1 195.1	34 38	0.005
382	甲氯酰草胺	Pentanochlor	12.2	240.2 240.2	141.9 106.9	25 39	0.005
383	烯草胺	Pethoxamid	11.6	296.1 296.1	131.1 250.1	28 17	0.005

续表

编号	中文名	英文名	保留时间(min)	母离子	子离子	CE(V)	检出限(mg/kg)
384	甜菜宁	Phenmedipham	9.5	318.1	168.1	19	0.005
				318.1	136.0	34	
385	稻丰散	Phenthoate	12.4	321.0	275.0	8	0.005
				321.0	247.0	14	
386	#甲拌磷	# Phorate	13.4	261.0	75.0	19	0.005
				261.0	47.0	49	
				261.0	198.9	10	
				261.0	215.1	9	
387	氧甲拌磷	Phorate oxon	9.7	245.0	245.0	5	0.005
				245.0	75.0	10	
388	#氧甲拌磷砜	# Phorate oxon sulfone	6.0	277.0	249.0	14	0.005
				277.0	183.0	16	
389	#甲拌磷砜	# Phorate sulfone	8.7	293.0	247.0	9	0.1
				293.0	171.0	16	
				293.0	142.9	24	
				293.0	114.9	32	
				293.0	124.9	23	
390	#甲拌磷亚砜	# Phorate sulfoxide	8.4	277.0	199.1	15	0.005
				277.0	96.9	44	
				277.0	142.9	5	
				277.0	171.1	19	
				277.0	124.9	27	
391	伏杀硫磷	Phosalone	13.3	368.0	322.0	14	0.05
				368.0	182.0	23	
392	硫环磷	Phosfolan	6.2	256.1	139.9	34	0.005
				256.1	167.9	22	
393	甲基硫环磷	Phosfolan-methyl	5.3	228.0	168.1	19	0.005
				228.0	108.9	33	
394	亚胺硫磷	Phosmet	10.1	318.0	160.0	24	0.05
				318.0	133.0	51	
395	磷胺	Phosphamidon	6.5	300.1	227.0	19	0.005
				300.1	174.1	19	
				300.1	127.0	30	
396	辛硫磷	Phoxim	13.1	299.1	153.1	11	0.05
				299.1	129.0	16	
397	氟吡酰草胺	Picolinafen	14.6	377.1	359.1	28	0.05
				377.1	238.0	41	
398	啶氧菌酯	Picoxystrobin	12.0	368.1	205.1	13	0.005
				368.1	145.1	30	
399	杀鼠酮	Pindone	13.9	231.2	213.1	19	0.05
				231.2	185.1	21	
400	唑啉草酯	Pinoxaden	13.0	401.2	317.2	31	0.005
				401.2	289.2	49	
401	*哌丙灵	* Piperalin	7.7	330.1	230.5	36	0.005
				330.1	139.7	37	

续表

编号	中文名	英文名	保留时间(min)	母离子	子离子	CE(V)	检出限(mg/kg)
402	增效醚	Piperonyl butoxide	15.1	356.2 356.2	177.1 119.1	15 49	0.005
403	哌草磷	Piperophos	13.6	354.1 354.1	255.0 170.8	18 36	0.005
404	抗蚜威	Pirimicarb	7.3	239.1 239.1	182.1 137.1	22 32	0.05
405	嘧啶磷	Pirimiphos-ethyl	14.9	334.1 334.1	306.1 198.1	23 21	0.005
406	甲基嘧啶磷	Pirimiphos-methyl	13.4	306.1 306.1	164.1 108.1	30 39	0.005
407	右旋炔丙菊酯	Prallethrin	13.6	301.1 301.1	104.8 132.9	27 16	0.005
408	丙草胺	Pretilachlor	14.2	312.0 312.0	252.1 132.1	23 63	0.005
409	氟嘧磺隆	Primisulfuron-methyl	10.9	491.0 491.0	264.1 250.0	25 25	0.005
410	咪鲜胺	Prochloraz	13.2	376.0 376.0	308.0 70.0	17 45	0.005
411	氨氟乐灵	Prodiamine	14.8	351.1 351.1	267.0 291.1	24 21	0.005
412	丙溴磷	Profenofos	10.3	372.9 372.9	344.9 302.9	18 26	0.005
413	猛杀威	Promecarb	11.1	208.1 208.1	109.0 151.0	23 13	0.005
414	扑灭通	Prometon	8.9	226.1 226.1	184.1 142.3	36 46	0.005
415	毒草胺	Propachlor	8.7	212.1 212.1	170.0 94.1	18 36	0.005
416	敌稗	Propanil	10.9	218.1 218.1	162.1 127.1	21 33	0.005
417	丙虫磷	Propaphos	12.4	305.1 305.1	220.8 202.9	21 32	0.005
418	噁草酸	Propaquizafop	14.6	444.1 444.1	371.1 299.1	22 32	0.005
419	炔螨特	Propargite	15.8	368.2 368.2	231.2 175.1	14 23	0.005
420	胺丙畏	Propetamphos	11.4	282.0 282.0	138.0 156.0	25 19	0.005
421	丙环唑	Propiconazole	13.0	342.1 342.1	205.0 159.0	25 35	0.05
422	异丙草胺	Propisochlor	12.6	284.1 284.1	224.1 148.1	14 29	0.005
423	残杀威	Propoxur	7.2	210.1 210.1	168.1 111.0	11 19	0.005

续表

编号	中文名	英文名	保留时间(min)	母离子	子离子	CE(V)	检出限(mg/kg)
424	*丙苯磺隆	*Propoxycarbazone-sodium	6.5	421.1 421.1	180.1 138.0	19 38	0.005
425	炔苯酰草胺	Propyzamide	11.1	256.0 256.0	190.0 173.0	21 32	0.005
426	*丙氧喹啉	*Proquinazid	16.5	373.0 373.0	331.0 288.9	20 33	0.005
427	苄草丹	Prosulfocarb	14.1	252.1 252.1	128.1 91.1	18 30	0.005
428	*丙硫菌唑	*Prothioconazole	13.0	344.0 344.0	326.0 189.0	16 28	0.05
429	丙硫磷	Prothiophos	17.1	344.8 344.8	241.0 132.9	27 69	0.1
430	吡喃灵	Pyracarbolid	7.4	218.1 218.1	96.9 106.9	36 35	0.005
431	吡唑硫磷	Pyraclofos	13.0	361.0 361.0	257.0 333.0	30 22	0.005
432	吡唑醚菌酯	Pyraclostrobin	13.1	388.1 388.1	296.1 194.1	19 17	0.005
433	吡草醚	Pyraflufen-ethyl	12.5	413.0 413.0	339.0 289.0	28 40	0.005
434	吡菌磷	Pyrazophos	13.2	374.1 374.1	222.1 194.1	29 44	0.005
435	吡嘧磺隆	Pyrazosulfuron-ethyl	11.4	415.1 415.1	182.0 369.2	28 17	0.005
436	除虫菊素	Pyrethrin	13.6	373.3 373.3	160.9 133.0	32 17	0.005
437	哒螨灵	Pyridaben	16.8	365.0 365.0	147.0 309.0	31 19	0.005
438	哒嗪硫磷	Pyridaphenthion	11.1	341.1 341.1	189.0 205.0	29 29	0.005
439	哒草特	Pyridate	17.3	379.1 379.1	207.0 351.1	24 14	0.005
440	啶斑肟	Pyrifenox	11.2 11.7	295.0 295.0	263.0 92.4	23 32	0.005
441	环酯草醚	Pyriftalid	9.8	318.9 318.9	139.1 179.2	36 41	0.005
442	嘧霉胺	Pyrimethanil	10.4	200.1 200.1	107.1 183.1	33 33	0.005
443	吡丙醚	Pyriproxyfen	15.3	322.1 322.1	227.1 185.1	21 32	0.005
444	*嘧草硫醚	*Pyrithiobac	9.4	327.1 327.1	309.0 139.0	20 36	0.005
445	咯喹酮	Pyroquilon	6.9	174.1 174.1	132.0 117.0	31 43	0.005

续表

编号	中文名	英文名	保留时间(min)	母离子	子离子	CE(V)	检出限(mg/kg)
446	啶磺草胺	Pyroxsulam	6.7	435.1 435.1	195.1 166.1	37 47	0.005
447	喹硫磷	Quinalphos	12.5	299.1 299.1	271.0 163.0	19 33	0.005
448	*二氯喹啉酸	*Quinclorac	5.9	242.1 242.1	223.9 161.1	9 51	0.005
449	灭藻醌	Quinoclamine	6.8	208.2 208.2	105.0 128.2	33 32	0.05
450	苯氧喹啉	Quinoxyfen	15.3	308.0 308.0	197.0 214.0	44 47	0.005
451	吡咪唑	Rabenzazole	8.7	213.1 213.1	172.0 145.1	32 38	0.005
452	苄呋菊酯	Resmethrin	17.0	339.2 339.2	171.0 143.0	19 32	0.005
453	抑食肼	RH5849	8.1	297.0 297.0	241.0 105.0	8 25	0.005
454	鱼藤酮	Rotenone	12.0	395.1 395.1	213.1 203.1	32 34	0.005
455	嘧啶肟草醚	Saflufenacil	9.6	501.2 501.2	348.9 459.0	37 18	0.005
456	另丁津	Sebuthylazine	10.3	230.1 230.1	174.0 146.0	16 31	0.005
457	脱乙基另丁津	Sebuthylazine-desethyl	6.9	202.1 202.1	146.0 103.9	20 37	0.005
458	密草通	Secbumeton	8.8	226.1 226.1	169.8 113.9	25 31	0.005
459	烯禾啶	Sethoxydim	10.8 14.6	328.2 328.2	178.1 282.2	27 16	0.005
460	环草隆	Siduron	10.5 10.7	233.1 233.1	93.6 136.7	34 28	0.005
461	硅噻菌胺	Silthiofam	12.2	268.1 268.1	252.1 139.0	14 27	0.01
462	西玛津	Simazine	7.2	202.1 202.1	132.0 104.0	26 32	0.005
463	硅氟唑	Simeconazole	10.6 11.6	294.1 294.1	134.9 209.0	26 19	0.005
464	西玛通	Simeton	6.4	198.2 198.2	128.2 124.0	31 38	0.005
465	西草净	Simetryn	8.1	214.0 213.9	166.0 123.9	29 37	0.005
466	*多杀霉素 A/D	*Spinosad A/D	13.0	732.5 732.5	189.1 449.2	40 35	0.005
467	螺螨酯	Spirodiclofen	16.0	411.1 411.1	313.0 295.0	17 35	0.005

续表

编号	中文名	英文名	保留时间(min)	母离子	子离子	CE(V)	检出限(mg/kg)
468	丙甲螨酯	Spiromesifen	15.4	371.2 371.2	273.1 255.1	17 32	0.005
469	螺虫乙酯	Spirotetramat	11.4	374.2 374.2	302.2 330.2	24 21	0.005
470	螺环菌胺	Spiroxamine	10.5 10.7	298.3 298.3	144.1 100.1	18 31	0.005
471	菜草畏	Sulfallate	12.5	224.0 224.0	116.0 87.9	14 26	0.005
472	甲磺草胺	Sulfentrazone	7.3	387.0 387.0	307.0 273.0	29 40	0.005
473	甲嘧磺隆	Sulfometuron-methyl	6.9	365.1 365.1	149.8 199.0	28 29	0.005
474	磺酰磺隆	Sulfosulfuron	10.2	471.1 471.1	211.1 261.0	16 24	0.005
475	治螟磷	Sulfotep	12.6	323.0 323.0	295.0 170.9	14 20	0.005
476	氟啶虫胺腈	Sulfoxaflor	5.8	277.9 277.9	173.9 104.9	11 13	0.005
477	硫丙磷	Sulprofos	15.4	323.0 323.0	218.9 247.0	22 16	0.005
478	氟胺氰菊酯	Tau-Fluvalinate	17.0	520.1 520.1	208.1 181.1	23 35	0.25
479	苯噻硫氰	TCMTB	10.4	239.1 239.1	180.0 136.0	19 37	0.005
480	戊唑醇	Tebuconazole	12.8	308.1 308.1	125.0 70.0	55 27	0.005
481	虫酰肼	Tebufenozide	12.2	353.2 353.2	297.2 133.1	11 25	0.05
482	吡螨胺	Tebufenpyrad	14.5	334.2 334.2	171.0 147.1	32 35	0.005
483	丁基嘧啶磷	Tebupirimfos	14.7	319.1 319.1	248.9 231.0	35 44	0.005
484	牧草胺	Tebutam	11.8	234.1 234.1	192.0 90.5	20 49	0.005
485	丁噻隆	Tebuthiuron	7.4	229.0 229.0	115.6 157.0	45 35	0.005
486	环磺酮	Tembotrione	8.9	441.1 441.1	341.1 304.9	12 25	0.005
487	双硫磷	Temephos	13.0 14.6	467.0 467.0	419.0 341.0	26 39	0.005
488	**#特丁硫磷**	**#Terbufos**	**15.0**	**289.1** **289.1**	**57.0** **103.0**	**31** **13**	**0.01**

续表

编号	中文名	英文名	保留时间(min)	母离子	子离子	CE(V)	检出限(mg/kg)
				321.0	96.9	55	
				321.0	143.0	27	
489	**#特丁硫磷砜**	**#Terbufos sulfone**	**15.7**	321.0	171.0	20	**0.01**
				321.0	275.0	9	
				321.0	264.9	11	
				305.0	187.0	14	
490	**#特丁硫磷亚砜**	**#Terbufos sulfoxide**	**10.5**	305.0	131.0	37	**0.005**
				305.0	96.9	53	
				305.0	243.2	9	
491	特丁通	Terbumeton	8.7	226.1	170.0	38	0.005
				226.1	114.0	36	
492	去乙基特丁津	Terbuthylazine-desethyl	7.5	202.1	145.5	25	0.005
				202.1	110.0	31	
493	特丁净	Terbutryn	11.4	242.1	137.9	35	0.005
				242.2	158.0	33	
494	杀虫畏	Tetrachlorvinphos	12.2	366.9	126.7	18	0.005
				366.9	240.9	27	
495	四氟醚唑	Tetraconazole	11.5	372.0	159.0	39	0.005
				372.0	70.0	27	
496	胺菊酯	Tetramethrin	14.3	332.0	314.0	12	0.05
			14.7	332.0	286.0	13	
497	噻菌灵	Thiabendazole	5.8	202.0	175.0	35	0.005
				202.0	131.1	45	
498	噻虫啉	Thiacloprid	6.1	253.0	186.0	20	0.05
				253.0	126.0	30	
499	噻虫嗪	Thiamethoxam	5.2	292.0	211.1	18	0.005
				292.0	181.1	31	
500	噻唑烟酸	Thiazopyr	12.3	397.2	377.1	36	0.005
				397.2	335.0	40	
501	噻酮磺隆	Thiencarbazone-methyl	6.1	391.0	359.0	16	0.005
				391.0	229.8	27	
502	禾草丹	Thiobencarb	13.3	258.1	125.0	21	0.005
				258.1	89.0	68	
503	硫双威	Thiodicarb	7.5	355.1	108.0	22	0.005
				355.1	193.0	13	
504	甲基托布津	Thiophanate-methyl	7.0	343.0	151.0	29	0.005
				343.0	268.0	15	
505	甲基立枯磷	Tolclofos-methyl	13.4	301.0	269.0	23	0.05
				301.0	175.0	35	
506	唑虫酰胺	Tolfenpyrad	14.7	384.2	197.0	34	0.005
				384.2	171.1	32	
507	甲苯氟磺胺	Tolylfluanid	12.6	364.0	238.0	21	0.005
				364.0	137.0	38	

编号	中文名	英文名	保留时间(min)	母离子	子离子	CE(V)	检出限(mg/kg)
508	三甲苯草酮	Tralkoxydim	15.3	330.2 330.2	284.2 138.1	18 27	0.005
509	野麦畏	Tri-allate	15.4	304.0 304.0	86.1 142.9	22 36	0.005
510	三唑磷	Triazophos	11.5	314.1 314.1	178.0 162.1	29 25	0.005
511	脱叶磷	Tribufos	16.6	315.1 315.1	169.0 225.1	21 16	0.005
512	敌百虫	Trichlorfon	5.8	256.9 256.9	109.0 221.0	25 15	0.05
513	三环唑	Tricyclazole	6.3	190.0 190.0	163.0 136.0	28 34	0.005
514	草达津	Trietazine	11.6	230.0 230.0	202.0 124.0	31 32	0.005
515	肟菌酯	Trifloxystrobin	13.8	409.1 409.1	206.1 186.1	19 18	0.005
516	氟菌唑	Triflumizole	13.8	346.1 346.1	278.1 73.1	14 22	0.005
517	杀铃脲	Triflumuron	13.0	359.0 359.0	156.0 139.0	23 46	0.005
518	氟胺磺隆	Triflusulfuron-methyl	10.7	493.2 493.2	264.0 461.0	27 18	0.005
519	嗪氨灵	Triforine	9.5 10.0	435.2 435.2	390.1 214.9	14 38	0.05
520	抗倒酯	Trinexapac-ethyl	9.1	253.2 253.2	207.0 185.0	16 15	0.005
521	灭菌唑	Triticonazole	10.1 11.6	318.1 318.1	125.0 191.2	44 28	0.005
522	烯效唑	Uniconazole	12.1	292.0 292.0	69.9 124.8	37 39	0.005
523	缬菌胺	Valifenalate	10.9 11.2	399.1 399.1	214.1 144.0	16 20	0.005
524	蚜灭磷	Vamidothion	5.6	288.0 288.0	146.1 118.0	17 33	0.005
525	灭草敌	Vernolate	13.4	204.2 204.2	128.1 85.9	15 19	0.005
526	苯酰菌胺	Zoxamide	12.9	336.0 336.0	204.0 159.0	24 56	0.005

注：1.表中化合物22、125与210为内标。

2.部分化合物含有多个异构体,表中提供了多个异构体峰的参考保留时间。

3.表中218~221化合物使用负离子扫描模式测定,其余化合物采用正离子扫描模式测定。

4.鉴于中药材基质的复杂性,为便于方法使用,部分化合物提供了多个监测离子对。依情况选择2个监测离子对用于测定。

5.标记"＊"的化合物使用本法定量测定时回收率低于60％,适用于该化合物定性测定或依【附注】(3)推荐的方法定量测定。

6.标记"＃"的化合物为气相色谱-串联质谱法与液相色谱-串联质谱法均有定性定量方法的化合物。一般情况下优先选择在表2或表4中字体被加粗的化合物所对应的测定方法,测定存在干扰时可选用另一测定方法。

定性用混合对照品溶液的制备与供试品溶液的制备
均同本法"一、定性测定方法"中气相色谱-串联质谱法项下。

测定法 分别精密吸取供试品溶液和定性用混合对照品溶液各 1~10μl(根据检测要求与仪器灵敏度可适当调整进样量),注入液相色谱-串联质谱仪,按保留时间与定性离子相对丰度比对 523 种农药残留量进行定性测定。

结果判断 供试品色谱中如检出与对照品保留时间相同的色谱峰,并且在扣除背景后的质谱图中,所选择的 2 对监测离子对均出现,供试品溶液的监测离子对峰面积比与浓度相当的对照品溶液的监测离子对峰面积比进行比较时,相对偏差不超过下列规定的范围,则可判定样品中存在该农药:相对比例>50%,允许±20%偏差;相对比例 20%~50%,允许±25%偏差;相对比例 10%~20%,允许±30%偏差;相对比例≤10%,允许±50%偏差。

二、定量测定方法

本法系用气相色谱-串联质谱法与液相色谱-串联质谱法对中药中农药残留的定量测定方法。实验室应建立必要的质控手段,保证定量结果准确。

1. 气相色谱-串联质谱法

色谱条件与质谱条件 均同本法"一、定性测定方法"中气相色谱-串联质谱法项下。

对照品贮备溶液的制备 精密称取表 2 与表 4 中农药对照品适量,根据各农药溶解性加乙腈或甲苯分别制成每 1ml 含 1000μg 的溶液,即得(可根据具体农药的灵敏度适当调整贮备液配制的浓度)。

内标贮备溶液的制备 取氘代莠去津、氘代二嗪农和氘代倍硫磷对照品适量,精密称定,加乙腈溶解并制成每 1ml 各含 1000μg 的混合溶液,即得。

混合对照品溶液的制备 精密量取上述各对照品贮备液适量,用含 0.05% 醋酸的乙腈分别制成每 1L 含 100μg 和 1000μg 的两种溶液,即得。

内标溶液的制备 精密量取内标贮备溶液适量,加乙腈制成每 1ml 含 6μg 的溶液,即得。

基质混合对照品溶液的制备 取空白基质样品 3g,一式 6 份,同供试品溶液的制备方法处理至"置氮吹仪上于 40℃水浴浓缩至约 0.4ml",分别加入混合对照品溶液(100μg/L)50μl、100μl,混合对照品溶液(1000μg/L)50μl、100μl、200μl、400μl,加乙腈定容至 1ml,涡旋混匀,用微孔滤膜滤过(0.22μm),取续滤液,即得浓度分别为 5μg/L、10μg/L、50μg/L、100μg/L、200μg/L 与 400μg/L 的系列基质混合对照品溶液。

供试品溶液的制备 **药材或饮片** 取供试品,粉碎成粉末(过三号筛),取约 3g,精密称定,置 50ml 聚苯乙烯具塞离心管中,加入 1%冰醋酸溶液 15ml,涡旋使药粉充分浸润,放置 30 分钟,精密加入乙腈 15ml 与内标溶液 100μl,涡旋使混匀,置振荡器上剧烈振荡(500 次/分)5 分钟,加入无水硫酸镁与无水乙酸钠的混合粉末(4:1)7.5g,立即摇散,再置振荡器上剧烈振荡(500 次/分)3 分钟,于冰浴中冷却 10 分钟,离心(4000r/min)5 分钟,取上清液 9ml,置已预先装有净化

材料的分散固相萃取净化管[无水硫酸镁 900mg,N-丙基乙二胺(PSA)300mg,十八烷基硅烷键合硅胶 300mg,硅胶 300mg,石墨化炭黑 90mg]中,涡旋使充分混匀,再置振荡器上剧烈振荡(500 次/分)5 分钟使净化完全,离心(4000r/min)5 分钟,精密吸取上清液 5ml,置氮吹仪上于 40℃水浴浓缩至约 0.4ml,加乙腈定容至 1ml,涡旋混匀,用微孔滤膜(0.22μm)滤过,取续滤液,即得。

测定法 分别精密吸取供试品溶液和基质混合对照品溶液各 1μl,注入气相色谱-串联质谱仪,按内标标准曲线法计算供试品中 88 种农药残留量。

2.液相色谱-串联质谱法

色谱条件、质谱条件 均同本法"一、定性测定方法"中液相色谱-串联质谱法项下。

对照品贮备溶液的制备、内标贮备溶液的制备、混合对照品溶液的制备、内标溶液的制备、基质混合对照品工作溶液的制备与供试品溶液的制备 均同本法"二、定量测定方法"中气相色谱-串联质谱法项下。

测定法 分别精密吸取供试品溶液和基质混合对照品溶液各 1~10μl(根据检测要求与仪器灵敏度可适当调整进样量),注入液相色谱-串联质谱仪,按内标标准曲线法计算供试品中 523 种农药残留量。

【附注】(1)依据各品种项下规定的监测农药种类并参考相关农药限量规定配制对照品溶液。

(2)本法使用基质匹配标准曲线法定量,空白基质样品为经检测不含待测农药残留的同品种样品。特殊情况下,可用标准加入法对检出的农药定量。

(3)加样回收率应在 70%~120% 之间。在满足重复性的情况下,部分农药回收率可放宽至 60%~130%。特殊情况下,可用标准加入法对回收率超出规定范围的农药定量,或在重复性满足的情况下使用回收率校正定量结果。

(4)进行样品测定时,如果检出色谱峰的保留时间与对照品一致,并且在扣除背景后的质谱图中,所选择的 2 对监测离子对均出现,而且所选择的监测离子对峰面积比与对照品的监测离子对峰面积比一致(相对比例>50%,允许±20%偏差;相对比例>20%~50%,允许±25%偏差;相对比例>10%~20%,允许±30%偏差;相对比例≤10%,允许±50%偏差),则可判断样品中存在该农药。如果不能确证,选用其他监测离子对重新进样确证或选用其他检测方式的分析仪器来确证,如选用高分辨率质谱等确证手段。

(5)使用本法测定时,气相色谱-串联质谱法测定的农药,推荐选择氘代倍硫磷作为内标;液相色谱-串联质谱法测定的农药,推荐选择氘代莠去津作为内标。特殊情况下,也可选用本法推荐的其他内标。

(6)本法提供的监测离子对测定条件为推荐条件,各实验室可根据所配置仪器的具体情况作适当调整;在样品基质有测定干扰的情况下,可选用其他监测离子对测定。

(7)对于特定农药或供试品,分散固相萃取净化管中净化材料的比例可作适当调整(如对含色素较少的药材或饮片,可降低分散固相萃取净化管中石墨化炭黑的用量;

测定极性较大的农药时,可降低分散固相萃取净化管中硅胶的用量),但须做加样回收试验等必要的方法学考察以确保结果准确。

(8)依据各品种项下规定的农药限量要求,在检测灵敏度满足的情况下,可对供试品溶液进行合理稀释。如省去本法氮吹浓缩步骤,取分散固相萃取净化管上清液直接测定。

(9)部分药材性质特殊,使用本法时,供试品取样量可适当调整,但一般不低于0.5g。

(10)在进行气相色谱-串联质谱法测定时,为进一步优化方法效能,供试品溶液最终定容的溶剂可由乙腈经溶剂替换为甲苯(经氮吹至近干,加入甲苯1ml溶解即可);在进行液相色谱-串联质谱法测定时,为进一步优化方法效能或部分农药色谱峰峰形,供试品溶液最终定容的溶剂可由乙腈替换为与初始流动相匹配的含水溶液。

(11)对于中成药农药残留量测定而言,可参照本法依样品的具体情况与检测要求经方法验证后取样测定。

第五法 药材及饮片(植物类)中禁用农药多残留测定法

1. 气相色谱-串联质谱法

色谱条件 用(50%苯基)-甲基聚硅氧烷为固定液的弹性石英毛细管柱(柱长为30m,柱内径为0.25mm,膜厚度为0.25μm)。进样口温度250℃,不分流进样。载气为高纯氦气(He)。进样口为恒压模式,柱前压力为146kPa。程序升温:初始温度60℃,保持1分钟,以30℃/min升至120℃,再以每分钟10℃的速率升温至160℃,再以每分钟2℃的速率升温至230℃,最后以每分钟15℃的速率升温至300℃,保持6分钟。

质谱条件 以三重四极杆串联质谱仪检测;离子源为电子轰击源(EI),离子源温度250℃。碰撞气为氮气或氩气。质谱传输接口温度250℃。质谱监测模式为多反应监测(MRM),各化合物参考保留时间、监测离子对、碰撞电压(CE)见表6。为提高检测灵敏度,可根据保留时间分段监测各农药。

2. 高效液相色谱-串联质谱法

色谱条件 以十八烷基硅烷键合硅胶为填充剂(柱长10cm,内径为2.1mm,粒径为2.6μm);以0.1%甲酸溶液(含5mmol/L甲酸铵)为流动相A,以乙腈-0.1%甲酸溶液(含5mmol/L甲酸铵)(95:5)为流动相B,按下表5进行梯度洗脱;流速为每分钟0.3ml,柱温为40℃。

表5 流动相梯度

时间(分钟)	流动相A(%)	流动相B(%)
0~1	70	30
1~12	70→0	30→100
12~14	0	100

质谱条件 以三重四极杆串联质谱仪检测;离子源为电喷雾(ESI)离子源,正离子扫描模式。监测模式为多反应监测(MRM),各化合物参考保留时间、监测离子对、碰撞电压

(CE)见表7。为提高检测灵敏度,可根据保留时间分段监测各农药。

3. 对照溶液的制备

3.1 混合对照品溶液的制备 精密量取禁用农药混合对照品溶液(已标示各相关农药品种的浓度)1ml,置20ml量瓶中,用乙腈稀释至刻度,摇匀,即得。

3.2 气相色谱-串联质谱法分析用内标溶液的制备 取磷酸三苯酯对照品适量,精密称定,加乙腈溶解并制成每1ml含1.0mg的溶液,即得。精密量取适量,加乙腈制成每1ml含0.1μg的溶液。

3.3 空白基质溶液的制备 取空白基质样品,同供试品溶液的制备方法处理制成空白基质溶液。

3.4 基质混合对照溶液的制备 分别精密量取空白基质溶液1.0ml(6份),置氮吹仪上,40℃水浴浓缩至约0.6ml,分别加入混合对照品溶液10μl、20μl、50μl、100μl、150μl、200μl,加乙腈稀释至1ml,涡旋混匀,即得。

4. 供试品溶液的制备

4.1 直接提取法

取供试品粉末(过三号筛)5g,精密称定,加氯化钠1g,立即摇散,再加入乙腈50ml,匀浆处理2分钟(转速不低于每分钟12 000转),离心(每分钟4000转),分取上清液,沉淀再加乙腈50ml,匀浆处理1分钟,离心,合并两次提取的上清液,减压浓缩至约3~5ml,放冷,用乙腈稀释至10.0ml,摇匀,即得。

4.2 快速样品处理法(QuEChERS)法

取供试品粉末(过三号筛)3g,精密称定,置50ml聚苯乙烯具塞离心管中,加入1%冰醋酸溶液15ml,涡旋使药粉充分浸润,放置30分钟,精密加入乙腈15ml,涡旋使混匀,置振荡器上剧烈振荡(500次/分)5分钟,加入无水硫酸镁与无水乙酸钠的混合粉末(4:1)7.5g,立即摇散,再置振荡器上剧烈振荡(500次/分)3分钟,于冰浴中冷却10分钟,离心(每分钟4000转)5分钟,取上清液9ml,置预先装有净化材料的分散固相萃取净化管[无水硫酸镁900mg,N-丙基乙二胺300mg,十八烷基硅烷键合硅胶300mg,硅胶300mg,石墨化碳黑90mg]中,涡旋使充分混匀,置振荡器上剧烈振荡(500次/分)5分钟使净化完全,离心(每分钟4000转)5分钟,精密吸取上清液5ml,置氮吹仪上于40℃水浴浓缩至约0.4ml,加乙腈稀释至1.0ml,涡旋混匀,滤过,取续滤液,即得。

4.3 固相萃取法

固相萃取净化方式包括以下三种

方式一:量取直接提取法制备的供试品溶液3~5ml,置于装有分散型净化材料的净化管[无水硫酸镁1200mg,N-丙基乙二胺300mg,十八烷基硅烷键合硅胶100mg]中,涡旋使充分混匀,再置震荡器上剧烈振荡(500次/分)5分钟使净化完全,离心,取上清液,即得。

方式二:量取直接提取法制备的供试品溶液3~5ml,通过亲水亲油平衡材料(HLB SPE)固相萃取柱(200mg,6ml)净化,收集全部净化液,混匀,即得。

方式三:量取直接提取法制备的供试品溶液 2ml,加在装有石墨化碳黑氨基复合固相萃取小柱(500mg/500mg,6ml)[临用前用乙腈-甲苯混合溶液(3:1)10ml 预洗],用乙腈-甲苯混合溶液(3:1)20ml 洗脱,收集洗脱液,减压浓缩至近干,用乙腈转移并稀释至 2.0ml,混匀,即得。

5. 测定法

气相色谱-串联质谱法 分别精密吸取上述的基质混合对照溶液和供试品溶液各 1ml,精密加入内标溶液 0.3ml,混匀,滤过,取续滤液。分别精密吸取上述两种溶液各 1μl,注入气相色谱串联质谱仪,按内标标准曲线法计算,即得。

高效液相色谱-串联质谱法 分别精密吸取上述的基质混合对照溶液和供试品溶液各 1ml,精密加入水 0.3ml,混匀,滤过,取续滤液。分别精密吸取上述两种溶液各 1~5μl,注入液相色谱-串联质谱仪,按外标标准曲线法计算,即得。

【附注】

(1)根据待测样品基质特点和方法确认结果,选择一种最适宜的供试品溶液制备方法。

(2)本法使用基质匹配标准曲线法定量,空白基质样品为经检测不含待测农药残留的同品种样品。

(3)本法提供的监测离子对测定条件为推荐条件,各实验室可根据样品基质干扰情况和所配置仪器的具体情况作适当调整,并确定定量离子对。每个监测指标选择不少于 2 个监测离子对。

(4)进行样品测定时,如果检出色谱峰的保留时间与对照品一致,并且在扣除背景后的质谱图中,所选择的 2 个监测离子对均出现,而且所选择的监测离子对峰面积比与对照品的监测离子对峰面积比一致(相对比例>50%,允许±20%偏差;相对比例>20%~50%,允许±25%偏差;相对比例>10%~20%,允许±30%偏差;相对比例≤10%,允许±50%偏差),则可判断样品中存在该农药。如果不能确证,选用其他监测离子对重新进样确证或选用其他检测方式的分析仪器来确证,如选用高分辨率质谱等确证手段。

(5)加样回收率应在 70%~120%之间。在满足重复性要求的情况下,部分农药回收率可放宽至 60%~130%。

表 6 各农药及相关化学品、内标化合物保留时间、监测离子对及碰撞电压(CE)参考值(GC-MS/MS 部分)

编号	中文名	英文名	保留时间(min)	母离子(m/z)	子离子(m/z)	CE(V)
1	灭线磷	Ethoprophos	12.4	199.7	157.8	5.0
				199.7	114.0	5.0
				157.8	96.7	20.0
				157.8	113.8	15.0
2	杀虫脒	Chlordimeform	13.0	152.0	117.0	15.0
				196.0	181.0	5.0
3	甲拌磷	Phorate	13.9	260.0	75.0	5.0
				230.8	175.0	10.0
				230.8	128.6	25.0
4	六六六	α-BHC	14.6	181.0	145.0	■15■[修订]
		γ-BHC	17.1	218.7	182.9	■5■[修订]
		β-BHC	18.9	218.9	147.0	■10■[修订]
		δ-BHC	21.0	218.9	111.0	■10■[修订]
5	氟虫腈	Fipronil	25.1	367.0	213.0	35
				367.0	255.0	25
				367.0	332.0	15
				351.0	255.0	20
6	氟甲腈	Fipronil-desulfinyl	18.9	388.0	333.0	20
				388.0	281.0	35
7	氟虫腈亚砜	Fipronil-sulfoxide	24.9	420.0	351.0	12
				420.0	255.0	20
8	氟虫腈砜	Fipronil-sulfone	30.9	383.0	255.0	20
				383.0	213.0	32
				452.0	383.0	8
9	艾氏剂	Aldrin	21.2	262.7	192.7	30
				255.0	220.0	20
				262.7	202.7	20
10	狄氏剂	Dieldrin	31.6	276.8	240.7	10
				276.8	169.7	35
				276.8	172.0	35
				263.0	193.0	35

续表

编号	中文名	英文名	保留时间(min)	母离子(m/z)	子离子(m/z)	CE(V)
				240.8	205.6	15
11	α-硫丹	α-Endosulfan	28.9	240.8	170.0	25
				194.8	159.0	10
				194.8	159.0	10
12	β-硫丹	β-Endosulfan	37.1	194.8	124.7	30
				206.8	171.8	15
				271.8	236.7	15
13	硫丹硫酸酯	Endosulfan Sulfate	41.3	273.8	238.9	15
				271.8	141.0	40
				271.8	117.0	40
				246.0	176.0	30
14	4,4'-滴滴伊	p,p'-DDE	31.7	246.0	220.0	15
				246.0	210.0	28
				316.0	246.0	25
				235.0	165.0	25
15	2,4'-滴滴涕	o,p'-DDT	36.1	237.0	165.0	25
				235.0	199.0	15
				246.0	176.0	15
				235.0	165.0	25
16	4,4'-滴滴滴	p,p'-DDD	37.0	237.0	165.0	25
				235.0	199.0	18
				235.0	165.0	25
17	4,4'-滴滴涕	p,p'-DDT	39.4	237.0	165.0	25
				235.0	199.0	18
		O-Demeton	11.7	88.0	60.0	4
18	内吸磷	S-Demeton	15.7	88.0	59.0	20
				88.0	45.0	25
				127.0	109.0	12
19	久效磷	Monocrotophos	17.6	127.0	95.0	16
				127.0	79.0	20
				230.8	129.0	25
20	特丁硫磷	Terbufos	15.5	230.8	203.0	5
				230.8	175.0	13
				263.1	109.0	13
21	甲基对硫磷	Parathion-methyl	22.8	263.1	79.0	35
				263.1	136.0	5
				291.0	109.0	25
22	对硫磷	Parathion	25.2	291.0	81.0	30
				139.0	109.0	10
		o,p'-Dicofol	24.2	250.0	139.0	15
23	三氯杀螨醇	p,p'-Dicofol	25.8	250.0	215.0	5
				139.0	111.0	15
				241.0	199.0	5
24	甲基异柳磷	Isofenphos-methyl	26.8	241.0	166.7	10
				241.0	120.8	20
				135.7	108.0	15
25	水胺硫磷	Isocarbophos	28.0	120.7	65.0	20
				229.7	211.7	10
				121.0	93.0	15

续表

编号	中文名	英文名	保留时间(min)	母离子(m/z)	子离子(m/z)	CE(V)
26	甲基硫环磷	Phosfolan-methyl	34.4	227.0	92.0	10
				227.0	60.0	30
				227.0	167.8	10
				168.0	109.0	15
27	除草醚	Nitrofen	36.1	201.8	138.7	28
				282.8	201.8	15
				282.8	253.0	10
28	蝇毒磷	Coumaphos	47.9	361.8	109.0	16
				361.8	225.8	14
				361.8	81.0	32
29	磷酸三苯酯	Triphenyl phosphate	44.0	326.0	233.0	10
				326.0	215.0	25
				326.0	169.0	30
30	苯线磷	Fenamiphos	33.4	303.1	195.0	25
				303.1	154.0	30
				303.1	122.0	20
31	治螟磷	Sulfotep	13.7	322.0	202.0	20
				322.0	294.0	10
				322.0	174.0	15

表 7　各农药及相关化学品保留时间、监测离子对及碰撞电压(CE)参考值(LC-MS/MS 部分)

编号	中文名	英文名	保留时间(min)	母离子(m/z)	子离子(m/z)	CE(V)
1	甲胺磷	Methamidophos	0.8	142.1	94.1	17
				142.1	125.1	16
2	苯线磷	Fenamiphos	8.8	304.0	217.2	31
				304.0	234.3	28
				304.0	202.0	20
3	苯线磷砜	Fenamiphos-sulfone	5.5	336.0	266.2	27
				336.0	188.3	37
4	苯线磷亚砜	Fenamiphos-sulfoxide	3.2	320.0	233.2	31
				320.0	171.3	31
				320.0	292.1	15
5	地虫硫磷	Fonofos	11.0	247.0	109.1	26
				247.0	137.1	17
6	治螟磷	Sulfotep	11.2	323.0	97.1	51
				323.0	171.2	22
				323.0	115.0	30
7	克百威	Carbofuran	5.3	222.0	123.2	27
				222.0	165.2	14
8	3-羟基克百威	Carbofuran-3-hydroxy	1.6	238.1	163.2	21
				238.1	220.2	13
				238.1	181.1	18
9	胺苯磺隆	Ethametsulfuron-methyl	6.7	411.1	196.3	23
				411.1	168.3	41
10	甲磺隆	Metsulfuron-methyl	5.4	382.0	167.3	22
				382.0	199.2	29
11	氯磺隆	Chlorsulfuron	6.0	358.0	141.3	28
				358.0	167.3	28

续表

编号	中文名	英文名	保留时间(min)	母离子(m/z)	子离子(m/z)	CE(V)
12	硫线磷	Cadusafos	10.6	271.1	131.1	29
				271.1	159.2	21
				271.1	97.1	40
13	氯唑磷	Isazafos	10.3	314.0	162.3	25
				314.0	120.2	41
14	甲拌磷	Phorate	11.2	260.9	75.1	17
				260.9	47.0	53
15	甲拌磷亚砜	Phorate-sulfoxide	6.3	277.0	171.1	16
				277.0	97.1	44
				277.0	143.0	25
				277.0	199.0	15
16	甲拌磷砜	Phorate-sulfone	8.1	293.0	247.1	12
				293.0	115.1	33
				293.0	171.0	28
17	蝇毒磷	Coumaphos	11.1	363.0	227.2	37
				363.0	307.1	28
18	硫环磷	Phosfolan	2.3	256.0	140.1	30
				256.0	168.1	24
19	磷胺	Phosphamidon	3.1	300.0	174.1	25
				300.0	127.1	25
20	涕灭威	Aldicarb	2.9	213.2	89.2	24
				213.2	116.2	17
				208.1	89.2	24
				208.1	116.2	17
21	涕灭威砜	Aldicarb-sulfone	1.1	223.1	86.2	18
				223.1	76.1	15
				240.0	223.0	10
				240.0	86.0	20
22	涕灭威亚砜	Aldicarb-sulfoxide	0.8	207.1	89.2	17
				207.1	132.4	10
23	久效磷	Monocrotophos	1.0	224.1	193.1	15
				224.1	127.1	17
24	内吸磷	Demeton	7.5	259.1	89.2	18
				259.1	61.1	46
25	灭线磷	Ethoprophos	9.0	243.2	97.0	25
				243.2	131.1	30
26	特丁硫磷砜	Terbufos-sulfone	9.2	321.1	171.2	16
				321.1	97.0	55
27	特丁硫磷亚砜	Terbufos-sulfoxide	8.0	305.1	187.2	17
				305.1	97.0	56
28	水胺硫磷	Isocarbophos	8.1	312.0	270.2	23
				312.0	236.2	22
29	杀虫脒	Chlordimeform	1.3	197.2	46.2	41
				197.2	117.2	40
				197.2	152.1	26
30	甲基异柳磷	Isofenphos-methyl	10.8	332.2	273.1	13
				332.2	231.2	16

2351 真菌毒素测定法

本法适用于药材、饮片及中药制剂中黄曲霉毒素 B_1、B_2、G_1、G_2、赭曲霉毒素 A、呕吐毒素、玉米赤霉烯酮、展青霉素、伏马毒素 B_1、B_2 及 T-2 毒素的测定。除另有规定外，按下列方法测定。

一、黄曲霉毒素测定法

本法系用液相色谱法和液相色谱-串联质谱法测定药材、饮片及中药制剂中的黄曲霉毒素(以黄曲霉毒素 B_1、黄曲霉毒素 B_2、黄曲霉毒素 G_1 和黄曲霉毒素 G_2 总量计)。

第一法(液相色谱法)

色谱条件与系统适用性试验 以十八烷基硅烷键合硅胶为填充剂；以甲醇-乙腈-水(40∶18∶42)为流动相，采用柱后衍生法检测，①碘衍生法：衍生溶液为 0.05％的碘溶液(取碘 0.5g，加入甲醇 100ml 使溶解，用水稀释至 1000ml 制成)，衍生化泵流速每分钟 0.3ml，衍生化温度 70℃；②光化学衍生法：光化学衍生器(254nm)；以荧光检测器检测，激发波长 $\lambda_{ex}=360nm$(或 365nm)，发射波长 $\lambda_{em}=450nm$。两个相邻色谱峰的分离度应大于 1.5。

混合对照品溶液的制备 精密量取黄曲霉毒素混合对照品溶液(黄曲霉毒素 B_1、黄曲霉毒素 B_2、黄曲霉毒素 G_1 和黄曲霉毒素 G_2 标示浓度分别为 1.0μg/ml、0.3μg/ml、1.0μg/ml、0.3μg/ml)0.5ml，置 10ml 量瓶中，用甲醇稀释至刻度，作为贮备溶液。精密量取贮备溶液 1ml，置 25ml 量瓶中，用 ■70％■[订正]甲醇稀释至刻度，即得。

供试品溶液的制备 取供试品粉末约 15g(过二号筛)，精密称定，置于均质瓶中，加入氯化钠 3g，精密加入 70％甲醇溶液 75ml，高速搅拌 2 分钟(搅拌速度大于 11 000r/min)，离心 5 分钟(离心速度 4000r/min)，精密量取上清液 15ml，置 50ml 量瓶中，用水稀释至刻度，摇匀，离心 10 分钟(离心速度 4000r/min)，精密量取上清液 20ml，通过免疫亲合柱，流速每

分钟 3ml，用水 20ml 洗脱(必要时可以先用淋洗缓冲液 10ml 洗脱，再用水 10ml 洗脱)，弃去洗脱液，使空气进入柱子，将水挤出柱子，再用 ■1.5ml■[订正]甲醇洗脱，收集洗脱液，置 2ml 量瓶中，加 ■水■[订正]稀释至刻度，摇匀，用微孔滤膜(0.22μm)滤过，取续滤液，即得。

测定法 分别精密吸取上述混合对照品溶液 5μl、10μl、15μl、20μl、25μl，注入液相色谱仪，测定峰面积，以峰面积为纵坐标，进样量为横坐标，绘制标准曲线。另精密吸取上述供试品溶液 20～50μl，注入液相色谱仪，测定峰面积，从标准曲线上读出供试品中相当于黄曲霉毒素 B_1、黄曲霉毒素 B_2、黄曲霉毒素 G_1 和黄曲霉毒素 G_2 的量，计算，即得。

注：

(1)淋洗缓冲液的制备 称取 8.0g 氯化钠、1.2g 磷酸氢二钠、0.2g 磷酸二氢钾、0.2g 氯化钾，加水 990ml 使溶解，用盐酸调节 pH 值至 7.0，加水稀释至 1000ml，即可。

(2)黄曲霉毒素 B_1、G_1 检出限应为 0.5μg/kg，定量限应为 1μg/kg；黄曲霉毒素 B_2、G_2 检出限应为 0.2μg/kg，定量限应为 0.4μg/kg。

第二法(液相色谱-串联质谱法)

色谱、质谱条件与系统适用性试验 以十八烷基硅烷键合硅胶为填充剂；以 10mmol/L 醋酸铵溶液为流动相 A，以甲醇为流动相 B；柱温 25℃；流速每分钟 0.3ml；按下表中的规定进行梯度洗脱。

时间(分钟)	流动相 A(％)	流动相 B(％)
0～4.5	65→15	35→85
4.5～6	15→0	85→100
6～6.5	0→65	100→35
6.5～10	65	35

以三重四极杆串联质谱仪检测；电喷雾离子源(ESI)，采集模式为正离子模式；各化合物监测离子对和碰撞电压(CE)见下表。

黄曲霉毒素 B_1、B_2、G_1、G_2 对照品的监测离子对、碰撞电压(CE)参考值

编号	中文名	英文名	母离子	子离子	CE(V)	检出限(μg/kg)	定量限(μg/kg)
1	黄曲霉毒素 G_2	Aflatoxin G_2	331.1	313.1	33	0.1	0.3
			331.1	245.1	40		
2	黄曲霉毒素 G_1	Aflatoxin G_1	329.1	243.1	35	0.1	0.3
			329.1	311.1	30		
3	黄曲霉毒素 B_2	Aflatoxin B_2	315.1	259.1	35	0.1	0.3
			315.1	287.1	40		
4	黄曲霉毒素 B_1	Aflatoxin B_1	313.1	241.0	50	0.1	0.3
			313.1	285.1	40		

系列混合对照品溶液的制备 精密量取黄曲霉毒素混合对照品溶液(黄曲霉毒素 B_1、黄曲霉毒素 B_2、黄曲霉毒素 G_1 和黄曲霉毒素 G_2 的标示浓度分别为 1.0μg/ml、0.3μg/ml、

1.0μg/ml、0.3μg/ml)适量，用 70％甲醇稀释成含黄曲霉毒素 B_2、G_2 浓度为 0.04～3ng/ml，含黄曲霉毒素 B_1、G_1 浓度为 0.12～10ng/ml 的系列对照品溶液，即得(必要时可根据样品

实际情况,制备系列基质对照品溶液)。

供试品溶液的制备 同第一法。

测定法 精密吸取上述系列对照品溶液各 5μl,注入高效液相色谱-质谱仪,测定峰面积,以峰面积为纵坐标,进样浓度为横坐标,绘制标准曲线。另精密吸取上述供试品溶液 5μl,注入高效液相色谱-串联质谱仪,测定峰面积,从标准曲线上读出供试品中相当于黄曲霉毒素 B_1、黄曲霉毒素 B_2、黄曲霉毒素 G_1 和黄曲霉毒素 G_2 的浓度,计算,即得。

第三法(酶联免疫法)

本法系用酶联免疫吸附法测定药材、饮片及制剂中黄曲霉毒素(以黄曲霉毒素 B_1,或黄曲霉毒素 B_1、黄曲霉毒素 B_2、黄曲霉毒素 G_1 和黄曲霉毒素 G_2 总量计),除另有规定外,按下列方法测定。

试剂 (1)抗体 采用常规制备方法分别筛选黄曲霉毒素 B_1 和总量特异性单克隆抗体。

(2)酶标抗原 采用常规碳二亚胺法或其他适宜方法将黄曲霉毒素 B_1 衍生物与辣根过氧化物酶反应即得。

(3)磷酸盐缓冲液 称取磷酸二氢钾 0.2g,十二水合磷酸氢二钠 2.9g,氯化钠 8.0g,氯化钾 0.2g,加水溶解并稀释至 1000ml。

(4)酶标抗原稀释液 在(3)中加入 8mg 牛血清白蛋白,即得。

(5)洗涤工作液 在(3)中加入 0.5ml 吐温-20,即得。

(6)底物缓冲液 称取柠檬酸 21.0g,加水溶解并稀释至 1000ml,作为甲液;称取十二水合磷酸氢二钠 28.4g,加水溶解并稀释至 1000ml,作为乙液;量取甲液 24.3ml,乙液 25.7ml,加水稀释至 100ml。

(7)底物显色液 称取四甲基联苯胺 10mg 溶于 1ml 二甲基甲酰胺,量取 5μl,加入底物缓冲液 10ml,30% 过氧化氢 10μl,混匀即得。

(8)终止液 量取 108.7ml 浓硫酸,缓慢加入水中,冷却至室温后,加水稀释至 1000ml。

标准品溶液的制备 精密量取黄曲霉毒素 B_1 标准品溶液,用磷酸盐缓冲液稀释成每 1L 含 0μg、0.05μg、0.15μg、0.45μg、1.35μg(测定黄曲霉毒素 B_1)或 0μg、0.025μg、0.075μg、0.225μg、0.675μg(测定黄曲霉毒素总量)的系列标准品溶液,即得。

供试品溶液的制备 称取供试品粉末约 2.0g 至 50ml 离心管中,加入 20ml 甲醇,振荡 5 分钟,室温(20~25℃)下以每分钟 3000 转离心 5 分钟,取 2ml 上清液至 10ml 干净离心管中,于 50~60℃水浴氮气流下吹干,加入 2ml 去离子水涡动 30 秒,再加入 6ml 三氯甲烷振荡 2 分钟,室温下以每分钟 3000 转离心 5 分钟,取下层三氯甲烷液 3ml 至 10ml 离心管中,置氮吹仪上于 50~60℃水浴浓缩至干,加入 1ml 正己烷涡旋 30 秒,再加入 2ml 磷酸盐缓冲液涡动 1 分钟,室温下以每分钟 3000 转离心 5 分钟,取下层液,即得。

测定法 黄曲霉毒素 B_1 和黄曲霉毒素总量的测定:分别

采用合适浓度的抗体包被微孔板孔,经封闭、干燥等处理后加入系列标准品溶液,再加入经酶标抗原稀释液稀释至合适工作浓度的酶标抗原,混匀,于 25℃反应 45 分钟,用洗涤工作液洗涤,每孔加入底物显色液 100μl,于 25℃反应 15 分钟,每孔加入终止液 50μl,采用酶标仪于 450nm 处,参比波长 630nm,测定每孔吸光度值,按下式计算百分吸光率:

$$百分吸光率(\%) = \frac{B}{B_0} \times 100\%$$

式中 B 为标准品溶液的吸光度值;

B_0 为 0μg/L 标准品溶液的吸光度值。

以黄曲霉毒素 B_1 标准品溶液浓度的对数值($\lg C$)为横坐标,标准品溶液的百分吸光率为纵坐标,分别绘制黄曲霉毒素 B_1 和黄曲霉毒素总量的标准曲线。另精密吸取上述供试品溶液,按上述方法测定吸光度值并计算百分吸光率,从标准曲线上分别读出供试品中所含的黄曲霉毒素 B_1 和黄曲霉毒素总量的浓度,计算,即得。

注:

(1)测定前,可选择阴性样本进行添加回收试验,样本回收率应在 60%~120%。

(2)线性回归的相关系数应不低于 0.990。

(3)供试品溶液百分吸光率超出标准曲线范围时,须对已制备好的供试品溶液进行稀释,使其百分吸光率落入曲线范围后再检测。

(4)当测定结果超出限度时,采用第二法进行确认。

二、赭曲霉毒素 A 测定法

本法系用液相色谱法和液相色谱-串联质谱法测定药材、饮片及中药制剂中的赭曲霉毒素 A。

第一法(液相色谱法)

色谱条件与系统适用性试验 以十八烷基硅烷键合硅胶为填充剂;以乙腈-2%冰乙酸水溶液(49:51)为流动相;流速每分钟 1.0ml;以荧光检测器检测,激发波长 $\lambda_{ex} = 333nm$,发射波长 $\lambda_{em} = 477nm$。理论板数以赭曲霉毒素 A 计应不低于 4000。

对照品溶液的制备 精密称取赭曲霉毒素 A 对照品适量,用甲醇制成浓度为每 1ml 含 2.5ng 的溶液,即得。

供试品溶液的制备 取供试品粉末约 20g(过二号筛),精密称定,置于均质瓶中,加入氯化钠 4g,精密加入 80%甲醇溶液 100ml,高速搅拌 2 分钟(搅拌速度大于 11 000r/min),离心 10 分钟(离心速度 4000r/min),精密量取上清液 10ml,置 50ml 量瓶中,用水稀释至刻度,摇匀,离心 10 分钟(离心速度 4000r/min),精密量取上清液 10ml,通过免疫亲合柱,流速每分钟 3ml,用水 20ml 洗脱(必要时可以先用淋洗缓冲液 10ml 洗脱,再用水 10ml 洗脱),弃去洗脱液,使空气进入柱子,将水挤出柱子,再用适量甲醇洗脱,收集洗脱液,置 2ml 量瓶中,并用甲醇稀释至刻度,摇匀,用微孔滤膜(0.22μm)滤过,取续滤液,即得。

测定法 分别精密吸取上述对照品溶液 5μl、10μl、15μl、

$20\mu l$、$25\mu l$,注入液相色谱仪,测定峰面积,以峰面积为纵坐标,进样量为横坐标,绘制标准曲线。另精密吸取上述供试品溶液$20\sim50\mu l$,注入液相色谱仪,测定峰面积,从标准曲线上读出供试品中相当于赭曲霉毒素 A 的量,计算,即得。

注:

(1)淋洗缓冲液的制备 称取 8.0g 氯化钠、1.2g 磷酸氢二钠、0.2g 磷酸二氢钾、0.2g 氯化钾,加水 990ml 使溶解,用盐酸调节 pH 值至 7.0,加水稀释至 1000ml,即得。

(2)赭曲霉毒素 A 检出限应为 $1\mu g/kg$,定量限应为 $3\mu g/kg$。

第二法(液相色谱-串联质谱法)

色谱、质谱条件与系统适用性试验 以十八烷基硅烷键合硅胶为填充剂;以 0.1％甲酸溶液为流动相 A 相,以甲醇为流动相 B 相,流速每分钟 0.3ml;按下表中的规定进行梯度洗脱。

时间(分钟)	流动相 A(%)	流动相 B(%)
0~5	45→10	55→90
5~7	10	90
7~7.1	10→45	90→55
7.1~10	45	55

以三重四极杆质谱仪检测;电喷雾离子源(ESI),采集模式为正离子模式;监测离子对和碰撞电压(CE)见下表。

赭曲霉毒素 A 对照品的监测离子对、碰撞电压(CE)参考值

中文名	英文名	母离子	子离子	CE (V)	检出限 ($\mu g/kg$)	定量限 ($\mu g/kg$)
赭曲霉毒素 A	Ochratoxin A	404.1	239.0	34	0.2	1
		404.1	102.1	93		

对照品溶液的制备 精密称取赭曲霉毒素 A 对照品适量,加甲醇制成每 1ml 含 250ng 的溶液,作为贮备溶液。精密量取贮备溶液,用甲醇稀释成浓度为 $0.2\sim10ng/ml$ 的系列对照品溶液,即得(必要时可根据样品实际情况,制备系列基质对照品溶液)。

供试品溶液的制备 同第一法。

测定法 精密吸取上述系列对照品溶液各 $5\mu l$,注入高效液相色谱-质谱仪,测定峰面积,以峰面积为纵坐标,进样浓度为横坐标,绘制标准曲线。另精密吸取上述供试品溶液 $5\mu l$,注入高效液相色谱-质谱仪,测定峰面积,从标准曲线上读出供试品中相当于赭曲霉毒素 A 的浓度,计算,即得。

三、玉米赤霉烯酮测定法

本法系用液相色谱法和液相色谱-串联质谱法测定药材、饮片及中药制剂中的玉米赤霉烯酮。

第一法(液相色谱法)

色谱条件与系统适用性试验 以十八烷基硅烷键合硅胶为填充剂;以乙腈-水(50：50)为流动相;以荧光检测器检测,激发波长 $\lambda_{ex}=232nm$■(或 274nm)■[订正],发射波长 $\lambda_{em}=460nm$。理论板数按玉米赤霉烯酮峰计应不低于 10 000。

对照品溶液的制备 精密称取玉米赤霉烯酮对照品适量,加甲醇制成每 1ml 含 $1\mu g$ 的溶液,作为贮备溶液。精密量取贮备溶液 1ml,置 10ml 量瓶中,加甲醇稀释至刻度,即得。

供试品溶液的制备 取供试品粉末约 20g(过二号筛),精密称定,置于均质瓶中,加入氯化钠 4g,精密加入 90％乙腈 100ml,高速搅拌 2 分钟(搅拌速度大于 11 000r/min),离心 10 分钟(离心速度 4000r/min),精密量取上清液 10ml,置 50ml 量瓶中,用水稀释至刻度,摇匀,离心 10 分钟(离心速度 4000r/min),量取上清液 20.0ml,通过免疫亲合柱,流速每分钟 3ml,用水 10ml 洗脱(必要时可先用淋洗缓冲液 10ml 洗脱,再用水 10ml 洗脱),弃去洗脱液,使空气进入柱子,将水挤出柱子,再用适量甲醇洗脱,收集洗脱液,置 2ml 量瓶中,并用甲醇稀释至刻度,摇匀,用微孔滤膜(0.22μm)滤过,取续滤液,即得。

测定法 分别精密吸取上述对照品溶液 $5\mu l$、$10\mu l$、$15\mu l$、$20\mu l$、$25\mu l$,注入液相色谱仪,测定峰面积,以峰面积为纵坐标,进样量为横坐标,绘制标准曲线。另精密吸取上述供试品溶液 $20\sim50\mu l$,注入液相色谱仪,测定峰面积,从标准曲线上读出供试品中相当于玉米赤霉烯酮的量,计算,即得。

注:

(1)淋洗缓冲液的制备 称取 8.0g 氯化钠、1.2g 磷酸氢二钠、0.2g 磷酸二氢钾、0.2g 氯化钾,加水 990g 使溶解,用盐酸调节 pH 值至 7.0,加水稀释至 1000ml,即得。

(2)玉米赤霉烯酮检出限应为 $12\mu g/kg$,定量限应为 $30\mu g/kg$。

第二法(液相色谱-串联质谱法)

色谱、质谱条件与系统适用性试验 以十八烷基硅烷键合硅胶为填充剂;以水为流动相 A 相,以甲醇为流动相 B 相,流速每分钟 0.3ml;按下表进行梯度洗脱。

时间(分钟)	流动相 A(%)	流动相 B(%)
0~5	45→10	55→90
5~7	10	90
7~7.1	10→45	90→55
7.1~10	45	55

以三重四极杆质谱仪检测;电喷雾离子源(ESI),采集模式为负离子模式;各化合物监测离子对和碰撞电压(CE)见下表。

玉米赤霉烯酮对照品的监测离子对、碰撞电压(CE)参考值

中文名	英文名	母离子	子离子	CE (V)	检出限 ($\mu g/kg$)	定量限 ($\mu g/kg$)
玉米赤霉烯酮	Zearalenone	317.1	174.9	-32	1	4
		317.1	131.2	-39		

对照品溶液的制备 精密称取玉米赤霉烯酮对照品适量，加甲醇制成每1ml含500ng的溶液，作为贮备溶液。精密量取贮备溶液，用甲醇稀释制成浓度为1.5～75ng/ml的系列对照品溶液，即得（必要时可根据样品实际情况，制备系列基质对照品溶液）。

供试品溶液的制备 同第一法。

测定法 精密吸取上述系列对照品溶液各5μl，注入高效液相色谱-质谱仪，测定峰面积，以峰面积为纵坐标，进样浓度为横坐标，绘制标准曲线。另精密吸取上述供试品溶液5μl，注入高效液相色谱-质谱仪，测定峰面积，从标准曲线上读出供试品中相当于玉米赤霉烯酮的浓度，计算，即得。

四、呕吐毒素测定法

本法系用液相色谱法和液相色谱-串联质谱法测定药材、饮片及中药制剂中的呕吐毒素。

第一法（液相色谱法）

色谱条件与系统适用性试验 以十八烷基硅烷键合硅胶为填充剂；以甲醇-水（20：80）为流动相；检测波长为220nm。理论板数按呕吐毒素峰计应不低于6000。

对照品溶液的制备 精密称取呕吐毒素对照品适量，加50%甲醇制成每1ml含5μg的溶液，作为贮备溶液。精密量取贮备溶液2ml，置25ml量瓶中，加50%甲醇稀释至刻度，即得。

供试品溶液的制备 取供试品粉末约20g（过二号筛），精密称定，置均质瓶中，加入聚乙二醇（相对分子质量8000）5g，精密加入水100ml，高速搅拌2分钟（搅拌速度大于11 000r/min），离心5分钟（离心速度4000r/min），滤过，精密量取续滤液5ml，通过免疫亲合柱，流速每分钟3ml，用水10ml洗脱，洗脱液弃去，使空气进入柱子，将水挤出柱子，再用1ml甲醇洗脱，收集洗脱液，置2ml量瓶中，并用水稀释至刻度，摇匀，用微孔滤膜（0.22μm）滤过，取续滤液，即得。

测定法 分别精密吸取上述对照品溶液5μl、10μl、15μl、20μl、25μl，注入液相色谱仪，测定峰面积，以峰面积为纵坐标，进样量为横坐标，绘制标准曲线。另精密吸取上述供试品溶液20～25μl，注入液相色谱仪，测定峰面积，从标准曲线上读出供试品中相当于呕吐毒素的量，计算，即得。

注：呕吐毒素检出限应为80μg/kg，定量限应为200μg/kg。

第二法（液相色谱-串联质谱法）

色谱、质谱条件与系统适用性试验 以十八烷基硅烷键合硅胶为填充剂；以水为流动相A相，以甲醇为流动相B相，流速每分钟0.3ml；按下表进行梯度洗脱。

时间（分钟）	流动相A（%）	流动相B（%）
0～5	90→60	10→40
5～6	60→10	40→90
6～7	10	90
7～7.1	10→90	90→10
7.1～10	90	10

以三重四极杆质谱仪检测；电喷雾离子源（ESI），采集模式为负离子模式；监测离子对和碰撞电压（CE）见下表。

呕吐毒素对照品的监测离子对、碰撞电压（CE）参考值

中文名	英文名	母离子	子离子	CE (V)	检出限 (μg/kg)	定量限 (μg/kg)
呕吐毒素	Deoxynivalenol	295.0	265.1	−16	6	20
		295.0	138.0	−22		

对照品溶液的制备 精密称取呕吐毒素对照品适量，加50%甲醇制成每1ml含5μg的溶液，作为贮备溶液。精密量取贮备溶液，用50%甲醇稀释成浓度为10～500ng/ml的系列对照品溶液，即得（必要时可根据样品实际情况，制备系列基质对照品溶液）。

供试品溶液的制备 同第一法。

测定法 精密吸取上述对照品溶液各5μl，注入高效液相色谱-质谱仪，测定峰面积，以峰面积为纵坐标，进样浓度为横坐标，绘制标准曲线。另精密吸取上述供试品溶液5μl，注入高效液相色谱-质谱仪，测定峰面积，从标准曲线上读出供试品中呕吐毒素的浓度，计算，即得。

五、展青霉素测定法

本法系用液相色谱-串联质谱法测定药材、饮片及中药制剂中的展青霉素。

液相色谱-串联质谱法

色谱、质谱条件与系统适用性试验 以十八烷基硅烷键合硅胶为填充剂；以水为流动相A，以乙腈为流动相B；柱温25℃；流速每分钟0.3ml；按下表中的规定进行梯度洗脱。

时间（分钟）	流动相A（%）	流动相B（%）
0～4	97	3
4～4.2	97→60	3→40
4.2～9	60	40
9～9.5	60→97	40→3
9.5～15	97	3

以三重四极杆质谱仪检测；电喷雾离子源（ESI），采集模式为负离子模式；监测离子对和碰撞电压（CE）见下表。

展青霉素对照品的监测离子对、碰撞电压（CE）参考值

中文名	英文名	母离子	子离子	CE (V)	检出限 (μg/kg)	定量限 (μg/kg)
展青霉素	Patulin	153.1	80.9	−15.4	12	35
		153.1	109.0	−11.0		

对照品溶液的制备 精密称取展青霉素对照品适量，加乙腈制成每1ml含0.1mg的溶液，作为贮备溶液。精密量取贮备溶液，用2%乙腈（用乙酸调节pH值至2）稀释成浓度为20～500ng/ml的系列对照品溶液，即得。

基质对照品溶液的制备　取空白基质样品 4g，一式多份，同供试品溶液的制备方法处理至"40℃条件下用氮气吹至近干"，分别精密加入上述系列对照品溶液 0.5ml，涡旋混匀，用微孔滤膜滤过(0.22μm)滤过，取续滤液，即得。

供试品溶液的制备　取供试品粉末约 4g(过二号筛)，精密称定，置于均质瓶中，加水 20ml 和果胶酶(活性大于 1500IU/g)75μl，混匀，40℃下放置 2 小时，精密加入乙腈 60ml，高速搅拌 2 分钟(搅拌速度大于 11 000r/min)，离心10 分钟(离心速度 4000r/min)，取上清液 20ml，加入无水硫酸镁-无水醋酸钠(4∶1)混合粉末 3g，充分振摇 2 分钟，离心 10 分钟(离心速度 4000r/min)，取上清液 8ml，通过展青霉素固相净化柱，收集净化液，混匀，精密量取 5ml(相当于 0.3g 样品)，置玻璃试管中，40℃条件下用氮气吹至近干，加 2%乙腈溶液(用乙酸调节 pH 值至2)定容至 0.5ml，涡旋 2 分钟使混匀，用微孔滤膜(0.22μm)滤过，取续滤液，即得。

测定法　精密吸取上述系列对照品溶液各 5μl，注入高效液相色谱-质谱仪，测定峰面积，以峰面积为纵坐标，进样浓度为横坐标，绘制标准曲线。另精密吸取上述供试品溶液 5μl，注入高效液相色谱-质谱仪，测定峰面积，从标准曲线上读出供试品中相当于展青霉素的浓度，计算，即得。

六、多种真菌毒素测定法

本法系用液相色谱-串联质谱法同时测定药材、饮片及中药制剂中的黄曲霉毒素 B_1、B_2、G_1、G_2、赭曲霉毒素 A、呕吐毒素、玉米赤霉烯酮、伏马毒素 B_1、B_2 及 T-2 毒素。

液相色谱-串联质谱法

色谱条件与系统适用性试验　以十八烷基硅烷键合硅胶为填充剂；以 0.01%甲酸为流动相 A 相，以乙腈-甲醇(1∶1)为流动相 B 相，流速 0.3ml/min；按下表进行梯度洗脱。

时间(分钟)	流动相 A(%)	流动相 B(%)
0～2	95	5
2～2.1	95→60	5→40
2.1～7	60→45	40→55
7～10	45→10	55→90
10～10.5	10→95	90→5
10.5～13	95	5

以三重四极杆质谱仪检测；电喷雾离子源(ESI)，黄曲霉毒素 G_2、G_1、B_2、B_1、■伏马毒素 B_1、B_2、T-2 毒素及呕吐毒素为正离子采集模式，赭曲霉毒素 A、玉米赤霉烯酮为负离子采集模式■[修订]；各化合物监测离子对和碰撞电压(CE)见下表。

真菌毒素对照品的监测离子对、碰撞电压(CE)参考值

编号	中文名	英文名	母离子	子离子	CE(V)	检出限(μg/kg)	定量限(μg/kg)
1	黄曲霉毒素 B_1	Aflatoxin B_1	313.1	241.0	50	0.3	1
			313.1	285.1	40		
2	黄曲霉毒素 B_2	Aflatoxin B_2	315.1	259.1	35	0.3	1
			315.1	287.1	40		
3	黄曲霉毒素 G_1	Aflatoxin G_1	329.1	243.1	35	0.3	1
			329.1	311.1	30		
4	黄曲霉毒素 G_2	Aflatoxin G_2	331.1	313.1	33	0.3	1
			331.1	245.1	40		
5	伏马毒素 B_1	Fumonisin B_1	722.3	352.4	49	5	15
			722.3	334.4	53		
6	伏马毒素 B_2	Fumonisin B_2	706.4	336.1	49	5	15
			706.4	318.4	52		
7	T-2 毒素	T-2 toxin	489.2	245.3	36	5	15
			489.2	387.2	29		
8	呕吐毒素	Deoxynivalenol	297.1	249.1	17	■35	100■[订正]
			297.1	231.1	18		
9	赭曲霉毒素 A	Ochratoxin A	402.1	358.1	−28	■1	2■[订正]
			402.1	211.0	−38		
10	玉米赤霉烯酮	Zearalenone	317.2	175.1	−32	2	5
			317.2	131.2	−38		

对照品溶液的制备　精密称取黄曲霉毒素 B_1、黄曲霉毒素 B_2、黄曲霉毒素 G_1、黄曲霉毒素 G_2、赭曲霉毒素 A、玉米赤霉烯酮、伏马毒素 B_1、伏马毒素 B_2 及 T-2 毒素对照品适量，加甲醇制成每 1ml 含 5μg 的溶液，分别作为单标贮备溶液；另精密称取呕吐毒素对照品适量，加甲醇制成每 1ml 含 500μg 的溶液，作为呕吐毒素贮备溶液。再用 50%乙腈溶液稀释成下表所述浓度的系列混合对照品溶液(可根据样品实际情况，制备对照品溶液或基质混合对照品溶液)。

基质混合对照品溶液的制备　取空白基质样品 5g，同供试品溶液的制备方法处理至"40℃条件下用氮气吹至近干"，分别精密加入上述系列对照品溶液 1.0ml，涡旋混匀，用微孔滤膜(0.22μm)滤过，取续滤液，即得。

系列混合对照品溶液浓度表

单位(ng/ml)	(1)	(2)	(3)	(4)	(5)
黄曲霉毒素 B$_1$	0.2	0.4	1	2	4
黄曲霉毒素 B$_2$	0.1	0.2	0.5	1	2
黄曲霉毒素 G$_1$	0.2	0.4	1	2	4
黄曲霉毒素 G$_2$	0.1	0.2	0.5	1	2
伏马毒素 B$_1$	2	4	10	20	40
伏马毒素 B$_2$	2	4	10	20	40
T-2 毒素	2	4	10	20	40
赭曲霉毒素 A	0.2	0.4	1	2	4
呕吐毒素	50	100	250	500	1000
玉米赤霉烯酮	0.5	1	2.5	5	10

供试品溶液的制备 取供试品粉末约 5g(过二号筛),精密称定,精密加入 70％甲醇溶液 50ml,超声处理 30 分钟,离心,精密量取上清液 10ml,用水稀释至 20ml,摇匀。精密量取 3ml,缓慢通过已经处理好的 HLB 柱[规格:3ml(60mg),依次用甲醇和水各 3ml 洗脱],直至有适量空气通过,收集洗脱液;随后用 3ml 甲醇洗脱,收集洗脱液,合并两次洗脱液,于 40℃ 氮气缓慢吹至近干,加 50％乙腈溶液定容至 1ml,用微孔滤膜(0.22μm)滤过,取续滤液,即得。

测定法 分别精密吸取上述系列混合对照品溶液各 5μl,注入高效液相色谱-质谱仪,测定峰面积,以峰面积为纵坐标,进样浓度为横坐标,绘制标准曲线。另精密吸取上述供试品溶液 5μl,注入高效液相色谱-质谱仪,测定峰面积,从标准曲线上读出供试品中相当于黄曲霉毒素 B$_1$、黄曲霉毒素 B$_2$、黄曲霉毒素 G$_1$、黄曲霉毒素 G$_2$、赭曲霉毒素 A、呕吐毒素、玉米赤霉烯酮、伏马毒素 B$_1$、伏马毒素 B$_2$ 及 T-2 毒素的浓度,计算,即得。

【附注】 (1)进行真菌毒素检测时,实验室应有相应的安全防护措施,并不得污染环境。残留有黄曲霉毒素的废液或废渣的玻璃器皿,应置于专用贮存容器(装有 10％次氯酸钠溶液)内,浸泡 24 小时以上,再用清水将玻璃器皿冲洗干净。

(2)各方法中如果采用第一法液相色谱法测定结果超出限度时,应采用收载的第二法液相色谱-串联质谱法进行确认。

(3)方法中提到的空白基质样品为经检测不含待测真菌毒素的同品种样品。

(4)方法中提供的质谱监测离子对测定条件为推荐条件,各实验室可根据所配置仪器的具体情况作适当调整;在样品基质有测定干扰的情况下,可选用其他监测离子对。

(5)进行黄曲霉毒素、赭曲霉毒素 A、玉米赤霉烯酮测定时,采用水淋洗免疫亲和柱时如加样回收率不符合要求,可改用淋洗缓冲液淋洗处理。

(6)对于性质特殊的供试品,可适当调整取样量,但黄曲霉毒素、赭曲霉毒素 A、玉米赤霉烯酮、呕吐毒素检测取样量一般应不低于 5g,或可加大提取液用水稀释的倍数及调整净化柱上样溶液的体积;采用方法六进行多种真菌毒素测定时,可对 HLB 柱上样溶液体积或洗脱溶剂浓度进行适当调整,或可依据检测需求及实验室仪器灵敏度情况,在固相萃取净化后直接取洗脱液测定或作进一步稀释测定,但需同步进行方法学考察以确保结果准确。

(7)对于采用质谱法测定有明显基质效应的供试品,应采用系列基质对照品溶液进行准确定量。基质对照品溶液的配制方法:取空白基质样品,按供试品溶液的制备方法处理至"收集洗脱液,置 2ml 量瓶中",分别加入待测毒素对照品贮备液适量,加相应方法中规定溶剂定容稀释成系列基质对照品溶液,涡旋混匀,用微孔滤膜滤过(0.22μm)滤过,取续滤液,即得。

(8)采用质谱法测定时,如果样品检出色谱峰的保留时间与对照品一致,并且在扣除背景后的质谱图中,所选择的监测离子对均出现,而且所选择的监测离子对峰面积比与对照品的监测离子对峰面积比一致(相对比例＞50％,允许±20％偏差;相对比例＞20％～50％,允许±25％偏差;相对比例＞10％～20％,允许±30％偏差;相对比例≤10％,允许±50％偏差),则可判定样品中存在该真菌毒素。

(9)方法六适用于样品中多种真菌毒素的筛查测定,实际操作中如果遇到毒素有检出,但样品中监测离子对峰面积比与对照品的监测离子对峰面积比不一致时,建议选用其他监测离子对重新进样确证或选用其他检测方法进行判定。

9001 原料药物与制剂稳定性 试验指导原则

稳定性试验的目的是考察原料药物或制剂在温度、湿度、光线的影响下随时间变化的规律,为药品的生产、包装、贮存、运输条件提供科学依据,同时通过试验建立药品的有效期。

稳定性试验的基本要求是:(1)稳定性试验包括影响因素试验、加速试验与长期试验。影响因素试验用 1 批原料药物或 1 批制剂进行;如果试验结果不明确,则应加试 2 个批次样品。生物制品应直接使用 3 个批次。加速试验与长期试验要求用 3 批供试品进行。(2)原料药物供试品应是一定规模生产的。供试品量相当于制剂稳定性试验所要求的批量,原料药物合成工艺路线、方法、步骤应与大生产一致。药物制剂供试品应是放大试验的产品,其处方与工艺应与大生产一致。每批放大试验的规模,至少是中试规模。大体积包装的制剂,如静脉输液等,每批放大规模的数量通常应为各项试验所需总量的 10 倍。特殊品种、特殊剂型所需数量,根据情况另定。(3)加速试验与长期试验所用供试品的包装应与拟上市产品一致。(4)研究药物稳定性,要采用专属性强、准确、精密、灵敏的药物分析方法与有关物质(含降解产物及其他变化所生成的产物)的检查方法,并对方法进行验证,以保证药物稳定性试验结果的可靠性。在稳定性试验中,应重视降解产物的检查。(5)由于放大试验比规模生产的数量要小,故申报者应承诺在获得批准后,从放大试验转入规模生产时,对最初通过生产验证的 3 批规模生产的产品仍需进行加速试验与长期稳定性试验。(6)对包装在有通透性容器内的药物制剂应当考虑药物的湿敏感性或可能的溶剂损失。(7)制剂质量的"显著变化"通常定义为:①含量与初始值相差 5%;或采用生物或免疫法测定时效价不符合规定。②降解物超过标准限度要求。③外观、物理常数、功能试验(如颜色、相分离、再分散性、粘结、硬度、每揿剂量)等不符合标准要求。④pH 值不符合规定。⑤12 个制剂单位的溶出度不符合标准的规定。

本指导原则分两部分,第一部分为原料药物,第二部分为药物制剂。

一、原料药物

原料药物要进行以下试验。

(一)影响因素试验

此项试验是在比加速试验更激烈的条件下进行。其目的是探讨药物的固有稳定性、了解影响其稳定性的因素及可能的降解途径与降解产物,为制剂生产工艺、包装、贮存条件和建立降解产物分析方法提供科学依据。将供试品置适宜的开口容器中(如称量瓶或培养皿),分散放置,厚度不超过 3mm(疏松原料药可略厚)。当试验结果发现降解产物有明显的变化,应考虑其潜在的危害性,必要时应对降解产物进行定性或定量分析。

(1)高温试验 供试品开口置适宜的恒温设备中,设置温度一般高于加速试验温度 10℃以上,考察时间点应基于原料药本身的稳定性及影响因素试验条件下稳定性的变化趋势设置。通常可设定为 0 天、5 天、10 天、30 天等取样,按稳定性重点考察项目进行检测。若供试品质量有明显变化,则适当降低温度试验。

(2)高湿试验 供试品开口置恒湿密闭容器中,在 25℃分别于相对湿度 90%±5%条件下放置 10 天,于第 5 天和第 10 天取样,按稳定性重点考察项目要求检测,同时准确称量试验前后供试品的重量,以考察供试品的吸湿潮解性能。若吸湿增重 5%以上,则在相对湿度 75%±5%条件下,同法进行试验;若吸湿增重 5%以下,其他考察项目符合要求,则不再进行此项试验。恒湿条件可在密闭容器,如干燥器下部放置饱和盐溶液,根据不同相对湿度的要求,可以选择 NaCl 饱和溶液(相对湿度 75%±1%,15.5~60℃),KNO₃ 饱和溶液(相对湿度 92.5%,25℃)。

(3)强光照射试验 供试品开口放在光照箱或其他适宜的光照装置内,可选择输出相似于 D65/ID65 发射标准的光源,或同时暴露于冷白荧光灯和近紫外灯下,在照度为 4500lx±500lx 的条件下,且光源总照度应不低于 1.2×10^6 lux·hr,近紫外灯能量不低于 200W·hr/m² ,于适宜时间取样,按稳定性重点考察项目进行检测,特别要注意供试品的外观变化。

关于光照装置,建议采用定型设备"可调光照箱",也可用光橱,在箱中安装相应光源使达到规定照度。箱中供试品台高度可以调节,箱上方安装抽风机以排除可能产生的热量,箱上配有照度计,可随时监测箱内照度,光照箱应不受自然光的干扰,并保持照度恒定,同时防止尘埃进入光照箱内。

此外,根据药物的性质必要时可设计试验,原料药在溶液或混悬液状态时,或在较宽 pH 值范围探讨 pH 值与氧及其他条件应考察对药物稳定性的影响,并研究分解产物的分析方法。创新药物应对分解产物的性质进行必要的分析。冷冻保存的原料药物,应验证其在多次反复冻融条件下产品质量的变化情况。在加速或长期放置条件下已证明某些降解产物并不形成,则可不必再做降解产物检查。

(二)加速试验

此项试验是在加速条件下进行。其目的是通过加速药物的化学或物理变化,探讨药物的稳定性,为制剂设计、包装、运输、贮存提供必要的资料。供试品在温度 40℃±2℃、相对湿度 75%±5%的条件下放置 6 个月。所用设备应能控制温度 ±2℃、相对湿度 ±5%,并能对真实温度与湿度进行监测。在至少包括初始和末次等的 3 个时间点(如 0、3、6 月)取样,按稳定性重点考察项目检测。如在 25℃±2℃、相对湿度 60%±5%条件下进行长期试验,当加速试验 6 个月中任何时间点的质量发生了显著变化,则应进行中间条件试验。中间条件为 30℃±2℃、相对湿度 65%±5%,建议的考察时间为 12 个月,应包括所有的稳定性重点考察项目,检测至少包括初始和末次等的 4 个时间点(如 0、6、9、12 月)。

对温度特别敏感的药物,预计只能在冰箱中(5℃±3℃)保存,此种药物的加速试验,可在温度 25℃±2℃、相对湿度 60%±5%的条件下进行,时间为 6 个月。

对拟冷冻贮藏的药物,应对一批样品在 5℃±3℃或 25℃±2℃条件下放置适当的时间进行试验,以了解短期偏离标签贮藏条件(如运输或搬运时)对药物的影响。

(三)长期试验

长期试验是在接近药物的实际贮存条件下进行,其目的是为制定药物的有效期提供依据。供试品在温度 25℃±2℃,相对湿度 60%±5%的条件下放置 12 个月,或在温度 30℃±2℃、相对湿度 65%±5%的条件下放置 12 个月,这是从我国南方与北方气候的差异考虑的,至于上述两种条件选择哪一种由研究者确定。每 3 个月取样一次,分别于 0 月、3 月、6 月、9 月、12 月取样按稳定性重点考察项目进行检测。12 个月以后,仍需继续考察的,根据产品特性,分别于 18 个月、24 个月、36 个月等,取样进行检测。将结果与 0 月比较,以确定药物的有效期。由于实验数据的分散性,一般应按 95%可信限进行统计分析,得出合理的有效期。如 3 批统计分析结果差别较小,则取其平均值为有效期,若差别较大则取其最短的为有效期。如果数据表明,测定结果变化很小,说明药物是很稳定的,则不作统计分析。

对温度特别敏感的药物,长期试验可在温度 5℃±3℃ 的条件下放置 12 个月,按上述时间要求进行检测,12 个月以后,仍需按规定继续考察,制订在低温贮存条件下的有效期。

对拟冷冻贮藏的药物,长期试验可在温度 −20℃±5℃ 的条件下至少放置 12 个月进行考察。

长期试验采用的温度为 25℃±2℃、相对湿度为 60%±■5%[订正],或温度 30℃±2℃、相对湿度 65%±5%,是根据国际气候带制定的。国际气候带见下表。

表　国际气候带

气候带	计算数据			推算数据	
	温度[①]/℃	MKT[②]/℃	RH/%	温度/℃	RH/%
Ⅰ 温带	20.0	20.0	42	21	45
Ⅱ 地中海气候、亚热带	21.6	22.0	52	25	60
Ⅲ 干热带	26.4	27.9	35	30	35
Ⅳ 湿热带	26.7	27.4	76	30	70

①记录温度。

②MKT 为平均动力学温度。

温带主要有英国、北欧、加拿大、俄罗斯;亚热带有美国、日本、西欧(葡萄牙—希腊);干热带有伊朗、伊拉克、苏丹;湿热带有巴西、加纳、印度尼西亚、尼加拉瓜、菲律宾。中国总体来说属亚热带,部分地区属湿热带,故长期试验采用温度为 25℃±2℃、相对湿度为 60%±5%,或温度 30℃±2℃、相对湿度 65%±5%,与美、日、欧国际协调委员会(ICH)采用条件基本是一致的。

原料药物进行加速试验与长期试验所用包装应采用模拟小桶,但所用材料与封装条件应与大桶一致。

二、药物制剂

药物制剂稳定性研究,首先应查阅原料药物稳定性有关资料,特别了解温度、湿度、光线对原料药物稳定性的影响,并在处方筛选与工艺设计过程中,根据主药与辅料性质,参考原料药物的试验方法,进行影响因素试验、加速试验与长期试验。

(一)影响因素试验

药物制剂进行此项试验的目的是考察制剂处方的合理性与生产工艺及包装条件。供试品用 1 批进行,将供试品如片剂、胶囊剂、注射剂(注射用无菌粉末如为西林瓶装,不能打开瓶盖,以保持严封的完整性),除去外包装,并根据试验目的和产品特性考虑是否除去内包装,置适宜的开口容器中,进行高温试验、高湿试验与强光照射试验,试验条件、方法、取样时间与原料药相同,重点考察项目见附表。

对于需冷冻保存的中间产物或药物制剂,应验证其在多次反复冻融条件下产品质量的变化情况。

(二)加速试验

此项试验是在加速条件下进行,其目的是通过加速药物制剂的化学或物理变化,探讨药物制剂的稳定性,为处方设计、工艺改进、质量研究、包装改进、运输、贮存提供必要的资料。供试品在温度 40℃±2℃、相对湿度 75%±5% 的条件下放置 6 个月。所用设备应能控制温度±2℃、相对湿度±5%,并能对真实温度与湿度进行监测。在至少包括初始和末次等的 3 个时间点(如 0、3、6 月)取样,按稳定性考察项目检测。如在 25℃±2℃、相对湿度 60%±5%,条件下进行长期试验,当加速试验 6 个月中任何时间点的质量发生了显著变化,则应进行中间条件试验。中间条件为 30℃±2℃、相对湿度 65%±5%,建议的考察时间为 12 个月,应包括所有的稳定性重点考察项目,检测至少包括初始和末次等的 4 个时间点(如 0、6、9、12 月)。溶液剂、混悬剂、乳剂、注射液等含有水性介质的制剂可不要求相对湿度。试验所用设备与原料药物相同。

对温度特别敏感的药物制剂,预计只能在冰箱(5℃±3℃)内保存使用,此类药物制剂的加速试验,可在温度 25℃±2℃、相对湿度 60%±5% 的条件下进行,时间为 6 个月。

对拟冷冻贮藏的制剂,应对一批样品在 5℃±3℃ 或 25℃±2℃ 条件下放置适当的时间进行试验,以了解短期偏离标签贮藏条件(如运输或搬运时)对制剂的影响。

乳剂、混悬剂、软膏剂、乳膏剂、糊剂、凝胶剂、眼膏剂、栓剂、气雾剂、泡腾片及泡腾颗粒宜直接采用温度 30℃±2℃、相对湿度 65%±5% 的条件进行试验,其他要求与上述相同。

对于包装在半透性容器中的药物制剂,例如低密度聚乙烯制备的输液袋、塑料安瓿、眼用制剂容器等,则应在温度 40℃±2℃、相对湿度 25%±5% 的条件(可用 $CH_3COOK \cdot 1.5H_2O$ 饱和溶液)进行试验。

(三)长期试验

长期试验是在接近药品的实际贮存条件下进行,其目的是为制订药品的有效期提供依据。供试品在温度 25℃±2℃、相对湿度 60%±5% 的条件下放置 12 个月,或在温度 30℃±2℃、相对湿度 65%±5% 的条件下放置 12 个月。至于上述两种条件选择哪一种由研究者确定。每 3 个月取样一次,分别于 0 个月、3 月、6 月、9 月、12 个月取样,按稳定性重点考察项目进行检测。12 个月以后,仍需继续考察的,分别于 18 个月、24 个月、36 个月取样进行检测。将结果与 0 个月比较以确定药品的有效期。由于实测数据的分散性,一般应按 95% 可信限进行统计分析,得出合理的有效期。如 3 批统计分析结果差别较小,则取其平均值为有效期限。若差别较大,则取其最短的为有效期。数据表明很稳定的药品,不作统计分析。

对温度特别敏感的药品,长期试验可在温度 5℃±3℃ 的条件下放置 12 个月,按上述时间要求进行检测,12 个月以后,仍需按规定继续考察,制订在低温贮存条件下的有效期。

对拟冷冻贮藏的制剂,长期试验可在温度 −20℃±5℃ 的条件下至少放置 12 个月,货架期应根据长期试验放置条件下实际时间的数据而定。

对于包装在半透性容器中的药物制剂,则应在温度 25℃±2℃、相对湿度 40%±5%,或 30℃±2℃、相对湿度 35%±5% 的条件进行试验,至于上述两种条件选择哪一种由研究者确定。

对于所有制剂,应充分考虑运输路线、交通工具、距离、时间、条件(温度、湿度、振动情况等)、产品包装(外包装、内包装等)、产品放置和温度监控情况(监控器的数量、位置等)等对产品质量的影响。

此外,有些药物制剂还应考察临用时配制和使用过程中的稳定性。例如,应对配制或稀释后使用、在特殊环境(如高原低压、海洋高盐雾等环境)使用的制剂开展相应的稳定性研究,同时还应对药物的配伍稳定性进行研究,为说明书/标签上的配制、贮藏条件和配制或稀释后的使用期限提供依据。

稳定性重点考察项目

原料药物及主要剂型的重点考察项目见附表,表中未列入的考察项目及剂型,可根据剂型及品种的特点制订。对于缓控释制剂、肠溶制剂等应考察释放度等,微粒制剂应考察粒径、或包封率、或泄漏率等。

附表　原料药物及制剂稳定性重点考察项目参考表

剂型	稳定性重点考察项目	剂型	稳定性重点考察项目
原料药	性状、熔点、含量、有关物质、吸湿性以及根据品种性质选定的考察项目	气雾剂(定量)	不同放置方位(正、倒、水平)有关物质、递送剂量均一性、泄漏率
片剂	性状、含量、有关物质、崩解时限或溶出度或释放度	喷雾剂	不同放置方位(正、水平)有关物质、每喷主药含量、递送剂量均一性(混悬型和乳液型定量鼻用喷雾剂)
胶囊剂	性状、含量、有关物质、崩解时限或溶出度或释放度、水分,软胶囊要检查内容物有无沉淀		
注射剂	性状、含量、pH值、可见异物、不溶性微粒、有关物质,应考察无菌	吸入气雾剂	不同放置方位(正、倒、水平)有关物质、微细粒子剂量、递送剂量均一性、泄漏率
栓剂	性状、含量、融变时限、有关物质	吸入喷雾剂	不同放置方位(正、水平)有关物质、微细粒子剂量、递送剂量均一性、pH值、应考察无菌
软膏剂	性状、均匀性、含量、粒度、有关物质		
乳膏剂	性状、均匀性、含量、粒度、有关物质、分层现象	吸入粉雾剂	有关物质、微细粒子剂量、递送剂量均一性、水分
糊剂	性状、均匀性、含量、粒度、有关物质	吸入液体制剂	有关物质、微细粒子剂量、递送速率及递送总量、pH值、含量、应考察无菌
凝胶剂	性状、均匀性、含量、有关物质、粒度,乳胶剂应检查分层现象		
眼用制剂	如为溶液,应考察性状、可见异物、含量、pH值、有关物质;如为混悬液,还应考察粒度、再分散性;洗眼剂还应考察无菌;眼丸剂应考察粒度与无菌	颗粒剂	性状、含量、粒度、有关物质、溶化性或溶出度或释放度
		贴剂(透皮贴剂)	性状、含量、有关物质、释放度、黏附力
丸剂	性状、含量、有关物质、溶散时限	冲洗剂、洗剂、灌肠剂	性状、含量、有关物质、分层现象(乳状型)、分散性(混悬型),冲洗剂应考察无菌
糖浆剂	性状、含量、澄清度、相对密度、有关物质、pH值		
口服溶液剂	性状、含量、澄清度、有关物质	搽剂、涂剂、涂膜剂	性状、含量、有关物质、分层现象(乳状型)、分散性(混悬型),涂膜剂应考察成膜性
口服乳剂	性状、含量、分层现象、有关物质		
口服混悬剂	性状、含量、沉降体积比、有关物质、再分散性	耳用制剂	性状、含量、有关物质,耳用散剂、喷雾剂与半固体制剂分别按相关剂型要求检查
散剂	性状、含量、粒度、有关物质、外观均匀度		
气雾剂(非定量)	不同放置方位(正、倒、水平)有关物质、揿射速率、揿出总量、泄漏率	鼻用制剂	性状、pH值、含量、有关物质,鼻用散剂、喷雾剂与半固体制剂分别按相关剂型要求检查

注:有关物质(含降解产物及其他变化所生成的产物)应说明其生成产物的数目及量的变化,如有可能应说明有关物质中何者为原料中的中间体,何者为降解产物,稳定性试验重点考察降解产物。

9205　药品洁净实验室微生物监测和控制指导原则

本指导原则是用于指导药品微生物检验用的洁净室等受控环境微生物污染情况的监测和控制。

药品洁净实验室是指用于药品无菌或微生物检验用的洁净区域、隔离系统及其受控环境。药品洁净实验室的洁净级别按空气悬浮粒子大小和数量的不同参考现行"药品生产质量管理规范"分为 A、B、C、D 4 个级别。为维持药品洁净实验室操作环境的稳定性、确保检测结果的准确性,应对药品洁净实验室进行微生物监测和控制,使受控环境维持可接受的微生物污染风险水平。

本指导原则包括人员要求、初次使用的洁净实验室参数确认、监测方法、监测频次及监测项目、监测标准、警戒限和纠偏限、数据分析及偏差处理、微生物鉴定和微生物控制。

人　员

从事药品洁净实验室微生物监测和控制的人员应符合"药品微生物实验室质量管理指导原则(指导原则9203)"的相关要求。

确　认

初次使用的洁净实验室应进行参数确认,确认参数包括物理参数、空气悬浮粒子和微生物。洁净实验室的关键设备发生重大变化时应重新进行参数测试。

药品洁净实验室物理参数的测试应当在微生物监测方案实施之前进行,确保操作顺畅,保证设备系统的运行能力和可靠性。主要的物理参数包括高效空气过滤器完整性、气流组织、空气流速(平均风速)、换气次数、压差、温度和相对湿度等。测试应在模拟正常检测条件下进行。

各级别洁净环境物理参数建议标准及最长监测周期见表1,必要时,各实验室应根据洁净实验室使用用途、检测药品的特性等制定适宜的参数标准。物理参数测试方法参照《洁净室施工及验收规范》的现行国家标准中附录D3高效空气过滤器现场扫描检漏方法、附录E12气流的检测、附录E1风量和风速的检测、附录E2静压差的检测、附录E5温湿度的检测进行。

表1　各级别洁净环境物理参数建议标准及最长监测周期

洁净度级别	物理参数						
	过滤器完整性	气流组织	空气流速(平均风速)	换气次数	压差	温度	相对湿度
A级	检漏试验 监测周期 24个月	单向流 监测周期 24个月	0.25~0.50m/s(设备) 0.36~0.54m/s(设施) 监测周期 12个月	—	洁净区与非洁净区之间压差不小于10Pa 不同级别洁净区之间的压差不小于10Pa 监测周期 6个月	18~26℃ 监测周期 6个月	45%~65% 监测周期 6个月
B级		①单向流(静态) 监测周期 24个月 ②非单向流 —	①单向流(静态) 0.25~0.50m/s 监测周期 12个月 ②非单向流 —	①单向流 ②非单向流 40~60h⁻¹ 监测周期 12个月			
C级		非单向流 —		20~40h⁻¹ 监测周期 12个月			
D级		非单向流 —		6~20h⁻¹ 监测周期 12个月			

初次使用的洁净实验室其空气悬浮粒子和微生物的确认及监测照以下"监测"进行。

监　测

药品洁净实验室应进行日常监测和定期监测,日常监测一般包括压差、温度、相对湿度等;定期监测应在风险评估的基础上建立洁净环境监测计划。定期监测内容包括物理参数、非生物活性的空气悬浮粒子数和有生物活性的微生物监测,其中微生物监测包括环境浮游菌和沉降菌监测,及关键的检测台面、人员操作服表面及5指手套等的微生物监测。

当洁净区有超净工作台、空气调节系统等关键设备发生重大改变时应重新进行验证。

悬浮粒子监测

1.悬浮粒子监测方法

除取样点的选择和数量、取样量和取样时间外,药品洁净实验室悬浮粒子的监测参考《医药工业洁净室(区)悬浮粒子的测试方法》的现行国家标准进行。

取样点的选择和数量　取样点的选择应具有代表性,应考虑洁净室布局、设备配置和气流系统的特点,可以根据风险情况在最少取样点数量基础上增加取样点。推荐最少取样点数量(N_L)见表2。

表2 推荐洁净室最少取样点数量(N_L)

洁净室面积（m²）小于或等于	最少取样点数量（N_L）
2	1
4	2
6	3
8	4
10	5
24	6
28	7
32	8
36	9
52	10
56	11
64	12
68	13
72	14
76	15
104	16
116	18
148	19
156	20

注：面积处于两数之间的，取两者之间的较大数值。

取样量和取样时间 各取样点的单次取样量公式如下：

$$V_s = \left(\frac{20}{C_{n,m}}\right) \times 1000$$

式中 V_s 代表取样点单次取样最低量，用 L 表示；

$C_{n,m}$ 代表相关等级规定的最大被考虑粒径之等级限值（每立方米的粒子数量）；

20 代表当粒子浓度处于该等级限值时，可被检测到的粒子数。

每个取样点的取样量至少为 2L，取样时间最少为 1 分钟。各取样点的单次取样量应相同。

2.悬浮粒子监测标准

各洁净级别空气悬浮粒子标准见表3。

表3 各洁净级别空气悬浮粒子标准

洁净度级别	悬浮粒子最大允许数/立方米			
	静态		动态	
	≥0.5μm	≥5.0μm	≥0.5μm	≥5.0μm
A级	3520	20	3520	20
B级	3520	29	352 000	2900
C级	352 000	2900	3 520 000	29 000
D级	3 520 000	29 000	不作规定	不作规定

微生物监测

1.微生物监测方法

药品洁净实验室沉降菌的监测照《医药工业洁净室（区）沉降菌的测试方法》的现行国家标准进行；浮游菌的监测照《医药工业洁净室（区）浮游菌的测试方法》的现行国家标准进行，浮游菌采样器可选择撞击式采样器或滤膜式采样器等。

表面微生物测定是对环境、设备和人员的表面微生物进行监测，方法包括接触碟法和擦拭法。接触碟法是将充满规定的琼脂培养基的接触碟对规则表面或平面进行取样，然后置合适的温度下培养一定时间并计数，每碟取样面积约为 25cm²，微生物计数结果以 cfu/碟报告；擦拭法是接触碟法的补充，用于不规则表面的微生物监测，特别是设备的不规则表面。擦拭法的擦拭面积应采用合适尺寸的无菌模板或标尺确定，取样后，将拭子置合适的缓冲液或培养基中，充分振荡，然后采用适宜的方法计数，每个拭子取样面积约为 25cm²，微生物计数结果以 cfu/拭子报告。接触碟法和擦拭法采用的培养基、培养温度和时间同浮游菌或沉降菌监测。表面微生物测定应在实验结束后进行。

环境浮游菌、沉降菌及表面微生物监测用培养基一般采用胰酪大豆胨琼脂培养基（TSA），培养温度为 ■30～35℃■[订正]，时间为 3～5 天，必要时可加入适宜的中和剂。当监测结果有疑似真菌或考虑季节因素影响时，可增加沙氏葡萄糖琼脂培养基（SDA），培养温度为 20～25℃，时间为 5～7 天。如需要，应根据环境污染微生物种群特性选择特定的培养条件和培养时间。

2.监测频次及项目

在药品洁净实验室监控中，监测频次及监测项目建议按表4进行。

表4 推荐的药品洁净实验室的监测频次及监测项目

受控区域		采样频次	监测项目
无菌隔离系统		每次实验	空气悬浮粒子③、浮游菌③、沉降菌②、表面微生物（含手套）
微生物洁净实验室	A级	每次实验	空气悬浮粒子③、浮游菌①、沉降菌②、表面微生物（含手套及操作服）
	B级	每周一次	空气悬浮粒子④、浮游菌③、沉降菌③、表面微生物（含手套及操作服）
	C级	每季度一次	空气悬浮粒子④、浮游菌④、沉降菌、表面微生物
	D级	每半年一次	空气悬浮粒子、浮游菌、沉降菌、表面微生物

注：①每月一次。②工作台面沉降菌的日常监测采样点数不少于 3 个，且每个采样点的平皿数应不少于 1 个。③每季度一次。④每半年一次。

如果出现连续超过纠偏限和警戒限、关键区域内发现有污染微生物存在、空气净化系统进行任何重大的维修、消毒规程改变、设备有重大维修或增加、洁净室（区）结构或区域分布有重大变动、引起微生物污染的事故、日常操作记录反映出倾向性的数据时应重新评估监测程序的合理性。

3.微生物监测标准

各洁净级别环境微生物监测的动态标准见表5。

表5　各洁净级别环境微生物监测的动态标准①

洁净度级别	浮游菌 cfu/m³	沉降菌(φ90mm) cfu/4小时②	表面微生物	
			接触(φ55mm) cfu/碟	5指手套 cfu/手套
A级	<1	<1	<1	<1
B级	10	5	5	5
C级	100	50	25	—
D级	200	100	50	—

注:①表中各数值均为各取样点的测定值;②单个沉降碟的暴露时间可以少于4小时,同一位置可使用多个沉降碟连续进行监测并累积计数。如果试验时间少于4小时,则仍应使用表中的限度。

警戒限和纠偏限

药品洁净实验室应根据历史数据,结合不同洁净区域的标准,采用适宜的方法,制定适当的微生物监测警戒限和纠偏限。限度确定后,应定期回顾评价,如历史数据表明环境有所改善,限度应作出相应调整以反映环境实际质量状况。表6列出了各级别洁净环境微生物纠偏限参考值。

表6　各级别洁净环境微生物纠偏限参考值

洁净度级别	浮游菌纠偏限① (cfu/m³)	沉降菌纠偏限②(φ90mm, cfu/4小时)
A级	<1	<1
B级	7	3
C级	10	5
D级	100	50

注:①数据表示建议的环境质量水平,也可根据检测或分析方法的类型确定微生物纠偏限度标准;②可根据洁净区域用途、检测药品的特性等需要增加沉降碟数。

数据分析及偏差处理

数据分析　应对日常环境监测的数据进行分析和回顾,通过对收集的数据和趋势分析,总结和评估洁净实验室是否受控,评估警戒限和纠偏限是否适合及所采取的纠偏措施是否恰当。

应正确评估微生物污染,不仅关注微生物数量和种类,更应关注微生物污染检出的频率,通常在一个采样周期内同一环境中多点发现微生物污染,可能预示着风险增加,应仔细评估。几个位点同时有污染的现象也可能由不规范的采样操作引起,所以在得出环境可能失控的结论之前,应仔细回顾采样操作过程。在污染后的几天对环境进行重新采样是没有意义的,因为采样过程不具有可重复性。

偏差处理　当微生物监测结果超出纠偏限度时,应当按照偏差处理规程进行报告、记录、调查、处理以及采取纠正措施,并对纠正措施的有效性进行评估。

微生物鉴定

建议对受控环境收集到的微生物进行适当水平的鉴定,微生物菌群信息有助于预期常见菌群,并有助于评估清洁或消毒规程、方法、清洁剂或消毒剂及微生物监测方法的有效性,尤其当超过监测限度时,微生物鉴定信息有助于污染源的调查。关键区域分离到的菌落应先于非关键区域进行鉴定。微生物鉴定参照微生物鉴定指导原则(指导原则9204)进行。

微生物控制

为了保证药品洁净实验室环境维持适当的水平,应保持空调系统的良好运行状态,对设施进行良好维护,洁净室内人员应严格遵守良好的行为规范,并定期进行环境监控。微生物控制措施还包括良好的清洁和卫生处理,应定期对药品洁净实验室进行清洁和消毒,应监测消毒剂和清洁剂的微生物污染状况,并在规定的有效期内使用,A/B级洁净区应使用无菌的或经无菌处理的消毒剂和清洁剂。所采用的化学消毒剂应经过验证或有证据表明其消毒效果,其种类应当多于一种,并定期进行更换以防止产生耐受菌株。不得用紫外线消毒代替化学消毒。必要时,可采用气体、熏蒸等适宜的方法降低洁净区的卫生死角的微生物污染,并对消毒剂的残留水平进行验证。

新 增 品 种

水杨酸甲酯

Shuiyangsuan Jiazhi

Methyl Salicylate

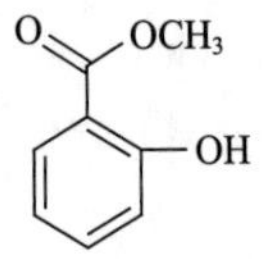

$C_8H_8O_3$ 152.15

[119-36-8]

本品为2-羟基苯甲酸甲酯,系由水杨酸与甲醇在硫酸催化下酯化反应合成制得。含 $C_8H_8O_3$ 应为 98.0%~102.0%(g/g)。

【性状】 本品为无色至淡黄色的液体;有特殊的香气。

本品与乙醇或冰醋酸能任意混溶,在水中极微溶解。

相对密度 本品的相对密度(通则0601)在25℃时为1.180~1.185。

折光率 本品的折光率(通则0622)为1.536~1.538。

【鉴别】 (1)取本品1滴,加水5ml,振摇后,加三氯化铁试液1滴,即显紫色。

(2)在含量测定项下记录的色谱图中,供试品溶液主峰的保留时间应与对照品溶液主峰的保留时间一致。

【检查】 酸度 取本品5ml,加新沸过的冷水25ml,振摇,静置,分取水层,加酚磺酞指示液数滴;如显黄色,加氢氧化钠滴定液(0.1mol/L)0.25ml,应变为紫红色。

有关物质 取本品适量,精密称定,加甲醇溶解并定量稀释制成每1ml中约含10mg的溶液,作为供试品溶液。

精密量取供试品溶液适量,加甲醇稀释制成每1ml中约含10μg的溶液,作为对照溶液。

取4-羟基间苯二甲酸二甲酯对照品适量,精密称定,加甲醇溶解并定量稀释制成每1ml中约含50μg的溶液,作为对照品溶液。

照含量测定项下的色谱条件,其中检测波长为300nm。

精密量取供试品溶液、对照溶液与对照品溶液各20μl,分别注入液相色谱仪,记录色谱图至主成分峰保留时间的2倍。供试品溶液色谱图中如有与4-羟基间苯二甲酸二甲酯保留时间一致的色谱峰,按外标法以峰面积计算,不得过0.5%,其他各杂质峰面积的和不得大于对照溶液主峰面积(0.1%)。

苯酚 取苯酚对照品适量,精密称定,加甲醇溶解并定量稀释制成每1ml中约含2μg的溶液,作为对照品溶液。

照含量测定项下的色谱条件,其中检测波长为270nm。

精密量取有关物质项下供试品溶液与苯酚对照品溶液各20μl,分别注入液相色谱仪,记录色谱图。供试品溶液色谱图中如有与苯酚峰保留时间一致的色谱峰,按外标法以峰面积计算,含苯酚不得过0.02%。

重金属 取本品1ml,依法检查(通则0821第二法),含重金属不得过百万分之二十。

【含量测定】 照高效液相色谱法(通则0512)测定。

色谱条件与系统适用性试验 用十八烷基硅烷键合硅胶为填充剂;以甲醇-0.1%磷酸溶液(55:45)为流动相,检测波长为237nm。取水杨酸甲酯和4-羟基间苯二甲酸二甲酯对照品适量,加甲醇溶解并稀释制成每1ml中分别约含水杨酸甲酯10μg与4-羟基间苯二甲酸二甲酯50μg的混合溶液,作为系统适用性溶液,取20μl注入液相色谱仪,记录色谱图,理论板数按水杨酸甲酯峰计算不低于5000,水杨酸甲酯峰和4-羟基间苯二甲酸二甲酯峰的分离度应大于3.0。

测定法 取本品适量,精密称定,加甲醇溶解并定量稀释制成每1ml中约含0.15mg的溶液,作为供试品溶液,精密量取20μl,注入液相色谱仪,记录色谱图;另取水杨酸甲酯对照品适量,同法测定。按外标法以峰面积计算,即得。

【类别】 药用辅料,矫味剂等。

【贮藏】 密封保存。

注:本品在空气中露置易变质,遇铁会变色。

多 库 酯 钠

Duokuzhina

Docusate Sodium

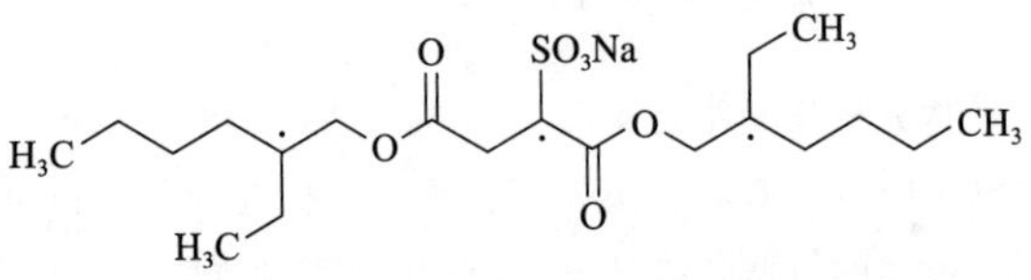

$C_{20}H_{37}NaO_7S$ 444.56

[577-11-7]

本品为磺基琥珀酸1,4-二(2-乙基己基)酯钠盐。按无水物计算,含多库酯钠($C_{20}H_{37}NaO_7S$)不得少于98.0%。

【性状】 本品为白色或类白色蜡状固体,有特殊气味。

本品在二氯甲烷中极易溶解,在水中微溶。

【鉴别】 (1)取本品适量,加丙酮溶解并稀释成每1ml中约含60mg的溶液,作为供试品溶液。取供试品溶液1滴,置溴化钾片上,待丙酮挥发后,立即测定,供试品的红外光吸收图谱应与对照品的图谱一致(通则0402)。

(2)取炽灼残渣项下的残渣,加水5ml使溶解,滤过,滤液显钠盐的鉴别反应(通则0301)。

【检查】 碱度 取样品1.0g,精密称定,加50%甲醇溶液(甲基红指示液呈中性)100ml溶解,加入甲基红指示液

0.1ml,用盐酸滴定液(0.1mol/L)滴定至溶液显红色。消耗盐酸滴定液(0.1mol/L)的体积不得过0.2ml。

乙醇溶液的澄清度 取本品25.0g,加乙醇100ml使溶解,静置24小时,供试品溶液应澄清。

氯化物 取本品5.0g,精密称定,加50%乙醇溶液50ml使溶解,照电位滴定法(通则0701),用硝酸银滴定液(0.01mol/L)滴定,并将滴定的结果用空白试验校正。每1ml硝酸银滴定液(0.01mol/L)相当于0.3545mg的Cl,含氯化物以氯(Cl)计不得过0.035%。

硫酸盐 取本品0.25g,加80%异丙醇溶液40ml,用高氯酸溶液(1→10)调pH值至2.5~4.0,加入0.058%卟啉溶液0.4ml和0.0125%亚甲蓝溶液0.1ml,摇匀,用高氯酸钡滴定液(0.05mol/L)滴定至溶液颜色由黄绿色变为黄粉色,消耗高氯酸钡滴定液(0.05mol/L)的体积不得过0.75ml(2.0%)。

有关物质 取本品0.2g,精密称定,置10ml量瓶中,加无水乙醇溶解并稀释至刻度,摇匀,作为供试品溶液。

取马来酸二乙基己酯适量,精密称定,加无水乙醇溶解并定量稀释制成每1ml中约含80μg的溶液,作为对照品溶液。

照高效液相色谱法(通则0512)试验,用十八烷基硅烷键合硅胶为填充剂;以乙醇-水(78:22)为流动相,检测波长为210nm。精密量取供试品溶液与对照品溶液各10μl,分别注入液相色谱仪,记录色谱图至主成分保留时间的3倍。

供试品溶液色谱图中如有与马来酸二乙基己酯保留时间一致的色谱峰,按外标法以峰面积计算,含马来酸二乙基己酯不得过0.4%,其他单个杂质峰面积不得大于对照品溶液主峰面积(0.4%)。与马来酸二乙基己酯相对保留时间为0.5前的峰忽略不计。

水分 取本品0.25g,照水分测定法(通则0832第一法1)测定,含水分不得过3.0%。

炽灼残渣 取本品1.0g,依法检查(通则0841),按无水物计算,遗留残渣应15.5%~16.5%。

【含量测定】 取本品1.0g,精密称定,置250ml锥形瓶中,精密加入乙醇制氢氧化钾滴定液(0.5mol/L)25ml,水浴加热回流45分钟,放冷,加酚酞指示液0.25ml,用盐酸滴定液(0.5mol/L)滴定至红色消失,并将滴定的结果用空白试验校正。每1ml乙醇制氢氧化钾滴定液(0.5mol/L)相当于0.1112g的$C_{20}H_{37}NaO_7S$。

【类别】 药用辅料,润湿剂、增溶剂和表面活性剂等。

【贮藏】 密封保存。

注:本品有引湿性。

辛酸癸酸聚乙二醇甘油酯
Xinsuan Guisuan Juyi'erchun Ganyouzhi
Caprylocaproyl Polyoxylglycerides

本品为甘油单酯、二酯、三酯和聚乙二醇单酯、二酯的混合物,可能含游离聚乙二醇(其中聚乙二醇平均分子量为200~400)。本品由中链甘油三酸酯和聚乙二醇部分醇解,或由甘油和聚乙二醇与辛酸、癸酸酯化,或由甘油酯和环氧乙烷与辛酸、癸酸缩聚制得的混合物。

【性状】 本品为无色或淡黄色油状液体。

本品在二氯甲烷中易溶。

相对密度 本品的相对密度(通则0601)为1.060~1.070。

折光率 本品的折光率(通则0622)为1.450~1.470。

黏度 取本品在20℃±0.5℃条件下依法测定(通则0633第二法),其黏度范围应符合下表的规定。

每分子环氧乙烷数	聚乙二醇分子量	黏度(mPa·s)
4	200	30~50
6	300	60~80
8	400	80~110

酸值 取本品2.0g,依法测定(通则0713),酸值应不大于2.0。

羟值 取本品1.0g,依法测定(通则0713),羟值应符合下表的规定。

每分子环氧乙烷数	聚乙二醇分子量	羟值
4	200	80~120
6	300	140~180
8	400	170~205

碘值 取本品2.0g,依法测定(通则0713),碘值应不大于2.0。

过氧化值 取本品2.0g,依法测定(通则0713),过氧化值应不大于6.0。

皂化值 取本品2.0g,依法测定(通则0713),皂化值应符合下表的规定。

每分子环氧乙烷数	聚乙二醇分子量	皂化值
4	200	265~285
6	300	170~190
8	400	85~105

【鉴别】 在脂肪酸组成项下记录的色谱图中,供试品溶液中辛酸甲酯峰、癸酸甲酯峰的保留时间应分别与对照品溶液中相应峰的保留时间一致。

【检查】 碱性杂质 取本品 5.0g,加乙醇 10ml 和溴酚蓝试液 0.05ml,混匀,用盐酸滴定液(0.01mol/L)滴定至溶液显黄色,消耗盐酸滴定液(0.01mol/L)不得过 1.0ml。

游离甘油 取本品 1.2g,加二氯甲烷 25ml 使溶解,必要时可加热,冷却后,加水 100ml,边振摇边加入高碘酸钠醋酸溶液(称取高碘酸钠 0.446g 至 100ml 量瓶中,用 25%硫酸溶液 2.5ml 溶解后,再用冰醋酸稀释至刻度,即得)25ml,静置 30 分钟。加入 75g/L 碘化钾溶液 40ml,静置 1 分钟。加入淀粉指示液 1ml,用硫代硫酸钠滴定液(0.1mol/L)滴定,并将滴定的结果用空白试验校正。每 1ml 硫代硫酸钠滴定液(0.1mol/L)相当于 2.3mg 的 $C_3H_8O_3$。含游离甘油不得过 5%。

环氧乙烷和二氧六环 取本品 2.0g,精密称定,置顶空瓶中,精密加入水 2.0ml,密封,摇匀,作为供试品溶液。

精密量取环氧乙烷水溶液对照品适量,用水定量稀释制成每 1ml 中约含 0.002mg 的溶液,作为环氧乙烷对照品溶液。

取二氧六环适量,精密称定,加水定量稀释制成每 1ml 中约含 0.02mg 的溶液,作为二氧六环对照品溶液。

取本品 2g,精密称定,置顶空瓶中,精密加入环氧乙烷对照品溶液与二氧六环对照品溶液各 1ml,密封,摇匀,作为对照品溶液。

取环氧乙烷对照品溶液 1.0ml 置顶空瓶中,加新配制的 0.001%乙醛溶液 0.2ml 及二氧六环对照品溶液 1.0ml,密封,摇匀,作为系统适用性试验溶液。

照气相色谱法(通则 0521)试验,以聚二甲基硅氧烷(或极性相近)为固定液的毛细管柱为色谱柱(30m×0.32mm,5μm 或效能相当的色谱柱),起始温度为 50℃,维持 5 分钟,以每分钟 5℃的速率升温至 180℃,再以每分钟 30℃的速率升温至 230℃,维持 5 分钟(可根据具体情况调整);进样口温度为 150℃,检测器温度为 250℃;顶空平衡温度为 70℃,平衡时间为 45 分钟。取系统适用性试验溶液顶空进样,乙醛峰和环氧乙烷峰的分离度应不小于 2.0,二氧六环峰高的信噪比应大于 5。分别取供试品溶液与对照品溶液顶空进样,重复进样至少 3 次。环氧乙烷峰面积的相对标准偏差不得过 15%,二氧六环峰面积的相对标准偏差不得过 10%。按标准加入法计算,环氧乙烷不得过 0.0001%,二氧六环不得过 0.001%。

水分 取本品,以无水甲醇-二氯甲烷(3∶7)作为溶剂,照水分测定法(通则 0832 第一法 1)测定,含水分不得过 1.0%。

灰分 取本品 2.0g,依法检查(通则 2302),遗留残渣不得过 0.1%。

重金属 取本品 2.0g,依法检查(通则 0821 第二法),含重金属不得过百万分之十。

脂肪酸组成 取本品约 0.1g,置 25ml 回流瓶中,加 0.5mol/L 氢氧化钠甲醇溶液 2ml,在水浴中加热回流 30 分钟,通过冷凝器加 14%三氟化硼甲醇溶液 2ml,在水浴中继续加热回流 30 分钟,放冷,加正庚烷 5ml,继续在水浴中加热回流 5 分钟,放冷,加饱和氯化钠溶液 10ml,振摇,静置使分层,取上层液 2ml,用水洗涤 3 次,每次 2ml,经无水硫酸钠干燥

后,作为供试品溶液。

分别取己酸甲酯、辛酸甲酯、癸酸甲酯、月桂酸甲酯、肉豆蔻酸甲酯对照品适量,加正庚烷溶解并稀释成每 1ml 中各约含 1.0mg 的溶液,作为对照品溶液(1),精密量取对照品溶液(1)1.0ml,置 10ml 量瓶中,用正庚烷稀释至刻度,作为对照品溶液(2)。

照气相色谱法(通则 0521)试验,以聚乙二醇 20M(或极性相近)为固定液的毛细管柱为色谱柱(30m×0.53mm,1.0μm 或效能相当的色谱柱),起始温度为 70℃,维持 2 分钟,以每分钟 5℃的速率升温至 230℃,维持 5 分钟,进样口温度为 250℃,检测器温度为 250℃,分流比为 5∶1。取对照品溶液(1)与对照品溶液(2)各 1μl,分别注入气相色谱仪,记录色谱图,对照品溶液(1)的色谱图中,辛酸甲酯峰和癸酸甲酯峰的分离度应不小于 4.0,理论板数按癸酸甲酯峰计算不低于 15 000。对照品溶液(2)的色谱图中,己酸甲酯峰高的信噪比应大于 5。取供试品溶液 1μl 注入气相色谱仪,记录色谱图,按面积归一化法计算,含己酸不得过 2.0%,辛酸应为 50.0%～80.0%,癸酸应为 20.0%～50.0%,月桂酸不得过 3.0%,肉豆蔻酸不得过 1.0%。

【类别】 药用辅料,软膏基质和增溶剂等。

【贮藏】 遮光,密闭保存。

【标示】 应标示聚乙二醇分子量。

单双辛酸癸酸甘油酯

Danshuang Xinsuan Guisuan Ganyouzhi

Glyceryl Mono and Dicaprylocaprate

本品系主要通过辛酸和癸酸与甘油直接酯化,然后通过蒸馏制得,主要由单-O-辛酸甘油酯和单-O-癸酸甘油酯按不同比例组成,并含有一定量的二甘油酯和三甘油酯。含单甘油酯应为 45.0%～75.0%,二甘油酯应为 20.0%～50.0%,三甘油酯应不大于 10.0%。

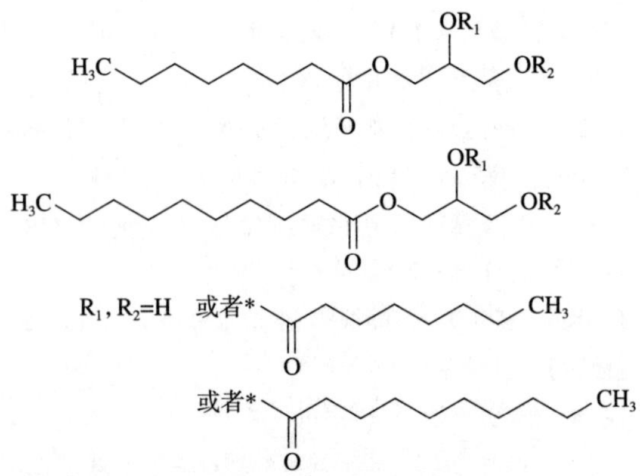

【性状】 本品为无色或微黄色油性液体或软固体。

本品在乙醇中极易溶解,在水中几乎不溶。

酸值 本品的酸值(通则 0713)应不大于 3.0。

过氧化值 本品的过氧化值(通则0713)应不大于1。

皂化值 本品的皂化值(通则0713)应为250～280。

【鉴别】 (1)在脂肪酸组成项下记录的色谱图中,供试品溶液中辛酸甲酯峰、癸酸甲酯峰的保留时间应分别与对照品溶液中相应峰的保留时间一致。

(2)在含量测定项下记录的色谱图中,供试品溶液各主峰的保留时间应分别与对照品溶液相应主峰的保留时间一致。

【检查】 游离甘油 取含量测定项下的供试品溶液作为供试品溶液。

取甘油对照品适量,精密称定,加四氢呋喃溶解并定量稀释制成每1ml中约含1.5mg的溶液,作为对照品溶液。

照分子排阻色谱法(通则0514)测定,用苯乙烯-二乙烯基苯共聚物为填充剂(7.8mm×300mm,5.0μm的两根色谱柱串联或效能相当的色谱柱),以四氢呋喃为流动相,示差折光检测器。

精密量取供试品溶液与对照品溶液各20μl,分别注入液相色谱仪,按外标法以峰面积计算供试品溶液中的甘油含量,含游离甘油不得过3.0%。

水分 取本品,照水分测定法(通则0832第一法1)测定,含水分不得过0.5%。

炽灼残渣 取本品1.0g,依法检查(通则0841),遗留残渣不得过0.5%。

重金属 取炽灼残渣项下遗留的残渣,依法检查(通则0821第二法),含重金属不得过百万分之十。

砷盐 取本品1.0g,置凯氏烧瓶中,加硫酸5ml,用小火加热至完全炭化,控制温度不超过120℃(必要时可添加硫酸,总量不超过10ml),小心逐滴加入浓过氧化氢溶液,俟反应停止,继续加热,并滴加浓过氧化氢溶液至溶液无色,放冷,加水10ml,蒸发至浓烟发生使除尽过氧化氢,加盐酸5ml与水适量,依法检查(通则0822第一法),应符合规定(0.0002%)。

脂肪酸组成 取本品0.1g,置50ml回流瓶中,加0.5mol/L氢氧化钠甲醇溶液2ml,在65℃水浴中加热回流30分钟,放冷,加14%三氟化硼甲醇溶液2ml,再在65℃水浴中加热回流30分钟,放冷,加正庚烷4ml,继续在65℃水浴中加热回流5分钟后,放冷,加饱和氯化钠溶液10ml,振摇,静置使分层,取上层液,用水洗涤3次,每次2ml,并用无水硫酸钠干燥,作为供试品溶液。

分别取己酸甲酯、辛酸甲酯、癸酸甲酯、月桂酸甲酯和肉豆蔻酸甲酯对照品适量,加正庚烷溶解并稀释制成每1ml中各约含0.1mg的溶液,作为对照品溶液。

照气相色谱法(通则0521)试验,以聚乙二醇(或极性相近)为固定液的毛细管柱为色谱柱,起始温度为90℃,以每分钟10℃的速率升温至160℃,维持1分钟,再以每分钟10℃的速率升温至250℃,维持10分钟;进样口温度为260℃,检测器温度为270℃。

取对照品溶液1μl注入气相色谱仪,记录色谱图,各色谱峰的分离度应符合要求。取供试品溶液1μl注入气相色谱仪,记录色谱图,按面积归一化法计算,含己酸不得过3.0%,辛酸应为50.0%～90.0%,癸酸应为10.0%～50.0%,月桂酸不得过3.0%,肉豆蔻酸不得过1.0%。

【含量测定】 照气相色谱法(通则0521)测定。

色谱条件与系统适用性试验 用聚二甲基硅氧烷为固定液(或极性相近)的毛细管柱为色谱柱(DB-1柱,15m×0.32mm,0.1μm或效能相当的色谱柱),起始温度为60℃,维持3分钟,以每分钟8℃的速率升温至340℃,维持12分钟;进样口温度为350℃,检测器温度为370℃。取单辛酸甘油酯与单癸酸甘油酯对照品各50mg,加四氢呋喃2.5ml,振摇使溶解,作为系统适用性溶液,精密量取1μl注入气相色谱仪,记录色谱图,单辛酸甘油酯峰与单癸酸甘油酯峰的分离度不得小于5。

测定法 取本品适量,精密称定,加四氢呋喃溶解并定量稀释制成每1ml中约含50mg的溶液,滤过,取续滤液作为供试品溶液,精密量取1μl注入气相色谱仪,记录色谱图;另取单双辛酸癸酸甘油酯对照品,同法测定,用于对供试品溶液中单甘油酯、二甘油酯和三甘油酯进行定位,按照以下公式计算单甘油脂、二甘油酯和三甘油酯的含量,供试品溶液色谱图中小于单甘油酯峰保留时间的色谱峰忽略不计。

$$游离脂肪酸(C) = \frac{I_A \times 144}{561.1}$$

$$单甘油酯(\%) = \frac{X \times (100 - A - B - C)}{X + Y + Z}$$

$$二甘油酯(\%) = \frac{Y \times (100 - A - B - C)}{X + Y + Z}$$

$$三甘油酯(\%) = \frac{Z \times (100 - A - B - C)}{X + Y + Z}$$

式中 I_A 为酸值项下的测定结果;

A 为游离甘油项下的测定结果,%;

B 为水分项下的测定结果,%;

C 为游离脂肪酸计算结果;

X 为供试品溶液中单甘油酯的峰面积;

Y 为供试品溶液中二甘油酯的峰面积;

Z 为供试品溶液中三甘油酯的峰面积。

【类别】 药用辅料,乳化剂、溶剂和助溶剂等。

【贮藏】 密封,在干燥处保存。

附:

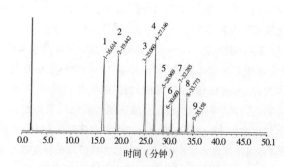

图 单双辛酸癸酸甘油酯组分参考色谱图

峰1～2:单甘油酯;峰3～5:二甘油酯;峰6～9:三甘油酯

玻 璃 酸 钠

Bolisuanna

Sodium Hyaluronate

$(C_{14}H_{20}NNaO_{11})_n$

[9067-32-7]

本品系鸡冠或微生物(马疫链球菌)发酵液中提取的酸性黏多糖,由 D-葡萄糖醛酸和 N-乙酰基-D-氨基葡萄糖双糖单位构成的糖胺聚糖的钠盐。由鸡冠提取制得的制品,应去除或灭活病毒和传染因子;由发酵法制备的制品,应控制有害的链球菌分泌物。按干燥品计算,含 $(C_{14}H_{20}NNaO_{11})_n$ 应为 90.0%~110.0%。

【性状】 本品为白色或类白色粉末、颗粒或纤维状物。

本品在乙醇、丙酮或乙醚中不溶。

【鉴别】 (1)本品的红外光吸收图谱应与对照图谱(光谱集 1173 图)一致。

(2)本品的水溶液显钠盐的鉴别反应(通则 0301)。

【检查】 特性黏数 本品极具引湿,称量过程中注意防潮。

取本品适量,精密称定,置 200ml 量瓶中,加 0.2mol/L 氯化钠溶液适量使溶解,仔细观察待供试品溶液中无气泡,用 0.2mol/L 氯化钠溶液稀释至刻度,作为供试品溶液(1)。

取供试品溶液(1)分别用 0.2mol/L 氯化钠溶液稀释至 0.8 倍、0.6 倍和 0.4 倍,作为供试品溶液(2)、供试品溶液(3)和供试品溶液(4),必要时经 3 号垂熔玻璃漏斗滤过后使用。

照黏度测定法(通则 0633 第二法),在 30℃±0.1℃下测定 0.2mol/L 氯化钠溶液的流出时间 t_0 与四个供试品溶液的流出时间 t_1、t_2、t_3、t_4;选用合适内径的乌氏黏度计,使 0.2mol/L 氯化钠溶液流出时间为 200~300 秒,调整供试品溶液(1)称样量,使其流出时间为 0.2mol/L 氯化钠溶液流出时间的 2.0~2.4 倍。所有测试采用同一黏度计,不重装试样,依法重复测定 3 次,3 次测定值与平均值的差值不得超过平均值的 ±0.35%。采用四点法,最小二乘法线性回归计算特性黏数 $[\eta]$,以比浓黏度 $[\eta_{sp}/C$,即 $(\eta_r-1)/C]$ 对浓度 $C(g/L)$ 作线性回归,当浓度趋近于 0 时,线性回归方程的截距即为特性黏数,线性回归系数应不小于 0.95,单位为 L/g。

按干燥品计算,特性黏数应在 1.00~2.49L/g 之间或 2.50~5.50L/g。

平均分子量 根据本品的特性黏数 $[\eta]$ 计算平均分子量,计算结果应在标示平均分子量范围内。

标示平均分子量范围在 500 000~1 490 000,按下式计算平均分子量:

$$平均分子量=\left(\frac{[\eta]\times10^6}{36}\right)^{\frac{1}{0.78}}$$

标示平均分子量范围在 1 500 000~3 900 000,按下式计算平均分子量:

$$平均分子量=\left(\frac{[\eta]\times10^6}{22.8}\right)^{\frac{1}{0.816}}$$

酸碱度 取本品适量,加水溶解并稀释制成每 1ml 中约含 5mg(按干燥品计算)的溶液,依法测定(通则 0631),pH 值应为 5.0~8.5。

溶液的澄清度与颜色 取本品 0.10g(按干燥品计算),加 0.9% 氯化钠溶液 30ml,振摇使其混匀并溶解,溶液应澄清(通则 0902 第一法);照紫外-可见分光光度法(通则 0401),在 600nm 的波长处测定,吸光度不得过 0.01。

氯化物 取本品约 10mg,依法检查(通则 0801),与标准氯化钠溶液 5.0ml 制成的对照液比较,不得更浓(0.5%)。

硫酸盐(适用于鸡冠提取来源产品) 取本品约 10mg,加水 2ml 溶解,加盐酸 2ml 置沸水浴中水解 6 小时,取出放冷后,加氯化钡试液 5 滴,不得立即产生沉淀。

蛋白质 取本品适量,精密称定,加 0.1mol/L 氢氧化钠溶液溶解并定量稀释制成每 1ml 中约含 20mg(按干燥品计算)的溶液,作为供试品溶液。

取牛血清白蛋白对照品适量,加 0.1mol/L 氢氧化钠溶液溶解并定量稀释制成每 1ml 中约含 10μg 的溶液,作为对照品溶液。

精密量取供试品溶液、对照品溶液和空白溶液各 1.0ml,分别加碱性酒石酸铜溶液(取无水碳酸钠 20g,加 0.1mol/L 氢氧化钠溶液溶解成 1000ml,摇匀,作为 A 液;取硫酸铜 0.5g,加 1% 酒石酸钾钠溶液溶解成 100ml,作为 B 液。临用前,取 A 液与 B 液按 50∶1 混合,摇匀)5ml,混匀,室温放置 10 分钟,再加福林试液 1ml,混匀,室温放置 30 分钟,照紫外-可见分光光度法(通则 0401),在 750nm 的波长处测定吸光度。供试品溶液的吸光度不得大于对照品溶液的吸光度(0.05%)。

核酸 取本品适量,加水溶解并定量稀释制成每 1ml 中约含 2mg(按干燥品计算)的溶液,照紫外-可见分光光度法(通则 0401),在 260nm 的波长处测定,吸光度不得过 0.1。

干燥失重 取本品 0.5g,以五氧化二磷为干燥剂,在 60℃减压干燥 6 小时,减失重量不得过 15.0%(通则 0831)。

铁 取供试品约 0.5g,精密称定,置聚四氟乙烯消解罐内,加硝酸 10ml,置微波消解炉内,进行消解。消解完全后,取消解内罐缓缓加热至红棕色蒸气挥尽并近干,放冷,用 2% 硝酸溶液转移至 25ml 量瓶中,并用 2% 硝酸溶液稀释至刻度,摇匀,作为供试品溶液。

同法制备空白溶液。

取铁单元素标准溶液,用 2% 硝酸溶液稀释制成每 1ml 中约含铁 10μg 的标准贮备液,临用时,分别精密量取适量,用 2% 硝酸溶液稀释制成每 1ml 中约含铁 0～2000ng 的对照品溶液。

取供试品溶液、空白溶液和对照品溶液,照原子吸收分光光度法(通则 0406 第一法),采用火焰原子化器,在 248.3nm 的波长处测定。按干燥品计算,含铁不得过 0.008%。

重金属 取本品 0.5g,依法检查(通则 0821 第二法),含重金属不得过百万分之二十。

砷盐 取本品 1.0g,置坩埚中,加 2% 硝酸镁乙醇溶液 10ml,将坩埚内的液体引燃,待火焰熄灭后,先用小火使炭化,至内容物变成近白色的物质;再在 500～600℃ 炽灼使完全灰化,放冷,加盐酸 5ml 与水 23ml,水浴加热使溶解,依法检查(通则 0822 第一法),应符合规定(0.0002%)。

溶血性链球菌(适用于微生物发酵来源产品) 取本品 0.5g,置 150ml 锥形瓶中,加 0.9% 无菌氯化钠溶液 100ml,振荡使溶解,作为供试品溶液。分别取供试品溶液 0.5ml 涂血琼脂平板 2 块,置 37℃ 培养箱培养 48 小时。应无溶血性菌群出现或显微镜下未观察到溶血性链球菌。

溶血(适用于微生物发酵来源产品) 取本品 0.4g,置 150ml 锥形瓶中,加 0.9% 无菌氯化钠溶液 100ml,振荡使溶解,分别取 0.5ml 加至 2 个试管中,再分别加入 1% 血液混悬液 0.5ml,混匀,作为供试品溶液。

各取 0.9% 无菌氯化钠溶液 0.5ml,分别置 2 个试管中,再分别加入 1% 血液混悬液 0.5ml,混匀,作为空白对照溶液。

取灭菌纯化水 0.5ml,同空白对照溶液同法操作,作为阳性对照溶液。

取供试品溶液、空白对照溶液和阳性对照溶液置 37℃ 培养箱培养 2 小时,观察结果。

结果判断:阳性对照管浑浊,空白对照管与供试品管中的红细胞沉淀且上清液均为澄清透明,判为阴性;如果空白对照管上清液为澄清透明,而供试品管的上清液为浑浊,判为阳性。

微生物限度 取本品 5.0g,加入含玻璃酸酶 45 000 单位的无菌磷酸盐缓冲液(pH7.2)100ml,4℃ 放置 4 小时后,取出,放至室温,42℃ 振摇 30 分钟,制得 1:20 的溶液作为供试品溶液,依法检查(通则 1105 与通则 1106)。每 1g 供试品中需氧菌总数不得过 10^2 cfu,霉菌和酵母菌总数不得过 20cfu,不得检出金黄色葡萄球菌、铜绿假单胞菌和大肠埃希菌。鸡冠提取来源产品,每 10g 供试品中不得检出沙门菌。

【含量测定】 取本品,精密称定,加水溶解并定量稀释制成每 1ml 中约含 80μg 的溶液,摇匀,作为供试品溶液。

取葡萄糖醛酸对照品适量,精密称定,加水溶解并定量稀释制成每 1ml 中约含 60μg 的溶液,摇匀,作为对照品溶液。

精密量取对照品溶液 0、0.2、0.4、0.6、0.8、1.0ml,分别置 25ml 具塞试管中,依次分别加水至 1.0ml,振摇,冰浴中冷却,并在不断振摇下缓缓滴加 0.025mol/L 硼砂硫酸溶液 5.0ml,密塞,沸水浴中加热 10 分钟,迅速冷却,精密加入

0.125% 咔唑无水乙醇溶液 0.2ml,摇匀,沸水浴中加热 15 分钟,冷却至室温。照紫外-可见分光光度法(通则 0401),以 0 管为空白,在 530nm 的波长处测定吸光度,以葡萄糖醛酸的含量(μg)对相应的吸光度计算回归方程。

精密称取供试品溶液 1g(1g 相当于 1ml),置 25ml 具塞试管中,自"冰浴中冷却"起照标准曲线制备项下的方法测定,由回归方程计算葡萄糖醛酸的含量,乘以 2.0675,即得。

【类别】 药用辅料,增稠剂、润滑剂和润湿剂等。

【贮藏】 避光,密封,在冷处保存。

【标示】 应标明样品来源;应标明特性黏数、平均分子量的标示量;细菌内毒素如需控制,应标明限值。

注:本品极具引湿性,在水中溶胀。

轻质碳酸镁

Qingzhi Tansuanmei

Light Magnesium Carbonate

本品为水合碱式碳酸镁。含碳酸镁以氧化镁(MgO)计,应为 40.0%～43.5%。

【性状】 本品为白色或类白色粉末或颗粒状粉末。

本品在水或乙醇中几乎不溶。

【鉴别】 取本品,加稀盐酸即泡沸溶解;溶液显镁盐的鉴别反应(通则 0301)。

【检查】 堆密度 取本品适量,依法检查(通则 0993 1 第一法),应不大于 0.15g/ml。

酸性溶液的颜色 取本品 1.0g,加冰醋酸溶液(6→50)20ml,超声使溶解,必要时滤过,溶液应无色;如显色,与黄绿色 2 号标准比色液(通则 0901 第一法)比较,不得更深。

氯化物 取本品 5.0g,加水 20ml 与醋酸 30ml 溶解,煮沸 2 分钟,放冷,滤过,滤渣用稀醋酸洗涤,合并洗液与滤液,用稀醋酸稀释至 50ml,摇匀,作为供试品溶液。精密量取 2ml,加水使成 25ml,依法检查(通则 0801),与标准氯化钠溶液 7.0ml 制成的对照液比较,不得更浓(0.035%)。

硫酸盐 精密量取氯化物项下的供试品溶液 1ml,用水稀释使成 25ml,精密量取 10ml,依法检查(通则 0802),与标准硫酸钾溶液 2.0ml 制成的对照液比较,不得更浓(0.5%)。

氧化钙 取 105℃ 干燥 2 小时的本品约 0.125g,精密称定,置 100ml 量瓶中,加入盐酸溶液(1→10)15ml 使溶解,再加入镧溶液(取氧化镧 58.65g,加水 400ml,边搅拌边加入盐酸 250ml,溶解后加水稀释至 1000ml)2ml,用水稀释至刻度,摇匀,作为供试品溶液。

同法制备空白溶液。

精密量取钙标准溶液适量,用水定量稀释制成每 1ml 中约含钙 100μg 的溶液,分别精密量取 1、5、10 与 15ml 置于 100ml 量瓶中,加入盐酸溶液(1→10)15ml 与镧溶液 2ml,用

水稀释至刻度,摇匀,作为对照品溶液。

取空白溶液、供试品溶液与对照品溶液,照原子吸收分光光度法测定(通则 0406 第一法),采用火焰原子化器,在 422.7nm 的波长处测定,计算,即得。含钙按氧化钙计,不得过 0.6%。

可溶性盐 取本品 1.0g,加水 50ml,煮沸 5 分钟,滤过,滤液置水浴上蒸干,并在 105℃干燥 1 小时,遗留残渣不得过 10mg(1.0%)。

酸中不溶物 取本品 5.0g,加水 75ml,再分次加少量盐酸,随加随搅拌至不再溶解,煮沸 5 分钟,用定量滤纸滤过,滤渣用水洗涤至洗液不再显氯化物的反应,炽灼至恒重,遗留残渣不得过 2.5mg(0.05%)。

铁盐 取本品 0.25g,加稀硝酸 5ml,煮沸 1 分钟,放冷,用水稀释使成 35ml,依法检查(通则 0807),与标准铁溶液 5.0ml 制成的对照液比较,不得更深(0.02%)。

重金属 精密量取氯化物项下的供试品溶液 5ml,加酚酞指示液 1 滴与氨试液适量至溶液显淡红色,加醋酸盐缓冲液(pH3.5)2ml 与水适量使成 25ml,加抗坏血酸 0.5g 溶解后,依法检查(通则 0821 第一法),放置 5 分钟比色,含重金属不得过百万分之三十。

砷盐 精密量取氯化物项下的供试品溶液 10ml,加盐酸 5ml 与水适量使成 28ml,依法检查(通则 0822 第一法),应符合规定(0.0002%)。

【含量测定】 取本品约 1.0g,精密称定,加水 5ml 使湿润,精密加硫酸滴定液(0.5mol/L)30ml 溶解后,加甲基橙指示液 1 滴,用氢氧化钠滴定液(1mol/L)滴定,并将滴定的结果用空白试验校正。根据消耗的硫酸量,减去混有氧化钙(CaO)应消耗的硫酸量,即得。每 1ml 硫酸滴定液(0.5mol/L)相当于 20.15mg 的 MgO 或 28.04mg 的 CaO。

【类别】 药用辅料,填充剂、pH 调节剂、吸收剂。

【贮藏】 密闭保存。

注:本品能使水显弱碱性。

重质碳酸镁
Zhongzhi Tansuanmei
Heavy Magnesium Carbonate

本品为水合碱式碳酸镁。含碳酸镁以氧化镁(MgO)计,应为 40.0%~43.5%。

【性状】 本品为白色或类白色粉末或颗粒状粉末。

本品在水或乙醇中几乎不溶。

【鉴别】 取本品,加稀盐酸即泡沸溶解;溶液显镁盐的鉴别反应(通则 0301)。

【检查】 **堆密度** 取本品适量,依法检查(通则 0993 1,第一法),应不少于 0.25g/ml。

酸性溶液的颜色 取本品 1.0g,加冰醋酸溶液(6→50)20ml,超声使溶解,必要时滤过,溶液应无色;如显色,与黄绿色 2 号标准比色液(通则 0901 第一法)比较,不得更深。

氯化物 取本品 5.0g,加水 20ml 与醋酸 30ml 溶解,煮沸 2 分钟,放冷,滤过,滤渣用稀醋酸洗涤,合并洗液与滤液,用稀醋酸稀释至 50ml,摇匀,作为供试品溶液。精密量取 2ml,加水使成 25ml,依法检查(通则 0801),与标准氯化钠溶液 7.0ml 制成的对照液比较,不得更浓(0.035%)。

硫酸盐 精密量取氯化物项下的供试品溶液 1ml,用水稀释使成 25ml,精密量取 10ml,依法检查(通则 0802),与标准硫酸钾溶液 2.0ml 制成的对照液比较,不得更浓(0.5%)。

氧化钙 取 105℃干燥 2 小时的本品约 0.125g,精密称定,置 100ml 量瓶中,加入盐酸溶液(1→10)15ml 使溶解,再加入镧溶液(取氧化镧 58.65g,加水 400ml,边搅拌边加入盐酸 250ml,溶解后加水稀释至 1000ml)2ml,用水稀释至刻度,摇匀,作为供试品溶液。

同法制备空白溶液。

精密量取钙标准溶液适量,用水定量稀释制成每 1ml 中约含钙 100μg 的溶液,分别精密量取 1、5、10 与 15ml 置于 100ml 量瓶中,加入盐酸溶液(1→10)15ml 与镧溶液 2ml,用水稀释至刻度,摇匀,作为对照品溶液。

取空白溶液、供试品溶液与对照品溶液,照原子吸收分光光度法测定(通则 0406 第一法),以火焰为原子化器,在 422.7nm 的波长处测定,计算,即得。含钙按氧化钙计,不得过 0.6%。

可溶性盐 取本品 1.0g,加水 50ml,煮沸 5 分钟,滤过,滤液置水浴上蒸干,并在 105℃干燥 1 小时,遗留残渣不得过 10mg(1.0%)。

酸中不溶物 取本品 5.0g,加水 75ml,再分次加少量盐酸,随加随搅拌至不再溶解,煮沸 5 分钟,用定量滤纸滤过,滤渣用水洗涤至洗液不再显氯化物的反应,炽灼至恒重,遗留残渣不得过 2.5mg(0.05%)。

铁盐 取本品 0.25g,加稀硝酸 5ml,煮沸 1 分钟,放冷,用水稀释使成 35ml,依法检查(通则 0807),与标准铁溶液 5.0ml 制成的对照液比较,不得更深(0.02%)。

重金属 精密量取氯化物项下的供试品溶液 5ml,加酚酞指示液 1 滴与氨试液适量至溶液显淡红色,加醋酸盐缓冲液(pH3.5)2ml 与水适量使成 25ml,加抗坏血酸 0.5g 溶解后,依法检查(通则 0821 第一法),放置 5 分钟比色,含重金属不得过百万分之三十。

砷盐 精密量取氯化物项下的供试品溶液 10ml,加盐酸 5ml 与水适量使成 28ml,依法检查(通则 0822 第一法),应符合规定(0.0002%)。

【含量测定】 取本品约 1.0g,精密称定,加水 5ml 使湿润,精密加硫酸滴定液(0.5mol/L)30ml 溶解后,加甲基橙指示液 1 滴,用氢氧化钠滴定液(1mol/L)滴定,并将滴定的结果用空白试验校正。根据消耗的硫酸量,减去混有氧化钙

(CaO)应消耗的硫酸量,即得。每1ml硫酸滴定液(0.5mol/L)相当于 20.15mg 的 MgO 或 28.04mg 的 CaO。

【类别】 药用辅料,填充剂、pH 调节剂、吸收剂。

【贮藏】 密闭保存。

注:本品能使水显弱碱性。

结 冷 胶

Jielengjiao

Gellan Gum

[71010-52-1]

本品系由伊乐假单胞菌(*Pseudomonas elodea*)对碳水化合物进行纯种发酵后,经处理精制而得。本品为一分子葡萄糖醛酸、一分子鼠李糖和两分子葡萄糖组成的四糖基本单元聚合而成的多糖类高分子聚合物。按干燥品计算,含结冷胶应为 85.0%～108.0%。

【性状】 本品为类白色粉末。

在水中溶解形成黏稠溶液,在乙醇中不溶。

【鉴别】 (1)取本品约 1g,加水 99ml,搅拌 2 小时使溶解,用宽孔吸管取该溶液数滴至氯化钙溶液(1→10)中,低酰基样品即形成球状凝胶,高酰基样品即形成蠕虫状凝胶。

(2)取鉴别(1)项下剩余的溶液,加氯化钠 0.5g,不断搅拌,将该溶液加热至 80℃,继续搅拌 1 分钟,放冷,低酰基样品即形成硬凝胶,高酰基样品即形成软凝胶。

【检查】 氮 取本品约 0.1g,精密称定,照氮测定法(通则 0704 第二法或第三法)测定,按干燥品计算,含氮量不得过 3.0%。

干燥失重 取本品,在 105℃干燥 2.5 小时,减失重量不得过 15.0%(通则 0831)。

总灰分 取本品 2.0g,炽灼温度为 650～700℃,依法测定(通则 2302),按干燥品计算,总灰分应为 4.0%～14.0%。

重金属 取本品 1.0g,依法检查(通则 0821 第二法),含重金属不得过百万分之二十。

砷盐 取本品 0.67g,置凯氏烧瓶中,加硫酸 5ml 和玻璃珠数粒,小火加热使炭化,必要时可添加硫酸,总量不超过 10ml,小心逐滴加入浓过氧化氢溶液,俟反应停止,继续加热,并滴加浓过氧化氢溶液至溶液为无色或淡黄色,放冷,加水 10ml,加热至浓烟发生使除尽过氧化氢,加盐酸 5ml 与水适量,依法检查(通则 0822 第二法),应符合规定(0.0003%)。

微生物限度 取本品,依法检查(通则 1105 与通则 1106),每 1g 供试品中需氧菌总数不得过 10^3 cfu,霉菌和酵母菌总数不得过 10^2 cfu,不得检出大肠埃希菌;每 10g 供试品中不得检出沙门菌。

【含量测定】 取本品 0.2g,精密称定,加水 50ml,在 80℃水浴搅拌使溶解,再加入预热至 60～70℃的无水乙醇 200ml,混匀,静置过夜,用 105℃干燥至恒重并铺有色谱纯硅藻土 1.0g 的 G4 垂熔漏斗滤过,用 75%乙醇洗涤 3 次,每次 20ml。在 105℃干燥至恒重,所得的残渣即为结冷胶。

【类别】 药用辅料,助悬剂、增黏剂。

【贮藏】 密闭保存。

【标示】 ①应标明高酰基或低酰基规格。②低酰基规格产品应标明凝胶强度、透光率的标示值。③应标明提取工艺中使用的溶剂。(凝胶强度、残留溶剂乙醇或异丙醇可按下述测定方法测定。)

凝胶强度 取本品 1.0g,精密称定,加水 90ml,置 90℃水浴中溶解,再加 0.6mol/L 氯化钙溶液 1ml 和水 9ml,混匀,置冻力瓶中(尽量避免气泡产生),用橡胶塞密塞,于 20℃放置过夜;打开冻力瓶的橡胶塞,将冻力瓶放置在凝胶强度测定仪的平台上,将冻力瓶的中心置于探头正下方,采用直径为 12.7mm±0.1mm 且底部边缘锐利的圆柱型探头,以每秒 1.0mm 的下行速度,测定探头下压至凝胶表面下凹 6mm 处的凝胶强度,取两份供试品测定结果的平均值,即得。

残留溶剂 取本品约 0.1g,精密称定,置顶空瓶中,精密加 0.5mol/L 氢氧化钠溶液 5ml,密封,作为供试品溶液。

取乙醇或异丙醇适量,精密称定,加水溶解并定量稀释制成每 1ml 中约含乙醇 200μg 或异丙醇 30μg 的溶液,将该溶液与 1mol/L 氢氧化钠溶液等体积混合,精密量取 5ml,置顶空瓶中,密封,作为对照品溶液。

照气相色谱法(通则 0521)试验,以 6%氰丙基苯基-94%二甲基聚硅氧烷(或极性相近)为固定液的毛细管柱为色谱柱,柱温为 50℃,进样口温度为 230℃,检测器温度为 260℃;顶空平衡温度为 80℃,平衡时间为 60 分钟,进样体积为 1ml。按外标法以峰面积计算乙醇或异丙醇的含量。

培化磷脂酰乙醇胺

Peihualinzhixian Yichun'an

Phosphatidylethanolamine Pegol

本品系由 1,2-双硬脂酰-sn-甘油-3 磷酸乙醇胺与分子量约为 2000 的聚乙二醇制备而成的高纯化脂类化合物。纯度不得少于 98.0%。

【性状】 本品为白色或类白色粉末。

本品在水或三氯甲烷中易溶,在正己烷中不溶。

【鉴别】 (1)取有关物质项下的供试品溶液作为供试品溶液;另取培化磷脂酰乙醇胺对照品适量,加三氯甲烷-甲醇-

水(65:30:4)溶解并稀释制成每1ml中约含40mg的溶液,作为对照品溶液。照有关物质项下的方法试验,供试品溶液所显主斑点的位置和颜色应与对照品溶液主斑点相同。

(2)本品的红外光吸收图谱应与对照品的图谱一致(通则0402)。

【检查】 有关物质 取本品适量,精密称定,加三氯甲烷-甲醇-水(65:30:4)溶解并定量稀释制成每1ml中约含40mg的溶液,摇匀,作为供试品溶液。

取溶血磷脂酰乙醇胺和磷脂酰乙醇胺对照品适量,精密称定,加三氯甲烷-甲醇-水(65:30:4)溶解并定量稀释制成每1ml中各约含0.04、0.1、0.2mg的溶液,作为对照品溶液(1)、(2)、(3);取硬脂酸对照品适量,精密称定,加三氯甲烷-甲醇-水(65:30:4)溶解并定量稀释制成每1ml中约含0.4mg的溶液,作为对照品溶液(4)。

照薄层色谱法(通则0502)试验,吸取上述五种溶液各10μl,分别以条状点于同一硅胶G薄层板上,以三氯甲烷-甲醇-水(90:18:2)为展开剂,展开,取出,晾干,喷以硫酸铜磷酸溶液(取磷酸8ml,置已含水约60ml的烧杯中,摇匀,加入硫酸铜15.6g使溶解,加水至100ml。临用新制),170℃加热10分钟,立即检视。

供试品溶液如显与对照品溶液中磷脂酰乙醇胺和溶血磷脂酰乙醇胺位置相同的杂质斑点,其颜色与对照品溶液(3)相应斑点比较,不得更深(0.5%);如显其他杂质斑点,除硬脂酸相应斑点外,其颜色与对照品溶液(3)所显的磷脂酰乙醇胺斑点比较,不得更深(0.5%);各杂质总和不过1.5%。

游离脂肪酸 取有关物质项下的供试品溶液,作为供试品溶液。

取硬脂酸对照品适量,精密称定,加三氯甲烷-甲醇-水(65:30:4)溶解并定量稀释制成每1ml中含0.04、0.1、0.2mg的溶液,作为对照品溶液(1)、(2)、(3)。

照薄层色谱法(通则0502)试验,吸取上述四种溶液各10μl,分别以条状点于同一硅胶G薄层板上,以正己烷-乙醚-冰醋酸(70:30:1)为展开剂,展开,取出,晾干,喷以有关物质项下的硫酸铜磷酸溶液,170℃加热10分钟,立即检视。

供试品溶液如显与对照品溶液位置相同的杂质斑点,其颜色与对照品溶液(3)的主斑点比较,不得更深(游离脂肪酸以硬脂酸计算,不得过0.5%)。

游离聚乙二醇单甲醚 取有关物质项下的供试品溶液,作为供试品溶液。

取聚乙二醇单甲醚2000对照品适量,精密称定,加三氯甲烷-甲醇-水(65:30:4)溶解并定量稀释制成每1ml中含0.2mg的溶液,作为对照品溶液。

照薄层色谱法(通则0502)试验,吸取上述两种溶液各10μl,分别以条状点于同一硅胶G薄层板上,以三氯甲烷-甲醇-水(90:18:2)为展开剂,展开,取出,晾干,置于饱和碘蒸气中显色,立即检视。

供试品溶液如显与对照品溶液位置相同的杂质斑点,其

颜色与对照品溶液的主斑点比较,不得更深(以聚乙二醇单甲醚2000计算,游离聚乙二醇单甲醚不得过0.5%)。

纯度 用100%减去有关物质、游离脂肪酸、游离聚乙二醇单甲醚项下各杂质的百分含量,计算,培化磷脂酰乙醇胺纯度不得少于98.0%。

水分 取本品,照水分测定法(通则0832第一法1)测定,含水分不得过2.0%。

重金属 取本品2.0g,缓缓灼烧炭化,加硝酸2ml,小心加热至干,加硫酸2ml,加热至完全炭化,在500～600℃灼烧至完全灰化,放冷,依法检查(通则0821第二法),含重金属不得过百万分之十。

微生物限度 取本品,依法检查(通则1105与通则1106),每1g供试品中需氧菌总数不得过10^2cfu,霉菌和酵母菌总数不得过10^2cfu,不得检出大肠埃希菌。

【类别】 药用辅料,脂质体膜材等。

【贮藏】 遮光,密封,低于-18℃保存。

注:本品有引湿性。

微晶纤维素羧甲纤维素钠共处理物

Weijingxianweisu Suojiaxianweisuna Gongchuliwu

Co-processed Microcrystalline Cellulose and Carboxymethylcellulose Sodium

本品系由微晶纤维素与羧甲纤维素钠在水中共混,经喷雾干燥制得的共处理物。按干燥品计算,含羧甲纤维素钠应为标示量的75.0%～125.0%。

【性状】 本品为白色或类白色粉末。

本品在水中形成白色、不透明的胶状分散液,在乙醇、三氯甲烷或稀盐酸中几乎不溶。

【鉴别】 (1)取本品6.0g,加水300ml,以每分钟18 000转的转速搅拌5分钟,制得白色不透明的分散液,静置后不分层。

(2)取〔鉴别〕(1)项下的分散液数滴至10%氯化铝溶液中,每滴均形成白色不透明的小球,且静置后不分散。

(3)取〔鉴别〕(1)项下的分散液,加碘试液3ml,搅拌均匀后不显蓝色或紫色。

(4)取〔鉴别〕(1)项下的分散液,显钠盐鉴别试验(1)的反应(通则0301)。

【检查】 黏度 按本品标示,分别精密称取制备600g分散液所需的水和本品(按干燥品计)各适量,在低速搅拌下将本品加至水中均匀分散后继续搅拌15秒,然后以每分钟18 000转的转速高速搅拌2分钟,停止搅拌后迅速移开搅拌器,并将旋转黏度计(Brookfield LVDV-Ⅱ型或性能相当的黏度计)的转子浸入分散液中,静置30秒后,立即按下表条件测定(通则0633第三法),启动转子旋转30秒后记录旋转黏度计读数,应为标示黏度的60%～140%。

标示黏度(mPa·s)	转子型号(LV)	转速(r/min)
65	1	20
84	1	20
120	1	20
4000	3	20

酸碱度 取黏度检查项下的分散液,依法测定(通则0631),pH值应为6.0～8.0。

干燥失重 取本品,在105℃干燥至恒重,减失重量不得过8.0%(通则0831)。

炽灼残渣 取本品1.0g,依法检查(通则0841),遗留残渣不得过7.4%。

重金属 取炽灼残渣项下遗留的残渣,依法检查(通则0821第二法),含重金属不得过百万分之十。

微生物限度 取本品,依法检查(通则1105与通则1106),每1g供试品中需氧菌总数不得过10^3cfu,霉菌和酵母菌总数不得过10^2cfu,不得检出大肠埃希菌。

【含量测定】 取本品约2.0g,精密称定,置烧瓶中,加冰醋酸75ml,摇匀,加热回流2小时(推荐130℃油浴),放冷,移至烧杯中,用少量冰醋酸洗涤烧瓶,合并洗液于烧杯中,照电位滴定法(通则0701),用高氯酸滴定液(0.1mol/L)滴定,并将滴定的结果用空白试验校正。每1ml高氯酸滴定液(0.1mol/L)相当于29.6mg的羧甲纤维素钠。

【类别】 药用辅料,助悬剂。

【贮藏】 密封,在干燥处保存。

【标示】 应标明本品中羧甲纤维素钠的标示含量、本品的标示黏度及测定黏度时制备分散液的浓度。

注:本品具引湿性。

碳 酸 镁

Tansuanmei

Magnesium Carbonate

本品为水合碱式碳酸镁。含碳酸镁以氧化镁(MgO)计,应为40.0%～43.5%。

【性状】 本品为白色或类白色粉末或颗粒状粉末。

本品在水或乙醇中几乎不溶。

【鉴别】 取本品,加稀盐酸即泡沸溶解;溶液显镁盐的鉴别反应(通则0301)。

【检查】 **堆密度** 取本品适量,依法检查(通则0993 1第一法),应大于0.15g/ml且小于0.25g/ml。

酸性溶液的颜色 取本品1.0g,加冰醋酸溶液(6→50)20ml,超声使溶解,必要时滤过,溶液应无色;如显色,与黄绿色2号标准比色液(通则0901第一法)比较,不得更深。

氯化物 取本品5.0g,加水20ml与醋酸30ml溶解,煮沸2分钟,放冷,滤过,滤渣用稀醋酸洗涤,合并洗液与滤液,用稀醋酸稀释至50ml,摇匀,作为供试品溶液。精密量取2ml,加水使成25ml,依法检查(通则0801),与标准氯化钠溶液7.0ml制成的对照液比较,不得更浓(0.035%)。

硫酸盐 精密量取氯化物项下的供试品溶液1ml,用水稀释使成25ml,精密量取10ml,依法检查(通则0802),与标准硫酸钾溶液2.0ml制成的对照液比较,不得更浓(0.5%)。

氧化钙 取105℃干燥2小时的本品约0.125g,精密称定,置100ml量瓶中,加入盐酸溶液(1→10)15ml使溶解,再加入镧溶液(取氧化镧58.65g,加水400ml,边搅拌边加入盐酸250ml,溶解后加水稀释至1000ml)2ml,用水稀释至刻度,摇匀,作为供试品溶液。

同法制备空白溶液。

精密量取钙标准溶液适量,用水定量稀释制成每1ml中约含钙100μg的溶液,分别精密量取1、5、10与15ml置于100ml量瓶中,加入盐酸溶液(1→10)15ml与镧溶液2ml,用水稀释至刻度,摇匀,作为对照品溶液。

取空白溶液、供试品溶液与对照品溶液,照原子吸收分光光度法测定(通则0406第一法),采用火焰原子化器,在422.7nm的波长处测定,计算,即得。含钙按氧化钙计,不得过0.6%。

可溶性盐 取本品1.0g,加水50ml,煮沸5分钟,滤过,滤液置水浴上蒸干,并在105℃干燥1小时,遗留残渣不得过10mg(1.0%)。

酸中不溶物 取本品5.0g,加水75ml,再分次加少量盐酸,随加随搅拌至不再溶解,煮沸5分钟,用定量滤纸滤过,滤渣用水洗涤至洗液不再显氯化物的反应,炽灼至恒重,遗留残渣不得过2.5mg(0.05%)。

铁盐 取本品0.25g,加稀硝酸5ml,煮沸1分钟,放冷,用水稀释使成35ml,依法检查(通则0807),与标准铁溶液5.0ml制成的对照液比较,不得更深(0.02%)。

重金属 精密量取氯化物项下的供试品溶液5ml,加酚酞指示液1滴与氨试液适量至溶液显淡红色,加醋酸盐缓冲液(pH3.5)2ml与水适量使成25ml,加抗坏血酸0.5g溶解后,依法检查(通则0821第一法),放置5分钟比色,含重金属不得过百万分之三十。

砷盐 精密量取氯化物项下的供试品溶液10ml,加盐酸5ml与水适量使成28ml,依法检查(通则0822第一法),应符合规定(0.0002%)。

【含量测定】 取本品约1.0g,精密称定,加水5ml使湿润,精密加硫酸滴定液(0.5mol/L)30ml溶解后,加甲基橙指示液1滴,用氢氧化钠滴定液(1mol/L)滴定,并将滴定的结果用空白试验校正。根据消耗的硫酸量,减去混有氧化钙(CaO)应消耗的硫酸量,即得。每1ml硫酸滴定液(0.5mol/L)相当于20.15mg的MgO或28.04mg的CaO。

【类别】 药用辅料,填充剂、pH调节剂、吸收剂。

【贮藏】 密闭保存。

注:本品能使水显弱碱性。

修 订 品 种

二丁基羟基甲苯

Erdingjiqiangjijiaben

Butylated Hydroxytoluene

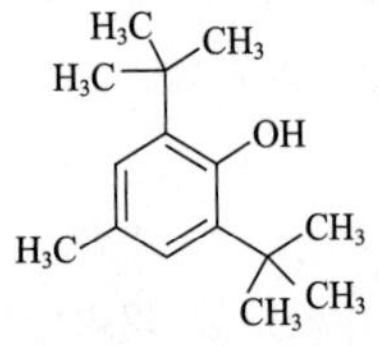

C$_{15}$H$_{24}$O　220.35

[128-37-0]

本品为2,6-二特丁基(1,1-二甲基乙基)-4-甲基苯酚，■按无水物计算，■[删除]含C$_{15}$H$_{24}$O不得少于■99.0%■[订正]。

【性状】 本品为无色、白色或类白色结晶或结晶性粉末。

本品在丙酮中极易溶解，在乙醇■、甲醇和乙腈■[增订]中易溶，在水■和■[订正]丙二醇中不溶。

凝点 本品的凝点(通则0613)为69~70℃。

吸收系数 取本品，精密称定，加乙醇溶解并定量稀释制成每1ml中约含50μg的溶液，照紫外-可见分光光度法(通则0401)，在278nm的波长处测定吸光度，吸收系数($E_{1cm}^{1\%}$)为80.0~90.0。

【鉴别】 (1)在含量测定项下记录的色谱图中，供试品溶液主峰的保留时间应与对照品溶液主峰的保留时间一致。

(2)本品的红外光吸收图谱应与对照品的图谱一致(通则0402)。

【检查】 甲醇溶液的澄清度与颜色 取本品1.0g，加甲醇10ml溶解后，依法检查(通则0901与通则0902)，溶液应澄清无色；如显色，与黄色3号标准比色液(通则0901第一法)比较，不得更深。

硫酸盐 取本品10.0g，加水约40ml，充分振摇，滤过，取滤液依法检查(通则0802)，与标准硫酸钾溶液2.0ml制成的对照液比较，不得更浓(0.002%)。

■游离酚 取本品约10g，精密称定，加0.25%氢氧化钠溶液50ml，于65℃水浴中加热振荡5分钟，冷却，滤过，滤液置碘瓶中，滤渣用水30ml分次洗涤，洗液并入碘瓶中，精密加溴滴定液(0.05mol/L)10ml，加盐酸5ml，立即密塞，充分振摇后，用10%碘化钾溶液5ml封口，15℃以下暗处放置15分钟后，微开瓶塞，将碘化钾溶液放入碘瓶中，立即密塞，充分振摇后，再用水封口，暗处放置5分钟后，用硫代硫酸钠滴定液(0.1mol/L)滴定，近终点时，加淀粉指示液5ml，继续滴定至蓝色消失，并将滴定的结果用空白试验校正。每1ml硫代硫酸钠滴定液(0.1mol/L)相当于10.81mg的C$_7$H$_8$O。按对甲苯酚(C$_7$H$_8$O)计算，含游离酚不得过0.02%。■[删除]

■有关物质 取本品适量，加乙腈溶解并稀释制成每1ml中约含10mg的溶液，作为供试品溶液。

精密量取供试品溶液1ml，加乙腈定量稀释制成每1ml中约含10μg的溶液，作为对照溶液。

照高效液相色谱法(通则0512)测定，用十八烷基硅烷键合硅胶为填充剂(250mm×4.6mm，5μm或效能相当的色谱柱)；以乙腈-5%醋酸溶液(65：35)为流动相，检测波长为278nm。取对照溶液20μl注入液相色谱仪，记录色谱图，理论板数按二丁基羟基甲苯峰计算应不低于3000。

精密量取供试品溶液和对照溶液各20μl，分别注入液相色谱仪，记录色谱图至主成分峰保留时间的2倍。供试品溶液色谱图中如显杂质峰，单个杂质的峰面积不得大于对照溶液主峰面积(0.1%)，各杂质峰面积之和不得大于对照溶液主峰面积的7倍(0.7%)。■[修订]

■水分 取本品5g，照水分测定法(通则0832第一法1)测定，含水分不得过0.1%。■[删除]

炽灼残渣 取本品1.0g，依法检查(通则0841)，遗留残渣不得过0.1%。

重金属 取本品2.5g，依法检查(通则0821第二法)，含重金属不得过百万分之四。

砷盐 取本品2.0g，加氢氧化钙2.0g，混合，加水少量，搅拌均匀，干燥后，先用小火烧灼使炭化，再在600℃炽灼使完全灰化，放冷，加盐酸■10ml■[订正]与水23ml使溶解，依法检查(通则0822第一法)，应符合规定(0.0001%)。

【含量测定】 照高效液相色谱法(通则0512)测定。

色谱条件与系统适用性试验 用十八烷基硅烷键合硅胶为填充剂；以甲醇-水(9：1)为流动相，检测波长为278nm。理论板数按二丁基羟基甲苯峰计算不低于3000。

测定法 取本品约20mg，精密称定，置100ml量瓶中，加甲醇适量使溶解并稀释至刻度，摇匀，■作为供试品溶液，■[删除]精密量取10μl注入液相色谱仪，记录色谱图；另取二丁基羟基甲苯对照品，同法测定。按外标法以峰面积计算，即得。

【类别】 药用辅料，抗氧剂。

【贮藏】 密封，在阴凉干燥处保存。

二甲基亚砜

Erjiajiyafeng

Dimethyl Sulfoxide

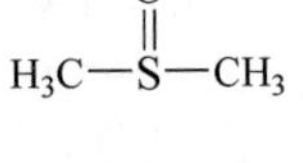

C$_2$H$_6$OS　78.13

[67-68-5]

本品可由二甲硫醚在氧化氮存在下通过空气氧化制得；也可以从制造纸浆的副产物中制得。

本品按无水物计算,应不得少于99.5%。

【性状】 本品为无色液体。

本品与水、乙醇或乙醚能任意混溶,在烷烃中不溶。

折光率 本品的折光率(通则0622)为1.478～1.480。

相对密度 本品的相对密度(通则0601)为1.095～1.105。

【鉴别】 (1)取本品5ml,置试管中,加氯化镍50mg,振摇使溶解,溶液呈黄绿色,置50℃水浴中加热,溶液呈绿色或蓝绿色,放冷,溶液呈黄绿色。

(2)本品的红外光吸收图谱应与对照品的图谱一致(通则0402)。

【检查】 酸度 取本品50.0g,加水100ml溶解后,加酚酞指示液0.1ml,用氢氧化钠滴定液(0.01mol/L)滴定至溶液显粉红色,消耗氢氧化钠滴定液(0.01mol/L)的体积不得过5.0ml。

吸光度 取本品适量,通入干燥氮气15分钟,以水为空白,照紫外-可见分光光度法(通则0401),立即测定,在275nm波长处的吸光度不得大于0.30;在285nm与295nm波长处的吸光度不得大于0.20;在285nm与295nm波长处的吸光度与275nm波长处的吸光度的比值,分别不得过0.65与0.45;在270～350nm的波长范围内,不得有最大吸收峰。

氢氧化钾变深物 精密量取本品25ml,置50ml量瓶中,加水0.5ml与氢氧化钾1.0g,密塞,在水浴上加热20分钟,放冷,将溶液置1cm吸收池中,以水为空白溶液,照紫外-可见分光光度法(通则0401),在350nm的波长处测定吸光度,不得大于0.023。

水分 取本品,照水分测定法(通则0832第一法1)测定,含水分不得过0.2%。

有关物质 取本品5.0g,精密称定,置10ml量瓶中,精密加内标溶液(取二苯甲烷适量,加丙酮稀释制成每1ml中含1.25mg的溶液)1ml,用丙酮稀释至刻度,摇匀,作为供试品溶液;另取本品50.0mg,精密称定,置100ml量瓶中,精密加内标溶液10ml,用丙酮稀释至刻度,摇匀,作为对照溶液;取二甲基■亚■[删除]砜对照品50.0mg,精密称定,置100ml量瓶中,精密加内标溶液10ml,用丙酮稀释至刻度,摇匀,作为对照品溶液;照气相色谱法(通则0521)试验,以聚乙二醇20M(或极性相似)为固定液的毛细管柱为色谱柱,柱温为150℃,进样口温度为230℃,检测器温度为250℃,分流比为20∶1。精密量取对照品溶液2μl注入气相色谱仪,记录色谱图,理论板数按二甲基砜峰计算,应不低于5000。精密量取供试品溶液及对照溶液各2μl注入气相色谱仪,记录色谱图至主成分峰保留时间的3倍。供试品溶液如显二甲基砜峰,其与二苯甲烷峰面积的比值,不得大于对照品溶液中二甲基砜与二苯甲烷峰面积的比值(0.1%),所有杂质峰面积的和(除主峰及内标峰)与二苯甲烷峰面积的比值不得大于对照溶液中二甲基亚砜与二苯甲烷峰面积的比值(0.1%)。

不挥发残留物 取本品100g,精密称定,置105℃已干燥至恒重的蒸发皿中,在通风橱内置电热板上缓缓蒸发至干(不发生沸腾),置105℃干燥3小时。残留物不得过0.01%。

【含量测定】 按以下公式计算本品的含量:

$$含量(\%) = \frac{(1 - 不挥发残留物 - 有关物质中总杂质)}{(1 - 水分)} \times 100\%$$

【类别】 药用辅料,吸收促进剂、溶剂等(仅供外用)。

【贮藏】 密封,避光保存。

注: 本品极具引湿性。

二 氧 化 钛

Eryanghuatai

Titanium Dioxide

TiO_2　79.88

[13463-67-7]

本品按干燥品计算,含TiO_2应为98.0%～100.5%。

【性状】 本品为白色粉末。

本品在水、盐酸、硝酸或稀硫酸中不溶。

【鉴别】 取本品约0.5g,加无水硫酸钠5g与水10ml,混匀,加硫酸10ml,加热煮沸至澄清,冷却,缓缓加硫酸溶液(25→100)30ml,用水稀释至100ml,摇匀,照下述方法试验。

(1)取溶液5ml,加过氧化氢试液数滴,即显橙红色。

(2)取溶液5ml,加锌粒数颗,放置45分钟后,溶液显紫蓝色。

【检查】 酸碱度 取本品5.0g,加水50.0ml使溶解,滤过,精密量取续滤液10ml,加溴麝香草酚蓝指示液0.1ml;如显蓝色,加盐酸滴定液(0.01mol/L)1.0ml,应变为黄色;如显黄色,加氢氧化钠滴定液(0.01mol/L)1.0ml,应变为蓝色。

水中溶解物 取本品10.0g,加硫酸铵0.5g,加水150ml,加热煮沸5分钟,冷却,定量转移至200ml量瓶中,用水稀释至刻度,摇匀,离心,取上清液,滤膜滤过,使得到澄清液体,精密量取续滤液100ml,置已恒重的坩埚中,蒸干,炽灼至恒重。遗留残渣不得过■12.5mg■[订正](0.25%)。

酸中溶解物 取本品5.0g,加0.5mol/L盐酸溶液100ml,置水浴中加热30分钟,并不时搅拌,离心,取上清液,滤膜滤过,使得到澄清液体,用0.5mol/L盐酸溶液洗涤滤膜3次,每次10ml。合并滤液与洗液,蒸干,炽灼至恒重,遗留残渣不得过25mg(0.5%)。

钡盐 取本品10.0g,加盐酸30ml,振摇1分钟,加水100ml,加热煮沸,趁热滤过,用水60ml洗涤残渣,合并滤液与洗液,用水稀释至200.0ml,摇匀,取10.0ml,加硫酸溶液(5.5→60)1ml,静置30分钟,不得产生浑浊或沉淀。

锑盐 取本品0.50g,加无水硫酸钠5g,置于长颈燃烧瓶中,加水10ml,摇匀,小心加入硫酸10ml,摇匀,小心加热煮沸至澄清,放冷,加水 30ml,再慢慢加入硫酸 10ml,混匀,放冷,用水稀释至 100.0ml,摇匀,作为供试品溶液。取酒石酸锑钾 0.274g,置 100ml 量瓶中,加 25%盐酸溶液 20ml 使溶解,加水稀释至刻度,摇匀,取 10.0ml,置 1000ml 量瓶中,加 25%盐酸溶液 200ml,加水稀释至刻度,摇匀,取 10.0ml,置 100ml 量瓶中,加 25%盐酸溶液 30ml,加水稀释至刻度,作为锑标准溶液(临用新配,每 1ml 相当于 1μg 的锑)。取供试品溶液 10ml,加盐酸和水各 10ml,摇匀,冷却至 20℃,加入 10%亚硝酸钠溶液(临用新配)0.15ml,静置 5 分钟,加 1%盐酸羟胺溶液 5ml 和 0.01%的罗丹明 B 溶液(临用新配)10ml,混匀,用甲苯 10ml 萃取 1 分钟(如有必要,离心 2 分钟)。取锑标准溶液 5.0ml,加盐酸 10ml,加混合溶液(无水硫酸钠 0.5g,加硫酸 2ml,用水稀释至 15ml,摇匀,即得)15ml,自"冷却至 20℃……"起,同供试品溶液同法操作。供试品溶液的甲苯层粉红色不得深于锑标准溶液的甲苯层(0.01%)。

铁盐 取"锑盐"项下供试品溶液 20ml,依法检查(通则 0807),与标准铁溶液 2.0ml 制成的对照液比较,不得更深(0.02%)。

干燥失重 取本品,在 105℃干燥 3 小时,减失重量不得过 0.5%(通则 0831)。

炽灼失重 取干燥品约 2g,精密称定,在约 800℃炽灼至恒重,减失重量不得过 0.5%。

重金属 取本品 5.0g,加盐酸 7.5ml,振摇 1 分钟,加水 25ml,加热煮沸,滤过,滤渣用水洗涤,合并滤液与洗液,置 50ml 量瓶中,用水稀释至刻度,摇匀,精密量取 10ml,滴加氨试液至对酚酞指示液显中性,再加稀醋酸 2ml,用水稀释成 25ml,依法检查(通则 0821 第一法),含重金属不得过百万分之二十。

砷盐 取本品 0.4g,依法检查(通则 0822 第一法),应符合规定(0.0005%)。

【含量测定】 取本品 0.25g,置于石英坩埚中,精密称定,加焦硫酸钾 2g,小火熔融,大火烧至蜂窝状,放冷,分 2~3 次加硫酸 20ml,每次均加热溶解,放冷,分别转移至同一有水约 100ml 的烧杯中,搅匀,放冷,移至 250ml 量瓶中(必要时可水浴加热至澄清),用水稀释至刻度,摇匀。精密量取 10ml,置 500ml 锥形瓶中,加水 200ml 与浓过氧化氢溶液 4ml,混匀,精密加入乙二胺四醋酸二钠滴定液(0.05mol/L)25ml,放置 5 分钟,加甲基红指示液 1 滴,用 20%氢氧化钠溶液中和至 pH 试纸显中性,加乌洛托品 5g 使溶解,加二甲酚橙指示液 1ml,用锌滴定液(0.05mol/L)滴定至溶液自橙色变为黄色最后转为橙红色;同时做空白试验校正。每 1ml 锌滴定液(0.05mol/L)相当于 3.995mg 的 TiO_2。

【类别】 药用辅料,助流剂和遮光剂等。

【贮藏】 密闭,在干燥处保存。

二 氧 化 硅

Eryanghuagui

Silicon Dioxide

$$SiO_2 \cdot x\,H_2O$$

■112926-00-8■[订正]

本品系将硅酸钠与酸(如盐酸、硫酸、磷酸等)反应或与盐(如氯化铵、硫酸铵、碳酸氢铵等)反应,■经沉淀法或凝胶法■[增订]产生硅酸沉淀(即水合二氧化硅),经水洗涤、除去杂质后干燥而制得。按炽灼品计算,含 SiO_2 不得少于 99.0%。

【性状】 本品为白色■疏松的■[删除]粉末。

本品在热的氢氧化钠试液中溶解,在水或稀盐酸中不溶。

【鉴别】 取本品约 5mg,置铂坩埚中,加碳酸钾 200mg,混匀,在 600~700℃炽灼 10 分钟,冷却,加 2ml 微热使溶解,■缓缓加入钼酸铵溶液■[修订](取钼酸 6.5g,加水 14ml 与浓氨溶液 14.5ml,振摇使溶解,冷却,在搅拌下缓缓加入已冷却的硝酸 32ml 与水 40ml 的混合液中,静置 48 小时,滤过,取滤液,即得)2ml,溶液显深黄色。

【检查】 ■粒度 取本品 10g,照粒度和粒度分布测定法[通则 0982 第二法(1)]检查,通过七号筛(125μm)的供试品量应不低于 85%。■[删除]

■**酸碱度** 取本品 1g,加水 20ml,振摇使混悬均匀,滤过,取续滤液,依法测定(通则 0631),pH 值应为 4.0~8.0。■[修订]

■**酸中溶解物** 取本品 2.5g,精密称定,加盐酸 50ml,混匀,水浴加热 30 分钟,水浴过程中不断搅拌并适量添加盐酸以保持体积。将供试品蒸发至干,残渣中加入盐酸溶液(6→100)32ml,加热至沸,趁热用 G4 垂熔玻璃漏斗减压过滤,用热的盐酸溶液(6→100)12ml 清洗残渣,再用少量水清洗,合并滤液与清洗液,并用水定量稀释至 50.0ml。取溶液 10.0ml 至已恒重铂坩埚中,蒸干,在 105℃干燥至恒重。遗留残渣不得过 10mg(2.0%)。■[增订]

■**氯化物** 取本品 0.5g,加水 50ml,称重,加热回流 2 小时,放冷,再称重,加水补足减失的重量,摇匀,滤过(必要时采用慢速滤纸或 0.45μm 微孔滤膜过滤),取续滤液 10ml,依法检查(通则 0801),与标准氯化钠溶液 10.0ml 制成的对照液比较,不得更浓(0.1%)。■[修订]

硫酸盐 取氯化物项下的续滤液 10ml,依法检查(通则 0802),与标准硫酸钾溶液 5.0ml 制成的对照液比较,不得更浓(0.5%)。

干燥失重 取本品,在 145℃干燥 2 小时,减失重量不得过 5.0%(通则 0831)。

炽灼失重 取干燥失重项下遗留的供试品 1.0g,精密称定,在 1000℃ 炽灼 1 小时,减失重量不得过干燥品重量的 8.5%。

铁盐 取本品 0.2g,加水 25ml,盐酸 2ml 与硝酸 5 滴,煮沸 5 分钟,放冷,滤过■[增订](必要时采用慢速滤纸或 0.45μm 微孔滤膜滤过),用少量水洗涤滤器,合并滤液与洗液,加过硫酸铵 50mg,用水稀释至 35ml,依法检查(通则 0807),与标准铁溶液 3.0ml 制成的对照液比较,不得更深(0.015%)。

重金属 取本品 3.3g,加水 40ml 与盐酸 5ml,缓缓加热煮沸 15 分钟,放冷,滤过■[增订](必要时采用慢速滤纸或 0.45μm 微孔滤膜滤过),滤液置 100ml 量瓶中,用适量水洗涤滤器,洗液并入量瓶中,用水稀释至刻度,摇匀,取 20ml,加酚酞指示液 1 滴,滴加氨试液■[修订](必要时滴加浓氨试液)至淡红色,加醋酸盐缓冲液(pH3.5)2ml 与水适量使成 25ml,依法检查(通则 0821 第一法),含重金属不得过百万分之三十。

砷盐 取重金属项下溶液 20ml,加盐酸 5ml,依法检查(通则 0822 第一法),应符合规定(0.0003%)。

【含量测定】 取本品 1g,■精密称定,■[删除]置已在 1000℃ 下炽灼至恒重的铂坩埚中,在 1000℃ 下炽灼 1 小时,取出,放冷,精密称定,将残渣用水润湿,滴加氢氟酸 10ml,置水浴上蒸干,放冷,继续加入氢氟酸 10ml 和硫酸 0.5ml,置水浴上蒸发至近干,移至电炉上缓缓加热至酸蒸气除尽,在 1000℃ 下炽灼至恒重,放冷,精密称定,减失的重量即为供试品中含有 SiO_2 的重量。

【类别】 药用辅料,助流剂和助悬剂等。

【贮藏】 ■密封■[订正]保存。

■【标示】 应标明制法(凝胶法/沉淀法),凝胶法制备的产品应标明比表面积、粒度与粒度分布,沉淀法制备的产品应标明粒度与粒度分布。

注:本品因比表面积大小的不同,具有不同程度的引湿性。■[增订]

三 乙 醇 胺

Sanyichun'an

Trolamine

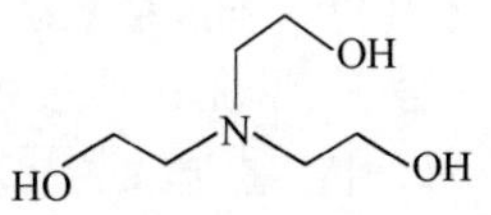

C₆H₁₅NO₃ 149.19

[102-71-6]

本品为 2,2′,2″-氮川三乙醇,由环氧乙烷氨解并经分离纯化制得。按无水物计算,含■总碱以 $C_6H_{15}NO_3$ 计■[修订]应为 99.0%~103.0%。

【性状】 本品为无色至微黄色的黏稠澄清液体。

本品在水或乙醇中极易溶解,在二氯甲烷中溶解。

相对密度 本品的相对密度(通则 0601)为 1.120~1.130。

折光率 本品的折光率(通则 0622)为 1.482~1.485。

【鉴别】 (1)取本品 1ml,加硫酸铜试液 0.3ml,显蓝色。再加氢氧化钠试液 2.5ml,加热至沸,蓝色仍不消失。

(2)■取本品 1ml,加氯化钴试液 0.3ml,应显暗红色。

(3)■[删除]取本品 1ml 置试管中,缓缓加热,产生的气体能使湿润的红色石蕊试纸变蓝。

■(3)精密量取有关物质项下供试品溶液 1ml,置 200ml 量瓶中,用水稀释至刻度,摇匀,作为供试品溶液。精密量取有关物质项下对照品溶液(1)1ml,置 200ml 量瓶中,加水稀释至刻度,摇匀,作为对照品溶液。照有关物质项下的色谱条件试验,供试品溶液主峰的保留时间应与对照品溶液主峰的保留时间一致。■[修订]

【检查】 溶液的澄清度与颜色 取本品 12g,置 20ml 量瓶中,加水稀释至刻度,依法检查(通则 0901 与通则 0902),溶液应澄清无色;如显色,与橙黄色 1 号标准比色液(通则 0901)比较,不得更深。

有关物质 取本品约 10g,精密称定,置 100ml 量瓶中,精密加内标溶液(取 3-氨基丙醇约 5g,置 100ml 量瓶中,加水溶解并稀释至刻度,摇匀)1ml,加水溶解并稀释至刻度,摇匀,作为供试品溶液。■取三乙醇胺对照品约 1.0g,精密称定,置 10ml 量瓶中,加水溶解并稀释至刻度,摇匀,作为对照品溶液(1);另取单乙醇胺约 1.0g、二乙醇胺约 5.0g 与三乙醇胺对照品约 1.0g,各精密称定,置 100ml 量瓶中,加水溶解并稀释至刻度,摇匀,精密量取 1ml,置 100ml 量瓶中,精密加内标溶液 1ml,用水稀释至刻度,摇匀,作为对照品溶液(2)。

照气相色谱法(通则 0521)试验,以(5%)二苯基-(95%)聚二甲基硅氧烷为固定相;起始温度为 60℃,以每分钟 30℃ 的速率升温至 230℃,维持 10 分钟;进样口温度为 260℃,检测器温度为 290℃。单乙醇胺峰与内标峰的分离度应大于 2.0。

精密量取供试品溶液与对照品溶液(2)各 1μl,分别注入气相色谱仪,记录色谱图;按内标法以峰面积比值计算,供试品溶液中单乙醇胺峰面积与内标峰面积的比值不得大于对照品溶液(2)中单乙醇胺峰面积与内标峰面积的比值(0.1%),供试品溶液中二乙醇胺峰面积与内标峰面积的比值不得大于对照品溶液(2)中二乙醇胺峰面积与内标峰面积的比值(0.5%),供试品溶液中其他杂质峰面积的总和与内标峰面积的比值不得大于对照品溶液(2)中主峰面积与内标峰面积的比值 10 倍(1.0%),供试品溶液色谱图中任何小于对照品溶液(2)中三乙醇胺主峰面积 0.5 倍的杂质峰可忽略不计。■[修订]

水分 取本品约 1g,照水分测定法(通则 0832 第一法 1)测定,含水分不得过■0.5%■[订正]。

炽灼残渣 取本品,依法检查(通则 0841),遗留残渣不得过■0.05%■[订正]。

重金属 取本品 1.0g,加水 20ml 使溶解,依法检查(通则 0821 第一法),含重金属不得过百万分之十。

【含量测定】 取本品约 1.2g,精密称定,置 250ml 锥形瓶中,加新沸放冷的水 75ml,加甲基红指示液 0.3ml,用盐酸滴定液(1mol/L)滴定至溶液显微红色并保持 30 秒不褪色。每 1ml 盐酸滴定液(1mol/L)相当于 149.2mg 的 $C_6H_{15}NO_3$。

【类别】 药用辅料,乳化剂和 pH 调节剂等。

【贮藏】 遮光,密封保存。

■注:本品在低于室温环境下,可能凝固,外观为白色至淡黄色固体。为满足制剂安全性和有效性要求,必要时,可对三乙醇胺中 N-亚硝基二乙醇胺进行控制。■[增订]

三油酸山梨坦

Sanyousuan Shanlitan

Sorbitan Trioleate

[26266-58-0]

本品为山梨坦与三分子油酸形成酯的混合物,系山梨醇脱水,在碱性催化下,与三分子油酸酯化而制得。或者由山梨醇与三分子油酸在 180～280℃下直接酯化而制得。

【性状】 本品为淡黄色至黄色油状液体■,略有特殊气味■[删除]。

本品在乙醇中微溶,在水中不溶。

酸值 本品的酸值(通则 0713)应不大于 17。

羟值 本品的羟值(通则 0713)应为 50～75。

碘值 本品的碘值(通则 0713)应为 77～85。

过氧化值 本品的过氧化值(通则 0713)应不大于 10。

皂化值 本品的皂化值(通则 0713)应为 169～183。

【鉴别】 ■照脂肪酸组成试验应符合规定■[修订]。

【检查】 ■脂肪酸组成 取本品 0.1g,置 50ml 圆底烧瓶中,加 0.5mol/L 氢氧化钾甲醇溶液 4ml,在 65℃水浴中加热回流 10 分钟,放冷,加 14%三氟化硼甲醇溶液 5ml,在 65℃水浴中加热回流 2 分钟,放冷,加正己烷 5ml,继续在 65℃水浴中加热回流 1 分钟,放冷,加饱和氯化钠溶液 10ml,摇匀,静置使分层,取上层液,经无水硫酸钠干燥。照气相色谱法(通则 0521)试验。以聚乙二醇为固定液的毛细管柱为色谱柱,起始温度为 150℃,维持 3 分钟,以每分钟 5℃的速率升温至 220℃,维持 10 分钟;进样口温度 240℃,检测器温度 280℃。分别取肉豆蔻酸甲酯、棕榈酸甲酯、棕榈油酸甲酯、硬脂酸甲酯、油酸甲酯、亚油酸甲酯、亚麻酸甲酯对照品适量,加正己烷溶解并稀释制成每 1ml 中各约含 1mg 的溶液,取 1μl 注入气相色谱仪,记录色谱图,理论板数按油酸甲酯峰计算不

低于 20 000,各色谱峰的分离度应符合要求。取供试品溶液 1μl 注入气相色谱仪,按面积归一化法以峰面积计算,含肉豆蔻酸不得过 5.0%,棕榈酸不得过 16.0%,棕榈油酸不得过 8.0%,硬脂酸不得过 6.0%,油酸应为 65.0%～88.0%,亚油酸不得过 18.0%,亚麻酸不得过 4.0%,其他脂肪酸不得过 4.0%。■[修订]

水分 取本品,以无水甲醇-二氯甲烷(1∶1)为溶剂,照水分测定法(通则 0832 第一法 1)测定,含水分不得过 0.7%。

炽灼残渣 取本品 1.0g,依法检查(通则 0841),遗留残渣不得过 0.25%。

重金属 取炽灼残渣项下遗留的残渣,依法检查(通则 0821 第二法),含重金属不得过百万分之十。

【类别】 药用辅料,乳化剂和消泡剂等。

【贮藏】 密封,在干燥处保存。

三 硅 酸 镁

Sanguisuanmei

Magnesium Trisilicate

[14987-04-3]

本品为组成不定的硅酸镁水合物($Mg_2Si_3O_8 \cdot nH_2O$)。含 MgO 不得少于 20.0%,SiO_2 不得少于 45.0%,SiO_2 与 MgO 含量的比值应为 2.1～2.3。

【性状】 本片为白色或类白色粉末。

本品在水或乙醇中不溶。

【鉴别】 (1)取本品 0.25g,置铂坩埚中,加等量铜粉和氟化钠约 10mg,小心滴加数滴硫酸,使润湿,迅速将滴有水滴的塑料透明片盖于坩埚上,使水滴悬挂于坩埚内,水滴周围迅速出现白色环状析出物。

(2)取本品约 0.5g,加稀盐酸 10ml,混合,滤过,滤液用氨试液中和后,显镁盐鉴别(2)的反应(通则 0301)。

【检查】 粒度和粒度分布 (作为助流剂使用时,检查此项)取本品,照粒度和粒度分布测定法(通则 0982 第三法)测定,用激光散射粒度分布仪测定,以水为分散剂,采用湿法测定。粒径大于 250μm 的颗粒不得过 6%。

■**制酸力** 取本品约 0.30g,精密称定,置具塞锥形瓶中,精密加盐酸滴定液(0.1mol/L)与水各 50ml,置 37℃水浴中保温 2 小时(应时时振摇,但最后 15 分钟应静置),放冷;精密量取上清液 50ml,加甲基橙指示液 1 滴,用氢氧化钠滴定液(0.1mol/L)滴定剩余的盐酸液。按炽灼品计算,每 1g 消耗盐酸滴定液(0.1mol/L)的体积应为 140～170ml。■[删除]

游离碱 取本品 4.0g,加水 60ml,煮沸 15 分钟,用 2～3 层滤纸滤过,滤渣用水分次洗涤,合并洗液与滤液,置 100ml 量瓶中,用水稀释至刻度,摇匀;精密量取 25ml,加酚酞指示液

2滴,如显淡红色,加盐酸滴定液(0.1mol/L)1.0ml,淡红色应消失。

氯化物 取本品1.0g,加硝酸4ml与水4ml,加热煮沸,时时振摇,加水20ml,摇匀,放冷,滤过,滤渣用少量水分次洗涤,合并洗液与滤液,置50ml量瓶中,用水稀释至刻度,摇匀,作为供试品溶液。精密量取5ml,依法检查(通则0801),与标准氯化钠溶液5.0ml制成的对照液比较,不得更浓(0.05%)。

硫酸盐 精密量取氯化物项下的供试品溶液5ml,加水30ml,依法检查(通则0802),与标准硫酸钾溶液5.0ml制成的对照液比较,不得更浓(0.5%)。

可溶性盐类 精密量取上述游离碱项下剩余的滤液25ml,蒸干,炽灼至恒重,遗留残渣不得过15mg。

炽灼失重 取本品约0.5g,精密称定,在700～800℃炽灼至恒重,减失重量不得过30.0%。

重金属 取本品2.5g,加盐酸4.2ml与水40ml,回流20分钟,放冷,加酚酞指示液2滴,加浓氨试液至溶液显粉红色,再加0.1mol/L盐酸溶液1ml,滤过,滤渣分次用水少量洗涤,合并洗液与滤液,滴加氨试液至溶液显粉红色,加0.1mol/L盐酸溶液8ml与水适量使成50ml,摇匀,分取20ml,加水稀释成25ml,依法检查(通则0821第一法),含重金属不得过百万分之二十。

汞盐 取本品1.0g两份,分别置25ml量瓶中,一份加盐酸6ml,振摇使氧化镁溶解,再缓慢用水稀释至刻度,摇匀,滤过,残渣用少量盐酸溶液(6→25)分次洗涤,合并滤液与洗液,置50ml量瓶中,加5%高锰酸钾溶液0.5ml,摇匀,滴加5%盐酸羟胺溶液至紫色恰消失,用盐酸溶液(6→25)稀释至刻度,作为供试品溶液;另一份精密加汞标准溶液(精密量取汞元素标准溶液适量,用水定量稀释制成每1ml中含汞0.1μg的溶液)5ml,同法操作,作为对照品溶液。照原子吸收分光光度法(通则0406第二法),在253.6nm的波长处分别测定供试品溶液与对照品溶液,应符合规定(0.00005%)。

砷盐 取本品0.4g,加盐酸5ml与水5ml,加热至沸,时时振摇,放冷滤过。滤渣用10ml水分次洗涤,合并洗液和滤液,加盐酸5ml与水3ml,依法检查(通则0822第一法),应符合规定(0.0005%)。

【含量测定】 氧化镁 取本品1.5g,精密称定,精密加硫酸滴定液(0.5mol/L)50ml,置水浴上加热15分钟,放冷,加甲基橙指示液1滴,用氢氧化钠滴定液(1mol/L)滴定。每1ml硫酸滴定液(0.5mol/L)相当于20.15mg的MgO。

二氧化硅 取本品0.4g,精密称定,置瓷皿中,加硫酸3ml与硝酸5ml的混合液,待作用完全,置砂浴上蒸干,放冷,加稀硫酸10ml与水100ml,煮沸使镁盐溶解,上层液经无灰滤纸滤过,残渣以热水洗涤3次,洗液一并滤过,最后将残渣移置滤纸上,用热水洗涤,将残渣连同滤纸置铂坩埚中,干燥,炽灼灰化后,再炽灼30分钟,放冷,精密称定。再将残渣用水润湿,加氢氟酸3ml与硫酸3滴,蒸干,炽灼5分钟,放冷,精

密称定,减失的重量即为供试品中SiO₂的重量。

【类别】 药用辅料,助流剂,抗黏着剂,助悬剂,吸附剂和助滤剂等。

【贮存】 密封保存。

注: 本品微有引湿性。

三 氯 蔗 糖

Sanlüzhetang

Sucralose

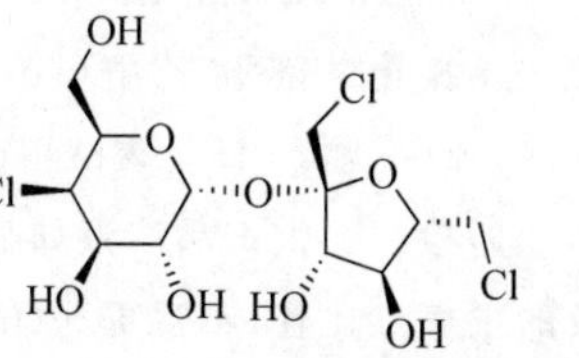

$C_{12}H_{19}Cl_3O_8$ 397.64

[56038-13-2]

■本品为1,6-二氯-1,6-二脱氧-β-D-呋喃果糖基-4-氯-4-脱氧-α-D-吡喃半乳糖苷。按无水物计算,含$C_{12}H_{19}Cl_3O_8$应为98.0%～102.0%。■[修订]

【性状】 本品为白色或类白色结晶性粉末。

本品在水中易溶,在无水乙醇中溶解,在乙酸乙酯中微溶。

比旋度 取本品1.0g,精密称定,置100ml量瓶中,加水溶解并稀释至刻度,摇匀,依法测定(通则0621),比旋度为+84.0°至+87.5°。

【鉴别】 (1)取本品0.1g,加甲醇溶解并稀释制成每1ml中含10mg的溶液,作为供试品溶液;另取三氯蔗糖对照品适量,加甲醇溶解并稀释制成每1ml中含10mg的溶液,作为对照品溶液。照有关物质检查项下的色谱条件试验,供试品溶液所显主斑点的位置与颜色应与对照品溶液的主斑点相同。

(2)在含量测定项下记录的色谱图中,供试品溶液主峰的保留时间应与对照品溶液主峰的保留时间一致。

(3)本品的红外光吸收图谱应与对照品的图谱一致(通则0402)。

以上(1)、(2)两项可选做一项。

【检查】 水解产物 取本品2.5g,置10ml量瓶中,加甲醇溶解并稀释至刻度,摇匀,作为供试品溶液;取甘露醇对照品适量,加水溶解并定量稀释制成每1ml中含0.1g的溶液,作为对照品溶液(1);另取甘露醇和果糖对照品适量,加水溶解并定量稀释制成每1ml中含0.1g和0.4mg的混合溶液,作为对照品溶液(2)。分别吸取对照品溶液(1)、(2)和供试品溶液各5μl,分别点于同一硅胶G薄层板上,每次点样要待干燥后再继续点,每个点的面积要基本相同,点

样完毕后用显色剂(取对-茴香胺 1.23g 和邻苯二甲酸 1.66g,加甲醇 100ml 溶解,溶液存放在暗处并冷藏,如溶液褪色则失效)喷雾后,在 100℃±2℃ 加热 15 分钟,立即在阴暗背景下检视。供试品溶液的斑点不得深于对照品溶液(2)的斑点;对照品溶液(1)应显白色斑点,如果斑点变黑,即薄层板加热时间过长,需重试。

有关物质 取本品适量,精密称定,加甲醇溶解并定量稀释制成每 1ml 含 0.1g 的溶液,作为供试品溶液;精密量取供试品溶液 1ml,置 200ml 量瓶中,用甲醇稀释至刻度,作为对照溶液。照薄层色谱法(通则 0502)试验,分别吸取供试品溶液和对照溶液各 5μl,分别点于同一十八烷基硅烷键合硅胶薄层板(Whatman Partisil LKC$_{18}$ F 板或效能相当的薄层板)上,以 5% 氯化钠溶液-乙腈(70:30)为展开剂,展距 15cm,取出,晾干,喷以 15% 硫酸甲醇溶液,在 125℃ 加热 10 分钟,立即检视。供试品溶液如显杂质斑点,其颜色与对照溶液的主斑点比较,不得更深(0.5%)。

甲醇 取本品约 0.4g,精密称定,置顶空瓶中,精密加水 2ml 溶解,精密加内标溶液(取异丙醇适量,精密称定,用水稀释制成每 1ml 含 0.1mg 的溶液)2ml,密封,摇匀,作为供试品溶液;另取甲醇适量,精密称定,用水稀释制成每 1ml 含 0.2mg 的溶液,精密量取 2ml,置顶空瓶中,精密加内标溶液 2ml,密封,摇匀,作为对照品溶液。照气相色谱法(通则 0521)测定,用 6% 氰丙基苯基-94% 二甲基聚硅氧烷为固定相;起始温度为 35℃,维持 5 分钟,以每分钟 50℃ 的速率升温至 200℃,维持 5 分钟;进样口温度为 220℃;检测器温度为 250℃;顶空瓶平衡温度为 80℃,平衡时间为 30 分钟。取对照品溶液与供试品溶液分别顶空进样,记录色谱图,按内标法以峰面积计算,含甲醇不得过 0.1%。

水分 取本品 0.5g,照水分测定法(通则 0832 第一法)测定,含水分不得过 2.0%。

炽灼残渣 取本品 1.0g,依法检查(通则 0841),遗留残渣不得过 0.7%。

重金属 取炽灼残渣项下遗留的残渣,依法检查(通则 0821 第二法),含重金属不得过百万分之十。

【含量测定】 照高效液相色谱法(通则 0512)测定。

色谱条件与系统适用性试验 用十八烷基硅烷键合硅胶为填充剂,以水-乙腈(85:15)为流动相,示差折光检测器,流速为每分钟 1.0ml。理论板数按三氯蔗糖峰计算不低于 2000。

测定法 取本品适量,精密称定,加流动相溶解并定量稀释制成每 1ml 含 10mg 的溶液,作为供试品溶液,精密量取 20μl 注入液相色谱仪,记录色谱图;另取三氯蔗糖对照品,同法测定。按外标法以峰面积计算,即得。

【类别】 药用辅料,矫味剂和甜味剂等。

【贮藏】 遮光,密封保存,温度不超过 25℃。

注:本品遇光和热颜色易变深。

山梨醇山梨坦溶液

Shanlichun Shanlitan Rongye

Sorbitol Sorbitan Solution

本品为酸催化的部分内部脱水的山梨醇溶液,其中无水物不少于 68.0%(g/g)且不大于 85.0%(g/g),无水物主要包括 D-山梨醇和 1,4-山梨坦,以及甘露醇,氢化低聚糖和二糖,脱水山梨糖醇。本品按无水物计算,含 D-山梨醇(C$_6$H$_{14}$O$_6$)不得少于 25.0%(g/g),1,4-山梨坦(C$_6$H$_{12}$O$_5$)不得少于 15.0%(g/g);含 D-山梨醇(C$_6$H$_{14}$O$_6$)和 1,4-山梨坦(C$_6$H$_{12}$O$_5$)应为标示值的 95%~105%。

【性状】 本品为无色的澄清糖浆状液体。

【鉴别】 (1)取本品 1.4g,加水 75ml 使溶解,作为供试品溶液;取上述溶液 3ml 至试管中,加入新制的 10% 邻苯二酚溶液 3ml,摇匀,加硫酸 6ml,摇匀,加热 30 秒,即显深粉色或酒红色。

(2)在含量测定项下记录的色谱图中,供试品溶液主峰的保留时间应与对照品溶液主峰的保留时间一致。

【检查】 酸度 取本品 1.4g,加水至 10ml,依法测定(通则 0631),pH 值应为 4.0~7.0。

溶液的澄清度与颜色 取本品适量,加新沸放冷的水稀释制成含 50%(g/g)无水物的溶液,依法检查(通则 0901 与通则 0902),溶液应澄清无色。

■**电导率** 取本品适量,加新沸放冷的水溶解并稀释至含 50%(g/g)无水物的溶液,作为供试品溶液;另取新沸放冷的水 100ml 作为空白溶液。将供试品溶液与空白溶液置 25℃±1℃ 的水浴中保温 1 小时后,缓缓搅拌,用电导率仪测定,以铂黑电极作为测定电极,先用空白溶液冲洗电极 3 次后,测定空白溶液的电导率,其电导率不得过 5.0μS/cm。取出电极,再用供试品溶液冲洗电极 3 次后,测定供试品溶液的电导率,经空白校正后,不得过 20μS/cm。■[删除]

还原糖 取本品适量(约相当于无水物 3.3g),置锥形瓶中,加水 3ml 使溶解,加碱性枸橼酸铜试液 20ml,加玻璃珠或沸石数粒,加热使在 4~6 分钟内沸腾,保持沸腾 3 分钟。迅速冷却,加冰醋酸溶液(2.4→100)100ml,精密加入碘滴定液(■0.025mol/L■[订正])20.0ml,摇匀,加盐酸溶液(1→6)25ml,沉淀应完全溶解(如有沉淀,继续加该盐酸溶液至沉淀完全溶解),用硫代硫酸钠滴定液(0.05mol/L)滴定,近终点时加淀粉指示液 2ml,继续滴定至蓝色消失。消耗硫代硫酸钠滴定液(0.05mol/L)的体积不得小于 12.8ml(含还原糖以葡萄糖计,不得过 0.3%)。

■**乙二醇和二甘醇** 取本品约 2g,置 25ml 量瓶中,加入溶剂丙酮-水(96:4)1ml,涡旋混合 3 分钟,将剩余的溶剂均分为三次加入并稀释至刻度,且需每次加入溶剂后涡旋混合

3分钟,作为供试品溶液。

分别取乙二醇和二甘醇对照品适量,精密称定,用相同溶剂溶解并定量稀释制成每1ml中各约含0.08mg的溶液,作为对照品溶液。

照气相色谱法(通则0521)试验,以14%氰丙基苯基-86%二甲基聚硅氧烷为固定液的毛细管柱为色谱柱,起始温度为70℃,维持2分钟,以每分钟50℃的速率升温至270℃,维持5分钟;进样口温度为240℃;检测器温度为300℃。

取对照品溶液1μl注入气相色谱仪,乙二醇峰和二甘醇峰的分离度应符合要求。分别取供试品溶液和对照品溶液各1μl,注入气相色谱仪,记录色谱图,按外标法以峰面积计算,乙二醇峰面积不得大于对照品溶液中乙二醇峰面积(0.1%),二甘醇峰面积不得大于对照品溶液中二甘醇峰面积(0.1%)。■[修订]

水分 取本品,照水分测定法(通则0832第一法1)测定,含水分不得过31.5%。

■**镍** 取本品20g,置100ml量瓶中,用稀醋酸溶解稀释至刻度,转移至250ml分液漏斗中,依次加饱和吡咯烷二硫代氨基甲酸铵溶液(约10mg/ml)2ml、甲基异丁基酮10ml,避光条件下,振摇30秒,避光静置使分层,取甲基异丁基酮层作为供试品溶液。

取本品三份,每份20g,置100ml量瓶中,用稀醋酸溶解稀释至刻度,转移至250ml分液漏斗中,分别加入镍标准溶液(10μg/ml)0.5ml、1.0ml、1.5ml,加饱和吡咯烷二硫代氨基甲酸铵溶液(约10mg/ml)2ml、甲基异丁基酮10ml,避光条件下,振摇30秒,避光静置使分层,取甲基异丁基酮层分别作为对照品溶液(1)、对照品溶液(2)、对照品溶液(3)。

同法不加样品制备空白溶液,照原子吸收分光光度法(通则0406第二法),在232.0nm波长处测定,绘制标准曲线,计算供试品溶液中镍的含量。

按无水物计算,含镍量不得过0.0001%。■[修订]

重金属 取本品2.0g,加醋酸盐缓冲液(pH 3.5)2ml与水适量,使溶解成25ml,依法检查(通则0821第一法),含重金属不得过百万分之十。

微生物限度 取本品,依法检查(通则1105与通则1106),每1ml供试品中需氧菌总数不得过10^3cfu,霉菌和酵母菌总数不得过10^2cfu,不得检出大肠埃希菌。

【含量测定】 照高效液相色谱法(通则0512)测定。

色谱条件与系统适用性试验 用磺化交联的苯乙烯-二乙烯基苯共聚物为填充剂的强阳离子钙型交换柱(或效能相当的色谱柱);以水为流动相;流速为每分钟0.5ml,柱温为72~85℃;示差折光检测器,检测器温度为35℃。取山梨醇和甘露醇适量,加水溶解并稀释制成每1ml中各约含10mg的溶液,作为系统适用性溶液,取40μl注入液相色谱仪,甘露醇峰与山梨醇峰的分离度应大于2。

测定法 取本品适量,精密称定,加水溶解并定量稀释制成每1ml中约含20mg的溶液,作为供试品溶液,精密量取

40μl注入液相色谱仪,记录色谱图;另取D-山梨醇和1,4-山梨坦对照品适量,精密称定,加水溶解并定量稀释制成每1ml中约含D-山梨醇10mg和1,4-山梨坦4mg的溶液,作为对照品溶液,同法测定。按外标法以峰面积计算,即得。

【类别】 药用辅料,保湿剂,增塑剂等。

【贮藏】 密封保存。

【标示】 应标明D-山梨醇和1,4-山梨坦的标示值。

无水碳酸钠

Wushui Tansuanna

Anhydrous Sodium Carbonate

$$Na_2CO_3 \quad 105.99$$

[497-19-8]

■按干燥品计算,含Na_2CO_3应为99.5%~100.5%。■[修订]

【性状】 本品为白色或类白色结晶性粉末。

本品在水中易溶,在乙醇中几乎不溶。

【鉴别】 本品显钠盐和碳酸盐的鉴别反应(通则0301)。

【检查】 **溶液的澄清度与颜色** 取本品2.0g,加水10ml溶解后,依法检查(通则0901与通则0902),溶液应澄清无色;如显浑浊,与1号浊度标准液(通则0902第一法)比较,不得更浓;如显色,与黄色1号标准比色液(通则0901第一法)比较,不得更深。

氯化物 取本品0.4g,依法检查(通则0801),与标准氯化钠溶液5.0ml制成的对照液比较,不得更浓(0.0125%)。

硫酸盐 取本品1.0g,依法检查(通则0802),与标准硫酸钾溶液2.5ml制成的对照液比较,不得更浓(0.025%)。

铵盐 ■(生产工艺产生时测定)■[增订]取本品1.0g,加氢氧化钠试液10ml,加热,发生的蒸气遇湿润的红色石蕊试纸不得变蓝色。

碳酸氢钠 取本品0.4g,加水20ml溶解后,加入氯化钡试液20ml,滤过,取续滤液10ml,加入酚酞指示液0.1ml,溶液不得变红;剩余续滤液煮沸2分钟,溶液仍应澄清。

干燥失重 取本品,在105℃干燥4小时,减失重量不得过■0.5%■[订正](通则0831)。

铁盐 取本品1.0g,加水适量溶解后,加稀盐酸使成微酸性,煮沸除尽二氧化碳气体,放冷,用水稀释至25ml,依法检查(通则0807),与标准铁溶液5.0ml制成的对照液比较,不得更深(0.005%)。

■**重金属** 取本品1.0g,加稀盐酸7.5ml与水10ml使溶解,煮沸除尽二氧化碳气体,放冷,加酚酞指示液1滴与氨试液适量,至溶液显淡红色,加醋酸盐缓冲液(pH 3.5)2ml,加水稀释成25ml,依法检查(通则0821第一法),含重金属不得过百万分之二十。

砷盐 取本品1.0g,加水20ml使溶解,加盐酸7ml,依法

检查(通则0822第一法),应符合规定(0.0002%)。■[修订]

【含量测定】 取本品约1.5g,精密称定,加水50ml使溶解,加甲基红-溴甲酚绿混合指示液10滴,用盐酸滴定液(1.0mol/L)滴定至溶液由绿色转变为紫红色,煮沸2分钟,冷却至室温,继续滴定至溶液由绿色转变为暗紫色,并将滴定的结果用空白试验校正。每1ml盐酸滴定液(1.0mol/L)相当于53.00mg的Na_2CO_3。

【类别】 药用辅料,pH调节剂等。

【贮藏】 密封保存。

注:本品有引湿性。

月桂山梨坦

Yuegui Shanlitan

Sorbitan Laurate

[1338-39-2]

本品为山梨坦与单月桂酸形成酯的混合物,系山梨醇脱水,在碱性催化剂下,与月桂酸酯化而制得;或由山梨醇与月桂酸在180～280℃下直接酯化而制得。

【性状】 本品为淡黄色至黄色油状液体■;有轻微异臭■[删除]。

本品在乙酸乙酯中微溶,在水中不溶。

酸值 本品的酸值(通则0713)应不大于8。

羟值 本品的羟值(通则0713)应为330～358。

碘值 本品的碘值(通则0713)应不大于10。

过氧化值 本品的过氧化值(通则0713)应不大于5。

皂化值 本品的皂化值(通则0713)应为158～170(皂化时间1小时)。

【鉴别】 ■照脂肪酸组成试验应符合规定。■[修订]

【检查】 ■**脂肪酸组成** 取本品0.1g,置25ml锥形瓶中,加入0.5mol/L氢氧化钠甲醇溶液2ml,振摇至溶解,加热回流30分钟,沿冷凝管加14%三氟化硼甲醇溶液2ml,加热回流30分钟,沿冷凝管加正庚烷4ml,加热回流5分钟,放冷,加饱和氯化钠溶液10ml,振摇15秒,加饱和氯化钠溶液至瓶颈部,混匀,静置分层,取上层液2ml,用水洗涤3次,每次2ml,取上层液经无水硫酸钠干燥,作为供试品溶液。

分别精密称取下列各脂肪酸甲酯对照品适量,用正庚烷溶解并稀释制成每1ml中含己酸甲酯0.1mg、辛酸甲酯0.7mg、癸酸甲酯0.5mg、月桂酸甲酯4.0mg、肉豆蔻酸甲酯2.0mg、棕榈酸甲酯1.0mg、硬脂酸甲酯0.5mg、油酸甲酯1.0mg、亚油酸甲酯0.2mg的混合对照品溶液(1);精密量取1.0ml,置10ml量瓶中,加正庚烷稀释至刻度,摇匀,作为混合对照品溶液(2)。

照气相色谱法(通则0521)试验,以聚乙二醇为固定液的毛细管柱为色谱柱,起始温度为170℃,以每分钟2℃的速率升温至230℃,维持10分钟,进样口温度250℃,检测器温度

250℃,取混合对照品溶液(1)、(2)各1μl,分别注入气相色谱仪,记录色谱图,混合对照品溶液(1)中各组分脂肪酸甲酯峰间的分离度应不小于1.8,理论板数按己酸甲酯峰计算不低于30 000,混合对照品溶液(2)中最小脂肪酸甲酯峰的信噪比应大于5。

取供试品溶液1μl,注入气相色谱仪,按面积归一化法以峰面积计算,含己酸不得过1.0%,辛酸不得过10.0%,癸酸不得过10.0%,月桂酸为40.0%～60.0%,肉豆蔻酸为14.0%～25.0%,棕榈酸为7.0%～15.0%,硬脂酸不得过7.0%,油酸不得过11.0%,亚油酸不得过3.0%。■[修订]

水分 取本品,照水分测定法(通则0832第一法1)测定,含水分不得过1.5%。

炽灼残渣 取本品1.0g,依法检查(通则0841),遗留残渣不得过0.5%。

重金属 取炽灼残渣项下遗留的残渣,依法检查(通则0821第二法),含重金属不得过百万分之十。

【类别】 药用辅料,乳化剂和消泡剂等。

【贮藏】 密闭保存。

玉 米 淀 粉

Yumidianfen

Maize Starch

本品系自禾本科植物玉蜀黍 Zea mays L. 的颖果制得。

【性状】 本品为白色或类白色粉末。

本品在水或乙醇中不溶。

【鉴别】 (1)取本品适量,用甘油醋酸试液装片(通则2001),置显微镜下观察,淀粉均为单粒,多角形颗粒,或呈圆形或椭圆形颗粒,直径为2～35μm;脐点中心性,呈圆点状或星状;层纹不明显。在偏光显微镜下观察,呈现偏光十字,十字交叉位于颗粒脐点处。

(2)取本品约1g,加水15ml,煮沸后继续加热1分钟,放冷,即成类白色半透明的凝胶状物。

(3)取鉴别■(2)■[订正]项下凝胶状物约1g,加碘试液1滴,即显蓝黑色或紫黑色,加热后逐渐褪色。

【检查】 **酸度** 取本品5.0g,加水25ml,搅拌1分钟,静置15分钟,依法测定(通则0631),pH值应为4.5～7.0。

外来物质 取鉴别(1)项下装片,在显微镜下观察,不得有非淀粉颗粒,也不得有其他品种的淀粉颗粒。

二氧化硫 取本品适量,依法检查(通则2331第一法),含二氧化硫不得过0.004%。

氧化物质 取本品4.0g,置具塞锥形瓶中,加水50.0ml,密塞,振摇5分钟,转入具塞离心管中,离心至澄清,取上清液30.0ml,置碘瓶中,加冰醋酸1ml与碘化钾1.0g,密塞,摇匀,置暗处放置30分钟,加淀粉指示液1ml,用硫代硫酸钠滴定

液(0.002mol/L)滴定至蓝色消失,并将滴定的结果用空白试验校正。每 1ml 硫代硫酸钠滴定液(0.002mol/L)相当于 34μg 的氧化物质(以过氧化氢 H_2O_2 计)消耗硫代硫酸钠滴定液(0.002mol/L)不得过 1.4ml(0.002%)。

干燥失重 取本品,在 130℃ 干燥 90 分钟,减失重量不得过 14.0%(通则 0831)。

炽灼残渣 取本品 1.0g,依法检查(通则 0841),遗留残渣不得过 0.6%。

铁盐 取本品 1.0g,置于具塞锥形瓶中,加稀盐酸 4ml 与水 16ml,强力振摇 5 分钟,滤过,用适量水洗涤,合并滤液与洗液置 50ml 纳氏比色管中,加过硫酸铵 50mg,用水稀释成 35ml 后,依法检查(通则 0807),与标准铁溶液 1.0ml 制成的对照液比较,不得更深(0.001%)。

重金属 取炽灼残渣项下遗留的残渣,依法检查(通则 0821 第二法),含重金属不得过百万分之二十。

微生物限度 取本品,依法检查(通则 1105 与通则 1106),每 1g 供试品中需氧菌总数不得过 10^3 cfu,霉菌和酵母菌数不得过 10^2 cfu,不得检出大肠埃希菌。

【类别】 药用辅料,填充剂和崩解剂等。

【贮藏】 密闭保存。

白 凡 士 林
Bai Fanshilin
White Vaselin

本品系从石油中得到的经脱色处理的多种烃的半固体混合物。

【性状】 本品为白色至微黄色均匀的软膏状物半固体。

本品在乙醚中微溶,在乙醇或水中几乎不溶。

相对密度 本品的相对密度(通则 0601)在 60℃ 时为 0.815～0.880。

滴点 取本品适量,加热至 120℃±2℃,搅拌均匀,然后冷却至 105℃±2℃;在烘箱中加热金属脂杯至 105℃±2℃,取出后放在洁净的平板或瓷砖上,迅速倒入足量已熔化的试样,使其完全充满金属脂杯;将金属脂杯在平板上冷却 30 分钟,然后置于 25℃ 恒温 4 小时以上,取出,用刀片向一个方向把试样表面削平,将金属脂杯推进滴点计中测定。测定值应在标示范围内。

锥入度 取本品适量,在 85℃±2℃ 熔融,照锥入度测定法(通则 0983)测定。测定值应在标示范围内。

【鉴别】 (1)取本品 2.0g,融熔,加水 2ml 和 0.05mol/L 的碘溶液 0.2ml,振摇,冷却,上层应为紫粉色或棕色。

(2)本品的红外光吸收图谱(膜法)应与对照品的图谱一致(通则 0402)。

【检查】 **酸碱度** 取本品 35.0g,置 250ml 烧杯中,加水 100ml,加热至微沸,搅拌 5 分钟,静置放冷,分取水层,加酚酞指示液 1 滴,应无色;再加甲基橙指示液 0.10ml,不得显粉红色。

颜色 取本品 10.0g,置烧杯中,在水浴上加热使熔融,移入比色管中,与同体积的对照液(取比色用硫酸铜液 0.2ml 与比色用重铬酸钾液 7.8ml,混匀,取混合液 2.5ml,加水至 25ml)比较,不得更深。

杂质吸光度 取本品,加三甲基戊烷制成每 1ml 中含 0.50mg 的溶液,照紫外-可见分光光度法(通则 0401),在 290nm 的波长处测定,吸光度不得过 0.50。

多环芳香烃 取本品 1.0g,置分液漏斗中,加正己烷 50ml 溶解,加二甲基亚砜振摇提取 2 次,每次 20ml,合并下层液,加正己烷 20ml,振摇 1 分钟,取下层液,置 50ml 量瓶中,加二甲基亚砜稀释至刻度,摇匀,作为供试品溶液。取二甲基亚砜 10ml 与正己烷 25ml,振摇,分层,取下层液作为空白溶液。另取萘对照品适量,用空白溶液制成每 1ml 中含 6μg 的溶液作为对照品溶液,照紫外-可见分光光度法(通则 0401),取供试品溶液在 260～420nm 范围内测定吸光度,其最大值不得过对照品溶液在 278nm 波长处的吸光度值。

硫化物 取本品 3.0g,依法检查(通则 0803),应符合规定(0.000 17%)。

有机酸 取本品 20.0g,加中性稀乙醇(对酚酞显中性)100ml,搅拌并加热至沸,加酚酞指示液 1ml 与氢氧化钠滴定液(0.1mol/L)0.40ml,强力搅拌,应显红色。

异性有机物与炽灼残渣 取本品 2.0g,置 550℃ 炽灼至恒重的坩埚中,用直火加热,应无辛臭,再炽灼(通则 0841),遗留残渣不得过 1mg(0.05%)。

固定油、脂肪和松香 取本品 10g,加入 5mol/L 的氢氧化钠溶液 50ml,在水浴中放置 30 分钟,分离水层,用 2.5mol/L 的硫酸溶液酸化,不得生成油或固体物质。

重金属 取本品 1.0g,依法检查(通则 0821 第二法),含重金属不得过百万分之三十。

砷盐 取本品 1.0g,加 2% 硝酸镁乙醇溶液 10ml 和浓过氧化氢溶液(30%)1.5ml,小火灼烧使炭化,放冷,若未完全灰化,则加一定量的硝酸再炭化,550℃ 炽灼至灰化完全。依法检查(通则 0822 第■一■[订正]法),应符合规定(0.0002%)。

【类别】 药用辅料,软膏基质和润滑剂等。

【贮藏】 避光,密闭保存。

白 蜂 蜡

Bai Fengla

White Beeswax

[8012-89-3]

本品系由蜂蜡(蜜蜂分泌物的蜡)经■氧化■[删除]漂白精制而得。因蜜蜂的种类不同,由中华蜜蜂分泌的蜂蜡俗称中蜂蜡(酸值为5.0～8.0),由西方蜂种(主要指意蜂)分泌的蜂蜡俗称西蜂蜡(酸值为16.0～23.0)。

【性状】 本品为白色或淡黄色固体,无光泽,无结晶。■具特异性气味。■[删除]

本品■在三氯甲烷中易溶,在乙醚中微溶,■[删除]在水或无水乙醇中几乎不溶。

相对密度 取本品,制成长、宽、高各为1cm的块状物,置500ml量杯中,加乙醇溶液(1→3)约400ml(20℃),如果蜡块下沉,可加入蒸馏水;如蜡块上浮,则可加入乙醇,至蜡块可停在溶液中任意一点,即得相对密度测试液。取测试液,照相对密度测定法(通则0601)测定,本品的相对密度为0.954～0.964。

熔点 本品的熔点(通则0612第二法)为62～67℃。

■折光率 本品的折光率(通则0622)在75℃时为1.4410～1.4430。■[删除]

酸值 本品的酸值(通则0713)应为5.0～8.0(中蜂蜡)或16.0～23.0(西蜂蜡)。

碘值 本品的碘值(通则0713)应为8.0～13.0。

■过氧化值 本品的过氧化值(通则0713)应不大于5.0。■[增订]

皂化值 本品的皂化值(通则0713)应为85～100■(建议选用蛇形冷凝管回流1小时)■[增订]。

【检查】 地蜡、石蜡与其他蜡类物质 取本品3.0g,置100ml具塞圆底烧瓶中,加4%氢氧化钾乙醇溶液30ml,加热回流2小时,取出,插入温度计,立即将烧瓶置于80℃热水中。在水温下降过程中不断旋转烧瓶,观察烧瓶中溶液的状态,当溶液温度降至65℃时,不得出现大量浑浊或液滴。

脂肪、脂肪油、日本蜡与松香 取本品1.0g,置100ml烧瓶中,加3.5mol/L氢氧化钠溶液35ml,加热回流30分钟,取出,放冷至蜡分层,溶液应澄清或为半透明状;取上述溶液滤过,滤液用盐酸酸化,溶液应澄清,不得出现大量浑浊或沉淀。

丙三醇与其他多元醇 取本品0.20g,加氢氧化钾乙醇溶液(取氢氧化钾3g,加水5ml使溶解,加乙醇至100ml,摇匀,即得)10ml,加热回流30分钟,取出,加稀硫酸50ml,放冷,滤过,用稀硫酸洗涤容器和残渣,合并洗液和滤液,置同一100ml量瓶中,用稀硫酸稀释至刻度,摇匀,作为供试品溶液。取10ml纳氏比色管两支,甲管中精密加入供试品溶液1ml,

加0.05mol/L高碘酸钠溶液0.5ml,混匀,放置5分钟,■再加品红亚硫酸试液1ml(如溶液显棕色,继续滴加品红亚硫酸试液直至棕色褪去)■[修订],混匀,不得出现沉淀;然后将试管置40℃温水中,在水温下降过程中不断旋转试管,观察10～15分钟;乙管中精密加入0.001%丙三醇的稀硫酸溶液1ml,与甲管同时依法操作,甲管中所显的颜色与乙管比较,不得更深(以丙三醇计,不得过0.5%)。

重金属 取本品1.0g,依法检查(通则0821第二法),含重金属不得过百万分之二十。

砷盐 取本品1.0g,置凯氏烧瓶中,加硫酸5ml,小火加热至完全炭化后(必要时可添加硫酸,总量不超过10ml),小心逐滴加入浓过氧化氢溶液,待反应停止,继续加热,并滴加浓过氧化氢溶液至溶液无色,放冷,加水10ml,蒸发至浓烟发生以除尽过氧化氢,加盐酸5ml与水适量,依法检查(通则0822第一法),应符合规定(不得过0.0002%)。

【类别】 药用辅料,软膏基质和释放阻滞剂等。

【贮藏】 避光,密闭保存。

■注: 本品具特异性气味。■[增订]

共 聚 维 酮

Gongjuweitong

Copovidone

$(C_6H_9NO)_n + (C_4H_6O_2)_m$ $(111.1)_n + (86.1)_m$

[25086-89-9]

本品为1-乙烯基-2-吡咯烷酮与乙酸乙烯酯以质量比3:2的比例共聚而得。按■干燥品■[订正]计算,含氮(N)量应为7.0%～8.0%;含共聚物乙酸乙烯酯($C_4H_6O_2$)应为35.3%～41.4%。

【性状】 本品为白色或黄白色粉末或片状固体。

本品在水、乙醇或二氯甲烷中易溶。

【鉴别】 (1)取本品水溶液(1→50)5ml,加碘试液1～2滴,即显棕红色。

(2)取本品0.1g,加盐酸羟胺溶液(取盐酸羟胺0.7g,加甲醇溶解并稀释至10ml,加1mol/L氢氧化钠溶液20ml,摇匀,必要时滤过)5ml,加热煮沸2分钟,放冷至室温,取50μl置滤纸上,加三氯化铁溶液(10.5%的三氯化铁溶液与盐酸等体积混合)0.1ml,即显紫色。

(3)本品的红外光吸收图谱应与对照品的图谱一致(通则0402)。

【检查】 **溶液的澄清度与颜色** 取本品 1.0g,加水 10ml 溶解后,溶液应澄清无色,如显浑浊,与 3 号浊度标准液(通则 0902)比较,不得更浓;如显色,与黄色 2 号或棕红色 3 号标准比色液(通则 0901)比较,不得更深。

K 值 取本品 1.00g(按■干燥品■[订正]计算),精密称定,置 100ml 量瓶中,加水适量使溶解,并稀释至刻度,摇匀,在 25℃±0.2℃恒温水浴中放置 1 小时后,依法检查(通则 0633 第二法),测得相对黏度 η_r,按下式计算 K 值,应为标示量的 90.0%～110.0%。

$$K = \frac{\sqrt{300W\lg\eta_r + (W+1.5W\lg\eta_r)^2} + 1.5W\lg\eta_r - W}{0.15W + 0.003W^2}$$

式中 W 为供试品的重量(按■干燥品■[订正]计算),g。

醛 取本品 1.0g,精密称定,置 100ml 量瓶中,加磷酸盐缓冲液(取磷酸二氢钾 1.74g,加水 80ml 溶解后,用 1mol/L 氢氧化钾溶液调节 pH 值至 9.0,再加水稀释至 100ml,即得)溶解并稀释至刻度,摇匀,密塞,在 60℃恒温水浴中放置 1 小时后,放冷,作为供试品溶液。另取乙醛合氨三聚体 0.140g,置 200ml 量瓶中,加水溶解并稀释至刻度,摇匀,精密量取 1ml,置 100ml 量瓶中,用磷酸盐缓冲液稀释至刻度,摇匀,作为对照品溶液。精密量取供试品溶液 0.5ml,置比色皿中,依次加磷酸盐缓冲液 2.5ml,烟酰胺腺嘌呤二核苷酸溶液(取 β-烟酰胺腺嘌呤二核苷酸适量,加磷酸盐缓冲液溶解并稀释制成每 1ml 含 4mg 的溶液,4℃存放,4 周内稳定)0.2ml,加盖,混匀,在 22℃±2℃水浴中放置 2～3 分钟,以水为参比,照紫外-可见分光光度法(通则 0401),在 340nm 的波长处测定吸光度;再在同一比色皿中加醛脱氢酶溶液(取低压冻干粉醛脱氢酶适量,加水溶解并稀释制成每 1ml 含 7U 的溶液,4℃存放,8 小时内稳定)0.05ml,加盖,混匀,在 22℃±2℃水浴中放置 5 分钟,以水为参比,在 340nm 的波长处测定吸光度。另取空白溶液(水)、对照品溶液同法操作。按下式计算醛含量,以乙醛计,不得过 0.05%。

$$醛含量\% = \frac{(A_{t2}-A_{t1})-(A_{b2}-A_{b1})}{(A_{s2}-A_{s1})-(A_{b2}-A_{b1})} \times \frac{10 \times C}{m}$$

式中 A_{t1} 为加醛脱氢酶前供试品溶液吸光度;

A_{t2} 为加醛脱氢酶后供试品溶液吸光度;

A_{s1} 为加醛脱氢酶前对照品溶液吸光度;

A_{s2} 为加醛脱氢酶后对照品溶液吸光度;

A_{b1} 为加醛脱氢酶前空白液吸光度;

A_{b2} 为加醛脱氢酶后空白液吸光度;

C 为对照品溶液浓度,mg/ml(乙醛合氨三聚体折算为乙醛的系数为 0.72);

m 为取样量(按■干燥品■[订正]计算),g。

单体(N-乙烯基吡咯烷酮、乙酸乙烯酯与 2-吡咯烷酮) 取本品约 0.5g,精密称定,置 10ml 量瓶中,加甲醇 2ml 使溶解,用水稀释至刻度,摇匀,作为供试品溶液。另取 N-乙烯基吡咯烷酮、乙酸乙烯酯与 2-吡咯烷酮对照品适量,精密称定,用甲醇溶解并稀释制成每 1ml 中约含 N-乙烯基吡咯烷酮、

乙酸乙烯酯各 10μg、含 2-吡咯烷酮 5.0mg 的溶液,精密量取 5ml,置 100ml 量瓶中,加流动相 A 稀释至刻度,摇匀,作为对照品溶液。照高效液相色谱法(通则 0512)测定,用十八烷基硅烷键合硅胶为填充剂(推荐选用 250mm 色谱柱,使用十八烷基硅烷键合硅胶为填充剂的保护柱),以水-乙腈-甲醇(90:5:5)为流动相 A,以水-乙腈-甲醇(50:45:5)为流动相 B;柱温为 30℃;按下表进行梯度洗脱;2-吡咯烷酮与乙酸乙烯酯的检测波长为 205nm,N-乙烯基吡咯烷酮的检测波长为 235nm。

时间(分钟)	流动相 A(%)	流动相 B(%)
0	100	0
2	100	0
26	80	20
27	0	100
36	0	100
38	100	0

取对照品溶液 20μl,注入液相色谱仪,2-吡咯烷酮峰、N-乙烯基吡咯烷酮峰与乙酸乙烯酯峰各峰之间的分离度均应大于 2.0。精密量取供试品溶液与对照品溶液各 20μl,分别注入液相色谱仪,记录色谱图,按外标法以峰面积计算,N-乙烯基吡咯烷酮、乙酸乙烯酯均不得过 0.001%,2-吡咯烷酮不得过 0.5%。

过氧化物 取本品 4.0g(按■干燥品■[订正]计算),精密称定,置 100ml 量瓶中,加水溶解并稀释至刻度,摇匀,作为贮备液。精密量取 25ml,加三氯化钛-硫酸溶液 2.0ml,摇匀,放置 30 分钟,作为供试品溶液。另精密量取贮备液 25ml,加 13% 硫酸溶液 2.0ml,摇匀,放置 30 分钟,作为空白溶液,照紫外-可见分光光度法(通则 0401),在 405nm 的波长处测定吸光度,不得过 0.35(相当于 0.04% 的 H_2O_2)。

肼 取本品 2.5g,精密称定,置 50ml 离心管中,加水 25ml 使溶解,加 5% 水杨醛甲醇溶液 0.5ml,摇匀,置 60℃ 的水浴中加热 15 分钟,放冷,加二甲苯 2.0ml,密塞,剧烈振摇 2 分钟,离心,取二甲苯层的上清液作为供试品溶液。另精密称取水杨醛吖嗪对照品适量,加二甲苯溶解并稀释制成每 1ml 含 9μg 的溶液,作为对照品溶液。照薄层色谱法(通则 0502)试验,精密吸取上述两种溶液各 10μl,分别点于同一二甲基硅烷化硅胶薄层板,以甲醇-水(80:20)为展开剂,展开,取出,晾干,置紫外灯(365nm)下检视,供试品溶液如显与对照品溶液相应的荧光斑点,其荧光强度与对照品溶液的斑点比较,不得更强(0.0001%)。

干燥失重 取本品,在 105℃干燥至恒重(通则 0831),减失重量不得过 5.0%。

炽灼残渣 取本品 1.0g,依法检查(通则 0841),遗留残渣不得过 0.1%。

重金属 取炽灼残渣项下遗留的残渣,依法检查(通则 0821 第二法),含重金属不得过百万分之二十。

【含量测定】 **共聚物乙酸乙烯酯** 取本品,依法测定皂

化值(通则0713),按下式计算样品中被聚合的乙酸乙烯酯的含量。

$$结果(\%)=0.1\times(M_{r_1}/M_{r_2})\times S$$

式中　M_{r_1}为乙酸乙烯酯分子量,86.09;

　　　M_{r_2}为氢氧化钾分子量,56.11;

　　　S为皂化值。

含氮量　取本品约0.35g,精密称定,照氮测定法(通则0704第一法或第三法)测定,计算,即得。

【类别】　药用辅料,成膜剂和黏合剂等。

【贮藏】　密封保存。

【标示】　应标明本品的K值。

附:三氯化钛-硫酸溶液的配制　量取15%三氯化钛溶液(取15g三氯化钛溶于稀盐酸100ml中)20ml,在冰浴下与硫酸13ml小心混合均匀,加适量浓过氧化氢溶液至出现黄色,加热至冒白烟,放冷,反复用水稀释并蒸发至溶液近无色,加水得无色溶液,并加水至100ml,摇匀,即得。

注:本品极具引湿性。

冰　醋　酸

Bingcusuan

Glacial Acetic Acid

C₂H₄O₂　60.05

[64-19-7]

本品含$C_2H_4O_2$不得少于99.0%(g/g)。

【性状】　本品为无色的澄明液体或无色的结晶块;有强烈的特臭。

本品可与水、乙醇、甘油混溶。

凝点　本品的凝点(通则0613)不低于14.8℃。

【鉴别】　(1)取本品1ml,加水1ml,用氢氧化钠试液中和,加三氯化铁试液,即显深红色;煮沸,即生成红棕色的沉淀;再加盐酸,即溶解成黄色溶液。

(2)取本品少许,加硫酸与少量的乙醇,加热,即发生乙酸乙酯的香气。

【检查】　**氯化物**　取本品10ml,加水20ml,依法检查(通则0801),与标准氯化钠溶液4.0ml制成的对照液比较,不得更■浓■[订正](0.0004%)。

硫酸盐　取本品20ml,加1%无水碳酸钠溶液1ml,置水浴上蒸干,依法检查(通则0802),与标准硫酸钾溶液1.0ml制成的对照液比较,不得更■浓■[订正](0.0005%)。

甲酸与易氧化物　取本品5ml,加水10ml稀释后,分取5ml,加重铬酸钾滴定液(0.016 67mol/L)2.5ml与硫酸6ml,

放置1分钟,再加水20ml,冷却至15℃,加碘化钾试液1ml,应显深黄色或棕色。

乙醛　取本品1.8ml,精密称定,置10ml量瓶中,加水稀释至刻度,摇匀,取2.5ml,置顶空瓶中,加3.2mol/L氢氧化钠溶液2.5ml,立即密封,摇匀,作为供试品溶液;另取乙醛■溶液■[增订]对照品适量,精密称定,加1.6mol/L醋酸钠溶液溶解并定量稀释制成每1ml中约含0.01mg的溶液,精密量取5ml,置顶空瓶中,密封,作为对照品溶液。照残留溶剂测定法(通则0861第二法)测定,以聚乙二醇(或极性相近)为固定液的毛细管柱为色谱柱;柱温35℃,维持5分钟,以每分钟30℃的速率升温至120℃,维持2分钟;进样口温度200℃;检测器温度250℃;顶空平衡温度为80℃,平衡时间为30分钟。取供试品溶液和对照品溶液分别顶空进样,记录色谱图,按外标法以峰面积计算,含乙醛不得过0.01%。

高锰酸钾还原物质　取本品2ml,加水10ml与高锰酸钾滴定液(0.02mol/L)0.10ml,摇匀,放置30分钟,粉红色不得完全消失。

不挥发物　取本品20ml,置105℃恒重的蒸发皿中,在水浴上蒸干并在105℃干燥至恒重,遗留残渣不得过1mg。

■**水分**　取本品,照水分测定法(通则0832第一法)测定,含水分不得过0.20%。■[删除]

铁盐　取本品■2.0ml■[订正],置水浴上蒸干,加水15ml,微温溶解后,加水适量使成25ml,依法检查(通则0807),与标准铁溶液1.0ml制成的对照液比较,不得更深(0.0005%)。

重金属　取本品10ml,置水浴上蒸干,加醋酸盐缓冲液(pH3.5)2ml与水15ml,微温溶解后,加水适量使成25ml,依法检查(通则0821第一法),含重金属不得过百万分之二。

【含量测定】　取本品约2ml,■置贮有新沸冷水约20ml并已精密称定重量的具塞锥形瓶中,精密称定,加新沸冷水20ml与酚酞指示液3滴,■[修订]用氢氧化钠滴定液(1mol/L)滴定。每1ml氢氧化钠滴定液(1mol/L)相当于60.05mg的$C_2H_4O_2$。

【类别】　药用辅料,pH调节剂和溶剂。

【贮藏】　密封保存。

■邻苯二甲酸羟丙甲纤维素酯

Linben'erjiasuan Qiangbingjia Xianweisuzhi■[修订]

Hypromellose Phthalate

[9050-31-1]

本品为羟丙甲纤维素与邻苯二甲酸的单酯化物■,含甲氧基(—OCH₃)、2-羟丙氧基(—OCH₂CHOHCH₃)和邻苯二甲酰基(—C₈H₅O₃)。■[增订]按干燥品计算,含邻苯二甲酰基应为21.0%~35.0%。

型号	邻苯二甲酰基(%)	
	最小值	最大值
200731	27.0	35.0
220824	21.0	27.0

■[增订]

【性状】 本品为白色或类白色的粉末或颗粒。

本品在甲醇-丙酮(1∶1)或甲醇-二氯甲烷(1∶1)中溶解,在丙酮或甲苯中极微溶解,在水或无水乙醇中几乎不溶。

黏度 取本品10g,105℃干燥1小时,加甲醇-二氯甲烷(1∶1)(W/W)混合溶液90g使溶解,在20℃±0.1℃,依法测定(通则0633第二法),黏度为标示值的80%～120%。

【鉴别】 本品的红外光吸收图谱应与对照品的图谱一致(通则0402)。

【检查】 氯化物 取本品0.1g,加0.2mol/L氢氧化钠溶液40ml使溶解,加酚酞指示液1滴,滴加稀硝酸至红色消失,再加入稀硝酸5ml,加热至沸,使产生胶状沉淀,冷却,过滤,用少量蒸馏水洗涤沉淀多次,合并滤液,摇匀,置于50ml纳氏比色管中,作为供试品溶液。依法检查(通则0801),与标准氯化钠溶液7.0ml制成的对照液比较,不得更浓(0.07%)。

游离邻苯二甲酸 取本品0.2g,精密称定,置100ml量瓶中,加乙腈约50ml,超声使部分溶解,再加水10ml,超声使完全溶解,用乙腈稀释至刻度,摇匀,作为供试品溶液。

另精密称取邻苯二甲酸对照品约10mg,置50ml量瓶中,加乙腈溶解并稀释至刻度,摇匀,精密量取5ml,置50ml量瓶中,加水5ml,用乙腈稀释至刻度,摇匀,作为对照品溶液。

照高效液相色谱法(通则0512)试验,用十八烷基硅烷键合硅胶为填充剂;以乙腈-0.1%三氟乙酸(1∶9)为流动相;流速为每分钟2.0ml;检测波长为235nm。取对照品溶液10μl注入液相色谱仪,连续进样6次,峰面积的相对标准偏差应不大于1.0%。精密量取供试品溶液与对照品溶液各10μl,分别注入液相色谱仪,记录色谱图。供试品溶液的色谱图中如有与邻苯二甲酸保留时间一致的色谱峰,按外标法以峰面积计算,不得过1.0%。

水分 取本品,照水分测定法(通则0832第一法1)测定,含水分不得过5.0%。

炽灼残渣 取本品1.0g,依法检查(通则0841),遗留残渣不得过0.2%。

重金属 取炽灼残渣项下遗留的残渣,依法检查(通则0821第二法),含重金属不得过百万分之十。

砷盐 取本品1.0g,加氢氧化钙1.0g,混合,加水搅拌均匀,干燥后,先用小火灼烧使炭化,再在600℃炽灼使全部灰化,放冷,加盐酸5ml与水23ml使溶解,依法检查(通则0822第一法),应符合规定(0.0002%)。

■**溶解性** 取本品0.2g,加入0.1mol/L盐酸溶液100ml,搅拌,不能溶解;取本品0.2g,加磷酸盐缓冲液(pH 6.8)(将

7.15%磷酸氢二钠溶液77.3ml与2.1%的枸橼酸溶液22.7ml混合)100ml,搅拌,应能完全溶解。■[增订]

【含量测定】 取本品约1.0g,精密称定,加乙醇-丙酮-水(2∶2∶1)的混合溶液50ml使溶解,加酚酞指示液2滴,用氢氧化钠滴定液(0.1mol/L)滴定,并将滴定结果用空白试验校正。按下式计算邻苯二甲酰基含量:

$$邻苯二甲酰基含量(\%)=\frac{0.01×V×F×149.1}{(1-a)W}-2×\frac{149.1}{166.1}×S$$

式中 149.1 为邻苯二甲酰基的分子量;

166.1 为邻苯二甲酸的分子量;

W 为供试品的取样量,g;

F 为氢氧化钠滴定液(0.1mol/L)的浓度校正因子;

V 为氢氧化钠滴定液(0.1mol/L)消耗的体积,ml;

a 为供试品的水分,%;

S 为供试品中游离邻苯二甲酸含量。

【类别】 药用辅料,包衣材料。

【贮藏】 密封保存。

【标示】 ■应标明产品型号,并■[增订]以 mPa·s 或 Pa·s 为单位标明黏度标示值。

曾用名: 羟丙甲纤维素邻苯二甲酸酯

辛 酸

Xinsuan

Caprylic Acid

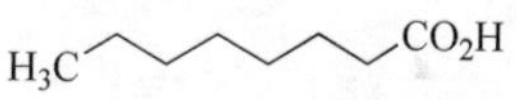

$$H_3C\underset{}{\diagup}\diagdown\diagup\diagdown\diagup CO_2H$$

$C_8H_{16}O_2$ ■144.21■[订正]

[124-07-2]

本品为八个碳的直链羧酸。按■无水物■[修订]计算,含$C_8H_{16}O_2$不得少于99.0%。

【性状】 本品为无色至微黄色的透明油状液体。

本品在乙醇或丙酮中极易溶解,■在碱金属氢氧化物的稀溶液中溶解,■[删除]在水中极微溶解。

相对密度 本品的相对密度(通则0601)为0.909～0.912。

【鉴别】 在有关物质项下记录的色谱图中,供试品溶液主峰的保留时间应与对照溶液主峰的保留时间一致。

【检查】 ■溶液的■[删除]**澄清度与颜色** 取本品■5.0g,加水50ml溶解后,■[删除]依法检查(通则0901与通则0902),■溶液■[删除]应澄清无色;如显色,与黄色3号标准比色液(通则0901第一法)比较,不得更深。

■**有关物质** 取本品约0.1g,加乙酸乙酯溶解并稀释至10ml,作为供试品溶液。

精密量取适量,用乙酸乙酯定量稀释制成每1ml中约含10μg的溶液,作为对照溶液。

另取辛酸对照品适量,加乙酸乙酯溶解并稀释制成每

1ml 中约含 10mg 的溶液,作为对照品溶液。

照气相色谱法(通则 0521)试验,以 2-硝基对苯二酸改性的聚乙二醇 20M(或极性相近)为固定液的毛细管柱为色谱柱(30m×0.25mm,0.25μm 或效能相当的色谱柱);起始温度为 100℃,维持 1 分钟,以每分钟 5℃的速率升温至 220℃,维持 20 分钟;进样口温度为 250℃;检测器温度为 250℃;取供试品溶液、对照溶液与对照品溶液各 1μl,分别注入气相色谱仪,记录色谱图。对照溶液的信噪比应不小于 5。

供试品溶液色谱图中如有杂质峰,按面积归一化法计算,单个杂质不得过 0.3%,总杂质不得过 0.5%,供试品溶液色谱图中任何小于对照溶液中辛酸主峰面积 0.5 倍的色谱峰忽略不计。■[修订]

水分 取本品,照水分测定法(通则 0832 第一法 1)测定,含水分不得过 0.7%。

炽灼残渣 取本品 1.0g,依法检查(通则 0841),遗留残渣不得过 0.1%。

重金属 取本品约 1.2g,加乙醇溶解并稀释至 25ml,依法检查(通则 0821 第一法),含重金属不得过百万分之十。

【含量测定】 取本品约 0.125g,精密称定,加乙醇 25ml 使溶解,照电位滴定法(通则 0701),用氢氧化钠滴定液(0.1mol/L)滴定,并将滴定的结果用空白试验校正。每 1ml 氢氧化钠滴定液(0.1mol/L)相当于 14.42mg 的 $C_8H_{16}O_2$。

【类别】 药用辅料,稳定剂和抑菌剂等。

【贮藏】 密闭,凉暗处保存。

尿 素

Niaosu

Urea

■

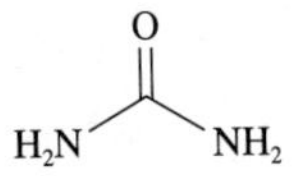

CH$_4$N$_2$O   60.06

[57-13-6]

本品按干燥品计算,含 CH_4N_2O 应为 98.0%～102.0%。

【性状】 本品为无色棱柱状结晶或白色结晶性粉末。

本品在水中极易溶解,在乙醇中溶解。

熔点 本品的熔点(通则 0612)为 132～135℃。

【鉴别】 (1)在含量测定项下记录的色谱图中,供试品溶液主峰的保留时间应与对照品溶液主峰的保留时间一致。

(2)本品的红外光吸收图谱应与对照品的图谱一致(通则 0402)。

【检查】 **溶液的澄清度与颜色** 取本品 1.0g,加水 20ml

使溶解,摇匀,依法检查(通则 0901 第一法与通则 0902 第一法),溶液应澄清无色。

氯化物 取本品 1.0g,依法检查(通则 0801),与标准氯化钠溶液 7.0ml 制成的对照液比较,不得更浓(0.007%)。

硫酸盐 取本品 4.0g,依法检查(通则 0802),与标准硫酸钾溶液 4.0ml 制成的对照液比较,不得更浓(0.010%)。

有关物质 取本品适量,精密称定,加 75%乙腈溶解并定量稀释制成每 1ml 中约含 5mg 的溶液,作为供试品溶液。

精密量取供试品溶液适量,用 75%乙腈稀释制成每 1ml 中约含 50μg 的溶液,作为对照溶液。

精密量取对照溶液适量,用 75%乙腈稀释制成每 1ml 中约含 5μg 的溶液,作为灵敏度溶液。

另分别取缩二脲、缩三脲对照品适量,精密称定,加 75%乙腈溶解并定量稀释制成每 1ml 中约含缩二脲与缩三脲各 5μg 的混合溶液,作为对照品溶液。

照含量测定项下的色谱条件,取灵敏度溶液 10μl 注入液相色谱仪,记录色谱图,尿素峰的信噪比应大于 10;再精密量取供试品溶液、对照溶液和对照品溶液各 10μl,分别注入液相色谱仪,记录色谱图至主成分峰保留时间的 3 倍。

供试品溶液的色谱图中如有杂质峰,缩二脲和缩三脲按外标法以峰面积计算,均不得过 0.1%,其他单个杂质峰面积不得大于对照溶液主峰面积的 0.2 倍(0.2%),各杂质总和不得过 2.0%。

干燥失重 取本品 1.0g,在 105℃干燥 1 小时,减失重量不得过 1.0%(通则 0831)。

乙醇中不溶物 取本品 5.0g,加热乙醇 50ml,如有不溶物,用 105℃恒重的 G4 号垂熔玻璃坩埚滤过,滤渣用热乙醇 20ml 洗涤,并在 105℃干燥至恒重,遗留残渣不得过 2mg(0.04%)。

炽灼残渣 不得过 0.1%(通则 0841)。

重金属 取本品 1.0g,加水 20ml 溶解后,加 0.1mol/L 盐酸溶液 5ml,依法检查(通则 0821 第一法),含重金属不得过百万分之十。

【含量测定】 照高效液相色谱法(通则 0512)测定。

色谱条件与系统适用性试验 用酰胺基键合的硅胶为填充剂(Waters XBridge Amide 4.6mm×250mm,3.5μm 或效能相当的色谱柱);以水-乙腈(6:94)为流动相;流速为 1.0ml/min;检测波长为 195nm。精密称取尿素、缩二脲、缩三脲对照品适量,加 75%乙腈溶解并定量稀释制成每 1ml 约含尿素 5mg、缩二脲 5μg 和缩三脲 5μg 的混合溶液,作为系统适用性溶液,取 10μl 注入液相色谱仪,记录色谱图,各峰之间的分离度均应符合要求。

测定法 取本品适量,精密称定,加 75%乙腈溶解并定量稀释制成每 1ml 中约含 0.2mg 的溶液,精密量取 10μl,注入液相色谱仪,记录色谱图;另取尿素对照品适量,同法测定。按外标法以峰面积计算,即得。

【类别】 药用辅料,渗透促进剂、助溶剂。

【贮藏】 密封保存。

注：本品放置较久后，渐渐发生微弱的氨臭；水溶液显中性反应。■[修订]

依地酸二钠

Yidisuan'erna

Disodium Edetate

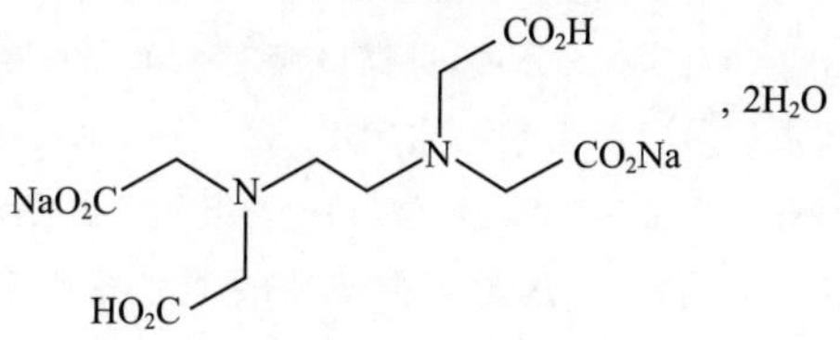

$C_{10}H_{14}N_2Na_2O_8 \cdot 2H_2O$　372.24

[6381-92-6]

本品为乙二胺四醋酸二钠盐二水合物。按干燥品计算，含 $C_{10}H_{14}N_2Na_2O_8$ 不得少于 99.0％。

【性状】 本品为白色或类白色结晶性粉末。

本品在水中溶解，在甲醇、乙醇或三氯甲烷中几乎不溶。

【鉴别】 ■(1)取本品 2g，加水 25ml 使溶解，加 3.3％硝酸铅溶液 6ml，振摇，加碘化钾试液 3ml，无黄色沉淀生成；用氨试液调节至碱性，再加草酸铵试液 3ml，无沉淀生成。■[删除]

■(1)取本品，在 50℃减压干燥 4 小时，其红外光吸收图谱应与对照图谱(光谱集 978 图)一致。

(2)本品显钠盐的鉴别反应(通则 0301)。■[修订]

【检查】 ■络合力试验 取本品，精密称定，用水溶解并稀释制成 0.01mol/L 的溶液，作为供试品溶液；精密称取经 200℃干燥 2 小时的碳酸钙 0.10g，置 100ml 量瓶中，加水 10ml 与 6mol/L 盐酸溶液 0.8ml 使溶解，用氨试液调节至中性，用水稀释至刻度，摇匀，作为试验溶液(1)(0.01mol/L)；精密称取硫酸铜 0.250g，置 100ml 量瓶中，用水溶解并稀释至刻度，摇匀，作为试验溶液(2)(0.01mol/L)。精密量取供试品溶液 5ml，加氨试液 3 滴与 4％草酸铵溶液 2.5ml，在不断振摇下加试验溶液(1)5.0ml，溶液应澄明，振摇 1 分钟后，如仍浑浊，再加供试品溶液 0.2ml，振摇 1 分钟，溶液应澄明；精密量取供试品溶液 5ml，加氨试液 0.5ml 与亚铁氰化钾溶液 0.5ml，在不断振摇下加试验溶液(2)4.8ml，溶液应显淡蓝色，不得有红色。■[删除]

酸度 取本品 0.50g，加水 10ml 溶解后，依法测定(通则 0631)，pH 值应为 4.0～5.0。

溶液的澄清度与颜色 取本品 0.50g，加水 10ml 溶解后，依法检查(通则 0901 与通则 0902)，溶液应澄清无色。

氯化物 取本品 1.0g，加水 25ml 溶解，加稀硝酸 10ml，摇匀，放置至少 12 小时，待沉淀生成完全后，滤过，用少量水分次洗涤滤器，合并洗液与滤液，依法检查(通则 0801)，与标准氯化钠溶液 4.0ml 制成的对照液比较，不得更浓(0.004％)。

干燥失重 取本品 1.0g，在 150℃干燥 6 小时，减失重量应为 8.7％～11.4％(通则 0831)。

氨基三乙酸 取本品 1.0g，精密称定，置 100ml 量瓶中，用 1％硝酸铜溶液溶解并稀释至刻度，摇匀，作为供试品溶液；取氨基三乙酸对照品 100mg，精密称定，置 100ml 量瓶中，加浓氨溶液 0.5ml 溶解，用水稀释至刻度，摇匀，作为对照品贮备液；取供试品溶液 1ml，置 100ml 量瓶中，加对照品贮备液 1ml，用 1％硝酸铜溶液稀释至刻度，摇匀，作为系统适用性溶液；取本品 1.0g，精密称定，置 100ml 量瓶中，精密加对照品贮备液 1ml，用 1％硝酸铜溶液溶解并稀释至刻度，摇匀，作为对照品溶液。照高效液相色谱法(通则 0512)试验，用辛烷基硅烷键合硅胶为填充剂；以 0.01mol/L 氢氧化四丁基铵溶液(用磷酸调节 pH 值至 7.5±0.1)-甲醇(90∶10)为流动相；检测波长为 254nm；流速为每分钟 1.5ml。取系统适用性溶液 50μl，注入液相色谱仪，氨基三乙酸峰与硝酸铜峰之间的分离度应不小于 3.0。精密量取对照品溶液与供试品溶液各 50μl，分别注入液相色谱仪，记录色谱图。供试品溶液色谱图中如有与氨基三乙酸保留时间一致的色谱峰，其峰面积不得大于对照品溶液与供试品溶液中氨基三乙酸峰面积的差值(0.1％)。

铁盐 取本品 0.50g，加水适量使溶解，置 50ml 纳氏比色管中，加 20％枸橼酸溶液 2ml 与氯化钙 0.5g，振摇溶解后，加巯基乙酸 0.1ml，摇匀，用氨试液调节至石蕊试纸显碱性，用水稀释至 50ml，摇匀，静置 5 分钟，与标准铁溶液(通则 0807)1.0ml 用同一方法制成的对照液比较，不得更深(0.002％)。

■重金属 取本品 1.0g，加硫酸 1.0ml，加热炭化完全，再在 500～600℃炽灼至完全灰化，依法检查(通则 0821 第二法)，含重金属不得过百万分之十。■[删除]

【含量测定】 取本品约 0.4g，精密称定，加水 40ml 使溶解，加氨-氯化铵缓冲液(pH10.0)10ml，以锌滴定液(0.05mol/L)滴定，近终点时加少量铬黑 T 指示剂，继续滴定至溶液由蓝色变成紫红色。每 1ml 锌滴定液(0.05mol/L)相当于 16.81mg 的 $C_{10}H_{14}N_2Na_2O_8$。

【类别】 药用辅料，螯合剂。

【贮藏】 密闭，在干燥处保存。

油酸山梨坦

Yousuan Shanlitan

Sorbitan Oleate

[1338-43-8]

本品为山梨坦与油酸形成酯的混合物，系山梨醇脱水，在碱性催化剂下，与油酸酯化而制得；或由山梨醇与油酸在

180～280℃下直接酯化而制得。

【性状】 本品为淡黄色至黄色油状液体■,有轻微异臭■[删除]。

本品在水或丙二醇中不溶。

酸值 本品的酸值(通则 0713)应不大于 8。

羟值 本品的羟值(通则 0713)应为 190～215。

碘值 本品的碘值(通则 0713)应为 62～76。

过氧化值 本品的过氧化值(通则 0713)应不大于 10。

皂化值 本品的皂化值(通则 0713)应为 145～160(皂化时间 1 小时)。

【鉴别】 ■照脂肪酸组成试验应符合规定。■[修订]

■【检查】 **脂肪酸组成** 取本品 0.1g,置 25ml 锥形瓶中,加入 0.5mol/L 的氢氧化钠甲醇溶液 2ml,振摇至溶解,加热回流 30 分钟,沿冷凝管加 14%的三氟化硼甲醇溶液 2ml,加热回流 30 分钟,沿冷凝管加正庚烷 4ml,加热回流 5 分钟,放冷,加饱和氯化钠溶液 10ml,振摇 15 秒,加饱和氯化钠溶液至瓶颈部,混匀,静置分层,取上层液 2ml,用水洗涤三次,每次 2ml,取上层液经无水硫酸钠干燥,作为供试品溶液。

分别精密称取下列各脂肪酸甲酯对照品适量,用正庚烷溶解并稀释制成每 1ml 中含肉豆蔻酸甲酯 0.5mg、棕榈酸甲酯 1.0mg、棕榈油酸甲酯 0.5mg、硬脂酸甲酯 0.5mg、油酸甲酯 6.0mg、亚油酸甲酯 1.0mg、亚麻酸甲酯 0.5mg 的混合对照品溶液(1),取 1.0ml,置 10ml 量瓶中,用正庚烷稀释至刻度,摇匀,作为混合对照品溶液(2)。

照气相色谱法(通则 0521)试验,以聚乙二醇为固定液的毛细管柱为色谱柱,初始温度 170℃,以每分钟 2℃的速率升温至 230℃,维持 10 分钟,进样口温度 250℃,检测器温度 250℃,取混合对照品溶液(1)、(2)各 1μl,分别注入气相色谱仪,记录色谱图,混合对照品溶液(1)中各组分脂肪酸甲酯峰间的分离度不小于 1.8,理论板数按油酸甲酯峰计算不得低于 30 000,混合对照品溶液(2)中最小脂肪酸甲酯峰的信噪比应大于 5。

取供试品溶液 1μl,注入气相色谱仪,按面积归一化法以峰面积计算,含肉豆蔻酸不大于 5.0%,棕榈酸不大于 16.0%,棕榈油酸不大于 8.0%,硬脂酸不大于 6.0%,油酸为 65.0%～88.0%,亚油酸不大于 18.0%,亚麻酸不大于 4.0%,其他脂肪酸不大于 4.0%。■[修订]

水分 取本品,照水分测定法(通则 0832 第一法 1)测定,含水分不得过 1.0%。

炽灼残渣 取本品 1.0g,依法检查(通则 0841),遗留残渣不得过 0.5%。

重金属 取炽灼残渣项下遗留的残渣,依法检查(通则 0821 第二法),含重金属不得过百万分之十。

■**脂肪酸组成** 取本品 0.1g,置 25ml 锥形瓶中,加入 0.5mol/L 氢氧化钠甲醇溶液 2ml,振摇至溶解,加热回流 30 分钟,沿冷凝管加 14%三氟化硼甲醇溶液 2ml,加热回流 30 分钟,沿冷凝管加正庚烷 4ml,加热回流 5 分钟,放冷,加饱和氯化钠溶液 10ml,振摇 15 秒,加饱和氯化钠溶液至瓶颈部,

混匀,静置分层,取上层液 2ml,用水洗涤三次,每次 2ml,取上层液经无水硫酸钠干燥,作为供试品溶液;分别精密称取下列各脂肪酸甲酯对照品适量,用正庚烷溶解并稀释制成每 1ml 中含肉豆蔻酸甲酯 0.5mg、棕榈酸甲酯 1.0mg、棕榈油酸甲酯 0.5mg、硬脂酸甲酯 0.5mg、油酸甲酯 6.0mg、亚油酸甲酯 1.0mg、亚麻酸甲酯 0.5mg 的混合对照品溶液(1);精密取 1.0ml,置 10ml 量瓶中,用正庚烷稀释至刻度,摇匀,作为混合对照品溶液(2)。

照气相色谱法(通则 0521)试验,以聚乙二醇为固定液的毛细管柱为色谱柱,起始温度为 170℃,以每分钟 2℃的速率升温至 230℃,维持 10 分钟,进样口温度 250℃,检测器温度 250℃,取混合对照品溶液(1)、(2)各 1μl,分别注入气相色谱仪,记录色谱图,混合对照品溶液(1)中各组分脂肪酸甲酯峰的分离度应不小于 1.8,理论板数按油酸甲酯峰计算不低于 30 000,混合对照品溶液(2)中最小脂肪酸甲酯峰的信噪比应大于 5。取供试品溶液 1μl,注入气相色谱仪,按峰面积归一化法以峰面积计算,含肉豆蔻酸不得过 5.0%,棕榈酸不得过 16.0%,棕榈油酸不得过 8.0%,硬脂酸不得过 6.0%,油酸应 65.0%～88.0%,亚油酸不得过 18.0%,亚麻酸不得过 4.0%,其他脂肪酸不得过 4.0%。■[删除]

【类别】 药用辅料,乳化剂和消泡剂等。

【贮藏】 密封,在干燥处保存。

轻质氧化镁

Qingzhi Yanghuamei

Light Magnesium Oxide

MgO 40.03

[1309-48-4]

本品按炽灼■至恒重后■[修订]计算,含 MgO 不得少于 96.5%。

【性状】 本品为白色或类白色粉末。

■本品在水或乙醇中几乎不溶或不溶;在稀盐酸或稀醋酸中溶解。■[修订]

【鉴别】 本品的稀盐酸溶液显镁盐的鉴别反应(通则 0301)。

【检查】 ■**表观体积** 取本品 15.0g,加入量筒中,不经振动,体积不得少于 100ml。■[删除]

■**堆密度** 取本品适量,依法检查(通则 0993 1 第一法),应不得大于 0.15g/ml。■[增订]

碱度 取本品 1.0g,加水 50ml,煮沸 5 分钟,趁热滤过,滤渣用水适量洗涤,洗液并入滤液中,加甲基红指示液数滴与硫酸滴定液(0.05mol/L)2.0ml,溶液应由黄色变为红色。

溶液的颜色 取本品 1.0g,加醋酸 15ml 与水 5ml,煮沸 2 分钟,放冷,加水至 20ml,如浑浊可滤过,溶液应无色;如显

色,与黄绿色 2 号标准比色液(通则 0901 第一法)比较,不得更深。

■**氟化物** 操作时使用塑料器皿。精密称取经 105℃ 干燥 4 小时的氟化钠 221mg,置 100ml 塑料量瓶中,加水适量使溶解,加缓冲液(取枸橼酸钠 73.5g,加水 250ml 使溶解,即得)50ml,加水稀释至刻度线,摇匀,作为氟标准贮备液(每 1ml 相当于 1mg 的氟)。

分别精密量取氟标准贮备液 60、200、300、400、600μl 置 100ml 量瓶中,加入缓冲液 50ml,用水稀释制成每 1ml 中含氟 0.6、2.0、3.0、4.0、6.0μg 的标准溶液。

以氟离子选择电极为指示电极,银-氯化银电极(以 3mol/L 氯化钾溶液为盐桥溶液)为参比电极,分别测量上述标准溶液的电位响应值(mV)。以氟离子浓度(μg/ml)的对数值(lg$C$)为 x 轴,以电位响应值为 y 轴,绘制标准曲线,计算斜率 S。

取本品 0.50g,置 200ml 量瓶,加水 40ml 与盐酸 3ml,超声使溶解,加缓冲液 100ml,用水稀释至刻度线,作为供试品溶液,同法制备空白溶液。

精密量取供试品溶液 100ml,置塑料量杯中,将指示电极和参比电极插入液面,搅拌,测定电位响应值 E_T。再加入至少 3 次氟标准贮备液(约每隔 1 分钟),每次 200μl,分别读取每次的电位响应值 E_s,计算 $\Delta E = E_s - E_T$。

以 $10^{\frac{\Delta E}{S}}$ 为 y 轴,V_s(氟标准贮备液的加入量,ml)为 x 轴,绘制标准曲线并计算回归方程,计算标准曲线在 x 轴上的截距 V_x,再根据以下公式计算 C_T。

$$C_T = -\frac{C_s V_x}{V_T}$$

式中　V_T 为待测溶液的体积,100ml;

　　　C_T 为待测溶液的氟离子浓度,μg/ml;

　　　C_s 为氟标准贮备液的氟离子浓度,μg/ml。

精密量取空白溶液 100ml,自"置塑料量杯中"起同法测定。

根据以下公式计算供试品中氟元素含量。

氟元素含量% = $200 \times (C_{T_1} - C_{T_0}) \times 10^{-6} / W \times 100\%$

式中　W 为供试品的称量(g);

　　　C_{T_1} 为供试品溶液的氟离子浓度,μg/ml;

　　　C_{T_0} 为空白溶液的氟离子浓度,μg/ml。

本品含氟化物不得过 0.08%。■[增订]

■**氯化物** 取新炽灼放冷的本品 5.0g,加水 30ml 与醋酸 70ml 使溶解,煮沸 2 分钟,放冷,滤过,滤渣用稀醋酸洗涤,合并滤液与洗液,置 100ml 量瓶中,用稀醋酸稀释至刻度,摇匀,作为供试品贮备溶液。精密量取 1.0ml,用水稀释至 25ml,依法检查(通则 0801),与标准氯化钠溶液 5.0ml 制成的对照液比较,不得更浓(0.1%)。■[修订]

硫酸盐 ■取氯化物项下的供试品贮备溶液 2.0ml,用水稀释至 20ml,依法检查(通则 0802),与标准硫酸钾溶液 3.0ml 制成的对照液比较,不得更浓(0.3%)。■[修订]

碳酸盐 取本品 0.10g,加水 5ml,煮沸,放冷,加醋酸 5ml,不得泡沸。

■**酸中不溶物** 取本品 2.0g,加水 75ml,再分次加盐酸少量,随加随搅拌,至不再溶解,煮沸 5 分钟,用定量滤纸滤过,滤渣用水洗涤,至洗液不再显氯化物的反应,炽灼至恒重,遗留残渣不得过 2.0mg(0.10%)。■[修订]

可溶性物质 取本品 1.0g,加水 100ml,煮沸 5 分钟,趁热滤过,滤渣用少量水洗涤,合并滤液与洗液,置经 105℃ 干燥至恒重的蒸发皿中,置水浴上蒸干,在 105℃ 干燥至恒重,遗留残渣不得过 2.0%。

炽灼失重 ■取本品 0.50g,精密称定,在 800～900℃ 炽灼至恒重,减失重量不得过 8.0%。■[修订]

■**氧化钙** 取新炽灼放冷的本品约 0.125g,精密称定,置 100ml 量瓶中,加入盐酸溶液(1→10)15ml,使溶解,再加入镧溶液(取氧化镧 58.65g,加水 400ml,边搅拌边加入盐酸 250ml,溶解后加水稀释至 1000ml)2ml,用水稀释至刻度,摇匀,作为供试品溶液。

同法制备空白溶液。

精密量取钙标准溶液适量,用水定量稀释制成每 1ml 中约含钙 100μg 的溶液,分别精密量取 1、5、10 与 15ml 置于 100ml 量瓶中,加入盐酸溶液(1→10)15ml 与镧溶液 2ml,用水稀释至刻度,摇匀,作为对照品溶液。

取空白溶液、供试品溶液与对照品溶液,照原子吸收分光光度法测定(通则 0406 第一法),以火焰为原子化器,在 422.7nm 的波长处测定,计算,即得。含钙按氧化钙计,不得过 1.5%。■[修订]

铁盐 取本品 50mg,加稀盐酸 2ml 与水 23ml 溶解后,依法检查(通则 0807),与标准铁溶液 2.5ml 制成的对照液比较,不得更深(0.05%)。

锰盐 取本品 1.0g,加水 20ml、硝酸 5ml、硫酸 5ml 与磷酸 1ml,加热煮沸 2 分钟,放冷,加高碘酸钾 2.0g,再煮沸 5 分钟,放冷,移入 50ml 比色管中,用无还原性的水(每 1000ml 水中加硝酸 3ml 与高碘酸钾 5g,煮沸 2 分钟,放冷)稀释至刻度,摇匀;与标准锰溶液(取在 400～500℃ 炽灼至恒重的无水硫酸锰 0.275g,置 1000ml 量瓶中,加水适量使溶解并稀释至刻度,摇匀。每 1ml 相当于 0.10mg 的 Mn)0.30ml 用同一方法制成的对照液比较,不得更深(0.003%)。

重金属 取本品 0.50g,加稀盐酸 10ml 与水 5ml,加热溶解后,煮沸 1 分钟,放冷,滤过,滤液中加酚酞指示液 1 滴,滴加氨试液适量至溶液显淡红色,加醋酸盐缓冲液(pH 3.5)2ml 与水适量使成 25ml,加抗坏血酸 0.5g 溶解后,依法检查(通则 0821 第一法),放置 5 分钟比色,含重金属不得过百万分之二十。

■**砷盐** 取氯化物项下供试品贮备溶液 10ml,加盐酸 5ml 与水 13ml 使溶解,依法检查(通则 0822 第一法),应符合规定(0.0004%)。■[修订]

【含量测定】 取■新炽灼失重项下的本品约■[修订]0.4g，精密称定，精密加硫酸滴定液（0.5mol/L）25ml溶解后，加甲基橙指示液1滴，用氢氧化钠滴定液（1mol/L）滴定，并将滴定的结果用空白试验校正。根据消耗的硫酸量，减去混有的氧化钙（CaO）应消耗的硫酸量，即得供试品中MgO消耗的硫酸量。每1ml硫酸滴定液（0.5mol/L）相当于20.15mg的MgO或28.04mg的CaO。

【类别】 药用辅料，填充剂和pH调节剂等。

【贮藏】 密封保存。

注：本品在空气中能缓缓吸收二氧化碳。

氢化大豆油

Qinghua Dadouyou

Hydrogenated Soybean Oil

[8016-70-4]

本品系豆科植物大豆 Glycine soya Bentham 的种子提炼得到的油，经精炼、脱色、氢化和除臭而成。■主要由棕榈酸和硬脂酸甘油三酯组成。■[增订]

【性状】 本品为白色至淡黄色的块状物或粉末，加热熔融后呈透明、淡黄色液体。

本品在二氯甲烷■或甲苯■[删除]中易溶，在水或乙醇中不溶。

熔点 本品的熔点（通则0612第二法）为66～72℃。

酸值 取本品10.0g，精密称定，置250ml锥形瓶中，加乙醇-甲苯（1:1）混合液[临用前加酚酞指示液0.5ml，用氢氧化钠滴定液（0.1mol/L）调节至中性]50ml，加热使完全溶解，趁热用氢氧化钠滴定液（0.1mol/L）滴定至粉红色持续30秒不褪。酸值应不大于0.5（通则0713）。

■碘值 应不大于5.0（通则0713）。■[增订]

过氧化值 应不大于5.0（通则0713）。

■皂化值 应为180～200（通则0713）。■[增订]

【鉴别】 在脂肪酸组成检查项下记录的色谱图中，供试品溶液中棕榈酸甲酯峰、硬脂酸甲酯峰的保留时间应分别与对照品溶液中相应峰的保留时间一致。

【检查】 **不皂化物** 取本品5.0g，精密称定，置250ml锥形瓶中，加氢氧化钾乙醇溶液（取氢氧化钾12g，加水10ml溶解，用乙醇稀释至100ml，摇匀，即得）50ml，加热回流1小时，放冷至25℃以下，移至分液漏斗中，用水洗涤锥形瓶2次，每次50ml，洗液并入分液漏斗中；用乙醚提取3次，每次100ml；合并乙醚提取液，用水洗涤乙醚提取液3次，每次40ml，静置分层，弃去水层，依次用3%氢氧化钾溶液与水洗涤乙醚层各3次，每次40ml，再用水40ml反复洗涤乙醚层直至最后洗液中加酚酞指示液2滴不显红色；转移乙醚提取液至已恒重的蒸发皿中，用乙醚10ml洗涤分液漏斗，洗液并入蒸发皿

中，置50℃水浴上蒸去乙醚，用丙酮6ml溶解残渣，置空气流中挥去丙酮。在105℃干燥至连续两次称重之差不超过1mg，不皂化物不得过1.0%。

用中性乙醇20ml溶解残渣，加酚酞指示液数滴，用乙醇制氢氧化钠滴定液（0.1mol/L）滴定至粉红色持续30秒不褪色，如消耗乙醇制氢氧化钠滴定液（0.1mol/L）超过0.2ml，残渣总量不能当作不皂化物重量，试验必须重做。

碱性杂质 取本品2.0g，置锥形瓶中，加乙醇1.5ml与甲苯3ml，缓缓加热溶解，加0.04%溴酚蓝乙醇溶液0.05ml，用盐酸滴定液（0.01mol/L）滴定至溶液变为黄色，消耗盐酸滴定液（0.01mol/L）不得过0.4ml。

水分 取本品1.0g，照水分测定法（通则0832第一法2）测定，含水分不得过0.3%。

镍 取镍标准溶液适量，用水稀释制成每1ml中含0.1μg的溶液，作为对照品溶液；取本品5.0g，精密称定，置坩埚中，缓缓加热至炭化完全，在600℃灼烧至成白色灰状物，放冷，加稀盐酸4ml溶解并定量转移至25ml量瓶中，加硝酸0.3ml，用水稀释至刻度，摇匀，作为供试品溶液。

精密量取对照品溶液0ml、1.0ml、2.0ml、3.0ml，分别置10ml量瓶中，精密加供试品溶液2.0ml，用水稀释至刻度，摇匀。取上述各溶液，照原子吸收分光光度法（通则0406第二法），在232.0nm的波长处测定，按标准加入法计算，即得。含镍量不得过0.0001%。

■炽灼残渣 取本品1.0g，依法检查（通则0841），不得过0.1%。

重金属 取本品1.0g，依法检查（通则0821第二法），含重金属不得过百万分之十。

砷盐 取本品1.0g，置150ml锥形瓶中，加硫酸5ml，加热完全炭化后，逐滴加入浓过氧化氢溶液（如发生大量泡沫，停止加热并旋转锥形瓶，防止未反应物在瓶底结块），直至溶液无色。放冷，小心加水10ml，再加热至三氧化硫气体出现，放冷，缓缓加水适量使成28ml，依法检查（通则0822第一法），应符合规定（0.0002%）。■[增订]

■脂肪酸组成 取本品0.1g，置50ml圆底烧瓶中，加0.5mol/L氢氧化钠甲醇溶液4ml，在水浴中加热回流10分钟，放冷，加14%三氟化硼甲醇溶液5ml，在水浴中加热回流2分钟，放冷，加正己烷5ml，继续在水浴中加热回流1分钟，放冷，加饱和氯化钠溶液10ml，摇匀，静置使分层，取上层液，用水洗涤3次，每次2ml，加少许无水硫酸钠干燥，作为供试品溶液。

照气相色谱法（通则0521）试验。以100%氰丙基聚硅氧烷为固定液，起始温度为120℃，维持3分钟，以每分钟10℃的速率升温至180℃，维持5.5分钟，再以每分钟15℃的速率升温至215℃，维持3分钟；进样口温度250℃，检测器温度280℃。

分别取肉豆蔻酸甲酯、棕榈酸甲酯、硬脂酸甲酯、油酸甲

酯、亚油酸甲酯、亚麻酸甲酯、花生酸甲酯与二十二碳烷酸甲酯对照品适量,加正己烷溶解并稀释制成每 1ml 中各含 0.5mg 的溶液,取 0.2μl 注入气相色谱仪,记录色谱图,理论板数按棕榈酸甲酯峰计算不低于 20 000,各色谱峰的分离度应符合要求。

取供试品溶液 0.2μl 注入气相色谱仪,记录色谱图,按面积归一化法以峰面积计算,碳链小于 14 的饱和脂肪酸不大于 0.1%,肉豆蔻酸不大于 0.5%,棕榈酸应为 9.0%～16.0%,硬脂酸应为 79.0%～89.0%,油酸不大于 4.0%,亚油酸不大于 1.0%,亚麻酸不大于 0.2%,花生酸不大于 1.0%,二十二碳烷酸不大于 1.0%。■[修订]

【类别】 药用辅料,润滑剂和释放阻滞剂等。

【贮藏】 遮光,密封,在凉暗处保存。

■【标示】 应标明本品的反式脂肪酸总量(可按通则 0713 中的反式脂肪酸方法测定)。■[增订]

附:**乙醇制氢氧化钠滴定液(0.1mol/L)的制备** 取 50% 氢氧化钠溶液 2ml,加乙醇 250ml(如溶液浑浊,配制后放置过夜,取上清液再标定)。取苯甲酸约 0.2g,精密称定,加乙醇 10ml 和水 2ml 溶解,加酚酞指示液 2 滴,用上述滴定液滴定至溶液显持续浅粉红色。每 1ml 乙醇制氢氧化钠滴定液 (0.1mol/L)相当于 12.21mg 的苯甲酸。根据本液的消耗量与苯甲酸的取用量,计算出本液的浓度。

氢化蓖麻油

Qinghua Bimayou

Hydrogenated Castor Oil

$$C_3H_5(C_{18}H_{35}O_3)_3 \quad 939.50$$

[8001-78-3]

本品系由蓖麻油氢化制得,主要成分为 12-羟基硬脂酸甘油三酯。

【性状】 本品为白色至淡黄色的粉末、块状物或片状物。

本品在二氯甲烷中微溶,在乙醇中极微溶解,在水或石油醚中不溶。

熔点 本品的熔点(通则 0612)为 85～88℃。

酸值 本品的酸值(通则 0713)应不大于 4.0。

羟值 本品的羟值(通则 0713)应为 150～165。

碘值 本品的碘值(通则 0713)应不大于 5.0。

皂化值 本品的皂化值(通则 0713)应为 176～182。

【检查】 碱性杂质 取本品 1.0g,加乙醇 1.5ml 与甲苯 3ml,温热使溶解,加 0.04% 溴酚蓝乙醇溶液 1 滴,趁热用盐酸滴定液(0.01mol/L)滴定至溶液变为黄色,消耗盐酸滴定液(0.01mol/L)的体积不得过 0.2ml。

镍 取本品 0.5g,精密称定,加硝酸 10ml 消解,将消解液用水转移至 25ml 量瓶中,加 0.04mol/L 硝酸镁溶液与

0.87mol/L 磷酸二氢铵溶液各 1ml,用水稀释至刻度,摇匀,作为供试品溶液;同法制备试剂空白溶液;另取镍标准溶液适量,用 0.5% 硝酸溶液定量稀释制成■每 1ml 中含镍 0ng、10ng、50ng、100ng、150ng、200ng 的溶液,■[修订]作为对照品溶液。照原子吸收分光光度法(通则 0406 第一法),在 232.0nm 波长处分别测定,计算,含镍不得过 0.0005%。

重金属 取本品 1.0g,依法检查(通则 0821 第二法),含重金属不得过百万分之十。

砷盐 取本品 1.0g,置 150ml 锥形瓶中,加硫酸 5ml,加热完全炭化后,逐滴加入浓过氧化氢溶液(如发生大量泡沫,停止加热并旋转锥形瓶,防止未反应物在瓶底结块),直至溶液无色。放冷,小心加水 10ml,再加热至三氧化硫气体出现,放冷,缓缓加水适量使成 28ml,依法检查(通则 0822 第一法),应符合规定(0.0002%)。

脂肪酸组成 取本品 0.1g,置 50ml 锥形瓶中,加 0.5mol/L 氢氧化钠甲醇溶液 2ml,在 65℃ 水浴中加热回流约 30 分钟,放冷,加 15% 三氟化硼甲醇溶液 2ml,再在 65℃ 水浴中加热回流 30 分钟,放冷,加正庚烷 4ml,继续在 65℃ 水浴中加热回流 5 分钟后,放冷,加饱和氯化钠溶液 10ml,摇匀,静置使分层,取上层液 2ml,用水洗涤 3 次,每次 2ml,上层液经无水硫酸钠干燥,作为供试品溶液。照气相色谱法(通则 0521)试验,以键合聚乙二醇(或极性相近)为固定液的毛细管柱为色谱柱,起始温度为 230℃,维持 11 分钟,以每分钟 5℃ 的速率升温至 250℃,维持 10 分钟;进样口温度为 260℃;检测器温度为 270℃。分别取棕榈酸甲酯、硬脂酸甲酯、花生酸甲酯、12-氧硬脂酸甲酯与 12-羟基硬脂酸甲酯对照品,加正庚烷溶解并稀释制成每 1ml 中各含 0.1mg 的溶液,取 1μl 注入气相色谱仪,记录色谱图,理论板数按 12-羟基硬脂酸甲酯峰计算不低于 10 000,各色谱峰的分离度应符合要求。取供试品溶液 1μl 注入气相色谱仪,记录色谱图,按面积归一化法计算,含棕榈酸不得过 2.0%,硬脂酸应为 7.0%～14.0%,花生酸不得过 1.0%,12-氧硬脂酸不得过 5.0%,12-羟基硬脂酸应为 78.0%～91.0%,其他脂肪酸不得过 3.0%。

【类别】 药用辅料,乳化剂和软膏基质等。

【贮藏】 遮光,密闭保存。

氢 氧 化 钠

Qingyanghuana

Sodium Hydroxide

NaOH   40.00

[1310-73-2]

本品含总碱量以氢氧化钠(NaOH)计算,应为 97.0%～100.5%;总碱量中含碳酸钠(Na_2CO_3)不得过 2.0%。

【性状】 本品为■熔制的■[删除]白色干燥颗粒、块、棒或

薄片;质坚脆。

本品在水中易溶。

【鉴别】 本品的水溶液显钠盐的鉴别反应(通则0301)。

【检查】 ■碱度 取本品,加水溶解制成每1ml中含0.1mg的溶液,依法测定(通则0631),pH值不得小于11.0。■[删除]

溶液的澄清度与颜色 取本品1.0g,加水20ml使溶解,依法检查(通则0901与通则0902),溶液应澄清无色。

■氯化物 取本品0.50g,依法检查(通则0801),与标准氯化钠溶液10.0ml制成的对照液比较,不得更浓(0.02%)。■[修订]

硫酸盐 取本品1.0g,依法检查(通则0802),与标准硫酸钾溶液1.5ml制成的对照液比较.不得更浓(0.015%)。

钾盐 取本品0.10g,用水溶解并稀释至40ml,取上述溶液4.0ml,加稀醋酸1ml,混匀,加四苯硼钠溶液(取四苯硼钠1g,加水30ml使溶解,过滤后使用)5.0ml,立即振摇,放置10分钟,如显浑浊,与对照溶液(精密称取氯化钾9.5mg,用水溶解并稀释至1000ml,取上述溶液4.0ml加稀醋酸1ml,混匀后,同法操作)比较,不得更深(0.2%)。■[修订]

■铝盐 取本品1.0g,加水适量溶解,加盐酸滴定液(1→2)使成中性后,用水稀释至20ml,加30%醋酸溶液2ml与10%抗坏血酸溶液2ml,摇匀,加醋酸-醋酸铵缓冲液(pH 4.5)20ml与玫红三羧酸铵溶液(称取玫红三羧酸铵0.25g与阿拉伯胶5g,加水250ml,温热溶解,加醋酸铵87g,溶解后,加盐酸50ml,加水稀释至500ml)3ml,加水稀释至50ml,摇匀,放置15分钟,与标准铝溶液[精密称取硫酸铝钾1.759g,置1000ml量瓶中,加水适量溶解,加硫酸溶液(1→4)10ml,加水稀释至刻度,摇匀,即得。每1ml相当于0.1mg Al]0.5ml制成的对照溶液比较,不得更深(0.005%)。■[修订]

铁盐 取本品1.0g,加水10ml与盐酸2.5ml溶解后,加水溶解使成25ml,依法检查(通则0807),与标准铁溶液1.0ml制成的对照液比较,不得更■深■[订正](0.001%)。

重金属 取本品1.0g,加水5ml与稀盐酸11ml溶解后,煮沸,放冷,加酚酞指示液1滴与氨试液适量至溶液显淡红色,加醋酸盐缓冲液(pH3.5)2ml与水适量使成25ml,依法检查(通则0821第一法),含重金属不得过百万分之二十。

【含量测定】 取本品1.5g,精密称定,加新沸放冷的水40ml使溶解,放冷至室温,加酚酞指示液3滴,用硫酸滴定液(0.5mol/L)滴定至红色消失,记录消耗硫酸滴定液的体积,再加甲基橙指示液2滴,继续滴加硫酸滴定液至显持续的橙红色。根据消耗硫酸滴定液的体积,算出供试量中的总碱量(作为NaOH计算),并根据加甲基橙指示液后消耗硫酸滴定液的体积,算出供试量中Na_2CO_3的含量。每1ml硫酸滴定液(0.5mol/L)相当于40.00mg的NaOH或106.0mg的Na_2CO_3。

【类别】 药用辅料,pH调节剂。

【贮藏】 密封保存。

注:本品折断面显结晶性;引湿性强,在空气中易吸收二氧化碳。

氢 氧 化 铝

Qingyanghualü

Dried Aluminum Hydroxide

本品为以氢氧化铝为主要成分的混合物,可含有一定量的碳酸盐,含氢氧化铝$Al(OH)_3$不得少于76.5%。

【性状】 本品为白色粉末。

本品在水中或乙醇中不溶;在稀无机酸或10mol/L的氢氧化钠溶液中溶解。

【鉴别】 取本品约0.5g,加稀盐酸10ml,加热溶解后,显铝盐的鉴别反应(通则0301)。

【检查】 ■制酸力 取本品约0.12g,精密称定,置250ml具塞锥形瓶中,精密加盐酸滴定液(0.1mol/L)50ml,密塞,在37℃不断振摇1小时,放冷,加溴酚蓝指示液6~8滴,用氢氧化钠滴定液(0.1mol/L)滴定。每1g消耗盐酸滴定液(0.1mol/L)不得少于250ml。■[删除]

碱度 取本品1.0g,加水25ml,摇匀,离心,取上清液,立即依法测定(通则0631),pH值应为7.0~10.0。

溶液的澄清度与颜色 取本品2.5g,加盐酸15ml,水浴加热使溶解,放冷,用水稀释至100ml。溶液如显浑浊,与2号浊度标准液(通则0902第一法)比较,不得更浓;如显色,与绿黄色1号标准比色液(通则0901第一法)比较,不得更深。

碱金属碳酸盐 取本品0.20g,加新沸放冷的水10ml,混匀后,滤过,滤液中加酚酞指示液2滴;如显粉红色,加盐酸滴定液(0.1mol/L)0.10ml,粉红色应消失。

氯化物 取本品0.10g,加稀硝酸6ml,煮沸溶解后,放冷,用水稀释成20ml,滤过;取滤液5ml,依法检查(通则0801),与标准氯化钠溶液5.0ml制成的对照液比较,不得更浓(0.2%)。

硫酸盐 取本品0.10g,加稀盐酸3ml,煮沸溶解后,放冷,用水稀释成50ml,滤过;取滤液25ml,依法检查(通则0802),与标准硫酸钾溶液5.0ml制成的对照液比较,不得更浓(1.0%)。

镉 取本品0.05g两份,分别置50ml量瓶中,一份中加硝酸溶液(8→100)约30ml,超声使溶解,用硝酸溶液(8→100)稀释至刻度,摇匀,作为供试品溶液;另一份中精密加标准镉溶液[精密量取镉单元素标准溶液适量,用硝酸溶液(8→100)定量稀释制成每1ml中含镉0.1μg的溶液]1.0ml,同法操作,制备对照品溶液。照原子吸收分光光度法(通则0406第二法),在228.8nm的波长处分别测定,应符合规定(0.0002%)。

汞 取本品1.0g两份,分别置50ml量瓶中,一份中加盐酸4ml摇匀后,加水25ml摇匀,加5%高锰酸钾溶液0.5ml,摇匀;滴加5%盐酸羟胺溶液至紫色恰消失,用水稀释至刻度,混匀,滤过,取续滤液作为供试品溶液;另一份中精密加标准汞溶液(精密量取汞单元素标准溶液适量,用水定量稀释制成每 1ml 中含汞 2.0μg 的溶液)1ml,同法操作,取续滤液作为对照品溶液。照原子吸收分光光度法(通则 0406 第二法),在 253.6nm 的波长处分别测定,应符合规定(0.0002%)。

重金属 取本品 1.0g,加盐酸 5ml,置水浴上蒸发至干,再加水 5ml,搅匀,继续蒸发至近干时,搅拌使成干燥的粉末,加醋酸盐缓冲液(pH3.5)2ml 与水 10ml,微温溶解后,滤过,滤液中加水适量使成 25ml,依法检查(通则 0821 第一法),含重金属不得过百万分之三十。

砷盐 取本品 0.50g,加稀硫酸 10ml,煮沸,放冷,加盐酸 5ml 与水适量使成 28ml,依法检查(通则 0822 第一法),应符合规定(0.0004%)。

【含量测定】 取本品约 0.6g,精密称定,加盐酸与水各 10ml,煮沸溶解后,放冷,定量转移至 250ml 量瓶中,用水稀释至刻度,摇匀;精密量取 25ml,加氨试液中和至恰析出沉淀,再滴加稀盐酸至沉淀恰溶解为止,加醋酸-醋酸铵缓冲液(pH6.0)10ml,再精密加乙二胺四醋酸二钠滴定液(0.05mol/L)25ml,煮沸 3～5 分钟,放冷,加二甲酚橙指示液 1ml,用锌滴定液(0.05mol/L)滴定至溶液自黄色转变为红色,并将滴定的结果用空白试验校正。每 1ml 乙二胺四醋酸二钠滴定液(0.05mol/L)相当于 3.900mg 的 $Al(OH)_3$。

【类别】 药用辅料,助流剂,■抗酸剂,■[删除]稀释剂等。

【贮藏】 密封保存。

【标示】 应标明粒度或粒度分布、比表面积的标示值。

氧 化 镁

Yanghuamei

Magnesium Oxide

MgO 40.30

[1309-48-4]

本品按炽灼■至恒重后■[修订]计算,含 MgO 不得少于 96.5%。

【性状】 本品为白色粉末。

■本品在水或乙醇中几乎不溶或不溶;在稀盐酸或稀醋酸中溶解。■[修订]

【鉴别】 本品的稀盐酸溶液显镁盐的鉴别反应(通则 0301)。

【检查】 ■表观体积 取本品 15.0g,加入量筒中,不经振动,体积不得大于 60ml。■[删除]

■堆密度 取本品适量,依法检查(通则 0993,1 第一法),应大于 0.15g/ml。■[增订]

碱度 取本品 1.0g,加水 50ml,煮沸 5 分钟,趁热滤过,滤渣用水适量洗涤,洗液并入滤液中,加甲基红指示液数滴与硫酸滴定液(0.05mol/L)2.0ml,溶液应由黄色变为红色。

溶液的颜色 取本品 1.0g,加醋酸 15ml 与水 5ml,煮沸 2 分钟,放冷,加水至 20ml,如浑浊可滤过,溶液应无色;如显色,与黄绿色 2 号标准比色液(通则 0901 第一法)比较,不得更深。

■**氟化物** 操作时使用塑料器皿。精密称取经 105℃ 干燥 4 小时的氟化钠 221mg,置 100ml 塑料量瓶中,加水适量使溶解,加缓冲液(取枸橼酸钠 73.5g,加水 250ml 使溶解,即得)50ml,加水稀释至刻度线,摇匀,作为氟标准贮备液(每 1ml 相当于 1mg 的氟)。

分别精密量取氟标准贮备液 60、200、300、400、600μl 置 100ml 量瓶中,加入缓冲液 50ml,用水稀释制成每 1ml 中含氟 0.6、2.0、3.0、4.0、6.0μg 的标准溶液。

以氟离子选择电极为指示电极,银-氯化银电极(以 3mol/L 氯化钾溶液为盐桥溶液)为参比电极,分别测量上述标准溶液的电位响应值(mV)。以氟离子浓度(μg/ml)的对数值(lgC)为 x 轴,以电位响应值为 y 轴,绘制标准曲线,计算斜率 S。

取本品 0.50g,置 200ml 量瓶,加水 40ml 与盐酸 3ml,超声使溶解,加缓冲液 100ml,用水稀释至刻度线,作为供试品溶液,同法制备空白溶液。

精密量取供试品溶液 100ml,置塑料量杯中,将指示电极和参比电极插入液面,搅拌,测定电位响应值 E_T。再加入至少 3 次氟标准贮备液(约间隔 1 分钟),每次 200μl,分别读取每次的电位响应值 E_S,计算 $\Delta E = E_S - E_T$。

以 $10^{\frac{\Delta E}{S}}$ 为 y 轴,V_S(氟标准贮备液的加入量,ml)为 x 轴,绘制标准曲线并计算回归方程,计算标准曲线在 x 轴上的截距 V_x,再根据以下公式计算 C_T。

$$C_T = -\frac{C_S V_x}{V_T}$$

式中 V_T 为待测溶液的体积,100ml;

C_T 为待测溶液的氟离子浓度,μg/ml;

C_S 为氟标准贮备液的氟离子浓度,μg/ml。

精密量取空白溶液 100ml,自"置塑料量杯中"起同法测定。

根据以下公式计算供试品中氟元素含量。

氟元素含量% = $200 \times (C_{T_1} - C_{T_0}) \times 10^{-6} / W \times 100\%$

式中 W 为供试品的称量,g;

C_{T_1} 为供试品溶液的氟离子浓度,μg/ml;

C_{T_0} 为空白溶液的氟离子浓度,μg/ml。

本品含氟化物不得过 0.08%。■[增订]

■**氯化物** 取新炽灼放冷的本品 5.0g,加水 30ml 与醋酸 70ml 使溶解,煮沸 2 分钟,放冷,滤过,滤渣用稀醋酸洗涤,合并滤液与洗液,置 100ml 量瓶中,用稀醋酸稀释至刻度,摇匀,作为供试品贮备溶液。精密量取 1.0ml,用水稀释至 25ml,依法检查(通则 0801),与标准氯化钠溶液 5.0ml 制成的对照

液比较,不得更浓(0.1%)。■[修订]

硫酸盐 ■取氯化物项下的供试品贮备溶液 2.0ml,■[修订]用水稀释至 20ml,依法检查(通则 0802),与标准硫酸钾溶液 3.0ml 制成的对照液比较,不得更浓(0.3%)。

碳酸盐 取本品 0.10g,加水 5ml,煮沸,放冷,加醋酸 5ml,不得泡沸。

■酸中不溶物 取本品 2.0g,加水 75ml,再分次加盐酸少量,随加随搅拌,至不再溶解,煮沸 5 分钟,用定量滤纸滤过,滤渣用水洗涤,至洗液不再显氯化物的反应,炽灼至恒重,遗留残渣不得过 2.0mg(0.10%)。■[修订]

可溶性物质 取本品 1.0g,加水 100ml,煮沸 5 分钟,趁热滤过,滤渣用少量水洗涤,合并滤液与洗液,置经 105℃ 干燥至恒重的蒸发皿中,置水浴上蒸干,在 105℃ 干燥至恒重,遗留残渣不得过 2.0%。

炽灼失重 ■取本品 0.50g,精密称定,在 800～900℃ 炽灼至恒重,减失重量不得过 8.0%。■[修订]

■氧化钙 取新炽灼放冷的本品约 0.125g,精密称定,置 100ml 量瓶中,加入盐酸溶液(1→10)15ml,使溶解,再加入镧溶液(取氧化镧 58.65g,加水 400ml,边搅拌边加入盐酸 250ml,溶解后加水稀释至 1000ml。)2ml,用水稀释至刻度,摇匀,作为供试品溶液。

同法制备空白溶液。

精密量取钙标准溶液适量,用水定量稀释制成每 1ml 中约含钙 100μg 的溶液,分别精密量取 1、5、10 与 15ml 置于 100ml 量瓶中,加入盐酸溶液(1→10)15ml 与镧溶液 2ml,用水稀释至刻度,摇匀,作为对照品溶液。

取空白溶液、供试品溶液与对照品溶液,照原子吸收分光光度法测定(通则 0406 第一法),以火焰为原子化器,在 422.7nm 的波长处测定,计算,即得。含钙按氧化钙计,不得过 1.5%。■[修订]

铁盐 取本品 50mg,加稀盐酸 2ml 与水 23ml 溶解后,依法检查(通则 0807),与标准铁溶液 2.5ml 制成的对照液比较,不得更深(0.05%)。

锰盐 取本品 1.0g,加水 20ml、硝酸 5ml、硫酸 5ml 与磷酸 1ml,加热煮沸 2 分钟,放冷,加高碘酸钾 2.0g,再煮沸 5 分钟,放冷,移入 50ml 比色管中,用无还原性的水(每 1000ml 水中加硝酸 3ml 与高碘酸钾 5g,煮沸 2 分钟,放冷)稀释至刻度,摇匀;与标准锰液(取在 400～500℃ 炽灼至恒重的无水硫酸锰 0.275g,置 1000ml 量瓶中,加水适量使溶解并稀释至刻度,摇匀。每 1ml 相当于 0.10mg 的 Mn)0.30ml 用同一方法制成的对照液比较,不得更深(0.003%)。

重金属 取本品 0.50g,加稀盐酸 10ml 与水 5ml,加热溶解后,煮沸 1 分钟,放冷,滤过,滤液中加酚酞指示液 1 滴,滴加氨试液适量至溶液显淡红色,加醋酸盐缓冲液(pH 3.5)2ml 与水适量使成 25ml,加抗坏血酸 0.5g 溶解后,依法检查(通则 0821 第一法),放置 5 分钟比色,含重金属不得过百万

分之二十。

■砷盐 取氯化物项下供试品贮备溶液 10ml,加盐酸 5ml 与水 13ml 使溶解,依法检查(通则 0822 第一法),应符合规定(0.0004%)。■[修订]

【含量测定】 取■新炽灼失重项下的本品约■[修订]0.4g,精密称定,精密加硫酸滴定液(0.5mol/L)25ml 溶解后,加甲基橙指示液 1 滴,用氢氧化钠滴定液(1mol/L)滴定,并将滴定的结果用空白试验校正。根据消耗的硫酸量,减去混有的氧化钙(CaO)应消耗的硫酸量,即得供试品中 MgO 消耗的硫酸量。每 1ml 硫酸滴定液(0.5mol/L)相当于 20.15mg 的 MgO 或 28.04mg 的 CaO。

【类别】 药用辅料,填充剂和 pH 调节剂等。

【贮藏】 密■封[订正]保存。

注:本品在空气中能缓缓吸收二氧化碳。

氨 丁 三 醇

Andingsanchun

Trometamol

$C_4H_{11}NO_3$ 121.14

[77-86-1]

本品为 2-氨基-2-羟甲基-1,3-丙二醇。按干燥品计算,含 $C_4H_{11}NO_3$ 不得少于 99.0%。

【性状】 本品为白色结晶■或结晶性粉末■[增订]。

本品在水中易溶,在乙醇中■微溶■[修订]。

熔点 ■本品的熔点(通则 0612 第一法)为 168～172℃。■[修订]

【鉴别】 (1)取本品■1.0g,加水 5ml 使溶解,作为供试品溶液。取水杨醛饱和溶液 4.5ml 与冰醋酸 0.5ml 混匀,加供试品溶液 4ml,摇匀■[修订],即显黄色。

(2)有关物质项下供试品溶液(2)所显主斑点的位置和颜色应与对照品溶液的主斑点相同。

(3)本品的红外光吸收图谱应与对照■的■[修订]图谱(光谱集 408 图)一致。

【检查】 碱度 取本品 1.0g,加水 20ml 溶解后,依法测定(通则 0631),pH 值应为 10.0～11.5。

溶液的澄清度与颜色 取本品 2.5g,加新沸放冷的水 50ml 溶解后,依法检查(通则 0901 与 0902),溶液应澄清■,几乎■[删除]无色。如显浑浊,与 1 号浊度标准液比较,不得更浓(通则 0902)。

氯化物 取溶液的澄清度与颜色项下的溶液 10ml,依法检查(通则 0801),与标准氯化钠溶液 5.0ml 制成的对照液比

较,不得更浓(0.01%)。

■**有关物质** 取本品0.20g,置10ml量瓶中,加水1ml使溶解,用甲醇稀释至刻度,摇匀,作为供试品溶液(1)。

精密量取供试品溶液(1)1ml,置10ml量瓶中,用甲醇稀释至刻度,摇匀,作为供试品溶液(2)。

取氨丁三醇对照品20mg,置10ml量瓶中,加甲醇溶解并稀释至刻度,摇匀,作为对照品溶液。

精密量取供试品溶液(1)1ml,置100ml量瓶中,用甲醇稀释至刻度,摇匀,作为对照溶液。

照薄层色谱法(通则0502)试验,吸取上述4种溶液各10μl,分别点于在甲醇中预展开的同一硅胶G薄层板上(如MERCK薄层板或与之等效的薄层板),以氨水-异丙醇(1∶9)为展开剂,展开,取出,在105℃干燥后,喷以高锰酸钾显色剂(取高锰酸钾0.5g,加10g/L的碳酸钠溶液100ml使溶解),放置约10分钟后检视。供试品溶液(1)如显杂质斑点,其颜色与对照溶液所显的主斑点比较,均不得更深(1.0%)。■[修订]

干燥失重 取本品,在80℃减压干燥至恒重,减失重量不得过0.6%(通则0831)。

炽灼残渣 取本品1.0g,依法检查(通则0841),遗留残渣不得过0.1%。

铁盐 取本品1.0g,■置10ml量瓶中,加水溶解并稀释至刻度,■[删除]依法检查(通则0807),与标准铁溶液1.0ml制成的对照液比较,不得更深(0.001%)。

镍盐 取本品1.0g,加水10ml溶解后,加氨试液1ml与丁二酮肟试液2ml,放置10分钟,如显色,与标准镍溶液(精密称取硫酸镍铵0.6730g,置1000ml量瓶中,加水适量使溶解并稀释至刻度,摇匀。精密量取10ml,置100ml量瓶中,加水稀释至刻度,摇匀)1.5ml同法制成的对照液比较,不得更深(0.0015%)。

重金属 取炽灼残渣项下遗留的残渣,依法检查(通则0821第二法),含重金属不得过百万分之十。

细菌内毒素(供注射用) 取本品,依法检查(通则1143),每1mg氨丁三醇中含内毒素的量应小于0.03EU。

【含量测定】 取本品约0.25g,精密称定,加水80ml溶解后,加甲基红指示液2~3滴,用盐酸滴定液(0.1mol/L)滴定,即得。每1ml盐酸滴定液(0.1mol/L)相当于12.11mg的$C_4H_{11}NO_3$。

【类别】 药用辅料,酸碱平衡调节剂。

【贮藏】 遮光,密封保存。

海 藻 酸

Haizaosuan

Alginic Acid

■

$(C_6H_8O_6)_n$ ■[增订]

[9005-32-7]

本品系从各种褐色海藻原料中经稀碱提取得到的亲水性胶体碳水化合物海藻酸盐,再用无机酸处理、精制而得。■海藻酸是β-D-甘露糖醛酸(M)和α-L-古洛糖醛酸(G)通过1→4糖苷键连接而成的直链共聚物,其中的M和G单元可以随机或非随机排列为异质或同质序列,其平均分子量范围为10 000~600 000g/mol。■[增订] 按干燥品计算,含羧酸基(—COOH)应为19.0%~25.0%。

【性状】 本品为白色至微黄色的粉末。

本品在水、甲醇、乙醇、丙酮或三氯甲烷中不溶;在氢氧化钠试液中溶解。

【鉴别】 (1)取本品约30mg,加0.1mol/L氢氧化钠溶液5ml使溶解,加氯化钙试液1ml,即生成胶状沉淀。

(2)取本品约30mg,加0.1mol/L氢氧化钠溶液5ml使溶解,加稀硫酸1ml,即生成胶状沉淀。

(3)取本品约10mg,加水5ml,加新制的1% 1,3-二羟基萘乙醇溶液1ml与盐酸5ml,摇匀,煮沸■3■[订正]分钟,放冷,加异丙醚15ml,振摇,放置数分钟,分取醚层,同时做空白对照,醚层显深紫色,并且样品的颜色深于空白对照的颜色。

【检查】 酸度 取本品1.5g,加水50ml,振摇5分钟,依法测定(通则0631),pH值应为1.5~3.5。

■**淀粉** 取本品0.10g,加氢氧化钠溶液(1→2500)100ml使溶解,取5ml,加碘试液1滴,不得产生瞬变的蓝色。■■[删除]

■**氯化物** 取本品约2.5g,精密称定,置200ml量瓶中,加稀硝酸50ml,振摇1小时,加稀硝酸稀释至刻度,摇匀,滤过,精密量取续滤液50ml,照电位滴定法(通则0701),用硝酸银滴定液(0.02mol/L)滴定,并将滴定的结果用空白试验校正。每1ml硝酸银滴定液(0.02mol/L)相当于0.709mg的Cl。含Cl不得过1.0%。■[修订]

干燥失重 取本品,在105℃干燥4小时,减失重量不得过15.0%(通则0831)。

炽灼残渣 取本品0.5g,依法检查(通则0841),遗留残渣不得过5.0%。

铁盐 取本品 1.0g,先用小火灼烧使炭化,再在 500～600℃炽灼使完全灰化,放冷,加盐酸 3ml 使残渣溶解,移至 50ml 量瓶中,用水稀释至刻度,摇匀,精密量取 5ml,置纳氏比色管中,加水至 25ml,依法检查(通则 0807),与标准铁溶液 5.0ml 制成的对照液比较,不得更深(0.05%)。

重金属 取炽灼残渣项下遗留的残渣,依法检查(通则 0821 第二法),含重金属不得过百万分之二十。

砷盐 取本品■1.0g[订正],加无水碳酸钠 0.5g,混匀,加水少量湿润,先用小火灼烧使炭化,再在 500～600℃炽灼使完全灰化,放冷,加少量盐酸至残渣不再产生气泡为止,加盐酸 5ml 与水 23ml,依法检查(通则 0822 第一法),应符合规定(■0.0002%■[订正])。

微生物限度 取本品,依法检查(通则 1105 与通则 1106),每 1g 供试品中需氧菌总数、霉菌和酵母菌总数均不得过 10^2 cfu,不得检出大肠埃希菌;每 10g 供试品中不得检出沙门菌。

【含量测定】 取本品约 0.25g,精密称定,加水 25ml,精密加氢氧化钠滴定液(0.1mol/L)25ml,再加酚酞指示剂 0.2ml,用盐酸滴定液(0.1mol/L)滴定■,在接近终点时,应使海藻酸完全溶解,并将滴定的结果用空白试验校正。■[增订]每 1ml 氢氧化钠滴定液(0.1mol/L)相当于 4.502mg 的—COOH。

【类别】 药用辅料,黏合剂和崩解剂。

【贮藏】 密闭保存。

■【标示】 应标明粒度及粒度分布,沉降体积比,以 mPa•s 或 Pa•s 为单位标明黏度标示值。■[增订]

海 藻 糖

Haizaotang

Trehalose

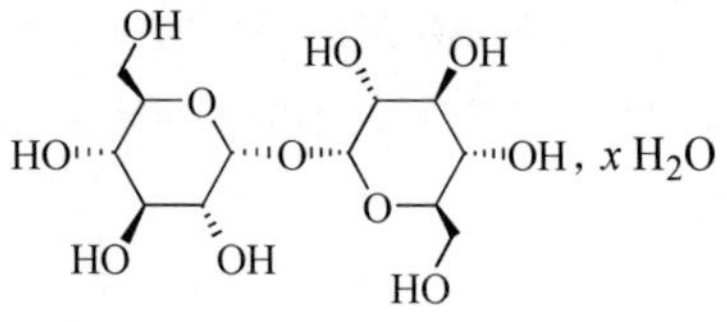

$$C_{12}H_{22}O_{11} \quad 342.30 \quad [99\text{-}20\text{-}7]$$
$$C_{12}H_{22}O_{11} \cdot 2H_2O \quad 378.33 \quad [6138\text{-}23\text{-}4]$$

本品由食用级淀粉酶解而成。为两个吡喃环葡萄糖分子以 1,1-糖苷键连接而成的非还原性双糖,可分为无水物和二水合物。按无水物计算,含 $C_{12}H_{22}O_{11}$ 应为 98.0%～102.0%。

【性状】 本品为白色或类白色结晶性粉末。

无水海藻糖在水中易溶,在甲醇或乙醇中几乎不溶。二水海藻糖在水中易溶,在甲醇中微溶,在乙醇中几乎不溶。

比旋度 取本品,精密称定,加水溶解并定量稀释制成每 1ml 中约含 100mg 的溶液,依法测定(通则 0621),比旋度为 ＋197°至＋201°。

【鉴别】 (1)取本品 2g,加水 5ml 使溶解,取 1ml,加 α-萘酚乙醇溶液(1→20)0.4ml,沿容器壁缓慢加入硫酸 0.5ml,溶液即在两液界面处产生紫色环。

(2)取本品 0.2g,加水 5ml 溶解,作为供试品溶液;取甘氨酸 0.2g,加水 5ml 溶解,作为甘氨酸溶液。量取供试品溶液 2ml,加入稀盐酸 1ml,室温静置 20 分钟;再加入氢氧化钠试液 4ml 和甘氨酸溶液 2ml,于水浴中加热 10 分钟后,溶液不显棕色。

(3)在含量测定项下记录的色谱图中,供试品溶液主峰的保留时间应与对照品溶液的主峰保留时间一致。

(4)本品的红外光吸收图谱应与对照品的图谱一致(通则 0402)。

【检查】 酸度 取本品 1.0g(按无水物计算),加水 10ml 使溶解,依法测定(通则 0631),pH 值应为 4.5～6.5。

溶液的澄清度与颜色 取本品 33.0g(按无水物计算),置 100ml 量瓶中,加新沸放冷的水充分振摇使溶解,照紫外-可见分光光度法(通则 0401),在 420nm 与 720nm 波长处测定吸光度。在 720nm 波长处的吸光度值不得过 0.033,420nm 与 720nm 波长处的吸光度差值不得过 0.067。

氯化物 取本品 0.40g,依法检查(通则 0801),与标准氯化钠溶液 5.0ml 制成的对照液比较,不得更浓(0.0125%)。

硫酸盐 取本品 1.0g,依法检查(通则 0802),与标准硫酸钾溶液 2.0ml 制成的对照液比较,不得更浓(0.020%)。

可溶性淀粉 取本品 1.0g,加水 10ml 溶解后,加碘试液 1 滴,不得显蓝色。

有关物质 取本品适量,精密称定,加水溶解并定量稀释制成每 1ml 中约含 10mg 的溶液,作为供试品溶液;精密量取 1ml,置 100ml 量瓶中,用水稀释至刻度,摇匀,作为对照溶液。照含量测定项下的色谱条件,取对照溶液■20μl■[订正]注入液相色谱仪,记录色谱图,主成分峰高的信噪比应大于 10;再精密量取供试品溶液和对照溶液各■20μl■[订正],分别注入液相色谱仪,记录色谱图。供试品溶液色谱图中,除溶剂峰外,供试品溶液主峰之前、之后的杂质峰面积之和分别不得大于对照溶液主峰面积的 0.5 倍(0.5%)。

水分 取本品,照水分测定法(通则 0832■第一法■[修订])测定,含水分应为 9.0%～11.0%;如为无水物,含水分不得过 1.0%。

炽灼残渣 取本品,依法检查(通则 0841),遗留残渣不得过 0.1%。

重金属 取本品 4.0g,加水 23ml 溶解后,加醋酸盐缓冲液(pH3.5)2ml,依法检查(通则 0821 第一法),含重金属不得过百万分之五。

微生物限度 取本品,依法检查(通则 1105 与通则 1106),每 1g 供试品中需氧菌总数不得过 10^3 cfu,霉菌和酵母菌总数不得过 10^2 cfu,不得检出大肠埃希菌;每 10g 供试品中不得检出沙门菌。

细菌内毒素(供注射用) 取本品,依法检查(通则 1143),

每 1mg 海藻糖中含内毒素的量应小于 0.05EU。

【含量测定】 照高效液相色谱法（通则 0512）测定。

色谱条件与系统适用性试验 采用磺化交联的苯乙烯-二乙烯基苯共聚物为填充剂的强阳离子钠型（或氢型）色谱柱；以水为流动相；流速为每分钟 0.4ml；柱温为 80℃；示差折光检测器。取麦芽三糖、葡萄糖与海藻糖对照品适量，加水溶解并稀释制成每 1ml 中各含 2.5mg、2.5mg、10mg 的溶液，精密量取 20μl 注入液相色谱仪，重复进样 3 次，记录色谱图，主峰面积的相对标准偏差不得过 2.0%，各色谱峰的分离度应符合要求。

测定法 取本品适量，精密称定，加水溶解并定量稀释制成每 1ml 中约含■$C_{12}H_{22}O_{11}$■[增订]10mg 的溶液，作为供试品溶液，精密量取 20μl 注入液相色谱仪，记录色谱图；另取海藻糖对照品适量，同法测定。按外标法以峰面积计算，即得。

【类别】 药用辅料，矫味剂、甜味剂、■冻干保护剂■[修订]、稀释剂、增稠剂和保湿剂等。

【贮藏】 密封，阴凉、干燥处保存。

■**【标示】** 如为供注射用，应标明氮含量，用以对产品中酶残留量进行评估。

附：氮含量测定方法：取本品 5.0g，精密称定，置于消解瓶中，加入 30ml 浓硫酸消解后，照氮测定法（通则 0704 第三法）操作，加入 40%（W/V）的氢氧化钠溶液 45ml 进行蒸馏。■[增订]

羟丙基倍他环糊精

Qiangbingji Beita Huanhujing

Hydroxypropyl Betadex

[128446-35-5]

本品为倍他环糊精与 1,2-环氧丙烷的醚化物。按无水物计算，含羟丙氧基（—$OCH_2CHOHCH_3$）应为 19.6% ~ 26.3%。

【性状】 本品为白色或类白色的无定形或结晶性粉末。

本品在水或丙二醇中极易溶解，在甲醇或乙醇中易溶，在丙酮或三氯甲烷中几乎不溶。

【鉴别】 （1）取本品 5% 的水溶液 0.5ml，置 10ml 试管中，加 10%α-萘酚的乙醇溶液 2 滴，摇匀，沿试管壁缓缓加入硫酸 1ml，在两液界面处即显紫色环。

（2）本品的红外光吸收图谱应与对照品的图谱一致（通则 0402）。

【检查】 **酸碱度** 取本品 1.0g，加水 40ml 溶解后，依法测定（通则 0631），pH 值应为 5.0~7.5。

溶液的澄清度与颜色 取本品 2.5g，加水 25ml 使溶解，依法检查（通则 0901 与通则 0902），溶液应澄清无色。

氯化物 取本品 0.1g，依法检查（通则 0801），与标准氯化钠溶液 5.0ml 制成的对照液比较，不得更浓（0.05%）。

电导率 取本品约 5.0g（以无水物计），精密称定，置于 50ml 量瓶中，加新沸放冷的水溶解并稀释至刻度。在 20℃下测定溶液的电导率（通则 0681），不得过 200μS/cm。

有关物质 取本品约 2.5g，精密称定，置 25ml 量瓶中，加 60℃的水 15ml，振摇使溶解，放冷至室温，用水稀释至刻度，摇匀，作为供试品溶液；另取倍他环糊精对照品■50mg■[订正]和 1,2-丙二醇对照品 50mg，精密称定，置 100ml 量瓶中，加水溶解并稀释至刻度，摇匀，作为对照品溶液。照高效液相色谱法（通则 0512）测定，用苯基键合硅胶为填充剂；水为流动相；用示差折光检测器；柱温为 40℃；检测器温度为 40℃。取对照品溶液 20μl，注入液相色谱仪，记录色谱图，倍他环糊精峰和丙二醇峰的分离度应不小于 4，分别精密量取对照品溶液和供试品溶液各 20μl，注入液相色谱仪，记录色谱图至倍他环糊精保留时间的 6 倍。按外标法以峰面积计，含倍他环糊精不得过 0.5%，1,2-丙二醇不得过 0.5%；除倍他环糊精和 1,2-丙二醇外的其他单一杂质不得过 0.1%（以 1,2-丙二醇计），除倍他环糊精和 1,2-丙二醇外其他杂质总和不得过 1.0%（以 1,2-丙二醇计，只计倍他环糊精和 1,2-丙二醇之间的峰）。

环氧丙烷 取本品约 0.5g，精密称定，置 20ml 顶空瓶中，精密加入 N,N-二甲基乙酰胺 1ml，密封，不断振摇使溶解，作为供试品溶液；取 100ml 量瓶，加 N,N-二甲基乙酰胺约 60ml，加瓶塞，称重，用注射器注入环氧丙烷对照品约 0.3ml，盖好瓶塞，称重，前后两次称重之差即为溶液中环氧丙烷的重量，用 N,N-二甲基乙酰胺稀释至刻度，摇匀，作为对照品贮备液，精密量取对照品贮备液适量，用 N,N-二甲基乙酰胺稀释制成每 1ml 含 0.5μg 的溶液，精密量取 1ml，置 20ml 顶空瓶中，密封，作为对照品溶液。照气相色谱法（通则 0521）测定，用苯乙烯-二聚乙烯苯共聚物（或极性相近）为固定液的毛细管柱为色谱柱，起始温度为 50℃，维持 10 分钟，以每分钟 10℃的速率升温至 100℃，维持 10 分钟，再以每分钟 20℃的速率升温至 220℃，维持 4 分钟；进样口温度为 120℃；检测器温度为 250℃；顶空温度为 100℃，平衡时间为 30 分钟；取供试品溶液和对照品溶液分别顶空进样，记录色谱图，按外标法以峰面积计算，含环氧丙烷不得过 0.0001%。

水分 取本品，照水分测定法（通则 0832 第一法 1）测定，含水分不得过 6.0%。

炽灼残渣 取本品 1.0g，依法检查（通则 0841），遗留残渣不得过 0.2%。

重金属 取炽灼残渣项下遗留的残渣，依法检查（通则 0821 第二法），含重金属不得过百万分之十。

微生物限度 取本品，依法检查（通则 1105 与通则 1106），每 1g 供试品需氧菌总数不得过 10^2cfu，霉菌和酵母菌总数不得过 10^2cfu，每 10g 供试品不得检出大肠埃希菌和沙门菌。

【含量测定】 **羟丙氧基** 取本品约 0.1g，精密称定，照甲氧基、乙氧基与羟丙氧基测定法（通则 0712）测定，即得。

【类别】 药用辅料,包合剂,稳定剂等。

【贮藏】 遮光,密闭保存。

注:本品引湿性强。

混合脂肪酸甘油酯(硬脂)

Hunhe Zhifangsuan Ganyouzhi (Yingzhi)

Hard Fat

本品为■C₈~C₁₈■删除■饱和脂肪酸的甘油一酯、二酯与三酯的混合物。

【性状】 本品为白色或类白色的蜡状固体■;具有油脂臭■删除■。

本品在■二■订正■氯甲烷或乙醚中易溶,在石油醚(60~90℃)中溶解,在水或乙醇中几乎不溶。

熔点 ■本品的熔点(通则0612第二法)为30~45℃,且应为标示值的±2℃。■修订■

酸值 ■本品的酸值(通则0713)应不大于0.5。■修订■

■羟值 取本品2g,精密称定,置150ml回流瓶中,精密加入酰化剂(取醋酐25.0ml,加无水吡啶稀释至100ml,临用新制)5.0ml,水浴加热回流1小时后,放冷,加入水5ml,如果溶液浑浊,加入适量吡啶使溶液澄清,继续水浴加热回流10分钟,用中性乙醇(用0.5mol/L氢氧化钾乙醇溶液中和至对酚酞指示液显中性)5ml冲洗冷凝器和回流瓶的内壁,加酚酞指示液0.2ml,趁热用乙醇制氢氧化钾滴定液(0.5mol/L)滴定至溶液显粉红色,同时做空白试验。照下式计算,本品的羟值应不大于50,应为标示值的±5;如标示值小于5,测定值不得过5。

$$羟值 = \frac{(B-A) \times N \times 56.11}{W} + D$$

式中 A 为供试品消耗乙醇制氢氧化钾滴定液(0.5mol/L)的体积,ml;

B 为空白试验消耗乙醇制氢氧化钾滴定液(0.5mol/L)的体积,ml;

N 为乙醇制氢氧化钾滴定液的浓度,mol/L;

W 为供试品的重量,g;

D 为供试品的酸值。■修订■

碘值 本品的碘值(通则0713)应不大于2.0。

■过氧化值 本品的过氧化值(通则0713)应不大于3.0。■修订■

皂化值 ■本品的皂化值(通则0713)应为215~260,且应为标示值的95%~105%。■修订■

【鉴别】 ■取本品约1.0g,加二氯甲烷10ml使溶解,作为供试品溶液。照薄层色谱法(通则0502)试验,吸取供试品溶液2μl,点于硅胶G薄层板上,以乙醚-二氯甲烷(10:90)为展开剂,展开,展开距离应大于12cm,晾干,置碘蒸气中显色后,立即检视,应至少显示甘油三酯斑点(R_f值约为0.7,Rst 1),

可能显示1,3-甘油二酯(Rst 0.6)、1,2-甘油二酯(Rst 0.4)和甘油一酯(Rst 0.07)。如果样品羟值较低,甘油一酯或甘油二酯的斑点可以很浅或缺失。■修订■

【检查】 ■不皂化物 取本品约5.0g,除"水浴加热回流1小时,趁热转移至带有聚四氟乙烯活塞的分液漏斗中"外,依法测定(通则0713),不皂化物不得过3.0%。■增订■

碱性杂质 取本品2.0g,■50℃使熔化,趁热加入混合溶液(取新蒸馏的丙酮10ml、水0.3ml和0.04%溴酚蓝乙醇溶液1滴,用0.01mol/L盐酸溶液或0.01mol/L氢氧化钠溶液调节至中性),用盐酸滴定液(0.01mol/L)滴定至上层液显黄色,■修订■消耗盐酸滴定液(0.01mol/L)的体积不得过0.15ml。

灰分 取本品■2.0g■增订■,依法检查(通则2302),遗留残渣不得过0.05%。

重金属 取本品1g,加饱和氯化钠溶液20ml,置水浴上加热溶化,然后置冰浴中冷却,滤过,滤液移至50ml纳氏比色管中,加■醋酸盐缓冲液(pH 3.5)■修订■2ml与水适量使成25ml,依法检查(通则0821第一法),含重金属不得过百万分之十。

【类别】 药用辅料,栓剂基质和释放阻滞剂等。

【贮藏】 ■避光,在低于标示熔点5℃及以下温度保存。■修订■

■【标示】 应标明本品熔点、羟值和皂化值的标示值。■增订■

注:本品触摸时有滑腻感。

棕榈山梨坦

Zonglü Shanlitan

Sorbitan Palmitate

[26266-57-9]

本品为山梨坦与棕榈酸形成酯的混合物,系山梨醇脱水,在碱性催化剂下,与棕榈酸酯化而制得;或由山梨醇与棕榈酸在180~280℃下直接酯化而制得。

【性状】 本品为淡黄色蜡状固体■;有轻微的异臭■删除■。

本品在无水乙醇或水中不溶。

酸值 本品的酸值(通则0713)应不大于8。

羟值 本品的羟值(通则0713)应为275~305。

碘值 本品的碘值(通则0713)应不大于10。

过氧化值 本品的过氧化值(通则0713)应不大于5。

皂化值 本品的皂化值(通则0713)应为140~150(皂化时间1小时)。

【鉴别】 ■照脂肪酸组成试验应符合规定。■修订■

【检查】 ■脂肪酸组成 取本品0.1g,置25ml锥形瓶中,加入 0.5mol/L 氢氧化钠甲醇溶液 2ml,振摇至溶解,加热回流 30 分钟,沿冷凝管加 14％三氟化硼甲醇溶液 2ml,加热回流 30 分钟,沿冷凝管加正庚烷 4ml,加热回流 5 分钟,放冷,加饱和氯化钠溶液 10ml,振摇 15 秒,加饱和氯化钠溶液至瓶颈部,混匀,静置分层,取上层液 2ml,用水洗涤 3 次,每次 2ml,取上层液经无水硫酸钠干燥,作为供试品溶液。

分别精密称取下列各脂肪酸甲酯对照品适量,用正庚烷溶解并稀释制成每 1ml 中含棕榈酸甲酯 9.0mg、硬脂酸甲酯 1.0mg 的混合对照品溶液(1)。取 1.0ml,置 10ml 量瓶中,加正庚烷稀释至刻度,摇匀,作为混合对照品溶液(2)。

照气相色谱法(通则 0521)试验,以聚乙二醇为固定液的毛细管柱为色谱柱,初始温度 170℃,以每分钟 2℃的速率升温至 230℃,维持 10 分钟,进样口温度 250℃,检测器温度 250℃,取混合对照品溶液(1)、(2)各 1μl,分别注入气相色谱仪,记录色谱图,混合对照品溶液(1)中各棕榈酸甲酯峰和硬脂酸甲酯峰的分离度不小于 1.8,理论板数按棕榈酸甲酯峰计算不得低于 30 000;混合对照品溶液(2)中最小脂肪酸甲酯峰的信噪比应大于 5。

取供试品溶液 1μl,注入气相色谱仪,按面积归一化法以峰面积计算,含棕榈酸不少于 92.0％;硬脂酸不大于 6.0％。■[修订]

水分　取本品,照水分测定法(通则 0832 第一法 1)测定,含水分不得过 1.5％。

炽灼残渣　取本品 1.0g,依法检查(通则 0841),遗留残渣不得过 0.5％。

重金属　取炽灼残渣项下遗留的残渣,依法检查(通则 0821 第二法),含重金属不得过百万分之十。

【类别】　药用辅料,乳化剂和消泡剂等。

【贮藏】　密闭保存。

硬脂山梨坦

Yingzhi Shanlitan

Sorbitan Monostearate

[1338-41-6]

本品为山梨坦与硬脂酸形成酯的混合物。系山梨醇脱水,在碱性催化下,与硬脂酸酯化而制得。或者由山梨醇与硬脂酸在 180～280℃下直接酯化而制得。

【性状】　本品为淡黄色至黄褐色蜡状固体■,有轻微气味■[删除]。

本品在乙酸乙酯中极微溶,在水或丙酮中不溶。

酸值　本品的酸值(通则 0713)应不大于 10。

羟值　本品的羟值(通则 0713)应为 235～260。

碘值　本品的碘值(通则 0713)应不大于 10。

过氧化值　本品的过氧化值(通则 0713)应不大于 5。

皂化值　本品的皂化值(通则 0713)应为 147～157。

【鉴别】　■照脂肪酸组成试验应符合规定。■[修订]

【检查】　■**脂肪酸组成**　取本品 0.1g,置 50ml 圆底烧瓶中,加 0.5mol/L 氢氧化钾甲醇溶液 4ml,在 65℃水浴中加热回流 10 分钟,放冷,加 14％三氟化硼甲醇溶液 5ml,在 65℃水浴中加热回流 2 分钟,放冷,加正己烷 5ml,继续在 65℃水浴中加热回流 1 分钟,放冷,加饱和氯化钠溶液 10ml,摇匀,静置使分层,取上层液,经无水硫酸钠干燥。

照气相色谱法(通则 0521)试验。以聚乙二醇为固定液的毛细管柱为色谱柱,起始温度为 150℃,维持 3 分钟,以每分钟 5℃的速率升温至 220℃,维持 10 分钟;进样口温度 240℃,检测器温度 280℃。分别取棕榈酸甲酯、硬脂酸甲酯对照品适量,加正己烷溶解并稀释制成每 1ml 中各含 1mg 的溶液,取 1μl 注入气相色谱仪,记录色谱图,理论板数按硬脂酸甲酯峰计算不低于 20 000,各色谱峰的分离度应符合要求。

取供试品溶液 1μl,注入气相色谱仪,记录色谱图,按面积归一化法以峰面积计算,含硬脂酸不得少于 40.0％,含棕榈酸和硬脂酸总和不得少于 90.0％。■[修订]

水分　取本品,以无水甲醇-二氯甲烷(1:1)为溶剂,照水分测定法(通则 0832 第一法 1)测定,含水分不得过 1.5％。

炽灼残渣　取本品 1.0g,依法检查(通则 0841),遗留残渣不得过 0.5％。

重金属　取炽灼残渣项下遗留的残渣,依法检查(通则 0821 第二法),含重金属不得过百万分之十。

【类别】　药用辅料,乳化剂和消泡剂等。

【贮藏】　密封,在干燥处保存。

硬脂富马酸钠

Yingzhi Fumasuanna

Sodium Stearyl Fumarate

$C_{22}H_{39}NaO_4$　　390.54

[4070-80-8]

本品为(E)-丁烯二酸十八醇酯钠盐。按无水物计算,含 $C_{22}H_{39}NaO_4$ 应为 99.0％～101.5％。

【性状】　本品为白色或类白色粉末,可带扁平的球形颗粒聚结物。

本品在甲醇中微溶,在水、乙醇或丙酮中几乎不溶。

皂化值　取本品约 0.45g,精密称定,置 250ml 回流瓶中,精密加入 0.55％氢氧化钾无水乙醇溶液(临用新制) 50ml,加热回流 2 小时,用 70％乙醇溶液 10ml 冲洗冷凝管内壁,再用水冲洗 3 次,每次 10ml,冷却至室温,再用 70％乙醇溶液洗涤 2 次,每次 10ml,加酚酞指示液 1.0ml,用盐酸滴定液(0.1mol/L)滴定至溶液的粉红色刚好褪去,同时做空白试验。按下式计算,皂化值应为142.2～146.0。

$$皂化值 = \frac{(V_2 - V_1) \times 5.61}{M \times (1-A)}$$

式中　V_1 为供试品消耗盐酸滴定液(0.1mol/L)的体积,ml;

　　　　V_2 为空白消耗盐酸滴定液(0.1mol/L)的体积,ml;

　　　　M 为供试品称样量,g;

　　　　A 为供试品的水分。

【鉴别】 (1)本品的红外光吸收图谱应与对照品的图谱一致(通则0402)。

(2)本品显钠盐鉴别(1)的反应(通则0301)。

【检查】 有关物质 取本品约15mg,精密称定,精密加入硅烷化溶液[取 N,O-双(三甲基硅烷基)三氟乙酰胺 2ml,加三甲基氯硅烷 0.02ml,混匀]1ml,密封,在70℃加热1小时,滤过,取续滤液作为供试品溶液;另取硬脂马来酸钠与硬脂富马酸钠对照品各约1mg,自"精密加入硅烷化溶液1ml"起同法操作,作为系统适用性溶液。照气相色谱法(通则0521)测定,用二甲基聚硅氧烷(或极性相近)为固定液的毛细管柱为色谱柱(HP-1,15m × 0.53mm,0.15μm 或 HP-5,30m × 0.32mm,0.25μm),起始温度为180℃,维持1分钟,以每分钟7℃的速率升温至320℃,维持5分钟;载气为氮气;进样口温度为250℃;检测器温度为320℃。精密量取系统适用性溶液 2μl 注入气相色谱仪,记录色谱图,硬脂三甲基硅烷马来酸酯峰与硬脂三甲基硅烷富马酸酯峰的分离度应符合要求。精密量取供试品溶液 2μl 注入气相色谱仪,记录色谱图。按面积归一化法计算,含硬脂马来酸钠不得过 0.25%,其他单个杂质不得过0.5%,杂质总量不得过5.0%。

丙酮(此项适用于以丙酮作为反应溶剂的工艺) 取本品约0.12g,精密称定,置顶空瓶中,精密加入二甲基亚砜 3ml,密封,作为供试品溶液;另取丙酮适量,精密称定,用二甲基亚砜定量稀释制成每1ml中约含19.2μg 的溶液,精密量取3ml,置顶空瓶中,密封,作为对照溶液。照残留溶剂测定法(通则0861第二法)测定,用 14%氰丙基苯基-86%二甲基聚硅氧烷(或极性相近)为固定液的毛细管柱为色谱柱,起始温度为30℃,维持2分钟,以每分钟5℃的速率升温至40℃,维持20分钟,以每分钟20℃的速率升温至120℃,维持5分钟,再以每分钟30℃的速率升温至150℃,维持1分钟;进样口温度为150℃;检测器温度为250℃;顶空瓶平衡温度为80℃,平衡时间为20分钟。丙酮峰与相邻峰的分离度应符合要求。取供试品溶液和对照溶液分别顶空进样,记录色谱图。按外标法以峰面积计算,含丙酮不得过0.05%。

甲苯(此项适用于以甲苯作为反应溶剂的工艺) 取本品约0.60g,■精密称定,置顶空瓶中,■[修订]精密加入内标溶液(取丁酮适量,用二甲基亚砜定量稀释制成每1ml中约含■0.3mg■[订正]的溶液,作为内标贮备液;精密量取适量,用二甲基亚砜定量稀释制成每1ml中约含■2.4μg■[订正]的溶液)3ml,密封,作为供试品溶液;另取甲苯适量,精密称

定,用二甲基亚砜定量稀释制成每1ml中约含0.52mg的溶液,精密量取1ml,置250ml量瓶中,精密加入内标贮备液2ml,用二甲基亚砜稀释至刻度,摇匀,精密量取3ml,置顶空瓶中,密封,作为对照溶液。照残留溶剂测定法(通则0861第二法)测定,用14%氰丙基苯基-86%二甲基聚硅氧烷(或极性相近)为固定液的毛细管柱为色谱柱,起始温度为30℃,维持2分钟,以每分钟5℃的速率升温至40℃,维持20分钟,以每分钟20℃的速率升温至120℃,维持5分钟,再以每分钟30℃的速率升温至150℃,维持1分钟;进样口温度为150℃;检测器温度为250℃;顶空瓶平衡温度为110℃,平衡时间为30分钟。甲苯峰与相邻峰的分离度应符合要求。取供试品溶液和对照溶液分别顶空进样,记录色谱图。按内标法以峰面积计算,含甲苯不得过0.089%。

水分 取本品,照水分测定法(■通则0832第一法1■[修订])测定,含水分不得过5.0%。

重金属 取本品1.0g,依法检查(通则0821第二法),含重金属不得过百万分之二十。若含重金属小于百万分之十,则不必进行铅检查,若含重金属大于百万分之十,应进行铅检查。

铅 取本品0.5g,置于聚四氟乙烯消解罐中,加入硝酸10ml与30%过氧化氢溶液2ml,浸泡过夜,密封,放入微波消解装置中消解(微波消解采用梯度升温控制方式,参数采用10分钟升温至190℃,保持3小时);冷却,将消解液转移至50ml量瓶中,用水稀释至刻度,摇匀,作为供试品溶液。照原子吸收分光光度法(通则0406第一法),在283.3nm 波长处测定,含铅不得过百万分之十。

砷盐 取本品1.3g,加2%硝酸镁乙醇溶液10ml,点燃烧尽后,用小火炽灼至炭化,放冷,加硝酸0.5ml,继续加热至氧化氮蒸气除净后,置500～600℃炽灼使完全炭化,加盐酸3ml,水浴加热使残渣溶解,依法检查(通则0822第二法),应符合规定(0.000 15%)。

【含量测定】 取本品约0.25g,精密称定,加二氯甲烷10ml与冰醋酸30ml使溶解后,照电位滴定法(通则0701),用高氯酸滴定液(0.1mol/L)滴定,并将滴定结果用空白试验校正。每1ml高氯酸滴定液(0.1mol/L)相当于39.05mg的 $C_{22}H_{39}NaO_4$。

【类别】 药用辅料,润滑剂。

【贮藏】 遮光,密封保存。

【标示】 应标明粒度分布、比表面积的标示值。

硬 脂 酸

Yingzhisuan

Stearic Acid

本品系从动、植物油脂中得到的固体脂肪酸,主要成分为硬脂酸($C_{18}H_{36}O_2$)与棕榈酸($C_{16}H_{32}O_2$)。含硬脂酸($C_{18}H_{36}O_2$)

量,含硬脂酸($C_{18}H_{36}O_2$)与棕榈酸($C_{16}H_{32}O_2$)总量应符合附表规定。

【性状】 本品为白色或类白色粉末、颗粒、片状固体或结晶性硬块,其剖面有微带光泽的细针状结晶■;有类似油脂的微臭■[删除]。

本品■在三氯甲烷或乙醚中易溶,在乙醇中溶解,■[删除]在水中几乎不溶。

凝点 本品的凝点(通则0613)应符合附表规定。

酸值 本品的酸值(通则0713)应为194～212。

碘值 本品的碘值(通则0713)应符合附表规定。

【鉴别】 在含量测定项下记录的色谱图中,供试品溶液两个主峰的保留时间应分别与对照品溶液两个主峰的保留时间一致。

【检查】 溶液的颜色 取本品适量,在75℃水浴上加热熔化,如显色,与黄绿色1号标准比色液(通则0901)比较,不得更深。

水溶性酸 取本品5.0g,加热熔化,加等体积新沸的热水,振摇2分钟,放冷,滤过,滤液中加甲基橙指示液1滴,不得显红色。

中性脂肪或蜡 取本品1.0g,加无水碳酸钠0.5g与水30ml,煮沸使溶解,溶液应澄清。

炽灼残渣 取本品4.0g,依法检查(通则0841),遗留残渣不得过0.1%。

镍 取本品0.10g,置高压消解罐中,加硝酸适量,130℃加热至消化完全,冷却,转移置10ml量瓶中,用硝酸溶液(1→100)稀释至刻度,摇匀,作为供试品溶液。同法制备空白溶液。另取镍单元素标准溶液,用硝酸溶液(1→100)稀释制成每1ml中含镍0、5、10和15ng的溶液,作为对照品溶液。取供试品溶液与对照品溶液,照原子吸收分光光度法(通则0406第一法),在232.0nm的波长处测定,计算,即得。含镍不得过0.0001%。

重金属 取炽灼残渣项下遗留的残渣,依法检查(通则0821第二法),含重金属不得过百万分之五。

【含量测定】 照气相色谱法(通则0521)测定。

色谱条件与系统适用性试验 用聚乙二醇20M(或极性相近)为固定液的毛细管柱为色谱柱;起始温度为170℃,维持2分钟,以每分钟10℃的速率升温至240℃,维持数分钟,使色谱图记录至除溶剂峰外的第二个主峰保留时间的3倍;进样口温度为250℃;检测器温度为260℃。硬脂酸甲酯峰与棕榈酸甲酯峰的分离度应大于5.0。

测定法 取本品约0.1g,精密称定,置锥形瓶中,精密加三氟化硼甲醇溶液(13%～15%)5ml振摇使溶解,置水浴中回流20分钟,放冷,用正己烷10～15ml转移并洗涤至分液漏斗中,加水10ml与氯化钠饱和溶液10ml,振摇分层,弃去下层(水层),正己烷层加无水硫酸钠6g干燥除去水分后置25ml量瓶中,用正己烷稀释至刻度,摇匀,作为供试品溶液;另取硬脂酸与棕榈酸对照品各约50mg,同上法操作制得对

照品溶液。精密量取供试品溶液与对照品溶液各1μl注入气相色谱仪,记录色谱图。按面积归一化法计算供试品中硬脂酸($C_{18}H_{36}O_2$)与棕榈酸($C_{16}H_{32}O_2$)的含量。

【类别】 药用辅料,润滑剂和软膏基质等。

【贮藏】 密闭保存。

【标示】 ①应标明产品型号。■②应标明本品粒径分布的标示范围、比表面积的标示值。■[增订]

附表 三种型号硬脂酸的凝点、碘值与含量规定

型号	凝点	碘值	含硬脂酸量	含硬脂酸与棕榈酸总量
硬脂酸50	53～59℃	不大于4.0	40.0%～60.0% (不包括60.0%)	不少于90.0%
硬脂酸70	57～64℃	不大于4.0	60.0%～80.0%	不少于90.0%
硬脂酸95	64～69℃	不大于1.5	不少于90.0%	不少于96.0%

注:本品有滑腻感■,有类似油脂的微臭■[增订]。

硬 脂 酸 钙

Yingzhisuangai

Calcium Stearate

[1592-23-0]

本品主要为硬脂酸钙($C_{36}H_{70}O_4Ca$)与棕榈酸钙($C_{32}H_{62}O_4Ca$)的混合物■,按干燥品计算,含钙(Ca)应为6.4%～7.4%。■[修订]

【性状】 本品为白色粉末。

本品在水、乙醇或乙醚中不溶。

■【鉴别】 (1)取本品1.0g,加水25ml与盐酸5ml,摇匀,加热,使脂肪酸成油层分出,放冷,取水层,水层显钙盐的鉴别反应(通则0301)。

(2)在脂肪酸组成检查项下记录的色谱图中,供试品溶液两主峰的保留时间应分别与对照品溶液两主峰的保留时间一致。■[修订]

【检查】 ■酸碱度 取本品1.0g,加水20ml,加热煮沸1分钟,并不断搅拌,放冷,滤过,取滤液10ml,加入溴麝香草酚蓝指示液1滴,用盐酸滴定液(0.01mol/L)或氢氧化钠滴定液(0.01mol/L)滴定至溶液变色,消耗滴定液的体积不得过0.5ml。■[增订]

脂肪酸的酸值 取本品5.0g,加无过氧化物的乙醚50ml、稀硝酸20ml与水20ml,加热回流使溶解,放冷,置分液漏斗中静置分层,分取水层,乙醚层用水提取两次,每次5ml,合并上述水层,然后用无过氧化物的乙醚15ml洗涤水层,将水层置50ml量瓶中,用水稀释至刻度,摇匀,作为氯化物和硫酸盐的检查用供试溶液。合并上述乙醚层,挥干溶剂,于105℃干燥后,依法测定(通则0713),酸值应为195～210。

氯化物 取脂肪酸的酸值项下制备的检查用供试溶液

1.0ml,依法检查(通则0801),与标准氯化钠溶液10.0ml制成的对照液比较,不得更浓(0.1%)。

硫酸盐 取脂肪酸的酸值项下制备的检查用供试溶液1.0ml,依法检查(通则0802),与标准硫酸钾溶液3.0ml制成的对照液比较,不得更浓(0.3%)。

干燥失重 取本品,在105℃干燥至恒重,减失重量不得过4.0%(通则0831)。

镍 取本品0.05g两份,分别置高压消解罐中,一份中加硝酸2ml消化后,定量转移至10ml量瓶中,用水稀释至刻度,摇匀,作为供试品溶液;另一份中精密加标准镍溶液(精密量取镍单元素标准溶液适量,用水定量稀释制成每1ml中含镍0.5μg的溶液)0.5ml,同法操作,作为对照品溶液。照原子吸收分光光度法(通则0406第二法),■采用石墨炉原子化器,■[增订]在232.0nm的波长处分别测定,应符合规定(0.0005%)。

镉 取本品0.05g两份,分别置高压消解罐中,一份中加硝酸2ml消化后,定量转移至100ml量瓶中,用水稀释至刻度,摇匀,作为供试品溶液;另一份中精密加标准镉溶液(精密量取镉单元素标准溶液适量,用水定量稀释制成每1ml中含镉0.3μg的溶液)0.5ml,同法操作,作为对照品溶液。照原子吸收分光光度法(通则0406第二法),■采用石墨炉原子化器,■[增订]在228.8nm的波长处分别测定,应符合规定(0.0003%)。

■重金属 取本品2.5g,置蒸发皿中,作为供试品管;另取本品0.5g,置另一蒸发皿中,作为对照品管。分别加25%硝酸镁乙醇溶液5ml,用短颈漏斗盖于蒸发皿上,颈部朝上,在电热板上低温加热30分钟,再中温加热30分钟,放冷;移开漏斗,对照品管中精密加标准铅溶液2ml,分别将蒸发皿炽灼至样品灰化,放冷,加硝酸10ml,使残渣溶解,将溶液分别移入两个250ml烧杯中,各加高氯酸溶液(7→10)5ml,蒸发至干,残渣中加盐酸2ml,用水淋洗烧杯内壁,再蒸发至干,快干时旋动烧杯;再加盐酸2ml,重复上述操作,放冷后加水约10ml使残渣溶解;各加酚酞指示液1滴,用氢氧化钠试液中和至出现粉红色,再加稀盐酸至无色;各加稀醋酸1ml与少量活性炭,混匀,滤过,滤液置50ml纳氏比色管中,用水冲洗滤渣后稀释至40ml,各加硫代乙酰胺试液1.2ml与醋酸盐缓冲液(pH3.5)2ml,摇匀,放置5分钟后,同置白纸上,自上向下透视,供试品管中显示的颜色与对照品管比较,不得更深。含重金属不得过百万分之十。■[删除]

■铅 取本品0.05g两份,分别置高压消解罐中,一份中加硝酸2ml消化后,定量转移至50ml量瓶中,用水稀释至刻度,摇匀,作为供试品溶液;另一份中精密加标准铅溶液(精密量取铅标准溶液适量,用水定量稀释制成每1ml中含铅1μg的溶液)0.5ml,同法操作,作为对照品溶液。取供试品溶液和对照品溶液,以磷酸二氢铵-硝酸钯溶液(称取0.02g硝酸钯,置100ml量瓶中,加少量10%硝酸溶液溶解后,再加入2g磷酸二氢铵,溶解后用5%硝酸溶液稀释至刻度,摇匀,即得)作为基体改进剂,照原子吸收分光光度法(通则0406第二法),采用石墨炉原子化器,在283.3nm的波长处分别测定,

应符合规定(0.001%)。■[增订]

砷盐 取本品1.0g,加入稀盐酸(1→2)5ml与三氯甲烷20ml,剧烈振摇3分钟,静置,分离,取水层,加甲基橙指示液1滴,用氨试液调至中性,加盐酸5ml与水18ml,依法检查(通则0822第二法),应符合规定(0.0002%)。

■脂肪酸组成 取本品约0.1g,精密称定,置锥形瓶中,加14%三氟化硼甲醇溶液5ml,摇匀,加热回流10分钟,沿冷凝管加正庚烷4ml,加热回流10分钟,放冷,加饱和氯化钠溶液20ml,振摇,静置分层,取上层液,经无水硫酸钠干燥,精密量取1ml,置10ml量瓶中,用正庚烷稀释至刻度,摇匀,作为供试品溶液。

取棕榈酸甲酯与硬脂酸甲酯对照品适量,加正庚烷溶解并稀释制成每1ml中分别约含15mg与10mg的溶液,作为对照品溶液。

照气相色谱法(通则0521)试验,以聚乙二醇-20M(或极性相近)为固定液的毛细管柱为色谱柱,起始温度为70℃,维持2分钟,以每分钟5℃的速率升温至240℃,维持5分钟;进样口温度为220℃;检测器温度为260℃。棕榈酸甲酯峰与硬脂酸甲酯峰的分离度应大于5.0。

精密量取供试品溶液与对照品溶液各1μl,分别注入气相色谱仪,记录色谱图,按面积归一化法以峰面积计算,含硬脂酸不得少于40.0%,硬脂酸与棕榈酸的总和不得少于90.0%。■[修订]

■微生物限度 取本品,依法检查(通则1105与通则1106),每1g供试品中需氧菌总数不得过10^3cfu,霉菌和酵母菌总数不得过10^2cfu,不得检出大肠埃希菌。■[删除]

■【含量测定】 取本品约0.2g,精密称定,加正丁醇-无水乙醇(1∶1)50ml,加浓氨溶液5ml与氨-氯化铵缓冲液(pH 10.0)3ml,再精密加入乙二胺四醋酸二钠滴定液(0.05mol/L)25ml与铬黑T指示剂少许,混匀,于40~50℃水浴上加热至溶液澄清,用锌滴定液(0.05mol/L)滴定至溶液自蓝色转变为紫色,并将滴定的结果用空白试验校正。每1ml乙二胺四醋酸二钠滴定液(0.05mol/L)相当于2.004mg的Ca。■[修订]

【类别】 药用辅料,润滑剂和乳化剂等。

【贮藏】 密闭,在阴凉干燥处保存。

硬 脂 酸 镁

Yingzhisuanmei

Magnesium Stearate

[557-04-0]

本品是镁与硬脂酸化合而成。系以硬脂酸镁($C_{36}H_{70}MgO_4$)与棕榈酸镁($C_{32}H_{62}MgO_4$)为主要成分的混合物。按干燥品计算,含Mg应为4.0%~5.0%。

【性状】 本品为白色轻松无砂性的细粉;微有特臭。

本品在水、乙醇或乙醚中不溶。

【鉴别】 (1)在硬脂酸与棕榈酸相对含量检查项下记录的色谱图中,供试品溶液色谱中两主峰的保留时间应分别与对照品溶液两主峰的保留时间一致。

(2)取本品 5.0g,置分液漏斗中,加入乙醚 50ml,摇匀,加入稀硝酸 20ml 与水 20ml,振摇至溶液完全溶解,放置分层,将水层移入另一分液漏斗中,用水提取乙醚层 2 次,每次 4ml,合并水层,用乙醚 15ml 清洗水层,将水层移至 50ml 量瓶中,加水稀释至刻度,摇匀,作为供试品溶液,应显镁盐的鉴别反应(通则 0301)。

【检查】 **酸碱度** 取本品 2.0g,加无水乙醇 6.0ml,搅拌使分散均匀,再加水使成 40.0ml,摇匀,滤过,取续滤液 10.0ml,加溴麝香草酚蓝指示液 0.05ml,用盐酸滴定液(0.1mol/L)或氢氧化钠滴定液(0.1mol/L)滴至溶液颜色发生变化,滴定液用量不得过 0.05ml。

氯化物 取鉴别▪(2)▪[订正]项下的供试品溶液 1.0ml,依法检查(通则 0801),与标准氯化钠溶液 10.0ml 制成的对照液比较,不得更浓(0.10%)。

硫酸盐 取鉴别▪(2)▪[订正]项下的供试品溶液 1.0ml,依法检查(通则 0802),与标准硫酸钾溶液 6.0ml 制成的对照液比较,不得更浓(0.6%)。

干燥失重 取本品,在 80℃干燥至恒重,减失重量不得过 5.0%(通则 0831)。

铁盐 取本品 0.50g,炽灼灰化后,加稀盐酸 5ml 与水 10ml,煮沸,放冷,滤过,滤液加过硫酸铵 50mg,用水稀释成 35ml,依法检查(通则 0807),与标准铁溶液 5.0ml 用同一方法制成的对照液比较,不得更深(0.01%)。

镉盐 取本品 0.05g 两份,精量称定,分别置高压消解罐中,一份中加硝酸 2ml 消化后,定量转移至 100ml 量瓶中,加水稀释至刻度,摇匀,作为供试品溶液;另一份中精密加入标准镉溶液(精密量取镉单元素标准溶液适量,用水定量稀释制成每 1ml 中含镉 0.3μg 的溶液)0.5ml,同法操作,作为对照品溶液。照原子吸收分光光度法(通则 0406 第二法),在 228.8nm 的波长处分别测定吸光度,应符合规定(0.0003%)。

镍盐 取本品 0.05g 两份,精量称定,分别置高压消解罐中,一份中加硝酸 2ml 消化后,定量转移至 10ml 量瓶中,加水稀释至刻度,摇匀,作为供试品溶液;另一份中精密加入标准镍溶液(精密量取镍单元素标准溶液适量,用水定量稀释制成每 1ml 中含镍 0.5μg 的溶液)0.5ml,同法操作,作为对照品溶液。照原子吸收分光光度法(通则 0406 第二法),在 232.0nm 的波长处分别测定吸光度,应符合规定(0.0005%)。

重金属 取本品 2.0g,缓缓炽灼至完全炭化,放冷,加硫酸 0.5~1.0ml,使恰润湿,低温加热至硫酸除尽,加硝酸 0.5ml,蒸干,至氧化氮蒸气除尽后,放冷,在 500~600℃炽灼使完全灰化,放冷,加盐酸 2ml,置水浴上蒸干后加水 15ml 与稀醋酸 2ml,加热溶解后,放冷,加醋酸盐缓冲液(pH3.5)2ml 与水适量使成 25ml,依法检查(通则 0821 第二法),含重金属不得过百万分之十。

硬脂酸与棕榈酸相对含量 取本品 0.1g,精密称定,置锥形瓶中,加 14%三氟化硼甲醇溶液 5ml,摇匀,加热回流 10 分钟使溶解,从冷凝管加正庚烷 4ml,再回流 10 分钟,冷却后加饱和氯化钠溶液 20ml,振摇,静置使分层,将正庚烷层经无水硫酸钠干燥,作为供试品溶液;分别称取棕榈酸甲酯与硬脂酸甲酯对照品适量,加正庚烷溶解并稀释制成每 1ml 中分别约含 15mg 与 10mg 的溶液,作为对照品溶液。照气相色谱法(通则 0521)试验,用聚乙二醇(或极性相近)为固定液的毛细管柱为色谱柱,起始温度 70℃,维持 2 分钟,以每分钟 5℃的速率升温至 240℃,维持 5 分钟;进样口温度为 220℃;检测器温度为 260℃。取对照品溶液 1μl 注入气相色谱仪,棕榈酸甲酯峰与硬脂酸甲酯峰的分离度应大于 3.0。精密量取供试品溶液 1ml,置 100ml 量瓶中,用正庚烷稀释至刻度,摇匀,取 1μl 注入气相色谱仪,棕榈酸甲酯峰与硬脂酸甲酯峰应能检出。再取供试品溶液 1μl 注入气相色谱仪,记录色谱图,按下式面积归一化法计算硬脂酸镁中硬脂酸在脂肪酸中的百分含量。

$$硬脂酸百分含量(\%) = \frac{A}{B} \times 100\%$$

式中 A 为供试品中硬脂酸甲酯的峰面积;

B 为供试品中所有脂肪酸酯的峰面积。

同法计算硬脂酸镁中棕榈酸在总脂肪酸中的百分含量。硬脂酸相对含量不得低于 40%,硬脂酸与棕榈酸相对含量的总和不得低于 90%。

【含量测定】 取本品约 0.2g,精密称定,加正丁醇-无水乙醇(1:1)50ml,加浓氨溶液 5ml 与氨-氯化铵缓冲液(pH 10.0)3ml,再精密加入乙二胺四醋酸二钠滴定液(0.05mol/L)25ml 与铬黑 T 指示剂少许,混匀,于 40~50℃水浴上加热至溶液澄清,用锌滴定液(0.05mol/L)滴定至溶液自蓝色转变为紫色,并将滴定的结果用空白试验校正。每 1ml 乙二胺四醋酸二钠滴定液(0.05mol/L)相当于 1.215mg 的 Mg。

【类别】 药用辅料,润滑剂。

【贮藏】 密闭保存。

【标示】 应标明本品的型号,粒径分布的标示范围、比表面积的标示值。

注: 本品与皮肤接触有滑腻感。

滑 石 粉

Huashifen

Talc

[14807-96-6]

本品系滑石经精选、净制、粉碎、干燥制成。主要成分为 $Mg_3Si_4O_{10}(OH)_2$。本品含镁(Mg)应为 17.0%~19.5%。

【性状】 本品为白色或类白色、无砂性的微细粉末。

本品在水、稀盐酸或 8.5％氢氧化钠溶液中均不溶。

【鉴别】 (1)取本品 0.2g,置铂坩埚中,加等量氟化钙或氟化钠粉末,搅拌,加硫酸 5ml,微热,■立即将悬有 1 滴水的表面皿盖上,稍等片刻,取下表面皿,水滴边缘出现白圈。■[修订]

(2)取本品 0.5g,置烧杯中,加入盐酸溶液(4→10)10ml,盖上表面皿,加热至微沸,不时摇动烧杯,并保持微沸 40 分钟,取下,用快速滤纸滤过,用水洗涤滤渣4～5次。取滤渣约 0.1g,置铂坩埚中,加入硫酸溶液(1→2)10 滴和氢氟酸 5ml,加热至冒二氧化硫白烟时,取下,冷却,加水 10ml 使溶解,取溶液 2 滴,加镁试剂(取对硝基苯偶氮间苯二酚 0.01g,加 4％氢氧化钠溶液 1000ml 溶解,即得)1 滴,滴加 40％氢氧化钠溶液使成碱性,生成天蓝色沉淀。

(3)本品的红外光吸收图谱应在 3677cm^{-1} ± 2cm^{-1},1018cm^{-1} ± 2cm^{-1},669cm^{-1} ± 2cm^{-1} 波数处有特征吸收(通则 0402)。

【检查】 酸碱度 取本品 10.0g,加水 50ml,煮沸 30 分钟,时时补充蒸失的水分,滤过,滤液遇石蕊试纸应显中性反应。

水中可溶物 取本品 10g,精密称定,置 250ml 具塞锥形瓶中,精密加水 50ml,称重,摇匀,加热回流 30 分钟,放冷,再称重,用水补足减失的重量,摇匀,必要时离心,取上清液,用 0.45μm 孔径的滤膜滤过,精密量取续滤液 25ml,置恒重的蒸发皿中蒸干,在 105℃ 干燥 1 小时,遗留残渣不得过 5mg(0.1％)。

酸中可溶物 取本品 1g,精密称定,置 100ml 具塞锥形瓶中,精密加入稀盐酸 20ml,称重,摇匀,在 50℃ 静置 15 分钟,放冷,再称重,用稀盐酸补足减失的重量,摇匀,必要时离心,取上清液,用 0.45μm 孔径的滤膜滤过,精密量取续滤液 10ml,置恒重的坩埚中,加稀硫酸 1ml,蒸干,低温加热至硫酸蒸气除尽后,在 700～800℃ 炽灼至恒重,遗留残渣不得过 10mg(2.0％)。

石棉 取本品,置载样架中,压实,照 X 射线衍射法(通则 0451 第二法)测定,以 Cu 为阳极靶,K$_α$ 线为特征 X 射线,管电压为 40kV,管电流为 40mA,采用连续扫描方式,分别在衍射角(2θ)10°～13°与 24°～26°的范围内,■扫描步长为 0.02°,■[修订]记录衍射图谱。若供试品在衍射角(2θ)10.5° ± 0.1°处出现角闪石的特征峰,或在衍射角(2θ)12.1° ± 0.1°与■24.3°[订正] ± 0.1°处出现蛇纹石特征峰,将供试品置光学显微镜下观察(通则 2001),不得出现长宽比大于 20 或长度超过 5μm 的细针状纤维,或不得出现以下情况中的 2 项及以上:①成束状的平行纤维;②纤维束末端呈发散性;③薄针状纤维;④由单个纤维缠绕而成的团块或弯曲状纤维。

炽灼失重 取本品约 2g,精密称定,在 600～700℃ 炽灼至恒重,减失重量不得过 5.0％。

铁 取本品约 10g,精密称定,置锥形瓶中,加 0.5mol/L 盐酸溶液 50ml,摇匀,水浴加热回流 30 分钟,放冷,用中速滤纸滤过,滤液置 100ml 量瓶中,用热水 30ml 分次洗涤容器及滤渣,滤过,洗液并入同一量瓶中,放冷,加水至刻度,摇匀,作为供试品贮备液,精密量取 5ml,置 200ml 量瓶中,用 0.25mol/L 盐酸溶液稀释至刻度,摇匀,作为供试品溶液;同法制备空白溶液;另精密量取铁标准溶液适量,用 0.25mol/L 盐酸溶液稀释制成每 1ml 中含铁 5～10μg 的系列对照品溶液。取空白溶液、供试品溶液和对照溶液,照原子吸收分光光度法(通则 0406 第一法),在 248.3nm 的波长处测定,计算,即得。含铁不得过 0.25％。

铅 取铁盐项下的供试品贮备液作为供试品溶液;除去供试品,同法制备空白溶液;另精密量取铅标准溶液适量,用 0.25mol/L 盐酸溶液稀释制成每 1ml 中含铅 0.5～1.25μg 的系列对照品溶液。取空白溶液、供试品溶液和对照品溶液,照原子吸收分光光度法(通则 0406 第一法),在 217.0nm 的波长处测定,计算,即得。含铅不得过 0.001％。

钙 精密量取含量测定项下的供试品贮备液 5ml,置 20ml 量瓶中,用混合溶液(取盐酸 10ml 和 8.9％氯化镧溶液 10ml,加水至 100ml)稀释至刻度,摇匀,作为供试品溶液;同法制备空白溶液;另精密量取钙标准溶液适量,用水稀释制成每 1ml 中含钙 100μg 的溶液,精密量取适量,用混合溶液稀释制成每 1ml 中含钙 1～5μg 的系列对照品溶液。取空白溶液、供试品溶液和对照品溶液,照原子吸收分光光度法(通则 0406 第一法),在 422.7nm 的波长处测定,计算,即得。含钙不得过 0.9％。

铝 精密量取含量测定项下的供试品贮备液 0.1ml,置 100ml 量瓶中,加硝酸溶液(2→100)稀释至刻度,摇匀,作为供试品溶液。另精密量取铝标准溶液适量,用硝酸溶液(2→100)定量稀释制成每 1ml 中含铝 40ng 的溶液作为对照品溶液。分别取供试品溶液和对照品溶液,以石墨炉为原子化器,必要时,使用 0.25％的氯化铯溶液作为基体改进剂,照原子吸收分光光度法(通则 0406),在 309.3nm 的波长处分别测定,供试品溶液的吸光度不得大于对照品溶液的吸光度(2.0％)。

砷盐 取铁盐项下供试品贮备液 10ml,加盐酸 5ml 与水 13ml,依法检查(通则 0822 第一法),应符合规定(0.0002％)。

■**微生物限度** 取本品,依法检查(通则 1105 与通则 1106),每 1g 供试品中需氧菌总数不得过 10^3 cfu,霉菌和酵母菌总数不得过 10^2 cfu,不得检出大肠埃希菌;每 10g 供试品中不得检出沙门菌。■[修订]

【含量测定】 取本品约 0.1g,精密称定,置聚四氟乙烯容器中,加盐酸 1ml、硝酸 1ml 与高氯酸 1ml,摇匀,加氢氟酸 7ml,置加热板上缓缓蒸至近干(约 0.5ml),用硝酸溶液(2→100)转移至 50ml 量瓶中,并■用水■[删除]稀释至刻度,摇匀,作为供试品贮备液。精密量取贮备液 2ml,置 50ml 量瓶中,用水稀释至刻度,摇匀,精密量取 2ml,置 100ml 量瓶中,用混合溶液(取盐酸 10ml 和 8.9％氯化镧溶液 10ml,加水至 100ml)稀释至刻度,摇匀,作为供试品溶液。精密量取镁标准溶液适量,分别用水稀释制成每 1ml 中含镁 10μg、

15μg、20μg、25μg 的溶液,各精密量取 2ml,分置 100ml 量瓶中,用混合溶液稀释至刻度,摇匀,作为对照品溶液。取空白溶液、供试品溶液和对照品溶液,照原子吸收分光光度法(通则 0406 第一法),在 285.2nm 的波长处测定,用标准曲线法计算,即得。

【类别】 药用辅料,润滑剂■、稀释剂■[增订]等。

【贮藏】 置干燥处保存。

【标示】 应标明粒度的标示值。

注:本品有滑腻感。

羧甲纤维素钙

Suojia Xianweisugai

Carboxymethylcellulose Calcium

[9050-04-8]

本品为■一种聚羧甲基纤维素醚的■[修订]钙盐。

【性状】 本品为白色或黄白色粉末。

■本品在水中溶胀并形成混悬液,在丙酮或乙醇中不溶。■[修订]

【鉴别】 取本品 0.1g,加水 10ml,充分振摇后,加 1mol/L 氢氧化钠溶液 2ml,静置 10 分钟,备用。

(1)取上述溶液 1ml,加水稀释至 5ml,取溶液 1 滴,加变色酸试液 0.5ml,水浴中加热 10 分钟,溶液显紫红色。

(2)取上述溶液 5ml,加丙酮 10ml,混合振摇,生成白色絮状沉淀。

(3)取上述溶液 5ml,加三氯化铁试液 1ml,混合振摇,生成棕色絮状沉淀。

(4)取本品 1g,炽灼灰化,加水 10ml 和 6mol/L 醋酸溶液 5ml,溶解残渣,必要时滤过,滤液煮沸放冷,用氨试液中和,溶液显钙盐的鉴别试验(通则 0301)。

【检查】 酸度 取本品 1.0g,加入新沸放冷的水 100ml,振摇,加酚酞指示剂 2 滴,不应出现红色。

氯化物 取本品 0.80g(按干燥品计),加水 50ml,振摇,加 1mol/L 氢氧化钠 10ml 溶解,加水至 100ml,作为供试品贮备液,取 20ml,加 2mol/L 硝酸 10ml,水浴加热至产生絮状沉淀,放冷,离心,取上清液,沉淀用水洗涤离心 3 次,每次 10ml,合并上清液和洗液,加水至 100ml,混匀,取 10ml,依法检查(通则 0801),与标准氯化钠溶液 5ml 制成的对照溶液比较,不得更浓(0.3%)。

硫酸盐 取氯化物项中的供试品贮备液 10ml,加盐酸 1ml,水浴中加热至产生絮状沉淀,放冷,离心,取上清液,沉淀用水洗涤离心 3 次,每次 10ml,合并上清液和洗液,加水至 100ml,混匀,取 25ml,依法检查(通则 0802),与标准硫酸钾溶液 2ml 制成的对照溶液比较,不得更浓(1.0%)。

干燥失重 取本品,在 105℃干燥 4 小时,减失重量不得

过 10.0%(通则 0831)。

炽灼残渣 取本品 1.0g,依法检查(通则 0841)。遗留残渣按干燥品计应为 10.0%～20.0%。

重金属 取炽灼残渣项下遗留的残渣,依法检查(通则 0821 第二法),含重金属不得过百万分之二十。

【类别】 药用辅料,崩解剂和填充剂等。

【贮藏】 密闭保存。

■**【标示】** 应标明本品粒度和粒度分布的标示值。■[增订]

注:本品有引湿性。

聚 乙 烯 醇

Juyixichun

Polyvinyl Alcohol

■[增订]

本品为聚乙酸乙烯酯的甲醇溶液中加碱液进行醇解反应制得品,分子式以 $(CH_2CHOH)_n(CH_2CHOCOCH_3)_m$ 表示,其中的 $m+n$ 代表平均聚合度,m/n 应为 0～0.35。本品的平均分子量应为 20 000～220 000。

【性状】 本品为白色至微黄色粉末或半透明状颗粒。

本品在热水中溶解,在乙醇或丙酮中几乎不溶。

酸值 取本品 10g,精密称定,置圆底烧瓶中,加水 250ml,不断搅拌下加热回流 30 分钟后,不断搅拌下放冷。精密量取 50ml,依法测定(通则 0713),酸值不大于 3.0。

【鉴别】 取本品,照红外分光光度法(通则 0402)测定,应在 2940cm^{-1}±10cm^{-1} 及 2920cm^{-1}±10cm^{-1} 波数处有特征吸收峰。

【检查】 黏度 取本品适量(相当于干燥品 6.00g),以 60r/min 的转速,在连续搅拌下,加至已称重的含有 140ml 水的烧杯中,提高转速至 400r/min(避免混入过多空气),加热至 90℃,在 90℃水浴中,以 400r/min 的转速保持约 5 分钟,停止加热,以 60r/min 的转速连续搅拌 1 小时,放冷至室温,再补水至溶液 150g,搅拌均匀,100 目筛滤过,作为供试品溶液。采用合适的旋转黏度计(建议采用 Brookfield 旋转黏度计),依法测定(通则 0633 第三法),在 20℃±0.1℃时的动力黏度应为标示量的 85.0%～115.0%。

水解度 取本品 1g,精密称定,置 250ml 锥形瓶中,加 60%甲醇溶液 35ml,使供试品浸润,加酚酞指示液 3 滴,用稀盐酸和氢氧化钠试液调至中性,精密加 0.2mol/L 氢氧化钠溶液 25ml,加热回流 1 小时,用水 10ml 冲洗冷凝器的内壁和塞的下部,放冷,用盐酸滴定液(0.2mol/L)滴定剩余的氢氧化钠溶液至

终点;同法进行空白试验。以供试品消耗盐酸滴定液(0.2mol/L)的体积(ml)为A,空白试验消耗的体积(ml)为B,供试品的重量(g)为W,按下式计算供试品的皂化值(S):

$$S=(B-A)\times 56.11\times c/W\quad(c\ \text{为盐酸滴定液浓度})$$

根据测得的皂化值(S)按下式计算水解度应为85%~89%。

$$\text{水解度}=\{100-[7.84S/(100-0.075S)]\}/100$$

酸度 取本品2g,加水50ml,置水浴中加热使溶解,放冷,依法测定(通则0631),pH值应为4.5~6.5。

溶液的澄清度与颜色 取本品10g,置圆底烧瓶中,加水250ml,不断搅拌下加热回流30分钟使溶解,放冷至室温;依法检查(通则0901与通则0902),溶液应澄清无色;如显浑浊,与1号浊度标准液(通则0902第一法)比较,不得更浓;如显色,与黄色或黄绿色1号标准比色液(通则0901第一法)比较,不得更深。

水中不溶物 取本品约6g,精密称定,加水制成浓度为4.0%(g/g)的溶液,置水浴中充分搅拌加热使溶解,趁热用经110℃干燥至恒重的100目筛网过滤,残渣用水充分洗涤,残留物在110℃干燥1小时,不溶物不得超过0.1%。

■附:甲醇和乙酸甲酯取丙酮适量,加水制成每1ml中含丙酮0.2mg的溶液,作为内标溶液。

取本品约0.2g,精密称定,置20ml顶空瓶中,精密加入内标溶液10ml,摇匀,密封,作为供试品溶液。

取甲醇和乙酸甲酯适量,精密称定,加内标溶液制得每1ml中约含甲醇和乙酸甲酯各0.2mg的溶液,精密量取10ml,置20ml顶空瓶中,密封,作为对照品溶液。

照气相色谱法(通则0521)测定。以6%氰丙基苯基-94%二甲基聚硅氧烷(或极性相近)为固定液的毛细管柱为色谱柱;进样口温度为200℃,检测器温度为250℃;程序升温,初始温度40℃,保持8分钟,以每分钟10℃升温至150℃,保持2分钟。顶空瓶平衡温度为80℃,平衡时间为30分钟。

取对照品溶液顶空进样,出峰顺序依次为甲醇、丙酮、乙酸甲酯,各色谱峰的分离度均应符合要求。再取供试品溶液和对照品溶液分别顶空进样,记录色谱图。按内标法以峰面积计算甲醇和乙酸甲酯的含量。■[修订]

干燥失重 取本品,在105℃干燥至恒重,减失重量不得过5.0%(通则0831)。

炽灼残渣 取本品1.0g,依法检查(通则0841),遗留残渣不得过1.0%。

重金属 取炽灼残渣项下遗留的残渣,依法检查(通则0821第二法),含重金属不得过百万分之十。

砷盐 取本品1.0g,加氢氧化钙1.0g,混合,加水少量,搅拌均匀,干燥后,先用小火灼烧使炭化,再在500~600℃炽灼使完全灰化,放冷,加盐酸5ml与水23ml,依法检查(通则0822第一法),应符合规定(0.0002%)。

【类别】 药用辅料,成膜材料和助悬剂等。

【贮藏】 密闭保存。

【标示】 ■应标明本品中残留溶剂甲醇和乙酸甲酯的限度,■[增订]以mPa·s或Pa·s为单位标明黏度的标示值。

蔗 糖
Zhetang
Sucrose

$C_{12}H_{22}O_{11}$　342.30

[57-■[订正]-1]

本品为β-D-呋喃果糖基-α-D-吡喃葡萄糖苷。

【性状】 本品为无色结晶或白色结晶性的松散粉末。

本品在水中极易溶解,■在乙醇或无水乙醇中几乎不溶。■[修订]

比旋度 取本品,精密称定,加水溶解并定量稀释制成每1ml中约含0.1g的溶液,依法测定(通则0621),比旋度为+66.3°至+67.0°。

【鉴别】 (1)取本品,加0.05mol/L硫酸溶液,煮沸后,用0.1mol/L氢氧化钠溶液中和,再加碱性酒石酸铜试液,加热即生成氧化亚铜的红色沉淀。

(2)本品的红外光吸收图谱应与蔗糖对照品的图谱一致(通则0402)。

【检查】 溶液的颜色 取本品5g,加水5ml溶解后,如显色,与黄色4号标准比色液(通则0901第一法)比较,不得更深。

硫酸盐 取本品1.0g,依法检查(通则0802),与标准硫酸钾溶液5.0ml制成的对照液比较,不得更浓(0.05%)。

还原糖 取本品5.0g,置250ml锥形瓶中,加水25ml溶解后,精密加碱性枸橼酸铜试液25ml与玻璃珠数粒,加热回流使在3分钟内沸腾,从全沸腾时起,连续沸腾5分钟,迅速冷却至室温(此时应注意勿使瓶中氧化亚铜与空气接触),立即加25%碘化钾溶液15ml,摇匀,随振摇随缓缓加入硫酸溶液(1→5)25ml,俟二氧化碳停止放出后,立即用硫代硫酸钠滴定液(0.1mol/L)滴定,至近终点时,加淀粉指示液2ml,继续滴定至蓝色消失,同时做一空白试验。二者消耗硫代硫酸钠滴定液(0.1mol/L)的体积差不得过2.0ml(0.10%)。

炽灼残渣 取本品2.0g,依法检查(通则0841),遗留残渣不得过0.1%。

钙盐 取本品1.0g,加水25ml使溶解,加氨试液1ml与草酸铵试液5ml,摇匀,放置1小时,与钙标准溶液(精密称取碳酸钙0.125g,置500ml量瓶中,加水5ml与盐酸0.5ml使溶解,加水至刻度,摇匀。每 1ml 相当于 0.10mg 的 Ca) 5.0ml 制成的对照液比较,不得更浓(0.05%)。

重金属 取炽灼残渣项下遗留的残渣,依法检查(通则 0821 第二法),含重金属不得过百万分之五。

【类别】 药用辅料,矫味剂和黏合剂等。

【贮藏】 密封,在干燥处保存。

蔗糖硬脂酸酯

Zhetang Yingzhisuanzhi

Sucrose Stearate

■本品为蔗糖的硬脂酸酯混合物,由植物来源的硬脂酸甲酯和蔗糖反应制得。脂肪酸甲酯化工艺中有蒸馏步骤。按单酯、二酯、三酯及以上的多酯的相对含量,分为Ⅰa、Ⅰb、Ⅱ、Ⅲ四种型号,应分别符合下表中的规定。

类型	单酯(%)	二酯(%)	三酯及以上的多酯(%)
Ⅰa	≥65.0	≤30.0	≤15.0
Ⅰb	50.0~65.0	≤40.0	≤25.0
Ⅱ	20.0~45.0	30.0~50.0	≤30.0
Ⅲ	15.0~25.0	30.0~45.0	35.0~50.0

■[修订]

【性状】 ■本品为白色至类白色粉末。■[修订]

本品在■热的正丁醇、■[删除]三氯甲烷或四氢呋喃中溶解,在水中极微溶解。

■**酸值** 取本品 3g,精密称定,置 250ml 锥形瓶中,加异丙醇-水(2:1)混合液[临用前加酚酞指示液 1.0ml,用氢氧化钠滴定液(0.1mol/L)调至微显粉红色]50ml,微热使溶解,依法测定(通则 0713),酸值应不大于 6.0。■[修订]

【鉴别】 (1)取本品 0.5g,加正丁醇 20ml 与 5%氯化钠溶液 20ml 的混合液(预热至 40~60℃),振摇使溶解,静置,分去水层,正丁醇层再用 5%氯化钠溶液 40ml(预热至 40~60℃)分 2 次洗涤,取正丁醇层约 2ml,置试管中,倾斜试管,沿壁缓缓加蒽酮试液约 3ml 至形成层状,置 60℃水浴加热 3分钟,在两液层接触面处出现蓝色至绿色。

(2)在脂肪酸组成项下记录的色谱图中,供试品溶液中棕榈酸甲酯与硬脂酸甲酯峰的保留时间应与对照品溶液中相应峰的保留时间一致。

【检查】 ■**游离蔗糖** 取本品适量,精密称定,加稀释液[四氢呋喃-水(87.5:12.5)]溶解并定量稀释制成每 1ml 中约含 50mg 的溶液,作为供试品溶液。

取蔗糖对照品适量,精密称定,分别加稀释液溶解并定量稀释制成每 1ml 中约含 0.2mg、0.5mg、1.0mg、2.0mg 和 2.5mg 的溶液,作为对照品溶液。

照高效液相色谱法(通则 0512)试验,用氨基键合硅胶为填充剂;以 0.001%(g/ml)醋酸铵的乙腈溶液为流动相 A,以 0.001%(g/ml)醋酸铵的四氢呋喃-水(90:10)溶液为流动相 B;按下表进行线性梯度洗脱;用蒸发光散射器检测(参考条件:漂移管温度 45℃,载气流速为每分钟 2.0L)。

取浓度最低的对照品溶液 20μl 注入液相色谱仪,记录色谱图,蔗糖峰的信噪比应大于 10,各相邻峰的分离度应符合要求。再精密量取对照品溶液与供试品溶液各 20μl,分别注入液相色谱仪,记录色谱图,以对照品溶液浓度的对数值与相应峰面积的对数值计算线性回归方程,相关系数(r)应不小于 0.99。用线性回归方程计算供试品中游离蔗糖的含量,不得过 4.0%。

时间(分钟)	流动相 A(%)	流动相 B(%)	流速(ml/min)
0	100	0	1.0
1	100	0	1.0
9	0	100	1.0
16	0	100	1.0
16.01	0	100	2.5
38	0	100	2.5
39	100	0	2.5
42	100	0	1.0

■[修订]

■**水分** 取本品 0.5g,照水分测定法(通则 0832 第一法 1)测定,含水分不得过 4.0%。■[修订]

炽灼残渣 取本品 1.0g,依法检查(通则 0841),遗留残渣不得过 1.5%。

重金属 取炽灼残渣项下遗留的残渣,依法测定(通则 0821 第二法),含重金属不得过百万分之二十。

砷盐 取本品 2.0g,加硫酸与硝酸各 5ml,缓缓加热至沸,并不断滴加硝酸,每次 2~3ml,直至溶液为无色或淡黄色,放冷,加饱和草酸铵溶液 15ml,加热至冒浓烟,浓缩至 2~3ml,放冷,加水至 25ml,依法检查(通则 0822 第一法),应符合规定(0.0001%)。

■**脂肪酸组成** 取本品 0.1g,依法测定(通则 0713);分别取月桂酸甲酯、肉豆蔻酸甲酯、棕榈酸甲酯与硬脂酸甲酯对照品适量,加正庚烷溶解并稀释制成每 1ml 中各约含 0.1mg 的溶液,作为对照品溶液。按面积归一化法计算,含月桂酸和肉豆蔻酸均不得过 3.0%,棕榈酸应为 25.0%~40.0%,硬脂酸应为 55.0%~75.0%,棕榈酸与硬脂酸总量不得少于 90.0%。■[修订]

■**含单酯量** 取本品约 0.2g,精密称定,置 10ml 量瓶中,加三氯甲烷溶解并稀释至刻度,摇匀。照薄层色谱法(通则 0502)试验,吸取上述溶液 20μl,点于硅胶 G 薄层板上,以三氯甲烷-甲醇-冰醋酸-水(80:10:8:2)为展开剂,展开,取出,晾干,在 100℃加热 30 分钟,放冷,喷以桑色素溶液(取桑色素 50mg,加甲醇溶解并稀释至 100ml),置紫外光灯

（365nm）下检视。并划分单酯（M：距原点最近一个）、二酯（D：居中间二至四个）与三酯（T：距原点最远一至四个）斑点（单、二、三酯斑点群之间距离相对较大）。刮取 M、D、T 酯点部位的硅胶，分别置 10ml 离心试管中，各精密加乙醇 1ml 与蒽酮试液 7ml，摇匀，置 60℃ 水浴中加热 20 分钟，放冷，离心分离 15 分钟，转速为每分钟 2500 转，取上清液，作为供试品溶液；另刮取同一薄层板空白处与供试品斑点相同大小的硅胶，同法处理作为空白对照溶液。照紫外-可见分光光度法（通则 0401），在 625nm 的波长处分别测定吸光度，得 A_M、A_D 与 A_T，按下式计算含单酯量（按总酯 100％计），S-3 含单酯量为 0％～24％；S-7 为 25％～44％；S-11 为 45％～64％；S-15 为不少于 65％。

$$蔗糖单硬脂酸酯（\%）=\frac{1.754A_M}{1.754A_M+2.508A_D+3.261A_T}\times100\%$$

■【删除】

■【含量测定】 照分子排阻色谱法（通则 0514）测定。

色谱条件与系统适用性试验 用苯乙烯-二乙烯基苯共聚物为填充剂（7.8mm×30cm，5μm 的两根色谱柱串联或效能相当的色谱柱）；以四氢呋喃为流动相；示差折光检测器。出峰顺序依次为三酯及以上的多酯、二酯与单酯，二酯峰与单酯峰之间的分离度不得小于 1.2，单酯峰与硬脂酸峰的分离度应符合要求。

测定法 取本品适量，精密称定，加流动相溶解并定量稀释制成每 1ml 中约含 15mg 的溶液，滤过，作为供试品溶液，精密量取 20μl 注入液相色谱仪，记录色谱图，按下列公式分别计算单酯、二酯、三酯及以上的多酯含量。

$$游离脂肪酸（D）=\frac{酸值\times284}{561.1}$$

$$单酯（\%）=\frac{X}{X+Y+Z}\times(100-A-B-D)$$

$$二酯（\%）=\frac{Y}{X+Y+Z}\times(100-A-B-D)$$

$$三酯及以上的多酯（\%）=\frac{Z}{X+Y+Z}\times(100-A-B-D)$$

式中 A 为游离蔗糖项下测定结果，％；

B 为水分项下测定结果，％；

D 为游离脂肪酸计算结果，％；

X 为单酯峰面积；

Y 为二酯峰面积；

Z 为三酯及以上的多酯峰面积之和。■【增订】

【类别】 ■药用辅料，增溶剂、乳化剂和润滑剂等。■【修订】

【贮藏】 密封，在干燥处保存。

■【标示】 应标明本品类型。■【增订】

醋 酸

Cusuan

Acetic Acid

$C_2H_4O_2$　60.05

[64-19-7]

本品含 $C_2H_4O_2$ 应为 36％～37％（g/g）。

【性状】 本品为无色澄明液体；有刺激性特臭和辛辣的酸味。

本品可与水、乙醇或甘油混溶。

相对密度 本品的相对密度在 25℃ 时（通则 0601）为 1.04～1.05。

【鉴别】 （1）本品可使蓝色的石蕊试纸变红。

（2）本品加氢氧化钠试液中和后，显醋酸盐的鉴别反应（通则 0301）。

【检查】 **氯化物** 取本品 1.0ml，依法检查（通则 0801），与标准氯化钠溶液 7.0ml 制成的对照液比较，不得更浓（0.007％）。

硫酸盐 取本品 2.5ml，加水稀释使成 20ml，精密量取 5ml，依法检查（通则 0802），与标准硫酸钾溶液 1.5ml 制成的对照液比较，不得更浓（0.024％）。

甲酸与易氧化物 取本品 5.0ml，加硫酸 6ml，混匀，放冷至 20℃，加重铬酸钾滴定液（0.016 67mol/L）2.0ml，放置 1 分钟后，加水 25ml，再加碘化钾试液 1ml，淀粉指示液 1ml，用硫代硫酸钠滴定液（0.1mol/L）滴定，消耗滴定液不得少于 1.0ml。

还原物质 取本品 5.0ml，加水 20ml 与高锰酸钾滴定液（0.02mol/L）0.2ml，摇匀，放置 1 分钟，粉红色不得完全消失。

乙醛 取本品 5ml，精密称定，置 10ml 量瓶中，加水稀释至刻度，摇匀，取 2.5ml，置顶空瓶中，加 3.2mol/L 氢氧化钠溶液 2.5ml，立即密封，摇匀，作为供试品溶液；另取乙醛■溶液■【增订】对照品适量，精密称定，加 1.6mol/L 醋酸钠溶液溶解并定量稀释制成每 1ml 中约含 0.05mg 的溶液，精密量取 5ml，置顶空瓶中，密封，作为对照品溶液。照残留溶剂测定法（通则 0861 第二法）测定，以聚乙二醇（或极性相近）为固定液的毛细管柱为色谱柱；柱温 35℃，维持 5 分钟，以每分钟 30℃ 的速率升温至 120℃，维持 2 分钟；进样口温度 200℃；检测器温度 250℃；顶空平衡温度为 80℃，平衡时间为 30 分钟。取供试品溶液和对照品溶液分别顶空进样，按外标法以峰面积计算，含乙醛不得过 0.02％。

不挥发物 取本品 20ml，置 105℃ 恒重的蒸发皿中，在水浴上蒸干后，在 105℃ 干燥至恒重，遗留残渣不得过 1mg。

重金属 取本品 10ml，水浴蒸干，残渣加水 20ml 使溶解,分取 15ml,加醋酸盐缓冲液(pH3.5)1.5ml 与水适量使成 25ml,依法检查(通则 0821 第一法),含重金属不得过百万分之二。

【含量测定】 取本品约 4ml,精密称定,置锥形瓶中,加新沸放冷的水 40ml,加酚酞指示液 3 滴,用氢氧化钠滴定液(1mol/L)滴定。每 1ml 氢氧化钠滴定液(1mol/L)相当于 60.05mg 的 $C_2H_4O_2$。

【类别】 药用辅料,pH 调节剂和缓冲剂等。

【贮藏】 置玻璃瓶内,密封保存。

醋 酸 钠

Cusuanna

Sodium Acetate

$$C_2H_3NaO_2 \cdot 3H_2O \quad 136.08$$

[6131-90-4]

■$C_2H_3NaO_2$ 82.03

[127-09-3]■[增订]

■本品按干燥品计算,含 $C_2H_3NaO_2$ 不得少于 99.0%。■[修订]

【性状】 本品为无色结晶或白色结晶性粉末;微带醋酸味。

■本品在水中极易溶解(三水合醋酸钠)或易溶(无水醋酸钠),在乙醇中溶解。■[修订]

【鉴别】 ■(1)取含量测定项下干燥后的本品,依法测定(通则 0102),本品的红外光吸收图谱应与对照品的图谱一致。■[修订]

(2)本品的水溶液显钠盐和醋酸盐的鉴别反应(通则 0301)。

【检查】 碱度 取本品,加水溶解并稀释成每 1ml 中含无水醋酸钠 30mg 的溶液,依法测定(通则 0631),pH 值应为 7.5~■9.0。■[订正]

■溶液的澄清度与颜色 取本品适量(相当于无水醋酸钠 1.2g),加水 20ml 使溶解,依法检查(通则 0901 与通则 0902),溶液应澄清无色。■[增订]

氯化物 取本品适量(约相当于无水醋酸钠 0.2g),依法检查(通则 0801),■与标准氯化钠溶液 4.0ml 制成的对照液比较,不得更浓(0.02%)。■[修订]

硫酸盐 取本品适量(约相当于无水醋酸钠 10g),依法检查(通则 0802),与标准硫酸钾溶液 5.0ml 制成的对照液比较,不得更浓(0.005%)。

水中不溶物 取本品适量(约相当于无水醋酸钠 20g),加水 150ml,煮沸后置水浴上加热 1 小时,倒入经 105℃干燥至恒重的 3 号垂熔坩埚,滤过,并用水洗涤滤器和残渣 3 次,105℃干燥至恒重,遗留残渣不得过 10mg(0.05%)。

■还原物质 取本品适量(约相当于无水醋酸钠 3.0g),加水 50ml 使溶解,加稀硫酸 5ml 与 0.002mol/L 高锰酸钾溶液 0.5ml,摇匀,放置 1 小时,粉红色不得消失。■[增订]

干燥失重 取本品,在 120℃干燥至恒重,减失重量应为 ■39.0%~40.5%(三水合醋酸钠)或不得过 1.0%(无水醋酸钠)■[修订](通则 0831)。

钙盐和镁盐 取本品适量(约相当于无水醋酸钠 0.2g),加水 20ml 溶解,加氨试液 2ml、草酸铵试液 2ml 与磷酸氢二钠试液 2ml,在 5 分钟内不得发生浑浊。

■钾盐 取本品适量(约相当于无水醋酸钠 3.0g),加温水 5ml 使溶解,趁热滴加 1mol/L 醋酸溶液至溶液稍成酸性,趁热加入亚硝酸钴钠试液 5 滴,应无沉淀产生。■[修订]

铁盐 取本品适量(约相当于无水醋酸钠 1.0g),加水 25ml 溶解,依法检查(通则 0807),与标准铁溶液 1.0ml 制成的对照液比较,不得更深(0.001%)。

重金属 取本品适量(约相当于无水醋酸钠 2.0g),■加稀醋酸 2ml 与水适量使溶解,并用水稀释至 25ml,■[修订]依法检查(通则 0821 第一法),含重金属不得过百万分之十。

砷盐 取本品适量(约相当于无水醋酸钠 0.7g),加水 ■23ml■[订正]溶解,加盐酸 5ml,依法检查(通则 0822 第一法),应符合规定(0.0003%)。

【含量测定】 取经 120℃干燥至恒重的本品约 60mg,精密称定,加冰醋酸 25ml 溶解,加结晶紫指示液 2 滴,用高氯酸滴定液(0.1mol/L)滴定至溶液显蓝色,并将滴定的结果用空白试验校正。每 1ml 的高氯酸滴定液(0.1mol/L)相当于 8.203mg 的 $C_2H_3NaO_2$。

【类别】 药用辅料,pH 调节剂和缓冲剂等。

【贮藏】 ■密封保存。■[修订]

■注:为满足透析用制剂安全性要求,在必要时,可采用适宜的方法对铝含量进行控制。■[增订]

■醋酸琥珀酸羟丙甲纤维素酯

Cusuan Huposuan Qiangbingjia Xianweisuzhi

Hypromellose Acetate Succinate■[修订]

[71138-97-1]

本品为羟丙甲纤维素的醋酸、琥珀酸混合酯。按干燥品计算,含甲氧基应为 12.0%~28.0%,2-羟丙氧基应为 4.0%~23.0%,乙酰基应为 2.0%~16.0%,琥珀酰基应为 4.0%~28.0%。

【性状】 本品为白色或淡黄色粉末或颗粒。

■本品在氢氧化钠试液中溶解,在乙醇或水中不溶。■[修订]

■【鉴别】 取本品适量(不需要干燥处理),按衰减全反射红外分光光度法(通则 0402),本品的红外光吸收图谱应与对照品的图谱一致。■[增订]

【检查】 ■黏度 取本品 2.00g(预先干燥),加 0.43%

的氢氧化钠溶液使成 100.0g，密塞，振摇 30 分钟。在 20℃±0.1℃(毛细管内径为 0.58mm 或适合的毛细管内径)依法测定(通则 0633 第二法)，黏度为标示值的 80%～120%。■[修订]

醋酸与琥珀酸 取本品 0.102g，精密称定，置锥形瓶中，精密加入磷酸盐溶液(取 0.02mol/L 磷酸二氢钾溶液，用 1mol/L 氢氧化钠溶液调节 pH 值至 7.5)4.0ml，搅拌 2 小时，加磷酸溶液(取 1.25mol/L 磷酸 1ml，置 50ml 量瓶中，用水稀释至刻度，摇匀)4.0ml，强力振摇，离心，取上清液作为供试品溶液。

取琥珀酸 0.13g，精密称定，置 100ml 量瓶中，加水适量，振摇使完全溶解，用水稀释至刻度，摇匀，作为琥珀酸贮备液。

取加有水 20ml 的 100ml 量瓶，称重，精密加入冰醋酸 2ml，再称重，用水稀释至刻度，摇匀，精密量取 6ml，置 100ml 量瓶中，用水稀释至刻度，摇匀，作为醋酸贮备液。

精密量取醋酸贮备液和琥珀酸贮备液各 4.0ml，置同一 25ml 量瓶中，用流动相稀释至刻度，摇匀，作为对照品溶液。

照高效液相色谱法(通则 0512)试验，以十八烷基硅烷键合硅胶为填充剂，以 0.02mol/L 磷酸二氢钾溶液(用 6mol/L 磷酸溶液调节 pH 值至 2.8)为流动相，流速为每分钟 1ml，检测波长为 215nm。取对照品溶液 10μl 注入液相色谱仪，理论板数按琥珀酸峰计算不低于 8000。精密量取供试品溶液与对照品溶液各 10μl，注入液相色谱仪，记录色谱图。按下式计算，醋酸和琥珀酸总量不得过 1.0%。

$$醋酸含量 = 0.0768(W_A/W)(r_{UA}/r_{SA})$$

式中 W_A 为醋酸贮备液中冰醋酸量，mg；

$\quad$ W 为供试品的取样量，mg；

$\quad$ r_{UA}、r_{SA} 分别为供试品溶液、对照品溶液中醋酸的峰面积。

$$琥珀酸含量 = 1.28(W_S/W_{US})(r_{US}/r_{SS})$$

式中 W_S 为琥珀酸贮备液中琥珀酸量，mg；

$\quad$ W_{US} 为供试品的取样量，mg；

$\quad$ r_{US}、r_{SS} 分别为供试品溶液、对照品溶液中琥珀酸的峰面积。

干燥失重 取本品，在 105℃干燥 1 小时，减失重量不得过 5.0%(通则 0831)。

炽灼残渣 取本品 1g，依法检查(通则 0841)，遗留残渣不得过 0.2%。

重金属 取炽灼残渣项下遗留的残渣，依法检查(通则 0821)，含重金属不得过百万分之十。

砷盐 取本品 1.0g，加氢氧化钙 1.0g，混合，加水搅拌均匀，干燥后，先用小火灼烧使炭化，再在 500～600℃炽灼使完全灰化，放冷，加盐酸 5ml 与水 23ml，依法检查(通则 0822 第

一法)，应符合规定(0.0002%)。

【含量测定】 **乙酰基和琥珀酰基** 照高效液相色谱法(通则 0512)测定。

色谱条件与系统适用性试验 同醋酸与琥珀酸项下。

测定法 取本品 12.4mg，精密称定，置锥形瓶中，精密加入 1.0mol/L 氢氧化钠溶液 4.0ml，搅拌 4 小时，加 1.25mol/L 磷酸溶液 4.0ml 使 pH 值为 3 或略小，强力振摇，用滤膜(0.22μm)滤过，取续滤液作为供试品溶液；取醋酸与琥珀酸项下的对照品溶液作为对照品溶液。精密量取供试品溶液与对照品溶液各 10μl，注入液相色谱仪，记录色谱图，按下式计算，即得。

$$醋酸含量 A = 0.0768(W_A/W_U)(r_{UA}/r_{SA})$$

式中 W_A 为醋酸贮备液中冰醋酸量，mg；

$\quad$ W_U 为供试品的取样量，mg；

$\quad$ r_{UA}、r_{SA} 分别为供试品溶液、对照品溶液中醋酸的峰面积。

$$乙酰基含量 = 0.717(A - A_{free})$$

式中 A 为上述测得的醋酸含量；

$\quad$ A_{free} 为醋酸与琥珀酸项下游离醋酸含量。

$$琥珀酸含量 = 1.28(W_S/W_U)(r_{US}/r_{SS})$$

式中 W_S 为琥珀酸贮备液中琥珀酸量，mg；

$\quad$ W_U 为供试品的取样量，mg；

$\quad$ r_{US}、r_{SS} 分别为供试品溶液、对照品溶液中琥珀酸的峰面积。

$$琥珀酰基含量 = 0.856(S - S_{free})$$

式中 S 为上述测得的琥珀酸含量；

$\quad$ S_{free} 为醋酸与琥珀酸项下游离琥珀酸含量。

注：实验完毕后，色谱柱用水-乙腈(1:1)的混合液冲洗 60 分钟，再用甲醇冲洗 60 分钟，色谱柱保存在甲醇中。

甲氧基和 2-羟丙氧基 **甲氧基** 取本品，依法测定(通则 0712)■。如采用第一法(气相色谱法)，加热温度控制在 130℃±2℃。■[增订]如采用第二法(容量法)，取本品，精密称定，测得的甲氧基量(%)扣除羟丙氧基量(%)与(31/75×0.93)的乘积，即得。

2-羟丙氧基 取本品，依法测定(通则 0712)■。如采用第一法(气相色谱法)，加热温度控制在 130℃±2℃。■[增订]即得。

【类别】 药用辅料，包衣材料。

【贮藏】 密封保存。

【标示】 以 mPa·s 或 Pa·s 为单位标明黏度标示值。

注：有引湿性。

曾用名：醋酸羟丙甲纤维素琥珀酸酯

索 引

中 文 索 引

（按汉语拼音顺序排列）

二 部

英 文 索 引